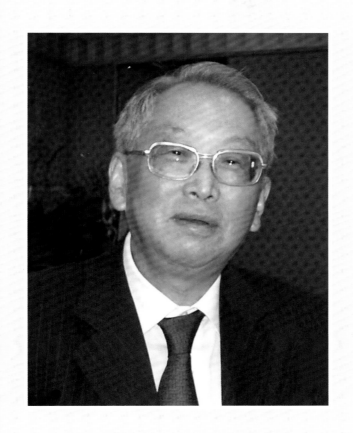

姚光弼·教授

仅以此书献给本书第一版名誉主编姚光弼教授，以及20年来为药物与毒物性肝损伤基础研究和临床诊治做出不懈努力的同道们！

主编

于乐成　赖荣陶　陈成伟

第3版

药物与中毒性肝病

DRUG-INDUCED
AND TOXIC LIVER DISEASE

副主编

马洪年　刘鸿凌　宋海波　王伽伯　陈　军
谢　雯　茅益民　傅青春

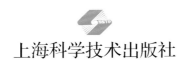

上海科学技术出版社

图书在版编目（ＣＩＰ）数据

药物与中毒性肝病 / 于乐成，赖荣陶，陈成伟主编
. -- 3版. -- 上海 ： 上海科学技术出版社，2024.8（2025.1重印）
ISBN 978-7-5478-6601-6

Ⅰ. ①药… Ⅱ. ①于… ②赖… ③陈… Ⅲ. ①药物－
关系－中毒性肝炎 Ⅳ. ①R97②R575.1

中国国家版本馆CIP数据核字(2024)第072530号

药物与中毒性肝病（第 3 版）

主编　于乐成　赖荣陶　陈成伟

上海世纪出版(集团)有限公司
上 海 科 学 技 术 出 版 社 出版、发行
（上海市闵行区号景路 159 弄 A 座 9F－10F）
邮政编码 201101　www.sstp.cn
山东韵杰文化科技有限公司印刷
开本 889×1194　1/16　印张 50
字数 1500 千字
2002 年 9 月第 1 版
2024 年 8 月第 3 版　2025 年 1 月第 2 次印刷
ISBN 978－7－5478－6601－6/R · 2999
定价：298.00 元

内容提要

当前,供人类应用的药品和保健品多达 3 万余种,加上食品添加剂和环境污染物质,人类暴露在 6 万种以上化学物质的威胁中。近十年来,国际上对草药和膳食补充剂(HDS)引起的肝损伤也愈加重视,相关的新指南或共识不断更新、密集发布。

本书 2002 年推出第 1 版,2013 年修订出版第 2 版,此为第 3 版。第 3 版做了很大的调整和补充,系统而全面地论述了药物(含 HDS)和中毒性肝损伤的种类、发病机制、病理变化、临床表现、诊断策略、治疗和预防,既有关于药物性肝损伤(drug-induced liver injury, DILI)的历史脉络,更有当前的最新进展和认识。主干内容分为 10 篇,共 75 章,分别介绍了以下内容:肝脏的结构和功能,特别是肝脏对药物和其他化学物质的代谢过程;药物和中毒性肝病的流行病学;DILI 的各种评估和预测模型;DILI 的发病机制和病理改变;DILI 的临床分类、表现、诊断、鉴别诊断、治疗及预后;特定表型的药物和中毒性肝病;生活、职业及环境相关的药物或其他化学物引起的肝病;特殊人群的药物与中毒性肝病;药物或中毒性肝病的管理。此外,在附录部分整理了 2015—2023 年国内外有关 DILI 的最新指南或专家共识的推荐意见,方便读者学习和比较。

本书读者对象主要为临床肝病或相关学科的医生和科研人员,药物研发企业、药物监管机构、化工职业防护、环境保护及卫生监督部门的工作人员也可参考和借鉴,以帮助推进 DILI 的深入研究,以及做好 DILI 的预防、诊治和管理工作。

顾问简介

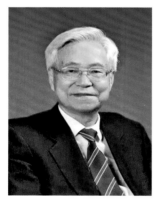

中国工程院院士

北京大学医学部病原生物学系教授

世界卫生组织病毒性肝炎咨询委员会委员(1987—1990年)

世界卫生组织西太区消灭脊髓灰质炎证实委员会委员(2000—2017年)

世界卫生组织西太区免疫控制乙型肝炎专家委员会委员(2011—2017年)

亚太区消灭病毒性肝炎联盟委员(2010—至今)

中华医学会肝病学分会终身名誉主任委员

庄辉

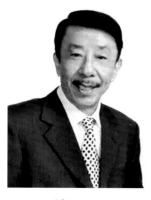

主任医师,教授

上海交通大学医学院附属仁济医院

上海交通大学医学院附属仁济医院药物临床研究机构主任

上海市脂肪性肝病诊治研究中心主任

上海市消化疾病研究所肝病研究室主任

曾民德

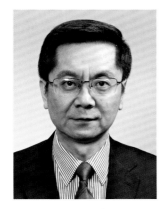

博士,主任医师,教授

首都医科大学附属北京友谊医院肝病中心

中国医师协会消化医师分会肝病专业委员会主任委员

中华医学会肝病学分会主任委员(2006—2012 年)

亚太肝病学会主席(2009—2010 年)

国际肝病学会主席(2013—2016 年)

贾继东

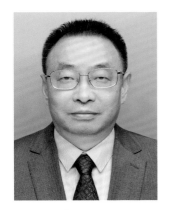

博士,研究员,专业技术少将

国家杰出青年科学基金获得者

中国人民解放军总医院肝病医学部学术主任

全军中医药研究所所长

首批全军科技创新领军人才

中华中医药学会常务理事

中国药学会常务理事

中国中西医结合学会理事

肖小河

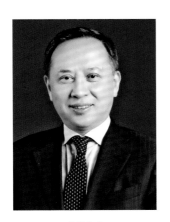

博士,主任医师,研究员

重庆医科大学第二附属医院

重庆医科大学病毒性肝炎研究所所长

感染性疾病分子生物学教育部重点实验室名誉主任

重庆医科大学国家级重点学科内科学(传染病)学科带头人

国务院学位委员会第八届学科评议组临床医学组成员

华夏肝脏病学联盟学术委员会主席

《中华肝脏病杂志》总编辑

Journal of Clinical and Translational Hepatology 主编

任红

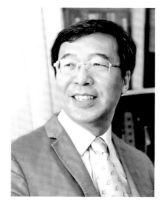

牛俊奇

博士,主任医师,教授

《临床肝胆病杂志》总编辑

吉林大学第一医院转化医学研究院副院长

吉林大学第一医院感染病与病原生物中心主任

吉林省肝病研究所所长

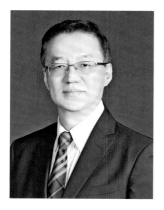

侯金林

博士,主任医师,教授

国家杰出青年科学基金获得者

南方医科大学南方医院感染科主任

广东省肝脏疾病研究所所长

中华医学会感染病学分会主任委员(2013—2016年)

亚太肝病学会(APASL)主席(2017年)

国务院学位委员会学科评议组成员

国际肝病学会(IASL)执行委员

全国优秀科技和先进工作者

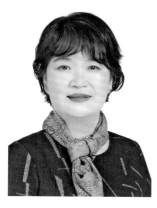

谢青

博士,主任医师,二级教授

上海交通大学医学院附属瑞金医院感染科主任

中国医师协会感染科医师分会副会长

中华医学会感染病学分会副主任委员(第10届和第11届)

上海市医学会感染病专科分会主任委员(第9届)

上海市医学会内科专科分会副主任委员

上海市医学会肝病专科分会副主任委员

上海市医师协会感染科医师分会会长(第2届)

上海市感染性疾病临床质量控制中心主任

上海市领军人才、优秀学科带头人

主编简介

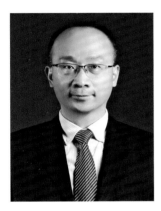

于乐成

博士,主任医师,教授

南京大学医学院附属金陵医院(东部战区总医院)肝病中心/
　感染病科主任

中华医学会肝病学分会药物性肝病学组副组长(2010—2022 年)

江苏省医学会肝病学分会药物与自身免疫性肝病学组组长

江苏省医学会肝病学分会首届副主任委员

江苏省医学会感染病学分会副主任委员

中国抗癌协会肿瘤肝脏病学专业委员会委员

中国《药物性肝损伤诊治指南》(2015 版)(中文版和英文版)总执笔

《肝脏》杂志共同主编

《中华肝脏病杂志》《中华传染病杂志》《临床肝胆病杂志》

《中国药物警戒》和 *Frontiers in Pharmacology* 等期刊编委

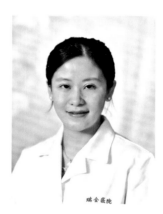

赖荣陶

博士,副主任医师

上海交通大学医学院附属瑞金医院感染科副主任

上海市医学会肝病学分会药物性肝病学组副组长兼秘书

中国医师协会消化医师分会委员

《肝脏》杂志编辑部副主任

Epidemiology & Infection、*Journal of Digestive Diseases* 等期刊审稿人

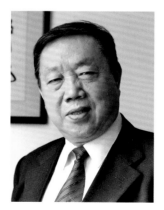

陈成伟

主任医师,教授

《肝脏》杂志总编辑

中国人民解放军海军军医大学第九〇五医院肝病科

原南京军区上海临床肝病研究中心主任(1990—2017 年)

中华医学会肝病学分会副主任委员(2005—2015 年)

中华医学会肝病学分会药物性肝病学组组长(2007—2017 年)

上海市医学会肝脏专科分会主任委员(2007—2010 年)

领衔中国《药物性肝损伤诊治指南》(2015 版)编写

副主编简介

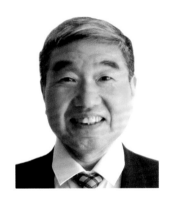

马洪年

研究员，主任医师

曾任上海市化工职业病防治副所长

上海交通大学海洋水下工程科学研究院研究员、副总工程师

中国石油和石化工程研究会研究员、理事

《化工劳动卫生通讯》杂志主编

国务院安全生产委员会专家组成员

化学工业部健康监护技术指导组副组长

化学工业部工业卫生标准化技术委员会委员

上海市化学事故应急救援专家委员会副主任

中华医学会肝病学分会药物性肝病学组成员（第1~2届）

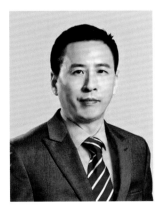

刘鸿凌

博士，主任医师

Mayo Clinic（梅奥医学中心）博士后

中国人民解放军总医院第五医学中心

肝病医学部血液净化中心主任

中华医学会肝病学分会药物性肝病学组委员

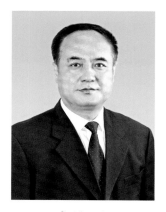

博士,主任药师

国家药品监督管理局药品评价中心中药部副部长

国家卫生健康委员会计划生育药具重点实验室学术委员会副主任委员

国际医学科学组织委员会(CIOMS)药物性肝损伤专家组(DILI-WG)专家

中国毒理学会常务理事及临床毒理专业委员会主任委员(第6和第7届)

中国毒理学会中药与天然药毒理专业委员会副秘书长/副主任委员
（第1届和第2届）

中国中西医结合学会临床药理毒理专业委员会副主任委员(第1届)

国家中药品种保护审评委员会评审委员

宋海波

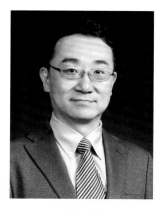

博士,教授

首都医科大学中医药学院院长

国家"万人计划"科技创新领军人才

国家中医药管理局高水平重点学科(中药药理学)学科带头人

中国药学会临床中药学专业委员会和中国毒理学会临床毒理分会副
主任委员

Future Integrative Medicine 创刊主编

主持国家自然科学基金重点项目等12项

在肝病、药理或毒理学权威刊物如 *Hepatology*、*APSB*、*AP&T*、*Arch Tox*
等发表论文100余篇,作为主要执笔人完成《中草药相关肝损伤临
床诊疗指南》等6部指南的制定

王伽伯

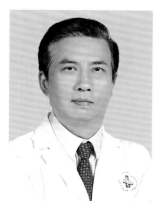

博士,主任医师

南方科技大学教授

深圳市第三人民医院肝病医学中心主任

深圳市地方级领军人才、1类临床实用型人才

中华医学会肝病学分会药物性肝损伤学组秘书

深圳市医学会肝病专业委员会主任委员

广东省肝病学会肝衰竭及人工肝专业委员会主任委员

陈军

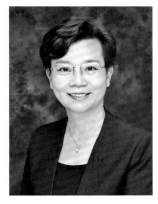

博士,主任医师,教授

首都医科大学附属北京地坛医院肝病中心主任

国家传染病医学中心(北京)肝病中心主任

北京医学会肝病学分会候任主任委员

中华医学会肝病学分会药物性肝病学组委员

谢雯

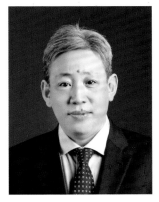

博士,主任医师,教授

上海交通大学医学院附属仁济医院消化科主任医师

上海市脂肪性肝病诊治研究中心主任

国际医学科学组织理事会(CIOMS)DILI 国际工作组成员

中华医学会肝病学分会委员,药物性肝病学组组长

中国医药生物技术协会药物性肝损伤专业委员会主任委员

上海市医学会肝病专科分会前任主任委员

茅益民

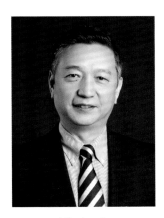

主任医师,教授

复旦大学附属公共卫生临床中心肝病中心主任

《肝脏》杂志副主编

上海市医学会肝病学分会顾问

上海市医学会肝病专科分会副主任委员(2010—2016 年)

中华医学会肝病学分会委员与药物性肝病学组副组长(2013—2019 年)

原南京军区上海临床肝病研究中心主任(2003—2018 年)

傅青春

编委会名单

顾　问　庄　辉　曾民德　贾继东　肖小河　任　红　牛俊奇　侯金林　谢　青

主　编　于乐成　赖荣陶　陈成伟

副主编　马洪年　刘鸿凌　宋海波　王伽伯　陈　军　谢　雯　茅益民　傅青春

编　委（按姓氏汉语拼音排序）

蔡大川　重庆医科大学附属第二医院

陈　军　深圳市第三人民医院（南方科技大学第二附属医院）

陈成伟　《肝脏》杂志社；中国人民解放军海军军医大学第九〇五医院

陈公英　杭州师范大学附属医院

陈克敏　上海交通大学医学院附属瑞金医院

丛文铭　海军军医大学第三附属医院（上海东方肝胆外科医院）

丁　洋　中国医科大学附属盛京医院

范建高　上海交通大学医学院附属新华医院

范　晔　南京大学医学院附属金陵医院（东部战区总医院）

付　雍　海军军医大学第三附属医院（上海东方肝胆外科医院）

傅青春　复旦大学附属公共卫生临床中心

高　岩　复旦大学附属华山医院

高沿航　吉林大学第一医院

高志勤　中国人民解放军联勤保障部队第九〇四医院

耿家宝　南京大学医学院附属金陵医院（东部战区总医院）

郭津生　复旦大学附属中山医院

郭晓燕　西安交通大学第二附属医院

韩梅芳　华中科技大学同济医学院附属同济医院

郝坤艳　南京大学医学院附属金陵医院（东部战区总医院）

胡锡琪　复旦大学上海医学院

江建宁　广西医科大学第一附属医院

赖荣陶　上海交通大学医学院附属瑞金医院

兰小勤　南方医科大学南方医院

李　婕　南京大学医学院附属鼓楼医院

李成忠　海军军医大学第一附属医院（上海长海医院）

李东良　中国人民解放军联勤保障部队第九○○医院

李若坤　上海交通大学医学院附属瑞金医院

刘成海　上海中医药大学附属曙光医院

刘鸿凌　中国人民解放军总医院第五医学中心

刘映霞　深圳市第三人民医院

陆伦根　上海交通大学附属第一人民医院

马　雄　上海交通大学医学院附属仁济医院

马洪年　上海市化工职业病防治研究所（现上海市化工职业病防治院）

马世武　中国人民解放军联勤保障部队第九二○医院

茅益民　上海交通大学医学院附属仁济医院

倪鎏达　中国人民解放军海军军医大学第九○五医院

聂青和　空军军医大学唐都医院

宁　琴　华中科技大学同济医学院附属同济医院

钱　嵘　中国人民解放军海军军医大学第九○五医院

邵福元　海军军医大学第二附属医院（上海长征医院）

沈　弢　北京大学基础医学院

宋海波　国家药品监督管理局药品评价中心

苏明华　广西医科大学第一附属医院

唐洁婷　上海交通大学医学院附属仁济医院

汪　艳　南方医科大学中心实验室

汪文洋　南京大学医学院附属金陵医院（东部战区总医院）

王　芳　南京大学医学院附属金陵医院（东部战区总医院）

王伽伯　首都医科大学中医药学院

王建设　复旦大学附属儿科医院

王俊学　海军军医大学第一附属医院（上海长征医院）

王绮夏　上海交通大学医学院附属仁济医院

王晓今　中国人民解放军海军军医大学第九〇五医院

温晓玉　吉林大学第一医院

吴　炎　中国人民解放军海军军医大学第九〇五医院

肖小河　中国人民解放军总医院第五医学中心

谢　青　上海交通大学医学院附属瑞金医院

谢　雯　首都医科大学附属北京地坛医院

徐　静　南京大学医学院附属金陵医院(东部战区总医院)

鄢和新　上海交通大学医学院附属仁济医院

杨　宁　海军军医大学第三附属医院(上海东方肝胆外科医院)

杨长青　同济大学附属同济医院

杨东亮　华中科技大学同济医学院附属协和医院

杨永峰　南京市第二医院(南京中医药大学附属南京医院)

于乐成　南京大学医学院附属金陵医院(东部战区总医院)

张　明　南京大学医学院附属鼓楼医院

张文宏　复旦大学附属华山医院

张欣欣　上海交通大学医学院附属瑞金医院

张雪涛　上海市化工职业病防治院

赵新颜　首都医科大学附属北京友谊医院

朱海云　中国人民解放军海军军医大学第九〇五医院

诸葛宇征　南京大学医学院附属鼓楼医院

参编者(按姓氏汉语拼音排序)

陈挥昂	陈宇星	董　伟	范文瀚	方　玮	高云娟	谷雷雷	郭悦承	侯俊兴
黄德良	蒋晶晶	金　倩	李　静	李晓芸	李欣予	李应懿	李玉川	马鸿倩
马晓洁	沈　敏	孙高亚	孙双双	涂　灿	汪卫华	王　锋	王寿明	王玉洁
徐　强	闫玉凤	杨　博	张雨婷	张　源	赵西太	赵　旭	郑瑞英	支　阳
周　霞	朱　彬							

学术秘书

钱　燕　《肝脏》杂志社

娄玮蒨　《肝脏》杂志社

郝坤艳　南京大学医学院附属金陵医院(东部战区总医院)

序一

　　由陈成伟教授主编的《药物与中毒性肝病》于 2002 年出版第 1 版,2013 年修订出版第 2 版,2024 年推出第 3 版。十年磨一剑,陈成伟教授是二十年磨一剑,与时俱进,磨剑不止,用其毕生精力,铸就了一把防治药物与中毒性肝病的霜刃利剑!

　　《药物与中毒性肝病》(第 3 版)不仅对第 2 版各章节进行了大幅更新,还特别增加了特定表型的药物与毒物性肝病、特殊人群的药物与毒物性肝病,以及药物肝毒性的评估和预测等,内容更全面、更系统、更先进且更结合实际,对药物与中毒性肝病的诊断、治疗和预防更有指导意义。

　　参加本书编写的有 70 余位从事肝病基础、病理学、影像学、临床诊治、实验室检测和预防控制等第一线工作的著名专家,他们将国内外药物与中毒性肝病的新理论、新观点、新技术和新方法,以及多年来从事临床、教学、科研和实际防控工作中所获得的丰富经验和成果写成此书。通观全书,各章主题突出,内容新颖,文字流畅,图文并茂,可读性强。因此,本书具有较高的学术水平和实用价值,对肝病科、感染科、消化内科和职业病科的专业医师,化工职业防护、环境保护和疾病防控部门的专业人员,以及高等院校的本科生和研究生来说,都是一本很好的参考书。

　　我衷心祝贺本书面世。我相信《药物与中毒性肝病》(第 3 版)的出版,必将推动我国肝脏病学科的进一步发展,为实现"健康中国 2030"做出贡献!

庄辉

中国工程院院士

2023 年 10 月 15 日

序二

  药物(包括毒物)性肝损伤(DILI)是临床肝脏疾病的常见病因,其发生率有逐渐升高趋势。DILI 的发病机制复杂、临床表现多样,也缺乏特异性诊断手段,除及时停用可疑药物外,大多缺乏特效治疗方法。因此,DILI 的诊断和治疗存在未被满足的重大临床需求。

  陈成伟教授和于乐成教授长期致力于 DILI 临床诊疗和科研工作,积极开展有关本病的继续教育,并着力推动国内外学术交流与合作。在陈成伟教授的积极推动和组织下,以中华医学会肝病学分会药物性肝病学组为基础,制订了首部中国《药物性肝损伤诊治指南》,并以中英文在国内外主流专业期刊上发表;同时编写了《药物性肝损伤诊治指南解读》,在全国进行了数十次宣讲,对促进全国 DILI 临床诊治和研究的规范化起到了良好效果。他与同道一起组织实施了全国性多中心 DILI 流行病学调查,并将研究成果发表在国际顶级专业期刊上,首次报道了我国住院患者 DILI 的发生率和引起 DILI 的主要药物分类及占比。他作为《肝脏》杂志总编辑,利用《肝脏》平台,带领团队不断及时地把国内外 DILI 相关最新进展介绍给读者。这些卓有成效的工作,大大提升了我国肝病医生的 DILI 临床诊疗和科研水平,以及在国际学术界的影响力。

  早在 2002 年,陈成伟教授就组织编写了《药物与毒物性肝病》一书,并于 2013 年进行了修订,为我国临床医生正确诊断和治疗 DILI 提供了重要帮助。为反映过去 10 年来国内外 DILI 领域的基础和临床研究进展,陈成伟教授最近又组织完成了本书第 3 版的编写工作。第 3 版更为系统全面,涵盖了肝脏结构功能和药物代谢原理,DILI 的发病机制、流行病学、临床表现、实验室检查、病理学及影像学特征,以及 DILI 的诊断及治疗等内容。尤其是增加了有关 DILI 的特殊类型,特别是对近年来随着分子靶向治疗和免疫治疗的兴起而出现的相关 DILI 问题,也进行了阐述。所邀请的编者体现了老中青结合、基础临床结合、多学科联合的团结协作精神。

  总之,本书第 3 版所新增和更新的内容新颖实用,既反映了本领域的国际学术研究前沿,又体现了我国医生的实践经验。我相信,本书第 3 版对于广大肝病医生和相关专业的医务工作者一定大有裨益。

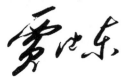

首都医科大学附属北京友谊医院肝病中心教授

2023 年 10 月 8 日

序三

　　弹指一挥间。20 年过去了，由陈成伟教授主编的《药物与中毒性肝病》于 2002 年出版第 1 版，2013 年修订出版第 2 版，2024 年推出第 3 版。该书在我国药物与中毒性肝病的基础和临床研究及转化中具有里程碑意义。

　　这 20 余年中，陈成伟教授更是卓有成效地投其全身精力于药物与中毒性肝病的研究和成果推广，包括领导全国的专家制定中国的《药物性肝损伤诊治指南》（2015 版），并将该指南翻译成英文，发表于亚太肝病学会的会刊 Hepatology International，这也是我国肝脏病学领域首部在国际期刊上发表的指南，在国际肝病学界发出了中国的声音。同时，他与同道一起，对中国的药物和中毒性肝病的流行病学状况进行了系统而又全面的研究，首次报道了导致中国人群药物性肝损伤的药物种类及其占比，研究结果发表在消化肝病顶级期刊 Gastroenterology 上。

　　陈成伟教授还重视药物和中毒性肝病的科学普及工作，在全国各地通过现场、网络等多种媒体形式，对专业人士和广大民众进行药物和中毒性肝病的防治宣传，使得原先易被忽视的疾病得到广泛重视。药物与中毒性肝病是实现"健康中国"不可忽视的问题，也是临床各科医生及患者都必须面对和重视的问题。

　　本书为第 3 版，主编、副主编和所有编写者均是从事肝脏疾病临床和基础研究多年的专家，有着丰富的基础和临床经验，编写过程中收集并整理了大量的国内外最新文献和研究结果，反映了该领域的新进展和成就。本书在理论性、实用性、创新性和可读性方面具有鲜明特色，为读者提供了较为全面的信息。

　　本人有幸在本书出版前浏览全书，感到相较第 1 版和第 2 版，第 3 版有大量内容更新，有很多新理念，读后受益匪浅。我衷心祝贺本书出版。我乐意为本书作序，并乐于将它推荐给国内同行。

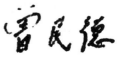

上海交通大学医学院附属仁济医院消化科

2023 年 10 月 5 日

前言一

药物性肝损伤(DILI)与其他化学物质引起的肝损伤(简称中毒性肝损伤)在临床实践中屡见不鲜。随着科技和经济发展,新的化工产品不断开发,化学污染物排放不断增加;另一方面,随着生活方式的改变,人类疾病谱发生了变化,新的药物和保健品也不断被开发,人类实际上是处于越来越严重的化学物威胁之中。

随着病毒性肝炎诊治和预防问题得到良好的解决,DILI 和中毒性肝损伤已成为临床急性肝损伤的常见原因,但并未得到临床医师的足够重视,在实际工作中往往会被忽视或误诊。

2000 年,恩师姚光弼教授把 DILI 研究领域泰斗、海氏法则的创立者 Hyman Zimmerman 教授(1917—1999 年)的遗作 Toxic and Drug-Induced liver Disease 交到我手中,叮嘱说:"国内还没人重视药物性肝病,你能否起个头?"接受任务后,结合长期在肝脏疾病临床实践中的体会,我深感国内非常需要一本系统阐述药物与中毒性肝病的专著。在姚光弼教授积极倡导、支持和指导下,在时任中华医学会肝病学分会主任委员庄辉院士,以及王宝恩教授和曾民德教授的支持下,我组织了当时相关的学科带头人成立编写组,通过系统查阅文献并结合自身临床经验,撰写了国内第一部相关专著——《药物与中毒性肝病》,2002 年 11 月由上海科学技术出版社出版,以期引起人们高度重视,开展深入研究,努力减少医源性失误,切实做好 DILI 和中毒性肝病的预防工作。

2007 年,在时任中华医学会肝病学分会主任委员贾继东教授的支持和鼓励下,中华医学会肝病学分会药物性肝病学组成立,组建了我国第一支专注于 DILI 诊治和预防研究的专业队伍。2010 年开始,我们参加了美国食品药品管理局(FDA)组织的每年一度的 DILI 专题讨论会,经茅益民教授努力,取得了与美国 DILI 网络(DILIN)的合作。我们多次召开中美 DILI 研讨会,邀请美国和欧洲相关专家参会。这一领域在我国逐渐受到较广泛重视,并在临床和基础研究、监督管理、科普宣传等方面取得了长足进展。2013 年,我们修订出版了《药物与中毒性肝病》(第 2 版)。

2014 年,美国胃肠病学会(ACG)发布了《特异质型 DILI 实践指南》。与此同时,在中华医学会肝病学分会的领导和支持下,在庄辉院士、贾继东教授、曾民德教授、王泰龄教授、胡锡琪教授和王吉耀教授等指导下,我们组织 40 多名相关领域的专家,历经两年多、4 次大会讨论、数百次网络交流讨论,由时任中国援助坦桑尼亚军医组组长于乐成教授总执笔,负责全部稿件的统稿、梳理和整合,总共修改了 72 稿,最后将 13 万字的初稿修订为 10 万字的《药物性肝损伤诊治指南解读》,并进一步精炼为 1.4 万字的《药物性肝损伤诊治指南》(2015 版),均于 2015 年由上海科学技术出版社出版。这是我国首部系统规范阐述 DILI 的专业指南。嗣后经于乐成教授等的潜心努力,该指南的英文版 *CSH Guidelines for the Diagnosis and Treatment of Drug-Induced Liver Injury* 于 2017 年在亚太肝病学会的会刊 *Hepatology International* 上发表,这是我国肝脏病学领域在国际学术期刊上发表的首部指南,反响热烈。

近 5 年来,国际上对 DILI 越发重视,有关 DILI 的新指南或共识密集发布,2019 年欧洲肝病学会(EASL)和俄罗斯医学会、2021 年亚太肝病研究协会(APASL)分别发布了各自的第一部 DILI 指南;2021 年美国胃肠病学会(ACG)发布了《特异质型 DILI 实践指南》(第 2 版);2022 年美国肝病学会(AASLD)发布了《药物、草药和膳食补充剂引起的肝损伤实践指南》,提出 64 条相关指导建议。2023 年,《中国药物性肝损伤诊治指南(2023 年版)》也已修订并出版。

Roussel Uclaf 因果关系评估(RUCAM)量表是 DILI 领域沿用了近 30 年的对药物与肝损伤之间的因果关系进行评估的量表。2022 年初,美国和欧洲部分学者推出了新的改良电子化因果关系评估(RECAM)量表。随即 RUCAM 量表的原作者 Danan 等提出了尖锐的不同意见。对此,国内同道迅速做出反应,由贾继东教授、赵新颜教授和赖荣陶教授领衔,组织国内 5 家医学中心,回顾性筛选了 551 例单一药物导致的肝损伤,分别采用 RUCAM 量表,和 RECAM 量表,对这些病例的 DILI 因果关系进行对比性评估,结果已发表于 *Hepatology Communication*。我们提倡改革和进步,欢迎学术争鸣,这将有力推动 DILI 相关学术进步和 DILI 诊疗策略的优化改进。

DILI 相关新生物标志物的研究、肝源性细胞和多能干细胞在 DILI 研究和治疗中的应用、药物基因组学和代谢组学研究、临床 DILI 表型及其相关发病机制的研究,从不同层面显示出对 DILI 尤其是特异质型 DILI 诊治和预防的积极意义,必将为 DILI 的研究开创新的局面。

本书 2002 年推出第 1 版,2013 年出版第 2 版。如今又是一个 10 年。本人年事已高,但姚老的遗训尤在,故决心与年富力强的于乐成教授等中青年专家一起,再次推陈出新。经 3 位主编 3 个月 10 余次讨论,拟定第 3 版的写作提纲,并邀请相关专家撰写。虽历经 3 年艰辛抗疫,我们还是于 2023 年 6 月基本完成了初稿,经统稿审修,成稿于 2023 年 12 月,并将于 2024 年推出第 3 版。

特别要感谢于乐成教授,这 3 年来他转战武汉火神山医院、上海方舱医院和抗洪抢险抗疫前线,在高强度的抗疫任务和临床工作压力下,废寝忘食,不仅完成了众多重点章节,特别是近年发展很快的抗肿瘤药物肝损伤章节的撰写和审稿,而且还承担了全书统稿工作。

十年磨一剑,本书已至第 3 版,期望 20 余年的努力能对我国的 DILI 诊治和预防研究起到一些推动作用。很欣慰国内的 DILI 研究已有燎原之势,全国及各省都形成了 DILI 研究的中坚队伍,我也圆了年轻时"给世界留下点什么"的心愿。

2023 年 12 月 20 日

前言二

药物性肝损伤（drug-induced liver injury, DILI）和毒物性肝损伤（toxicant-induced liver injury, TILI）在临床上越来越常见，也越来越得到人们的重视。本书所指的"药物"（drugs）是一种广义的概念，包括：① 经典含义的、供治疗人体疾病的处方和非处方化学合成药、生物药、自然药及中草药；② 供诊断人体疾病的各种具有潜在肝毒性的化学制品（如造影剂或示踪剂等）；③ 易被患者和临床医生所忽视，但确有可能引起肝损伤的茶类、维生素、矿物质、减肥药和增肌药等所谓保健品、健身用品、膳食补充剂或食品添加剂等。在国外，草药和上述第三类制品常被合称为草药和膳食补充剂（herbal and dietary supplements, HDS），这使得第三类制品引起的肝损伤常被潜意识地归结为主要由草药所致。为避免这种倾向，我国《药物性肝损伤诊治指南》（2015 版）曾提出了"传统中药-自然药-保健品-膳食补充剂"（traditional Chinese medicine, natural medicine, health products and dietary supplements, TCM-NM-HP-DS）的概念，以期更精准地理解这一概念的内涵，并区分引起 DILI 的确切病因。

毒物（toxicants）所指广泛，包括种类繁多的生物源性毒素（toxins，如各种真菌毒素、鱼胆毒素等），以及生活、生产及科学研究环境中的各种潜在化学毒物（如染发剂、染甲剂、醇类饮品或工业品、装修材料中的苯类和甲醛、油漆及其溶媒、灭鼠剂、杀虫剂、除草剂，以及工业排放物和有毒化学试剂等）。毒物作为肝损伤的潜在因素，往往比较隐匿，不被人们所熟悉，更易被忽视，但在临床肝病诊疗中不能不加以重视。此外，有些化学物质可能既符合"药物"的内涵又符合"毒物"的定义。这些正是本书取名《药物与中毒性肝病》的重要原因。

2002 年出版由陈成伟教授主编的《药物与中毒性肝病》，是国内正式开始对 DILI 加以重视的标志性事件。2007 年中华医学会肝病学分会第 1 届药物性肝病学组的成立，推动了我国对 DILI 诊治和预防问题的全面重视。2015 年我国首部《药物性肝损伤诊治指南》出台，2017 年其英文版正式发布，标志我国对 DILI 的关注提高到一个新水平，并为其他临床专业的 DILI 相关专家共识的制定奠定了重要基础。目前，各省已经先后成立了 DILI 学组，有关 DILI 的回顾性和前瞻性研究陆续发布、进行或在规划中，国家药品监督管理局及中医药、结核病、血液肿瘤和消化病等专业委员会也陆续发布了各自层面有关 DILI 的指导性意见或专家共识，中华医学会肝病学分会《中国药物性肝损伤诊治指南(2023 年版)》已修订并发布。这一切必将推动我国 DILI 的研究和防治不断进步。

2015 年在陈成伟教授的策划和指导下,以曾民德教授为顾问、陈成伟教授为主审,我和茅益民教授共同主译了美国 Neil Kaplowitz 教授和 Laurie D. Deleve 教授主编的《药物性肝病》(*Drug-induced liver disease*, 3rd ed)。陈成伟教授在华夏肝脏病学联盟平台,定期邀请国内各医学中心一线临床医师分享有关 DILI 和 TILI 的典型、疑难或特殊病例,并邀请胡锡琪教授等著名病理学家做精彩点评分析,深受广大肝病专科医师的喜爱。这些工作进一步提高了国内对 DILI 和 TILI 的关注度。

2013 年我有幸作为副主编之一参与陈成伟教授《药物与中毒性肝病》(第 2 版)的编写工作。十年时光飞度,国内外有关 DILI 的基础和临床研究也取得了很多新的进展。修订《药物与中毒性肝病》是陈成伟教授的殷殷期盼,也是许许多多与我一样关注 DILI 和 TILI 防治及研究进展的医师及学者们的愿望。我非常荣幸地再次受到陈成伟教授的邀请,担任《药物与中毒性肝病》(第 3 版)的共同主编,祈望与全体编委一起,通过不懈努力,完成这一艰巨而富有意义的工作,以飨读者。我们真诚地期待各位读者在阅读本书后能够提出中肯的意见。

诚如陈成伟教授指出的那样,“DILI/TILI 并非仅仅是临床肝病专科医生需要充分重视和加以深入了解的问题,也是临床各科医生都必须面对和重视的问题”,这便是编写本书的宗旨和价值所在。我们希望能为广大临床医生乃至药物监管部门及药物研发单位提供一本实用、方便且全面了解 DILI/TILI 知识及进展的参考书,从而提高临床对 DILI/TILI 的认知度、警惕性,以及诊治、预防、管理和研究水平,促进安全用药意识和行为,更好地为大众健康服务。

最后需要说明的是,每位作者的视角和写作风格不同,对同一文献结果的解读也可能存在差异,加之某些章节的主题之间存在难以分割的联系,因此本书在整体把控相关内容、避免重复阐述的同时,允许部分章节的部分内容存在适度的交叉叙述,以保证这些章节内容的独立性和完整性。

于乐成

2023 年 12 月 28 日

目　录

第 1 篇　**肝脏的结构和功能**　　　　　　1

第 1 章　肝脏的解剖学、组织学和影像学　2
第 2 章　肝脏的生物学功能　　　　　　27
第 3 章　肝脏的药物和毒物代谢　　　　33

第 2 篇　**药物与毒物性肝病概述、流行
　　　　病学、肝毒性物质**　　　　　47

第 4 章　药物与毒物性肝病概论　　　　48
第 5 章　药物与毒物性肝病的流行病学　53
第 6 章　肝脏的毒性物质　　　　　　　57
第 7 章　肝癌和肝腺瘤相关毒性物质　　67

第 3 篇　**药物肝毒性的评估和预测模型**　85

第 8 章　药物肝毒性的评估和预测模型概论　86
第 9 章　实验性中毒性肝损伤动物模型　90
第 10 章　人源性肝细胞体系在药物性肝损伤
　　　　　研究中的应用　　　　　　102
第 11 章　新药研发过程中肝毒性临床前预测
　　　　　模型及应用路线图　　　　108
第 12 章　药物肝毒性评估和预测的理化数学
　　　　　模型　　　　　　　　　　123

第 4 篇　**发病机制与病理改变**　　　　129

第 13 章　药物与毒物性肝病发病机制概论　130
第 14 章　药物与毒物性肝病发病危险因素　140
第 15 章　细胞死亡机制及其与药物性肝损伤的
　　　　　关系　　　　　　　　　　144

第 16 章　基因多态性（遗传易感性）与药物和
　　　　　毒物性肝病　　　　　　　159
第 17 章　药物与毒物性肝病的免疫学机制　174
第 18 章　炎症反应在药物与毒物性肝病中的
　　　　　作用　　　　　　　　　　185
第 19 章　酰基葡萄糖醛苷的作用机制　196
第 20 章　氧化应激与药物和毒物的肝毒性　200
第 21 章　线粒体损伤与药物和毒物的肝毒性　208
第 22 章　内质网应激在肝病发生中的作用　212
第 23 章　肝细胞再生和肝组织修复与肝病的
　　　　　转归　　　　　　　　　　217
第 24 章　药物性肝损伤的病理学改变　221

第 5 篇　**临床分类、表现、诊断、鉴别诊断、
　　　　治疗及预后**　　　　　　　237

第 25 章　药物性肝损伤的临床分类　238
第 26 章　药物与毒物性肝病的临床表现　242
第 27 章　药物与毒物性肝病的实验室检查　245
第 28 章　药物与毒物性肝病的影像学检查　257
第 29 章　药物与毒物性肝病的因果关系评估　266
第 30 章　药物与毒物性肝病的诊断　285
第 31 章　药物与毒物性肝病的鉴别诊断　290
第 32 章　药物与毒物性肝病的治疗　305
第 33 章　药物性肝损伤的预后　　　310

第 6 篇　**特定表型的药物与毒物性肝病**　315

第 34 章　特定表型的药物与毒物性肝病概论　316
第 35 章　慢性药物性肝病　　　　　322

第 36 章　药物性肝功能衰竭　328

第 37 章　药物诱导的自身免疫性肝病　332

第 38 章　药物与毒物性脂肪性肝病　338

第 39 章　药物与毒物性胆汁淤积　345

第 40 章　药物诱导的肝血管病变　353

第 41 章　药物与毒物相关的非硬化性门静脉
高压　358

第 42 章　合并肝外组织器官损伤的药物与
毒物性肝病　362

第 7 篇　特定药物与毒物相关的肝损伤　367

第 43 章　对乙酰氨基酚相关的肝损伤　368

第 44 章　抗结核药物相关的肝损伤　376

第 45 章　抗微生物和抗寄生虫病药物相关的
肝损伤　386

第 46 章　麻醉剂相关的肝损伤　402

第 47 章　精神治疗药物及吸毒相关的肝损伤　407

第 48 章　抗惊厥药物相关的肝损伤　411

第 49 章　镇痛药物及非甾体抗炎药物相关的
肝损伤　419

第 50 章　抗风湿病药物相关的肝损伤　427

第 51 章　激素类药物相关的肝损伤　435

第 52 章　降糖药物相关的肝损伤　444

第 53 章　抗甲状腺药物相关的肝损伤　449

第 54 章　心血管药物相关的肝损伤　454

第 55 章　免疫抑制剂相关的肝损伤　467

第 56 章　肿瘤化疗药物和内分泌治疗药物
相关的肝损伤　483

第 57 章　肿瘤免疫治疗药物相关的肝损伤　568

第 58 章　肿瘤分子靶向治疗药物相关的肝损伤　584

第 59 章　中草药相关的肝损伤　593

第 60 章　诊断与其他用药相关的肝损伤　605

**第 8 篇　生活、职业及环境相关的药物与
毒物性肝病　613**

第 61 章　酒精的肝毒性和酒精性肝病　614

第 62 章　生活相关的中毒性肝病　627

第 63 章　职业相关的中毒性肝病　636

第 64 章　环境污染相关的中毒性肝病　655

第 9 篇　特殊人群的药物与毒物性肝病　675

第 65 章　老年人与药物和毒物性肝病　676

第 66 章　儿童与药物和毒物性肝病　681

第 67 章　妊娠与药物和毒物性肝病　685

第 68 章　慢性肝病基础上的药物性肝损伤　690

第 10 篇　药物与毒物性肝病的管理　695

第 69 章　肝脏疾病的药物临床试验　696

第 70 章　临床试验中的药物性肝损伤　705

第 71 章　药物性肝损伤网络介绍　720

第 72 章　药物上市后肝毒性的监管　725

第 73 章　药物性肝损伤与药物撤市和黑框警示　735

第 74 章　药物安全与法规　740

第 75 章　药物与毒物性肝病的健康宣教　747

附录　751

附录1　国内外药物性肝损伤诊治指南或共识
推荐意见摘录　752

附录2　专业术语缩写词英汉对照　763

第 **1** 篇

肝脏的结构和功能

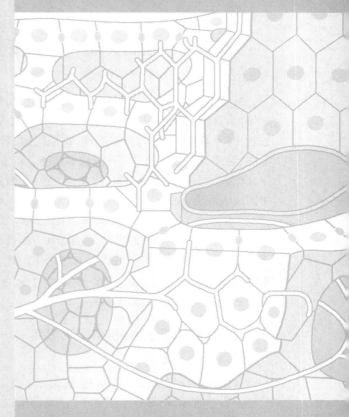

第1章

肝脏的解剖学、组织学和影像学

········· 第 1 节　肝脏的大体解剖与分段 ·········

肝脏为腹腔内实质性器官,属于人体最大的消化腺体,由肝细胞、细胞间质及其所属的胆管、血管、淋巴管、神经等组成,具有分泌胆汁、物质代谢、转化与合成、解毒与吞噬及参与免疫防御等功能。正常肝脏呈红褐色,质地软,细腻均匀,被覆有腹膜,表面光滑。中国成人肝大小约为 25 cm(长)×15 cm(宽)×6 cm(厚),重量为 1 200~1 500 g(男性)或 1 100~1 300 g(女性),相当于体重的 2%,以 26~40 岁为最重,之后逐渐减轻。胎儿和新生儿肝脏与自体之比相对较大,重量达体重的 5%~6%,体积占腹腔容积的 50%以上。

一、肝脏的位置、表面解剖及其毗邻

(一)位置和形态

肝脏成不规则楔形,位于右上腹部横隔下,大部分位于右季肋部,小部分经剑突下达左季肋部。正常人仰卧时肝上界位于右锁骨中线第 5 肋间,下缘近肋缘(图 1-1)。肝脏位置可随呼吸运动、膈位高低、腹腔内压、韧带牵拉、体形肥瘦等诸多因素而变化。正常肝脏呈右肝大、左肝小的楔形,右肝约占肝脏体积的 60%,左肝及尾叶约占 40%。肝脏具有良好的再生能力,一侧肝脏的萎缩或切除会导致另一侧肝脏的代偿性肥大,并按顺时针或逆时针旋转;当毗邻脏器发生病理性改变(如肺气肿、肾囊肿等)也会挤压肝脏,在其表面形成压迹或切迹。因此,肝脏可以具备多种形态(图 1-2)[1]。

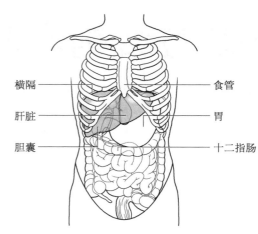

图 1-1　肝脏的位置

横隔　食管
肝脏　胃
胆囊　十二指肠

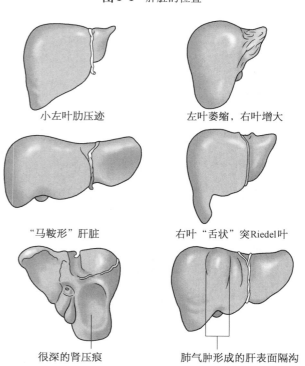

小左叶肋压迹　　　左叶萎缩,右叶增大

"马鞍形"肝脏　　　右叶"舌状"突 Riedel 叶

很深的肾压痕　　　肺气肿形成的肝表面隔沟

图 1-2　肝脏的不同形态

（二）表面解剖

1. 肝脏膈面　肝脏有膈、脏两面,以及前、后、左、右四缘。肝脏上面膨隆,大部分与横隔相贴附,表面光滑,称膈面(图 1-3)。膈面有 4 条韧带(镰状韧带、左右冠状韧带、左右三角韧带及肝圆韧带),将肝脏固定于横隔及腹壁上。肝脏与膈肌、后腹膜腔相接触处,右冠状韧带前、后层之间的部分没有包膜,称为肝裸区(图 1-3、图 1-4)。裸区的左侧部分有一较宽的沟,称为腔静脉沟,内有下腔静脉通过。

（1）镰状韧带:镰状韧带是一个镰形皱褶,纵行于肝脏的前表面,包括两层紧靠的腹膜,它将肝脏和膈肌及前腹壁的脐上部分连接在一起。肝圆韧带与小的附脐静脉走行在它的游离缘内,镰状韧带的两层在上端相互分离。在右侧,它形成了冠状韧带的上层,并向下延续而形成右三角韧带,而后形成冠状韧带的下层,在这些韧带之间是肝裸区。在左侧,镰状韧带形成了左三角韧带的前层,然后此层转向后形成左三角韧带的后层,在静脉韧带裂的上端,它成为小网膜的前层,小网膜的后层是从尾状叶的右缘上端开始的腹膜反折线。此层沿尾状叶周围走行,然后成为冠状韧带下层的一部分。

（2）肝圆韧带:镰状韧带下端游离的部分为肝圆韧带,是出生后脐静脉退化形成的一根纤维条索。起自脐,向右上方倾斜最后移行至肝前缘的脐切迹,经镰状韧带游离端的两层腹膜间到达肝圆韧带裂(脐裂)并与静脉韧带连接,一起形成肝左外区和左内区的分界;在肝硬化或门静脉发生阻塞时,走行在肝圆韧带中的静脉与腹壁上静脉相交通而发生扩张,形成海蛇头,这是一种静脉曲张状态,呈放射状分布于脐部,临床有时可用以插管和造影。

（3）冠状韧带:冠状韧带系肝脏膈面和脏面包膜反折至横隔而成,分为左、右冠状韧带。冠状韧带的前层可视为镰状韧带向左、右延续的部分。右冠状

韧带前后两层间有肝裸区,肝左、中、右 3 根静脉在冠状韧带的中央部分出肝汇入肝后下腔静脉,此即第二肝门。

（4）三角韧带:分为左、右三角韧带,位于肝脏的左、右两角。它们系左、右冠状韧带前后两层延伸汇合而成,并与横隔相连。

2. 肝脏脏面　肝脏下面因邻接腹腔脏器,可见凹凸不平的脏器压迹,故称脏面。脏面中部主要结构为 H 形沟(图 1-5),其中横沟位于脏面正中,是肝管、肝动脉、肝门静脉、肝的神经和淋巴管等出入肝脏的位置,称为肝门。有时右肝门右端可见一向右下方延伸出的短沟,称为 Rouviere 沟,是定位右后肝蒂的标记[1]。H 沟的右侧纵沟宽而浅,由前方的胆囊窝和腔静脉沟(内含肝后下腔静脉)组成;左侧纵沟较窄而深,由前方的肝圆韧带裂(又称脐裂,内含闭锁的脐静脉)及后方的静脉韧带裂(内含出生后即闭锁的静脉导管)组成。肝脏脏面的沟裂可作为术中分离肝蒂与胆管的途径,也是肝脏脏面分叶、分段的重要标志。

肝脏脏面几乎完全被腹膜覆盖,在与脏器邻接处,肝脏被膜反折增厚形成韧带,包含肝胃韧带、肝十二指肠韧带、肝结肠韧带和肝肾韧带(图 1-6)。肝胃韧带和肝十二指肠韧带也称小网膜。

（1）肝胃韧带:肝胃韧带起自胃小弯与肝脏脏面的静脉韧带相连接,其右缘移行于肝十二指肠韧带,由两层腹膜并合而成,是一层很薄的韧带,内含小血管,左肝异位肝动脉常走行于其中。

（2）肝十二指肠韧带:肝十二指肠韧带架于横沟与十二指肠第一段(即上部)之间,左侧接肝胃韧带,右侧缘游离,后方则是网膜孔。此韧带也由两层腹膜组成,其间含肝固有的动脉、门静脉、胆总管、神经、淋巴管和淋巴结等,此处又称肝蒂。在肝门处肝被膜与肝十二指肠韧带浆膜及纤维结缔组织融合增厚形成 Glisson 鞘,包裹血管、胆管结构进入肝内形成

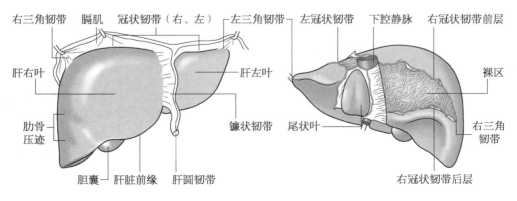

图 1-3　肝脏膈面(前面观)　　　图 1-4　肝脏膈面(后面观)

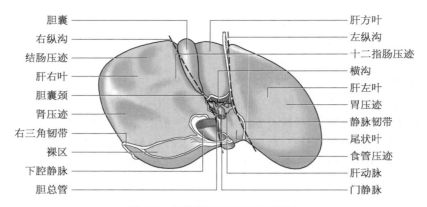

图 1-5   肝脏脏面（压迹和 H 形沟）

各级肝蒂分支。

（3）肝结肠韧带：肝结肠韧带位于右肝下缘与横结肠肝曲之间，系腹膜皱褶所形成的索条状和膜状致密结缔组织。

（4）肝肾韧带：肝肾韧带系右冠状韧带之后层，在肝后方连于右肾上腺，在右肾前面折叠而成。

在肝前缘可见 3 个切迹，自左向右依次为脐切迹、胆囊切迹和右下缘切迹。① 脐切迹是肝圆韧带沟向前的延续，居于前正中线稍偏左，内有肝圆韧带通过，是肝左叶间裂的表面标志。② 胆囊切迹钝圆，有时缺如，胆囊底位于此处，其体表投影为腹直肌外侧缘与右侧肋下缘的交点，急性胆囊炎时为触痛点（Murphys 征），也是肝正中裂的定位标志。③ 右下缘切迹在胆囊切迹稍偏右侧，多不明显，可作为右叶间裂的标志。

（三）毗邻

肝位于右季肋区、腹上区，小部分位于左季肋区。肝膈顶与膈相接，右叶对应着右侧第 7~11 肋，紧贴着膈与右肺相邻；肝的左叶扁薄，左侧膈面与膈、心包、心脏及左肺底的小部分相邻，故在肝左侧膈面可见心压迹，左叶末端指向脾脏。肝的右侧脏面与十二指肠、胆囊、横结肠和右肾等器官毗邻，在其表面有相

应的压迹；左侧脏面与食管腹段、胃和胰等相邻接，在左外叶后面则有食管压迹和胃压迹。肝的尾状叶与第 10~11 胸椎相对应。尾状叶的左后方为腹主动脉，两者间隔以右膈下动脉和右膈肌脚。在腔静脉窝处有下腔静脉经过，右侧倚着肝裸区，它被韧带及架于右叶与尾状叶间的桥形肝实质固定于肝。在裸区稍下方，肝又与右肾上腺紧邻（图 1-7）。

二、肝脏的血管

肝脏每分钟供血约 1 500 mL，具有双重血供——肝动脉和门静脉，前者来自腹腔动脉，后者则收集来自消化道、脾和胰等处的静脉血。肝动脉和门静脉与伴行出肝的胆管一并被鞘膜包裹经横沟入肝，形成肝内 Glisson 系统[2]（图 1-8）。肝动脉和门静脉在肝内反复分支，在肝小叶间分别形成小叶间动脉和静脉，均注入肝窦中，然后经中央静脉、小叶下静脉入肝静脉，最后汇入下腔静脉返回心脏。正常肝脏血供 70%~80% 源自门静脉，仅 20%~30% 来自肝动脉。而供应肝的氧含量则相反，故肝所需的氧主要来自肝动脉，提供肝需氧量的 60%~80%。运送营养和代谢物质的功能主要由门静脉实现。门静脉、肝动脉入肝和肝内胆管出肝部位称为第一肝门。

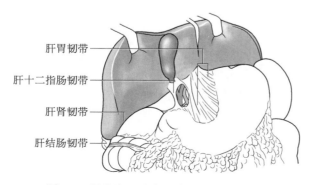

图 1-6   肝脏脏面（翻起肝前缘、腹膜和韧带）

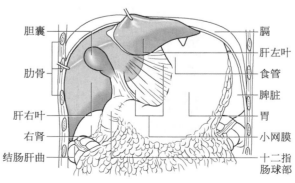

图 1-7   肝脏的毗邻

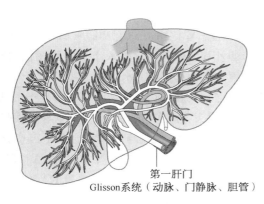

图 1-8　肝脏 Glisson 系统

第一肝门
Glisson 系统（动脉、门静脉、胆管）

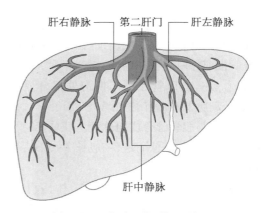

图 1-9　肝静脉系统（第二肝门）

肝右静脉　第二肝门　肝左静脉

肝中静脉

1. 肝动脉　肝总动脉是指从腹腔动脉分出后到胃十二指肠动脉起始部这一段。肝固有动脉实为肝总动脉的延续，系指从胃十二指肠动脉起始部到其分叉处的一段，行于肝十二指肠韧带内，位于肝门静脉前方、胆总管的左侧，多数在近肝门处分为肝左、右动脉，少数则分成左、中、右三支，分别进入左、右肝叶。肝右动脉入肝前经胆囊三角分出胆囊动脉至胆囊。40% 以上的患者肝动脉可出现解剖学变异。此外，来自膈下动脉和胃十二指肠动脉的肝周动脉也供应肝脏，这些血管是重要的侧支动脉来源，左右肝动脉在肝内可形成交通支，在肝右动脉或左动脉结扎的情况下，肝内交通支几乎立即开放提供代偿性动脉血流。

2. 门静脉　门静脉主干由脾静脉和肠系膜上静脉在胰颈后方汇合而成，继而经小网膜游离缘行于肝十二指肠韧带内至肝，位于胆总管和肝固有动脉之间的后方。正常肝脏的门静脉主干长 6～8 cm（平均 6.75 cm），管径 1.0～1.2 cm。在肝门处分为左、右支，右支较短，有近 17% 的人群右支缺如，成三叉型或右前支直接汇入左支。脾静脉除收集脾的血液外，还接受肠系膜下静脉的血液，故门静脉引流腹部绝大部分消化管（包括食管的腹段在内，肛管下部除外）、脾、胰和胆囊的静脉回血。门静脉提供了肝脏 75% 的血流量，虽然它位于毛细血管后，大部分为缺氧状态，但它的大容量流量提供了肝脏 50% 的氧合。成人门静脉及其属支没有瓣膜，但与全身静脉系统之间有许多侧支联系，在门静脉高压下，这些侧支会重新开通并曲张以代偿降低门静脉压力。

3. 肝静脉　肝静脉源自肝小叶中央静脉，引流小叶内肝窦的血液，导入小叶下静脉，最后汇合成较大的左、右、中三支肝静脉，以及若干肝短静脉（少则 3～4 支，多则 7～8 支），分别由下腔静脉窝上部（即第二肝门，图 1-9）和下部（即第三肝门）出肝而注入下腔静脉（图 1-9）。肝静脉内壁无瓣膜，右肝静脉行于

右叶间裂，主要收集右后叶和右前叶上部的静脉血，肝外走行约 1 cm 后汇入下腔静脉前壁或右侧壁。肝左静脉主干位于左叶间裂内，收集左外叶静脉血。肝中静脉主干位于正中裂的下半部，收集左内叶与右前叶的静脉血，肝中静脉和肝左静脉通常在肝内连接，并共干进入下腔静脉左前壁。

三、胆管系统和胆囊

依胆汁生成及其流向，胆管系统起源于肝内毛细胆管，止于肝胰壶腹。胆管分肝内、肝外两部分。肝内胆管包括胆小管、终末胆管（又称润管、Herring 管，位于肝小叶周缘，穿过肝小叶界板，连于小叶间胆管）、小叶间胆管、段胆管、叶肝管，以及其汇合而成的左、右肝管。自肝内胆管分支向肝外胆管汇合至胆总管，其整体形态呈树状，因而被称为"胆管树"，由此划分为具有临床外科意义的三级分支，即一级左、右肝管，二级左内外叶肝管和右前后叶肝管，以及三级各段肝管。肝外胆道系统包括肝左管、肝右管、肝总管、胆囊管、胆总管及胆囊（图 1-10）[2]。

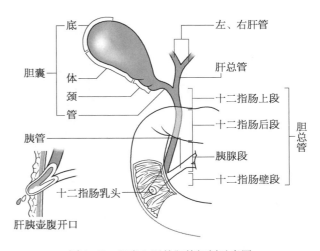

底

胆囊
　体
　颈
　管

胰管

十二指肠乳头

肝胰壶腹开口

左、右肝管

肝总管

十二指肠上段
十二指肠后段
胰腺段
十二指肠壁段

胆总管

图 1-10　胆囊和肝外胆管解剖示意图

1. 左肝管、右肝管和肝总管　左肝管主要由左外叶和左内叶的肝管汇合而成,右肝管则由右前叶和右后叶肝管汇成,并接受尾状叶的部分肝管。右肝管较左肝管短。左、右肝管在肝门横沟处汇合成肝总管,它位于肝动脉的右侧、门静脉前方,沿着十二指肠韧带右缘下行,与胆囊管合成胆总管。肝总管的长度依胆囊管开口位置的高低而定,一般长 3~5 cm,直径约 0.5 cm。

2. 胆囊　呈梨形,可分为胆囊底、体、颈和管 4 部,具有舒缩性,长 7~10 cm,最宽处为 3 cm,其容积通常为 30~60 mL。胆囊位于肝下面的胆囊窝内,上面借疏松结缔组织与肝相连,下面覆以腹膜。胆囊的下方毗邻横结肠和十二指肠,左侧为胃的幽门,右侧为结肠右曲,胆囊底前方紧贴腹前壁。胆囊底的体表投影点相当于右锁骨中线与右肋弓的交点处。临床上胆囊疾患如结石、炎症等时,此处可出现压痛,称为莫菲(Murphy)征阳性。

3. 胆囊管　胆囊管由胆囊颈延续而来,直径 0.2~0.3 cm,长 2~4 cm,但其粗细及长度变异较大。胆囊管与肝总管汇合方式变异较多,一般在十二指肠上缘以上约 2.5 cm 处与肝总管右侧壁成锐角汇合,有时也与右肝管汇合,或绕经肝总管前面或后面,而与肝总管的左侧壁相连,手术中特别要避免将右肝管误认为延续的胆囊管结扎而造成的严重后果。胆囊管的管壁结构同胆囊壁,管腔内含螺旋瓣,可能在调节胆汁流动过程中起着瓣膜的作用,胆石常易嵌顿于此。

4. 胆总管　由肝总管和胆囊管汇合而成,它在调节胆汁和胰液有序地进入十二指肠及控制胆囊的充盈度等方面起着重要作用。胆总管位于十二指肠韧带内、门静脉的前方、肝动脉的右侧,经十二指肠后方,紧贴胰头背侧沟内,有时几乎完全埋于胰腺内,斜行进入十二指肠,末端与胰管汇合在十二指肠壁内,膨大形成肝胰壶腹,开口于十二指肠第二段(即降部)后内侧壁(图 1-10)。按胆总管的行程和位置可将其自上而下分为 4 段,即十二指肠上段、十二指肠后段、胰腺段、十二指肠壁段。其中十二指肠上段因位于十二指肠上部上方,行于肝十二指肠韧带右缘,易于暴露,为临床进行胆总管切开探查引流术常用部位;胰腺段因位于胰头后方的胆总管沟内,并穿经部分薄层胰腺组织,发生胰头癌或慢性胰腺炎时,而常受累及导致阻塞性黄疸。

四、肝脏的淋巴和神经

1. 肝脏的淋巴　肝脏的淋巴管可分为浅、深两组,而肝的淋巴液主要经深部淋巴管输出(图 1-11)[2]。它们始于小叶间的毛细淋巴管,汇成较大的集合淋巴管,伴随着肝静脉系统和肝内汇管系统(即 Glisson 系统),形成升、降 2 组。升组与肝静脉伴行,继而沿下腔静脉穿膈注入纵隔后淋巴结;降组则与肝门静脉伴行出第一肝门,注入肝门淋巴结,后又输入腹腔淋巴结,经肠淋巴管至乳糜池而入胸导管。浅部淋巴管主

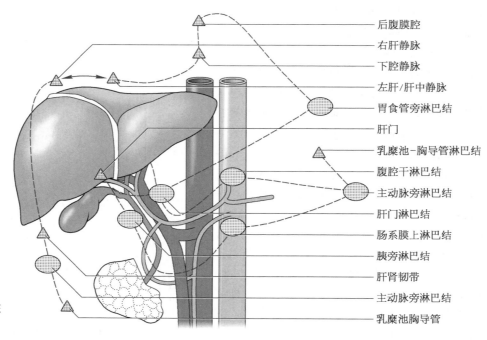

后腹膜腔
右肝静脉
下腔静脉
左肝/肝中静脉
胃食管旁淋巴结
肝门
乳糜池-胸导管淋巴结
腹腔干淋巴结
主动脉旁淋巴结
肝门淋巴结
肠系膜上淋巴结
胰旁淋巴结
肝肾韧带
主动脉旁淋巴结
乳糜池胸导管

图 1-11　肝脏的淋巴流向

要走行于肝脏表面浆膜下,与深部淋巴管之间存在丰富的吻合支,分别注入胸骨淋巴结、纵隔后淋巴结和肝门淋巴结。

2. 肝脏的神经　肝脏有两种支配神经。肝实质由内脏神经支配,其来源于肝丛,包括交感和副交感(迷走)纤维(图 1-12)。它们由肝门入肝,大多与肝动脉和胆管伴行,少部分可直接进入肝实质。肝包膜有肋间神经和膈神经的一些细小分支分布,这些分支也分布于腹膜壁层,特别是肝"裸区"和膈面。临床上,在肝包膜扩张或破裂时引起的剧烈疼痛定位良好。

肝丛是腹腔丛最大的亚丛,还接受来自左、右迷走神经的分支,伴随肝动脉和门静脉及其分支进入肝内,这些分支不仅发出舒缩血管的纤维到达肝血管和胆管树,还直接支配肝细胞,参与调控细胞内环境的稳定。到达胆囊的分支形成小的胆囊丛,并分支分布于胆总管和肝胆管。迷走纤维可兴奋胆囊和胆管的肌组织,抑制胆管括约肌。

右膈神经的膈腹腔支感觉纤维可经腔静脉孔,穿膈肌与交感神经的膈丛、腹腔丛交通,分布于肝的被膜、韧带、胆囊和肝内外部分胆管。此对肝胆分布区的感觉传入与颈神经(C_4、C_5)皮肤分布区右侧肩背部的感觉传入节段相对应,因而,临床上常有肝胆疾病的患者出现右肩背不适、疼痛或者触痛的牵涉性痛现象。

五、肝脏的分段

(一)肝脏分叶与分段的标志

以往将肝腹侧的镰状韧带与背侧沿着小网膜至脐切迹的连线作为肝左、右叶的分界线,但这种解剖学上分叶法并不能确切反映肝脏内部结构,尤其是血管分布、引流的实际情况。Glisson 系统铸型研究表明肝内存在明显的肝裂,它们与肝的某些表面标志并不吻合,在这些部位缺乏肝管、血管,可以作为肝内叶或段的潜在分界,较为恒定的裂隙包括肝正中裂、左叶间裂、右叶间裂、左段间裂、右段间裂及背裂等(图 1-13)。

1. 正中裂　又称 Rex-Cantlie 线,在膈面起自胆囊切迹,向后上方延伸至下腔静脉左缘。在脏面则以右纵沟为界,正中裂内有肝中静脉主干走行。依此将肝分成"右大左小"两半,右半肝约占全肝重量的 60%。通常正中裂经过尾状叶,将其分成左、右两半,但在少数情况下,此裂并不完全居中,而是将尾状叶与尾状突分开,尾状突归属右半肝,尾状叶属左半肝。

2. 左叶间裂　其表面投影在膈面,相当于肝镰状韧带的附着线,在脏面与左纵沟一致。此裂的上部近膈面有肝左静脉横行通过,脏面的纵沟内有肝圆韧带、静脉韧带、肝左静脉属支(肝左叶间静脉)及肝门静脉左支的矢状部(脐部)通过。左叶间裂将左半肝分为左内区和左外区。

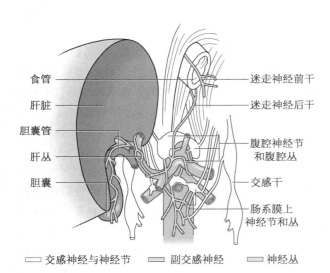

食管
肝脏
胆囊管
肝丛
胆囊

迷走神经前干
迷走神经后干
腹腔神经节和腹腔丛
交感干
肠系膜上神经节和丛

▭ 交感神经与神经节　▨ 副交感神经　▦ 神经丛

图 1-12　肝脏的神经来源与分布

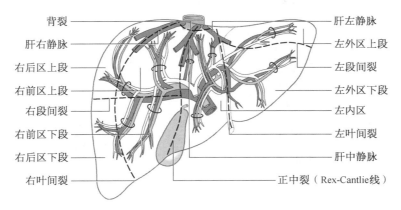

背裂
肝右静脉
右后区上段
右前区上段
右段间裂
右前区下段
右后区下段
右叶间裂

肝左静脉
左外区上段
左段间裂
左外区下段
左内区
左叶间裂
肝中静脉
正中裂(Rex-Cantlie线)

图 1-13　肝内管道与肝裂分布示意图

3. 右叶间裂　起自肝右下缘,相当于胆囊切迹与肝外缘之外、中 1/3 交界处,向右后上方延至下腔静脉右缘,在脏面由上述起点斜向第一肝门右端。此裂在肝表面标志不如正中裂和左叶间裂显著。肝右静脉走行在该裂内,将右半肝分为右前区和右后区。如果肝右间裂的标志不明显或者不易确定时,由肝门右切迹向肝右外侧的延伸线与肝下缘的交点,可作为该裂肝下缘的标志。

4. 右段间裂　位于右后区内,于脏面起自肝门的右切迹,横过右后区达肝右缘的中点,将右后区分为上、下两段,亦可将右前区分为右前区上段和下段。

5. 左段间裂　位于左外区内,起于肝左静脉入下腔静脉处,与左叶间裂成锐角,向左外侧斜行至肝左缘的后、中 1/3 交界处,再转至脏面,横行向右行至第一肝门左侧端稍后方,经该线的断面近似冠状位,即为左段间裂,借此把肝左外区分为左外区上段和左外区下段。

6. 背裂　位于肝的背侧中部,裂内有 3 条肝静脉根部,表面以肝上极形成一条弧行线,此裂的后方为尾状叶,并借肝中裂延伸(与此裂交叉)将尾状叶分为尾状叶左、右两段。

（二）肝脏的分段

肝脏分段的现代观念长期以来为顺应肝脏外科临床实践的发展,并结合解剖学、腐蚀铸型、影像学等研究技术的应用而不断演变、深化。依据上述 Glisson 系统在肝内的主要分支分布范围与各肝静脉的行径部位对肝进行分叶和分段是国际通用原则,即 Glisson 系统主要分支位于肝叶、肝段内,而各肝静脉及其属支行于相邻的肝叶、肝段之间(图 1-13)[3,4]。全世界存在多种类型的肝脏分段法,各地采用的分段法也不尽相同。

20 世纪 50 年代,我国吴孟超等通过对中国人肝内血管、胆管灌注研究,提出肝脏可分为 5 叶、6 段:5 叶即左内叶、左外叶、右前叶、右后叶及尾状叶;6 段即右半肝的右后上、下段,左半肝的左外上、下段,以及尾状叶的左、右段(图 1-14)[5]。

同时期的法国学者 Couinaud 的研究则依据门静脉和肝静脉的走行将肝分为 5 扇区(sector)、8 段(segment)(图 1-15)[3]。扇区与上述肝叶的划分基本类同(不同的是左内扇区包括Ⅲ和Ⅳ段,左外扇区仅包含Ⅱ段,尾状叶整体作为Ⅰ段)。8 段分别为:尾状叶为Ⅰ段,左半肝的左外上段和下段及左内叶分别称为Ⅱ、Ⅲ、Ⅳ段,右半肝的右前叶上段和下段及右后叶上段和下段的分别称为Ⅵ、Ⅶ、Ⅷ段。

1986 年日本学者 Takasaki 从临床手术的角度,根据肝脏血供来源于 Glisson 系统的 3 个二级分支,提出 Takasaki K 分段法,即肝脏分为肝左段(即 Couinaud Ⅱ、Ⅲ、Ⅳ段)、肝中段(即 Couinaud Ⅴ、Ⅷ段)、肝右段(Couinaud Ⅵ、Ⅶ段)和尾状叶(Couinaud Ⅰ段)(图 1-16)[6]。目前,大部分学者对于Ⅳ段没有进行再划分,我国在临床上将Ⅳ段进一步分为上方的Ⅳa 及下方的Ⅳb 两个亚段,两者在命名和位置上与日本刚好相反[7]。近年来部分学者结合临床手术实践经验,建议将右前叶分为腹侧段及背侧段,而非上、下两段,腹侧段由肝中静脉引流,背侧段由肝右静脉引流,分界线是前裂静脉,也具有一定的合理性[8]。

（三）肝脏解剖和切除的命名

由于肝段分类方法不同且依据各异,以致术语繁多,应用混乱,不利于学术交流。国际肝胆胰协会(IHPBA)于 1998 年成立命名委员会,起草建立肝脏解剖和切除的命名系统,并于 2000 年在布里斯班举行的第 3 届国际肝胆胰大会中提出了统一的肝脏解剖及外科手术命名方法(图 1-17)[9]。肝脏被分为下列三级结构:半肝(或肝)、区、段。

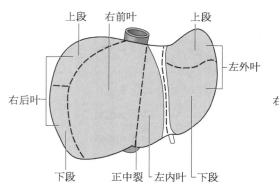
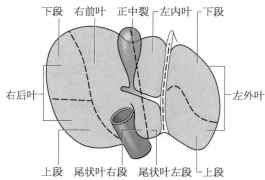

图 1-14　吴孟超肝脏 5 叶 6 段分段示意图

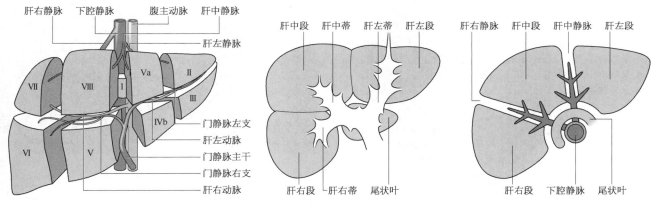

图 1-15　Couinaud 肝脏分段示意图

图 1-16　日本 Takasaki K 分段示意图[6]

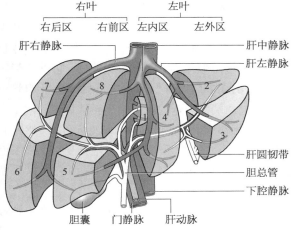

图 1-17　肝脏的分叶、分段（布里斯班 2000 年
肝脏解剖分段法）

（1）第一级结构：胆囊和下腔静脉（IVC）窝相交的平面，被称为肝中界面（即正中裂），肝中静脉在此平面内走行，将肝脏分为左半肝和右半肝。

（2）第二级结构：根据肝右静脉将右肝划分为右前区和右后区（即右叶间裂），通过脐裂和镰状韧带附着线将左肝划分为左外区和左内区（即左叶间裂）。

（3）第三级结构：根据肝段之间的界面而划分，以阿拉伯数字 1~9 代替原有的罗马数字，代表 1~9 个肝段。

每个肝段是一个独立的单位，拥有独立的动脉胆管系统、独立的门静脉血液供应和肝静脉回流。因此，肝段可以独立或与其相邻的肝段一并切除。我国中华医学会外科学分会肝脏外科学组在武汉召开会议决定与国际接轨，于 2002 年发表《中国肝脏解剖和肝脏手术切除术统一名称》，推荐使用半肝（hemiliver）、区（section）和段（segment）的概念进行命名[10]。

（付　雍　杨　宁）

第 2 节　肝脏的微观结构

一、肝脏的组织学

（一）肝小叶

肝小叶为肝组织的基本结构和功能单位，成人有 50 万~100 万个肝小叶。对肝小叶的划分有经典肝小叶、门小叶和肝腺泡 3 种不同观点。但无论何种学说均不外乎有以下结构要素：肝细胞板（以下简称"肝板"）、肝窦、中央静脉和汇管区[11]。

1. 经典肝小叶　为多角形棱柱体，直径约 1 mm，高约 2 mm。经典肝小叶主要由肝板围绕中央静脉呈辐射状排列而成，肝板间充填着肝窦，衬覆单层扁平上皮。在相邻肝小叶之间的结缔组织中，小叶间动脉、小叶间静脉和小叶间胆管三者伴行，即构成了汇管区（图 1-18~图 1-20）。肝板由单层多角形的肝细胞排列组成，相邻的肝板又分支吻合。在小叶周围则筑起一层形似围墙的界板（图 1-19）。在肝脏的组织切片中，肝细胞呈条索状由中央静脉向四周辐射状排列，常被称为肝板或肝细胞索（图 1-19）。肝板间的肝窦纵横交错，通过肝板上的孔连成网状迷路，肝窦汇流至小叶中心，均直接开口于中央静脉。在小叶周围，它们并不与汇管沟通。经典肝小叶的立体轮廓在正常人肝中并不明显。

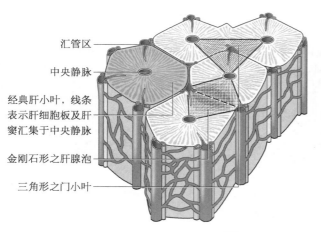

汇管区
中央静脉
经典肝小叶,线条
表示肝细胞板及肝
窦汇集于中央静脉
金刚石形之肝腺泡
三角形之门小叶

图 1-18　肝小叶横切面示意图[11]

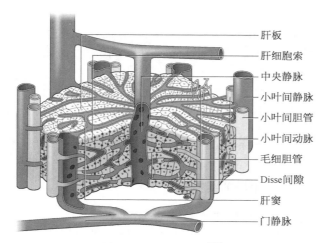

肝板
肝细胞索
中央静脉
小叶间静脉
小叶间胆管
小叶间动脉
毛细胆管
Disse 间隙
肝窦
门静脉

图 1-19　经典肝小叶[12]

2. 门小叶　为三角形或楔形的棱柱体,包括 3 个或 3 个以上经典小叶的一角(图 1-18)。分泌物汇流于一个共同的小叶间胆管,为门小叶的中轴。从胆

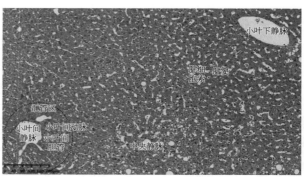

小叶下静脉
肝细　肝窦
胞索
汇管区
小叶间　小叶间动脉
静脉　小叶间
胆管
中央静脉

图 1-20　肝脏显微镜观(低倍)

汁分泌及血液流向来看,门小叶与多数外分泌腺相同,胆汁由门小叶周围流至中央,而血流则由中央流向周围,恰与经典肝小叶相反。

3. **肝腺泡**　被认为是肝脏的最小结构单位,也是最小的功能单位,是应用肝血管灌注法,根据肝细胞与肝内微循环血流的关系而建立。肝腺泡的体积较小,立体形态似橄榄,平面呈卵圆形。它以门管区血管发出的终末门微静脉和终末肝微动脉及胆管分支为中轴,两端以邻近的两个中央静脉为界。故 1 个肝腺泡由相邻 2 个肝小叶的各 1/6 组成(图 1-18),其体积约为肝小叶的 1/3。每个肝腺泡接受一个终末血管(门静脉系和肝动脉系)的血供,因而它是以微循环为基础的肝最小结构单位。

肝腺泡有 3 个代谢区,肝细胞围绕着腺泡中轴形成一些同心带,靠近中轴为 1 带,向外逐渐移行为 2 带和 3 带(图 1-21)[13]。① 1 带是指最接近门静脉终末支中轴肝细胞,此区血液成分近动脉性,氧分压高,细胞代谢比较活跃,抗病能力强。② 1 带的外侧为 2

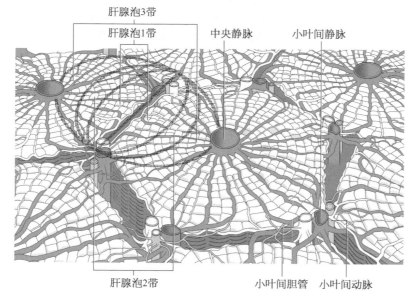

肝腺泡3带
肝腺泡1带
中央静脉
小叶间静脉

肝腺泡2带
小叶间胆管
小叶间动脉

图 1-21　肝腺泡的分带[13]

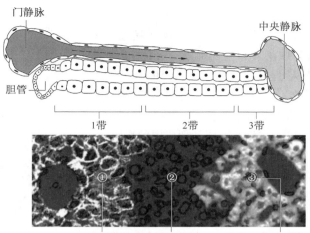

图 1-22　肝腺泡的分带情况[14]
E-CAD,上皮细胞钙黏蛋白;GS,
谷胺酰胺合成酶

带,肝细胞营养条件次于 1 带。中国科学院周斌研究组通过捕捉肝细胞增殖的新技术,发现成体肝脏中新生肝细胞主要来源于 2 带的肝细胞,该成果于 2021 年发表于 *Science*(图 1-22)[14]。③ 近中央静脉的腺泡两端部分为 3 带,肝细胞营养条件较差,易受药物和有毒物质的损害。酒精中毒、药物中毒或病毒性肝炎时,常首先引起 3 带肝细胞变性坏死。

(二) 肝的间质

1. 肝内血管　肝内血管极其丰富,从而为肝脏完成其多种功能提供了保障。每 100 g 人肝组织每分钟接受 100~130 mL 血,肝的总血流量约占心排血量的 1/4。入肝的血源有门静脉和肝动脉,其中 70%~75% 由门静脉供给,其余来自肝动脉。出肝的血管则为肝静脉。

(1) 门静脉:门静脉为肝的功能血管,血中含有从胃肠道吸收来的各种营养物质,为肝提供了丰富的原料。门静脉在肝内逐渐分支形成叶间静脉、小叶间静脉。小叶间静脉又不断分出短小的终末支,穿过界板,经入口静脉,注入肝窦。肝窦内的血液自肝小叶的周围部分向中央缓慢流动,使肝细胞能充分进行物质交换,然后流入中央静脉[15]。

(2) 肝动脉:肝动脉的血液含丰富的氧,为肝的营养血管。肝动脉入肝后,先后分支形成叶间动脉、小叶间动脉。肝动脉的血液,一部分供应肝的被膜和肝内间质(包括结缔组织、胆管等)的营养需要,另一部分则经小叶间动脉的终末支穿过界板,与门静脉的血液共同注入肝窦,故肝窦内为混合血。

(3) 肝静脉:中央静脉可视为肝静脉的终末支,它们汇合于小叶下静脉。小叶下静脉与小叶间静脉不同,单独行走于小叶间,进而汇合成集合静脉、肝静脉,出肝后注入下腔静脉。

2. 肝内胆管　胆汁由毛细胆管流至 Hering 管,穿过肝界板而注入小叶间胆管(图 1-23),小叶间胆管向肝门方向汇集成较大的肝管,最后在肝门附近形成左、右两支较大的肝管而出肝。肝内小胆管系统包括:毛细胆管→Hering 管(Hering 壶腹,或称终末细胆管)→细胆管→小叶间小胆管→隔胆管。毛细胆管系肝细胞膜的一个部分,因此无上皮细胞作为内衬,亦无基底膜。Hering 管系肝细胞和胆管细胞之间特化形成的管腔,管腔由不完整的上皮细胞组成,起始部分有少量基底膜[16]。细胆管和小叶间胆管有完整的内腔,衬以上皮细胞,并有基底膜。Hering 管为直径 10~15 μm 的短小管道,起初由 1 个或 2 个梭形的胆管细胞与 1 个肝细胞围成,以后其管壁则衬以 2~4 个立方体状的胆管细胞,外围以基底膜。小叶间胆管由 4~6 个立方上皮细胞围成,管腔较终末胆管大,细胞形态与终末胆管类似。随着肝内胆管的管腔逐级变大,上皮由立方细胞变为单层柱状细胞,细胞核靠近基底部,侧表面的细胞膜呈犬牙交错地相互毗邻。细胆管无基底层,小叶间胆管外起始部有少许平滑肌,以后肌层逐渐形成[17]。

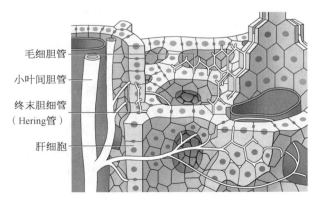

毛细胆管

小叶间胆管

终末胆细管
(Hering管)

肝细胞

图 1-23　肝内胆管示意图[16]

3. 肝内胆管的异质性　肝内胆管上皮细胞在形态和功能上不一致。小胆管系统的上皮细胞直径约为8 μm，并不表达胰泌素和生长抑素2受体，也无囊性纤维化透膜转导蛋白（CFTR）、Cl^-与HCO_3^-交换体和CYP 2E。反之，较大胆管的上皮细胞直径约为15 μm或以上，具有生长抑素2受体、透膜蛋白和CYP 2E。表明较大胆管上皮细胞在胆汁形成中的作用。

4. 肝内结缔组织　肝小叶内的结缔组织主要为网状纤维构成的支架，介于肝细胞板及肝窦内皮细胞之间，起着支持肝细胞的作用，并使肝窦保持开放状态。研究证明，当肝损伤后，如果网状支架得以保存，肝细胞的再生较快且有序。小叶间结缔组织中除网状纤维外，还含胶原纤维、弹性纤维，以及少量成纤维细胞、巨噬细胞、浆细胞和淋巴细胞。有些肝小叶间结缔组织中含有汇管分支，即小叶间动脉、小叶间静脉和小叶间胆管，这部分称为汇管区，汇管区除汇管分支外，尚含有淋巴管和神经等。小叶间结缔组织中含有小叶下静脉，但不构成汇管区。

肝的结缔组织增生即肝的纤维化，是慢性肝病和肝硬化的早期病理学特征。一般光镜下所见的肝纤维化多出现在汇管区、小叶间，使小叶界限由此变得显著。结缔组织还常出现于中央静脉及小胆管周围，或围绕着病变和再生的肝细胞。一般认为，肝细胞的损伤或退变均能刺激结缔组织增生。当肝细胞在中毒、炎症或外伤等情况下，其退变、坏死往往与再生相伴而行，此时，结缔组织常形成不规则的分隔，包围着再生的肝细胞团，形成大小不等的假小叶。增生的结缔组织阻碍肝细胞与血管、胆管的有机联系，并抑制其生长，导致肝组织失去正常结构与功能。

5. 肝内淋巴　肝内淋巴除一小部分（约10%）由胆周毛细血管丛渗漏形成，绝大部分源自窦周间隙内的组织液。肝内输出的淋巴流量颇丰，占胸导管输入淋巴总量的1/4~1/2，正常人每日产生1~3 L淋巴液；其蛋白质浓度约为血浆蛋白的80%，较人体其他部位高；清蛋白、球蛋白的比率也略高于血浆。以上特征均与肝窦内皮细胞的特殊结构有关（详见"肝窦"），致使血浆和内皮下组织液之间很少甚至不存在渗透压的梯度差异。而淋巴的形成主要受制于肝窦内压，在肝硬化或肝外引流受阻的情况下，患者淋巴液生成量每日可达11 L，为腹水成因之一。在窦周间隙内生成的淋巴液随着伴行的血管穿过界板上的窗孔，渗入汇管区结缔组织与界板之间的组织间隙（Mall间隙，图1-24），由此扩散至小叶间结缔组织内，由汇管区的毛细淋巴管收集流入较大的淋巴管[18,19]。

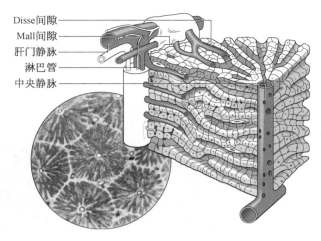

图1-24　肝小叶间隙[19]

6. 肝内神经　肝的神经来自腹腔的交感神经丛和迷走神经的分支，它们伴随着肝血管不断深入肝实质，分布于小叶间结缔组织内的血管和胆管。进入小叶内的神经纤维末梢多见于汇管周围区域内，可分布于肝窦内皮细胞、肝巨噬细胞、肝星状细胞及部分肝细胞。对于肝细胞来说，除了广泛的神经支配，它们还可以凭借相邻肝细胞的间隙连接互递信息。

（三）胆囊和胆总管

胆囊壁由黏膜、肌层和外膜组成。黏膜形成许多隆起且分支的皱襞突入胆囊腔。黏膜上皮为单层柱状上皮，固有层较薄，无腺体。胆囊颈部逐渐变细与胆囊管连接，上皮为单层柱状上皮，其间有少量杯状细胞，固有层有少量黏液腺，在慢性炎症时增多。肌层较厚，以环形纤维为主。肝内胆管近肝门处开始出现平滑肌，肝外胆管壁增厚，上皮逐渐由单层移行为单层柱状。

胆总管由黏膜、黏膜下层、肌层和外膜组成，黏膜有纵行皱襞，上皮为单层柱状，间有杯状细胞，固有层有黏液腺。平滑肌层有环行及纵行纤维。纵行平滑肌收缩可使胆管扩张、缩短，有利于胆汁的排出。胆总管与胰管合并前，环行肌尤为发达，形成胆总管括约肌（或称Boyden括约肌），能调节胆汁的排出。当括约肌收缩时，胆汁排出受阻，胆总管内压增高，胆汁遂进入胆囊储存；而当胆囊收缩时，括约肌扩张，胆汁排出。

二、肝脏的细胞学

（一）肝细胞的超微结构

人的肝细胞（肝实质细胞）约构成肝内细胞总数的65%，肝细胞的总量则占肝体积的80%，呈多角形，大小不等，平均直径为20~30 μm。肝细胞的大小和形态可随所处部位及生理状况而异,双核细胞及多倍体细胞体积较大。肝细胞最低平均寿命约 150 d。

1. 细胞核 多数肝细胞均含一个较大的呈球形的细胞核,通常位于细胞中央(图 1-25、图 1-26)。在光学显微镜下,肝细胞核的染色较肝内其他细胞核浅,核被膜清晰。双核细胞并非少见,占肝细胞总数的 20% ~ 25%。成年哺乳动物肝可含 30% ~ 80% 多倍体细胞,多倍体细胞核的体积及 DNA 量均成倍增加。在正常肝内,有丝分裂并不多见,每 10 000 ~ 20 000 个肝细胞中仅见 1 个。

在电子显微镜下,核内的异染色质散在常染色质中,并在核周围形成一致密的薄圈。核被膜为双层,每层厚 7 ~ 8 nm,双层核膜之间的腔隙称为核周间隙,宽为 12 ~ 14 nm,代谢旺盛的细胞其核周间隙可以增宽。核被膜上布满核孔,孔径为(70±30)nm,相邻核孔相距 0.1 ~ 0.2 μm。一般认为 mRNA、rRNA 及 tRNA 均在核内形成,经核孔而至胞质中,核及核仁合成代谢所需的原料由胞质经核孔进入细胞核内[21]。细胞核参与核酸与蛋白质的代谢,由此在一定程度上控制着细胞的活动,影响着细胞的生长、分化和成熟,并将遗传特征传递给子代。

2. 细胞质 肝细胞质中具有行使复杂功能的多种细胞器。许多细胞器均在研究肝细胞时被发现,如溶酶体、内质网和微体等。细胞器均埋藏在胞基质中(图 1-25、图 1-26),它们的形态、数目和分布,可因不同的区域、功能状态和年龄而异。

(1)线粒体:每个肝细胞中有 800 ~ 2 000 个线粒体,常见为圆形、卵圆形或短杆状。肝细胞中的线粒体宽 0.5 ~ 1.5 μm,长 1.5 ~ 4.5 μm。肝细胞内的线粒体嵴多为板层状。肝腺泡 1 带的肝细胞中线粒体较多且长,而在 3 带处则较少而短。线粒体多集中于核及肝窦附近,往往在粗面内质网旁,提示可能为蛋白质合成供给能量。肝线粒体的半衰期约为 10.5 d。线粒体是活细胞生物氧化产生能量的主要机构,三羧酸循环、呼吸链电子传递及氧化、磷酸化均在此进行。与氧化磷酸化有关的酶系主要嵌合在线粒体内膜中,而与三羧酸循环有关的绝大部分酶均为可溶性酶,存在于线粒体内室的基质中。线粒体还参与脂肪酸氧化、尿素合成、转氨基作用等。线粒体为肝细胞内极为敏感的一种细胞器,在一些病理过程中(如炎症、中毒和药物反应等),它们的数量和形态反应得最早,且变化也较显著。

(2)核糖体和粗面内质网:电镜下,核糖体为直径 15 ~ 25 nm 的致密颗粒;在高倍率镜下观察时,它们稍带棱角。核糖体以单体或多体(即多核糖体)形式存在。由 mRNA 联成的多核糖体才有合成蛋白质的功能,它们在电镜下往往呈花簇状或螺旋状集合体,其单体数目可为 3 ~ 30 个(最常见为 3 ~ 5 个)。核糖体可以游离在细胞基质中,即为游离核糖体;或附着在扁平的内质网囊膜上,构成粗面内质网。在肝腺泡 1 带的肝细胞中,粗面内质网较丰富,尤以靠近汇管区的两三层细胞最为显著,而在 3 带的肝细胞中则较少。游离核糖体及粗面内质网均参与蛋白质合成。游离核糖体以合成细胞自身所需的结构蛋白质(包括一些酶蛋白质)为主。粗面内质网则以合成输出蛋白质为主,如正常肝细胞合成的清蛋白、纤维蛋白原、其他血浆蛋白,以及胚肝和肝癌细胞产生的甲胎蛋白等。肝脏制造的输出蛋白质,约 5% 由非主质细胞产生,而其余部分均由肝细胞合成。附着在粗面内质网膜上的核糖体合成的肽链进一步卷曲,遂形成具有一定空间结构的蛋白质,同时进入内质网囊腔

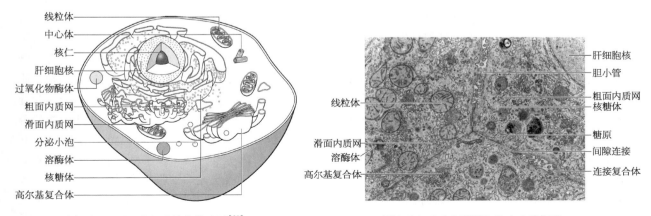

图 1-25 肝细胞超微结构模式图[20]   图 1-26 3 个相邻肝细胞之电镜图像
                                        (正常大鼠肝,×10 050)[21]

中,经小泡移行至高尔基复合体内进一步加工。

(3)滑面内质网:由分支吻合成网状的小管及不规则的小泡构成,表面平滑,无核糖体附着。与粗面内质网相反,滑面内质网在肝腺泡 3 带的肝细胞中较丰富,而在 1 带相对较少。

在肝细胞中,滑面内质网多与糖原伴随存在,与糖原代谢有关的酶系镶嵌于滑面内质网膜中。

滑面内质网与胆汁生成有关。胆汁的主要成分为胆盐和胆红素。约 90% 的胆盐源自小肠上皮重吸收、再循环入肝的胆酸,其余 10% 则由肝细胞的滑面内质网合成。衰老的红细胞在单核巨噬细胞(包括肝巨噬细胞)内被破坏,很快释出血红蛋白,并从中分解出血红素,后转化为未结合的胆红素,经血液运载至肝脏。胆红素通过载体(或主动)运输的方式进入肝细胞,被细胞质中的两种受体蛋白质(Y 蛋白和 Z 蛋白)结合、固定,以胆红素 Y 或胆红素 Z 的形式运至滑面内质网,嵌合后经网膜上的葡萄糖醛酸转移酶作用而形成水溶性胆红素葡萄糖醛酸酯,即结合胆红素。肝脏的解毒作用主要由肝细胞内的滑面内质网承担,滑面内质网膜上含有丰富的混合功能氧化酶系统,以细胞色素 P450 最为重要。有害物质(如机体代谢产物、药物、致癌剂和杀虫剂等)经混合功能氧化酶系统作用后,或被解毒、转化为易于排泄的物质。

(4)高尔基复合体:由 3~8 行平行的扁平囊泡、大泡及小泡组成,在肝细胞内多位于核周围或毛细胆管旁,每个肝细胞约含 50 个高尔基复合体。它们在肝腺泡 1 带的细胞中,体积显著增大。高尔基复合体参与肝细胞的分泌,由粗面内质网合成的蛋白质,经滑面内质网到达高尔基复合体,在此加工、浓缩,并形成脂蛋白和糖蛋白,而后移至肝窦侧分泌出细胞外。肝脏合成的输出蛋白质大部分通过这一途径逐渐释放至窦周间隙,进入血流,因此肝脏可被视为一个内分泌腺。在高尔基复合体附近可见到极低密度脂蛋白(VLDL)颗粒,直径为 25~80 nm。VLDL 主要由肝细胞合成,作为血浆脂蛋白的组成部分,在脂类运输和代谢过程中起重要作用。在肝细胞内,游离脂肪酸再度酯化为甘油三酯,少量甘油三酯以脂滴的形式储存在细胞质内,其余部分则以 VLDL 形式入血。有可能通过芽生方式自滑面内质网脱落,而后移至细胞表面"外倾(ectocytosis)"而出,亦可能通过高尔基复合体以类似分泌颗粒的形式排出细胞外,释入窦周间隙。此外,高尔基复合体尚参与胆汁分泌活动。

(5)溶酶体:为单层膜围成的小颗粒,直径0.2~1 μm 不等,内容物很不一致,可为均质、非均质、细粒状,溶酶体内含丰富的酸性水解酶,其最适 pH 均为酸性,如酸性磷酸酶、β-葡萄糖醛酸酶、芳基硫酸酯酶、β-半乳糖苷酶、组织蛋白酶、酯酶、酸性核糖核酸酶和酸性脱氧核糖核酸酶等 40 多种。溶酶体酶能分解组织细胞内各种内生性或外源性的生物高分子物质,其作用底物几乎囊括细胞内所有生化成分。例如,能将蛋白质分解成为二肽或游离氨基酸,将碳水化合物分解为寡糖类或单糖;使核酸分解为核苷和磷酸;使中性脂肪或磷脂分解成为游离脂肪酸、甘油或二酰甘油等。总之,最后均成为可溶性、可弥散的分子,透过溶酶体膜,在胞基质内继续代谢,被再利用或成为废物而排出。一些未能消化的物质就残留在次级溶酶体内,形成各种形式的剩余小体,如髓样结构、脂褐素等,最后排至肝细胞外。故溶酶体不仅为细胞内极其精致的消化器,而且可以分隔细胞内衰老、损坏的局部或细胞器,使细胞整体不致受损。肝细胞内的胆色素代谢、胆汁形成、尿素合成、解毒等过程,无不与溶酶体的消化分解作用密切相关。在病毒性肝炎、胆汁淤积、用药和缺氧等情况下,细胞内溶酶体均见增加,这在细胞病理学上有重要意义。溶酶体酶的先天或后天缺陷,可导致各种类型的代谢病。

(6)微体:呈球形或卵圆形,直径 0.2~1 μm,大小不一,基质内含细颗粒状物质。微体内含多种与过氧化氢代谢有关的酶,因此又称过氧小体。每个肝细胞约有 200 个微体。微体内含过氧化氢酶和多种氧化酶(如尿酸氧化酶和 D-氨基酸氧化酶等),这些氧化酶能催化过氧化氢的生成,过氧化氢酶则能破坏过氧化氢,故过氧化氢酶被视作微体的特征性酶。由于微体内含有这些酶,它们在肝细胞内主要是防止产生过量的过氧化氢而引起的细胞中毒。

(7)细胞骨架:在毛细胆管周围的胞质,含有细胞骨架的成分,包括微管、微丝和中间丝。微管由微管蛋白聚合而成,在细胞内提供网状支架,特别与胞质膜的基侧面和高尔基体相邻。微管参与受体介导的小泡运转(transcytosis),以及脂类和胆汁酸的分泌,秋水仙碱可抑制微管的形成。微丝由聚合(F)和游离(G)的肌动蛋白相互作用而形成。毛细胆管的动力和收缩有赖于在毛细胆管膜周聚集的微丝。鬼笔环肽增加、松胞素 B 抑制肌动蛋白的聚合,均造成毛细胆管动力低下,导致淤胆。中间丝主要由细胞骨架蛋白组成,在胞质膜、胞核、细胞器和其他细胞骨架之间形成网络,支撑细胞。中间丝的破坏,可影响细胞内转运过程并使毛细胆管腔阻塞。细胞骨架在胆汁形成、分泌和淤胆中都起着重要的作用。

(8)包含物:在肝细胞内最为常见的包含物为糖原和脂滴,它们的含量反映了肝的代谢状况。电镜下,在肝细胞的基质中常可见到成群电子致密度较高的颗粒,没有界膜,也不附着于其他膜结构上,这些就是糖原颗粒。它们是碳水化合物在肝细胞内的主要形态表现。糖原颗粒基本有两型:α 颗粒及 β 颗粒。β 颗粒为直径 15~30 nm 分散存在的糖原颗粒;而 α 颗粒则为直径 80~100 nm 呈花簇状存在的糖原颗粒。除细胞基质外,糖原尚可出现于肝细胞核、线粒体或溶酶体中。肝细胞内的糖原在不同生理和病理情况下变异很大,饱食时增加,禁食后显著减少。肝细胞内的脂类主要以脂滴的形式存在。电镜下的脂滴为大小不等的泡状结构,内容为均质性,有时呈网状,致密度深浅不一。严格讲,脂滴没有界膜。脂滴内含脂肪酸、甘油三酯、胆固醇和胆固醇酯。正常肝细胞中脂滴很少且小,在某些病理情况下,肝细胞内可堆积大量脂滴,即形成脂肪变性。脂滴不仅见于细胞质内,尚可出现于细胞核、线粒体、内质网和溶酶体中。

3. 肝细胞膜　在高分辨率电镜下观察肝细胞膜(即胞膜)表现为两层暗带,中间夹以亮带,各层厚 7~8 nm,均匀一致,有些部分的胞膜特化形成微绒毛、连接复合体等结构(图 1-26)。一般认为细胞膜的结构是液态的脂类双分子层中镶嵌着可以移动的球状蛋白质。膜蛋白成为膜执行其多种功能的结构基础,如载体、受体、酶等主要均由膜蛋白构成。与组织移植相关的个体特异性抗原决定簇也分布于此。当特定的化学信号激活了受体,通过第二信使的作用影响着细胞的代谢、分化和分裂活动。神经、体液和药物等化学信号的作用正是通过受体,使细胞产生效应。胚胎早期的肝细胞无极性,整个肝细胞表面均有微绒毛。随着胚胎发育、分化,肝细胞遂分化形成 3 种接触面,并出现了极性(血管极和毛细胆管极)。在肝细胞癌的超微病理观察中,多见肝癌细胞呈现丧失极性的"返祖"现象,尤以低分化肝癌细胞为甚,培养肝细胞也可有类似形态表现。

(1)肝细胞的接触面:包括相邻肝细胞的接触面、肝窦面和毛细胆管面,另外在汇管区的边界肝细胞尚有一部分表面与汇管区相接触。

1)相邻肝细胞的接触面:该接触面约为肝细胞表面积的 50%。相邻肝细胞之间的间隙宽约 15 nm,通常很直,偶见蜿蜒曲折。此处一部分细胞膜极化形成间隙连接(gap junction),信息(如 cAMP)可经此由一个细胞传至另一个细胞(图 1-26)。

2)肝窦面:约占肝细胞表面积的 37%。肝细胞与肝窦并不直接紧贴,在肝窦内皮细胞外有窦周间隙,肝细胞在此有许多微绒毛(长 0.5~1.0 μm,直径 0.1 μm),浸浴于窦周间隙的血浆中。微绒毛的形成使肝细胞与血浆的接触面积扩大了 6 倍,加之血液在肝窦中的流动较缓慢,肝细胞借此与血液间得以进行充分的物质交换,如将合成的清蛋白、凝血因子、纤维蛋白原和补体等释入血流,从血流中摄取并灭活许多内生性或外源性有毒物质等。病理情况下,当膜的结构和功能发生改变时,肝细胞内的氨基转移酶或其他酶类可逸入肝窦,使血液中酶活力增强。

3)毛细胆管面:该面为肝细胞与毛细胆管腔的接触面,约占细胞表面积的 13%。电镜观察证明毛细胆管实为细胞间隙的扩大部分,它们并无自身固有的管壁,其管壁由肝细胞膜特化而成。

(2)毛细胆管及其周围细胞质:毛细胆管系由一部分肝细胞膜特化形成,管腔直径为 1.0~1.5 μm,一般由 2 个肝细胞围成,偶见由 2 个以上的肝细胞围成,它们在肝板内互相吻合成网状。在电镜下肝细胞伸出多个规则的微绒毛(图 1-26),直径约 0.08 μm,长约 0.2 μm。在毛细胆管处,腺苷三磷酸酶及碱性磷酸酶反应均为阳性。腺苷三磷酸酶的存在,提示胆汁分泌是一个耗能的过程。有学者将毛细胆管及其周围细胞质称为胆汁分泌器官,高尔基复合体为其特征性结构,一些小泡可从高尔基囊泡中芽生而成,向周围移行。胆周外质层系指毛细胆管外周 0.1~0.2 μm 范围内的细胞质,视为基质的特化区,在正常人肝细胞内不明显,胆汁淤积时较显著。细胞膜及表层胞质内的微丝、微管构成了细胞表面调节装置。含胆汁成分的小泡有可能自内质网及高尔基复合体形成,移至胆周外质层,小泡膜溶解,而以含胆盐的分子团的形式移动,并越过毛细胆管膜,微丝参与这些物质的运送。

(3)连接复合体:相邻肝细胞的接触面上有一部分细胞膜特化成间隙连接。间隙连接为介于细胞间的细胞膜中的多个膜蛋白(连接蛋白,connexin)特化形成一些排列规则、六角形的亚单位,亚单位中央有一小管,相邻两层细胞膜上亚单位的中央小管彼此对应,因此允许细胞间某些大分子物质和信息得以自由交换,并互递信息(图 1-26)。间隙连接对于细胞的生长、分化和凋亡的调节十分重要。除间隙连接外,肝细胞上尚有其他3种连接复合体,即紧密连接、中间连接和桥粒,它们主要存在于毛细胆管旁侧端,均起封固作用。因此,尽管毛细胆管也是一种细胞间隙,但并不与其余部分的肝细胞间隙沟通。紧密连接不仅见于毛细胆管旁,还见于毛细胆管与肝窦之间的相邻肝细胞膜。这些连接复合体构成"血胆"屏障,是胆汁和血流能稳定地在各自的管道里流通,以及肝细胞执行其多种功能的必要条件。

(二)肝窦和中央静脉

肝窦(图1-27)有异于一般毛细血管,管腔大,管径不一。人的肝窦长223~447 μm,宽6~30 μm,必要时甚至可达180 μm;管壁很薄,衬有两种细胞,即内皮细胞和肝巨噬细胞。肝腺泡1带的肝窦窄而屈曲,3带则宽而直;1带肝窦所占体积远较3带大,表面积与体积之比(S/V)亦较大。1带肝细胞膜与肝窦间的物质交换胜过3带,这有助于说明肝腺泡不同区带物质交换的梯度差异。近年来,人们对于肝非主质细胞(包括内皮细胞、肝星状细胞、肝巨噬细胞、斑点细胞及胆管上皮细胞等)倍加关注,它们虽仅占肝体积的5%,却占肝内细胞总数的35%,这些细胞与肝细胞相辅相成,在肝脏执行其多元化功能及病理过程中起着不可忽视的作用。

1. 内皮细胞 内皮细胞呈扁平状,核亦为扁平卵圆形。细胞质的电子致密度低、透亮,仅含少量粗面内质网;胞质内有许多饮液小泡,积极参与物质运输。相邻内皮细胞之间存在间隙(0.1~0.5 μm)。肝窦内皮细胞的结构特征使其具有高度通透性,以达到快速交换各种大、小分子的作用,其特征为有很大的窗孔、细胞间连接松散及没有完整的基膜。

窗孔是正常肝窦内皮细胞具有特殊通透性的主要决定因素。大鼠窗孔的平均孔径为150~175 nm。Braet等(1998年)运用原子力显微镜证实,活体培养鼠肝内皮细胞窗孔的孔径为240~280 nm。窗孔占肝窦内皮细胞表面积的6%~8%,在肝腺泡1带较大而少,在3带则较小而多,可单个或10~40个成簇出现,即形成筛板(图1-27),故内皮并不形成一道连续的屏障。肝细胞所浸浴的血浆借窗孔可与肝窦内的血直接沟通。肝窦内皮的窗孔没有隔膜,故允许较大蛋白质分子通过,但血小板、红细胞、白细胞等则不能通过。动物实验表明窗孔对乳糜微粒具有筛子作用,较小富含胆固醇的乳糜微粒(直径<300 nm)能通过,且被肝细胞代谢;而较大富含甘油三酯的乳糜微粒则被排斥,转运至周围组织中。内皮细胞不仅能选择性筛取来自内脏循环的各种物质,并能清除其废物。当药物、毒素、激素或疾病改变了窗孔的大小或数量,则可导致严重的肝功能障碍。鉴于此,人们正试图探索新药以改变内皮细胞窗孔的性状,以提高由脂质体介导的基因或药物摄入肝细胞的效率[22]。

肝窦内皮还能合成基质成分,如III型和IV型胶原蛋白、纤维连接蛋白。当发生慢性肝炎、肝硬化或肝细胞癌时,肝窦内皮出现向毛细血管内皮基因型转变的倾向。窗孔变少,孔积率明显降低,内皮下连着一层完整基膜,窦周间隙内充填着大量胶原纤维束,即"肝窦毛细血管化",血与肝细胞之间的物质交换明显受挫。现认为癌栓黏附于内皮细胞并改变其性状,进而潜入肝实质,是癌肿肝转移早期至关重要的一步。

大量研究表明,肝移植成功与否在一定程度上取决于肝窦内皮细胞的功能状态。移植肝预处理的诸多步骤均可能损伤极为敏感的肝窦内皮细胞,从而导致移植后肝致命性的损害。此外,肝窦内皮还参与多种生物效应,如血凝、炎症、免疫应答、调节血压、血管生成等。

2. 肝星状细胞(HSC) 最早由Kupffer于1876年发现,肝细胞与肝星状细胞之比为(12~20):1,多分布在1带。肝星状细胞位于窦周间隙中,它们处于肝窦居中位置(图1-28),其突起可跨越窦周间隙

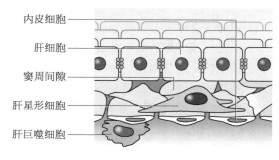

图1-27 肝窦断面示意图[22]

内皮细胞
肝细胞
窦周间隙
肝星形细胞
肝巨噬细胞

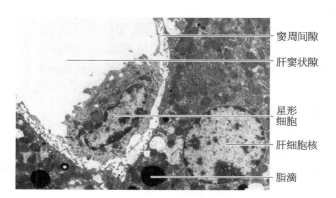

图1-28 肝星状细胞(正常小鼠肝,×10 000)[20]

窦周间隙
肝窦状隙
星形细胞
肝细胞核
脂滴

同肝细胞广泛接触,使其有可能改变肝细胞外基质的构成;另一方面又因紧贴着内皮细胞外侧面,发出广泛的足突环抱肝窦,一个肝星状细胞常围绕两个以上相邻的肝窦。这种细胞间的关系增强了可溶性介质及细胞因子的传递。此外,肝星状细胞与神经末梢直接接触,细胞内又含肌原型细胞固有的中间丝。所有这些均提示,当肝星状细胞收缩时,有可能调节肝窦的血流[23]。

肝星状细胞最主要的形态特征是胞质内存在大小不一、数量不等的富含维生素 A 的脂滴,故又称储脂细胞。脂滴一般分布在核周,可有或无界膜,肝星状细胞与体内维生素 A 的代谢息息相关,体内贮存的维生素 A 至少有 95% 在肝内,而肝星状细胞又是储存的主要部位。而在激活的肝星状细胞中粗面内质网及高尔基复合体很丰富,可能因其在细胞内制造大量基质,故有时在细胞凹陷处可见胶原束,胞质内尚有少量溶酶体,线粒体不太明显。

肝星状细胞的另一特征是含细胞骨架——微丝、微管、中间丝。中间丝所含的结蛋白是肌源性细胞的典型标志,而肝星状细胞是肝内唯一表达结蛋白的细胞。但肝星状细胞又像成纤维细胞含有波纹蛋白,这是成纤维细胞中间丝的特征。因此有人认为肝星状细胞是一种杂交型细胞,兼有成纤维细胞及平滑肌细胞的特点,其基因型是动态的,可由体积较小、以储存维生素 A 含脂滴为主的静止细胞活化而成为体积较大、分泌蛋白质、细胞器极为发达、分裂较频的增生型细胞,此时维生素 A 类化合物的含量降低。因此,有人认为维生素 A 类化合物维系着细胞分化,使肝星状细胞保持较稳定的基因型。由此,曾有人设想通过抑制维生素 A 类化合物的释放来制止细胞的活化。肝星状细胞系肝细胞外基质的主要合成者,在肝纤维化过程中有重要作用。mRNA 及蛋白质的原位分子杂交研究证实,在肝纤维化过程中激活的肝星状细胞能表达胶原Ⅰ、胶原Ⅱ、胶原Ⅲ、胶原Ⅳ、基膜抗原、纤维连接蛋白等均为肝纤维化的重要成分。而在活体中,肝星状细胞基因型的活化又往往与肝硬化的发展相平行。受损伤的肝实质细胞和非实质细胞(包括肝细胞、内皮细胞、肝巨噬细胞、血小板乃至原发或转移癌细胞)旁分泌所产生的细胞因子、肝星状细胞自分泌的细胞因子及细胞外基质,均能激活肝星状细胞。随着基因型的转变,继而发生一系列持久性变化,如内皮窗孔和肝细胞微绒毛丧失、细胞外基质及胶原纤维沉积、肝巨噬细胞活化等。现已查明,在纤维化过程中起主导作用的肝星状细胞是肝内多种细胞因子的重要来源。此外,肝星状细胞尚能分泌红细胞生成素、载脂蛋白、某些酶的抑制剂及 α_2 巨球蛋白等,并参与肝的再生[24]。

3. 肝巨噬细胞　最早由 Kupffer 描述,故也称 Kupffer 细胞。目前认为,它们最初由骨髓中的巨噬干细胞(即原单核细胞),经血液流至各器官成为固定巨噬细胞,在肝则为肝巨噬细胞,占人体固定巨噬细胞总数的 80% 以上,约为肝内细胞总数的 15%。在电镜下,肝巨噬细胞为不规则形、有突起的单核细胞;在扫描电镜下,表面可见板层状皱襞及微绒毛样突起。细胞内除线粒体、内质网外,富含溶酶体、吞饮小泡,常以微绒毛锚定于内皮细胞的窗孔内,以利于吞噬血源性颗粒(包括细菌等)。肝巨噬细胞的数目与肝星状细胞相近。从肝腺泡 1 带到 3 带,其分布梯度约为 3 : 1 或 4 : 1。1 带的细胞较大,吞噬作用亦强于 3 带,故 1 带最早亦最易除去肝窦中的微生物。肝巨噬细胞在合适的刺激下,吞噬细菌的活力增强,细菌被杀灭,这一过程称为激活。如肝巨噬细胞被置于 γ 干扰素的影响下,既引起吞噬刺激又引发肝巨噬细胞产生大量活性物质,相应出现形态变化,如体积增大、胞质铺展、胞膜卷褶成皱襞状等,激活的强度取决于刺激强度。通常由肝巨噬细胞合成的细胞因子当即被释放,并不贮存,如肿瘤坏死因子(TNF)等。当肝巨噬细胞的吞噬作用达到"超负荷"时,则会呈现"阻滞"现象,若进一步刺激亦不再起作用[25]。

在菌血症的情况下,肝巨噬细胞能吞噬入肝血中约 95% 的细菌,细菌首先被表面受体识别,继而被吞噬,动物实验证实肝巨噬细胞能清除病毒,在急性甲型肝炎中曾发现肝巨噬细胞及肝细胞中有病毒。肝巨噬细胞中出现 CD4 受体,说明它们可能对人类免疫缺陷病毒(HIV)敏感,CD4 受体对于摄取 HIV 是必要的。肝巨噬细胞杀伤肿瘤细胞的作用近年来引起高度重视。人的肝巨噬细胞被内毒素或 γ 干扰素激活后遂具有细胞毒作用,其机制可能是通过分泌肿瘤坏死因子、H_2O_2、氧化氮类化合物、IL-1 等。激活的肝巨噬细胞还能分泌 α 干扰素及 β 干扰素,它们不仅能抑制肿瘤细胞生长,还能刺激斑点细胞杀伤肿瘤细胞。总之,肝巨噬细胞协同肝内其他细胞具有内源性杀伤肿瘤细胞的能力。肝巨噬细胞的另一重要作用是能清除内毒素[26]。

4. 斑点细胞(pit cells)或称隐窝细胞　最初由 Wisse 于 1976 年提出,因其胞质内具有致密颗粒,呈斑点状而得名,主要见于正常肝脏的肝窦腔内,松散地附着在内皮细胞或肝巨噬细胞上。斑点细胞为血中的大颗粒淋巴细胞(即 NK 细胞和 NKT),定居于肝内,故具有细胞毒性,但又有其自身的组织特异性。肝内还有其他多种特异性T淋巴细胞和NKT细胞的亚型,当周围血中T淋巴细胞减少时,仍能保持肝内免疫环境的独立性。实验证实,斑点细胞能杀伤多种癌细胞,其杀伤YAC1及CC531s细胞的细胞毒作用为循环血液中NK细胞的4~8倍,说明它们在肝脏的微环境中显得尤为活跃。在病毒性肝炎、原发性和转移性肝癌中,均见斑点细胞积聚。鉴于它们在肝窦内所处的地位和作用,故被喻为肝内抵御病毒感染和肿瘤细胞侵袭的前哨卫士。斑点细胞的杀伤作用可能经由释放细胞因子而实现,与肝巨噬细胞的协同作用似通过细胞间接触,由肝巨噬细胞释放细胞因子包括TNF和干扰素,以增强斑点细胞的杀伤能力。

5. 窦周间隙 窦周间隙(disse spaces,图1-27、图1-28)是指肝窦内皮细胞与肝细胞之间存在的狭小间隙,宽约0.4 μm,血浆成分能透过内皮细胞的间隙和窗孔充填在这里,肝细胞伸出许多微绒毛突入其中,血流与肝细胞经窦周间隙进行物质交换。肝细胞经此去除部分或全部溶质,剩余的溶质及水分即在此形成肝脏淋巴。在窦周间隙中可见到网状纤维束及肝星状细胞。在病理情况下,尤其当慢性肝病时,窦周间隙中还可见到成纤维细胞,正如前述,它们似由静止态的肝星状细胞活化而成。在胚胎肝及某些病理条件下,肝星状细胞可衍化成血细胞,并在窦周间隙内形成造血灶。

6. 中央静脉 为一层内皮细胞覆以薄层外膜而成,外膜系少量螺旋形走行的结缔组织纤维。静脉的薄壁上有许多小孔直接与肝窦沟通。中央静脉与小叶下静脉以近似直角相通。

(董 伟 丛文铭)

-------- **第3节 肝脏的影像学** --------

一、肝脏的超声影像

1946年Danier提出超声穿透法可测定人体肝脾的位置。1952年Howry和Bliss第一次报道了在水中对肝脏和胆囊标本进行显像的结果。1960年上海第一医学院肿瘤医院和上海市第六人民医院用A型超声诊断传染性肝炎获得成效以后,超声检查就成了临床诊断肝脏疾病的一项常规检查方法。随着超声仪器的更新升级和超声新技术的涌现,如彩色多普勒成像、声学造影技术、弹性成像技术、介入性超声等的应用,提高了超声对肝脏、胆囊、

脾脏及门静脉系统疾病诊断和鉴别诊断的价值,使超声成为肝脏疾病首选的影像诊断方法[27]。

(一)正常肝脏的超声表现

1. 常规肝脏超声检查 常规肝脏超声检查前无须特殊准备,对怀疑有传染性肝病的患者需检查肝功能,以便采取消毒隔离措施。患者取仰卧位、左侧卧位等,通过肋间、肋下和剑下对肝脏进行连续滑动超声扫查。正常肝脏的包膜呈光滑的细线状回声,实质回声呈稍低的细小光点,分布均匀。有时肝内可见稀疏、散在的略强光点及短小线状回声。肝内显示的管道结构主要为门静脉与肝静脉,肝内门静脉分支,肝静脉的左、中、右三支,以及其二级属支均能清晰显示。肝静脉壁薄,回声低,汇入下腔静脉第二肝门处,由于三支肝静脉位置常不在同一平面,所以在同一超声切面图像上很难同时显示完整的三支主干,但第二肝门的斜切面可以显示一支较长的及另两支较短的流入下腔静脉时的图像(图1-29)。门静脉管壁较厚,回声较强,第一肝门处门静脉主干最宽,内径不超过14 mm;其左支于肝左叶呈"工"字形结构(图1-30),

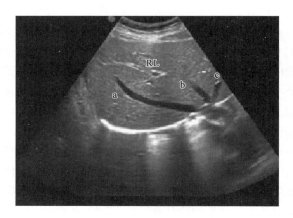

图1-29 正常第二肝门斜切面声像图(RL,肝右叶;a. 肝右静脉;b. 肝中静脉;c. 肝左静脉)

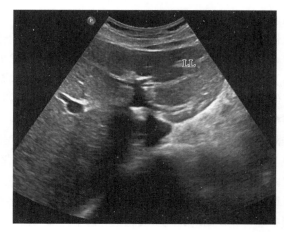

图1-30 门静脉左支于肝左叶呈"工"字形结构

右支较左支粗大,分为右前及右后支。常规超声检查将正常肝脏分为 5 叶 8 段,即尾状叶、左内叶、左外叶、右前叶、右后叶;从尾状叶开始,沿顺时针方向将肝脏分为 8 段。超声区分左右肝的标志为肝正中裂,内有肝中静脉走行;门静脉左支矢状部将左叶分为左内叶及左外叶,肝右静脉将肝右叶分为右前叶及右后叶。正常情况下,肝内动脉及胆管不易显示,第一肝门处可见胆总管,其内径为 4~6 mm。运用彩色多普勒血流显像及能量图不但能明显区分肝内血管与胆管系统,而且能显示二维图像上模糊不清或难以显示的次一级分支血流或细小血流信号。正常门静脉血流的流速曲线为单向入肝的连续性低速血流,吸气时流速增快,呼气时减慢,心动周期中的收缩期与舒张期之间的峰值速度相差不大。

2. 超声造影检查　超声造影成像是基于组织谐波、背向散射积分等成像原理,通过外周静脉注射超声造影剂,使组织对比度增加,从而提高病灶检出率及鉴别诊断的准确性的常规检查方法[28]。正常肝脏注射造影剂后依次显示肝动脉、门静脉、肝实质、肝静脉,各血管主干及分支结构显示清晰,肝实质造影剂均匀充填、回声显著增强(图 1-31),直至造影剂消退,肝内无异常充填区。可检测指标有造影剂达到时间(AT)、达峰时间(TTP),以及肝动脉和肝右静脉主干 AT 值之差,即肝动静脉渡越时间(HAVTT)。

(二)肝弥漫性病变的超声表现

1. 肝硬化　肝硬化是最常见的弥漫性肝病,属于慢性肝病发展的晚期阶段。引起肝硬化的病因包括以下 6 类:① 病毒性肝炎,主要为乙型肝炎、丙型肝炎和丁型肝炎。② 慢性酒精中毒,主要见于长期大量饮酒者。③ 非酒精性脂肪性肝炎。④ 胆汁淤积,如先天性胆道闭锁而引起的肝硬化。⑤ 寄生虫

感染,如血吸虫病所致的肝硬化。⑥ 其他,如肝静脉回流障碍、一些遗传和代谢性疾病、工业性毒物或药物等。

(1)常规超声检查:超声对早期肝硬化的诊断特异性不强,有时仅见肝大,回声稍增粗或密集,无特征性表现。中晚期肝硬化主要有以下 5 个方面的超声表现。① 肝脏形态、轮廓的变化:肝脏各叶大小比例失调,肝右叶及左内叶萎缩,尾状叶及左外叶肥大,严重者肝门右移。肝包膜增厚不规则,呈波浪状、锯齿状。② 肝实质回声的变化:肝内回声增粗、增强,分布不均质,有时可见网格状高回声,这种肝实质回声表现以病毒性肝炎患者明显;而酒精性肝硬化的肝实质回声可表现为细小密集增强。有再生结节时,肝内可见大小不等的稍高回声或低回声结节,呈圆形或类圆形。③ 肝内管道结构的变化:肝静脉呈粗细不一、弯曲的不规则状,可呈双向血流,可合并血栓形成。④ 门静脉高压征象:门静脉增宽,主干内径>13 mm,血流速减低,流速曲线可呈双向,其内可继发血栓(图 1-32),甚至主干消失,代之以多条细小迂曲血管,呈海绵样变。脾大,脾门静脉增宽,有时可见胃左静脉迂曲和扩张及腹腔积液。⑤ 其他征象:胆囊壁水肿,胆囊壁增厚,呈"双边"征(图 1-33)[29]。

(2)超声造影检查:近年来,随着声学造影技术的发展,肝脏超声造影已逐渐由单纯研究肝脏局灶性病变转向对弥漫性肝损害的研究,其中对肝硬化的研究已取得了非常好的效果。肝硬化患者全身及肝脏血流动力学会发生相应的变化,多伴有肝-动静脉短路、肺-动静脉短路、全身高循环状态等。超声造影剂

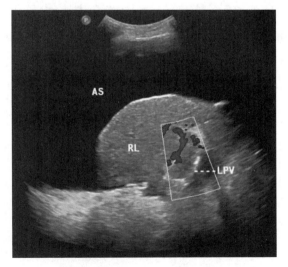

扫描二维码查看彩图

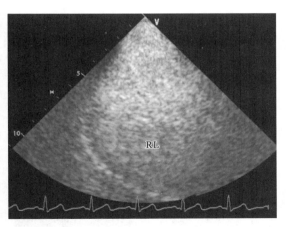

图 1-31　正常肝脏右叶超声造影声像图:肝实质造影剂均匀充填、回声显著增强

图 1-32　肝硬化患者腹水、门静脉左支矢状部血栓形成(彩色多普勒显示其内血流充盈缺损)

微泡直径小于红细胞,且只存在于血管内,不进入组织间隙,可反映肝脏内血流灌注情况[30]。超声造影还能有效增强肝脏二维信息,反映正常组织和病变组织不同血流灌注情况。很多研究表明,肝硬化患者造影剂肝脏通过时间和多普勒时间-强度曲线与正常人有明显不同,超声造影剂到达肝静脉时间缩短,即造影剂在肝内循环时间缩短[31]。

2. 脂肪肝

(1)常规超声检查:包括均匀性和非均匀性超声表现。均匀性脂肪肝超声表现:① 肝脏体积可正常或增大,肝实质回声增强、光点细密、分布均匀(图1-34)。② 根据病变严重程度的不同,有不同范围的远场声衰减。③ 肝内管道结构部分显示不清晰。非均匀性脂肪肝超声表现:① 局灶浸润型,局部高回声或相对高回声区,边界清晰,多数形态不规则,均无球体感,多表现为片状。② 弥漫性非均匀型,肝实质大部分呈高回声,其间夹杂正常低回声的肝组织,形态不规则。均匀性及非均匀性脂肪肝,彩色多普勒显示病变肝组织内均可见正常血流信号穿行。

(2)超声造影检查:经静脉注射造影剂后,肝实质同步呈均匀等增强,同步消退,局灶性病变增强程度与肝实质始终一致。

3. 血吸虫肝病 典型血吸虫肝病的超声表现具特异性,肝实质回声增粗、分布不均匀,见条索状强回声,呈地图状分布,发展为肝硬化后其体积、包膜及肝内血供发生相应变化。

(三)肝占位的超声表现

1. 肝脏囊性占位

(1)常规超声检查:肝脏单纯囊性病变呈圆形、类圆形无回声区,囊壁呈清晰的高回声,边界清晰,后方见增强效应(图1-35),多房性囊肿内可见高回声分隔光带。彩色多普勒显示囊肿内无血流信号。当合并出血、感染时,囊肿内透声差,可呈低回声、中等回声,形成脓肿后,回声杂乱、囊壁增厚(图1-36),彩色多普勒显示局部可见血流信号。脓肿液化吸收后回声增强。

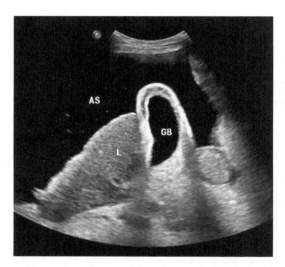

图1-33　肝硬化、腹水、胆囊继发性改变呈"双边征"声像图

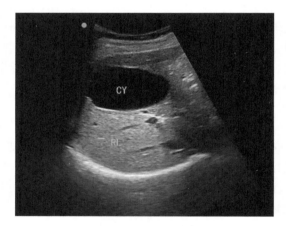

图1-35　肝囊肿声像图(CY 为肝囊肿)

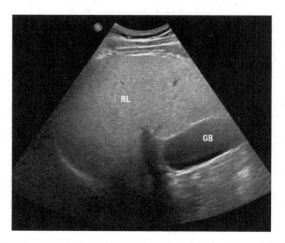

图1-34　脂肪肝患者肝实质回声增强、光点细密、远场可见衰减

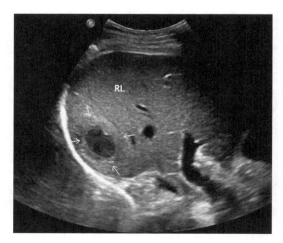

图1-36　图中箭头所示为肝脓肿声像图

（2）超声造影检查：注射造影剂后，单纯性囊肿囊内始终无增强，囊壁呈等回声增强，肝脓肿内可有造影剂充填，消退较正常肝实质慢，液化区始终无造影剂充填。

2. 肝脏实性占位

（1）常规超声检查。① 肝血管瘤：多为高回声结节，形态规则，内部结构呈筛网状（图 1-37），边界清晰，少数血管瘤可呈低回声，由于血管瘤内血流速度缓慢，彩色多普勒常不易测到血流信号。② 肝腺瘤：多为单发，较小的腺瘤呈回声均匀的低回声结节，边界清晰，常可见包膜，较大的腺瘤内部回声不均匀，可见高回声区，不易与肝癌相鉴别。③ 肝局灶性结节增生（FNH）：以低回声为主，边界清晰的类圆形结节，典型的 FNH 彩色多普勒可探及结节中央粗大的营养动脉向四周星状放射。④ 肝癌：原发性肝癌结节可呈低回声、高回声、等回声，回声分布不均匀，可单发也可多发（卫星结节）（图 1-38），彩色多普勒显示结节内或周边有丰富的血流信号，多为高速高阻的动脉流速曲线，周围组织血管可受压变形移位或因

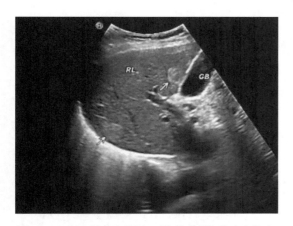

图 1-37 肝血管瘤声像图，两处箭头所指均为血管瘤

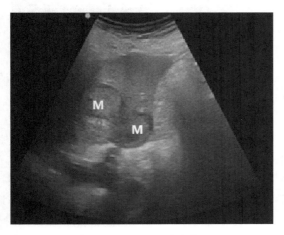

图 1-38 原发性肝癌声像图

形成栓子而血流中断。超声检查可发现较大门静脉或肝静脉内出现的癌栓。当病变压迫肝门时，肝内胆管扩张，当病变压迫胆囊管及以下水平时，肝内、外胆管均可见扩张。转移性肝癌常呈多发结节，消化系统肿瘤转移至肝脏时可呈特征性"牛眼征"声像图。

（2）超声造影检查。① 肝血管瘤：呈整体快速均匀增强或向心性环状增强，造影剂消退缓慢（图 1-39）。② 肝腺瘤：动脉期快速增强，呈向心性灌注，门脉期及延迟期仍呈中等或偏高增强，造影剂"快进慢出"。③ FNH：大都表现为动脉期由病灶中央向周边轮辐状离心性灌注，动脉晚期呈高增强，门脉期及延迟期呈等增强或较高增强，也呈"快进慢出"，但病变中心呈低增强[32]。④ 肝癌：肝恶性结节在肝动脉期快速增强，门脉期大量微泡涌出即呈低增强，造影剂呈"快进快出"[33]，转移性肝癌廓清时间早于肝细胞性肝癌，门静脉期可见"黑洞"（图 1-40）。

美国放射学会超声造影肝脏影像报告和数据系统（ACR CEUS LI-RADS）指南，根据病灶大小、超声造影动脉期增强方式、廓清时间和程度等多方面特征，将灰阶超声可见的肝脏病变分为 5 类：① CEUS LR-1 类，明确良性。② CEUS LR-2 类，良性可能性大。③ CEUS LR-3 类，中度可疑恶性。④ CEUS LR-4 类，恶性可能性大。⑤ CEUS LR-5 类，明确恶性，有静脉内癌栓或大血管受侵[34]。超声造影能对病变动脉期高增强或廓清的快速变化进行显示，提高病灶显示的敏感性，所有恶性结节包括原发性肝癌、转移灶等均显示廓清，但超声造影不能对肝细胞性肝癌进行分期。

肝脏超声造影还可用于肝肿瘤介入治疗术后疗效评价，如射频消融术治疗肝癌后，消融灶在超声造影各时相均无造影剂充填，如瘤体内有残存的血管或复发灶则局部可见造影剂增强信号，为评价残存肿瘤内活性灶提供参考依据（图 1-41）。

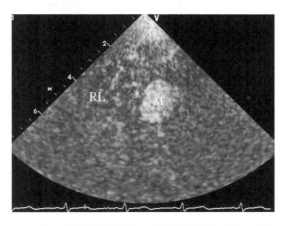

图 1-39 注射造影剂后肝血管瘤呈整体快速均匀增强

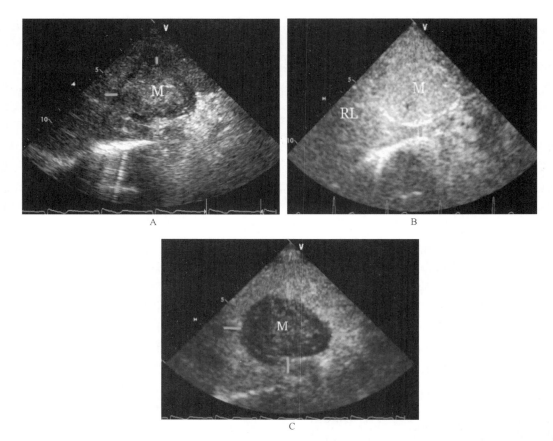

图 1-40　A. 原发性肝癌二维声像图；B、C. 注射造影剂后病灶内造影剂呈快速增强、快速消退

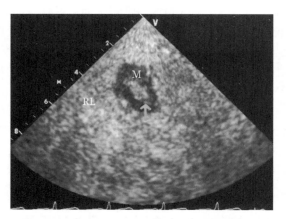

图 1-41　肝癌射频消融后，造影剂显示瘤体中央有残存的血管即病灶仍有活性区

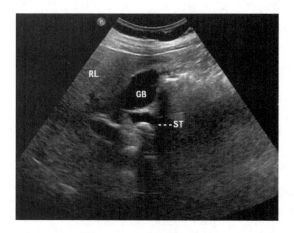

图 1-42　胆囊结石声像图

二、胆囊的超声影像

（一）正常胆囊的超声表现

正常胆囊纵切呈轮廓清晰的梨形无回声囊性结构，囊壁光滑整齐，囊内无回声区透声好，胆囊径线个体差异较大，长径一般不超过 9 cm，前后径一般不超过 3 cm。胆囊纵轴指向第一肝门，颈部邻近第一肝门处门静脉主干，位置较深。胆总管上段易于显示，自第一肝门发出，与门静脉主干伴行，内径一般不超过

8 mm，下段与下腔静脉伴行进入胰头后方，超声不易显示。

（二）胆囊结石的超声表现

典型的胆囊结石表现为胆囊内单发或多发的强回声光团，后方伴声影（图 1-42），改变体位时，结石随重力方向改变而移动。胆囊充满型结石时胆囊区仅可见弧形强光带，后方伴宽大声影，胆汁无回声区消失。胆囊泥沙样结石时后方声影可不明显。胆囊颈部结石嵌顿时，胆囊体积增大，强回声团可不明显，

仅于胆囊颈部见声影。结石伴胆囊炎时,胆囊肿大,囊壁增厚,可呈两边强中间弱的"双边征"。严重时胆囊床可见炎性渗出液呈条、带状无回声区。

(三)胆囊肿瘤的超声表现

1. 胆囊良性肿瘤　胆囊腺瘤为最常见的胆囊良性肿瘤,表现为由囊壁向腔内突起的乳头状或圆形中等回声或高回声结节,位置固定,一般不超过 15 mm,彩色多普勒可探及血流信号。

2. 胆囊癌　超声将胆囊癌的声像图分为 5 型,即小结节型、蕈伞型、厚壁型、混合型及实块型。胆囊癌易侵犯肝脏,较早发生转移,表现为肝门部胆管阻塞、淋巴结肿大、肝内胆管扩张,肝内见转移灶。

(四)胆囊增生性疾病

1. 胆囊息肉　多为胆固醇性息肉,常为多发。超声可见胆囊壁向腔内突起的乳头状或桑葚状等回声或高回声结节,多有蒂,后方无声影,位置固定,一般小于 1 cm(图 1-43)。

2. 胆囊腺肌症　胆囊壁弥漫性或局部明显增厚,典型的超声声像图可于增厚的胆囊壁内探及小圆形囊状结构,可合并胆囊结石。

三、脾脏的超声影像

(一)正常脾脏的超声表现

正常脾脏肋间斜切呈半月形,长 8~12 cm,脾门厚度(脾门至脾对侧缘的径线)正常不超过 4 cm。脾实质呈中等回声,分布均匀,回声强度稍低于正常肝实质。

(二)脾大的超声表现

全身性疾病、肝脏疾病及门静脉阻塞均可引起脾大,当脾脏长>12 cm、脾门厚>4 cm 时,考虑脾大(图 1-44)。轻度脾大肋下刚可探及脾下缘,深吸气时脾下缘在肋下 2~3 cm;中度脾大时脾下缘在肋下超过

3 cm;重度脾大时脾下缘超过脐水平。

(三)脾脏占位性病变

1. 脾脏良性占位　① 脾囊肿:脾内可探及单发或多发的无声区,边界清晰,囊壁光滑,多数囊内透声好,当单纯囊肿继发出血感染时,或表皮样囊肿囊内可见斑点状或团状高回声漂浮。② 脾血管瘤:声像图与肝血管瘤类似,当有血窦存在时可见无回声区(图 1-45)。

2. 脾脏恶性肿瘤　脾脏恶性淋巴瘤表现为脾脏弥漫性肿大、回声减低,脾内可见圆形无回声或极低回声结节,后方多无明显增强效应,也可呈蜂窝状无回声区,融合后呈分叶状。脾脏转移癌较少见,可呈多样性。

四、肝脏的 CT 检查

(一)CT 的基本原理

CT 是用高度准直的 X 线束围绕身体的某一部分做轴向横断扫描。准直器的功能使射线束限制在一

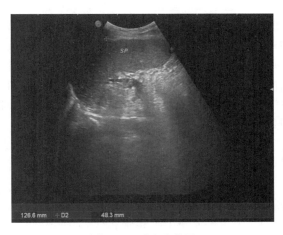

图 1-44　脾大声像图

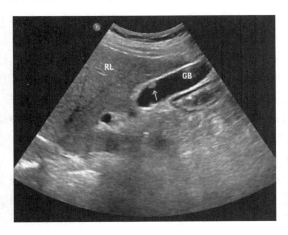

图 1-43　胆囊息肉声像图

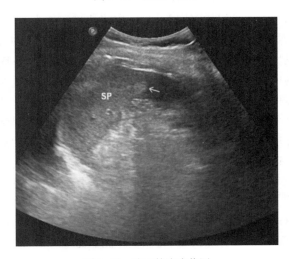

图 1-45　脾血管瘤声像图

定大小范围内,计算机断层功能是经过射线对人体某一薄层扫描了解组织分布情况。扫描中的X线源和探测器始终保持相对静止状态,检测器将射线的光量子信息转变为相应信号,测量电路将电信号放大并转换为数值,然后输入电子计算机,按所设计的建像能力,对数字信号加以一系列的处理,输出人体薄层组织密度值的分布情况。CT图像质量的优劣,主要取决于X线源和检测器的质量、原始数据的精度及其数量、数据获取的速度、信息处理技术优良程度、机械系统的性能及显示装置的分辨能力等。衡量CT性能的重要指标是密度分辨率。CT将各组织不同密度显示出其差别,测量CT值可估计不同密度的阴影所代表的不同组织,从而探测病变中的组织成分。CT的空间分辨率能显示病变的细小结构,从而便于早期发现细小病灶。CT检查还可自静脉内注入造影剂增强,使某些器官和组织强化,也可显示某些病变内的细微结构,进一步明确病变的性质。

(二)CT的检查方法

1. 普通平扫 是检查肝脏的基本方法,患者检查前24 h应进低渣饮食,检查前4 h禁食,扫描前30 min口服饮用水作为对比剂。扫描时应自膈顶向下直至肝角,层厚、层距2~5 mm。患者一般取仰卧位扫描。肝脏平扫对弥漫性肝脏病变很有价值(如脂肪浸润和铁沉积),对局灶性疾病评估也很有用,特别是细小钙化和出血。

2. 增强扫描 是发现和证实病变的重要方法,因为绝大多数肝内病变均呈低密度,但程度有所不同。如与正常肝组织密度差异甚小或等密度病变,则普通平扫难以发现。经血管内注入造影剂后,血液的平均CT值可增加45 HU,正常肝组织的平均CT值升高约20 HU,但大多数病变由于增强甚小或无增强,与正常肝组织的密度差加大,使病灶显示更为清晰。增强扫描不仅能增加平扫时未发现或可疑病变的可见性,且能表现病变内部的结构细节,作为定性诊断的依据。增强检查的方法大多自静脉内一次大量快速推入含碘的水溶性造影剂,能使病灶-肝脏对比达最大化的优化扫描方案及时相选择,肝脏成像的最低要求通常是在较晚动脉期(即对比剂到达主动脉后延迟18 s)、门静脉期成像、延迟期成像。

3. 能量CT 双能量CT在临床的应用越来越成熟,获得双能量数据的方法主要分为源驱动和探测器驱动。序列扫描、双源、高低管电压瞬时切换等均属"源驱动"的采集方式,而双层探测器是唯一的"探测器驱动"的能量采集方式[35]。能量CT的优势是不仅

提供了组织的密度信息,同时具备物质成分鉴别的能力。随着硬件设备的提升和后处理算法的完善,物质分离技术可用于组织中物质成分的定量,显示组织内该种物质的浓度和分布,量化测定包含多种已知元素物质的混合物中某一成分的浓度(如碘图);或用于区分同一物质的不同亚结构,如尿酸和非尿酸结石[36]。碘图为各体素所含的碘浓度的分布图,可用于定量分析组织强化的程度,除使用黑白图像显示病变外,还可使用碘融合彩色图像提升摄碘组织的可视化程度。碘浓度的测定不仅有利于富血供病灶检出,也有利于更好地显示乏血供病灶[37,38]。虚拟单能量图像相当于单一能量射线成像,不同采集方式获得的数量有所不同,一般为40~200 keV的单能量成像。在低能量段的单能量图像上,具备更好的软组织密度分辨力,有利于提高病灶检出率,特别是富血供病灶[39]。光子计数CT基于探测器的改进,实现了利用光子计数检测器来记录单个光子相互作用中的能量,提高了信噪比,且能更好地校正线束硬化伪影,提高空间分辨率,还可区分多种对比剂,未来应用前景更广阔[40,41]。

(三)肝脏的正常CT表现

肝脏的正常CT表现为肝实质密度均匀,CT值为54~60 HU,通常比脾脏高8~10 HU。在平扫时能根据解剖位置分辨血管结构,并在注射对比剂增强后得到证实。正常情况下,肝总管及左右肝管可显示,而外周胆管结构不能显影。叶间裂大多位于身体中线的右侧,少数偏于左侧。静脉韧带和肝门共同构成横裂。在CT横断面图像上,横裂呈一条自左后斜向前的低密度裂隙,其前方为左叶,后方为尾状叶。正中裂是区分肝左叶和肝右叶的标志。正常肝实质的密度较均匀。不同的CT扫描装置因扫描能量和校准方法等因素的不同,测得的肝CT值有较大的差异。平扫时CT值为40~80 HU,一般略高于脾脏、胰腺和肾脏,亦高于血液,故CT平扫时肝内门静脉和肝静脉呈略低密度的分支状结构。在严重贫血患者中,这些血管的密度相对更低。肝实质的密度略高于其他实质脏器和血液,主要是肝细胞内含有高浓度糖原。因此,同一患者在饥饿和饮食的情况下,因其肝糖原含量的变化可影响肝内的CT值。另外,肝的CT值还受肝细胞内脂肪含量的影响。如脂肪肝患者平扫时肝的CT值可低于脾脏。血液的CT值也高于肝实质,此时肝内血管呈略高密度的分支状结构。增强后扫描能清晰显示三支主要肝静脉(肝右静脉、肝中静脉和肝左静脉)和门静脉主干及其肝内的主要分支,

这些血管经强化后呈高密度影,同时肝实质的密度亦增加。三支主要肝静脉位于肝的后上缘,肝右静脉在右叶间裂的上部呈冠状走行,注入下腔静脉右侧缘,分隔肝的右前叶和右后叶。肝左静脉单独或与肝中静脉汇合后注入下腔静脉左前缘,其叶间支在左中叶间裂内走行,分隔左内叶和左外叶。门静脉主干由肠系膜上静脉和脾静脉汇合而成,其汇合点位于胰头、颈部交界的后方,然后向右上方斜行,通过肝十二指肠韧带进入肝门,分为门静脉左、右支。成人门静脉长 5.5~8.0 cm,内径约 1 cm。门静脉的前方可见两个圆点状结构,右侧为胆总管(或肝总管),左侧为肝固有动脉。门静脉左支一般可分为横部、角部、矢状部和囊部,整个左半肝和尾状叶左段的门静脉分支均由此发出。门静脉右支可发出两支较大的分支,即右前叶门静脉和右后叶门静脉,分布于右半肝。在肝门处可见左、右肝管。左、右肝管出肝后在肝门右侧汇合成肝总管,增强扫描时胆管的密度值不变,依然接近水的相对密度。肝脏的左侧脏面与食管腹段、胃及胰腺等器官相毗邻。肝脏的右侧脏面与下腔静脉、十二指肠、胆囊、横结肠和右侧肾及肾上腺等器官相毗邻。在肝的轮廓上可呈现这些脏器相应的压迹。

五、肝脏磁共振成像检查

(一)磁共振成像(MRI)的基本原理

MRI 设备的磁体是产生静磁场的关键,目前最常用的磁体是超导磁体。主磁体的主要性能指标包括:磁场强度、磁场均匀度、稳定度和孔径大小。梯度场是 MRI 设备的核心之一,由梯度线圈产生,主要用于空间定位和某些成像过程。目前设计的磁场梯度有 3 种:层面选择梯度、相位编码梯度和频率编码梯度,3 种梯度联合使用可获得任意切面的图像。射频系统发射射频脉冲,使磁化的氢质子吸收能量产生共振,后者在弛豫过程中释放能量并产生 MRI 信号,可为射频系统接收部分所接收。相控阵线圈是射频线圈技术的重要进展,一个相控阵线圈由多个子线圈单元构成,同时需要有多个数据通道进行采集和传输。目前临床使用的高场 MR 成像设备,一般以数据通道数量来描述(通常为 8 个以上,部分达到 32 个或更多)。利用相控阵线圈可明显提高 MRI 图像的信噪比,有助于完成薄层扫描、高分辨率扫描等,与并行采集技术匹配,可进一步提高 MRI 的采集速度。

(二)MRI 检查方法

MRI 具有比其他成像技术更为复杂的成像机制,越来越多地用于病变检出及定性,还可评估胆管解剖和血管的通畅程度。快速 MRI 序列可与 CT 媲美,关键是应用多通道表面相控阵线圈,且大多数扫描需要屏气。尽管快速扫描可能会影响图像对比度、降低病变检测灵敏度,这样权衡的结果是改善了肝外解剖结构的显示。经典的 MRI 序列包括屏气 T2WI 和 T1WI,检测肝脏脂肪变性的化学位移成像,脂肪抑制技术可去除肝门、肝裂、肝脏周围及后腹膜区高信号的脂肪,更清楚地显示肝脏边缘部病变及肝门处和腹膜后的淋巴结,并能明确病灶内是否含有脂肪。扩散加权成像(DWI)越来越多地用于改进肝脏病变的检测。已开发出基于 MRI 的定量技术,如化学位移成像、T1 和 T2 弛豫值测量及弹性成像,并用于肝脏脂肪变性、铁沉积及纤维化的测量[42,43]。

1. 平扫　横断面成像是肝脏扫描的基本方位,扫描范围要自膈顶向下包括整个肝脏,并在上、下各加一饱和区可减少呼吸运动即血管搏动伪影。层厚 5~8 mm,层距 1 mm,15~20 层即可覆盖整个肝区。

(1)T1 加权成像(T1WI):主要采用梯度回波(GRE)序列,参数选择较长 TR(100~230 ms)、短 TE(<5 ms)和较大翻转角度(≥70°),这样可保证 1~2 次屏气时间内有足够的扫描层数覆盖整个肝脏,产生的图像有较高的信噪比。

(2)T2 加权成像(T2WI):主要采用快速 SE 序列(FSE 或 Turbo SE,TSE),参数选择长 TR(>2 000 ms)和长 TE(≥90 ms),对肝内病灶的检出和定性有很大价值。FSE 在给定的 TR 时间内能采集到不同的相位编码信号(回波链长度,STL)。目前,FSE T2WI 结合脂肪抑制技术已列为肝脏的常规检查技术。

2. 动态增强检查　增强检查在肝脏 MRI 检查中十分重要,不仅利于病灶的定性,在小病灶的检出方面也具有重要的价值。临床常用对比剂为非特异性钆对比剂和肝脏特异性对比剂。

增强检查的基本原理是使造影剂积聚在相关组织内,改变组织的质子弛豫,多数造影剂同时缩短了组织的 T1 和 T2 时间。有些造影剂通过强化病灶,与正常肝脏形成对比;也有些造影剂是强化正常肝组织,从而与病灶的密度形成对比。三维梯度回波序列(3D-GRE,如 VIBE、LAVA)快速扫描序列能用于肝脏屏气扫描,且图像质量较高,能清楚地反映病灶内部强化特征,保证肝脏动态增强扫描的完成。

肝脏动态增强扫描前先做平扫,然后行动脉期、门脉期和平衡期多回合扫描,每个时相的扫描最好能覆盖全部肝脏,以发现平扫未能显示的病灶,观察病灶在增强后等不同时期的强化表现。动脉期用于检测富血供的肿瘤,如肝细胞肝癌等;门脉期即肝实质强化的峰值,主要用于显示缺乏血供的病灶;平衡期扫描有利于显示血管瘤、胆管细胞癌等病变的延迟强化特征,有利于病灶的定性诊断。

3. **弥散加权成像(DWI)**　随着并行采集技术应用和 MR 机器场强更均匀,利用回波平面成像序列在腹部可获得高质量的 DWI 图像。由于 DWI 可抑制肝脏血管和胆管信号、抑制肝脏背景及实体肿瘤组织在 DWI 上高信号的特点,DWI 对于肝脏局灶性病灶的检出较 T2WI 敏感性更高,尤其对于管道周围的小病灶尤其有意义,对病灶和周围肝实质的表观扩散系数(ADC)分析有助于鉴别良恶性肝脏病变。

4. **磁共振肝胰管造影(MRCP)**　MRCP 的基本原理是利用慢速流动或静止的胆汁和胰液在重 T2WI 上呈明显高信号,通过二维或三维采集,并经计算机最大密度投影(MIP)后处理,可得到多角度旋转、多方位观察的立体造影像,与传统的直接胆管造影[内镜逆行胰胆管造影术(ERCP)和经皮肝穿刺胆管造影术(PTC)]所见相似,直观生动,无创安全,临床应用颇受欢迎。随着 MRCP 技术的不断提高,经 MIP 处理后胆管造影图像十分清晰,甚至可显示正常胆管的三级分支,横断面采集的胰管显示率可达 70%以上,总体造影效果接近于 ERCP。广泛适用于胆系病变的诊断,如胆道阻塞、胆管肿瘤、胆系结石、胆管狭窄、胆肠吻合术后与胆道 PTC 引流或内支架放置前,甚至胆系腹腔镜放置前后的评估等。

（三）肝脏的 MR 正常表现

肝脏的 MRI 检查在显示肝内血管结构,肝内叶、段解剖,以及与周围器官的关系上,利用其多方位成像的优点,较其他影像学方法更为直观和精确。MRI 冠状位扫描可准确鉴别肝左叶病灶来自左叶还是脾脏或胃底,显示尾叶突与肝脏相连的关系,以及肝脏与肺底、胸膜腔、横隔、膈下区及邻近脏器的关系,判断肝内病灶的上下范围。

在 T1WI 和 T2WI 上,正常肝实质呈中等强度信号,等于或略高于邻近的肌肉,与胰腺的信号强度相似。由于脾脏的 T1 值长于肝脏,肝脏 T1WI 信号相对高于脾脏。正常肝内血管可表现为信号流空影号,与肝实质形成良好对比,有时可显示多数的段级分支,在肝实质的衬托下,第二肝门处 3 根肝静脉呈"鸡爪状"向腔静脉聚集。正常肝总管、左肝和右肝内胆管不能显示,只有在扩张情况下表现为位于门静脉前方并与之伴行的管道结构,其信号略高于门静脉。胆囊的信号强度取决于胆汁的浓缩程度,多数呈与脑脊液相似的低信号,也可为 T1WI 中等强度信号甚至较明显的高信号;肝门及肝裂的脂肪表现为与脾实质相近的较高信号。

（钱　嵘　朱海云）

参考文献

请扫描二维码
阅读本章参考文献

第2章

肝脏的生物学功能

肝脏是维持生命活动必不可缺的重要器官,具有复杂而关键的生物学功能,主要包括蛋白质合成功能、物质和能量代谢功能、解毒功能、分泌和排泄(助消化)功能、防御和免疫功能、造血功能(见于胎儿时期)。

一、肝脏的蛋白质合成功能

肝脏是许多重要蛋白质的合成场所。肝内蛋白质的合成极为活跃,更新速度较快,其蛋白质的半衰期约为 10 d。肝脏除能合成自身所需的各种结构蛋白、新陈代谢所需的各种酶及转运蛋白外,还能合成和分泌多种对人体生理功能至关重要的血浆蛋白质,如清蛋白(成人肝脏每日约合成 12 g 清蛋白,占合成蛋白质总量的 1/4)、除 γ 球蛋白之外的球蛋白、凝血因子(Ⅱ、Ⅶ、Ⅸ、Ⅹ 等)、多种载脂蛋白(Apo A、B、C、E)等。

二、肝脏的物质和能量代谢功能

肝脏是一个高度活跃的代谢器官,是人体的"物质和能量代谢中枢",在糖类、脂类(脂肪酸、胆固醇、磷脂、脂蛋白)、氨基酸、蛋白质、胆汁酸、胆红素、氨类、多种脂溶性维生素、矿物质及药物的代谢转化过程中发挥重要作用。

(一)糖代谢

肝脏在葡萄糖代谢中发挥至关重要的作用,通过调控葡萄糖的产生、储存和释放来维持人体的血糖平衡。肝脏通过影响胰岛素和胰高血糖素水平来实现葡萄糖的调节,维持葡萄糖稳态。当血糖升高时胰腺释放胰岛素,向肝脏发出信号,使其从血液中吸收葡萄糖,并通过糖原生成的过程将其转化为糖原。当血糖水平较低时胰腺释放胰高血糖素,向肝脏发出信号,通过糖原分解的过程将糖原分解成葡萄糖,肝脏将葡萄糖释放入血液以提高血糖水平[1]。当肝脏的糖原储存耗尽时,肝脏可以利用蛋白质分解的氨基酸或脂肪分解的甘油来产生葡萄糖。由消化道吸收进入体内的单糖(主要为葡萄糖),经门静脉入肝,其中一部分转变为肝糖原,另一部分经肝静脉进入血液循环被运输到全身组织。

1. 糖的分解代谢

(1)糖酵解和有氧氧化:指细胞在胞质中分解葡萄糖生成丙酮酸的过程,在缺氧条件下丙酮酸被还原为乳酸,称为糖酵解。有氧条件下,丙酮酸进入线粒体中,氧化脱羧生成乙酰辅酶 A(CoA)进入三羧酸循环,通过氧化磷酸化过程生成 H_2O、CO_2 和 ATP。三羧酸循环是机体获取能量的主要方式[2]。

(2)磷酸戊糖途径:又称己糖单磷酸旁路,是葡萄糖在体内生成 5-磷酸核糖的唯一途径;产生的还原性烟酰胺腺嘌呤二核苷酸($NADPH^+$)是谷胱甘肽(GSH)还原酶的辅酶,对维持还原型 GSH 的正常含量起着更重要的作用。

(3)糖醛酸代谢:1-磷酸葡萄糖和尿嘧啶核苷三磷酸(UTP)在尿苷二磷酸葡萄糖(UDPG)焦磷酸化酶催化下生成 UDPG,UDPG 经 UDPG 脱氢酶的作用氧化脱氢,生成尿苷二磷酸葡萄糖醛酸(UDPGA)。UDPGA 不仅作为醛缩酶的底物参与将糖醛酸转化为醛缩酸的反应过程,还能和内源性或外源性物质结合而解毒。

2. 糖原的合成与分解

进食后肝糖原增多,不是由于直接从葡萄糖合成糖原,而是大部分葡萄糖先在周围组织分解为三碳化合物,再转运到肝内合成糖原,实际上多是通过糖异生途径合成糖原。进食后肝脏储存糖原量可达肝重的 5%,占全身总糖量的

20%。当血糖浓度高于正常值时,葡萄糖合成糖原增加;当葡萄糖低于正常值时,储存的糖原迅速分解成葡萄糖释放入血,从而维持血糖浓度在正常水平,这对完全依赖葡萄糖作为燃料的脑组织和红细胞十分重要。糖原的合成和分解受到肾上腺素和胰高血糖素等的调节。

乳酸、氨基酸、甘油等非糖物质通过糖异生途径转变为葡萄糖或糖原,这对维持血糖水平至关重要。在饥饿早期,氨基酸主要来自肌肉蛋白质,主要以丙氨酸和谷氨酰胺形式经血液输送到肝脏。糖异生的生化反应基本上是糖酵解和有氧氧化的可逆过程。糖异生受胰岛素、胰高血糖素和肾上腺皮质激素的调节。

(二)脂类代谢

肝脏在脂质代谢中负责合成、储存和输出脂类,以及对脂肪酸进行 β 氧化产生能量。肝脏在脂质代谢中的主要功能之一是合成脂蛋白,将甘油三酯、胆固醇和磷脂等脂质输送到全身。肝脏合成极低密度脂蛋白(VLDL)并将其释放到血液,使之可被其他组织代谢为能量。当肝脏的脂质代谢被破坏时,会导致各种代谢紊乱,包括非酒精性脂肪性肝病(NAFLD)和血脂异常等。发生 NAFLD 时,肝内过多的脂肪堆积,导致炎症和肝组织损害,并可能增加心血管疾病风险。

1. 脂肪酸的分解代谢和合成代谢

(1)脂肪酸的来源和合成:人体脂肪酸大部分来源于食物,称为外源性脂肪酸。机体还可利用糖和蛋白质生成脂肪酸,称为内源性脂肪酸,用于甘油三酯的生成和能量贮存。合成脂肪酸的直接原料是乙酰 CoA,该过程需消耗 ATP 和还原型辅酶 Ⅱ(NADPH)[3]。

(2)脂肪酸的氧化分解:脂肪酸在有充足氧供给的情况下,可氧化分解为 CO_2 和 H_2O,释放大量能量,因此脂肪酸是机体主要能量来源之一。肝和肌肉是进行脂肪酸氧化最活跃的组织,其最主要的氧化形式是 β 氧化,脂肪酸氧化可以供应机体所需的大量能量,最终逐步生成乙酰 CoA。乙酰 CoA 还是许多重要化合物合成的原料,如胆固醇、胆汁酸和类固醇激素。

2. 胆固醇代谢 肝脏是人体中合成胆固醇最旺盛的器官,约占 80%,是血浆胆固醇的主要来源。肝细胞不仅能合成胆固醇,还能将多余的胆固醇转化为胆汁酸,然后分泌到肠道中帮助消化和排泄。

(1)胆固醇的合成:肝脏平均每日合成胆固醇

1.0~1.5 g,乙酰 CoA 是合成胆固醇的起始原料,过程复杂,大致可分为三个阶段:① 形成甲羟戊酸(MVA,C6)。② 生成 30 个碳原子(30C)的鲨烯。③ 脱去 3 个甲基,生成 27C 的固醇。

(2)胆固醇的酯化:肝细胞微粒体和线粒体内含有卵磷脂胆固醇酰基转移酶(LCAT),使脂酰 CoA 与胆固醇结合形成胆固醇酯[4]。

(3)胆固醇的转化与分解:肝脏也是体内胆固醇降解的主要部位,胆固醇的周转率约为每日 2%。胆固醇的去路包括:① 在肝内分解,形成胆汁酸。② 在肝内还原成双氢胆固醇,可透过肠壁或随胆汁排泄。③ 胆固醇未经转化即从胆汁排出,一部分又被小肠重吸收,另一部分受肠菌作用,还原成类固醇,从粪便排出。

3. 磷脂代谢 肝脏是人体合成磷脂的重要器官,肝内磷脂的合成十分活跃,肝细胞内质网有合成磷脂的酶系,除合成肝组织本身的磷脂外,还合成血浆中的磷脂。同时,肝脏也是分解转化血液中磷脂的主要场所。磷脂的生物合成,关键是先合成磷脂酸,然后与胆碱、CTP、ATP 作用合成磷脂。

4. 脂蛋白代谢 血液循环内的脂蛋白是不同分子的脂类与载脂蛋白结合而成,有利于脂质的运输和代谢。根据脂蛋白密度的大小,可用超离心技术把脂蛋白分成不同的类型,即乳糜微粒(CM)、VLDL、低密度脂蛋白(LDL)和高密度脂蛋白(HDL)。甘油三酯和胆固醇以 VLDL 方式从肝脏释出。在循环内脂蛋白脂酶的作用下,移除甘油三酯,VLDL 颗粒变小成为 IDL 和 LDL,后者为胆固醇的主要载体。HDL 将胆固醇从周围组织(包括动脉粥样斑块)转运到肝脏,进行再循环、转化(如胆汁酸)或分解,称为胆固醇的逆转运。HDL 的半衰期约为 5 d,主要降解场所是肝脏。

(三)氨基酸代谢

氨基酸主要被用于合成各种活性蛋白质,也可合成多肽及其他含氮的生物活性物质。食物来源的外源性氨基酸和机体各组织的蛋白质分解生成的内源性氨基酸,共同构成机体的氨基酸代谢库。肝脏在氨基酸代谢过程中起着至关重要的作用,能够调节氨基酸的合成、降解和相互转化,以维持体内的代谢平衡[5]。当各种病因导致肝脏的氨基酸代谢和平衡遭受破坏时,可引起一系列的代谢和功能紊乱,包括多种有毒物质在体内蓄积和引起肝性脑病等。

1. 氨基酸的来源和生物合成 氨基酸是构成蛋白质的基本单元,包括 20 种不同的氨基酸,每种氨基酸的结构和性质都有所不同。生物体内,氨基酸的来源通过两种途径获得,外源性途径和内源性途径。外源性途径是指通过食物摄入氨基酸,通常从蛋白质丰富的食物中获得氨基酸。消化过程中,胃酸和胃蛋白酶等消化酶会将蛋白质分解成氨基酸,这些氨基酸随后被吸收到肠壁中,再通过血液循环输送到各个细胞中。内源性途径是指通过身体内部合成氨基酸。在人体内,氨基酸可以由其他代谢物合成而来,如葡萄糖、脂肪酸和其他氨基酸等。这种内源性合成氨基酸的过程称为氨基酸代谢。

氨基酸的生物合成过程主要包括氨基酸前体的合成、前体的转化及氨基酸的形成[2]。氨基酸生物合成的第一步是生成氨基酸的前体。这些前体可以来自多种代谢途径,如糖酵解、核苷酸代谢、脂肪酸合成等;氨基酸前体经过一系列酶催化反应转化为氨基酸的中间体。这些反应通常包括氨基酸前体的氧化、氨基酸前体羧基的去除和氨基酸氨基的添加等。在中间体形成后,被进一步修饰和转化为最终的氨基酸。这个过程涉及多个酶的协同作用,以形成氨基酸的特定结构和化学性质。

氨基酸生物合成的过程高度调控,受到多种内外因素的影响,如基因表达、营养状况、激素水平等。此外,氨基酸的生物合成也可能与其他代谢途径相互作用,如核苷酸代谢和蛋白质降解等。

2. 氨基酸的分解代谢 氨基酸分解代谢的主要途径是脱氨基生成氨和相应的 α-酮酸。氨基酸的另一条分解途径是脱羧基生成 CO_2 和胺。胺在体内可经胺氧化酶作用,进一步分解生成氨及相应的醛和酸。氨的代谢主要是在肝脏合成尿素排出体外。酮酸可进一步氧化分解生成 CO_2 和 H_2O,并提供能量,也可经一定的代谢反应转变生成糖或脂,在体内储存。肝脏在氨基酸分解代谢中的主要功能是脱氨。脱氨是指从氨基酸中去除 1 个氨基、留下 1 个酮酸的过程。之后肝脏可将酮酸转化为其他氨基酸或将其代谢为能量。

氨基酸的脱氨基作用可有以下几种形式:① 氧化脱氨基;② 转氨基;③ 联合脱氨基;④ 非氧化脱氨基。体内绝大多数氨基酸通过转氨基作用脱氨。参与蛋白质合成的 20 种 α-氨基酸中,除甘氨酸、赖氨酸、苏氨酸和辅氨酸不参加转氨基作用外,其余均可由特异的氨基转移酶催化参加转氨基作用。转氨基作用最重要的氨基受体是 α-酮戊二酸,产生谷氨酸作为新生成的氨基酸,因而体内有较强的门冬氨酸氨基转移酶(AST)和丙氨酸氨基转移酶(ALT)活性。

此外,部分氨基酸可在氨基酸脱羧酶催化下产生脱羧基作用,生成相应的胺。氨基酸脱羧产生的胺类物质有谷氨酸脱羧生成的 γ-氨基丁酸,由组氨酸脱羧生成的组胺以及由色氨酸脱羧生成的 5-羟色胺等,均具有重要的生理功能。

肝细胞表面有特异性受体可识别某些血浆蛋白质(如铜蓝蛋白、α_1-抗胰蛋白酶等),经胞饮作用被吞入肝细胞,再被溶酶体水解酶降解。而蛋白质所含氨基酸可在肝脏进行转氨基、脱氨基及脱羧基等反应而进一步分解。体内大部分氨基酸,除支链氨基酸在肌肉中分解外,其余氨基酸(特别是芳香族氨基酸)主要在肝脏分解。

(四)氨代谢

肝脏能够将氨基酸代谢过程产生的有毒氨通过鸟氨酸循环的特殊酶系合成尿素,随尿排出以解毒。一部分氨可以合成谷氨酰胺和天冬酰胺,也可合成其他非必需氨基酸;少量的氨可直接经尿排出体外,尿中排氨有利于排酸。

肝脏也是胺类物质解毒的重要器官,肠道细菌作用于氨基酸产生的芳香胺类等有毒物质,被吸收入血,主要在肝细胞中进行转化以减少其毒性。当肝功能不全或门体侧支循环形成时,这些芳香胺可不经处理进入神经组织,进行 β-羟化生成苯乙醇胺和 β-羟酪胺。它们的结构类似于儿茶酚胺类神经递质,并能抑制后者的功能,属于"假神经递质",与肝性脑病的发生有一定关系。

(五)胆汁酸代谢

胆汁酸是胆汁重要的组分,由胆固醇在肝内转化而来。在肝脏中,胆汁酸可通过与氨基酸或甘氨酸共轭增加其溶解度,从而提高乳化脂肪的能力。另一条途径涉及初级胆汁酸向次级胆汁酸的转化,胆汁酸在肝脏中产生并储存在胆囊中,然后释放到小肠以帮助消化和吸收饮食中的脂肪。在小肠中,初级胆汁酸被肠道细菌进一步代谢,通过从初级胆汁酸中去除甘氨酸或牛磺酸分子(解聚)及从胆汁酸分子中去除羟基(脱羟)的过程,形成次级胆汁酸。肠道中的细菌酶对初级胆汁酸的解聚是初级胆汁酸向二级胆汁酸转化的重要一步。之后次级胆汁酸被重新吸收入血,返回肝脏重新使用或在粪便中排出。胆汁酸也可以从血液中摄取,并通过肠肝循环的过程从循环中排出。在这个过程中,胆汁酸从肝脏被运送到小肠,在那里被重新吸收并返回肝脏重新使用。

正常人胆汁中的胆汁酸(bile acid)按结构可分为两大类:一类为游离型胆汁酸,包括胆酸(CA)、脱氧胆酸（DCA）、鹅脱氧胆酸（CDCA）和少量的石胆酸（LCA）。另一类是上述游离胆汁酸与甘氨酸或牛磺酸结合的产物，称结合型胆汁酸。结合型胆汁酸水溶性大，也称亲水性胆汁酸。

肝细胞内，以胆固醇为原料直接合成的胆汁酸称为初级胆汁酸，包括 CA 和 CDCA。初级胆汁酸在肠道中受细菌作用，经 7α-脱羟作用生成次级胆汁酸，包括 DCA 和 LCA。三级胆汁酸则是重吸收次级胆汁酸在肝脏的代谢产物。疏水性胆汁酸致肝和胆管细胞损伤毒性严重程度依次为 LCA、DCA、CDCA、CA。

胆汁酸有多种生理作用，最重要的是促进食物内脂类的消化和吸收。胆汁酸的分泌是形成胆汁流的主要动力，以保证胆汁分泌的流畅。同时，胆汁酸可抑制胆固醇在胆汁中析出沉淀，防止生成胆固醇结石。

肠道内脂类食物的消化每日需 12~32 g 胆汁酸，但肝脏合成胆汁酸的能力仅为 0.4~0.6 g，远不能满足。机体通过肠肝循环，回收排出的胆汁酸再利用，其效率很高。胆汁从肝脏流入胆道，先贮存在胆囊内。进食后，胆囊收缩将胆汁排入肠道，绝大部分的胆汁酸在回肠末端吸收进入门静脉，回到肝内再利用；余者排入结肠，在肠菌作用下降解为 DCA 和 LCA，DCA 大部分被重吸收，在肝内再度形成初级胆酸胆汁酸，称为胆汁酸的肝肠循环，而 LCA 主要从粪便排出，基本不吸收。胆汁酸的肝肠循环每日进行 6~15 次，约95%的胆汁酸回吸收进入肝脏再利用，每日从粪便排出 0.2~0.6 g。在胆汁淤积性疾病时，胆汁酸从胆道排出障碍。

（六）胆红素代谢

1. 胆红素的来源与生成 胆红素是一种四吡咯色素，是血红素的最终分解产物，成人平均每日产生 250~350 mg。凡含有血红素的血色蛋白，如血红蛋白、细胞色素和肌红蛋白中的血红素均为胆红素的来源。

红细胞被单核和巨噬细胞（网状内皮细胞）吞食后数分钟内即被溶解。血红蛋白的珠蛋白分子释放进入蛋白代谢池，血红素在微粒体血红素氧合酶、NADPH、细胞色素 C 还原酶作用下，将吡咯环的甲烯桥打开，形成胆绿素，再由胆绿素还原酶作用形成胆红素。

2. 胆红素在血浆中的运送 游离胆红素（非结合胆红素）不溶于水，通过与血浆清蛋白按 1:1 分子结合，运载至肝脏。清蛋白与胆红素结合不仅作为运

输载体，还可阻止胆红素透过细胞，保护细胞免受胆红素的细胞毒作用。胆红素与清蛋白结合牢固，不会排泄至尿中。正常血浆清蛋白分子浓度平均为 600 μmol/L（500~700 μmol/L），远超过正常胆红素分子浓度（3~17 μmol/L）。当血清胆红素浓度超过清蛋白浓度时，两者结合不牢固。只要血浆 pH 稍有变动或清蛋白浓度降低，胆红素就被置换而释出，即使量很小，也可通过血脑屏障和肝窦的肝细胞膜等，对组织造成损伤，这在新生儿黄疸中很重要。一些阴离子物质，如磺胺类药、非类固醇类抗炎药、胆道造影剂、游离脂肪酸等，可与清蛋白竞争结合胆红素。

3. 胆红素在肝内的代谢过程 胆红素在肝内的代谢过程包括肝细胞对血液内胆红素的摄取、结合胆红素的形成、结合胆红素从肝细胞排泄入胆道，以上任一过程发生障碍，都可使胆红素积聚于血液内而出现黄疸。

（1）肝细胞对胆红素的摄取：与清蛋白结合的胆红素，穿越肝窦内皮细胞的窗孔和内皮细胞之间的空隙，直接与肝细胞表面磷脂层接触后，通过一种翻转机制，将胆红素从清蛋白结合中释出。肝细胞膜有特殊的有机阴离子转运体（OATP）将胆红素摄入肝细胞内（胆红素进入肝细胞的过程很迅速），然后与细胞质内的 Y 蛋白和 Z 蛋白结合，将胆红素运载至滑面内质网，在酶作用下很快形成结合胆红素。Y 蛋白又称配体蛋白（ligandin），是一种碱性蛋白，由 2 个多肽亚单位 Ya（GST1）和 Yc（GST2）构成，相对分子质量分别为 22×10^3 和 27×10^3，约占肝细胞中胞质液蛋白质总量的 5%，对胆红素的结合能力比 Z 蛋白强。Y 蛋白具有谷胱甘肽巯基转移酶（GST）的活力，与其他有机阴离子、固醇类、磺溴酞钠和某些致癌物质也有结合力，其酶的活性参与 GSH 的生物转化作用。新生儿出生后，肝内 Y 蛋白含量低下，7 周后才达成人水平。胆红素一旦与 Y 蛋白结合，就不能返回越出细胞膜。Z 蛋白是一种酸性蛋白，是脂肪酸结合蛋白（FABP），它与胆红素的亲和力较弱，优先结合游离脂肪酸，在胆红素摄取中的重要性次于 Y 蛋白。

（2）结合胆红素的形成：肝细胞将摄取的胆红素与 Y 蛋白或 Z 蛋白结合的复合物运至滑面内质网（肝微粒体）处，由 UDPGA 提供葡萄糖醛酸，在微粒体的胆红素尿苷二磷酸葡萄糖醛酸转移酶（BUGT）作用下形成结合胆红素，即胆红素单葡萄糖醛酸酯（BMGA）和双葡萄糖醛酸酯（BDGA）。结合胆红素能溶于水，因此很容易通过胆汁从肠道排泄；不能透

过类脂膜,从而不会在肠黏膜处吸收,而有利于从粪便排泄;不透过血脑屏障和脑细胞膜,从而不会造成脑细胞的损害。

(3)胆红素的肝肠循环:结合胆红素经胆道排泄至肠内,在小肠内基本上不能重吸收(新生儿例外),只有到达回肠末端和结肠后,被肠道内细菌的β-葡萄糖醛酸苷酶解除其葡萄糖醛酸基,然后细菌将其还原成无色的尿胆原类和尿胆原类的有色的氧化产物,统称尿胆素类。尿胆原大部分随粪便排出,小部分(10%~20%)在结肠内重被吸收,经门静脉至肝脏,经转变后再经胆道排泄,此即为胆色素的"肝肠循环"。重吸收的尿胆原有极少部分流入体循环血液,由肾脏排泄,每日尿内含量不超过 4 mg,粪内平均为 100~250 mg。

三、肝脏的解毒功能

肝脏是人体最大的解毒器官,可通过摄取系统(转入系统)、Ⅰ 相代谢酶、Ⅱ 相代谢酶、排泄系统(转出系统)及抗氧化系统对血液中的有毒物质进行降解和清除,从而产生解毒作用。肾脏、肺脏和皮肤黏膜系统也能通过不同的方式对相关毒物进行解毒。在很多情况下,肝脏和肾脏对药物和毒物的解毒及排泄往往具有协同性。关于肝脏对药物和毒物的解毒作用,请参见本书"第三章 肝脏的药物和毒物代谢"[6]。

四、肝脏的分泌、排泄和助消化功能

肝脏能够合成、分泌和向肠道排泄胆汁,不仅有助于促进肠道中脂肪的分解,还能通过胆汁排泄药物和毒物的毒性代谢产物。

胆汁由肝细胞生成后,分泌入胆道系统,最后进入胆囊浓缩。进餐后胆囊收缩,将胆汁排入十二指肠。胆汁具有很重要的生理功能:① 帮助食物脂肪消化和脂类及脂溶性维生素吸收。② 形成微胶粒,稳定胆汁内的脂质,使胆固醇不致析出和沉淀而形成结晶。③ 排泄胆固醇、药物、重金属和其他有害物质。④ 清除肾脏不能滤过的脂溶性物质。⑤ 分泌 IgA 和炎性细胞因子,防御肠源性细菌和病毒感染。⑥ 保持肝肠循环,回收胆汁酸盐等。⑦ 胆汁内的激素类物质有利于机体的发育和生长。

(一)胆汁形成和分泌

胆汁的形成和分泌有赖于肝细胞和胆管上皮细胞共同完成,其结构和功能的完整性至关重要,如发生障碍会导致胆汁流通不畅,造成胆汁淤积。

肝细胞是高度极化的细胞,其细胞膜可分成基膜、侧膜和毛细胆管膜。肝细胞顶端的膜形成毛细胆管,2~3 个肝细胞的毛细胆管膜连接成为毛细胆管腔。毛细胆管膜亦为微绒毛状,含有各种转运蛋白和 ATP 等,具有分泌胆汁的功能。毛细胆管膜的面积占肝细胞膜的 10%~15%。在侧膜与毛细胆管膜交界处有一种特殊装置,称为紧密连接,将细胞旁的间隙封闭,阻止胆汁流入肝窦。毛细胆管周围有丰富的细胞骨架(包括微丝、微管和中间丝,特别是含有肌动蛋白的微丝),对于推动胆汁的分泌十分重要。细胞膜的细胞骨架联结蛋白(亦称根蛋白)与肌动蛋白微丝交叉联结,参与胆汁分泌[7]。

(二)胆汁的成分

胆汁是一种含有多种组分的透明的液体,固体成分不到 5%,为等渗性,除 HCO_3^- 外,电解质含量与血浆成分基本相同。胆汁内还含有很多有机物质,如结合胆汁酸、结合胆红素、脂类、蛋白质、氨基酸和多肽、IgA、核苷(ATP、ADP、AMP)、维生素、重金属。胆汁酸是胆汁中最主要的有机物质,分为初级胆汁酸和次级胆汁酸。初级胆汁酸与牛磺酸和甘氨酸形成结合胆汁酸,更具水溶性。肠道细菌将初级胆汁酸分解为 DCA 和 LCA,称为次级胆汁酸。DCA 在末端回肠重吸收,LCA 大部分随粪便排出,小部分重吸收。

(三)胆汁分泌的生理学

胆汁酸盐和其他有机离子通过主动耗能的转运机制进入肝细胞,造成渗压的梯度,使水被动地弥散入细胞,从而造成胆流(胆汁流)。水主要是从肝细胞进入毛细胆管,正常人胆汁分泌压为 15~25 cmH₂O,如胆管内压力超过 35 cmH₂O,则胆流被抑制,胆汁内成分反流,出现淤胆和黄疸。

胆流分为胆盐依赖性胆流(BSDF)和胆盐非依赖性胆流(BSIF)。在正常成人中,这两种胆流每日平均各为 225 mL。另外由胆管分泌的胆汁每日为 150~250 mL,成人每日产生胆汁总量为 600~750 mL。肝小叶第 1 区(小叶周围区)肝细胞形成的胆流以 BSDF 为主,第 3 区(小叶中心区)则以 BSIF 为主[8]。

随着胆管腔的扩大,胆管细胞的形态与功能也发生相应的改变。一般来说,管腔<15 μm 细胆管的小上皮细胞为立方状,细胞膜没有胰泌素等受体但可表达钙结合蛋白、Bcl-2 和内皮素受体。管腔>15 μm 的大胆管细胞为柱状细胞,细胞膜有微绒毛,具有以上激素受体和酶类表达,也表达内皮素受体,代表成熟的具有特定的分泌和重吸收功能的胆管细胞。胆管

细胞的异质性可能反映不同部位肝内胆管的功能不同[9,10]。

五、肝脏的防御和免疫功能

肝内有大量的库普弗细胞,能吞噬进入血液中的病原菌和染料等异物。肝细胞能够表达 HLA-Ⅰ 和 HLA-Ⅱ 分子,是重要的抗原提呈细胞和免疫靶细胞。肝脏排泌的胆汁有助于抑制肠道中的病原菌生长,维持菌群平衡。

六、肝脏的造血功能

在胚胎发育的早期,骨髓和脾脏尚未成熟,胚胎的造血功能主要由肝脏代偿完成。肝脏的造血细胞包括红细胞和巨核细胞,分别负责携氧和凝血因为,但这种代偿功能仅限于胚胎早期,且不完整。随着胚胎发育、骨髓成熟和其他造血器官的发育,肝脏的造血功能逐渐减退并最终消失。

（陈挥昂　赖荣陶　于乐成）

参考文献

请扫描二维码
阅读本章参考文献

第3章

肝脏的药物和毒物代谢

肝脏在药物(或外源性毒物)的代谢和处置中起着十分重要的作用,通常将原药降低活性或使其完全失活的代谢过程称为解毒(detoxication)和灭活(inactivation)。大多数药物和毒物在肝脏发生代谢反应失活,但也有很多药物在机体内首先进行代谢性活化(metabolic activation)反应,活化后代谢产物的毒性增加,如这些活化中间体过度生成,与细胞成分结合后可引起脏器损伤。药物代谢的研究,首先要明确药理活性和药物不良反应(ADR)的发生机制,才能更好地保障药物治疗的有效性和安全性。本章根据药物和毒物在肝脏内代谢的4个阶段(向肝细胞内转运、Ⅰ相代谢、Ⅱ相代谢、从肝细胞向外转运),对药物代谢过程进行介绍。

第1节 药物和毒物向肝细胞内的转运

药物和毒物向肝细胞转运的过程,有时称为第0相反应(phase 0 reaction)。药物及其代谢产物通常不是通过被动扩散的方式穿过肝细胞膜,而是通过顶端或小管膜上的特定药物相关转运体(转运蛋白或多肽)出入肝细胞。典型的基侧膜的转运体包括:有机阴离子转运蛋白(OAT)和有机阴离子转运多肽(OATP)。在肝脏中,主要的摄取转运蛋白是 Na^+/牛磺胆酸协同转运多肽(NTCP)、有机阳离子转运蛋白(OCT)。药物相关转运蛋白广泛分布于人体各组织细胞,如肝细胞、肠上皮细胞和肾小管上皮细胞等。转运蛋白还是血脑屏障、血睾屏障及血胎盘屏障的重要组成部分,可以保护组织细胞免受毒性物质侵害。根据底物跨膜转运方向,转运蛋白可分为外排型转运蛋白和摄取型转运蛋白。本节主要介绍肝脏中极具

代表性的摄取型转运体,主要包括 OAT、OCT、OATP 和 NTCP[1]。

一、有机阴离子转运蛋白(OAT)

OAT 亚家族是溶质转运体 22(solute carrier 22,SLC22)家族中的重要组成部分,家族成员主要由包括 OAT1、OAT2 和 OAT3 等在内的超过 10 种跨膜转运蛋白构成。在肝脏、肾脏、脑及胎盘等多种组织脏器中表达。主要负责内源性和外源性有机阴离子的重吸收和分泌,介导众多带负电的体内代谢产物(包括尿酸、前列腺素、神经递质酸性代谢终产物、甾体激素等)和多种药物的跨细胞膜转运。

对于药物而言,OAT 能够介导丙磺舒敏感性对氨基马尿酸(PAH)通路底物的跨膜转运,主要包括众多抗生素、非甾体抗炎药、利尿药及抗病毒药物[2]。这些药物的共性为水溶性有机阴离子小分子并能够与清蛋白结合。由于其与清蛋白结合的特性,该类药物不能通过肾小球的滤过进入肾小管腔,而是通过肾小管细胞基底侧表达的 OAT1 及 OAT3 将这些药物从血管内转运进入肾小管细胞,随后通过多种 ATP 结合盒转运蛋白,如多药耐药相关蛋白4(MRP4)及溶质转运体(SLC)等肾小管细胞顶端膜转运体的外排作用,将药物外排进入肾小管腔。该通路促进了有机阴离子小分子药物、毒物及内源性代谢产物从血液向肾小管腔的转运[3,4]。

OAT 介导的转运通路在很多毒物转运过程中发挥重要作用。药物及外源性物质在体内过量时会产生毒性作用,并在生理条件下为带负电的阴离子,因此能够与 OAT 转运系统有效结合。其他非阴离子毒性物质在体内可与甘氨酸、葡糖苷酸或硫酸盐结合,进而被 OAT 转运系统转运。研究表明,这

一转运通路同时承担众多药物及代谢产物的跨膜转运[5,6]。因此，当 OAT 转运体被竞争性抑制后，能够导致毒物在体内积累。同时由于毒物主要在上皮细胞转运，当抑制作用发生时毒物在体内的蓄积，导致上皮细胞损伤甚至死亡，进而引起严重的毒性作用。

二、有机阳离子转运体（OCT）

OCT 属于 SLC 家族的重要成员之一，主要包括 OCT1（SLC22A1）、OCT2（SLC22A2）、OCT3（SLC22A3）3 个亚型。参与多种内源物质和临床治疗药物的体内转运过程，从而产生潜在的相互作用。人体中 OCT1 主要分布于肝脏血管侧膜，参与肝脏中内源性和外源性物质从肝血窦进入肝细胞的转运过程。激素类内源性物质（如雌二醇、皮质酮和前列腺素 E2），以及降糖药（如二甲双胍）和抗病毒药（如阿昔洛韦），皆是 OCT1 的转运底物。OCT1 也被描述为"肝脏特异性"OCT，而 OCT2 定位于肾脏近端小管的基底外侧膜，被描述为"肾脏特异性"转运体。OCT3 最初作为多种神经递质的转运体，如多巴胺、肾上腺素和去甲肾上腺素非神经元组织，OCT3 被认为是"神经元外单胺转运体"[7]。

OCT 底物包括内源性化合物，如多巴胺、肾上腺素、去甲肾上腺素、胆碱和组胺，以及外源性临床使用药物，如二甲双胍、苯乙双胍、平多洛、奥沙利铂和普萘洛尔等。在底物和抑制剂特异性方面，OCT 之间存在广泛的重叠。然而，OCT 同源物和物种同源物之间在底物和（或）抑制剂的亲和力和最大转运率方面存在明显差异。例如，虽然人类 OCT1 和 OCT2 都转运降糖药二甲双胍，但该药物不是 OCT3 的底物。

OCT 与临床用药的相互作用，OCT 与铂类药物药效和毒性的关系得到了越来越多的关注。有研究显示奥沙利铂同时是 3 种 OCT 亚型的底物，OCT 对奥沙利铂的摄取有助于其进入细胞内发挥毒性作用，从而加速肿瘤细胞凋亡[8]。因此，OCT 对铂类抗癌药物药效的发挥具有十分重要的意义。另有研究显示，该类药物的器官特异毒性与 OCT2 介导其在某些非靶器官的蓄积有关，从而导致耳、肾毒性[9]。因此，OCT 与铂类抗癌药的相互作用具有两面性。二甲双胍是降糖药中与 OCT 关系最为密切的药物，而近年来的研究表明临床上与二甲双胍联合用于糖尿病治疗的某些药物，同样可通过 OCT 对二甲双胍的体内处置过程造成影响，如 β 受体阻断剂、质子泵抑制剂及酪氨酸激酶抑制剂等均可显著抑制 OCT 对二甲双胍的摄取[10]。因此，与这些药物的联合使用可能会对二甲双胍的药代动力学行为甚至药效产生潜在影响。OCT 可介导相关成分在 Calu-3 支气管上皮细胞的摄取，且这种摄取作用可被非甾体抗炎药（如阿司匹林、布洛芬和吲哚美辛）抑制。平喘药可能会通过 OCT 与其他药物发生潜在相互作用。

三、有机阴离子转运多肽（OATP）

OATP 是位于肝实质细胞的血管侧膜的跨膜转运体，调节肝细胞对底物的摄取，其中包括对胆汁酸的转运。OATP 属于 Na^+ 非依赖性途径，转运胆汁酸、有机阴离子化合物及药物，影响胆汁酸的平衡、药物的分布及药物之间的相互作用。截至目前，OATP 转运体已经有 4 个亚家族成员被证实在药物的治疗方面有重要作用，分别为 OATP1A2、OATP1B1、OATP1B3 和 OATP2B1。OATP 的药物底物广泛，包括 3-羟基-3-甲基戊二酸单酰辅酶 A（HMG-CoA）还原酶抑制剂（他汀类药物）、抗生素、抗癌药和强心苷类等，而内源性物质包括胆盐、类固醇和类固醇结合物、甲状腺激素和阴离子寡肽等[11]。

OATP1A2 主要在脑和肝脏中表达，除胆汁酸外，OATP1A2 还可转运多种两亲性有机化合物，如雌激素衍生物、甲状腺激素、多肽等内源性物质及部分药物（非索非那定、普伐他汀、甲氨蝶呤等）。OATP1B1 特异性表达于肝脏中，主要存在于肝细胞基底外侧（窦状）质膜。OATP1B1 参与转运的底物包括胆汁酸盐、胆红素、甲状腺激素 T3 和 T4、青霉素、普伐他汀、甲氨喋呤、利福平及次毒覃环肽等[12]。OATP1B1 转运药物进入肝细胞的同时，可能会减少其对内源性物质的肝摄取，进而降低内源性物质的肝清除率，引起相关不良反应。Campbell 等研究发现，茚地那韦、沙奎那韦、环孢素及利福霉素钠对 OATP1B1 转运能力的强抑制与其引起的高胆红素血症有关[13]。由于游离胆红素主要通过 OATP1B1 入肝细胞，随后通过胆汁排泄，而上述药物引起 OATP1B1 转运能力的降低使得肝细胞对胆红素的摄取量降低，进而使血中胆红素浓度增高，出现高胆红素血症[14]。

四、Na^+/牛磺胆酸协同转运体（NTCP）

NTCP 是第 10 个溶质转运体（SLC10）基因家族成员，是肝脏最重要的胆汁酸和胆盐转运体。在肝肠循环中，NTCP 处于循环的末端，位于肝血管侧膜，肝门静脉内的牛磺胆酸分子正是通过 NTCP 利用 Na⁺ 浓度梯度被成功转运至肝细胞内,在胆汁酸的肝肠循环过程中发挥重要作用[15]。NTCP 对结合型与非结合型胆汁酸均有转运作用,对结合型胆汁酸具有更高的亲和力,转运比约为 2∶1。NTCP 底物主要为甘氨酸与牛磺酸的结合型胆汁酸,对硫酸化胆汁酸 3-硫酸鹅去氧胆酸和 3-硫酸牛磺胆酸的转运力较弱。此外,NTCP 还转运内源性的类固醇激素、甲状腺激素,以及外源性的他汀类药物、米卡芬净和药物结合的苯丁酸氮芥-牛磺胆酸等[16]。NTCP 主要表达于肝细胞的基底膜与窦状隙,其表达受细胞因子、细胞内胆汁酸浓度、激素水平等因素影响。近年来的研究发现,NTCP 是乙型肝炎病毒(HBV)和丁型肝炎病毒(HDV)的关键受体,NTCP 是肝细胞感染 HBV 的功能性受体,通过与 HBV 包膜蛋白前 S1 抗原特异性结合而介导 HBV 入侵和感染细胞[17]。这一发现为 NTCP 用于靶向治疗乙型病毒性肝炎的研发提供了新的靶点和策略,也改变了 HBV/HDV 领域的研究方向和模式[18]。

···· 第 2 节　药物和毒物在肝细胞的 I 相代谢 ····

I 相反应(phase I reaction)是指药物和毒物在体内通过氧化、还原和水解等反应,生成极性基团(如—OH、—NH₂、—COOH、—SH),变为极性和水溶性较高的代谢物的过程。最常见的 I 相药物代谢酶以细胞色素 P450(CYP)超家族为代表。CYP 介导的氧化反应较为活跃,能代谢广泛的药物和毒物(图 3-1),既可产生活性或毒性更低的代谢产物,也可产生活性或毒性更高的代谢产物。由于肝脏的 CYP 活

图 3-1　I 相反应示例

性为其他脏器的数十倍,CYP 介导的药物有害反应最易发生在肝脏而导致药物性肝病。肝脏 I 相代谢主要由 CYP 酶完成。CYP 酶是一个大家族,包括 CYP1、CYP2 和 CYP3 等大类,每个大类又可细分成几个小类,如人类 CYP 酶包括 CYP1A2、CYP2A6、CYP2B6、CYP2C8、CYP2C9、CYP2C19、CYP2D6、CYP2E1 和 CYP3A4 等。大多数临床使用的药物都可由 CYP 酶代谢,有些药物主要由单一 CYP 酶主导代谢,还有一些药物则可由多种 CYP 酶共同代谢。

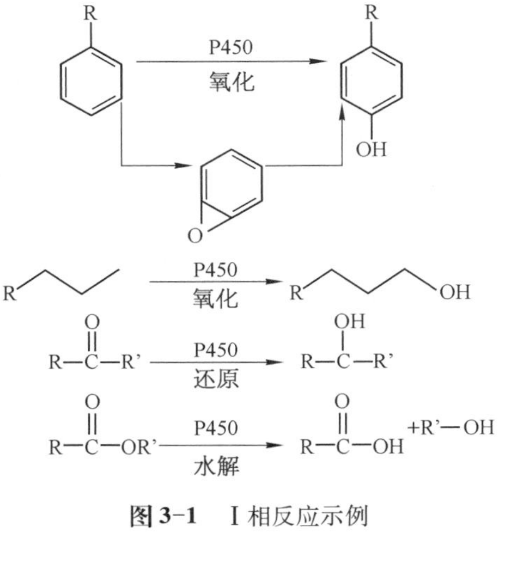

一、CYP1

目前发现的人类 CYP1 家族氧化酶有 CYP1A1、CYP1A2 和 CYP1B1。这 3 种酶对许多环境化合物具有相似的催化活性,但它们在人体内具有不同的组织分布和生理意义。CYP1A1 分布在肺、肾、胃肠道、皮肤和胎盘等,主要负责多环碳氢化合物的氧化代谢,它的某些多态等位基因携带者易患肿瘤。CYP1B1 主要在肺、前列腺、乳腺、直肠及中枢神经组织中表达,催化类固醇激素和前致癌物的代谢。CYP1A2 是重要的肝脏氧化酶之一,约占肝脏总 CYP 氧化酶的 13%,仅次于 CYP3A 和 CYP2C 亚家族而居第三位,它参与许多药物、类固醇激素及致癌物质的代谢。CYP1A2 在肝脏中大量表达,参与约 10% 临床使用药物的代谢。相反,CYP1A1 和 CYP1B1 大多位于肝脏外,对药物代谢的重要性较小。CYP1A2 参与阿戈美拉汀、咖啡因、氯氮平、度洛西汀、普萘洛尔、替扎尼丁和佐米曲普坦等外源性化合物,以及褪黑素和雌二醇等内源性化合物的代谢。CYP1A2 活性受环境因素的强烈影响,如吸烟或食物成分可显著诱导 CYP1A2。相反,口服避孕药、氟喹诺酮和氟伏沙明可抑制 CYP1A2[19]。

二、CYP2

在 CYP 超家族中,CYP2 是已发现的最大家族,有 15 个亚家族(CYP2A~CYP2Q),其中前 5 种亚家族(CYP2A~CYP2E)存在于哺乳动物(如大鼠、小鼠、家兔和人),研究较为广泛。尽管前 5 种主要的 CYP2 亚家族具有不同的底物特异性和诱导调控机制,但它们具有以下相似特性:① 与 CYP1 和 CYP3 的底物相比,CYP2 的底物均为小到中等分子量化合物,其中 CYP2A 和 CYP2E、CYP2C 和 CYP2B 的底物特异性之间有一定程度重叠。② 除 CYP2E 受乙醇

诱导外,CYP2A、CYP2B、CYP2C 均受苯巴比妥诱导,而 CYP2D 只有固有表达,无诱导。③ 在人的肝脏,CYP2 占 35%,其中主要由 CYP2C 组成(占 20%),临床用药约 50% 由 CYP2 催化代谢。④ CYP2A、CYP2C、CYP2D 和 CYP2E 均具有遗传多态性和种族差异。

CYP2A6 约占肝微粒体总 CYP 酶的 4%,也在一些肝外组织中表达,如肺和气管。与其他 CYP 酶相比,CYP2A6 的活性位点较小,在香豆素、来曲唑、尼古丁和替加氟的代谢中起着重要作用,并有助于青蒿素、依法韦仑、氟烷、毛果芸香碱和丙戊酸钠等其他药物的代谢[20]。与 CYP2A6 类似,CYP2B6 的表达高度可变,仅占肝微粒体 CYP 酶的一小部分[21]。CYP2B6 和 CYP2A6 在 19 号染色体上彼此非常接近,它们的表达水平是相关的[22]。除了肝脏,CYP2B6 也在大脑中表达,参与安非他酮、环磷酰胺、依法韦仑、美沙酮和奈韦拉平的代谢[23]。

CYP2C 亚家族由 4 个高度同源的基因 CYP2C18、CYP2C19、CYP2C9、CYP2C8 组成。CYP2C 酶活性可因环境因素而显著改变。多种外源药物如利福平和金丝桃素,可诱导肝细胞中 CYP2C 基因的转录表达,从而增加 CYP2C 底物的代谢。包括嵌合抗原受体(CAR)、孕烷 X 受体(PXR)、维生素 D 受体(VDR)和糖皮质激素受体(GR)在内的几种药物激活的核受体参与了这种诱导[24]。许多药物也可作为 CYP2C 酶的可逆或时间依赖性抑制剂,如氯吡格雷和吉非罗齐用于 CYP2C8,氟康唑和咪康唑用于 CYP2C9,氟伏沙明和奥美拉唑用于 CYP2C19。CYP2C8 代谢多种药物,如阿莫地喹、达沙布韦、伊马替尼、紫杉醇、洛哌丁胺、孟鲁司特、吡格列酮、瑞格列奈和罗格列酮[25]。就底物数量而言,CYP2C9 是重要的 CYP 酶,据估计在所有由 CYP 酶代谢的药物中,约 15% 由 CYP2C9 代谢。重要的 CYP2C9 底物包括华法林(s-异构体)、苯妥英、氯沙坦、氟伐他汀、波生坦、大多数磺酰脲类药物和几种非甾体抗炎药[26]。CYP2C19 参与许多临床相关药物的代谢,如苯二氮䓬类、质子泵抑制剂(PPI)、5-羟色胺选择性再摄取抑制剂(SSRI)、三环抗抑郁药(TCA)和伏立康唑,对前药氯吡格雷的代谢活化很重要[19]。

虽然肝脏中 CYP2D6 的蛋白质丰度仅约为肝脏 CYP 总量的 5%,但 CYP2D6 对约 25% 临床使用药物的代谢有显著贡献[27]。CYP2D6 底物包括 TCA、SSRI(帕罗西汀、氟西汀、氟伏沙明)、其他精神病药物(文拉法辛、阿立哌唑、利培酮)、阿托莫西汀、阿片类药物(可待因、曲马多、羟考酮)、止吐药(恩丹西酮、托烷司琼)、伯氨喹、三苯氧胺和心血管药物(美托洛尔、噻吗洛尔、普罗帕酮)。CYP2D6 可被多种药物强烈抑制,包括氟西汀、帕罗西汀、特比萘芬和吗氯贝胺。

CYP2E1 是药物代谢的核心体系成员之一。CYP2E1 酶主要分布于肝脏,其最适底物多为亲脂性小分子化合物,内源性酶作用物包括乙醇、丙酮、乙缩醛等;外源性的包括苯、四氯化碳、亚硝胺、对乙酰氨基酚(APAP)和 N-亚硝基二甲胺等,其中大部分为前致癌物和前毒物。APAP 通过 CYP2E1 代谢形成高活性和有毒的中间代谢产物 N-乙酰-对苯醌亚胺(NAPQI),NAPQI 可通过谷胱甘肽很容易地解毒为水溶性、无害且易于在尿液中排泄的巯基尿酸。然而,一旦谷胱甘肽耗尽,NAPQI 通过半胱氨酸残基直接与细胞蛋白质结合,造成大量肝细胞损伤和死亡,临床上导致急性肝脏坏死[28]。

三、CYP3

CYP3A 亚家族是 CYP3 家族中的一个重要类别,CYP3A3、CYP3A4、CYP3A5、CYP3A7 亚型参与药物代谢。在成人,CYP3A 占肝脏 CYP 酶总量的 25%,是肠道中最重要的 CYP 酶。CYP3A4 和 CYP3A5 在成人肝脏中大量表达,而其他两种亚型的表达较低。然而,CYP3A7 在胎肝中高度表达,约占微粒体 CYP 蛋白总含量的 50%。CYP3A 在外源性物质,尤其是药物代谢中起重要作用,临床用药中约 60% 经由 CYP3A 代谢。CYP3A 也能催化许多内源性物质的代谢,如睾酮及可的松的 6β-羟化代谢。因此,了解 CYP3A 在药物代谢中的特性,对临床用药有指导意义。① CYP3A 在肠道上皮细胞上表达且含量丰富,因此作为 CYP3A 底物的口服药物在肠道将有部分被催化代谢,即所谓"首关清除效应",这类药物的生物利用度因此而降低,用药过程中要注意该问题。同时分别采取体外和体内方法研究 CYP3A 催化活性时,也应当考虑到"首关清除效应"对药酶活性测定结果的干扰。② CYP3A 的诱导剂和抑制剂均可影响 CYP3A 底物(药物)间的相互作用。例如,环孢素和特非那定(抗组胺药)主要由 CYP3A4 代谢,而红霉素和酮康唑可抑制该药酶的活性,因此接受环孢素或特非那定治疗的患者,若需要同时使用红霉素或酮康唑,应当注意调整环孢素或特非那定的剂量,并严密观察毒副作用。③ CYP3A 酶的含量和催化活性存在较大个体差异,因此由 CYP3A 酶代谢的药物,其药代动力学也可能存在较明显的个体差异。研究发现,CYP3A 野生型基因的个体使用表鬼臼毒素治疗肿瘤后引起白血病的发病率更高,可能是由于表鬼臼毒素经 CYP3A 代谢后生成的表鬼臼毒素儿茶酚和表鬼臼毒素醌可损伤 DNA,导致基因突变并致癌。

吡咯双烷或吡咯里西啶生物碱(PA)是一类种类繁多、分布广泛的植物内源性毒性成分,具有不同程度的肝毒性、遗传毒性和致癌性。近年来,国内陆续有"土三七"(菊科植物菊三七的干燥根)导致的肝窦阻塞综合征(SOS)报道,"土三七"含 PA 成分,在 CYP3A4 代谢下,首先被氧化为不稳定的脱氢吡咯烷生物碱(DHP),DHP 可进一步被水解为脱氢裂碱(DHN),DHP 和 DHN 具有很强的亲电性,可与胞内多种重要的亲核物质(如蛋白质、RNA、DNA)形成加合物,导致肝细胞凋亡或死亡(图 3-2)[29]。此外,一种来自野百合属植物的吡咯里西啶生物碱成分野百合碱(MCT),通过 CYP3A4 代谢激活形成亲电脱氢野百合碱(DHM),导致肝脏和心脏毒性。研究发现脂多糖诱导小鼠炎症模型可增强 MCT 肝毒性的敏感性,其机制在于嗜中性粒细胞中的髓过氧化酶(MPO)参与了 MCT 的代谢活化,生成了 DHM-N-乙酰半胱氨酸加合物(DHM-NAC 加合物),从而诱导肝损伤。通过抑制 MPO 酶活性或 MPO 基因敲除小鼠模型,不再出现炎症对 MCT 肝毒性的增敏作用(图3-3)[30]。

黄药子(*Dioscorea bulbifera* L.)在调节甲状腺功能、抑制肿瘤、抗炎、抑菌、抗病毒等方面潜力巨大[31],然而其可导致肝毒性的报道严重影响其药用价值及临床的广泛应用。有研究报道黄药子肝毒性化学成分为呋喃喹啉生物碱黄独素 B,通过 CYP3A4 催化,呋喃环经代谢活化生成开环的活性中间体,与肝脏蛋白质半胱氨酸巯基和赖氨酸氨基共价结合形成蛋白质加合物,而引起肝毒性(图3-4)[32-34]。此外,研究报道发现单剂量 28 g/kg 黄药子提取物给药大鼠后,给药 0.5 h 后可检测到血浆蛋白质加合物,8 h 后大鼠血浆 ALT 显著升高。显然,毒性剂量时大鼠血浆质蛋白加合物的检测时间远早于血浆 ALT 活性的观察时间,至少提前 8 h。这为理解药物代谢活化、损伤肝细胞的顺序提供了直观数据(图3-5)[34]。

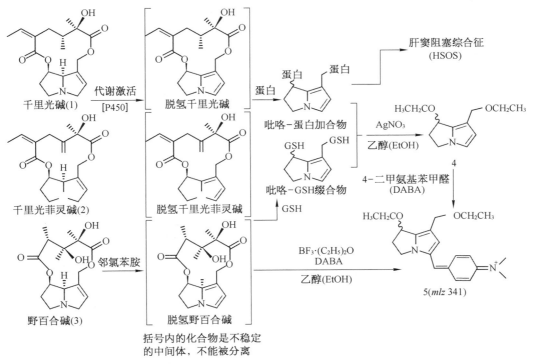

图 3-2　吡咯-蛋白质加合物(吡咯-谷胱甘肽缀合物)的代谢激活和合成途径[29]

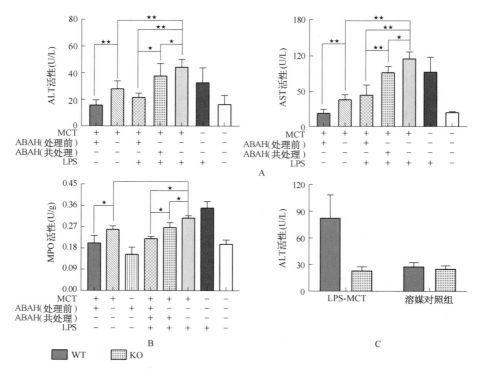

图 3-3 脂多糖诱导小鼠炎症模型增强 MCT 肝毒性表型

ABAH：MPO 酶抑制剂,4-氨基苯甲酸肼[30]；MCT,野百合碱；LPS,脂多糖；WT,野生型组；KO,MPO 基因敲除组

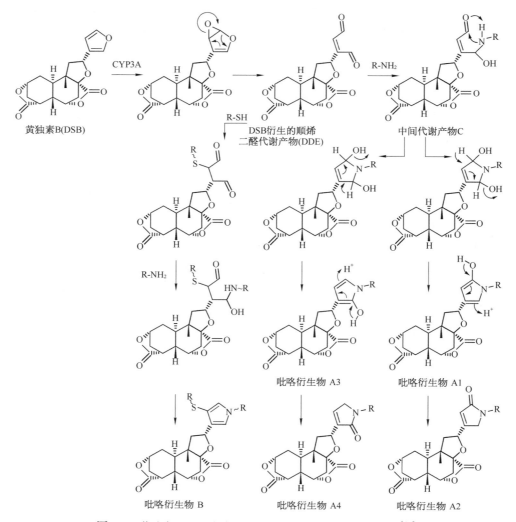

图 3-4 黄独素 B 及吡咯衍生物的蛋白质加合和代谢激活途径[34]

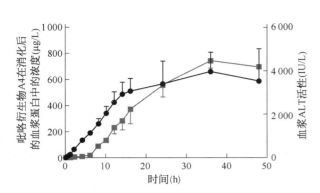

图 3-5 吡咯加合物给药大鼠后对血浆蛋白质加合物
及血浆 ALT 水平的影响[34]

第 3 节 药物和毒物在肝细胞的 II 相代谢

Ⅱ 相反应(phase Ⅱ reaction)是指药物和毒物
及其代谢物与极性配体结合的反应。经 Ⅰ 相代谢
途径生成的药物代谢物,通常在转移酶的帮助下,
与极性配体如葡萄糖醛酸、硫酸、甲基、乙酰基、硫
基、谷胱甘肽、甘氨酸、谷酰胺等分子结合,生成水
溶性高、易于排泄的代谢产物,但 Ⅱ 相反应也可直
接发生在药物原型成分。常见的 Ⅱ 相药物代谢酶
包括 UDP 葡萄糖醛酸基转移酶(UGT)、硫酸基转移
酶(SULT)、N-乙酰转移酶(NAT)、谷胱甘肽 S-转移
酶(GST)、微粒体环氧化物水解酶(mEH)、硫嘌呤
甲基转移酶(TPMT)、儿茶酚-O-甲基转移酶
(COMT)等。

一、尿嘧啶核苷二磷酸葡糖醛酸转移酶(UGT)

尿嘧啶核苷二磷酸 UGT 多存在于肝细胞的滑面
内质网上,是主要的 Ⅱ 相药物代谢途径,40%~70% 人
类内源性和外源性化合物与葡萄糖醛酸化终产物结
合。UGT 家族主要包括 UGT1、UGT2、UGT3 和 UGT8。
UGT 对含有羧基、羟基、氨基和硫基等的数千种内
源性或外源性化学物质有极高的代谢性能,将其代
谢为极性高的产物,由胆汁或尿中排出。UGT1A1
是人类中高度表达的 Ⅱ 相酶,优先代谢胆红素,还
代谢某些酚和雌二醇;而 UGT2B7 代谢阿片剂;
UGT1A3、UGT1A9 和 UGT2A1 代谢羧酸。

UGT 通常在肝脏和肠道中高表达,UGT 的功能
活性由可用酶的数量和可用于结合药物或代谢物的
共基质的数量控制。如苯巴比妥和利福平可增加
UGT 的表达并减少药物暴露。另一方面,UGT 的竞
争可能导致代谢抑制和药物暴露增加。

二、硫酸转移酶(SULT)

SULT 是 Ⅱ 相药物代谢酶的另一个重要超家族。大
量内源性化合物(如多巴胺、类固醇、儿茶酚胺、血清
素、花生四烯酸、视黄醇等)及外源性化合物均由 SULT
代谢,包括 SULT1、SULT2、SULT4 和 SULT6[35]。截至
目前,SULT1A1 是研究最广泛的硫酸化酶,可代谢
酚、醇和胺。SULT1A2 和 SULT1A3 也代谢胺,芳香胺
是这两种亚型的主要底物[36]。SULT1B1 仅限于甲状
腺激素和小酚类化合物的代谢。SULT1C1 代谢碘化
甲状腺氨酸,SULT1C2 代谢 4-硝基酚。此外,
SULT1E1 对雌激素的代谢有特殊的偏好。据报道,有
多种化合物是 SULT 的抑制剂,姜黄素是有效的
SULT1A1 抑制剂。此外,SULT1A1 和 SULT1A3 可被
葡萄、橘子、绿茶和红茶等果汁抑制,非甾体抗炎药也
是 SULT1A1 和 SULT1E1 的抑制剂。甲芬那酸、水杨
酸、枸橼酸氯米芬和达那唑也是有效的 SULT 抑制
剂。有几种药物可以诱导人类细胞表达 SULT。维甲
酸在肝癌细胞和 Caco-2 细胞中诱导 SULT1A1、
SULT2A1 和 SULT1E1。甲氨蝶呤已被证明对人类细
胞中的各种 SULT 酶具有诱导能力。

三、谷胱甘肽 S-转移酶(GST)

GST 是用于催化谷胱甘肽与有毒异源物或氧化
产物结合,从而促进此类物质的代谢、区域化隔离或
清除。几乎所有类型的化合物都是 GST 底物,GST 能
够与谷胱甘肽(GSH)中的巯基部分反应;常见的化合
物有环氧化物、醌、亚砜、酯类和过氧化物。肝内浓度
很高(约 5 mmol/L),其大部分在胞质中,少部分在内
质网。该酶催化谷胱甘肽中巯基基团对不同亲电分
子进行亲核攻击,使外源性化合物与内源的还原性
GSH 发生结合反应,如脂溶性硝基化合物、卤化物和
环氧化合物等的反应性高的基团结合,可防止此种中
间产物共价结合对机体造成损害。GSH 耗竭和 GSH
合成酶缺损者,APAP 的肝毒性增加,早期给予 N-
乙酰半胱氨酸(NAC),可促进 GSH 合成,改善
APAP 引起肝细胞损伤的预后。GST 也存在遗传多
态性,GST 基因缺陷与 ALT、AST 升高密切相关,已
撤市的曲格列酮所致 DILI 就与 GST 的遗传多态性
部分相关。

四、N-乙酰转移酶(NAT)

NAT 广泛存在于多个脏器细胞质中,但以肝脏
含量最高,分为 NAT1 和 NAT2 2 个亚科。所有 NAT

都是细胞溶质酶,它们使用 CoA 作为代谢反应的辅助因子。NAT1 以对-氨基苯甲酸为底物,与环境中致癌化学物质代谢相关,其遗传多态性与肿瘤发生关系的报道日益增多。NAT2 则主要代谢异烟肼、磺胺、普鲁卡因胺、肼屈嗪、氨苯砜、苯乙肼、醋丁洛尔、硝西泮和咖啡因等药物[37]。

NAT1 是一种普遍存在的酶,几乎在所有组织中都有表达。NAT 具有不同的底物特异性,不像其他代谢酶那样重叠。对氨基苯甲酸、对氨基水杨酸和对氨基谷氨酸是人体 NAT1 的主要底物;磺胺二甲嘧啶、异烟肼、肼和磺胺类是 NAT2 的常见底物。多酚类化合物被认为是 NAT 的主要抑制剂,咖啡酸、七叶皂苷、槲皮素和金雀异黄素等化合物抑制 NAT1,而东莨菪碱和香豆素是已知的 NAT2 抑制剂。

五、微粒体环氧化物水解酶(mEH)

mEH 是一种重要的生物转化 II 相代谢酶,广泛参与了多种环境致癌物(如多环芳烃、杂环胺等)的代谢,与苯并吡喃等强毒性外源性物质和由 CYP 氧化反应生成的环氧化物活性代谢物的解毒密切相关。

六、硫嘌呤甲基转移酶(TPMT)

TPMT 是 II 相重要代谢酶之一,主要存在于肝脏和肾脏中,该酶催化芳香杂环巯基化合物的 S-甲基化,特别是硫嘌呤药物(硫唑嘌呤、6-硫鸟嘌呤和 6-巯基嘌呤)的甲基化,用于治疗肿瘤和自身免疫性疾病患者及移植受者。硫嘌呤药物必须通过次黄嘌呤磷酸核糖转移酶代谢转化为活性代谢产物,通过细胞毒性发挥抗肿瘤活性[35]。然而,细胞毒性抗肿瘤作用在肿瘤和正常细胞之间必须有一个微环境平衡,而 TPMT 通过甲基化将这些化合物代谢为无毒形式,因此,TPMT 也起到了抑制硫嘌呤药物的毒性作用。药物基因组学研究表明,TPMT 的基因多态性是导致药物不良反应的易感因素,其中携带 TPMT 多态性的易感人群(如 TPMT*3A、TPMT*3C、TPMT*2)风险较高[38]。此外,TPMT 活性的抑制也可能导致有毒活性代谢物在人体内蓄积,引起其他不良反应,如硫唑嘌呤治疗后的骨髓抑制,已知萘普生、甲非那米酸和托非那米酸以非竞争性方式抑制 TPMT[39]。

七、邻苯酚-O-甲基转移酶(COMT)

COMT 主要负责将甲基从 S-腺苷甲硫氨酸转移到其底物,这种甲基化是儿茶酚胺和邻苯二酚雌激素代谢的主要途径之一,包括多巴胺、肾上腺素和去甲肾上腺素等神经递质,以及结构上附着有邻苯二酚官能团的药物,有助于维持各种不同生物系统的稳态设定点,包括但不限于疼痛感知、情绪、认知,以及对身体和情绪压力源的反应[40]。COMT 主要在哺乳动物细胞的突触后神经元中表达。COMT 包括可溶性形式(S-COMT)和膜结合形式(MB-COMT),虽然 S-COMT 和 MB-COMT 共享相似的序列,但它们的底物亲和力和特异性差异很大。与 S-COMT 相比,MB-COMT 对多巴胺和去甲肾上腺素的亲和力约高 10 倍[35]。近年来,COMT 已被证实是调节认知功能障碍的一个有希望的靶点。COMT 靶点抑制剂有恩他卡朋、托卡朋和黄酮类化合物,抑制 COMT 可导致其底物积累,目前已被用作帕金森病的治疗策略[41]。虽然 COMT 主要不在肝细胞,与 DILI 的关系一般不大,但其抑制剂可能具有潜在的肝毒性风险。

第 4 节　药物和毒物代谢产物从肝细胞向胆管的转运

药物和毒物代谢产物自肝细胞向外的转运过程,有时也称为 III 相反应,主要是指肝细胞内药物代谢产物经肝细胞胆管面的转运蛋白转运进入胆汁排泄的过程。肝脏外排转运蛋白主要是 ATP 结合盒(ABC)家族成员,包括胆盐输出泵(BSEP)、多药耐药蛋白 1(MDR1)、多药耐药相关蛋白 2(MRP2)、乳腺癌耐药蛋白(BCRP)、多药和毒素输出蛋白 1(MATE1)等。此外,肝细胞表面的某些转运蛋白(如 MRP3 和 MRP4 等),还可将相关药物或毒物的代谢产物从肝细胞内转运至血液中,以便将某些代谢产物经血流运输至肾脏,经肾脏随尿排出。

一、多药耐药蛋白(MDR)

MDR1 也称 P 糖蛋白(P-glycoprotein,P-gp)或 ABC 亚家族 B 成员 1(ABCB1),是 ABC 转运蛋白家族的一大类跨膜蛋白,其主要功能是利用 ATP 水解产生的能量将与其结合的底物转出质膜。广泛分布于肠道、血-脑屏障、肝、胆管等组织器官,参与多数药物体内过程的调控,如共平面多芳环的疏水性阳离子、中性分子(如地高辛、环孢素 A)、荷负电的分子(如非索非那丁和阿托伐他汀)、亲水性药物(如甲氨蝶呤和肽类)及相对分子质量小于 400 的分子(西咪替丁)[42,43]。P-gp 介导的药物相互作用(DDI)可引起药物不良反应,P-gp 的诱导剂或抑制剂与其底物联用时,发生的 DDI 使底物的体内过程受到影响,血药浓度改变,从而影响药物的临床疗效和安全性。由 P-gp 介导的 DDI 引起的不良反应通常是与 P-gp 抑制剂联用,导致底物生物利用度增加,进一步引起药效增强相关的不良反应[44]。

当 P-gp 的底物与抑制剂联用时(如胺碘酮、放线菌素 D、克拉霉素、舍曲林、去甲舍曲林等),底物易受抑制剂影响,导致生物利用度增加,引起疗效增强甚至不良反应。当 P-gp 的底物与诱导剂(如利福平、地塞米松、苯巴比妥、克霉唑等)联用时,则可能由于药物外排作用增强而导致疗效下降或无效[45]。

P-gp 功能减弱可导致药物的口服生物利用度增加,肾和胆管对药物的排泄减少,血药浓度增加,从而引起不良反应。细胞膜上 P-gp 表达水平下调会引起药物胞内蓄积,从而导致由药物的细胞毒性引起的不良反应(如依赖于靶细胞内药物聚集而发挥作用的抗肿瘤药物)。

二、多药耐药相关蛋白(MRP)

MRP 也称 ABC 亚家族 C 成员 2(ABCC2),是 ATP 结合盒式跨膜转运蛋白超家族的一员,胆汁酸从肝细胞基底侧膜外排主要经由 MRP 家族调控。该家族至少包括 6 个成员(MRP1~MRP6),其中 MRP3 和 MRP4 位于肝细胞基底侧膜,MRP2 位于顶膜。作为 ATP 依赖的外排泵,此类转运蛋白具有广泛的转运底物,包括内源性和外源性葡糖醛酸结合物及 GSH 结合物。MRP2 是肝细胞胆管侧膜处转运胆汁酸的重要 ATP 结合盒式转运蛋白。MRP2 负责转运结合胆红素及范围较广的有机化合物底物,包括 GSH、葡糖醛酸和硫酸化结合物,以及部分药物(如普伐他汀、甲氨蝶呤、氨苄西林、头孢曲松、伊立替康等)[46]。在胆汁酸转运方面,MRP2 可转运二价胆汁酸如硫酸化牛磺胆酸和甘胆酸盐,而不能转运一价胆汁酸盐。MRP3 底物包括药物和内源性物质的葡糖醛酸结合物,特别是胆红素单和多葡萄糖醛酸结合物。肝脏 MRP3 和 MRP4 在正常情况下表达水平较低,而在患胆汁淤积等肝脏疾病时表达增加。MRP3 调控葡糖醛酸结合型胆汁酸的外排,亲和力较低,而不参与非结合型胆汁酸的转运。MRP4 是肝脏胆汁酸外排入血的重要转运蛋白。有研究显示 MRP4 敲除小鼠血液胆汁酸水平显著降低,肝脏损伤程度加重。此外,MRP4 被抑制也可能是 DILI 的重要因素[1,16]。

三、乳腺癌耐药蛋白(BCRP)

BCRP 也被称为 ABC 亚家族 G 成员 2(ABCG2),是近年来发现的与肿瘤多药耐药相关的一种新的药物排出泵,主要依赖 ATP 提供的能量将抗肿瘤药物泵出细胞外而产生耐药性[47]。研究表明 BCRP 通过二硫键形成同源二聚体或低聚物,构成跨膜通道,如此才具有转运药物的功能,可以将米托蒽醌、甲氨蝶呤、拓扑替康、舒尼替尼等多种临床常用的抗肿瘤药物从细胞内转运到细胞外,降低细胞内药物浓度,从而导致耐药,引发肿瘤多药耐药性的发生。

此外,肠道上皮的 ABCG2 通过转运从肠腔进入的外源性物质(如药物)来调节肠道吸收。ABCG2 在胎盘屏障中也有保护作用,胎盘滋养层中的 ABCG2 可阻止药物进入胎儿体内,因此在孕期内要慎用 ABCG2 抑制药,以避免毒物对胎儿的损害。研究报道 ABCG2 可同时抵抗米托蒽醌、SN-38 和拓扑替康的细胞毒作用,主要通过结合和水解 ATP 并利用该能量将细胞内的药物泵出,除了使胞内抗癌药物的蓄积减少,同时也使细胞内药物的分布发生改变,降低胞内药物浓度和减轻细胞毒作用[48]。研究发现大量类黄酮类物质具有抑制 ABCG2 表达的作用,如在过表达 ABCG2 的癌细胞中,橘皮素、水飞蓟素和大豆黄素能够增加米托蒽醌在细胞内的蓄积,同时也增加其细胞毒性[47,49]。

四、胆盐输出泵(BSEP)

BSEP 也称 ABC 亚家族 B 成员 11(ABCB11),是肝脏特有的主要转运体。BSEP 位于肝细胞胆管侧膜,ATP 依赖型的胆汁酸可由肝细胞 BSEP 排入毛细胆管,随后进入胆管,最终排入小肠。在胆汁的肝肠循环中,BSEP 处于胆汁酸外排开端,对于维持胆汁转运通畅具有重要意义。BSEP 为肝细胞顶膜侧主要的胆汁酸转运蛋白,其底物包括非结合胆酸盐及牛磺酸、甘氨酸、硫酸结合型胆酸盐,转运底物中对牛磺酸结合的胆酸盐具有更高的亲和力[50]。此外,BSEP 还具有转运某些药物的能力,如 HMG-CoA 还原酶抑制剂、普伐他汀、利福霉素、曲格列酮和格列本脲等。若 BSEP 功能被抑制,则可导致胆汁淤积。药物抑制 BESP 转运是导致药物诱导性胆汁淤积的重要原因之一,如格列本脲、曲格列酮、波生坦、CP-724 和 CP-714 为 BSEP 抑制剂,吸收进入人体后可抑制肝脏 BSEP 的转运功能,导致药物性胆汁淤积型肝损伤[51]。牛磺石胆酸则以内化作用降低顶膜侧 BSEP

的表达,从而引起药物性胆汁淤积。

五、多药和毒素输出蛋白 1(MATE1)

MATE1 由 SLC47A1 基因编码,是主要在肾脏和肝脏表达的外排型转运体家族成员,后来还发现存在由 SLC47A2 基因编码的异构体 MATE2 和 MATE2-K。在肾脏,MATE1 主要位于肾近端肾小管上皮细胞的刷状缘膜,介导相应底物排出到尿液的最后一步。在肝脏,MATE1 主要位于肝细胞的胆小管面,可与 OCT1 等转运体协同介导胆汁排泄,并将阳离子药物或毒物的代谢产物或某些内源性代谢物从肝细胞转运至胆汁中并沿胆道排泄到肠腔。目前约有 40 种临床使用药物已被证实为 MATE 的底物,如二甲双胍等[52]。有研究报道,MATE1 与 P-gp 等转运蛋白共享多种中性和阳离子有机底物(如非索非那定、左氧氟沙星和奎尼丁)[53]。此外,基于 SLC47A1 基因多态性的研究表明,这些转运蛋白在二甲双胍的肾脏消除和药理作用中发挥着重要作用[54]。

第 5 节　药物和毒物代谢的影响因素

临床常发现应用相同药物治疗同类疾病时,疗效常存在差异,且有时差异颇大,甚至出现与预期效果相悖的临床反应。这是因为临床药物效应受诸多条件影响,包括药物因素如剂量、给药途径和疗程,个体遗传因素差异、生活习惯与嗜好,以及环境因素等。本节从肝脏药物代谢角度介绍药物代谢的影响因素。

一、代谢酶和转运蛋白基因/功能多态性

不同个体对药物的耐受性及敏感性有很大差异,不同种族人群表现出对药物代谢的不同表现类型(快代谢型和慢代谢型)。由于遗传多态性的存在,有些药物在代谢过程中会产生有毒或致癌物质,进一步造成肝损伤,或原本不具抗原性的药物在肝内转化后形成具有抗原性的代谢产物而引起肝损伤。

目前,已有部分研究提示药物代谢酶和转运体的多态性会影响多种药物的动力学。例如,CYP3A 具有多种多态性,包括 CYP3A4 * 1G、CYP3A5 6986A>G 和 CYP3A5*1。华法林主要由 CYP2C9 代谢,该酶的遗传多态性导致药物代谢的变化,携带 CYP2C9*2 和 CYP2C9*3 等位基因患者,华法林代谢较低,导致血浆浓度较高。OCT 的基因多态性可直接

或间接影响药物疗效与毒副作用,使应答产生个体差异。

遗传和环境因素对肝脏离子转运蛋白的表达均有影响。已发现许多转运蛋白基因存在遗传多态性,其中很多已被证实可显著影响药物暴露后的个体反应差异。对于绝大多数药物转运蛋白而言,临床和遗传参数之间的复杂相互作用影响着所观察到的药物分布特征和药物反应表型。OCT 的基因多态性可能是这种相互作用产生个体差异的重要因素之一。如 OCT1 的基因多态性可使某些药物的临床药效产生差异,如(rs35191146 和 rs628031)单核苷酸多态性(SNP)对伊马替尼的摄取能力显著降低,对于携带 rs35191146 等位基因的骨髓性白血病患者,伊马替尼的治疗失败率相应增加。OATP1B1 的 SNP 被认为会增加他汀类药物诱导的肌病及高胆红素血症的风险。

因此,代谢酶和转运蛋白基因多态性及其介导的 DILI 研究,为 DILI 不良反应的机制研究提供了思路和方向,同时为个体化给药提供了理论依据。

二、药物和毒物剂量、途径、疗程

药物剂量对药物作用有明显的影响。一般药物剂量过小,药物作用不明显,可能会使治疗时间延长或无法达到应有的治疗效果,使疾病出现反复发作的情况。如果药物剂量过大,则可能出现毒副作用,包括肝脏和肾脏中毒等,甚至可能致死。药物的最佳使用量,应当是既可以发挥药物作用、又不会引起毒副作用的剂量,这种剂量称为治疗量或常用量。药典对某些作用强烈、毒性较大的药物规定了剂量,即达到最大治疗作用但尚未引起毒性作用的剂量,超过了则可能引起中毒。另一方面,药物可制成多种剂型并采用不同的途径给药,如口服剂型有片剂、胶囊、口服液,注射剂型有水剂、乳剂、油剂等,此外还有缓释剂和控释剂等。剂型不同、给药途径不同,以及疗程不同,药物效应和毒副作用也会不同[55]。

三、药物或毒物间的相互作用

药物可能仅由一种 CYP 酶代谢(如 CYP2D6 代谢美托洛尔),或由多种酶代谢(如 CYP1A2、CYP2D6 和 CYP3A4 均可代谢华法林)。引起 CYP 代谢药物相互作用的药物被称为抑制剂或诱导剂。美国食品药品管理局(FDA)要求所有正在开发的药物都要测试作为底物、抑制剂和(或)诱导剂的任何可能的相互作用。酶抑制剂主要作用于酶水平,其类型有竞争

性（与游离酶的活性位点结合）、非竞争性（与药酶复合物结合以抑制）、非竞争性（与代谢位点以外的其他位点结合）和混合性。诱导剂可增加药酶基因转录以增加酶含量，或增加和稳定酶活性。

DDI 可能对相关药物的血药浓度产生明显影响。有些药物可促进或抑制其他药物在肝脏的代谢，如红霉素可抑制三唑仑的代谢而使其血药浓度明显上升。有些药物具有酶诱导作用，可促进其他药物的代谢，如利福平可促进三唑仑的代谢，使三唑仑血药浓度明显降低。此外，药物在肝脏摄取和向胆汁排泄时，可因竞争转运载体而发生相互影响。某些情况下，药物间或药物与人体代谢产物之间可因竞争性结合清蛋白或组织蛋白而影响血药浓度，如静脉注射磺胺异唑可使游离型胆红素水平增高，地高辛与奎尼丁合用时其进入组织受抑而使血药浓度明显增高。此外，一些药物可抑制另一些药物的载体（如有机阴离子转运体），使得后者经肾小管分泌减少而出现血药浓度增高。如丙磺舒可使甲氨蝶呤的血药浓度上升，使得相同剂量下甲氨蝶呤的骨髓抑制等副作用明显增强。也有药物可抑制经肾小球滤过的另一些药物在肾小管的重吸收，导致后者血药浓度锐减。应用碱性药物可使肾小管腔 pH 升高，使水杨酸重吸收减少，肾清除率明显增加。

DDI 对某些药物的血药浓度影响可能不大，但可影响其药效并增强毒副作用。例如依诺沙星单独应用时，其与 γ-氨基丁酸（GABA）受体结合很少，对大脑的不良影响较小；但若与非甾体抗炎药合用，可增加依诺沙星与 GABA 受体的结合量，出现明显脑部症状。

DDI 还可能影响药物向靶器官的转移。例如某些药物合用时，可能竞争血脑屏障血管内皮细胞的药物载体（P 蛋白），出现血脑屏障功能障碍，通透性增加，脑内药物浓度增高，中枢作用增强且易出现副作用。

总之，对 DDI 引起的药物潜在毒性风险应高度重视。1993 年秋，抗疱疹新药索立夫定（sorivudine）在日本上市，但不久发现其与 5-氟尿嘧啶联合应用时会出现严重肝毒性，短期内引起多起死亡事件，上市 3 个月即被迫退市。这种 DDI 相关的毒副作用与单用索立夫定时出现的毒副作用完全不同。

四、其他因素

（一）年龄

年龄可能影响肝脏对某些药物的代谢。一般而言，老年人由于代谢系统效率降低，药物清除能力也降低。新生儿（小于 4 周龄）由于体内代谢酶发育不成熟，代谢清除药物的能力有限，故这两种情形均可能相对易于造成药物在体内蓄积而导致毒性。基于国家药品不良反应监测系统 2012—2016 年自发报告数据显示，0~1 岁婴儿发生药物相关不良反应的风险显著高于年龄较大的儿童；此外，52 岁以上老年人可能是药物相关不良反应的高风险人群，年龄每增加 10 年，相对风险就会增加 33%[56,57]。

年龄也可能影响药物的分布和代谢。老年人肝肾功能逐步下降，药物在体内蓄积的风险增加。老年人肝脏血流减少 20%~50%；血液中主要的药物载体蛋白为人血清清蛋白和 α₁-酸性糖蛋白，这两者也均下降。40~60 岁人群中，机体脂肪和肌肉的状况会随年龄增加而改变。这些躯体组织成分的改变会使药物在体内分布体积发生变化。一项 1 000 例患者的研究显示，使用异烟肼治疗时，老年人氨基转移酶升高率要高于其他年龄组 5 倍以上。苯噁洛芬因易造成胆汁淤积型肝炎和肾功能衰竭而被撤出市场，其在老年患者中甚至会导致死亡。苯噁洛芬与葡萄糖醛酸苷结合后从胆汁和尿液中排泄。但胆汁淤积可促使药物在体内蓄积，其年龄相关的危险因素可能是由于肾功能降低。

（二）性别

女性药物不良反应的发生率是男性的 1.5~2 倍，其差异可能与男女消化道生理功能、代谢特征、性激素、体重、体脂、免疫状态、用药偏好等诸多影响因素有关。① 药代动力学特征对药物不良反应有潜在影响，例如女性胃酸分泌相对少，胃排空时间相对短，肠道转运率相对低，这些均可影响口服药物的吸收及随后的生物利用度。② 性别的激素效应，例如女性的月经、妊娠、更年期激素变化对药物代谢的影响。③ 男性某些酶活性高于女性，而女性其他酶活性也可能高于男性。据报道，男性 CYP2D6 和 CYP1A2 的活性高于女性，而女性 CYP3A4 活性高于男性。氟烷的肝毒性女性为男性的 1.5~2 倍，而阿莫西林引起的肝损伤在男性较为多见，这除了与免疫因素有一定的关联外，可能与男女之间Ⅰ相代谢酶的差异也有某种关系。④ 女性自身免疫倾向高于男性，药物相关的自身免疫事件可能也高于男性，药物吸收转化后肝脏局部的异常免疫反应，女性可能多于男性[58]。与自身免疫相关的 DILI 相对易于发展为慢性 DILI，并可能具有自身免疫性肝病的若干特征，如自身抗体阳性、丙种球蛋白水平增高、对糖皮质激素的应答状况等。可引起这类肝损伤的药物有米诺环素、甲基多巴、双氯芬酸、呋喃妥因等。⑤ 女性比男性常更多用药。19～64 岁人群中,14% 男性和 24% 女性使用两种或以上处方药。女、男比为 1.7 : 1。在两个大规模的研究中,61%～66% 的 DILI 事件发生于女性,约为男性 1.5 倍。根据健康与营养普查,使用处方药产生 DILI 的性别差异出现在 20 岁以后。

(三)妊娠

妊娠期体内水分、脂肪含量和激素的变化可能会改变药物的吸收、分布、代谢和排泄。CYP2D6、CYP3A4、CYP2B6 和 CYP2C9 的活性在妊娠期间增加,这些酶底物的药物(苯妥英钠、咪达唑仑和美托洛尔)的半衰期比未孕女性相对较短[59]。另外,CYP1A2 和 CYP2C19 的活性在妊娠期间降低,导致某些药物(如咖啡因是 CYP1A2 的底物)的清除率降低。此外,妊娠期间某些结合酶的活性也会发生改变[60],有报道妊娠期间 UGT1A4 活性显著增加,而 UGT2B7 活性未受影响,NAT 活性则降低。

(四)饮酒

饮酒对诸多药物的吸收、代谢和药效可产生影响。乙醇是 CYP2E1 诱导剂,也可影响 CYP1A1 和 CYP3A 的表达。长期酗酒者体内 CYP2E1 水平比不饮酒者高 10 倍以上,因而可较快地清除 CYP2E1 的底物类药物。CYP2E1 可转化异烟肼,诱发肝损伤,所以服用异烟肼的肺结核患者不宜饮酒。

酒精作为肝药酶诱导剂,可加速抗癫痫药物经肝脏的代谢,不利于其血药浓度的稳定和病情的有效控制。酒中所含的酪胺足以使服用单胺氧化酶抑制剂的高血压患者产生高血压危象。此外,乙醇又可抑制某些药物的代谢,血中乙醇浓度为 800～1 000 mg/L 时,地西泮(安定)的 AUC 可增加约 30%,在肝脏由 CYP 生成的去甲地西泮的 AUC 则减少约 50%。

戒酒硫(双硫仑)是一种醛卤氧化酶抑制剂,能抑制乙醇代谢通路中的乙醛脱氢酶(ALDH),使体内乙醇氧化生成的乙醛不能及时代谢为乙酸而大量贮积,引起头痛、恶心、呕吐、软弱、眩晕、嗜睡、幻觉、全身潮红、肝损伤、心律失常、血压下降甚至休克等异常难受的表现,使酒瘾者不能耐受饮酒,因而临床用于治疗慢性酒精中毒。甲硝唑、呋喃唑酮、甲苯磺丁脲、氯磺丙脲及具有甲硫四氮唑侧链的头孢菌素(如头孢美唑、头孢孟多、头孢哌酮、头孢甲肟、头孢替安、拉氧头孢等)均可抑制 ALDH,若服用这些药物同时饮酒,可引起血中乙醛浓度增加,产生双硫仑样反应。有报道饮酒的同时服甲硝唑诱发心律失常而致死,在

患者血中检出的乙醇和乙醛的浓度分别达 1 620 mg/L 和 46 mg/L。

阿司匹林和 H_2 受体阻滞剂能抑制胃内乙醇脱氢酶(ADH),此时即使少量饮酒,乙醇的作用也会增强。胃切除后胃排空时间明显增快,加之胃中 ADH 减少,进入循环的乙醇明显增加,从而放大乙醇的毒性作用。

甲氨蝶呤中毒常见的组织改变类似于酒精性脂肪肝,伴或不伴肝纤维化。酗酒、肥胖及糖尿病患者若服用甲氨蝶呤,则有加重肝损伤的风险。

(五)饮食

药物多具有脂溶性高的特性,高脂饮食可促进药物溶解,使药物吸收率增加,AUC 明显上升。灰黄霉素和苯妥英等是受高脂饮食影响的代表性药物,高脂饮食可使其最高血药浓度增加 3 倍,AUC 增加 10 倍。

药物应避免与富含钙离子等金属离子的食品同时使用。四环素族药物具有苯酚和对苯二酚结构,其能与钙离子形成难以吸收的螯合物,若同时服用富含钙离子的牛乳,则这些药物的吸收率将大为下降。此外,诺氟沙星和环丙沙星等喹诺酮类药物不仅与钙离子,而且能与镁、铝和铁等离子螯合,使药物吸收降低而药效降低。

红茶和绿茶鞣酸含量很高,咖啡和大柴胡汤中也含有鞣酸,而鞣酸能与铁离子形成不溶性螯合物,使铁离子吸收大为减少,因此在铁剂的说明书上多标明服药前 30 min 不能饮茶。有研究显示,在饮茶时服用 100 mg 铁剂,血清铁浓度未见升高。

西柚汁含有呋喃香豆素衍生物和其他特异成分,可抑制消化道 CYP3A4 活性,从而影响其对某些药物的代谢。最早发现服用西柚汁可增强非洛地平的药效,后来发现西柚汁不仅对二氢吡啶类钙离子拮抗剂,而且对咪唑二氮、沙奎那韦和环孢素等口服后 AUC 较小的药物也会有产生影响。这一作用为西柚汁所特有,橙汁无此作用。

高蛋白质饮食可导致普萘洛尔等 β 受体阻滞剂的血药浓度增高,应用氨基酸补液也会增加普萘洛尔的 AUC,最高血药浓度可增加 2 倍。与此相反,左旋多巴和苯丙氨酸氮芥在高蛋白饮食时吸收减少。大量服用维生素 C(>1 g)可引起炔雌醇血浓度升高。

(六)吸烟

吸烟产生的烟雾中所含的某些成分可诱导多种药物代谢酶,加速雌激素、茶碱和华法林等药物经肝

脏的代谢。烟雾中含有芳烃，可诱导人体 CYP1A1、CYP1B1 和 CYP1A2 的表达，并激活特异性受体进而增加 CYP1B6 和 CYP2E1 的表达[61]。安替比林、APAP、丙咪嗪和普萘洛尔等药物在吸烟者的药效可降低，这是因为烟雾中含有多环芳烃，可诱导 CYP1A1 和 UGT1A，加快了这些药物的代谢。

烟草中的尼古丁主要通过肝脏的 CYP2A6 同工酶进行生物转化，因此 CYP2A6 的基因多态性可影响尼古丁的代谢。烟草中的芳烃化合物及尼古丁也是较强的 CYP2D6 和 CYP1A2 诱导剂，从而增加吸烟者体内相关药物的消除速率，导致相关药物血药浓度降低。例如，利培酮在吸烟者体内的消除速率高于非吸烟者，这是因为吸烟者体内的 CYP2D6 和 CYP3A4 氧化代谢活性增强[62]。

吸烟可导致 CYP 活性增高和代谢产物积累增多，而某些代谢产物可与肝内的蛋白质发生加合反应，进而通过免疫介导等机制引起肝损伤。吸烟还可使氯丙嗪、氟哌啶醇等抗精神病药代谢加快，因此精神分裂症患者治疗用药的调整应考虑到吸烟因素。

（七）基础疾病

已知肝脏疾病可影响药物和内源性化合物的代谢。病变肝脏的血流和药物代谢酶的表达发生改变。有研究表明，有基础肝病的患者使用他汀类药物时出现肝功能异常的风险更高。伏立康唑是一种主要在肝脏代谢的药物，且可能引起肝损伤；因此服用伏立康唑的患者必须密切监测肝功能变化，特别是有基础肝病的患者。慢性病毒性肝炎等基础肝病也被认为是抗结核药物引起肝损伤的重要危险因素[63]。

糖尿病患者往往合并脂肪肝及其他代谢异常，使得肝脏对药物的代谢能力降低，并对药物潜在的肝毒性更加易感。例如，糖尿病患者 CYP3A4 活性显著降低，导致 1-羟基咪唑安定、4-羟基咪唑安定和 6b-羟基睾酮等代谢产物的生成降低，从而使得患者面临更大的药物相关毒副作用风险。因此，对糖尿病人群应特别注意调整治疗指数较窄的经肝代谢的药物的剂量[64]。

艾滋病占复方新诺明相关肝中毒诱因的 20%。一种假设认为，这类群体存在 GSH 缺陷，从而不能有效阻止羟胺氧化为毒性更大的亚硝基磺胺甲恶唑代谢物。系统性红斑狼疮（SLE）是水杨酸引起肝中毒的危险因素，有研究提示肝损伤发病率在 SLE 活动期高于 SLE 静止期。

（八）运动

运动可以改变胃肠道蠕动、肺通气量、血流分布、代谢酶活性等，这可能会影响某些药物的吸收、分布、代谢和排泄，从而影响血药浓度和维持有效血药浓度的时长，因此对于爱运动的患者需要注意根据具体运动情况调节某些药物的用法用量，尤其是治疗窗狭窄的药物（如地高辛和华法林）[65]。研究提示运动过程中地高辛血浆水平显著降低，而地高辛骨骼肌浓度显著升高。研究还发现，与静息状态相比，运动干预后，普萘洛尔的血浆半衰期和血浆浓度-时间曲线下面积明显减少，提示一次运动可使普萘洛尔的药代动力学发生显著变化。此外，以原型从尿中消除的药物，其药物消除最易受运动的影响，如阿替洛尔血浆浓度在运动时比运动前增加了 1.7 倍。规律运动可以诱导肾小球毛细血管壁 OCT 的表达，如规律游泳训练可以使 OCT 的底物二甲双胍经肾消除增加[66]。

（九）作息紊乱

作息紊乱（熬夜）打乱生物钟，不利于药物的吸收和代谢。长期熬夜者具有不同的睡眠觉醒周期，服药时间往往不规律，可能造成药物漏服和吸收不佳。有研究提示，糖尿病、癌症和肝硬化患者的药物治疗效果较容易受到作息的影响。规律作息和保证最佳服药时间可提高化疗药物的有效性，减少毒副作用。美国哈佛医学院研究小组发现，神经保护药物在体内的生物转化容易受到昼夜节律的影响。

（涂　灿　王伽伯　于乐成）

参考文献

请扫描二维码
阅读本章参考文献

第 2 篇

药物与毒物性肝病
概述、流行病学、
肝毒性物质

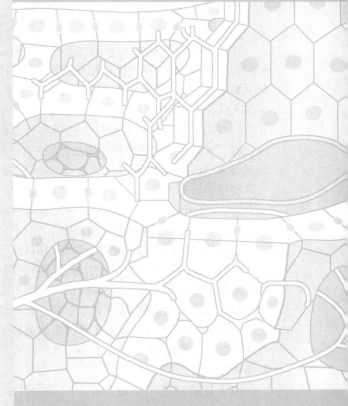

第 **4** 章

药物与毒物性肝病概论

一、概述

随着社会经济的发展,新的化工产品不断开发和排放的化学污染物不断增加,人类处于越来越严重的化学物威胁之中;另一方面,随着科学不断发展、对疾病深入认识和健康保健需求,新的药物和保健品不断开发。本篇主要介绍引起肝损伤的药物与毒物的体内代谢、个体易感性、实验性中毒、环境相关肝损伤及药物与毒物诱导肝损伤。以引起人们对环保、对药物与毒物诱导肝损伤的高度重视并开展深入研究,保障人类健康,努力减少医源性失误,切实做好药物与毒物诱导肝损伤预防工作。

药物性肝病即药物诱导性肝损伤(DILI),是指暴露于药物但无其他感染性因素引起的肝脏损伤,是肝生化异常的常见原因之一。当前,供人类应用的药品和保健品多达 3 万余种,加上食品添加剂和环境污染物质,人类暴露在 6 万种以上化学物质的威胁中。这些外因性化学物质,多在肝脏代谢,因此肝脏是药物和毒物损伤的主要靶器官。

DILI 是最常见[1]和最严重[2]的药物不良反应(ADR)之一,重者可导致急性肝衰竭(ALF)甚至死亡。DILI 约占 ADR 的 6%,占社区急性肝炎或黄疸患者的 5%,是发达国家 ALF 的主要原因,是不明原因肝损伤的常见原因,也是药物上市后被撤回的最常见原因。

在病毒性肝炎、脂肪性肝炎、HIV 感染、骨髓或器官移植患者中,药物则具有协同肝毒性作用。随着对 DILI 认识不断提高和 ADR 报告系统的日臻完善,临床报道的 DILI 病例也不断增加[3]。国际上有关 DILI 的研究也取得了一些成果,但由于涉及的药物种类繁多,发生机制复杂,人群易感性差异大,临床类型多

样,迄今国内外仍缺乏简便、客观、特异的诊断指标和特效治疗手段。

普通药理学将药物降低活性或使其完全失活的代谢过程称为解毒(detoxication)和灭活(inactivation)。但机体内药物经代谢反应不仅限于失活,很多药物在机体内首先进行代谢活化(metabolic activation)反应。这些药物前体被激活后多数毒性下降,但也有活化后代谢产物毒性增加,如这些活化中间体过度生成,与细胞成分结合后可引起器官损伤。

DILI 很少发生在几千人参加的新药临床试验中,当药物批准上市后,大量患者暴露,罕见的不良反应就会表现出来。因此,DILI 本身是对制药工业和药品监督机构的严峻挑战。以胰岛素增敏剂曲格列酮为例,在临床试验 2 510 例患者中 ALT>3×ULN 发生率为 1.9%,安慰剂组为 0.6%,治疗组 12 例 ALT≥10×ULN、5 例≥20×ULN(0.2%);日本自 1997 年 3 月 12 日上市以来,有 19 万患者使用,因肝损伤入院 153 例,死亡 8 例;上市后共发生 96 例肝衰竭、65 例死亡、8 例肝移植,于 2000 年被禁用[4,5]。

DILI 最初可分为可预测性和不可预测性两种,前者主要是药物的直接毒性作用所致,即肝毒物性肝病。但有些化学物质既是药物也可能是毒物,如对乙酰氨基酚(APAP),通常其剂量<1 g 不致病,>5 g 致肝损伤,>10 g 导致肝功能衰竭;砒霜(三氧化二砷)也是如此。当前,新药筛选越来越严谨,除非收益远大于风险,直接肝毒性药几乎不能通过审批,临床 DILI 多是在推荐剂量下发生的个体对药物或其代谢产物的特异质型 DILI(iDILI)。iDILI 具有不可预测性,其发生机制又可分为代谢特异质(metabolic idiosyncrasy)和过敏特异体质(hypersensitive idiosyncrasy),两类特异质为宿主相关性,而非主要与

药物特性或剂量相关。尽管总体不常见,但并非一定"罕见"。例如,首次服用异烟肼后约 10% 出现 ALT 升高,但大多数能适应并耐受;其发生多具不可预测性,10%~15% 重症,其中 6% 病死或需肝移植。近年来抗肿瘤免疫靶向治疗的兴起和广泛应用,出现了第 3 类肝损伤,即强调继发药物生物学作用反应,多影响宿主免疫系统,与直接毒性、剂量和特异体质均无关,可诱发新肝病或加重原有肝病。通常将抗肿瘤单抗致 HBV 再激活、抗 HIV 药致 HCV 恶化或再燃、激素致 NASH 加重等,以及免疫诱导药、重组细胞因子和免疫检查点抑制剂、酶抑制剂等导致肝损伤均归于此类。

代谢特异质型肝损伤多与细胞色素 P450 系统、跨膜运输蛋白和胆盐输出泵(BSEP)相关,常因药物代谢酶等的基因遗传多态性相关。过敏特异体质通常因药物中间代谢物通过抗原提呈细胞作用,经 I 型组织相容性抗原激活特异性细胞毒性 T 细胞介导致肝细胞损伤;或中间代谢产物与细胞内蛋白质分子结合,通过抗原提呈细胞作用,经 II 型组织相容性抗原作用于 B 细胞,产生抗加合物抗体,经抗体/补体依赖性细胞毒介导肝细胞损伤。近年来,基因风险因素和环境因素的相互作用也受到重视。

药物与毒物性肝损伤诊断和治疗是一个具有挑战性的临床问题,诊断基本是排他性,主要因为:① 用药后肝损伤的发生时间(潜伏期)差异大。② 停药后肝损伤消退时间不一。③ 再次暴露后复发。④ 临床表现(表型)各异。⑤ 无特异性标志,特殊检查(活检、影像和血清学)主要有助于排他。

目前诊断仍以排除法为主,大多数 DILI 不能明确诊断,而且常常被误诊或漏诊,因此有关 DILI 的诊断必须引起充分重视。1993 年,国际共识会通过改良 Danan 方案,即 RUCAM 因果关系评价法,因其准确性、可重复性显示出良好运用适度性,已广泛用于评估 DILI 形成的因果关系。美国国家卫生院(NIH)于 2008 年 12 月 DILI 专题讨论会上就如何获取个体 RUCAM 分值达成共识,希望将等级之间的参数变异性降至最小。当前在无特异性诊断标志的情况下,诊断还多依靠临床医生的逻辑推理,即诊断的可信度有赖于证据的力度和排除其他疾病,寻找可能为 DILI 的阳性特征,必要时对组织学进行评估。2022 年,Hayashi 等[6]发表了《用于 DILI 诊断的改良电子版 RUCAM 量表》,并将这种新量表正式命名为"改良电子化因果关系评估量表(RECAM)"。RECAM 虽然朝着计算机化的正确方向发展,一定程度上提高

了评估参数和评估过程的标准化,但尚缺乏广泛的验证过程,且更需要得到非肝病专业的进一步临床验证。

DILI 临床表现多样,可自轻度生化异常至 ALF 的一系列临床疾病谱,多发生在服用肝损伤药物后的 5~90 d。即使撤除引起肝损伤的药物,仍有约 6% 患者可发生慢性肝损伤。

当前,应用中草药、植物性药及其瘦身和保健制剂引起的肝损伤报道越来越多,应引起足够的重视。

药物和毒物性肝病的研究是一个庞大的系统工程,深入系统地建立和健全药物与毒物性肝病数据库刻不容缓。

二、中毒性肝损伤研究历史

化学性肝损伤常不被人们所重视。一些天然的毒物如捕蝇蕈属鬼笔鹅膏(amanita phalloides)多肽、吡咯双烷生物碱、苏铁果实中的毒素和其他植物毒素常被不知情者误食或作为民间偏方误用;霉菌毒素则常在一些极适合生存的气候条件下或特殊的风俗习惯导致摄入被其污染的食物。在家庭误食含肝毒性物的食物则常带有一定社会因素。如英国曾流行的黄疸,罪魁祸首是当时大量供应的面粉中含有肝毒性的二氨基二苯甲烷,又如土耳其曾暴发的中毒性肝病和肝卟啉病,系因食用了添加抑制真菌剂六氯苯(hexachlorobenzene)的小麦引起。此外,还有因污染的烹饪油暴发胆汁淤积型肝损伤和食用被蜡状芽孢杆菌污染的食物引起暴发性肝衰竭等事件的报道。

很早就有记载,捕蝇蕈属蘑菇使人丧命,其中包括王族和教皇。18 世纪末,吡咯双烷生物碱引起的家畜病曾一直困扰着英国农场主。1794 年就有报道怀疑砷剂与慢性肝病的关系,首次提示化学性肝损伤的存在。1847 年认识了氯仿的致命毒性,但半个世纪后才大致了解其肝毒性基础。1860 年报道 1 例因磷中毒导致严重脂肪肝,并回顾性分析了 19 例类似病例。19 世纪末对氯仿及砷剂引起肝损伤的报道日益增多。但至 20 世纪中期,化学性肝损伤问题仍未受到足够重视。

实验性肝毒性研究始于 1866 年,Nothnagel 证实氯仿可引起犬严重肝损伤,但是氯仿的毒性 20 年后才被临床认识,包括其可致严重的肝损伤。同期,Rosenbaunm 研究了白磷和无机砷化合物对犬肝脏的毒性;Ziegler 和 Obolonsky 则详细研究了磷中毒,这些研究对实验性肝毒性研究做出了重要贡献。20 世纪

初,实验性肝毒性研究成为医学和兽医学的研究工具,1900—1910 年加拿大和澳大利亚的系统研究证实,千里光和天芥菜属(Heliotropum)是引起牲畜肝病的原因。同时,对一些食物等其他因素的肝毒性作用研究也得以开展,有些已成为经典的实验性肝毒性研究模型。20 世纪 30 年代,四氯化碳用作驱虫药时表现出肝毒性,曾导致一些患者死亡,后来该药已大量用于制作肝损伤动物模型。肝毒性的实验毒理学和病理生理学研究则是 20 世纪 50 年代以后才开展起来的。兽医用药和实验病理学在中毒与药物性肝病研究中也有相当地位。接触植物性毒素和真菌性毒素可导致动物的特征性肝损伤,它们可用来观察和研究临床肝毒性的病因学和相关肝病综合征,并探索其细胞和分子病理学的变化。

家庭肝毒性物包括服用过量的肝毒性药物,如 APAP 或硫酸亚铁、四氯化碳或白磷等。进食有毒蘑菇是欧洲中毒性肝损伤的重要原因,而在美国并不常见。过度饮酒仍是西方国家家庭中肝毒性的主要原因。

潜在的肝毒性还常来自工业副产品和废物,以及杀虫剂对环境和食物的污染,家用供水系统中含有的脂肪酸盐化合物,水和食物中含有氯联苯或杀虫剂成分十氯酮(开蓬)。乙烯基氯化物是广泛用于塑料合成的反应物,在实验动物和有关职业工人中可导致肝损伤和血管肉瘤。在使用乙烯基氯化物的工厂周围,散发肝毒性病例时有发生。二甲基亚硝胺是另一种重要的污染城市环境的肝毒性物和肝致癌物。

由体内合成的肝毒性物也称为自体肝毒性物。很早人们已在动物实验中发现,食物中亚硝酸盐经肠道细菌作用后可形成亚硝胺。因此,人们担心摄入亚硝酸盐和胺类可能在体内产生二甲基亚硝胺,引起肝损伤和诱发肝癌。某些大肠埃希菌株是胃肠道的正常寄居菌,但可以产生肝毒性物乙硫氨酸和石胆酸。肠道产生的氨及硫醇在肝性脑病中的致病作用则已众所周知。

20 世纪 50 年代中期,研究集中于毒物靶向的细胞器和分子,致力阐明肝损伤最终表现与超微结构和生化改变的关系。至 20 世纪 70 年代后,逐渐明确了外源性化学物的毒性代谢产物在介导肝损伤中所起的作用。Miller 的工作提示,化学致癌物通过其代谢物发挥作用,Brodie 实验室明确了一些肝毒性物的活性代谢中间体是许多肝损伤的原因。进而发现某些肝损伤系选择性诱导了细胞的生化代谢异常,如耗竭

细胞 ATP 和 UTP,药物或其代谢物共价结合组织大分子和细胞膜引起物理化学改变或形成新抗原。细胞色素 P450 在药物代谢中作用的阐明,分子生物学的发展和细胞因子的分离、提纯及其作用的明确为阐明毒性肝损伤的详尽机制带来希望。21 世纪以来,细胞色素 P450 遗传多态性与特异质反应性损伤的关系得到了进一步明确。

环境污染已成为当今社会一个主要问题。人类已经认识到环境中化学污染对生态环境造成的危害,从而关注其对人类健康造成的危害。有毒化学品的环境污染是当今世界重要的全球性问题之一,近年来我国开展一系列根本性、开创性、长远性工作,大力推动绿色发展,深入实施大气、水、土壤污染防治三大行动计划,推动生态环境保护发生历史性、转折性、全局性变化。绿色发展是构建高质量现代化经济体系的必然要求,是解决污染问题的根本之策。

三、DILI 研究历史

20 世纪初,医源性化学性肝损伤并未受到临床医师的重视。1923 年首次正式报道辛可芬(cinchophen)引起肝损伤,到 20 世纪 30 年代已累计有数百例报道,但用药的大多数人并未发病,认识到可能与患者特异体质反应有关。以后,有零星报道的氨苯磺胺、抗甲状腺药物和有机砷引起的肝损伤。20 世纪后半期,不断开发上市的治疗药使 DILI 发病率快速升高。已几乎涉及约 1 000 种药物。DILI 约占临床肝炎患者的 10%,50 岁以上患者超过 40%。在大块性肝坏死的病因中,药物中毒占特别重要的地位,美国 15%~25% 暴发性肝衰竭是药物不良反应所引起,其病死率可高达 50%。

1968 年,DILI 研究领域的泰斗 Hy Zimmerman 首先提出[7],不论是何种药物导致的肝细胞损伤,肝细胞损伤型 DILI 出现黄疸的患者至少 10% 可发展为 ALF。这一论断被称为海氏法则(Hy's Law),并在药物上市后 DILI 患者的登记数据中得以证实[8,9]。20 世纪 70 年代开始对异烟肼和氯丙嗪致黄疸有所重视,以后越来越引起医药界、制药业、管理部门及公众的重视。1978 年,日本肝和药物研究会针对临床比较明显的过敏(免疫)iDILI,首先提出了 DILI 诊断标准[10]:① 用药后 1~4 周发生肝功能损害。② 初发症状有发热、皮疹、瘙痒和黄疸等(>2 项)。③ 外周血嗜酸性细胞增加(>6%)或白细胞增加。④ 药物淋巴细胞刺激试验(DLST)和皮肤试验阳性。⑤ 偶然再用药再次发生肝损伤。以上 5 项中符合①+②或

①+③者为疑诊；符合①+④或①+⑤者为确诊。当然上述诊断确定尚需除外病毒性肝炎，因为当时丙型肝炎的实验诊断尚未在临床开展，因此此标准尚有缺陷，且仅主要适用于过敏性损伤。

随着研究的深入，1985 年 Roussel Uclaf 制药公司多次组织专家、法国官方药监部门及公司国际药物安全部门召开共识会议[11]，1989 年在国际医学科学组织理事会（CIOMS）的要求和倡导下，Roussel Uclaf 公司组织召开了一次由 6 个欧美国家的 8 名专家参与的国际共识性会议，将定性评估改编为特别针对 DILI 的评估项目，称为 CIOMS 量表[12]。根据 1989 年 CIOMS 确立的标准，药物性肝损伤分为肝细胞损伤型、胆汁淤积型和混合型[13]。后由 FDA 药物肝毒性委员会（Drug Hepatoloxicity Steering Committee）修订。1993 年又对各项核心要素和相关细节等指标进行权重，赋予适当的分值，从而在国际上第一次建立了一种具有肝脏特异性和定量分析性的 DILI 因果关系评估量表[14,15]，并正式命名为 RUCAM[16]，沿用至今。尽管 1997 年 Maria 提出较简洁的改良方案[17]，但回顾性评价认为 Danan 表有更强的辨别能力，评价结果更接近一般临床判断和专家意见（2001 年 Lucence 等）[18]。2003 年，我国出版第一部《药物与中毒性肝病》[19]。欧美发达国家也先后建立了 DILI 注册系统和科研协作网络。2003 年由美国国立糖尿病、消化病和肾脏病研究所、肝病学会和国家医学图书馆发起并支持，多家临床中心和 1 个数据整合中心（DCC）创立了 DILI 协作网络（DILIN），并于 2004 年 9 月启动了前瞻性研究（DILIN-PS）[20]。DILIN-PS 的研究内容包括：① 确诊患者前瞻性登记。② 建立 DILI 临床数据库和生物样品库。③ 对 DILI 病因学、发病机制、临床特征、转归、遗传、环境和免疫学危险因素等进行研究。④ 制定 DILI 相关标准命名、术语。⑤ 为研发、测试和肝损伤因果关系评估提供依据。2004 年的 DDW-Japan 会议上，日本肝病学会在 1993 年 Danan 方案基础上增加 DLST[21]，因为缺乏标准化和可重复性不够，该检测一直未获 FDA 批准，在我国也未开展。另外，也有试用评估药物不良反应的 Naranjo 评分系统来评价 DILI，但与 Danan 标准相比认为缺乏有效性、可靠性和可重复性[22]。2005 年 FDA 药物肝毒性委员会修订 RUCAM 量表。2007 年中华医学会消化病学分会肝胆学组提出一简要方案[23]，但该方案把肝细胞损伤型和胆汁淤积型/混合型评分系统混淆计分，对判定 3 型的 R 值也做了不恰当的简化，使之失去严谨性。2007 年我国中华医学会肝病学分会

成立 DILI 学组。NIH 于 2008 年 12 月 DILI 专题讨论会上就如何获取个体 RUCAM 量表分值达成共识，希望将等级之间参数的变异性降至最小，以更有利于临床诊断。2010 年，DILIN-PS 设计了结构化专家观点程序（SEOP），但也存在相应不足，如不同临床中心的调查者在入组患者时显然存在相应的主观偏倚，且执行 SEOP 需要大量的人力，难以在日常临床工作中实施。但 SEOP 在必要时可作为对 RUCAM 的一个补充[24]。2022 年，发表的改良电子化因果关系评估量表（RECAM）[6]，需要得到临床验证。

2012 年 10 月，美国 LiverTox 网站建立[25]，描述了 1 200 多种药物，971 种处方药中 447 种（46%）至少有 1 份已发表涉及肝损伤报告，并不断更新。2013 年我国《药物与中毒性肝病》（第 2 版）出版[26]。Kaplowiz 主编的第 3 版 *Drug-induced liver disease* 问世[27]。2014 年 6 月美国胃肠病学会（ACG）发布了全球首个针对 iDILI 的临床指南[28]，我国肝病学者于 2014 年 6 月建立了中国 HepaTox（中国药物性肝损伤网），完成构建并正式发布应用网站，这些信息为临床医生慎重处方具有潜在肝毒性的药物及评估其风险和收益提供了重要依据。2015 年我国《药物性肝损伤诊治指南》发布[29]，并完成首个大规模回顾性研究。2016 年初版 RUCAM 的主要制定者 Danan 等全面检索了 1977—2015 年的相关文献，尤其是近 10 年来的文献，深入分析了关于 RUCAM 的系列进展，提出了 RUCAM 诊断标准的更新方案[30]，对核心要素进行了更准确的定义，对相关条款的处理进行了简化，对操作界面进行了优化使之更为友好，努力减少观察者之间和观察者内部的变异性。2017 年，我国指南在 *Hepatology Internationnal* 发布[31]，2018 年欧洲药物性肝损伤临床实践指南发布[32]，2019 年俄罗斯 DILI 指南发布[33]，2020 年亚太 DILI 指南发布[34]，2021 年国际医学科学组织理事会指南发布[35]，2021 年 ACG 再次发布 iDILI 指南[36]。

四、DILI 研究任务和方向

DILI 数据库远未健全，分析损伤类型主要依赖收集分散的个案报道或较小样本报道，但散在和小样本报道通常在评价方法和指标上有差异，个案报道差异更大，导致在建立信息库方面进展缓慢。尽管一些药物的肝毒性特征已经明确，如氯丙嗪、异烟肼、氟烷、辛可芬、苯妥英、同化类固醇和甾体类避孕药等，但一些药物的肝损伤类型很难确定，其易感性和影响因素评价更为困难。DILIN 的建立和启动前瞻性研

究对推动药物性肝病研究做了积极的贡献。

当前,必须加强基础研究,包括:① 药物基因学相关的遗传多态性,药物代谢酶、跨膜和溶质转运蛋白和 HLA 等。② 氧化应激、线粒体损伤(氧化磷酸化和 ATP 合成)与炎症。③ 内质网应激。④ 细胞死亡(坏死、凋亡、焦亡)和组织修复。⑤ 固有适应性免疫攻击。⑥ 临床前预测模型研发和应用。⑦ 肝衍生细胞系与 DILI 研究,诱导多能干细胞与毒性测试等。

另外,应加强如下临床方面研究:① 乙型肝炎、丙型肝炎、ALD、NASH 和 NAFLD 患者出现 iDILI 的鉴别及管理。② 第三类损伤,免疫调节剂等肝损伤的认识。③ 药物开发过程中疑似 DILI 的因果关系评估。④ 新兴 DILI 生物标志物在药物研发中的应用。⑤ 临床试验中非肝细胞损伤型 DILI 模式的评估。⑥ 上市后药物警戒和肝脏安全性评估。⑦ 临床基本停药原则。⑧ 创新治疗药物研究。

(赖荣陶　陈成伟　于乐成)

参考文献

请扫描二维码
阅读本章参考文献

第5章

药物与毒物性肝病的流行病学

一、药物性肝损伤概念和分类

药物性肝损伤(DILI)是指人体暴露于常规剂量或高剂量药物后,因药物本身或其代谢产物对肝脏的直接毒性(固有型),以及人体对药物或其代谢产物产生过敏或代谢特异质反应而导致的肝脏损伤(特异质型)[1]。固有型 DILI 通常以潜伏期短(数小时到数日)、剂量依赖性、可预测性为特征,典型的药物包括对乙酰氨基酚(APAP)、胺碘酮、他汀类药物、合成代谢类甾族激素、抗代谢药物、环孢素、丙戊酸、烟酸、高效抗逆转录病毒药物、肝素、考来烯胺和他克林等。而特异质型 DILI 表现形式和病情则复杂多样,潜伏期较长或不确定(数日至 1 年),剂量依赖性较弱,具有不可预测性,常见药物包括阿莫西林-克拉维酸、异烟肼、吡嗪酰胺、酮康唑、赖诺普利、拉帕替尼、帕唑帕尼、甲基多巴、呋喃妥因、苯妥英、丙硫氧嘧啶和非甾体抗炎药等。

根据肝脏细胞受损类型不同,DILI 可分为肝细胞损伤型、胆汁淤积型和混合型。从病程看,可分为急性 DILI 和慢性 DILI[1]。临床上 DILI 大多急性发作,而慢性 DILI 表现为病程超过 6 个月,并伴有慢性肝炎、药物诱导的自身免疫性肝病、慢性肝内胆汁淤积、肝血管病变或肝脏肿瘤等疾病或症状。已有研究显示,慢性 DILI 约占所有 DILI 的 13.6%,15% ~ 20% 急性 DILI 可进一步发展为慢性 DILI[2]。

二、药物性肝损伤相关药物

近年来随着新药的不断涌现,特别是非处方药种类和规模的扩大,以及保健品、膳食补充剂等增加,药物性肝损伤的发病率也相应提高。在我国,药物性肝炎占急性肝炎住院患者的 10% 左右,丙氨酸氨基转移酶(ALT)升高的成人中,10% ~ 50% 与药物诱发有关[3]。全球范围内,目前已上市的药物中有超过 1 100 种药物具有潜在的肝毒性,其中在美国 LiverTox 网站收录的肝损伤相关药物有近 700 种,而中国 HepaTox 网站收录的肝损伤的相关药物已有 400 余种。不同种类药物引起肝损伤的比例国内外报道不尽相同,主要包括抗生素类、解热镇痛剂类、抗结核药类、神经系统疾病、消化系统疾病、麻醉、代谢性疾病、激素类药物等。此外,由于中草药的广泛使用,中药引起的肝损害越来越引起重视。

基于英国综合医疗数据库(GPRD)的研究表明,常用药物中异烟肼和氯丙嗪的 DILI 风险大于 100/100 000。中度风险药物(如阿莫西林-克拉维酸和西咪替丁)发生率大于 10/100 000,最高的氯丙嗪粗发病率为 1/739,咪唑硫嘌呤为 1/1 103,柳氮磺吡啶为 1/1 000,阿莫西林-克拉维酸为 1/11 688[4,5]。而他汀类药物引起的肝损伤相对较少,各种主要的前瞻性研究和回顾性研究都报道了这种现象[6-9]。美国药物性肝损伤网络(DILIN)团队分析了 32 个因静脉注射给药引起的肝损伤案例,抗生素占 62%,其次是抗肿瘤药物(16%),以及抗癫痫药(苯妥英,9%)[10]。静脉注射药物引起的肝损伤程度与口服药物类似。

三、药物性肝损伤发病率评估

DILI 的真实发病率通常很难确定,主要原因在于:① 难以确定使用药物实际人数;② 诊断复杂;③ 联合用药时难以区分单一药效;④ 缺少系统尤其是前瞻性研究;⑤ 随访时间较长;⑥ 临床表现多样,难以与其他急、慢性肝病相区分;⑦ 大多数临床药物试验受试者基数小,药物肝毒性往往要到上市阶段才得以发现;⑧ 回顾性研究估算的发生率一般低于前瞻性研究。

（一）DILI 在发达国家流行情况

在发达国家，大多数药物治疗过程中诱发的肝损伤发生率很低。多数药物的 DILI 发生率为 1/100 000~2/10 000，甚至更低[11-16]。

1. 回顾性研究 GPRD 的回顾性研究显示，1994—1999 年药物性肝毒性的每年发生率约为 2.4/100 000[4]。瑞典针对一家肝病专科 1995—2005 年门诊患者的单中心回顾性研究得到了类似的结果（每年 2.3/100 000）[17]。该研究发现，在 1 164 名肝病患者中，77 名被诊断为 DILI，阳性率为 6.6%。Hussaini 等[18]对 1998—2004 年某一黄疸转诊系统的 800 例患者调查发现，在肝功能受损患者中疑似 DILI 比例为 8.1%（28/347）。瑞典一项基于药物不良反应咨询委员会数据库（SADRAC）的回顾性研究评估并报道了 1970—2004 年 784 例患者药物性肝损伤情况，主要为肝细胞损伤型（52.1%），其次为胆汁淤积型（26.3%）和混合型（21.6%），估计 DILI 的年发生率为 2.4/100 000[8]。印度一项单中心回顾性研究显示，在 1997—2008 年收治的 313 例 DILI 患者中，其中 54 例患者死亡，病死率高达 17.3%，抗结核药物是导致 DILI 的主要原因（58%）[6]。在美国，Russo 等[19]发现每年因急性肝衰竭（ALF）而肝移植者中约 15% 可诊断为 DILI。对 1990—2002 年美国器官共享网络肝移植数据库中 2 291 例由于 ALF 进行肝移植患者调查发现，15.6%（357/2 291）可鉴定为药物诱导性 ALF。进一步分析显示 APAP 毒性约占 46%，特异质型 DILI 占 51%，其余 3% 为两者的混合型。Vuppalanchi 等[20]对印第安纳某一社区医院门诊和住院新发黄疸的 732 例肝损伤患者调查发现，29 例被诊断为 DILI，发病率为 4.0%。Jinjuvadia 等[21]利用几个不同的国际疾病分类统计（ICD-9）编码系统和特定药物名称分析得出总体 DILI 发病率为 1.6%（119/7 395），其中 0.5% DILI 为 APAP 服用过量所致，1.1% 为其他药物诱发。然而，由于回顾性调查往往会低估 DILI 的发生率，实际的 DILI 发病率可能高出很多，特别是很多未知病因的肝损伤未被诊断为 DILI[14]。

在美国、欧洲、日本，DILI 是引起 ALF 的最主要原因[19,22-26]。美国一份近期调查表明，1998—2007 年，11%（133/1 198）ALF 由 DILI 引起[25]。药物毒性引起的肝移植占美国 ALF 的 15%[19]。APAP 是西方国家引起 ALF 的最常见的单一因素，其他药物包括抗结核类药物、抗生素（如呋喃妥英）、甲氧苄啶、抗癫痫药和草药、膳食补充剂等[27-29]。

2. 前瞻性研究 目前关于 DILI 流行病学调查的报道中，国际上比较认可的是法国和冰岛的两项前瞻性研究[30]。2002 年法国一项以人口为基础的 DILI 前瞻性研究中，内科医生有计划地收集有 DILI 症状的新发案例，以评估某确定人群中 DILI 的发生率和严重性，该研究结果表明 DILI 年发生率为 13.9/100 000，比此前回顾性调查所得的 DILI 发生率高出了 16 倍[31]。2013 年对冰岛全体居民的前瞻性研究表明，DILI 年发生率约为 19.1/100 000。在 96 名 DILI 患者中，56% 为女性，75% DILI 由单一处方药物引起，16% 由膳食补充剂引起，9% 由多种药物引起。引起 DILI 的相关药物中，最常见的是阿莫西林-克拉维酸（22%），其次为双氯芬酸（6%）、硫唑嘌呤（4%）、英夫利昔（4%）和呋喃妥英（4%）。其间 27% 出现了黄疸，1 例患者因肝损伤死亡。冰岛 DILI 的发生率比法国高，原因可能是后者用来定义 DILI 的肝检测指标的阈值较低，而且调查的对象不包括住院患者[32]。许多回顾性研究和一项前瞻性研究表明，女性占 DILI 人群的多数[2,16,17,24,31,33,34]。但是，在这两项研究中，DILI 在男性和女性人群中分布相当，未发现显著性差异。除这两项研究外，西班牙一项长达 10 年的前瞻性研究表明，DILI 年发生率约为 3.42/100 000，在可能引起 DILI 的 505 种药物中，抗感染药物更为常见，如阿莫西林-克拉维酸（13.23%）[7]。美国一项对 1994—2013 年 DILI 患者的前瞻性研究中得到了相似的结果，该研究显示 DILI 年发生率约为 2.7/100 000，诱发 DILI 核心药物中最常见的是抗菌药物（45.4%）[35]。

DILI 主要见于门诊患者，住院患者中 DILI 的发生率相对较低。在冰岛的研究中，96 例 DILI 患者中仅有 17 例为住院患者[16]。英国一项包含 1 964 名住院患者的调查中，仅有 13 例 DILI，总发生率为 0.7%[36]。瑞士一家医院调查了 4 209 名住院患者，发现住院患者 DILI 的发生率为 1.4%[37]。但针对某种特定药物时，住院患者的 DILI 发生率可能比门诊患者的高，冰岛的研究中，阿莫西林-克拉维酸的肝毒性发生率在门诊患者中是 1/2 350，而在住院患者中更高（为 1/729），可能是因为住院患者接受了更多常规的肝生化检测，另外也反映了病情严重患者更易引起肝损伤[14]。

3. 中草药和膳食补充剂 尽管处方药和非处方药被认为是引起 DILI 的最常见原因，但膳食补充草药和膳食补充剂（HDS）作为 DILI 诱因越来越受到重视，在亚洲尤为显著。日本对 1997—2006 年诊断为

DILI 的 1 676 位患者调查显示,10% DILI 与膳食补充剂有关,中草药相关的 DILI 也高达 7.1%[38]。而1989—1998 年 Tameda 等[39]进行的同类调查中这一比例仅为 0.7% 和 4.7%。Wei 等[40]在新加坡开展的一项前瞻性研究发现,31 名 DILI 患者中,55% 与 HDS 使用有关,16% 与补充和替代治疗法有关。丹麦一项前瞻性研究显示,16% DILI 由 HDS 引起。2013 年美国肝脏血管疾病诊疗指南(AASLD)表明,在 DILIN 的注册登记中,HDS 导致肝损伤的比例不断增长,2011—2012 年已增至 20%,成为引起 DILI 的第二位原因,尤其是健美保健品(常含有促蛋白质合成类固醇成分)和减肥保健品(可能含有西布曲明和酚酞等有毒成分)[41],这些制剂的固有成分、污染物、掺杂物、微生物及重金属等均可能成为引起肝损伤的原因。

与成分单一的处方药物相比,HDS 引起的肝损伤至少面临两大特别问题[1]:① 即使能确定某种 HDS 与肝损伤有关,但由于组分复杂,因此很难确定究竟是何种或哪些成分引起的肝损伤。② 由于 HDS是非处方药,进入市场前没有严格的安全评估,增加了滥用 HDS 引起 DILI 的风险。目前传统医学对DILI 病因学的影响已经是世界性问题。

(二)DILI 在国内的流行情况

迄今为止,我国多数 DILI 流行病学研究只是针对某医疗机构的住院患者或门诊患者的 DILI 发生情况的调查,尚无大规模、多中心、针对普通人群的前瞻性 DILI 流行病学数据。

2013 年,周媛等[42]通过检索国内 1994—2011 年共 279 篇 DILI 的相关报道,系统分析了 21 789 名 DILI患者的流行病学特征。在该研究中 54.1% DILI 为男性,45.9% 为女性,男女比例约为 1.2∶1;77.9% 大于40 岁;58% 为肝细胞损伤型;总病死率为 2.9%。引起DILI 的药物 31.3% 为抗结核类药物,18.6% 为补充和替代类药物(即中药和中成药),抗生素占 9.7%。与英国、美国等急性 DILI 和 ALF 主要由 APAP 引起的固有型肝损伤不同,我国由 APAP 引起的肝损伤仅占所有 DILI 的 3.8%,占所有止痛药和抗炎药的 50.8%。

2019 年,由陈成伟和茅益民牵头的"中国大陆医院住院患者 DILI 发生及治疗现况的回顾性流行病学研究"[43],为 DILI 流行病学调查提供了我国住院患者 DILI 诊断率,并以此为依据估算了中国大陆地区普通人群 DILI 的发生率。研究显示,我国普通人群DILI 年发生率至少为 23.80/100 000 人,高于西方国家报道的数据,已成为不容忽视的问题。同时,该研究也系统分析了导致 DILI 的主要可疑药物(包括西药、中成药、草药、膳食补充剂等),以及临床特征、治疗现状等。该研究表明,在我国引起肝损伤的最主要药物为中草药(26.81%)、抗结核药(21.99%)和抗肿瘤药(8.34%)。该研究还指出,13% 为慢性 DILI;23.38% 在发生 DILI 时合并病毒性肝炎、脂肪肝等基础肝病,而这些患者的肝损伤更为严重,同时发生肝衰竭和导致死亡的风险也更大。

一项对中国新疆地区 2015—2019 年布鲁菌病住院患者的 DILI 发病情况的回顾性调查显示[44],在 782 例接受药物治疗的住院患者中,71 例患者被确诊为 DILI,发生率为 9.08%。肝细胞损伤型是最常见的 DILI 类型(61.97%),其次是混合型(23.94%)和胆汁淤积型(14.08%),其中 2 例进展为重度 DILI(2.82%)。值得注意的是,71 例 DILI 患者均以抗结核药物利福平作为首选药物。

由此可见,国外流行较高的 APAP 和 HDS 诱发的 DILI 在我国并非主导类型。我国 DILI 病例主要为中草药和抗结核类药引起的特异质型损伤。近年来抗结核药导致的 DILI 呈降低趋势,而中草药则逐渐成为我国 DILI 最主要的诱因。对于中草药诱发的DILI,国内文献[45-51]主要侧重于病例的报道和总结,主要涉及的中药和中成药有壮骨关节丸、黄独、疳积散、复方青黛丸、克银丸、小柴胡汤、望江南、蛇莓、雷公藤、何首乌、牛黄解毒片、炒白果、六神丸、麻黄、大黄、天花粉、贯众、蓖麻子、丹参等。

中草药对肝脏损伤的毒理学基础主要包括以下几方面:① 用药时间过长,造成药物积累;② 用量过大,造成中毒;③ 中药材误用、炮制煎煮不当;④ 中药材滥用、劣药等人为因素;⑤ 中西药不合理的联合使用等。赖荣陶等[52]采用罗素优克福因果关系评估方法(RUCAM 法)对上海 2008—2010 年超过 21 000 名患者进行了评估,发现了 138 名 DILI 患者。在该队列中,引起 DILI 的主要药物是中草药,占所有引起肝损伤药物的 53.6%,此研究结果与之前其他东亚地区的报道结果一致[40]。

人群中普遍存在中草药无害及自然植物无毒的观念,这一观点是错误甚至有害的,需要通过加强公众科普来加以纠正。例如,吡咯双烷生物碱(PA)被发现存在于多种药用或食用植物中,目前已分离出 100 余种;在土三七(菊科植物菊叶千里光的全草或根)已发现超过 5 种吡咯烷生物碱;雏菊茶中也富含吡咯烷生物碱。我国中医和藏医常用土三七来治疗跌打损伤、瘀积肿痛等疾患,但其对肝脏具有剂量依赖性和直接毒性,可导致肝窦阻塞综合征(HSOS),进展很快且后期可能出现肝纤维化或肝硬化[1]。此外,由于中草药本身成分非常复杂,大量中成药也可能存在药代动力学、药理毒性不明等情况,进一步增加了 DILI 风险。

四、毒物性肝损伤

除药物引起的肝损伤外,以肝脏为靶器官或主要靶器官的化学物也可以导致急性、亚急性或慢性肝病。这些肝损毒物可分为实质性肝损毒物和宿主特异性肝损毒物,主要存在于家庭、职业场所和外部周围环境。其中实质性肝损毒物发病率较高,呈明显剂量依赖性,根据导致肝脏中毒的发病机制,可以分为直接原浆毒型、代谢毒型和胆汁淤积型,引起急性或慢性肝损伤[53]。常见的肝损毒物包括四氯化碳及其他卤代脂肪烃化合物、黄曲霉毒素、磷、砷、铁盐、铜盐、汞等重金属、蕈类、农药、杀虫剂、植物毒素及其他有机化合物等。急性肝损伤主要表现为不同程度的肝细胞肿胀、脂肪变性、坏死、胆汁淤积和(或)间质炎性细胞浸润等,同时肝细胞超微结构也会发生明显变化,其损伤程度和定位因毒物类型及接触时间而异。慢性损害见于长期低浓度接触肝损毒物,可引起肝硬化、结节增生、组织结构改变、肝血管改变和癌变等。近年来由于不同环境中潜在肝脏毒性的新化学物的出现及广泛使用,毒物引起的肝损伤也愈发受到关注。

五、总结与展望

综上所述,关于 DILI 和毒物性肝损伤的研究仍十分有限,尤其受制于其罕见性和确诊难度大,很难实现全国性、多中心及基于全体居民的前瞻性流行病学调查。目前研究人员对 DILI 和毒物性肝损伤了解相对较少,还存在很多误区,需要在后续的研究及报道中加以纠正。国内的 DILI 流行情况不同于其他国家,特别值得关注的是由 HDS 引起的肝损伤,其成分和用药的复杂性也给流行病学研究带来了挑战。总而言之,未来仍需要更加深入、大规模的DILI 及毒物性肝损伤流行病学研究,以期进一步促进引起相关肝损伤机制的探索,为有效制订预防和应对药物或毒物性肝损伤策略及临床监测和治疗奠定坚实的基础。

(沈 弢)

参考文献

请扫描二维码
阅读本章参考文献

第6章

肝脏的毒性物质

所有能引起肝损害的化学物均可被称为肝毒物（hepatotoxicant），包括合成和天然来源及人体自身合成的。本章介绍一些重要的固有肝毒物的化学特性、损伤机制、易感因素、损伤类型和表现等。

第1节 肝脏的毒性物质分类

传统上，根据毒性反应的性质将肝毒物分为固有肝毒物（intrinsic hepatotoxicants）和特异质肝毒物（idiosyncratic hepatotoxicants）。前者指在大多数暴露个体中引起可预测的、剂量相关的肝毒性，通常在啮齿动物中可复制；后者只在少数暴露个体（约<1/100 000）中引起不可预测的、剂量无关的肝毒性，在动物中复制困难[1]。

固有肝毒物按作用机制可分为直接肝毒物和间接肝毒物[2]。① 直接肝毒物是指能直接损伤肝细胞膜的毒性物质，因其直接破坏性和过氧化损伤而区别于通过间接途径引起肝损伤的其他肝毒物。直接肝毒物以四氯化碳（CCl_4）为代表，类似物质有卤代烷烃、铁盐、铜盐及白磷，往往和机体的易感性关系较小。② 间接肝毒物是指能选择性破坏肝细胞代谢或其完整性而引起肝脏损伤的物质，绝大多数合成和几乎所有的天然肝毒性化学物及一些药物归为此类，其损伤机制包括改变或竞争性抑制基础代谢、重要分子的烷基化或芳基化、细胞膜改变或引起其他选择性代谢障碍和生理损伤等。例如，乙硫氨酸引起三磷酸腺苷（ATP）相对耗竭，半乳糖胺引起三磷酸尿苷（UTP）的相对缺乏，二甲基亚硝胺引起肝细胞大分子的烷基化，溴苯和对氨基乙酰酚引起肝细胞大分子芳基化并致分子扭曲。天然肝毒物如鞣酸、黄曲霉毒素、吡咯里西啶生物碱和蘑菇的毒性成分鬼笔鹅膏（amanita phalloides）是间接肝毒物的典型代表。

由于众多化合物的复杂性，药理学和毒理学作用有所不同，彼此之间也有交叉，直接肝毒物和间接肝毒物的分类也受到一些挑战，但目前没有适用的统一分类[3]，为方便叙述，本文仍采用上述分类。

第2节 直接肝毒物

一、卤代脂肪族

卤代脂肪族（haloaliphatics）是脂肪烃上特定的氢原子由氯、氟或溴原子所取代的化合物，包括烷烃（如四氯乙烯、三氯乙烯）和烯烃（如 CCl_4、氯仿），是有效的溶剂和脱脂剂，广泛用于工业制造和服务行业，但和很多肝脏疾病相关。早年将氯仿、三氯乙烯和氟烷等用作麻醉药时，发现可引起脂肪性肝炎，氯乙烯为代表的乙烯基氯化物可引起罕见的肝血管肉瘤。卤代脂肪族引起的慢性肝病，氨基转移酶可能是正常的。因此，可能会低估它们在工业环境中的潜在肝毒性。

（一）四氯化碳

四氯化碳（CCl_4）仍在一些工业环境中使用，可对多种组织产生损害，但主要损伤肝脏和肾脏，其中毒模型被广泛用于肝损伤、肝硬化、肝癌和肾衰竭的研究[4]。

1. 化学特性 CCl_4 又称四氯甲烷，是一种简单的强非极性分子，为无色、透明、易挥发的液体。与肝毒性相关的化学特征是 C-Cl 键的相对低裂解能量。

2. 易感性 大多数哺乳动物对 CCl_4 易感，鸟类和鱼类抗性极强，可以耐受哺乳类毒性剂量的 10~15 倍。种系之间易感性差异反映了微粒体多功能氧化酶系（MFO）活性的差异。新生动物（如幼鼠、幼犬）有抗性，随 MFO 酶系统成熟而易感，老年大鼠可能更易感。

饥饿引起细胞色素 P450（CYP）活性升高，可增加易感性。有研究认为去蛋白质饮食能使代谢 CCl_4 的 CYP 活性降低，具有保护作用，但长期去蛋白质饮食消耗了组织保护因子（如硫基分子），结果超过了对 CYP 的影响，因而难以证实此保护效应。

3. 实验性肝损伤　成年大鼠胃肠或非肠道给药的最小毒性剂量约为 0.02 mL/kg，皮下给药的结果欠规律。

（1）组织学和血清生化改变：胃肠道、皮下、腹腔内和吸入途径单剂给药 5 h 后即可见灶性坏死，24~48 h 肝腺泡 3 区的细胞肿胀、坏死和脂肪变性，若门静脉直接注射会造成肝大块坏死。

血清生化指标改变敏感，3 h 内出现血清酶水平改变，酶释放顺序大致为乳酸脱氢酶（LDH）约 12 h，门冬氨酸氨基转移酶（AST）和苹果酸脱氢酶约 24 h，谷氨酸脱氢酶和丙氨酸氨基转移酶（ALT）为 36 h。

（2）超微结构和细胞内生化改变：几乎即刻就出现内胞浆池空泡和粗面内质网核糖体消失并散落于胞浆。滑面内质网出现紊乱和破碎，最终和脱颗粒的粗面内质网融合成管样聚合的迷路，称为"膜变性"。5~6 h 溶酶体可严重损伤。10~20 h 线粒体嵴肿大、消失和脱颗粒、伴线粒体膜通透性增加、三羧酸循环紊乱、ATP 酶异常、呼吸链失调和脂肪酸氧化受损。

单剂给药在细胞有丝分裂相后 24 h 开始恢复，48 h 后开始消除坏死碎片，通常在 1 周后完成，14 d 后可基本恢复正常。

4. 损伤机制　CCl_4 在肝脏内经历复杂的代谢过程，主要通过滑面内质网的 CYP2E1 均裂 C-Cl 键形成破坏性的三氯甲基自由基（$Cl_3C\cdot$），再与氧快速反应形成三氯甲基过氧自由基（$Cl_3COO\cdot$），这些自由基通过经典途径攻击蛋白质、DNA 和脂质，膜样结构中的多不饱和脂质最容易受到攻击，引发有害的脂质过氧化级联反应，造成氧应激、线粒体和内质网的应激性损伤。

脂蛋白功能受损造成肝细胞脂肪转运受阻，包括正常输出脂肪酸、极低密度脂蛋白（VLDL）和高密度脂蛋白（HDL）的转运功能遭受破坏，致脂肪变性。由于浆膜通透性改变使细胞内钾、蛋白质（包括酶）和辅酶丢失伴 Ca^{2+} 浓度增加，启动肝细胞坏死。稍晚发生的线粒体损伤使线粒体酶和 Ca^{2+} 外溢，令细胞死亡不可逆转。脂质过氧化产物还可以激活肝星状细胞（HSC），引发胶原纤维的明显沉积，库普弗细胞也可通过氧化应激或分泌肿瘤坏死因子-α（TNF-α）等途径加重损伤[5]。

可见 CCl_4 的脂质溶剂特性对肝细胞膜直接破坏的作用不能完全解释其肝毒性。事实上，通过限制蛋白质饮食，或给予地苯那明、氯化钴和其他能抑制 CYP 酶活性的药物，可以减轻 CCl_4 的肝毒性效应；而给予苯巴比妥、双对氯苯基三氯乙烷（DDT）、乙醇、十氯酮等能增强滑面内质网代谢药物的活性，特别是 CYP2E1 活性，从而增强 CCl_4 的肝毒性效应。一个有趣的现象是小剂量 CCl_4 引起的轻微损伤干扰肝脏药物代谢能力后，足以使随后给予的 CCl_4 几乎无毒性。

5. CCl_4 中毒的相关因素

（1）乙醇增加 CCl_4 毒性：乙醇通过诱导 CCl_4 代谢相关的 CYP2E1 酶增加其肝毒性，临床也发现绝大多数 CCl_4 肝毒性致死的病例为饮酒者。其可能机制还包括乙醇增加胃肠道 CCl_4 的吸收和血中的溶解。

乙醇不是最强的醇类毒性增强剂（表 6-1），甲醇、异丙醇和 2-丁醇作用更强，后两者主要通过转化为酮类而发挥其增强剂作用，丙酮及糖尿病酮症时能增强 CCl_4 毒性。应高度重视此类情况，如某些药厂的工人常同时暴露于异丙醇和 CCl_4。

（2）其他碳氢氯化物对 CCl_4 毒性影响：多氯联苯类能增强 CYP2E1 活性，增加 CCl_4 的肝毒性。但是，它们诱导的 CYP 其他亚型可以降低 CCl_4 的肝毒性效应，正如 3-甲基胆蒽（3-MC）可以抑制 CCl_4 引起的肝坏死，但在慢性 CCl_4 中毒时可能促进肝硬化形成。三氯乙烯通过增强 CCl_4 产生的脂质过氧化过程而增强肝毒性。

（3）缺氧对 CCl_4 毒性的作用：已有许多缺氧加重 CCl_4 肝毒性的报道，氧可以抑制 CCl_4 毒性产物 CCl_3^- 的形成，高氧浓度可以抑制其毒性，故临床上用高压氧治疗 CCl_4 中毒。

表 6-1　各种醇类和酮类加重 CCl_4 中毒的程度	
化合物	加重程度
乙醇	+
普萘洛尔	+
丁醇	+
异丙醇	++++
丙酮	+++
2-丁醇	+++++
2-丁酮	++++
1,3-丁二醇	++++

注：+号数量表示加重程度不同。

6. 中毒类型

（1）急性中毒：吸入是急性中毒的主要途径,高达 25% 的病例发生多器官功能衰竭,死亡通常发生在 10 d 内。急性中毒前期会出现头晕、头痛、精神错乱、恶心、呕吐和腹泻等症状;急性肝衰竭（ALF）发作前 1~2 d 上述症状消退,继而氨基转移酶水平急剧升高,往往 AST 高于 ALT,可高达 27 000 U/L,约 50% 病例出现黄疸,严重者出现肝昏迷及腹水,随之而来的少尿性肾功能衰竭是死亡的主要原因。存活者的恢复很快,应对措施主要以支持性治疗为主。

（2）慢性中毒：反复给予亚致死量的 CCl_4 可引起狗、大鼠和兔等动物的肝硬化。CCl_4 喂养大鼠（1 mL/kg,每 3~4 d 1 次）,5 周后可发生肝硬化,苯巴比妥或乙醇可加快形成速度;若间歇期延至 10 d 或剂量减少（0.02 mL/kg）,则不能形成肝硬化。

CCl_4 诱导的肝硬化模型具有人类肝硬化的大多数特征,包括肝细胞增生、巨噬细胞活化、星状细胞激活和纤维形成。肝生化异常特征包括低人血清清蛋白、染料排泄障碍和血浆凝血因子减少,Ⅲ 型胶原前肽水平升高。

CCl_4 的致癌作用相对较低,长期给药可导致鼠类、兔子和鲑鱼肝内"高度增生结节"和癌变,罕见转移。虽然 CCl_4 不是强致癌物,国际癌症研究和环境保护机构仍将其列为人类潜在致癌物。

（二）氯仿

氯仿（$CHCl_3$）又名三氯甲烷,由于可污染水源及其在医学准备品中的应用,$CHCl_3$ 的可能致癌性被重新关注。$CHCl_3$ 的肝毒性类似 CCl_4,但毒性稍低,长期给药也可引起肝硬化和肝癌[3]。

$CHCl_3$ 的肝坏死发病机制不同于 CCl_4,主要是通过亲电子中间代谢产物与生物大分子的共价结合发挥作用。其脂肪变性机制也是肝细胞脂质转运发生障碍,但是 $CHCl_3$ 能使心肌和其他脏器脂质沉积,提示还有其他作用机制。用乙醇、DDT 和苯巴比妥激活 MFO 系统活力可增加氯仿的肝毒性效应,用普罗地芬抑制 MFO 活力可减轻毒性。$CHCl_3$ 的亲电子中间代谢物（碳酰氯）可与亲质子的 GSH 相结合,消耗肝贮存 GSH 的程度与它的坏死性效应相平行,因而 N-乙酰半胱氨酸可能有抗氯仿毒性作用。

（三）其他卤代脂肪族化合物

很多烷烃和烯烃的肝毒性类似于 CCl_4 和 $CHCl_3$,但程度不一（表 6-2）。大鼠试验中,肝脏甘油三酯含量的变化常用于确定各种卤代烃的相对肝毒性潜力和各种醇类增强 CCl_4 肝毒性能力测试。

表 6-2　卤代脂肪烃引起的病变		
脂肪变性和 中心区带坏死	脂肪变性	轻微脂肪变性 或无损伤
CCl_4	CH_2ClBr	CH_3Cl
Cl_4	CH_2Cl_2	CH_2Br
CBr_4	$CHCl = CHCl\ (Cis)$	CH_3I
$CHCl_2Br$	$CCl_2 = CHCl$	CH_3F
$CHCl_3$	$CH_3CH_2CHClCH_3$	$CHC = CHCl\ (trans)$
CHI_3		CH_3CH_2Cl
$CHBr_3$		CH_3CH_2I
$CHCl_2CHCl_2$		
CH_2BrCH_2Br		
CH_3CCl_3		
$CHCl_2CCl_2$		
$CH_3CH_2CH_3$		
$CH_3CHCl_2CH_2Cl$		

肝毒性潜力的决定性因素包括：① 烷烃的键裂解能量和分子链长度与毒性成反比;② 肝毒性分子结构中卤素原子数成正比;③ 在极性和非极性溶剂中的溶解度、吸收率,以及与血浆蛋白结合力和影响进入肝细胞的因素等。但是,实践结果比理论甚至实验数据更重要,如长期职业暴露于四氯乙烷会引起亚急性重型肝炎,但在实验动物中其毒性只有 $CHCl_3$ 的 1/5。

氯化乙烯基和三氯乙烯的不饱和性则使其易于形成有致癌性的环氧化物,对于有高水平暴露史的工人,应常规行超声监测以早发现肝肿瘤。

二、磷

磷中毒引起肝损害记载有 100 多年历史。黄磷用于制造烟花、炸药和灭鼠剂,中毒多由于误服含磷的灭鼠药或吸入易燃气体发生。

（一）化学特性和毒性

磷有 4 种同素异形体,但只有摄入白磷或黄磷时才有毒性。白（元素）磷是一种白色或无色、自燃、剧毒的固体,易与氧化剂结合形成爆炸性混合物。磷可在脂肪和胆汁中溶解,在胃肠道中吸收迅速,食用油、高脂饮食和鸡蛋等可增加吸收,也可被皮肤、皮下组织和腹膜腔吸收。红磷则不能被溶解和吸收。

皮肤、胃肠道和呼吸道刺激是磷中毒的标志,包括恶心、呕吐、黏膜灼热、腹痛、腹泻和震颤等,伴有长达 24 h 的大蒜味,继而黄疸和谵妄,发生肝肾功能衰竭,病死率很高。在死亡病例中常见高血糖,通常摄入磷 4~5 d 才会有高磷血症[6]。

（二）动物实验和易感性

大鼠、豚鼠、犬和兔均易感。白磷可引起无脊椎动物（如龙虾）严重的肝脏和胰脏损伤。尚无年龄、性别与易感性相关的资料。

（三）损伤的机制

机制尚不清楚。口服单剂磷后 2 h，70% 已沉积于肝脏，但攻击发生在 24 h 后，通过直接攻击细胞成分，抑制碳水化合物、脂质和蛋白质代谢，导致脂肪沉积。脂质过氧化似乎起很小的作用，但磷作用于膜脂质产生的自由基在溶酶体、粗面内质网和蛋白质合成损伤中起作用，抗氧化剂可阻止脂肪肝的进展。

（四）中毒类型

1. 急性中毒　大鼠腹腔内注入磷 12~18 h 后，光镜下始可见汇管区周围脂肪沉积，逐渐延展至中央静脉旁，72~96 h 达最高峰，伴肝坏死。血清酶水平中等程度升高，血浆甘油三酯水平下降。

超微结构研究显示，12 h 仅见少量脂肪沉积，24 h 后粗面内质网明显减少，48 h 后线粒体和核周围有同心板层形成，严重时伤及滑面内质网。坏死的肝细胞滑面内质网明显增加，粗面内质网和核糖体基本消失，完全坏死的细胞内质网基本消失。高尔基体呈空心状，但结构无明显异常。这是磷中毒区别于其他肝毒性物的超微特征。

2. 慢性中毒　有研究发现给兔和豚鼠每天喂小剂量磷（1 mg/kg）4~6 个月后，可引起肝硬化。其机制为纤维母细胞和肝细胞受损后的纤维化反应，病变从汇管区开始扩展至整个小叶，最终形成小结节性肝硬化。

三、铁

铁作为有机分子组成时没有肝毒性，但三价铁和亚铁离子通过形成自由基和脂质过氧化破坏细胞膜导致肝坏死。

（一）肝损伤的形式

铁蓄积增加可引起严重慢性疾病，短期过量摄入铁导致严重的急性疾病。最著名的慢性铁中毒疾病是血色病，组织中长期铁负荷过多致微损伤累积，引起肝硬化和肝癌。酒精性肝病、非酒精性脂肪肝、肝卟啉病和新生儿铁超负荷的肝损害均与铁中毒有关。

实验性铁中毒的超微改变包括滑面内质网、线粒体和溶酶体损伤。微粒体损伤包括过氧化损伤、CYP 水平降低、氨基比林脱甲基酶活力降低和贮钙能力受损。线粒体损伤包括过氧化损伤、氧化代谢受损和保留钙离子能力受损[3]。

血色病和急性铁中毒的铁蓄积主要在 1 区肝细胞，最终可波及整个肝腺泡，常伴微血管脂肪变性。

（二）损伤的机制

大量自由铁、亚铁和三价铁离子与过氧化物反应产生自由基造成过氧化损伤。平衡过氧化压力的是体内一组抗氧化剂，包括维生素 E、抗坏血酸、GSH、GSH 过氧化酶和过氧化物歧化酶。随着铁贮量的不断增加，抗氧化保护剂不断减少，造成肝细胞损伤。

四、铜

铜中毒类似于铁，可引起类似急性损伤的 3 区肝坏死，是引起肝豆状核变性（又称 Wilson 病）慢性肝损伤的原因，印度儿童肝硬化也系铜中毒引起。铜中毒机制与铁中毒非常相似，是由氢氧自由基引起膜脂质过氧化损伤而产生[3]。

综上所述，CCl_4 和 $CHCl_3$ 都通过转换成活性代谢产物而起作用，但 CCl_4 损伤系自由基产生的过氧化损伤，而 $CHCl_3$ 通过碳酰氯等活性代谢物的共价结合损伤细胞。CCl_4 和磷均可引起肝脂肪变性和坏死，前者主要引起坏死，后者主要引起脂肪变性。两者均可直接破坏内质网、线粒体和浆膜的脂质，包括破坏细胞膜。它们通过损害细胞内脂质向细胞外转运的功能及过度动员体内脂质贮备而引起脂肪变性。铁和铜中毒都通过自由基的过氧化反应产生损害，都分别与导致肝硬化的慢性遗传疾病有关，两者均能引起急性肝损伤，只是在肝内的损害区域不同。铁中毒能引起突变而诱发癌症，但慢性铜中毒很少诱生肿瘤。

第 3 节　肝脏的间接毒性物质

本节介绍几个经典的实验性间接肝毒物和临床较重要的药物，以及间接肝毒物的不同损伤机制（表 6-3）。

一、乙硫氨酸

乙硫氨酸（ethionine）是甲硫氨酸（蛋氨酸）的乙基类似物，常用于制造小鼠肝癌动物模型，近年来通过与胆碱缺乏饲料组合（CDE）制造急性出血坏死性胰腺炎模型[7]。尚没有乙硫氨酸中毒引起人类疾病的证据。

（一）化学特性

乙硫氨酸是非天然存在的氨基酸，其化学与物理特性与人体必需的甲硫氨酸相似，在体内可与甲硫氨酸发生拮抗作用。乙硫氨酸光学异构体和外消旋体均有毒性，左旋乙硫氨酸毒力更强。

表6-3　典型的间接肝毒物		
肝毒物	病变	损伤机制
乙硫氨酸	脂肪变性（大鼠）	ATP 俘获和耗竭
	脂肪变性、坏死（兔）肝硬化、肿瘤	DNA 乙基化和去甲基化
氨基半乳糖	凋亡/坏死、脂肪变性、肝硬化、肿瘤	UTP 俘获和耗竭
二甲基亚硝胺	坏死、脂肪变性、肝硬化、肿瘤	DNA、RNA 蛋白烷基化
硫代乙酰胺	坏死、肝硬化、肿瘤	DNA、RNA 蛋白烷基化
溴苯	坏死、肝硬化	蛋白芳基化
对氨基乙酰酚	坏死	蛋白芳基化
黄曲霉毒素 B1	坏死、脂肪变性、肝硬化、肿瘤	蛋白芳基化 关键 DNA 片断芳基化
肝毒性蘑菇		
闪毒蕈环肽	坏死、紫癜	与细胞膜受体结合
鹅膏毒环肽	坏死	代谢物的共价结合
	脂肪变性	
甲基苄肼	坏死、脂肪变性	
吡咯里西啶生物碱	静脉阻塞性疾病、坏死、肝硬化、肿瘤	活性代谢物的共价结合

（二）易感性因素

从微生物到人类均对乙硫氨酸易感，雌性大鼠比雄性大鼠更易产生肝损伤。肾上腺切除术可抑制肝脂肪变性发展，用髓质和皮质激素替代后可再建乙硫氨酸致肝脂肪变性效应。生长激素有抑制作用，促肾上腺皮质激素和糖皮质激素有促进作用。

（三）损伤形式

1. 急性肝损伤（ALI）　通过注射或管饲单剂大量乙硫氨酸（1.23 mmol/kg）后 3~4 h，大鼠的肝脂肪变性呈线性上升模式，从 1 区进展到 3 区，高峰时达正常的 15~20 倍，但基本无肝坏死，70~100 h 后恢复。2~3 h 内细胞器进入无序状况，继而内质网失去平行排列并扩张，多核糖体丢失伴散落的单核糖体聚集。

血清甘油三酯、磷脂、胆固醇、胆固醇酯、脂蛋白和葡萄糖水平降低。磺溴酞钠（BSP）和吲哚菁绿（ICG）排泌减慢，血清胆红素轻微升高，AST 轻度升高，而 ALT 则明显降低。

2. 慢性肝损伤

（1）肝硬化：一些种系动物通常在喂养含 0.5% DL-乙硫氨酸饮食 2 个月内可出现肝硬化，有肝脂肪变性、局灶性坏死和卵圆细胞增生。

（2）肝肿瘤：雌性大鼠以 0.2%~1% 乙硫氨酸喂养 8 个月或更长，可发生肝硬化和肝癌，但喂养 5 个月后恢复正常饮食可致肝癌但极少肝硬化，雄性大鼠对乙硫氨酸引起的脂肪变性和肝硬化不敏感，但在肝

致癌性方面同雌性大鼠。

（四）中毒损伤机制

1. ATP 缺乏　乙硫氨酸消耗 ATP 以形成 S-腺苷乙硫氨酸，导致 ATP 缺乏，使磷脂、蛋白质和 RNA 合成受到抑制，通过给予 ATP 前体（如腺苷、肌苷和甲硫氨酸）可逆转。还有证据表明乙硫氨酸会引起循环脂蛋白，特别是 VLDL 水平下降，导致脂肪肝。

2. 乙基化和抑制甲基化　乙硫氨酸使 RNA 乙基化而甲基化受抑制，导致信使 RNA 异常或缺陷，引起粗面内质网蛋白质合成障碍、RNA 多聚酶功能损伤和核异常。乙硫氨酸替代蛋白质中甲硫氨酸与组织损伤也有一定相关性。

二、半乳糖胺

半乳糖胺即氨基半乳糖（GALN），是研究暴发性肝衰竭、肝硬化的重要模型[8]。

（一）化学特性

半乳糖胺，也称 D-半乳糖胺，与 D-葡糖胺是 4-差向异构体，其作为构成动物细胞和组织支持物质的糖蛋白和蛋白多糖的组成糖（以 N-乙酰半乳糖胺的形态）在自然界中广泛存在，但没有证据表明内源性 GALN 可引起人类和动物的自发性疾病。

（二）易感性因素

大鼠、兔、豚鼠、小鼠、猴和鲑鱼皆易感。尿苷酸生物合成加快可降低对 GALN 的易感性，如新生大鼠快速生长的肝脏和成年大鼠再生的肝脏。不同种系间易感性差异亦可用尿苷酸合成速率的差异来解释，豚鼠的尿苷酸合成速率相对较低，比合成速率高的小鼠更易感。

肾上腺切除术可增加小剂量 GALN 的毒性，大剂量糖皮质激素可以抵抗 GALN 的毒性，封闭网状内皮系统可以增加易感性。

（三）实验性肝损伤

通过腹腔、静脉或皮下注射等途径给予 GALN 可快速引起肝坏死和脂肪变性，100 mg/kg 可产生轻微肝损伤，剂量加倍则引起区域性坏死，400 mg/kg 则引起弥漫性肝坏死和脂肪变性。

1. 急性效应　单剂 GALN，4~6 h 后个别细胞出现嗜酸变性和坏死；24 h 后出现多灶坏死，常伴炎症细胞反应，非坏死区域肝细胞有明显嗜酸变性、嗜酸小体、气球样变和大量脂肪沉积；48 h 后出现广泛肝坏死、门管区水肿、炎性细胞浸润和胆管增生，可在 7~12 d 完全恢复。血清 AST、ALT、山梨醇脱氢酶和谷氨酸脱氢酶升高 10~100 倍，碱性磷酸酶（ALP）升

高约 4 倍,胆红素通常仅轻度升高。

2. 慢性效应 长期给予 GALN 可导致肝硬化和肝癌,肝硬化为小结节性,类似慢性肝炎后肝硬化。

（四）作用机制

GALN 是一种肝细胞磷酸尿嘧啶核苷干扰剂,能竞争性地捕捉 UTP 生成二磷酸尿苷半乳糖(UDP-galactose),使磷酸尿苷耗竭,核酸、糖蛋白、脂糖等合成受抑制,限制了细胞器及酶的生成和补充。细胞器和膜受损使钙离子内流,引起肝细胞变性、凋亡和坏死;线粒体氧化反应和蛋白质合成明显障碍,引起肝脏脂质外运受损。同时,葡萄糖醛酸化等解毒机制障碍更加剧了 GALN 的毒性作用。肝脏 UTP 水平下降 70% 以上时可致肝损伤,运用增加尿苷酸生物合成的尿苷或乳清酸可抑制 GALN 毒性。

库普弗细胞激活、TNF-α 释放等致炎症事件也发挥重要作用,加用内毒素会明显增加炎症反应,结肠切除术可抑制这种坏死性效应,给予内毒素可刺激不易感的小鼠易感。此外,增加脂质动员在肝脏脂肪变性中也起了作用。

三、二甲基亚硝胺

二甲基亚硝胺(DMN)具有强肝脏毒性和致肝癌性,可引起职业相关肝脏疾病。目前,DMN 仍用作抗氧化剂、润滑油和汽油的添加剂,城市空气中证实有 DMN 污染,腌制的鱼中含有 DMN,哺乳类摄入胺和硝酸盐后可在肠道内形成二烷基亚硝胺类产物,并对人类和动物造成不亚于 DMN 的肝损伤[9]。

（一）化学特征

DMN 是一种简单的水溶性化合物,呈黄色液体,遇明火、高热等易燃。

（二）易感性因素

大多数种系易感,新生大鼠对其毒性有抗性,给新生动物用 DMN 可影响滑面内质网发育但酶不受影响,1 周龄动物则完全易感。

无蛋白质饮食可降低肝损伤程度,使大鼠半数致死剂量(LD$_{50}$)提高 1 倍,肝脏代谢 DMN 的能力也成比例降低。增加食量和不限热量的饮食可增强 DMN 对小鼠的致癌效应,这种增强效应主要与增加食物摄入的时期长短有关,并与胰岛素血症相关。

（三）损伤效应

1. 急性效应 单剂用药 12 h 后腺泡 3 区肝细胞糖原丢失、嗜酸性变和脂肪沉积,1 区和 2 区细胞成空泡状并有凋亡小体。24 h 后广泛坏死,72 h 后 3 区只有血液充盈和肝细胞坏死碎片。坏死组织在 6 d 后消失,3 区残留散在纤维增生和扭曲的静脉,虽然部分可进展为肝硬化,但是大多数动物的肝脏架构恢复正常。

血清 AST、ALT、鸟氨酸氨基甲酰转移酶、苹果酸脱氢酶、LDH、山梨醇脱氢酶、异柠檬酸脱氢酶(SDH)和果糖-1-磷酸醛缩酶的水平升高。SDH 在量化反映损伤方面似乎最为敏感。

2. 慢性效应 以 2~6 mg/(kg·d) 给药数周至数日后可形成肝硬化,某些种系中引起静脉阻塞性疾病,伴腹水和门静脉高压,亦可诱发肿瘤。在大多数种系可诱生肝癌,少数为胆管细胞癌,在小鼠中为血管内皮瘤或血管肉瘤。

（四）代谢和损伤机制

经消化道和呼吸道吸收迅速,肝脏浓度迅速增高。DMN 的毒性特征是由多种代谢物介导,主要通过 CYP2E1 代谢,CYP2B、CYP3A4 等亦有参与。经 CYP2E1 酶的碳羟基化作用,产生强烷化剂重氮甲烷和单甲基亚硝胺等,再形成亲电子化合物,与 DNA 和 RNA 在多位点结合,产生毒性和致癌性。似乎肝细胞其他组分的烷化损伤也与肝毒性有关。

无蛋白质饮食或给予氨基乙腈抑制代谢可降低其肝毒性,而经苯(并)二氮(benzoapyrene)重建代谢活力可使毒性恢复。饮食控制可降低肝毒性却增加了对肾脏的致癌性,因为 DMN 在循环中停滞时间延长。乙醇和氟烷亦由 CYP2E1 代谢,若与 DMN 一起使用能抑制 DMN 毒性,但给药前使用乙醇可加重 DMN 的 ALI。

四、硫代乙酰胺

硫代乙酰胺(thioacetamide)最早用作橙子防腐剂,结果发现对健康有害而禁用。硫代乙酰胺在实验动物中可诱导重复的肝小叶中心坏死和肝硬化,很少自发逆转。

（一）化学特征

硫代乙酰胺是一种白色的、结晶状有机硫化合物,在酸或碱中不稳定,给药后快速代谢并通过乙酰胺途径转换为醋酸盐。

（二）易感性因素

大鼠、小鼠和豚鼠均易感,狗比大鼠更易感。新生大鼠有抗性,直至 3 周龄后才产生坏死效应。肾上腺切除术后易感性降低。低蛋白质饮食可加重 ALI 程度,高蛋白质饮食则可抑制 ALI,但在慢性肝损伤上无差别。补充酪蛋白水解产物、甲硫氨酸或鸟苷虽然能降低其肾毒性,但对肝损伤无影响。

（三）损伤形式

各种途径给药均可引起肝小叶区带状坏死、肾小管坏死和胰腺损伤。大鼠的 LD_{50} 剂量约为200 mg/kg。

1. 急性效应　单剂（200 mg/kg）后6 h出现糖原丢失，8 h出现嗜酸性变、肝窦扩张和小叶中央静脉间分流。12 h见3区和1区肝细胞坏死，24 h肝小叶内25%~50%坏死，伴汇管区单核细胞性炎症反应，仅见轻微脂肪变性。36 h开始修复，7 d后恢复正常。

在急性损伤时，血清 ALT、LDH、异柠檬酸脱氢酶明显升高（3~600倍），小鼠明显高于大鼠。

2. 慢性效应　每天给大鼠硫代乙酰胺100~200 mg/kg，3~6个月后形成肝硬化。慢性损伤（如肝硬化）时血清酶水平均正常或仅轻度升高。

可诱发标准模型的肝癌，包括肝细胞性和胆管细胞性。大多数研究均提示癌变发生前已有肝硬化，也可在小剂量下不发生肝硬化时诱发肝癌。

（四）损伤机制

硫代乙酰胺毒性主要和氧化应激性损伤有关，由各种 CYP 异构体介导。首先产生硫代乙酰胺-S-氧化物（TASO），进而转换成反应性毒性代谢物 TASO$_2$，攻击蛋白质中的赖氨酸侧链或磷脂酰乙醇胺脂肪酸所具有的游离胺，大鼠研究中发现有多达321种蛋白质加合物形成。线粒体、内质网和胞质溶胶中的蛋白质都受到损害，包括参与中间代谢、异生生物转化和蛋白质折叠和（或）应激反应的酶。以核改变为主要损伤，提示可能干扰了细胞核 RNA 向细胞质转移[10]。

五、溴苯

对于溴苯（brombenzene）的研究已有一个世纪，主要用作溶剂、分析试剂和有机合成等。

（一）化学特征

溴苯在室温下呈液态，相对不活跃，不溶于水而溶于乙醇，易与乙醚和氯仿混合。

（二）易感性

对溴苯代谢快的动物种系易感（如大鼠和小鼠），鸡和两栖动物有抗性，兔子和田鼠中度易感。

（三）肝损伤类型

1. 急性损伤　腹腔内单剂给予溴苯0.5~2.0 mL/kg，4 h开始出现坏死，主要发生于3区，很少伴脂肪变性；48 h最严重。尿中排出乙酰半胱氨酸，提示溴苯代谢产物与谷胱甘肽（GSH）结合；胆道排泄溴苯-GSH结合物的比率则反映了溴苯转化为活性代谢物的状况。

2. 慢性损伤　喂食含5%溴苯饮食数周可干扰

生长，有局灶坏死和轻度脂肪积聚。很少报道引起肝硬化和肝癌。

（四）损伤机制

大部分溴苯通过 CYP 转换成有毒的3,4-环氧化物，主要通过谷胱甘肽硫转移酶（GST）和环氧化物水解酶解毒，转化成乙酰半胱氨酸或半胱氨酸结合物，经尿或胆汁排泄。当3,4-环氧化物来不及清除时，与组织大分子共价结合，导致肝坏死发生[11]。大剂量苯巴比妥和 SKF525A 分别增加和减少3,4-环氧化物形成，加重或减轻毒性。小剂量苯巴比妥可刺激 GSH 转移酶活力从而促进解毒功能，其作用远超过苯巴比妥促进生物转化的功能。

六、其他卤代苯

碘代苯和氯苯可引起3区肝细胞坏死，并可因苯巴比妥诱导 CYP 酶后加重，其机制可能是通过活性代谢物使组织大分子芳基化并消耗 GSH。氟代苯毒性极小，但苯巴比妥预处理后使芳基化代谢物的生物转化增加而产生毒性。1,2-二氯苯是远高于1,3-二氯苯或氯萘的强肝毒性物，而1,4-二氯苯、萘和苯即使在 CYP 酶诱导后亦不产生明显肝损伤。

七、对乙酰氨基酚

对乙酰氨基酚（APAP）是一种温和解热镇痛药，治疗剂量无毒性，但过量或在易感者中则有强肝毒性，其临床肝毒性本书另有介绍。近年来，使用具有代谢能力的人类肝癌细胞（HepaRG 细胞）和原代肝细胞的研究证明，从 APAP 肝损伤小鼠模型中获得的病理生理学结论也适用于人类。

（一）化学特征

APAP 通常为白色结晶性粉末，在热水或乙醇中易溶，可在许多种系中产生肝毒性。

（二）代谢和损伤机制

口服吸收迅速完全，大部分在肝脏代谢。APAP 在治疗剂量下，>90%转化成葡糖醛酸和硫酸盐结合物，经肾脏排出；<5%转化为亲电子活性代谢产物 N-乙酰-对苯醌亚胺（NAPQI），可迅速与 GSH 结合，转化为硫醚氨酸或胱氨酸结合物，通过胆道排出。当 NAPQI 生成量超过 GSH 结合能力时，则可与组织分子结合，形成线粒体蛋白质加合物，诱发"氧化应激"，导致线粒体功能障碍。临床观察到较差的存活率与线粒体生物标志物的释放相关[12]。肝细胞坏死可导致中性粒细胞浸润和肝代谢重分布，进一步加重损伤[13]。

主要催化 APAP 转化为 NAPQI 的 CYP 同工酶是 CYP2E1、CYP1A2 和 CYP3A4,可诱导上述酶的物质通过促进生物转化而加重毒性,如乙醇和异烟肼诱导 CYP2E1,苯妥英或利福平诱导 CYP3A4。虽然乙醇和 APAP 同时暴露可竞争性地抑制 CYP2E1 位点的 NAPQI 形成,从而降低 APAP 诱导的毒性,但乙醇消除后由其诱导的 CYP2E1 表达增加反而会增强 APAP 的毒性。实验动物有明确的证据表明酒精会增加 APAP 的易感性,特别是在肝毒性剂量下可明显加重肝损伤。由此提醒我们需要关注其他 CYP 诱导剂与 APAP 的潜在相互作用。

GSH 耗损是促进 APAP 中毒的重要因素。除大量 APAP 产物消耗 GSH 外,饥饿和摄取 GSH 前体不足、乙醇等造成 GSH 合成障碍,均可造成 GSH 不足。只有当 APAP 剂量足以消耗 70% 以上 GSH 时才会造成肝坏死,此剂量在正常小鼠约为 300 mg/kg。

APAP 易感性取决于机体将 APAP 转化成活性代谢物的速率,不同速率造成各类种系的易感性差异。阻断钙离子通道可影响 APAP 中毒,推测是硫氮酮在 APAP 中毒大鼠中发挥保护效应的基础。

八、黄曲霉毒素

黄曲霉毒素(AF)来源于自然界的不同真菌株,是一组有较强肝毒性和致癌性的化学物,黄色曲霉菌属(*A. flavus*)是主要来源。最早发现于 20 世纪 60 年代初土耳其幼禽和英格兰幼鸽中暴发的急性重型肝炎事件,与饲料中含霉变花生粉有关。许多作物都有可能被污染,以花生、玉米、高粱、小米、大米等含量较高。一般的烹调加温不会破坏 AF,所以污染原料制成的食品其含量也高。

(一)化学特征

AF 是一组二呋喃香豆素化合物,至少已分离出 20 种,其中 6 种(AFB1、AFB2、AFB2a、AFG1、AFG2、AFG2a)在黄色曲霉菌和寄生曲霉菌(*A. parasiticus*)的培养物中被发现。根据它们的结构分成羧基类和脱羧类,毒性较强的羧基类包括 AFB1 和 AFG1,AFB1 毒性与致癌性最强[1]。

(二)易感性因素

不同种系的易感性相差可高达 100 倍,其差异与活性代谢物产量及降解活性代谢物的速率有关。高易感动物有雏鸭、虹鳟、豚鼠、兔、狗、大鼠等,新生大鼠易感性是刚断奶大鼠的 10 倍;小鼠和羊的抗性最强,但对这些种系而言 AFB1 仍是强的肝毒性物。雌性急性 LD_{50} 远比雄性高,但长期给药后进展为肝癌的雌性比雄性多。怀孕特别是妊娠晚期易感性明显增加。

低蛋白质饮食可增加大鼠及猴的易感性;轻度胆碱缺乏的饮食可降低单剂 AF 的急性中毒,但对多剂所致的中毒及致癌效应有增强作用。

(三)肝损伤

肝脏是 AF 急、慢性损伤主要影响的脏器。

1. 急性效应　致命性单剂量攻击可致大部分动物肝坏死,鳟鱼的坏死发生于 3 区或呈大块性,鲑鱼的损伤则不分区带,鸡和母牛发生变性但无坏死。猴的脂肪变性可波及整个肝脏,其病变类似于人的 Reye 综合征,鸡的脂肪变性则发生于 1 区带。大多数种系的炎症反应均较轻,激发的胆管增生在除大鼠以外所有种系中呈明显病变。大龄雏鸭对 AFB1 胆管增生反应十分敏感,可用作毒物生物检验的模型。

2. 慢性损伤　牛、猪、雏鸭、鸡、大鼠、豚鼠、猫、兔和猴均可发生肝硬化,大鼠相对较轻,某些种系(如牛)可发生类似吡咯里西啶中毒的静脉阻塞性疾病。用药后 7～10 d 可发生亚急性中毒改变,包括出血性肝坏死、纤维化、胆管高度增生、静脉阻塞性疾病和巨红细胞症,猴则可形成"胆汁性肝硬化"。

AFB1 是大鼠最强的致癌物,是苯并芘的 1 000 倍,鲑鱼、虹鳟、大鼠、小鼠、鸭、类人猿等均敏感,虹鳟最敏感,成年小鼠有抗性。致癌性在大鼠中研究最广泛,喂食含 AFB1 低至 15 ppb 的饮食 60～80 周,或 10 d 内给予总剂 0.4 mg,肝癌发生率很高,刚断奶大鼠给予单剂 LD_{50} 后,存活大鼠可发展为肝癌。

(四)损伤机制

急性损伤和致癌性均由活性代谢物介导,AFB1 进入体内主要经 CYP3A4 和 CYP1A2 转化为环氧化物和无毒的羟基化合物,8,9-环氧化物毒性最强,一旦超过解毒的能力,则与肝细胞蛋白质结合,可快速抑制核酸合成,给予致命剂量 15 min,细胞核 RNA 合成抑制达 90%,还能快速抑制 DNA 依赖的 RNA 多聚酶活性,致肝脂肪变性和(或)坏死。8,9-环氧化物与 DNA 关键位点结合,形成加合物导致突变而致癌。8,9-环氧化物与 GSH 反应程度是 AF 易感性的重要因素。AFB1 的其他代谢物似乎在中毒或致癌性上作用甚微。

九、吡咯里西啶生物碱

吡咯里西啶生物碱(pyrrolizidine alkaloids,PA)是一种广泛存在于植物中的肝毒性物质,据估计,世界上 3% 的开花植物含有 PA。人类因食用有毒的植物产品或受 PA 污染的谷物而中毒,引起肝静脉阻塞性疾病。PA 作为实验工具,可辅助解释肝脏中毒机制及探索化学结构与肝损伤的关系。

（一）化学特点

PA 是 2019 年公布的植物学名词,又称双稠吡咯啶生物碱,勿与吡咯烷生物碱（pyrrolidine alkaloids）混淆。已发现 PA 有 660 种,其中约 120 种具有肝毒性,称为肝毒性吡咯里西啶生物碱（hepatotoxicity pyrrolozidine alkaloids,HPA）,包括倒千里光裂碱（retronecine）、天芥菜碱（heliotridine）、可洛他千里光裂碱（crotanecine）、仰卧天芥菜碱（supinidine）和奥索千里光裂碱（otonecine）等 5 种类型[14]。

（二）毒性作用

各地均有 PA 致人急慢性肝损伤的报道,我国报道的病例主要与民间服用土三七有关。肝损伤的临床特征为腹水、肝脾大等门静脉高压表现,病死率较高,其临床、病理和生化等将在相关章节介绍。

（三）易感性因素

羊、猪、大鼠、兔、狗、猫、豚鼠、小鼠、鸡、火鸡、猴和人均易感,猪的肝损伤较轻,但肺和肾病变较其他种系明显。羊的肠道细菌可将毒性生物碱转化为非毒性代谢物,需长期重复暴露才会有损伤。豚鼠微粒体转换 PA 的能力相对低,比其他种系中毒剂量超过 50 倍时才会有中毒效应。胚胎大鼠可在对母亲没有影响的剂量下发生严重肝损伤,哺乳期大鼠比断奶后更易感。低蛋白质饮食不增加毒性。

（四）实验性损伤

口服全植物、浓缩提取物或纯生物碱或外周静脉给予纯生物碱均能引起肝损伤。

1. **急性效应** 不同 PA 的 LD_{50} 剂量不等（70~500 mg/kg）,予某种 PA 的 LD_{50} 剂量,24 h 即见肝脏严重的 3 区带出血坏死,3~4 d 后实验动物可发生肝功能衰竭而死亡。血管改变是 PA 诱导损伤的最主要表现,其特点是肝窦内皮细胞（SEC）和中央小静脉内皮细胞的变性和溶解,继而发生肝小静脉的纤维化阻塞。大剂量可累及肺和心脏。

损伤的生化改变包括即刻（15 min）胞浆蛋白合成严重受抑制,伴 DNA 依赖的 RNA 合成锐减及 RNA 多聚酶活力下降。血清改变还包括一些反映坏死的酶的增加,凝血系统激活。

2. **慢性效应** 单剂的延迟效应或长期给予吡咯双烷生物碱可引起肝细胞呈巨红细胞样的奇特改变,称"巨红细胞症"。这种细胞能生长,但由于 PA 的抗有丝分裂作用而不能分裂。其他慢性损伤的证据包括肝细胞变性、脂肪变性、胆管增生、结节样增生和肝硬化。肝硬化类似心源性,在中央静脉间形成架桥,多为大结节状肝硬化。

3. **致癌性** 吡咯双烷生物碱致癌性尚有争论,有学者认为至少对啮齿动物有致癌性。

（五）损伤机制

损伤机制尚不十分清楚,一般认为 PA 本身并没有毒性或毒性较低,经 CYP3A 代谢生成活性脱氢吡咯里西啶生物碱（DHPA）,再经水解生成脱氢裂碱（DHR）,DHPA 和 DHR 可与体内蛋白质共价结合形成吡咯-蛋白质加合物（PPA）,进而损伤细胞。PPA 交联 DNA 的能力可能是导致 G2/M 细胞分裂受阻和增殖失败及细胞增大的原因。PA 主要通过与 GSH 结合来解毒,PA 的生物活化作用及内皮细胞中 GSH 的严重消耗,可能使细胞对野百合碱的损伤高度敏感。DHPA 也可与核酸共价结合形成吡咯-DNA 加合物（PDA）,产生致癌性[14]。

十、蕈类肝毒性物质

自然界有 5 000 多种蘑菇,约 50 种对人类有毒,每种均有数个毒性肽。鹅膏菌属（Amanita）是主要的毒性物种,其中鬼笔鹅膏（amanita phalloides,又称毒鹅膏）、鳞柄白鹅膏（amanita virosa）和春生鹅膏（amanita verna）产生相同的毒性物质,肝脏是主要的靶器官,每年在欧洲导致 50~100 例死亡。偶有食用鹿花菌（gyromitra esculenta）和环柄菇属的褐鳞环柄菇引起的中毒。

（一）鬼笔鹅膏的毒素

鬼笔鹅膏产生的毒素根据其氨基酸的组成和结构可分为鹅膏毒素（amatoxin）、鬼笔毒素（phallotoxin）和毒伞素（virotoxin）三大类,都有在吲哚环的 2 位被硫原子取代的色氨酸残基。

1. **化学特点** 鹅膏毒素是一种双环状八肽,至少由 α-鹅膏毒肽（α-amanitin）等 9 个不同的化合物组成,毒性最强。鹅膏毒素有很好的耐热性和水溶性,烹饪和干燥后毒性可能更强。

鬼笔毒素为双环七肽结构,至少由鬼笔环肽（phalloidin）等 7 个不同化合物组成。它不能被胃肠道吸收,口服不产生毒性。毒伞素的结构和生物活性与鬼笔毒素类似。

2. **易感性因素** 各种动物对毒性环形肽均易感,人非常敏感,代谢缓慢的两栖动物则很不敏感。某些种系雌性易感性稍强,雌性给予雄性激素可增加抗性。新生动物对鬼笔环肽有抗性,但似乎对 α-鹅膏毒肽易感。大鼠增生的肝脏对鬼笔环肽稍有抗性,10 岁以下儿童比成人更易感。

3. 人类中毒　含毒量高的单颗蘑菇足以导致肝肾功能衰竭。中毒综合征包括早期、间歇期和晚期三个阶段,早期于进食后 10~20 h 出现胃肠道症状和血尿,通常很快消退;而后进入 3~4 d 的无症状间歇期,但肝肾功能逐渐恶化;最后进入肝肾功能衰竭期(即中毒晚期),病死率极高。20%~79% 存活者可发展为慢性肝病。

组织病理学改变包括 3 区肝细胞出血性坏死和脂肪变性,肾损伤包括肾小管脂肪变性和坏死。生化改变包括血清 ALT、胆红素和其他酶水平明显升高,凝血因子水平降低,晚期特征包括低血糖和乳酸酸中毒等。

4. 实验研究　鹅膏毒素被人体胃肠道吸收,入血后不与清蛋白结合,在 48 h 内快速从血液中消除,大部分从肾脏排出且组织浓度大于肝脏。小部分通过肝细胞膜上的有机阴离子转运多肽(OATP)进入肝细胞,约 60% 鹅膏毒素被排泄到胆汁,通过肝肠循环返回肝脏。

鬼笔毒素的毒性与鹅膏毒素差别很大,前者选择性损伤肝脏,而后者对肝脏、肾脏、心脏和骨骼肌均有损伤,系蘑菇中毒致心肌及肌肉损伤的原因。鹅膏毒素比鬼笔毒素的肝毒性强 10~20 倍,但致死时间较长,需好几天。

(1)腹腔注射鬼笔环肽,可致实验动物 1~2 h 死亡,用药后 15 min 内质网扩张并有空泡形成,1 h 后浆膜损伤明显。大鼠 2 h 内肝内糖原完全消失,脂滴出现,并有线粒体异常,2~4 h 形成 3 区带出血性坏死和伴充血的窦状隙明显扩张。

(2)α-鹅膏毒肽持续 2~3 d 通常不会致死,即使最高剂量也不会在 15 h 内死亡。组织学异常亦在 12~24 h 后出现,但 15 min 已有电镜下改变,表现为染色质浓聚、细胞核变清晰和均一,15 h 后仅见核仁碎片。其后,光镜下可见广泛的脂肪沉积,肝细胞坏

死程度不一,主要发生于 3 区。

5. 损伤机制　鬼笔毒素和鹅膏毒素有各自的毒性效应,鬼笔环肽对膜有即刻损伤效应,特别是内质网膜和浆膜,可能导致肝细胞表面大泡形成。鬼笔环肽主要通过与纤丝状肌动蛋白结合,固定肌动蛋白丝并防止微丝解聚,从而扰乱细胞骨架的正常功能[15]。利用这一特点,含鬼笔环肽的荧光标记已广泛用于显微显示术中。

α-鹅膏毒肽致核仁的 RNA 含量减少,不同的动物模型研究证明,该毒素能抑制 RNA 多聚酶 II。给药 5 min RNA 多聚酶即受抑制,1 h 内 RNA 合成受抑,核糖体 RNA 合成受抑致肝细胞蛋白合成障碍,造成肝细胞坏死。另外,它与 TNF-α 协同诱导细胞凋亡和氧化应激相关损伤。

(二)鹿花菌中毒

鹿花菌(又称类羊肚菌)远没有鹅膏菌属受重视,但已报道多起中毒事件,有些甚至致命,特别是在东欧。鹿花菌含有不同于捕蝇菌属的肝毒性物鹿花菌素(gyromitrin),在体内与 5-磷酸吡哆醛产生化学反应形成单甲基肼,降低了谷氨酸脱羧酶的活性而影响神经递质 γ-氨基丁酸的生成,造成神经系统症状。单甲基肼会造成人体内的氧化压力,导致正铁血红蛋白血症。在代谢单甲基肼时会产生 N-甲基-N-甲酰肼,经 CYP 氧化代谢产生甲基根,导致肝脏坏死和脂肪变性。鹿花菌可通过煮沸后弃去水分或干燥后去除毒性。

(三)环柄菇属中毒

有报道环柄菇属(lepiota)可引起严重肝损伤,人们对其所含毒素进行了研究,发现环柄菇属的褐鳞环柄菇等含有鹅膏毒素。

尚有很多通过选择性化学和生理损伤引起肝实质损害的天然及合成的肝毒性物,本章选择讨论的毒物均是经充分研究过的毒物原型,可以用于制作脂肪肝、肝坏死、肝硬化及肝癌的动物模型等,可帮助进一步研究确定相关损伤机制。

(闫玉凤　傅青春)

参考文献

请扫描二维码
阅读本章参考文献

第7章

肝癌和肝腺瘤相关毒性物质

致癌物是指可导致、诱发及促发机体发生癌变的物质。广义致癌物包括化学致癌物、物理致癌物、生物致癌物，化学致癌物主要指天然和人工合成的具有致癌作用的化学物质；物理致癌物或致癌方式有慢性机械刺激、电磁场、X 线、放射线、放射性物质等；生物致癌物包括病毒、细菌、寄生虫等。

从目前的国内外研究总体进展看，肿瘤的发生是个十分复杂的生物学过程，致癌物及环境因素固然可能发挥着重要作用，但也要注意到并非暴露于致癌物和相同致癌环境的个体均发生癌症，肿瘤的发生毕竟是少数人群个体的事实，这提示肿瘤的发生并非完全单纯取决于接触致癌物及相关环境，个体的遗传背景和体质因素也是重要方面，更可能是多因素与机体综合相互作用的结果。早在 20 世纪 70 年代，人们就已经认识到肿瘤的产生并非完全是由于环境中某一个强致癌物单独作用的结果，而大多情况下是由多种因素叠加造成。随着实验室诱癌研究工作广泛而深入地开展，逐渐认识到肿瘤的形成是一个复杂的基因参与和渐成过程，存在启动、促进和进展 3 个步骤，最终导致那些对正常生长调控信号不感应的间变细胞选择性过度生长。

近年来由于新的致癌物或可疑致癌物不断被发现，世界卫生组织（WHO）下属癌症研究机构（IARC）也不定期发布关于对人致癌危险性鉴定专题报告，不断更新并公布致癌物数据，2020 年 3 月的数据显示，其中I类致癌物 116 种、Ⅱ类 357 种、Ⅲ类 499 种[1]，该数据报告主要根据证据强度（strength of evidence），而非基于风险程度（degree of risk），参考价值有限。本章在本书第 2 版相关章节基础上进一步讨论肝癌和肝腺瘤相关的化学毒性物质[2]。

第 1 节 药物与毒物相关 肝癌的流行病学

肝细胞癌（HCC）是人类较常见的恶性肿瘤之一。在我国 HCC 病因主要是慢性乙型病毒性肝炎（CHB）和慢性丙型病毒性肝炎（CHC）所致的肝脏慢性炎症、纤维化和肝硬化，并借此认识到肝癌的发生是机体与生物致癌物之间相互作用的结果，并不单纯取决于某种特定的致病因素。

肝癌发病率也存在很大的地理差异。在南非和撒哈拉沙漠及东南亚或南印度地区，肝癌发病率相当高；但在南美洲和欧洲地中海地区，发病率却很低。高发病率似乎不能归因于种族因素，因为有高癌率种族组群的成员生活在低癌率区域时并不表现高癌倾向，这提示环境因素在一些区域的肝癌高发中也可能起重要作用。对于某种化学物质是否具有致肝脏肿瘤作用，则需要通过动物实验和人群流行病学调查获得可靠的致癌性循证医学证据。

化学物质引起肝脏肿瘤是其肝毒性的一种特殊形式，它可改变肝细胞的信息分子，特别是引起细胞DNA 损伤和突变。早在 20 世纪初，人们就注意到环境中的某些化学物质可能诱发肝癌。1927 年，Schneidt 发现猩红（起初用于促进伤口愈合，具有很强促增生作用）长期饲喂小鼠有致癌作用。Yoshido等于 1932 年首先用邻位氨基偶氮甲苯成功地诱发大鼠肝癌，为化学物质致癌的实验研究做出较大贡献。1935 年和 1937 年相继报道了邻氨基偶氮甲苯和奶油黄（N,N-二甲基-4-氨基偶氮苯）相关的实验性肝癌，该结果得到人类肝癌的流行病学调查的支持。此后，更多的具有肝致癌性的化学物被发现，而且通过动物模型研究,一些化学物质的结构、致癌量效关系及其诱癌机制得到进一步明确。近年来,随着生物医学迅猛发展,对化学致癌的认识已从细胞水平过渡到基因水平。通过聚合酶链反应(PCR)原位杂交等技术,精确测定了化学致癌的癌前及癌变过程中酶的变化及癌基因等分子标志的改变等,为临床有效防治肝癌提供了重要的理论基础。半个多世纪以来,人们对化学物诱导肝脏肿瘤的强烈关注似乎超过了化学物引起的肝损伤,与肝脏肿瘤相关的化学致癌物越来越受到重视,又陆续明确了一些与肝脏肿瘤发生密切相关化学物质,如乙醇、乙醛、黄曲霉毒素(AF)及马兜铃酸等[1]。

一、肝脏肿瘤类型与化学致癌物

肝脏主要由各种肝实质细胞和间质细胞构成,可发生 HCC、胆管癌、血管瘤及囊腺瘤等多种肿瘤,HCC和胆管细胞癌的流行病学差异见表 7-1。化学基团能导致某些类型的肝脏肿瘤,最明确的是 HCC,胆管细胞癌与化学物的关系尚不清楚。化学物能诱导的另一个恶性肿瘤是血管肉瘤。肝脏腺瘤是一种良性肿瘤,有证据表明它与化学接触也有关,如口服避孕药。

1. HCC 原发性肝癌是一个病因学和地理学分布多样性疾病,是全球第二大肿瘤相关死因,其中 HCC 占大多数,死于 HCC 的患者数同新诊断患者数接近。化学基团能导致某些类型的肝脏肿瘤,最明确的也是 HCC。流行病学研究提示,HCC 与化学致癌物联系较为密切,暴露于化学物的实验动物通常易感 HCC 而不是胆管细胞癌。全癌流行病学调查结果表

表7-1 HCC 和胆管细胞癌的流行病学差异

项　　目	肝细胞癌	胆管细胞癌
发病率的地理变化	是	否
原发癌病例的比例		
高发地区	95%	5%
低发地区		
成人	80%	20%
儿童	95%~100%	很低
肝硬化背景	高	低
男女比	高[(2~6):1]	约1:1
流行相关因素		
黄曲霉毒素	是	否
乙型肝炎	是	否
丙型肝炎	是	否
甲胎蛋白	多阳性	阴性
实验性致癌	是	很罕见
环境因素	是	否

明,焦化厂、煤气厂、石油化工厂和橡胶厂的工人,其肝癌和其他癌症的病死率增加,这可能与接触多环芳烃、橡胶硫化废气等化学品有关,但诱癌靶器官绝不仅仅是肝脏。理论推测和实验观察都提示,在暴露于致癌物时或其后,肝细胞再生增加了致癌效应的易感性,因为由致癌剂引起的突变在 DNA 修复发生之前能转染到后代细胞。致癌剂活跃的再生效应可能是造成肝硬化和肝癌高协同流行的因素。此外,硬化的肝脏没有能力修复潜在致癌性损伤的 DNA 和甲基化鸟嘌呤,也无力纠正酒精性肝硬化(ALC)的性激素失衡,因而更容易发生肝癌。

既往研究显示,HCC 与肝硬化密切相关。大多数 HCC 患者也伴有肝硬化,且肝硬化患者有较高的 HCC 发病率,两者发病率的区域分布也一致。最近的研究资料表明,在 HCC 低发病率地区(如美国),5%~15%肝硬化可发生癌变,而在 HCC 高发病率地区(如乌干达),20%~50%肝硬化可发生 HCC。HCC 发病率还随肝硬化的类型不同而变化,CHB 和 CHC 所致的肝硬化、色素沉着症和卟啉沉着症,HCC 发病率较高(>20%);而 ALC,HCC 发病率较低(5%~15%);在肝豆状核变性和胆汁性肝硬化患者中 HCC 发病率极低。大结节与小结节肝硬化相比,前者更易发生 HCC,或许与再生活动的程度有关。不是所有肝癌患者都有肝硬化基础,HCC 患者中 40%~90%有肝硬化史。大多数实验性诱发肝癌的毒物也能导致肝硬化,但改变毒物剂量和实验方法可诱发肝癌而无肝硬化。因此,肝硬化可能在肝癌发生中起作用,但不是肝癌的先导性因素。

研究表明,慢性肝内炎症反应是肝脏肿瘤发生的第一危险因素(图 7-1),化学致癌物有可能直接作用于细胞 DNA 致癌,也可能通过导致肝内慢性损伤性炎症反应而诱发肝癌。

2. 胆管癌 胆管癌与 HCC 有明显的流行病学和生物学差异。在远东某些地方性胆管寄生虫病(华支睾吸虫病,clonorchiasis)高发区域具有较高的胆管癌发病率以外,世界范围的胆管癌发病率几乎类同,胆管癌似乎更多累及女性,且与肝硬化无明显关联。此外,某些化学致癌物在实验动物也能诱发胆管癌,如染料、氧化钍胶体(thorotrast)、黄曲霉毒素 B1(AFB1)和杀螨特(aramite)等。

3. **血管肉瘤** 化学物能诱导的另一个恶性肿瘤是血管肉瘤,最常见的已知病因是暴露于氯乙烯单体和其他工业材料、医源性暴露于胶体二氧化钍(胸罗石)、使用雄激素类固醇、慢性摄入砷和暴露于镭等。有研究

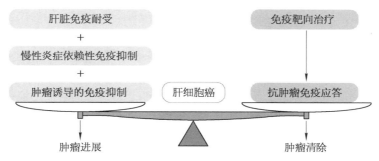

图 7-1 肝脏肿瘤发生、发展与抗肿瘤效应之间的关系,通过免疫靶向治疗等方法可增强抗肿瘤免疫应答[3]

表明,其与暴露于己烯雌酚、聚氨酯、环磷酰胺和口服避孕药之间存在联系[4],其中氯乙烯引起的人和实验动物的特征性肿瘤即为血管肉瘤,在职业病中首先被确定为法定的肝脏职业性肿瘤。此外,二甲基亚硝胺(dimethylnitrosamine)、甲基肼(methylhydrazine)、苏铁素(cycasin)和氧化钍胶体均能在实验动物诱发血管肉瘤。

4. 肝腺瘤(HCA) HCA属良性肿瘤,可在某些动物中由致癌剂诱导,极少数可发展成囊腺癌。人类肝脏腺瘤常见于口服避孕药或合成类固醇诱发,长期摄入合成类固醇也可能引起腺瘤和癌。最近的分子研究极大地扩展了对HCA的认识,获得各亚型的临床、病理和分子特征的最新信息,通过识别HCA的"高危"亚型可改进临床管理策略[5]。

二、人类肝癌的病因学

病因学证据表明,肝炎病毒、环境、化学及生物毒物是人类肝癌的可能病因。综合近年来流行病学调查及动物实验研究资料,人类HCC明确或高度可能的病因见表7-2。

多年来的研究证据已表明乙型肝炎病毒(HBV)和丙型肝炎病毒(HCV)是肝癌的重要病因。而人类肝癌与AF之间的病因学联系已被化学毒物诱导实验动物试验进一步证实。多位学者通过危险度评价研究认为,肝炎病毒、AF和微囊藻毒素是我国南方

表 7-2　人类HCC的病因	
明确或高度可能的病因	**可能原因**
HBV	乙醇,无机砷,溴二氯甲烷,四氯化碳,三
HCV	氯甲烷,苏铁素
AFB	真菌毒素
类固醇,合成避孕药	类固醇药物
氧化钍胶体	类固醇药物
氯乙烯	真菌毒素,亚硝胺类,吡咯双烷生物碱类,吸烟,三苯氧胺

肝癌高发的三大环境危险因素。有证据认为,口服避孕药和合成类固醇与诱发肝癌相关。也有报道提示,糖尿病患者有较高HCC发生的可能。虽然电离辐射在实验动物中(特别当结合肝毒素时)能诱发肝癌,但目前辐射仅作为与氧化钍胶体相关肿瘤的一个因素。寄生虫病作为肝癌病因似乎仅在远东地区,如华支睾吸虫病(clonorchiasis)和后睾吸虫病(opisthorchiasis)感染者不少会发展成胆管癌。有学者认为,血吸虫患者HCC发病率增加可能是由其他因素引起的巧合。不过,实验性血吸虫病能增强实验致肝癌效应,甚至抗血吸虫病药物海恩酮(hycanthone)也可能有此效应,提示了血吸虫病与HCC的关联不只是协同发病因素。部分血吸虫病患者伴较高比例的病毒性肝炎,后者也可能是肝癌的病因。

三、药物与毒物致肝癌的影响因素及预防

(一)致癌性影响因素

凡是能改变致肝癌性的各种因素都可以被理解为,它们能影响致癌剂的代谢或对致癌过程起促进作用。饮食干预的影响随不同毒素而变化。例如,减少蛋白质摄入能抑制CYP系统,后者将二甲基亚硝胺(DMN)变换成有毒代谢物并阻止肝脏的致癌性。然而,它增强肾脏致癌性,推测是肝中DMN代谢的抑制允许更多未改变的分子到达肾脏,并被变换成致癌代谢物。单宁酸和AF致肝癌性能通过低蛋白质饮食而增强;而吡咯双烷生物碱类和黄樟油精的致癌效应却被高蛋白质饮食所增强。

另外,实验发现肝脏接触化学毒物后,在多数肝细胞受毒性影响而功能受抑制的同时,小部分肝细胞可逃脱抑制作用而形成所谓"抵抗细胞"。在增生因素刺激下,肝脏内的"抵抗细胞"持续增生形成增生结节,其中一部分结节可向肝癌演变。

(二)肝癌的预防和高危人群监测

尽管在饮食和肝癌风险之间存在很大的认知分

歧,但目前的流行病学证据支持饮食在肝癌发展中的重要作用。例如,接触 AF、大量饮酒和可能的乳制品(不包括酸奶)的摄入量增加可能提高肝癌风险;而摄入咖啡和茶、轻到中度饮酒和几种健康的饮食模式(如替代健康饮食指数)可能会降低肝癌风险[6]。

化学物的致癌性是毒性的一部分,但又不同于一般毒性。通常认为生产场所的化学物致癌不存在安全浓度,也很难确定化学物致癌的阈剂量。但作为消化系统主要代谢器官的肝脏,其致癌研究显示长期经口化学物的致癌仍然存在剂量反应关系,部分品种存在致癌阈剂量(如对二氯苯)。因此,减少与致肝癌剂的接触应是重要的防癌措施。除了尽量减少接触之外,应做好定期监测工作。

根据癌基因过度表达可导致血清和尿中相应癌基因蛋白质水平增高的原理,可通过检测癌基因蛋白质水平来发现体内癌基因的变化。此方法不仅可用于临床肿瘤诊断,也可用于致癌物接触监测。如果发现某人的癌基因蛋白质水平增高,提示其癌症危险度增高。据报道,此法可比其他肿瘤临床检测方法提早1年以上发现问题,国外已首先用于监测接触多氯联苯的职业人群。

在天然致癌物之中,真菌毒素(特别是 AF)在肝癌发展中起到特别重要的作用,但其他致癌物的影响也应重视。在合成的实验性致癌剂中,仅有氯乙烯已知能引起人类肝脏血管肉瘤。合成代谢类固醇和避孕类固醇是强烈可疑的潜在致癌物。其他实验性致癌剂对人的致肝癌作用都缺乏流行病学可靠证据支持。

致癌性源于 DNA 的永久性化学改变,通过前致癌物分子的活性代谢物(终致癌物)牢固结合到 DNA 分子,或通过对 DNA 合成和修复有关的其他大分子的类似化学改变而起作用。化学品的致癌性能通过体外诱变测试进行预报,尽管可靠性很有限,但目前仍被用于检测人类接触化学品的致癌性。

第2节　肝癌相关致癌物质及其生化特性

肝癌相关致癌物从来源上可以分为天然致癌物和人工合成致癌物,基于发病机制可分为基因毒类(DNA 反应类)、非遗传类和其他类(未分类)致癌物。

一、天然致肝癌物质及其生化特性

高癌发率与环境致癌原(黄曲霉毒素,AF)之间

的地理关系也受到人们的关注。流行病学证据强有力地支持天然化学性致癌物至少是某些 HCC 的病因,其中 AF 的致肝癌性已经确定。此外,HBV 和外源性化学物的协同致癌效应已得到实验室验证,并获得 HBV 和 AF 协同效应的流行病学研究的有力支持(图 7-2)。在细胞实验和转基因动物实验中,均观察到 HBx 可增强 AFB1 的肝毒性,并增加 AFB1 诱导的肝肿瘤发生率[7]。

很多天然毒素可实验性致癌(表 7-3),其中部分已被人类摄入相当剂量,理论上应考虑其致肝癌的可能性。尽管有理由怀疑苏铁素和吡咯双烷生物碱的致癌性,但仅有 AFB1 对人肝癌的致癌性得到证明,其他的天然毒素作为人类的致癌物似乎缺乏理由。部分天然毒素在实验动物中已被证实具有致癌性,如单宁酸可致动物实验性肝癌,但大多数学者不同意 Korpassy 关于摄入单宁酸可能致癌的看法;再如,黄樟油精(safrole)的实验致癌性导致了 1960 年美国法律禁止在食品中使用黄樟油精。黄樟油精是存在于黄樟树根皮中的芳香油的主要化学成分,在过去广泛用作饮品(如某种啤酒)的调味剂。目前,在美国的健康食品商店免费可得到的植物茶中仍可发现黄樟油精。不过,黄樟油精致癌效应的剂量似乎远超过了人类可能摄入的剂量。

(一)真菌毒素

青霉菌和其他真菌毒素(mycotoxins)的肝毒性和致癌性产物比 AF 更早被人们了解,但因其可能致人类肝病而被广泛关注是在发现 AF 之后。AF 存在于许多食物中,并具有肝毒性和致癌性效应。AF(特别是 AFB1)现被认为可引起人 HCC。其他的致癌性真菌毒素仍处于实验性验证阶段(表 7-3),只得到有限的流行病学资料支持,仅被怀疑在高发地区起致癌作用。

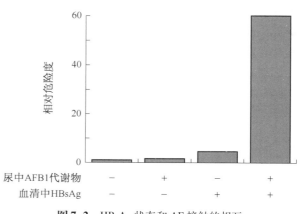

图 7-2　HBsAg 状态和 AF 接触的相互作用对 HCC 的相对危险度

表 7-3 天然致肝癌物质的致癌性

天然致肝癌物质	致癌性
真菌毒素（mycotoxin）	
黄曲霉素（aflatoxin）	实验动物，人类
环氯霉素（cyclochlorotine）	实验动物，人类?
伏马毒素（fumonisins）*	实验动物
灰黄霉素（griseofulvin）	实验动物
藤黄霉素（luteoskyrin）	实验动物，人类?
赭曲霉素（ochratoxin）*	实验动物
棒曲霉素（patulin）	实验动物
红青霉毒素（rubratoxin）*	实验动物
细皱青霉素（rugulosin）*	实验动物
拟曲霉素（sterigmatocystine）	实验动物
植物毒素	
苏铁素（cycasin）	实验动物，人类?
鹿花菌素（gyromitrin）	实验动物，人类?
肉豆蔻（nutmeg）	实验动物，人类?
吡咯双烷碱（pyrrolizidine alkaloid）	实验动物，人类?
黄樟油精（safrole）	实验动物
异黄樟油精（isosafrole estragale）	实验动物
单宁酸（tannic acid）	实验动物
硫脲（thiourea）	实验动物

注：* 见本节中"真菌毒素"文内说明。

1. AF AF 是黄曲霉产生的一种很强的致癌物质，以 AFB 作用最强。AFB 是污染的食物中最常存在的化学致癌物，也是最强的肝脏致癌物，与多环芳香碳氢化合物等比较，在低于 1 000 倍的剂量同样有肝致癌性。1961 年，Lancaster 用巴西花生饲料首次成功诱发大鼠肝癌。AF 的致肝癌性也得到许多不同来源流行病学研究的有力支持。在肝癌细胞中抑癌基因 p53 特异突变和暴露于 AF 存在相关性。在 HCC 高发地区往往具有适合 AF 的气候条件和其污染食物的情况，在这些地区的调查表明，AF 污染强度和肝癌发生率之间存在关联。例如，乌干达有 HCC 的高发病率，那里的高温和高湿气候适合 AF 类真菌繁殖，随机采样发现，有 40% 的食物受到污染。在马达加斯加，HCC 发生率和食物受 AF 污染率甚至更高。

流行病学资料还显示，肝癌高发地区往往是贫穷地区，这提示营养不良也可能是肝癌的病因。1971 年，Hurt 研究认为贫穷程度和肝癌发病率存在联系，在很大程度上可能是经常食用发霉食品所致。大鼠实验观察也发现，缺乏蛋白质和胆碱的食谱能使 AFB1 转变成致癌代谢物的过程增强，从而推测营养不良能增强 AF 的致癌效应。同期，俞顺章等对我国东南沿海肝癌高发地区的调查表明，当地食物和饮水中广泛存在 AF 和微囊藻毒素污染，而这两个天然毒素在实验中能显著促进 HBx 基因小鼠的肝癌发生。

目前有 12 种 AF 的结构与毒性已通过大鼠实验鉴定，其中有几种是致癌的。产生毒素的霉菌（曲霉属菌）能生长在花生、棉籽、大豆、玉米、大米、小麦、大麦和其他作物上，在合适的条件下能产生毒素。研究最广泛的毒素是 AFB1，它是大多数 AF 天然产物的主要成分，具有强致癌性，单剂量或数日喂养大鼠便能产生肿瘤。AFB1 的致癌性在若干种属动物（大鼠、小鼠、鳟鱼、鸭）中已被证实，但在另一些种属动物（包括灵长类）最初的实验表现出对 AF 致癌性明显的抵抗作用，但后来的实验又证实，灵长类动物在摄入 AFB1 若干年后能发展成肝癌，为 AF 作为人类肝癌的病因提供了有力证据。有学者从流行病学调查数据中推算，AFB1 对人致肝癌的最低剂量是0.1 mg/kg 累积量。AF 还可能污染商业精饲料，从而导致某些家禽和家畜患 HCC，如鸭是易感的家禽。

在 AF 致癌效应中，抑癌基因 p53 的作用尤其引人注目。在饮食受 AFB1 重度污染的地区，HCC 患者有高比例的 p53 基因突变，且两者间存在明显地域相关性。另外，AFB1 诱导的 p53 突变具有特异性。AFB 可诱导多种动物（如鼠、斑鳟鱼、鸭等）肝癌，且绝大部分为 HCC。新生小鼠和较年轻的大鼠对 AFB 极敏感，而成年小鼠有一定耐受性。AFB 动物诱癌所需时间较长（12～36 个月），而且诱癌率与饲喂时间、剂量相关。在 AFB 大鼠诱导致癌实验中也观察到 Ki-ras原癌基因 B-A 替换，在癌变过程中 c-myc、c-ras基因之间也存在协同作用。网络分析研究表明，AFM1/AFB1 可调控 13 种蛋白质（CYP3A4、TP53、GSMT1、MDM2、CAT、OGG1、IRS1、IRS2、SRC、AKT1、MAPK1、MAPK3 和 PDK1）直接或通过其他节点和肿瘤发生相关。对 miRNA 预测分析表明，有 12 个 miRNA 能够靶向已知的被 AFM1 调控的基因[8]。也有研究报道在真核细胞中，AFB 引起的突变并非仅是遗传毒性的。值得重视的是，HBV 和 AFB1 在致癌病因作用中的相互影响。

2. 伏马菌素（fumonisins） 伏马菌素是一组由镰刀菌病原真菌产生的天然毒素，除存在于动物饲料中外，对人类食品（如玉米、小米、燕麦、黑麦、大麦、小麦及其产品等）的污染也广泛存在。暴露于伏马菌素会导致一些物种的器官特异性毒性，如马类动物的神经系统疾病、猪的肺水肿、人类的食管癌及啮齿类动物的肾脏和肝脏相关毒性[9]。1988 年，Gelderblon 等首次从串珠镰刀菌培养液中分离出伏马菌素。随后，Laurent 等又从伏马菌素中分离出伏马菌素 B1（FB1）和伏马菌素 B2（FB2）。自然界产生伏马菌素的真菌主要是串珠镰刀菌,其次是层出镰刀菌(*F. Proliferatum*)。这两种真菌广泛存在于各种粮食及其制品中,因此它们产生的伏马菌素容易污染粮食类农产品,尤其是玉米。研究发现,即使在干燥温暖的环境中,串珠镰刀菌也是玉米中出现最频繁的菌种之一。FB1、FB2和FB3由真菌镰刀菌属(*F. Verticillioides*)和层出镰孢菌属(*F. Proliferatum*)两种霉菌产生。这些霉菌通常感染玉米和稻谷,因此,在食品和饲料中可能存在这种真菌毒素。动物实验和流行病学资料已表明,伏马菌素主要损害肝肾功能,能引起马脑白质软化症和猪肺水肿等,并与我国和南非部分地区高发的食管癌有关,已被国际癌症研究机构(IARC)列为2B类致癌物。1991年南非科研人员对小鼠进行了伏马毒素的毒理实验,以50 mg/kg体重水平饲养小鼠,18~26个月后肝肿瘤患病率急剧上升,这是首次发现伏马毒素引发肝癌的证据。1998年又对大鼠进行了伏马毒素毒理试验,获得相同的结果。伏马毒素B对雄性大鼠的长期致癌实验表明,摄入毒素量为0.08~0.16 mg/(kg·d)时,约2年后产生肝癌。实验发现,其肝毒性效应具有剂量-反应关系,并存在无效应阈值。近年来研究表明,伏马菌素主要通过诱导氧化应激,介导细胞凋亡、自噬、生殖毒性,并促进癌变[10]。

3. 赭曲霉素和其他真菌毒素 赭曲霉素的产毒菌株有赭曲霉(*Aspergiltus Ochratoxin*)和硫色曲霉(*A. Sulphureus*)等,也可以由青霉菌等产生。赭曲霉素可污染玉米、小麦等几乎所有谷物,急性毒性较强,对雏鸭的经口LD_{50}仅为0.5 mg/kg,与AF相当;对大鼠的经口LD_{50}为20 mg/kg。该毒素通过自由基的方式产生遗传毒性和致癌性,也会导致肝、肾的坏死性病变而致死[11]。已发现赭曲霉素具有致畸性,在肝癌高发区的谷物中可分离出赭曲霉素,赭曲霉素A能引起实验大鼠和小鼠的肾脏肿瘤,并观察到可引起雌性小鼠发生肝癌。泌尿道肿瘤可能与地方性肾病有关,但国际癌症研究机构(IARC)认为该毒素的致癌证据有限,不足以评价其对人的致癌性,故与人类肝癌的关系尚待进一步研究。红青霉毒素(红毒素)和细皱青霉素(沟纹毒素)也是真菌毒素,它们的致癌作用仅见于部分实验动物,对人的致肝癌危险尚待进一步研究证实。

(二)植物毒素

1. 苏铁素(cycasin) 苏铁素是存在于原始种子植物苏铁属(*C. Circinalis*,*C. Revoluta*)的种子和根中的糖苷,能被肠内细菌的葡萄糖苷酶水解成甲基氧化偶氮基甲醇(methylazoxymethanol)和葡萄糖(图7-3)。其他苏铁属植物(encephalartos barkeri,macrozamia spirales)含有不同的甲基偶氮氧甲醇(MAM)的糖苷。此化合物的化学结构与DMN非常相似(图7-3),因此也有肝毒性和致肝癌特性。动物实验已经证实苏铁素是阳性致肝癌剂。在光镜和电镜下,MAM或DMN造成的毒性和致癌性的病理改变几乎一致。

苏铁素和其他MAM糖苷的肝毒性和致癌性只有经口摄入时才存在,因为只有在肠内水解才能生成活性化合物,其致癌机制与DNA嘌呤部分烷化相关。苏铁属植物生长在美国的关岛和其他岛屿(如马里亚纳群岛、新几内亚岛,以及日本和非洲的岛屿),然而相关流行病学资料不支持这些植物具有毒性效应,可能因为当地常通过浸泡或其他方法处理这类植物,使之去除了有毒成分。迄今为止,尚无苏铁素对人类具有致癌作用的确切证据。不过,人类仍需对苏铁素的肝毒性和致癌性保持警惕,并应细致地监管饮食习惯和精心地设计流行病学研究。

2. 吡咯双烷生物碱(PA) PA存在于世界许多地区的多达200种以上植物中,很多属于家庭植物。产生毒性生物碱的植物主要有千里光属(*Senecio*)、天芥菜属(*Heliotropium*)、菽麻属(*Crotolaria*)和琉璃苣属(*Symphytum*),这类化合物能引起实验动物和人的急性和慢性肝损伤。由吡咯双烷生物碱引起的疾病有时被称为千里光中毒(临床表现为惊厥和肝损伤)。PA对实验动物的致癌效应似已有足够资料证明。有人认为其致癌效应主要是促进作用而不是激发(启动)作用,对人的致癌性仍是一种假想,未被证明。然而,人摄入PA产生急性和慢性肝病的报道表明,人类有足够机会接触这类具有实验致肝癌效应的生物碱。

(三)微囊藻毒素

随着不少地区水体富营养化程度加剧,蓝藻水华

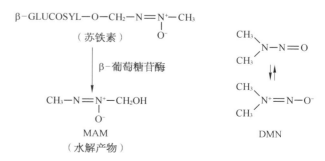

图7-3 苏铁素的结构及其水解产物

注意与DMN结构的相似性

经常持续和大面积发生。微囊藻毒素(MC)是由淡水蓝藻水华产生的一类具有强促癌性、肝毒性的环状七肽生物活性物质,其分子结构复杂,有近 80 种亚型,以痕量形式稳定地存在于各类富营养化淡水水体中。其中 MC-LR 是在蓝藻水华污染中出现频率最高、产量最大、危害最严重和研究最多的藻毒素。

1. 流行病学研究　流行病学研究表明,饮用水源中的 MC 污染与肝癌、大肠癌的发病率具有相关性。2001 年,俞顺章等对东南沿海肝癌高发区肝癌与饮用水中 MC 的关系进行研究,证明沟塘水中以 MC 为代表的藻类毒素是致肝癌的促癌剂。1996 年,Ueno 和陈刚等对我国肝癌高发区海门和抚绥地区的原发性肝癌病因学研究表明,饮用水中藻毒素尤其是 MC 含量与原发性肝癌的发生率有一定相关性,且水中藻毒素含量与肝癌的发病率呈正相关。2000 年,周伦等对浙江海宁大肠癌高发区研究发现,饮用河水、池塘水等浅表水是引起大肠癌的危险因素之一,其中的 MC 含量与大肠癌的发病率呈正相关。也有流行病学资料显示,微囊藻毒素与胃癌及其他肿瘤的发生有关。

2. 促癌作用研究　MC 毒性作用靶器官为肝脏,主要引起肝病和促发肝癌。陈刚等采用两阶段实验动物模型,用单位面积肝组织中胚胎型 GST-P 阳性灶的数量和面积作为肝脏癌前病变的指标。结果表明在应用二乙基亚硝胺(DEN)作为起始剂的条件下,MC-LR 单独作用,或 MC-LR 和 AFB 联合作用都能显著增加 GST-P 阳性灶的数量和面积。提示 MC-LR 是大鼠肝脏的促癌剂,并且 MC-LR 和 AFB 具有协同促癌作用。俞顺章等对肝癌高发区调查发现,长期饮用含有较高浓度微囊藻毒素的沟塘水的人群肝癌发病率显著高于对照组,认为沟塘水中以微囊藻毒素为代表的藻类毒素是肝癌的促癌剂。实验室研究证明,这种毒素是趋肝的促癌因素。在 HBx 转基因鼠中,与起始剂 AF 和 MC 一起可引起 HCC,认为 MC 与乙型肝炎和 AF 3 个危险因素组合,可能是我国肝癌高发的原因之一。

MC 可不同程度地促进 S 期 DNA 合成,还可不同程度地增加叙利亚金黄地鼠胚胎(SHE)细胞微核形成率,并呈良好的剂量-反应关系。大鼠两阶段动物实验显示,先给予 DEN 起始剂后,MC-LR 具有大鼠肝脏肿瘤促进作用,它可显著增加嗜肝性和霉变细胞灶的数量。相关研究表明,微囊藻毒素具有致突变作用。Ames 试验显示,蓝藻提取物都能致突变,微核试验显示小鼠骨髓多染红细胞增加。多项研究发现[12],MC-LR 能够抑制磷酸酶 2A(PP2A)的活性,并

激活 Akt 和 MAPK 信号通路,导致肝细胞异常增殖;也可诱导活性氧的积累,损伤肝细胞 DNA,这已被证实与 HCC 的形成有关;此外,MC-LR 可通过影响非编码 RNA(包括 microRNA、环状 RNA、长 ncRNA),以及影响 DNA 甲基化来调节肝癌发生相关蛋白质的表达。

MC 对肝细胞影响的特点是细胞凋亡与活跃的细胞增殖相伴随。胡志坚等建立 MC 促肝癌动物模型对 MC 的促癌作用进行实验研究,结果显示 MC 可显著增加大鼠肝癌前指标 γ-GT 的阳性率;上调肝前病灶的主要凋亡抑制基因 BCL-2 的表达,同时下调促细胞凋亡作用基因 bax 的表达。进一步证明 MC 有促癌作用,并初步明确了调节与细胞凋亡相关的癌基因和抑制基因表达可能是 MC 促癌过程的重要机制之一。MC 作用于肝巨噬细胞,刺激细胞产生白细胞介素-1(IL-1),后者再诱导产生可引起急性炎症反应的物质(如前列腺素、血栓素及肿瘤坏死因子-δ),这些物质导致肝损伤和坏死。此外,微囊藻毒素能够损伤孕鼠的胎盘,并对胎鼠产生致畸作用,损伤胎鼠的肝、肾,在胚胎期就形成了肝癌高发的基础。

虽然 MC 研究已取得了很多有价值的成果,但在 MC 促癌性分子机制、进入肝细胞的特殊传输机制、慢性及亚慢性暴露引起的危害等方面尚有很多值得深入探讨的问题。

(四)乙醇

乙醇会导致肝硬化,而肝硬化是常见的肝癌前期损伤,在 HCC 患者中肝硬化约占 80%。在 ALC 患者中 HCC 的发病率估计为 5%~15% 或更高。但很难区分致癌原因是 ALC 还是乙醇的直接作用。1991 年,Austin 研究表明,适度饮酒仅与肝癌有轻度联系;然而,大量饮酒则与 HCC 发病率增高相关(RR>2)。含乙醇性饮料与乙醇不同,前者其致癌作用尚可能来源其他各种致癌源污染(如亚硝胺或真菌毒素)。乙醇也可能具有协同致癌作用,因为通过诱导 CYP2E1,它能增加致癌物分子转变为活性致突变代谢物。

二、人工合成致肝癌物质及其生化特性

众多合成化学物对动物具有致肝癌作用(表 7-4),它们被广泛用于工业,有一些已成为环境和食品污染物,且有极少数作为药品被用于临床医药,一些产品仅仅是为了研究其致癌性而开发。与人类 HCC 相关的合成化学物并不多,氯乙烯是其中之一,可导致肝血管肉瘤甚至 HCC。许多合成致癌剂对人的致肝癌效应证据不足,有待进一步研究分析。

表7-4 已知致肝癌的合成化学品及其可能接触途径

合成化学品	职业接触	医学接触	环境接触	合成化学品	职业接触	医学接触	环境接触
芳香胺类	+	-	-	密雷克斯	+	-	+
2-乙酰氨基芴				对二氯苯	+	-	+
2-蒽胺				多氯联苯类	+	-	+
间甲苯二胺				多氯酚类	+	-	+
偶氮化合物	+	-	+	肼类			
对氨基偶氮苯				1,2-二乙肼	+	-	+
邻氨基偶氮甲苯				1,1-二甲肼	+	-	+
4-氨基二苯乙烯				肼	+	-	+
2,4-偶氮二苯胺				异烟肼	-	+	-
偶氮萘等 2-二乙酰氨基芴				亚硝胺类	+	+	+
对二甲基氨基偶氮苯等				亚硝酰胺类	+	+	+
N-(2-芴基)邻氨甲酰苯甲酸				多环烃类	+	-	+
丽春红染料				苯基(α)-蒽			
锥虫蓝				3,4-苯并芘			
氯代脂肪烃				1,3,5,6-二苯基蒽			
四氯化碳	+		+	7,12-二甲基苯蒽			
三氯甲烷	+	+	+	3-甲基胆蒽			
三氯乙烯	+	+	-	类固醇药物			
氯乙烯	+		-	杂混化学品			
氯代芳香烃				乙酰胺	+	-	-
艾氏剂	+	-	+	杀螨特	+	-	+
二甲基二硫代氨基甲酸二甲铵	+		+	砷	+	+	+
二氯双氯苯基乙烯	+		+	铍化合物	+		
双对氯苯基三氯乙烷	+		+	矽酸铝溶液	-		
狄氏剂	+		+	乙硫氨基酪酸	-		
林丹	+		+	海恩酮(抗血吸虫药)	-	+	
氯丹	+		+	硒	-		+
毒杀芬	+		+	硫代乙酰胺	+		
				氨基甲酸乙酯	-	+	

致肝癌的合成化合物包括复杂大分子(如多环芳烃、氯化芳烃、芳香胺和偶氮染料)和简单化合物(如亚硝胺类、亚硝酰胺、卤代脂肪烃、乙酰胺、硫代乙酰胺、乙硫氨基酪酸和半乳糖胺等)。大量有关这些化合物的化学性质和致癌特性的文献对职业致癌性、实验致癌性、环境致癌剂及致肝癌作用进行了详尽的分析和总结。

(一)多环芳烃类

多环芳烃化合物(PCH)对实验动物是强致癌剂,其诱癌效应呈多重靶器官的特点,能诱发皮肤癌、肝癌、胃癌、甲状腺癌、恶性淋巴瘤和口腔癌等。多环芳烃存在于吸烟的烟雾中,被认为是支气管肺癌的诱因。该组化合物中研究比较清楚的包括苯基(α)-蒽(benz anthracene)、苯并芘(benzopyrene)、二苯基蒽(dibenzanthracene)和3-甲基胆蒽(3-MC),它们已被证实存在于工业化国家的土壤样品和各种未处理的谷物中,可能是工业污染和动植物自发转化的结果,或是土壤微生物活动的结果,常作为研究分子特性与致癌性之间相互关系的常用模型。多环芳烃可能还存在于某些食物中,但尚无证据说明其与肝癌发生有关。吸烟者中HCC发病率增加,提示了致癌性多环芳烃可能诱发HCC。

多环芳烃存在于焦炉废气中,过去认为是焦炉工人肺癌的病因,但后来研究认为也可诱发焦炉工人肝癌,其原理是吸入的多环芳烃中很多亚微米级微粒可透过毛细血管进入血液。多环芳烃大部分在肝脏代谢,形成羟基化代谢产物随尿排出,工人几十年反复吸入多环芳烃,超过肝脏处理能力,则可通过更复杂的生物化学转化,形成苯并芘-烃基-羟基-环氧衍生物,这是诱发HCC的始动因子。微米级以上的难溶性微粒,通常不能进入毛细血管,其相当部分被支气管纤毛上皮运动反排至咽喉部而吞入胃肠道,这也构成诱发消化道肿瘤的原因。

一般认为,尽管多环芳烃为多靶器官诱癌,但对肝脏的实验致癌性有限。在实验动物中多环芳烃仅在新生大鼠和小鼠诱发HCC,可能是因为新生鼠具有将多环芳烃转变为活性代谢物的能力,但缺乏解毒能力(如环氧化物水化酶、谷胱甘肽转移酶)。

(二)芳香胺类

已知实验性致癌物中很多是芳香胺类(aromatic amines),其中涉及人类的致癌物仅为个体接触发生的膀胱肿瘤。然而,有的芳香胺能导致实验动物肝癌,如2-乙酰氨基芴(AAF)是已知最老的实验性致癌剂之一(图7-5)。AAF的反应代谢物在体内以共价方式结合到DNA、RNA、蛋白质和肝细胞的组蛋白上。有证据提示,AAF的最终致癌物是硫酸盐结合物。尽管人类肝脏能将AAF转变成致癌代谢物,但对于AAF暴露和人肝癌发生之间的相互关系尚无证据。

(三)氨基偶氮染料

偶氮染料(aminoazadyes)是最早也是较为广泛应用于肝癌诱导的一类化学致癌物,曾短时间用于人造奶油着色,亦称奶油黄。这组化合物的代表品种含有邻氨基偶氮甲苯(o-aminoazotoluene,即2′,3-二甲基-4-氨基偶氮苯),包括3′-二甲黄(DAB)和3-甲基-4-二甲氨基偶氮苯(3′-me-DAB)等,常用于实验性肝癌研究。DAB常溶于植物油拌饲料饲养大鼠,26周肝癌发生率可达100%。3′-me-DAB成本低,较易制

备,但诱癌率不如DAB。邻氨基偶氮甲苯是在实验动物中诱生肝癌的第一种化学品(图7-4),众多研究证实了邻氨基偶氮甲苯和其他偶氮化合物的致肝癌效应。目前人类仍存在暴露于该组化合物的风险(图7-6和图7-7)。一种称为奶油黄的偶氮化合物

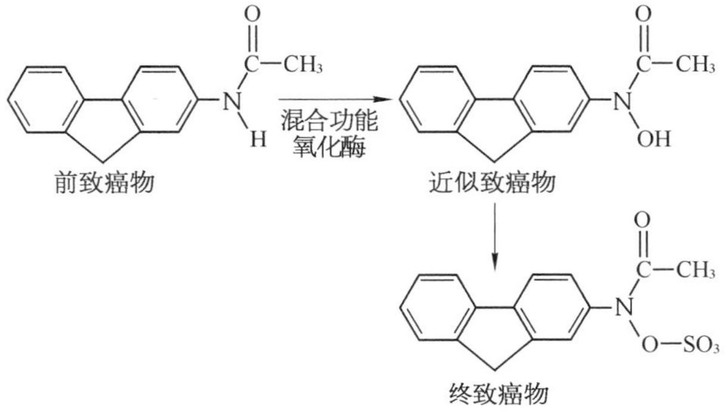

图7-5　2-乙酰氨基芴(AAF)代谢转变为终致癌物

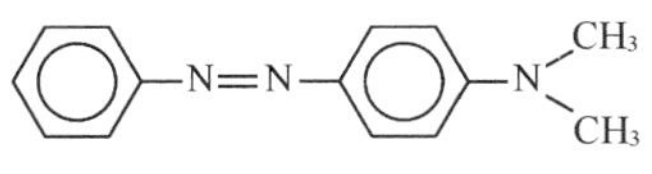

图7-6　奶油黄(用于致癌研究的传统致癌剂)

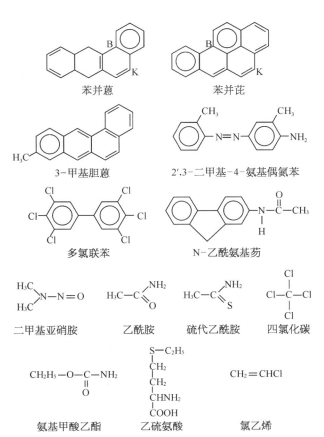

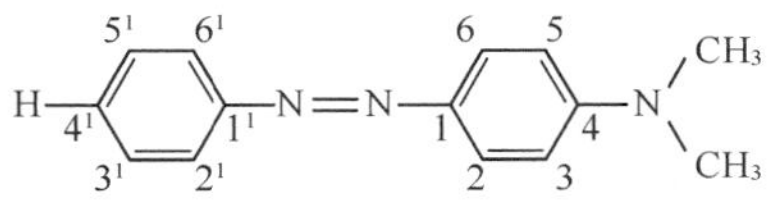

图7-4　可能致癌物化学结构变化说明

致肝癌性	基团的结构和大小		
	4¹	N=N	4
强	—F —C₂H₅ —C₃H₇	仅只 N=N	—N(CH₃)₂
中	—C₄H₉ —SCH₃ —CH₃		—NH(CH₃) —N(C₂H₅)(CH₃)
弱	—OCH₃ —Cl		—N(CHO)(CH₃)
无	—CF₃ —OH —OC₂H₅ —Br	—N=CH— —CH=N —CO—NH—	—N(CH₂—C₆H₅)(CH₃) —N(CH₂H₂OH)(CH₃) —N(C₂H₅)(C₂H₅)

图7-7　改变4-二甲基氨基偶氮苯的结构基团引起致肝癌性的变化

（图7-6），曾一度作为人造黄油着色剂，成为传统的致肝癌剂。现虽已禁用奶油黄，但在"C.I.溶剂黄-2"的名义下，它又被添加到汽车润滑油、汽油和鞋油中，某些国家甚至将该化学品加在美发美容油脂中。过去偶氮化合物用于食品着色，目前多用于化妆着色或工业材料着色。改变氨基偶氮化合物的结构基团能引起其致癌性的变化，如在4-二甲基氨基偶氮苯的3,4,3′位和4′位上以氟或乙基取代，有增强致癌能力的明显效果。但N-甲基的替代或在NN基团的任何交换都可减少或取消其致肝癌性（图7-7）。

（四）烷化剂

对实验动物的致癌剂和致突变剂中很多品种属于烷化剂（alkylating reagents），它们能与细胞内的遗传物质发生烷化反应，从而导致癌症。氮芥是最普通的烷化剂，能诱变除肝脏以外的肿瘤。β-丙醇酸内酯（β-propiolactone）在腹膜外处理或皮肤应用时能导致HCC。不少化合物在肝脏中可能被转变成烷基化剂或芳基化剂而可能致肝癌，其中包括乙硫氨酸（ethionine）、二烷基亚硝胺（dialkylnitrosamines）、氨基甲酸乙酯（urethane）和列于表7-4中的其他化合物。脲酯先前曾用作治疗剂，能在动物和人体产生急性和慢性肝脏疾病。

1. 乙硫氨酸（ethionine，即乙硫氨基酪酸） 这是一种损肝毒物（图7-4），也是实验性致肝癌剂。乙硫氨酸可能通过妨碍核酸的嘌呤和嘧啶的甲基化和（或）乙基化实现其致癌效应。已知乙硫氨酸可由大肠杆菌属合成，并可能在肠内被吸收。

2. 二烷基亚硝胺类（dialkylnitrosamines） 本品和其他很多N-亚硝基化合物可致多种动物引起肝脏和其他器官的肿瘤，亚硝胺的结构、动物的种属、实验方式等，均可影响癌发生的部位，代表品种是DMN。DMN最初被用作工业试剂时表现出肝脏毒性，后因其结构类似致肝癌剂苏铁素（图7-3）而再次引起人们的关注。2003年，Umemura报道，在DMN诱导小鼠肝和胆管癌的实验中，环境污染物五氯苯酚具有显著促癌效应，而绿茶能有效减轻致癌效应。尽管目前与DMN有关的工业接触很有限，但人类暴露DMN造成毒性和致癌性的可能性依然存在。食品中发现有DMN污染，显然是由存在于食品中的仲胺或叔胺与亚硝酸盐（防腐剂）之间反应所形成。亚硝胺也存在于乙醇饮料和盐渍食物中，摄入亚硝酸盐和含氨基食物或药物都能导致在胃肠道中形成亚硝胺。亚硝胺也存在于烟草的烟雾中，大城市的大气污染中也存在DMN，这表明环境污染使人类暴露于致肝癌化合物。

DEN也是亚硝基化合物中致癌性较强和较有代表性的一种化合物，主要存在于小麦等谷物中。1960年有学者第一次报道它具有肝脏致癌性，以后的许多报道证实DEN与原发性肝癌密切相关。而且其无活性的前身二乙胺和亚硝基化剂在胃液中可生成强致癌性的DEN，本身无致癌性的硝酸盐也可通过体内代谢生成DEN发挥致癌作用。

（五）氯乙烯

氯乙烯（vinyl chloride）是较早已知可引起人类肝脏恶性肿瘤的工业化学品，主要用于合成聚氯乙烯树脂，其世界年产量不断增加。实验表明，大鼠长期吸入氯乙烯可诱发肝血管肉瘤和肝癌等。1974年，Creech在聚氯乙烯工厂中发现6例接触高浓度氯乙烯的聚合工和清釜工患肝血管肉瘤，因为该病罕见，其与职业的联系很快得到证实。氯乙烯不仅能导致工业接触人群和实验动物发生血管肉瘤，也能引起HCC。致癌性依赖于氯乙烯转变成活性代谢物，推测是环氧化物（图7-8）。发病机制尚未完全阐明。有学者认为，随着体内氯乙烯活性代谢物的不断产生，非蛋白疏基化合物逐渐消耗，使越来越多的烷基化代谢物与细胞内的RNA、DNA共价结合，从而导致肝窦内皮细胞恶性变。有报道称其致癌作用可能有免疫因素参与。

毒性代谢产物形成是导致细胞毒性（如四氯化碳）和致癌性（如氯乙烯）的关键。图7-9概括了遗传模型的轮廓，可能的机制涉及代谢产物共价结合到对细胞生存必需的关键性细胞蛋白上。事件的进展需要代谢物活化成为氯乙烯氧化物，随后与DNA结合成反应产物环氧乙醇加成物，氧化抑制，并与肿瘤抑制基因相互作用或产生基因突变。

据对国外64例氯乙烯肝血管肉瘤的统计，发病工龄4~28年（平均17.8年）。起病缓慢，早期无明显症状，以后可有厌食、恶心、呕吐、腹胀、腹泻和右季肋部疼痛等症状。后期肝脏明显肿大，伴有黄疸和腹水。肝功能检查无明显异常，或ALT和γ-GT活性升高。尿中硫撑双乙酸（TDGA）可作为接触工人的生物学监测指标。我国至今尚未发现氯乙烯引起的肝血管肉瘤。考虑到国外已发生的病例大多为聚氯乙烯生产的清釜工，有关工厂在加强车间密闭通风的同时，重点采取釜内通风法、釜内防水法或防止黏釜法，

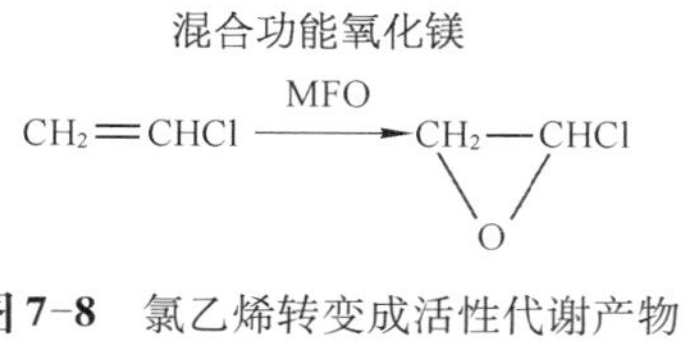

$$CH_2{=}CHCl \xrightarrow[\text{MFO}]{\text{混合功能氧化镁}} CH_2{-}CHCl$$

图7-8 氯乙烯转变成活性代谢产物

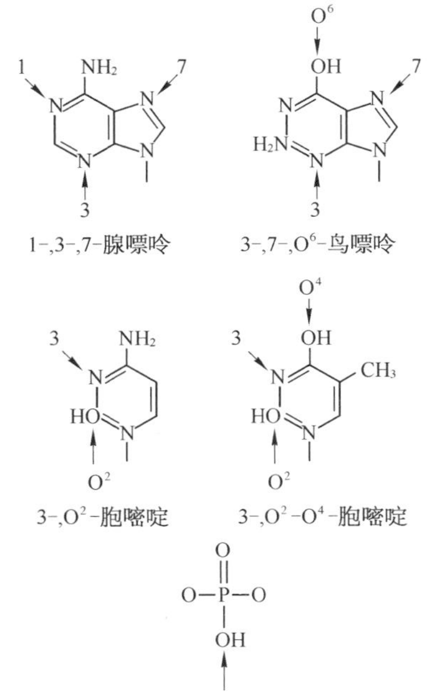

图 7-9　致变亲电子基结合到 DNA 的亲核中心
（DNA 中嘌呤的 O^6 位上甲基化）

已取得良好预防效果。自从确定氯乙烯为人类致癌物后,各国大幅度降低了生产场所的职业性接触限值,美国劳工局职业安全卫生署（OSHA）定为 13 mg/m³（接触 15 min）；我国现行车间空气最高容许浓度为 30 mg/m³,有学者提议应考虑降至 15 mg/m³。

（六）有机氯农药

有机氯农药包括多种结构的含氯化合物,主要有二氯二苯乙烷类、氯代环己烷类和氯代环戊二烯类等,20 世纪 30 年代开始生产,主要用作杀虫剂。具有实验性致癌作用的有机氯农药品种包括双对氯苯基三氯乙烷（DDT,滴滴涕,二二三）、二氯双氯苯基乙烯（DDE）、二甲基二硫代氨基甲酸二甲胺（DDD）、粗六氯化苯（HCB,六六六）、氯丹（chlordane）、林丹（lindane,γ-六氯苯）、艾氏剂（aldrin,六氯八氢二甲撑萘）、狄氏剂（dieldrin,六氯环氧八氢二甲撑萘）、毒杀芬（toxaphene,八氯莰烯）、开蓬（chlordecone,kepone,聚氯酮）和灭蚁灵（mirex,密雷克斯）。

有机氯农药化学性质稳定,在生物体内代谢很慢,并可在体内蓄积,主要存储在脂肪组织中。有机氯农药不仅有毒,而且在环境中持久不被破坏。有机氯农药环境污染还能通过食物链的逐级富集作用最终传递给人类。因此,20 世纪 70 年代以后不少国家先后禁止生产和使用部分有机氯农药。我国于 1982 年停止生产 HCB,并限产 DDT。2001 年 5 月包括中国在内的 90 个国家签署了《关于持久性有机污染物的斯德哥尔摩公约》,首先消除 12 种对人类健康和自然环境特别有害的持久性有机污染物,名单中主要是有机氯农药（包括艾氏剂、氯丹、狄氏剂、异狄氏剂、七氯、灭蚁灵、毒杀芬、DDT、HCB 等）。

Zimmerman 却认为有机氯农药对人的致癌性尚缺乏令人信服的证据,其理由是这些致癌物虽然能在小鼠和大鼠中产生肝脏肿瘤,但实验时致癌物的剂量要求很大,实验的小鼠种属有致癌倾向,或者某些肿瘤的恶性程度可疑。

（七）对二氯苯

对二氯苯（PDCB）于 1905 年被首次合成,主要用作居室衣物、图书标本的防蛀剂及卫生间的除臭剂与清新剂,少数用作化学工业的中间体。20 世纪 50 年代初国外开始开展其毒性研究,先后发现 PDCB 除引起肝肾毒性外还有致癌作用,致畸和致突变性作用尚待进一步证实。PDCB 是具有高度脂溶性和一定水溶性的氯代芳香烃类化合物,可穿过胎盘屏障和血脑屏障等各种生物膜。现有资料表明,主要经消化道和呼吸道吸收后分布到脂肪组织中,其次可分布到肝脏和肾脏组织中,其他组织分布较少。在体内 PDCB 主要被氧化成 2,5-二氯酚,并与葡糖醛酸和硫酸根结合从尿中排出,少量随呼出气和粪便排出。高剂量经口给予大鼠时,仅在酸性水解尿中可测出二氯氢醌。

美国国家毒理学规划署（NTP）于 1987 年实施了一项 PDCB 的 2 年动物实验,小鼠胃肠给药 PDCB 600 mg/kg,HCC 和肝脏腺瘤发生率增加,该研究认为有足够证据确认 PDCB 具有实验动物致癌性。另一研究（Umemura 等,1998 年）表明 PDCB 引发肝癌具有阈值,但尚无足够资料评定对人体的致癌性。美国国家职业安全卫生研究所（NIOSH）在 1994 年出版的化学危害物手册中,明确指出 PDCB 为动物致癌物（肝癌和肾癌）,并作为可疑人类致癌物。美国政府工业卫生学家会议（ACGIH）在 1994—1995 年公布 PDCB 的时间加权平均浓度（TWA）从 451 mg/m³ 降为 60 mg/m³,同时将 PDCB 归为动物致癌物 A3。1996 年日本职业卫生学会公布的推荐职业限值,将 PDCB 的致癌性归属 2B 组,即对人类为可疑致癌物。据此,国际癌症研究机构（IARC）已将 PDCB 确定为肯定的实验动物致癌剂和可能的人类致癌物。

1999 年 3 月我国环境保护总局发布环境标志产品技术要求《安全型防虫蛀剂（HJBZ32—1999）》,明确规定以樟脑或拟除虫菊酯为原料生产的防虫蛀剂产品中,不得使用萘或 PDCB,不宜再将 PDCB 作为防蛀剂、除臭剂和清新剂使用。但近年来在各大城市的商场中充斥大量各种含 PDCB 的防蛀剂和卫生球,很多产品甚至没有毒害说明。

（八）多卤代联苯类

多卤代联苯类（polyhalogenated biphenyls）是一些可疑的致癌物，以多氯联苯类（PCB）影响最大，但其对人类的致癌性一直有争议。PCB 和多溴联苯（PBB）的实验性致癌作用表现为对肿瘤细胞生长的促进作用而不是激发（启动）作用。另外，没有其他数据支持 PCB 对人的致癌可能性。但 PCB 和 PBB 对动物的致肝癌潜力及多卤代联苯类对环境的严重污染，提醒人们应高度重视广泛存在的多卤代联苯类的可能影响。必须指出，多氯联苯类和氯代苯酚类的毒性评价往往受到在这些混合物中时常存在的多氯代二苯并二英（特别是 TCDD）和氧芴类的干扰。早先人们认为肝损伤是由于 PCB 引起的，后来知道所沾染的氧芴类或氧化产生的 TCDD 更可能成为原因。2000 年。Wyde 等报道环境污染物 TCDD 对雌性大鼠是肝脏致癌剂，但对雄性大鼠不是，提示卵巢激素（推测是雌激素）起关键作用。但多氯联苯类及二英对人类肝毒性威胁的真实性仍有待深入研究。

（九）其他卤烃类

对实验动物致肝癌的其他卤代烃类化合物见表 7-4。四氯化碳和三氯甲烷（氯仿）的致癌效应一直引发人们的担忧，因为这些化合物能作为环境污染而致癌。城市饮用水经氯消毒后水中可测到微量的氯代烃类化合物，如四氯化碳和氯仿；甚至刷牙时使用含三氯生的消炎牙膏也能与水中的氯反应生成微量氯代烃。氯仿的致癌性已导致含有氯仿的药物禁用。不过，这些卤烃类化合物是弱致癌物。

（十）药剂类

一些药物能在实验动物中引起肝癌。氨基甲酸乙酯（ethyl carbamate，urethane，又名脲酯或尿烷）（图 7-4）曾用于治疗白血病和多发性骨髓瘤，其有弱致肝癌作用。异烟肼（isoniazid）是当前还在使用的抗结核药物，1971 年报道可引起啮齿类动物肝肿瘤，但没有显示对人致癌。Hycanthone 曾是一种有效的抗血吸虫病药物，在患血吸虫病动物可导致肝癌，已停用。此外，2-甲基-5-硝基-1-咪唑基-乙醇（metronidazole）和硝化呋喃妥因（nitrofurantoin）在体外测试中有致突变性，表明其有致癌嫌疑，但尚无证据证明这些药物的实际致癌性。达那唑（danazol，又名 danocrine、安宫唑）是一种源自孕激素的合成类固醇药，能抑制垂体-卵巢系统，被认为与 HCC 病例有关联。环丙氯地孕酮（cyproterone，又名 androcur、安得卡、色普龙）是一种脂溶性类固醇，能阻断男性激素的效应，用于治疗男性前列腺癌和妇女痤疮。他莫昔芬（tamoxifen，亦称三苯氧胺）是一种雌激素拮抗剂，用于治疗乳腺癌，能导致大鼠 HCC，因可疑对人致癌而被逐渐弃用。降固醇酸（clofibrate）和该类其他降胆固醇药物都对啮齿类动物有致癌性，可能与过氧化物酶体增殖效应有关。但目前认为，过氧化物酶体增殖因子（peroxisome proliferators）并非诱发 HCC 的危险因子。在接受合成类固醇治疗和服用类固醇避孕药的人群中，患肝肿瘤和腺瘤的概率明显增加，这是药物引起人类肝肿瘤最具说服力的例证。

三、基于发病机制的肝脏相关致癌剂的分类

已发现的众多可诱发肝癌化学品，它们具有广泛而不同的化学特性。通常，将致癌化学品划分成 3 类（表 7-5）：基因毒类（genotoxic，即 DNA 反应类）、非遗传类（epigenetic）和其他（未分类）。基因毒类致癌剂能通过与 DNA 反应或其他方法改变遗传信息，产生激发（启动）的致癌作用。非遗传类致癌剂能通过促进已被另一致癌剂激发（启动）的致癌细胞进行倍增，或通过内源性致突变反应而起到促癌剂（promoter）作用，也可以抑制凋亡所引起。未分类致癌剂（如过氧化物酶体增殖因子）似乎通过其他尚未发现的机制起作用。

基因毒类致癌剂是被最早认识的一类化学致癌剂，按照产生细胞 DNA 损伤的方式不同，又可划分为 3 个组。① 第 1 组，包括大多数基因毒类致癌剂，其化学特征是在体内可转变成具有强亲电中心（缺乏电子的阳性中心）的代谢物，这些亲电中心可以共价结合到体内具有亲核中心（富有电子的阴性中心）的组织大分子上（图 7-9），如与 DNA 结合引起基因突变。② 第 2 组，能抑制 DNA 的嘌呤或嘧啶的甲基化，从而引起 DNA 的改变。③ 第 3 组，可被转变成导致 DNA 损伤的致癌性自由基，它们的共同特点是产生细胞的 DNA 损伤，从而导致基因突变。

表 7-5　致癌化学品的分类		
类　别	致癌机制	举　例
DNA 反应（基因毒）	导致突变	黄曲霉毒素 B 氯乙烯
非遗传效应	促进已启动致癌细胞的倍增	口服避孕药 苯巴比妥
	通过抑制凋亡或其他干涉倍增控制 免疫抑制	合成代谢类固醇等
未分类	多变，不清楚	乙醇饮料 过氧化物酶体增殖因子 砷化合物

第3节 药物和毒物致肝癌的机制及过程

一、致癌机制

关于药物或毒物的致肝癌机制,目前有"体细胞突变学说""非遗传学说""癌基因学说"等。"体细胞突变学说"强调致突变与致癌的相关性,认为DNA损伤和基因突变导致肝癌发生。"非遗传学说"强调癌变过程中对细胞生长和分化调控系统影响的作用。"癌基因学说"则认为原癌基因和抑癌基因广泛存在于生物细胞中,两者表达及其调控失常是癌变的关键。这三种学说从各自的角度试图在细胞或分子水平阐明致肝癌机制,其实都不全面;目前多数学者认为应将三种学说结合起来,互为补充。

肝脏是重要的代谢器官,是外来和内生的各种化学物质的主要代谢场所。致癌物进入体内后,都会在肝脏停留,代谢过程(即使是解毒)可能产生活性中间产物,虽然时间很短,但可造成肝细胞损伤。大多数致肝癌剂经混合功能氧化酶(MFO)活化后成为亲电子性代谢物,与体内亲核中心的结合反应包括以下3种可能:① 与非关键性或保护性分子结合形成加成物,从而被解毒;② 与细胞大分子反应,引起细胞坏死;③ 与信息大分子反应,产生化学性突变物(DNA-R)。第三种可能将最终发展成癌,其又分为以下2种情况:① 较小的致癌物分子,与核酸链上的碱基发生共价结合,产生碱基置换型突变,称为点突变;② 较大的致癌物分子(如多环芳烃),可能嵌入DNA链中,打断或破坏DNA链原有的碱基顺序而造成移码突变。移码突变比点突变影响更大。某些致癌物可兼具共价结合与嵌入两种作用。肝癌是致癌剂长期反复损害肝细胞的结果。长期反复作用,既提高了遗传毒性的概率(它是短时的可修复的,需要大量的突变来实现),又增强了非遗传毒性(是可逆的,需要反复刺激来增强)。必须指出,作为致癌剂的毒物既要具备一定毒性,又不能有很大的毒性,因为过大的毒性将造成肝细胞大量坏死而无法实现遗传性损害。

肝癌早期的激发(启动)主要是遗传毒性所致,重点涉及DNA损伤和修复失败。可能是致癌化学品活性代谢物与DNA作用引起体细胞突变,也可能是原癌基因或抑癌基因的突变,还可能涉及突变以外的其他基因改变(如染色体易位、癌基因扩增和激活、抑癌基因的丢失等)。致癌过程的继续依赖于促癌剂,后者可改变或阻断细胞间通信联系,从而影响细胞的生长、增殖和分化调控,促使已启动的细胞失控性生长,增殖速度超常,且细胞分化受抑制,最终成为癌细胞。凋亡障碍可促进克隆生长,造成自发突变率增高和突变细胞累积,这一过程主要是非遗传毒性致癌过程。癌变细胞克隆继续进展,迅速增殖而演变为肝癌。

二、致癌过程

致癌过程由3个阶段组成:激发(启动,initiation),具有该活性的致癌物称为激发剂或启动剂(initiator);促长(促进,promotion),具有该活性的致癌物称为促癌剂(promoter);演变(进展,progression),具有这种作用的致癌物称为演变剂或进展剂(progressor)(图7-10)。激发(启动)阶段是活性致癌物和细胞内靶位点之间相对简短的相互作用过程,与DNA损伤或遗传毒性效应有关。促长(促进)阶段是致癌物影响细胞生长、增殖和分化调控系统中的信号传导,促使受启动细胞生长失控,增殖速度超常,并抑制细胞分化。与启动阶段相比,促长(促进)阶段过程较长,已启动的细胞受刺激而增殖,经历进一步变化和选择新的细胞种群,最终成为新的自律肝细胞种群,形成HCC。激发(启动)是不可逆的过程,可在短时间内发生;而促长(促进)是可逆的,促癌剂必须反复作用才有效。演变(进展)阶段包括从早期克隆细胞转化到确立自律性癌瘤的过程,此阶段肿瘤细胞增殖迅速,并获得转移特性。许多致癌物能作为激发(启动)剂,一些致癌物能作为促癌剂,也有一些致癌物作为演变(进展)剂起作用,而能同时起到所有这三种作用的致癌剂则称为完全致癌剂。

(一)致癌的激发(启动)阶段

激发(启动)包含一种突变,即DNA的变化。这一过程依赖于致癌剂与临界分子或相关分子的反应。大多数致癌物实际是前致癌物或称致癌原(procarcinogen),必须通过代谢转变成活性的终致癌物(ultimate carcinogen)而起作用。一般来说,反应代谢物必须具强亲电子性,且能导致细胞内亲核分子的烷基化或芳基化。

亲电子代谢物结合到细胞大分子(常为DNA)的亲核中心,产生DNA加成物(或称加合物,adducts)。已知接触AFB1而发生的致癌突变包括肿瘤抑制因子p53的突变。AFB1代谢物附着到密码子249和邻近密码子,似乎是致癌的触发器(图7-11)。p53突变使其丧失作为肿瘤因子的活性,致使有丝分裂和细胞增殖超过临界水平而发展成癌瘤(图7-12)。

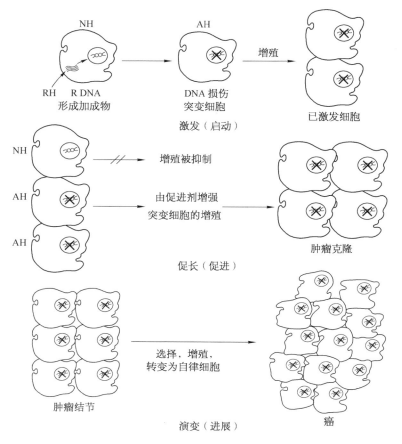

图 7-10 致癌的各个阶段

激发(启动)的特征是产生 DNA 与致癌剂代谢物的加成物,并在 DNA 修复发生之前通过增殖固定突变;促进的特征是异常肝细胞增殖,并发展成肿瘤结节;演变(进展)的特征是选择性增强生长,并将促进阶段形成的结节转变成癌(瘤)。RH,致癌物;NH,正常肝细胞;AH,异常肝细胞

使前致癌物变成终致癌物的大多数生物转化,都是通过细胞色素 P450 催化亲电子致癌物。反应受到酶活性增强或抑制的影响。几种化合物同时经历若干不同的代谢途径可形成几种代谢产物。而一种化合物经历数个代谢途径也可以产生致癌和非致癌性两种代谢产物(图 7-12)。如果致癌性代谢物很快被解毒成非活性产物,就不会诱发癌肿。另外,活性代谢物可以与细胞大分子反应,产生细胞损伤和死亡(图 7-12)。

化合物的活性取决于其分子特征。前致癌物在体内转变成致癌代谢物,需要转换出足够的活性亲电子中心的化学结构,因此,作为前致癌物的化合物必须具备特定的化学条件。特别受到关注的是多环烃类化合物,通常认为其致癌性的结构特征是"凹陷区域"(图 7-4 中标注 B 的部位),作为致癌性代谢物的环氧化物就在此区域附近代谢形成。基因毒致癌物的最终特征是能够转化成活性代谢物,进而结合到 DNA 上形成加成物,导致 DNA 改变(突变)。

食物也应列入致癌性异生物类。有人注意到饮食受限制的动物寿命较长,且在这些动物中恶性肿瘤发病率明显减小,可能归因于特别是脂肪食物摄入减少,后者可能被转化成基因毒代谢物。

(二)细胞分子的靶作用点

致癌物的细胞分子靶点长期以来被认为主要是DNA,因为致癌过程总要包含一个突变。最直接的化学突变是由于致癌物分子的活性产物与 DNA 反应所引起。事实上,RNA 或蛋白质的反应也能导致 DNA的变化,如 DNA 聚合酶异常能合成异常的 DNA。DNA S-腺苷甲硫氨酸甲基转移酶失活,也能导致低甲基化 DNA 产生突变。大多数实验性致癌过程确实涉及 DNA 改变。

受致癌物分子作用的靶点具有强亲核中心(图7-9)。终致癌物的亲电子基团被吸引到该亲核中心,导致烷基化或芳基化。在 DNA 分子中经常结合的靶点是鸟嘌呤基,特别是在高亲核性的 N-7 位置;但有时也可以涉及腺嘌呤、胸腺嘧啶或胞嘧啶,甚至

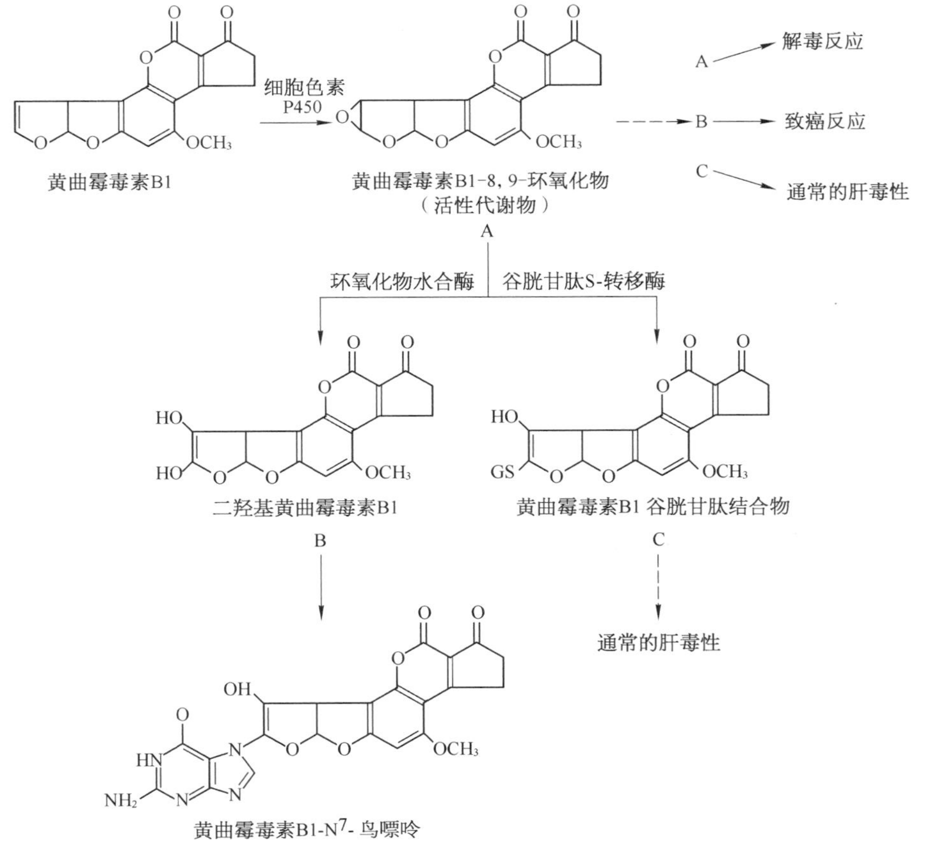

黄曲霉毒素B1　　　　　　　黄曲霉毒素B1-8,9-环氧化物
　　　　　　　　　　　　　　　（活性代谢物）

A ——→ 解毒反应
----→ B ——→ 致癌反应
C ——→ 通常的肝毒性

A

环氧化物水合酶　　　谷胱甘肽S-转移酶

二羟基黄曲霉毒素B1　　　黄曲霉毒素B1 谷胱甘肽结合物

B　　　　　　　　　C

通常的肝毒性

黄曲霉毒素B1-N^7-鸟嘌呤

图 7-11　AFB1 的生物转化

AFB 的亲电子代谢物可被解毒（A），结合到鸟嘌呤导致突变（B），导致坏死（C），或三者都有不同比例

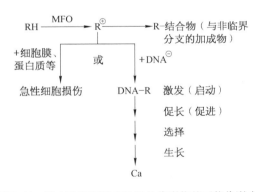

图 7-12　潜在致癌剂转变为活性代谢物的可能代谢步骤

亲电子代谢物（R$^+$）可通过结合解毒，形成加成物；或与细胞大分子反应引起坏死；或与 DNA 分子反应产生化学突变（DNA-R），经过若干步骤致癌。RH，致癌剂

是羟基磷酸根（图 7-9）。蛋白质中有几种氨基酸（蛋氨酸、色氨酸、酪氨酸）和巯基是重要的亲核位点。除了共价结合外，还应注意到其他形式的牢固结合也能导致 DNA 变化，产生突变和癌。此外，化学物激发致癌性也存在其他方法。

（三）临界突变

最近人们很重视临界突变。很多证据认为，临界突变可能包含癌基因的突变。癌基因包括促癌基因和抑癌基因。促癌基因（一般简称癌基因）是促癌生长的基因，代表性的癌基因有 H-ras 和 K-ras。在正常细胞中存在与癌基因同源的 DNA 序列，呈非激活态，称为原癌基因，它们能编码关键性调控蛋白。抑癌基因是抑制癌生长的基因，又称抗癌基因、隐性癌基因或肿瘤抑制基因，如 Rb 和 p53。癌基因能促进细胞的增殖，因其将增强异常细胞应答而致癌。抑癌基因 p53 突变使其丧失对应答的抑制能力而致癌。癌基因 H-ras 突变以小鼠化学诱导肝肿瘤为特征，而癌基因 K-ras 突变则发生在 AFB1 诱导的大鼠肿瘤。不过，在人 HCC 发生中，癌基因突变似乎没有决定作用，反而 p53 的突变起重要作用（至少在部分情况下）。在 AFB1 高暴露地区，p53 突变的发生率很高，并且该基因（密码子 249）临界片段的突变在人类 AFB1 致癌中似乎是关键。

（四）抑癌基因 p53

p53 是最具代表性的抑癌基因。其基因编码变异在人类肿瘤中较为常见。该基因长 16~20 kb，定位于染色体 17p13.1，由 11 个外显子（exons）组成。因为它是 53 kDa 的核酸蛋白质，故以其主成分（蛋白质 p）和分子量（53）命名为 p53。

p53 是细胞生长重要的负调节因子,与细胞周期控制、DNA 修复合成、细胞分化、基因组可塑性和细胞凋亡等过程有关。p53 通常的作用是抑制细胞增殖,其抑制作用是通过基因 WAFE/CPL 的刺激完成的,后者产生一种蛋白质(p21),这种蛋白质能抑制周期依赖激酶(cyclin dependent kinases),从而控制整个细胞周期进程。另外,p53 还通过诱导细胞凋亡来阻止异常细胞的增殖。p53 突变导致变异的细胞发生和发展成癌(图 7-13)。由于 p53 基因结构存在大量保守区,因而认为保守区序列变化可能使其丧失对细胞恶性转化的抑制活性。p53 基因的缺失或突变是肿瘤发生的原因之一。实验表明,缺乏 p53 基因的小鼠多在 6~9 个月因癌症致死。

p53 功能丧失似不能解释所有肝癌的发生,但特别适合解释 AFB 的致癌性,在乙型肝炎的致癌性中也起一定作用。肝癌的发生可能还涉及生长促进因子或其他抑制因子。

(五)DNA 修复

终致癌物可造成 DNA 损伤,包括单链或双链断裂、链内交联和错码,这种有缺陷(变异)的 DNA 最终可能导致癌症发生。一些酶系统能通过切除变换的嘌呤或嘧啶,重组正常部分,并将其插入 DNA 链中来修复这种缺陷。修复多在最初改变的细胞中实现(即所谓非复制 DNA 修复)。当 DNA 损伤细胞已经分裂则难以进行修复,将遗留持续的突变。此时,增加肝脏再生能力的处理能增强致癌性。

(六)致癌的促长(促进)阶段

一旦肝细胞 DNA 变异发生,并且开始增殖而不可逆转,这个激发(启动)的细胞将成为一个增殖的肿瘤性细胞。从新生克隆转变到小结节的过程是促长(促进)阶段。作为致癌激发(启动)剂的致癌物也可以是促癌剂,但是不少具有促癌剂作用的致癌物未必能激发(启动)致癌性。具有上述两种作用的致癌物,能在 DNA 突变修复前,强化这种损伤成为固定突变。仅有促长(促进)作用的致癌物只有当存在激发(启动)突变时,才具有致癌性。有报道认为苯并(α)芘的代谢产物中,环氧化物具有激发(启动)作用,而其酚类代谢物具有促长(促进)作用,因此是一种完全致癌物,具有较强的致癌性。

(七)致癌的演变(进展)阶段

在演变(进展)阶段,经过增殖即促长(促进)作用的激发(启动)细胞转变成完全的癌瘤。截至目前,致癌问题的讨论大多集中于激发(启动)和促长(促进)阶段,而很少或根本没有注意演变(进展)阶段。在演变(进展)时期,既存在着持续的选择性细胞增生,也存在选择性细胞死亡,最终转变形成肝细胞结节,成为自律的癌瘤。此阶段癌瘤生长加快,不但能侵袭正常组织,且转移生长,这些特性伴随和依赖于遗传改变。作为演变(进展)或许还有促长(促进)阶段的相关影响因素,免疫功能改变及其他宿主防御反应的变化均起了很大作用。

致癌过程的简化示意图见图 7-13。致癌过程由几个部分组成:① 细胞异常突变;② 突变在增殖前未被修复;③ 因为诱变促癌基因(癌基因)而增强肿瘤细胞的生长,或因为诱变抑癌基因(p53)而不能抑制肿瘤细胞的生长,增殖变异细胞保留了突变。

(八)过氧化物酶体增殖因子的致肝癌性

过氧化物酶体增殖因子(peroxisome proliferators)

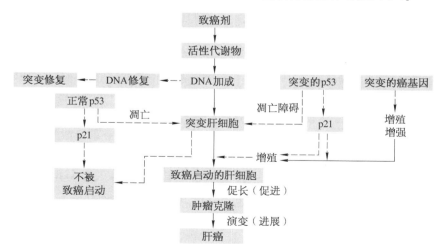

图 7-13 表明 p53 作用和癌基因可能作用的癌进展

正常的 p53 通过诱导已突变肝细胞的凋亡和抑制增殖来阻止致癌启动。变异的 p53 阻止对致癌启动的正常抑制。癌基因在突变时能提高变异肝细胞的增殖,从而增强致癌启动

是实验性致肝癌剂,其致肝癌性与其他致癌物不同,在 Ames 试验中没有诱变性,但能导致激发(启动)和促长(促进)两种作用。通常认为它们能产生过氧化氢(H_2O_2),增强氧化能力,过大的氧化能力会导致 DNA 突变。这种致癌机制尚不能被短期体外试验所证明。

这类增殖因子包括很多用于治疗高脂血症的药物和一些职业接触的化学品。然而,其对人的潜在危险是可疑的,因为这些药物和化学品对人很少诱导过氧化物酶体增殖反应,且尚无对人类致肝癌的证据。

三、体外的致癌性测试

应用动物实验评估某个化学品的致癌能力过于复杂。基于化学品致癌性通常表现为致变性的认识,Ames 开发了一种在试管内能演示化学品致突变能力的测试方法,即 Ames 沙门菌试验。由于测试系统需要活化相(微粒体)将前致癌物转变为致变代谢物,因此也称为沙门菌/微粒体试验。早期研究表明,超过 90% 的致癌剂可导致细菌突变,87% 的非致癌剂不造成细菌突变,因而 Ames 试验在 20 世纪 80 年代非常盛行。但后来发现,某些致癌剂不是诱变剂,且不是所有的诱变剂都致癌。此外,这类试验仅能检测局限的 DNA 改变,观察终点受其他实验条件影响,因此容易造成假阳性和假阴性结果。该试验对于某些非遗传效应致癌物也无能为力。

染色体畸变、姐妹染色体交换和鼠淋巴瘤细胞诱变试验等对致癌性更敏感,且很少将非致癌化学物判为致癌剂。目前认为,Ames 试验与体内试验评估相结合显得更为有用。当通过 Ames 试验或由化学结构的反应位点分析测出遗传毒性时,应注意某些致突变化合物在整体动物中未必是致癌物。因此,一个遗传毒化学品的致癌性仍应通过短期体内遗传毒分析试验来证实。对 Ames 试验或化学结构分析是阴性的化学品则可能需要进行长期体内研究。

第 4 节　肝腺瘤相关肝毒性物质及其致瘤机制和影响因素

肝腺瘤属良性肿瘤,根据病理组织特点可分为肝细胞腺瘤(肝腺瘤,HCA)、胆管细胞腺瘤(胆管腺瘤)及混合型腺瘤,一般肝腺瘤多指肝细胞腺瘤。70% 的肝腺瘤为单发,2/3 位于肝右叶,肿瘤较小时常无临床症状,当肿瘤增至 8~10 cm 或以上时,可出现肝大、肝区隐痛等表现,甚至发生破裂出血及压迫周围脏器等

表现,虽属良性肿瘤,但亦有恶变风险,临床诊断须同肝癌及肝局灶性结节增生(FNH)等鉴别。肝腺瘤有先天和后天之分,先天性腺瘤同胚胎发育异常有关,多见于婴幼儿;而后天性肝腺瘤发生的真正原因尚不十分明了,流行病学调查及动物实验研究表明,避孕药、雄激素及遗传代谢因素均同肝腺瘤的发生有关。

近年来分子研究极大拓展了对 HCA 的认识,完善的表型-基因型分类系统通过识别 HCA 的"高危"亚型来改进临床管理[5,13,14]。可分为肝细胞核因子 1A(HNF-1A)灭活的 HCA(H-HCA)、炎症性 HCA(HCA)、β-连环蛋白激活的 HCA(b-HCA)及未分类 HCA(U-HCA)。这些不同亚型的 HCA 分别是基于如下潜在的分子变化驱动良性肝细胞增殖:HNF-1、白细胞介素-6/激酶/信号传感器和转录激活剂(IL-6/JAK/STAT)和 β-连环蛋白信号。此外还有一种称为 Sonic hedgehog 通路 HCA(shHCA)的亚型。

一、口服避孕药

流行病学调查显示超过 90% 的肝腺瘤患者发生于年轻女性,且至少有 75% 的患者有服用避孕药史,超过 30 岁服用避孕药的妇女患病的危险性增高;肝腺瘤的发病率与服用避孕药的时间和剂量有直接关系,绝经后妇女极少发生肝腺瘤,目前认为避孕药中乙烯雌二醇甲酯在肝腺瘤的发展中起主要作用,新一代避孕药物因雌二醇含量较低,女性肝腺瘤发病率明显下降。

1973 年 Baum 首先报道 7 例因口服排卵抑制性避孕剂而发生肝腺瘤患者,提出激素避孕剂与肝良性肿瘤之间存在关联。此后,大量避孕药同肝腺瘤密切相关的报道开始涌现,超过 60% 的患者发生在育龄、妊娠或分娩不久的妇女,停服避孕药物后腺瘤可发生退化甚至消失,这进一步强化了避孕药可引起肝腺瘤的论点。长期口服避孕药后肝腺瘤的发生率从 0.11/10 万上升至 3.41/10 万。病例对照研究表明,良性肝肿瘤与口服避孕药之间呈剂量效应关系。Neubegerr 指出口服避孕药 5 年以上,肝腺瘤发生的相对危险性为对照组的 100~500 倍。2005 年,WHO 下属国际癌症研究机构(International Agency for Research on Cancer, IARC)根据大量临床研究和流行病学调查结果,宣布将复合雌孕激素口服避孕药列为致癌物质,并认为该类药物可增加妇女宫颈癌、乳腺癌及肝癌的发病风险。

避孕药的成分主要是由雌激素和孕激素配伍制成的长效和短效避孕药或者单方甾体激素,用药途径包括单纯口服及其他多种方式。由于外源性人工合成的激素对靶器官的作用与内源性激素有所差异,从而产

生各种不良反应,其发生可能与配方中甾体类激素的性能及剂量有关。口服避孕药肝腺瘤的妇女,大多数停药后会自然消退,此类性激素所致的肝良性腺瘤患者病死率仅5%,主要死于肝内、外出血。Gonzales报道14例(男性2例,女性12例)肝脏良性腺瘤,除1例女性患者未使用过避孕药外,其余女性患者用药时间平均为7.8年。5%主诉腹痛,2%自觉腹部包块,12.5%由于腺瘤破裂呈现急性出血性休克,89%进行了外科手术。口服避孕药女性,如发生上腹部疼痛应警惕肝腺瘤,应首选超声波检查。有资料显示,欧美口服避孕药发生肝脏肿瘤的397例女性,肿瘤破裂所致的腹腔内出血达34.4%,该并发症在服药5年以上者占47%。近期Silva等报道在确诊的124例患者中,94%为女性,诊断时的平均年龄为39.5岁(20~82岁),主要症状为腹痛(41.1%),而只有4%表现为急性破裂,恶性肿瘤的总发生率为2.5%。在所有患者中,74例(59.7%)使用口服避孕药,其中36例(29.0%)停用口服避孕药至少6个月,7例(19.4%)在停止口服避孕药后出现转归,而大多数(77.8%)保持稳定[15]。

需要指出的是,自20世纪60年代中期广泛使用口服避孕药后,曾出现一些青年妇女患肝癌的病例报道。病例对照研究发现使用口服避孕药的患者,HCC相对危险有所增加,且风险随服用时间延长而大幅增加,半数以上为纤维板层型癌。短期服药也可能并不增加HCC的发病率,但有学者指出HBV感染与避孕药使用可能存在协同致癌作用,建议乙型肝炎患者和肝功能异常者应禁用避孕药。

Uehars通过胃管给予Wistar雌鼠乙炔雌二醇和溶于橄榄油的乙酸炔诺酮,成功诱导雌鼠发生了分化良好的HCC,发现这些HCC细胞有雌激素受体,并在停用激素后肿瘤可自然消退,提示雌激素受体在避孕药诱发肿瘤的机制中发挥着启动作用。太田等观察到单用或并用乙炔雌二醇和炔诺酮4个月后,所有实验动物均发生肝结节增生,8个月后可发生肝癌。而停药后增生结节和肝癌均缩小甚至消失。Ogawa等以雌性Wistar大鼠建立口服避孕药诱发的HCC模型,应用炔雌醇及炔诺酮乙酸盐作为致瘤启动剂和促进剂,发现有抗氧化作用的维生素C等可抑制HCC

生长,提示自由基效应在口服避孕药相关HCC中发挥重要作用。另有研究发现,口服避孕药相关肝腺瘤中存在肝细胞核因子-1α(HNF-1α)基因突变型腺瘤,提示口服避孕药可导致内源性遗传毒性因子表达增高,如HNF-1α基因突变可产生过多无功能性HNF-1α,导致肝细胞内脂肪酸转运机制受损,发生脂肪沉积及肝细胞增殖增强,可能与肝腺瘤的发生有关。

二、雄激素

性激素水平和性激素特异性基因表达的差异被认为是肝脏疾病发病的主要原因。例如,HCC在男性中更常见,而女性患自身免疫性肝病的风险增加,在酒精性肝病中表现出更多的急性肝衰竭症状[16]。动物实验和临床均有报道雄激素的致癌作用,致癌物在雄性动物较雌性动物更容易诱发肝癌,如在诱发雄性动物肝癌时注射雌激素则诱癌成功概率会减少。大鼠饲予雄激素常发生肝脏肿瘤,但切除垂体后则不发生。Karkumen认为嗜酒可影响雄性素代谢而致女性化,可能有助于男性良性肝细胞瘤前期病变的生长,男性应用雄激素类药物诱发肝良性肿瘤的时间至少需要3年。有报道某些HCC患者,血清性激素水平及肿瘤组织雄激素受体显著升高;体外实验中给予睾酮,HCC细胞摄取睾酮增加,提示可能存在睾酮依赖性。Ohnish等检测HCC及其周围组织的雄激素和雌激素受体,发现雄激素的受体表达增加抑制了雌激素的受体表达,这可能与肝细胞恶变有关,HCC可能存在雄激素依赖性。

三、其他致瘤因素

发生于男性的肝腺瘤也可能与糖尿病、糖原贮积症等遗传代谢因素有关[17-19]。30%~60%的Ⅰa型糖原积累症患者可发生肝腺瘤,其生物行为与其他肝腺瘤相同;还发现肝腺瘤的发生与糖尿病之间存在联系,如1978年Fosct报道一家族4例肝腺瘤,均患有胰岛素依赖性糖尿病,糖原贮积症和糖尿病患者均具有低血清胰岛素和高血糖,提示两者发生肝腺瘤的机制可能相同。

(王俊学　于乐成)

参考文献

请扫描二维码
阅读本章参考文献

第 **3** 篇

药物肝毒性的
评估和预测模型

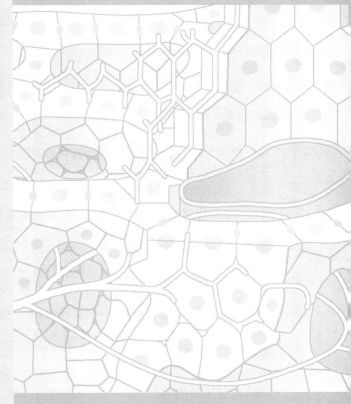

第8章

药物肝毒性的评估和预测模型概论

安全性是药品的第一大属性。在众多药物安全性问题中,药物性肝损伤(drug induced liver injury, DILI)一直是新药研发终止和上市后药物撤市的主要原因[1]。据报道,1953年至2013年间因DILI而撤回的药物占总撤回上市药物的18%,这给患者、医疗机构、制药企业和监管部门等都带来了不同程度的影响和压力[2]。DILI由于其成因机制复杂、影响因素众多及伦理学等因素限制,其毒性的评估和预测尤其困难,特别是随着药物毒性类型研究的不断深入,诸如特异质型、间接型等更为隐蔽的肝损伤类型被发现和认识,此类DILI具有隐蔽性、偶发性、潜伏期较长、个体差异大等特点[3],为此,人们不断寻求预测方法工具,以帮助应对DILI挑战。

近十余年来,在现代生命科学、计算机、生物信息学等技术的助力下,科学家们尝试建立了多种体内外肝毒性预测系统,包括以体外人源肝细胞为主的生物学测试模型、整合药物化学信息的计算预测模型[4],以及基于人工智能的大数据学习模型等,为DILI的评估和预测提供了系列技术手段。然而目前,由于对DILI机制认识的不足、敏感性和特异性诊断生物标志物的缺乏以及体外类生理化模型的技术局限性等的影响[4],使得现有的预测模型尚不能精准预测DILI,特别是对特异质型和间接型DILI。此外,值得注意的是,现有评估预测模式多基于单成分、单靶标开展,在面对中药等具有多成分、多靶点用药特征的复杂体系下的肝损伤问题时往往束手无策。由此可见,DILI评估与预测领域仍面临严峻挑战。

因此,如何构建一套精准、高效、普适性强的DILI评估预测技术体系,是医药行业、科研机构、监管部门等需要共同探索和思考的问题,也是长久以来药物安全性领域面临的主要挑战之一。为进一步明确DILI评估预测技术的发展方向,本章将针对现有的DILI评估手段、预测模型及算法进行综述,系统梳理现阶段DILI评估预测技术发展取得的成果和亟待解决的问题,为新药研发、临床治疗及药物安全性等领域的研究人员提供参考。

一、当前药物肝毒性的评估和预测方法

(一)基于毒理学实验的药物肝毒性评估和预测方法

基于毒理学实验的药物肝毒性评估和预测方法在药物安全性评价中扮演着至关重要的角色,作为最早的药物肝毒性评价方法之一,动物模型具有试验周期长、物种间一致性差、耗时长且昂贵等不足[5]。有报道显示,在临床前测试中38%~51%具有肝毒性作用的化合物未能检测出,提示从动物研究中获得的数据在发现和识别DILI过程中存在假阴性结果占比高等问题[6]。近年来,随着各国政府根据实验动物保护3R(reduction, refinement, replacement)原则制定的化学品注册和毒性测试的相关法规和准则,使用动物模型还存在伦理学争议[7,8],同时动物实验不能完全复制临床复杂状态,特异质型、间接型及混合型DILI无可靠的模型,因此,研究者们在不断探索和发展新的药物肝毒性评估和预测方法。

在大多鼓励以非动物实验作为评价药物安全性的方法后,众多研究者将药物肝毒性的判断和预测转向了基于细胞或细胞器等分子生物学实验替代方法。在过去的几十年中已经开发了多种体外模型,如常用的基于肝细胞模型、肝切片等肝源性体外模型,但由于单一的体外系统无法完全模拟人类肝脏中复杂的相互作用,而三维(3D)体外细胞培养模型相比于二维(2D)模型能更好地保留肝细胞代谢功能,再现肝

脏内多种细胞相互作用的复杂环境,是体外模拟肝脏生理功能的一大进步。此外,还包括基于毒物基因组学的方法学[基因组学、表观基因组学、转录组学、蛋白质组学、非编码 RNA(ncRNA)和代谢组学],以及被用来增强 DILI 预测可靠性的下一代测序,该方法可在 DNA 和(或)RNA 水平进行,包括表观遗传学和 ncRNA[9-13]。

(二)基于计算毒理学的药物肝毒性评估和预测方法

2007 年,美国国家研究委员会发布了《21 世纪毒性测试:愿景与战略》报告,概述了预测毒理学的基本目标。此后,Tox21(美国)和 SEURAT(欧洲)等多方合作一直在努力开发将大数据整合到新兴风险评估框架中的新模式,并取得了许多重大成果。美国环保署经过大量努力于 2015 年 6 月接受了第一个经过官方验证的定量结构毒性关系(QSAR)方法,这是计算毒理学的一个关键里程碑[14]。总体来说,QSAR 是基于化学结构的计算模型,主要的假设是具有相似化学结构的药物具有相似的毒性特征,包括基于 QSAR 模型和基于专家系统的模型,前者利用结构及其相关毒性数据的训练数据集构建模型,使用自动化算法构建用于肝毒性预测的定量模型;后者利用专家对毒理学机制的理解来勾勒生物活性与化学结构之间的关系,并由此产生了警示结构和药效团等非统计衍生模型进行 DILI 风险评估[15]。当前以 QSAR 模型为基础的计算工具和软件有多款已上市应用,如 Toxmatch®、Toxtree、ADMET predictor® 和 DILIsym® 等[17]。

此外,还有分子模拟、计算系统毒理学等其他计算方法也被用于毒性的定性和定量预测及毒性作用机制研究。然而,DILI 的成因机制十分复杂,不仅受药物结构特性的影响,还受许多环境和遗传因素影响,因此,忽略生物学机制和各种环境影响因素,仅基于结构特性的肝损伤的计算模型预测能力会较差[16]。为了补充和改进基于化学结构的模型,有研究同时考虑到生物学背景和计算效率,如探索使用体外 ADME、TK/PK 试验或 HLA 基因等其他生物标志物作为临床 DILI 风险的预测因子,这些研究已促成了毒理基因组学模型、生理药代动力学(PBPK)模型和 DILIsym 模型,可改善总体 DILI 风险预测[2]。

除此之外,来自 FDA 生物信息学和生物统计学部门的研究者,创建了一种 DILI 评分算法来预测口服药物患者 DILI 风险的严重程度,该算法在给药日剂量和理化性质如含亲脂性指标 logP 的两规则(RO2)DILI 预测模型的基础上,结合了有无活性代谢产物,因为越来越多的研究表明,药物活性代谢产物(RM)与蛋白质的共价键结合是引发肝毒性的重要原因[18,19]。然而,也有研究者对此提出了一些不同的见解,认为虽然每日剂量>50 mg 和广泛的肝脏代谢是重要的药理学特性,但警示该算法在剂量选择之前可能不适用于早期药物开发[20]。另有研究也提示 DILI 评分算法可能不适用于所有药物类别[21]。

(三)基于人工智能的药物肝毒性评估和预测方法

基于人工智能的药物肝毒性评估和预测方法是一种利用机器学习、深度学习等技术结合大量的药物化学结构数据和临床数据以预测药物对肝脏的毒性反应的研究领域。随着人工智能和算法的改进、深度学习和机器学习方法研究的推进,相关研究方法如贝叶斯分类、支持向量机(SVM)、随机森林(RF)、人工神经网络(ANN)等机器学习算法已被广泛用于 DILI 风险预测模型的开发,已经逐渐显示出比专家估计方法和其他统计模型更有潜力,并取得了较好的效果[22]。随着研究的深入,2021 年有研究提出了残差神经网络(ResNet18)与深度神经网络(DNN)融合的 DILI 智能预测模型——ResNet18DNN,即采用 ResNet18 嵌入法对分子结构图像进行矢量化表征,利用 DNN 进行 10 000 次迭代训练,此模型的预测性能优于现有的 DILI 预测模型[23]。虽然,目前已有多种基于分子表征的计算机算法预测 DILI,但单一的分子表征方法不足以完成毒性预测任务,故有研究将高维分子表示的融合向量在特征空间中旋转后,找到预测性能更好的特征子集,该算法框架即旋转-集成-GA(R-E-GA)可以解决 DILI 预测数据高维、不平衡的问题[24]。总的来说,基于人工智能的药物肝毒性评估和预测方法在高效性、精准性和可解释性方面具有明显潜在的优势,随着各种机器学习算法和模型不断涌现,尤其在深度学习方面的进展提供了更强大模型的可能性,但在实际应用中这些结果仍需要进一步完善和验证。

(四)中药药物肝毒性评估和预测的挑战

中药具有多成分、多靶点、多途径、多效能的特点,再加之中西药联用日益普遍、人们生活方式改变和疾病谱变化等影响,使得中药的使用环境越来越复杂,中药不合理使用等安全性风险陡增,特别是近年来出现了传统"无毒"中药致特异质型、间接型肝损伤等安全性问题,不断挑战了人们对中药安全性的传统认识,也严重影响公众与学界对中医药的信任和信心[25]。因此,构建一套符合中医药特点的中药及复方 DILI 风险评估预测体系,是保障中医药临床安全合理用药、推动中药产业健康发展和国际化的关键问题之一。

在肝毒性类型上传统"无毒"中药更多属于特异质型、间接型或混合型,而且中药的毒性具有发生隐匿、毒性机制复杂、用药周期不确定、个体差异明显等特征。目前,关于中药肝毒性的预测研究人员已尝试采用多种方法在进行,根据不同的预测理念,大致可分为4类:基于化学描述符的定量结构-活性关系、机器学习算法、网络毒理学及传统中药药性理论的中药毒性预测方法[26],但这些方法实施起来较为棘手。因为,从药物角度出发,首先中药含有多种成分,甚至有些中药的成分至今尚未完全识别,同时,混合物的性质往往与单一化合物有很大差别,不能用单一化合物的 QSAR 模型简单的叠加来表征混合物的定量构效关系,而且混合物比例不同造成的模型验证也非常困难[27]。其次中药复方中成分的种类更多、成分之间的相互作用更复杂,不同复方中药物用量和配比各不相同,加之当前中药复方的药理学和毒理学研究不如化学药品研究充分,缺乏统一的数据标准和完整的数据库,以及翔实可靠的临床研究数据。从毒性影响因素的角度来看,使用中草药引起肝毒性的因素十分复杂,比如中药的生长环境、采摘、加工等地域差异因素可能会对中药成分的含量和质量产生影响。此外,中药汤剂的复杂性、配伍性、易变性,以及机体差异和药物响应差异等因素也是影响中药肝毒性的重要因素[28]。从预测结果的可解释性来看,中药复方的肝毒性评价标准目前尚未统一,不同研究的评价标准和方法存在差异,难以对不同研究的结果进行比较和综合分析;预测的风险毒性成分该如何归属分析及如何将这些风险因素精准用于指导临床目前均不清楚。因此,以上这些因素的综合影响使得中药及复方肝毒性的评估和预测变得极具挑战,不能简单套用西药安全性评价策略与方法,需要开展更多的研究工作来克服这些挑战,以提高中药药物肝毒性评估的准确性和可靠性。

二、当前肝毒性评估和预测方法的主要不足

(一)数据来源及质量问题

数据缺失、数据质量不佳、缺乏标准化和统一的数据格式等问题会影响预测模型的准确性。当前,虽已有大量公开或商业可用的数据集或数据库,如 PubChem、ChemSpider、toxNet、toxCastDB 等,其中包含数百万个化学结构、毒性和其他影响数据的记录,但在肝毒性方面,虽然有文献和临床报告的数据,仍缺乏以适合建模格式编译的数据集。另外,自发的、自愿上报的药物上市后不良反应监测数据,存在医生或药剂师对事件的识别和归因不一致及报告中数据的准确性和完整性等问题[16]。同时,基于大数据的 DILI 预测模式多采用"数理统计"模式开展,往往忽视了化合物结构本身对毒性的贡献作用,筛选获得的关键理论参数解释和推广较难,数据集本身的偏移将极大影响最终预测模型的准确度。此外,当前可用于训练的中药肝毒性数据量相对较小,且不同数据集之间存在一定的差异,这会影响模型的泛化能力。

(二)预测模型技术的局限性

① 特征变量的选择是建模过程中非常重要的环节,通过筛选最优特征变量子集可加快模型训练速度、提升预测结果的精准度、降低过拟合风险及增加模型的可解释性。但是,当使用的特征选择方法不同时,选定的特征变量子集在种类和数量也不尽相同,这会导致不同研究构建模型的预测结果在可解释性上有差异,彼此之间也难以进行绝对的比较[29]。

② 基于化合物结构计算分子描述符模型中需要排除大分子、无机物、混合物、含金属的化合物等,导致这些化合物无法进行毒性预测[14,30]。此外,基于 QSAR 模型的方法忽略了药物在人体内的 ADME 性质对于结构相似药物风险的影响,如托卡朋和恩托卡朋结构相似,使用 QSAR 模型并不能区分出托卡朋有肝毒性,而恩托卡朋没有[31]。

(三)缺乏全面性

现有的肝毒性评估方法往往只考虑了药物因素,几乎没有涉及患者因素、环境因素、肝毒性机制等方面的信息,导致评估结果难以满足实际需求,临床实际适用性有限。此外,不同研究纳入的 DILI 数据集药物数量不尽相同,导致本底数据间有差异。这样,即便针对同一组外部测试数据,预测的准确性也可能不同[32-34]。

(四)模型的预测能力和可解释性

当前虽然有些模型取得了较好的预测效果,但往往属于基于统计学的相关性分析,预测模型结果的可解释性较差,也进一步限制了预测结果对新药研发、临床安全用药,以及上市后监管的切实指导作用。

综上所述,药物肝毒性评估和预测方法尚需通过进一步加强数据收集和管理、引入基于生物学机制的评价工具等方式,改进模型预测能力,从而提升模型的准确性和可解释性,并推动标准化评估方法的构建。

三、未来的研究方向

药物是否产生肝毒性风险不仅与药物的化学结构、体内浓度、代谢过程等因素密切相关，还与环境因素（如联合药物、节食效应或并发症等）和宿主自身独特的基因型等相关。尽管基于计算毒理学和人工智能的药物肝毒性评估和预测方法取得了一些进展，但目前仍面临模型可靠性、数据质量、跨学科合作等方面的挑战。因此，开发全面、准确、高效的药物肝毒性风险预测模型，未来需要考虑解决以下几点。

第一，控制数据集质量，确保预测结果的可靠性。由于数据集质量会对模型的预测性能产生尤为重要的影响，而肝毒性数据的获取较为困难，尤其涉及中药及复方制剂时更不易收集。

第二，整合临床非结构化的数据，形成包含全面、系统的风险因素的预测模型，以提高模型的整体预测能力。即在考虑结构化数据如药物结构信息的基础上，要注意多结合大量非结构化数据，如具有风险预测能力的生物标志物、代谢通路、药物作用机制、可揭示肝毒性发生程度严重性的指标及其他可疑的相关风险因素等。

第三，合理结合不同数据源构建综合型预测模型，将有助于提升风险评估的可信度。不同数据整合过程的关键是如何在简单性（simplicity）、可靠性（reliability）和适用性（applicability）之间寻求平衡，同时，需要重点提升模型的可解释性，理解模型揭示的风险相关因素，从而帮助医护、监管等相关工作部门制订切实可行的风险防控措施。

第四，中药及复方成分的预测模型需要建立在大量可靠的数据基础上，并需要对建立的模型进行反复验证和优化，同时结合专业人员的经验和知识进行综合评价，以确保其准确性和可靠性。这样，在提升模型预测的准确性和泛化能力的同时，还可把相关信息转化为指导临床实际应用的有力证据，有助于实现肝毒性风险的精准防控。

总之，安全风险无小事，"不怕一万，只怕万一"，药物肝毒性问题不仅困扰新药的研发，也持续影响着药物上市后的安全用药及监管部门的风险防控工作。当前的药物肝毒性预测方法较少且存在不足，预测结果从具有统计学意义到真正实现指导临床还有很长的路要走，但我们相信，随着大数据和人工智能技术的高速发展，通过医药、科技、监管等多领域部门专业人员之间协作努力探索，未来药物肝毒性评估和预测模型的开发将会迎来更大的发展机遇，有望取得更大突破和进展。

（肖小河，高玉娟，赵旭）

参考文献

请扫描二维码
阅读本章参考文献

第9章

实验性中毒性肝损伤动物模型

实验性中毒性肝病涉及人体医学和兽医学及各类化学制品研发等许多方面,实验性肝脏毒性的研究可为研究工业毒性、评估药品潜在的肝脏毒性效应,以及研究肝脏生理学、组织病理学、再生及其诊断工具的发展提供可靠途径。

一、实验性中毒性肝病的范畴及意义

(一)实验性中毒性肝病的研究领域

1. 环境毒理学　实验性肝脏毒性技术主要用来证实人类和动物在明显肝脏毒性状态时的毒性源及定义损伤的特点和机制。经典的案例包括对四氯化碳(CCl_4)、氯仿($CHCl_3$)、毒蘑菇和黄曲霉毒素(AF)的毒性效应研究,还有关于食品添加剂/补充剂引起严重肝损伤的观察验证,如地衣酸诱导脂质过氧化和肝细胞空泡样变及炎症反应[1]。某些超加工食品中添加剂由于其纳米级颗粒形式,如 1~100 nm 的二氧化硅、二氧化钛、氧化铁等纳米颗粒,口服后在器官组织中累积引起胃肠道和肝毒性变化[2]。

2. 工业毒性　实验性肝脏毒性技术对筛选人类所暴露的化学物质极其重要。在动物中检测工业操作中所采用的化学物质的潜在肝毒性,已成为工业医学的常规义务。事实上,有许多制剂的毒性首先在人体发现,而后在实验动物中得到证实,如三硝基甲苯、四氯乙烷、氯化萘、氯化联苯、二甲胺和氯乙烯等。此外,大量化工物质早已渗入地球环境,其对环境生态和各类生命造成的直接和间接的慢性影响并非一般实验毒理学可以准确预告,且其负面影响无法避免[3,4]。

3. 药物的肝脏毒性学　药物进入临床应用以前,常规进行潜在的肝脏毒性测试,但结果常常令人失望。实验研究可排除明显肝毒性药物,但很难发现潜在肝毒性。许多药物在实验动物中未产生肝损伤,而一旦进入临床应用,在人群中会产生意想不到的严重肝损伤。此外,药物滥用也是引发肝损伤的重要因素[5],如抗生素是引起肝损伤最常见药物[6]。

4. 肝脏生理学与病理生理学研究　肝脏生理学和病理生理学研究涉及实验性肝脏损伤,包括对正常肝细胞合成蛋白质和血浆凝血因子、蛋白质和碳水化合物及脂类的代谢、维生素的体内调节、激素的代谢、水和电解质的平衡、胆汁形成及药物转运和代谢等,均涉及对已知肝毒物导致肝损伤的研究。肝脏对内环境稳态的作用,以及肝脏生理与系统性疾病的关系,亦可用实验模型来阐明。对于肝毒物的研究,有助于揭示 DNA 和 RNA 在细胞整体中的作用,并阐明肝脏在免疫应答中的作用。

实验性肝损伤可为肝脏病理生理提供模型,以半乳糖胺、对乙酰氨基酚(APAP)、CCl_4、硫代乙酰胺和二甲胺诱生的急性肝损伤(ALI),为暴发性肝衰竭和肝性脑病的研究提供了模型。药物选择性产生的腺泡 1 区或 3 区损伤,明确了腺泡不同区域的功能特征和生理作用。

实验性中毒模型也用于研究细胞器在细胞生命和死亡中的作用。通过不同毒性制剂诱导肝损伤,有助于识别滑面内质网代谢外来和内源性复合物的功能、粗面内质网合成蛋白质的功能,细胞核、染色质和核仁的变化有助于了解转录和翻译过程,线粒体、溶酶体和高尔基体的损伤则有助于识别这些细胞器在肝脏生理中的作用。研究由肝毒物诱导的肝脏脂肪变性,阐明了脂肪变性的大体发病机制和高尔基体对完成阿朴脂蛋白(apolipoprotein)合成作用和装配脂质复合体的作用,这一作用可使脂肪由肝脏移出。在

CCl_4实验中毒的研究中,可观察到各种脂肪变性时脂肪从肝脏移除的障碍。在长期暴露于环境污染物和(或)摄入大量高脂食物的实验大鼠模型,肝细胞线粒体会出现适应性结构变化和功能失常,进一步影响细胞增殖分化和程序性死亡等基本功能[7]。干扰肝脏细胞间的缝隙连接也是致肝癌毒性化学物质的重要作用环节[8]。过量 APAP 肝毒性的产生过程中,作为生存机制,肝细胞内自噬作用的水平会提高[9]。在功能学方面,细胞代谢组学的变化也可能与肝毒性发生相关,与特异性的人源化转基因小鼠模型联合使用进行实验观察,可为早期预测外源性物质(异生素)肝毒性反应的发生提供有价值的参考[10]。此外,在分子水平,对特定代谢分子表达的上游调控因子进行模拟干预和实验观察[11],对表观遗传学特征进行分析,也是肝毒性相关的肝细胞病理生理机制、肿瘤发生等的研究内容。实验肝毒性模型还是分析肝脏异生物代谢通路主要调控环节,如各类核因子参与肝脏其他生理功能活动的重要基础[12,13]。

(二)实验性中毒性肝损伤的肝脏病理学

肝毒性制剂可诱导出现各种急性和慢性肝损伤,包括各种肝组织坏死、肝细胞脂肪变性、慢性活动性炎症、肝小静脉损伤和形态各异的肝硬化。特殊损伤如嗜酸性小体(凋亡小体)、核仁和核异常等,可由不同的肝脏毒性损伤产生。伴或不伴肝界板损伤的胆汁淤积型损伤,也可由某些肝脏毒性因子产生。

1. 诱发实验性肝硬化　诱发实验性肝硬化特别有实用价值的研究是慢性 CCl_4 中毒,少数情况下也用磷、二甲胺、硫代乙酰胺、半乳糖胺、APAP 和其他制剂。这些模型显示了肝循环改变和结构紊乱的发展类型,并有助于阐述慢性肝损伤对肝脏功能和生理活动的影响。尽管由坏死继发的肝纤维化可能存在被动(网状结构坍塌)或主动(胶原合成增多)两种机制,但实验性中毒性肝硬化研究显示主动性肝纤维化可能占主导地位。实验性肝硬化有助于揭示肝硬化的发病机制,特别是肝星状细胞和一系列细胞因子在肝硬化发生和发展中的作用。

由环境因素引起的非肝硬化性门静脉高压也值得注意,长期毒素污染环境和卫生条件不佳时,可诱发小肠菌群失调和炎性肠病,激活门脉系统的内皮细胞,促进肝窦微血栓形成和肝内门静脉分支闭塞[14]。

2. 肝脏再生　切除或损伤后的肝脏再生能力一直令人关注。尽管大部分研究局限于外科的部分肝切除后的再生反应,但有关中毒性损伤后的肝脏再生也有研究。例如,CCl_4引起肝损伤后的肝再生能力和活跃程度与年龄呈负相关,而 APAP 诱导的肝坏死其再生反应似乎可被肝衰竭时所产生的内源性毒性因子所抑制。慢性肝损伤的肝再生机制研究模型也可用这些毒素诱发,但与临床常见的慢性肝病诱因存在差别。临床常见慢性肝病的实验模型,以脂肪性肝炎模型相对常见且有效,病毒性肝炎模型在肝再生方面的研究数据还比较少。

3. 炎症　炎症在急性和慢性肝损伤引起的肝脏修复、异常增殖等发生机制中具有重要作用。实验性的各种诱因引起的急性和慢性肝损伤常常是探索这些机制的重要工具。肝细胞坏死释放相关分子模式、肝脏非实质性细胞和炎性因子的变化是肝组织炎症实验观察的主要内容。动态转录组和蛋白质组学常可揭示更广泛的通路变化和关联机制,常见模型包括:研究 APAP 诱导的肝毒性的无菌性炎症机制所使用的小鼠模型[15],研发治疗性药物所使用的化学诱导的肝细胞凋亡(诱导物如肝毒素、霉菌毒素、高血糖诱导剂、金属纳米颗粒和免疫抑制剂)啮齿类动物模型[16],以及环境化学污染毒素(全氟烷基化物、多氯联苯及杀虫剂或除草剂等)引起脂肪性肝炎的小鼠模型[17]等。

4. 脂肪变性　肝脂肪变性(TAFLD)是指肝组织中脂肪变性细胞分布超过 5%。一般来说,它与代谢综合征和全身能量代谢异常的肝外疾病有关。如果不逆转,TAFLD 会发展为脂肪性肝炎和肝病的不可逆阶段,包括纤维化、肝硬化、肝细胞癌和死亡。环境化学物质暴露也可能是引起 TAFLD 的主要因素[17]。相关研究报道,至少有 123 种化学物质相关的 TAFLD 已被识别[18]。判断环境化学物质引起 TAFLD 的关键生物学环节很重要,体内外实验模型对此具有重要意义[18,19]。

5. 肝脏肿瘤　实验性致癌原最常导致 HCC,胆管细胞癌和恶性囊肿较少见。血管肉瘤可由氯乙烯、二氧化钍或偶尔由其他制剂在某些动物诱发。此外,实验病理学尚可复制类似于人腺瘤的新生结节。尽管此类病变从组织学来讲属良性,但提示该制剂在其他情况下有可能致癌。

常用的实验模型有:用二乙基亚硝胺或二乙基亚硝胺联合其他肝毒性物质长期给药,可在啮齿类实验动物上引起肝腺瘤或肝细胞癌病变[20,21];硫代乙酰胺诱导小鼠肝损伤模型联合 Notch 通路激活剂可诱导肝内胆管癌发生[22]。

(三)实验性中毒性肝损伤对肝病诊断的意义

实验性肝毒性状态提供了研究肝病生理和病理

生化反应的必要模型,通常采用 CCl_4、半乳糖胺、硫代乙酰胺和二甲胺等 4 种毒素制作肝中毒模型。CCl_4 作为研究急性和慢性肝病效应的经典制剂,已被使用了 3~4 个世纪。在过去 25 年里,半乳糖胺被广泛用于制备 ALI 模型;硫代乙酰胺则被用于制作急性和慢性肝损伤模型;亚硝胺特别是二甲胺用于制备急性和慢性肝损伤模型;APAP 被用于制作 ALI 模型的情况较少;溴苯和丙烯醇分别用于制作肝腺泡 3 区和 1 区的坏死模型。中毒性肝损伤是肝病诊断方法发展的基本工具。在评估肝功能和血清肝酶指标的临床实用性之前,应用实验动物肝损伤来先行评价其作用已成为惯例。应用这些实验性肝损伤模型来鉴定新型生物标记物(如血清各类特征性分子谱的表达水平),成为肝脏疾病诊断方法发展的重要内容[23]。

(四)肝脏损伤的实验模型

对各种肝脏疾病发病机制的深入探讨与治疗药物的筛选与评价,很大程度上依赖于实验性肝损伤模型的建立与应用。毒性物质对肝脏作用的研究可使用整体动物或各种体外模型(表 9-1)。对肝脏进行系列生理学研究时,采用整体动物证实某一制剂的不良反应是必需的。若欲了解不同因素和操作对肝脏的毒性作用,以明确其肝脏损伤机制和病理生理影响,也必须采用整体动物。但同样也会采用体外模型以更深入地阐明损伤的特殊机制。

表 9-1　肝脏毒理学的实验模型	
模　型	意　义
体内模型	
整体动物	评价肝毒性效应的病理生理学意义
原位肝灌注	提供关于化学物对肝功能、胆汁流和其他损伤影响的信息(现多为离体肝灌注所取代)
体外模型	
离体肝灌注	提供关于化学物对肝功能、胆汁流和其他损伤影响的信息
肝脏匀浆	测试毒性物质对蛋白质合成和药物代谢的影响
肝脏组织切片	反映细胞内酶类和电解质丢失造成的损伤;可测定蛋白质合成和药物代谢的影响;适用于机制研究和识别肝腺泡损伤的部位;精度切片应用增加了其价值
细胞培养	从肝组织分离原代细胞或培养永生化细胞系获得肝脏细胞;研究化学物对离体肝细胞的作用、毒性或潜在毒性,尚难解释对整体动物的作用;此外常供研究应用的尚有星状细胞和内皮细胞
细胞器	可分别自正常肝、体内给药或体外给药的动物肝脏获得,包括细胞核、核糖体、线粒体、过氧化物酶体、溶酶体、质膜等,用于特殊研究
微生物	药物对细菌生长和对细菌或病毒的核酸变化的影响

二、整体动物实验

由于大鼠来源方便且相对价格低廉,故被使用最多。关于实验性肝毒性和易感因素的研究,如年龄、性别、进展演变、饮食和暴露于其他毒性物质等相关因素的研究,也大多采用大鼠。通常使用相对统一的实验模型,使在广泛分散的实验室获得的结果可进行比较。小鼠、仓鼠、豚鼠、沙鼠、兔、狗、猫、牛、猪、马、绵羊、鱼和某些鸟类也均有不同程度的应用。由于灵长类动物与人类更为接近,因而亦被采用。另外,转基因和人源化小鼠模型[10]、斑马鱼模型[24]的应用也愈发成熟。

整体动物应用时可选择一系列肝损伤测定指标(表 9-2),包括致死性、光镜和电镜的组织学改变、肝内的化学改变和生理生化指标等,以评估功能状态或反映肝损伤的类型和程度。

表 9-2　实验性肝损伤在整体动物中的检测指标	
测定方法	特　征
致死性评估的肝组织形态学指标	死因明确为肝损伤时的评价
光镜	对肝损伤的界定和其他损伤测定方法的意义评价是必需的
电镜	提供损伤最早的组织学证据,证实损伤的细微特征和可能提出损伤机制
透射或扫描电镜	提供结构和损伤的三维图像研究,有助于阐明肝毒性机制
形态学测量	目前研究有限
肝组织中相关指标的改变	
定量指标	损伤特性和严重程度的指标
肝细胞损伤	损伤类型、性质和程度
炎症	损伤性质和病程
纤维化	损伤程度和预后
脂质	脂肪变性的指标
胆汁淤积	损伤类型和性质
细胞色素 P450	坏死形成的指标,提示损伤机制
酶	滑面内质网损伤指标
定性指标	提示损伤机制(如即过氧化损伤的证据),包括二烯烃、丙二醛、乙烷、戊烷、脂肪酸变化等
生理学指标	
新陈代谢及生物合成相关指标的血浆浓度	包括尿素、胆固醇、胆固醇酯、凝血因子、蛋白质、葡萄糖、氨基酸、胆红素等,有助于判断肝细胞受损程度,但在现代实验性肝毒理学中应用有限
药物代谢能力相关指标	肝损伤指标和酶诱导指标
染料排泄	定量指标,但比酶测定烦琐,目前常用靛氰绿
受损肝脏释放物质的血清水平	血清铁可提示急性肝损伤的严重程度,血清酶则是坏死性损伤最敏感的指标,但对脂肪变性不敏感

（一）致死性

致死性作为评价药物或毒物对肝脏毒性能力的指标，主要用于已知的肝脏毒素和新研的活性制剂。应用半数致死剂量（LD_{50}）或其他致死能力的指标，使得比较肝毒性化学物成为可能。不过，致死性仅是一个粗糙的参数。

（二）组织学

长期以来，确认中毒性肝损伤并进行分类常通过传统的光学显微镜进行。然而，光镜对损伤程度的估计较为粗略。Chalkley 提出了一种定量形态学损伤测定方法，Mitchell 和 Hewitt 加以深化并应用，使之成为有效的光镜下毒性损伤定量方法。但此方法仍较为烦琐，包括在肝脏染色切片扫描大量肝细胞和其他细胞，描述变性、坏死或其他异常细胞的数量（以%表示）。所得数据与血清 ALT 水平有很高的相关性。因此，肝酶测定至少在定量肝损伤评估方面是有价值的，免去了烦琐的细胞计数。普通光镜评估可证实 ALT 或其他肝酶水平升高所反映的肝细胞坏死情况。肝损伤发病机制的研究通常需要结合肝组织学和肝生化研究的资料来进行。不同种类实验动物中肝组织病变特征在形态学方面可能存在明显不同，研究者在使用模型前应对此有充分了解，熟悉模型动物的肝组织学特征[25]。

肝细胞超微结构的变化是实验性肝毒理学的重要部分。电子显微镜可提供肝细胞损伤更早的证据，可识别过于细微而光镜不能识别的损伤（如磷脂质病），并有助于损伤机制的研究。在 CCl_4 肝损伤模型中，数分钟内电镜下即可出现肝细胞异常，光镜则需数小时后才能发现异常。通过观察粗面内质网在电镜下的早期改变、高尔基体在实验性脂肪变性中特征性的变化及毒素攻击后细胞核的特殊变化，可提示不同化学物的肝毒性机制。电镜尚有区分在光镜看来类同的病损，如半乳糖胺造成的大鼠肝损伤光镜下表现与病毒性肝炎相似，但电镜下病损则明显不同。不过，由于电镜检查过于烦琐和复杂，因而通常仅用于某一特殊损伤的研究。

扫描电镜促进了超微立体形态学的研究进展，为毒性制剂诱导结构变化的研究提供了新的途径。如在中毒性肝内胆汁淤积效应的研究中，可提供胆汁淤积发展过程中有关紧密连接变化的详尽资料。扫描电镜尚可通过其精确的三维图像技术识别某些有形元素和细胞器的定量变化。

（三）肝组织的生物化学变化

对肝脏组织生物化学变化的分析，可定量评估肝损伤，并有助于损伤机制的研究。如对产生脂肪变性但无或少有导致肝细胞坏死的制剂，甘油三酯含量测定和显微镜下脂肪沉积的程度是可靠的评价指标。通过测定肝内脂肪含量，可建立剂量与副作用程度的关系曲线，并可比较不同制剂的毒性和评价保护性措施的有效性。代谢产生的透明质酸（HA）可特异性地被肝窦内皮细胞摄取和降解。血中 HA 浓度可反映肝窦内皮细胞的功能。血浆 HA 含量持续增高说明肝窦内皮细胞损伤。血管内皮素（ET）是由血管内皮细胞合成的生物活性肽，具有强烈的缩血管作用。肝窦内皮细胞损伤后可刺激合成和分泌 ET，故 ET 可作为判断肝窦内皮细胞活力的敏感指标。某些化学物的活性代谢产物最初与还原型谷胱甘肽（GSH）结合，当超过 GSH 的结合能力时，则与肝细胞内的大分子共价结合而导致损伤。因此，GSH 能保护某些化学物造成的肝脏损伤，这在溴苯和 APAP 的肝毒性实验中已得到证实。

（四）肝组织酶

肝脏酶和辅酶含量的变化一直令人关注。在整体动物、体外大鼠肝灌注和离体肝细胞等在内的研究中，辅因子的水平（包括 ATP、ADP、AMP、NADH 和 NADPH）常被测定。在实验性 CCl_4 中毒时，可见到肝脏一些酶的含量减少。葡萄糖-6-磷酸酶活性抑制是微粒体损伤的特异性标志；溶酶体酶释放入血液是评价细胞器损伤的指标；药物代谢性酶系统活性的损伤，也是滑面内质网损伤的证据。

细胞色素 P450（CYP）酶活性的测定常被用于肝脏毒素损伤部位和性质的判断。CYP 及其遗传多态性的研究对了解外源化学物代谢、毒性代谢产物的酶诱导效应和毒性损伤中基因因素的相关性十分有益。

（五）染料排泄

肝脏对外源性染料的排泄能力可作为肝功能指标，以往的磺溴酞和近来靛氰绿应用最多，但更多是用于人类的肝脏疾病研究，在实验性肝损伤研究中应用较少。磺溴酞排泄功能与肝损伤中药物代谢功能、酶学测定和组织学证据相关性较好。磺溴酞排泄试验对致胆汁淤积型化学物的研究尤其适用。然而，因其操作较各种酶学测定烦琐，在动物肝实质损伤的研究中应用仍相对有限。由于磺溴酞试验作为人体肝功能试验已被废弃，使实验用途的染料获得相对困难。靛氰绿较少用于实验性肝脏毒理学的研究，可不经结合而由肝脏排泄，磺溴酞则必须结合后才能充分排泄。因此，某些情况下两者用于平行实验中，可区分染料清除障碍是磺溴肽结合受损抑或摄取或分泌入胆汁障碍。

(六)肝功能与血清酶学

肝脏可合成尿素、胆固醇和胆固醇酯、血浆蛋白和凝血因子，以及胆红素的转换与排泄，并在维持血糖和氨基酸正常水平方面起重要作用。这些正常功能的改变，仅适用于化学性肝损伤的早期研究。因其常不敏感，缺乏特异性，且不能用来监测肝脏损伤的程度，也不能比较不同化学物的毒性程度或评价治疗方法的价值。这些指标在实验性肝脏毒理学研究中的应用甚少。

血清酶的测定较组织学分析简便得多，无须处死动物即可进行早期损伤检测，且可连续检测，特别是对于较大型动物实用价值更大。血清酶学一直应用于未知化学物可能肝毒性的检测、已知化学物肝毒性的比较、肝损伤发生的证实及不同制剂对肝毒性增强或抑制的研究。血清酶在肝脏毒性的研究中也受到一定的限制，因为酶水平的升高可能为肝细胞膜通透性改变而泄漏的结果，而并非细胞明显坏死，如缺氧导致的血清酶升高[26]。此外，一些反映肝脏损伤的酶，实际上也可来自其他脏器；某些中毒性肝损伤（如乙硫氨基酪酸和磷诱导）血清酶升高相对较轻（表9-3）。因此，在缺乏损伤证据时，血清酶研究须经组织学研究确认方能得到正确结论。

选择测定的血清酶，其对肝脏损伤时的特异性和敏感性相当重要。血清酶大致可分为以下4组（表9-4）：第Ⅰ组，反映胆汁淤积情况，较反映肝实质损伤更为敏感；第Ⅱ组，反映肝实质损伤，较反映胆汁淤积更为敏感，其中A组反映肝外疾病和肝病，B组相对特异性地反映肝脏损伤，C组特异性地反映肝脏损伤；第Ⅲ组，对肝脏损伤相对或根本不敏感；第Ⅳ组，肝脏损伤时受抑制。第Ⅰ和第Ⅱ组酶在普通肝病研究中最有价值，第Ⅱ组酶在实验性中毒性肝损伤研究中最有意义。

血清酶学水平测定（图9-1）不能反映非线粒体的细胞器损伤。溶酶体酶类（如酸性磷酸酶、β-葡萄糖苷酸酶）的血清水平也未能证实可反映溶酶体损伤。有学者认为，血清葡萄糖-6-磷酸酶水平升高可反映内质网损伤，但其他研究者不能证实其可靠性。

(七)其他新技术指标

随着物质分析及组织成像等具有检测性能技术的快速发展，实验性肝损伤的观察指标正在不断丰富，其敏感度和特异性及可适用的病程范围正在

表9-3　中毒性肝损伤时几种血清酶升高的相对水平

毒 剂	损害		血清酶水平升高的程度		
	带状坏死	脂肪变性	AST*	ALT*	OCT, SDH
四氯化碳	+	+	4+	3+	4+
硫代乙酰胺	+	−	4+	3+	4+
四环素	−	+	2	+	+
乙硫氨酸	−	+	+	−	+
磷	±	+	(1~2)+	(1~2)+	(1~2)+

注：在人体中，大多数中毒性坏死导致 ALT 水平的升高与 AST 水平升高相同或更高。OCT，鸟氨酸氨甲酰基转移酶；SDH，山梨醇脱氢酶；AST，门冬氨酸氨基转移酶；ALT，丙氨酸氨基转移酶。

表9-4　血清酶水平在实验性肝损伤中的分组

组别	酶	胆汁淤积*	肝细胞坏死	慢性损伤	其他脏器损伤**
Ⅰ	ALP,5′-NT,LAP,GGT	↑↑↑	↑	↑	±
ⅡA	AST,MDH,LDH,ALD	↑	↑↑↑	↑	↑
ⅡB	ALT,IDH,GDH	↑	↑↑↑	↑	
ⅡC	OCT,SDH,LDH₅,鸟氨酸酶		↑↑↑		
	F-1-P-ALD,精氨酸酶		↑↑↑		±
Ⅲ	CK	正常	正常	正常	
Ⅳ	CHE	正常	↓	↓	±

注：5′-NT,5′-核苷酸酶；ALD,醛缩酶；ALP,碱性磷酸酶；ALT,丙氨酸氨基转移酶；AST,门冬氨酸氨基转移酶；CHE,胆碱酯酶；CK,肌酸激酶；F-1-P-ALD,果糖-1-磷酸醛缩酶；GDH,谷氨酸脱氢酶；GGT,γ-谷氨酰转肽酶；IDH,异柠檬酸脱氢酶；LAP,亮氨酸氨基肽酶；LDH,乳酸脱氢酶；MDH,苹果酸脱氢酶；OCT,鸟氨酸氨甲酰基转移酶；SDH,山梨醇脱氢酶；↑,升高；↑↑↑,明显升高；↓,降低；±,轻微改变；*,阻塞性黄疸或肝内胆汁淤积；**,心肌、骨骼肌、大脑或肾脏。

显著延展。其中，超高分辨率生物质谱技术的普及化，带来了肝脏及其相关急慢性病变蛋白质组学、脂质组学、代谢组学的数据信息不断丰富，从外周血、组织到细胞群、单细胞多个层次及时空多维的观察分析都可以实现。这使得研究者可以获得更加全面、系统、准确的肝脏功能调控和病理生理学机制信息，为对各种病因引起的肝损伤进行预防、筛查、诊断、治疗等提供更多线索。组织成像从细胞水平微观原位特异性信息提取（如多光子成像、光片成像），到组织水平成像（如一维和二维瞬时弹性成像），再到器官水平成像（如磁共振波谱和功能成像）等，在探索肝脏病变方面均已开展了大量探索实验，出现更多具有潜在临床意义的新指标。此外，全球信息化进程推动了各种数据共享交流，显著加速了这一由基础到转化再到临床应用的研发过程。

三、其他模型

21世纪以来，众多学者对研究肝毒性的体外模

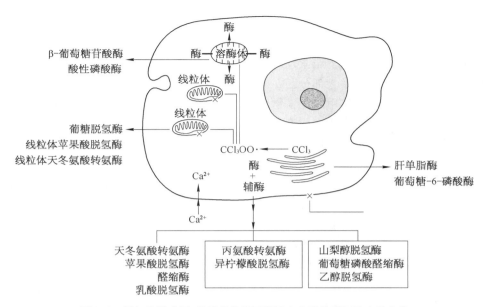

图 9-1　肝细胞模式图,显示损伤后可能进入血流的酶细胞内的定位

型开展了很多探索[27],包括肝脏灌注、肝匀浆、肝切片、肝细胞模型(参阅第 10 章)、从肝细胞中分离的细胞器、肝脏的功能蛋白质分子生化反应等[28]。

（一）肝脏灌注

体外肝脏灌注技术促进了许多毒性化学物作用的研究[29]。大多数采用大鼠肝脏,观察其对合成代谢或胆汁流动、染料摄取和分泌功能的影响,以及离体肝脏分泌脂质进入灌注液或胆汁的情况。亦可观察在肝毒性化合物作用下细胞内酶渗漏入灌注液的浓度,从而研究肝损伤的性质。

肝脏灌注也可用于药物对肝脏作用的研究,如大鼠离体肝脏灌注表明,类固醇、吩噻嗪、红霉素、丙酸酯十二烷基硫酸盐、四环素、替尼酸和其他药物,可影响胆流、磺溴酞清除和脂质分泌。

（二）组织匀浆和切片

肝组织匀浆常用来检测不能在活体进行的有毒化学物对肝功能的影响,如作为蛋白质合成指标的同位素标记氨基酸的摄取等。肝组织切片也被用来测定毒素损伤肝脏脂质分泌的抑制作用。肝脏精密切片技术保留了肝脏组织结构和细胞-细胞间、基质间的相互作用,实验研究的时间可达 2～3 d。

（三）细胞器和核损伤

CCl_4、乙硫氨基酪酸、磷、硫代乙酰胺、真菌毒素和其他肝毒性物质对肝脏合成蛋白质功能的影响,可通过上述化学物预处理的动物来进行,方法是分离出实验动物肝脏微粒体,通过测定被结合的同位素标记氨基酸量来研究。分离实验动物肝脏细胞器并保持其完整性,这是当前研究的主题。肝毒性化合物对离

体的微粒体、线粒体、溶酶体、胞膜和高尔基体的影响,对评价其肝毒性很有意义。此外,在所研究的细胞间结构与组分中,窦状小管、微管和胞膜中分离囊泡,可用于研究离子转运和胆汁流动。

检测毒性化学物预处理后实验动物肝细胞的各种核组分,或从正常动物肝脏中分离出各种核酸成分并研究特定毒物在体外对核酸或酶的作用,依据是否存在 DNA 断裂、嘌呤或嘧啶芳基化、核酸合成或修复酶抑制等,有助于判断其在肝毒性和致肝癌性方面的意义[30]。

（四）肝功能相关蛋白质分子的生化反应

将肝功能分子的上游调控因子通过基因工程的方式构建可以开关表达的反应单元,通过测定与其表达相关的下游标示物水平,可初步直观判断各种刺激信号对该调控因子的影响。如化合物对各种核因子的功能筛选实验[31]及对Ⅲ相药物代谢分子(转运蛋白或多肽)的影响,可用于评估该化合物是否可引起胆汁淤积,以及对抗肿瘤新药作用机制的初步观察[32-34]。

肝脏器官灌注的优点是能进行生理参数(如胆汁产生)和形态学参数(如组织病理学)的测定;细胞培养模型能有效测定细胞代谢、细胞毒性和遗传毒性;肝组织精确切片的优点是将细胞分析和组织形态学并置,这些模型不能在肝毒性的不同领域中相互取代。将来,理想的步骤是用复合方法检测肝毒性,先在细胞或切片培养中测定细胞效应,然后用体外肝脏灌注来检测大体肝脏功能参数和组织学。

四、实验性肝毒素

无机物、合成的有机成分和天然的肝毒素均可用来形成肝损伤（表9-5~表9-7），其中大部分已在实验动物中开展相关研究。某些特殊作用的化学物可作为经典的肝毒素（如 CCl_4、磷），或作为实验毒理学工具（如乙硫氨基酪酸、半乳糖胺、亚硝胺和硫代乙酰胺），或作为天然肝毒素，并可能是导致人类或家畜中毒性肝病的原因。

（一）无机物

1. 损伤类型 无机物也可引起肝脏脂肪变性或坏死，由三价锑、稀土盐、铋、钡、铊、硼酸和肼产生的ALI的改变多为脂肪变性。铁盐可引起肝腺泡1区坏死，铜盐引起3区坏死，铍复合物引起中间区域（2区）坏死。硒、镉和铬中毒可导致大片或局灶性坏死。磷和砷可导致脂肪变性和坏死。硒、镉、磷、砷和锰可引起肝硬化。

尽管铅和汞的化合物通常不被归类于肝毒素，但也可引起肝脏变性。至少有一种无机物，即肼（联胺）可导致实验动物的肝细胞癌。有学者认为无机砷可引起人类肝脏血管肉瘤、皮肤癌和肺癌，但在实验动物中并未得到证实。

2. 损伤机制 有关无机物所引起肝损伤机制的研究相对较少。白磷和稀土类导致的脂肪变性可能主要是肝脏的脂质代谢受损，导致脂质逸出的结果。由无机毒素产生的坏死和变性，与其他毒素所致类似，推测其主要是由胞浆膜和细胞器膜损伤所致（表9-6）。

表9-5 CCl_4中毒时血清酶水平的变化	
显著升高	轻度或中度升高
AST（总的或线粒体同工酶）	黄嘌呤氧化酶
ALT	奎宁氧化酶
OCT	淀粉酶
IDH	三丁酸甘油酯酶
MDH	碱性磷酸酶
ALD	5'-核苷酸酶
F-1-P-ALD	亮氨酸氨基肽酶
PHI	尿苷酸酶
GR	组氨酸酶
LDH	磷酸单酯酶Ⅰ和Ⅱ
GDH	

表9-6 无机物肝毒素及其对应的肝损伤						
化合物	脂肪变性	坏死	肝硬化	肝癌	胆汁淤积	可能的暴露方式
锑①	+	±	-	-	-	M,D-A,E
砷①	+	1区(3区?)	+	+②	-	M,D-A,O,E
钡	+	-	-	-	-	E
皂土	+	-	-	-	-	M,E
铍	-	2区	-	-	-	O,E
铋	+	-	-	-	-	M,E
硼酸盐	+	-	-	-	-	D-A,O,E
镉	+	局灶性	+	-	-	D-A,D-F,O,E
铈③	+	-	-	-	-	E
铬酸盐	+	变性	-	-	-	D-A,E
铜盐	-	3区	-	-	-	D-A,E
亚铁盐④	-	1区	+	+	-	D,E
肼⑤	+	-	-	+	-	M,O,E
碘化物	+	3区	-	-	-	D-A,E
镧③	+	-	-	-	-	E
铅⑥	-	变性	-	-	-	D-A,D-F,E
锰	-	3区?	+	-	+	E
汞⑥	-	变性	-	-	-	D-F,E
钕③	+	-	-	-	-	E
磷⑤	+	1区	+	-	-	D-A,E
镨③	+	-	-	-	-	E
钷③	+	-	-	-	-	E
硒	-	大片状	+	+	-	D-F,E
二氧化钛[37]	+	±	±	-	-	D-F
铊	+	-	-	-	-	D-A,E

注：-，无；+，有；±，轻微；D-A，家庭意外或自杀；D-F，作为食物或食物污染；E，实验性；M，医用；O，职业性。①可引起非硬化性门静脉高压；②砷仅在人类引起癌（血管肉瘤）；③稀土元素；④轻微肝损伤；⑤经典的肝毒素；⑥遗传性铁过载疾病（血色病）可导致肝硬化和肝细胞癌。

（1）磷、铁、铜和过量可溶性镍盐是直接（破坏性的）肝毒素，其他为间接肝毒素。砷和一些重金属可与酶和其他蛋白质的巯基起反应，导致酶功能的抑制和膜分子的改变，从而产生肝损伤。重金属阳离子的亲离子特性也可能使其与 DNA 和 RNA 的嘌呤和嘧啶结合。大剂量铁复合物（1 区坏死）和铜复合物（3 区坏死）的肝毒性作用可能是自由基产生并导致过氧化损伤的结果。

（2）铍化合物导致肝小叶中央区坏死，显然与该区库普弗细胞吞噬不溶性铍磷酸盐有关。库普弗细胞在捕获铍后发生坏死，释放铍和某些细胞因子，导致肝细胞坏死效应。循环中少量可溶性铍也可能导致肝细胞坏死，其损伤的生化基础尚不清楚。

（3）硒对组织损伤有双相关系，少量的硒是必需元素，而大量的硒则可导致肝坏死、肝硬化及引发肿瘤。微量硒能作为 GSH 过氧化物酶辅因子加强抗氧化性能保护肝细胞；大剂量的硒则可引起蛋氨酸和半胱氨酸的硫基移位，导致这些氨基酸"条件性缺乏"而致肝损伤。硒尚可能与 GSH 反应形成三硫化硒衍生物，后者可抑制蛋白质合成。

（4）砷一直被认为是潜在的毒物，也是第一个被认为与人类肝脏疾病有关的化学物质。砷对肝脏的急性损伤作用包括脂肪变性和坏死，持续给药则能导致肝硬化和门脉性肝硬化，此外尚可能有致癌作用。砷的肝毒性可能是其致含硫醇的酶失活和高能分子的磷酸盐被砷酸盐所取代的结果。砷在人体明显的致癌作用不能在实验动物中复制。

（5）锰可造成小鼠肝内 GSH 含量下降，丙二醛含量升高，超氧化物歧化酶的含量明显降低，并引起肝细胞发生凋亡。锰中毒可使人体抗氧化功能降低，从而诱发肝脏和中枢神经系统发生脂质过氧化损伤作用。

（6）低原子量（61 或以下）的稀土类也可导致肝损伤，主要形式为严重的脂肪变性，通常伴局灶性坏死。脂肪变性可能与脂肪动员和肝细胞阿朴脂蛋白合成受损导致脂质排出下降有关。

3. 无机阴离子　目前对无机阴离子的肝毒性所知相对较少。亚砷酸盐和硼酸盐的毒性分别与三价砷和硼有关。亚硝酸盐和硝酸盐的肝毒性系因其在胃肠道形成亚硝胺。卤离子也可能有肝毒性，碘离子可在实验动物中产生肝脂肪变性和坏死，3 区损伤较显著，并伴 AST 明显升高。尚无对其他卤离子毒性作用的系统研究。

大多数无机物对人类肝损伤或实验性肝损伤并不重要，但磷元素除外，其是意外或自杀导致肝损伤的主要原因。肼是十分重要的潜在职业肝脏毒素和致肝癌来源。镉作为一种环境污染物已引起了人们的注意，直到最近才被认识到其有肝毒性。镉的实验动物肝脏毒性已被证实，但它与人类肝病的关系尚不明确。铅和汞污染对肝脏的毒性作用尚未引起人们的关注。铅和镉能增强内毒素对肝脏的损伤作用，但这种损伤作用往往轻微。此外，金属纳米颗粒在日常生活中频频触及，这些纳米颗粒在肝组织中会发生沉积，引发细胞内氧化应激、线粒体损伤、DNA 断裂，乃至各种类型的细胞死亡，逐步出现肝组织结构和功能异常[35,36]。

（二）有机性肝毒素

1. 合成复合物　合成的有机复合物不计其数，其中大部分已在职业危害或在肝毒性实验模型中显示其毒性（表 9-7），并见于众多文献及环境保护组织和职业安全与健康管理组织的资料中。

CCl_4 作为卤化脂质化合物肝毒物的代表，归类于直接肝毒物，通过对肝细胞膜产生直接的破坏而导致肝损伤。卤化芳香族化合物包括范围很广的肝毒性和致肝癌可能的制剂，对于研究肝脏毒性机制、工业危害和环境污染十分有意义。其他合成的有机化合物见表 9-7。饱和与不饱和脂质和芳香族化合物引起肝损伤的可能性很小，除其含卤化物、硝基或氨基或其他替代物。硝基烷可能有肝毒性，并与链的长度和硝基的位置有明显关系。硝基甲烷和硝基乙烷比硝基丙烷毒性小，1-硝基丙烷比 2-硝基丙烷毒性强。三硝基甲苯是一种硝基芳香化合物，可引起严重的肝损伤。邻苯二甲酸酯类塑化剂在饮食用具材料中大量使用，其主要依赖于肝脏代谢，可引起肝脏功能异常[38]。

值得注意的是，酒精较其他化合物更易造成肝脏负担。酒精滥用是全球造成慢性肝病、肝硬化的最主要因素。最新流行病学发现酒精摄取量没有安全界值[39]。

由于不同制剂所获得的资料存在广泛的差异，因此，对有机化合物化学特性和毒性之间的关系很难进行系统的评价。尽管如此，研究有机分子的结构特征和中间物的转化关系，已揭示了大量关于化学致癌性和肝毒性的资料。

2. 天然肝毒素　已识别的天然肝毒素的数量增长迅速（表 9-8），产生细胞毒性损伤和致癌的天然肝毒素在相关章节中已讨论。表 9-8 中所列出的大部分毒素仅在实验动物中显示有肝毒性，但推测其对人体也可能存在相似的潜在肝损伤。

制 剂	损 伤					可能的暴露途径
	脂肪变性	坏 死	肝硬化	肝 癌	胆汁淤积	

表9-7 合成的实验性有机肝毒素及其对应的肝损伤

制 剂	脂肪变性	坏 死	肝硬化	肝 癌	胆汁淤积	可能的暴露途径
丙酮	+	变性	−	−	−	D,E
对乙酰氨基酚[①]	−	3区	−	−	−	D-A,M,E
2-乙酰氨基芴	+	−	−	+	−	O,E
四氧嘧啶	+	1区	−	−	−	E
烯丙基乙醇或甲酸盐	−	1区	−	−	−	O,E
氨基芘	−	+	−	+	−	E
苯胺	±	大片	−	+	−	D-A,O,E
2-氨基蒽	−	−	−	−	−	E
蒽嘧啶	−	3区,2区	−	−	−	E
间羟胺	−	−	−	+	−	O,F-O,E
6-氮胞苷	+	−	−	−	−	M,E
5-氮胞苷	+	−	−	−	−	M,E
偶氮丝氨酸	+	−	−	−	−	M,E
6-氮尿苷	+	−	−	−	−	M,E
偶氮复合物	+	+	+	+	−	O,E,D-F
二巯丙醇	+	−	−	−	−	M,E
1,2-苯并蒽	−	−	−	+	−	D-F,E,O
苯	+	−	−	−	−	O,E
3,4-苯并蒽	−	−	−	+	−	O,E
溴苯[②]	±	3区	纤维化	−	−	O,E
氨基甲酸酯剂(乙基乌拉坦)	−	3区	+	+	−	M,E
二硫化碳[③]	−	3区变性	−	−	−	O,E
四氯化碳[②]	+	3区	+	+	−	M,O,D-A,E
氯丹[⑤]	+	3区	−	−	−	M,O,D-A,E
十氯酮	+	局灶性	−	+	−	O,D-A,E
氯苯	+	3区	−	−	−	O,E
二氯苯	+	3区	−	−	−	O,E
氯化联苯	±	3区或大片	+	+	−	O,D-F,E
氯萘	±	3区或大片	+	+	−	O,E
氯丁二烯	+	3区或大片	−	−	−	O,E
1-氯丙烷	+	±局灶性	−	−	−	O,E
2-氯丙烷	+	±局灶性	−	−	−	O,E
柯衣定(2,4-二氨基偶氮苯)	−	−	−	−	−	O,E
秋水仙素	+	3区	−	−	−	M,E
尼可刹米	+	变性	−	−	−	M,E
2-乙酰氨基芴	−	−	−	+	−	E
二烷基亚硝胺[②]	+	3区	+	+	−	E
二氨基蒽嘧啶[⑥]	+	3区	−	+	−	E
diaminoanthropyrimidine	−	−	−	−	+	O,D-F,E
1,2,5,6-二苯蒽	+	−	+	−	−	E
3,4,5,6-二苯咔唑	+	−	−	+	−	E
p-二氯苯	+	3区	−	−	−	O,E
1,2-二溴乙烷	+	3区	−	−	−	O,E
1,2-二氯乙烷[④]	+	3区	−	−	−	O,E
1,1-二氯乙烷[④]	±	−	−	−	−	O,E
1,2-二氯乙烯[④]	+	−	−	−	−	E
1,2-二氯丙烷	+	3区	−	−	−	O,E
二氯二苯二氯乙烷[④⑤]及迪厄尔丁[④⑤]	+	3区	+	+	−	O,D-F,E
	+	变性	−	+	−	O,D-F,E
二乙烯乙二醇	−	变性	−	−	−	O,D-A,E
二乙烯亚硝胺[②]	+	3区	+	+	−	E

续　表

制　剂	损　伤					可能的暴露途径
	脂肪变性	坏　死	肝硬化	肝　癌	胆汁淤积	
二甲基乙酰胺	+	1 区	−	−	−	O,E
p-二甲基氨基偶氮苯	+	3 区	+	+	−	E
p-二甲基氨基苯偶氮萘	−	+	−	+	−	E
二甲基甲酰胺	+	变性	−	−	−	O,E
二甲肼	+	变性	−	−	−	O,E
二甲基亚硝胺	+	3 区	+	+	−	O,E,DA,D-F
二硝基苯	+	3 区或大片	−	−	−	−
二硝基酚	+	大片	−	+	−	E
二硝基甲苯	+	3 区	−	−	−	O,E
二噁烷	−	大片	−	−	−	O,E
二噁英④	+	3 区或大片	+	+(？)	−	O,D-F,E
二烯基醚	−	3 区	−	−	−	M,E
乙硫氨酸②	+	+	+	+	−	E
乙醇⑧	+	+	+	+	−	D-A,E
溴乙烷	+	变性	+	+	−	O,E
氯乙烷	+	变性	−	−	−	O,E
氨基甲酸乙酯(乌拉坦)	−	+	+	+	−	E,M
二溴乙烯(见 1,2-二溴乙烷)	−	−	−	−	−	O,D-F,E
二氯乙烯(见 1,2-二氯乙烷)	−	−	−	−	−	O,E
flectol H	+	−	−	−	−	E
2-9-芴胺	−	−	−	+	−	E
4-氟-4-二甲氨基苯	−	−	−	+	−	E
N-2-(氟)邻氨甲酰苯甲酸	−	−	−	+	−	E
N-2-氟乙酰胺	−	−	−	+	−	E
氟乙酸盐	−	3 区	−	−	−	E
呋塞米(速尿)②	−	2 区	−	−	−	M,E
半乳糖胺	+	+	+	+	−	E
六氯苯⑦	+	3 区	+	+	−	O,D-F,E
N-N-环六亚甲基己二酰二胺(adipamide)	+	变性	−	−	−	O,E
海蒽酮	−	+	−	−	−	M,E
碘仿	+	3 区	−	−	−	M,E
6-巯基嘌呤	−	+	−	+	−	M,E
溴甲烷④	−	变性	−	−	−	O,E
氯甲烷④	±	变性	−	−	−	O,E
氯溴甲烷	+	−	−	−	−	E
甲基胆蒽	−	−	−	+	−	E
二氯甲烷④	±	−	−	−	−	O,E
甲基氯仿④(见 1,1,1-三氯乙烷)						
3-甲基-4-二甲氨基苯	−	−	−	+	−	E
	−	3 区	−	−	−	E
p-甲基氨基偶氮苯	−	−	−	+	−	E
萘	+	局灶,大片	−	−	−	O,E
α-异硫氰酸萘酯	−	2 区？	−	−	+	E
硝基苯	+	+	−	−	−	O,E
硝基烷(硝基甲烷、硝基乙烷、硝基丙烷)	+	+	−	−	−	O,E
乳清酸	+	−	+	+	−	E
橙色 RN(偶氮染料)	−	−	+	+	−	O,E
百草枯	−	3 区	−	−	+	O-A,O,E
酚	−	变性	−	−	−	O
苯二氯砷	−	1 区	−	−	−	O,E
苯肼	−	变性	−	−	−	E

续 表

制　剂	损　伤					可能的暴露途径
	脂肪变性	坏　死	肝硬化	肝　癌	胆汁淤积	
苦味酸	−	大片	−	−	−	E
丽春红 3R	−	−	+	−	−	E
丙醛④	−	变性	−	−	−	O,E
β-丙内酯	−	−	+	+	−	E
吡啶	+	3 区	+	−	−	E
吡咯	−	3 区	−	−	−	M,E
芘胀	+	3 区	−	−	−	D,E
十烷双胍	+	1 区	−	−	−	M,E
四氯乙烷	+	3 区或大片	+	−	−	M,E
四氯乙烯	+	局灶	−	−	−	O,E
硫代乙酰胺④	±	3 区	+	+	−	E
硫脲	−	−	+	+	−	E
二氧化钍	−	−	+	+	−	E
甲苯胺	+	−	−	−	−	E
毒杀芬④	−	变性	−	−	−	O,E
1,1,1-三氯乙烷④	±	±	−	−	−	O,E
1,1,2-三氯乙烷	+	3 区	±	+	−	E
三氯乙烯	+	3 区	−	+	−	O,E,M
1,3,5-三氯三氟苯	+	局灶	−	−	−	O,E
三硝基甲苯	+	大片,3 区	+	−	−	O,E
台盼蓝	−	−	+	+	−	E
铀离子	+	变性	−	−	−	E,O
乌拉坦	−	3 区	+	+	−	M,E
氯乙烯	±	±	±	+	−	D-A,M,E
华法林	+	−	−	−	−	D-A,M,E
二甲苯胺	+	3 区	−	−	−	O,E

注:D-A,家庭意外、滥用或自杀;D-F,作为食物或污染;E,实验性;M,医用;O,职业性。①经典的肝毒素;②肝毒性仅见于大量摄入或易感性增强时;③仅当通过混合功能氧化酶诱导时才引起坏死(如苯巴比妥);④肝损伤轻微,除非剂量非常大;⑤致癌性仅有争议;⑥Epping黄疸的原因;⑦可导致中毒性卟啉病;⑧酒精明显致肝癌效应是肝硬化的结果还是乙醇本身引起仍不清楚;⑨仅见于大剂量时。

表 9-8 天然的实验性有机肝毒素及其对应的肝损伤						
制　剂	损　伤					可能的暴露方式
	脂肪变性	坏　死	肝硬化	肝　癌	胆汁淤积	
植物来源						
合欢苷	+	1 区	−	−	−	Gr,E
条荨等	+	3 区	+	−	−	D-F,E
α-蛇荨素	+	3 区	−	−	−	D-F,E
刀豆球蛋白 A	−	−	−	−	−	Ev
野百合属(参见 PA)		3 区	+	+	+	E
苏铁苷	+	3 区	+	+	−	D-F,E
棉籽酚①	−	局灶	−	−	−	Gr,E
降糖氨酸 A②	+	−	−	−	−	D-F,E
靛红定	−	−	−	−	+	Gr,E
异黄樟脑(参见黄樟脑)	+	3 区	+	−	−	Gr,E
异黄樟脑(参见黄樟脑)						
马缨丹属毒素	−	1 区,2 区	−	−	+	Gr,E
毛果天芥菜碱(参见 PA)						
植物凝血素类③	+	−	−	−	−	E
羽扇豆毒素	+	1 区	−	−	−	Gr,E
苦槛蓝属	−	2 区,1 区	−	−	−	Gr,E

续　表

制　剂	损　伤					可能的暴露方式
	脂肪变性	坏　死	肝硬化	肝　癌	胆汁淤积	
恩盖酮(参见苦槛蓝属 laetum)						
肉豆蔻	+	−	−	+	−	M,E
毒伞素		3 区	−	−	−	E
含吡咯啶生物碱(PA)	−	3 区	+	+	−	D-F,Gr,E
倒千里光碱(参见 PA)						
黄樟脑	+	−	+	+	−	D-F,E
蓖麻蛋白	−	+	−	−	−	E
鞣酸	+	3 区	+	+	−	
微生物来源④						
霉曲毒素						
黄曲霉毒素	+	2 区,3 区大片	+	+	−	D-F,E
环氯素	−	3 区	+	+	−	D-F,E
环盐酸吗甲吡嗪酸	−	3 区	−	−	+	D-F,E
细胞松弛素 E	−	+	−	−	+	D-F,E
灰黄霉素	+	+	+	+	+	D-F(?),E
甘薯黑疤霉酮	−	−	−	−	−	Gr
藤黄醌茜素	+	3 区	+	+	−	D-F,E
红青霉毒素	+	+	+	+	−	D-F,E
根基菌素	−	−	−	−	−	D-F,E
葚孢菌素	−	−	−	−	+	Gr,E
拟曲霉素	+	−	−	−	−	D-F,E
四环素②	+					M
未识别毒素来自						
纯绿青霉菌	−	+	−	−	−	D-F(?),E
常现青霉菌	+	−	−	−	−	D-F(?),E
microsporam cookei	+	+	−	−	−	E
xanthioascin	+	+	−	−	−	E
Amanita phalloides 鬼笔鹅膏[40]	−	+	−	−	−	D-F
细菌毒素						
白喉杆菌外毒素	±	3 区	−	−	−	感染,E
肉毒杆菌外毒素	−	3 区	−	−	−	感染,E
溶血链球菌外毒素	−	3 区	−	−	−	E
变形杆菌内毒素	−	1 区	−	−	−	E
大肠埃希菌内毒素	−	−	−	−	+	感染(?)E
大肠埃希菌乙硫氨基酪酸	+	−	+	+	+	E
微囊藻素⑤	−	大片	−	−	−	Gr,E
Nodularins 球藻毒素[41]	−	+	−	+	+	D-F
动物毒素						
大胡蜂毒液	+	−	−	−	−	D-A,O,E
鲤鱼胆汁	−	+	−	−	−	D-F,E
"海产"毒素	−	+	−	−	−	D,E
蛇毒	−	只有变性	−	−	−	D-A

注：D-A，家庭意外、滥用或自杀；D-F，作为食物或污染；E，实验性；Gr，食草家畜；M，医用；O，职业性。①肝损伤轻微，除非剂量非常大；②引起类似 Reye 综合征的损伤；③因植物凝血素而异；④用于治疗的微生物源性的肝毒性制剂见相关章节；⑤来自蓝细菌微囊藻 veruginosa 的毒性肽。

（郑瑞英　李成忠　汪　艳　刘鸿凌）

参考文献

请扫描二维码
阅读本章参考文献

第10章

人源性肝细胞体系在药物性肝损伤研究中的应用

药物性肝损伤（DILI）是药物退市或上市后遭遇黑框警告的最主要原因，也是急性肝衰竭的主要原因之一[1]。目前，药物的毒性测试主要采用动物模型和体外模型。由于肝脏代谢途径的物种差异，动物模型不足以充分预测人类DILI。因此，在临床前试验中，人体肝脏的体外模型在预测DILI风险方面发挥着越来越重要的作用。用于预测人类DILI的体外模型应该与体内肝脏表型相似，并能够支持长期研究和高通量筛选（high throughput screening）以进行毒性评估。

一、人类肝细胞

（一）肝细胞在药物毒性评价中的作用

肝细胞约占成人肝脏质量的80%，它们执行基本的肝脏功能，包括血浆蛋白合成和分泌、胆汁生成、解毒、代谢及维生素和矿物质的储存[2]。肝细胞相关功能是决定药物毒性的关键。肝细胞对原型药物的代谢速率决定了血浆半衰期，进而决定了药物暴露的持续时间；肝细胞将原型药物代谢为各种产物，这些产物可能具有不同于原型药物的生物学特性，而毒性代谢物的生成是导致DILI的关键机制之一；通过诱导性药物-药物相互作用增强代谢活化，导致潜在肝毒性通过减弱的解毒途径被放大，加剧DILI；此外，肝细胞是肝毒性的主要靶细胞，当肝脏中的大多数肝细胞严重受损时，会导致肝衰竭。

以往通常使用动物模型来测试各种药物的肝毒性，然而动物伦理、社会问题、受试动物之间的个体差异，以及新陈代谢、生理和毒性机制的物种差异，限制了动物实验的使用。因此有学者提出了人类细胞模型（HCP）这一概念，即可以通过体外人体实验系统获得人类特有的药物特性[3]。原代人肝细胞（PHH）具有完整的肝脏代谢酶、转运蛋白和辅助因子，是评估人特异性药物肝毒性最有效的实验系统。PHH现已成为体外药物毒理学筛选的"金标准"[4]，也可用于肝病（如病毒性肝炎）的研究和人肝嵌合小鼠模型的开发，在肝病的细胞治疗中具有重要价值[5-7]。

（二）PHH的长期功能维持

PHH在体外的使用受到供应不足、成本高、增殖能力低、代谢活性丧失快等限制，如何长期维持它们的功能是体外评估DILI的主要挑战。目前已有研究证明，通过5种小分子化合物（5 compounds，5C）组合调节细胞信号通路可实现PHH在体外的长期维持[8]。在5C培养体系中，体外培养的肝细胞能合成与体内水平相似的药物代谢酶，并具有长期维持药物代谢的能力，极大拓展了其在药物代谢、相互作用及毒性研究等方面的应用；另外，它们可支持HBV完整的复制周期，包括持续地产生共价闭合环状DNA（cccDNA），这为抗乙型肝炎病毒（HBV）药物提供了理想的高通量筛选模型。

SACY是由多种小分子组成的条件培养系统，包含4种重要成分：① SB431542，为转化生长因子-β（TGF-β）抑制剂；② 乙酰半胱氨酸（acetylcysteine），为活性氧基团（ROS）抑制剂；③ CHIR-99021，为糖原合成酶3型 α/β（GSK3α/β）抑制剂；④ Y-27632，为Rho相关蛋白激酶（ROCK）抑制剂。最新研究表明，SACY也可长期维持肝细胞的形态、功能（如清蛋白和 α-抗胰蛋白酶分泌、肝转运受体活性、尿素合成和氨清除等）、肝细胞标志物的表达和细胞色素P450的活性[9]。该模型简便易行，可用于评估体外DILI，并可作为长期毒理学研究和药物开发的理想模型。

（三）PHH 的潜在肝毒性

Albert P. Li 实验室[10]使用 PHH 开发了一系列检测方法，可用于药物早期开发，以最大限度地降低药物肝毒性。

1. 体外高通量肝毒性筛选　在本实验中，人肝细胞经培养皿低温培养 4 h 后，用供试品处理细胞一定时间，然后定量测定 ATP 含量反映其存活率。这种分析方法可在 96 孔板、384 孔板和 1536 孔板上进行。细胞 ATP 含量的量化信号强、灵敏度高、背景值低，因此可作为一种首选的细胞活力评价方法。

2. 代谢依赖性细胞毒性评价　肝细胞代谢酶活性在不同个体间可能存在一定异质性。具有高水平药物代谢酶活性的个体，由于生物激活代谢酶活性增强，有毒代谢物的形成会增加，如果解毒机制一旦受损，在这些个体中药物的毒性会显著增强。由于药物代谢的个体差异及代谢能力受环境因素的影响，具有代谢依赖性毒性的药物可能会引起特异性的药物毒性[11]。此外，由于药物代谢的物种差异，这些药物可能表现出不同的毒性。可采用以下两种方法评估代谢依赖性药物的毒性。

（1）代谢比较细胞毒性试验（MCCA）：比较具有代谢能力的细胞系（如原代肝细胞）和不具备代谢能力的细胞系（如中国仓鼠卵巢细胞）中的细胞毒性。

（2）细胞毒性代谢途径鉴定试验：在存在和不存在 CYP 抑制剂的情况下，评估原代肝细胞的细胞毒性。在药物代谢活性缺失或减弱的情况下，细胞毒性降低表明被评估的药物具有新陈代谢依赖的毒性。

3. ROS/ATP 检测　肝损伤的机制包括 ATP 合成障碍，线粒体通透性转换孔开放，线粒体形态特异性改变，钙摄取受损和线粒体 ROS 的产生。ROS 的产生和细胞内 ATP 的减少可能是肝衰竭的关键启动事件。在药物治疗后，使用 PHH 定量测定药物诱导的 ROS 产生与细胞 ATP 耗竭的比率（ROS/ATP）[12]，可以识别具有严重 DILI 特性（sDILI）的药物（已知可导致肝衰竭的药物），其特异度和敏感度 > 85%。ROS/ATP 随药物浓度变化的曲线下面积可用来区分 sDILI 和非 sDILI 药物。

二、肝衍生细胞系

（一）肝癌细胞系

多年来，已建立了多种永生化的肝源性细胞系，包括 HepG2、HuH7、HepaRG、Hep3B、THLE、BC2 和 Fa2N-4 细胞等。与原代肝细胞相比，这些细胞具有寿命长、容易获得、易于操作、成本效益高的特性，并且通常具有无限的生长潜力和高重现性，已广泛应用于肝毒性试验和相关研究中。

1. HepG2 细胞　HepG2 细胞是高分化肝癌细胞系，在 DILI 的测试和研究中，尤其是在药物开发的早期筛选中，它是最常用的肝癌细胞系。这些细胞具有与肝实质细胞相同的形态特征，并保留了肝脏特有的功能，如血浆蛋白的合成和分泌。然而，HepG2 细胞表达 CYP2D6、CYP2A6 和 CYP2E1 的水平有限。与 PHH 相比，其 I 相代谢酶活性可以忽略不计[13]。因此，HepG2 细胞适合进行原型药物毒性试验，但不适合代谢物毒性试验。

2. HepaRG 细胞　HepaRG 细胞比 HepG2 细胞具有更好的代谢活性，45 个药物代谢相关基因中有 21 个在 HepaRG 中的表达量明显高于 HepG2，其中包括最重要的 CYP 代谢酶之一 CYP3A4[14]。在 HepaRG 细胞中，大多数 II 相酶和 III 相转运蛋白的表达谱和活性水平与原代肝细胞相似，这些蛋白质的表达和活性在 4 周内处于相对稳定的水平，表明该细胞系可用于长期或重复剂量的研究。另外，它具有双向分化肝干细胞表型，可分化为肝细胞样细胞和胆管样细胞。其强大的分化表型使得即使处于分化状态的肝细胞样细胞，也能保持转分化为其他细胞类型的能力[15]。HepaRG 细胞系已广泛应用于药物测试和毒理学研究。尽管如此，其有限的代谢能力使得它不是建立 DILI 模型的理想选择。另外，它们来自肝细胞癌，可能会表现出异常的核型和表达模式，因此不能模仿体内正常的 PHH[16]。

3. Huh7 细胞　Huh7 细胞具有上皮细胞特征，能分泌包括清蛋白在内的血浆蛋白。Huh7 细胞更常用于丙型肝炎病毒（HCV）等病毒感染的研究。与 HepG2 相比，Huh7 细胞中包括 CYP3A4 在内的一些 CYP 酶的活性水平更高，它显示的药物代谢酶和转运蛋白（DMET）表达模式与混合的 PHH 最相似，但在正常培养条件下其代谢酶活性较低。当它们在 1% 二甲基亚砜（DMSO）条件下培养时，细胞周期被阻滞，一些肝细胞特异性基因的表达增加到与 PHH 相当的水平，I、II 相酶的 mRNA 和活性及 CYP3A4 的表达水平明显升高，但仍低于 PHH[17]。

4. 其他肝癌细胞系　除了上述几种细胞外，还有一些其他肝癌细胞系（如 Hep3B、BC2、THLE、FA2N-4 细胞），它们的使用较少，与 PHH 相比，大多数缺乏关于整体基因和蛋白质表达的广谱分析[18]。只在其中一些细胞系中可以检测到少数几种主要的 I、II 相酶表达和活性，如 CYP1A2、CYP3A4、谷胱甘肽 S-转移酶（GST）和 UDP 葡萄糖基转移酶（UGT）。关于其他药物代谢酶、转运体和相关核受体的详细信息却很少,因此尚未广泛应用于药物毒性测试和相关研究。

5. 肝癌细胞系尚存在的不足之处　在药物开发早期,基于肝癌细胞系的模型可以预测 DILI 风险,并确定 DILI 各种潜在的信号通路和特征,但它们的内源性药物代谢酶和 DMET 水平较低。另外,它们具有单一基因型,不适合进行异质性研究,其肿瘤背景导致对毒性损伤的敏感性减弱[19,20]。通过稳定或瞬时表达药物代谢酶或其他肝脏基因等方式改造后的工程细胞系克服了部分障碍,这方面的研究越来越多。

(二)工程细胞系

为了克服大多数体外细胞系生物转化能力低的缺点,人们试图在特定的细胞系中瞬时或稳定地表达一种或多种药物代谢酶。截至目前,这些研究大多是在 HepG2 细胞和 THLE 细胞中进行,这两种细胞都表达足够的 CYP 酶,而且易于操作。已建立了稳定表达 CYP1A2、CYP2A6、CYP3A4 等主要 CYP 酶的细胞系,这些细胞系被用来探究单个 CYP 酶在药物代谢及在代谢物相关的遗传毒性和细胞毒性中的作用[21]。

除了调节单个 CYP 酶外,还研发了同时改变多个 CYP 酶的表达和活性水平的方法。一种方法是稳定转染孤儿核受体如孕烷 X 受体(PXR,NR1I2)和组成性雄甾烷受体(CAR,NR1I3)进入 HepG2 细胞。结果显示,CYP2B6、CYP2C9 和 CYP3A4 的表达和诱导性同时提高。肝细胞核因子 4α(HNF4α)基因调节许多肝脏基因的组成性表达,通过转染 HNF4α 基因也可以得到类似的结果。重组腺病毒转染技术的发展可以使多个 CYP 基因同时表达,目前基于 HepG2 的细胞模型共表达 3 种(CYP1A2、CYP2C9 和 CYP3A4)或 5 种(CYP1A2、CYP2D6、CYP2C9、CYP2C19 和 CYP3A4)参与药物代谢的主要 CYP 酶,共转染酶的活性与 PHH 中的活性相当,并可以在培养的几天内保持稳定[22]。基于 HepaRG 细胞的工程细胞系如慢病毒转导产生的 CAR 过表达系,在毒性分析中表现出更高的敏感性,即使在无 DMSO 的培养基中也可保持高水平的代谢能力[23]。利用 Huh7 细胞建立了稳定表达 CYP1A2 的细胞系,并且已应用于 200 多种代谢介导的细胞毒性药物的筛选[24]。

然而,工程细胞系不能产生全面的药物代谢谱,存在 DMET 异质性表达的局限性,这可能会影响药物的摄取、加工和清除。考虑到 DILI 是一个复杂的过程,需要多个机制共同协调,因此它仍不能作为检测 DILI 的理想模型。

(三)永生化肝细胞来源的肝前体样细胞系

肝细胞来源的肝前体样细胞(HepLPC)具有胎肝细胞表型,由肝原代细胞去分化形成,并且在体外可以重新分化为有功能的肝细胞[25]。然而,HepLPC 有限的增殖潜力限制了其工业应用。因此,通过基于小分子重编程培养条件结合 HPVE6/E7 过表达的方法,建立了永生化 HepLPC 细胞系(iHepLPC)[26],所有这些细胞系都具有相似的增殖特性和稳定的增殖能力,并且可以保持个体的异质性。利用一定数量的 HepLPC 细胞系可建立来自不同个体的 iHepLPC 肝细胞库,可应用于筛选药物的个体异质性反应,如分析分子靶向药物诱导的肝毒性体外异质性反应,为体外研究代谢依赖性细胞毒性提供帮助。与 HepLPC 相似,iHepLPC 在体外保留了向成熟肝细胞分化的能力,通过悬浮三维球体培养可促进其分化,并应用于包括药物毒性筛选等多方面,是预测肝毒性和研究特异性药物所致肝损伤的合适模型[27]。

(四)基于细胞系的机制研究和体外毒性筛选

目前认为 DILI 的发生机制包括坏死和凋亡、线粒体功能障碍、ROS 的产生与氧化应激失衡、内质网应激与钙稳态破坏、DNA 损伤和细胞周期停滞及自噬。使用体外细胞系进行毒理学研究可以深入了解 DILI 的分子机制,并确定其相关特性,这对药物测试至关重要。大多数用于体外测试和研究使用的是 HepG2 细胞或 HepaRG 细胞,但这些研究也可以应用于其他细胞系,包括转基因细胞系或原代肝细胞。还应该强调的是,没有一种机制是孤立的,不同机制之间存在着广泛的联系,它们共同导致了某种化合物的细胞毒性[28]。

体外毒性筛选通常从评估不同暴露条件下细胞培养的细胞毒性开始,然后测试更具体的通路,以获得进一步的信息。大多数毒性测试应以浓度和时间依赖的方式进行,而不是使用单次暴露的方式。这种浓度和时间反应方法可减少毒性测试期间的假阳性或人为影响。此外,对于某些药物,不同的浓度可能激活不同的途径,这在单次暴露中很容易被忽略。目前,关于如何选择测试浓度还没有明确的共识,一种实用的方法是使用被调查药物的 C_{max} 的倍数,大多数肝毒性药物在短期处理的 100 倍 C_{max} 范围内表现出明显的细胞毒性。不同的测试终点会影响用于预测的体外模型的敏感性和特异性。另一个需要考虑的因素是药物暴露时间。使用低浓度、长期暴露的方法来模拟患者的某些 DILI 特性,可能更具生理学意义。

三、诱导多能干细胞来源的肝样细胞

(一)多能干细胞的产生

诱导多能干细胞(induced pluripotent stem cells,

iPSC)是日本科学家山中伸弥在 2006 年利用病毒载体将 4 个转录因子(Oct4、Sox2、Klf4 和 Myc)的组合转入成体细胞中,使其重编程而得到的类似胚胎干细胞的一种细胞[29]。iPSC 可通过整合或非整合的方法产生。整合方法需要使用逆转录病毒、慢病毒或整合质粒,将新的基因拷贝整合到宿主基因组中,在宿主中它们可以得到高度表达,这种方法往往是最有效的,然而一旦实现了多能性,转入基因就不容易被移除,如果用于治疗,可能会带来致癌风险[30]。非整合方法通常包括使用整合能力不强或有缺陷的病毒、非整合质粒、传递多能性因子的 RNA 或蛋白质。非整合方法的效率低于整合方法,但在实现多能性后,不会继续异位表达所选择的因子,由非整合方法产生的 iPSC 可能更适合用于治疗。

相关研究表明,通过慢病毒表达肝功能相关转录因子 FOXA3、HNF1A 和 HNF4A,可实现成纤维细胞转分化为人诱导肝细胞(HiHep),HiHep 可在体外扩增,并重新获得肝脏功能基因的表达,显示出成熟肝细胞特有的功能,如 CYP 酶活性和药物代谢清除能力,在生物医学和制药方面有一定的应用潜力[31,32]。

(二)为毒理学研究开发 iPSC 衍生模型

起始细胞(可以是体内的任何细胞类型)通过整合或非整合方法被重新编程以产生 iPSC,然后 iPSC 通过经典分化因子(如 WNT3a、DMSO、HGF、OSM、地塞米松及小分子分化等其他新方法)进行一系列分化过程,产生肝细胞样细胞(HLC)[30,33]。

HLC 可以保留部分供体细胞的表型,并对更罕见的表型进行可重复建模。此外,它能够兼具 PHH 的代谢能力及癌细胞系的增殖能力和重复性,使用 HLC 作为肝脏模型来研究 DILI 具有良好的前景。

(三)现有 iPSC 衍生模型的缺点和挑战

多能干细胞来源的肝样细胞(PSC-HLC)用于肝毒性检测的模型仍处于发展阶段,而目前 PSC-HLC 的表型更接近于胎儿肝细胞[20,34],而不是成人肝细胞。在实现产生接近理想的成熟 PSC-HLC 肝毒性模型目标之前,必须克服以下挑战。

1. 应模拟胚胎发育的几个月甚至更长时间　在生理状态下,CYP 在出生后前几个月在肝脏中持续成熟[35],然而目前的 HLC 分化方案却将肝脏在子宫内发育时间压缩为几周。显然,有必要改进以体内肝脏发育为指导的模型开发方法。

2. 应建立体现体外稳定性的理想模型　用于慢毒性研究的理想模型应保持长期稳定。目前培养的 HLC 尚不稳定,与 PHH 相似,HLC 在分离培养时经

历去分化[36]。因此,当 HLC 与支持细胞(如成纤维细胞)共培养时,可在一定程度上延长维持其肝脏功能(通过清蛋白和尿素分泌功能来评估)。

3. 应模拟肝脏的复杂性　为了能在体外全面反映肝脏功能,研究者正在开发一种三维培养方法,该模型包括肝腺泡中发现的所有细胞类型[36]。此外,值得注意的是,由于肝细胞的功能会随细胞所在的肝区而变化,某些肝毒素会以肝区特异性方式损伤肝细胞。

4. iPSC 模型的表型标准化　应建立评估 HLC 药物代谢能力的基准要求,特别是与工业中常用的细胞类型(如 PHH、HepG2 和 HepaRG 细胞)相比时,将所有 HLC 品系的表型标准化才能使品系和方案之间的直接比较成为可能,从而简化该领域进展的鉴定,不会受到方法学、克隆或供体变异的干扰。

HLC 的标准化还有其他几个条件:它们的产生和应用应该可重复,应使用一组确定的化合物来表现其药理表型,并与固定的参照物进行比较以确定其分化程度。国际蛋白质组学评估提供了模型生理学特性的总体可视化,是用于毒理学评估的一项理想技术。近年来由于质谱技术的进步,可以提供这样一个平台,便于将 HLC 与其他细胞模型进行比较。

四、药物性肝损伤三维肝脏共培养模型

(一)工程化人肝细胞共培养模型

1. 肝细胞与非实质细胞共培养　肝脏是机体最大的实质器官,由肝实质细胞和非实质细胞(NPC)组成,其中 NPC 包括肝星状细胞(HSC)、肝窦内皮细胞(LSEC)、库普弗细胞等。肝脏各类细胞之间通过广泛的相互作用、精密的调控、有序的分工,共同行使肝脏的生物学功能。

目前已证明肝源性 NPC 在体外可引起肝细胞表型改变,其他物种或组织的 NPC 也可通过共培养来调节肝细胞的功能。另外,有研究表明潜在的分子介质(如受体、缝隙连接、细胞因子、钙黏附素和细胞外基质蛋白)可在肝细胞和 NPC 之间的"共培养效应"中发挥作用。上述常规(随机分布)肝细胞-NPC 共培养可用于研究一些生理和病理过程,如宿主对脓毒症、突变、异种代谢和毒性、氧化应激反应及急性期反应的诱发,同时也可用于开发临床生物人工肝设备。

然而,由于缺乏对细胞结构的控制,随机分布的共培养可能由于局部不佳的单层细胞间相互作用而导致形态和功能不稳定。其次,由于该模型缺乏完整的肝细胞极性而不能持续感染 HBV/HCV 和疟疾。最后,考虑到细胞密度变化对细胞数量和营养缺乏的

混合影响,随机分布的共培养尚无法实现对肝细胞与其相邻 NPC 之间同型和异型细胞间相互作用的研究,特别是在探究二者关系是如何影响肝功能等方面仍有欠缺。

微图案化共培养(MPCC)将不同细胞选择性地黏附在材料表面的不同区域,来调控肝细胞之间的同型相互作用,以及肝细胞和成纤维细胞之间的异型相互作用,同时还可保持各种图案化配置中细胞数量的恒定。利用模块化设计,在使用不同 NPC 时,不会显著改变肝细胞之间的同型相互作用,从而可以维持细胞极性。与随机分布的相同两种细胞类型的共培养物中观察到的不稳定表型相比,通过 MPCC 技术对同型和异型细胞间的相互作用进行精确控制,可在 4~6 周内保持高而稳定的药物代谢酶和转运蛋白的活性[37]。此外,MPCC 还有助于阐明物种特异性 DILI。

2. 在药物治疗前后评估共培养表型　使用任何药物之前,肝脏共培养中的各种细胞类型的表型都要使用公认的标记物进行评估,以便在测量的 DILI 终点中获得最大的体内外相关性。在不破坏细胞的前提下,可通过测量细胞培养上清液中的清蛋白和尿素的分泌,使用典型底物探测主要 CYP 和Ⅱ相酶(如 UGT)的活性来评估肝细胞表型的稳定性。将共培养细胞的表型与来自同一供体新鲜分离的细胞的表型随时间进行比较,以确定最接近体内肝脏表型的共培养细胞模型。

用药物处理后,肝脏共培养模型的表型和存活率可作为药物培养的剂量和时间的函数来评估。对于 ATP 或 LDH 等非特异性细胞毒性标记物,如果是为了确定药物对整个肝组织的毒性和细胞毒性,则可能需要对 NPC 类型进行对照培养。除了细胞毒性标记物外,评估细胞类型的特异性标记(如清蛋白分泌、尿素合成和肝细胞 ALT 渗漏),可以显示不同细胞类型受药物影响的程度和变化。另外,多重荧光读数的高内涵筛选(HCS)也可用于了解 DILI 的细胞及细胞器特异性机制。

3. 用共培养物模拟疾病　肝病的进展情况也可能潜在地影响患者 DILI 的严重程度,因此,正在开发的用于治疗肝脏疾病[如疟疾、HBV/HCV 感染、非酒精性脂肪性肝病(NAFLD)和肝纤维化]的药物,需要特别注意评估其疗效和毒性。

由疟原虫引起的疟疾每天导致约 3 000 人死亡,全球报道的病例约为 2.5 亿。针对抗疟原虫肝期的抗疟药物和疫苗有可能在关键阶段中断疟原虫的生命周期,防止疟疾复发。由于抗原变异和入侵宿主细胞机制的物种特异性差异,需要建立疟疾感染的人类肝脏模型,用于开发安全有效的治疗方法。人类

MPCC 已成功感染疟原虫孢子[38],当培养物缺氧时,感染效率提高,受感染的 MPCC 可与 HCS 一起用于确定抗疟药物和疫苗对孢子大小和数量的影响及其潜在的毒性。另外,疟原虫感染 iHeps 还可用来研究个体间药物反应。

传统的单层 PHH 可感染 HBV 和 HCV,但是其 CYP 活性的快速下降阻碍了药物功效和毒性的筛选,工程化肝细胞模型感染 HCV 和 HBV 的功能更强、持续时间更长。利用 HCV 和 HBV 感染后的 iHeps,可以研究供体基因型和宿主基因对感染效率、繁殖和抗药性的影响[39,40]。

NAFLD 是 2 型糖尿病和非酒精性脂肪性肝炎(NASH)的主要危险因素,后者可进一步发展为肝癌。一旦 NAFLD 进展到 NASH,HSC 就会被激活为肌成纤维细胞,分泌促炎因子并促使过多的胶原沉积,从而导致肝纤维化。使用药物逆转这种纤维化可能会阻止 NASH 发展为肝硬化和肝细胞癌。工程化肝脏共培养模型可用来模拟 NASH 和肝纤维化发展中的某些进程,并用于开发与此相关的药物。

通常,工程化肝脏共培养模型不能完全模拟精细的肝脏结构,但仍能产生健康和功能正常的肝细胞,这表明对于建立仿生度更高的体外人类肝脏模型来说,模拟细胞周围的生理微环境比模仿天然肝脏的解剖结构更重要。此外,使用技术优化同型和异型细胞与细胞间的相互作用,对于增强肝功能和实现实验数据的可重复性非常重要。虽然工程化肝脏共培养模型已用于研究肝脏中的 NPC,如 KC、HSC 和 LSEC 等细胞成分如何调节 DILI,但目前尚不清楚如何在模型中加入胆管上皮细胞使它们能够形成胆管,将肝脏胆小管的内容物排入一个独立的而不是用于模拟液流的流室。

(二)三维肝脏模型

传统的二维(2D)肝细胞模型是指单层生长的细胞,如原代肝细胞和肝源性细胞系,这些模型可在药物开发的早期用于毒性筛查,优点是可以适应高通量筛选和高内容图像分析,缺点是在培养过程中缺乏代谢能力或酶活性随时间的推移而退化,这会导致培养过程中肝细胞表型的丢失[41]。这些传统模型缺陷促使了增强 2D 模型(如 MPCC)和 3D 模型的产生,它们的结构更复杂,并且保留了肝细胞样的表型、生理和功能。

3D 肝脏模型包括球体、3D 生物打印肝脏和肝脏芯片,这些模型被统称为微生理系统(MPS)。MPS 模型可在体外培养中保持至少 1 个月的活性,在此期间它们仍然保留着显著的药物代谢能力[42]。MPS 模型还可与其他非实质支持细胞(如 LSEC、库普弗细胞

和 HSC)共培养,从而增加了毒性评估模型的通用性。此外,一些 MPS 模型能够对上清液进行采样以进行生物标志物测定。总体来说,MPS 模型用途广泛,在候选药物筛选和机制研究方面具有很好的应用前景。

1. 三维球体　球状体是由自发聚集的原代肝细胞、肝源性细胞系或 iPSC 源性的肝细胞产生,有或没有非实质细胞支持的 3D 肝脏模型。该模型建立了同型细胞之间的相互作用,球体内部和周围存在细胞外基质蛋白,NPC 可使其功能进一步增强,并可用于研究异型细胞-细胞相互作用对药物结果的影响,大多数现有的肝球体模型包含一种或多种 NPC 类型的肝细胞。

3D 球体包括原代肝细胞与非实质细胞共培养球体模型、原代肝细胞在胶原基质中与内皮细胞共培养的球体模型、使用悬滴系统制备的原代肝细胞和肝源性细胞系球体模型及人肝细胞源性肝前体细胞制备的肝球体(iHepLPC-Hep-3D)模型[27]。其中,iHepLPC-Hep-3D 模型是 HepLPC 在悬浮液中形成的球形,表现出与 PHH 相似的毒性特征和多种功能,特别是尿素合成和药物代谢。在这项研究中,iHepLPC-Hep-3D 模型成功地检测了 6 种已知有毒化合物的肝脏毒性,并能够证明不同细胞的毒性差异。另外,该模型第一次成功地预测了酪氨酸激酶抑制剂(TKI)的异质毒性。这些结果表明,iHepLPC-Hep-3D 模型不仅可以用于药物研发,在以肝细胞为基础的临床应用(如生物人工肝支持系统)中也具有重要价值。

2. 3D 生物打印肝脏　3D 生物打印是一种使用 3D 打印技术将生物材料打印到 3D 支架上来重建活体组织和器官的方法。常见的 3D 生物打印方法有喷墨生物打印、微挤压生物打印和激光辅助生物打印[43]。其中激光辅助生物打印使用激光技术将生物材料转移到基底上,该技术已被应用于开发生物打印的三维肝脏组织,这种三维组织非常致密,因此它们可以接受通常用于天然肝脏组织的显微处理技术(如组织切片和染色)。与 2D 培养相比,生物打印模型具有更好的清蛋白分泌能力、尿素产生能力及多种 CYP 高表达能力,在毒性测试中具备较大的应用潜力。

3. 肝脏芯片　为了模拟器官和组织内环境,科学家们开发了一种微型设备——器官芯片,通过将传统的细胞培养方法与微加工和微流体技术相结合,构建最接近人体生理过程的仿生系统[44]。起初,这些设备被称为微流体细胞培养类似物,因为它们提供了一种细胞和器官的真实表现方式,并在考虑剪切应力的同时保持了生理性液体及细胞数间的比例。随后,"器官芯片"的概念被提出来,用以描述芯片上建立的单个或多个器官形式。

目前的肝脏-器官模型大多是在芯片上建立肝脏的部分生理学模型,如胆小管、肝小叶、肝血窦等模型。肝脏芯片模型的优势在于能够在微米量级形成具有部分肝功能的细胞簇,进而构成接近人体形态学的肝组织模型,有报道称在芯片上创造了从常氧到严重缺氧的氧浓度梯度,这可模拟肝脏中产生的生理氧梯度,用于研究体内的肝小叶结构及肝脏分区的形成。此外,该模型在较长时间内保持肝脏的特异性功能,因此可用于体外的肝功能检测、药物研发和毒理学研究[45]。

(三) 3D MPS 肝脏模型的应用

在药物研发过程中,MPS 模型可用于以下几个方面。① 候选药物筛选:MPS 模型可用于在动物毒性试验之前确定新候选药物的优先顺序。② 人类风险评估:当化合物在多个物种中进行试验时,MPS 模型可在观察结果冲突的情况下阐明与人类肝脏结果的相关性。③ 机制研究:考察非临床或临床研究中观察到的毒性机制。④ 预测在人微粒体或肝细胞中代谢缓慢且周转率低的化合物的清除率。

(四) MPS 肝脏模型在应用中应考虑的特性

3D MPS 肝脏模型有望成为下一代体外模型。然而,由于这些模型还处于研发的早期阶段,在药物研发中的应用仍相对有限,在研发和使用过程中应该考虑一些特性,以便更适用于化合物的药理毒理学研究,具体包括以下几个方面:① 显示出优于现有标准模型(如传统的 2D 肝细胞)的优势。② 确定在 DILI 发展过程中与不良预后相关的通路,如 ROS 的形成、胆汁酸稳态或线粒体功能的紊乱。③ 在长时间的培养中保持正常的肝细胞生理功能和形态,以便进行长期的慢性毒性测试。④ 在长时间的培养中维持药物代谢酶活性和肝脏转运蛋白功能。

(马鸿倩　鄢和新)

参考文献

请扫描二维码
阅读本章参考文献

第11章

新药研发过程中肝毒性临床前预测模型及应用路线图

　　肝脏是对药物毒性最易感的器官之一,药物性肝损伤(DILI)是导致有潜在价值的药物临床前研发失败、临床试验被迫终止及上市后又被撤回的重要因素;因此,新药肝毒性的临床前评估是新药研发过程中极其重要的一环。当前,药物肝毒性的临床前预测主要是基于多种体外模型(细胞模型)和体内模型(动物模型)的结合,在定量水平或机制水平进行预测[1],是研判某种具有潜在研发价值的新药是否值得进一步研发的早期重要依据之一。每种临床前预测模型都有其自身的优点和缺点,尤其是各种体外细胞培养模型[2];如何在新药研发过程的不同阶段合理选择相关模型,有助于对其潜在肝毒性进行更准确的预测。另一方面需要注意的是,对于无明确剂量-反应关系和(或)人类特异质性肝毒性机制的药物,临床前预测模型对其进入临床后对人类肝毒性风险的预判价值十分有限[1];可见,应用临床前预测模型未能发现肝毒性,只能部分提示潜在新药的肝毒性(特别是直接肝毒性)相对较小,具有相对的肝脏安全性,并不代表进入临床后就不会引起 DILI。本章特对药物肝毒性的临床前预测模型及其应用路线图进行简要介绍。

　　越来越多的证据体系显示,人类 DILI 是一种多步骤和多细胞的疾病过程,其化学损伤原因多种多样(图 11-1)[1]。这意味着试图依靠单细胞培养等单一手段预测所有类型的 DILI 在根本上就是困难的。因此,更好地了解 DILI 的发病机制有助于评估当前肝毒性检测系统的强弱性,并有助于设计和建立新的改进的肝毒性预测模型。必须明确某种肝毒性检测系统是否符合目的,特别是要了解这种检测系统究竟适合何种特定目的。此外还应了解,哪些类型的 DILI

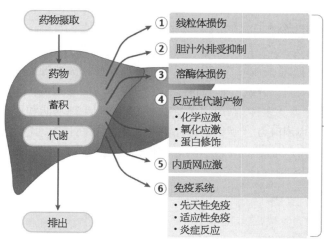

图 11-1　不同的化学损伤可导致多样性的 DILI 临床表现[1]

　　DILI 可由多种化学刺激引起,并可因损伤特定种类的肝功能而呈现不同的病理改变。免疫系统的参与可导致病理改变的延长或改变,更增加了此种状况下 DILI 临床表现的复杂性

可以预测,哪些类型的 DILI 无法预测。

实际上,没有任何一种系统可充当万能试验并适用于所有患者 DILI 的预测,因为 DILI 是一种具有患者特异性、时限性和多因素影响的病理生理过程。因此,实际可行的策略是将具有良好特征化、可预测特定 DILI 的多种平台进行组合,其中各种平台的适用对象是明确的,并且对于学术机构、制药企业和监管机构而言均具有可接受的理论和实际意义。从这个角度看,有必要构建一种路线图(roadmap),将已建立和新出现的基于细胞的技术整合为连贯的指示图,从而方便药物的研发和管理[1]。

一、建议的 DILI 预测路线图及其基础细胞模型

(一) DILI 预测路线图

临床前 DILI 预测路线图(图 11-2)是一种控制人类新药潜在 DILI 风险的整体策略,由 9 家欧洲制药工业和协会联合体(EFPIA)所属制药企业、小型和中型企业及学术合作伙伴共同讨论建立。该路线图提供了基础性和可重复性测定结果的深度实验室间评估,以帮助在药物筛选阶段(drug discovery)识别有引起 DILI 倾向的化学成分,以及在药物发展阶段(drug development)控制 DILI 风险。该路线图整合了已建立和新出现的测试系统,是一种基于三级架构的方法,借此将测试模型的复杂性由 2D 单细胞模型提升为多细胞 3D 系统[2,3],并融入了人类的个体特异性因素(如遗传相关因素或疾病相关因素等)。该路线图不仅整合了多种研究较为透彻并且应用价值得到证明的检测方法和细胞模型,也包含了价值可期的相关新系统。在未来开发出新兴、合格或复杂的 DILI 模型时,路线图可随之得到功能拓展。

(二) 细胞模型

有很多例证显示 DILI 的发生存在显著的种间差异,这是由于种系变异导致物种对药物的代谢特异性和所外露的毒性也出现差异。因此,应用基于人类的体外系统来预测人体的 DILI 风险可能更为合理。体外系统应能展示相关的表型,模拟体内肝细胞的功

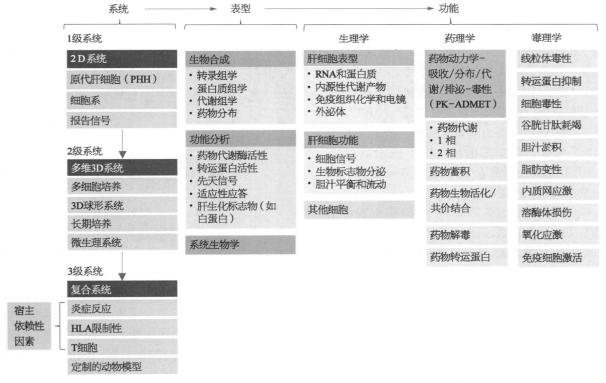

图 11-2 DILI"适合目的(fit-for-purpose)"预测模型的研发路线图[1]

临床前 DILI 预测路线图是一种基于分层分析的测试策略,整合了当前已有的测试系统和未来可期的先进测试模型。1 级系统由单细胞系统组成,其测试结果以间接的化学/生物学效应进行报告,如生物活化情况、转运蛋白受抑导致的药物和胆汁酸的蓄积、线粒体中毒、氧化应激相关信号、内质网应激及炎症信号等。2 级系统由相对复杂的培养系统组成,包括更符合生理状态的肝细胞培养体系,这使得能够对慢性药物暴露的后果进行评估。3 级系统由更复杂的测试系统组成,其中引入了特定生物学变量(如 HLA 表型或炎症),这些变量既可用于识别与特异质型 DILI(iDILI)相关的灾难事件,也可用于 iDILI 的风险评估。基于这种理念,在进行毒理学研究前,有必要测试系统的药理学和生理学表型(表型→功能),以确保应用最适合的方法来测定某种新药的潜在 DILI 倾向,也可应用相关数学模型整合来自不同测试系统的结果和仔细剖析复合物的多水平影响

能;而且,由于许多药物可引起迟发性 DILI,因此体外系统必须有足够时长的稳定性。

2D 细胞模型的改进一直备受关注,而 3D 球形系统的开发主要是基于原代肝细胞,其转录组学、蛋白质组学和代谢组学特点及其功能,与特定的供肝非常相似[3]。这些球形系统还可模拟多种生理条件发生改变时诱导的肝病[4]。以 122 种与临床 DILI 相关或无关的药物刺激长期培养的球形系统,成功检测出69% 的肝毒性化合物,且没有任何假阳性结果(特异性 100%)。应用已知可引起 DILI 的药物进行研究显示,球形系统能在很低的药物浓度(接近体内血药峰浓度或稳态浓度)检测出 DILI,因此球形系统优于以往发表的任何体外检测试验。单细胞模型,不论是原代肝细胞还是永生化的肝细胞,仍然缺乏多细胞环境的复杂性;虽然一系列技术发明已被用来建立复杂的3D 结构模型,但迄今尚无一种公开发表的模型能够扼要重现完整肝脏复杂的生理功能。

目前的努力方向是研发各种更具有生理学相关性的体外系统,例如 2D 和 3D 多细胞组织芯片和微流体系统,从而为研究肝功能和 DILI 提供相关的细胞媒介[5]。此外,微流体微生理系统(又称芯片上的器官,organ-on-chip)是以多器官的方式构建,将来有可能进一步整合与人类 iDILI 发病相关的复杂机制。然而,尽管在研发新一代更具有生理学相关性的现代体外肝脏模型方面付出了巨大努力,但目前尚无一种模型能够提供给制药工业日常使用。基于细胞分析的 2D 平台由于方便使用、可及性好、适合高通量筛查,仍是目前常用的筛查工具,尽管有报道显示这种模型的生理相关性受限。

基于微生理组织基质系统(MPS)模型不太可能具有肝脏的所有功能,因此需要集成来自多个测试系统的信息。尽管如此,仍可运用生理学和药理学知识及现有 2D 细胞模型的优点和不足,建立一种分级且一致的方式,以便充分利用已建立的 2D 细胞模型和分析方法。目前适合使用的 2D 模型包括传统的肝源性细胞系(HepG2、HepaRG)和原代肝细胞(PHC)等(表 11-1)。本路线图优先考虑应用 HepG2 和HepaRG 等细胞模型构建分级评估策略,以便筛查与人类 DILI 相关的关键发病机制。

另外,本章描述的 DILI 风险评估策略包括最适合某种给定机制细胞模型的运用,如线粒体毒性、内质网应激(ERS)或胆管扩张。因此,每种单细胞模型不仅被明确界定为 1 级或 2 级系统的试验,而且也接受毒理学终点评估。

表 11-1　适合工业用 DILI 评估的单细胞模型及拟议中的分级系统

细胞类型/系统等级	优点	缺点
HepG2:1 级系统	来源于人类肝细胞;易于培养;价廉;稳定,可重复,在评估毒性终点时可快速转换;没有供体间的变异;能适应特定的分析,例如线粒体毒性分析和高容量筛查;可在 3D 模型中培养;有关于细胞毒和基因表达的大量公开可及的数据库可帮助进行风险评估;广泛用于高通量测序和毒理组学研究	源自癌组织;不同的细胞特征存在许多克隆变异;相对缺乏药物代谢酶和转运蛋白的表达;HepG2 表达的大多数基因也在原代肝细胞中表达,但约 30% 的基因表达对 HepG2 而言是独特的
HepaRG:1 级或 2 级系统	来源于人类肝细胞;培养相对简单;较原代肝细胞更稳定;具有一些确定的 1 相活性,特别是CYP3A4;在暴露于 CYP 诱导剂后,其 CYP 和转运蛋白的活性被诱导,使之能够被用于研究"吸收、分布、代谢和排泄、毒性"(ADMET)的机制,以及用于基因表达特征的研究;功能性胆小管;可在 3D 系统中培养	癌细胞;较 HepG2 更昂贵,培养更为耗时;需要专用培养基以保持表型稳定
人原代肝细胞:1 级或 2 级系统	最接近正常人体的肝细胞;在短期培养中较任何其他肝细胞模型具有更好的代谢活性;可在 3D 系统中培养;供体依赖性代谢表型允许对风险进行优化评估	在培养过程中迅速失去代谢活性;不同宿主之间存在表型变异;和细胞系相比,代价更大;细胞供给最终会耗竭
干细胞来源的肝细胞,肝细胞样细胞:2 级系统	可复制许多的肝细胞功能;可能源自同一人体的肝细胞样细胞和其他肝细胞类型;患者特异性基因型和表型(例如来自 DILI 患者);无须分离肝组织本身;在该领域有大规模的投资	昂贵;可复制性不如其他肝细胞模型;细胞相对不够成熟;缺少可用的强大的分化方案,不同的方案导致转化的肝细胞样细胞存在高度的变异;需要进一步的特性描述和确认
肝切片:2 级或 3 级系统	保持了新鲜组织的架构和微环境(细胞-细胞间反应),因此与体内环境高度相关;离体转录组学特征和在体组织高度相关;CYP 和转运蛋白在人体组织中协同调节;肝生化试验保持稳定;新技术的发展使之保持 6 d	稳定表述 CYP 酶仅能维持 24 h;人体新鲜组织供给量有限;不适合高通量筛选

二、药物理化特性与 DILI 的关系

药物日剂量较高和全身暴露较高,与 DILI 风险增加有关。因此在使用体外 DILI 路线图时,厘清预期的药物暴露情况(药物浓度),以及吸收、分布、代谢和排泄(ADME)数据非常重要(图 11-2),这样有助于整合"浓度-效应"关系以便预测 DILI。从肝脏安全角度看,口服药物理想的日剂量为 <100 mg/d[7]。2009 年对美国排位前 200 种口服药物的评估显示,其中 68 种药物因可诱导 iDILI 而被召回或给予黑框警告,这两类药物之间主要的鉴别因素就是每日总剂量。同样,据报道可引起 iDILI 的绝大多数口服药物

的临床日剂量也较高[1]。

药物的一些理化性质如亲脂性、极性表面积、氢键供体和受体的数目等,除了影响药物的有效剂量外,也与 DILI 风险的增加相关。1 级系统检测法中的计算机工具可预测药物的理化性质或代谢位点、代谢产物结构,以及 CYP 的结合、抑制和诱导,从而用于指导早期药物设计,如 Meteor 计划、MetaSite 和 ADMET 预报器[7]。令人感兴趣的化合物特性(如理化性质、生物激活及全身毒性)与分子结构之间的联系(亦即"相似"原则)形成了这些计算机程序的应用基础,这些工具之间具有复杂性和性能方面的差异。不同的毒性结构或问题结构可借助这种方法加以识别。这些计算机评估方法通常在进行 1 级系统的分析试验之前即已完成,以避免合成那些不太可能成功发展为药物的化合物,或帮助优先筛选某些化合物。但计算机程序仍具有某些局限性;而路线图 1 级系统的分析方法所描述的传统"湿实验室(wet-lab)"试验可以产生相关数据并用来筛选化合物,以证实计算机预测的结果是否可靠,这其实是一种现场抽查运用(spot-checking exercise)。多种定量系统毒理学平台已被建议用来预测和理解 DILI。DILIsym® 就是一种基于已知的机制预测 DILI 的计算机程序[8]。该软件依靠预先确定的机制,如氧化应激、谷胱甘肽损耗、线粒体功能障碍和 ATP 耗竭等,来模拟 DILI 的结果。DILI 预测系统(DILIps)应用一种量化的"结构-活性"关系,根据已知可引起 DILI 的药物,对化合物诱导 DILI 的特性进行分类[9]。虽然对肝毒性药物的回顾性分析有助于识别潜在的 DILI 风险,但尚不能据此对 DILI 风险和预测价值进行量化分析,也不能借此鉴别 iDILI 等肝损伤类型。

【小结 1】药物剂量及药物理化特性在 DILI 发病中具有重要作用。

人类证据:① 目前所报道的大多数口服药物所致特异质肝毒性是在较高剂量时发生的;② 亲脂性药物有较高的 DILI 风险,计算的 $\log_p(c\log_p)$ 越高,其混杂性也越高;③ 经由酰基葡萄苷酸化代谢的羧酸类药物与特异质性毒性(特别是肝毒性)有关。

信息要点:① 较低日剂量(<100 mg/d)有助于降低 DILI 风险;② 日剂量是靶效价、剂量间隔和药代动力学参数的函数;③ 两因素原则(RO2)指出,较高日剂量(>100 mg/d)和亲脂性($\log_p>3$)

可增加发生 DILI 的风险;④ 日剂量、溶解度和亲脂性是从医学化学角度分析化合物质量最重要的 3 个因素;⑤ 其他有助于评估 DILI 风险的理化参数包括碳键饱和度和酸碱特性;⑥ 反应性代谢产物由于能结合细胞大分子物质并形成加合物,因此被认为是 DILI 的风险因素;⑦ 计算机工具(如结构警报、代谢产物和毒性载体预测),以及 CYP 的结合和抑制等,可帮助指导医学化学师和毒理学家设计更为安全的药物。

三、关键的细胞内扰动与 DILI 发生的关系

药用化合物诱导的许多细胞内化学扰动(chemical perturbations),包括线粒体功能障碍、胆汁外排受抑、溶酶体损伤、反应性代谢产物的产生、内质网应激(ERS)及免疫系统的参与(图 11-1),均可诱发 DILI。这些因素可根据临床前 DILI 预测路线图中提出的分级系统(图 11-2)加以评估。

(一)线粒体功能障碍

新近对 300 种药物的研究显示,其中 50%～60% 的药物可诱导特异质性毒性,导致线粒体扰动;而在不引起 DILI 的药物中,该比例<5%[1]。不过,许多病例尽管肝毒素被证明具有损伤线粒体倾向,但将这种线粒体功能障碍与 DILI 相关联的临床证据有限。

应用致瘤性细胞可掩盖对线粒体毒性的检测。这是因为这类细胞的生物能量表型发生了改变,使得它们能够通过糖酵解产生 ATP,从而在不需要借助线粒体氧化磷酸化产生 ATP 的情况下维持细胞的持续生长和增殖。为了规避这种情况,代谢修饰技术被用来鉴别具有导致线粒体损伤倾向的化合物。特别值得一提的是,HepG2 细胞适于在含有葡萄糖或半乳糖的培养基中培养数周,然后将其暴露于待测化合物 24 h;由于此时 HepG2 细胞完全依赖氧化磷酸化生成 ATP,因此若半乳糖介质中 HepG2 细胞死亡或 ATP 剂量-反应曲线发生右移,就可为线粒体功能障碍提供证据。然而,尽管葡萄糖/半乳糖分析法被广泛采用,其预测准确率仍然较低,因此后来又有研究对原始方案进行了修订。例如,将 HepG2 细胞急性暴露于待测试的化合物中 2～8 h,然后在代谢转换超过 2 h 的培养器皿中双重评估细胞内的 ATP 含量和细胞死亡情况,从而能够进一步评估线粒体功能障碍是否是细胞死亡的原因[10]。通过对这种 HepG2 模型特性的描述,可以对那些能通过干扰电子传递链直接诱导线

粒体功能障碍的化合物、任何人体代谢物的母体或合成等进行检测和效能评级。尚需应用更多组的化合物来验证这些改进措施是否可提升判断（化合物损伤线粒体）的特异性和选择性。

急性代谢转换（葡萄糖/半乳糖）测定法可用来评估线粒体损伤急性期，较其他的线粒体损伤测定法相对简单实用，因此更易被作为 1 级系统的测定法使用，亦即作为在临床前测试中可尽早采用的快速筛选化合物的策略。体外代谢修饰的原理也适用于其他筛选线粒体功能障碍的方法，特别是线粒体膜电位分析、呼吸测定法或高含量分析，这些方法可作为鉴别具有损伤线粒体倾向的化合物的替代策略。如果一种化合物被上述方法鉴定为能够对线粒体产生损伤，则随后的研究可应用分离的线粒体进行传统的呼吸测定法，或使用海马细胞外通量（extracellular flux）分析仪来检测膜电位，从而确认线粒体损伤的分类和阐明其机制。这两种方法可以在完整的和透化的细胞中或分离的线粒体中实时检测氧化磷酸化和糖酵解功能[11]。

在对药物的潜在危害性进行了大规模的初步筛查后，下一阶段的线粒体毒性检测（路线图中的 2 级系统）应当在具有更大生理相关性和更接近临床暴露相关性的更复杂的模型中进行评估，这需要数周而不是数天。这一点尤其重要，因为药物诱导的线粒体功能障碍常常是多机制通路的一部分，与肝细胞内的胆汁运输和异种代谢等其他过程具有协同作用。此外，由于线粒体的多样性及一系列复杂的保护和代偿机制，导致线粒体毒性存在明显的阈值效应，往往使之在临床上的表现延迟数月出现[1]。在实践中，这意味着在线粒体毒性变得明显之前，一定程度的线粒体损伤往往持续一段时间。一个明显的例证是在临床试验中导致数人死亡的非阿尿苷（fialuridine）诱导的线粒体肝毒性[1]。因线粒体 DNA 复制受抑而产生的线粒体毒性在非阿尿苷暴露 13 周后才被诱导。

为了在体外复制长期暴露于化合物的情况，对于路线图 2 级系统中的线粒体毒性试验而言，HepaRG 模型是一种较为合适的选择，可用来评估慢性药物暴露对独立于肝细胞死亡之外的线粒体功能的影响。研究表明，应用 HepaRG 模型进行评估的结果与测定短时间（2～24 h）暴露后的代谢修饰试验是一致的[12]。此外，HepaRG 模型检测延迟性线粒体毒性的能力已被证明适用于一组具有不同线粒体靶标的线粒体毒物，这些线粒体靶标包括线粒体 DNA、线粒体

的蛋白质合成和脂肪酸氧化等。在临床实践中，HepaRG 模型能够以药物暴露区域（峰值浓度、稳态浓度）来描绘线粒体的中毒途径。代谢修饰试验（葡萄糖/半乳糖）也被证明适用于 HepaRG 模型中的延迟毒性病例的检测。在暴露于非阿尿苷 2 周后，HepaRG 模型能够识别出非阿尿苷是一种线粒体毒物；在随后的机制研究中，经过 4 周以上的暴露，进一步证实了非阿尿苷导致线粒体毒性的机制是抑制线粒体 DNA 复制[1]。还有研究描述了 HepaRG 模型用于评估脂肪变性对细胞生物能量学的影响及个体对线粒体毒物的易感性[12]。

路线图 2 级系统中的线粒体毒性试验也包括 3D 细胞系统，如可代表功能上更为相关的肝脏系统的球形体[2]。构建原代人肝细胞（PHH）3D 球形体的研究显示，其对非阿尿苷的敏感性随时间延长而增加，从暴露第 7 d 开始出现，并在 28 d 内持续增加[1]。这些研究显示了短期试验未能捕捉到的短暂毒理动力学事件。

尽管路线图 1 级和 2 级系统的试验已能提高对线粒体毒物的检出率，但在缺乏由体外向体内的量化推断和药代动力学/药效动力学（PK/PD）临床数据的情况下，这些试验结果必须始终被视为对化学倾向的识别。传统上，很难通过应用线粒体毒性动物模型将体外研究和人体研究桥接起来。特别是体内研究不能充分代表临床状况，因为体内研究通常是在年轻而健康的近交系啮齿动物模型中进行，而这类动物模型对线粒体毒物的敏感性是减低的[1]。因此，可用于评估线粒体毒性的路线图 3 级系统仍缺乏明确的定义。然而，一个成功的例子是，具有人源化肝脏的嵌合性 TK-NOG 小鼠对大约 10 倍于治疗剂量的非阿尿苷诱导的肝毒性具有敏感性，其临床和病理特征与在人类中观察到的 DILI 一致[1]。

虽然目前用于线粒体毒性检测的 DILI 路线图可以确定某些药物的线粒体毒性倾向，但目前尚无明确方法可预测其对患者的潜在风险。结合患者的个人健康或疾病状态等具体因素，借助计算机建模，目前已可提供能够桥接这种转化关系的系统，以便评估药物的线粒体毒性对人体的影响。这种建模的应用来自 DILIsym 中的 MITOsym，其已被开发用来帮助理解药物临床肝毒性的发生机制。MITOsym 已被成功地用于回顾性确定线粒体在托伐普坦（tolvaptan）肝毒性中的作用，最近还帮助确定线粒体在大环内酯类抗生素和 TAK-875 肝毒性中的作用[1]。总的来说，近 10 年来，在开发能够识别线粒体毒性的模型和测试

系统方面取得了很大进展,被建议以逐级推进的方式用于临床前安全测试。1 级系统适用于许多化合物的风险评估,而 2 级系统及其后的机制研究则结合了暂时的毒理动力学事件,可用来跟踪选定的感兴趣的化合物。3 级系统仍处于持续研发中,这是因为指引个体间变异和物种选择性的基本机制不断被发现;只有在这项工作取得进一步进展之后,才可能在观察到肝毒性临床信号后应用 3 级系统的方法回顾性确认药物的肝毒性机制和了解高危人群。

能量代谢异常,特别是线粒体呼吸异常是形成肝脏脂肪沉积的关键过程。脂肪酸氧化的位置,以及许多可在 β 氧化、电子传递链或线粒体 DNA 水平与线粒体发生相互作用的药物,均与肝脏脂肪变性相关,这些因素在代谢上相关联。脂肪酸氧化的限速步骤是线粒体肉毒碱棕榈酰转移酶 1(CPT1)。当线粒体 β 氧化严重受抑时,脂肪酰辅酶 A 的 β 氧化受损,导致脂肪酰辅酶 A 和脂肪酸水平上升;这些脂肪酸继而转换为甘油三酯,这被认为是在线粒体中毒时一种至关重要的肝细胞保护机制[1]。

【小结 2】线粒体扰动在 DILI 的发病中具有关键作用。

人类证据:① 回顾性分析显示,50% 被给予肝毒性黑框警告药物都涉及线粒体毒性;② 非阿尿苷是一种典型的线粒体毒物,靶位为定位于人体平衡核苷转运蛋白 1(hENT1)的线粒体 DNA。

分级系统:① HepG2 葡萄糖-半乳糖模型是一种基于细胞生物能量表型修饰的模型,可用于确定能通过电子传递链对线粒体功能产生直接影响的化学药品;② 利用葡萄糖-半乳糖模型同时评估 ATP 细胞含量和细胞死亡,可以将化合物归类为能导致细胞死亡的线粒体毒物(mitochondrial toxicants 或 mitotoxicants);此法可用作 1 级系统筛选母体化合物,从而根据线粒体毒性对化合物进行分类;③ 葡萄糖-半乳糖模型与其他检测线粒体毒性的方法是兼容的;④ PHH 缺乏能够区分线粒体毒性和非线粒体毒性所必需的生物能量灵活性,尽管 PHH 仍可用于详细的机制研究;⑤ 路线图 2 级系统的线粒体毒性试验主要是允许药物与其他生物系统相互作用的模型,包括异种代谢和胆道运输,如 HepaRG 细胞或 3D 模型。这些试验允许对细胞进行更长时间的孵化,从而增加试验结果的临床相关性。

(二)转运蛋白

药物性胆汁淤积性肝病是人类 DILI 最严重的临床表现之一,约占药物相关肝毒性的半数。这些肝病范围广泛,但以急性和慢性肝细胞分泌胆汁受损为特征,伴全身性胆汁酸及胆盐、胆红素和胆固醇的蓄积。在许多情况下,胆汁酸分泌障碍是由于肝胆转运系统的功能发生改变。这些膜转运蛋白能促进内源性物质和药物在肝细胞基底外侧、肝窦和肝细胞顶端膜(微胆管)之间的摄取和外排。许多药物被认为是这些膜转运蛋白的抑制剂(图 11-3)。膜转运蛋白的定位、家族和亚家族成员的表达、转运蛋白的极性在胆汁酸的肝胆运输中起着高度调节的生理和药理作用。

许多药物可抑制胆盐输出泵(BSEP),从而抑制结合性胆盐随胆汁的外排。由于药物的作用或细胞内胆汁酸的增加,细胞内的转运蛋白池(如 BSEP)可被迅速招募并插入细胞膜中。BSEP 的抑制研究已被建议用于评估人类 DILI 及药物导致胆汁淤积的潜能。这些抑制作用的研究通常被作为路线图 1 级系统中的非细胞基础的筛选试验,从而对能够抑制 BSEP 和其他肝胆转运蛋白的化合物进行归类。然而,仅仅应用 BSEP 抑制试验来筛选药物导致胆汁淤积的倾向性可能会导致假阳性和假阴性,因为并非所有能导致胆汁淤积的药物都能抑制 BSEP,BSEP 抑制试验的结果在一定程度上依赖于所使用的方法和测试系统[1]。更为复杂的情况是,已知能导致胆汁淤积的药物(如卡托普利和西咪替丁)与胆汁酸转运蛋白或与胆汁酸非依赖性转运蛋白并无明显的相互作用。使用美国 FDA 的 DILI 严重程度评估方法对已发表的 BSEP 抑制试验数据集进行重新检查,结论是反向囊泡试验不能预测药物的毒性潜能[1]。

表达人类转运蛋白的反向膜囊泡允许研究者只检测人体与药物的直接相互作用。细胞因素的影响对 DILI 的发生可能是至关重要的,这种影响只能用极化的功能性肝细胞作为 1 级系统测试策略的一部分来加以研究。夹层培养的人肝细胞已被广泛用于评价胆汁酸的分布;随着时间的推移,在夹层结构中,肝细胞形成了功能性的胆管网络,并在正确的膜区域中表达肝转运蛋白。该细胞模型已广泛应用于以牛磺胆酸作为模型胆汁酸的药物诱导的胆汁酸分布改变的研究。三明治培养的人肝细胞模型可更好地识别与重度 DILI(如环孢素、利托那韦、特格列酮)和轻度 DILI(如利福平)相关的 BSEP 抑制剂。尽管有许多研究试图将 BSEP 抑制与 DILI 联系起来,但药物暴

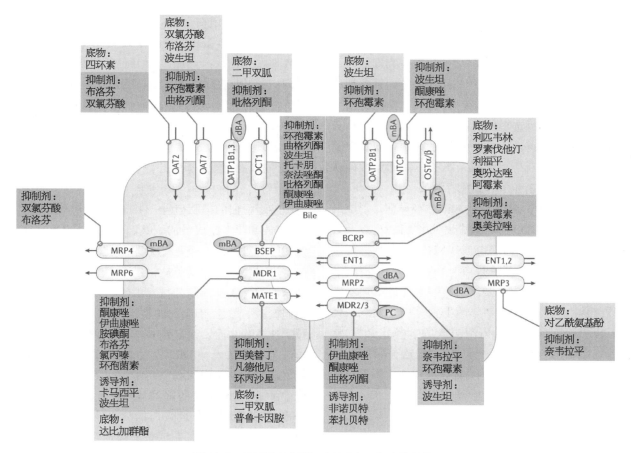

图 11-3 转运蛋白在肝细胞基底侧和胆小管的位置

图中给出了多种转运蛋白不同种类的药物性底物(蓝色)、抑制剂(红色)和诱导剂(深灰色)。某些药物既是转运蛋白的底物,也是其抑制剂,这取决于药物各自与转运蛋白的亲和力。肝细胞基底侧和顶端膜的转运蛋白对不同单价胆酸(mBA)、二价胆酸(dBA)和结合形式胆酸(BA)的选择性,展示了参与胆汁摄取和外排的转运蛋白的多样性。OSTα/OSTβ 异二聚体有机溶质转运蛋白是一种外排型转运蛋白,但对某些有机阴离子而言则具有双向转运作用。一些两性胆酸可经由被动扩散的方式通过肝细胞基底侧。磷脂酰胆碱(PC)是 MDR3 的重要生理底物,其抑制可能在胆汁淤积和胆管消失综合征(VBDS)中发挥重要作用。微粒中的牛磺胆酸对 MDR3 的活性有重要作用。BCRP,乳腺癌耐药蛋白;BSEP,胆盐输出泵;ENT,平衡型核苷载体;MATE 1,多药和毒素外排蛋白 1;MDR,多药耐药蛋白;MRP,多药耐药相关蛋白;NTCP,牛磺胆酸钠共转运多肽;OAT,有机阴离子转运蛋白;OCT,有机阳离子转运蛋白

露与 BSEP 抑制和人类 DILI 之间缺乏因果关系。

在胆汁淤积性肝脏,一部分胆小管可有不规则扩张,伴肝细胞微绒毛的明显改变。体外培养的 PHH 和 HepaRG 肝细胞可通过 Rho 激酶和肌球蛋白轻链激酶(MLCK)途径下调对胆小管动力学的调控,表现出对胆汁淤积性药物的早期反应,伴或不伴 BSEP 和 Na⁺/牛磺胆酸盐共转运多肽(NTCP)活性的抑制[1]。对胆小管动力学的下调效应乃是通过与肌动蛋白细胞骨架破坏相关的胆小管收缩或扩张而发生的,这种效应的程度具有时间和药物浓度依赖性。

与 Rho 激酶和 MLCK 途径下调相关的早期胆小管变形,代表了胆汁淤积性药物所致肝脏病变的一个共同特征。对于已知具有导致临床胆汁淤积潜能的药物或具有胆汁淤积潜势的罕见病例而言,药物暴露与胆小管功能下调之间的因果关系是明确的。已发现可导致胆汁淤积的药物或与罕见的临床胆汁淤积病例相关的药物可引起胆小管的扩张或收缩。与波生坦有相似化学结构的马西替坦(macitentan)也被归类为可引起胆汁淤积的药物。值得注意的是,直至最近才有首例马西替坦相关 ALF 病例报道,组织学检查显示存在与微结节性胆汁淤积性肝硬化相关的慢性肝炎[1]。

胆汁淤积性药物对人肝脏中胆汁酸总含量及组分的早期影响尚不清楚。人体内疏水性胆汁酸的肝毒性远远低于各种动物物种。因此,甘氨鹅脱氧胆酸(GCDCA)和石胆酸(LCA)在体外只有在高浓度时才被发现有细胞毒性。PHH 和 HepaRG 肝细胞可在体外合成、结合和分泌胆汁酸[13]。然而,在无血清培养基中培养的肝细胞中只能检测到短暂的细胞内胆汁酸积聚(如果含胆汁酸)。胆汁酸产生过少,且合成

和外排也可能受抑。这些细胞必须在生理或更高的血清浓度下与外源性胆汁酸孵育，以便观察细胞内的任何胆汁酸积聚。在这样的条件下，以非细胞毒浓度处理 24 h 后，细胞内的非结合鹅脱氧胆酸（CDCA）和脱氧胆酸（DCA）及其结合物，以及 LCA 和硫酸化的 LCA，还有较小部分的非结合 CA 及其结合物，可被观察到与胆汁淤积性化合物同时在细胞内积聚[14]。这些结果支持相关化合物具有抑制胆汁酸结合和硫化活性的可能。此外还显示，胆汁酸在肝细胞内的蓄积紧随胆小管的动力学障碍而迅速增加；而 LCA 是最亲脂的胆汁酸，在加入胆汁淤积性药物后也是最先在肝细胞内出现蓄积。结合胆道动力学，疏水性胆汁酸细胞积聚的削弱可能是新的化合物胆汁淤积潜能强有力的生物标志物，这可成为路线图 1 级系统检测策略的一部分，用来确认非基于细胞的转运抑制筛选研究的结果。另一种评价药物胆汁淤积潜能的方法，乃是将药物和外源性胆汁酸的混合物共暴露于三明治式培养的人肝细胞，然后测定人肝细胞尿素产生的抑制情况。与上述检测毒性胆汁酸在肝细胞内蓄积情况的方法相比，这种药物诱导的胆汁淤积指数可能反映的是药物性胆汁淤积时由胆汁酸增强的细胞毒性，而不是反映胆汁酸分泌和形成的变化。此外，3D-PHH 球形体已被用于预测药物诱导的胆汁酸转运和肝细胞毒性的变化。在外源性胆汁酸和药物存在的情况下，通过延长 3D-PHH 球形体的培养时间，可达到检测肝毒性所能达到的最高敏感性，这种敏感性可能较短期培养体系有一定的提高[15]。

应用倒置膜囊泡（inverted membrane vesicles）来解释转运蛋白数据所面临的困难，显然需要使用特征良好的表型稳定的细胞模型来进行实证性研究。三明治式培养的 PHH 和 HepaRG 肝细胞目前是路线图 1 级测试系统中最合适的细胞模型。这些体系具有天然肝细胞的生理和解剖学特征，具有正确极化的转运蛋白。在这两种细胞模型中，HepaRG 肝细胞更容易处理，且在 2D 构型中其功能相对稳定的时间可达数周。这两种模型都可作为优先应用的 1 级系统的检测方法，用于早期识别能导致胆汁酸运输和分泌过程发生急性甚至慢性改变的药物。PHH 和 HepaRG 细胞也可进行 3D 培养，作为 2 级系统的验证试验系统。一般来说，肝细胞的功能在数周内可得到较好的保存，并且可与其他肝细胞或非肝细胞进行共培养。新近还研发了胆管细胞的三维模型，可用于分析某些化合物引起胆管损伤的肝外毒性机制。

在路线图 1 级系统中，采用以细胞为基础的模型

进行原位肝胆转运蛋白研究时，由于 PHH 需要基质来维持细胞的分化，且现有的基于 PHH 的方法是低通量的，因此只有细胞系适合用来进行高通量分析筛选。对于利用转运蛋白选择性的探针底物对化合物进行归类，目前尚缺乏这方面强有力的量化资料解析。2D-PHH 模型不允许在数天的延长治疗期间进行时间分辨研究（time-resolved studies），从而在不改变药物 ADME 和转运蛋白的组成性表型表达的情况下评估药物延迟开始治疗对肝细胞毒性的影响。有必要更充分地探索如何利用先进的基于细胞的 2 级系统来研究"长期/慢性"药物治疗对转运蛋白的功能、胆汁酸及多种间接和直接靶点的影响。例如，环孢素 A（CsA）和氯丙嗪分别对线粒体膜通透性和内质网应激表现出浓度依赖效应，而这反过来又可能对肝胆转运蛋白的功能产生较持久的影响。

整合有非实质细胞的先进的 2 级系统模型，将允许对先天性免疫功能在药物相关肝胆运输功能及胆汁酸分泌改变的启动、适应和进展中的作用进行更全面的机制研究[16]。此外，为了探索先天性免疫和获得性免疫（3 级系统）在胆汁淤积性肝病中的作用，仍需研发更为先进的体外模型技术。

> **【小结3】**转运蛋白和胆汁酸在 DILI 的发病中具有重要作用。
>
> **人类证据：** ① 肝胆膜转运蛋白在胆汁酸的定向转运和胆汁形成所需亲胆物质的分泌中起着中心作用；② 胆小管膜转运蛋白是一种高度特化的蛋白质，可分泌胆汁酸盐、胆红素葡萄糖醛酸、谷胱甘肽轭合物和硫酸基轭合胆酸；③ 药物和代谢物直接或间接地干扰肝胆功能，特别是肝脏的胆小管功能；④ 胆汁的形成和排泄障碍阻碍了胆汁的流动，其特征是胆汁酸在肝脏和全身血液中的积聚；⑤ 胆汁流动受阻可导致肝功能障碍、临床胆汁淤积及伴有慢性损伤的高胆红素血症，导致肝硬化和肝功能衰竭等严重肝损伤；⑥ 进行性家族性肝内胆汁淤积症 2 型（PFIC-2）是由 BSEP 突变引起的。
>
> **分级系统：** ① 以肝细胞为基础的模型可用来评估药物对肝胆转运蛋白功能的直接和间接影响（1 级系统）；② 需要具有良好生理学、药理学和表型稳定的细胞模型来研究药物和代谢产物对转运体功能、胆汁酸摄取和排出的影响；③ 1 级系统的细胞模型的主要特征是结构良好的胆小管、极化转运蛋白和药物代谢酶，使得能够对

药物及其代谢产物对胆汁酸摄取和排出的影响得以研究;④胆小管动力学失控和疏水性胆汁酸在细胞内的积聚,可能是药物性胆汁淤积早期事件的统一特征;⑤路线图2级系统的细胞模型将允许研究迟发性肝细胞功能障碍和毒性或适应性,并有助于外推与肝胆运输和胆汁酸分泌相关的发病机制;⑥路线图3级系统中先进的测试系统将允许研究多细胞间的生物学相互作用,包括先天性和获得性免疫功能在胆汁酸运输中的作用。

(三)溶酶体扰动

药物诱导的磷脂沉积是磷脂在细胞内的积累,其特征是溶酶体内的层状膜性沉积。磷脂的累积可发生在任何组织中,通常在临床前研究中首先观察到的是肺"泡沫状巨噬细胞",并在超微结构上得到证实。阳离子两性药物,如胺碘酮、过己烯和氯芬特明,是典型的与磷脂沉积症相关的分子结构。溶酶体捕获是阳离子两性药物赖以累积的机制。阳离子两性药物在通过溶酶体膜时带中性电荷,而在酸性溶酶体腔室中带正电荷,因此其膜通透性较差。一旦被溶酶体捕获,阳离子两性药物可能会直接抑制磷脂酶活性,导致处理磷脂的能力下降,或与磷脂结合,形成无法代谢或处理的大复合物[1]。

有认为 DILI 和磷脂沉积症之间存在一些关联,如胺碘酮和马来酸哌克昔林;然而,相关文献和支持数据并不能明确证实这种关联的存在,反而提示肝毒性的主要机制更多地与线粒体功能障碍、ATP 产生中断和脂肪酸的分解代谢有关。例如,哌克昔林是一种 CPT1 抑制剂,对线粒体功能有多种影响,且有抑制体内脂肪酸代谢的证据[17]。这一机制更符合被称为"假性酒精性肝炎"的 DILI 病例的肝组织病理学表现,而不是典型的磷脂沉积症。同样地,胺碘酮 DILI 病例的组织学表现提示磷脂沉积症是一种与 DILI 非相关的独立现象。也有假说认为磷脂沉积症是一种新的细胞保护机制,使阳离子两性药物被隔离在溶酶体中,阻止其迁移和对关键细胞器的损伤[1]。

一般而言,药物筛选策略(PDS)可减少候选药物诱导磷脂沉积的倾向。然而,磷脂沉积症未必被认为是足以中止药物开发的信号。为了对化合物的结构进行优化以减少磷脂沉积倾向,多种计算机工具可被用来补充 1 级系统的方法组合;如果不行,可采用体外实验(如 LipidTox 试验)或高通量筛查方法以识别

大体的磷脂沉积风险,一般采用标准的阳离子两性药物(如胺碘酮)作为参照控制。通常可通过化合物的理化特性来确定其相关活性的时间。如果磷脂沉积症仍然是一个需要关注的问题,那么就有必要确定磷脂沉积是否可在体内发生,暴露于体内什么条件下发生,磷脂沉积于何种靶器官(如肝脏磷脂沉积的风险可能低于神经元或视网膜),以及并发的组织病理学和超微结构变化如何。

体外和计算机分析对于风险识别有一定的预测价值,但对于风险评估的价值有限。体内评价的主要目的,在于建立对与磷脂沉积症相关的安全极限的更好理解及可决定风险水平的靶组织性质。由于与磷脂沉积相关的分子类型通常在体内呈大容积分布,因此用药 1 周以上再进行体内研究更为可取。除了传统的组织病理学评估外,也可应用特殊的免疫组化方法和生物标记物来加强评估。在某些情况下,有必要通过毒理学研究确定磷脂沉积的可逆性,并开发能够对此进行临床监测的策略。

(四)反应性代谢产物和氧化应激

大量的实验和临床研究表明,许多药物在生物转化过程中可产生化学反应性代谢产物(CRM)。肝细胞微粒体中的 CYP 是药物生物转化和激活的主要催化剂。药物化学的主要目标之一是限制药物的生物激活,因此在研发安全的药物之前,潜在新药分子通过 CYP 的代谢就成为重点评估的目标。虽然这一战略并不能保证所有新开发药物的安全性,但它确实降低了药物分子中那些与 DILI 相关的化学倾向性。在开发安全药物的过程中,如何控制 CRM 仍然存在其他许多复杂的挑战,如降糖药 Fasiglifam(TAK875)因肝毒性而中止Ⅲ期临床试验,而肝毒性产生的机制与一种反应性的酰基葡萄糖苷酸代谢物所形成的蛋白质加合物有关[18]。

细胞中的活性氧基团(ROS)及其他与 DILI 可能性相关的有机自由基的过度产生可导致氧化应激。这是一种生化扰动,通常与 CRM 的形成有关,但也可在不产生 CRM 的情况下发生(如可以是线粒体损伤的后果)[19]。氧化应激的判定可借助直接定量分析 ROS,或评估 ROS 积累对细胞的有害后果(亦即脂质过氧化和 GSH 耗竭),或评估关键的适应性反应(亦即 Nrf2 应激反应途径活性的增加)。但对于 ROS 的直接定量分析而言,当使用一些老旧且缺乏技术含量的测定方法时,其特异性不足,有导致生化感知错误的风险。对于"探针"化合物化学性质的基本理解,可为 ROS 提供更准确的测定和生化学理解,最

终获得对生物风险更准确的评估。当在路线图 1 级系统的方法中应用简单的细胞模型将这些探针包含在高通量筛选试验中时,上述考虑就尤其重要。

虽然 Nrf2 应激反应的激活可通过在标准细胞平台中测量转录因子和(或)其保守靶基因(如磺基氧化还原素 1,sulfiredoxin 1,SRXN1)表达水平的变化来确定,但这些分析方法通常更适合于低通量的终点研究。为了克服这一限制,已对 HepG2 细胞进行了基因工程改造,使之表达 GFP 标记的 SRXN1 和其他应激反应标志物,从而能够借助自动活细胞成像系统对 Nrf2 反应的动态进行实时定量评估[20]。该平台代表了 DILI 路线图 1 级系统中的测试体系(图 11-2),但原则上还可以适用于更复杂的模型,包括 2 级系统中的 3D/椭球形培养体系(如 HepG2 的 3D 培养体系),其与代谢的相关性更强。在 3 级系统的体系中,含有 Nrf2 荧光报告基因(Nrf2-luc)的转基因小鼠可用来在全身水平检测 Nrf2 对药物诱导的氧化应激反应[1]。利用实时生物荧光成像技术,在体内外分别在肝脏(APAP)和肾脏(顺铂)中检测到相关氧化应激反应的定位信号,这与免疫组化所见到的荧光素酶在小叶中央肝细胞和肾小管上皮细胞中分别表达升高是一致的。作为一种低通量体内试验系统,Nrf2-luc 荧光报告小鼠可用于临床前药物开发后期的预定机制研究(3 级系统)。在密切关注的体内试验中,应用这种具有完全代谢能力的动物模型可以显示氧化应激的组织选择性和生理反应的时间动态;这与将来在人类的转化应用密切相关,因为这类研究将允许对药物毒性与药物剂量和药物动力学之间的关系进行更好的关联,也有助于重复给药和监控适应性。

APAP 通常被认为是研究肝毒性相关 CRM 和氧化应激的典型化合物。CYP 可介导 APAP 生物活化为 N-乙酰-对苯醌亚胺(NAPQI),导致肝内还原型谷胱甘肽(GSH)的消耗,以及其后 ROS 的蓄积和对许多靶蛋白的共价修饰。从临床角度来看,值得注意的是,尽管每天有成千上万人服用 APAP 来治疗骨关节炎,但尚未发现 APAP 可引起迟发型特异质型 DILI。在图 11-2 所示的 DILI 预测路线图中,需要着重指出的是 HepG2 等简单的细胞体系普遍缺乏代谢能力,因此在很大程度上不能反映体内潜在的 APAP 肝毒性机制,尽管通过基因操作可使这些细胞选择性保留 CYP 的表达以改善其对 APAP 和其他肝毒性物质的肝毒性灵敏度。将来,随着越来越多的可形成 CRM 的药物在临床前测试中即被淘汰,简单细胞系统的代谢缺陷对早期药物安全性测试的阻碍可能会

相对减少。

考虑到不同药物的日剂量不同(APAP 4 g/d,新药通常为<100 mg/d),以及肝脏高浓度的 GSH 池(5~10 mM)必须耗尽才能让 CRM 和(或)ROS 蓄积到有毒水平,因此一个仍有待回答的关键问题是,APAP 以外的其他药物是否也能在人类诱导类似的毒理学相关氧化应激。

> 【小结 4】CRM 和氧化应激在 DILI 发病机制中也具有重要作用。
>
> **人类证据:**① 活性代谢物源自已知可引起肝毒性的药物。这种情况的典型代表是 APAP。② 药物引起氧化应激的分子信标已在许多化合物测试系统中被检测到,但其与人类肝脏损伤的相关性仍有待确定。
>
> **分级系统:** 对于 CRM:① 可基于微粒体评估 CRM 的形成,该法早于 1 级系统的评估方法,尽管其没有考虑到 CRM 形成过程中的关键细胞环境。② 在 1 级系统中,无法借助缺乏足够 CYP 活性的肝细胞模型(HepG2、衍生自诱导的多能干细胞的分化肝细胞)对 CRM 的形成程度、性质和影响进行准确评估(表 11-1)。③ 若无新鲜原代人肝细胞,可考虑应用 HepaRG,因为 HepaRG 比基础细胞系 CYP 活性更强(特别是 CYP3A4)。④ 在 2 级系统中,各种基于细胞的新模型(如 3D 原代肝细胞和 3D-HepaRG 细胞),正在接受评估以判断其代谢能力。⑤ 在 3 级系统中,人源化的动物体内模型可根据具体情况用来进行机制研究。
>
> 对于氧化应激:① 在 1 级系统的简单细胞培养体系(如 HepG2 或原代人肝细胞)中,可使用荧光探针作为高通量筛查策略的一部分,对 ROS 的形成进行定量分析。② 在 1 级系统中,应用能表达 GFP 标记的 SRXN1 转基因 HepG2 细胞,借助自动荧光显微镜,可对氧化应激的适应性反应实现更高通量的监测。③ 在 2 级系统中,3D 模型包含更复杂的生物学变量(如异种生物代谢和胆汁运输),并可实现更长的孵育时间。④ 在 3 级系统中,转基因 Nrf2-luc 荧光报告基因小鼠可用来进行全身背景下的药物毒理学研究。

(五)内质网应激

直接肝毒性药物可在不同细胞器(如内质网)中诱导氧化应激,导致坏死或凋亡。这些应激将诱导适

应性应激反应,包括内质网未折叠蛋白反应(UPR)。UPR 由三种内质网跨膜蛋白启动:丝氨酸/苏氨酸蛋白激酶(肌醇需求酶1α、IRE1α)、蛋白激酶 R 样内质网激酶(PERK)和转录激活因子 6(ATF6)。在生理条件下,内质网中堆积的未折叠蛋白可通过驻留于内质网的伴侣分子 BiP 来激活这三种信号蛋白,或直接与这三种信号蛋白结合而激活之。这三种蛋白质的活化可增加内质网伴侣分子的表达,提升经由 Nrf2 途径的抗氧化反应,减少 mRNA 的翻译,增强错误折叠蛋白的降解,从而对恢复内质网的稳态非常重要[21]。当 UPR 的激活不能保护细胞的生存时,细胞会主动遵循促凋亡途径,最终导致凋亡细胞死亡、炎症反应和(或)脂肪堆积。这个过程包括 PERK/ATF6 介导激活的 C/EBP 同源蛋白(CHOP)的过度激活、IRE1 介导的 TRAF2 的激活及 Ca^{2+} 自内质网释放的增加。这种从适应到凋亡的确切转变节点尚不确定,但显然受 ERS 的程度和持续时间的影响。

ERS 与多种药物引起的肝损伤有关。据报道,耐青霉素酶的抗生素(如氟氯西林、氯唑西林和纳夫西林)可通过诱导 ERS 而引起早期的胆汁淤积效应,显示 ERS 通路的激活与药物性胆汁淤积之间存在明确联系。

ERS 与诱导的细胞损伤的发生机制之间确切的因果关系仍不清楚。ERS、促进 ERS 产生的条件以及由此而产生的新条件,这三者之间似乎存在复杂的相互作用,使 ERS 可以促进炎症、细胞损伤和脂肪变性等,而所有这些病变反过来又会加剧 ERS,从而形成一种恶性循环。

Wink 等建立了一种强大的高通量成像平台[22],用来对适应性应激反应途径的激活状态进行单细胞水平的评估。所采用的单细胞是一种特殊的 BAC-GFP HepG2 荧光报告基因细胞系,能在成像平台的帮助下评估 ERS/UPR 反应途径中的特异性生物标志物(如 XBP1、ATF4、BiP 和 CHOP 等)的变化。这些 UPR 报告系统和上述 Nrf 途径的报告系统一起应用,已评估了超过 100 多种具有 DILI 风险的化合物。

【小结 5】ERS 在 DILI 发病中的作用。
　　人类证据:① 通过人肝细胞系(如 HepG2、HuH7 和 HepaRG)、原代人肝细胞和人肝切片进行的研究显示,在细胞暴露于 APAP、双氯芬酸、氯氮平和依非韦伦等数种药物后,ERS 的标志物水平升高。② 在 DILI 相关发病机制研究中,对 ERS 的研究深度远不如其他发病机制。③ 尚需更多研究来探讨 ERS 究竟是某些形式人类 DILI 的直接致病机制,还是仅作为其他与肝毒性更为密切的机制所致扰动的一种结果。

　　分级系统:① 在 1 级系统中,通过对内质网 UPR 途径的成分进行检测和成像,以及使用 UPR 抑制剂来检查 UPR 对药物毒性的影响,HepG2 细胞可用来测量化合物导致 ERS 的潜能。② 在 2 级系统中,人类肝脏切片被用来展示肝毒性药物所致的 UPR。③ 在 3 级系统中,蛋白质印迹和组织染色可用于评估 ERS 在活体肝脏中的作用。需要对 ERS 反应的循环生物标志物进行鉴定,以便在人类进行转化应用。

(六)免疫系统在 DILI 发生中的作用

免疫介导的 DILI 越来越受到重视,组织损伤的机制被认为是复杂的多细胞事件。当前尚无筛选策略可检测和排除能引起免疫介导的 DILI 的药物。下述内容在化学和细胞水平回顾了 DILI 发病过程中与先天性(非特异性)和获得性(抗原特异性)免疫系统相关的证据,并着重评估 DILI 预测路线图中哪些测试系统最终可用来预测新的化学药物(NCE)有导致 DILI 的风险。

1. DILI 患者药物特异性 T 细胞的检测　　如果 DILI 的发病呈迟发性,提示获得性免疫系统参与了 DILI 的发病机制。特异质型 DILI 患者的肝组织学研究显示,分泌颗粒酶 B 的 T 淋巴细胞位于凋亡肝细胞的旁边,提示 T 淋巴细胞参与了肝损伤不良事件的发生。而且,从 DILI 患者的外周血单个核细胞(PBM)中可分离出药物特异性 T 细胞,但未在耐受药物毒性的对照病例中分离出这类细胞。应用淋巴细胞转化试验(LTT),可在约 50% 的 DILI 患者中检测出药物应答性淋巴细胞反应。此外,据报道 95% 的异烟肼 DILI 病例呈 LTT 阳性,而在接受异烟肼治疗的非 DILI 病例未检测到淋巴细胞反应。从异烟肼 DILI 病例中克隆 T 细胞进行鉴定,分离出可在药物刺激后释放多种细胞因子的 CD4+T 细胞。在异烟肼 DILI 病例中已鉴定出多种抗药物抗体和自身抗体,但在耐受异烟肼毒性的病例中未检测到这些抗体。近年来从 DILI 患者中分离出氟氯西林、阿莫西林和克拉维酸反应性 T 细胞,并根据细胞表型和药物抗原提呈机制进行了特征化。当被药物激活后,氟氯西林特异性 T 细胞在体外模型中杀死了表达相关 HLA 等位基因的肝细胞样细胞。这些研究显然开始为 DILI 的免疫发病基础进行定义。

对于越来越多可引起 DILI 的药物,如氟氯西林、奥格孟汀、罗美布昔、拉帕替尼、西美加群、异烟肼、噻氯匹定、米诺环素、特比萘芬等,全基因组关联研究(GWAS)已显示特定的 HLA 等位基因是这些药物所致 DILI 的重要易感因素。这些数据表明,高度限制性的药物衍生抗原与特定的 HLA 分子相互作用,可激活易感患者体内的 T 细胞。例如,已证明氟氯西林肝损伤患者体内的氟氯西林反应性 $CD8^+T$ 细胞具有 HLA-B*57:01 限制性,这就证明遗传因素与药物性组织损伤之间存在相关性。但应注意,大多数携带特定 HLA 风险等位基因的个体在暴露于可疑伤肝药物后不会发生 DILI;而对于大多数与 HLA 相关的 DILI 药物,许多 DILI 病例并不会携带某种特定的风险等位基因。

因此,尽管与 HLA 的相关性是存在获得性药物特异性免疫反应的有力证据,但 HLA 作为 DILI 风险指标的价值尚待深入研究。为此有必要对与 HLA 关联的化学参数(如从 HLA 分子中自然洗脱的经过药物修饰的多肽)和免疫学参数(如免疫调节),以及 HLA 限制性 T 细胞的激活进行特征化描述,以便判断为什么特定的个体会发生 DILI。

新药测试系统的发展有两个相关假设:① 伤肝药物可激活先天性免疫信号,从而提供激增的共刺激信号和富含炎症介质的细胞因子环境,以促进药物特异性 T 淋巴细胞反应。② 易感性与免疫调节通路的表达和活性失调有关,而免疫调节通路涉及细胞表面受体、调节性 T 细胞、细胞因子,以及先天性免疫细胞(如自然杀伤性 T 细胞、嗜中性粒细胞和巨噬细胞)等,受到宿主遗传背景及疾病和环境因素(包括感染、饮食、与其他药物的共同暴露)等的影响。图 11-4 总结了目前对获得性免疫系统在 DILI 发病过程中作用的认识,重点介绍氟氯西林反应,这是 HLA 等位基因相关免疫机制介导 DILI 的一个模型。

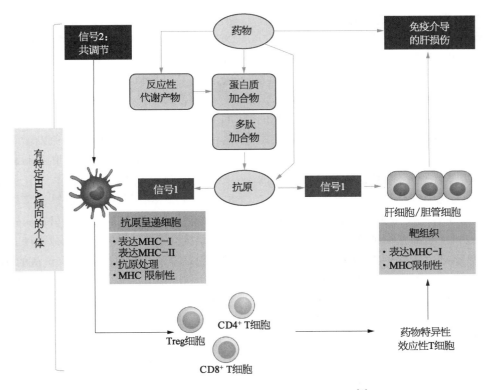

图 11-4　获得性免疫系统在 DILI 发病中的作用[1]

数千个 HLA 等位基因变异变体编码人类主要组织相容性复合体(MHC)分子。抗原提呈细胞(APC)表达的 MHC 分子负责将加工过的多肽提呈给 T 细胞。已证明多种 DILI 与单个 HLA 分子的表达密切相关。药物若要激活 T 细胞,就必须使 APC 表面的 MHC 分子、结合在 MHC 肽结合槽中的多肽和 T 细胞受体(TCR)发生结合。为此,药物可能通过不稳定且易于逆转的相互作用直接与这些分子结合。或者,药物及其代谢物充当半抗原并与宿主蛋白质形成共价结合的加合物,被 APC 摄取并加工。然后,衍生肽与 MHC-Ⅰ或 MHC-Ⅱ类分子结合,分别提呈给 $CD8^+$ 和 $CD4^+T$ 细胞(信号 1)。APC 从受损肝组织接收应激信号,导致与 T 细胞上同源受体相互作用的共刺激和(或)共抑制受体的表达发生改变,从而控制药物特异性反应的性质(信号 2)。新近已从 DILI 病例的外周血单个核细胞(PBMC)中分离出对几种伤肝药物具有反应性的 T 细胞,但在对 DILI 耐受的对照病例中未发现这种现象。此外,药物特异性 T 细胞可杀死表达提呈药物的 MHC 分子的肝细胞样细胞。Treg 细胞:调节性 T 细胞

2. 先天性免疫和获得性免疫系统在 DILI 动物模型中的作用　有限的动物研究表明,DILI 涉及动物先天性或获得性免疫系统成分的失调。在某些情况下,肝损伤的发病还需要其他因素的参与,包括微生物因子(即脂多糖)或细胞因子(特别是肿瘤坏死因子)。这种情况已在胺碘酮、曲伐沙星、双氯芬酸和氯丙嗪所致的肝损伤中得到证实。在这些动物模型中,曲伐沙星模型得到最广泛的研究;但其 DILI 发病迅速,因此不能模仿人类免疫机制介导的 DILI。曲伐沙星引起细胞应激和细胞凋亡,而 TNF 对组织损伤的应答是诱导单核细胞和中性粒细胞向损伤组织的流入及活化。新近研究证明,在阿莫地喹诱导的 DILI,免疫调节性 T 细胞(Treg)与其他细胞(如 CD4⁺、CD8⁺ 和 NK1.1 细胞)一起发挥重要作用。口服 3~4 周阿莫地喹后,小鼠发生轻度 DILI,6 周后即可消退,这可能是由于程序性细胞死亡 1 阳性(PD1⁺)Treg 细胞及损伤控制性巨噬细胞所致。确实,打破免疫耐受的状态,如给 PD1 缺陷小鼠(亦即 Pdcd1⁻/⁻ 小鼠)应用抗 CTLA4 单抗,可使疾病恶化,阻止肝损伤的缓解。动物模型不能用作人类免疫相关性药物反应研究的替代品,其主要原因是因为这些动物模型不具有人类完整的先天性和获得性免疫功能。可以考虑使用具有人源化肝脏的小鼠进行药物毒性试验,但这种模型破坏了免疫系统,故其在评估靶向于肝脏的免疫相关药物反应中的价值有限。因此,有必要使用以人类细胞制作的相关模型,以便从生理学和免疫学角度对人类 DILI 进行研究,并聚焦于患者已明确的参数,如 HLA、TCR 和免疫调节途径等。

近年,学者已在尝试应用 3D 培养体系来增强肝细胞系及肝细胞和巨噬细胞样细胞共培养体系的相关性。有研究显示舒灵酸硫化物、氯丙嗪、双氯芬酸和曲伐沙星等药物与 TNF 和 γ 干扰素(IFN-γ)等细胞因子可协同杀死单细胞培养体系中的肝细胞,提示开发相对简单的 1 级系统以探索先天性免疫信号传导和药物诱导的肝细胞死亡是可能的[1]。来自 DILI 患者的单核细胞衍生的肝细胞样细胞已被用于评估 DILI 与药物特异性免疫介导性反应的因果关系[24];体外毒性测试显示,DILI 患者的细胞对导致 DILI 的药物更为敏感。这种方法是否可应用于临床前研究值得关注。

3. 评估免疫系统在 DILI 发病机制中的作用的体外培养体系　为了改善体外评估体系对 DILI 风险的预测能力,已研发出一种新的基于细胞的评估免疫和炎症基因表达的分析法[25]。将人类 HepaRG 或 HepG2 细胞系暴露于 96 种化合物,然后将培养体系的上清液与人类早幼粒细胞性中性粒细胞的衍生细胞(HL-60)进行孵育,继而评估免疫和炎症基因的表达情况。使用一种关于 S100 钙结合蛋白 A9(S100A9)、IL-1β 和 IL-8 基因表达的综合评分系统,研究者将被测试的化合物分类为 DILI 阳性和 DILI 阴性。为将这种分析方法发展为对 NCE 的预测性试验,就必须考虑人类的药物暴露水平,并且必须确定来自 HL-60 细胞的炎症信号是否为人类 DILI 的准确标志物。最近,新鲜分离的 PHH 被用来对肝脏和先天性免疫细胞之间的药物特异性信号进行特征化[26]。经过药物处理的 PHH 以药物依赖性和剂量依赖性方式释放损伤相关分子模式(DAMP)分子,尤其是高迁移率族蛋白 B1(HMGB1)。此外,肝细胞条件培养基可刺激树突状细胞分泌促炎细胞因子。然而,构建用于研究免疫系统和实质细胞之间相互作用的体外评估体系,受到诸多理论和实践障碍的困扰。

转录组学分析发现,新鲜分离的肝细胞与"受损"肝细胞非常相似,考虑到这是由完整的组织转化为游离的细胞悬液,因此这种"相似"也就不足为奇。理论上,这种"损伤"可能会无意中导致不确定的"危险信号"[1],这种危险信号将以不受控的方式触发先天性免疫应答。对于芯片上的器官模型(OOCM)的工程设计而言,这是一个非常大的挑战,因为构建这种 OOCM 模型的材料对于免疫激活不敏感。最终,这就成为相对长期的 3D 肝细胞培养在这个领域很有希望的原因之一;而对于可分化为肝细胞、肝星状细胞和胆管细胞的诱导性多能干细胞或成体干细胞,以及肝脏的类器官(hepatic organoids),一旦这些模型被证明具有足够的成熟度,同样有望成为评估免疫系统与 DILI 关系的有价值的体外模型。还有一个重要的方面是,在肝细胞培养基中常规添加超生理浓度的类固醇,可能会减弱免疫反应,因此在进行任何基于肝细胞的分析时都需要仔细考虑这种影响。

为了在体外试验中探讨免疫介导 DILI 的细胞机制,有研究建立了 1 200 名健康志愿者经过 HLA 配型的 PBMC 库[27]。此外,已研发出一种用于评估药物免疫原性的细胞培养方法,并用于探讨针对 DILI 药物的主要 T 细胞反应,以及其他可用于判定药物-蛋白质加合物的形成是否可导致抗原特异性 T 细胞反应的免疫学参数[28]。由于肝细胞和免疫细胞之间的相互作用对于决定药物暴露的后果可能是至关重要的,因此有必要应用来自同一供体的免疫和诱导性多能干细胞衍生的肝样细胞,来研发一种特殊的共培养系统,以便研究从肝细胞释放的抗原和极化信号、T细胞活化及活化的 T 细胞是否能够杀死肝细胞。

DILI 预测路线图(图 11-2)尽最大努力降低未经生物学评估的化学活性物质的暴露。这一点非常重要,因为反应性化学基团能够与选择性蛋白质共价结合,从而产生新抗原,激活免疫系统。但仅依赖这种评估方式可能高估 DILI 风险,因为许多化学性质活泼的化合物与人类 DILI 并不相关。而且,可通过独特途径激活 T 细胞的化合物(如阿巴卡韦和别嘌呤醇),其化学倾向性和共价结合筛选试验可呈假阴性。2 级系统中基于由肝脏和树突状细胞组成的 2D或 3D 微组织,可用来研究肝细胞是否产生药物代谢产物和(或)组织来源的信号,从而导致树突状细胞激活或极化。但用于筛选研发中的化合物的共培养系统并未常规用于筛选候选药物;其原因可能在于,对于如何处理相关试验结果,以及如何将这些结果与决策及临床情况相关联,目前尚缺乏相关指南。建议采用 3 级系统的技术体系来研究药物特异性 T 细胞和抗体应答。当在临床试验中或新药广泛上市后出现不良反应时,有一整套诊断分析工具,如淋巴细胞增殖试验、细胞因子释放试验、抗原特异性 T 细胞克隆的产生和特征化,现均可用来研究人类 DILI 的发病机制。此外,使用经过 HLA 配型的健康供体的PBMC 进行 T 细胞启动试验,可以用做回顾性研究工具来探讨 T 细胞活化的机制,以及在患者中发现药物不良反应后探讨结构相关化合物的免疫学倾向性[29]。但是,目前非临床科学家没有可用的测试系统以便从头开始预测一种明确可被 99.9% 的人群耐受、但在患者中可诱导免疫应答的化合物。正因为如此,迄今无论是在 Ⅰ 期或 Ⅱ 期临床研究中,还是在异质性小于人类特异质性肝毒性变量(如 HLA 免疫系统)的动物模型,均很难发现可反映免疫介导损伤的相关信号。尽管如此,人们仍可通过可复制的、得到良好定义的模型来剔除具有特定 DILI 发病机制的化合物,减少某种 DILI 风险。

【小结6】免疫系统在 DILI 中的作用。

人类证据:① 来自 DILI 患者肝移植或肝活检切片标本的组织学评估显示,患者的肝组织中有先天性免疫细胞浸润。② 来自人类的证据支持获得性免疫系统参与 DILI 的发病机制:HLA相关性;肝活检组织中存在 T 细胞(如氟氯西林、

柳氮磺吡啶);检测到抗药物抗体和自身抗体(如异烟肼);从患者体内分离到药物特异性 T 细胞(如氟氯西林、异烟肼、阿莫西林、克拉维酸)。

分级系统:① 在路线图 1 级或 2 级系统中,目前尚无已得到验证的分析方法来评估先天性或获得性免疫系统在 DILI 发病中的作用。② 1级系统的试验方法用来研究从肝细胞直接释放的介质,如 DAMP,这些介质具有激活和募集先天性免疫细胞的潜在能力。已建立了用于核因子-κB(NF‐κB)信号(RelA 和 ICAM1)研究的HepG2GFP 报告基因,以便监测化合物对细胞因子信号的干扰效果。③ 2 级系统的试验方法通过直接接触或可溶性介质来研究细胞-细胞之间的通信联络。已在尝试将先天免疫细胞整合到2D 或 3D 肝脏微组织中加以研究。④ 肝细胞和T 细胞的共培养需要有匹配的 HLA 系统,但在开发这些分析方法之前,需要先研发干细胞技术以便从肝脏中制备不同的细胞类型。⑤ 在 3 级系统方法中,许多小鼠模型使用了超生理剂量的化合物,因而不能模仿人类 DILI 的特征。⑥ 在 3级系统的试验方法中,已在研发体外 T 细胞分析法,以加深人们对获得性免疫系统在 DILI 发病中的作用的认识。

四、总结与展望

综上所述,DILI 是一类具有患者特异性、时限性、发病机制复杂多样的病理生理过程,难以应用单一的体外模型加以再现。目前用于人类 DILI 的临床前测试方案存在多种不足,很难充分反映 DILI 真实的发病机制。因此今后需要根据人类 DILI 临床前预测模型研发路线图,通过系统和协调的研究工作来解决现有模型的相关不足,研发用于 DILI 预测的新模型或适应性模型系统[1]。

从一般角度看,虽然单细胞模型系统在药物肝毒性的分层筛选过程中具有极高的应用价值,但任何单个系统都不可能在短期内涵盖所有与 DILI 发病机制相关的、已在临床得到描述的生理参数,因而也难以真实预测新药的临床安全性。同时,复杂的新模型系统正被广泛使用,以进一步增进我们对 DILI 相关发病机制的理解。因此,DILI 临床前预测模型和应用路线图(图 11-2)旨在为早期药物安全性评估和选用合适的特定检测系统提供指南,这些特定的检测系统

在用于任何毒理学研究之前,应已详细考虑了它们与待评估新药的药理学和生理学的相关性。目前尚无任何一种单个模型能够重现人类 DILI 的所有发病机制,因此有理由认为需要一种由多模型系统构成的分级评估策略;这些多模型系统的生物学复杂性得到了改进,可在药物筛选和开发过程的不同阶段以不同规模进行高效和有效的应用。通过分级策略获得的数据,最终可借助数学模型加以关联。

本章所述策略的潜在局限性在于,主要关注的是人类 DILI 事件进展过程中的肝细胞损伤型 DILI。其他类型的 DILI 也需要改进的体外模型来进行风险评估,并可整合到当前的路线图策略中。基于该观点,研究者们着重尝试发现最早的化学-生物学信号,这些信号可代表肝脏中许多具有代谢活性的细胞(如肝细胞)发生的扰动,从而提供有意义的可供解释的生物学信号,以便对一系列候选物化合物进行评估。肝细胞以外的其他细胞,也可成为能引起特定 DILI 的化合物的主要靶细胞,如肝窦阻塞综合征(SOS)和胆管消失综合征(VBDS)的主要靶细胞分别是肝窦内皮细胞和胆管上皮细胞;对这些类型的 DILI 尚未采用路线图方法进行专门检验。目前已建立了用于分离这些细胞的实验方案,此外还有制备干细胞来源的肝窦内皮细胞和胆管细胞的新方案。因此,未来可采用包括这些细胞在内的肝脏细胞和一整套 DILI 发病机制相关的靶标(如线粒体应激、ERS)建立相关测定方法,以评估这些新的细胞模型在甄别一系列人类 DILI 时与人类真实情况的相关性。

现有全套 DILI 预测系统的主要问题是缺乏能稳定再现肝源性细胞与免疫系统细胞之间交互作用的模型。随着基于微生理组织系统(MPS)的发展,更复杂的多细胞系统已陆续出现,为这方面的研究带来很大希望;但此类系统应首先用来探讨免疫介导 DILI 的发病机制,以便在将其应用于新药毒理学评估之前,首先对其药理学、生理学和免疫学相关性进行评估。尽管目前有许多 MPS 和基于组织的先进模型可用,但这些模型很少被完全集成为药物发现平台的一部分。

鉴于特异质型 DILI 患者存在对 NCE 和生物制剂的免疫原性反应,这仍是关键的安全挑战。未来的 MPS 系统必然需要借助生物工程技术及先天性和获得性免疫生物学的整合,来研究 DILI 的免疫发病机制并模拟超敏反应。这就必须在药物发现和临床研究过程中,持续寻找具有机制相关性和转化价值的新的安全生物标志物。必须对肝病模型和健康组织进行平行评估,以确定两者之间药物安全范围的变化。

当前,MPS 和其他高级模型主要聚焦于开发应用人化模型作为研究化学损伤物的平台。然而,通过动物 MPS 模型的毒理学研究来证明 MPS 和其他先进模型对 DILI 的预测价值,建立临床前从体外到体内的转化桥梁,同样十分必要。通过对人类 DILI 的回顾性分析来设计人体相关性测试系统,对于前瞻性风险评估也是必需的,这代表了"从人体到分子、再回归人体"的战略路径。

人体 DILI 实际上是药物化学性质、剂量(质量及疗程)和人体生物学变量的函数。该路线图为使用现有测试系统来减轻人类 DILI 提供了条件。路线图还提供了一个未来的指导,必须形成关联技术的独特和重点关注的方向,以构建生理学相关和药理学表型所需的体外系统,这种系统不仅要能在治疗条件下模仿人类暴露于药物及其代谢物的情况,也要考虑到治疗方法的不同及治疗创新不断变化的特质。

(于乐成　赖荣陶)

参考文献

请扫描二维码
阅读本章参考文献

第12章

药物肝毒性评估和预测的理化数学模型

药物性肝损伤（DILI）是新药研发和药物临床使用过程中备受关注的安全性问题之一，也是引起药物上市后又遭遇退市的主要原因之一，因此药物肝毒性的评估贯穿药物初始设计、临床前安全性试验、各期临床试验及上市后应用的全过程。随着生物信息技术的快速发展，基于理化数学模型的药物肝毒性评估和预测方法越来越引起人们的兴趣[1,2]。这些理化数学模型主要包括基于定量构效关系（QSAR）模型、基于毒理基因组学模型及生理药代动力学（PBPK）模型等，分别以化合物结构、毒理基因组相关信息和PBPK参数为基础对药物性肝毒性进行预测。不少以QSAR模型为基础的计算工具和软件已经上市应用，如Toxmatch®、Toxtree和ADMET predictor®等。基于PBPK的DILI系统评估模型（DILIsym®）也已经开始应用[2]。

由于药物的理化性质（特别是亲脂性）、代谢产物和剂量（特别是日剂量）往往与药物的毒性（包括肝毒性）风险直接相关，基于这些参数构建的相关理化数学模型亦被用来分析和预测药物的潜在肝毒性。这些模型主要包括基于药物亲脂性和日剂量的两因素法则（RO2）模型，以及基于药物亲脂性、日剂量和活性代谢产物三因素的DILI评分模型。

此外，在动物试验和临床试验阶段，通过观测实验动物或参试个体的相关生化指标（最常用的是ALT和TBil）异常频率及升高幅度，描绘这些肝脏相关血清生化指标的二维联动分布图（即eDISH，详见本书第70章），有助于从药物临床试验角度直观描述和预测药物肝毒性的风险大小。特别需要注意的是，由于实验动物数量有限，以及实验动物与人体在免疫遗传学及药物代谢系统等方面的差异，动物实验未发现药物具有肝毒性，并不表示该种药物进入临床试验后也不会出现肝毒性。同样，由于临床试验阶段病例入组有限，前一期临床试验中未发现肝毒性，并不代表在后续阶段的临床试验中及药物正式上市后也不会出现药物肝毒性[1,2]。

一、QSAR 模型

QSAR模型使用数学模型描述化合物结构与其性质之间的关系，在没有动物实验和（或）人体试验数据的情况下，基于分子描述和理化性质，对化合物的生物学、药理学和毒理学活性做出预测[3]。该模型的优势在于快速、高效，适用于药物研发前期对化合物进行高通量筛选，有助于降低药物研发成本、缩短研发周期。目前已有相关软件上市应用，如美国Simulation Plus公司所研发的ADMET Predictor软件和欧洲化学局联合研究中心（Joint Research Centre of European Chemicals Bureau）开发的免费毒性预测平台Toxtree。但QSAR模型的缺点在于只依赖化学结构，预测结果的准确性很大程度上取决于建模所选化合物的数量和种类，但忽略了药物在人体内的暴露量。实际上，化合物结构虽能反映化合物的一些理化性质和药效，但并不能完全表明化合物是否具有肝毒性。药物在人体是否引起DILI，不仅取决于化合物的结构，也与其在体内的暴露量、代谢过程及人体的免疫状态等因素密切相关[2]。

二、基于毒理基因组学的模型

目前已公开两个大规模毒理基因组学数据集，即日本毒理基因组学数据库（TG-GATE）[4]和DrugMatrix数据库[5]。先根据体外实验和生物学分析确定肝毒性相关基因,再构建数学模型模拟该基因表达水平与药物肝毒性之间的定量关系,相关性越高证明肝毒性可能性越大。Zidek 等[6]已筛选出 64 个肝毒性关键基因。为提高预测准确度,Su 等[7]首先进行体外细胞实验,建立药物多剂量-反应曲线,随后根据体外实验结果使用他们创建的 MEMO 方法筛选相关基因,并进行生物学分析,确定了 10 个肝毒性相关基因,最后使用 TG-GATE 数据库信息进行验证。该预测模型预测药物肝毒性的准确度达到 97.1%,敏感性 95.7%,特异性 98.6%。有研究者发现,基于毒理基因组学数据预测肝毒性的结果要明显优于QSAR 模型[8]。但也有研究表明[9],生物标志物升高的动物中,毒性基因预测肝毒性的准确性(83%)远高于生物标志物未出现异常者(45%)。上述研究提示,基于毒物基因组学的预测模型并无预想的有效,部分原因可能为研发成本高、毒性相关基因筛选的量较少等,另外基因表达改变并不一定诱发药物产生肝毒性,具体原因仍需进一步研究。因此,预测肝毒性时,除考虑药物理化性质、肝毒性敏感性和毒性基因的变化外,更需要考虑药物在体内的浓度变化,尤其是在肝脏的暴露量,而这往往需要用到更先进的数学模型。

三、PBPK 模型

DILI 的发生既取决于肝细胞对药物或其代谢产物的敏感性,同时也取决于药物在肝脏的暴露浓度和持续时间。前者可通过体外实验数据结合 QSAR 和(或)基于毒理基因组学等数学模型得到,而后者则需要借助 PBPK 模型。

PBPK 模型基于解剖学、生理学及生物化学等知识,利用数学模型模拟机体循环系统的血液流向,将各组织器官相互联结为一个整体,进而考察药物在各组织器官内的吸收、分布、代谢和排泄过程,是定量药理学的重要研究领域和技术方法之一[10,11]。PBPK模型由多个房室组成,每个房室对应于机体不同的组织器官,药物以血液流动为转运动力,遵循质量平衡的原理转运到相应的生理室中[12,13]。

PBPK 模型包括两大类参数。① 解剖学/系统参数,含有物种特定的生理参数,如组织器官容积、血液灌注速率、器官大小和酶的表达量等。部分解剖学/系统参数会随着年龄和发育而改变,这将会导致儿童与成人间的药代动力学过程有很大区别,如肝肾清除率、血浆蛋白结合率、药物的表观分布容积、酶的表达等。这些参数与药物无关,改变后可用于种属间的外推和种属内推。② 药物特异性参数,包括药物的理化性质(如药物相对分子质量、溶解度、解离度、脂水分配系数等),以及吸收、分布、代谢和排泄特性(如药物与组织器官的亲和力、血浆蛋白结合率、跨膜通透性、代谢稳定性和转运体转运动力学等)[11,12,14]。PBPK 模型利用临床前数据预测药物在人体内的药代动力学行为,也可探索年龄、种族或疾病状态等各种生理参数对人体药代动力学的影响,指导给药剂量和用药方案,以及评估药物-药物相互作用(DDI)。既可应用于药物非临床研究阶段,也可应用于临床试验阶段,甚至可以替代部分临床试验[15]。近十几年来,PBPK 建模在学术界和医药界迅速发展,已被广泛运用于药物研发的各个阶段。另外 PBPK 技术具有强大的外推功能,动物 PBPK 模型可以外推到人[16-18]。PBPK 模型的常用软件包括 acslX、SAAM II、ADAPT5、Berkeley Madonnac、Simcyp SimulatorTM、GastroPlusTM和 PK-SimTM 等[18]。根据数学模型的不同,基于PBPK 模型预测肝毒性的方法可以分为以下几类。随着模型指导的药物研发的发展和普及,将 PBPK 模型与其他常用建模方法,包括群体药代动力学、药代动力学/药效动力学模型和基于模型的 Meta 分析(MBMA)相融合,可望实现优势互补。

(一) PBPK 模型结合毒理基因组学的方法

Thiel 等[19]将毒理基因组学与 PBPK 模型结合,预测药物肝毒性和毒性阈剂量,提出基于 PBPK 模型的体外毒性数据体内转化法(PICD)(图 12-1)。PICD 法将人和大鼠的体外细胞实验所获的毒性数据,转化为定量化的体内毒性基因表达数据和关键生物学通路数据,并整合到人或大鼠的全身 PBPK 模型中,模拟药物产生毒性的基本分子机制,定量预测不同药物剂量或体内浓度下产生的毒性反应随时间变化的情况。这种研究思路可推广至其他药物的肝毒性预测中,有助于临床应用中药物不良事件的早期诊断;通过链接 PBPK模型,PICD 法还可预测药物阈剂量,提供新的临床用药思路。通过选择合适的体外实验方法和建立 PBPK模型,PICD 法也可用于预测药物的肾毒性、心血管毒性和发育毒性等,应用范围广泛,发展空间大[2,19]。

(二) PBPK 模型结合细胞分析的方法

在药物安全性评估中,各种细胞模型已被开发出来替代动物实验,如人类肝细胞系、新鲜分离的肝细胞、人类肾胚胎干细胞等细胞分析模型[20]。细胞模型虽然考虑到药物肝毒性的敏感性,以及药物与细胞的蛋白质、脂质和基因的结合和分布,但忽视了体内的暴露量和持续时间,仅可描述和预测肝毒性在体外系统的情况;而 PBPK 模型则可模拟和预测药物在体

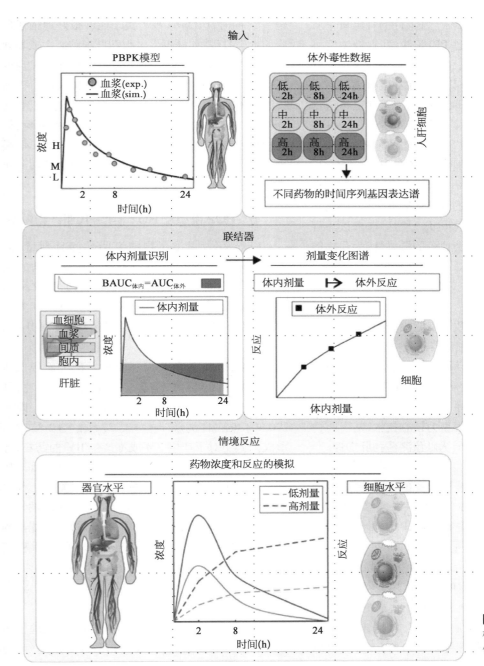

图 12-1 基于 PBPK 模型的体外毒性数据体内转化法[19]

内的动态变化。因此,细胞模型和 PBPK 模型结合,理论上可更好地预测肝毒性。Paini 等[21] 使用 HepaRG 细胞作为人体肝细胞的替代模型,细胞活性作为体外毒理学终点指标,并使用虚拟肝细胞作为肝毒性研究模型,他们将虚拟肝细胞的模拟结果和 PBPK 模型整合到 KNIME 数据工作平台,用于预测肝毒性。这种方法强化了体内外药物暴露量与肝毒性之间的联系,可用于药物肝毒性剂量的预测,以支持药物肝毒性风险的评估。根据体外实验获得不同浓度下肝细胞毒性变化数据,建立药物浓度与肝毒性关系的数学模型,而 PBPK 模型可模拟药物体内浓度

动态变化过程,获得药物剂量和体内肝浓度的变化曲线[22],这两个模型融合计算,获得"药物剂量-体内肝浓度-肝毒性"之间的量化关系,即可对肝毒性进行更为准确的预测。Yamazaki 等[23] 证实了大鼠 PBPK 模型用于预测药物肝毒性的可能性,未来可推广至人体 PBPK 模型。

(三) PBPK 模型结合深度学习的方法

随着人工智能、深度学习方法研究的推进,相关方法也被应用到肝毒性的预测中。Alarecht 等[24] 提出了一种利用支持向量机(SVM)算法与 PBPK 模型预测肝毒性的新方法,该法可直接根据化合物的体外

细胞毒性数据,推测化合物发生肝毒性的特定概率所对应的血液浓度;最后,通过 PBPK 建模,血液浓度可反推出相应的口服剂量,从而将口服剂量与一定的肝毒性风险联系起来,预测该化合物在特定概率下不产生肝毒性的可接受的日摄取剂量。研究发现将药物的全血 C_{max}(最大血药浓度)及 48 h 的 EC_{10}(引起 10%毒性效应的浓度)作为 SVM 算法的输入参数时,该法能达到最佳的分离性能和准确度,其敏感性、特异性和准确性分别为 100%、87.5% 和 93.3%,显示出较传统毒理学研究更优越的性能。因此,该方法尤其适用于相关参数和信息有限的化合物。未来该法可广泛应用于预测西药和中药成分的肝毒性,为药物的肝毒性研究提供新的思路。

四、DILIsym 模型

药物的肝毒性主要导致肝细胞损伤或死亡,而肝细胞损伤或死亡与细胞内细胞器或蛋白质的变化有着密切关系。为提高肝毒性预测的准确性,Simulations Plus 公司联合 19 家较大的制药公司、FDA 和学术界,共同研发了一种 DILI 评估系统,即 DILIsym 模型[25,26]。该模型以 PBPK 模型为核心技术,基于药物对细胞器或相关蛋白质的干扰以预测药物肝毒性。

DILIsym 模型利用定量系统毒理学的原理,集 PBPK 模型、DILI 机制数据与患者的个体差异为一体,根据体外获取的肝毒性机制的特征参数,使用所配套的 SimPops® 软件构建虚拟人群,预测药物的肝毒性和相关生物标志物浓度随时间的变化。DILIsym 模型的概念如图 12-2 所示,可多维度呈现肝脏病理生理变化,包括药物和细胞的相互作用、药物对肝脏整体的影响作用、药物的全身分布和代谢的变化,以及药物引起肝毒性反应后人体生物标志物的变化[27]。DILIsym 模型不依赖化合物结构,可避免出现结构相似的化合物预测结果也相似的问题。不仅可有效避免种属差异的问题,提高预测的准确性,而且可为待测药物肝毒性机制研究提供参考。既往认为具有类似结构药物的肝毒性也相似,但事实并非如此,如托卡朋和恩他卡朋。DILIsym 模型预测结果发现,使用推荐剂量托卡朋时,2.2% 虚拟受试者会出现氨基转移酶显著升高,与临床观察到 1.3%~5.0% 的频率相符;而恩他卡朋并未引起氨基转移酶显著升高。同时,DILIsym 模型发现恩他卡朋的肝脏清除速率快于托卡朋,托卡朋的线粒体解偶联作用强于恩他卡朋,且托卡朋的肝浓度比恩他卡朋高出 3 倍,这就可以解释两者结构类似而肝毒性相差较大的问

题[28]。同时,DILIsym 模型由于能够很好地描述肝细胞的生理过程,如肝再生过程和肝细胞凋亡或坏死后生物标志物的释放等,因而也能解释临床上发现的肝损伤生物标志物变化时肝损伤的具体情况[2]。随着模型的不断优化,未来 DILIsym 模型也许可以替代部分临床试验,减少药物研发对临床试验的依赖,简化药物研发流程,加快药物上市节奏。但 DILIsym 模型也有缺陷,如缺乏特殊人群模型(比如儿童和老年人模型),也缺乏其他肝损伤机制的参数。

五、RO2 模型及 RO2 模型+代谢产物模型

Chen 等[30]根据药物的亲脂性和日剂量,提出了预测药物肝毒性的 RO2 模型。如果药物的亲脂性 log P≥3,同时口服剂量 ≥100 mg/d,则这种药物很可能具有肝毒性。根据 RO2 模型,可判断大多数具有直接肝毒性的药物,但难以预测引起 DILI 的严重程度。

后来,Chen 等在 RO2 模型的基础上又融入活性代谢产物(RM)因素,构建了基于药物亲脂性、日剂量和活性代谢产物三因素的 DILI 评分模型,即方程式 $0.608 \times \log(日剂量/mg) + 0.227 \times \log P + 2.833 \times (RM 形成)$,其中对于产生 RM 或不产生 RM 的药物,分别给出 1 或 0 的数值。如果该评分 ≥7,则提示药物与严重程度 4 级或危及生命的肝损伤相关[31]。与 RO2 模型相比,DILI 评分模型分值的高低与 DILI 的发生风险更为相关,能更有效地辨别出 RO2 模型不能准确识别的肝毒性药物,且评分高低与 DILI 的严重程度相关[31]。这些理论或模型尚需进一步研究论证。

六、其他模型

抗结核药物引起的肝损伤 Nomogram 风险预测模型具有较好的预测性、一致性和临床实用性,可为防控结核相关 DILI 并制订个体化治疗方案提供依据[32]。Roble 等[33]对 771 例 DILI 患者的研究显示,当 AST>17.3 ULN、TBil>6.6 ULN、AST/ALT>1.5 时,预测 DILI 所致急性肝衰竭(ALF)的特异度和灵敏度和分别达 82% 和 80%。国内一项对 298 例 DILI 患者的研究显示,与 Hy's 法则及新 Hy's 法则相比,Robles 模型预测 DILI 患者发生 ALF 的特异度及阳性预测值最优,敏感度为 84.6%,特异度为 78.2%,阴性预测值为 99.1%。该模型还能更准确地预测患者 1 年内肝脏生化指标的复常情况,与未达到 Robles 模型的 DILI 患者比较,达到 Robles 标准的 DILI 患者在 1、3、12 个月时肝脏生化指标复常率显著减低[34]。

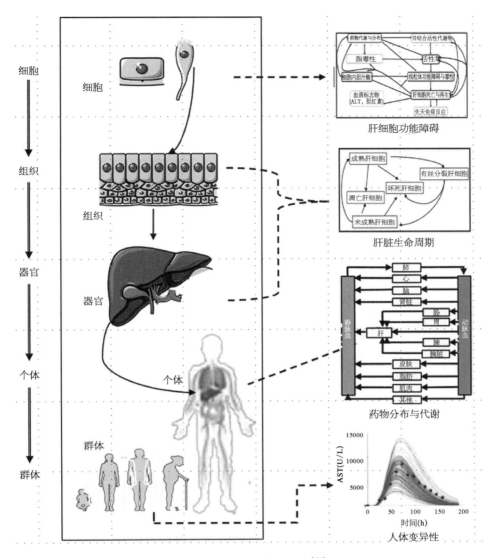

图 12-2　DILIsym 模型概念[29]

左侧内容代表药物在不同生理维度的变化(即细胞、组织、器官到人体层面)。右侧分别代表相应维度下药物对肝细胞、肝脏和人体产生的影响。体外细胞实验体现药物对肝细胞功能的影响,PBPK 模型体现药物在体内的浓度变化,SimPop® 软件体现人体肝功能生物标志物的变异性。DILIsym 模型可实现直接预测药物肝毒性的功能,即肝损伤生物标志物的浓度变化

七、总结和展望

　　构建能够预测药物肝毒性、基于理化特性的相关数学模型,以及理化数学模型与药代动力学特点相结合的更复杂模型,面临着许多挑战。这是因为此类建模需要大量的体内和体外数据。如果对于相关群体的生理病理变化数据掌握不足,及对代谢酶和转运体表达的组织特异性了解有限,则对疾病群体的药动力学预测就会受到一定的限制。此外,肝脏和其他组织中一些非 CYP 酶和转运体的绝对丰度尚未明确,也会影响模型的构建和验证等。但不可否认的是,预测药物肝毒性的理化数学模型,特别是融入了药代动力学数据的模型,有助于更准确地认识和预测药物的肝毒性风险。

(郝坤艳　赖荣陶　于乐成)

参考文献

请扫描二维码
阅读本章参考文献

第 **4** 篇

发病机制与
病理改变

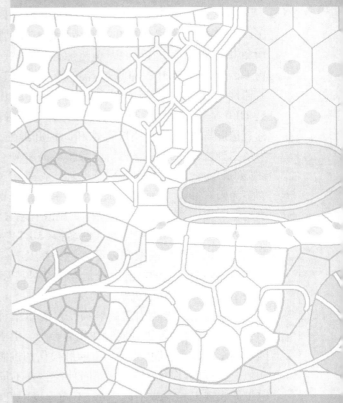

第13章
药物与毒物性肝病发病机制概论

药物性肝损伤(DILI,包括草药导致的肝损伤,HILI)和毒物性肝损伤(TILI)发病机制复杂,涉及药物和毒物因素(如理化性质、免疫原性、体内代谢、生物学活性、剂量和疗程等)、患者因素(如遗传性和非遗传性)及某些环境因素等多方面。不论是 DILI 还是 TILI,基于其发病机制通常可分为固有肝毒性(也称直接肝毒性)、特异质肝毒性和间接肝毒性(曾称为第三种肝毒性),部分药物或毒物对肝脏具有致瘤性(如肝腺瘤、肝细胞癌等)[1-3]。环境污染相关肝毒物多为固有肝毒性,而特异质肝毒性和间接肝毒性较少见[3]。不同类型肝毒性的发生机制既有明显区别,也有内在关联。以线粒体通透性转换(MPT)为中心的三步骤机制进程模型和以肝细胞再生及肝组织修复能力为转归节点的两阶段机制进程模型,从不同视角展示了 DILI/TILI 的机制进程。

某种药物或毒物引起的肝损伤可能以某种机制为主,也可能有多种机制同时或先后参与。由于多种因素的影响,不同药物或毒物引起肝损伤的机制可能相似,也可能存在很大差异;而同种药物在不同人群也可能表现出相似或不同类型、不同程度的肝毒性。经过多年的研究,人们对药物或毒物肝毒性的机制已经有了较多认识,但也有许多问题有待深入阐明,这需要长期的病例积累和系统研究。全面了解药物/毒物引起肝损伤的机制及其在不同人群中的可能差异,对于新药研发、DILI/TILI 的临床诊治及预防具有十分重要的意义[1-3]。

一、药物/毒物引起肝损伤的危险因素

(一)药物/毒物因素

药物的理化性质(如亲脂性大小)、活性代谢产物(RM)、日剂量(特别是 > 100 mg/d)和疗程、生物学活性(可能诱发间接肝毒性)、药物配伍及相互间作用,以及传统草药种植、储存和炮制过程中的污染等因素,均可能与 DILI(含 HILI)的发生风险有不同程度的关联[4-6]。毒物的理化性质、活性代谢产物、接触剂量和时长等,与毒性反应的大小密切相关[3]。

(二)患者因素

1. 一般性危险因素 主要包括年龄、性别、妊娠和基础疾病等。

(1)年龄:虽然传统认为年龄过大(55 岁以上,特别是 65 岁以上)或过小(婴幼儿和低龄儿童)均与 DILI 的发生风险有一定相关性,但迄今尚缺乏充分的循证医学证据能够对此加以证实,各指南基于相关研究数据对年龄与 DILI 风险相关性的解读也不一致[4-7]。老年人 DILI 发病率高,虽然可能有肝肾等器官功能衰退、药物代谢和清除能力减退因素的影响,但也可能与老年相关疾病处方药增多有关[8]。儿童特别是婴幼儿,某些药物代谢系统尚未发育成熟,加之该年龄段特有的病种,使得儿童对某些药物的肝毒性特别敏感[5,6]。目前较为严谨的提法应当是,对多数药物而言,只要根据年龄按规范用药,则年龄并非 DILI 的一般性风险因素[5];但年龄与特定药物所致 DILI 风险有一定的相关性,表现出一定程度的药物特异性[6],如婴幼儿和儿童对于抗惊厥药(如丙戊酸钠,10 岁特别是 2 岁以下小儿)、米诺环素、阿司匹林、丙硫氧嘧啶(PTU)相关肝损伤更敏感;而异烟肼(特别是 50 岁以上)、阿莫西林-克拉维酸和呋喃妥因相关肝损伤的风险随年龄增高而增大。

(2)性别:虽然有研究认为女性对 DILI 的易感性一般高于男性[7],但并无证据显示妇女对所有药物肝毒性的易感性均高于男性[6];西班牙、美国和冰岛

的研究均显示 DILI 患者的男女比例并无显著差异[5]。因此,性别作为 DILI 的易感性因素总体上并不确切,但女性对某些药物(如米诺环素、甲基多巴、呋喃妥因和奈韦拉平等)所致 DILI 的易感性可能更高[5,6]。米诺环素、甲基多巴、呋喃妥因和双氯芬酸所致 DILI 的典型特征类似于自身免疫性肝炎(AIH)的慢性肝炎,女性多见[4,5]。少数研究提示女性发生药物性肝衰竭的风险可能更高,但这尚需更多的临床队列加以比较分析[5]。

(3)妊娠:对于大多数药物而言,妊娠与 DILI 的相关性并不明确,并无证据显示妊娠可使女性对 DILI 的易感性增加[5,6]。实际上,DILI 只是妊娠期急性肝损伤的少见病因,且一般是不常使用的处方药(如四环素、甲基多巴、肼苯哒嗪、抗逆转录病毒药物、PTU 等)。其中 PTU 可致孕妇急性重型肝炎,病死率高,应特别注意。了解这些特点,有助于妊娠期肝内胆汁淤积综合征和妊娠期急性脂肪肝与 DILI 的鉴别。

(4)基础疾病:相对严重的基础疾病,特别是病毒性肝炎、脂肪性肝炎、肝硬化等,以及糖尿病等,可能会增加患者对 DILI 的易感性[9]。

2. 遗传特异质性危险因素　DILI 相关遗传特异质性危险因素涉及药物代谢、人类白细胞抗原(HLA)、细胞因子等各种免疫分子、氧化应激和抗氧化应激相关分子、肝脏再生和修复相关分子、各种信号传导通路分子等诸多基因的遗传多态性,其中最受关注的是药物代谢与 HLA 相关的遗传多态性及其相关功能表型的多态性。

(1)与药物代谢过程相关的遗传多态性:药物经肝脏的代谢分为以下 4 个阶段。① 第一阶段是药物向肝细胞内的转运过程,涉及有机阴离子转运多肽(OATP)、有机阴离子转运蛋白(OAT)、有机阳离子转运蛋白(OCT)或钠-牛磺酸共转运多肽(NTCP)等溶质载体(SLC)。② 第二阶段(Ⅰ 相代谢)是非极性药物(脂溶性药物)极性化(增加水溶性)的过程,涉及细胞色素 P450 酶(CYP)、单胺氧化酶(MAO)、乙醛脱氢酶(ALDH)等代谢酶的作用。③ 第三阶段(Ⅱ 相代谢)是使极性化药物与内源性极性化合物结合并生成水溶性化合物的过程,涉及尿苷二磷酸葡萄糖醛酸转移酶(UGT)、N-乙酰转移酶 2(NAT2)、超氧化物歧化酶(SOD)等的作用。④ 第四阶段是水溶性药物代谢产物自肝细胞内向肝细胞外(胆道或血流)排泌的过程,相关转运分子主要是肝细胞表面 ATP 结合盒(ABC)超家族的跨膜转运蛋白,即多药耐药蛋白(MDR)和多药耐药相关蛋白(MRP),包括 MDR1

(ABCB1)、MDR3(ABCB4)、MRP2(ABCC2)和胆盐输出泵(BSEP、ABCB11)等。

各种转运分子在人群中具有丰富的遗传多态性,在不同个体之间存在较大的活性差异,是 DILI 特别是药物性胆汁淤积的重要危险因素和机制之一[10]。例如,OATP1B1 特异性地分布在肝细胞血管膜面,其遗传多态性与利福平等许多药物转运入肝脏的能力大小密切相关。Ⅰ 相和 Ⅱ 相代谢酶,特别是 CYP、UGT 和 NAT 等基因多态性,也是多种 DILI 的危险因素。例如,CYP2E1 的基因多态性可显著影响不同个体对 APAP 等药物的肝毒性[11],CYP7A1 等遗传多态性可能与抗结核药物相关肝损伤的风险大小有关[12]。NAT2 有快乙酰化型和慢乙酰化型之分,慢乙酰化型与异烟肼肝毒性的增加明显相关[13]。谷胱甘肽 S 转移酶有 GSTM1 和 GSTT1 之分,其中 GSTM1 缺失性基因型与抗结核药物引起的肝损伤风险密切相关[14]。

(2)与 HLA 相关的遗传多态性:HLA 是最富多态性的人类基因。特定的 HLA 免疫遗传学背景,可使某些患者对某些药物或毒物肝毒性的易感性明显增加,成为具有遗传特异质和免疫特异质双重性质的特异质型 DILI 的高危因素。表 13-1 总结了文献报道的 HLA 遗传多态性与部分药物所致 DILI 的相关性[5,15-19]。

(3)蛋白酪氨酸磷酸酶非受体型 22(PTPN22)基因多态性:PTPN22 等位基因变异体是迄今发现的第一种在 HLA 基因多态性之外,且与 DILI 易感性有重要关联的免疫相关等位基因,同时也是第一种与多种药物所致的 DILI 和多种肝损伤模式都存在关联的 DILI 易感基因。PTPN22 的主要功能是调控 HLA 提呈新抗原的下游事件。有队列研究显示,PTPN22(rs2476601)变异体等位基因几乎与该队列涉及的各种药物所致的 DILI 风险增加均有关,显示了与整个 DILI 队列的相关性而不是某种药物所致 DILI 的相关性。PTPN22(rs2476601)不仅有助于进一步深入揭示 iDILI 的发病机制,同时也可能是预测 DILI 风险的有价值的生物标志物。详见本书第 16 章。

3. 肝细胞再生和肝组织修复能力的差异　不论是何种机制引起的肝损伤,肝脏都必然要通过肝细胞再生和肝组织修复以对抗肝损伤。肝细胞再生和肝组织修复能力与患者的遗传因素(如种族及个体间的遗传多态性)和非遗传因素(如年龄、基础肝病、肝外基础疾病等)均密切相关[19],其中遗传性因素也可视为一种特殊的遗传特异质性因素(详见下文)。

表 13-1　HLA 遗传多态性与特定药物所致 DILI 的相关性[5,15-19]

HLA 基因单倍型	相关药物（患者阳性率）	相关性或对照组阳性率
A*02:01	阿莫西林-克拉维酸	相关
A*31:01	卡马西平（17%）	正常对照组阳性率 2%
A*33:01	噻氯匹定（80%），甲基多巴（50%），依那普利（50%），非诺贝特（43%），特比萘芬（43%），舍曲林（40%），红霉素（20%）	正常对照组阳性率 1%
A*33:03	噻氯匹定	相关
B*18:01	阿莫西林-克拉维酸	相关
B*35:01	何首乌（41.1%）[18]	其他原因 DILI 阳性率 11.9% 汉族 MHC 数据库阳性率 2.7%
	美国绿茶[15]	美国 DILIN 数据：1414 例 DILI 患者中，HLA-B*35:01 携带率在 40 例饮用绿茶患者为 72%，在 162 例应用其他膳食补充剂者仅为 15%，在 1 142 例应用普通药物者仅为 12%
B*35:02	米诺环素（16%）	正常对照组阳性率 0.6%
B*57:01	氟氯西林（84%~87%）	正常对照组阳性率 6%
DQA1*01:02	卢米考昔	相关
DRB1*01:01	奈韦拉平	相关
DRB1*15:01/DRB5*01:01/DQB1*06:02	阿莫西林-克拉维酸（57%~67%） 罗美昔布 氟烷	正常对照组阳性率 15%~20% 强相关 强相关
DRB1*07:01/DQB1*02:02/DQA1*02:01	拉帕替尼 希美加群	相关 相关
DRB1*16:01/DQB1*05:02	氟吡汀（25%）	正常对照组阳性率 1%

注：HLA-DRB1*15:01 与药物性胆汁淤积的发生强相关。HLA-B*5701 可使氟氯西林诱导 DILI 的风险增加 81~100 倍以上。

（三）环境因素

饮酒、吸烟、染发和染指（趾）甲、环境污染（如房屋劣质材料装修和环境化工毒物污染）等，均有可能造成一定程度的炎症反应和基础性肝损伤，并增加药物/毒物引起肝损伤的发生风险。

二、DILI 发病机制

DILI 发病机制概览见图 13-1。药物肝毒性的类型，根据关键机制的不同可分为直接肝毒性（固有肝毒性）、特异质肝毒性和间接肝毒性，并呈现相似或

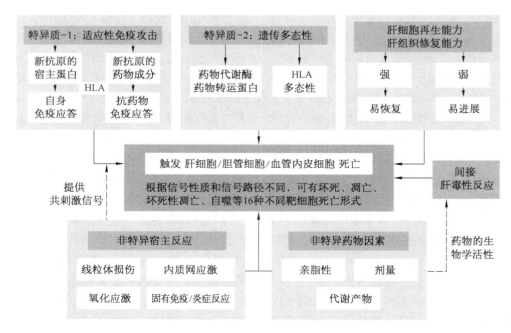

图 13-1　DILI 发病机制概览

不同的临床特征（表 13-2）。某些药物还具有致瘤或致癌性，如雄激素和口服避孕药与肝腺瘤的相关性（可能是特殊类型的间接肝毒性）[20]，马兜铃酸与肝细胞癌的相关性（可理解为特殊类型的固有或直接肝毒性）[21]，这类特殊的 DILI 请参见本书相关章节。

（一）固有（直接）肝毒性的基本发生机制

药物的固有肝毒性也称为药物的直接肝毒性，是由对肝脏存在固有或直接毒性的药物所引起。其致

病启动因素在于药物本身的理化特性（特别是亲脂性、毒性代谢产物）及剂量，但也需通过引发患者体内特别是肝内一系列病理生理反应而导致肝损伤（图 13-2）。相关药物（表 13-2）所致 DILI 常具有剂量依赖性、可预测性、动物模型可复制性[1,4-6,23]。APAP 是固有肝毒性药物的典型代表，在合并用药、饥饿、全身性疾病、慢性酒精滥用等情况下，CYP2E1 和 GSH 的水平受到干扰，可影响 APAP 的中毒阈值[5]。

表 13-2 3 种药物肝毒性类型的比较[1,22,23]			
比较项目	固有（直接）肝毒性	特异质肝毒性	间接肝毒性
发生机制	药物及其活性代谢产物的固有（直接）肝毒性，以及人体固有的病理生理性损伤反应	与人体遗传多态性相关的特异质性药物代谢障碍，或药物-蛋白质加合物特异性、HLA 限制性获得性免疫应答	继发于药物或其活性代谢产物的生物学活性，多通过影响免疫系统而间接对肝脏产生毒性作用
发生率	对具体药物而言，常见	对具体单药而言，少见 对药物整体而言，常见	随具体药物生物学活性特点的不同，可从少见到较为常见
剂量相关	明显的剂量依赖性	不明显（阈剂量 50~100 mg/d）	有一定程度的剂量和疗程相关性
可预测性	多可预测	难以预测	部分可预测
可复制性	常可在动物模型复制	难以在动物模型复制	有可能在动物模型复制
潜伏期	通常很快（数日内）	相差较大：数日至数月乃至 1 年以上	一般较迟出现（数月）
临床表型	肝酶升高、急性重型肝炎、肝窦阻塞综合征、急性脂肪肝、结节性再生等	急性肝细胞损伤、淤胆性肝炎、混合性肝炎、单纯性胆汁淤积、慢性肝炎等	急性肝炎、免疫介导的肝炎、脂肪肝、慢性肝炎等
常见药物	对乙酰氨基酚、阿司匹林、甲氨蝶呤等抗肿瘤化疗药物，以及高效抗逆转录病毒药物、合成代谢类甾族激素、他汀类药物、环孢素、肝素、丙戊酸、烟酸、丁酸、可卡因、胺碘酮、他克林、考来烯胺、含有吡咯双烷生物碱的草药等	阿莫西林-克拉维酸、氟氯西林、头孢菌素类、大环内酯类、曲伐沙星等喹诺酮类、磺胺类药物，以及异烟肼、吡嗪酰胺、酮康唑、特比萘芬、呋喃妥因、米诺环素、别嘌呤醇、丙硫氧嘧啶、双氯芬酸、来氟米特、噻氯匹定、拉帕替尼、帕唑帕尼、氟他酮、他汀类药物、非诺贝特、丹曲林、胺碘酮、氟烷、托伐普坦、赖诺普利、甲基多巴、波生坦、托卡朋、苯妥英、戒酒硫、菲尔安酯等	免疫检查点抑制剂、抗肿瘤坏死因子单抗、抗 CD20 单抗、蛋白激酶抑制剂、糖皮质激素、某些抗肿瘤药物、可影响和干扰物质及能量代谢的相关药物等

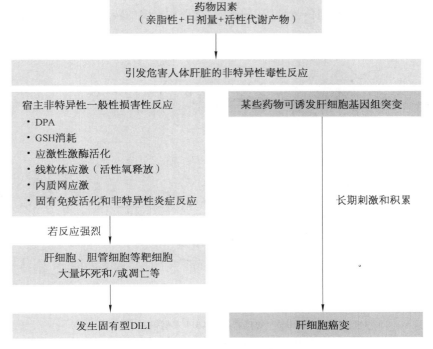

图 13-2 固有型 DILI 的发病机制

1. 固有肝毒性的药物因素　根据药物的亲脂性和日剂量,有学者提出了两因素法则(RO2),亦即如果药物的亲脂性 log P≥3,且口服剂量≥100 mg/d[24],则这种药物很可能具有肝毒性。根据该模型,可大致判断药物是否具有直接肝毒性,但难以预测 DILI 的严重程度。后来,在 RO2 模型的基础上又融入了对药物活性代谢产物(RM)的考察,构建了 DILI 评分模型方程式:0.608×log(日剂量/mg)+0.227×log P+2.833×(RM 形成)。如果该评分≥7分,则提示药物与严重程度 4 级或危及生命的肝损伤相关[24]。这些理论或模型尚需进一步研究论证。

2. 固有肝毒性的人体因素　固有肝毒性的宿主因素包括药物及其活性代谢产物引起的体内(特别是肝内)各种非特异性反应,包括药物及其活性代谢产物与宿主蛋白的结合,GSH 等抗氧化系统的耗竭,应激性激酶的活化,线粒体应激释放 ROS 等强氧化性基团及线粒体功能障碍,内质网应激,以及固有免疫系统的活化和肝脏局部炎症反应等[5,22]。

(二)特异质肝毒性的基本发生机制

　　此类药物无明显的固有毒性或只有极小的固有毒性,肝损伤的发生主要与患者特异体质相关。药物通常仅在极少数患者引起肝损伤,如在 2 000~100 000 例患者发生暴露后出现 1 例肝损伤[22]。但如果把所有药物视为一个整体,则特异质肝毒性是引起 DILI(特别是急性 DILI)较为常见的病因。特异质肝毒性机制主要分为免疫特异质和代谢特异质两方面。此外,肝细胞再生和肝组织修复能力也可能受到遗传特异质(种族

及个体间的遗传多态性)和非遗传因素(年龄、基础肝病和糖尿病等)的双重影响[25-27]。

1. 免疫介导的特异质肝毒性　亦即 HLA 限制性获得性免疫应答,是临床上认识较多、最为常见的特异质肝毒性机制,与药物和宿主双重因素密切相关。药物或其代谢产物与宿主蛋白质形成的药物-蛋白质加合物(DPA)提供合适的抗原表位,而宿主则提供 HLA 限制性免疫应答通路(图 13-3)。

　　实际上,药物与宿主血清蛋白形成 DPA 是十分常见的现象,以便于药物的运输、代谢和清除;药物特别是其 RM 在肝细胞内的代谢过程中也常需与相关蛋白质分子结合形成 DPA。但大多数 DPA 在绝大多数患者并不诱发免疫特异质型 DILI(图 13-3A)。仅在极少数患者,DPA 含有对应于某种 HLA 多态性的抗原表位时,才可能被巨噬细胞和树突状细胞等抗原提呈细胞捕获、处理并提呈给 HLA-Ⅱ限制性 T 细胞,进而诱发 HLA 限制性 DPA 特异性免疫应答介导的肝损伤(图 3B)[28]。

　　这种获得性特异性免疫应答理论上可分为以下3 种情况(图 13-4)。① 如果 DPA 抗原表位来自药物半抗原,将产生抗药物特异性免疫反应。② 如果 DPA 抗原表位来自宿主蛋白,将产生具有自身免疫特征的特异性免疫反应。③ 在罕见情况下,可能同时存在针对 DPA 中药物半抗原表位和宿主蛋白表位的获得性特异性免疫反应,抗药物免疫反应和自身免疫反应可能同时存在。

2. 药物代谢通路相关的遗传多态性　药物代谢通路中众多的转运蛋白/多肽和代谢酶有着复杂的基

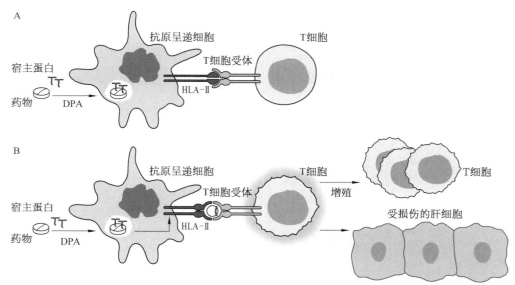

图 13-3　免疫特异质 DILI 发病机制[28]

A. DPA 表位与 HLA-Ⅱ不匹配,不能被提呈和诱发特异性免疫应答;
B. DPA 表位与 HLA-Ⅱ匹配,被提呈并诱发特异性免疫应答和肝损伤

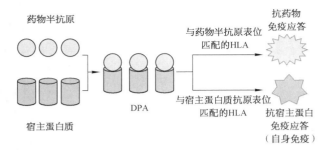

图 13-4 DPA 诱导特异性免疫反应的不同机制[1]

因多态性,某些基因多态性可能会引起药物及其 RM
在肝脏的蓄积,进而通过直接细胞应激和(或)直接
线粒体损伤等毒性机制引起肝细胞等靶细胞损伤。
药物及其 RM 在肝细胞和体内的蓄积还可能竞争性
抑制胆红素、胆汁酸和胆盐等物质的代谢和排泄,进
而引起继发性或次级肝损伤和肝功能障碍。此外,不
排除在某些药物和某些患者,药物及其 RM 的蓄积也
可能引起特异性免疫介导的肝损伤。

(三)间接肝毒性的发生机制

药物的间接肝毒性是指继发于药物生物学效应
的肝毒性,而不是药物的固有肝毒性或特异质肝毒
性[22]。间接肝毒性可独立出现,但由于继发于药物
生物学作用的毒性效应多不具有特定器官靶向性,因
此可先后或同时伴有肝外组织器官的损伤[29]。

目前报道的药物间接肝毒性大致有以下几种:
① PD-1 单抗、PD-L1 单抗、CTLA-4 单抗等抗肿瘤免
疫检查点抑制剂(ICI)的间接肝毒性,可能与 ICI 应
用后广泛的继发性免疫激活相关[30-33]。② 肿瘤坏死
因子拮抗剂的间接肝毒性,可能与干扰体液和细胞免
疫有关,尤其是原有自身免疫性疾病患者[34,35]。③ 抗
CD20 单抗[22]。④ 蛋白激酶抑制剂[22]。⑤ 甲泼尼龙
经静脉大剂量重复脉冲式(每次 500~1 000 mg/d,连
续 3 d)治疗多发性硬化等自身免疫性疾病后的间接
肝毒性,并且再用药后的肝损伤再激发率较高,可能
与短期过度免疫抑制再撤药后的免疫重建相关[36]。
⑥ 其他抗肿瘤药物的间接肝毒性[22]。⑦ 干扰物质
和能量代谢药物的间接肝毒性常可引起脂肪肝,如可
导致体重增加的药物(利培酮、氟哌啶醇等)、改变甘
油三酯处置的药物(如洛美他派)、改变胰岛素敏感
性的药物(如糖皮质激素)[22]。上述 7 种情况中,以
ICI、肿瘤坏死因子拮抗剂和抗 CD20 单抗等引起的免
疫相关间接肝毒性最受关注。

伴有乙型肝炎病毒(HBV)或丙型肝炎病毒
(HCV)感染的恶性肿瘤、自身免疫性疾病患者,若接
受化疗、放疗或免疫抑制治疗,可能会引起 HBV 或

HCV 的再激活,从而引起病毒性肝炎复发或急性加
重[37],严重者可引起纤维淤胆性肝炎或免疫诱导性
肝衰竭[38,39]。伴有 HBV 或 HCV 感染的人类免疫缺
陷病毒(HIV)感染者,应用高效抗逆转率病毒治疗
(HAART),可能会因免疫重建导致对 HBV 或 HCV
免疫增强而出现病毒性肝炎发作;或 HIV 感染终末
期、极度免疫抑制状态下,出现 HBV 和 HCV 的高复
制,引起免疫抑制诱导的肝炎病毒相关的肝衰竭[39]。
这些肝损伤虽然也与肿瘤化疗药物、免疫抑制药物或
HARRT 药物的生物学效应间接相关,但根源是原先
存在 HBV 或 HCV 感染,属于特殊人群的病毒性肝炎
范畴,在不需停用化疗或免疫抑制药物的情况下,应
用口服抗 HBV 或抗 HCV 药物即可有效控制 HBV 或
HCV 复制及肝损伤。此外,在应用聚乙二醇干扰素
治疗慢性乙型肝炎的过程中,也可因 HBV 特异性免
疫激活而出现肝酶升高。这些虽然也是广义的间接
肝毒性,但与药物间接肝毒性不同。

相关抗感染药物除可能具有固有(直接)或特异
质肝毒性外,是否可能通过影响肠道菌群和肠肝循环
等机制而诱发一定程度的间接肝毒性,也是需要进一
步探讨的问题[1]。

三、DILI 不同发病机制的内在区别与关联

DILI 不同发病机制之间有着明确的差别[22],主
要体现在以下几个方面。① 固有(直接)肝毒性的剂
量依赖模式较为明显,人体固有(直接)病理生理反
应相对强烈。② 特异质型 DILI 主要由特定的 HLA
限制性 DPA 特异性获得性免疫应答介导和(或)特定
药物代谢通路异常所致。③ 间接肝毒性是继发于药
物生物学活性(特别是免疫学活性)的毒性效应,虽
然不排除也具有潜在的固有肝毒性或特异质肝毒性,
但间接性肝毒性显然更为引人注目。

固有肝毒性和免疫特异质肝毒性的区别与联系
参见图 13-5[5]。首先,药物特别是其 RM 可与宿主蛋
白质共价结合形成 DPA,引起氧化应激反应,激活多
种固有免疫和炎症信号通路,诱发线粒体和内质网等
细胞器应激,干扰肝脏生物合成、转化和转运等多种
功能。若这些固有损伤反应呈高烈度,明显超过患者
体内的还原性 GSH 等抗氧化系统及其他保护机制的
制衡能力,将导致肝细胞等靶细胞的坏死或凋亡等严
重后果,发生固有型 DILI,表现为对固有肝毒性的
"易感(susceptibility)"。其次,若上述固有病理生理
性损伤反应呈中烈度,且体内能及时出现充分的抗氧
化反应、内质网未折叠蛋白反应及线粒体生物合成等

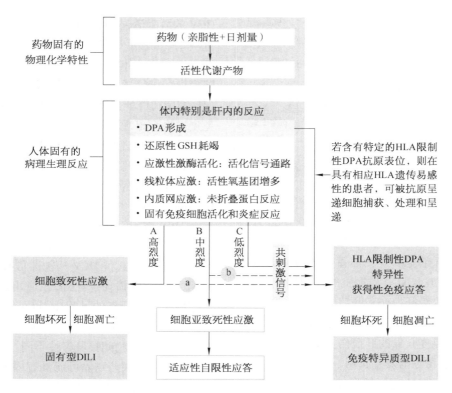

图 13-5　固有型 DILI 和免疫特异质型 DILI 发病机制的区别与联系[1]

保护性反应,则可避免发生严重肝损伤,呈自限性短暂的轻度肝损伤,表现为对药物固有肝毒性的"适应(adaption)"。再者,若上述固有病理生理反应呈低烈度,则仅引起轻微的固有型肝损伤,甚至不引起任何肝损伤,变现为"耐受(tolerance)"。但若 DPA 的抗原表位恰巧对应于患者特定的 HLA 遗传背景,则可能启动 HLA 限制性 DPA 特异性获得性免疫应答,根据获得性免疫反应烈度的不同,也可表现为"耐受""适应""易感",后者即典型的免疫特异质型 DILI。

固有肝毒性和特异质肝毒性并不是截然分割的,某些药物既可导致不同程度的固有肝毒性,也可引起特异质肝毒性(图 13-5 A+a、B+b)。激活固有免疫系统等可为这种免疫特异质反应提供共刺激信号。即便是典型的固有肝毒性药物 APAP,也不排除在特定环境条件下具有个体特异质性[11,40]。虽然多数患者在服用 APAP 达到或超过 10～15 g/d 时出现肝损伤,但某些患者(特别是饮酒者)即使服用不足 4 g/d 也可出现肝损伤;而另有部分患者则能耐受超大剂量 APAP[40,41]。再如,虽然一般认为特异质肝毒性没有明显的剂量相关性,但绝大多数药物在日剂量不足 10 mg/d 时极少发生特异质型 DILI;而氟烷诱导的超敏性肝毒性往往在更高剂量时较易发生[40]。此外,异烟肼被认为具有较低的固有肝毒性和较强的特异质肝毒性[40];胺碘酮和他汀类等被认为既具有固有

肝毒性,又可引起特异质肝毒性[5]。

不论是固有肝毒性、特异质肝毒性还是间接肝毒性,最终均将导致肝细胞线粒体损伤和功能障碍,引起不同程度和范围的靶细胞损伤和死亡(图 13-1、图 13-5)[5,40]。DILI 最常受损的靶细胞是肝细胞和胆管上皮细胞,某些药物或毒物(如含有吡咯双烷生物碱的土三七等)则以肝窦和肝小静脉等血管的内皮细胞为主要靶细胞。根据 2018 年细胞死亡命名委员会(NCCD)指南[42],细胞死亡形式包括内源性细胞凋亡(intrinsic apoptosis)、外源性细胞凋亡(extrinsic apoptosis)、MPT 驱动的细胞坏死(MPT-driven necrosis)、坏死性凋亡(necroptosis)、铁死亡(ferroptosis)、细胞焦亡(pyroptosis)、PARP1 依赖性细胞死亡(parthanatos)、同类细胞相食性细胞死亡(entotic cell death)、NET 驱动的细胞死亡(NETotic cell death)、溶酶体依赖性细胞死亡(LCD)、自噬依赖性细胞死亡(autophagy-dependent cell death)、免疫原性细胞死亡(immunogenic cell death)、细胞衰老(cellular senescence)和有丝分裂障碍(mitotic catastrophe)12 种形式。此外还提出细胞内碱化作用驱动的凋亡(alkaliptosis)和氧自由基诱导的半胱天冬酶非依赖性凋亡(oxeiptosis)等细胞死亡形式[43]。DILI 发病机制可能涉及其中多种细胞死亡形式,特别是细胞凋亡、MPT 驱动的细胞坏死、坏死性凋亡和细胞焦亡等。

总之,虽然不同类型肝毒性的发生机制差异显

著,但并非绝对的非此即彼、完全割裂的关系。固有型 DILI 和特异质型 DILI 的发病机制,在引发肝毒性的通路上存在着多个环节的交结或内在关联(图 13-1、图 13-5)[5,40]。这种内在的交结或关联主要体现在:① 肝损伤的启动在总体上均与药物的固有理化特性(特别是亲脂性)、日剂量(虽然差异明显)及 RM 有不同程度的关联。② 均存在人体固有免疫及炎症反应,虽然其程度、范围及时限等方面存在较大差别。③ 遗传特异质药物代谢障碍引起药物特别是 RM 在体内蓄积后,后发毒性效应可具有固有肝毒性的相关特征。④ 线粒体损伤和 MPT 处于肝损伤发生的中心环节,不论何种肝毒性,只要达到一定强度,均将导致范围和程度不等的靶细胞死亡。

四、DILI 的发病机制进程

固有型 DILI 和特异质型 DILI 的发病机制进程可借助相关模型加以说明[25,40]。

(一)药物肝毒性的三步机制进程模型

该模型由 Russmann 等于 2009 年提出[40],将 DILI 的发生机制进程大致分为上游事件(第一步)和下游事件(第二、三步)(图 13-6),并展示了固有肝毒性(内源性途径)和免疫特异质肝毒性(外源性途径)之间的差别与关联,提出 MPT 在各种 DILI 的发病机制中均处于中心地位,其损伤程度决定着肝细胞是发生凋亡还是坏死。三步模型特别有助于从整体上理解 DILI 的一般性发病机制进程。但需注意,DILI 发病机制过程复杂,很难通过一个工作模型完整反映,主要体现在以下几点:① 某些药物 RM 可跳过第一步,直接活化死亡受体或细胞防御系统等下游事件,如 NAPQI 可直接活化 Keap1-Nrf 细胞防御系统[44]。② 未能体现损伤性反应与保护性反应(包括抗氧化反应和肝组织的再生修复能力)之间的制衡性。③ 未能体现与药物转运和转化相关的遗传代谢性特异质肝毒性机制。④ 该模型是在 2009 年提出,未能反映间接肝毒性机制。

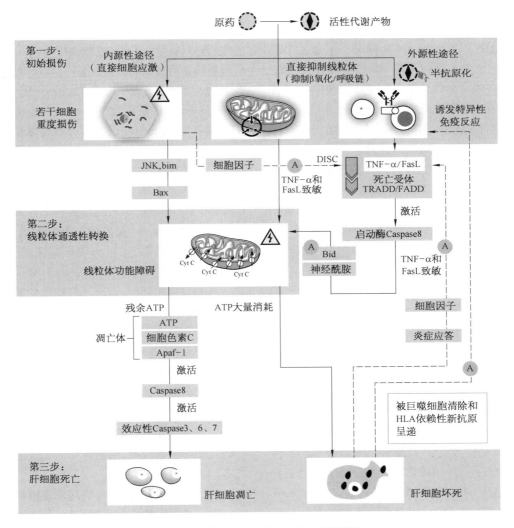

图 13-6 药物肝毒性的三步机制进程模型

1. 第一步：药物肝毒性的启动机制　DILI发病的启动机制包括药物或RM引发的直接细胞应激、直接线粒体损伤和（或）特异性免疫反应。一般情况下这些反应由RM引起，而由原药引起者相对较少。多数情况下这些反应主要损伤肝细胞，其次是胆管上皮细胞（如氟氯西林），有些药物RM则主要靶向作用于肝内血管内皮细胞（如吡咯双烷生物碱）。

Ⅰ相代谢酶CYP家族是介导产生RM最重要的代谢酶。Ⅱ相代谢酶也可介导产生RM，如具有肝毒性的酰基葡萄糖苷酸。药物和RM可通过多种机制直接引起相关初始细胞应激，如耗尽GSH，与酶、脂质、核酸和其他细胞结构结合，抑制BSEP（ABCB11基因）；而BSEP等受抑制又可导致其底物蓄积，进而产生次级肝毒性。

某些药物或RM可能在初始阶段就能直接抑制肝细胞线粒体呼吸链，导致ATP减少、耗竭和增加ROS的产生，抑制β氧化和引起肝细胞脂肪变性，损伤线粒体DNA和干扰其复制；或直接导致MPT，促使线粒体上的小孔开放。

药物或RM与宿主蛋白质共价结合形成的DPA可充当新抗原，在具有特定HLA遗传背景的患者诱导HLA限制性DPA特异性免疫应答，包括细胞毒性T细胞（CTL）的活化、细胞因子的产生、抗药物半抗原抗体或抗宿主蛋白自身抗体（如抗CYP抗体）的产生等。

2. 第二步：MPT　MPT可在第一步的初始阶段就被某些药物或RM直接引起，但大多在第二步中通过强烈的细胞应激（内源性途径）直接被启动，或通过死亡受体放大通路（外源性途径）间接被启动，后者常由较轻的细胞应激和（或）特异性免疫应答引起。

在内源性途径中，强烈的细胞应激可激活内质网通路、溶酶体透化或JNK激酶等；随后激活Bcl-2家族的促凋亡蛋白（如Bax、Bak、Bad），并抑制抗凋亡蛋白（如Bcl-2和Bcl-xL），从而导致MPT。

在外源性途径中，初始轻度损伤可被轻度应激引起的炎症反应放大，而附加因素可调节人体的固有免疫系统，调控促炎细胞因子（如IL-12）、抑炎细胞因子（如IL-4、IL-10、IL-13）及单核细胞趋化蛋白-1（MCP-1）之间的平衡。其后果之一是敏化的肝细胞对肿瘤坏死因子（TNF）、Fas配体（FasL）和γ干扰素（IFN-γ）的致死性效应十分敏感。若初始损伤事件是特异性免疫反应，则HLA限制性抗原提呈将激活肝脏Kuffer细胞和CTL释放TNF和FasL。TNF和FasL与肝细胞内的死亡受体结合，继而激活TNF相关死亡域蛋白（TRADD）和Fas受体相关死亡域蛋白

（FADD），TNF/FasL、死亡受体和TRADD/FAD形成死亡诱导信号复合体（DISC），继而激活启动酶Caspase-8。Caspase-8可直接活化效应性Caspase-3、Caspase-6、Caspase-7，从而启动靶细胞凋亡；但这种直接信号通路对肝细胞而言往往太弱而难以启动凋亡，故需借助Bcl-2家族促凋亡蛋白（如Bid）和神经酰胺进行信号放大。与内源性通路相似，这将导致MPT；而MPT是内源性通路和外源性通路所致DILI的共同环节，在DILI发病机制中起关键作用，进一步介导靶细胞死亡[45]。参考自身免疫性肝病的"危险信号假设"，单纯半抗原很难独自激发HLA限制性过敏性肝毒性；但在药物或RM所致轻度细胞应激，或同时存在其他炎性疾病的状态下，伴随释放的损伤性细胞因子可提供"危险信号"，从而辅助激活特异性免疫反应，引发免疫特异质型肝损伤[46]。

3. 第三步：肝脏靶细胞的死亡（凋亡或坏死）　MPT可导致大量质子流穿越线粒体内膜，阻碍或终止线粒体ATP的合成。因此，MPT或其他能直接毁损线粒体的机制可引起线粒体ATP耗竭，导致线粒体基质肿胀、外膜通透性增加和破裂，细胞色素C和其他促凋亡线粒体蛋白从膜间隙释放至细胞质。细胞色素C结合至胞质支架（apaf-1）和Caspase-9，形成凋亡体（apoptosome），从而活化Caspase-9；该耗能过程需要ATP的参与，因此仅在仍有部分线粒体保持完整并能合成ATP的情况下。活化的Caspase-9和其他可能的促凋亡线粒体蛋白激活效应性Caspase-3，Caspase-3继而切割特定的细胞蛋白并进一步活化Caspase-6、Caspase-7、Caspase-2，最终导致程序性凋亡性细胞死亡。凋亡可理解为"安静的"细胞死亡，凋亡片段随之被巨噬细胞清除，该过程仅伴有轻微的炎症，因而继发性损害也很轻微。

若初始损伤强烈，以至于肝细胞的所有线粒体都迅速发生MPT，或有其他机制导致线粒体ATP迅速耗竭，从而阻止了凋亡的发生，这将导致靶细胞的坏死。缺乏ATP也可激活内源性途径导致靶细胞坏死。坏死的细胞可诱发炎症反应，细胞因子释放，从而通过敏化周围的肝细胞而放大初始损伤效应。

细胞凋亡和坏死并非泾渭分明，两者可混合存在[40]。此外，DILI相关细胞死亡形式可能不止传统的凋亡和坏死这两种，因为近年来发现的细胞死亡形式多达12～14种或更多。

（二）药物肝毒性进程的两阶段机制进程模型

在药物或毒物导致肝损伤后，肝细胞和肝组织能否得到及时充分的再生修复，是决定肝损伤持续加重

或恢复速度的关键因素之一[25-27]，两阶段模型可形象解释这种机制(图 13-7)[17]。第一阶段是药物或毒物及其代谢产物通过多种机制启动和施加肝损伤。第二阶段是肝损伤发生后很快启动两个相反方向的事件，其一是肝损伤的进展和扩大，其二是迅速刺激肝细胞分裂再生和肝组织修复。肝损伤虽有进展，但若能及时启动充分的肝细胞分裂再生和组织修复，则肝损伤可以逆转。若肝细胞分裂再生和组织修复被抑制或缺乏(如超量药物或毒物攻击时)，或原有肝脏基础疾病导致肝细胞分裂再生和肝组织修复能力明显减退，则肝损伤将不断进展和加重，直至导致死亡。

在药物或其 RM 诱导肝损伤的过程中，致炎细胞因子 TNF-α 也可诱导核因子 κB(NF-κB)依赖性存活基因的表达[40]。NF-κB 应答基因能抑制 JNK，促进抗氧化基因表达上调。同样地，氧化应激也可诱导核因子 E2 相关因子 2(Nrf2)，促使针对细胞应激的抗氧化基因表达上调[47]。在复杂的抗氧化系统中，起关键作用的是还原型 GSH，不仅是各种 ROS 的重要清除剂，也是 APAP 毒性代谢产物 N-乙酰-对苯醌亚胺(NAPQI)等的清除剂，因此 GSH 的前体成分 N-乙酰半胱氨酸(NAC)可用于治疗 APAP-DILI。此外，高浓度 GSH 还可促进 NF-κB 依赖性存活基因的表达，拮抗 Fas 诱导的凋亡等机制，从而对细胞产生保护作用[40]。线粒体 GSH 的浓度也是肝细胞再生和肝组织修复的重要调节因子[48]。

再生的肝细胞是来源于成年肝细胞、肝内干细胞

还是循环干细胞，目前仍存在争论。肝细胞的再生来源和再生能力，可能受到机体及肝脏的基础状况、肝损伤的原因、肝损伤的程度、肝细胞的自主信号及内分泌和旁分泌信号等多种因素影响[49]。有研究显示，在小鼠正常肝脏的自稳过程中，99%新生肝细胞来源于成年肝细胞；而祖细胞在正常小鼠肝脏的自稳及再生过程中几乎不起重要作用[50]。另有研究显示，正常大鼠或代偿期肝硬化大鼠的肝细胞移植入正常受体肝脏后，能在正常微环境中立即存活并增殖；而失代偿性肝硬化大鼠的肝细胞在正常受体肝脏的微环境中起初并不扩增或产生清蛋白，但延迟 2 个月后其功能得以重建[51]。

五、总结和展望

系统了解药物或毒物引起肝损伤的风险因素、基于发病机制的肝毒性分类、不同类型肝毒性的一般性机制、不同发病机制之间的区别与联系，以及从药物初始刺激、到产生肝损伤效应、再到肝损伤进展或逆转的机制进程，是深入探讨特定药物或毒物具体肝毒性的重要基础，有助于更好地警惕 DILI/TILI 的发病风险，识别相关生物标志物[52]，进行科学性与个体化相结合的诊治及预防，也有助于更好地预测和评估新药研发的安全性。

DILI 发病机制和临床表型复杂多样，诸多问题有待深入研究：① 在真实临床场景中，不同个体对药物肝毒性反应存在显著差异，多数情况下很难准确把握特定药物的具体发病机制，因此需要长期的病例积累和系统研究。② 如何通过实验模型较为可靠地复制 DILI 表型和评估其发病机制，对于药物上市前的毒理学研究是巨大挑战。③ DILI 慢性化和重症化的机制，以及其中蕴含的潜在防治靶点。④ ICI 相关免疫介导性肝炎个体间发病风险及严重程度差异较大的内在机制。⑤ 吡咯双烷生物碱靶向于肝血窦和肝小静脉内皮细胞并引起肝窦阻塞综合征/肝小静脉闭塞病(HSOS/HVOD)的机制。⑥ 结节性再生性增生、肉芽肿性药物性肝炎等特殊表型 DILI 的发病机制。⑦ 某些药物或毒物对肝脏的致瘤或致癌机制等。

(于乐成　陈成伟)

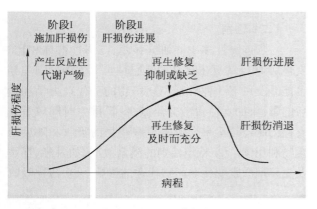

图 13-7　肝细胞再生和肝组织修复与 DILI 的进展和消退(两阶段机制进程模型)

参考文献

请扫描二维码
阅读本章参考文献

第14章

药物与毒物性肝病发病危险因素

药物性肝损伤（DILI）是由处方药、非处方药、草药和膳食补充剂（HDS）等导致的肝脏损伤。有1 000多种药物可引起不同程度的肝损伤[1]，严重者可发展为肝纤维化、肝衰竭甚至死亡[2]。除停用可疑药物外，目前国际上尚无针对DILI的推荐药物治疗方案。因此，如何改善DILI的早期预测和诊断能力，探索潜在的风险因素和特异生物标志物预测DILI高风险人群，进而在用药前和用药过程中合理管理高风险人群，对降低DILI的发生和由此导致的死亡非常重要。

根据DILI发生机制可分为：固有型（可预测，损伤与剂量呈正相关，在药物暴露后不久发生）、特异质型和间接型[2]。特异质型DILI（iDILI）仅发生于少数易感个体，为非剂量依赖性和不可预测性。间接型DILI指药物间接作用于肝脏或免疫系统，如某些药物可能导致患者原有的肝脏疾病发生变化，或者药物通过改变患者的免疫状态而导致肝损伤。目前认为DILI的发生是复杂、多因素共同参与，如药物、性别、年龄、遗传、免疫紊乱等不同危险因素在时间上的相互作用和交叉，微生物群及环境和生理决定因素可能会增加iDILI的易感性。然而，无论是宿主遗传因素还是化学反应性代谢物的形成都不能单独预测iDILI的发生。此外，药物性质和宿主因素都会影响iDILI延迟发病的可能性。目前，大多数能预测肝损伤的危险因素仍不确定，已相对明确的危险因素见表14-1。

一、宿主风险因素

（一）年龄

虽然动物研究已经证明，老龄化肝脏的生理改变会影响药物代谢。然而，没有证据表明所有DILI均为年龄依赖性。国家药品不良反应监测系统2012—2016年自发报告数据研究显示：婴儿（0~1岁）发生药物相关不良反应的风险显著高于年龄较大的儿童；52岁以上人群是药物相关不良反应的高风险人群，年龄每增加10年，相对风险就会增加33%[3,4]。相关研究报道年龄增加了iDILI的总体风险，其主要原因是多种药物的联合使用[5]。少数药物（如异烟肼、氟氯西林、氟烷、阿莫西林/克拉维酸钠和硝基呋喃妥因），会增加老年人发生iDILI的风险[6]。西班牙DILI登记研究中心对843名DILI患者（平均54岁，48%为女性）的研究显示，肝损伤程度与年龄存在相关性，肝脏相关疾病所致病死率在65岁以上、伴肝细胞损伤和肝脏基础疾病的患者中明显提高。DILI的临床表型与年龄也密切相关，80岁以上老年患者主要以胆汁淤积型损伤为主，其他年龄层次中最主要的表型是肝细胞损伤型（57%）[7,8]。

（二）性别

一项前瞻性多中心研究显示，与男性群体相比，女性对DILI表现出更高的易感性[9]。这种性别差异可能涉及以下3种机制：① 药物的药代动力学和随后的毒性，如女性胃酸分泌较少、胃排空时间较短及女性的肠道转运率会影响口服药物的吸收和随后的生物利用度。② 特定性别的激素效应，如月经、怀孕及更年期激素变化对药物代谢的影响。③ 药物吸收

表14-1	药物与毒物性肝病发生的潜在危险因素	
宿主因素	**环境因素**	**药物因素**
年龄	吸烟	药物理化性质
性别	酒精	日剂量
妊娠	职业和环境因素	疗程
肝脏基础疾病		用药途径
肝外基础疾病如营养不良		合并给药
遗传易感性		
免疫紊乱		

转化后肝脏对其产生的异常免疫反应[10]。

尽管尚无证据阐明女性增加 DILI 风险的所有原因,但可增加自身免疫性肝炎样 DILI(AL-DILI)的风险。AL-DILI 是特殊的 DILI 类型,其主要临床表现与特发性自身免疫性肝炎(AIH)相似,致病机制都涉及自身抗体,且女性居多[10]。然而,两者的自身抗体谱具有明显差异,特异性的 IgG 和 IgM 自身抗体可能成为潜在的区分 ALDILI 和 AIH 的生物标志物[11,12]。

(三)妊娠

怀孕期间的药物使用并不常见,一旦发生 DILI 将会对母亲和胎儿均产生不利影响。除基础疾病、感染、肠道微生物等因素外,孕期引起的生理变化已经被证实会影响药物的药代动力学。特别是孕期肝血流量的显著增加影响了肝吸收药物的药物代谢,同时人血清清蛋白含量降低也能改变高蛋白质结合药物的药代动力学[13]。

孕期另一个重要变化是激素水平的变化,进而影响肝脏代谢酶活性。虽然孕期大多数细胞色素酶的活性增加,但 CYP1A2 和 CYP2C19 的活性降低,此变化是否增加 DILI 风险取决于母体药物或其代谢产物种类[14]。因此这种对药代动力学的影响使得妊娠成为 DILI 的高风险因素。

(四)肝脏基础疾病

各种病因的肝脏基础疾病在人群中的发病率远高于急性 DILI,肝脏基础疾病是 DILI 发生的风险因素之一。① 因肝脏基础疾病(如病毒性肝炎、脂肪肝、酒精性肝病等)导致肝功能受损使药物代谢功能受限、药物清除能力下降,从而导致药物易蓄积在肝内。② 肝硬化患者门静脉分流通常会导致药物生物利用度增高。③ 低蛋白血症通常会使高蛋白质结合的药物自由浓度增加。④ 肝血量减少及细胞色素酶活性降低会导致药物的清除率降低。吗啡、苯二氮䓬类和非甾体抗炎药(NSAID)在肝硬化患者中不良反应发生的风险增加已得到相关研究证实[15]。此外,合并慢性乙型肝炎的结核病患者,未有效抗 HBV 的情况下,使用抗结核药物时更容易发生 DILI、ALF,甚至死亡[16]。

(五)肝外基础疾病

高脂血症是 DILI 严重程度的独立影响因素之一。相关研究显示,高脂血症患者发生严重 DILI 的风险是无高脂血症患者的 4 倍[17]。肥胖增加了 APAP、氟烷和甲氨蝶呤的肝毒性,这可能是肥胖导致肝脏 CYP2E1 酶活性增强的后果。肥胖相关性脂肪肝可能是潜在的肝毒性风险增加因素,但其机制尚不清楚[18]。糖尿病可增加某些药物(如 APAP、甲氨蝶呤和抗结核药物等)所致 DILI 的易感性。肿瘤和心脏病是慢性 DILI 的可能危险因素[19,20]。我国仍是结核病高负担国家,抗结核药物引起的肝损伤 ATLI 是抗结核治疗过程中常见的不良反应,危害性大。结核病可导致营养不良、低蛋白血症和体重减轻等,均可能增加抗结核药物的肝毒性风险。英国的一项研究显示,在结核病患者中 HIV 共感染、低体重、酒精的摄入、较高的 ALP 基线都与 DILI 发生相关[21]。

(六)遗传易感性

DILI 的确切机制复杂繁多,至今尚未充分阐明。随着遗传学的不断发展,研究人员一直致力于寻找可靠的遗传标记物用于筛选 DILI 易感人群。目前药物代谢酶基因的多态性与 DILI 的关系是研究热点之一,现有的研究证实编码药物代谢酶的基因多态性与 AT-DILI 相关。进一步研究发现编码药物代谢酶关键基因 N-乙酰转移酶Ⅱ(NAT2)、CYP2E1 等单核苷酸多态性可能造成其活性代谢物的过度形成或无法清除,进而增加 DILI 风险。异烟肼作为最重要的抗结核药物,同时也是诱导肝损伤的主要药物,已有研究表明 NAT2 等编码代谢酶的关键基因的遗传多样性在异烟肼诱导肝损伤差异性中扮演重要作用[22]。

HLA 是人体 MHC 的表达产物,是具有高度多态性的同种异体抗原。目前已有大量的研究 HLA Ⅰ 类和Ⅱ类基因与 DILI 遗传易感性有关。如阿莫西林-克拉维酸肝损伤与 HLA-DRB1*1501 强相关,HLA-B*5701 可使患者对氟氯青霉素相关的 DILI 的易感性增加 81~100 倍[23]。此外首次发现 HLA-B*35:01 等位基因是预测中药何首乌肝损伤易感人群的生物标志物,且易感基因获第三方独立重复和验证[24-26]。HLA 关联的主要机制可能涉及 T 细胞对药物-蛋白质加合物或药物本身的反应,但有待进一步研究[27]。其他免疫相关基因的多态性也是遗传危险因素,如蛋白质酪氨酸磷酸酶非受体 22 型基因(PTPN22)的错义突变和 IL-10 基因的等位突变[28]。

(七)免疫紊乱

免疫紊乱是发生 DILI 的重要危险因素之一。其中,天然免疫介导的 iDILI,主要与机体天然免疫引起的应激状态有关,如 LPS 模型模拟免疫应激证实了雷尼替丁、补骨脂、淫羊藿等导致的 iDILI[29]。也有研究团队基于临床代谢组学、结合细胞多因子的临床队列研究发现,免疫应激介导无易感基因突变的何首乌 DILI 易感人群识别主要与 TNF-α 等细胞因子高度相关[30],进一步基于 TNF-α 细胞因子模拟免疫应激状态,成功构建了何首乌特异质型肝损伤动物评价模型[31]。另一方面,免疫耐受缺陷可以阻断肝脏的免疫调节和耐受能力,从而使肝脏容易受到免疫反应影响。在最近的安全性研究中,如 PD-1 基因敲除联合 CTLA4 抗体小鼠模型和抑制性骨髓淋巴细胞耗竭小鼠模型分别增加阿莫地喹、氟烷 DILI 的易感性[32,33]。上述研究提示,机体免疫紊乱状态(免疫应激或免疫耐受缺陷)增加 DILI 的易感性。

二、环境危险因素

(一) 吸烟

CYP 超基因家族是人体内最重要的药物代谢酶,其亚型(如 CYP2A6)的基因多态性表现出人体对药物和(或)环境化合物毒性、敏感性存在差异。已被证明吸烟烟雾中的芳烃可诱导 CYP1A1、CYP1B1 和 CYP1A2 在体内的表达,并激活特异性受体,进而增加 CYP1B6 和 CYP2E1 表达[34]。吸烟诱导的 CYP 活性还与代谢酶多态性有关,导致代谢物积累增加,代谢物与肝内蛋白质发生结合反应,造成肝损伤。烟草中的尼古丁主要通过 CYP2A6 同工酶在肝脏中进行生物转化。CYP2A6 基因多态性将影响尼古丁的代谢[35]。但尚无确切证据表明,吸烟会增加 iDILI 风险。

(二) 饮酒

在多项关于服用抗逆转录病毒药物或抗结核药物后导致肝损伤的研究中,有饮酒史或过度酗酒史患者占一定比率,不容忽略。越来越多的证据表明,酒精诱导的应激反应在肝损伤中起着关键作用,许多慢性肝病都与酒精相关,并最终演化为肝损伤甚至肝癌。他汀类药物在酗酒患者中更易发生肝损伤风险[36]。酗酒者应用 APAP 时,在后者毒性开始之初就对肝损伤易感性增加,加速了对肝的伤害[37]。

已知酒精会诱导 CYP2E1 活性,CYP2E1 参与异烟肼和利福平的氧化代谢过程,其活性改变会影响肝的代谢过程,显著增加 AT-DILI 风险[38]。同时,肝脏线粒体中的 CYP2E1 可诱导 ROS 过量产生、线粒体功能障碍和细胞毒性,并可能参与一些有害加合物的形成过程。长期饮酒会通过诱导 CYP2E1 活性使肝脏易受氧化应激影响,从而加速肝损伤进程[39]。

(三) 职业和环境因素

对农作工人的发病率调查显示,农作可能使工人暴露于潜在的危险物质,包括已知和可疑的致癌物质。对各国家和地区的发病率对比发现,与一般人群相比,农作工人患病风险较低[40]。也有关于空气污染与肝病的调查,长期暴露于低水平空气污染中,硫和钒的影响最大,会增加患肝病的风险[41]。

不止烟草的烟雾中含有重金属元素,一些与重金属冶炼相关的工作,也会在长期接触中对机体产生损伤。对低水平铅暴露条件的矿工与对照工人比较发现,铅暴露工人的某些血液参数出现轻度、亚临床、病理前显著变化[42]。暴露于镉和铀环境的人群中,肝肾功能也会受到影响,甚至会发生癌症[43,44]。

三、药物相关性风险因素

(一) 药物理化性质

药物理化性质会影响细胞摄取、吸收、分布、代谢、排泄及毒性等。相关研究探讨了亲脂性与日剂量相结合对 DILI 的影响,发现高日剂量($\geqslant 100$ mg)的口服药物和亲脂性($\log P \geqslant 3$)与严重的 DILI 显著相关[45]。较高的亲脂性可通过促进药物从血液进入肝细胞的吸收,从而增加 DILI 风险。一项研究结合来自西班牙 DILI 注册数据库的综合临床数据和药物特性信息,首次证明了药物特性和宿主因素都与最初的 DILI 临床表型相关,包括肝细胞(HC)或胆汁淤积(CS)损伤[46]。作者先选用 6 种胆汁淤积相关药物和 9 种肝细胞损伤药物,显示药物特性(包括理化、药代动力学和药效学)与肝损伤类型(HC 和 CS)并无显著相关性,可能是由于呈现显性损伤类型的药物数量较少。随后在建立的预测模型中显示,药物亲脂性和杂化率是影响生化表现的显著因素。低亲脂性($\log P < 2$)与 CS 损伤的高患病率相关,而且脂溶性与杂化率之间存在显著药物-药物相互作用,杂化率仅在脂亲和力较低时才影响生化呈现。

(二) 日剂量

药物较高的每日剂量及其在肝脏中的代谢是使肝细胞充分接触药物的关键因素,而这是大多数 DILI 病例的先决条件。简单说,较高日剂量($\geqslant 100$ mg)会增加 DILI 风险[47],因为高剂量药物更有可能与药物不良反应(ADR)相关。而药物的限定日剂量(DDD)是衡量药物消耗量的标准。几项数据分析显示,高剂量 DDD 可预测 DILI 的发生,特别是当使用 CYP 抑制剂时[48],可能是由于更复杂的药物具有更大的肝毒性潜能。肝毒性和非肝毒性药物的阈值以 50 mg 为界,研究 DDD 分布情况发现,两组 DDD<50 mg 的药物数量相同($n = 48$),但 DDD$\geqslant 50$ mg 的药物,肝毒性组($n = 167$)的药物数量是非肝毒性组($n = 68$)的 2 倍以上($P < 0.001$)[49],提示 DDD 值是肝毒性的潜在预

测因子。

（三）疗程

除剂量外，药物的持续治疗时间也可能是 DILI 的危险因素。在中国深圳南山慢病防治中心登记的 757 例肺结核患者中与 AT-DILI 相关的危险因素包括用药处方、剂量和治疗时间等。研究显示，在各种药物治疗方案下，随着药物的增加或用药时间的延长，AT-DILI 的发生率逐渐增加。其中服用四联抗结核药（2HRZE/4HR）≤15 d 肝功能异常发生率最低（14.84%），用药 61~90 d 发生率最高（62.5%，$P < 0.001$）[50]。中国台湾地区一项研究对 926 名结核病患者进行随访 4 122.9 人×月（pm）的结果显示，12.0% 在治疗开始后的前 38 d 发生 AT-DILI，异烟肼、利福平和吡嗪酰胺相关 AT-DILI 的发生率分别为每 100 pm 0.59%、0.69% 和 3.71%[51]。这些结果表明，较长时间的用药将导致药物代谢产物在肝脏中不断积累，从而增加了严重 AT-DILI 的可能性。

（四）用药途径

给药途径不同，体内吸收速度、吸收率和暴露量都可能有显著性差异。但目前对于用药途径与 DILI 的关系尚不明确。在喹诺酮类药物引发的肝损伤案例中，经静脉给药病例最多且更为严重，严重者可导致肝细胞坏死[52]。用药途径如何影响肝毒性的发生，尚需更多循证医学证据。

（五）合并用药

伴随使用两种或两种以上药物在临床治疗中越来越常见。当两种或多种药物一起使用并作用于同一代谢酶时，药物的吸收、分布、代谢和排泄会受到影响，从而可能导致肝损伤。根据目前的统计数据，90% 以上的药物代谢性相互作用由 CYP 酶活性变化引起[53]；70%~80% 由这些重要的酶进行代谢，其介导的新陈代谢通常是药物相互作用的基础[54]。在潜在的肝毒性药物中，大多数由 CYP 代谢，少数通过涉及非 CYP 酶的途径代谢[55]。一项评估了 77 名新生儿和 261 名儿童患者的研究显示，奥美拉唑（11%）、甲泼尼龙琥珀酸钠（10%）和美罗培南（8%）是儿童 DILI 的罪魁祸首。而在新生儿中经常出现的可能影响 CYP 酶代谢的药物组合是奥美拉唑+布地奈德

（16.9%）、地塞米松+咪达唑仑（10.4%）和咪达唑仑+西地那非（10.4%）。在儿童中，常用的药物组合是芬太尼+咪达唑仑（20.7%）、布洛芬+呋塞米（18.4%）和地西泮+奥美拉唑（15.3%），这些影响 CYP 酶代谢的药物组合可能导致 DILI[56]。此外，Kaye JA 等[57]研究发现，与抗菌药物单一使用比较，联合使用多种抗菌药物致肝毒性的风险更高。在非甾体抗炎药中，双氯芬酸与抗菌药物联用会增加肝毒性发生的风险[58]；抗结核药与抗菌药物联用后，肝毒性发生的概率也有所提升；地塞米松或瑞德西韦联合其他药物治疗新型冠状病毒感染可能增加 DILI 风险[59]。此外，特别关注 HDS 联合用药问题，临床上中西药合用现象亦十分普遍，其中既有中西药合并用药，也有中药与中药合并用药（如传统汤剂与中成药或中成药与中成药），但是目前还缺乏对合并用药安全性的科学认识和评价，这无疑会增加 HDS 临床不良反应的风险。

四、结论

单因素解释 DILI 的发生原因具有明显的局限性，而各种宿主因素，如年龄、性别、妊娠、合并症（肥胖、糖尿病及基础肝病）、营养状况和免疫紊乱状态都可通过其特有的方式促进肝损伤的易感性。老龄可能是胆汁淤积型 DILI 患病率较高的危险因素。女性可能更易患 DILI，肝细胞损伤型 DILI 的女性和年轻患者更易进展为急性肝衰竭。根据目前的证据，妊娠作为 DILI 的危险因素值得商榷。使用如三苯氧胺、甲氨蝶呤等特殊药物时，代谢综合征和肥胖会增加 DILI 的风险。基础肝病增加了 DILI 的发生、不良后果和病死率风险，特别是合并慢性乙型肝炎的结核病患者，使用抗结核药物时更容易发生 DILI。

环境因素中，长期饮酒是 APAP、异烟肼、氟烷和甲氨蝶呤引起 DILI 的重要危险因素。吸烟影响人体内多种参与药物代谢的酶，但未证明与 DILI 相关。目前我们已从日剂量、药代动力学、药物相互作用、多重用药等各种药物因素来探究人类发生 DILI 的危险因素，但总的来说，它们对发生 DILI 的影响相当有限。

（刘映霞　涂　灿　刘鸿凌）

参考文献

请扫描二维码
阅读本章参考文献

第15章

细胞死亡机制及其与药物性肝损伤的关系

第1节 细胞死亡的最新分类、命名及主要分子机制

细胞死亡的类型多种多样,有些细胞死亡为生理性[1],有些细胞死亡为病理性,还有些细胞死亡则兼具生理性和病理性双重意义。了解细胞死亡的分类、命名及其主要分子机制,对于阐明相关疾病的发病机制、探索科学的诊治和预防策略具有重要意义[2,3]。

一、早年的细胞死亡分类和命名

细胞死亡的分类在早年主要依据组织和细胞的形态学和结构变化进行划分[4,5]。1973年,Schweichel 和 Merker 对经由各种胚胎毒性物质处理过的产前组织中的细胞死亡进行了研究,分为以下3种类型。

1. I 型细胞死亡 即细胞凋亡(apoptosis)。其特征是胞质皱缩(固缩)、膜起泡、DNA片段分解(核破裂)、染色质凝聚,最终形成凋亡小体(apoptotic bodies),被周围具有吞噬功能的细胞所吞噬并在溶酶体中进行降解。细胞凋亡相当于1971年John Kerr所描述的非致病性"皱缩性坏死(shrinkage necrosis)"。

2. II 型细胞死亡 即自噬依赖性细胞死亡(autophagy-dependent cell death)。其特征是大量含有细胞质物质和细胞器的自噬空泡的形成,光镜下呈现广泛的细胞质空泡化。最终同样被周围细胞吞噬,随后被溶酶体降解。

3. III 型细胞死亡 即细胞坏死(necrosis)。主要特征是细胞膜完整性的丧失和亚细胞器的肿胀,即胀亡(oncosis)。在病理生理学方面,坏死细胞的跨膜电位消失,细胞内游离钙增多,许多蛋白酶和磷脂酶被激活,线粒体功能失调并最终导致ATP耗竭。在病理形态学方面,无明显的 I 型或 II 型细胞死亡的形态学特征,缺乏被周围细胞吞噬的现象,也不涉及在溶酶体的降解,而表现为细胞肿胀,能够被不可透膜性染料(如绿菁、碘化丙啶)所染色(提示细胞膜碎裂)。细胞坏死在很长时间内被认为是一种非控制性细胞死亡,但后来发现也存在受调控的细胞坏死类型,如坏死性凋亡(necroptosis)和MPT驱动的坏死(MPT-driven necrosis)[6]。

二、细胞死亡类型的最新分类及相关概念

2005年以来,细胞死亡命名委员会(NCCD)从形态学、生物化学和功能学角度编写对细胞死亡类型进行定义和解释的指南,并定期进行更新。由于细胞死亡领域的研究不断扩展,能协调多种细胞死亡途径的新机制也陆续被发现,因此NCCD在2018年更新了对细胞死亡类型的分类[5]。

细胞死亡是指细胞重要功能(特别是ATP的产生和氧化还原稳态的维持)不可逆转的衰退,最终导致细胞完整性丧失,出现永久性质膜渗透或细胞碎裂。基于刺激因素的不同和功能方面的差异,目前将细胞死亡分为意外细胞死亡(ACD)和调节性细胞死亡(RCD)两大类[4,5]。ACD是不受控制的、与质膜物理解体相对应、几乎瞬间发生且不可调控的细胞死亡形式。由极端或灾难性物理化学或机械性意外损害刺激(如高温、高压、高渗、极端pH或剪切力)所触发,这种损伤刺激的强度超出了细胞的可调节能力,从而导致细胞死亡。RCD是由1个或多个信号转导模块激活所引起的细胞死亡形式,涉及效应分子参与

的级联信号反应,具有独特的生化学和形态学特征及免疫学后果,至少可在动力学和某种程度上通过药理学或遗传学手段进行调节。RCD 类型较多,每种 RCD 类型的发现都堪称细胞生物学史上的里程碑事件(图 15-1)[4]。细胞衰老并非一种 RCD 形式,而是指与特定形态和生化特征相关的细胞增殖潜能的不可逆性丧失,包括衰老相关分泌表型(SASP)的丧失[5]。

综合各方信息,现将 RCD 的类型及相关概念的操作性定义总结如下[3,5,7-12]。

1. PCD 和胞葬作用(efferocytosis)　是在严格生理条件下发生的特殊的 RCD 形式,与发育和组织更新相关。PCD 与体内平衡的扰动无关,不会发生在无法适应相关应激的情况下。胞葬作用是吞噬细胞清除程序性死亡细胞和碎片的过程。在大多数组织中,胞葬作用由专职性吞噬细胞(巨噬细胞和树突细胞)或垂死细胞附近的非专职吞噬细胞(上皮细胞和纤维细胞)来完成。胞葬作用能够阻止垂死细胞发生继发性坏死,以避免释放出可能引起炎症的有害细胞内容物(如氧化物和蛋白酶)。

2. 内源性细胞凋亡(intrinsic apoptosis)　是指细胞内或细胞外微环境扰动引起线粒体外膜通透性(MOMP)改变,最终由"行刑手"半胱天冬酶(CASP,主要是 CASP3)促发的一种 RCD 特定变体。

3. 外源性细胞凋亡(extrinsic apoptosis)　是指细胞外微环境扰动被质膜受体感知,经由 CASP8 传递,最终主要由 CASP3 促发的一种 RCD 特定变体。

4. 坏死性凋亡(necroptosis)　也称程序性坏死性细胞死亡,是指细胞外或细胞内稳态扰动,通过受体相互作用蛋白激酶 1(RIPK1)或其他相关通路,激活 RIPK3/混合系列蛋白激酶结构域样假激酶(mixed lineage kinase domain-like pseudokinase,MLKL)通路,从而触发的一种 RCD 形式。

5. 线粒体通透性转换(MPT)驱动的坏死(MPT-driven necrosis)　是指细胞内微环境扰动,通过线粒体蛋白亲环素 D(CypD)介导的一种特定 RCD 形式。

6. 自噬依赖性细胞死亡(autophagy-dependent cell death)与自体死亡(autosis)　自噬依赖性细胞死亡是在机制上依赖于自噬机制或其组成成分的一种 RCD 形式。自体死亡是自噬依赖性细胞死亡的特例,由过量或不受控制的自噬所触发,发生机制严重依赖质膜 Na^+/K^+-ATP 酶。自体死亡具有不同于细胞凋亡和细胞坏死的独特形态和生化特征,包括细胞基质黏附增强、早期内质网扩张和断裂、核膜卷积、晚期内质网消失、核周空间局灶性肿胀、染色质轻度聚集等,属于非凋亡、非坏死形式的细胞死亡。

7. 细胞焦亡(pyroptosis)　是一种严重依赖焦孔素(gasdermin)蛋白家族成员形成质膜孔的 RCD 形式,通常是(但并非总是)炎性 CASP 激活的结果。

8. 铁依赖性死亡(iron-dependent cell death)或细胞铁死亡(ferroptosis)　是一种铁离子依赖性、氧化应激性、非凋亡性 RCD 形式,由细胞内微环境的氧化扰动所引发,受谷胱甘肽过氧化物酶 4(glutathione peroxidase 4,GPX4)等的组成性控制,可被铁螯合剂和亲脂抗氧化剂所抑制[12,13]。

9. 铜依赖性细胞死亡(copper-dependent cell death)或细胞铜死亡(cuproptosis)　是近年新发现的一种具有铜和线粒体双重依赖性 RCD 形式,其发生有赖铜离子直接结合到三羧酸循环(TAC)的脂酰化酶[10,11]。

10. 锚地依赖性细胞死亡(anchorage-dependent cell death)或失巢凋亡(anoikis)　整合素依赖性锚定缺失所引发的内源性细胞凋亡的特殊变体。正常贴壁细胞若与细胞外基质(ECM)脱离接

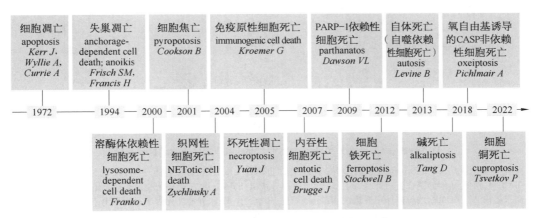

图 15-1　细胞死亡相关术语命名时间轴[4,7,9,11]

触,长时间处于悬浮状态,即可因"无家可归"而发生这种特殊的"自杀性"程序性死亡。其主要作用是防止细胞异常生长或黏附到异常的 ECM,这对维持组织稳定状态不可或缺。

11. 内吞性细胞死亡(entotic cell death)和细胞内吞(entosis) 是源于肌动球蛋白依赖的细胞内内化(内吞)的一种 RCD 类型,由溶酶体执行。

12. 织网性细胞死亡(NETotic cell death)和细胞外网状陷阱生成(NETosis) 是一种活性氧基团(ROS)依赖性 RCD 形式,通常仅限于造血系统衍生的细胞(特别是嗜中性粒细胞),并与细胞内容物(如 DNA 和蛋白质)外排形成的"网(NET)"有关。

13. PARP1 依赖性细胞死亡(parthanatos) 一种由聚(腺苷二磷酸-核糖)聚合酶1(PARP1)过度激活所引发,随后由生物能量灾难耦联线粒体相关凋亡诱导因子1(AIFM1)依赖性和巨噬细胞迁移抑制因子(MIF)依赖性 DNA 降解的 RCD 模式。

14. 溶酶体依赖性细胞死亡(lysosome-dependent cell death) 由原发性溶酶体膜透化(LMP)所引发的 RCD 类型,由组织蛋白酶促发,伴 MOMP 和 CASP 的选择性参与。

15. 免疫原性细胞死亡(immunogenic cell death) 在具有免疫能力的宿主中激活适应性免疫应答的 RCD 形式。

16. 有丝分裂死亡(mitotic death)与有丝分裂障碍(mitotic catastrophe) 有丝分裂死亡是由有丝分裂障碍驱动的 RCD 特定变体,最常见的是内源性凋亡。有丝分裂障碍本身并非一种 RCD 形式,而是通过 RCD 或细胞衰老的方式控制有丝分裂失能细胞的一种抑癌机制。

17. 碱死亡(alkaliptosis) 是一种依赖于细胞内碱性 pH 环境的新型 RCD 形式,最早也被称为 JTC801 诱导的细胞死亡。

18. 氧自由基诱导的 CASP 非依赖性细胞死亡(oxeiptosis) 是一种由氧自由基诱导的、不依赖 CASP 的新型 RCD 形式。

三、调节性细胞死亡主要类型的简要分子机制

(一)细胞凋亡(内源性细胞凋亡和外源性细胞凋亡)

细胞凋亡(apoptosis)是指机体在生理或病理条件下,为了维持自身内环境稳态,通过基因调控而产生的主动有序的细胞死亡。其最典型的形态特征是凋亡小体形成[14]。分为内源性细胞凋亡和外源性细胞凋亡[2,4,5]。CASP3、CASP6 和 CASP7 被认为是两者的最终共同效应因子(图 15-2)。

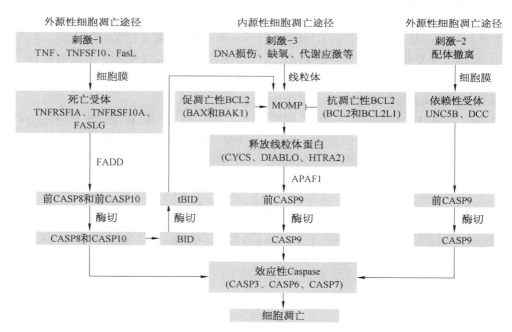

图 15-2 内源性和外源性细胞凋亡(apoptosis)信号通路的区别与关联

APAF1,凋亡蛋白酶激活因子1;BCL2L1,B 细胞淋巴瘤-2 样因子1(也称 BCL-xL);CASP,半胱天冬酶;CYCS,细胞色素 C;DCC,DCC 网络蛋白1受体;DIABLO,伴低 pI 值的凋亡蛋白抑制因子(IAP)直接结合蛋白;SMAC,第二种线粒体来源的半胱天冬酶激活因子;FasL,配体;HTRA2,高温需求蛋白 A2;MOMP,线粒体外膜通透性;tBID,截短的 BID 分子;TNF,肿瘤坏死因子;TNFSF10,TNF 超家族成员 10;TNFR,肿瘤坏死因子受体超家族成员;TNFRSF1A,肿瘤坏死因子受体超家族成员 1A;TNFRSF10A,肿瘤坏死因子受体超家族成员 10A;UNC5B,Unc-5网络蛋白受体 B

1. 内源性细胞凋亡　由 DNA 损伤、缺氧、代谢应激及其他因素诱导。在这些因素的刺激下,MOMP 发生改变,导致包括细胞色素 C(CYC)在内的多种线粒体蛋白向胞浆释放。胞浆中的 CYC 与凋亡蛋白酶激活因子 1(APAF1)作用,募集前 CASP9 形成凋亡体(apoptosome)。MOMP 受 BCL2 家族中促凋亡成员(BAX、BAK1)和抑凋亡成员(BCL2、BCL2L1)的严密调控(图 15-2)。

2. 外源性细胞凋亡　凋亡的触发情况有两种,其一是死亡受体配体的加入,其二是依赖性受体配体的撤离。在第一种情况下,死亡受体与配体结合后,活化 Fas 相关死亡区(FADD),使处于失活状态的前 CASP8 和前 CASP10 酶解为具有活性的 CASP8 和 CASP10。在第二种情况下,配体撤离引起依赖性受体的活化,促使失活的前 CASP9 酶解为具有活性的 CASP9,从而引起外源性细胞凋亡(图 15-2)。

外源性途径中的 CASP8 活化后,还可将 BID 水解为截短的 BID 分子(tBID),tBID 进一步转位到线粒体,活化 BAX 和 BAK1,从而引起 MOMP 发生改变,触发内源性线粒体凋亡(图15-2)。

(二)线粒体通透性转换驱动的坏死

线粒体通透性转换(MPT)驱动的坏死由毒素、氧化应激引起的细胞内微环境扰动(perturbations)等因素激发,导致线粒体膜电位突然丧失和细胞膜破裂[5,14]。随着细胞坏死,细胞毒物质和损伤相关分子模式(DAMP)等致炎性细胞内容物释放至细胞外间隙。MPT 的发生机制尚未完全阐明。线粒体膜上的孔被认为是由 ATP 合酶复合体的二聚体组成,通过

与线粒体 CypD 相互作用而开放。在动物模型中应用环孢素 A 等 CypD 抑制剂或敲除 CypD 基因,可阻止细胞坏死的发生、对乙酰氨基酚(APAP)的肝毒性和肝脂肪变性。但环孢素 A 和 CypD 的这种作用尚未在人类疾病中得到证实,提示 MPT 驱动的细胞坏死的机制仍需深入研究[14]。

(三)坏死性凋亡

坏死性凋亡(necroptosis)是在形态学上类似于细胞坏死的一种程序性细胞死亡(图 15-3)[4]。受体相互作用丝氨酸/苏氨酸蛋白激酶 3(简称受体相互作用蛋白激酶 3,RIPK3),通过激活混合系列蛋白激酶结构域样假激酶(MLKL)而传递死亡信号,这是坏死性凋亡的关键调节通路。RIPK3 活化后,介导 MLKL 的 C-末端假激酶结构域的不同位点发生磷酸化,从而导致 MLKL 的构象发生变化,与带正电荷的六磷酸肌醇(IP6)结合,随后募集到磷脂酰肌醇(phosphatidylinositol)中,并在质膜中插入和多聚化,导致质膜透化,引发坏死性凋亡。另外,RIPK3 也可不依赖其激酶活性和 MLKL,而在细胞凋亡和 NOD 样受体家族含热蛋白结构域 3(NLRP3)炎症小体的活化和焦磷酸化中起重调节作用。

RIPK3-MLK 通路的上游诱导因子主要有以下 4 种。

1. 死亡受体(DR)　DR 与其配体结合后,通过 RIPK1 诱导激活 RIPK3。其中DRL-DR 乃是通过受体相互作用蛋白同型相互作用基序(RHIM)来介导 RIPK1 与 RIPK3 的结合,促进特定信号复合物"坏死体"的形成,最终导致 MLKL 激活。

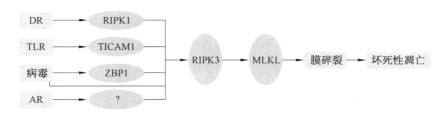

图 15-3　坏死性凋亡(necroptosis)信号通路示意图

AR,黏附受体;DR,死亡受体;TLR,Toll 样受体;RIPK1,受体相互作用蛋白激酶 1;TICAM1,含 Toll/白细胞介素-受体的适配分子;TRIF,含 Toll/IL-1R 结构域的适配分子诱导的干扰素β;ZBP1,Z-DNA 结合蛋白 1;RIPK3,受体相互作用蛋白激酶 3;MLKL,混合系列蛋白激酶结构域样假激酶

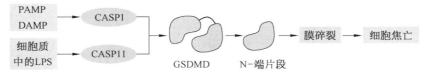

图 15-4　细胞焦亡信号通路示意图

DAMP,损伤相关分子模式;LPS,脂多糖;GSDMD,焦孔素 D 蛋白;PAMP,病原体相关分子模式

2. Toll 样受体(TLR) TLR 通过含 Toll/白细胞介素-1 受体的适配分子(Toll/IL-1R-containing adaptor molecule 1, TICAM1)诱导激活 RIPK3,继而激活 MLKL,从而导致 RIPK3-MLK 依赖性细胞坏死的发生。其中,TICAM1 也称含 Toll/IL-1R 结构域的适配分子诱导的干扰素 β(TRIF)。

3. 病毒(virus) 病毒通过促进 Z-DNA 结合蛋白 1(ZBP1)与 RIPK3 的结合,最终激活 MLKL。某些病毒还可直接与 RIPK3 结合,最终激活 MLKL,导致坏死性凋亡。

4. 黏附受体(AR)或干扰素 α 受体 可通过一种未知的适配蛋白或激酶来激活 RIPK3。这种未知的适配蛋白或激酶激是一种不依赖 RIPK1、TICAM1 或 ZBP1 的替代性 RIPK3 激活途径。

(四)细胞焦亡

细胞焦亡(pyroptosis)一词源自希腊文化,其中的"pyro"表示"失火、火灾(fire)","ptosis"表示"坠落、跌落、减少(falling)"。细胞焦亡是由炎症小体(inflammasome)激活的一种 RCD 形式(图 15-4),在炎症和免疫过程中起重要作用[4,15]。炎症小体可分为典型的 CASP1 依赖性炎症小体和非典型的 CASP11 依赖性炎症小体。典型的 CASP1 依赖性炎症小体可被病原体相关分子模式(PAMP)、DAMP 或其他免疫反应选择性激活。非典型的 CASP11 依赖性炎症小体由巨噬细胞、单核细胞或其他细胞细胞质中的脂多糖(LPS)激活,该过程不依赖细胞膜的 TLR4 受体。

焦孔素 D 蛋白(GSDMD)是细胞焦亡过程的关键信号通路,近年来备受关注。GSDMD 被 CASP11 或 CASP1 切割产生 22kDa 的 C-末端片段(GSDMD-C)和 31kDa 的 N-末端片段(GSDMD-N)。GSDMD-N 产生后,立即移位到质膜的内部小叶与磷脂结合,诱导孔的形成,最终导致细胞膜裂解。而 GSDMD-C 可抑制 GSDMD-N 的这一活性。

(五)细胞铁死亡

细胞铁死亡(ferroptosis)又称铁依赖性死亡,是由铁蓄积和脂质过氧化驱动的一种 RCD 形式,特征是线粒体变小、线粒体嵴减少、线粒体膜密度增加和线粒体膜破裂增加[4]。酰基辅酶 A 合成酶长链家族成员 4(ACSL4)、溶血磷脂酰胆碱酰基转移酶 3(LPCAT3)和花生四烯酸脂氧合酶(ALOX,尤其是 ALOX15)途径介导多不饱和脂肪酸(包括花生四烯酸)的氧化,这对于细胞铁死亡的脂毒性是必需的(图 15-5)。其中,ACSL4 的上调是细胞铁死亡的标志。相反,一些抗氧化系统,特别是 XC⁻系统(包括核心组件 SLC7A11)、谷胱甘肽过氧化物酶 4(GPX4)、核因子红细胞 2 样 2 转录因子(NFE2L2)和某些热休克蛋白(HSP),则抑制细胞铁死亡的脂质过氧化过程。

(六)细胞铜死亡

细胞铜死亡(cuproptosis)又称铜依赖性细胞死亡,其发病机制与其他 RCD 明显不同。铜离子是人体必需的一种微量元素,作为辅助因子广泛参与各种细胞生理活动。但细胞内的铜蓄积可诱导氧化应激,干扰细胞功能,因此细胞内的铜稳态在一般情况下受到严密调节。

细胞铜死亡的发生依赖铜离子直接结合到 TCA 循环的脂酰化酶,导致脂酰化蛋白积聚和铁-硫簇(Fe-S clusters)蛋白丢失,进而导致蛋白质中毒性应激(proteotoxic stress),最终引起细胞死亡。主要过程:细胞外的铜离子与伊利司莫(elesclomol)等载体结合转运至细胞内,与 TCA 循环中的二氢硫辛酰胺 S-乙酰转移酶(DLAT)等脂酰化线粒体酶结合,诱导这些线粒体酶蛋白积聚。铁氧化还原蛋白-1(FDX1)和硫辛酸合成酶(lipoic acid synthetase, LIAS)是蛋白脂酰化的上游调节因子,可促进线粒体蛋白积聚和铁-硫簇蛋白丢失。这些异常过程共同导致蛋白质毒性应激和细胞铜死亡(图 15-6)[10,11]。

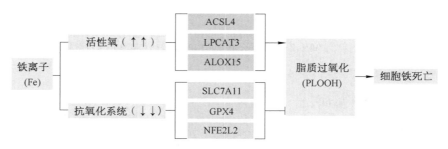

图 15-5 细胞铁死亡(ferroptosis)信号通路示意图

ACSL4,酰基辅酶 A 合成酶长链家族成员 4;ALOX15,花生四烯酸 15-脂氧合酶。GPX4,谷胱甘肽过氧化物酶 4;LPCAT3,溶血磷脂酰胆碱酰基转移酶 3;NFE2L2,核因子红细胞 2 样 2 转录因子;SLC7A11,溶质载体 7A11

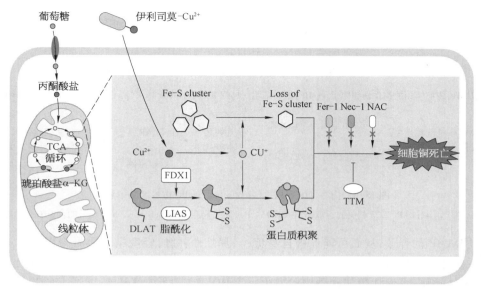

图 15-6 细胞铜死亡发病机制及信号调控示意图[11]

α-KG，α-酮戊二酸；DLAT，二氢硫辛酰胺 S-乙酰转移酶；FDX1，铁氧化还原蛋白-1；Fe-S cluster，铁-硫簇蛋白；Fer-1，铁死亡抑制剂；LIAS，硫辛酸合成酶；NAC，N-乙酰半胱氨酸；Nec-1，一种坏死性凋亡抑制剂；TCA，三羧酸；TTM，四硫钼酸盐

四硫钼酸盐（TTM）等铜离子螯合剂可抑制细胞铜死亡，而铁死亡抑制剂（Fer-1）、坏死性凋亡抑制剂（Nec-1）和 N-乙酰半胱氨酸（NAC）等氧化应激抑制剂对铜死亡没有影响。细胞铜死亡参与 Wilson 病、神经退行性疾病和恶性肿瘤等多种疾病的发病机制[11]。

（七）PARP-1 依赖性细胞死亡

PARP-1 是一种染色质相关的核蛋白，在单链或双链 DNA 破损修复的过程中起重要作用。PARP-1 可识别 DNA 破损处，并利用烟酰胺腺嘌呤二核苷酸（NAD）和 ATP 触发聚（腺苷二磷酸-核糖）化。

PARP-1 依赖性细胞死亡（parthanatos）由氧化应激诱导的 DNA 损伤和染色质溶解（chromatinolysis）所激活。与细胞凋亡不同的是，PARP-1 依赖性细胞死亡不形成凋亡小体和小分子 DNA 片段，在没有细胞肿胀的情况下也可能发生，但伴有浆膜碎裂[4]。

过度激活的 PARP-1 至少可通过两种途径引起 Parthanatos。① AIFM1 依赖性 Parthanatos，活化的 PARP1 结合 AIFM1，介导 AIFM1 从线粒体移位到细胞核，继而导致部分染色体溶解（图 15-7）。② AIFM1 非依赖性 Parthanatos，见于干性黄斑变性等情况。这两种途径与其他 RCD（如自噬依赖性细胞死亡和坏死性凋亡）之间的相互影响可能涉及 DNA 损伤相关的疾病，如神经退行性疾病、心肌梗死和糖尿病等。

（八）内吞性细胞死亡

内吞性细胞死亡（entotic cell death）是细胞"同类相食"的一种 RCD 形式，一个细胞内吞（entosis）并杀死另一个细胞，其特征是细胞内细胞结构[4]。这种情况主要见于异常增殖、葡萄糖饥饿、基质失黏附或有丝分裂应激背景下的上皮肿瘤细胞。这种"同类相食"在肿瘤发生过程中的作用具有双重性，一方面可能引发吞噬细胞的非整倍体并为肿瘤生长提供营养支持，另一方面癌细胞也可能被周围的健康细胞吞噬而被清除。宿主细胞对被吞细胞的消化（杀灭）过程需要 LC3 相关的吞噬作用（LAP）和组织蛋白酶 B（CTSB）介导的溶酶体降解通路。虽然内吞性细胞死亡的潜在机制尚不十分清楚，但细胞黏附和细胞骨架重排通路（如肌动蛋白、肌球蛋白、RHOA 和 ROCK）在 Entosis 的诱导控制中起核心作用（图 15-8）。此外，其他信号分子和调节因子（如 CDC42）也通过不同的机制参与 Entosis 的调节。

（九）织网性细胞死亡

NET（网）是细胞在受到感染或损伤刺激时，向胞外释放的一种网状 DNA-蛋白质结构。NET 的形成和释放过程被称为"织网过程（NETosis）"。NETosis 最初是在嗜中性粒细胞暴露于肉豆蔻酸酯或 IL-18 时被发现的，后来发现肥大细胞、嗜酸性粒细胞、嗜碱性粒细胞、上皮细胞和癌细胞等在受到不同的应激刺激时也能形成类似的网状结构[4]。NETosis 的增强不仅有助于捕获细菌和病毒等病原微生物而控制感染

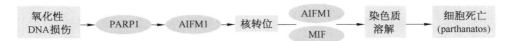

图15-7 PARP-1 依赖性细胞死亡(parthanatos)的 AIFM1 依赖性信号通路示意图

AIFM1,线粒体相关凋亡诱导因子1;MIF,巨噬细胞迁移抑制因子;PARP1,聚(腺苷二磷酸-核糖)聚合酶1

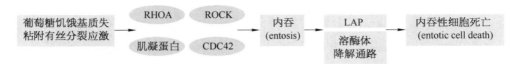

图15-8 内吞性细胞死亡(entotic cell death)信号通路示意图

CDC42,细胞分裂周期42;LAP,LC3 相关的吞噬作用;RHOA,Ras 同系家族成员 A;ROCK,Rho 相关的含有卷曲螺旋的蛋白激酶

扩散,也能促进 DAMP 的释放,从而可能促进自身免疫性疾病(如系统性红斑狼疮、类风湿关节炎、哮喘、血管炎和牛皮癣)、缺血-再灌注损伤和肿瘤的发生。近年有研究提示,炎症相关的 NET 形成可能会唤醒附近休眠的癌细胞重新分裂。

织网性细胞死亡(NETotic cell death)是由 NETosis 驱动的一种 RCD 形式,其受 NADPH 氧化酶介导的 ROS 产生和组蛋白瓜氨酸化的调节(图15-9)。NETosis 是涉及多个信号和步骤的动态过程,包括 NADPH 氧化酶介导的活性氧(ROS)的产生、自噬、颗粒酶的释放和转运,以及抗菌肽(cathelecidin)家族的多肽从细胞质到细胞核的易位;进而引起组蛋白瓜氨酸化,最终导致染色质去浓缩、核膜破坏和染色质纤维的释放。

(十)溶酶体依赖性细胞死亡

溶酶体依赖性细胞死亡(LCD)也称为溶酶体性细胞死亡,是由溶酶体膜透化(LMP)释放水解酶(组织蛋白酶)至细胞质中从而引起的一种 RCD 形式,其特征是溶酶体破裂[4]。当细胞暴露于嗜溶酶体去污剂、二肽甲酯、脂质代谢物和活性氧(ROS)时,溶酶体破裂,继而释放大量的水解酶,导致 LCD 的发生(图15-10)。其中组织蛋白酶在 LCD 中起主要作用,阻断组织蛋白酶的表达或活性可减轻 LCD 的发生。LMP 还可在细胞凋亡、自噬依赖性细胞死亡和铁死亡等情况下放大细胞死亡信号传导,从而增加了细胞死亡途径的复杂性。

(十一)自噬依赖性细胞死亡

自噬(autophagy)原称巨自噬(macroautophagy),是一种进化的保守降解途径,与人类疾病和衰老有关。自噬依赖性细胞死亡(autophagy-dependent cell death)是由自噬分子机制驱动的一种 RCD,其特征是自噬空泡化。自噬过程(autosis)的形态学特征有细胞底物黏附增强,内质网结构破碎或消失,核周间隙局灶性肿胀,轻度染色质凝聚固缩[4]。Tat-Beclin 1 是一种自噬诱导肽,融合了 Beclin 1(也称 BECN1)和 HIV Tat 的蛋白氨基酸,能诱生自噬依赖性细胞死亡。在分子水平上,通过阻断上游 Na^+/K^+-ATP 酶(一种连接离子稳态和内质网应激的血浆泵),可以抑制 Tat-Beclin 1 诱导的自噬过程。有趣的是,铁超载可刺激人红细胞膜 Na^+/K^+-ATP 酶活性,这可能导致细胞铁死亡(ferroptosis)。但自噬过程与铁死亡过程的相关性尚不清楚。

自噬过程包括吞噬泡(phagophore)、自噬体(autophagosome)和自噬溶酶体(autolysosome)这三种独特膜结构的按序形成(图15-11)。过多的自噬相关基因/蛋白在自噬膜动力学和自噬过程中起着关键作用。

作为一个动态的循环系统,大量的非选择性自噬过程通常被认为是一种应对多种细胞应激的促生存机制。然而,自噬也可以选择性降解与其他类型 RCD 相关的促生存蛋白,从而打破由生到死的相关平衡。例如,铁蛋白自噬(ferritinophagy)能选择性降解铁蛋白(ferritin),从而导致细胞铁死亡(ferroptosis),引起铁释放和氧化性损伤。又如,蛋白酪氨酸磷酸酶非受体型 13(PTPN13)是内源性细胞凋亡的一种负调节因子,其自噬性降解将增强细胞凋亡。再如,细胞凋亡蛋白抑制物 1(cIAP1),又称含重复杆状病毒调节蛋白 2(BIRC2),是坏死性凋亡(necroptosis)的负调节因子,其自噬性降解将增强坏死性凋亡的发生。

自噬依赖性细胞死亡可能在神经毒性和缺氧缺血诱导的神经元死亡中起致病作用,表明这种类型的 RCD 可能是神经保护的靶点。自噬与肝病的关系,近年来也已得到关注。

(十二)细胞碱死亡

细胞碱死亡(alkaliptosis)是一种依赖于细胞内

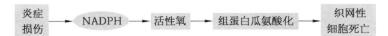

图 15-9　织网性细胞死亡的主要信号通路

NADPH,还原型烟酰胺腺嘌呤二核苷酸磷酸

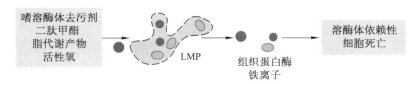

图 15-10　溶酶体依赖性细胞死亡的主要信号通路(LMP,溶酶体膜透化)

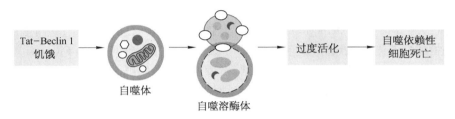

图 15-11　自噬依赖性细胞死亡的主要信号通路

碱性 pH 环境的新型 RCD 形式,最早也被称为 JTC801 诱导的细胞死亡[4]。JTC801 是一种阿片类镇痛剂,能杀灭人类胰腺、肾脏、前列腺、皮肤和脑癌细胞系,这种细胞毒作用与细胞凋亡、坏死性凋亡、自噬或铁死亡等均无关;相反,应用 N-乙酰半胱氨酸(NAC)、N-乙酰丙氨酸和酸性培养基以抑制细胞内碱化,可阻断 JTC801 诱导的细胞死亡,因此发现这种细胞死亡与细胞内的碱性环境密切相关。

碳酸酐酶 9(CA9)是参与体内 pH 值调节的一种酶,其表达水平依赖核因子 κB(NF-κB)激酶亚单位 β 抑制因子(IKBKB,也称 IKKβ)通路进行调节。在分子水平,碱死亡的发生需要 IKBKB 依赖性 CA9 的下调(图 15-12)。

需要指出的是,尽管已知代谢性碱中毒是一种独特的伴有肾或肺损伤的酸碱失调性疾病,但细胞的碱死亡在人类疾病中的病理意义远未阐明,有关碱中毒核心效应分子的意义也有待深入探索。

(十三)氧自由基诱导的 CASP 非依赖性细胞死亡

氧自由基诱导的 CASP 非依赖性细胞死亡(oxeiptosis)是一种由氧自由基诱导的、不依赖 CASP 的新型 RCD,该过程由 KEAP1-PGAM5-AIFM1 通路驱动(图 15-13)[4]。

Oxeiptosis 最早是 Andreas Pichlmair 实验室在 2018 年研究小鼠对臭氧的反应,以及在培养的成纤维细胞和表皮细胞对过氧化氢(H₂O₂)的反应时发现。Oxeiptosis 独立于凋亡、焦亡、坏死性凋亡、自噬

及铁死亡等过程,不依赖凋亡和焦亡相关的 CASP。已知 KEAP1-NFE2L2 通路介导氧化损伤时对细胞的保护反应,但高度活化的 KEAP1 也能经由 KEAP1-PGAM5 通路(一种非 NFE2L2 依赖性通路)介导 H₂O₂ 诱导的 oxeiptosis。

伴侣分子 PGAM5 是一种线粒体丝氨酸-苏氨酸磷酸酶,可使 AIFM1 在 Ser116 位点发生去磷酸化。与 AIFM1 介导的 CASP 非依赖性凋亡(apoptosis)和 PARP-1 依赖性细胞死亡(parthanatos)不同的是,AIFM1 介导的 oxeiptosis 并不需要 AIFM1 从线粒体转位到细胞核。在动物体内试验中,PGAM5 基因敲除的小鼠(Pgam5⁻/⁻)对于臭氧治疗或病毒感染引起的炎症和损伤更为敏感,提示 oxeiptosis 可能具有抑制炎症反应的作用。

迄今依然令人困惑的是 H₂O₂ 何以能够诱导多种不同的死亡方式,包括 oxeiptosis、细胞凋亡、细胞坏死和铁死亡等。理解 AIFM1 这种定位和修饰依赖性的作用,可能有助于辨识不同类型的 RCD。总之,Oxeiptosis 在人类疾病中病理性细胞死亡的作用知之尚少。

四、细胞死亡的免疫学后果

各种损伤刺激因子诱导的细胞死亡可能通过相应的通路引起免疫系统的改变,触发针对死亡细胞抗原的免疫反应。2005 年提出了"免疫原性细胞死亡(ICD)"的概念。而以往针对正在死亡和已经死亡的

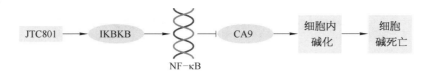

图 15-12 细胞碱死亡的主要信号通路

CA9,碳酸酐酶 9;JTC801:一种能提高细胞内碱性环境的化合物;IKBKB,核因子 κB 激酶亚单位 β 抑制因子;NF-κB,核因子 κB

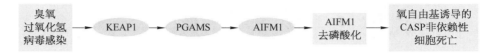

图 15-13 氧自由基诱导的 CASP 非依赖性细胞死亡的主要信号通路

AIFM1,线粒体相关凋亡诱导因子 1;KEAP1,kelch 样 ECH 相关蛋白 1;PGAM5,磷酸甘油酸变位酶家族成员 5

细胞提出了"沉默的胞葬(silent efferocytosis)"的概念,认为这些细胞被通过不伴任何炎症反应和免疫反应的吞噬作用(phagocytosis)而清除;同时提出了"免疫耐受性细胞死亡(TCD)"的概念,认为这些细胞死亡可积极抑制免疫反应。以往一般被认为细胞凋亡(apoptosis)是一种 TCD;但越来越多的证据显示,在特定的条件下,细胞凋亡也可以是 ICD。正在死亡的细胞诱导的急性或慢性炎症反应不仅可促进组织再生,限制感染,而且也可能会导致组织损伤和疾病[16]。鉴于炎症反应在多种人类疾病中的基础性作用,有必要深入研究驱动这些反应的关键介质和通路。

正在死亡和已经死亡的细胞释放的 DAMP 是调节 ICD 和 TCD 之间平衡的重要因子。免疫系统可识别两种危险信号。微生物来源的 PAMP 可被模式识别受体(PRR)所识别。与 PAMP 作用于相同 PRR 的内源性 DAMP,可以是蛋白质如高迁移率族蛋白 B1(HMGB1)、组蛋白、转录因子 A、线粒体转录因子 A(TFAM),也可以是非蛋白成分(如 DNA、RNA 和细胞外的 ATP)。DAMP 的释放是不同类型细胞死亡的标志,不同的损伤刺激诱导的 DAMP 可能显著不同。DAMP 可活化不同的 PRR,如 TLR、晚期糖基化终产物特异性受体(AGER 或 RAGE)、DNA 感受器等,这些 PRR 广泛表达于嗜中性粒细胞和其他类型的细胞。据研究,多种炎症相关通路(如 RIPK1/NF-κB、DNA/TMEM173、IL-17A/IL-17R 等),可介导 ICD 相关的免疫应答;但也有研究提示具有免疫原性的坏死性凋亡细胞与 RIPK3/RIPK1/NF-κB 通路并无关联。

ICD 可在凋亡和坏死性凋亡等背景下发生,提示细胞死亡的免疫学后果与细胞类型本身并无紧密关联,而是与细胞的死亡前应激所诱导释放的 DAMP

有很大关系。正因为如此,钙网蛋白(calreticulin)的暴露与部分内质网应激(ERS)相关,而 ATP 乃是通过一种自噬依赖性机制释放。值得指出的是,DAMP 的氧化还原状态可能影响其免疫活性。例如,HMGB1 通常存在于细胞核内,但在特定条件下可转位至细胞质并通过细胞死亡释放至细胞外。细胞外的 HMGB1 如果未被氧化,可强力启动、放大和促进炎症反应。HMGB1 一旦被氧化,则有助于诱导抗原提呈细胞(APC)的免疫耐受状态,并促进免疫检查点分子(如 CD274/PD-L1)的表达,抑制抗肿瘤免疫。HMGB1 的水解或降解,也能限制其免疫刺激作用。因此,HMGB1 是一种受到严密调控的通用 DAMP,根据其丰度和氧化状态的不同而调节 ICD 或 TCD[4]。

五、小结和展望

细胞死亡的类型可谓"多姿多彩",但许多问题远未阐明,未来需要更多的深入研究。主要包括:① 触发每种类型 RCD 的因素和条件。② 每种 RCD 独特的效应分子。③ 不同 RCD 发生通路的独特性及其调控。④ 不同 RCD 相互间的关联和影响。⑤ 不同 RCD 与人类疾病的关联,如与免疫和炎症反应[3]、肝脏疾病[17]、自身免疫性疾病[4]、肿瘤发生[4]等的关系。⑥ 如何调控 RCD 以使其有益于人类疾病的治疗。

第 2 节 细胞死亡形式与药物性肝损伤的关系

由于药物理化性质、摄入剂量、免疫原性、宿主免疫和炎症及基础疾病等体质状态的差异,肝毒性药物导致细胞死亡的形式必然是多种多样。探讨不同药物与细胞死亡类型的关系,有助于更深入地理解和阐明各类药物所致 DILI 的发病机制,从而在药物开发和应用过程中更好地对 DILI 进行预测、诊断、治疗和预防。细胞凋亡(apoptosis)、坏死(necrosis)、坏死性凋亡(necroptosis)、自噬(autophagy)、焦亡(pyroptosis)和铁死亡(ferroptosis)等细胞死亡形式与各类肝病的关系目前最受关注。织网性细胞死亡(NETosis)、PARP-1 依赖性细胞死亡(parthanatos)、内吞性细胞死亡(entotic cell death)和溶酶体依赖性细胞死亡(lysosome-dependent cell death)等 RCD 与肝病的相关性目前尚不明确[14,18]。不同的细胞死亡形式有各自明显不同的特征,但也有某些相似的方面和交叉重叠的过程。迄今已对 RCD 在 DILI、酒精性肝病(ALD)、非酒精性脂肪性肝病(NAFLD)、自身免疫性肝病、胆汁淤积性肝病及病毒性肝病等肝脏疾病中的作用进行了多方面的深入研究[14,19]。对于 DILI 而言,大多数药物所致的 DILI 相关细胞死亡类型主要为细胞凋亡和细胞坏死,线粒体在这两种死亡形式中均起到重要或关键作用[18]。

一、细胞凋亡与 DILI

(一)肝脏的免疫耐受和免疫适应与 DILI 风险

肝脏是一种具有免疫赦免性(immune privilege)的特殊器官。肝脏日常暴露在通过消化道吸收的大量外来抗原中,因此必须对这些外来抗原形成"免疫耐受(immune tolerance)"以避免发生慢性炎症。暴露于刺激性抗原并获得免疫耐受的过程,称之为"免疫适应(immune adaptation)"。这正是许多特异质型DILI(iDILI)患者在初次暴露于具有潜在肝毒性药物时可出现一过性肝脏生化指标异常,而继续用药(持续暴露于药物)时肝脏生化指标又能恢复正常的原因[18]。而这种免疫耐受一旦被打破,势必会使得肝脏易于发生免疫相关的炎症反应,并因此对药物的肝毒性变得敏感。例如,阿莫地喹和氟烷等药物在一般情况下仅引起小鼠模型一过性 ALT 升高,但如果阻断肝脏的免疫耐受,则可导致阿莫地喹和氟烷等药物引起持续性肝损伤[20]。据此可以合理推测,iDILI 的发生是多种因素同时存在的结果,不仅需要有易感的HLA 多态性存在,同时也要有能绕过或打破免疫耐受的获得性或遗传性体质倾向[18]。

形成肝内疫耐受的机制是多方面的。肝内的非实质细胞(NPC),特别是库普弗细胞(KC)和肝窦内皮细胞(LSEC),在肠道来源的脂多糖(LPS)的持续刺激下,可表达和分泌白细胞介素 10(IL-10)、前列腺素(PG)、转化生长因子-β(TGF-β)及 TNF-α 等诸多细胞因子,通过内分泌和旁分泌效应,触发相关信号级联反应,诱导调节性 T 细胞(regulatory T cells,Treg)扩增,抑制 T 细胞活化,增强肝内的免疫耐受。免疫检查点(immune checkpoints),包括程序性细胞死亡蛋白-1(PD-1)及其配体 L1(PD-L1),细胞毒性T 淋巴细胞相关抗原 4(CTLA-4)及其配体 B7(CD80和 CD86),对肝内的 T 淋巴细胞免疫反应具有抑制作用。多项动物试验研究显示,如果绕过肝脏的内源性免疫检查点 PD1/PD-L1 和 CTLA-4/B7,可解除肝脏的免疫耐受状态,易于发生 DILI[18]。

(二)细胞凋亡与 iDILI

可引起 iDILI 的药物众多。iDILI 一般难以预测,发生风险和严重程度缺乏严格的剂量依赖性,潜伏期相对于固有型 DILI 较长,甚至在停药后才出现肝损伤,对单种药物而言仅有极少比例的暴露个体会发生iDILI,因此很难在动物模型中进行复制[18]。与固有型 DILI 相比,iDILI 发病机制和细胞死亡形式更为复杂,并受到多种因素的影响。

免疫 iDILI 引起的细胞死亡是由于异常激活的先天性(固有性)性免疫和获得性免疫共同作用的结果,因而免疫特异质型 iDILI 导致细胞死亡的机制可能主要是由 DR 介导的细胞凋亡(DR-mediated apoptosis),并与遗传、性别、年龄和免疫耐受性等因素相关[21]。

有假设认为,药物可通过半抗原化和形成新抗原,或通过原药的分子模拟作用激活适应性免疫应答。因此药物的肝毒性可能是原药依赖性或半抗原依赖性,或兼而有之。由于药物代谢首先主要在肝细胞内发生,因此推测药物的代谢产物与细胞色素P450(CYP)结合,形成半抗原-蛋白质加合物,提呈给人类白细胞抗原(HLA)Ⅱ类分子,诱发免疫反应,激活 CD8+T 细胞,表达 FasL 和 TNF,从而可能诱导DR 介导的细胞凋亡。

某些特定药物或其代谢产物所致的 iDILI 受到遗传因素和环境因素的影响,如阿莫西林-克拉维酸在年轻人或妇女多引起较为严重的肝细胞损伤性肝炎(ALT 和 TBil 明显升高),而在老年男性多表现为惰性的胆汁淤积型肝损伤[18]。近年来大样本遗传学研究使得人们对 iDILI 发病机制的认识有了很大的提高。多项全基因组关联研究(GWAS)发现,特定的 HLA 多态性与 iDILI 的发生存在强相关。这提示iDILI 的发生首先是患者存在一种遗传倾向或遗传特异质,可对药物相关抗原进行提呈和识别,导致发生适应性免疫应答。例如,HLA-B*5701 多态性可使氟氯西林的肝毒性升高 80 倍,HLA-DRB1*1501、DRB5*0101、DQB1*0602、A*02:01 和 B*1801 等单倍型可使发生阿莫西林-克拉维酸 iDILI 的风险不同程度增加,HLA-DRB1*0701 多态性可增加希美加群和拉帕替尼所致 iDILI 的风险。但另一方面,带有这些 HLA 多态性的普通患者在应用相关药物时,仅少数患者可发生 iDILI,这高度提示除了 HLA 多态性因素之外,还有其他因素也参与促成了 iDILI 的发生[22,23]。

(三)细胞凋亡与间接型 DILI

间接型 DILI 至少有 3 种迥然不同的情况或类型。① 间接性、广泛性、非特异性强烈免疫激活引起的 DILI,以免疫检查点抑制剂(ICI)相关 DILI 为代表。② 间接性、广泛性、非特异性强烈免疫抑制引起的 DILI,见于合并 HBV 或 HCV 且接受强免疫抑制治疗的肿瘤或其他疾病患者。③ 能间接性干扰人体物质和能量代谢,从而引起肝细胞脂肪变性等损伤的药物,目前关于这种情况下的肝细胞死亡形式的研究报道罕见,但 NAFLD 相关的肝细胞死亡形式可供参考[24]。每种类型的间接型 DILI 发病机制差异显著,其肝细胞死亡的方式必然也存在重要的不同。

ICI 被越来越多地应用于肿瘤治疗,其引起的免疫介导的肝炎(IMH)是临床重点关注的安全性问题。这类间接型 DILI 的发生风险具有普遍性,亦即凡是应用 ICI 治疗的肿瘤患者,均应警惕发生 IMH 的风险。对于 ICI 引起的 IMH,有分析认为,ICI 可解封被 PD-1/PD-L1 和 CTLA4/B7 抑制的细胞毒性 T 细胞(CTL)应答,这可以理解为一种特殊类型的自身免疫反应,导致对肝细胞等组织细胞的靶向性免疫性损伤,因此其肝细胞的死亡形式可能也是以细胞凋亡为主[18]。

糖皮质激素和抗 CD20 单克隆抗体(利妥昔单抗)等免疫抑制剂长期和(或)大剂量应用,可引起过度的免疫抑制。在合并 HBV 或 HCV 感染的肿瘤或其他疾病患者,过度免疫抑制可能引起 HBV 或 HCV 复制严重反弹,从而引起免疫抑制状态下的病毒性肝炎发作,严重时可发生纤维淤胆型肝炎(FCH)甚至免疫抑制诱导的暴发性肝衰竭[25-27]。而没有肝炎病毒感染的患者,则不会发生此种间接型 DILI。免疫抑制状态下的病毒性肝炎、FCH 和肝衰竭,与非免疫抑制状态下的病毒性肝炎有着迥然不同的肝组织学特征,特别是肝组织缺乏炎症反应和炎性细胞浸润,免疫组化或电镜检查显示肝细胞内充满了肝炎病毒颗粒及其抗原颗粒。在这种状态下,肝细胞损伤和死亡的机制可能主要与大量病毒复制的直接肝细胞毒作用有关,包括病毒抗原的过多表达和堆积引起肝细胞过度的机械性膨胀、肝细胞营养成分耗竭和代谢异常等,从而导致肝细胞损伤、死亡甚至肝功能衰竭[25,26]。因此,炎症反应、固有免疫和适应性免疫的激活在此类间接型 DILI 及细胞死亡机制中的价值不大。内质网应激和线粒体损伤依然可能是此类情况下细胞死亡的重要机制,但这些细胞器损伤的激发因素与其他原因所致的 DILI 明显不同。

二、细胞坏死与 DILI

(一)经典的细胞坏死与受调控的细胞坏死(或坏死性凋亡)

细胞坏死可独立发生,也可继发于细胞凋亡[18,28]。细胞膜的破裂导致具有细胞毒性和致炎性的细胞内容物 DAMP 释放至细胞周围环境。因此,与细胞凋亡相比,细胞坏死是一种潜在的更容易引起炎症反应的细胞死亡方式。细胞坏死起初被认为是一种非调控性的细胞死亡形式,后来发现通过一些基因操作和使用相关药物也能干预多种情况下的细胞坏死,因此认为存在某些受调节的细胞坏死(regulated necrosis)形式[18]。

线粒体氧化磷酸化丧失所致的 ATP 耗竭是细胞坏死的标志,因此线粒体功能障碍和 MPT 在细胞坏死中的作用得到关注。腺嘌呤核苷酸转运体和电压依赖性阴离子通道都与 MPT 有关,但敲除这些分子的基因中的任何一个都不能阻止 MPT 和随后的细胞死亡。而敲除或使用环孢素 A 等药物抑制线粒体基质中的亲环素 D(CypD),使之丧失调节线粒体通透性转换孔开放的能力,则能通过抑制 MPT 来防止细胞坏死的发生[18]。而经由 MPT-CypD 途径发生的细胞死亡被称为 MPT 驱动的细胞坏死(MPT-driven necrosis)[5,14]。

另一种调节性细胞坏死(regulated necrosis)现在被称为坏死性凋亡(necroptosis)[4,5,18]。早在 1998 年,Vercammen 等首先发现,通过 TNFR 刺激 L929 细胞,虽然启动了 L929 细胞凋亡,但耗竭 ATP 或抑制 CASP 都会导致细胞死亡的子程序从凋亡向坏死转变[18]。这种特殊形式的细胞死亡主要是通过 DR、但也可通过其他多种信号途径被激活,并且仅发生在 CASP 受到抑制的情况下[4,18]。DILI 与坏死性凋亡之间的关系可能不是一种普遍现象,因为基础状态下的肝细胞检测不到 RIPK3,其如何被诱导一直存在争议。但肝内的 NPC 确实能够表达 RIPK3,而所有的肝细胞类型均可表达 MLKL。假如在基础条件下,肝细胞表达 MLKL 但不表达 RIPK3,则仍然存在 MLKL 可被某种尚不知晓的激酶所激活的可能性。虽然 RIPK3 是目前所知的 MLKL 的唯一激活剂,但有报道在刀豆蛋白 A(ConA)炎性肝细胞死亡模型中存在 RIPK3 非依赖性 MLKL 的激活[18]。

(二)线粒体损伤与 DILI

线粒体是肝细胞最关键的细胞器,在凋亡、坏死及 APAP 诱导的调节性坏死过程中均起到重要作用,但似乎对坏死性凋亡的发病机制参与度不高[18]。许多药物的肝毒性直接以线粒体为靶标,药物及其代谢产物引起线粒体应激和损伤,导致线粒体产生超量 ROS,这是许多药物中毒性肝细胞死亡的中心发病机制。Mito-TEMPO 是一种线粒体靶向性超氧化物歧化酶模拟物(SOD mimetic),可在线粒体内浓集数百倍,能有效清除超氧化物和烷基自由基对细胞的氧化性损伤,保护包括 APAP 在内的多种药物引起的肝损伤。在 APAP-DILI,硝化应激(nitrosative stress)和硝基酪氨酸加合物的产生,特别是在线粒体中,也是一个额外的应激信号,可导致一系列下游信号事件的发生、应激反应和细胞死亡[18]。

具有线粒体毒性的药物很多[29]。除了 APAP 以外,他莫昔芬、胺碘酮、四环素和抗 HIV 药物等的肝毒性也都是靶向于线粒体的代表性药物,可导致肝细胞脂肪变性、损伤甚至急性肝衰竭(ALF)。线粒体靶向药物的肝毒性可以通过几种不同的方式发生。用于治疗 HIV 的核苷类似物和逆转录酶抑制剂(如非阿尿苷、齐多夫定和地达诺新),可干扰线粒体 DNA 的合成。非阿尿苷可导致肝酶升高、胰腺炎、乳酸酸中毒,甚至在长潜伏期后死亡,这些都是线粒体毒性的临床特征[18]。

丙戊酸(VPA)可通过几种方式靶向线粒体并杀死肝细胞。VPA 可结合到辅酶 A(CoA),形成丙戊酰辅酶 A 片段,从而干扰天然脂酰辅酶 A 的氧化,也干扰需要 CoA 的丙酮酸脱氢酶的活性。VPA 在线粒体中转化为高度亲电的代谢物 2,4-烯 VPA,后者可干扰电子传递链(ETC),从而对细胞呼吸解耦联,引起线粒体中毒,导致类似于阿司匹林中毒的肝细胞微泡性脂肪变性和雷氏综合征(Reye syndrome)。VPA 的肝毒性与线粒体 DNA 聚合酶 γ(POLG)的氨基酸替代密切相关,氨基酸替代突变能降低 POLG 的活性。Alpers-Huttenlocher 综合征是一种罕见的 POLG 相关疾病,反复惊厥、共济失调、神经病变、精神运动减退和肝脏疾病。由于 Alpers-Huttenlocher 综合征患者的

POLG 突变,VPA 的肝毒性可见于近 1/3 的此类患者。VPA 诱导的线粒体毒性和 DILI 甚至也可见于 POLG 杂合突变的患者。POLG 的突变有可能影响线粒体 DNA 的合成,从而使得患者对 VPA 的肝毒性变得敏感,但这尚需进一步证明。此外,尚不清楚 VPA 是对线粒体产生直接肝毒性,还是通过免疫激活机制引起肝损伤[30]。

胺碘酮和他莫昔芬两种药物也具有线粒体毒性。胺碘酮是一种抗心律失常药物,但在动物实验和体外实验中发现能增加 H_2O_2 的形成,抑制线粒体复合物 I 的活性,导致氧化磷酸化解耦联。胺碘酮还能抑制线粒体的 β 氧化,这就解释了胺碘酮中毒为什么会出现微泡性脂肪性肝炎的典型临床表现[18,31]。他莫昔芬的肝毒性与胺碘酮相似,可干扰线粒体呼吸,增加酪氨酸硝化和线粒体蛋白质的脂质过氧化,最终导致凋亡性细胞死亡和细胞色素 C 的释放。他莫昔芬诱导的肝毒性与锰超氧化物歧化酶(MnSOD)活性的下调存在部分相关,这可导致 ROS 产生增多[32]。

(三)细胞坏死与 APAP-DILI

1. APAP 中毒引起肝细胞调节性坏死的机制 APAP 是具有直接肝毒性的常见代表性药物,其肝毒性呈剂量依赖性增加,严重时可引起 ALF。APAP-DILI 的细胞坏死始发于肝小叶中央或肝腺泡 III 区,人类 APAP-DILI 可通过小鼠 APAP 肝损伤模型得到良好复制。从目前的研究结果看,APAP-DILI 的细胞死亡形式主要是调节性细胞坏死(regulated necrosis),特别是 MPT 介导或驱动的 RCD[33]。

APAP 主要在肝细胞内被代谢为葡萄糖醛酸和硫酸盐缀合物,其中一小部分在肝细胞质中被细胞色素 P450(CYP2E1、CYP1A2、CYP3A4 和 CYP2D6,主要是 CYP2E1 和 CYP1A2)代谢为性质活泼的毒性产物 N-乙酰-对苯醌亚胺(NAPQI)。NAPQI 可被还原型谷胱甘肽(GSH)有效解毒;但当 GSH 耗竭时,NAPQI 可自由攻击蛋白质的硫醇基和半胱氨酸残基,形成 NAPQI-蛋白质加合物,引起线粒体损伤和 ERS。NAPQI-蛋白质加合物所导致的细胞器应激可通过铁离子介导的 Fenton 反应诱导产生活性氧基团(ROS)和羟自由基(hydroxyl radicals),并可通过过氧化物和线粒体一氧化氮(NO)的相互作用,形成过氧硝酸盐(peroxynitrite)等活性氮基团(RNS)成分。如果人类在 APAP 过量摄入引起中毒后 10 h 内应用含巯基的 NAC 治疗,可有效缓解 APAP-DILI[18]。新近研究还发现,如果在 24 h 内采用选择性自噬去除 NAPQI-蛋白质加合物,可抑制 APAP 的肝毒性和肝

细胞死亡。

线粒体损伤在 APAP 诱导的坏死过程中起关键作用。APAP 可损伤线粒体呼吸,影响 ETC,诱导产生 ROS,加重线粒体应激和诱导 ERS,进而导致细胞内信号通路激活,尤其是丝裂原活化的蛋白激酶(MAPK)通路[34]。抑制或敲除各种 MAPK 蛋白,包括混合谱系激酶蛋白 3(MLK3)、线粒体凋亡信号调节激酶 1(ASK1)、丝裂原活化的蛋白激酶激酶 4(MKK4)、c-Jun N-末端激酶(JNK),以及线粒体外膜的 SH3 同源性相关布鲁顿酪氨酸激酶(BTK)结合蛋白(SH3BP5,Sab,一种 JNK 结合伴侣分子),可显著保护 APAP 诱导的肝细胞死亡[35,36]。MAPK 信号级联通路中促进 APAP 相关细胞死亡的最终靶标是 JNK 的磷酸化激活和线粒体易位。JNK 的激活通常是短暂的,而持续的细胞器和细胞应激导致 p-JNK 持续激活,以及持续的 ROS 基团的产生,最终导致细胞死亡。当刺激应激信号超过一定阈值(如过量的 APAP)时,p-JNK 可结合到线粒体外膜蛋白 Sab 的基序,从而与线粒体发生相互作用。这导致活化的 Src 被酪氨酸磷酸酶 SH2 磷酸酶 1(SHP1)去磷酸化,并最终通过抑制 ETC 而增加线粒体 ROS 的产生[35]。而 ROS 的增加和持续的应激最终导致 MPT[14,35]。线粒体膜的碎裂导致线粒体相关凋亡诱导因子 1(AIFM1)和核酸内切酶 G(endonuclease G)释放并转位至细胞核,将 DNA 分子酶切为 DNA 片段。AIF 诱导的核毁损在 APAP 诱导的肝细胞死亡过程中是十分重要的,剔除 AIF 的小鼠其 DNA 降解和 APAP 引起的肝损伤明显减轻。这种由 MPT 介导的肝细胞死亡机制,得到了多个体内外试验的支持[14]。

在 MAPK 和 JNK 信号的上游,其他激酶和信号分子也可能与 APAP-DILI 的发生相关。例如,敲除或抑制糖原合成酶激酶 3(SK3β)和 RIPK1,可有效减轻 APAP 引起的肝细胞死亡。RIPK1 可在 JNK 的上游参与 APAP 引起的肝毒性,且这种作用不依赖于 RIPK1 在坏死性凋亡中的作用[37]。而 RIPK3 在 APAP 肝毒性中的作用也更为矛盾[14]。

此外,线粒体 CypD 缺乏的小鼠对 APAP 诱导的肝毒性也具有抵抗性。APAP 刺激后,动力蛋白相关蛋白 1(DRP1)转位至线粒体,而 DRP1 具有裂解线粒体的作用;应用 MDIVI 抑制 DRP1 能减轻 APAP 引起的肝损伤[18]。

2. APAP 中毒与肝细胞其他死亡方式的关系

APAP 可引起溶解性肝细胞死亡,这是典型的坏死性细胞死亡。以往认为 APAP 一般不引起典型的凋亡性肝细胞死亡,不具有细胞皱缩、胞膜起泡、核凝聚和核碎裂等典型的细胞凋亡形态。但也有不少研究者试图证明 APAP 能引起细胞凋亡,至少是在肝损伤的初始阶段,然后在后期继发细胞坏死。虽然近年有多项研究宣称 APAP 的肝毒性能够引起细胞凋亡[6,38],但一些关键因素使得 APAP 动物模型和体外培养的细胞都不可能发生凋亡。首先,APAP 过量将导致线粒体损伤和 ATP 严重耗竭,阻止了强烈依赖 ATP 的半胱天冬酶(CASP)的激活。其次,应用 CASP 抑制剂并不能保护 APAP 诱导的细胞死亡[38]。实际上,由于 APAP 可引起 MPT,而 MPT 可导致 AIF 和核酸内切酶 G 释放,使得染色质 DNA 可能被水解并出现部分 DNA 碎片,这些 DNA 碎片可被末端脱氧核苷酸转移酶(TdT)dUTP 缺口末端标记法(TUNEL)检测到,因为被误认为是凋亡,但实质上是 MPT 介导的细胞坏死[14]。

自噬(autophagy)和线粒体自噬(mitophagy)也是 APAP-DILI 的后果和特征之一[18],但迄今并未能证明自噬性细胞死亡是 APAP-DILI 的发生机制[14]。换言之,自噬和线粒体自噬可能更多的是充当一种调节作用,因为移除死亡的细胞器和清除坏死的肝细胞对于抑制 ROS、RNS 以及 DAMP 是必需的,而这有助于控制 APAP-DILI 的继发性炎性损伤[18]。

坏死性凋亡与 APAP 肝损伤关系的研究多自相矛盾,相关研究更多的是支持 APAP 可引起 MPT 介导的细胞坏死,而不是坏死性凋亡[14]。细胞焦亡在 APAP 诱导的肝损伤中的作用亦未得到广泛研究和证明,尽管炎症是 APAP 肝坏死的一个重要晚期特征,但这被主要是归因于溶解性细胞死亡导致线粒体 DNA、HMGB1 和随后的细胞核片段等 DAMP 的释放所致[14]。细胞铁死亡与 APAP 肝损伤的关系迄今并未得到有力证明,尽管 GSH 耗竭、铁沉积和脂质过氧化长期以来被认为是 APAP 肝损伤的基本发病机制[14]。

三、自噬与 DILI

自噬(autophagy)在通常情况下是细胞赖以生存的一种关键机制,可由饥饿、氧化应激和病原微生物感染等因素触发。自噬受到 30 多种自噬相关基因(ATG)的调节。自噬不良的细胞将会因细胞内废物的堆积、稳态的失衡和炎症反应而死亡,因此在特定的情况下,自噬也可能导致细胞发生 RCD[5]。自噬与凋亡性 RCD 的关系研究最多,与铁死亡、坏死性凋亡等其他 RCD 形式的关系也有关注。例如,对铁蛋白（ferritin）进行降解的铁蛋白自噬（ferritinophagy）可促进细胞的铁死亡进程，对 cIAP1 和 cIAP2 的自噬性降解可引发坏死性凋亡，对 PTPN13 的自噬性降解增强 FAS 驱动的细胞凋亡[18]。

肝细胞内各种重要的细胞器众多，因此肝细胞具有很强的自噬能力以回收利用损伤的细胞器和蛋白质。内质网是蛋白质装配的场所，也是药物代谢的主要场所之一。因此，活性和毒性代谢产物或药物诱导的 ERS 是一种重要的自噬刺激因素和细胞死亡调节因素。

对自噬和线粒体自噬与 APAP-DILI 的关系已有所研究。自噬的转录性和药理性激活对 APAP 的肝毒性具有保护作用。采用氯喹、亮抑酶肽或基因手段抑制自噬，可加重 APAP 导致的细胞死亡。由于 APAP 可导致线粒体损伤和氧化压力增加，而自噬和线粒体自噬可清除肝细胞内损伤的线粒体和 APAP-蛋白质加合物，因此自噬和线粒体自噬其实是非常必要的限制发生 MPT 和细胞死亡的重要机制[39]。

四、细胞焦亡与 DILI

细胞焦亡（pyroptosis）是一种强烈炎症模式的 RCD，是清除细胞内病原体的重要途径。焦亡细胞的表面形成膜孔，导致细胞爆裂，从而形成独特的形态学特征。焦亡与先天性免疫激活相关，但具有很特别的分子特征，因而不同于其他形式的 RCD。细胞焦亡不仅有 CASP1 的活化，还有 CASP4、CASP5 和 CASP12（在小鼠为 CASP11）及 CASP8 的活化。CASP 活化后，可酶解 GSDMD，促其活化；活化的 GSDMD 转位至细胞膜，与膜磷脂结合，在细胞膜上形成焦孔，从而导致细胞膜的完整性丧失，胞浆肿胀，ATP、HMGB1、IL-1α 等内容物外溢，伴发 IL-1β 和 IL-18 等炎性细胞因子的加工处理，最终引起细胞死亡[18]。

新近将细胞焦亡分为 2 种模式。其一是典型模式，寡聚化的含热蛋白功能域 3 的 NLRP3 或 2 型黑色素瘤缺乏的蛋白（AIM2）等炎症小体感受器被病原体活化，通过炎症小体适配蛋白——含 CARD 的凋亡相关斑点样蛋白（ASC），募集 CASP1，将 GSDMD 酶解为活性形式，从而推动细胞焦亡。其二是非典型模式，胞浆中的 LPS 可激活 CASP4、CASP5、CASP11，然后酶解 GSDMD[18]。

新近研究发现，细胞焦亡除了参与清除病原体，也可能参与 APAP-DILI、酒精性肝病及 LPS 诱导的脓毒性休克的发病机制。Imaeda 等 2009 年报道，应用阿司匹林抑制炎症小体，或处理 NLRP3（NALP3）、

ASC 和 CASP1 及 TLR9 等炎症小体相关组分缺乏的小鼠模型，结果提示这种炎症小体参与了 APAP-DILI 的发病过程；然而，该结果未能得到 Williams 等其他研究者的证实。因此，细胞焦亡在 APAP-DILI 中的作用仍不明确，今后尚需深入评估细胞焦亡的关键介质 GSDMD 在 APAP-DILI 中的存在和变化状况，以期最终确认细胞焦亡是否参与了 APAP-DILI 的发病机制[18]。

五、细胞铁死亡与 DILI

细胞铁死亡（ferroptosis）源于细胞内 ROS 产生增多和铁离子所致的严重脂质过氧化状态。细胞铁死亡的特征是铁离子催化的 H_2O_2 依赖性 ROS 增多（Fenton 反应），不依赖 CASP、CYP、坏死性凋亡、细胞凋亡、自噬机制及细胞焦亡级联反应。但细胞铁死亡可以有线粒体的改变、皱缩、嵴异常和 MPT 的发生，可能与 DAMP 的释放有关，这让人联想到细胞坏死（necrosis）的亚细胞成分的改变。

GSH 的合成分为 2 步，经由细胞质中的 ATP 依赖性谷氨酸-半胱氨酸连接酶（GCL）和谷胱甘肽合成酶（GSS），半胱氨酸水平是 GSH 合成的限速步骤。半胱氨酸通过胱氨酸/谷氨酸逆向转运体（xc 系统）进入细胞，被还原为半胱氨酸并用于合成 GSH。丁硫氨酸亚砜胺（BSO）等制剂可抑制 GCL，耗竭 GSH，从而诱导铁死亡。进一步研究发现，补充 GSH 和 NAC 可以阻止铁死亡的发生，这提示铁死亡诱导剂（erastin）诱导的 GSH 耗竭和其后谷胱甘肽过氧化物酶 4（GPX4）的灭活对铁死亡的发生是必需的过程。还原型 GSH 依赖性 GPX4 能从过氧化物中催化脂质醇，限制脂质过氧化，因而成为铁死亡主要的内源性抑制因子。删除 GPX4 可引起细胞内过氧化物蓄积，随后导致细胞铁死亡；而应用铁死亡抑制剂如 Ferrostatin-1（Fer-1）或其他铁螯合剂、Liproxstatin 及亲脂性抗氧化剂可抑制这一过程。非血红素含铁蛋白如脂氧合酶（LOX）可介导自由多不饱和脂肪酸（PUFA）的铁死亡性过氧化反应，LOX 的遗传性突变可阻止铁死亡诱导剂诱导的细胞铁死亡。以上证据提示，铁死亡诱导剂可分为 2 类，其一是能耗竭 GSH 的制剂，其二是能通过抑制 GPX4 而触发铁死亡的制剂[18]。

作为一种新发现的细胞死亡方式，铁死亡与肝细胞病理生理学病变的关系尚待充分研究。由于 GSH 耗竭是 APAP-DILI 的一个重要特征，因此有学者推测细胞铁死亡也可能是 APAP-DILI 重要的细胞死

方式。新近有研究应用线粒体外膜 VDAC 寡聚化抑制剂 BIT-12 和铁死亡抑制剂 Fer-1（或 UAMC3203）处理 APAP-DILI 小鼠，结果显示[40]：① 过量 APAP 可引起铁死亡常见的特征性改变。② 铁死亡抑制剂 Fer-1（或 UAMC3203）和铁离子螯合剂去铁胺（deferoxamine）对 APAP-DILI 有抑制作用，提示铁死亡与 APAP-DILI 的发生相关。③ 过量 APAP 可引起 VDAC 的寡聚化，从而引起线粒体功能障碍，导致 TCA 和脂肪酸 β 氧化受到抑制，驱动肝细胞发生 APAP 诱导的铁死亡；而应用 VDAC 抑制剂 VBIT-12 可保护线粒体，减轻 APAP 诱导的铁死亡。

上述研究虽然肯定了 APAP 过量与肝细胞铁死亡的相关性，但纵观其他研究，并不能充分肯定 APAP 过量与铁死亡的内在关系。Fer-1 虽然是铁死亡抑制剂，但同时也是一种混杂性自由基清除剂，可阻止 APAP 过量诱生的 ROS 升高和脂质过氧化物质蓄积，从而保护肝细胞免受过量 APAP 引起的肝细胞损伤。今后有必要应用 GPX4 敲除的小鼠模型进一步研究铁死亡在 APAP 等药物中毒的作用[18]。

六、总结和展望

肝脏在通常情况下处于一种特定的免疫耐受和免疫适应状态，能耐受多种肝毒性药物及其他肝毒性物质的刺激；一旦这种免疫耐受和适应状态被打破，则发生 DILI 和毒物性肝损伤的风险大大增加。总体上，DILI 相关的细胞死亡主要是细胞凋亡和细胞坏死。

许多肝毒性药物能直接靶向于线粒体并引起肝损伤。APAP 作为一种代表性直接肝毒性药物，在 APAP-DILI 发病过程中未发现 CASP 的明显激活，因此 APAP 相关肝细胞死亡显然属于坏死性机制，且有证据显示其主要为 MPT 介导或驱动的 RCD。APAP 诱导的细胞死亡包括了 GSK3β、RIPK1 和 MAPK 通路的激活，并在 JNK 持续激活的反馈循环中达到高潮，导致 MPT、核酸内切酶 G 和 AIF 自线粒体的释放，最终导致细胞死亡。肝细胞自噬和线粒体自噬可负向调节 APAP-DILI 引起的继发性炎症反应，是 APAP 中毒时保护肝细胞免受进一步损伤的重要机制[39]。细胞铁死亡可能与 APAP-DILI 有相关性[40]，但尚需进一步论证。坏死性凋亡与 APAP-DILI 的关系尚存在较大争议，细胞焦亡等其他 RCD 与 DILI 的关系尚不明确[18]。

常见的免疫 iDILI 的细胞死亡形式主要是细胞凋亡。药物代谢酶和药物转运蛋白基因多态性导致的药物代谢异常（增强或减弱，尤其是减弱）相关的 iDILI，其靶细胞死亡类型迄今尚缺乏相关研究报道。ICI 介导的间接型 DILI 属于一种特殊的免疫激活性自身免疫应答，其细胞死亡机制可能主要也是细胞凋亡[18]。糖皮质激素和其他免疫抑制剂在 HBV 和 HCV 感染者引起的所谓间接型 DILI，其本质上属于特殊类型的病毒肝炎，主要特征是免疫抑制状态下肝炎病毒高度复制，肝组织无明显炎症，肝细胞死亡方式主要是肝细胞内大量病毒颗粒和抗原堆积引起的机械性死亡。能干扰物质和能量代谢的药物所引起的 DILI，临床上可能主要表现为类似 NAFLD 的病变，其肝细胞死亡形式可参考 NAFLD 相关研究[24]，但肝细胞的死亡方式在药物相关的脂肪性肝病较代谢相关的脂肪性肝病可能更为复杂。

总之，每种类型的 DILI 发病机制差异显著，其肝细胞死亡方式必然存在重要不同。DILI 的细胞死亡形式较为复杂，同一种药物所致的细胞死亡方式可能以某种 RCD 方式为主，也可能有多种 RCD 方式同时存在[41]。DILI 相关的 RCD 方式牵涉到药物特性、宿主状态乃至环境因素等多方面多因素的复杂影响，未来需要进一步深入探讨。

（于乐成　侯俊兴　陈宇星）

参考文献

请扫描二维码
阅读本章参考文献

第16章

基因多态性（遗传易感性）与药物和毒物性肝病

一、免疫相关基因多态性与药物和毒物性肝损伤

近年来随着基因测序技术在全基因组关联研究（GWAS）中的广泛应用，人类白细胞抗原（HLA）基因多态性与药物性肝损伤（DILI）的相关性研究成为热点。HLA系统基因群位于人类6号染色体，具有高度多态性，与免疫介导的DILI密切相关，特定的HLA基因多态性是导致某些特异质型DILI（iDILI）十分重要的独立危险因素。

全球目前已上市的药物中有1 100种以上的药物具有潜在肝毒性，常见的包括抗感染药物（含抗结核药物）、抗肿瘤药物、中枢神经系统用药、心血管系统用药、非甾体抗炎药、代谢性疾病用药、激素类药物、某些生物制剂、草药和膳食补充剂等。对DILI的大量GWAS发现，多种HLA基因多态性与DILI发生风险具有显著相关性。目前对DILI易感性的认知，主要是围绕HLA基因多态性研究所取得的。HLA等位基因与DILI风险的关联性，支持适应性免疫在iDILI发病机制中发挥重要的作用。

（一）抗感染药物DILI与HLA基因多态性

1. **阿莫西林-克拉维酸（AC）** 是最常用的抗菌药物之一，目前也是欧美DILI最常见的原因之一，主要引起胆汁淤积型肝损伤，占DILI相关住院患者总数的17%。几项针对欧洲患群的研究显示，AC的肝毒性与HLA-DRB1*1501-DRB5*0101-DQB1*0602（rs9274407）和HLA-A*0201（rs2523822）单倍型密切相关[1,2]。西班牙一项DILI队列研究显示，AC的肝毒性还与HLA-A*3002和HLA-B*1801存在关联。同时，63%胆汁淤积型/混合型DILI患者与HLA-DRB1*1501-DQB1*0602有关[3]。研究还发现，HLA-A*3002-B*1801-C*0501-DRB1*0301-DQB1*0201是南欧人群第三常见的单倍型，但在北欧人群中不太常见[4]。

2. **氟氯西林（flucloxacillin）** 是欧洲和澳大利亚常用的治疗葡萄球菌感染的药物之一，也是DILI的常见病因之一，发生率约为8.5/100 000，可引起典型的胆汁淤积型肝损伤[5]。相关的GWAS研究显示，携带HLA-B*5701（rs2395029）的患者服用氟氯西林后肝损伤的发生风险是其他患者的80.6倍，这是迄今为止所发现的与氟氯西林肝损伤最为相关的单种危险因素[6]。GWAS分析还显示，HLA-DRB1*0701、DQB1*0303和HLA-B*57:03与氟氯西林的肝毒性也可能有一定的相关性[7]。

3. **甲氧苄啶-磺胺甲噁唑（trimethoprim-sulfamethoxazole）** 是一种复合制剂类抗菌剂，通常用于治疗各种细菌感染并预防机会性感染，是美国DILI的5大主要药物之一[8]。新近研究发现在欧洲裔美国人中，HLA-B*14:01等位基因与甲氧苄啶-磺胺甲噁唑DILI有密切相关性，携带HLA-B*14:01等位基因的患者发生甲氧苄啶-磺胺甲噁唑DILI的风险是未携带HLA-B*14:01者的9.2倍，HLA-B*35:01可能是非洲裔美国人甲氧苄啶-磺胺甲噁唑DILI的潜在遗传危险因素[9]。

4. **米诺环素（minocycline）** 是治疗青春期痤疮应用最广泛的抗生素。大量研究报道显示其可导致DILI，且肝损伤具有显著的自身免疫特征[10]。Urban等通过GWAS分析发现，在白种人患者中HLA-A*35:02与米诺环素诱导的DILI高度相关（$OR=29.6$）[11]。这些结果有助于帮助医生更快速、更精准地判断可能

受影响的患者,并尽可能降低接受米诺环素治疗的患者发生肝损伤的风险。

（二）抗肿瘤药物相关肝损伤与 HLA 基因多态性

1. 拉帕替尼（lapatinib） 是一种人类表皮生长因子受体 2（HER2）和表皮生长因子受体（EGFR）酪氨酸激酶抑制剂,被批准用于治疗过度表达 HER2 的晚期或转移性乳腺癌患者。通过 GWAS 分析发现,HLA-DQA1*02:01（$OR=9.0$）是拉帕替尼诱导晚期乳腺癌妇女肝毒性的主要危险因素[12];此外,还有研究发现 HLA-DRB1*0701 和 HLA-DQB1*0202 也与拉帕替尼引起的 DILI 存在一定的相关性,但尚需进一步研究证实[13,14]。HLA 与拉帕替尼诱导的肝损伤的相关性表明适应性免疫系统的激活可引起迟发性超敏反应。

2. 帕唑帕尼（pazopanib） 是治疗晚期肾细胞癌和软组织肉瘤的有效药物。新近一项大型药物遗传学研究证实携带 HLA-B*57:01 的患者在接受帕唑帕尼治疗时具有更高的 ALT 升高的风险,这为肿瘤患者应用帕唑帕尼治疗时可能出现的免疫介导的肝毒性机制提供了新的见解[15]。

（三）抗凝药物 DILI 与 HLA 基因多态性

1. 希美加群（ximelagatran） 是一种凝血酶抑制剂,在 2006 年由于其具有肝毒性而退出市场。对两个北欧队列进行 GWAS 分析发现,HLA-DRB1*07 和 HLA-DQA1*02 HLA-Ⅱ类等位基因与患者血清 ALT 升高密切相关（$OR=4.4$）[16]。HLA-DRB1*0701 在北欧人群中的基因突变携带频率明显高于日本人[17]。此外,希美加群引起 DILI 还与 HLA-ADQA1*0201 存在相关性,尚待进一步研究[12]。

2. 噻氯匹定（ticlopidine） 是一种抗血小板药物,广泛用于动脉粥样硬化血栓的二级预防。在临床使用中会引起严重 DILI,多表现为胆汁淤积型肝损伤。一项病例对照研究发现其导致的 DILI 与 HLA-A*3303 存在相关性。HLA-A*3303 等位基因频率在白种人为 0.53%,在亚洲人为 11.70%（日本人 9.7%）。HLA-A*3303-B*4403-Cw*1403 单倍型在亚洲人群的频率为 2.09%（日本人为 5.8%）,但在白种人为 0.6%。由于日本人群 HLA-A*3303-B*4403-Cw*1403 的频率比白种人高得多,这可能解释了在日本人群中观察到的噻氯匹定 DILI 发病率较高的原因[18]。

（四）抗结核药物 DILI 与 HLA 基因多态性

抗结核药物诱导的 DILI 与 HLA-Ⅱ多态性之间存在关联,如 HLA-DRB1*03 与异烟肼,DQA1*0102 与利福平以及 DQB1*0201 与乙胺丁醇之间的关联等。在印度人群中,HLA-DQB1*0201 被发现是接受抗结核药物治疗的患者（$OR=1.9$）出现 DILI 的一个高风险因素[2]。

（五）中枢神经系统药物 DILI 与 HLA 基因多态性

1. 氟吡汀（flupirtine） 是一种中枢神经系统的非阿片类镇痛药,由于存在严重肝损伤风险,目前仅限于短期疼痛治疗。来自德国的 6 名氟哌汀相关 DILI 患者被纳入一项 GWAS 研究,发现 HLA-DRB1*16:01-DQB1*05:02 单倍型是氟吡汀所致肝损伤的独立危险因素,进一步证明适应性免疫系统参与了氟吡汀 DILI 的发病机制[19]。

2. 卡马西平（carbamazepine） 是一种抗癫痫药,用于治疗癫痫、三叉神经痛和双向情感障碍。欧洲人群 GWAS 分析显示 HLA-A*31:01 是其导致卡马西平 DILI 的最强遗传易感性因子[20]。

（六）非甾体抗炎药物 DILI 与 HLA 基因多态性

罗美昔布（lumiracoxib）是一种环加氧酶-2 选择性抑制剂,因肝毒性而在 2007 年被 FDA 要求从市场撤回。基于多项 GWAS 研究发现,HLA-DRB1*1501-DQA1*0102-DQB1*0602-DRB5*0101 单倍型是其引起 DILI 的危险因素之一,其中 HLA-DRB1*1501 最为显著（$OR=5.0$）,HLA-DQA1*0102 的突变频率与肝损伤的严重程度正相关性[21]。

（七）抗逆转录病毒药物 DILI 与 HLA 基因多态性

多种抗逆转录药物或方案可引起 DILI,如奈韦拉平与其他抗逆转录病毒药物合用治疗 HIV-1 感染能够引起严重 ADR,如伴嗜酸性粒细胞增多和系统症状的药疹（DRESS）,同时具有肝毒性,最初在澳大利亚人群中发现与奈韦拉平引起 DILI 相关的基因为 HLA-DRB1*0101,但在黑种人群和亚洲人群未发现两者存在相关性,可能与不同人群中基因携带频率不同有关。非洲黑种人群中,与奈韦拉平引起 DILI 存在相关性的基因为 HLA-B*5801 和 HLA-DRB1*0102。一项广泛的病例对照研究发现,在南非人群中（71% 为非洲人后裔）,HLA-B*5801 和 HLA-DRB1*0102 与奈韦拉平肝毒性风险增加有关[22]。

（八）生物制剂 DILI 与 HLA 基因多态性

多种生物制剂可引起肝损伤,其机制是多方面的。最为引人注目的是具有免疫抑制或免疫增强活性的生物制剂,往往具有引起间接性肝损伤的风险。

例如,具有较强免疫抑制活性的生物制剂可能会引起感染有 HBV 或 HCV 的患者出现病毒复制反弹或增强,继而引起病毒性肝炎发作甚至肝衰竭;免疫检查点抑制剂(ICI)等泛免疫增强剂可能会引起免疫介导的肝炎(IMH)。不论是免疫抑制相关的肝炎病毒激活,还是泛免疫增强剂引起的 IMH,通常认为这类肝损伤一般不具有明显的遗传易感特性。但新近研究提示,某些生物制剂引起的肝损伤可能也具有一定的 HLA 相关遗传易感性。例如,英夫利昔单抗(infliximab)是一种靶向性拮抗肿瘤坏死因子 - α(tumor necrosis factor - α, TNF - α)的人 - 鼠嵌合型单克隆抗体,广泛用于治疗自身免疫性疾病患者。据报道,英夫利昔单抗诱发肝损伤的频率为 1/148~1/120。Bruno 等在欧洲患者中首次发现,HLA-B*39:01 可能是英夫利昔单抗 DILI 的潜在风险因素[23]。

(九) 草药和膳食补充剂 DILI 与 HLA 基因多态性

1. 何首乌　是一种历史悠久的中药材,多用于补肝肾、益精血、乌须发等。但近年来有关何首乌相关肝损伤的病例报道和研究颇受关注,已成为导致肝损伤最常见的中药单品种之一。新近一项队列研究将何首乌诱导的 DILI 人群与其他原因所致的 DILI 人群及普通人群进行了对照比较,首次发现 HLA-B*35:01 是何首乌诱导 DILI 的危险因素,HLA-B*35:01 携带者服用何首乌发生肝损伤的风险是 HLA-B*35:01 非携带者的 8 倍,因此 HLA-B*35:01 可作为预测何首乌诱导 DILI 的潜在生物标志物[24]。另有 2 项独立研究也验证了 HLA-B*35:01 是何首乌肝损伤的一个相对特异的易感基因风险因素[25,26],且单核苷酸多态性(SNP)rs1055348 可作为识别 HLA-B*35:01 的高相关基因标志[26]。何首乌 iDILI HLA-B*35:01 易感基因的发现,是国际上关于草药肝损伤易感基因的首个研究报道,为传统药物肝损伤的转化研究提供了一个重要参考范例[25,26]。

2. 绿茶提取物(GTE)　GTE 及其主要成分表没食子儿茶素没食子酸酯(epigallocatechin gallate, EGCG)具有所谓"燃烧脂肪"的减肥效果,这使其成为近年来世界上最受欢迎的草药和膳食补充剂(HDS)之一。然而,研究表明 GTE 是美国 HDS-DILI 最主要的病因[27],占疑似 HDS 产品所致 DILI 的 50% 以上;在严重病例,GTE 有导致急性肝衰竭(ALF)或死亡的风险。绿茶相关肝损伤与携带 HLA-B*35:01 等位基因密切相关,这是一个可能有助于诊断的风险因素,该等位基因在美国人群中的携带率为 5%~

15%,亚裔美国人携带率最低,欧洲和非洲裔美国人携带率居中,西班牙裔美国人携带率略高[28]。值得注意的是,绿茶提取物和何首乌致特异质型肝损伤均与 HLA-B*35:01 等位基因有关,其背后潜在的共性科学机制有待深入研究阐明。

(十) 免疫细胞因子相关多态性

双氯芬酸(diclofenac)是一种应用广泛的非甾体抗炎药,主要用于治疗类风湿关节炎、强直性脊柱炎和骨关节炎等。但双氯芬酸可引起罕见且严重的肝损伤。有研究显示,IL-10 和 IL-4 的基因多态性是双氯芬酸诱导性 DILI 的风险因素。IL-10 基因的 -627AA/AC 变异可导致 IL-10 转录减少,而 IL-4 基因的 -590TT/CT 变异可导致 IL-4 转录增加,这两种变异均与 DILI 发生风险增加有关,其机制可能在于这些变异可促进 Th2 细胞介导的对新抗原的免疫应答[29]。另有研究显示,IL-6 的基因变异与他克林引起的 ALT 升高有关。可见,免疫相关细胞因子的基因多态性与特异质性药物肝毒性的关联值得注意。

总而言之,上述研究揭示了 HLA 和免疫细胞因子基因多态性与药物不良反应的风险具有潜在相关性。需要注意的是,不论是 HLA 系统的基因多态性,还是免疫细胞因子的基因多态性,其与特定药物所致 DILI 易感性的关联研究目前仍是基于较小的临床样本,今后有必要在更大样本的临床研究中加以证实。

二、PTPN22 基因多态性与药物和毒物性肝损伤

随着 DILI 相关基因多态性大量研究数据的出现,特定药物所致肝损伤的遗传易感性,特别是与 HLA Ⅰ、Ⅱ 类基因多态性的相关性引人注目,这提示适应性免疫在 iDILI 的发生和发展中具有重要作用。值得注意的是,特定 HLA 基因多态性通常仅与特定药物所致的 DILI 相关,并不具备普遍性。由于临床上 DILI 多为特异质型,群体中由特定药物所致的 DILI 发生率总体较低,因此通过检测特定的 HLA 基因多态性预测患者服药后是否发生 DILI,其可行性和临床价值往往有限。另外,是否存在普适性 DILI 易感性基因,依然是临床关注的话题,因为这对于进一步理解 DILI 的发病机制、提高对 DILI 风险的预测和预防能力具有重要意义。蛋白酪氨酸磷酸酶非受体型 22(PTPN22)等位基因变异体是迄今发现的在 HLA 基因多态性之外,第一种与 DILI 易感性有重要关联的免疫相关变异体等位基因,也是与多种药物所致 DILI 和各种肝损伤模式都存在关联的第一种 DILI

易感基因。

　　PTPN22 主要调控 HLA 提呈新抗原的下游事件。PTPN22 基因位于人类 1 号染色体，负责编码淋巴样蛋白酪氨酸磷酸酶（Lyp），而 Lyp 仅在免疫细胞中表达。Lyp 参与 TCR 信号传导，在信号级联的多个中间点起作用；Lyp 似也能影响调节性 T 细胞功能。DILI 风险相关 HLA 等位基因与 PTPN22（rs2476601）之间存在显著的遗传学相互作用。例如，AC 引起的 DILI，其发生风险与患者同时携带特定 HLA 等位基因和 PTPN22（rs2476601）变异体密切相关。推测 PTPN22（rs2476601）可通过降低免疫耐受而使得患者对 DILI 的易感性增加，尽管该变异体降低免疫耐受的机制尚不清楚[30]。另一方面，PTPN22（rs2476601）降低免疫耐受可能削弱免疫自稳功能，因而与许多自身免疫性疾病（类风湿关节炎、系统性红斑狼疮、白癜风、格雷夫斯病乃至 1 型糖尿等）的发生具有潜在相关性，这为 T 细胞介导的免疫机制参与特异质型 DILI 的发生机制提供了新的视角和证据。

　　美国 DILIN 和国际 DILI 联盟一项多种族 iDILI 的 GWAS 研究（图 16-1），首次证实了 PTPN22（rs2476601）变异体等位基因与各种药物所致 DILI 风险增加均有关，且这种相关性并不局限于某种 DILI 模式，亦即而 PTPN22（rs2476601）变异体等位基因显示了与整个 DILI 队列的相关性[30,31]。在另一个独立的冰岛队列中也验证了上述发现。

　　研究还发现，PTPN22（rs2476601）变异可增加与已知 HLA 等位基因相关的 DILI 的风险。例如，携带 HLA-A*02:01 或（和）HLA-DRB1*15:01 的、服用 AC 导致 DILI 的欧洲患者，PTPN22（rs2476601）变异体在这些患者高度富集，这进一步提示 PTPN22（rs2476601）是一个独立于已知 HLA 风险等位基因之外 AC 的 DILI 相关风险因素。若 HLA-A*02:01 或（和）HLA-DRB1*15:01 携带者同时携带 PTPN22（rs2476601）等位基因，可使服用 AC 的患者发生 DILI 的风险增加近 2 倍。对于服用 AC 导致 DILI 的风险，同时携带 HLA-A*02:01、HLA-DRB1*15:01 和 PTPN22（rs2476601）3 种等位基因的患者，比携带这两种 HLA 但不携带 PTPN22（rs2476601）的患者高 1.7 倍，比不携带其中任何一种等位基因的患者高 13 倍（表16-1）[30]。对于其他 HLA 等位基因相关的 DILI 事件，PTPN22（rs2476601）变异体等位基因似也有类似影响。

　　此外还发现，DILI 病例中的 PTPN22（rs2476601）变异频率在每个研究人群中均高于匹配对照人群，在不同族裔和种群之间的优势比保持相似。值得注意的是，PTPN22（rs2476601）的变异频率在不同地区人口之间差异很大，如在芬兰人高达 15%，而在东亚人群中则低至 <0.01%，在非洲土著人群中则极为罕见，这限制了 PTPN22（rs2476601）作为一种生物标记物在这类患者中的应用。

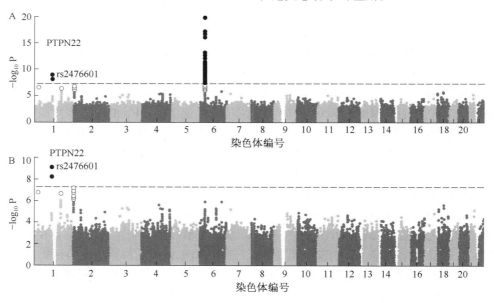

图16-1　GWAS 证实 PTPN22（rs2476601）变异与 DILI 风险相关[30]

A. Meta 分析曼哈顿图显示：人类 1 号染色体上的蛋白酪氨酸磷酸酶非受体成员 22（PTPN22）rs2476601 基因变异与 DILI 风险的关联程度在三大种群（欧洲人、非裔美国人、西班牙裔美国人）是一致的；B. 对三大种群（高加索人、非裔美国人和西班牙裔美国人）中已知的四种主要的 DILI 相关 HLA 风险等位基因进行调节后，PTPN22（rs2476601）基因变异仍与 DILI 的风险密切相关。浅灰圆点：单核苷酸多态性（SNP）的显著性水平低于 5×10^{-6}；深灰圆点：SNP 的显著性水平小于 5×10^{-8}

三种基因的携带组合	DILI 组		对照组		OR	95% CI	P
	N	CF	N	CF			
+/+/+	49	0.11	187	0.02	13.80	9.18~20.71	$1.1×10^{-36}$
-/+/+	35	0.08	625	0.06	3.03	1.99~4.63	$2.3×10^{-7}$
+/-/+	12	0.03	206	0.02	3.28	1.74~6.19	$2.5×10^{-4}$
-/-/+	12	0.03	663	0.07	0.95	0.51~1.77	0.8
+/+/-	126	0.28	895	0.09	7.68	5.63~10.48	$8.8×10^{-38}$
-/+/-	101	0.23	3 212	0.31	1.68	1.23~2.30	$1.1×10^{-3}$
+/-/-	41	0.09	1 037	0.10	2.09	1.41~3.11	$2.7×10^{-4}$
-/-/-	68	0.15	3 531	0.34	—	—	—

表 16-1　AC 相关 DILI 欧洲队列 HLA-DRB1*15:01/HLA-A*02:01/PTPN-rs2476601 携带者的多基因标记分析[30]

注:+:"携带";-:"不携带";N:样本数;CF:携带频率;OR:比值比;95%CI:95%置信区间。

三、代谢酶基因多态性与药物和毒物性肝损伤

肝脏是机体最大和最重要的药物处理器官,多数药物在肝脏转化为低毒物质。同时肝脏也是生成具有强活性基团中间代谢产物的场所,其中部分代谢物质可能成为药物过敏原或具有致癌作用。在重症肝脏疾病时,肝脏功能性细胞数明显减少,药物代谢能力大为降低,可能影响药物的安全性。如流行病学调查表明,肝硬化患者药物有害反应率比正常人高 2~5 倍,因此药物代谢能力与 DILI 密切相关。药物代谢酶存在基因多态性现象,不同的基因亚型可能引起药物或毒物代谢水平的显著改变,导致药物或毒物性肝损伤的发生风险增加,研究药物代谢酶的基因多态性对于指导临床安全和精准用药具有重要意义。

(一) Ⅰ相代谢酶

特异质型和间接型 DILI 与药物剂量和疗程的相关性远不如固有型 DILI 明显。代谢特异质型 DILI 是指与药物和毒物代谢异常(通常是代谢减弱)相关的肝损伤,这些代谢异常涉及药物或毒物向肝细胞内的转运、Ⅰ相代谢、Ⅱ相代谢、药物和毒物或其代谢产物从肝细胞内向胆管系统或血液中的转运等。Ⅰ相代谢酶包括 CYP 酶、单胺氧化酶(MAO)、乙醛脱氢酶(ALDH)等,其中最重要、研究最深入的是 CYP 的基因多态性(也称遗传多态性)。这些代谢酶特定的基因多态性可导致对药物或毒物的代谢能力低下,使得药物和毒物的原型或中间代谢产物在体内蓄积而发病。相对于免疫特异质型 DILI,代谢特异质型 DILI 的临床特征之一是潜伏期较长,多在给药后相对较长的时间出现肝损伤;且一般不伴过敏症状,除非同时合并有免疫特异质机制。

1. CYP 代谢酶　人类 GWAS 的进展为 DILI 基础研究带来了曙光。CYP 是肝脏药物 Ⅰ 相代谢的主要酶类。与 DILI 相关的 CYP 主要有 CYP1A2、CYP2A6、CYP2D6、CYP2E1 及 CYP3A4 等。如果这些酶的基因出现遗传多态性,则会使原药或中间代谢产物积累,导致 DILI 的发生。

(1) CYP1A1 基因多态性:CYP1A1 基因定位于人类染色体 15q22~q24,编码芳烃羟化酶。研究发现 CYP1A1 基因多态性与奈韦拉平等所致肝损伤的发生、严重程度和疾病进展均有相关性[32]。

(2) CYP1A2 基因多态性:CYP1A2 约占肝脏 CYP 家族的 13%,可催化代谢抗抑郁药、抗精神病药、甲基黄嘌呤等药物,如非那西丁、咖啡因、丙咪嗪、氯氮平、他克林、普萘洛尔和美西律等[33]。CYP1A2 基因表达和酶活性都存在较大的个体差异(可达 10~200 倍),其中 CYP1A2*1C 和 CYP1A2*1F 突变型直接影响 CYP1A2 酶活性的高低。研究表明[34],在风湿关节炎患者中,CYP1A2*1F(-163C>A)等位基因与来氟米特介导的肝脏毒性有关,携带 CYP1A2*1F-163C/C 患者比基因型为 C/A 或 A/A 患者发生来氟米特介导的肝毒性风险高 9.7 倍。CYP1A2*1C 与茶碱清除率密切相关,可导致代谢速度减慢进而在体内蓄积,故出现药物不良反应的频率也高于其患者[35]。也有研究显示黄草乌酒、黄樟脑(细辛挥发油成分)可抑制 CYP1A2 的表达,引起体内代谢毒物蓄积,诱发肝损伤[36,37]。此外,舍曲林、大黄素、黄芪颗粒和黄芪注射液、三七总皂苷可诱导 CYP1A2 表达上调,明显提高酶活性,需警惕联合使用,避免引发肝损伤[38,39]。

(3) CYP2A6 基因多态性:肝脏 CYP2A6 仅占总 CYP 的 4%,CYP2A6 在临床药物代谢方面有重要地位,其代表性底物包括丙戊酸钠、尼古丁、异环磷酰胺、香豆素、氯美噻唑、N-甲基亚硝胺和黄曲霉毒素

B1 等。CYP2A6 是尼古丁和香豆素氧化代谢的主要催化剂,其遗传多态性和可影响吸烟行为和肺癌的易感性。

CYP2A6 是一个高度多态的基因,其等位基因频率在不同种族间也有差异,CYP2A6*4、CYP2A6*7、CYP2A6*9 和 CYP2A6*10 在日本人比欧洲人更普遍。CYP2A6*1/*4 和 CYP2A6*4/*4 基因多态性是癫痫患者接受丙戊酸致肝毒性的显著危险因素,风险增加 5.13 倍[40]。香豆素(coumarin)的 7-羟化反应被认为是一种解毒反应,该反应由 CYP2A6 催化,其 7-羟化酶活性存在显著的个体差异。而香豆素的 3-羟化反应由 CYP3A4 催化,被认为可增加对大鼠的肝毒性。若 CYP2A6 的多态性导致其对香豆素的 7-羟化反应减弱,则香豆素的代谢通路将向 CYP3A4 分流,增强 3-羟化反应。用香豆素作探针研究 CYP2A6 的遗传多态性表明,存在 CYP2A6 序列第 160 位亮氨酸被组氨酸取代的 CYP2A6v1 变异,该变异使 CYP2A6 活性降低。另有报道,某些亚型的 CYP2A6,其外显子 3、6、8 区域与 CYP2A7 基因相应外显子区域具有序列相关性,这种变异亚型被命名为 CYP2A6v2,这类变异也是形成香豆素弱代谢型的原因之一。有研究提示,香豆素被催化代谢为 7-羟基或 3-羟基香豆素在人群中具有高度个体差异性,药物基因组学研究证实携带 CYP2A6*2 缺陷的个体增加香豆素诱导的淋巴水肿患者肝毒性风险[41,42]。

(4) CYP2B6 基因多态性:CYP2B6 是 CYP 家族中另一种重要的药物代谢酶,参与多种内源性和外源性物质的合成和代谢。CYP2B6 基因定位在 19q1-13.2,全长 28 kb,包含 9 个外显子,编码的蛋白质由 491 个氨基酸组成。CYP2B6 基因有高度多态性,有 38 个已知的变异等位基因和多个亚等位基因。其中,CYP2B6(516G>T、785A>G)遗传多态性在中国汉族人群中较为常见,其突变率为 18.4%[43]。CYP2B6 遗传多态性与 2 种药物所致肝损伤具相关性,其中慢代谢型 CYP2B6*6/*6 可增加依非韦伦导致肝损伤的发生风险[44],而 CYP2B6*1H 或 CYP2B6*1J 联合 HLA-A*3303 基因可显著增加噻氯匹定所致肝损伤的易感性(OR=38.8)。

(5) CYP2C8 基因多态性:CYP2C8 亚家族占人类肝脏中 CYP2C 编码酶总量的近 35%,并在不同药物和内源性化合物的代谢中发挥作用。CYP2C8*3 或 CYP2C8*4 是常见的 CYP2C8 的基因多态性,其发生了双点突变,分别是 R139K 和 K399R。多种重要的药物都可作为 CYP2C8 的底物,包括抗癌药物、抗心律不齐药物、降糖药物、抗癫痫药物、HMG-CoA 还原酶抑制药物等。

CYP2C8 遗传多态性在欧洲白人受试者中,2 个变异等位基因 CYP2C8*3 和 CYP2C8*4 的频率相对较高。酶动力学分析显示,突变体 CYP2C8*4 显示双氯芬酸酰基葡萄糖醛酸苷的 4′-羟基化活性降低了约 35%。CYP2C8 等位基因变体可能易导致双氯芬酸代谢物的形成和积累,与双氯芬酸的肝毒性相关。活性代谢物水平的增加可能导致蛋白质双氯芬酸加合物水平的升高,进而导致肝毒性。多项研究测试了 CYP2C9*2、CYP2C9*3 和 CYP2C8*3 等位基因变体是否会降低布洛芬的代谢和(或)清除率,提示这两种等位基因变体的携带者发生不良反应的风险增高[45]。

(6) CYP2C9 基因多态性:CYP2C9 是 CYP2C 亚家族最主要的成员,占肝微粒体 CYP 总量的 20%,约 16% 的临床常用药物经 CYP2C9 催化代谢,如甲苯磺丁脲、苯妥英、华法林、托拉塞米、阿米替林、氟西汀、磺胺甲噁唑、睾酮和氯沙坦等[36]。CYP2C9 具有遗传多态性,其中 CYP2C9*2 和 CYP2C9*3 突变体的突变率较高,使得 CYP2C9 对药物的代谢速度降低几十倍,CYP2C9 基因多态性是引发肝毒性的重要危险因素,风险上升 7~50 倍。有研究指出,来氟米特介导的严重肝毒性与 CYP2C9*3 基因型相关[46]。CYP2C9*31075AC 基因型在酒精和奈韦拉平联用情况下易诱发肝毒性[32]。丹参片中的丹酚酸 B 及丹参酮 ⅡA 可能通过诱导 CYP2C9 酶的活性而加快原型药物氯沙坦钾在大鼠体内的代谢,需警惕这两者联合用药引起的肝损伤[47]。Aithal 等研究表明 CYP2C9*2 和 CYP2C9*3 基因型与双氯芬酸致肝损伤具有显著相关性[48]。

(7) CYP2C19 基因多态性:CYP2C19 参与了约 10% 常用药物的代谢,如地西泮、普萘洛尔、奥美拉唑、华法林和伏立康唑等。CYP2C19 的遗传多态性主要有 CYP2C19*2、CYP2C19*3 和 CYP2C19*17。研究发现,慢代谢型患者(CYP2C19*2、CYP2C19*3)使用苯巴比妥、非巴氨脂和苯巴氨脂的混合物时容易引起 DILI[49]。此外,在慢代谢型患者中,伏立康唑可能会因为蓄积而产生浓度依赖性肝损伤,慢代谢型体内的曲线下面积比快代谢型高 2~6 倍[33]。多因素分析发现,CYP2C19 基因多态性(CYP2C19*2、CYP2C19*3)是结核病患者进行抗结核治疗发生 DILI 的独立危险因素。氯丙嗪肝损伤发生风险与 CYP2C19 有关。

（8）CYP2D6 基因多态性：CYP2D6 在肝脏中的含量大约只占肝脏 CYP 代谢酶总量的 2%，但在临床上却参与了 25% 以上常用药物的代谢活动，也是唯一不能被诱导的酶，其中包括 β 受体阻断剂、抗心律失常药、抗精神病药、抗抑郁药和麻醉药等[33]。CYP2D6 的遗传多态性导致其酶活性不同，从而使人群表现出不同的代谢类型，如中国、日本和朝鲜等东方人表现为快代谢，其中 CYP2D6*10 等位基因发生频率在亚洲人占 50%。而白种人群中则表现为慢代谢型，其基因型绝大多数为 CYP2D6*4。CYP2D6*4 是由于 1846 G>A 等的碱基改变导致剪切缺陷及酶活性丧失。有研究发现 CYP2D6*4 慢代谢型可使抗抗心绞痛药物哌克昔林堆积在肝细胞中引起肝毒性[50]。一项有关番泻叶诱导的代谢不良型肝炎病例报告中，发现患者为携带 CYP2D6*4（188 C>T、1934 G>A 突变特征）慢代谢型，归类为肝脏解毒反应 I 期的不良代谢者，引起番泻叶致肝毒性的物质蓄积，而导致肝损伤[51]。此外，CYP2D6 多态性也可致苯丙胺衍生物、哌嗪类和抗抑郁类等药物代谢差异而产生肝毒性[52]。埃及一项针对 CYP2D6 基因多态性与曲马多药物导致肝毒性的研究，发现 CYP2D6*DUP 和 CYP2D6*1 携带者血清肝损伤标志物 α-GST 水平和肝酶活性均显著升高，该基因可增加曲马多活性代谢物 M1 的蓄积和氧化应激反应，进而增加曲马多所致肝损伤的发生风险[53]。也有研究报道 CYP3A4 被抑制的患者中，CYP2D6*5 或 CYP2D6*10 的患者注射吉非替尼引起肝毒性[54]。

（9）CYP2E1 基因多态性：CYP2E1 占人肝脏 CYP 代谢酶总量的 7%。中国人主要有两种突变体（CYP2E1*2 和 CYP2E1*3），前者为 CYP2E1 外显子 2 发生变异，可导致酶活性降低，日本人发生率约为 2.6%；后者为 cDNA 第 10059 位变异但无酶活性改变。CYP2E1 可催化对 APAP 产生毒性代谢产物 N-乙酰-对苯醌亚胺（NAPQI）。CYP2E1 的遗传多态性较少。一项针对中国患者抗结核药物致肝毒性与 CYP2E1 和 NAT2 基因多态性的研究，发现 CYP2E1 单一遗传变异与异烟肼诱导的肝毒性没有显著关联，CYP2E1 C1/C1 基因型与 NAT2 慢乙酰化基因型联合使用增加了抗结核药物引起肝毒性的风险[55]。也有研究显示，CYP2E1（rs6413432）基因多态性与二甲基甲酰胺诱导的肝毒性密切相关，依赖于 CYP2E1 的内质网应激可能是其肝毒性的重要机制[56]。

（10）CYP3A4 基因多态性：CYP3A4 占人肝脏总 CYP 含量的 30%，承担了约半数药物的代谢功能。

CYP3A4 的底物包括对 APAP、曲格列酮、环孢素、利多卡因和奎尼丁等。CYP3A4 遗传多态性有种族差异，白种人群中的 CYP3A4 基因突变率普遍比亚洲人群中高，中国人中最主要的突变体是 CYP3A4*4，突变频率约为 3.43%，该突变使 CYP3A4 酶活性降低，造成慢代谢发生[57]。有研究报道 CYP3A4 活性的增加，曲格列酮的细胞毒性也逐渐增加[33]。ALF 有关药物的体外肝毒性模型实验提示，CYP3A4 的高活性是危险因素。CYP3A4 存在基因突变，包括 CYP3A4*1G、CYP3A4（rs2242480、rs2246709）等，仍需进一步验证[58]。

2. CYP 基因型和代谢表型 CYP 代谢表型可应用探针药物测定。通常在给药后一定时间后测定血中及尿中原药和主要代谢产物浓度，求得原药浓度与代谢物浓度比值，即代谢比值（MR）。值得注意的是，表型是基因表达代谢酶的活性，但测定过程中会受肝功能、肾功能和合并用药等因素影响，因此在解释结果时应予以注意。基因型可以从血液等细胞提取染色体基因组来进行检测，并相继分离 CYP 的 cDNA 来测定。基因变异可用 PCR-RELP、PCR-ASO 探针及 PCR-荧光法等方法测定，进而分析基因型与表型的关系。此处以 CYP2C 和 CYP2D6 基因多态性为例，介绍 CYP 基因型和表型的临床分析及检测方法。

（1）CYP2C 基因多态性与代谢表型：CYP2C 分为 CYP2C8、CYP2C9、CYP2C18 和 CYP2C19 四个亚型，同源性高达 88.7%~95.7%。在肝脏，CYP2C9 含量最高，CYP2C19 较少。CYP2C9 和 CYP2C19 基因多态性对表型的影响较大，因此其基因多态性也很重要。CYP2C 基因位于染色体 10q24，以 Cen-CYP2C18-CYP2C19-CYP2C9-CYP2C8-Tel 排列。每个基因均可发生变异，且几乎均是一个碱基被置换，其主要变异表现：CYP2C9 基因由 9 个外显子构成，以往明确有两种基因变异，即表型为精氨酸 144→半胱氨酸的变异（CYP2C9*2），以及异亮氨酸 359→亮氨酸的变异（CYP2C9*3）。最近有异亮氨酸 359→苏氨酸变异（CYP2C9 Thr）的报道。

人种间 CYP2C 基因的等位基因出现率（16-2）在东亚，CYP2C9*3 等位基因出现率约为 2%，CYP2C9*3/*3 基因出现率极低，CYP2C9*3 几乎均为野生型和变异结合型（CYP2C9*1/*3），CYP2C9 Thr 仅不足 1%。日本人群中 CYP2C19 遗传变异较为普遍，CYP2C19*2 和 CYP2C19*3 均约为 30%，等位基因出现率约为 10%；而 CYP2C19*2 较多基因分析表明,野生型的同型结合(CYP2C19*1/*1)为30%~40%,野生型与变异型的异型结合(CYP2C19*1/*2、CYP2C19*1/*3)约45%,变异型的异型或同型结合(CYP2C19*2/*3、CYP2C19*2/*2、CYP2C19*3/*3)约20%。

1) CYP2C19多态性与表型:奥美拉唑(OPZ)是一种质子泵抑制剂(PPI),其代谢过程包括羟化和磺化,主要由CYP2C19进行。CYP2C19基因多态性分为纯合子快代谢型(CYP2C19*1/*1,homEM)、杂合子中速代谢型(CYP2C19*1/*2、CYP2C19*1/*3,hetEM)和慢代谢型(CYP2C19*2/*3、CYP2C19*2/*2和CYP2C19*3/*3,PM)。所有对象一次给OPZ 20 mg,单次和重复给药后分别测定血中OPZ及羟基奥美拉唑(OH-OPZ)和奥美拉唑砜(OPZ-SFN)的浓度变

化。结果显示(图16-2),虽然单次和重复给药后OH-OPZ的平均AUC差异无统计学意义,但单次给药后OPZ的平均AUC值在3个不同基因型组间差异显著,homEM组、hetEM组和PM组的相对比值分别为1.0、2.0和10.7。重复给药后OPZ的平均AUC值也有显著差异,homEM、hetEM和PM组的相对比值分别为1.0、2.3和6.8。OPZ-SFN的AUC值也与CYP2C19状态有关[59]。有报道应用阿莫西林同时测定幽门螺杆菌(Hp)清除率和药物代谢型,发现弱代谢型者的Hp清除率明显为高,显示了高AUC,因此取得了良好的抗溃疡效果和除菌率。而在强代谢型者,如要取得同样效果,则需2倍常用量。CYP2C19的底物药物还有地西泮、丙咪嗪和普萘洛尔等,因此应用时也应予以注意。

表16-2 人种间CYP2C亚群的出现率

CYP2C 亚群	等 位 基 因					
	日本	朝鲜	中国	高加索地区	美国黑种人	埃塞俄比亚
CYP2C9						
CYP2C9*1	0.98	—	0.98	0.79	—	—
CYP2C9*2	0.00	—	0.00	0.12	—	—
CYP2C9*3	0.02	—	0.02	0.08	—	—
CYP2C19						
CYP2C19*1	0.58	0.67	0.54	0.77	0.84	0.84
CYP2C19*2	0.31	0.21	0.40	0.23	0.16	0.14
CYP2C19*3	0.11	0.12	0.06	0.003	ND	0.02

注:出现率为多个报道汇总,ND为未测或未见报道。

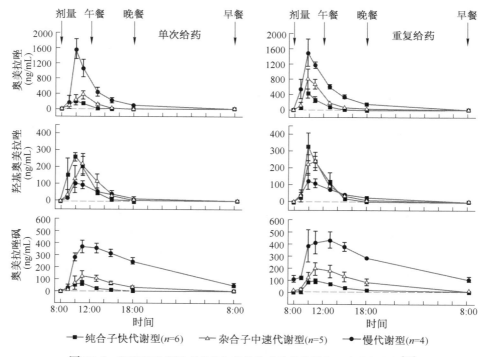

图16-2 CYP2C19基因多态性与奥美拉唑及其代谢物血中浓度变化[59]

2) CYP2C9 多态性与表型:对于CYP2C9*1/*3基因型携带者,即使给予低剂量底物药物也可获得较高的血药浓度。该类患者应用美芬妥英治疗时,必须从小剂量开始,逐渐谨慎增量。Takahashis 等研究显示,CYP2C9*3 变异者应用 S-华法林治疗,其清除率明显低下。Aithal 等给有 CYP2C9*3 变异者用较低维持剂量的华法林,监护期间也有多次发生出血情况。因此,在应用美芬妥英和华法林时,应明确患者是否有CYP2C9*3 基因变异。作为CYP2C9 底物的药物尚有用甲苯磺丁脲和非甾体抗炎药等,作为探针药物尚有双氯芬酸等。

(2)CYP2D6 基因多态性与代谢表型:CYP2D6直接参与约20%现有药物的代谢,其遗传变异与许多药物的疗效或毒性有关。CYP2D6 基因位于第 22 号染色体,由 9 个外显子构成,至今报道已有 20 余种基因变异。与 CYP2C 变异不同,前者仅为一个碱基变换,而 CYP2D6 的基因变异可有置换、缺失、插入和片段重复等多种形式(图 16-3)[60]。

欧美地区应用降压药异喹胍和子宫收缩药鹰爪豆碱作为检测 CYP2D6 表型的探针药物,日本则应用镇咳药右美沙芬作探针。右美沙芬经 CYP2D6 代谢为右啡烷,以给药 30 mg 后 8h 测定尿中的代谢比值(右美沙芬/右啡烷)来评价,CYP2D6*10/*10 的代谢比值比野生型(CYP2D6*1/*1)明显增高,表明代谢能力明显低下。而 CYP2D6*1/*10 比值在 CYP2D6*1/*1 和 CYP2D6*10/*10 之间。CYP2D6*10 的异结合型代谢活性均低下,在日本人群中出现率约为20%。

最近,临床药物遗传学实施联盟(CPIC)荷兰药物遗传学工作组(DPWG)发布的指南中,对 CYP2D6基因型转化为代谢物表型或代谢物状态的标准化达成共识。采用活性评分(activity score)系统来分配表型,将 CYP2D6-AS 转化为表型(图 16-4)[61]:AS 为0 的个体为弱代谢或慢代谢者(PM),得分为 0.5 的个体为中间代谢者(IM),得分为 1.0、1.5 和2.0的个体为正常代谢者(NM),得分为>2 的个体为超快代谢者(UM)。这种评估方法后来被称为"CPIC"方法。

3. CYP 遗传多态性与曲格列酮肝毒性研究案例　胰岛素增敏剂噻唑烷酮类的曲格列酮(trogitazone,美国商品名为 Rezulin),在日本自1997年 3 月上市至同年 12 月,约有 15 万 2 型糖尿病患者接受该药治疗,其间包括肝功能衰竭致死在内的肝损伤病例不断发生,引起日本国内紧急安全通报。美国同期约 50 万人接受该药治疗,自 1997 年在美国上市以来,引起约 40 名患者发生急性肝损伤,26 名患者

因肝功能严重衰竭死亡,部分肝功能损伤的患者需要肝脏移植。2000 年 3 月该药被禁用,退出美国和日本。至此,日本国内用药者已多达 19 万人,因肝损伤入院治疗153 例,死亡 8 例。以下就该药引起 DILI 的研究情况,特别是与 CYP 遗传多态性的关系做简要介绍。

(1)曲格列酮的结构和代谢途径:FDA 调查表明,曲格列酮引起的肝损伤类型属代谢特异质,但其代谢调节及引起肝损伤的机制仍有很多不明之处。该药口服后大部分在肝脏进行 Ⅱ 相代谢,与硫酸或葡糖醛酸结合,90% 从胆汁中排泄,剩余部分则经CYP3A4 氧化为醌体,最终从尿中排出。多数人认为,醌代谢过程中的中间产物可能有肝毒性。曲格列酮为噻唑烷衍生物,其结构与代谢途径如图 16-5。其作用机制是与核内过氧化物酶体增殖子激活受体γ(PPAR-γ)结合后,调节基因转录活性,最终起到调节血糖的作用。

(2)曲格列酮肝损伤的发生率与临床表现:曲格列酮早期在日本临床应用时,1 111 例患者中有 6 例(0.5%)出现肝功能异常。在北美联合临床试验中,给药组 2 510 例中 48 例(1.9%)、安慰剂组 475 例中 3例(0.6%)ALT>3×ULN;给药组 20 例血清 ALT>10×ULN,有 5 例 ALT>20×ULN。有研究报道,曲格列酮与一些患者的 iDILI 有关,这些患者表现出严重或致命的肝损伤。通常,曲格列酮肝损伤发生年龄为 40~80 岁,女性略多,多数患者服用常规剂量(400 mg/d),发病多在用药后 2 个月(4~24 周),较变态反应性肝损伤发病时间(多在 4 周内发病)明显为长,Watkins报道平均为 147 d,Kohlroser 报道男性平均为 88 d,女性平均为 63 d。临床表现为乏力、恶心等急性肝炎样症状,无发热、皮疹和过敏症状;肝功能异常表现为ALT 和 AST 上升为主,ALP 上升不明显,淋巴母细胞转化试验可为阴性,皮疹与嗜酸性细胞增多者亦少见,因此缺乏过敏性肝损伤的特征。此外,严重肝损伤患者中很少出现发热迹象或其他基于细胞毒性淋巴细胞的免疫机制指标。在动物实验中不能复制肝损伤,其原因尚不明确。对死亡病例或肝移植病例作组织病理检查,可见大块坏死和桥接坏死,而中央静脉周围则带状坏死较多,炎性细胞浸润无特异性,无小滴性脂肪浸润和马洛里小体等;病理以肝细胞损伤为主,胆汁淤积少见。

(3)曲格列酮肝损伤患者的 CYP 遗传多态性:日本神户对 11 例 2 型糖尿病患者服用曲格列酮后出现肝损伤的患者进行分析,其 CYP 基因多态性如表

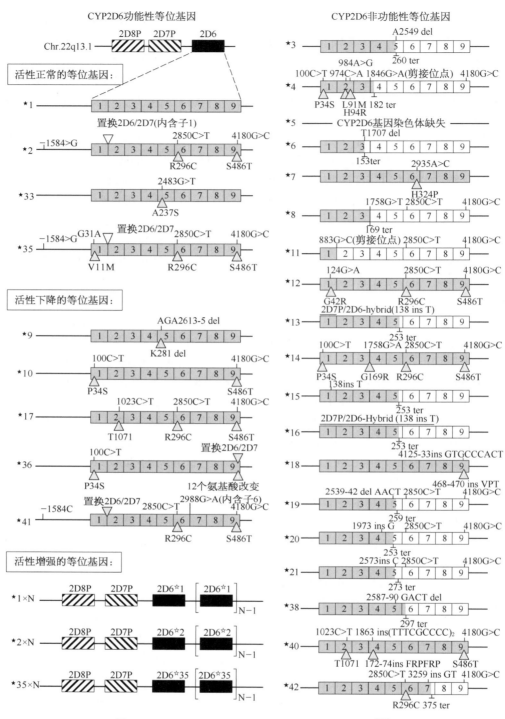

图16-3　CYP2D6 功能性和非功能性等位基因的结构[60]

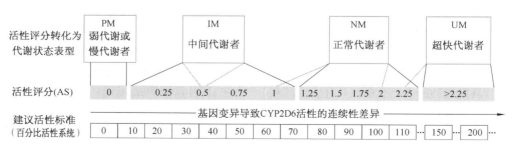

图16-4　CYP2D6 基因型转化为表型的临床药物遗传学实施联盟方法[61]

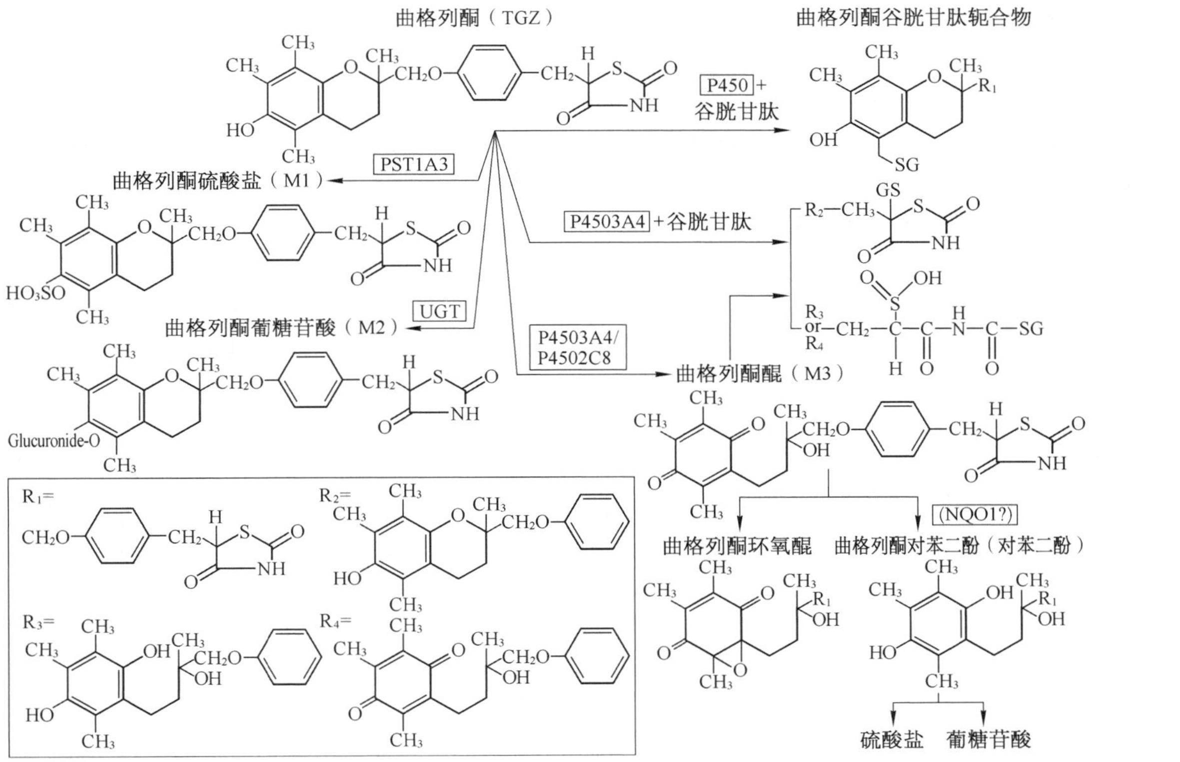

图 16-5　曲格列酮的结构和代谢途径[62]

16-3 所示。CYP2C19 基因型*1/*1 有 2 例(18%),CYP2C19*1/*2 和 CYP2C19*1/*3 共 4 例(36%),CYP2C19*2/*2、CYP2C19*2/*3 和 CYP2C19*3/*3 共 5 例(46%),表现为弱代谢型(CYP2C19 * 2/ * 2、CYP2C19*2/*3、CYP2C19*3/*3)占 46%,与日本健康人组(18.9%)相比有显著差异($P=0.041\ 9$)。从用药至肝损伤出现时间来分析,CYP2C19 * 1/ * 1、CYP2C19*2/*2、CYP2C19*1/*3 等为(318±250)d,而 CYP2C19*2/*2、CYP2C19*2/*3 和 CYP2C19*3/*3 等的弱代谢组相对较短为(81±27.4)d。CYP2D6 的基因型*1/*1 有 2 例(18%),CYP2D6*1/*2 有 1 例(9%),CYP2D6*1/*10 有 4 例(36%),CYP2D6*2/*2 有 1 例(9%),CYP2D6 * 2/ * 10 有 2 例(18%),CYP2D6*10/*10 有 1 例(9%),为中间代谢型,与正常人相比无差异。

上述研究表明,曲格列酮肝损伤中,CYP2C19*2 的等位基因变异占 46%,与日本正常人群仅为18.9%相比有显著差异。事实上,该药在体内主要与硫酸和葡糖醛酸结合,仅少数在 CYP 氧化为醌体,因此 CYP 氧化并非本药的主要代谢途径。但是该药引起肝损伤多在服用后 2 个月以上,不伴过敏症状,在肝损伤初期血清 ALT 缓慢升高。推测在特定个体存在剂量依赖性肝损伤,长期服用该药在肝细胞内蓄积,当

CYP 某种基因变异时,该药氧化会发生肝损伤,但确切机制尚不明,也许与氧化酶活性低下或中间代谢产物生成有关。此外,研究表明 CYP2C19*2 等位基因变异者用药至肝损伤出现时间较短,提示 CYP2C19 活性低下者肝功能损伤较早发生。

表 16-3　11 例曲格列酮肝损伤者 CYP 的遗传多态性

基因型		表型	发生率
CYP2D6	*1/*1	EM	2(18%)
	*1/*2	EM	1(9%)
	*1/*5	EM	0
	*1/*10	EM	4(37%)
	*2/*2	EM	1(9%)
	*2/*5	EM	0
	*2/*10	EM	2(18%)
	*5/*5	EM	0
	*5/*10	EM	0
	*10/*10	IM	1(9%)
CYP2C19	*1/*1	EM	2(18%)
	*1/*2	IM	4(36%)
	*1/*3	IM	0
	*2/*2	PM	1(9%)
	*2/*3	PM	1(9%)
	*3/*3	PM	3(28%)

注:EM,快代谢型(正常代谢型);IM,中间代谢型;PM,弱代谢型。

由于 CYP2C19*2 多态性尚不能完全解释一些临床现象,有研究报道 CYP3A4 基因多态也可能导致曲格列酮的细胞毒性逐渐增加。不少患者曲格列酮的Ⅱ相代谢酶 GST 也存在遗传多态性,GST1 和 GST1M 两基因的突变与肝损伤密切相关。

除了曲格列酮之外,噻唑烷酮类衍生物匹格列酮正在临床广泛应用,理论上同样有肝损伤的危险性,但目前尚无引起重度肝损伤的报道。日本临床试验显示,1 112 例患者中有 9 例(0.8%)出现 ALT 上升,但均在 3×ULN 以下。美国报道,匹格列酮试验组与安慰剂对照试验组之间的肝损伤概率无明显差异,ALT>3×ULN 者仅为 0.3%。

近年,CYP 遗传多态性及其与 DILI 的关系越来越引起人们的重视,其在 DILI 发生中的作用与地位已毋庸置疑。有必要深入进行遗传药理学和药物基因学研究,对 iDILI 进行更有效的评估,并逐渐数据库化,这将对 DILI 发病机制的研究及 DILI 的预防具有重要作用。

(二) Ⅱ相代谢酶

Ⅱ相代谢酶是催化外源性物质在体内进行生物转化的重要代谢酶,其功能强弱可以影响机体对外源性毒性物质的代谢和解毒能力。多种Ⅱ相代谢酶被证实具有基因多态性,并可导致这些酶的活性发生变化,这可能影响个体对药物的反应,或可能导致药物不良反应。

1. 尿苷二磷酸葡糖醛酸转移酶(UGT)　UGT 是重要和常见的Ⅱ相生物转化酶之一,药物在体内的葡萄糖醛酸化主要由 UGT1 和 UGT2 介导。UGT 可催化多种药物及其代谢物与尿苷二磷酸葡萄糖苷酸的结合反应。苯巴比妥和苯妥英可抑制 UGT 活性,并可作为 CYP 诱导剂促进生成毒性代谢产物 NAPQI。遗传缺陷疾病及抗惊厥药物可致 UGT 活性降低。已发现 UGT 的基因多态性主要与抗结核药物、托卡朋、曲伐沙星和双氯酚酸有相关性。

抗结核药物受多种代谢酶基因多态性影响,UGT 在其中发挥重要作用。抗结核药物引起的肝损伤(ATLI)受多种代谢酶基因多态性的影响[63]。有研究提示,中国汉族人群 UGT2B7 的基因多态性与 ATLI 之间没有显著相关性[64]。另外一项韩国人群的研究发现,UGT1A1(rs3755319、rs2003569、rs4248323)和 UGT1A3(rs2008584、rs6431625)基因多态性与 ATLI 没有关联[65]。此外,也有研究报道 UGT1A1 rs4148323 A/A 基因型显著降低 ATLI 的发病风险[66]。中国台湾一项小样本研究显示,携带

UGT1A1*27 和 UGT1A1*28 杂合基因型的患者服用抗结核药物导致肝毒性风险增加,但结果尚需验证。

托卡朋是儿茶酚-O-甲基转移酶抑制剂,其致肝损伤的问题不容忽视。有报道 UGT1A9 的基因多态性可能通过降低代谢酶水平,引起肝毒性原型药物的蓄积,成为诱导托卡朋致肝毒性的易感因素。一项回顾性药物遗传学研究显示,已确定服用抗帕金森药物托卡朋与肝毒性相关的患者可能的遗传易感因素。在服用托卡朋的男性患者中,血清氨基转移酶的升高与 UGT1A6-A528G 基因型存在显著关联[67]。

Daly 等研究证实,UGT2B7*2 基因多态性与双氯芬酸肝毒性风险增加相关。据认为 UGT2B7*2 编码的 UGT2B7 活性增强,可催化双氯芬酸产生更多的双氯芬酸酰基葡糖醛酸苷,后者可导致蛋白质-双氯芬酸加合物水平的升高,从而导致肝细胞损伤[68]。曲伐沙星主要通过 UGT1A1 进行葡萄糖醛酸化而代谢,研究结果也表明 UGT1A1 多态性与曲伐沙星肝毒性高度相关[69]。UGT1A1*6 的基因多态性是甲巯咪唑诱导肝毒性的决定因素之一,它影响了葡萄糖醛酸化活性和循环葡萄糖醛酸水平[70]。

2. N-乙酰转移酶2(NAT2)　NAT2 是Ⅱ相代谢酶,分为快反应和慢反应两种表型。慢乙酰化 NAT2 表型与 ATLI 风险之间存在显著关联[63]。亚组分析表明,亚洲和非亚洲慢乙酰化结核病患者发生 ATLI 的概率更高,这与接受一线联合治疗的慢乙酰化结核病患者相似[71]。泰国一项 GWAS 研究显示,NAT2(AA、AG、GG 基因型)慢乙酰化是泰国 ATLI 最重要的风险因素[72]。新加坡一项研究也表明,人群 NAT2(rs1041983、rs1495741)慢乙酰化型与 ATLI 显著相关,治疗前对患者进行基因检测可以预测 ATLI 的发生风险[73]。一项 meta 回顾性分析显示,NAT2 慢乙酰化可增加结核病患者 ATLI 的风险,其中 NAT2*6/*7 基因型导致 DILI 的风险最高;不同民族人群的 OR 值差异较大,西亚人群为 6.42,欧洲人群为 2.32[74]。巴西东北部一项结核病合并艾滋病感染者的前瞻性队列研究显示,NAT2*13A 和 NAT2*6B 变异等位基因是发生肝毒性的危险因素,因此携带 NAT2*13A/NAT2*13A 和 NAT2*13A/NAT2*6B 基因型的 HIV/AIDS 患者在抗结核治疗时应当特别关注肝毒性风险[75]。

3. 谷胱甘肽 S-转移酶(GST)　GST 是谷胱甘肽结合反应的关键酶,可催化多种药物与谷胱甘肽的结合,从而在机体氧化应激和毒性代解毒过程中具有

重要作用。GST 酶已知有 θ(GSTT)、μ(GSTM)、α(GSTA)、π(GSTP)和 ω(GSTO)等亚型。GSTM1 和 GSTT1 的基因可发生无效突变(null mutation,也称空白突变),即发生 GSTM1 和 GSTT1 基因删除,导致人体内缺失 GSTM1 和 GSTT1 酶活性,增加了个体罹患药物或毒物中毒的风险。

研究发现,GST 的基因多态性与抗结核药物、曲格列酮等导致 DILI 具有相关性。GSTM1 的野生基因型与曲格列酮、卡马西平引起的肝损伤均具有相关性[76,77]。单独或组合的 GSTT1 和 GSTM1 野生基因型可增加奈韦拉平所致肝损伤的发生风险[78]。携带 GSTT1-GSTM1 无效突变基因型的患者发生 DILI 的概率显著增加。新近一项 GWAS 研究显示,GSTT1-GSTM1 双无效突变型患者发生 DILI 的风险是其他患者的 2.7 倍。在应用抗菌药物及非甾体抗炎药物时,这一比值比还可能更高。在曲格列酮、抗结核药物和他克林引起的 DILI 中,GST 变异的概率均显著增加[79]。

印度一项服用抗结核药导致 DILI 的研究发现,肝损伤患者中 GSTM1 的存在高于非肝毒性患者,而 GSTT1 和 GSTT1/M1 的存在较低[80]。另有研究报道,GSTM1 的纯合无效突变基因型及 GSTM1/T1 的纯合无效突变基因型均为印度西部人群 ATLI 的危险因素[81]。一项针对 HIV 感染者使用抗逆转录病毒药物导致 DILI 的研究发现,GSTT1 无效突变基因型和 GSTM1 无效突变基因型单独或联合发生时,具有显著的肝毒性风险[78]。基于 GST 的候选基因研究发现,其与多种药物引起的肝损伤具有潜在相关性。

(三)转运体(转运蛋白或多肽)

药物及其代谢产物通常不是通过被动扩散的方式穿过肝细胞膜,而是通过顶端或小管膜上特定的药物转运体出入肝细胞。转运体的基因变异不仅可能直接导致肝脏疾病,而且可能增加特异质性药物或毒物性肝损伤的个体易感性。

1. 有机阴离子转运多肽(OATP)　OATP(OATP1B1,SLCO1B1)位于肝细胞的肝实面,可介导他汀类药物、波生坦、利福平、甲氨蝶呤及曲格列酮等多种肝毒素的肝细胞摄取。SLCO1B1 基因的遗传变异可改变 OATP1B1 的功能,使肝细胞摄取药物的能力增强或减弱。普伐他汀的药代动力学与 SLCO1B1 基因型强烈相关,位于外显子 6 中的 521T→C 多态性可导致 OATP1B1 出现缬氨酸(Val)174 丙氨酸(Ala)替代突变(rs4149056),与普伐他汀较高的 AUC 和 C_{max} 显著相关,已证实这一突变是他汀类药物引起肝

损伤的主要遗传学危险因素。521T→C 和 388A→G 多态性可共同限定 4 种功能不同的单倍型。SLCO1B1 C.521t>C 和 ABCG2 C.421c>A 基因功能缺失多态性与瑞舒伐他汀相关的肝毒性相关。潜在的功能获得性单倍型 SLCO1B1 * 1B 与阿托伐他汀等诱导的 DILI 发生频率增高是否有关,尚需进一步阐明。

一项基于中国人群的抗结核药物肝毒性前瞻性病例对照研究显示,SLCO1B1 基因 rs4149034 G/A、rs1564370 G/C 和 rs2900478 T/A 基因型患者发生 DILI 的风险明显降低,而携带 rs2417957 T/T 和 rs4149063 T/T 基因型患者发生 ATLI 的风险增加。单倍型分析显示,SLCO1B1 的 TGTG、TTTC 和 GTTC 单倍型与 ATLI 风险增加相关,而 GACC 单倍型与 ATLI 风险降低相关[66]。另外一项肝摄取转运蛋白基因(SLCO1B1)的遗传变异与 ATLI 的风险相关研究显示,携带至少 1 个 SLCO1B1*15 单倍型的患者发生 ATLI 的风险高于携带 SLCO1B1 * 1a 或 SLCO1B1 * 1b 单倍型的患者[82]。也有研究发现 SLCO1B1(rs4149056)TT 组比 CT/CC 组更容易发生肝毒性,SLCO1B1 rs4149056 可能是甲氨蝶呤治疗幼年特发性关节炎患者肝毒性的决定因素[83]。有研究证实,对于甲氨蝶呤诱导的肝毒性风险,SLCO1B1 多态性 C 等位基因携带者的肝毒性风险高于 TT 基因型患者。SLCO1B1 T521C 多态性可能是甲氨蝶呤诱导的恶性肿瘤患者肝毒性有用的预测因子[84]。一项针对甲巯咪唑导致 DILI 的研究显示,SLCO2B1 单核苷酸多态性研究,发现 SLCO2B1 基因的 rs12422149、ABCB1 基因的 rs2032582 _ AT、SLCO1B1 基因的 rs2306283 和 UGT1A1 基因的 rs4148323 与甲巯咪唑导致 DILI 显著相关。单倍型分析显示,甲巯咪唑导致的 DILI 病例中 SLCO1B1 * 1a(388A521T)和 SLCO1B1*1b(388G521T)频率显著高于对照组[85]。

2. 多药耐药蛋白　影响肝毒性药物和胆汁酸外排的 ABC 转运体的基因多态性与 DILI 风险的相关性得到广泛研究,特别是发现 ABCB1、ABCC2 等的基因多态性与 DILI 发生风险有关。

ABCB1,也称多药耐药 1(MDR1)基因编码的 P-糖蛋白(P-gp),是人体药物转运中最重要的转运体之一,可外排转运多种药物及其代谢物。基于非洲和美国人群的候选基因研究发现,ABCB1 c.3435C>T SNP 与奈韦拉平导致肝毒性相关,变异 T 等位基因具有保护作用,其多态性可显著降低奈韦拉平的肝毒性风险[86]。另一项基于日本人群的研究发现 ABCB1(rs2032582:2677G>T/A)与阿托伐他汀原型药物导

致肝损伤存在显著相关性,G 等位基因多态性是其 DILI 的危险因素,ABCB1(rs2032582)基因可能预测日本人群阿托伐他汀原型药物导致肝损伤的风险[87]。巴西国家癌症研究所一项研究发现,ABCB1 c. 1236C>T 可作为妇科肿瘤患者接受卡铂/紫杉醇化疗时,发生中至重度肝毒性风险的潜在生物标志物[88]。

3. 多药耐药相关蛋白(MRP) MRP2 在多种葡萄糖苷酸结合物的胆汁排泄过程中发挥重要作用。基因组研究发现 ABCC2 C-24T 多态性可能导致 MRP2 活性降低,引起双氯芬酸活性代谢物水平的升高,增加蛋白质-双氯芬酸加合物的形成,进而导致肝毒性[89]。有研究报道 ABCC2 3972T 等位基因携带者与甲氨蝶呤导致的肝毒性呈显著负相关,ABCC2 3972CT 基因变异可能有助于优化甲氨蝶呤治疗和降低相关毒性[90]。另有研究发现,ABCC2 rs3740065 基因型是抗结核药物导致肝毒性的独立危险因素[91]。西班牙一项大型 DILI 队列研究发现,ABCC2-1774G/-1549A/-24T/1249G/3972T/4544G 单倍型纯合子的携带者在发生 DILI 时,总胆红素升高的倾向更明显,ABCC2-1774del 基因型仅见于 DILI 病例,可能有助于增强 DILI 的易感性[92]。

4. 乳腺癌耐药蛋白(BCRP) BCRP 是 ABCG2 基因编码的产物,分布较为广泛,在胎盘、小肠和结肠上皮皆有表达。我国一项研究证实,ABCG2 (rs2622605)位点的多态性可能与中国男性患者发生抗结核药物肝毒性的易感性相关[93]。一项前瞻性实验研究发现,ABCG2 c. 421C>A 基因功能缺失的多态性与瑞舒伐他汀相关的肌毒性和(或)肝毒性相关[94]。也有研究报道 SOD2 rs4880 和 ABCG2 rs2231142 多态性与多西他赛、表柔比星和环磷酰胺联合治疗乳腺癌导致肝损伤发病风险增加相关[95]。

5. 胆盐输出泵(BSEP) BSEP 是肝脏特有的主要转运体,是 ABC 家族的重要成员。一项儿科队列研究发现,ABCB11(rs4668115)多态性与米特霉素导致肝毒性相关,其机制在于降低 ABCB11 转运蛋白的表达,引起胆汁酸代谢紊乱[96]。西班牙一项 DILI 队列研究证实,携带 ABCB11 1331T>C 多态性 C 等位基因的患者在服用含有芳香环的碳环系统的药物时,发生肝细胞损伤型 DILI 的风险增加[97]。

四、免疫和代谢紊乱相关基因多态性与药物和毒物性肝损伤

(一)"三因致毒"机制

基因多态性、免疫稳态失衡及免疫炎症等假说初步揭示了 iDILI 的发病特点和机制。天然免疫在特异质型肝损伤的发病过程中也具有重要作用,特别是脂多糖(LPS)介导的炎症应激与 DILI 之间的关系值得关注。LPS 可激活 TLR4 受体,产生和释放多种免疫介质,进而启动炎症反应。以 LPS 预处理动物模型,可增加对多种药物所致 iDILI 的易感性,如双氯芬酸、舒林酸、雷尼替丁、胺碘酮、氟烷和曲伐沙星等[98]。可见,天然免疫应激可增强肝脏对特异质肝毒性药物的敏感性。

有研究显示,何首乌肝损伤是机体免疫应激、何首乌中的免疫促进物质和肝损伤易感物质三者协同所导致,即当机体处于免疫应激状态时,何首乌中的免疫促进物质(如反式二苯乙烯苷)进一步加剧免疫炎症反应,使肝脏对肝损伤易感物质(如顺式二苯乙烯苷、大黄素-8-O-β-D-葡萄糖苷)的敏感性增加,出现免疫炎症因子过表达,从而诱发免疫 iDILI[99-102]。据此提出了何首乌免疫特异质型肝损伤的"三因致毒"机制假说,该假说还成功用于指导补骨脂和淫羊藿等中草药肝损伤的评价。上述研究丰富和发展了中药毒理学理论和毒性认知模式,为科学防控中药 iDILI 提供了新的思路。

(二)免疫遗传和代谢相关生物标志物与 DILI

越来越多的 GWAS 证实了 HLA 基因多态性与多种药物所致的 DILI 之间存在显著相关性,表明 HLA 等位基因可作为相关药物所致特异质型肝损伤的重要遗传学生物标志物。但前瞻性临床研究显示,特异质型肝损伤病例只有一部分患者携带特定的 HLA 基因突变,这意味着还有其他因素和生物标记物可以预测没有基因突变的个体的易感性。因此,提示 DILI 的易感性可能是多因素驱动的。

1. 何首乌 GWAS 显示,HLA-B*35:01 等位基因是预测何首乌诱导的 DILI 的遗传学生物标记物[103]。然而,只有近 50% 的何首乌 DILI 患者携带 HLA-B*35:01,这意味着还有其他肝损伤影响因素和生物标记物有待发现。基于天然免疫应激特异质型肝损伤动物评价模型的研究证实何首乌可导致免疫 iDILI。基于回顾性和前瞻性病例相结合的研究表明,单核细胞趋化蛋白 1(MCP-1)、血管内皮生长因子(VEGF)及 TNF-α 等免疫炎症因子的高表达组合可作为何首乌 iDILI 易感人群的免疫学生物标志物[104]。进一步基于 TNF-α 模拟免疫应激状态成功构建何首乌 iDILI 动物评价模型[105],通过动物实验验证了从临床发现的何首乌 iDILI 易感人群的免疫标志物 TNF-α 可介导何首乌 iDILI。此外,还发现磷脂酰乙醇胺 22:6(PE 22:6)、

巴豆酰辅酶 A（crotonoyl-CoA）、2E-十四酰-辅酶 A（2E-tetradecenoyl-CoA）、苯乳酸（phenyllactic acid）、吲哚-5,6-醌（indole-5,6-quinone）、磷酸核糖-ATP（phosphoribosyl-ATP）等 6 个与炎症和免疫调控相关的体内代谢物也可作为何首乌 DILI 的生物标志物[106]。综上分析，可建立何首乌肝损伤易感人群的识别新方法：先天性因素（HLA-B*35:01 遗传背景）+后天性因素（免疫和代谢紊乱）。

　　2. 绿茶提取物（GTE）　GTE 被西方国家广泛用于"燃烧脂肪"以便达到减肥目的，是近年来欧美最受欢迎的 HDS 之一。然而，研究报道 GTE 是美国 HDS-DILI 的主要原因。GWAS 研究证实绿茶相关肝损伤与携带 HLA-B*35:01 等位基因密切相关，其肝损伤风险是非携带者的 5~7 倍，因此携带 HLA-B*35:01 等位基因可能有助于达成 GTE-DILI 的诊断[28]。此外，有研究发现 GTE 中的表没食子儿茶素没食子酸酯（EGCG）成分在小鼠饮食限制条件下具有剂量依赖性肝毒性，EGCG 和饮食限制的联合作用可导致亚油酸和花生四烯酸氧化途径过度激活，显著增加促炎性脂质代谢产物的积累，从而介导肝损

伤[107]。进一步研究显示，在饮食限制下 EGCG 诱导的肝损伤中，Lands 循环和鞘磷脂神经酰胺循环的破坏，以及牛磺酸结合胆汁酸的高表达，是重要的代谢组学特征。

　　3. 双氯芬酸　是一种广泛使用的非甾体抗炎药，但也是引起 DILI 的常见药物之一。有研究显示，IL-10 和 IL-4 的基因多态性与双氯芬酸 DILI 的发生风险相关[29]。炎症模拟免疫应激动物模型研究证实其可加剧双氯芬酸诱导的肝损伤易感性。通过非靶向代谢组学研究，筛选发现了四氢皮质醇、吲哚丙酮酸、皮酮四醇等 9 个与炎症和免疫调控相关的体内代谢物为双氯芬酸导致 DILI 的生物标志物[108]。这一发现意味着免疫遗传和代谢紊乱相关的机制可影响双氯芬酸肝毒性的易感性。

　　综上，通过 3 个肝损伤代表药物的研究实例论证了 iDILI 的易感因素（图 16-6），这些易感因素由先天性因素（遗传多态性）和后天性因素（免疫和代谢紊乱）共同决定，这一理论有助于从多维角度认识 DILI 的易感性和发病机制。

（涂　灿　王伽伯　于乐成）

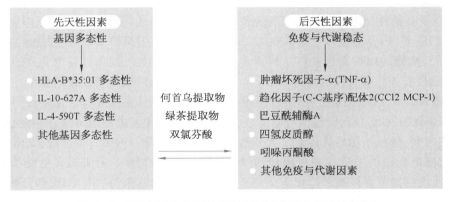

图 16-6　药物与毒物性肝损伤易感性的"先天 & 后天共定论"

参考文献

　请扫描二维码
　阅读本章参考文献

第17章

药物与毒物性肝病的免疫学机制

既往认为,药物或毒物导致肝损伤可以分为"内在型(intrinsic)"和"特异质型(idiosyncratic)"两类。一般而言,内在型 DILI 为剂量依赖性,而且可以预测;而特异质型 DILI(iDILI)则存在复杂的剂量-反应关系,很难预测,且仅在小部分接受药物治疗患者药物暴露后数周到数月发病。内在型 iDILI 涉及一定程度的药物及其活性代谢物直接诱导的应激或肝细胞损伤,这种损伤主要涉及线粒体功能障碍、氧化应激和胆汁酸稳态的改变。在大多数特异质型 DILI 中,药物及其活性代谢物诱导的固有免疫应答和适应性免疫应答,以及免疫耐受的丧失发挥了重要作用。此外,药物的内在特性和宿主因素也是影响药物或毒物性肝损伤易感性的重要因素。

越来越多的研究提示,药物或毒物导致的肝损伤病程是多因素、多步骤的发展过程,既包括药物特性、机体遗传、代谢性因素,也包括免疫性因素。大多数 iDILI 由针对药物修饰蛋白的适应性免疫反应所介导。药物及其活性代谢物可直接或通过化学反应造成肝细胞损伤,产生炎性反应和危险信号,同时药物的化学反应物也可与机体自身蛋白质结合形成对自身免疫系统显得陌生的修饰蛋白。这种修饰蛋白作为新抗原被抗原提呈细胞摄取、加工和提呈给辅助型 T 淋巴细胞,进而激活细胞毒性 CD8+T 细胞,诱发进一步的肝细胞损伤。然而,目前对药物或毒物导致的肝损伤发生机制的研究仍非常不足,加强这方面的研究不仅有助于深化对药物或毒物导致的肝损伤发生机制的理解,同时也可促进新药研发、提高药物安全性及探索针对药物或毒物性肝损伤的治疗药物[1]。

一、固有性免疫学机制

肝脏是人体最大的器官,不仅负责营养物质的代谢、储存,也有助于药物和毒物的分解和排泄。此外,肝脏还因其丰富的常驻免疫细胞群而被视为特殊的免疫器官。肝脏中库普弗细胞(KC)和其他免疫细胞占肝细胞总数 10%~20%。此外,炎症发生时,肝脏还能招募循环免疫细胞(如巨噬细胞、中性粒细胞、嗜酸性粒细胞、T 淋巴细胞等)进入肝脏。由于肝脏微环境的复杂性,免疫反应在药物或毒物性肝损伤的发生和发展中的确切机制仍存在争议。

现有研究表明,免疫系统在药物或毒物性肝损伤的进展中可能起到了双重作用,即免疫细胞在加重肝损伤或促进肝脏修复和再生方面均发挥着特定作用。药物或毒物性肝损伤过程中免疫的激活涉及固有免疫细胞和适应性免疫系统的激活。固有免疫系统是生物在长期的系统发育进化中逐渐形成的天然免疫防御系统,主要由组织屏障、固有免疫细胞和分子组成,是宿主防御的第一道防线,其激活速度比适应性免疫系统快得多。肝脏固有免疫系统包括肝脏中固有的 KC、自然杀伤(NK)细胞和自然杀伤 T(NKT)细胞,以及募集来肝脏的外周血单个核细胞和中性粒细胞等[2]。

(一)中性粒细胞、嗜酸性粒细胞

1. 中性粒细胞 中性粒细胞作为最丰富的固有性免疫细胞,起源于骨髓,当机体发生组织损伤、炎症时,中性粒细胞被激活并向损伤部位移动,通过吞噬、活性氧、脱颗粒等炎症反应在宿主防御中发挥重要作用。但是中性粒细胞的异常募集与激活可导致包括药物或毒物所致肝损伤在内的宿主器官损伤。受损的肝细胞激活中性粒细胞,使趋化因子、细胞因子和其他可调节中性粒细胞募集和激活的免疫分子的表达增加,从而导致细胞毒性和肝细胞死亡,甚至肝衰竭。如雷公藤甲素可引起应激反应、脂质过氧化和肝细胞坏死,进而引发中性粒细胞浸润并加重肝损伤。但是中性粒细胞也可能通过清除受损肝细胞等机制减少肝内炎症,促进受损肝损伤的修复。因此,中性粒细胞在药物或毒物性肝损伤中的作用可能是双重的,尚待进一步研究。

在对乙酰氨基酚(APAP)所致药物性肝损伤中,中性粒细胞的激活和招募受损伤相关分子模式(DAMP)、其他免疫细胞和炎症介质的调节。现有研究发现,中性粒细胞激活继发于 APAP 诱导的初始肝损伤。在 APAP 所致肝损伤小鼠模型中,包括 ATP、高迁移率族蛋白 B1(HMGB1)在内的 DAMP 的释放诱导中性粒细胞募集。APAP 激活的 KC 释放大量促炎介质,招募中性粒细胞损伤部位。同时,KC 也可显著增加骨桥蛋白(OPN)的分泌,增强中性粒细胞的迁移和活化,导致肝细胞坏死。在小鼠模型中,APAP 可致 IL-33、CXC 趋化因子配体(CXCL)等促炎因子表达增加,最终导致更多的中性粒细胞激活和募集。实验发现中性粒细胞减少的野生型小鼠和 CXC 趋化因子受体 2(CXCR2)缺陷小鼠的存活率有所提高。中性粒细胞弹性蛋白酶(NE)是一种活化的中性粒细胞分泌物,具有细胞毒性和促炎功能。NE 在 APAP 处理小鼠肝脏和血清中的表达显著上调。NE 抑制剂可减少肝损伤,降低血清 ALT 和 AST 水平。NE 和 N-乙酰半胱氨酸(NAC)联合治疗较 NAC 单药治疗肝损伤效果更好。miR-233 是小型非编码 RNA,有助于防止中性粒细胞过度激活以缓解 APAP 所致肝损伤,敲除 miR-233 导致肝脏中性粒细胞浸润增加,加重小鼠 APAP 的肝毒性。上述结果提示,中性粒细胞参与了 APAP 所致肝损伤作用。

此外,有研究认为中性粒细胞可能通过清除坏死细胞碎片等机制参与 APAP 所致肝损伤的修复和肝细胞再生。例如,中性粒细胞可能通过活性氧代谢途径使促炎性单核/巨噬细胞向修复性巨噬细胞转变;阻断血小板 CLEC-2 信号通路可增加肿瘤坏死因子-α(TNF-α)的产生,加速对修复性中性粒细胞的募集,从而促进 APAP 诱导急性肝损伤的恢复。

2. 嗜酸性粒细胞 嗜酸性粒细胞来源于髓细胞,具有杀伤细菌、寄生虫的功能,也是免疫反应和过敏反应过程中极为重要的细胞。嗜酸性粒细胞可以释放颗粒中的内容物,引起组织损伤,促进炎症进展。嗜酸性粒细胞不仅参与过敏性疾病和寄生虫感染的致病过程,还参与药物包括 APAP、双氯芬酸、依那普利、卡马西平和氟烷等引起的肝脏损伤。如 APAP 所致药物性肝损伤中,肝窦内皮细胞(LSEC)选择性释放的 IL-33,刺激嗜酸性粒细胞分泌 IL-4,从而促进巨噬细胞产生过量的嗜酸性粒细胞趋化蛋白,募集更多嗜酸性粒细胞。APAP 所致肝损伤中嗜酸性粒细胞形态保持正常,而其他肝毒性药物(如青霉胺、酮康唑、氟烷等)诱导的肝毒性中存在脱颗粒性或溶解性嗜酸性粒细胞。在氟烷诱导的肝损伤早期,通过促炎细胞因子募集到肝脏的嗜酸性粒细胞数量与肝细胞损伤成正比。在敲除嗜酸性粒细胞的小鼠中,氟烷的肝毒性则明显降低。

然而,嗜酸性粒细胞也有助于促进受损组织的修复和减少炎症,如参与抗急性肺损伤和缓解气道炎症过程。DILI 患者中伴有外周和肝脏嗜酸性粒细胞增多的患者胆红素水平更低,通常预后良好。嗜酸性粒细胞可通过分泌 IL-4 促进肝细胞增殖,促进肝部分切除术或 CCl_4 诱导肝损伤后的肝再生。

(二)库普弗细胞、树突状细胞

1. 库普弗细胞(KC) KC 又称肝脏常驻巨噬细胞,是体内数量最多的固有组织巨噬细胞,占全身组织巨噬细胞的 80%~90%,肝脏非实质细胞的 35%,在全身和区域防御中发挥核心作用。KC 具有多种功能,包括吞噬作用、内吞作用、免疫调节及多种生物活性介质的合成和分泌。KC 分泌的细胞因子和趋化因子可招募其他免疫细胞进入损伤部位。外周血中单核细胞被认为是组织巨噬细胞系统中的不成熟前体细胞。外周血单核细胞可以进入肝内并且表达成熟的巨噬细胞特有表型。表达成熟表型的固有组织巨噬细胞具有可塑性,可根据不同代谢产物及免疫环境对巨噬细胞功能活化产生影响。

肝细胞坏死导致 DAMP 的释放,KC 可以识别 DAMP,从而激发促炎细胞因子的分泌。APAP 所致肝损伤时,大量 KC 被激活并分泌 TNF-α、IL-6 和 IL-1β。而中性粒细胞和单核细胞来源的巨噬细胞则被募集到炎症部位,加重肝损伤甚至导致急性肝衰竭。巨噬细胞诱导的 C 型凝集素可通过识别受损的肝细胞释放内源性配体-剪接体相关蛋白 130(SAP130)来激活 KC,加剧 APAP 的肝毒性。此外,KC 还可释放促炎细胞因子(如 IL-12、IL-23)及活性氧(ROS)和活性氮(RNS)参与炎症早期反应。

相关研究认为 KC 在 DILI 中不仅具有加速肝损伤作用,也发挥促进肝再生作用。巨噬细胞可分为 M1 和 M2 两种表型,它们可根据微环境中炎症因子信号而相互转换。M1 巨噬细胞被认为是促进肝损伤的巨噬细胞,可被 Toll 样受体(TLR)配体活化,如脂多糖(LPS)和Th1型细胞因子γ干扰素(IFN-γ)等；能分泌促炎细胞因子,如IL-1β、IL-6、IL-12、诱生型一氧化氮合成酶(iNOS)、TNF-α,具有很强的杀微生物、杀肿瘤、抗增殖和细胞毒活性。M2巨噬细胞抗原递呈能力较弱,可被Th2型细胞因子IL-13和IL-4活化。通过释放IL-4、IL-10、IL-13等抗炎细胞因子,参与控制炎症。此外,M2巨噬细胞通过吞噬凋亡的中性粒细胞,产生包括IL-6、IL-10、IL-18结合蛋白和补体1q(C1q)等调节性细胞因子和介质促进组织修复。而小鼠体内KC的耗竭可加剧APAP所致的肝损伤。KC缺乏也可通过上调外排转运体上多药耐药相关蛋白4(MRP4)减少有毒物质的积累,帮助受损肝脏恢复。

此外,KC细胞还可通过产生乳铁蛋白保护LSEC,刺激中性粒细胞的凋亡,释放能促进炎症缓解的物质及诱导T细胞耐受等机制减轻肝内炎症和损伤。

2. 树突状细胞 树突状细胞(DC)来源于骨髓中的多能造血干细胞,是肝脏中主要的抗原提呈细胞,能有效地捕获、加工和提呈抗原。分为髓样树突状细胞(mDC)和浆细胞样树突状细胞(pDC)2个亚群,参与固有性和适应性免疫应答。与pDC相比,mDC可表达更多的主要组织相容性复合体(MHC-Ⅱ),具有更强的抗原提呈能力。mDC能够感知和整合微环境中炎症、感染或损伤组织释放的介质、抗原和病原体的各种信号,在未成熟时接触抗原后分化为诱导T细胞免疫耐受和诱导T细胞免疫应答两种类型。相反,pDC表达相对较低水平的MHC-Ⅱ,其提呈抗原的能力有限。能够捕获病毒并产生IFN-α和IFN-β而发挥抗病毒作用。

已知,DC和T细胞之间的相互作用在DILI的发展过程中起重要作用。在APAP所致肝损伤小鼠中,受损的肝细胞导致DAMP、有毒成分和活性代谢物的释放,使得DC的免疫表型显著改变,表达更高的MHC-Ⅱ、TLR和共刺激分子,增加单核细胞趋化蛋白-1、IL-6和TNF-α的释放,进而调节T细胞的活化,加重肝损伤,最终导致肝衰竭。

进一步的研究表明,DC缺失可增加肝坏死面积,而DC扩增可降低APAP的肝毒性。虽然肝脏DC可阻止NK细胞活化并诱使中性粒细胞凋亡,但DC耗竭导致的肝损伤加重与NK细胞、中性粒细胞及各种炎症介质无关。推测由于DC可通过释放强抗炎细胞因子IL-10发挥抑制炎症反应,减轻肝损伤。因此,DC缺失或者耗竭会加剧肝损伤。总之,在DILI

的不同状态下,肝脏微环境中触发DC活化、分化成熟及效应的机制尚不明确,仍需深入研究。

(三) NK细胞和NKT细胞

NK细胞和NKT细胞是肝脏固有免疫系统不可缺少的组成部分。活化的NK细胞和NKT细胞可通过分泌炎症介质(如TNF-α、IFN-γ、IL-4、IL-10和IL-17),平衡肝脏疾病的促炎和抗炎反应。NK细胞和NKT细胞在不同种类的肝脏疾病(如药物性肝损伤、免疫性肝损伤、病毒性肝炎、肝癌等)中均参与了发病过程。

1. NK细胞 肝脏常驻淋巴细胞与外周淋巴细胞有显著差异。NK细胞占人肝脏淋巴细胞的30%~50%。NK细胞除了参与固有免疫反应外,还参与细胞介导的细胞毒性和细胞毒颗粒的胞吐作用;通过检测异常细胞参与感染和组织损伤的过程;通过TLR及TNF-α相关凋亡诱导配体等发挥抗增殖、抗肿瘤作用。此外,肝脏CD49a$^+$DX5-NK细胞可能具有半抗原特异性记忆功能。

在氟烷诱导肝损伤小鼠模型中,NK细胞的聚集和激活可加重肝毒性。肝脏NK细胞是IFN-γ的主要来源,IFN-γ可介导免疫细胞浸润、趋化因子和细胞因子释放并导致肝细胞凋亡。NK细胞可通过IFN-γ的产生参与DILI发病过程,并受NK细胞激活和抑制受体的复杂调节所控制。NK细胞通过参与DNA损伤,使组织细胞更容易裂解。研究表明,NK细胞的激活在APAP诱导的DILI中发挥重要作用。IFN-γ参与了APAP和刀豆素A(Con-A)诱导的动物肝损伤过程。给予APAP肝损伤患者外源性IFN-γ可导致血清中肝酶升高,提示IFN-γ可促进人肝损伤。原代人肝细胞全基因组分析发现,丙戊酸、异丙嗪、酮康唑、异烟肼等药物可激活NK细胞受体的配体(如NKp30配体和NKG2D配体),并引起NK细胞的杀伤。上述研究支持NK细胞活化可通过IFN-γ的产生和与肝细胞的相互作用参与DILI调控。

此外,OPN是一种糖基化蛋白,广泛存在于细胞外基质中,除了与骨的形成和发展密切相关,还通过趋化、信号转导和免疫调节等途径参与免疫应答。NK细胞和NKT细胞可产生OPN。敲除OPN可降低小鼠对APAP肝损伤的易感性。与对照小鼠相比,缺乏NK细胞和NKT细胞的SJL小鼠受APAP攻击后,肝脏活化的NK细胞和NKT细胞不足,OPN水平降低与APAP所致肝损伤程度减轻相关。在APAP肝损伤小鼠中,使用NK1.1抗体同时耗竭NK细胞和NKT细胞,可下调IFN-γ和趋化因子mRNA表达,减少肝坏死面积,降低氨基转移酶水平,提高小鼠存活率。然而,由于实验体系的差异可导致不同的结果,对此发现的解释应非常谨慎。

2. NKT 细胞 NKT 细胞是 T 细胞的独特亚群,既表达 NK 细胞受体,也表达 T 细胞受体。受 MHC-Ⅰ 类样分子 CD1d 限制,具有糖脂抗原反应性,是固有性和获得性免疫的桥梁,与免疫性肝损伤密切相关。与传统 T 淋巴细胞不同,NKT 细胞优先驻留在肝脏中,分泌细胞因子(如 IFN-γ、IL-4 和 IL-17),并调节肝脏疾病中促炎和抗炎反应的平衡,在各种类型的肝脏疾病中发挥致病作用。对药物性暴发性肝衰竭患者的肝脏和外周血淋巴细胞的研究提示,NKT 细胞可能参与了肝损伤。研究也发现 NKT 细胞主要释放 IFN-γ 并招募中性粒细胞和巨噬细胞,加重 DILI。但是,在 APAP 介导的急性肝损伤模型中,NKT 细胞可通过分泌 Ⅰ 型和 Ⅱ 型细胞因子,限制炎症细胞因子分泌,从而发挥致病和保护的双重作用。提示 NKT 细胞在 APAP 介导的急性肝损伤中的确切作用还有待进一步研究。

(四)肝窦内皮细胞(LSEC)

LSEC 是最丰富的非实质肝细胞群,沿肝窦排列,位于肝细胞和肝星状细胞(HSC)之间。缺乏基底膜,细胞质被开放的孔洞"开窗"穿透,形成不连续、具有渗透性的肝脏微血管内皮是其独有的解剖学特点。LSEC 不仅在肝窦内形成屏障,而且具有重要的生理和免疫功能,包括过滤、内吞、抗原提呈、白细胞募集和诱导免疫耐受。在生理条件下,LSEC 调节肝血管张力,有助于维持低门静脉压。LSEC 维持 HSC 的静止,从而抑制肝内血管收缩和纤维化的发展。在病理条件下,LSEC 通过"毛细血管化"促进血管生成和血管收缩,参与肝纤维化、肝硬化及肝脏再生和肝细胞癌的发生和进展。总之,LSEC 在维持肝脏内的免疫稳态及在急性和慢性肝损伤期间介导免疫反应方面起着关键作用[3]。

1. LSEC 的免疫自稳作用 LSEC 作为黏附各种肝脏免疫细胞群,如 KC、先天性淋巴样细胞或肝脏树突状细胞的平台,除了具有非凡的清除功能外,还具有强大的免疫功能。LSEC 作为前哨细胞,通过模式识别受体感知微生物感染,并作为抗原提呈细胞加工和提呈抗原。LSEC 也表达许多不同类型的识别受体,使 LSEC 能清除循环中大分子物质、识别异物、诱导细胞活化及可溶介质(如急相期蛋白)的释放。进而维持肝脏的清除功能及对肝细胞功能的调节。LSEC 通过表达黏附促进分子和协同刺激分子(CD86、CD40、MHC-Ⅰ、MHC-Ⅱ),促进 LSEC 与途经肝血窦的白细胞及参与特异性免疫应答的 T 淋巴细胞的相互作用。LSEC 具有向 CD4+T 细胞特定提呈抗原的能力。由 LSEC 所提呈的MHC-Ⅱ 限制型可溶抗原导致了 CD4+T 细胞的活化,表现为 T 细胞增生及细胞因子的释放。LSEC 对 MHC-Ⅱ 限制型抗原的提呈受肝脏微环境因子(IL-10、内毒素、前列腺素)所调控。LSEC 也具有通过 MHC-Ⅰ 型限制性交叉抗原提呈功能向 CD8+T 细胞提呈可溶性外源性抗原。LSEC 的交叉提呈启动幼稚 CD8+T 细胞,使其快速分化为记忆 T 细胞,重新定位到次级淋巴组织,并在微生物感染期间再次遇到抗原时提供保护,从而确保肝脏免疫监测功能。同时,LSEC 刺激的幼稚 CD4+T 细胞丧失了向效应 Th1 细胞分化的能力,但是能表达高水平的免疫抑制介质(IL-10);LSEC 作用的幼稚 CD8+T 细胞丧失了对特异抗原再次激动的活化能力,不再表达效应细胞因子(IFN-γ)及不能发挥特异细胞毒作用。因此,LSEC 的抗原提呈作用对在肝脏中通过耐受型 T 细胞而诱导免疫耐受具有重要意义。LSEC 的免疫功能补充了传统的免疫激活机制,以适应针对感染性微生物的最佳免疫监测,同时也保护了肝脏作为代谢器官的完整性。

2. LSEC 参与肝损伤的发生与修复 LSEC 在急性和慢性肝损伤期间迅速去分化,获得血管收缩、促炎和促血栓特性,这一过程被称为"毛细血管化",有助于其他肝细胞的激活和去分化。LSEC 毛细血管化在肝脏主要疾病的病理生理中起关键作用,包括缺血再灌注损伤、DILI、慢性肝病、肝细胞癌及衰老。毛细血管化是 LSEC 窗孔消失和有机基底膜形成的过程,不仅阻碍了肝细胞的氧化能力,还减少了蛋白结合型药物的清除。分化的 LSEC 可以阻止 HSC 的活化,并促进活化期的 HSC 返回静止期。而因毛细血管化失去特异性表型的 LSEC,则不能促进 HSC 进入静止期。这种细胞-细胞之间的相互作用参与了肝纤维化、肝硬化的发生和发展过程。在吡咯烷类生物碱所致肝窦阻塞综合征(SOS;也称肝小静脉闭塞病,HVOD)的早期,可见 LSEC 层的剥脱与缺失,进而可能导致了后续肝窦纤维化的进展。在二甲亚硝胺肝损伤模型中,二甲亚硝胺所致 LSEC 的剥脱早于肝细胞坏死。反复暴露于二甲亚硝胺使得 LSEC 损伤持续,与肝纤维化的发生密切相关。

LSEC 损伤的表现取决于是急性还是持续性损伤,以及损伤能否迅速修复。APAP 的毒性能迅速损伤 LSEC,导致肝血窦灌注下降、充血和小叶中心出血性坏死。但未发现 LSEC 层的剥离现象。严重 APAP 肝中毒患者血清透明质酸显著升高,其持续升高可预测肝损伤的严重程度和预后不良。多种药物在持续暴露后可引起 1 种以上 LSEC 损伤,也有报道在同一病例的肝组织中可出现 2 种或 3 种与 LSEC 相关的不同损伤。LSEC 反复暴露于药物和毒物如奥沙利铂、硫唑嘌呤和 6-硫代鸟嘌呤等可能导致非均质灌注性损伤(LHP),其可以表现为多种形式,包括肝门静脉硬化、不完整的间隔纤维化、肝脏结节再生性增生(NRH)、局部淋巴结节转化及紫癜性肝病等。能导致紫癜性肝病的药物(如合成代谢类固醇、砷、硫唑嘌呤、口服避孕药、奥沙利铂、6-硫代鸟嘌呤、氧化钍造影剂和乙烯氯化物),也与由 LSEC 损伤所致其他形式的肝病相关。有病例报道提示,在某些病例的肝内可同时出现紫癜性病变、SOS 和 NRH。

研究表明,增殖的 LSEC 产生的肝细胞生长因子(HGF)可促进肝细胞的增殖,同时 HGF 对于中毒性损伤和部分肝切除术后的肝脏再生都是必需的。然而,肝损伤后 HGF 增加的主要来源不是成熟的 LSEC,而是为应对肝损伤而募集至肝脏的髓源性肝窦内皮祖细胞(BM SPC)。BM SPC 不同于血管内皮祖细胞,它可在中毒性损伤或部分肝切除术后对 LSEC 进行修复和取代。在 DILI 中,如野百合碱和二甲基亚硝胺肝损伤模型中,肝脏 VEGF 增加会导致骨髓中 BM SPC 增殖,并动员到血液循环,迁移至肝脏,分化成有窗孔的 LSEC。注入 BM SPC 可改善肝损伤,说明 BM SPC 有修复肝脏的功能。此外,外源性 VEGF 可增强 LSEC 和肝细胞的增殖,改善毒物性肝损伤的恢复;而 VEGF 抗体或者敲除 VEGF 基因可阻断这些效果,显著加剧肝损伤。推测 VEGF 可增强募集活跃增殖的 BM SPC,而 BM SPC 可通过修复 LSEC 损伤,限制肝细胞坏死,促进肝细胞增殖,增强肝脏再生多种途径参与肝损伤后的恢复。

(五)其他细胞

1. γδT 细胞 γδT 细胞是另一种在免疫反应和免疫病理过程中起重要作用的淋巴细胞。γδT 细胞与 NKT 细胞一样,属于固有淋巴样细胞,是固有免疫的重要组成部分,在清除感染或受损细胞、调节固有免疫细胞功能等方面发挥重要作用。在 APAP 肝损伤模型中,IL-17A$^+$CD3$^+$γδTTCR$^+$细胞显著增加,γδT 细胞的减少可显著减少 IL-17A 的产生,并通过减少肝脏中性粒细胞募集来减轻肝损伤。γδT 细胞可被巨噬细胞来源的 IL-1β 和 IL-23 激活。低氧诱导因子 1(HIF-1)在 T 细胞中的表达减弱了异常的 γδT 细

胞募集,缓解了 APAP 诱导的急性炎症反应,从而减少了肝脏中的中性粒细胞浸润。提示 γδT 细胞参与了 APAP 致肝脏损伤作用[4]。

2. 肥大细胞 肥大细胞(MC)起源于造血干细胞,与血液的嗜碱粒细胞同样为具有强嗜碱性颗粒的组织细胞,广泛分布于皮肤及内脏黏膜下的微血管周围,吞噬功能较弱。MC 表达 MHC 分子和 B7 分子,具有抗原提呈细胞(APC)功能;也表达大量的 IgE Fc 受体,释放过敏介质。MC 可分泌多种细胞因子,参与免疫调节。DAMP、细胞因子和趋化因子活化的 MC 发生脱粒并释放组胺和 TNF,激活固有免疫系统并加剧炎症。这一过程刺激 HSC、KC 和促纤维化信号通路,加重肝损伤和纤维化。近期研究也表明,激活的 MC 影响 T 细胞的激活并有助于适应性免疫。

3. 其他先天免疫细胞 其他免疫细胞(如巨核细胞、血小板和红细胞),也可能参与固有免疫反应。尽管巨核细胞的免疫作用尚未明确,但它的产生依赖于对血小板的需求,已知在炎症或感染、血管损伤和组织修复期间,对血小板的需求可能上调。血小板除了凝血作用外,还具有显著的免疫调节潜力,可释放促炎细胞因子,如 CXCL4、趋化因子(C-C 基序)配体(CCL)5、组胺、肾上腺素和高迁移率族蛋白 B1(HMGB1)和促炎介质,并与各种免疫细胞(包括中性粒细胞和单核细胞)形成复合物。血小板可通过微泡和外泌体释放这些介质。同样,红细胞也有助于固有免疫。

4. 非免疫细胞 许多的非免疫细胞具有炎症或免疫调节功能。首先,任何受损或死亡的细胞都可以释放 DAMP 和促炎介质,这些介质可以在局部和循环中激活免疫细胞,使其招募到损伤位置并启动固有免疫反应,且不依赖于免疫细胞的状态。其次,非免疫细胞也可以分泌生物活性和趋化分子,以响应损伤的刺激,进而参与到固有免疫应答过程中。这些细胞包括但不限于肝细胞、间充质干细胞和成纤维细胞。

5. 肝细胞 肝细胞作为肝脏的主要实质细胞,除了在代谢、解毒和蛋白质合成中起重要作用,在固有免疫应答中也起着关键作用。肝细胞可通过肝窦内皮细胞的孔洞延伸丝状伪足,与循环白细胞相互作用。在一般情况下,肝细胞只表达 MHC-Ⅰ分子,但在炎症条件下可能表达 MHC-Ⅱ分子。因此,肝细胞可能作为 APC 与辅助 T 细胞和细胞毒性 T 细胞相互作用。此外,肝细胞还可以分泌多种促炎介质和急性期蛋白,如可溶性 CD14、IL-6、CCL2、CXCL1、C 反应蛋白和血清淀粉样蛋白,从而增强免疫和炎症反应。

由于大多数药物反应性代谢物在肝脏形成,而肝脏又是特异质性药物反应的靶器官,因此,肝细胞是启动 iDILI 的固有免疫应答的重要基础。

二、适应性免疫学机制

适应性免疫反应包括产生抗体的 B 细胞介导的体液免疫和 T 细胞介导的细胞免疫。在抗原刺激下,适应性免疫应答一般可分为感应、反应和效应 3 个阶段。① 感应阶段是抗原处理、提呈和识别的阶段。② 反应阶段是 B 细胞、T 细胞增殖分化,以及记忆细胞形成的阶段。③ 效应阶段是效应 T 细胞、抗体和淋巴因子发挥免疫效应的阶段。适应性免疫系统在急、慢性肝损伤的病理生理过程中发挥着重要作用。iDILI 的迟发性和药物再激活的特征表明,适应性免疫反应可以攻击肝脏并调节个体对肝损伤的易感性。一些 DILI 患者在停药后可能通过释放危险信号和激活固有性和适应性免疫而发生持续性肝损伤。由于缺乏有效的动物模型,对 DILI 的免疫学详细机制仍然所知甚少[5]。

(一)抗原形成与细胞损伤

为了启动细胞介导的适应性免疫应答,APC 通过主要组织相容性复合体(MHC)分子向 T 细胞提呈抗原来活化 T 细胞。由于 DILI 患者适应性细胞免疫反应通常是肝脏特异性的,因此推测涉及肝细胞损伤型 DILI 的靶抗原主要存在于肝细胞上,而免疫介导的胆汁淤积型 DILI 的靶抗原可能存在于胆管细胞上。此外,目标抗原应该是"新抗原",即这些抗原只是在药物治疗后形成的,在早期免疫监测中不被机体免疫系统认为是"自我"。迄今,有许多理论假设或者模型如"半抗原假说""药理学相互作用假说""改变了的肽库假说"等用于解释"新抗原"产生机制,这些假说仍有待于更多实验依据的支持[1]。

1. 半抗原假说　所谓"半抗原假说",是指母体药物通过肝细胞的代谢产生一种反应性中间体。这种代谢物与肝脏蛋白的共价结合产生了半抗原-蛋白质加合物,可以被加工成一个化学修饰的肽池。这些肽新抗原在被 HLA 分子呈现时被 T 细胞识别为"外来",并可引起适应性免疫反应。这一假设得到了观察结果的支持,即大多数引起 iDILI 的药物能够产生反应性代谢物,共价结合蛋白。此外,研究表明,抗原提呈细胞需要用母体化合物接触刺激至少 16 h,以便诱导 T 细胞反应。这种延迟与提呈新抗原之前需要形成新抗原及抗原加工过程是一致的。

药物反应性代谢物的蛋白质结合位点可能因其形成部位及其化学反应性而有很大差异,肝脏蛋白质(如细胞色素 P450 酶)可能是许多药物反应性代谢物的主要靶点。这些蛋白质的半抗原作用可以导致药物特异性和自身免疫反应。半抗原结构和载体蛋白对于 T 细胞和抗体识别均至关重要,但是,半抗原结构在决定对药物的免疫反应高度特异性上起主导作用。因此,如果要了解药物介导的超敏反应的分子机制,描述准确的半抗原结构是绝对重要的。目前,基于质谱的蛋白质组学方法不仅使能够识别蛋白质靶点和半抗原结合的特定位点,而且还能表征体内形成的复杂抗原结构。例如,通过质谱分析发现了克拉维酸与赖氨酸残基直接结合形成的加合物、交联加合物和吡嗪加合物。所有这些加合物都有可能刺激特定的 B 细胞和(或)T 细胞。

2. 药理学相互作用假说　该假说推测药物或其代谢物不经细胞内抗原加工处理,直接通过非共价相互作用与 T 细胞受体(TCR)或 MHC 结合,以不依赖肽的方式激活 T 细胞。磺胺甲噁唑、拉莫三嗪和卡马西平为典型药物,而希美加群由于其拟肽结构,可直接与 HLA 结合并引发免疫应答。

在药理学相互作用机制中,所有参与相互作用的成分(即 HLA 分子、嵌入肽、TCR 和药物)对 T 细胞的活化很重要,但药物仍起主导作用。在大多数情况下,$CD4^+$ T 细胞应答受 MHC Ⅱ 类分子限制,而 $CD8^+$ T 细胞应答受 MHC Ⅰ 类分子限制。然而,在部分 DILI 中也可出现交叉提呈,如受 MHC Ⅱ 类分子限制的 $CD8^+$ T 细胞应答。据估计,约 1/4 的药物反应性 T 细胞不受 HLA 等位基因的限制。此外,与经典适应性 T 细胞活化需要抗原信号和危险信号两种信号的共同作用不同,药物反应性 T 细胞可在缺乏固有免疫系统危险信号的情况下启动应答。

3. 改变的肽库假说　"改变的肽库"是指药物或其代谢物与 HLA 分子的肽结合槽结合,导致结合部位的结构性质发生改变,进而改变了 HLA 分子所提呈的自身肽库。由于通常情况下,细胞内产生的内源性多肽中只有一小部分与细胞表面的 HLA 分子结合并被提呈,大部分未能与 HLA 分子结合的多肽不会被提呈,因此被认为是"自身"的。当药物或其代谢物与 HLA 分子的肽结合槽结合并导致其结构发生改变后,与改变了的 HLA 分子的肽结合槽结合的自身多肽则被提呈,并被 T 细胞视为"新抗原",即使它们对细胞来说并不是"新的"。已知,阿巴卡韦所致皮肤超敏反应的机制与此有关。

4. 危险信号产生　免疫系统的反应依赖于感知

机体处于危险之中;否则,免疫系统表现为免疫耐受。导致 iDILI 的级联事件始于一定程度的直接药物诱导应激。如果没有迅速的机体适应机制,应激反应可能会导致"危险信号"的释放,进而激发强大的免疫应答。危险信号的作用是刺激固有免疫细胞并产生炎症。致病微生物感染时通过病原体相关分子模式(PAMP)与巨噬细胞和固有免疫系统的其他细胞上的 Toll 样和其他受体结合,构成危险信号,从而激活它们。固有免疫细胞的激活促进细胞因子和趋化因子的释放,这些因子通过多种机制增强针对受感染组织的适应性免疫反应。

在药物性肝损伤的情况下,细胞毒性导致 DAMP 的释放。DAMP 的作用类似于 PAMP,向固有免疫细胞发出信号和激活信号。已知的 DAMP 包括 HMGB1、某些热休克蛋白(HSP)和 S100 蛋白质。这些分子上调专职抗原提呈细胞上的有助于 T 细胞活化的共刺激因子如 B7(CD80 和 CD86)和 CD40。这些协同刺激分子与 T 细胞受体的相互作用生成所谓的第二信号,而第一信号是辅助性 T 细胞(Th)识别 APC 上与 HLA Ⅱ分子结合的抗原。被第一信号和第二信号激活的 Th 细胞释放细胞因子和趋化因子,从而启动靶向肝脏的适应性免疫攻击。此外,一些细胞因子(如 TNF-a 和 IFN-γ),可以通过将细胞反应从细胞存活转换到细胞死亡,使肝细胞更容易受到药物诱导应激的影响。

迄今,IDLI 时危险信号产生的机制尚未明了。体外实验发现很多与 iDILI 相关的药物似乎都能导致线粒体损伤及可与 TLR 结合的内源性分子释放,进而激活 APC。但是,在这些体外研究中,药物的浓度常常高于治疗最大浓度的 100 倍。很难知道在这些条件下的发现是否也适合于体内实验。此外,能够导致线粒体损伤、细胞应激和坏死的药物(如 APAP、烷基化剂等)也不一定导致 IDLI。这可能与这些药物会造成免疫抑制有关。

肝脏中绝大多数活性代谢物的形成通过内质网(ER)中的 CYP 介导;因此,暴露到最高浓度活性代谢物的是 ER 蛋白。活性代谢物化学修饰蛋白能干扰蛋白质折叠,导致未折叠蛋白反应(UPR),这反过来可导致 ER 应激、细胞自噬和炎症,这种反应可能成为某些药物的危险信号来源。如被活性氧基团(ROS)和蛋白聚集体激活的炎症小体,尤其是含有 NLRP3 的炎症小体。活化的炎症小体是一个能激活半胱氨酸蛋白酶-1 并产生白细胞介素-1 的危险信号。

危险信号的释放是细胞受损的结果,导致包括 DAMP 在内的肝细胞蛋白广泛释放到循环中。危险信号也可能通过肝细胞来源的外泌体传播。外泌体是最小的一类细胞外囊泡(<150 nm),可通过肝窦内皮特有的多孔状结构穿出,从肝脏释放并扩散到循环中。在碱性条件下,肝脏来源的外泌体可在血浆等体液中检测到。在药物诱导应激发生时,肝细胞可在明显肝细胞坏死之前和未出现明显坏死的情况下释放大量的外泌体。此外,用亚毒性剂量药物处理的肝细胞产生的外泌体也可刺激单核细胞的活化,这解释了为什么使用传统的肝毒性的组织学和生化终点在筛选新药候选药物时未能检测到 iDILI 倾向。

5. 其他机制 药物可能还通过其他途径参与免疫应答的诱导,如吡嗪酰胺和别嘌呤醇分别具有嘧啶类和嘌呤状结构,可能以类似尿酸形成的方式直接激活 APC。青霉胺与醛基形成的噻唑啉酮环,以及异烟肼和肼屈嗪与醛基形成的腙键,均可直接激活 APC。干扰素等旨在改变免疫功能的生物药物,但它们的结构却不太可能形成活性代谢物,偶尔也能导致 iDILI。免疫抑制药物如抗肿瘤坏死因子-α 抗体(英夫利昔和阿达木单抗),同样也会导致 iDILI,可能是因为对免疫系统平衡的任何微妙改变都可以导致病理性的免疫反应,进而在某些情况下导致 iDILI。

近期研究发现,表观遗传效应尤其是 DNA 甲基化抑制可能参与 iDILI 发病机制。例如,在普鲁卡因胺和肼屈嗪引起的狼疮样综合征中,DNA 甲基化可阻止基因的转录,并且淋巴细胞内 DNA 甲基化的抑制可导致淋巴细胞的激活。有报道指出,吡嗪酰胺导致大鼠产生 DILI,同时也抑制 DNA 甲基化。也有学者发现病毒疱疹病毒的再活化可能参与一些 iDILI,有待更多研究证实。此外,药物也可能直接结合到 TLR,从而导致 iDILI。

(二)T 淋巴细胞活化与调控

T 淋巴细胞和 B 淋巴细胞是参与适应性免疫反应的主要细胞。当 T 淋巴细胞被激活时,它们会分泌细胞因子、趋化因子等活性介质,有助于控制免疫反应的性质及固有免疫细胞的招募和激活。T 淋巴细胞还可通过释放细胞溶解性介质直接引起细胞毒性。而 B 淋巴细胞的激活会导致抗体的分泌,抗体可与相应的外来异物包括微生物结合,进而清除异物和阻止这些异物产生的病理反应。但是,在特定条件下,抗体也可以通过抗体依赖性细胞介导的细胞毒用(ADCC)及抗原-抗体免疫复合物形成造成免疫病理损伤。T 淋巴细胞和 B 淋巴细胞的激活受多种因素影响与调控。此外,免疫记忆是区分固有免疫反应和适应性免疫反应的关键特征。现有研究提示,免疫记忆介导的适应性免疫应答参与了 iDILI 的发生与发展[6]。

1. MHC 与抗原提呈　APC 可通过多种方式获得肽或蛋白质并将其提呈 T 细胞等免疫细胞。APC 提呈的抗原可以来源于细胞内,也可以通过吞噬等过程从细胞外环境摄取。抗原提呈过程受 MHC 多态性的限制。一般情况下,所有有核细胞上表达的 MHC-I 分子为 $CD8^+T$ 细胞提呈内源性肽,而 MHC-Ⅱ分子为 $CD4^+T$ 细胞提供外源性肽。在某些情况下,MHC-I 分子也可能提呈细胞外源性肽,这一过程被称为交叉提呈。

抗原提呈细胞表面的 MHC 分子负责向 T 细胞提呈加工过的多肽。为了激活 T 细胞,药物或者药物活性代谢物经 APC 加工形成的抗原肽必须与 MHC 分子肽结合槽内基团结合,然后与 T 细胞表面的 T 细胞受体(TCR)/CD3 复合体相互作用产生第一种活化信号。同时,抗原提呈细胞膜上表达的共刺激分子发生改变,并与 T 细胞上相应的配体相互作用产生第二种活化信号,以控制特异质性药物反应的性质。在 DILI 患者的外周血中可以分离出针对相应药物的特异性 T 细胞,这些药物特异性 T 细胞可以杀伤表达相同 MHC 等位基因分子的肝细胞样细胞。

人类 GWAS 研究发现,与 6 号染色体上人类的 MHC 分子又称人类白细胞抗原(HLA)等位基因区域密切相关,提示 HLA 多态性导致人体更容易对某些药物产生适应性免疫反应。HLA 等位基因与 iDILI 风险之间的关联通常是药物特异性的(表 17-1)。然而,即使是迄今为止观察到的 HLA 风险等位基因和 DILI 之间最强的关联(HLA-b5701 和氟氯西林 DILI),也只能解释个体患者风险的一小部分,因为具有风险等位基因的个体在使用此药物治疗时出现临床明显的 DILI 的概率非常低(<1∶500)。此外,每种药物的特异质性药物反应特征都不相同,甚至不同患者对同一种药物的反应都不一样。如奈韦拉平在一个患者可能导致轻微的斑丘疹,而另一个患者则出现中毒性表皮坏死松解症,甚至出现 iDILI。提示引起免疫反应的特定的药物修饰蛋白的不同,也可能反映了个体间 TCR 和 HLA 多样性的差异。

表 17-1　HLA 风险等位基因与药物性肝损伤易感性[1]

药　物	HLA	人　群	Odds 风险比
抗结核药物(异烟肼、利福平、吡嗪酰胺)	DQA1*01∶02	印度人	0.2
	DQB1*02∶01	印度人	1.9
阿莫西林-克拉维酸	A*02∶01	高加索人(西北欧)	2.2
	A*30∶02	高加索人(南欧)	6.7
	B*18∶01	高加索人(南欧)	2.8
	DQB1*04∶02	高加索人(西北欧)	—
	DRB1*07	高加索人(西北欧)	0.18
	DRB1*15∶01-DQB*06∶02	高加索人(欧洲)	2.3~10
氯美辛	B*08	—	—
双氯芬酸	DRB1*13	高加索人	—
氟氯西林	B*57∶01	高加索人(北欧)	80.6
	DRB1*07∶01-DQB1*03∶03	高加索人(北欧)	7
	DRB1*15	高加索人(北欧)	—
氟吡汀	DRB1*16∶01-DQB1*05∶02	高加索人(欧洲)	18.7
拉帕替尼	DQB1*02∶02	高加索人	6.9~8.6
	DRB1*07∶01-DQA1*02∶01	高加索人	2.6~9
罗美昔布	DRB1*15∶01-DQA1*01∶02-DQB1*06∶02-DRB5*01∶01	高加索人(北欧)	5
米诺环素	B*35∶02	欧洲	29.6
奈韦拉平	B*58∶01	南部非洲	—
	DRB1*01	高加索人(欧洲)	3
	DRB1*01∶02	南部非洲	—
噻氯匹定	A833∶03	日本人	13
	B*44∶03	日本人	6.7
	Cw*14∶03	日本人	7.3
	DRB1*13∶03	日本人	9.0
	DQB1*06∶04	日本人	10.1
硫普罗宁	A*33 B*44 DR6	日本人	—
希美加群	DRB1*07∶01-DQA1*02∶01a	高加索人(北欧)	4.4

与 iDILI 易感性相关的 MHC 等位基因编码的 MHC 分子可通过不同方式提呈新抗原,刺激 T 细胞的激活和增殖,进而导致肝损伤。细胞外囊泡是指由质膜出芽形成的微泡或外泌体,在多泡体内形成的腔内囊泡,通过多泡体与质膜融合而释放。因为这两种类型的囊泡在释放后无法区分,所以被统称为细胞外囊泡。在阿莫西林诱导的特异质性药物反应中,细胞外囊泡参与了药物修饰抗原向靶细胞的运输。细胞外囊泡也可转移被受体细胞处理并由 MHC 分子提呈的蛋白质,或者转移 MHC-肽复合物。这些不同的抗原获取、加工和提呈方法提示抗原提呈给适应性免疫系统多样性。了解抗原提呈给 T 细胞的详细机制,有助于理解特异质性药物反应的发病机制。

2. T 淋巴细胞 T 淋巴细胞是适应性免疫的主要参与者,在胸腺中成熟,通过淋巴循环或血液循环迁移到免疫器官和受损组织。T 细胞大量存在于健康的门静脉和肝实质中,与循环淋巴细胞具有不同的表型。根据 T 细胞表面标记物的不同,分为 CD4+辅助性 T 细胞(Th)和 CD8+细胞毒性 T 细胞(Tc),前者可辅助体液免疫和细胞免疫,后者可杀伤靶细胞。根据细胞因子的分泌情况,Th 细胞可进一步分为不同亚型,包括 Th1、Th2、Th17 和调节/抑制 T 细胞(Treg)等。此外,肝脏中还有少量的非经典 T 细胞,称为 γδ-T细胞。Th1 细胞可分泌 IFN-γ 和 TNF-α,Th2 细胞主要产生 IL-4、IL-5 和 IL-13,激活的 γδ-T 细胞可快速释放 IL-17 和 IFN-γ 调节免疫反应。活化的 T 细胞通过释放炎症介质(如细胞因子、趋化因子)和细胞溶解介质参与免疫调节。T 细胞不仅有助于维持肝脏免疫耐受性,也是肝脏损伤和炎症的重要参与者[7]。

(1)CD4+辅助性 T 细胞:研究发现,Th1/Th2 细胞分泌的细胞因子的平衡对 APAP 所致肝损伤的进展至关重要。与表达较高水平的 IL-6 的 BALB/c(Th2 显性)小鼠相比,释放较多 TNF-α 的 C57BL/6(Th1 显性)小鼠暴露 APAP 后的肝损伤更严重。即以 Th1 细胞为主要反应的小鼠更容易发生肝损伤。调节 Th1/Treg 细胞之间的平衡则有助于肝损伤的恢复。此外,APAP 暴露后 6 h 内 Th17 细胞数量增加并释放 IL-17,IL-17 通过分泌促炎因子和趋化因子来调节炎症,提示 Th17 细胞也参与了 APAP 所致肝损伤的发病机制。除了 Th17 细胞外,IL-17 还可以被多种细胞释放,包括 γδ-T 细胞。γδ-T 细胞的耗竭降低 IL-17 的产生和 APAP 的肝毒性。黄芩苷则可减少 APAP 给药后对 γδ-T 细胞的募集,降低 IL-17 的

表达,从而减轻肝损伤。

(2)细胞毒性 T 淋巴细胞:在 iDILI 时,肝脏内可以见到细胞毒性 CD8+T 淋巴细胞浸润与活化。CD8+杀伤性 T 细胞可以通过不同的方式如激活死亡受体、颗粒胞吐和释放细胞因子杀伤靶细胞。氟氯西林是一种 β-内酰胺类抗生素,与迟发性肝损伤的高发相关。约 85% 的氟氯西林诱导肝损伤患者表达 HLA-B*57∶01,这表明氟氯西林抗原选择性地与 HLA-B*57∶01 分子相互作用,促进 T 细胞反应。从肝损伤患者血液中分离、克隆了氟氯西林特异性 T 细胞,并对细胞表型和功能进行了表征。发现药物特异性 T 细胞大部分是 MHC-I 限制性 CD8+T 细胞,依赖于抗原提呈细胞对药物来源的蛋白质加合物的加工。氟氯西林可与多种肝脏蛋白结合。氟氯西林诱导肝损伤患者的肝活检组织中可以检测到分泌颗粒酶 B 的 CD8+T 细胞。在万古霉素所致暴发性肝衰竭患者肝脏凋亡的肝细胞周围也发现颗粒酶 B+CD3+T 细胞浸润。但是,药物特异性 T 细胞参与肝脏损伤的详细机制仍有待阐明。

3. B 淋巴细胞 B 淋巴细胞来源于骨髓,体积略大于 T 淋巴细胞。成熟的 B 细胞从外周血移出,进入脾脏和淋巴结。B 细胞活化后变成浆细胞,产生参与免疫反应的抗体。研究表明,抗体参与了药物性肝损伤的发病机制。如在使用阿莫地喹的患者中可观察到抗药物抗体。在大多数异烟肼(INH)诱导的严重肝损伤患者中也可检测到针对 INH 修饰蛋白和天然蛋白的抗体,尤其是细胞色素 P450 抗体。此外,由替尼酸、阿莫地喹和氟烷等药物引起的 iDILI 与多种抗体相关,包括针对药物修饰蛋白的抗体、抗 CYP 抗体和其他自身抗体。然而,抗体的存在只能说明药物性肝损伤与体液免疫有关,B 细胞在药物性肝损伤中的详细作用机制尚不明确。

4. 免疫调控 已知,固有免疫系统不仅能够启动 T 细胞应答,同时也参与了对 T 细胞应答的负调控。如在非炎症环境下,未成熟的树突状细胞可以通过诱导无能、T 调节细胞或免疫调节细胞因子来介导免疫耐受反应。而在炎症信号、药物或药物,蛋白质加合物的刺激下,成熟的树突状细胞可以有效地启动 T 细胞并诱导 T 效应细胞的发育。有研究表明阿莫西林通过激活 MAPK 和 NF-κB 信号通路参与了树突细胞成熟和稳态改变过程。

Treg 细胞占 CD4+T 细胞的 5%~10%,在肝脏疾病和移植中维持免疫稳态和耐受性至关重要。Treg 细胞分泌 IL-10 和 TGF-β,抑制 CD4+T 和 CD8+T 细

胞的增殖和 IFN-γ 分泌。此外,Treg 细胞可抑制 Th17 细胞的增殖和 IL-17 释放。在 APAP 肝损伤模型中,APAP 暴露后,肝脏中 Th1 细胞浸润增加伴随着 IFN-γ 升高。通过基因敲除或者抗体删除技术减少 CD4⁺T 细胞,可显著降低促炎细胞因子水平并减轻肝损伤。过继转移 Treg 细胞也可减轻 APAP 诱导的肝损伤,而耗竭 Treg 细胞可升高促炎细胞因子并加重肝损伤,提示 Treg 可通过分泌 IL-10 和 TGF-β 改善 APAP 诱导的肝损伤。

髓源性抑制细胞(MDSC)是一种异质细胞,在感染、癌症和其他炎症情况下通过直接细胞-细胞接触或分泌抑制 T 细胞反应的因子对免疫系统进行负向调节。MDSC 是由髓系细胞祖细胞和髓系细胞前体组成的髓系细胞系的固有组成部分。病理状态下,MDSC 的激活可导致诱导型一氧化氮合酶、精氨酸酶、一氧化氮、ROS 等免疫抑制因子的表达增加。此外,MDSC 不仅对适应性免疫反应具有抑制作用,还通过调节巨噬细胞的细胞因子分泌来调节固有免疫应答。在药物性肝损伤实验动物模型中,MDSC 在肝脏浸润与肝脏损伤减轻有关。氟烷暴露前耗竭肝脏中 MDSC 会损害免疫耐受,加重肝损伤。

此外,抗原提呈细胞除了通过细胞-细胞直接接触提呈抗原外,完整的肽-MHC 复合体也可以通过细胞外囊泡如外泌体在抗原提呈细胞间或抗原提呈细胞与其他靶细胞之间转移和提呈。研究发现,人源性干细胞外泌体可以通过减少急性肝损伤小鼠模型中的肝凋亡和调节 IL-1β、IL-6 和 TNF-α 水平来显著改善肝功能。这一过程不仅在药物特异性 T 细胞介导的组织损伤中发挥重要作用,也有助于进一步阐明靶细胞和免疫细胞之间相互作用机制[8]。

近期有学者发现,DILI 动物模型在接触阿莫地喹、异烟肼、奈韦拉平之前,阻断免疫检查点 PD1 和 CTLA4 会导致肝损伤,其临床和病理特征(如延迟发病和单核细胞炎症浸润伴肝细胞坏死)与人类相应疾病相似。而在没有免疫检查点抑制的情况下给药时,未观察到肝损伤。这为免疫调节机制在动物模型中抑制对药物的不必要免疫反应提供了强有力的证据。

(三)免疫耐受诱导与形成

肝脏是具有复杂免疫反应的免疫特权器官,主要通过耐受自身或外来抗原来为机体提供保护。当耐受能力受损时,激活的免疫细胞可释放促炎细胞因子和趋化因子诱导肝损伤和肝脏炎症,并决定肝损伤的严重程度。调节性免疫细胞、免疫检查点分子和其他免疫调控因子参与了免疫激活和耐受的平衡。而这种平衡的异常可能参与了 DILI 的发病机制。

1. 肝脏免疫耐受的形成 引起 iDILI 的药物通常会导致一过性、无症状性的血清氨基转移酶升高,且无须特殊治疗。而表现为短暂性肝损伤的患者与出现严重肝损伤的患者常具有相同的 HLA 风险等位基因,提示药物诱导的免疫反应实际上是一个机体对药物适应的过程,这一过程为可逆与双向,既可启动适应性免疫攻击导致肝损伤,也可通过免疫调节适应药物的刺激与作用,形成免疫耐受。iDILI 发生率较低的原因很可能是特异质性药物反应通常情况下导致免疫耐受而非损伤。

肝脏对免疫原通常表现为免疫耐受与以下因素有关。① 肝脏通过门静脉系统可不间断接触到大量来自肠道食物和细菌的抗原与分子,如果这些分子诱导较强的免疫反应,则会导致显著的肝损害而不利于机体生存。② LSEC 独特的窗孔样结构可使 T 细胞和肝细胞间直接发生相互作用,但肝细胞对 CD8⁺T 细胞的直接刺激通常导致 T 细胞早期死亡,从而清除与肝细胞提呈分子有高度亲和力的 CD8⁺T 细胞而导致免疫耐受。此外,LSEC 可选择性抑制 Th1 细胞,减少 IFN-γ 的产生,同时 LSEC 也可激活 Th2 细胞,导致 IL-4 分泌增加。③ 肝脏中许多其他细胞也会导致免疫耐受,如 KC 在大多数情况下促进免疫耐受。非定居巨噬细胞如果被 IFN-γ 或 LPS 激活,可极化为免疫原性的 M1 巨噬细胞;如果被 IL-4 激活,则极化成产生 IL-10 的耐受性的 M2 巨噬细胞。调节性 T 细胞(Treg)可以促进 M1 巨噬细胞转变为 M2 巨噬细胞,有利于免疫耐受的形成。④ 肝细胞源性外泌体被单核细胞吸收并传递功能性 miRNA。这些调控 miRNA 和外泌体其他内容物靶向各种免疫介导的转录物,并导致抑制 LPS 刺激的细胞因子释放,证明了肝细胞源性外泌体在维持正常肝脏免疫耐受方面发挥作用。⑤ 抗体也可能在免疫耐受中发挥作用[9,10]。

2. 肝脏免疫耐受的调控 在一定条件下,肝脏的免疫耐受状态可以被打破。一种情况是肝外免疫反应的活化,如初级芳香胺(溴芬酸钠和磺胺甲噁唑)、阿莫地喹、卡马西平、双氯芬酸、异烟肼、丙硫氧嘧啶等药物被 APC 代谢、加工形成的药物活性代谢产物可以反过来激活 APC,进而在肝外活化 CD4⁺Th 细胞并增强免疫应答,从而诱发 iDILI。当然,在肝外形成的药物活性代谢产物也可以引起包括粒细胞缺乏症和皮疹等多种类型特异质性药物反应。另一种情况是出现强大的炎症刺激产物,这些炎症产物能防止被肝细胞激活的 CD8+T 细胞的早期死亡,进而产生足以直接导致细胞坏死和炎症反应的大量活性代谢产物。

对 iDILI 小鼠模型的研究发现,免疫负调控分子如程序性细胞死亡受体-1(PD-1)和细胞毒性 T 淋巴细胞相关抗原 4(CTLA-4)对诱导免疫耐受很重要。在用艾代拉利司(idelisib)治疗人类疾病中也有类似的现象被报道。在临床试验中,与艾代拉利司相关的 iDILI 与肝脏淋巴细胞增殖率和外周血 Treg 减少相关,推测艾代拉利司通过靶向磷脂酰肌醇-3-激酶 δ(PI3K)调节 Treg 的活性,提示艾代拉利司相关的 iDILI 通过抑制免疫耐受而介导。

Treg 通过抑制 T 细胞的激活和增殖,阻断炎症因子的释放,抑制 B 细胞的免疫球蛋白的产生来维持免疫耐受和免疫系统的稳态。CD4+CD25+Treg 占人外周血 CD4+T 细胞的 5%~10%。研究表明,Treg 能够抑制免疫细胞介导的肝细胞损伤,Treg 的减少会导致肝脏免疫豁免的丧失,并迅速引发炎症反应和肝损伤。Treg 的耗竭甚至加重急性肝衰竭。而这种负调控机制可能与 IL-10 和转化生长因子-β(TGF-β)有关。此外,Treg 可能以 IL-10 依赖的方式负调控肝脏 NKT 而发挥作用。

在某些 iDILI 患者体内可检测到抗药物抗体及自身抗体,甚至在肝组织中也能发现产生抗体的浆细胞,提示抗体可能在发病机制中发挥作用。除在抗体依赖性细胞介导的细胞毒作用和免疫复合物介导的免疫应答所起的经典作用,研究还提示抗体与细胞表面 Fc 受体的相互作用在药物的适应和耐受中扮演了重要角色。实际上,固有性和适应性免疫系统的所有细胞都表达几种类型的 Fc 受体。有些 Fc 受体为促炎性,另一些为抑制性。当抑制性 Fc 受体缺乏时将导致自身免疫性疾病。有学者发现静脉注射人免疫球蛋白 IgG(IVIg)能显著降低表皮坏死松解

症致死率,这可能是免疫球蛋白发挥免疫调节功能的结果[10]。

三、总结

总之,研究表明大部分 iDILI 由适应性免疫应答介导。在大多数病例中,这种免疫应答由药物的化学活性代谢物引起。有些病例的免疫应答局限在肝脏或其他器官,而有些病例的免疫应答则是全身性的免疫介导特异质性药物反应的一部分。这可能是由活性代谢物的产生是否仅局限在肝脏,或能否在肝外生成,甚至能否由 APC 产生所决定。不是所有活性代谢物的形成都可导致同样的 iDILI 风险。免疫应答的诱导取决于 APC 的活化。所以,一种药物或其活性代谢物活化 APC 的能力决定了发生 iDILI 的风险。但是,一种药物活化 APC 有很多不同的机制。

iDILI 导致肝衰竭的发病率很低,这可能是因为导致肝衰竭药物所诱导的主要免疫应答反应是免疫耐受。许多能够导致 iDILI 的药物也能导致包括自身免疫在内的其他特异质性药物反应。一种药物能引起的特异质性药物反应的严重程度和发生严重 iDILI 的风险不仅与活性代谢物产生的地方及修饰蛋白的类型有关,还与个体的 HLA 和 TCR 谱型多态性差异有关。

对 iDILI 机制的详细理解有赖于有效的动物模型的建立,能够研究导致 iDILI 事件的发生顺序,而且模型中大部分参数都能够控制。当然,在动物模型中的发现必须进行详细的临床研究以确定是否与人类 iDILI 相关。特别需要比较不同药物和不同个体间 iDILI 发生机制的差异。随着对 iDILI 机制的进一步理解,有可能预测哪种药物会引起药物不良反应,也可以知道哪些 iDILI 无法缓解的患者可以从免疫抑制剂或者 IVIg 的治疗中获益。进一步促进药物开发和提高药物安全性[11-14]。

(朱　彬　杨东亮)

参考文献

请扫描二维码
阅读本章参考文献

第18章

炎症反应在药物与毒物性肝病中的作用

药物或活性代谢物可通过直接或者间接途径导致肝细胞线粒体功能障碍、氧化应激和胆汁酸稳态的改变,受损的肝细胞释放损伤相关分子模式(DAMP),如高迁移率族蛋白1(HMGB1)、S100蛋白、热休克蛋白可与Toll样受体(TLR)-2和TLR-4结合诱导炎性小体(inflammasome)形成并激活固有免疫细胞。这些细胞分泌相关细胞因子和趋化因子,招募大量炎性细胞(如中性粒细胞和单核细胞)到损伤部位以清除坏死细胞碎片,促进损伤修复。同时,参与肝内固有免疫反应的细胞如库普弗细胞(KC)、巨噬细胞、固有淋巴样细胞(ILC)、NK细胞等受刺激后,通过产生细胞因子、趋化因子和活性氧(ROS)来促进炎症反应,并启动适应性免疫反应以控制损伤。但是,如被招募的炎性细胞释放过量促炎因子,形成细胞因子风暴,或者被启动的固有免疫应答及适应性免疫应答调控失衡,则可进一步加重肝损伤。

一、药物或毒物可诱发炎症反应

炎症(inflammation)一般是机体对于病原生物感染、毒物和异物刺激的一种自动防御反应。通常情况下,炎症有助于清除病原生物、毒物和异物,促进损伤细胞和组织修复,对机体是有益的。但是,如果炎症导致对机体自身组织的攻击和损伤,也能造成有害结果。目前认为,炎症应答是与固有免疫系统活化及其后果相关的一系列细胞和分子事件的组合。许多细胞和炎性介质参与了炎症过程。促炎和抗炎的动态平衡是维持机体自稳的重要机制之一。

(一)正常肝脏中的促炎和抗炎机制的平衡性

健康的肝脏似乎是"耐受性的",也就是说,它维持在"可控的炎症状态"。肝内免疫细胞和非免疫细胞[如肝细胞、肝星状细胞和肝窦内皮细胞(LSEC)等]都表达可识别的病原相关分子模式(PAMP)、DAMP等分子的模式识别受体(PRR)。当这些受体被激活时,会导致相应细胞产生促炎或抗炎介质如细胞因子、趋化因子等。促炎细胞因子(如IL-2、IL-7、IL-12、IL-15和IFN-γ)及抗炎细胞因子(如IL-10、IL-13和TGF-β)的表达水平受多种因素影响。当肝脏受到炎性信号刺激时,可以产生许多急相期蛋白,如补体、触珠蛋白、纤维蛋白原、凝血酶原、IL-6和C反应蛋白(CRP)等。肝脏炎性小体是多蛋白质复合物,可被PRR配体、ROS、胆固醇、甘油三酯和代谢产物激活,导致Caspase-1的促炎激活和IL-1β的释放,并与高脂血症个体对炎症性疾病的易感性增加有关。此外,肝实质细胞可表达肝脏X受体(LXR),参与脂质稳态的调节。同时,LXR被激活时,也可以抑制Toll样受体(TLR)信号对下游分子[如核因子κB(NF-κB)]和丝裂原活化蛋白激酶(MAPK)的激活,而产生抗炎作用。研究也发现,一些急相期蛋白具有抗炎活性,如CRP抑制TNF-α的产生、α₂巨球蛋白抑制中性粒细胞功能、血清淀粉样蛋白A可激活髓源性抑制细胞(MDSC)等。因此,当受到外来抗原和代谢产物的刺激时,正常肝脏中各种细胞根据抗原及代谢产物的特性,以及感受刺激受体的种类和性质做出适当的反应,保持促炎和抗炎机制的平衡。然而,迄今有关调控肝内促炎和抗炎反应的启动与转换的详细机制仍不明了,有待深入研究[1]。

(二)炎性小体、炎性细胞

1. 炎性小体 炎性小体是由细胞胞浆内PRR参与组装的多蛋白复合物,大部分炎性小体的基础结构都是以NOD样受体(NLR)或AIM-2样受体(ALR)

蛋白家族作为受体蛋白(receptor),以含 CARD 的凋亡相关斑点样蛋白(ASC)作为接头蛋白(adaptor),以促炎症蛋白酶 Caspase 作为效应蛋白(effector),是固有免疫系统的重要组成部分。炎性小体能够识别 PAMP 或者宿主来源的 DAMP,招募和激活 Caspase-1。活化的 Caspase-1 切割 IL-1β 和 IL-18 的前体,产生相应的成熟细胞因子。炎性小体的活化还能够诱导细胞焦亡(pyroptosis)。已知炎性小体参与了针对多种病原体的宿主防御反应,病原体也已经进化出多种机制来抑制炎症小体的活化。虽然炎性小体在对抗感染的固有免疫中很重要,但过度炎症会导致各种自身炎症。在特异质型 DILI 中,危险信号或药物修饰蛋白可能是炎症小体激活的信号,并导致免疫介导的肝损伤。

研究证实,炎症小体在药物或毒物性肝损伤中起重要作用。肝脏中的巨噬细胞和其他免疫细胞普遍表达 TLR4。脂多糖(LPS)、HMGB1 及晚期糖基化终产物受体(AGER)可被 TLR4 识别,而未甲基化的胞嘧啶脱氧核苷酸-鸟嘌呤脱氧核苷酸寡核苷酸序列则与 TLR9 结合。这些 PAMP 序列在微生物基因组中很常见,但在脊椎动物基因组中相对不常见,因此,哺乳动物固有免疫系统可以识别这些非己信号并产生应答。鉴于可以激活 DAMP 受体的信号的多样性,似乎在对乙酰氨基酚(APAP)诱导的细胞坏死过程中,可以释放出许多不同的细胞成分,这些成分既可以通过 TLR 结合激活细胞因子转录,也可以通过嘌呤能受体刺激激活炎症小体。

过量 APAP 可增加 NF-κB(p-p65)磷酸化和 Caspase-1 的裂解,提高 NLRP3 和 TLR9 的表达水平,促进炎症小体活化。大蒜素预处理可抑制 NLRP3 信号通路的激活,并显著减少 Caspase-1 的裂解和 IL-1β 的产生。但是,也有学者发现 IL-1R 缺陷小鼠对 APAP 肝毒性没有保护作用。此外,有研究发现,嘌呤能受体拮抗剂 A438079 通过阻断 KC 中 NALP3 炎症小体的激活来预防 APAP 诱导的肝损伤,从而预防炎症。然而,也有学者认为 A438079 以剂量依赖的方式抑制肝脏细胞色素 P450 酶活性,而不涉及 NALP3 炎症小体。总之,炎症小体在 APAP 相关肝损伤中的作用是有争议的,不同研究显示相反的结果。可能与实验方案的设计和实验动物和试剂的不一致相关。同时也提示我们:① 炎性小体的组成复杂,效应体成分的下游激活机制尚有待进一步研究。② 体内固有免疫调节是复杂的,免疫细胞之间的相互作用以及炎症小体与免疫细胞之间的相互作用仍有待进一步研究[2]。

2. 炎性细胞 参与肝脏炎症反应的细胞既包括

存在于肝脏中的大量固有免疫细胞,如 KC、自然杀伤细胞(NK)、NKT 细胞和树突状细胞,也包括炎性介质激活和招募进肝脏的中性粒细胞和单核细胞等。这些细胞既参与药物诱导的肝损伤过程,也参与炎症反应的缓解和受损肝脏的修复。

(1) KC:在 APAP 所致肝损伤动物模型中,KC 和其他巨噬细胞被活化。重组人 IL-11(rhIL-11)可下调活化巨噬细胞产生致炎介质的能力,减轻 APAP 的肝毒性。而且,以 GdC13 或含有二磷酸盐的脂质体灭活 KC,可改善早期 APAP 诱导的大鼠肝损伤,提示 KC 促进了肝损伤的进展。然而,以含有氯膦酸的脂质体耗竭 KC 后,APAP 的肝毒性增加,提示这些细胞又具有保护作用。KC 的这种保护作用可能源于它们能释放抗炎细胞因子白细胞介素 10(IL-10)。

(2) NK 和 NKT 细胞:这两种细胞均是大颗粒淋巴细胞,可在不需要预先致敏的条件下裂解被感染的宿主细胞或肿瘤细胞,是固有免疫系统抵御病原微生物入侵的第一道防线的组成部分。NK 细胞的功能之一是分泌 IFN-γ 等细胞因子,而 IFN-γ 可活化巨噬细胞,并影响其他类型的细胞。活化的 NK 和 NKT 细胞还可表达 Fas 配体(FasL),后者可与靶细胞表面的 Fas 结合,从而启动杀伤过程。在 APAP 所致肝损伤模型中,使用抗 NK1.1 单克隆抗体耗竭 NK 和 NKT 细胞后,动物的肝损伤减轻。但是,也有学者发现,NKT 细胞缺陷小鼠 APAP 肝毒性增加,且不依赖于中性粒细胞或 NK 细胞。

(3) 多形核中性粒细胞(PMN):有学者发现,在 APAP 所致肝损伤模型中,给予过量 APAP 后 4~6 h,PMN 在肝脏聚集,并且在接下来的 15~20 h 内肝损伤会加重。其他研究则发现,应用 LPS 处理后,PMN 向肝脏聚集,但单纯 PMN 的聚集并不足以引起肝损伤;PMN 需要被活化,然后才能加重肝损伤。因此,药物和 LPS 的相互作用对活化肝脏的 PMN 是至关重要的。对暴露于 LPS,并以双氯芬酸、雷尼替丁或舒林酸进行共处理的动物,预先耗竭 PMN 可保护肝脏免遭损伤。此外,中和 CD18(一种便于 PMN 迁移和活化的黏附分子)可保护 LPS 和雷尼替丁共处理的动物免遭肝毒性。CD18 缺乏的小鼠可抵御曲伐沙星联合 LPS 或 PGN/LTA 刺激所引起的肝毒性。此外,PMN 通过释放弹性蛋白酶等蛋白酶促进肝损伤。然而,对 PMN 参与肝损伤的详细机制仍缺乏了解并存在争议。

(4) 肝窦内皮细胞(LSEC):LSEC 具有合成和释放细胞因子、一氧化氮(NO)、前列腺素和其他介质,表达可影响白细胞活性的黏附分子,以及激活凝血系统等功能,因而在炎症应答过程中起关键作用。在 APAP 所致肝损伤中,LSEC 功能失调,通过产生 NO 促进 APAP 的肝毒性,并可成为早期攻击的靶细胞。而 KC 有助于保持 LSEC 的完整性。LSEC 还可合成前列环素(PGI2),而 PGI2 具有很强的扩血管作用;PGI2 受体拮抗剂可加重 APAP 诱导的小鼠肝损伤。提示 LSEC 产生的 PGI2 具有限制肝损伤进展的可能。

(5)树突状细胞(DC)和星状细胞:DC 和星状细胞等其他固有免疫系统的细胞也可能促进 APAP 的肝毒性,尽管这方面的情况知之尚少。星状细胞具有多种功能,包括控制局部肝窦灌注和释放能促进细胞增殖的因子。据报道,在 APAP 中毒的患者,肝窦星状细胞的形态发生改变。在给予肝中毒剂量 APAP 的小鼠,毒素诱导的活化星状细胞的清空可增加肝损伤,又提示这些细胞有助于肝组织的再生。相似地,APAP 处理过的小鼠可出现肝脏 DC 的形态改变,增强其表达细胞因子,而清空这些细胞则加重肝损伤,提示这些细胞在 APAP 中毒过程中具有某种保护作用。这些细胞的功能如何调节 APAP 诱导的肝损伤,许多问题尚待研究。

(三)炎性介质及细胞因子风暴

PAMP 或 DAMP 与受体结合后,激活细胞及细胞内信号,最终导致炎症介质的表达和释放。这些炎症介质包括各种细胞因子及化学趋化因子、毒性蛋白酶、脂质介质(前列腺素和白三烯等),以及活性氧基团(ROS)和活性氮基团(RNS)。其中部分炎症介质能直接损伤宿主细胞,并以自分泌或旁分泌的方式进一步刺激固有免疫细胞,从而放大炎症应答。活化细胞表面黏附分子的表达可促进白细胞通过内皮细胞向组织实质迁移,以消灭病原体,但同时也可引起实质细胞的损伤。其他细胞表面分子的表达可活化血浆中的凝血和补体系统。这些细胞性介质和可溶性介质共同作用,导致血管通透性、血管活性及组织稳态的改变,从而产生典型的炎症表现。负调节性介质的产生可减少致炎因子的表达,从而限制急性炎症。这有助于控制炎症应答的强度,启动组织修复机制。这些调节机制通常可以破坏病原体,清除死亡的或严重受损的宿主细胞,同时又可以防止组织过度损伤。如果这种调节机制失控,就可能随之发生全身炎症反应,导致多器官衰竭[3]。

1. 炎性介质

(1)肿瘤坏死因子:KC 和其他细胞在活化后表达和释放肿瘤坏死因子-α(TNF-α)等细胞因子。TNF-α 通过两种受体,即 TNF 受体超家族成员 1(TNFR-1)和 TNFR-2,启动细胞内信号转导,活化

NF-κB 和多种与 TNF-α 效应相关的基因表达。TNF-α 对多种细胞具有多重效应,如刺激炎症细胞释放细胞毒性因子、增强细胞保护因子和增殖因子的表达等。TNF-α 还可下调药物代谢酶的表达,直接导致肝细胞死亡,尤其是当其与其他细胞因子发生协同作用,或同时存在 GSH 耗竭时。

在小鼠 APAP 所致肝损伤模型中,肝脏 TNF-α 及其他细胞因子的 mRNA 表达升高,血浆 TNF-α 浓度增高。应用 TNF-α 中和抗体处理后,可延迟肝细胞损伤的发作。此外,TNFR-1 缺乏的小鼠较野生型小鼠的肝损伤轻。但其他一些研究发现,APAP 致病期间 TNF-α 浓度升高,也未发现应用 TNF-α 中和抗体或在 TNF-α 缺乏的小鼠中出现 TNF-α 浓度的改变。甚至 TNFR-1 缺乏的小鼠出现更严重的 APAP 诱导的肝毒性反应,伴肝内 GSH 延迟恢复,NF-κB 活性减弱的持续时间更长,肝细胞增殖减弱。也有研究显示,在 APAP 致病期间,TNF-α 表达增加,而抵抗 APAP 肝毒性的保肝药物可减少 TNF-α 的表达。提示 TNF-α 在 APAP 所致肝损伤的进展和康复阶段可能既具有损伤又具有保护作用。

此外,以曲伐沙星、雷尼替丁、胺碘酮或舒林酸进行共处理,在肝损伤发作前即可出现血浆 TNF-α 峰浓度增高和(或)持续时间延长。在应用曲伐沙星的病例,这种效应至少部分是由于药物介导的对 TNF-α 清除的抑制。以己酮可可碱阻断 TNF-α 的合成,或以依那西普(etanercept)抑制其活性,均可减轻相关动物模型的肝损伤。解聚素和金属蛋白酶 17(ADAM 17)能将前 TNF-α(pro-TNF-α)裂解为有活性的 TNF-α,而 ADAM 17 抑制剂可减轻以 LPS 和雷尼替丁共处理后的肝毒性。缺乏 TNFR-1 或 TNFR-2 的小鼠能抵抗曲伐沙星和 LPS 共刺激引起的肝损伤。进一步研究显示,应用 TNF-α 代替 LPS 刺激经曲伐沙星处理的小鼠,可引起显著的肝损伤。

(2)白介素(IL):APAP 可促进 IL-1α 和 IL-1β 的产生,IL-1β 的降低可缓解 APAP 引起的肝损伤。IL-1R 在 APAP 过量后的炎症反应和后续发病中起重要作用。IL-1R 缺陷小鼠对 APAP 所致肝损伤几乎完全抵抗;使用重组人 IL-1R 拮抗剂可以显著减轻 APAP 所致肝损伤。苯甲醇通过 TLR4 依赖机制阻断血浆 IL-1β 和 IL-18 的释放来保护 AILI,TLR4 的下调导致苯甲醇保护作用的消失。通过 IL-18 结合蛋白(IL-18 的天然拮抗剂)阻断小鼠 IL-18 的生物活性,可以改善 APAP 所致肝损伤。

IL-6 是 APAP 所致肝损伤研究中涉及最多的促

炎细胞因子之一。临床和实验动物数据表明,IL-6 在 APAP 所致肝损伤中高度表达,通过多种干预措施抑制 IL-6 表达可明显缓解 APAP 引起的肝损伤,提示 IL-6 在促进 APAP 所致肝损伤炎症反应过程中发挥了很大作用。然而,也有一些相反的报道。

有研究表明,APAP 过量可促进 IL-2、IL-4 和 IL-21 的产生,但 IL-4 在 APAP 肝毒性中的作用存在争议。一些研究认为 IL-4 在 APAP 所致肝损伤的发展中发挥致病作用,但也有研究表明,缺乏 IL-4 或 IL-13 的转基因 C57BL/6 小鼠对 APAP 所致肝损伤的敏感性增加。IL-13 是 APAP 所致肝损伤中关键的肝保护因子,内源性 IL-13 通过下调包括中性粒细胞、细胞毒性 NK 和 NKT 细胞、细胞因子和趋化因子在内的肝脏毒素来保护肝脏。IL-15 是由多种细胞产生的多功能细胞因子。给予 IL-15 敲除小鼠过量 APAP 可增加炎症细胞的浸润和炎症因子的产生,包括 IL-1β、TNF-α、IL-6、细胞间黏附分子-1(ICAM-1)、血管细胞黏附分子-1(VCAM-1)、巨噬细胞炎症蛋白(MIP)-1α、MIP-2α,导致炎症反应过度活跃,增强 APAP 所致肝损伤程度。

(3)IFN-γ:IFN-γ 通过调节巨噬细胞活性、白细胞浸润、肝细胞凋亡、一氧化氮、细胞因子和趋化因子的产生参与了 APAP 所致肝损伤。应用过量 APAP 处理小鼠后,肝内 IFN-γ mRNA 水平增加;而在 IFN-γ 遗传性缺乏或经 IFN-γ 中和抗体处理过的小鼠,其肝损伤明显减轻,这些改善作用与肝内趋化因子和其他致炎因子表达下降及肝内 PMN 聚集减少相关。IL-13 是下调 NK/NKT 细胞活性和减少 IFN-γ 产生的细胞因子之一。在 APAP 处理后,IL-13 缺乏的小鼠较对照组出现了更高浓度的 IFN-γ、TNF-α 和其他细胞因子,肝细胞损伤也更重。中和 IFN-γ 而非 TNF-α,可减轻肝损伤。提示 NK 细胞和 NKT 细胞及 IFN-γ 在 APAP 诱导的肝损伤进展中起重要作用。

(4)趋化因子:趋化因子作为药物肝毒性的免疫调节剂,与细胞因子和免疫细胞局部协同工作,最终是否促进肝毒性或肝保护取决于各种因素,包括趋化因子的类型、它们的受体、靶细胞和药物。在炎症反应过程中,从损伤部位释放的趋化因子在吸引炎症细胞方面起着关键作用。大量研究证实了趋化因子在 APAP 诱导的肝毒性和修复进展中的重要性。然而,这些趋化因子的确切作用仍存在争议。

(5)前列腺素(PG):前列腺素和其他前列腺素类物质由内皮细胞、白细胞、血小板及其他细胞合成和释放入血,其中部分成分与组织损伤相关。另一方面,

PGE2 则具有细胞保护作用。Ca21 依赖性 PLA2 抑制剂或血栓素受体拮抗剂可减轻 APAP 引起的大鼠肝毒性。相反,肝脏环氧合酶-2(COX-2)的表达及 COX-2 的代谢产物 PGE2 和 PGD2 在 APAP 中毒时是升高的;COX-2 缺乏的小鼠,应用选择性 COX-2 抑制剂的小鼠或应用 PGE2 抑制剂的小鼠,其肝损伤均加重。上述证据提示,PGI2 可改善 APAP 引起的肝毒性。

(6)生长因子:TGF-β₁是一种多功能细胞因子,在细胞增殖、生长抑制和细胞死亡等多种细胞过程中发挥重要作用。APAP 可在肝细胞坏死区高度诱导 TGF-β₁及其下游信号通路的表达,通过 TGF-β 受体 1 抑制剂(GW788388)阻断 TGF-β₁信号通路可改善肝细胞炎症和肝细胞损伤。血管内皮生长因子(vascular endothelial growth factor, VEGF)通过 VEGF-1 受体而在这一过程中发挥重要作用。VEGF 的表达主要由低氧诱导转录因子(HIF)控制,而 HIF1-α 的水平在 APAP 诱导的肝损伤时是升高的。在 APAP 诱导的肝损伤进展期,HIF1-α 对于凝血系统的活化和 PMN 在肝脏的聚集也是重要的。此外,条件性敲除 HIF1-α 在 APAP 诱导的肝毒性早期可减轻肝细胞损伤,但对后期肝损伤无影响,提示这一转录因子具有双重作用,亦即在肝损伤的早期可促进肝损伤,而在后期则可能具有改善性影响,这种影响与其对 VEGF 表达及血管修复的影响是一致的。

总之,多种炎性细胞和可溶性介质通过不同途径参与了药物和毒物性肝损伤及修复过程,既可能促进肝损伤,也可能具有肝细胞保护和促进修复的作用。促炎和抗炎因素之间的平衡决定了药物和毒物性肝损伤的发展结局。

2. DILI 与细胞因子风暴   细胞因子风暴(cytokine storm)是指机体感染微生物后引起体液迅速大量产生多种细胞因子,如 TNF-α、IL-1、IL-6、IL-12、IFN-α、IFN-β、IFN-γ、MCP-1 和 IL-8 等,并导致危及生命的全身炎症综合征。细胞因子风暴常见于病原体感染、肿瘤、自身免疫性疾病、单基因疾病,以及生物治疗、化疗、放射治疗等疗法过程中,是引起急性呼吸窘迫综合征(ARDS)和多脏器衰竭的重要原因。

在 APAP 诱导的肝损伤中,坏死的肝细胞释放 DAMP 招募免疫细胞;随后激活免疫细胞释放细胞因子(TNF-α、IL-1β、IL-6)和趋化因子(MCP-1);然后释放的细胞因子参与炎症反应或免疫介导的肝损伤,导致细胞因子与肝损伤之间的恶性循环。已知,固有免疫细胞在 APAP 诱导的肝损伤中起着双重作用,因此免疫细胞释放的细胞因子在不同的研究中可能发

挥不同的作用。据报道,TNF-α、IL-1β 和 IL-6 会加重 APAP 诱导的肝损伤患者的病情。然而,一些研究表明 TNF-α、IL-6、IL-1β 和 IL-8 是促进肝细胞恢复的关键细胞因子。有研究报道,IL-10、IL-4 和 IL-13 促进肝组织修复,而 IL-17、IL-8、IL-18 和 IFN-γ 分泌有助于 APAP 诱导的肝损伤中肝脏炎症反应的进展。

导致对细胞因子在 APAP 诱导的肝损伤中的作用出现似乎相互矛盾研究结果的原因很多。① 细胞因子的分泌机制复杂,同一种细胞因子可能由多个免疫细胞共同分泌,如 TNF-α 可由 KC、巨噬细胞和 DC 细胞分泌。② 细胞因子的分泌也受细胞信号通路的调控,如 JNK、STAT3、MAPK、TLR4 信号通路等,不同信号之间的串扰会影响细胞因子的表达。③ 实验方案可能会影响对细胞因子表达的研究结果,如 RNA 测序显示,APAP 诱导的肝衰竭患者血清 IL-6、TNF-α 和 IL-10 水平明显高于 APAP 诱导的肝损伤。④ 由于细胞因子的半衰期较短,血清中细胞因子的水平可能不能准确反映局部组织中的等级,不同实验室的测定条件也不一致。其他因素也要考虑,如细胞因子检测时间点、动物品系、干预方法等。⑤ 动物模型和 APAP 过量患者之间可能存在不一致。因此,DILI 中细胞因子的分泌、调控及作用机制复杂,有待进一步研究。

二、炎症的作用及调控

现有研究表明,线粒体功能障碍、氧化应激、胆汁酸代谢不平衡及炎症反应参与了药物或毒物性肝损伤的发生和发展。肝脏作为一个免疫器官,不仅聚集了许多炎性或免疫细胞亚群,如中性粒细胞、巨噬细胞、树突状细胞、NK 细胞、淋巴细胞、γδT 细胞、T 细胞和 B 细胞等。在发生损伤时,也能通过上述细胞分泌的细胞因子和趋化因子等炎性介质,招募大量炎性细胞进入肝脏。进而增强炎症反应。这种炎症反应虽有利于损伤的修复,但是也可能加重肝损伤。

(一)炎症与固有性 DILI

固有型 DILI 通常是指由药物或其活性代谢物介导的直接毒性应激导致肝细胞损伤。激活炎症或固有免疫细胞(如 KC、NK、NKT 细胞),所释放的各种细胞因子、趋化因子及募集的白细胞可能通过死亡受体信号和炎症进一步放大细胞死亡和组织损伤。APAP 是目前研究最充分的导致 DILI 的药物,过量使用可引起严重的肝损伤甚至急性肝衰竭(ALF),表现为严重肝功能障碍、免疫功能减退、大出血障碍、肝性脑病,易发生全身炎症反应综合征(SIRS)甚至脓毒症。

研究表明,APAP 诱导的肝损伤初始阶段是由活性代谢物的形成和线粒体功能障碍介导的,损伤的后期则可能与嗜中性粒细胞和单核细胞等炎症白细胞的募集和参与有关。在治疗剂量下,APAP 主要通过硫酸化和葡萄糖苷酸化代谢为灭活的轭合物。也有少部分通过细胞色素 P450 酶系统代谢为反应性 N-乙酰-对苯醌亚胺(NAPQI),后者与谷胱甘肽(GSH)共轭结合而解毒。然而,在 APAP 过量时,CYP 途径将占优势,肝脏 GSH 被耗竭,NAPQI 与细胞内的蛋白质结合。这将在肝细胞内启动一系列事件,导致线粒体功能障碍、ATP 耗竭、氧化应激、DNA 毁损以及肿胀性坏死。肝细胞坏死释放 DAMP,激活巨噬细胞中细胞因子和趋化因子的形成。这些信号激活并招募中性粒细胞、单核细胞和其他白细胞进入肝脏。虽然这种无菌炎症反应可以清除坏死细胞碎片并促进组织修复,但白细胞也会导致组织损伤。

中性粒细胞弹性蛋白酶(NE)是一种活化的中性粒细胞分泌物,具有细胞毒性和促炎功能,与许多人类疾病有关。研究表明,过量 APAP 刺激时,NE 在肝脏和血清中的表达显著上调。与 N-乙酰半胱氨酸(NAC)处理的小鼠相比,使用 NE 抑制剂可以限制肝坏死,并起到类似的降低血清 ALT 和 AST 水平的作用。进一步研究发现,NE 和 NAC 联合治疗比 NAC 单药治疗效果更令人满意。有学者证明,微小 RNA-223(miR-233)是一种小的非编码 RNA,有助于防止中性粒细胞过度激活以缓解 APAP 所致肝损伤,敲除 miR-233 导致肝脏中性粒细胞浸润增加,加重小鼠 APAP 的肝毒性。提示,中性粒细胞在 APAP 肝毒性的发病机制中起着有害作用。对给予 APAP 后最初 24 h 内各种白细胞进入肝脏的募集情况的观察发现,Ly6high 单核细胞的显著募集,但是包括中性粒细胞的早期募集、NK 和 NKT 细胞及 CD4+ 和 CD8+T 细胞的浸润均有限,KC 则逐渐耗尽。骨髓来源的单核细胞的募集可能有助于 APAP 肝毒性的加重。也有学者发现,肠道屏障功能障碍引起的 LPS 易位或其他 PAMP 介导炎症在 APAP 所致 ALF 发病机制中起到重要作用。此外,临床研究发现,在 APAP 诱导的 ALF 患者中,功能性耗竭的中性粒细胞上 TLR9 表达增加及 TLR4 表达降低与出现脑病程度相关。推测 ALF 期间中性粒细胞的过度激活及功能耗竭可能增加败血症的易感性,导致高病死率。

TNF-α 和 IFN-γ 是免疫反应中不可或缺的细胞因子。在炎症过程中,它们在促进白细胞黏附和改变细胞增殖方面起着关键作用。TNF-α 和 IFN-γ 也能影响细胞杀伤。TNF-α 可以通过其受体发出信号,启动凋亡细胞死亡,涉及多种信号通路,包括 MAPK。IFN-γ 导致细胞死亡的重要途径包括 Fas/Fas 配体和 STAT-1,它们可以通过 IFN 调节因子发出信号。TNF-α 和 IFN-γ 在炎症介导的 DILI 起着重要作用。总之,一些炎症介质可能会加重免疫反应,导致严重的肝损伤;而另一些炎症介质可以促进肝细胞再生,缓解 APAP 诱导的肝毒性。如许多细胞因子和趋化因子通过影响细胞死亡的细胞内信号事件,如药物代谢、抗氧化防御和其他保护性基因的表达,而参与调节组织损伤过程。

(二)炎症与特异质型 DILI(iDILI)

iDILI 患者的肝活检组织中几乎总是可以观察到肝脏炎症,且通常伴有组织损伤。炎症既可能是肝损伤的病因,也可能是肝损伤的结果。迄今,对 iDILI 的发病机制尚不清楚。假说之一是炎症应激与药物暴露相互作用,可导致 iDILI。在氟烷性肝损伤动物模型中发现,IL-17 缺乏、PMN 耗竭、NKT 细胞缺乏(即 CD1d$^{-/-}$ 小鼠)均可减轻肝损伤,而 KC 或 NK 细胞耗竭则否,提示这种肝损伤有赖浸润的 PMN、NKT 细胞及 IL-17。IL-10 可下调 IL-17 的表达,而 IL-10 缺乏可加重氟烷性肝损伤。

对严重氟烷性肝炎动物模型的研究发现,严重肝损伤的发生有赖炎症应答。干扰 PMN 和 NK 细胞及阻断 IFN-γ 信号通路可减轻肝毒性反应;且这种动物模型的肝毒性不受 KC 耗竭或 NKT 细胞遗传性缺乏(CD1d$^{-/-}$ 小鼠)或 T 细胞和 B 细胞遗传性缺乏(RAG 敲除小鼠)的影响。穿孔素(perforin)是一种细胞毒性蛋白质,由 NK 细胞表达和释放;穿孔素缺乏的小鼠,可在氟烷性肝损伤时得到保护。肝损伤的严重程度与动物性别及卵巢激素水平有关,卵巢切除的小鼠其肝损伤和炎症均减轻。孕酮拮抗剂可对肝损伤提供保护,而应用孕酮可增加氟烷处理的雌性小鼠的炎性细胞因子表达,加重肝损伤程度。总之,这些结果提示卵巢激素和固有免疫应答是该种动物模型氟烷性肝炎的重要决定因素。基于该模型的研究有助于增进对 iDILI 发病机制了解,以及对预防或干预措施的探索。

双氯芬酸是一种与 iDILI 有关的非甾体抗炎药。在 TNF-α 和双氯芬酸存在的情况下,IFN-γ 的共暴露进一步增加了细胞毒性。双氯芬酸处理肝细胞可导致 JNK 的激活,在 TNF-α 存在时作用更强。抑制 JNK 可消除双氯芬酸/TNF-α 或双氯芬酸/TNF-α+IFN-γ 诱导的细胞毒性。细胞外调节激酶(ERK)也被双氯芬酸治疗激活,这种作用部分是由 JNK 介导的。ERK 的激活对于 IFN-γ 增强细胞毒性至关重要,这可能是由于 ERK 参与了 STAT1128 的下游激

活。此外,双氯芬酸诱导 HepG2 细胞内质网应激,导致细胞内游离钙增加,并使细胞易受 TNF-α 和 IFN-γ 的细胞毒性作用。

对舒林酸、曲伐沙星、雷尼替丁等药物所致肝损伤的观察发现,炎症刺激下血浆中 TNF-α 浓度升高,TNF-α 诱导的炎症应激和细胞死亡信号被放大,肝脏损伤加重。而经 TNF-α 抑制剂依那西普预处理后可减轻肝脏损伤,提示炎症应激状态下血浆 TNF-α 浓度的升高可能是这些药物诱导 iDILI 的共同点。血浆中 TNF-α 浓度的升高可能是炎症应激通过激活药物及其代谢物增强 TNF-α 转录、翻译或干扰 TNF-α 清除造成的。

在对双氯芬酸、舒林酸、雷尼替丁或胺碘酮的研究发现,LPS 处理后诱导的 PMN 在肝脏内的单独积累不足以造成肝脏损伤,但是只在 LPS 和上述药物的共同作用下被激活才能导致肝损伤。使用 PMN 耗竭剂或 PMN 蛋白酶抑制剂可保护肝脏免受损害,提示这些药物增强了 LPS 诱导的炎症细胞活化和促炎细胞因子反应,炎症应激条件下具有明显的肝毒性。

胆汁淤积是 DILI 的常见临床表现。许多药物可通过抑制胆汁酸转运、直接损伤胆管及损伤线粒体等来破坏胆汁酸稳态平衡,造成胆汁生成、流动或排泄障碍,导致胆汁淤积,进而引发肝细胞损伤。胆汁酸稳态失衡是造成胆汁淤积型肝损伤的重要原因。近年来发现,炎症应激在药物诱导胆汁淤积型肝损伤中起着重要作用,促炎细胞因子可单独或联合药物破坏胆汁酸的生物转化和肝胆排泄机制,抑制胆小管和肝细胞基底外侧膜转运蛋白及其调节性核受体基因的表达,从而加重胆汁淤积。淤积的胆汁酸又能作为 DAMP 刺激一系列细胞因子和黏附因子的 mRNA 表达,过度激活中性粒细胞、免疫细胞及炎症小体,触发肝细胞的炎症信号传导通路,在胆汁淤积期间诱导肝细胞特异性炎症反应造成肝损伤。

如炎症应激通过调控与胆汁酸相关的核受体、代谢酶及转运蛋白的表达在异烟肼诱导的肝损伤中发挥重要作用。促炎细胞因子 IL-1β 和 IL-6 诱导炎症应激下调肝细胞表面胆汁酸转运蛋白 NTCP 的 mRNA 和活性,并改变肝细胞中其他几个胆汁酸内流和外排转运蛋白的表达,可加重氯丙嗪引起的胆汁淤积。也有学者发现在炎症状态下,LPS+TNF-α 能介导曲伐沙星、尼美舒利和奈法唑酮对多药耐药相关蛋白 2(MRP2)表达和活性的下调,显著抑制 MRP2 外排活性,导致胆红素、谷胱甘肽和胆盐的结合物管道排泄受阻。这些研究结果表明,

炎症应激时药物介导胆汁酸转运体致胆汁酸清除障碍可能是药物触发 iDILI 的一个重要潜在机制。

（三）药物或毒物性肝损伤中炎症的调控

肝脏是具有复杂免疫反应的免疫特权器官，为了减少对来自肠道的病原及炎症分子的强烈免疫反应导致的肝脏损伤，包括调节性免疫细胞如调节性 T 细胞(Treg)和骨髓来源的抑制性细胞，免疫负调控细胞因子和分子（如 IL-10、PD-1 和 CTLA-4 等），通过诱导免疫耐受来为机体和自身提供保护。当耐受能力受损时，激活的免疫细胞可释放促炎细胞因子和趋化因子诱导肝损伤和肝脏炎症，炎症反应的程度及调控决定了肝损伤的严重程度及转归。研究表明，调节性免疫细胞、免疫检查点分子和其他免疫、炎症因子等，可能参与了肝内炎症反应、免疫激活和耐受的平衡，这种调控和平衡的异常也参与了药物或毒物性肝损伤的发病机制。

1. 调节性免疫细胞　尽管大多数肝脏损伤似乎是由适应性免疫系统介导的，但适应性免疫系统的激活需要固有免疫反应来激活抗原提呈细胞并产生炎症细胞因子。虽然大多数患者对氯氮平没有特异性反应，但通常伴有血清 IL-6 水平的短暂升高和反常的中性粒细胞增多，并导致少数患者出现特发性粒细胞缺乏症和 iDILI。此外，研究发现 APAP 处理过的小鼠消除 KC 后，IL-10 mRNA 的表达下降，而 IL-10$^{-/-}$ 的小鼠则对 APAP 的肝毒性更敏感。在 APAP 处理过的小鼠，KC 耗竭还与 LSEC 黏附分子表达增强、血管通透性增加及出血相关，提示 KC 可缓解 APAP 对 LSEC 的损伤作用。但这些细胞在 APAP 所致肝损伤发病机制中的详细作用尚需进一步探讨。

近期研究发现，APAP 处理后肝脏中 DC64L^{low} DC44^{hi}CD4$^+$细胞数量增加，IFN-γ 分泌增加。CD4$^+$ T 细胞减少可减轻 APAP 引起的肝损伤。Treg 细胞也通过 CXCL10-C-X-C 趋化因子受体(CXCR)3 轴被招募到肝脏，并分泌抗炎介质 IL-10 和 TGF-β 来改善 APAP 所致 iDILI。而 Th17 细胞也参与了 APAP 所致 iDILI 的发病机制。APAP 攻击后 6 h 内，Th17 细胞数量增加并释放 IL-17，IL-17 通过促进促炎因子和中性粒细胞动员细胞因子的分泌来调节炎症。IL-17 缺失可降低小鼠的肝损伤。推测 Th17 细胞可能是固有免疫的一部分。近期研究提示，APAP 处理后 KC 快速释放 TNF-α 和 IL-1β，诱导 CCL20 分泌并通过 CCL20/CCR6 轴吸引 Th17 细胞选择性迁移到损伤部分而发挥调控作用。因此，调节 Th1、Th2/Treg 细胞之间的平衡将是治疗 APAP 所致 iDILI 的一种有前

途的策略，值得深入研究。

2. 免疫检查点分子　有研究发现，在 PD-1$^{-/-}$ 受损的免疫耐受模型中，如果打破对免疫耐受的平衡，可导致严重的 iDILI。然而，如果药物修饰肽与 MHC 和 TCR 的亲和力有限，此时诱发的免疫和炎症反应并不会导致肝功能衰竭。免疫检查点抑制剂(ICI)也会在一定程度上增加联合用药引起 iDILI 的风险。

3. 免疫及炎症因子　Th1/Th2 细胞因子的平衡对 DILI 的进展至关重要。研究发现，腹腔注射 APAP 后，C57BL/6(Th1 显性)小鼠的肝损伤比 BALB/c(Th2 显性)小鼠严重。这种差异主要与 C57BL/6 小鼠释放过多的 TNF-α、而 BALB/c 小鼠表达较高水平的 IL-6 有关。

有报道称，IL-22 通过下调 APAP 诱导的 NLRP3 炎症小体激活并在受损组织中释放成熟的 IL-1β 来改善炎症反应。山柰酚通过抑制 HMGB1/TLR4/NF-κB 信号通路和 NLRP3 激活来缓解 APAP 所致的肝损伤。大黄素通过上调核因子红细胞相关因子 2 (NRF2)介导的抗氧化应激通路、抑制 NLRP3、下调 cGAS-STING 信号通路来保护肝细胞免受 APAP-DILI。应用针对 IL-1β 和 IL-1R 的抗体或者重组人 IL-1R 拮抗剂(rhIL-1Ra)也可减弱 APAP 的肝毒性。也有学者发现，苯甲醇(BA)可通过阻断 APAP 诱导的炎症小体信号通路来治疗 DILI，这种作用依赖于 TLR4 信号通路，而不是 TLR2 或 CD14。BA 对 APAP 的保护机制是通过髓细胞中 TLR4 的特异性表达。此外，外泌体似乎在转移参与免疫耐受的分子方面也很重要。体内实验发现，外泌体显著增加 Treg 数量，降低促炎细胞因子 IL-2。人源性干细胞外泌体可以通过减少急性肝损伤小鼠模型中的肝凋亡和调节 IL-1β、IL-6 及 TNF-α 水平来显著改善肝功能。

4. 炎症的转录调控　一些不同的转录因子家族在炎症刺激下被激活，如信号转导和转录激活因子、干扰素调节因子，最显著的是 NF-κB。NF-κB 家族由几个可诱导的转录因子组成-NF-κB1(p50)、NF-κB2(p52)、RelA(p65)、RelB 和 c-Rel，它们作为二聚体与 κB 增强子 DNA 元件结合以调节基因转录。激活可以通过响应各种细胞因子受体、PRR 和 TNF 受体配体结合的典型途径发生，或者通过非典型途径响应特定 TNF 受体亚集的配体结合。NF-κB 信号通路导致与细胞黏附、存活和增殖、树突状细胞成熟、中性粒细胞招募、M1 巨噬细胞极化和其他炎症介质相关的靶基因的上调，这些炎症介质可放大检测到的炎症反应。NF-κB 调控下的关键促炎细胞因子和趋化因

子包括 IL-6、IL-8、TNF-a、CCL2、CCL5、CXCL1 和 CXCL2。此外，NF-κB 的激活对于炎症小体激活中的信号 1 启动是必要的，因为 NF-κB 激活后，炎症小体相关成分如 IL-1β、IL-18 和 NLRP3 的转录激活上调。在部分 DILI 引起炎症反应的过程中，NF-κB 等转录信号通路被激活，因此任何与这些通路分子相关的调控机制都有可能影响 DILI 时炎症反应的转归。

三、肝脏原有炎症

任何影响全身和肝脏局部炎症发生和发展的肝内外因素，均可影响药物性和毒物性肝损伤的发生和发展。现有研究提示，即使是固有免疫系统适度活化引起的炎症应激，也可至少从两种途径促进 DILI。① 暴露于药物或其代谢产物可启动肝内事件，激发炎症应答，从而促进肝细胞坏死。② 独立启动的炎症发作可与药物相互作用，从而加重肝损伤。例如，炎症应激可提高肝脏对 DILI 的敏感性，从而降低药物毒性作用的阈值。在这种情况下，急性炎症发作可被认为是药物性和毒物性肝损伤的易感因子之一。而慢性肝内外炎症所导致的体内炎症、免疫、代谢调控网络平衡失调，也能增加患者在服用治疗基础疾病药物的基础上罹患药物性和毒物性肝损伤的风险。肝内炎症如病毒性肝炎、脂肪性肝病等确实可以增加这种风险。

（一）病毒性肝炎

在甲型肝炎患者，肝脏处于炎症状态，这类患者应用 APAP 发生 ALF 的风险增加。另一项研究显示，服用 APAP 的病毒性肝炎患者，血液中 APAP 的浓度与血浆丙氨酸氨基转移酶（ALT）活性增加相关。应用 APAP 还可导致病毒性肝炎患者的凝血因子发生改变。

采用多药方案治疗的结核病（TB）患者发生 DILI 的风险增加，而有基础肝病的患者发生 DILI 的风险可能更高。近期一项系统评价和荟萃分析纳入 10 项研究，其中 520 例为 HBV-TB 合并感染，2 988 例为无 HBV 感染的活动性结核病。TB 合并和不合并 HBV 感染的患者，其 DILI 患病率分别为 21.9% 和 11.9%；接受多药治疗的 HBV-TB 感染者发生 DILI 的风险是未接受抗 HBV 治疗的 TB 患者的 2~3 倍。我国台湾学者分析 2010—2018 年纳入前瞻性、多中心研究的 1 014 例 DILI 患者，发现抗结核药物是中国台湾地区患者发生 DILI 的主要原因，其预后较其他药物所致的 DILI 差。活动性 HBV 感染是致死性 DILI 的独立危险因素之一[4]。

另一项荟萃分析包含 16 项研究共 3 960 例结核病患者，也发现合并 HBV 感染的 TB 患者发生 DILI 的风险更高（RR 2.66，95% CI 2.13 ~ 3.32）。与 HBeAg 阴性患者相比，HBeAg 阳性患者更容易发生 DILI（RR 3.42，95% CI 1.95 ~ 5.98；RR 2.30，95% CI 1.66~3.18）。与非 HBV 感染者相比，TB 和 HBV 合并感染的患者从 DILI 中恢复的时间更长。

一项多国开放标签随机对照临床试验对严重免疫抑制的 HIV 感染者异烟肼预防治疗和抗逆转录病毒治疗期间肝脏损伤的研究也发现，426 名参与者中 31 人发生肝脏毒性（7.3%）。HBsAg 阳性与发生肝脏损伤的风险增加显著相关（OR 4.7，95% CI 1.7 ~ 12.9）。异烟肼预防治疗和抗逆转录病毒治疗期间肝损伤发生率较高。严重免疫抑制且 HBsAg 阳性的个体需要更密切地监测肝损伤。

综上所述，HBV 感染可增加 TB 治疗期间 DILI 的风险，有必要在开始结核病治疗之前进行常规 HBV 筛查，并调整结核病和 HBV 的治疗与管理措施，以期降低 DILI 的发生风险。

此外，国内对某农村地区接受高效抗逆转录病毒治疗（HAART）的 6 953 例艾滋病患者的肝损伤发生率进行回顾性横断面研究发现，肝损伤发生率为 22.0%，男性、年龄（35 ~ 45 岁）、通过血液同时感染 HIV 和 HCV 是肝损伤危险因素。中国台湾一项为期 9 年（2011—2019 年）的有关草药及膳食补充剂（HDS）所致肝损伤的多中心前瞻性研究也发现，HDS 所致肝损伤在中国台湾地区的 DILI 中很常见，约 20% 以上的 DILI 病例与 HDS 有关，且肝脏生化指标、并发症和病死率均比其他药物所致 DILI 患者严重。合并 HBV 感染、基线肝生化指标升高和使用粗制草药是 HDS 所致肝损伤的相关死亡风险因素，建议在这些高危人群中谨慎使用 HDS。

随着免疫检查点抑制剂（ICI）广泛用于肿瘤和自身免疫性疾病的治疗，有关 ICI 肝脏毒性的报道也逐渐增加。有回顾性研究表明，慢性 HBV 感染的癌症患者在 PD-1 抑制剂治疗后肝毒性风险增加。患者在开始 ICI 治疗前，应检测 HBsAg/HBcAb，并应在整个治疗期间密切监测 ALT、AST 和 HBV DNA 等指标。

（二）脂肪性肝病

脂肪性肝病是包括酒精性脂肪性（AFL）和非酒精性脂肪性肝病（NAFLD）的一大类以脂肪代谢异常为主、体内脂肪异常增加和分布的临床综合征。其发病机制包括脂质代谢异常导致的线粒体损伤、氧化应激、炎症以及组织损伤和修复。迄今的研究发现，脂肪性肝病也是药物和毒物性肝损伤的重要危险因素。

有研究发现，与慢性丙型肝炎患者相比，NAFLD 患者发生 DILI 的风险增加了 4 倍。国内多项研究表明,肺结核合并 NAFLD 患者 DILI 的发生率为 22%～32.1%,明显高于 NAFLD 患者。提示脂肪肝是结核病患者发生 DILI 的高危因素。迄今,NAFLD 增加抗结核药物肝毒性的风险机制尚不清楚。可能是与脂质代谢异常导致氧化应激和炎性介质释放有关,也可能与肝脏代谢酶活性降低导致药物清除率减慢和游离药物浓度增加相关。

新冠病毒感染患者常出现肝功能异常,且与疾病严重程度相关。造成肝功能异常的原因很多,包括病毒直接感染、急性炎症应激、细胞因子风暴及 DILI 等。有学者认为部分新冠病毒感染者肝功能异常可能与 DILI 有关,并且与药物相互作用(DDI)相关。慢性乙型肝炎再激活、脂肪性肝病、自身免疫性肝炎、肝硬化、肝癌等基础性肝病可能也是新冠患者发生 DILI 的高危因素。国外学者发现,酒精相关性肝病是新冠病毒感染患者发生药物不良反应的独立预测因素[5]。

国内学者研究发现,脂肪性肝病、病毒性肝炎、自身免疫性肝病、肝硬化等基础慢性肝病(CLD)患者是 DILI 预后较差的独立危险因素;但也有学者认为 CLD 患者和非 CLD 患者发生 DILI 的原因、临床表现和结局没有差异。这提示对于 CLD 患者发生 DILI 的发病机制、临床诊治和预后需要进一步的研究[6]。

四、肝外炎症反应或炎性因子刺激

研究表明,与药物暴露无关的肝外独立炎症事件也可增加肝脏对药物和毒物毒性的敏感性。

(一)脂多糖诱导炎症可增加对 DILI 的易感性

患者及动物模型的研究均发现,炎症可增加机体对 DILI 的易感性。非致中毒性剂量的脂多糖(LPS)所诱导炎症和药物相互作用可降发生 DILI 的肝毒性阈值,增加 DILI 的发生风险。

将大鼠暴露于 LPS,可增强黄曲霉毒素 B1、野百合碱及丙烯醇引起的肝损伤。预先用非肝毒性剂量的 LPS 处理小鼠 2 h,然后给予 APAP,可引起显著的肝细胞坏死和血浆 ALT 活性增高。经 LPS 共处理的小鼠,其血浆 TNF-α 的浓度更高,肝脏 PMN 聚集更多。在原代培养的鼠类肝细胞,以 TNF-α、LPS 或脂磷壁酸进行处理,加入 APAP 后可增加 ALT 的释放,提示某些炎症介质可直接提高肝细胞对 APAP 细胞毒性的敏感性。

有学者发现,呼肠孤病毒感染的小鼠,其肝脏 CXCL2、IL6 和 TNF mRNAs 表达增加,如提前 2 h 以呼肠孤病毒预先处理小鼠,可使原先并不导致肝毒性的 APAP 剂量产生肝损伤。进一步研究发现,炎症应激

相关的早期改变对提高 APAP 所致肝损伤的敏感性至关重要。此外,小鼠经可卡因处理 5 d,应用小剂量 LPS 即可增强其肝毒性反应,这与炎症应答的增强相关。抑制 KC、iNOS 或 ROS 均可减轻以 LPS 和可卡因共处理的小鼠的肝毒性反应,提示 KC 介导的氧化应激和 NO 的产生在 LPS/可卡因共暴露的小鼠肝损伤的形成过程中起重要作用。

将非肝毒性剂量 LPS 与雷尼替丁联用,会引起 iDILI,而雷尼替丁单独使用或 LPS 与具有相同药理作用的法莫替丁联用却未引起肝损伤。国内学者发现在 LPS 模型上给予大鼠临床低倍剂量的何首乌会引起肝损伤,而在正常大鼠上即使给予超大剂量的何首乌也未见明显肝损伤;利用 LPS 模型对含有淫羊藿与补骨脂的中成药制剂进行研究,发现 LPS 诱导的免疫炎症应激会增加淫羊藿与补骨脂联合应用引起的特异质型肝损伤。

有学者分析了炎症状态下托伐普坦致 DILI 小鼠模型中胆汁酸浓度变化及其可能机制,认为炎症状态下托伐普坦可以扰乱胆汁酸稳态。其分子机制可能为 LPS 与 TLR4 结合,触发 TNF-α、IL-6、IL-1β 的释放,这些促炎性细胞因子一方面抑制核受体 FXR,改变胆汁酸转运体及其合成酶、酰胺化酶表达;另一方面调控 TLR4→MyD88→NF-κB→Pxr/Car 信号通路,下调药物代谢酶表达,从而抑制胆汁酸转运体。综上所述,托伐普坦破坏胆汁酸稳态并在炎症状态下通过 FXR 与 TLR4 介导的信号通路诱发 DILI。

LPS 是革兰阴性菌细胞壁的毒性成分,能激活存在于炎症细胞上的 TLR4,启动一种强有力的炎症反应,并诱导多种细胞因子的级联表达。上述研究表明,虽然 LPS 本身可能不足以引起明显的肝脏损伤,但它可通过激活多种炎症细胞(如 PMN、单核细胞、巨噬细胞等)导致细胞因子(如 TNF-α、IL-1β 和 IL-6 等)释放,从而增强外源性药物和毒物的肝毒性。提示炎症应激状态下,药物与炎症相互作用,可通过诱导炎症细胞因子的产生、激活凝血系统、影响代谢物的活性、诱导胆汁淤积及影响线粒体损伤等多种机制介导 DILI 的发生。

(二)新冠病毒感染与 DILI

研究表明,新冠病毒感染患者出现肝功能异常较多见(14%～53%),常表现为轻至中度肝细胞损伤,临床表现为 ALT、AST、GGT、胆红素升高甚至肝功能衰竭,且伴有慢性乙型肝炎、慢性丙型肝炎、自身免疫性肝病、肝硬化及肝癌等 CLD 患者出现肝功能异常的风险较高。新冠病毒感染引起肝损伤的确切病理

生理机制尚未完全阐明。多种因素包括新冠病毒对肝细胞的直接攻击、缺氧再灌注功能障碍、细胞因子释放综合征、免疫介导炎症和凝血功能障碍及 DILI 可能与肝功能异常有关。由于新冠病毒感染是涉及全身多个器官的系统性炎症性疾病，同时在疾病诊疗过程中应用的药物种类比较复杂，如解热镇痛药、抗病毒药物、抗生素、生物制剂等，尤其是伴有基础疾病的老年患者更容易发生肝功能异常。因此，在临床上对此类患者一定要加强对肝功能等相关指标的检测，注意药物-药物相互作用及炎症-药物相互作用导致的 DILI，及时调整治疗药物与方案，减轻或避免 DILI 的发生及其造成的不良后果[7]。

新冠病毒感染过程中，患者尤其是重症患者血清中 TNF-α、IL-2、IL-6、IL-7、IL-18、粒细胞-巨噬细胞集中性刺激因子、IFN-γ 和铁蛋白等炎性细胞因子和其他炎症性标志物水平升高。而肝功能异常患者多数也伴有炎性细胞因子升高，提示潜在的系统性免疫和炎症反应可能参与了新冠病毒感染相关肝损伤发生过程。

研究发现，3%~10%接受洛匹那韦或利托那韦治疗的新冠病毒感染患者可以出现中至重度血清氨基转移酶水平升高，但多数肝损伤是自限性的。与未接受此药物的患者相比，肝损伤的概率增加了4倍。使用瑞德西韦治疗的新冠病毒感染患者出现血清氨基转移酶升高的占 15%~50%，但是罕见与瑞德西韦相关的 ALF。托珠单抗是一种抗 IL-6 受体单克隆抗体，用于新冠病毒感染重症患者尤其是伴有细胞因子风暴患者的治疗。个案报道显示，患者在托珠单抗给药后 2 d，AST 达到 1 076 U/L，ALT 达到 1 541 U/L，10 d 后患者肝脏生化指标恢复正常。

有学者对 18 个国家新冠病毒疫苗（mRNA 疫苗和腺病毒载体疫苗）接种后出现肝损伤的临床特征、治疗反应和结局进行了统计分析，发生肝损伤患者中59%与辉瑞 BNT162b2 疫苗、23%与牛津-阿斯利康 ChAdOX1 nCoV-19 疫苗、18%与 Moderna mRNA-1273 疫苗相关。84%的肝损伤是肝细胞损伤，57%的患者表现出免疫介导性肝炎的特征。53%患者接受了糖皮质激素治疗，除 1 例患者出现肝功能衰竭并接受肝移植外，其余患者肝脏生化指标均恢复正常，提示新冠病毒疫苗接种可能与肝损伤相关。皮质类固醇治疗可能对具有免疫介导特征或严重肝炎的患者有益，总体预后良好[8]。

大多数新冠病毒感染伴发 DILI 是自限性的。在新冠病毒治疗药物研发过程中，已建立多种体内外模型用于评估药物（如瑞德西韦、氯喹和羟氯喹）的药

理及毒理作用，这些都将有助于减少新冠病毒感染者发生 DILI 的概率，改善患者的预后。总之，现有研究表明新冠病毒感染出现肝功能异常可能与 DILI 相关，但是也有不支持的观察报道。因此，有必要加强对 SARS-CoV-2 在肝细胞中的进入和复制，以及药物对肝脏等重要器官的潜在后果进行更多的机制研究。

（三）炎症性肠病与 DILI

炎症性肠病（IBD）是一种非特异性的慢性肠道炎性疾病，主要包括溃疡性结肠炎和克罗恩病。其病因和发病机制尚未完全明确，已知肠道黏膜免疫系统异常反应所导致的炎症反应在 IBD 发病中起重要作用。由于大多数 IBD 治疗药物可能导致肝脏毒性，因此，DILI 是 IBD 的一个重要问题。硫嘌呤类和甲氨蝶呤类与 DILI 的相关性最大，而抗 TNF-α 和抗整合素类与 DILI 的相关性较低。对克罗恩病等疾病患者罹患 iDILI 的危险因素分析发现，炎性疾病虽然可能增加罹患 iDILI 的风险，但是炎症疾病也有可能增加了促进免疫耐受的因素，以限制 DILI 造成的损害。因此，临床观察到的现象往往是促损伤和促炎因素与耐受和促修复因素等多种因素相互作用及平衡的结果。这部分解释了不同临床研究结果不一致甚至相互矛盾的现象。

IBD 患者免疫抑制剂治疗期间，慢性病毒性肝炎再激活是 IBD 患者治疗过程中值得重视的问题，尤其当出现肝功能异常时。在治疗前、治疗中及治疗后均应加强对 HBV 和 HCV 感染指标的检测，出现肝功能异常时注意对慢性病毒性肝炎再激活和 DILI 的鉴别诊断，必要时启动预防性抗病毒药物治疗，最大限度降低风险。

（四）结核杆菌感染与 DILI

抗结核药物以异烟肼、利福平和吡嗪酰胺引起的 DILI 最常见，而肝细胞损伤与炎性细胞因子介导的肝内炎症反应密切相关，IL-1α、IL-1β、IL-4、IL-6、IL-8、IL-10、IFN-γ 和 TNF-α 作为常见的炎性细胞因子在结核病的发展及肝损伤中都起着非常重要的作用。但是，结核杆菌感染所诱发的炎症反应对抗结核 DILI 的预测作用尚不清楚，有学者对循环炎症介质在抗结核 DILI 预测中的价值进行了前瞻性队列研究，240 例患者中有 19 例（7.9%）在抗结核治疗后发生 DILI。IL-22 结合蛋白（IL-22BP）、IFN-γ 诱导蛋白1（IP-10）、可溶性 CD163（sCD163）、IL-6 和 CD206 是 DILI 发生的显著单变量影响因素，前三个因素调整后的危险系数分别为 0.20（0.07~0.58）、3.71（1.35~10.21）和 3.28（1.07~10.06）。由 IL-22BP、IP-10 和 sCD163 组成的评分集曲线下面积改善 0.744（$P <$

0.001），提示治疗前 IL-22BP 是抗结核治疗下 DILI 的保护性生物标志物，由 IP-10 和 sCD163 作为附加危险因素设定的评分可以充分预测 DILI。也有学者发现，血清 IL-4 的降低伴 TNF-α 的升高对于抗结核性 DILI 的发生具有预测意义[9]。

日本学者对抗 HCV 药物格卡瑞韦/哌仑他韦（GP）致肝损伤的危险因素及疗效进行了分析。236 例接受 GP 治疗的 HCV 患者 DILI 发生率为 61.9%（146/236）。TB、AST、ALT、ALP 和 γ-GT 严重升高至 ≥3 级的比例分别为 3.8%（9/236）、0%、0%、0% 和 0.4%（1/209）。多因素分析显示，年龄和结核感染是 GP 治疗相关性肝损伤的独立危险因素。熊脱氧胆酸（UDCA）可抑制 GP 所致肝损伤的加重。

近期对异烟肼（INH）所致 DILI 与肠道菌群相互关系的研究发现，肠道菌群对 INH 所致 DILI 的影响与免疫有关，INH 所致 DILI 敏感性差异与肠道菌群结构有关。持续暴露于 INH 可使肠道菌群结构发生变化，导致对肝损伤的耐受性，双歧杆菌等益生菌可能在 INH 所致 DILI 及其"适应"现象中发挥重要作用。该研究发现为阐明个体对 INH 所致 DILI 反应差异的潜在机制，以及通过调节肠道菌群干预抗结核药物肝毒性的潜在途径提供了新的证据。

（五）类风湿关节炎与 DILI

长期接受甲氨蝶呤（MTX）治疗的类风湿关节炎和牛皮癣患者发生肝损伤的风险很高。MTX 的代谢物 MTX-聚谷氨酸（MTX-PG）通过诱导脂质过氧化，从而释放活性氧，抑制抗氧化反应元件，引起肝脏氧化应激，诱导多种促炎信号通路和细胞因子（如 TNF-α、NF-κB 和 IL-6、IL-β₁、IL-12）。MTX-PG 可消耗肝内叶酸水平，降低 RNA 和 DNA 合成，导致肝细胞死亡。MTX-PG 抑制 5-氨基咪唑-4-羧酰胺核糖核苷酸转化酶，从而引起细胞内腺苷积累，引起肝星状细胞活化，细胞外基质积累，形成肝纤维化。MTX-PG 通过内在途径激活 Caspase-3 诱导肝细胞凋亡。潜在的脂肪肝进展为非酒精性脂肪性肝炎并纤维化似乎是 MTX 治疗的类风湿关节炎患者发生肝损伤的重要机制。因此，类风湿关节炎、银屑病和癌症患者在 MTX 治疗期间应注意监测 NAFLD 和纤维化情况。

五、总结与展望

总之，药物、毒物或其活性代谢物可通过直接或间接途径导致肝细胞线粒体功能障碍、氧化应激和胆汁酸稳态改变，受损肝细胞可释放相关 DAMP 而诱发无菌性炎症，招募大量炎性细胞（如 PMN 胞和单核细胞）到损伤部位以清除坏死的细胞碎片，促进损伤肝组织的修复。同时，炎症细胞及其产生的细胞因子、趋化因子和炎性介质可加重炎症反应，并辅助启动适应性免疫反应导致肝损伤。

药物及其代谢产物诱发的无菌性炎症是否会加剧肝损伤，或是否仅参与清除坏死肝细胞和促进再生，仍存在争议。近期研究发现，APAP 诱导的固有免疫反应主要是有益的，KC 和浸润性单核细胞源性巨噬细胞都参与清除细胞碎片和促进修复。虽然炎症部位募集的单核细胞的表型通常是促炎性，但能迅速转变为促再生表型。巨噬细胞表型的这种转化可由 IL-6 和中性粒细胞衍生的活性氧等因子诱导，但过度的炎症反应则有可能加重肝损伤。因此，在药物、毒物及其代谢产物诱发的肝损伤中，这种炎症和损伤与再生和修复之间的平衡及调节是决定疾病转归的重要因素。

炎症是药物或毒物性肝损伤发生发展的重要病理生理现象，控制炎症将有助于药物或毒物性肝损伤的恢复。糖皮质激素可能有助于控制免疫 iDILI（其中包括具有自身免疫特征的 DILI）以及由 ICI 引起的免疫介导的肝炎，但其用药时机、用药剂量、疗程、疗效等尚有较大争议。吗替麦考酚酯和环孢素被建议用于糖皮质激素疗效不佳的 ICI 引起的免疫介导性肝炎，但尚需高级别循证医学证据的支持。NAC 可用于治疗 APAP 引起的 DILI，UDCA 可试用于治疗胆汁淤积型 DILI，肉碱可用于丙戊酸引起的 DILI。双环醇、异甘草酸镁、S-腺苷甲硫氨酸（SAMe）、水飞蓟素、某些天然药物、血浆置换和血液滤过等药物或治疗措施，也可能通过相关机制减轻肝脏炎症反应。基于炎症发生机制开发针对新靶点的 DILI 治疗药物是令人感兴趣的挑战之一[11]。

（朱　彬　杨东亮）

参考文献

请扫描二维码
阅读本章参考文献

第19章

酰基葡萄糖醛酸苷的作用机制

含羧酸基团的药物(CAD)可以通过葡萄糖醛酸转移酶(UGT)的代谢转化，形成亲电子活性的酰基葡萄糖醛酸苷(AG)活性中间代谢产物，它能够被活化，如发生水解、分子内酰基转移、在体内外与蛋白质的共价结合等形成蛋白质加合物(adducts)[1]。蛋白质加合物的形成是 CAD 形成特异质反应和基因毒性的主要因素，细胞内蛋白质通过 AG 发生共价修饰作用可能介导与 CAD 类药物有关的少见但致死性强的特异性高敏反应。1964—1993 年，美国、英国和西班牙的医药市场，由于严重毒性反应而撤销的 47 种药物中竟然有 10 种是 CAD，它们均可代谢为 AG。肝脏是 AG 代谢产物产生的主要靶器官，肝内 AG 作用的主要靶点是 UGT 和微管蛋白，这些靶点蛋白活性的改变可能导致肝脏毒性的产生，葡萄糖醛酸的形成速度和膜转运的抑制等可能会影响 AG 在肝脏的暴露情况。

本章将着重讲述 AG 活化的化学过程。我们将以 CAD 的代谢激活为例，阐述了 AG 的化学活性、分布特征、蛋白质加合物形成的机制及产生的毒性反应。我们还将讨论药物或毒物可诱发肝脏的炎症反应，肝内外炎症反应或炎性因子可增加药物或毒物性肝损伤的发生风险，控制炎症反应有助于药物或毒物性肝损伤的防治。

一、AG 的形成和体内分布

在通常情况下，AG 主要在肝脏合成，大部分通过尿道排泄。AG 的形成是通过内质网膜或核膜上存在的 UGT 催化，将尿苷二磷酸葡萄糖醛酸(UDPGA)上的葡萄糖醛酸转移到苷元的羧基上，从而生成了酯化葡萄糖醛酸苷。葡萄糖醛酸结合反应是各种外源或内源性物质灭活的重要途径，它对药物的代谢消除有

重要的作用。

UGT 广泛分布于机体各个组织器官，包括肝脏、肠、肾脏等，在肝脏中表达最高。UGT 存在于胞浆内质网中，迄今为止已确认 46 个 UGT 亚型[2]。近年来研究表明主要有 3 类亚型的 UGT 参与 CAD 的葡萄糖醛酸化：UGT1A3、UGT1A9 和 UGT2B7，其中 UGT2B7 在 CAD 的葡萄糖醛酸化中起重要作用。UGT1A3 的主要底物包括降固醇酸、非诺洛芬、布洛芬(活性 R/S 1.6)、酮洛芬、萘普生、丙戊酸及环丙贝特。4-氨基水杨酸、布美他尼、二氟尼柳、非诺洛芬、呋塞米、布洛芬、酮洛芬和萘普生由 UGT1A9 进行葡萄糖醛酸化，而苯恶洛芬、降固醇酸、非诺洛芬、布洛芬、酮洛芬、萘普生、噻洛芬酸、丙戊酸和佐美酸则由 UGT2B7 进行。胆红素的葡萄糖醛酸苷化主要通过 UGT1A1 进行。

在肝细胞膜上表达有不同数量和功能的膜转运蛋白，组成 CAD 的转运系统。肝细胞基底膜上表达的 Na^+ 非依赖型的有机阴离子转运多肽(OATP)能够主动从血窦腔摄取 AG 进入肝细胞中；在肝细胞的基底外侧膜上，多药耐药相关蛋白(MRP3、MRP4、MRP5、MRP6)依赖 ATP 释能介导 AG 从肝细胞向血转运；MRP2 则介导 AG 从肝细胞向胆汁转运。正是由于特异性的转运系统的存在，AG 在肝的分布形成了一定的浓度梯度，血窦腔 AG 浓度低于肝细胞中 AG 浓度，而肝细胞中 AG 浓度低于胆管中 AG 浓度。由于胆管中存在高浓度 AG，因此胆管膜蛋白成为 AG 形成蛋白质加合物的主要靶点。肝细胞膜上转运蛋白介导的 AG 转运是影响其在体内暴露情况的重要因素之一，当 AG 在肝细胞中不断蓄积，即可能存在某些外排转运体的抑制作用，蛋白质加合物形成的速度和数量会随之增加，肝脏毒性反应加速发生。CAD 血浆药物浓度-时间曲线具有双

峰特征,即其体内分布出现再分布的过程。这种再分布的现象虽然会延长药效,但 AG 诱发毒性反应的发生概率也随之增加。

二、蛋白质加合物形成的机制

CAD 通过 UGT 的代谢形成 1-O-β-AG,其结构中的羰基碳原子具有亲电子活性,而蛋白质的-NH2 作为亲核基团,进攻碳原子发生转酰基反应,同时葡萄糖醛酸脱落。1-O-β-AG 正是通过这种"转酰基机制(transacylation mechanism)"形成了蛋白质-药物的加合物,从而进一步诱发毒性反应的发生[3]。

UGT 催化形成的 1-O-β-AG 不稳定,在体内会发生分子内部可逆的重排,形成 2-O-、3-O-、或 4-O-β-AG 迁移异构体。分子内重排形成的迁移异构体通过瞬间开环形成链状醛基结构,这一反应是双向可逆的,链状醛基结构可环合再度转化成 β-糖苷或 α-糖苷产物。开环形成的醛基结构,会与蛋白质的-NH2 形成亚胺(即 Schiff 碱)结构。形成的 3-O 和 4-O-β-亚胺 AG,随后通过 Amadorri 重排形成稳定的蛋白质加合物。通过这样的方式形成蛋白质加合物的过程,称为蛋白质的"亚胺机制(imine mechanism)"。

三、AG 诱发的药物毒性反应

由于 AG 的特性,可能会导致许多 CAD 类药物服用过程中常发生毒性反应[4]。在美国、英国和西班牙,1964—1993 年间由于药物严重毒性作用而被撤销的 47 种药物中,竟有 10 种是 CAD 类药物。现在临床较常用的羧酸药物主要为非甾体抗炎药、贝特类降脂药、他汀类降脂药等,包括阿氯芬酸、苄达酸、苯噁丙酸、二氯苯氧苯乙酸、异丁芬酸、吲哚布洛芬、吡咯洛、舒洛芬、氯噻苯氧苯酸和苯酰吡酸钠,均主要代谢为 AG。这些 CAD 药物都存在较为复杂的药物不良反应(ADR),涉及胃肠道、心血管、内分泌、皮肤、肝肾、生殖系统等。肝脏和肾脏是 CAD 活性代谢物 AG 高暴露的组织,也是 AG 产生结合蛋白的主要靶点,因此肝脏和肾脏发生的 ADR 较其他组织居多。与蛋白质共价结合的羧酸,通过它们共同的活性介质(AG),介导了这些 CAD 类药物特异性毒性反应的发生[5,6]。直接的毒性反应和免疫介导的毒性反应(即高敏反应),被认为是导致肝脏特异性损伤两种可能的机制。

在直接的毒性反应中,与 AG 共价结合的某重要蛋白质的正常生理功能可能会受到影响,或者某重要的调节通路被阻断,导致了细胞的坏死。而免疫介导的毒性反应是由于 CAD 类药物 AG 的化学活性类似某种半抗原,激活了体内免疫系统(如特异性体液免疫或细胞免疫),或者两者均可发生。大多数情况下,区分这两种特异性毒性反应的主要依据是不同的临床症状,如皮疹、发热、淋巴结肿大和嗜酸性细胞增高,提示药物高敏反应的可能。如果没有明显过敏反应,结合组织学改变可能提示直接的药物毒性反应。

药物代谢激活产生活性代谢物作为半抗原,与细胞内大分子结合成为完全抗原,抗原加工后经主要组织相容性复合体限制型抗原提呈细胞提呈至 T 细胞,T 细胞激活后最终导致抗原特异性免疫应答。CAD 药物在代谢激活形成 AG,与组织蛋白或血浆蛋白结合产生抗原决定簇,刺激免疫细胞引发特异性的免疫应答[7]。血浆蛋白是 AG 主要的结合蛋白。此外,肝蛋白二肽基肽酶(DDP Ⅳ)、肝细胞的 UGT 和微管蛋白是 AG 结合的主要组织靶蛋白,体内形成的这些蛋白质加合物是诱发免疫应答的基础。1997 年在溶血性贫血患者尿中检测到特异性的 4′-OH 双氯芬酸的特异性抗体。随后在尿液中又发现了 6-OH 依托度酸和萘普生葡萄糖醛酸苷的特异性抗体,这些特异性抗体的形成也提示了免疫应答参与了特异质毒性反应的发生。

蛋白质加合物的形成并不是引发机体特异质毒性发生的主要原因。一些内源性物质(如胆酸等)在体内虽然形成 AG 但并不诱发致敏反应,AG 能促进细胞内氧化应激和线粒体损伤,同时激活中性粒细胞或巨噬细胞并诱发细胞因子的释放。正是这种多方面的综合因素使得机体的免疫防御系统受损,当再次受到刺激时便产生完整的免疫应答。在此过程中,AG 并没有形成直接的损伤,它只是作为调节先天性免疫应答的潜在辅助因子。LPS 诱发的炎症会增加肝脏免疫性 ADR 的发生率;双氯芬酸的肝毒性可能与细胞因子 IL 的基因多态性相关;免疫抑制剂霉酚酸形成的 AG 会诱导肠中炎症因子 IL-6 和 TNF-α 的释放并上调这些炎症因子的基因表达。

在阿司匹林高度敏感的患者及丙戊酸药物治疗过的患者体内均发现了药物特异性抗体。用甲苯酰吡啶乙酸的清蛋白加合物来免疫小鼠,结果可以刺激小鼠体内特异性抗体的产生,这些抗体能特异性识别药物苷元,并且对于结构与之类似的羧酸基团药物和它们的葡萄糖醛酸苷具有免疫交叉活性。蛋白质加合物在培养的肝细胞短期内没有表现为直接的毒性反应,但它们参与了体内的免疫介导毒性反应。

除了药物高敏反应外,一些重要蛋白质功能的破坏或者重要调节通路的受阻均有可能参与 CAD 类药物的特异性毒性反应。对于某些羧酸类药物,可能两种机制均参与了毒性反应的发生。某些较少发生但具有潜在致死性的羧酸类药物所致的特异性不良反应具有高度的宿主依赖性。通常,羧酸类药物所致不可预知的肝细胞毒性风险较小,然而对于一些敏感体质患者,可能会导致重型肝炎。他们可能发生羧酸类药物排泄或代谢异常,导致活性 AG 在体内的大量产生和聚集。遗传或环境的改变、肝血窦或胆小管的转运排泄功能,AG 在肾脏的清除都可能参与患者敏感性的增加。AG 在个体之间存在代谢差异,AG 在胆小管的排泄功能的差异也需要进一步确认。肝细胞膜上的转运蛋白对于 CAD 类药物的 AG 蛋白质加合物的代谢发挥重要作用。对于影响敏感个体 AG 代谢的潜在遗传和环境因素的确定,不仅有利于我们识别高敏患者,同时也有助于我们理解药物毒性反应发生的机制。

四、药物或毒物性肝损伤的防治

肝脏作为机体的解毒和排毒主要器官,经常会受到各种外界刺激或压力的影响,进而打破炎症细胞因子之间的平衡。DILI 的进展通常涉及损伤相关分子模式(DAMP),DAMP 从受伤或坏死的细胞中释放出来,并与 Toll 样受体结合调节炎症反应[8]。

药物或毒物可通过直接或间接的作用,诱发肝脏的炎症反应,导致肝损伤。药物对肝细胞的直接损害,使肝血流量下降,解毒功能减退,药物清除率下降,促进药物蓄积。毒性大的药物能直接破坏整个肝细胞造成肝细胞坏死,毒性小的间接毒物,可选择性损害胆汁排泌系统。药物作为一种半抗原,可与肝内的载体蛋白发生作用而引起药物过敏造成肝细胞损害。一部分人对特定的药物可产生超敏反应。药物中间代谢产物间接损害,有些肝损害与药物转化过程中产生的有毒代谢物质有关。某些药物可经代谢生亲电基、自由基和氧基等毒性产物,干扰或破坏肝细胞的正常代谢或正常结构,导致肝细胞变性坏死或胆汁淤滞。

药物的直接肝毒性是指摄入体内的药物和(或)其代谢产物对肝脏产生的直接损伤,往往呈剂量依赖性,通常可预测。药物的直接肝毒性可进一步引起免疫和炎症应答等其他肝损伤机制。特异质肝毒性的发生机制是近年的研究热点。药物代谢酶系(细胞色素 P450 等 I 相代谢酶系和多种 II 相代谢酶系)、

跨膜转运蛋白(ATP 结合盒 B11 等)及溶质转运蛋白(阴离子转运多肽 1B1 等)的基因多态性可导致这些酶或转运蛋白功能异常,而 HLA 的基因多态性可导致对某些药物较易产生适应性免疫应答,这些基因多态性及其表观遗传特点可增加宿主对 DILI 的易感性。药物及其活性代谢产物诱导的肝细胞线粒体受损和氧化应激可通过多种分子机制引起肝细胞损伤和死亡。持久和过强的内质网应激反应将打破非折叠蛋白反应对应激的缓解效应,促进 DILI 进展。药物及其代谢产物可活化多种死亡信号通路,促进细胞凋亡、坏死和自噬性死亡的发生[9,10]。适应性免疫攻击可能是 DILI 的最后共同事件。首先,细胞损伤和死亡所产生的危险信号可活化抗原提呈细胞而诱导适应性免疫攻击。其次,许多药物代谢产物可能作为半抗原与宿主蛋白结合形成新抗原。若适应性免疫应答针对新抗原中的宿主蛋白,将导致自身免疫应答;若识别新抗原中药物代谢产物,将导致抗药物免疫应答。此外,适应性免疫应答不仅可以介导 DILI,还可能引起肝外免疫损伤,产生发热和皮疹等全身性表现。炎症应答主要是与免疫激活及一系列相关细胞和分子事件的组合,炎症和药物暴露的相互作用是 DILI 发病机制的重要假说之一。外源性炎症既是 DILI 的独立易感因素,也是促使 DILI 进展的因素;而药物或其代谢产物也可激发肝内炎症应答,促使 DILI 进展。药物在启动肝损伤的同时也将激发恢复性组织修复。肝损伤启动后,若恢复性组织修复缺乏则损伤迅速进展,若恢复性组织修复及时而充分则能限制和逆转肝损伤。因此,恢复性组织修复是肝损伤进展或消退的内在决定性因素。

自噬可通过影响肝组织细胞氧化还原稳态、内质网应激、线粒体功能、炎症反应和细胞死亡信号通路调控,而在 DILI 的发生和发展中发挥重要作用。通过应用自噬抑制剂和自噬激动剂对自噬进行干预,可有效调节 DILI,从而为 DILI 的预防和治疗提供了新的思路。自噬是许多药物发挥药理学或毒理学作用的重要机制。在药物作用下,肝细胞自噬可被诱导活化或受到抑制,进而影响肝功能。自噬既可作为细胞存活机制对细胞产生保护作用,也充当破坏性机制导致体内和体外细胞死亡。对乙酰氨基酚(APAP)等药物可激活自噬引起代偿性的肝保护作用,而顺铂等药物通过抑制自噬而加剧肝损伤。恢复性组织修复代谢过程中生成的 N-乙酰-对苯醌亚胺可与线粒体蛋白结合形成蛋白质加合物,引起线粒体氧化应激和功能障碍等肝细胞损伤。恢复性组织修复可刺激肝

细胞激活自噬去除受损的线粒体,从而发挥自我保护作用。自噬是炎症细胞因子的重要影响因素,自噬可以通过抑制炎症因子 IL-1β 的生成来限制急性中毒性肝损伤。顺铂通过抑制自噬并激活 NLRP3 炎症小体,进而引起急性肝损伤,表明自噬和 NLRP3 激活可能在顺铂诱导的毒性机制中起关键作用。炎症发生的同时也可以激活自噬。在异烟肼引起的肝细胞炎症模型中发现,异烟肼也可显著增加自噬相关因子水平,导致肝细胞损伤进一步加剧。因此,炎症与自噬的相互作用也值得 DILI 相关研究的重点关注。

　　一些药物可以通过激活或抑制自噬来调节肝组织或细胞氧化应激、内质网应激和炎症反应等反应,进而有效预防或减轻 DILI。在 APAP 诱导的肝损伤研究中发现,氯喹预处理增强 NLRP3 炎症小体信号通路,进而加重了肝损伤,西罗莫司预处理则抑制 NLRP3 炎症小体信号转导,从而减轻肝损伤。甘油香豆素通过激活自噬和 c-Jun 氨基端激酶信号通路来缓解 APAP 诱导的氧化应激和肝损伤。由于线粒体在调节细胞凋亡中至关重要,因此通过自噬消除有缺陷的线粒体也是自噬提供保护作用的机制之一。脂联素通过促进自噬以预防 APAP 引起的线粒体功能障碍,进而减轻 APAP 诱导的肝损伤。针对过度自噬诱发的肝细胞损伤甚至死亡,则可通过抑制自噬而减轻 DILI。柚皮苷可以通过抑制自噬而调节环磷酰胺引起的炎症反应和氧化应激变化,从而对环磷酰胺诱发的急性肝损伤起到保护作用。BGP-15 是一种氢氧酸衍生物,BGP-15 给药可使 APAP 诱导的自噬标志物显著减少,线粒体损伤减轻,并使受损线粒体数量明显减少,进而起到保肝作用。对于右旋糖酐铁诱发的 LO2 细胞活力下降及凋亡率增加,黄芪甲苷 Ⅳ 可通过降低自噬体的产生及 LC3-Ⅱ/LC3-Ⅰ 水平进行缓解。这些研究提示,自噬干预已成为预防治疗 DILI 的重要策略。基于自噬在 DILI 中的重要作用,部分自噬干预剂已经应用于 DILI 防治的相关临床试验。

(丁　洋　汪　艳　刘鸿凌)

参考文献

请扫描二维码
阅读本章参考文献

第20章

氧化应激与药物和毒物的肝毒性

肝脏是人体最大的实质性器官,执行大量的新陈代谢功能,是药物和其他异物(如杀虫剂)主要的解毒代谢器官。完成这些功能需要线粒体有氧代谢提供足够的三磷酸腺苷(ATP),同时在此过程中会不断产生活性氧基团(ROS)。药物代谢和细胞炎症损伤时,细胞与器官氧化应激负担会明显增加。本篇重点讨论活性氧和过氧化硝酸盐的形成,介绍不同细胞和血管腔隙中的抗氧化系统,并分析肝脏中过多氧化应激所产生的不良后果。

一、活化氧和氮的中间产物

氧分子可以通过一个电子转移生成超氧化物(O_2^-)、过氧化氢(H_2O_2)、羟自由基($OH\cdot$),然后生成水。超氧化物不稳定,在超氧化物歧化酶的作用下可快速生成过氧化氢和单价氧分子及另一个ROS。然而,超氧化物易跟一氧化氮反应,生成过(氧化)亚硝酸盐。一氧化氮和超氧化物的(一级动力学)反应浓度决定了过(氧化)亚硝酸盐的生成比率,且该反应倾向于扩散控制。由于生物体内普遍存在二氧化碳和碳酸氢根,过(氧化)亚硝酸盐会与二氧化碳快速反应,生成反应中间体,这些中间体可以高效发生氧化和硝化[1]。过(氧化)亚硝酸盐经过质子化还可以生成强氧化剂,过氧乙酸。过氧化氢与过渡态金属发生氧化还原反应,生成羟基(芬顿反应)。吞噬细胞释放髓过氧化物酶(MPO),会产生次氯酸,次氯酸也是一种强力氧化剂。除了活性中间体,一些次要自由基也可以形成烷基、过氧自由基和烷氧自由基,这些次要自由基通常反应活性低且有更多选择性。机体中很多因素影响这些ROS和氮的形成和浓度,包括前体形成率、解毒反应、酸碱度,以及过渡金属的可利用性等。

二、细胞内和血管中氧化剂的来源

(一)线粒体

超氧化物和过氧化氢是肝细胞和脉管组织产生的主要初始ROS。这些物质能对细胞造成损伤,提示线粒体可能参与了多种疾病和老化过程中的退行性病变[2]。线粒体中的电子传递链是细胞内超氧化物形成的主要来源。每个细胞中约有2%的氧用来生成超氧化物[3]。即使在生理条件下,还原型辅酶Ⅰ脱氢酶(复合体1)和泛醌-细胞色素b复合体(复合体3)也能释放超氧化物。研究发现,在缓慢的安静状态下,每分钟呼吸4次,线粒体中超氧化物的形成最多。换句话说,当呼吸链中的组分主要处于简化形式时,超氧化物的形成最多。当线粒体受损时,线粒体中的超氧化物可以明显增加。当超氧化物从电子传递链中释放出来时,可以和一氧化氮反应生成过(氧化)亚硝酸盐。当一氧化氮从线粒体外扩散进线粒体时,线粒体中可以形成过(氧化)亚硝酸盐[4]。一氧化氮合酶(NOS)将1-精氨酸转换成一氧化氮,是机体产生一氧化氮的重要反应酶。目前已确认有三类NOS,包括神经型NOS(nNOS)、内皮型NOS(eNOS)和诱导型NOS(iNOS)[5]。近年来,多项研究发现还有一种一氧化氮合酶(mtNOS)存在于肝细胞线粒体[6]和心肌线粒体[7]。除了位于线粒体内膜的电子传递链,位于外膜上的单胺氧化酶也可以产生一定量的过氧化氢,它是通过生物胺的氧化脱氨作用产生的。由于定位的关系,单胺氧化酶对线粒体内和胞浆内的氧化应激均具有重要贡献。ROS、活性氮不仅可以在线粒体内造成氧化损伤和组织功能损害,还可以作为信号分子激活应激反应,协助机体清除ROS[8]。线粒体呼吸链产生ROS的速度至今难以准确估计,一个重要的原因就是线粒体中含有高效的抗氧化系统,可以清除部分线粒体内源性 ROS[2]。已证实,线粒体的氧化应激与它在某些情况下的功能异常有关,如缺血再灌注、化学缺氧、细胞外氧化应激、乙醇毒性和胆汁酸。在对乙酰氨基酚(APAP)肝毒性中,线粒体中会形成 ROS 和过(氧化)亚硝酸盐[9]。另一方面,线粒体受损破坏引起的自噬,APAP 导致的肝损伤又有一定保护作用[10]。

(二)微粒体

细胞色素 P450(CYP)酶系在肝脏中高度表达,是药物等异源性物质代谢的重要作用分子。在异源性物质 I 相代谢的过程中,微粒体中的 CYP 酶可以释放 ROS 中间体。有资料显示,分离出的微粒体可以产生过氧化氢和超氧化物。然而,药物代谢的体内实验很少能证实氧化应激的增加,提示体内完整的细胞中 CYP 和分离出的微粒体相比,产生的 ROS 比较少。CYP2E1 是肝脏中乙醇代谢产生 ROS 的主要来源[11]。目前普遍认为,CYP2E1 是酒精性肝病发生和发展的重要相关因素[12]。此外,肝脏中的药物代谢可以引起二次氧化应激,如损伤线粒体和影响过渡态金属的动员。严重的氧化应激可以因氧化还原因子的代谢而发生,如敌草快、百草枯、维生素 K,这些化合物可以通过 CYP 还原酶转化为基础物质,同时产生 ROS,促使进一步消耗 NADPH,即使底物已经反应完,微粒体内的电子转移链也继续耗尽 NADPH,促进 ROS 生成[13],为生成超氧化物提供原始材料。氧化还原循环的作用因子在被排泄和产生强大的氧化应激前,可以经历很多次循环,使肝脏严重受损。

(三)过氧化物酶体

过氧化物酶体是正常情况下肝细胞内产生 ROS 的重要来源。与线粒体不同,过氧化物酶体产生 ROS 时不会产生 ATP,而是将自由电子转移给 H_2O,从而生成 H_2O_2。另外,过氧化物酶体也可通过 NOS 产生 NO[14]。过氧化物酶体含有多种氧化酶,如脂肪酸酰基辅酶 A 氧化酶、氨基酸氧化酶和尿酸氧化酶,它们的主要作用是产生过氧化氢。这是因为在过氧化物酶体中有很多过氧化氢酶,在生理条件下对其不利的影响很少。然而,高脂饮食和药物是这些过氧化物酶体的增殖剂,可以引起脂肪酸酰基辅酶 A 氧化酶的增加,并增加细胞器中氧化应激的可能性[15]。

(四)胞浆

肝细胞胞浆中产生 ROS 的主要酶是黄嘌呤脱氢酶(XDH)。肝细胞中 XDH 的活性至少占了该种酶在肝组织中总活性的 85%。长期缺血和使用某些药物可以引起 XDH 发生蛋白质水解,导致其结合辅酶黄素腺嘌呤二核苷酸(FAD)的能力降低。XDH 可以起到氧化酶的作用,通过把氧分子作为电子接受体,在胞浆中产生超氧化物和过氧化氢。XDH 曾被认为是缺血再灌注细胞内 ROS 生成的主要来源。然而,肝细胞中 XDH 是否可以引起相关氧化应激受到质疑,有动物实验发现,缺血再灌注肝脏中 XDH 含量并没有增加[16]。培养基中黄嘌呤或次黄嘌呤的供应有限,可能会影响 XDH 相关 ROS 形成。XDH 也可能是库普弗细胞中 ROS 的一个来源[17],当它被肝细胞释放时,就和内皮细胞结合在一起,成为血管内皮细胞中氧化应激的主要来源。

(五)血管的氧化应激

肝脏中库普弗细胞激活和中性粒细胞募集可发生于下列情况,如药物代谢、缺血再灌注、内毒素血症、酒精性肝炎和阻塞性胆汁淤积症,这些可能会引起肝损伤。多种炎性介质被激活,包括激活的补体因子、肿瘤坏死因子和血小板活性因子。库普弗细胞也被激活,中性粒细胞被招募,用来增强超氧化物的形成。库普弗细胞驻扎于肝血窦,库普弗细胞中还原型辅酶 II(NADPH)氧化酶产生的超氧化物,被释放到肝血窦和窦周隙,可以直接引起其他肝脏细胞损伤,而静脉注射抗氧化剂可以抑制这种现象[18]。与库普弗细胞相比,附着于血窦内皮的中性粒细胞只有在过度刺激时才会产生细胞毒性介质,然而这种情况在机体病理生理现象中罕见发生。当中性粒细胞发生趋化刺激、迁移,黏附到肝细胞后,才会引起损伤。这个过程需要多种黏附分子,包括 B2 整合素和细胞间黏附分子-1(ICAM-1)等。B2 整合素 Mac-1(CD11b/CD18)上调以及受体黏附性是诱导中性粒细胞产生 ROS 的关键因素。每个中性粒细胞引发的肝损伤中都可见到 Mac-1 的表达。此外,加入 Mac-1 的抗体,中性粒细胞引起的缺血后氧化应激明显减低,抑制中性粒细胞引发的肝损伤。还有,当 CD18 基因敲除小鼠患上阻塞性胆汁淤积症或者用萘基异氰酸酯处理时,中性粒细胞诱发的氧化应激和引起的损伤是明显降低的。

ROS 在中性粒细胞介导细胞杀伤中的作用机制还不清楚。共培养系统显示,在体外超过 15 h,活化中性粒细胞通过释放蛋白酶引起肝细胞损伤,而不是通过氧化应激。然而最近研究发现中性粒细胞迁移和黏附所产生的 ROS,在脉管系统和细胞内均可以引起氧化应激。中性粒细胞毒性中出现 3-氯酪氨酸蛋白质加合物和改造的次氯酸蛋白决定簇,证明目标细胞中存在中性粒细胞衍生的氧化剂。此外,谷胱甘肽过氧化物酶基因敲除小鼠对中性粒细胞毒性的高敏感性说明,中性粒细胞可以通过活化氧杀伤肝细胞,这在中性粒细胞侵袭不到 1 h 内发生[19]。如何解释体内试验和体外培养系统出现明显不同的结果呢?可能的解释是,肝细胞的作用不同。在体内当中性粒细胞引起趋化因子和细胞间黏附分子-1 上调,形成和释放 CXC 趋化因子的时候,肝细胞暴露在相同的炎性介质中。趋化因子和细胞间黏附分子-1 对中性粒细胞的趋化和黏附在肝细胞上起重要的作用,这是中性粒细胞脱颗粒和长期持续的活化因子形成的最后激活步骤。既然中性粒细胞不侵袭正常细胞,它们在机体中并不是稳固的黏附,它们的毒性取决于炎性因子过度的刺激。虽然可能会产生 ROS,但它可能不足以引起毒性反应,不易进入肝细胞。因此,体外的细胞毒性可能是由蛋白酶的缓慢消化引起的,而不是因为 ROS 快速定向攻击。

ROS 可以促进内皮细胞和中性粒细胞的相互作用,ROS 参与中性粒细胞的激活,导致血管内皮细胞的损伤与组织器官的炎症反应。在缺血再灌注损伤中,超氧化物和某些活性药物可通过细胞膜,从而导致线粒体功能障碍,但很少参与 APAP 肝细胞毒性反应[20]。

三、氧化应激的病理生理结果

(一)脂质过氧化

肝细胞中的氧化应激可以引起脂质过氧化,这是引起细胞损伤的较常见机制。然而,就程度而言,机体内脂质过氧化还不足以直接引起细胞死亡。在细胞内即使在谷胱甘肽耗竭的情况下,仅超氧化物过量形成脂质过氧化也不足以杀伤肝细胞。除了活化氧形成外,体内肝脏中过多脂质过氧化还出现在下列情况,细胞内的抗氧化剂(如维生素 E 和谷胱甘肽)耗竭,胞膜中出现大量的多不饱和脂肪酸[21],还有就是铁从细胞内的储存库中被动员。如果这些因素一起出现,过量的脂质过氧化就会引起严重细胞损伤。然而在很多病理生理情况下,脂质过氧化很少,直接引起细胞损伤的可能性不大。这是不是就意味着脂质过氧化不重要?脂质过氧化产物是中性粒细胞强有力的趋化因子,可以调节超氧化物的形成。此外,脂质过氧化产物可能增加趋化因子的形成。这些可以解释除了原先的调节因子的形成外,脂质过氧化产物在控制炎症反应中的作用。此外,在活化的星状细胞中,脂质过氧化产物促进胶原蛋白基因的表达,并可

以诱发纤维化。因此,在某些病理生理情况系,脂质过氧化产物可能是重要的信号分子。

近年来研究表明,脂质过氧化会加重抗结核药物的肝损伤。异烟肼和利福平作为最常见的抗结核药,在肝细胞内代谢时会消耗大量谷胱甘肽,从而导致脂质过氧化和肝细胞铁死亡[22]。动物实验中发现,异烟肼和利福平联合作用会导致肝细胞内脂质沉积和代谢紊乱,并且很容易检测到脂质过氧化产物。近年来,越来越多学者认为铁死亡是一种肝细胞程序性死亡的新形式[23],铁死亡最重要的特点之一就是谷胱甘肽的耗竭,脂质过氧化产物参与促进铁死亡的形成。

(二)过(氧化)亚硝酸盐的形成

过(氧化)亚硝酸盐跟二氧化碳反应生成硝化产物,继而又和酪氨酸发生反应。APAP 肝毒性期间,在线粒体中的氧化应激可以跟一氧化氮在诱导型一氧化氮合酶的作用下合成过(氧化)亚硝酸盐。当胞浆和线粒体中的谷胱甘肽(GSH)被大量消耗时,过(氧化)亚硝酸盐被认为是细胞损伤的关键因素,减少过(氧化)亚硝酸盐,不仅可以减少细胞死亡,还能促进细胞周期活化与细胞增殖。过(氧化)亚硝酸盐通过损伤细胞内蛋白质和 DNA 引发细胞凋亡[24]。过(氧化)亚硝酸盐可以通过氧化亚铁离子为铁离子,从而修饰含有亚铁血红素辅基的蛋白质,如血红蛋白、肌红蛋白、细胞色素 C 等,同时也可和肽链中的某些氨基酸反应,改变蛋白质的结构。DNA 分子中,过(氧化)亚硝酸可以氧化核苷酸中的碱基从而破坏核酸结构,其中最容易被氧化的碱基是鸟嘌呤,被氧化的碱基会破裂并脱落,这也是突变和肿瘤发生的重要因素[25]。虽然,详细的机制没有完全搞清楚,过(氧化)亚硝酸盐被认为在线粒体膜通透性转换(MPT)转运孔的开放中起作用。MPT 破坏线粒体中的膜电位,引起 ATP 的耗竭,释放膜间隙蛋白,如核酸内切酶 G 和凋亡诱导因子,它们可以进入细胞核,进而使 DNA 断裂。这些足以说明 APAP 诱导肝细胞坏死的发展过程。在缺血再灌注肝损伤和酒精性肝病的肝脏组织中可以检测到硝基酪氨酸残基,但是相关的病理生理过程还不清楚。缺血应激能促进肝脏组织中的血管收缩,肝脏中一氧化氮形成物对肝脏组织中血流也起到重要作用[26]。过氧化亚硝酸盐的形成,尤其是"清道夫"因子,如 GSH、NADPH 的出现,可以减少长期血管收缩和缺血引起的损伤。

(三)ROS 和细胞死亡

ROS 可以在没有脂质过氧化损伤的情况下引起肝细胞坏死。这种细胞坏死的机制跟膜通透性转换

中转运孔的开放有关,它可以引起线粒体解耦联和膜电位丢失。显著的氧化应激可以使线粒体中的吡啶核苷酸发生氧化作用,并诱导线粒体中 ROS 的形成,这两种反应都可以使线粒体中的游离钙离子浓度增加。膜通透性转换可以由线粒体中增加的钙离子直接诱导产生,也可以通过线粒体中丝氨酸蛋白酶(钙蛋白酶)的活化诱导。胞浆中的钙蛋白酶可以通过破坏细胞骨架蛋白诱导胞膜毒性。这些反应可以在 1 h 内导致肝细胞迅速坏死。ROS 也可以诱导细胞凋亡[27]。

维生素 K 诱导产生的超氧化物,依赖于促细胞分裂原活化蛋白激酶(MAPK)信号转导与细胞凋亡途径,在肝细胞系和原代培养的肝细胞中都可以诱发半胱氨酸门冬氨酸蛋白酶介导的细胞凋亡。MAPK 中的 JNK/MAPK8 是诱发细胞凋亡的主要参与者。ROS 激活 JNK,随后 JNK 对 Bax 进行磷酸化修饰,促进其转移到线粒体中,同时 JNK 也进入线粒体,促进细胞色素 C 和 SMAC 释放,这些均可诱发细胞凋亡程序的启动[28]。同时,JNK 在 APAP 导致的肝损伤和肝缺血中也发挥着重要作用。细胞外信号调节激酶(如 ERK1、ERK2)可减弱超氧化物诱导的细胞凋亡。与超氧化物相比,高浓度过氧化氢可以诱导肝细胞坏死。当过氧化氢暴露后,凋亡减少的原因可能是高浓度过氧化氢诱发了半胱氨酸蛋白酶的氧化抑制剂。这种机制可能可以解释,在一个炎症区域虽然有活化的中性粒细胞,却发生凋亡延迟。此外,由于只有中性粒细胞产生的过氧化氢和次氯酸可以通过细胞膜诱导靶细胞内氧化应激,这就可以解释为什么中性粒细胞可以引起细胞坏死而不是细胞凋亡。

也有越来越多研究表明 ROS 可引起细胞自噬。实验发现细胞内 ROS 累积与肝细胞自噬有关。当肝细胞暴露于缺氧环境或低氧复氧条件时,ROS 产生均明显增加,同时细胞自噬也增多[29]。

(四)ROS 和基因转录

许多转录因子的活化可以被 ROS 调节,如核因子 NF-κB 和活化蛋白 1(AP-1)。这些转录因子存在氧化还原敏感性的分子机制还不完全清楚。然而,这些分子的结构中很多有硫醇,硫醇对转录因子活化起关键作用,已知硫醇至少部分是被硫氧化还原蛋白(Trx)所调节。趋炎性细胞因子(如 TNF-α、IL-1)、趋化因子(如 IL-8)、黏附分子(如细胞间黏附分子-1、血管细胞黏附分子-1、内皮细胞选择素)和应激基因(如血红素加氧酶-1)的表达被这些对氧化还原敏感的转录因子调节。因此,ROS 可以明显加剧炎症反应继而直接引起细胞损伤。在肝脏中,氧化应激可以调节 TNF-α 的形成。抗氧化剂抑制内毒素诱导的核因子 NF-κB 的活性,TNF-α 信使 RNA 的形成,还抑制库普弗细胞中蛋白质的形成[30]。为了证实这些结论,机体中 TNF-α 的形成可以被清道夫二甲基亚砜抑制,而且在谷胱甘肽过氧化物酶(GPx)敲除的小鼠模型中,内毒素诱导的 TNF-α 的产生增加了 3 倍。此外,从用酒精处理的动物中分离出来的肝巨噬细胞经内毒素暴露后,非血红素铁含量和 ROS 的产生增加,核因子 NF-κB 活化和细胞因子及趋化因子的转录也增加。这些说明库普弗细胞中的基因转录可以被 ROS 所调节。不仅趋炎性细胞因子基因,拮抗氧化应激分子的基因也可以被 ROS 激活。总的来说,这些基因的启动子中含有抗氧化反应元件。抗氧化反应元件通过转录因子 NF-E2 的依赖因子 Nrf2 发挥调节作用,Nrf2 从胞浆转移到细胞核发挥作用。Nrf2 在胞浆时与抑制剂环氧氯丙烷相关蛋白 1(Keap1)结合,当 Keap1 中的硫醇被氧化时,Nrf2 就会被释放,并进入细胞核。用 APAP 处理后,Nrf2 会发生活化,上调血红素加氧酶-1 和其他一些保护因子的表达来抑制肝细胞损伤。在失血性休克及复苏过程中,肝细胞中血红素加氧酶-1 的诱导依赖于转录调节因子 AP-1 的活性。抗氧化剂既可以抑制转录调节因子 AP-1 的活性,又可以抑制血红素加氧酶-1 的表达。血红素加氧酶-1 可以产生胆绿素抗氧化剂和血管扩张剂一氧化碳,两者都可以诱导肝细胞保护性因子血红素加氧酶-1 的产生。

肝星状细胞调节肝窦中的血流量,活化后成为细胞外基质蛋白的主要细胞来源,继而引发肝纤维化。活化氧和脂质过氧化可由此引起纤维化的产生。在体内,ROS 可以诱导或者调节 TGF-β1 诱导的胶原蛋白-α1 基因表达。此外,ROS 可以刺激肝星状细胞中趋化因子表达,增强炎症反应。

虽然有足够的证据证明,肝细胞中 ROS 可以直接引起细胞死亡,或者调节转录因子活性和下游基因表达,但很多关于 ROS 毒性和调节氧化还原反应的数据来自细胞培养实验的结果。一旦原代肝细胞被分离培养,其基因表达谱会发生改变,与在体内肝脏中的肝细胞有明显不同[31]。既然培养肝细胞的氧化应激取决于增大氧浓度,对体外培养条件做出的适应性改变可能影响肝细胞对氧化应激的敏感性,进而影响氧化还原调节的信号途径,而在体内这些条件情况可能会有很大不同。

四、抗氧化防御系统

在生理功能情况下,肝细胞不断产生 ROS 和活性氮类物质。病理情况下氧化应激大幅度增加,就需要一种有效的防御系统来抵制这些活性中间体。因为氧和氮的代谢产物有很多种,它们的定位和活性都不同,这就需要肝脏有多层次的抗氧化酶类网络和小分子执行防御功能。

(一)酶促防御机制

在大部分细胞,超氧化物是通过超氧化物歧化酶(SOD)催化超氧阴离子自由基歧化生成氧和过氧化氢,发挥抗氧化作用。Cu^{2+}/Zn^{2+}-SOD(SOD1)主要位于胞浆和细胞核内,Mn^{3+}-SOD(SOD2)主要位于线粒体[32]。超氧化物首先跟有氧化还原活性的金属(如 Cu^{2+} 或者 Mn^{3+})反应生成氧分子;然后超氧化物分子跟金属离子反应生成过氧化氢。超氧化物在 SOD 催化作用下发生的反应有扩散限制的特征。细胞内高水平的 SOD(约 10 μm)可以维持超氧化物水平稳定在 1~10 pm。既然超氧化物本身并不是强毒性分子,它自发的歧化反应也有相同的反应产物,细胞内为什么维持高水平的 SOD?事实上,SOD 催化的歧化反应可以避免氧分子产生,其重要性在于能限制过(氧化)亚硝酸盐的产生。对超氧化物催化的反应速率,SOD[2.4×10^9/mol(L·s)]和一氧化氮[2×10^{10}/mol(L·s)]接近。但就超氧化物消失的速度,SOD(10 μmol/L)是 20 000/s,一氧化氮(10 nmol/L 生理水平)是 200/s。所以,在生理情况下,SOD 可以防止过氧化亚硝酸盐的形成。然而,如果在炎症反应情况下,NO 浓度增加(10 μmol/L),超氧化物跟 NO 的反应速率会增加到 40 000/s。也就是说,在炎症条件下,SOD 不能防止细胞内过氧化亚硝酸盐的形成。动物实验表明,APAP 摄入过量时,SOD2 缺陷小鼠会导致 JNK 过度激活,进一步增强线粒体氧化应激并加重线粒体功能障碍[33]。在 DILI 中,SOD、CYP、GST 等均是重要的抗氧化酶。SOD2 基因多态性与肝损伤类型相关,SOD2Ala/Ala 基因型个体更容易发生胆汁淤积/混合型肝损伤[34,35]。

SOD 形成化合物的降解是通过触酶、GPx 或者过氧化氢酶的催化作用[36]。很多触酶在过氧化物酶体中发挥活性。哺乳动物的触酶是一种血红素蛋白,它可以从过氧化氢或其他小分子(如乙醇或甲醇),获得电子将过氧化氢转化成水(过氧化物酶反应)。肝脏中的触酶可以在一些情况被诱导产生,包括热能限制、镇静安眠剂或降血压药物(如心血平)。触酶的主要作用是代谢在过氧化氢酶体中产生的过氧化氢。只有在极端条件下,部分过氧化氢能逃脱过氧化氢酶体,大多数细胞内的过氧化氢可以不经触酶脱毒。

细胞谷胱甘肽过氧化物酶(cGPx-1)是 4 种已知的硒依赖的 GPx 之一,它被广泛表达,其他 3 种包括 GPx-2(胃肠中的谷胱甘肽过氧化物酶)、GPx-3(血浆中的谷胱甘肽过氧化物酶)和 GPx-4(磷脂氢过氧化物谷胱甘肽过氧化物酶)。75% cGPx-1 存在于胞浆中,25%存在于线粒体中。在这种酶中,硒以硒代半胱氨酸的形式存在,在催化功能中起重要作用。cGPx-1 可以减少过氧化物,包括过氧化氢和有机过氧化物。虽然有证据证明,在体外,cGPx-1 可以减少过(氧化)亚硝酸盐,但是,在 cGPx-1 基因敲除的小鼠中,对乙酰氨基使用过量引起的过(氧化)亚硝酸盐依赖的损伤并未增强。相比来说,它对过氧化物底物具有低特异性,这种酶需要还原型谷胱甘肽(GSH)作为辅因子。氧化型谷胱甘肽(GSSG)在谷胱甘肽还原酶和 NADPH 的作用下转化为 GSH。谷胱甘肽还原酶是反应限速酶。GSSG 积累到一定程度可以被分泌至胆汁和血浆。约 95%GSSG 可通过还原酶清除,5%GSSG 排出肝细胞。GSH 经氧化作用生成 GSSG,保护其他分子的巯基不被氧化。线粒体可以摄入和释放 GSH,但不能输出 GSSG。因此,线粒体内预防 GSSG 积累的方法就是减少 GSSG 的生成。有学者指出,胆汁中 GSSG/GSH 可作为肝氧化应激和药物毒性的检测标志物。研究者发现,使用敌草快或过量 APAP 处理实验小鼠后,小鼠胆汁中 GSSG/GSH 升高,比率峰值的范围和持续时间可能与肝脏损伤和氧化应激程度相关[37]。

硒缺乏小鼠体内参与活化 GPx 的作用分子 GST-B 是谷胱甘肽-S-转移酶的家族成员。硒缺乏能诱导 GST-B 产生,GST-B 主要代谢有机过氧化物而非过氧化氢。硒缺乏的动物比较容易发生 ROS 诱导的肝损伤。

GPx-4 可以选择性地利用脂质过氧化物(LPO)作为底物。这种酶存在于线粒体、细胞核和微粒体,它还参与 LPO 代谢继而抑制 LPO 的增加。GPx-4 在肝细胞中均匀分布,可以保护细胞免受脂质过氧化损害。GPx-4 可以在不释放脂肪酸的情况下减轻膜脂质的过氧化程度。与 GPx-1 相比,GPx-4 对过氧化氢代谢的影响小,但对降低 LPO 引起的氧化损伤有重要意义。铁死亡是一种因铁依赖性脂质 ROS 聚集引起的非凋亡性质的细胞死亡方式。最近研究发现,

GPx-4 可以保护细胞避免铁死亡,维护肝细胞正常功能,GPx-4 在肝细胞保护方面与维生素 E 有协同作用[38]。

(二)硫氧还蛋白和过氧化还原蛋白

硫氧还蛋白 1(TX1)存在于很多哺乳动物细胞的胞浆中,在细胞核尤其是核质中也有分布[39]。TX2 分布在线粒体[34]。TX 包含具有氧化还原活性的二硫键,可以被氧化成相应的二硫化产物。TX1 和 TX2 的氧化形式被相应的硫氧还蛋白还原酶 1(TXR1)和 TXR2 所还原。这些酶的很多功能都已经被报道过,跟 GSH/GPx 系统互补。TX 的一个重要功能就是逆转氧化反应,减少蛋白质生成二硫化物。这些功能不仅可以保护蛋白质功能,还可以调节某些转录因子的活性。TX 通过减少关键的二硫键,可以帮助蛋白质分子进行核易位后增加 DNA 对 NF-κB 和 AP-1 的绑定。TX 还可以发挥抗氧化剂的功能,减少过氧化氢和过(氧化)亚硝酸盐的生成。然而,这需要 TX 和过氧化还原蛋白(peroxiredoxin,Prx)同时发挥作用。哺乳动物细胞中表达至少 6 种 Prx 亚型(Prx Ⅰ ~ Ⅵ)。Prx Ⅰ、Prx Ⅱ 和 Prx Ⅵ 存在于胞浆,Prx Ⅲ 和 Prx Ⅴ 存在于线粒体,Prx Ⅳ 则位于细胞外。通常 Prx 家族成员的氮末端都有一个保守的半胱氨酸残基,这个残基就是最初被过氧化氢氧化的半胱氨酸部位。在这个反应中,半胱氨酸巯基(cys-SH)被氧化为中间产物次磺酸(cys-SOH),然后 cys-SOH 被第二种半胱氨酸残基氧化为二硫化物(Prx-S-S-Prx),这种二硫化物可以被 TX 还原。正是因为胞浆中有高浓度的 Prx,Prx/TX 系统清除低水平过氧化氢的效率甚至高于 GPx/GSH 系统。然而,在某些情况下,Prx-SOH 可以被氧化为亚磺酸形式(Prx-SO₂H),Prx-SO₂H 不能被 TX 还原。Prx 可以被另一种酶(硫氧还原蛋白酶)清除,然而这个反应很慢。因此,超氧化物可以引起 Prx 暂时性失活,继而导致过氧化氢聚集并实现信号转导过程。

(三)低分子量的抗氧化剂

抗坏血酸盐(vitamin C)、生育酚(vitamin E)及 GSH 都是低分子量的抗氧化剂。生育酚是生物体细胞膜最强的链断裂化合物。然而,跟许多抗氧化剂一样,生育酚在体内的浓度并不高,不能清除相应的羟自由基。但是,它可以有效地把羟自由基转化为脂质过氧化物,然后被 GPx-4 代谢,这是一个比较次要的反应。因此,生育酚可以通过形成新的烷基自由基来阻止自由基链的延伸。抗坏血酸盐的形成是一个加水的过程,它可以通过两种酶形成,即 GSH 依赖的脱

氢抗坏血酸还原酶和 NADPH 依赖的半脱氢抗坏血酸还原酶。因此,低分子量的抗氧化剂可以共同作用,干扰自由基链反应,把自由基从敏感区转移出去,如从疏水膜转移到亲水区。在 APAP 肝毒性中,这些化合物作为防御系统保护胞膜的重要性已被证实。除了大量的线粒体氧化应激和过氧化亚硝酸盐的形成,LPO 并不是 APAP 引起细胞损伤的主要机制。然而,如果用生育酚缺乏的食物喂养动物模型,在 APAP 给药后 1 ~ 4 h,LPO 成为造成肝损伤的主要机制。

GSH 是最重要的水溶性抗氧化剂之一[40],它是 GPx 和 GST 的辅因子,在维持巯基蛋白质稳定中也起重要作用。GSH 也是过(氧化)亚硝酸盐和 HOCl 的清道夫。GSH 中起关键作用的就是半胱氨酸的巯基,这个基团发生自动氧化的能力不及在单独的氨基酸中的巯基。GSH 在细胞内通过两种 ATP 依赖的酶合成,分别是 γ 谷氨酰半胱氨酸合成酶和谷胱甘肽合成酶。因为具有抗蛋白酶 γ 谷氨酰结构,GSH 不能被细胞内的抗蛋白酶降解。因此,为了细胞正常运行,GSH 只能被转出细胞从而被谷氨酰转肽酶降解,这种酶存在于肾、肺、肠和胆道等器官组织的上皮细胞表面。血浆中约 90% 的 GSH 是由肝细胞释放的。与 GSH 运输相关的蛋白包括多药耐药相关蛋白(MRP)(它们是 ATP 耦联盒式超家族成员)和有机阴离子转运多肽(OATP)。MRP 利用 ATP,OATP 利用电化学梯度作为驱动力。在肝细胞膜上,MRP2 是 GSH 的主要载体。OATP1 和 OATP2 在肝细胞膜 GSH 的输出中也发挥一定作用。MRP4 位于肝细胞膜的基底外侧区,可以协同运输 GSH 和胆汁酸。除了作为 GSH 的胆道出口,MRP2 还是 GSSG 和 GSH 辄合物的主要转运载体。关于胆小管中 GSSG 的转运机制目前尚未清楚。然而功能性研究显示,在离体肝脏和体内研究中,都可以看到 GSSG 被释放到胆小管中。即使在严重氧化应激时,也是一定量的(1% ~ 5%)GSSG 形成物被释放,95% ~ 99% 被谷胱甘肽还原酶还原。被释放的 GSSG 有约 80% 到胆汁,其余 20% 到肝血窦系统。因此,胆汁中的 GSSG 水平是细胞内氧化应激的敏感指标。

GSH 不仅存在于胞浆中,也存在于其他细胞器如线粒体中(占细胞内总 GSH 的 15%)。然而,GSH 并不是由线粒体合成,而是从胞浆中转运过来的。这个转运过程需要二羧酸和 2-酮戊二酸载体,它们存在于线粒体内膜。GSH 转运到线粒体基质是逆电化学梯度的,需要借助于磷酸盐(二羧酸载体)和酮戊

二酸(酮戊二酸载体)协助完成。线粒体中 GSH 耗竭可损害该细胞器的解毒机制,增加氧化损伤,引起线粒体功能丧失,进而引起细胞死亡。线粒体中的活化氧溢出可以诱导 NF-κB 活化。另一方面,线粒体中由 GPx 产生的 GSSG 不能输出到胞浆;因此在 APAP 毒性期间,GSSG 的产生不得不减少,否则会发生聚集。

近来有研究发现,线粒体内 GSH 的转运是线粒体抗氧化状态调控的关键因素,凋亡蛋白 BCL-2 驻留在线粒体膜外,作为内在凋亡级联反应的中枢调控因子,可能在 GSH 转运中有重要作用。GSH 促进 BCL-2 与酮戊二酸载体结合,结合而成的转运体可以促进 GSH 生成,并抑制细胞中 BCL-2 对过氧化氢的保护作用[41]。

(四)金属结合蛋白

自由基的抗氧化过程如 LPO 依赖于可利用的氧化还原态过渡金属。因此,另一种预防措施就是保持金属离子如 Fe^{2+}/Fe^{3+} 或者 Cu^+ 与转运、储存蛋白的紧密结合。金属结合蛋白包括铁蛋白、铁转运蛋白、乳铁蛋白铁、铜蓝蛋白和其他金属的金属硫蛋白。因为有丰富的半胱氨酸,金属硫蛋白可表现出直接或间接的抗氧化功能。

哺乳动物有 4 种金属硫蛋白(MT)亚型。MT Ⅰ和 MT Ⅱ 在人类最常见,分别分布在肝脏和肾脏[42]。锌可调节 MT 基因表达。MT 内含有的半胱氨酸残基可与金属离子锌、铜等螯合,使金属离子沉默,达到对抗药物毒性的作用[43]。MT 也可直接与氧自由基相互作用,减少毒性自由基诱导的脂质过氧化和 DNA 损伤[44]。

五、非实质细胞中的抗氧化防御

前面内容中描述了肝脏存在多种抗氧化策略,如肝细胞的抗氧化途径。非实质细胞中也有类似的系统发挥作用。一般来说,在非实质细胞和肝细胞中,SOD 和硒依赖的 GPx 的活性一样,GSH 在细胞蛋白中的含量也基本是一致的,都是 nmol/mg。然而,因为与肝细胞相比,非实质细胞的细胞数量比较少,非实质细胞中 GSH 不及肝脏总 GSH 的 5%。因此,非实质细胞对 ROS 的脱毒能力只是肝脏的很小部分。有趣的是,对同一种炎症反应,库普弗细胞和内皮细胞的适应性是不同的。发生内毒素血症时,库普弗细胞调节抗氧化途径,从而增加超氧化物的形成。与此相反,内皮细胞则上调 SOD、GPx、葡萄糖转运酶及碳水化合物代谢的关键酶的活性。这些反应说明,内皮细胞具有潜在的对 ROS 脱毒能力,这有利于维持血窦内皮的完整性。

六、脉管中的抗氧化防御

炎症细胞可以释放活化氧和氮到脉管,引起氧化应激。血浆中的抗氧化剂包括清蛋白、铁转运蛋白、乳铁蛋白、结合球蛋白、尿酸盐、抗坏血酸盐、维生素 E、胆红素等,以及细胞外 SOD 和 GPx 活化。然而,血浆抗氧化剂的主要问题是这些"清道夫"浓度低、酶活性低,与细胞内同类物质相比效率低。但血浆抗氧化剂与金属结合蛋白可有较高亲和力,因此可以从根本上消除血浆中的游离铁离子。细胞外 Cu^{2+}/Zn^{2+}-SOD(EC-SOD)和细胞外 GPx 是与细胞内酶不同的蛋白质[45]。然而,它们的生物相关性还不清楚。EC-SOD 可以与内皮细胞表面的蛋白多糖相结合。可以推测,这种 SOD 可以保护内皮细胞免受巨噬细胞诱发的血管内氧化应激,并限制过氧亚硝基阴离子的形成。血浆中 eGPx 依赖于辅因子 GSH。血浆中 GSH 的浓度一般为 5~200 μmol/L。因此,可以推测 eGPx 对血浆中氧化物输出的作用并不大。细胞外抗氧化物酶主要是 GPx-3 和 SOD3(CuZnSOD)。GPx-3 利用过氧化氢时的酶促动力学与 GPx-1 类似,但 GPx-3 还可将脂溶性过氧化物作为底物,这与 GPx-4 的主要作用类似[46]。近年来,越来越多研究发现 GPx-3 作为抗氧化物参与肿瘤调节,在肿瘤进展中兼具肿瘤抑制因子和促生存蛋白的双重作用。

最近还有一种肝脏特异性的抗氧化防御机制被发现。在缺血再灌注和内毒素血症时,血管内的 GSH 可以被氧化,反映了库普弗细胞诱导的氧化应激。在这种情况下,血浆中 GSH 水平是明显增加的,这取决于肝细胞中 GSH 释放的增强。这些水平在肝窦隙中甚至会更高。血浆谷胱甘肽浓度耗尽时,可以加重肝损伤,而当上述物质的水平升高时,可以保护肝脏免受损伤,这些反应为该结论提供了支持。GSH 氧化反应发生在脉管中,这个过程没有酶催化。体外实验中只有 H_2O_2 可以和 GSH 反应形成 GSSG。其他相关的氧化物,如次氯酸盐和过(氧化)亚硝酸盐和 GSH 反应时可以产生高一级的氧化产物,包括次磺酸或亚磺酸及少量的 GSSG。这些结果被体内试验证实,肝炎模型中,使用 NOS 抑制剂可以增加血浆中的 GSH 和 GSSG 水平。相反,使用 NO 促进剂可以降低血浆中的 GSH 和 GSSG 水平。这说明当脉管中产生 NO 或者超氧化物时,可能有一部分转化成过(氧化)亚硝酸盐,继而跟 GSH 反应。因此,在炎症条件下,脉管中的 GSH 似乎是活化氧和氮的重要清道夫。

血浆中的另一个抗氧化剂系统是硒蛋白 P[47]。这种蛋白质在血浆中的浓度范围是 25 ~ 30 mg/mL。这种蛋白质的每个分子包括 7 ~ 10 种硒代半胱氨酸和 17 种半胱氨酸残基，因此它可以作为活化氧和过（氧化）亚硝酸盐的清道夫。硒蛋白 P 是一种多功能蛋白，具有类 GPx 活性，可在谷胱甘肽和硒转运存在的情况下减少磷脂过氧化氢[48]。既然每种器官都可以产生和释放这种蛋白质，推测这种蛋白质可在间隙发挥抗氧化作用。硒缺乏的动物中，氧化还原剂敌草快或者 GSH 跟二异亚丙基丙酮一起被消耗，可以诱导 LPO 和肝脏损伤。用一定剂量的硒处理这些动物后，可以阻止 LPO 和肝损伤，但这个剂量应足够保证硒蛋白 P 的水平，又不会影响血浆和肝组织中的低水平 GPx[49]。这些发现说明硒蛋白 P 在血浆的抗氧化剂中扮演重要角色。

七、药物引起氧化应激的异同

APAP 是最常见的由氧化应激引起肝毒性的药物。APAP 过量使用，引发肝内蛋白质加合物形成、线粒体功能障碍、氧化应激、过氧化亚硝酸盐形成、核 DNA 断裂等，这些均是肝细胞损害发生的病理生理基础[50,51]。同时，早期细胞坏死释放的介质也会触发无菌性炎症反应，使得炎症细胞在肝脏聚集，但激活的炎症细胞和巨噬细胞均不会直接造成肝毒性。抗炎因子可以通过诱导一氧化氮合酶和 HSP 蛋白表达来引发肝细胞损伤[50]。GSH 作为肝细胞内常见抗氧化剂，可以清除活性氧和过氧化亚硝酸盐等，从而保护肝细胞[51]。

抗结核药物是引起肝损伤的另一类常见药物。一线抗结核药物（如异烟肼、利福平、吡嗪酰胺）的肝损机制也有所不同。异烟肼可以通过电子传递链、脂质过氧化、线粒体膜电位变化等机制，引起肝细胞内氧化应激以及线粒体功能障碍[52]。异烟肼和利福平在肝细胞内代谢时还会引发铁死亡[22]。

SOD2 的亚临床缺乏可能加重中毒药物引起的肝损伤，如曲格列酮[53]、尼美舒利[54]和氟他胺[55]等。另外，丙戊酸、水杨酸和呋塞米引起的肝细胞损伤中也有氧化应激发生，但具体机制还需要实验观察。

（韩梅芳　宁　琴　汪　艳）

参考文献

请扫描二维码
阅读本章参考文献

第21章

线粒体损伤与药物和毒物的肝毒性

肝脏是药物在机体代谢的主要场所,随着新药开发和联合用药的增多,药物性肝损伤(DILI)的发生率也逐年增高。目前已知全球有 1 100 多种上市药物具有潜在肝毒性,此外,草药、膳食补充剂、保健品也是导致 DILI 的常见病因。DILI 发生机制复杂,通常可概括为药物的直接肝毒性、特异质性肝毒性和间接肝毒性。不论是哪种肝毒性机制,其过程均可分为药物及代谢产物导致的"上游"事件,以及肝脏靶细胞损伤通路和保护通路失衡导致的"下游"事件。

在药物造成肝损伤的过程中,涉及细胞器损伤、细胞凋亡、细胞坏死、离子平衡破坏及一系列免疫反应激活过程,其中肝细胞线粒体的损伤发挥关键作用,药物及其活性代谢产物诱导的肝细胞线粒体受损和氧化应激(OS)可通过多种分子机制引起肝细胞损伤和死亡。

一、线粒体的结构和功能

线粒体是由两层单位膜构成的细胞器,本身具有独特的 DNA 分子和完整的遗传信息传递及表达系统。外膜厚约 6 nm,光滑有弹性,由蛋白质和脂质构成(各占约 50%)。线粒体的外膜含有孔蛋白,呈桶状结构,中心有一直径为 2~3 nm 的小孔,即内部通道。腺苷三磷酸(ATP)、烟酰胺腺嘌呤二核苷酸(NAD)、辅酶 A(CoA)等分子量小于 1 000 的物质均能自由通过。线粒体的内膜厚为 6~8 nm,其向基质内折叠形成嵴,嵴的形成大大增加了内膜的表面积。与外膜不同,内膜内蛋白质含量较高,缺乏胆固醇,富含心磷脂,蛋白质与脂质质量比>3∶1。心磷脂与离子的不可渗透性有关,内膜的结构组成形成了通透性屏障,能严格控制分子和离子通过,

对物质通透性很低。这种高度不透性内膜对建立质子电化学梯度、驱动 ATP 合成起重要作用。内膜除含有多种转运系统外,还含有大量合成 ATP 的装置。

外膜和内膜将线粒体分割成两个区室:一是内外膜之间的腔隙,称膜间隙(intermembrane space);另一个是内膜所包围的空间,称基质(matrix)。基质内充满包含可溶性蛋白质的胶状物质,具有一定的 pH 和渗透压。基质中的酶类最多,三羧酸循环、脂肪酸氧化、氨基酸降解等相关的酶均存在于基质中。此外,基质中还含有线粒体的遗传系统,包括 DNA、RNA、核糖体,以及转录、翻译遗传信息所必需的各种装置。

线粒体是一个动态细胞器,具有多形性、易变性、运动性和适应性等特点,其形态、大小、数量和分布在不同细胞内差异明显。在代谢旺盛的细胞中含量丰富,如在心肌细胞及肝细胞的细胞质中所占比例分别约为 50% 和 20%。线粒体普遍存在于哺乳动物成熟红细胞以外的真核细胞中,是细胞进行氧化和能量转换的重要场所,其主要功能是进行三羧酸循环及氧化磷酸化合成 ATP,为细胞生命活动直接提供能量。据估计,人体细胞每日要合成数千克的 ATP,约 95% 的 ATP 由线粒体合成,被喻为细胞的"动力工厂"。在细胞中,线粒体是氧化代谢的中心,是糖类、脂质和蛋白质最终氧化释能的场所。呼吸链电子传递还原氧的过程与 ADP+Pi 生成 ATP 的过程相耦联,共同完成线粒体合成 ATP 的能量代谢过程。此外,线粒体还与细胞中氧自由基的生成,调节细胞氧化还原电位和信号传导,调控细胞凋亡、基因表达、细胞内多种离子的跨膜转运及电解质稳态(如对细胞中 Ca^{2+} 的稳态调节)等有关。

二、药物或毒物可直接或间接引起线粒体损伤

进入人体内的药物或毒物大多在肝脏内进行生物转化,生成无活性的代谢产物而解毒;但通过细胞色素P450酶系的作用,可产生有活性甚至有毒性的中间产物[1]。药物或其代谢产物的过量蓄积可直接或间接引起线粒体的损伤,主要表现在以下方面。

1. **线粒体膜通透性增加或破裂**　对乙酰氨基酚(APAP)在肝内的代谢过程中可产生毒性较大的自由基代谢产物N-乙酰-对苯醌亚胺(NAPQI),少量NAPQI可与线粒体内的谷胱甘肽结合,生成硫醇尿酸或半胱氨酸衍生物而解毒。如因服药过量导致NAPQI蓄积过多,没有足够的谷胱甘肽解毒,则可导致线粒体的氧化应激,引起线粒体膜通透性增加和线粒体通透性转换(MPT)。MPT膜孔构成了跨越外膜和内膜的孔隙,药物及代谢物的毒性作用促进MPT膜孔的开放,结果是降低了质子梯度,线粒体膜电位崩溃,ATP产生终止,钙离子内流,发生氧化反应,引起线粒体肿胀、外膜破裂,释放细胞凋亡促进因子。

2. **干扰线粒体ATP的合成**　中毒剂量APAP及代谢产物NAPQI可选择性灭活ATP酶复合体中的高亲和力位点,抑制ATP酶的活性,使ATP合成速率下降20%~63%。此外,一些非甾体抗炎药可通过影响呼吸链功能,导致线粒体ATP合成减少而致功能障碍。

3. **减少线粒体蛋白质的合成**　部分抗生素在抑制细菌蛋白合成的同时,可减少线粒体内蛋白质的合成,如利奈唑胺、氯霉素、红霉素等,可结合到核糖体亚单位,抑制线粒体蛋白质合成。

4. **损伤线粒体β氧化和呼吸链功能**　药物本身和代谢产物可抑制线粒体呼吸链,造成ATP的消耗并产生大量活性氧基团(ROS),抑制β氧化而造成脂肪变性。抗心律失常药胺碘酮具有亲水、疏水特性,以及亲脂、亲氨功能,它进入线粒体内外膜间隙被质子化后带有正电,顺电势进入线粒体基质中,抑制脂肪酸的β氧化。另外,带正电的胺碘酮可阻碍呼吸链中的电子转运,引起超氧阴离子基团增多,导致细胞膜脂质过氧化在其他细胞因子协同作用下引起肝细胞坏死。还有一些药物如丙戊酸钠、四环素类抑制β氧化,引起肝细胞脂肪变性,减少糖异生,生成游离脂肪酸和脂质过氧化物,并进一步加重线粒体损伤。轻、中度线粒体损伤引起脂肪肝,重症者可导致肝衰竭或患者死亡。

5. **降解线粒体DNA**　一些抗病毒的脱氧核苷类似物能抑制DNA多聚酶,破坏线粒体DNA的合成,导致线粒体DNA和线粒体的消耗,使肝细胞死亡。

6. **减少线粒体转录物的合成**　干扰素能激活RNA酶-L,RNA酶-L切割线粒体转录因子A,后者在线粒体基质中可促进线粒体DNA的转录。活化的RNA酶-L还能结合到线粒体翻译启动因子上,降解线粒体mRNA。

7. **抑制ATP合成酶**　雌激素、部分植物提取物(如白藜芦醇、姜黄素)、天然毒素(如金轮霉素、寡霉素等)均可抑制线粒体ATP合成酶,导致ATP合成减少和线粒体功能障碍。

8. **破坏氧化防御系统**　诱导产生大量ROS,氧化损伤线粒体DNA,严重时可导致线粒体DNA降解。

9. **免疫损伤**　一些药物代谢产物可作为半抗原与肝细胞蛋白共价结合,转变为具有完整抗原特性的活性代谢产物结合蛋白(加合物),此种蛋白质释放到细胞外,可诱导CD8+T细胞的细胞毒作用而破坏靶细胞。某些细胞因子还可使B细胞激活,产生免疫复合物,激活补体,或通过抗体依赖性细胞介导的细胞毒作用(ADCC)破坏靶细胞。

三、线粒体损伤与药物或毒物性肝损伤

由于线粒体在物质和能量代谢及氧自由基的产生过程中处于关键的中心地位,这也使得线粒体损伤在药物或毒物性肝损伤的发病机制中处于中心环节。不同形式的细胞死亡均可由线粒体膜的破坏引起,主要表现为线粒体外膜的通透性改变和MPT[2]。2009年Russmann提出药物肝毒性的三步机制进程模型,将DILI发生机制分为上游事件(第一步)和下游事件(第二、三步),提出MPT在各种DILI的发病机制中均处于中心地位,其损伤程度决定肝细胞是发生凋亡还是坏死。这种三步骤机制进程模型详见本书"第13章"。

四、线粒体未折叠蛋白反应与肝损伤

线粒体未折叠蛋白反应(mitoUPR)最早发现于衰老相关的退行性疾病和代谢紊乱相关领域。mitoUPR是逆行信号传导通路,线粒体通过mitoUPR将局部应激信号传递给细胞核,引起相应核转录反应,修复线粒体损伤,保护细胞。线粒体氧化磷酸化的基因抑制可激活mitoUPR,改善代谢表型,延长细胞寿命,这种现象称线粒体稳态。在毒物/病原体的作用下,线粒体可发生适度应激,通过mitoUPR启动相应的适应性反应,线粒体分子伴侣合成增加,具有

解毒和抗病原体功能的蛋白质及溶菌酶合成增加,保护机体细胞及细胞器免受损伤,促进线粒体功能修复[3,4]。

在脂肪肝的发生过程中,mitoUPR可促进肝细胞内的脂类代谢,减少脂质沉积,促进脂肪变性肝细胞的修复,对脂肪肝具有重要调节作用。烟酰胺腺嘌呤可促进去乙酰化酶家族(SIRT)中SIRT1、SIRT3的表达,激活mitoUPR,促进肝细胞内β氧化,线粒体复合物增多,活性增加,可阻止非酒精性脂肪肝的发生。miRNA-29a可抑制糖原合成激酶3β并上调SIRT1介导的mitoUPR,促进mitoUPR相应成分的合成,抑制脂质在肝细胞内的沉积,减轻肝内的炎症,阻止纤维化的发生,有望成为脂肪肝的潜在治疗靶点[5-7]。

热休克蛋白(HSP)家族是mitoUPR过程中重要的蛋白质分子伴侣。HSP60在酒精性肝损伤过程中具有重要保护作用,当HSP60减少时,肝细胞内线粒体功能失调,进一步引起细胞损伤。此外,相关研究发现,酒精性脂肪肝和慢性丙型肝炎患者体内HSP72水平增高,抑制HSP9可使炎症信号传导减弱[8,9]。

虽然相关研究表明,mitoUPR在线粒体损伤修复过程中具有重要作用,mitoUPR过程的相关成分有望成为治疗靶点,但其发生的具体机制尚需进一步研究。

五、线粒体损伤与氧化应激的发生

氧化应激是由于ROS产生过多,超出抗氧化系统的消除能力所致。在众多细胞器中,线粒体是ROS产生的主要位点,超过90%的ROS产生于线粒体的呼吸链。在呼吸链电子传递的过程中,底物端和氧端有电子漏出现象,呼吸链漏出的电子和分子氧进行单电子还原反应生成超氧阴离子,超氧阴离子是体内ROS的主要来源。线粒体内的超氧阴离子可很快转变为过氧化氢,过氧化氢通过Fenton反应转变为高活性的羟自由基。超氧阴离子、过氧化氢、羟自由基统称为ROS。

正常生理状态下,机体通过线粒体内多种抗氧化因子快速清除过量的ROS,保持氧化和抗氧化平衡,维持机体正常生理活动。如ROS产生过多,不能及时被抗氧化剂或相关酶清除,ROS可与周围分子发生反应,导致线粒体氧化应激性损伤和功能障碍[10]。

抗氧化应激系统包括超氧化物歧化酶(SOD)、谷胱甘肽过氧化物酶(GSHPx)、血红素氧化酶(HO)、胆红素等。SOD可由外界刺激诱导合成,能清除大量氧自由基,SOD表达水平越高,机体清除自由基能力

越强,在氧化/抗氧化平衡中发挥重要作用。GSHPx可清除过氧化氢,主要生理功能是维持细胞内较低的氢过氧化物水平,减少潜在自由基的损伤。HO是血红素代谢的限速酶,广泛存在于组织器官中。HO及代谢产物可清除ROS,具有抗氧化应激作用。胆红素也是一种抗氧化剂,可抑制线粒体脂质过氧化,清除ROS,在抗氧化应激中也发挥一定作用。此外,α-硫辛酸、维生素E、维生素C等也具有清除ROS和自由基等作用。

氧化应激可直接和(或)间接损伤线粒体蛋白、脂质、DNA,诱发基因突变、蛋白质变性、脂质过氧化。氧自由基既可以直接和蛋白质发生反应,也可以和糖、脂质反应,通过代谢产物修饰蛋白质。蛋白质的肽链和侧链的部分氨基酸是自由基的敏感受体,自由基可使氨基酸残基发生突变,蛋白多肽链也会随之断裂、聚合或交联,蛋白质的构象和活性位点改变,导致其蛋白质结构和功能改变。线粒体DNA不含内含子,几乎完全由编码区组成,缺乏组蛋白的保护和有效的基因修复系统,邻近ROS的产生位点,故更易受氧化攻击产生突变。DNA双螺旋外侧的嘌呤和嘧啶对自由基最为敏感,自由基可引起DNA的碱基和脱氧核糖发生化学变化,引起碱基改变、坏死、脱落、脱氧核糖分解、磷酸二酯键断裂及DNA核苷酸链的断裂。DNA损伤后呼吸链复合物Ⅰ、Ⅳ活性下降,氧化磷酸化功能受损,ATP合成减少,糖酵解增多,ROS生成增多,引起Ca^{2+}内流,Ca^{2+}水平的升高还进一步加重脂质过氧化对线粒体的损害。膜电位和膜流动性下降引起线粒体基质体积变化和ATP产生减少,离子转运功能障碍,细胞内Ca^{2+}离子超载,线粒体肿胀、空泡化、嵴断裂,最终引起线粒体功能障碍,导致细胞的凋亡或死亡。

研究发现,急性乙醇中毒的大鼠肝细胞线粒体内ROS生成增多,谷胱甘肽水平下降,膜脂质发生过氧化,膜脂质流动性下降,Ca^{2+}摄取增加和氧化磷酸化解耦联。电镜下可见线粒体内外膜融合,形成空泡,嵴排列紊乱,结构不清。慢性氟中毒大鼠肝细胞内丙二醛含量增高,线粒体内SOD、GSHPx活性下降。电镜下线粒体肿胀,嵴断裂或消失,提示氟中毒使大鼠肝细胞处于氧化应激状态,可损伤细胞膜性结构和DNA,引起线粒体RNA转录、蛋白质合成减少及线粒体功能障碍。

六、干预线粒体损伤与药物或毒物性肝损伤

药物或毒物导致肝损伤时,常先通过氧化应激引

起线粒体功能失调,启动相关信号,导致肝细胞炎症反应、凋亡和(或)死亡,可见氧化应激在线粒体的损伤中发挥关键作用。线粒体的自我修复方式包括线粒体的融合/分裂、异常蛋白质的降解、对损伤组件的自噬。当损伤超出自我修复能力时,针对线粒体的抗氧化药物是治疗的首要选择。抗氧化药物的使用、增强自身线粒体抗氧化能力、增加内源性抗氧化酶基因表达等,均有利于 ROS 的清除[11]。

研究表明,多种信号传导通路参与调节氧化应激,其中细胞核呼吸因子 2(Nrf2)可刺激多种抗氧化物质的基因转录,在维持氧化还原稳态方面发挥重要调节作用,是潜在的治疗靶点。

MitoQ 分子是研究最多的线粒体靶向抗氧化剂,为泛醌的一种衍生物,由三苯基磷酸酯(TPP)阳离子基团与泛醌连接合成[12]。醌类在线粒体呼吸链中承担着电子载体的作用,促进电子传递,可以修复线粒体损伤造成的电子传递障碍。动物模型中,MitoQ 分子可减轻线粒体的氧化应激损伤,促进 ROS 清除和肝细胞内谷胱甘肽水平的恢复,抑制肝细胞脂肪变性,抗氧化作用优于非靶向抗氧化剂。维生素 E 与 TPP 连接形成的 MitoE 具有类似 MitoQ 的效果,可保护线粒体呼吸链,减少氧化应激损伤及炎症因子的表达[8]。

短杆菌肽 - S 连接四甲基哌啶氮氧化物(Hemigramicidin-TEMPO)类抗氧化剂,由线粒体靶向物质及抗氧化剂两部分组成。短杆菌肽-S 对菌膜及线粒体膜的亲和性高,对线粒体有靶向作用,可将清除氧自由基的物质携带至线粒体中。四甲基哌啶氮氧化物可稳定氮氧自由基团,清除自由基。因此,Hemigramicidin-TEMPO 具有抗氧化、抗炎作用,可减少肝细胞中一氧化氮合酶的表达。

抗氧化肽是小于 10 个氨基酸的小型合成带正电的肽,可自由渗透被动扩散通过线粒体膜。SS-31 抗氧化剂,是由芳香族氨基酸和碱性氨基酸交替组成的肽类。SS-31 在线粒体内膜与心磷脂结合,阻止细胞色素 C 与心磷脂的相互作用,促进细胞色素 C 在呼吸链中的电子载体功能,具有膜通透性好、线粒体靶向性强等特点。可限制线粒体 ROS 的生成,减少氧化损伤,改善线粒体的生物能量学,对多种器官的氧化应激损伤均有保护作用。

褪黑素具有亲脂性和亲水性,能与氧和氮衍生的反应性物质反应,抗氧化活性强,且代谢物也具有抗氧化作用。褪黑素同时有抗氧化和抗炎活性,可清除过氧化氢,增强内源性抗氧化作用,减少 NO 的产生,防止线粒体功能障碍、能量衰竭、细胞凋亡,在动物模型中可减少炎症因子的释放。

S-腺苷甲硫氨酸可增加内源性谷胱甘肽的产生,减轻细胞内的氧化应激压力,改善酒精中毒所致的肝内缺氧和线粒体呼吸链功能异常,促进线粒体膜通透性恢复正常。

左卡尼汀和烟酰胺核苷联合可显著减少脂质过氧化、脂肪沉积,抑制肝细胞脂肪变性,利于线粒体代谢调控。

α-硫辛酸是一种强抗氧化剂,可减少线粒体内二氢硫辛酸,在氧化应激的动物模型中有较好的抗氧化效果。

内源性抗氧化剂在调节线粒体内氧化还原平衡中发挥重要作用,可以抵御 ROS 带来的损伤。该抗氧化防御系统由 SOD、谷胱甘肽、抗氧化蛋白、细胞色素 C、过氧化物酶、过氧化氢酶等构成,包括酶途径和非酶途径。基因治疗的方法已用于增强内源性抗氧化蛋白,将人体内的锰超氧化物歧化酶的腺病毒转染至鼠体内后,其肝脏中的锰超氧化物歧化酶活性上调,可减轻由酒精或缺血再灌注诱导的氧化应激损伤。

线粒体移植也可能是治疗线粒体功能障碍的有效手段,已有关于治疗扩张性心肌病的报道,并在大鼠动物模型中证实,可降低肝细胞内凋亡分子和 ROS 水平,减轻氧化应激损伤,促进肝功能恢复[13]。

(耿家宝　于乐成)

参考文献

请扫描二维码
阅读本章参考文献

第22章

内质网应激在肝病发生中的作用

一、内质网应激的概念

内质网（ER）是细胞中一种膜性网状细胞器，主要参与蛋白质、脂类、糖类的合成和代谢。ER 不仅参与蛋白质的合成、折叠、成熟、运输和分泌，同时在药物代谢、钙离子储存和释放过程中均发挥重要作用。当机体出现生理或病理因素时，如高脂、缺氧、B 细胞成熟、营养不良、病原体、毒物等，均可扰乱 ER 稳态，导致 ER 内的钙离子水平骤变，错误折叠蛋白和未折叠蛋白累积，引发 ER 应激（ERS），继而出现未折叠蛋白反应（UPR）和应激反应。ERS后细胞出现的一系列病理性反应通常称为"内质网应激反应（ERSR）"[1,2]。

UPR 是指未折叠或错误折叠的蛋白质在内质网中堆积到一定程度，启动对应的蛋白激酶或信号传导过程，信号传导至细胞核，调节相关基因表达，使一系列特有靶基因转录和蛋白质翻译水平改变，促进 ER 内堆积的未折叠蛋白或错误折叠蛋白处理的过程。UPR 信号路径的活化既可导致细胞内稳态恢复，也可激活一系列级联反应，最终导致细胞死亡。

在 ERS 早期或轻到中度应激时，UPR 可以促进错误折叠蛋白和未折叠蛋白的清除，减轻应激的影响并逐渐恢复内质网稳态，对细胞有保护作用，这种类型的 UPR 称为"适应性 UPR"。当 ERS 持续时间和强度超过机体的调节能力时，UPR 通过激活凋亡信号通路，诱导细胞凋亡，称为"非适应性 UPR"。

二、内质网应激发生的机制

ER 是一种高度动态变化的细胞器，其膜蛋白及脂质的半衰期为 3~5 d，需不断翻新维持其结构和功能的完整。ER 膜与过氧化物酶体、高尔基体、线粒体等接触处有连接复合物，可能参与信号传导、脂质运输、Ca^{2+} 稳态调节等。当出现缺氧、Ca^{2+} 平衡失调、生物合成需求量增多、未折叠蛋白丰度增加、毒物或药物作用等情况，未折叠或错误折叠蛋白积累，发生 ERS 以恢复稳态。

发生 ERS 后，ER 向细胞质、细胞核传输一系列错综复杂的信号，以弥补外源性损伤和恢复细胞稳态，主要反应途径为 UPR。UPR 主要通过 RNA 依赖的蛋白激酶 R 样内质网激酶（PERK）、肌醇需求酶 1α（IRE1α）和转录激活因子 6（ATF6）传感器传递信号[1]。主要功能是：① 诱导产生更多的伴侣分子，增加 ER 对蛋白质分子的折叠；② 激活蛋白酶对错误折叠蛋白的降解和自噬作用；③ 减少多肽分子合成，从而降低进入 ER 的蛋白质含量。这些自稳性反应可使 ER 和细胞功能保持平衡状态[3,4]。

在正常生理状态下，传递信号的 3 个跨膜蛋白的 N 端与 ER 管腔内的伴侣分子免疫球蛋白重链结合蛋白（BiP）/葡萄糖调节蛋白（GRP78）结合，处于失活状态。当葡萄糖缺乏、钙储量耗竭、未折叠或错误折叠蛋白堆积引发 ERS 时，BiP/GRP78 与 3 个跨膜蛋白解离并与错误折叠蛋白结合，帮助蛋白质进行折叠，并引起一系列复杂的级联反应，最终决定细胞命运。

1. PERK 信号通路 PERK 是 ER 与线粒体相关膜结构的重要组成部分，作为连接 ER 与线粒体的桥梁，PERK 在 ER 和线粒体之间的钙离子运输和信号传导中发挥重要作用。当细胞发生 ERS 时，PERK 通路被激活，通过对真核翻译启动因子（eIF2α）亚单位进行磷酸化而全面抑制蛋白质合成。eIF2α 磷酸化后可减少周期蛋白 D1 合成，使细胞周期处于停滞状态。PERK 还可通过磷酸化

eIF2α 对核糖体 RNA 的转录进行调节,减少 mRNA 翻译,阻止细胞内新生蛋白质合成,同时选择性促进部分 mRNA 的翻译,包括 ATF4 及其下游靶点 CCAAT/增强子结合蛋白(C/EBP)同源蛋白(CHOP)的合成增加。ATF4 再与环腺苷酸应答元件(CRE)结合,激活 CHOP。CHOP 可诱导生长停止和 DNA 毁损诱导性蛋白 34(GADD34),而 GADD34 与蛋白磷酸酶 1 形成的复合物,可促进 eIF2α 的去磷酸化,这是一种旨在通过重新开启蛋白质合成以恢复 ER 稳态的重要机制,但持续蛋白质超载时,这种机制将对细胞有害。CHOP 可通过多种机制促进 ERSR,PERK 过度激活时,CHOP 可促进氧化应激和炎症反应,导致抗凋亡性 BCL-2 蛋白下调,增加促凋亡蛋白 Bim 的转录和 p53 的表达,促进细胞凋亡。

2. IRE1α 信号通路　IRE1α 由 N 端的管腔传感器结构域、一个跨膜结构域和 C 端胞内效应器构成,具有蛋白激酶和核糖核酸内切酶的活性。与 BiP 分离后,IRE1α 形成二聚体,通过自磷酸化激活 IRE1α 的核糖核酸内切酶。IRE1α 通过对 X-盒结合蛋白-1(XBP-1)的 mRNA 进行非常规剪接产生短的 XBP-1(sXBP-1)mRNA,sXBP-1 mRNA 的表达产生有活性的 sXBP-1,运输至细胞核,反式激活 ER 分子伴侣和分泌基因,增强 ER 转运和降解未折叠蛋白的能力。IRE1α 还可降解许多分泌性蛋白和跨膜蛋白的 mRNA,有助于降低进入 ER 的蛋白质载荷。IRE1α 可介导肿瘤坏死因子受体相关因子 2(TRAF2)和调节 c-Jun N 端激酶(JNK)、核因子 κB 激活的凋亡信号调节激酶 1(ASK1)等致凋亡信号的募集,导致自噬、胰岛素抵抗和凋亡[5]。JNK 具有多种促凋亡效应,包括通过磷酸化诱导促凋亡蛋白 Bim 的激活,同时使抗凋亡蛋白 BCL-2 失活。

3. ATF6 信号通路　ATF6 是一种转录因子,有 ATF6α、ATF6β 两个亚型。ERS 后 ATF6α 被转运进入高尔基体,在丝氨酸蛋白酶和金属蛋白酶的作用下被剪切成可溶性 N-ATF6 并被转运至细胞核。N-ATF6 进入细胞核后与 ATF/cAMP 反应元件和 ERS 反应元件结合,共同激活 BiP、CHOP 等靶基因,调节细胞的存活。ATF6α 与 sXBP-1 形成的二聚体激活 ER 内蛋白质降解相关基因的转录。动物实验显示,ATF6α 在 ER 折叠、分泌和降解蛋白质过程中发挥重要作用,可有效减少 ERS 带来的损伤。ATF6β 可能参与调节 ATF6α 介导基因调控的程度。

UPR 的 3 个信号通路的相互影响机制更加复杂,ATF6 的消融促进 IRE1 的表达和 XBP-1 的剪接,并可使 IRE1 的活性显著增强,提示 ATF6 的减少可加速 IRE1 信号通路的传导。反之亦然,ATF6 过表达可降低 IRE1 的表达,抑制 IRE1 的活性。PERK-eIF2α-ATF4 信号轴的激活可上调 ATF 6 及其靶基因的表达,并促进 ATF6 向高尔基体的转运和激活。PERK 信号通路的激活和 eIF2α 的磷酸化抑制 XBP-1-ATF6 信号传导相关基因的表达,决定细胞的命运。因此,ERS 导致的细胞凋亡更可能是不同 UPR 分支相关作用的结果。

三、内质网未折叠蛋白反应与肝损伤

(一)非酒精性脂肪性肝病

非酒精性脂肪性肝病(NAFLD)是由于甘油三酯在肝内沉积所致,常见于肥胖/超重的个体。部分 NAFLD 可发展至肝炎伴肝纤维化,称非酒精性脂肪性肝炎(NASH)。相关研究表明,UPR 在肝内脂肪变性、炎症、纤维化过程中发挥重要作用[6]。

饱和脂肪酸对肝细胞有脂毒性,可直接嵌入 ER 膜,降低膜的流动性,引发 ERS,膜结构的改变可能激活 UPR 感受器或间接影响 ER 蛋白的加工。动物模型提示,高饱和脂肪酸饮食可引发肝细胞 ERS 和肝损伤,而不饱和脂肪酸饮食则不引发 ERS。

持续 ERS 可通过 UPR 激活一系列炎症反应,导致肝细胞凋亡、肝内炎症和纤维化。单纯的凋亡一般不会引发炎症反应,在胆管结扎引起胆汁淤积型肝损伤动物模型中,CHOP 基因敲除后,可抑制肝内炎症,减轻肝损伤,提示 CHOP 诱导的肝细胞死亡不仅仅是凋亡,同时还伴有炎症反应。ERS 导致肝内炎症的机制可能是细胞死亡后激活巨噬细胞清除细胞碎片,当死亡细胞超出肝脏清除能力时,死亡细胞可能自发破裂,释放相关因子,招募并激活免疫细胞,导致炎症反应。

1. IRE1α 在 NAFLD/NASH 中的作用　多项研究发现 IRE1α 的激活促进 NAFLD 进展至 NASH,如 ER 固有蛋白 Bax 抑制剂 1(BI-1)限制 IRE1α 的激活。当 BI-1 基因敲除后,小鼠对高脂饮食敏感,IRE1α 和 XBP-1 激活增加,更易发展至 NASH。BI-1 表达上调可抑制 IRE1α 的活性,造成衣霉素诱导 ERSR 动物模型中 sXBP-1 水平下降[7]。IRE1α 信号通路激活后,可通过 sXBP-1 促进丝氨酸棕榈酰转移酶基因的转录,引起神经酰胺生物合成增多和细胞外囊泡(EV)的释放。在饮食诱导的 NASH 动物模型中,EV 可招募巨噬细胞,导致肝内炎症和损伤的加重。在 NASH 患者体内,XBP-1、丝氨酸软脂酰转移酶、EV 水平均明显增高。反之,IRE1α 的 S-亚硝基化可导致其核糖核酸内切酶活性降低、XBP-1 剪接减少。另一项研究敲除 IRE1α 基因后,高脂饮食的小鼠肝内炎症和纤维化明显,提示 IRE1α 可能对 NASH 有保护作用[8]。IRE1α 不同作用的差异可能和不同背景下复杂的信号传导通路有关,如 XBP1 剪接和调控的 IRE1α 依赖性衰减(RIDD)的平衡可能决定 IRE1α 激活的最终结果。

2. PERK 在 NAFLD/NASH 中的作用 PERK-eIF2α 信号通路导致 UPR 靶基因的表达上调,促进促凋亡蛋白 CHOP 的合成。GADD34 与蛋白磷酸酶 1 形成的复合物,可促进 eIF2α 的去磷酸化,降低 DNA 毁损诱导转录因子 3(DDIT3)和 ATF4 的水平,抑制 UPR。选择性 eIF2α 去磷酸化抑制剂可减轻 NAFLD 肝内的脂肪变性和纤维化,这可能与 eIF2α 磷酸化后诱导自噬有关[9,10]。此外,CHOP 在 NASH 中的作用机制更加复杂,肝细胞 CHOP 基因敲除后,ERS 引起的细胞死亡明显减轻,也有报道称 CHOP 依赖的巨噬细胞凋亡对 NASH 可能有保护作用。

3. ATF6α 在 NAFLD/NASH 中的作用 ER 膜流动性的下降可选择性激活 ATF6α,导致 NASH。近期的研究表明,ATF6 可被鞘脂类(如二氢神经酰胺、二氢鞘氨醇)激活。鞘脂类激活机制与未折叠蛋白的激活机制不同,主要促进 ER 脂类生物合成基因的表达,不引起 UPR 基因的表达上调。ATF6p50 可能通过诱导 CHOP 的合成间接抑制脂肪合成的相关基因,最终减少脂肪酸氧化和脂蛋白分泌。

(二)酒精性肝病

1. PERK 在酒精性肝病(ALD)中的作用 UPR 的 3 个传感器中,对 PERK 的研究最为深入。给小鼠喂食酒精后,促进 PERK 的激活和 ATF4 依赖的烟酰胺-N-甲基转移酶(NNMT)表达上调[11]。NNMT 是重要的胞质甲基转移酶,与 ALD 过程中脂肪合成基因表达上调和脂肪变性密切相关。PERK-ATF4-NNMT 信号轴促进肝内脂肪合成基因的表达上调,最终导致肝细胞酒精性脂肪变性。然而,ATF4 激发的氨基酸合成和运输在肝细胞脂肪变性中的作用尚需进一步研究证实。

2. 继发性 ERS 在 ALD 中的作用 ERS 可继发于原发性肝脏病理应激,当小鼠肝细胞的甘油三酯合成限速酶二酰甘油酰基转移酶 1(DGAT1)基因敲除后,可促进游离脂肪酸(FFA)在肝内沉积,加重肝内脂肪变性和肝细胞损伤,激发 ERS,导致溶酶体相关膜蛋白 2 合成下调和自噬缺陷。FFA 诱导的 ERS 可激活 ATF4 分支,介导溶酶体相关膜蛋白 2(LAMP2)合成下调和后继 LAMP2 依赖自噬潮的抑制。通过过氧化物酶体增殖剂降低 FFA 可逆转 ERS,使 LAMP2 合成和自噬恢复正常,提示抑制继发 ERS 的信号通路,有望成为 ALD 的潜在治疗策略[12]。

3. 先天免疫系统的激活在 ALD 中的关键作用 乙醇诱导的继发性 ERS 激活干扰素基因刺激因子 1(STING1)和干扰素调节因子 3(IRF3)信号级联反应。激活的 IRF3 与凋亡调节因子 Bax 相互作用,导致肝细胞凋亡和 ALD。当 STING1 基因缺陷时,可导致 IRF3 失活,抑制肝细胞凋亡。因此,继发性 ERS 可导致非适应性 UPR,促进疾病进展,抑制 UPR 相关反应元件可能是 ALD 的有效治疗策略。

(三)慢性 HBV 感染

病毒复制过程可明显影响宿主细胞蛋白质合成,HBV、HCV 的感染与 ERS 信号传导过程的诸多元件相关。在 HBx 转基因鼠体内,磷酸酶 2 的 B56γ 亚基水平与 HBV X 蛋白水平呈正相关。HBx 的表达导致肝细胞产生 ERS,激活 cAMP 反应元件结合蛋白 3 样 3(CREB3L3)信号通路,导致 Jun 原癌基因的激活、AP-1 转录因子亚单位的激活及核转位,进一步反式激活编码 B56γ 亚单位基因,B56γ 导致肿瘤蛋白 p53 的去磷酸化和周期蛋白依赖性激酶抑制因子 1A(CDKN1A)的激活,触发细胞周期阻滞在 G1 期和肝细胞凋亡。因此,HBx 引发的 ERS 激活 CREB3L3-JUN-TP53-CDKN1A 轴,触发细胞周期停滞、细胞死亡,提示针对 ERS 的靶向治疗可减轻 HBV 引起的肝损伤。

在 HBV 感染过程中,多种 HBV 包膜蛋白在 ER 中的表达上调,包括截短的表面抗原中蛋白(MHBs')、大表面抗原蛋白(LHB),两种蛋白质参与调节宿主肝细胞基因表达,引起肝损伤。MHBs'通过激活丝裂原活化蛋白激酶 14(mitogen-activated protein kinase 14, MAPK14)和 NF-κB 通路上调 IL-6 的合成。此外,MHBs'在 ER 中的蓄积引起 ERS,可能是 MAPK14 和 NF-κB 信号通路激活的潜在机制。因此,抑制 MAPK14、NF-κB 信号通路激活和 ERS 可减轻 HBV 感染所致的肝损伤[13]。

(四)慢性 HCV 感染

HCV 在肝细胞的复制及相关蛋白质的表达激发 ERS,通过 UPR 过程中的 ATF4、ATF6α 上调 CHOP 的表达,导致细胞凋亡。对 HCV 感染的细胞

用 H_2O_2 处理后,可进一步增加 CHOP 的表达,提示氧化应激和 ERS 可导致 CHOP 表达上调、细胞死亡,用小干扰 RNA 抑制 DDIT3 基因可阻止细胞死亡。

相关研究提示感染 HCV 后,肝细胞内发生 ERS,UPR 的 3 种信号通路激活,炎症因子和凋亡相关基因的表达上调,抑制 ERS 和氧化应激靶点可能减轻 HCV 感染所致的肝损伤。HCV 可通过 ERS 的扩散抑制 URP 相关基因的表达,抑制 ERS、促进 URP 相关基因表达可减轻 HCV 感染所致肝损伤,具体机制尚未明确。

总之,现有的证据表明 HBV/HCV 感染所致的 ERS 比较强烈,引起持续 UPR,导致肝内病变持续进展。抑制 ERS 相关靶点及 UPR 分支可能是 HCV/HBV 感染的有效治疗策略。

(五) 原发性肝癌

ERS 与多个器官的癌变相关,如肺、乳腺、脑、前列腺、肝等。肝细胞癌(HCC)的发生是 ERS、肝损伤、肝内炎症、代谢等多因素相互作用的结果。UPR 促进细胞适应应激的同时,也为肿瘤细胞的生存提供条件。肝炎病毒、酗酒、肥胖引起的应激均为 HCC 发生的危险因素,可促进肿瘤的发生、发展。相关证据表明,HCC 人群中 ERS 标志物水平明显增高,ER 功能失调及 ERS 诱导的肝细胞死亡均为 HCC 发生的驱动因素。当高脂饮食或肝内 ER 分子伴侣 BiP/GRP94 缺失,可引起错误折叠的 ER 蛋白过表达,导致肿瘤的发生。ERS 在肿瘤的发生发展过程是把双刃剑,肿瘤细胞可利用适应性 UPR 抑制轻度 ERS,促进肿瘤进展,而严重的 ERS 和非适应性 UPR 则促进肿瘤细胞死亡。动物实验表明,CHOP 基因敲除可有效阻止化学物质诱导的 HCC。HCC 动物模型敲除 CHOP 基因后,细胞死亡减少,炎症和细胞增殖的标志物水平均下降,提示 CHOP 在 HCC 的发生、发展过程发挥重要作用。从肝损伤到 HCC 的发生,肝内其他细胞也参与 ERS 信号传导,肝细胞发生 ERS 后分泌 TNFα 和富含神经酰胺的 EV,两者均影响巨噬细胞的活性,导致巨噬细胞参与免疫调节和炎症反应[14]。ERS 也可发生于肝星状细胞(HSC),IREα 信号通路引起 TGF-β 表达上调,进一步激活 HSC,胶原蛋白表达上调,导致肝纤维化,利于 HCC 的发展。总之,HCC 发生过程 ERS 信号传导非常复杂,针对 ERS 信号传导的治疗策略需充分考虑其对肝细胞、HSC、巨噬细胞的作用及在肿瘤发生、发展过程中的作用[15,16]。

相关研究发现,ATF6α、BiP 水平和 XBP1 mRNA 剪接与肝组织病理评分正相关,UPR 的 ATF6α 通路和 IRE1α 可能在肝癌的发生过程中发挥重要作用。在 HCC 可检出多个 ATF6α 靶基因非同义突变及阻止 ATF6α 降解的体细胞相关基因突变,最终导致 ATF6α 的沉积和激活。另一方面,ATF6α 的单核苷酸多态性促进 ATF6α mRNA、ATF6α 靶基因水平的增多,对 HCC 易感。值得关注的是,ATF6α 功能丧失的基因突变具有温和的表型,可导致色盲,提示短期制 ATF6α 可能对 NASH、HCC 有效。

IRE1α 通路在 HCC 的发生过程同样发挥重要作用,肝细胞 IRE1 基因缺陷可阻止二乙基亚硝胺诱导小鼠的 HCC 发生。IRE1 缺陷可限制肝细胞增殖,促进肝细胞凋亡,降低 TNF-α 和 IL-6 水平。UPR 激活是肿瘤细胞在不利环境和化疗药物作用下,应对 ERS 的一种适应性机制。强烈或持续的 ERS 可导致肝癌细胞死亡,具有潜在的阻止肿瘤进展作用。相关研究提示,用药物抑制 IRE1α 内切核糖核酸酶的活性可减轻小鼠体内肿瘤负荷。IRE1α 抑制剂(4μ8c)可阻止 HSC 的激活,限制肿瘤细胞的增殖和迁移,可能是细胞内活性氧含量下降所致。

锌指蛋白 263(ZNF263)与 ERS、HCC 的临床分期和生存时间密切相关。ZNF263 可诱导 ERS 和适应性自噬,降低肿瘤细胞对化疗药物的敏感性,引起肿瘤耐药。ZNF263 基因敲除后可抑制细胞增殖、增加肿瘤对化疗药物的敏感性、促进肿瘤细胞凋亡。

(六) 缺血再灌注性损伤

热缺血可引发小鼠 ERS 和 UPR,尤其库普弗细胞(KC)内的 ATF6α 信号通路,调节对 Toll 样受体(TLR)激动剂的反应,抑制抗炎因子的产生,增加促炎因子的生成。通过化学伴侣 4-苯基硼酸抑制 ERS 或用小干扰 RNA 沉默 ATF6α 可抑制促炎细胞因子的产生,抑制免疫细胞的局部激活,抑制 ERS 可能有利于减轻肝缺血所致的炎症。

缺血预处理可在一定程度上减轻缺血再灌注造成的损伤,在肝脏缺血再灌注损伤之前注射衣霉素,可明显减轻 ERS 和后续 IRE1α、BiP 信号通路造成的损伤。IRE1α 与活化的激酶 C 受体 1(RACK1)相互作用,导致 IRE1-RACK1-蛋白激酶 AMP 活化的催化亚单位 α2(PRKAA2)和 IRE1-RACK1-Bcl2 通路激活,最终抑制细胞凋亡、诱导自噬。

缺血可上调非实质肝细胞 IL23A、IL12B 的表达,引起缺血再灌注损伤相关免疫反应,导致肝内炎症和损伤。ERS 诱导、自噬抑制、TLR4 激活可能是

IL23A、IL12B 上调的潜在机制。因此,抑制 TLR4、用西罗莫司减轻 ERS 均可抑制 IL23A 的产生,减轻缺血再灌注造成的肝损伤。ERS 诱导、自噬抑制、TLR4 激活在缺血再灌注性肝损伤中具有相互协同作用。

(七) 肝纤维化和肝硬化

炎症在肝纤维化的发生、发展过程中发挥重要作用,促炎症因子 TLR4 和 STING1 激活干扰素调节因子 3(IRF3),可能引发肝细胞凋亡并利于 I 型干扰素反应。在构建慢性肝纤维化动物模型过程中,CCl₄ 可诱导持续 ERS、IRF3 和干扰素的激活、肝损伤、肝纤维化。然而,IRF3 或 STING1 缺陷的小鼠肝细胞可避免肝细胞凋亡和纤维化,提示 IRF3、STING1 在肝纤维化发生过程中具有重要作用。ERS 引起 STING1-IRF3 信号传导可级联触发 1 型干扰素的表达上调,导致肝细胞凋亡和纤维化的进展。

纤维化发生信号触发 I 型前胶原的转录,然后进入 ER,通过 ER-高尔基分泌体释放到细胞外基质中。干扰 ER 内 I 型前胶原的输出可引起 ERS 和 UPR,导致 HSC 的凋亡。UPR 激活后通过 IRE1α-XBP1 信号轴可上调 TANGO1(参与 1 型胶原分泌的蛋白)的表达,促进肝纤维化。反之 TANGO1 基因敲除后抑制 HSC 内 1 型胶原的分泌,导致 ER 内 1 型前胶原的蓄积、ERS、UPR 诱导和细胞凋亡,减轻肝纤维化,提示 TANGO1 在肝纤维化发生过程中发挥重要作用。

体内外试验表明,丹酚酸 A 可通过激活 SIRT1-HSF1 通路,诱导脱乙酰和 HSF1 表达上调,引发促进 ER 蛋白正确折叠的热休克反应,减轻 ERS 和肝纤维化。相关研究表明,ERS 上游信号分子是治疗肝纤维化的潜在靶点。在 CCl₄ 构建肝纤维化鼠模型中,用 1-三氟甲氧基苯基-3-(1-丙酰基哌啶-4-基)尿素(TPPU)抑制环氧化物水解酶 2(参与脂质环氧化合物的代谢),可下调 1 型胶原 α₂ 链、3 型胶原 α₁ 链的表达,减少细胞外胶原沉积。

四、内质网应激与药物或毒物性肝损伤

药物和毒物主要在肝内代谢,药物或毒物性肝损伤的致病机制复杂,包括肝细胞凋亡、炎症反应激活、线粒体功能失调、胆管损伤等。肝细胞的滑面内质网是药物代谢的主要场所,ERS 与多种药物副作用有关,在 DILI 的发生过程中发挥重要作用。APAP 是引起肝损伤的常见药物,APAP 代谢过程产生少量 NAPQI,正常情况下由 GSH 解毒,不引起肝损伤。当 APAP 超剂量使用或机体易感性增加时,NAPQI 在细胞内蓄积,消耗细胞内的谷胱甘肽、打破 ER 内氧化还原平衡,是导致 ALF 的常见病因[17]。APAP 的毒性作用主要通过增加 p-eIF2α 和 CHOP 的表达导致细胞死亡,CHOP 缺陷小鼠可避免 APAP 导致的肝损伤。亚致死剂量的 APAP 可诱导小鼠肝内 ATF6 和半胱氨酸蛋白水解酶(Caspase-12)活化。肝特异性 XBP1 缺陷通过 IRE1α/RIDD 介导的 CYP1A2 和 CYP2E1 表达下调,对 APAP 导致的肝毒性具有保护作用。4-苯基丁酸(4-PBA)可减轻 APAP 诱发的 ERS,减少肝细胞凋亡或坏死。此外,HIV 蛋白酶抑制剂诱发肝细胞、小肠细胞、巨噬细胞内 ERS 和 UPR,导致肝损伤和代谢综合征。

(耿家宝　于乐成)

参考文献

请扫描二维码
阅读本章参考文献

第23章

肝细胞再生和肝组织修复与肝病的转归

在人体所有器官中,肝脏的再生能力最为强大,而肝脏独特的再生能力保障了大多数有机体对肝功能的依赖。这种依赖性在脊椎动物中更加明显[1],肝功能的稳定对于身体稳态至关重要。

药物性肝损伤(DILI)的发生机制通常与药物或毒物的代谢相关。药物或毒物进入人体后常由肝脏代谢,在肝细胞内经生物活化后会产生活性代谢产物和自由基。这些代谢产物会攻击肝细胞中的大分子物质,最终导致肝细胞损伤甚至肝功能衰竭。然而此认识并不全面,因为DILI的进展还可能存在其他机制,肝细胞的再生和组织修复也同样涉及诸多信号通路,包括初始的肝损伤激发肝细胞的再生和组织修复,从而显著影响甚至决定肝损伤的最终结局。

本章主要阐述肝脏的再生模型、修复机制、影响因素及潜在临床意义等。

一、肝脏再生机制

肝脏组织细胞主要分为实质细胞和非实质细胞,两者在肝细胞损伤及再生修复过程中均发挥关键作用,但在不同种类的肝损伤类型中,肝组织细胞均有不同的再生和修复机制。在体外和啮齿类动物体中也进行了肝损伤模型的相关实验,发现应用肝生长因子(HGF)和表皮生长因子受体(EGFR)配体也可明显诱导肝细胞的增殖[1]。

目前常用的损伤后肝再生模型构建方式有直接肝切除及对乙酰氨基酚(APAP)过量的DILI模型。

(一)肝切除模型

肝切除模型中的肝脏细胞不存在坏死和炎症反应[2],因此可以模拟内环境稳态过程中的肝再生模型。行肝切除术后,残留的肝细胞会进入细胞周期增殖以恢复切除的肝脏肿块,一小部分随后开始再次分裂[3],肝细胞的再生从门静脉周围开始,然后从小叶中部区域延展到中央周围区[4]。但是在术后60 h,有丝分裂产生新的肝细胞会发生凋亡,凋亡的发生可能是为了保护肝脏免受过度增殖的影响[5]。而当肝细胞增殖受损时,胆管上皮细胞(BEC)能去分化为肝祖细胞(LPC),亦称为椭圆细胞,这个增殖过程在肝切除70%之后的1~3 d再生达到峰值,随后LPC会再次分化增殖为肝细胞[3,6]。除上述BEC去分化到LPC的增殖方式,肝细胞同样可去分化为LPC,之后再重新分化增殖回肝细胞[7]。

有研究发现BEC的去分化与增殖与分泌素介导的胆汁和胆汁酸分泌密切相关[8],而胆汁酸诱导的YAP表达对BEC的增殖同样至关重要[9]。因此推测胆汁酸可诱导BEC的YAP高表达,YAP促进胆管生成;同时YAP又是Hippo通路中的重要步骤,促进肝细胞增殖分化。

(二)APAP过量模型

在小鼠和人类肝细胞的APAP过量DILI模型中发现,EGFR是APAP过量后肝细胞增殖的主要驱动因素之一。肝毒性呈现剂量依赖性,同时显著抑制肝组织的再生[10]。在这类损伤模式中,当药物或毒物作用于肝脏并导致损伤后,将肝脏针对损伤的反应分为两个阶段(图23-1)。① 阶段1:致损阶段,药物及毒物的代谢物质会通过多种生物反应过程引发肝细胞损伤。② 阶段2:在代偿性组织再生及修复的存在或缺失前提下,肝损伤进展或消退的阶段。在这个过程中,肝损伤虽然仍在进展,但是若肝细胞分裂再生和组织修复能及时启动,肝损伤可恢复;若肝细胞的再生和组织修复由于其他因素被抑制或缺失,如

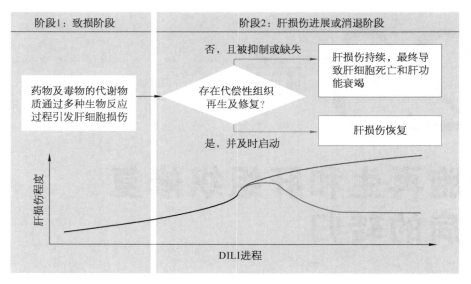

图 23-1　DILI 进程示意图

过量的药物或毒物及肝脏原发性基础疾病,则肝损伤将持续进行下去,最终导致肝细胞死亡和肝功能衰竭[11]。

二、DILI 的发病机制

一般,大剂量使用某种药物治疗可能增加肝脏代谢负担,从而使患者发生肝功能障碍和肝损伤的可能性增加。较为经典的是 APAP 导致的 DILI。APAP 在人体内经细胞色素 P450 催化的一系列过程会转化为一类具有毒性的亲电物质 N-乙酰基-对苯醌亚胺(NAPQI),NAPQI 与谷胱甘肽和蛋白质上的巯基相结合,不断消耗使细胞更易受到氧应激的影响。线粒体蛋白是关键靶标,但具体影响尚不明确[12,13],与蛋白质的结合似乎会抑制肝细胞的线粒体呼吸作用[14],导致线粒体的功能障碍和氧化应激[15-17]。研究证明,初始氧化应激激活会在活性氧(ROS)的诱导下聚集在 c-Jun N 端激酶 1/2(Jnk)上的氧化还原敏感 MAP 激酶[18-21],在发生磷酸化后的 Jnk 易位到线粒体,进一步抑制线粒体呼吸来加剧其氧化应激[22-24]。除了 Jnk,如受体相互作用蛋白激酶(Ripk)1 和 Ripk3 也被证明在这个过程中承担重要作用[25-27],但其具体的级联关系和作用机制仍有待研究。

上述所有激酶的作用最终导致线粒体膜电位丧失[27,28]、通透性转变,而后线粒体基质发生膨胀,同时线粒体外膜发生破裂、释放核酸内切酶。当核酸内切酶易位到细胞核并裂解核 DNA 后[29,30],临床结局表现为肝脏结构的肿瘤性坏死[31,32]。

三、肝组织修复及再生的潜在来源

2019 年一项研究发现,可发生肝再生的患者在术后纤维蛋白原能在剩余肝脏组织中快速积累,从而诱发肝脏初始再生;但当纤维蛋白原和血小板的功能受到抑制时,患者肝脏再生的过程就会延迟[33],且纤维蛋白原的水平与患者肝脏修复密切相关。同年,一项针对阿拉吉欧综合征(Alagille syndrome)的罕见肝脏疾病的研究发现,当小鼠发生损伤且导致某种类型的肝细胞缺失时,肝脏会诱导其他类型的肝细胞通过改变身份作为缺失肝细胞的替代[34]。这项研究不仅揭开了肝再生的部分机制,更给予了未来组织损伤更便捷的修复方式可能,且这种方式无须通过培养干细胞,大大减少了患者的治疗成本。

斯坦福大学医学院研究人员对肝脏组织再生细胞的来源进一步细化,发现 3%~5% 小鼠的肝细胞表达异常高水平的端粒酶,均匀地分布在肝小叶中。当肝脏受损或正常的细胞更新时,高表达端粒酶的肝细胞亚群会在适当的位置增殖,形成新的肝细胞团块[35]。这项研究也为已有的、以分散在肝小叶中的肝细胞克隆扩增进行肝修复与再生的“分散式再生模型”提供了进一步理论依据。无独有偶,来自中国和美国的两支科研团队通过不同的技术对每个肝小叶结构单元内的不同区域细胞进行追踪,他们通过在成年小鼠肝脏中标记新生肝细胞,并在肝脏缓慢的自我更新过程中长时间多次监测肝细胞的增殖信号,以及通过基因敲除后追踪荧光标记的肝细胞亚群得出相同结果[36,37],显示无论是在稳态环境下维持肝脏功能还是损伤后的修复再生,肝小叶的不同区域对肝细胞更新的贡献存在明显差异,且位于肝小叶中央区(2 区)的成熟肝细胞通过 IGFBP2-mTOR-CCND1 信号轴驱动[37],承担着维持肝脏和损伤后修复再生的主要功能。

不仅如此,除肝细胞参与肝脏组织再生过程外,研究者利用肝细胞分裂缺陷型小鼠并通过人为诱导肝损伤发现胆囊上皮细胞同样参与了肝脏的再生过程[38]。除此以外,肝脏内的其他细胞也同样会在损伤时增殖修复。与肝细胞来源相同的胆管细胞会在肝细胞开始增殖几小时后达到增殖高峰[39,40]。有证据表明,胆管细胞内高水平表达的 Yap 和 ezrin 承担了细胞增殖的作用,且 Yap 和胆汁酸之间也存在某些相互作用能够使胆管细胞内的 Yap 依赖性基因"波动式"激活 Hippo 下游通路[9,41]。肝星状细胞在肝再生过程中的增殖再生机制尚不明确,当肝脏发生损伤后,肝脏会合成肝脏细胞外基质的胶原蛋白和其他成分[42],并产生 HGF 和 TGF-β_1 等对于肝再生过程至关重要的信号蛋白[3,43,44],共同促进肝脏结构的再生和重建。KC 也会在肝再生过程中会产生 IL-6、TNF、TGF-β_1 和 TGF-α,通过旁分泌途径激活其他的肝细胞增殖[3,43]。上述的实验结果说明肝再生机制不再局限于肝细胞来源,多种细胞来源的损伤后增殖修复大大丰富了肝脏的再生机制。

四、肝组织再生的影响因素

(一)药物或毒物剂量因素

研究显示,肝细胞再生和肝组织修复过程遵循"剂量-应答"规律,且存在剂量阈值。肝细胞的再生和肝组织的修复程度在轻到中度药物或毒物剂量范围内,随剂量的增加而增加;但当超过阈值剂量时,则肝细胞再生和肝组织修复的启动出现延迟或抑制。

典型的剂量依赖性组织修复模型是 TAA 诱导的"肝损伤-组织修复"。实验向雄性 Sprague-Dawley 大鼠注射 50 mg/kg、150 mg/kg、300 mg/kg、600 mg/kg 4 个递增剂量的 TAA,并在 96 h 内动态检测肝细胞损伤和肝组织修复状态。结果显示前 3 种剂量所致的肝损伤和组织修复随剂量加大而加重趋势,呈剂量依赖性。而注射常规致死量的 TAA(600 mg/kg)后,肝损伤严重程度在损伤开始的早期阶段较弱,但 48～60 h 后会快速进展,最终导致 90% 的大鼠死亡[45]。

但是当注射超量的 TAA 72 h 后,虽然能观察到肝组织修复,但修复和再生的速度太迟、太弱,不能抵消肝损伤的快速进展,也无法阻止大鼠肝功能衰竭甚至死亡。实验人员目前对于这种"剂量-应答"的药物或毒物损伤的反应机制尚不清楚。

(二)物种因素

相关研究显示,蒙古沙鼠的 CCl_4 半数致死量(LD_{50})比 Sprague-Dawley 大鼠低 35 倍,这是由于蒙古沙鼠的组织修复反应显著慢于 Sprague-Dawley 大鼠。另一项研究显示同一剂量 o-DCB 作用下,F344 大鼠的肝损伤是 Sprague-Dawley 大鼠的 10 倍,但病死率一致[46],这是由于 F344 大鼠的肝组织修复速度更快、能力更强。因此不同族系和不同种之间的生物的肝脏修复再生速度均有所不同。

(三)疾病因素

有研究表明,糖尿病大鼠由于促分裂原活化的蛋白激酶(MAPK)和 NF-κB 介导的下游信号下调[47],在非致死量 TAA(300 mg/kg)刺激后,肝组织修复受到明显抑制,病死率升高[48,49]。在非糖尿病大鼠实验组中,药物或毒物刺激可激发 EGFR-MAPK 信号,该信号可促进 CD1 表达,CD1 与 CDK4 或 CDK6 之间会形成复合物,使抑癌基因表达产物 pRb 磷酸化,从而使之失活。pRb 被磷酸化后,肝细胞会从 G1 期过渡至 S 期,启动肝细胞再生和肝组织修复。但糖尿病大鼠肝细胞中的 EGFR-MAPK 信号被抑制,肝细胞由 G1 向 S 期转化减弱,肝细胞再生和组织修复能力减弱[50,51]。

(四)营养状况

1. 营养对肝组织修复的影响　碳水化合物、蛋白质及脂肪等营养素均可影响肝组织修复。体内葡萄糖过多可能会抑制损伤后的肝组织修复。一项对大鼠的糖负荷研究显示,在正常饮食下,在饮水中额外的补充 15% 葡萄糖并持续 8 d,再向大鼠体内注射 TAA、$CHCl_3$ 或 CCl_4 后发现,大鼠的肝组织修复反应存在显著减弱。

棕榈酸是门静脉周围肝细胞优先摄取使用的能量来源。研究表明在饮食中同时添加等热量棕榈酸(浓度为 8%)及 L-肉毒碱(棕榈酸在线粒体中的载体),对注射致死量 TAA 的大鼠有保护作用。

2. 能量限制对肝组织修复的影响　研究显示雄性 Sprague-Dawley 大鼠节食 35% 连续 21 d 后,注射致死量的 TAA(600 mg/kg),大鼠的生存率显著高于自由喂食组[52]。节食大鼠生存率增高主要是由于肝组织修复出现更早、更强,主要是通过 IL-6 介导的 JAK-STAT 途径、TGF-α[53] 和 HGF 介导的 MAPK 途径及过氧化物酶体增殖子激活受体 α(PPARα)介导的信号转导途径,这些途径均出现不同程度的增强,从而适时引发肝细胞再生和组织修复。

而同样有研究聚焦于能量代谢过程中具体机制对于肝再生的帮助。实验人员在 TRPM8 敲除小鼠中发现肝切除术后的小鼠的肝脏再生能力出现显著降低,并且发现 TRPM8 下调会通过影响 PGC1α 的表达(PGC1α 在诱导线粒体的氧化磷酸化基因表达和三羧酸循环中起关键作用[54-56]),从而诱导小鼠的线粒体活性减弱,最终使小鼠的肝再生能力减弱[57]。

3. **年龄因素** 再生能力的丧失是肝脏中与年龄相关的最显著改变。50 多年前有研究发现,老年人的肝脏对肝切除术后增殖再生反应显著降低[58]。有研究发现年轻小鼠肝脏中 99% 的肝细胞在肝切除术后会发生增殖,而老年肝脏中只有 30% 的肝细胞经历这个过程[59]。且在老年小鼠术后,肝脏中 DNA 聚合酶 α(DNA 复制的关键酶)的活性也受到显著抑制[60],几种细胞周期蛋白(如 c-myc、c-fos、cdc2 和 FoxM1B 等)的表达也同样受到了显著抑制[61-64]。

在临床上也同样有研究发现在供体肝切除术后,肝脏再生及受体的恢复结局会随着供体年龄的增长而受损。且表达表达细胞表面标志物 Thy-1 的肝祖细胞群下降可能是老年供体肝脏再生受损的原因之一[65]。

对于 DILI 患者来说,年龄因素同样至关重要。有研究显示对 20~30 d 大鼠单用 CCl4 或十氯酮/CCl4 联合刺激诱导的肝损伤均具有抵抗性。这是由于新生大鼠的肝脏能不断进行细胞分裂和有效的组织修复,在毒物刺激后,新生大鼠肝内 TGF-α、c-fos、H-ras 及 K-ras 等原癌基因表达更早、水平更高,能及时启动肝组织修复;而 2 月龄的成年大鼠肝细胞多数处于静息状态,在受到联合刺激后肝脏损伤严重,无法进行有效的组织修复[66]。

4. **性别因素** 在肝切除的再生模型中,性别差异是存在争议的。有实验显示雄性小鼠和雌性小鼠在不同的实验组中都有再生速度更快的现象,虽然这种差异与肝再生的关联性尚不确定,但跨研究的实验证明雌激素能够促进肝细胞的增殖[67,68]。有研究将肝切除术患者作为研究对象后,发现术后男性的并发症和肝功能障碍比女性更严重;除此之外,研究者对小鼠实行肝切除术后发现,雌性比雄性小鼠肝脏再生速度更快,且这种差异在雌激素的拮抗下消失[69]。同时也发现,性别差异在其他类型的肝损伤中也十分显著,包括自身免疫性肝炎、胆汁淤积性疾病、非酒精性脂肪肝病或肝癌等,且女性和男性患者对 DILI 的易感性也不同。有研究将重点放在了 CCl4 小鼠模型中的性别依赖性差异上,结果表明与雌性小鼠相比,雄性小鼠在损伤后的肝脏修复过程中出现了显著延迟[70]。

五、总结与展望

目前肝组织修复与再生主要以 2 区肝细胞作为功能承担者,同时分散在肝小叶各处的肝细胞都会在损伤发生之后开始启动修复再生过程。不仅如此,肝脏组织除肝细胞以外,包括胆囊上皮细胞等在内的结构细胞也同样参与了肝损伤之后的再生过程,共同作用促进肝脏功能恢复。同时,整个修复再生过程极易受到包括年龄和性别在内的各类因素影响,可能延迟也可能加速整个修复过程。但是目前对于肝组织在损伤之后的修复与再生的具体流程和机制仍未明确。

尽管如此,研究者们也已开始将现有的实验成果加以利用,从多方面、多因素影响并干预肝脏组织的修复及再生功能,还有实验与生物工程技术相结合,以期能够在临床上改善严重肝损伤患者的预后。目前已有科学家将干细胞技术与 3D 打印技术结合,在小鼠皮下植入源自胚胎干细胞的肝细胞 3D 支架[71]。结果发现小鼠的血液中含有人肝蛋白,表明组织已成功整合入小鼠循环系统。这大大地提高了体外培养肝组织进行移植治疗的可能性。

综上所述,目前肝组织修复与再生的机制研究已经取得了阶段性的成果,在后续的研究中有助于向临床实践转化,严重肝损伤患者的治疗有了更多、更好的选择,将进一步改善患者预后、降低病死率。

(陈挥昂　赖荣陶　于乐成)

参考文献

请扫描二维码
阅读本章参考文献

第24章

药物性肝损伤的病理学改变

第1节 药物性肝损伤的基本病理变化

虽然肝活检不是诊断 DILI 的必要条件,但它有助于排除其他原因,并有助于评估肝损伤的严重程度,如区分特发性自身免疫性肝炎(AIH)和药物诱导的自身免疫样肝炎(DIALH)。特发性 AIH 的典型病理组织学特征包括界面性肝炎、淋巴细胞穿入现象、玫瑰花结样肝细胞等,但这些特征并非 AIH 所独有,肝活检还可提供有用的预后信息。例如,坏死程度和胆管反应较重与不良预后相关,而嗜酸性粒细胞浸润和肉芽肿多提示良性结局。美国 DILIN 研究认为发病 6 个月后肝损伤仍未恢复则为慢性 DILI,西班牙 DILI 注册研究认为 1 年是评估 DILI 慢性化的最佳节点,而肝活检发现显著的肝纤维化甚至肝硬化则提示慢性 DILI[1]。

肝损伤的特定组织学模式可能有助于确定肝损伤的其他原因,由于不同药物导致的 DILI 机制和损伤靶细胞不同,DILI 临床和病理表型也不一,几乎可涵盖所有肝病的表型。

因此从宏观上来说,DILI 没有特征性病理变化,国内外 DILI 指南也均不推荐用肝脏病理作为诊断 DILI 的手段,而多作为排他性诊断依据。但是,临床因各种原因送检的肝病理标本中,病理医师可依据一些基本的病理变化诊断 DILI,是因为以下这些 DILI 基本病理变化有助于原因不明黄疸、肝损伤和门静脉高压的鉴别诊断,在结合临床资料排他后,有助于 DILI 临床诊断确立。据长期经验体会,可归纳为以下 8 种病理变化(图 24-1 ~图 24-8)。

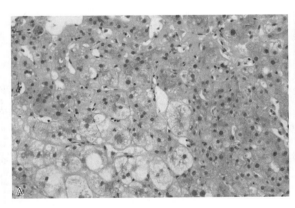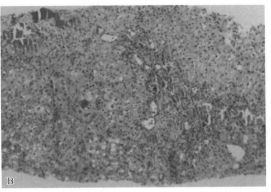

图 24-1 肝细胞呈羽毛状变性胆汁淤积伴毛细胆管扩张、胆栓形成、汇管区细胆管胆栓形成

扫描二维码
查看彩图

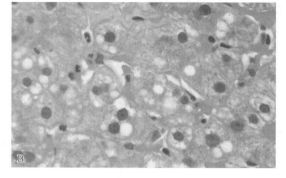

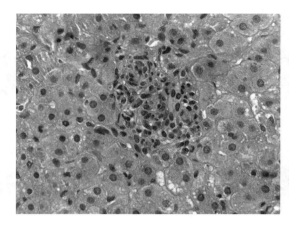

图24-4　炎症坏死区嗜酸性粒细胞浸润

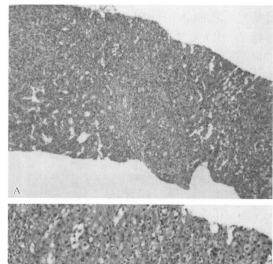

图24-2　肝细胞小泡状脂肪变性伴泡沫肝细胞形成

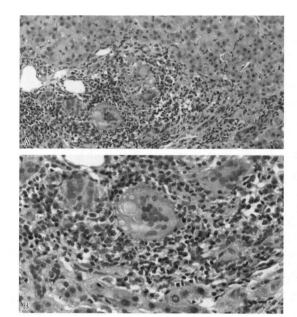

图24-5　汇管区微小肉芽肿形成、多核巨细胞，
药物结晶一般显微镜下较难辨识

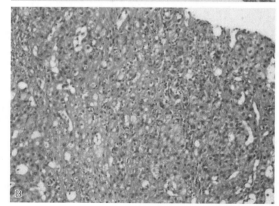

图24-3　肝细胞带状坏死（尤其是凝固性坏死）

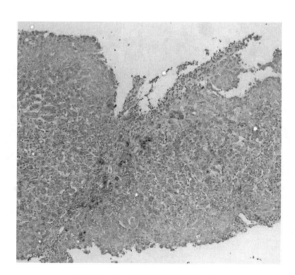

图24-6　炎症坏死区铁沉着

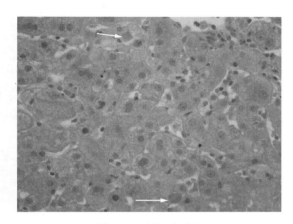

图 24-7　肝细胞凋亡

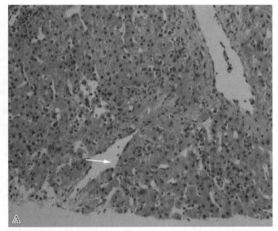

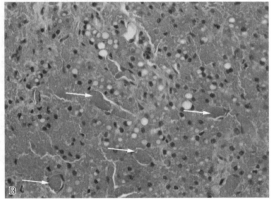

图 24-8　血管、血窦壁纤维蛋白样坏死(A)伴微血栓形成(B)

（胡锡琪）

第 2 节　药物性肝损伤病理特点

一、DILI 病理的重要历史事件回顾

1965 年 Hans Popper 首次提出将 DILI 分为 6 类：中毒损伤、单纯淤胆、非特异药物性肝炎伴/不伴胆汁

淤积、病毒性肝炎样反应、药物引起的脂变（仅 1例）、反应性肝炎伴发其他器官药物性损伤。2000 年 Zimmerman 及 Ishak 在《药物及毒物性肝损伤》中全面地论述了 DILI 组织学特征，从组织学上将 DILI 分为急性及慢性。

2014 年 Kleiner DE 提出以损伤模式为基础的 DILI 病理分类，其进行的一项研究纳入 249 例 DILI 患者，经统一的病理组织学评价后归纳为 18 大类组织学特点，其中有 5 种为最主要的病理损伤模式，即急性肝炎型、慢性肝炎型、急性胆汁淤积型、慢性胆汁淤积型、胆汁淤积型肝炎，共占全部病例的 83%[2]。急、慢性肝炎型的病理表现为肝细胞炎症坏死，临床上通常以氨基转移酶升高为主；急、慢性淤胆型的病理表现为胆管上皮损伤或毛细胆管胆栓，临床上通常以胆管酶和（或）胆红素升高为主；淤胆性肝炎型的病理表现可同时出现肝细胞炎症坏死和淤胆，临床上通常同时出现胆管酶和（或）胆红素升高。临床上出现急性或亚急性肝衰竭时，其病理损伤类型常为多小叶坏死。

2019 年王泰龄基于药物损伤靶点，肝细胞、胆管上皮细胞及肝窦等血管内皮细胞，提出 DILI 病理亚分类（图 24-9），简洁而实用[3]。

二、肝脏病理在 DILI 诊治中的作用与价值

DILI 病理形态特点是由肝小叶结构及代谢特点决定的，病理损伤模式基础是靶点损伤，即肝细胞、胆管上皮及血管内皮，使 DILI 的基本病变复杂多样，包括炎症、坏死、胆汁淤积、脂肪变性、肝窦扩张等。DILI 病理类型由不同的病变性质、部位和程度排列组合而成。DILI 肝脏病理分型决定了 DILI 临床分型，田秋菊等报道 DILI 病理分型较临床分型能够更准确的判断 DILI 预后[4]。DILI 病理损伤程度决定了患者临床严重程度，还可提示 DILI 病程发生发展规律及预后。病理学观察还有助于鉴别 DILI 与 AIH，甄别药物导致的小胆管缺失及血管内皮损伤。DILI 肝脏组织学特点与其他疾病有重叠，需与临床指标密切结合，从而更加客观、准确、及时诊断评估药物性肝损伤[5]。

三、DILI 病理按损伤靶点分类及定义

DILI 损伤靶点主要是肝细胞、胆管上皮细胞及肝窦等血管内皮细胞，以前两种靶细胞损伤多见[6]。

（一）肝细胞损伤型

肝细胞损伤型包括肝细胞的炎症坏死（小叶性

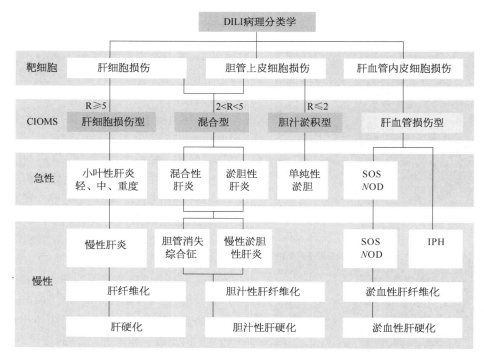

图 24-9 DILI 病理亚分类

肝炎)、脂肪变性及肉芽肿性病变,以前者最多见,并定名为小叶性肝炎。

1. 急性小叶性肝炎(急性肝炎型) 是最常见的 DILI 类型,可由许多药物引起。病变特点为小叶性炎症坏死,具有不同于其他急性肝炎之处,特定名为"小叶性肝炎"。有 4 个特点:① 小叶内及汇管区的炎症主要为混合性炎细胞浸润,其中包括单个核细胞及嗜中性粒细胞,伴或不伴少数嗜酸性粒细胞。肝细胞坏死可呈点灶状坏死、融合坏死、桥接坏死或多小叶坏死(大块坏死);将小叶性肝炎分为轻、中、重度。② 肝细胞再生修复现象。轻-中度损伤时多由成熟肝细胞分裂补充,重度损伤(50% 以上肝实质消失)时出现祖细胞(progenitor cell)活化,细胆管增生并向肝细胞分化。③ 汇管区炎症常波及汇管区小分支,使汇管区呈分支状扩大,汇管区边缘轻度细胆管反应增生。④ 小叶内及汇管区的炎症主要为混合性炎细胞浸润,包括单个核细胞及嗜中性粒细胞,伴或不伴少数嗜酸性粒细胞,汇管区界面炎通常不明显。

(1)小叶性肝炎(急性肝炎型)-轻度(图 24-10):小叶内可见多数点灶状坏死,伴散在的凋亡小体,中央静脉周围带尤较明显,伴轻度混合性炎细胞(单个核细胞及嗜中性粒细胞或有嗜酸性粒细胞)浸润,窦内单个核细胞增多,常呈串珠样,亦可见少数嗜酸性粒细胞及微小肉芽肿。

(2)小叶性肝炎(急性肝炎型)-中度(图 24-11、

图 24-12):小叶中央静脉周围带融合性坏死,局部肝细胞坏死消失、炎症反应轻,边界较齐,伴或不伴少数桥接坏死带,局部常可见蜡质样细胞(库普弗细胞吞噬坏死肝细胞残骸后形成)沉积。如在发病 1~2 个月后行肝穿刺,坏死带多已塌陷,常伴明显肝细胞再生,局部仅残可留下少数蜡质样细胞(这些细胞可在局部存留达 6 个月,D-PAS 染色有助分辨)。网织染色常有助于识别原损伤范围,局部常仍可见网架塌陷的网架、肝板不整或断离,同时也可根据网架间肝板是否增宽来了解再生情况。

(3)小叶性肝炎(急性肝炎型)-重度(图 24-13):小叶内见多小叶坏死,伴/不伴桥接坏死,坏死广泛者可致急性肝衰竭(ALF)或亚急性肝衰竭(SALF)。坏死带内肝细胞广泛坏死消失,汇管区及肝窦间质细胞保留,炎症轻,早期坏死带内窦扩张,其后坏死带内网架塌陷,其中的汇管区周围可见细胆管反应增生,并逐渐向肝细胞分化,年轻患者半年后可形成多数再生结节;少数患者伴再生结节和甲胎蛋白(AFP)增高,AFP 增加是由于新生细胆管(祖细胞)可以合成 AFP,患者常伴血清 AFP 升高,曾易被临床误诊为肝细胞癌(HCC)。若再生不良或反复发病,炎症不断加重,可发展为慢性肝炎和肝纤维化。

2. 慢性小叶性肝炎 急性小叶性肝炎患者停药后,大部可完全恢复,如反复发作或长期用药可转为慢性肝炎(图 24-14)。

慢性肝炎的主要形态特点可表现为慢性病毒性肝炎或 AIH 的特点，汇管区扩大，单个核细胞浸润，伴界面炎。由中度或重度急性小叶性肝炎反复发作后形成的慢性肝炎，常见多数纤维间隔，甚至早期肝硬化或肝硬化。长期应用甲氨蝶呤等引起的慢性肝炎常伴特定的改变，如肝细胞核多形、核大，伴窦周纤维化。

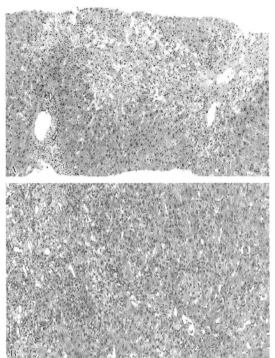

图 24-11 急性小叶性肝炎-中度

A. 可见小叶中心-汇管区的桥接坏死带，伴有轻度炎性细胞浸润及吞噬细胞活化；B. 可见小叶中心-汇管区的桥接坏死带，伴有明显混合性炎性细胞浸润及吞噬细胞活化

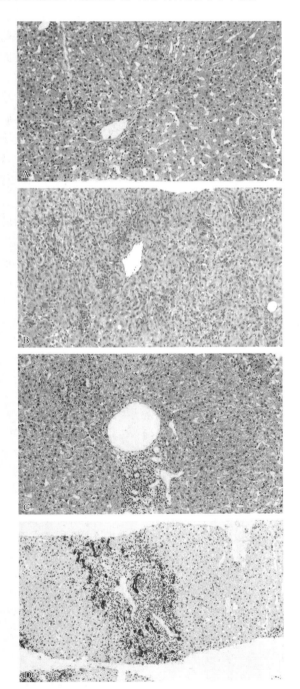

图 24-10 急性小叶性肝炎

A. 轻度，小叶中心 Ⅲ 带可见少数点灶状坏死；B. 轻-中度，小叶内可见多数点灶状坏死，累及小叶 Ⅱ 带、Ⅲ 带；C. 轻度汇管区炎症，轻度混合性炎性细胞浸润，未见界面炎；D. CK19，中度汇管区炎症，汇管区周边明显细胆管反应

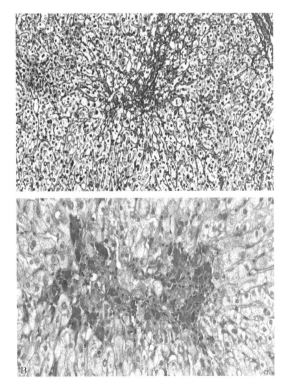

图 24-12 急性小叶性肝炎-轻中度

A. 网织，小叶中心 Ⅲ 带肝细胞坏死，网状支架塌陷、密集；B. D-PAS，可见 D-PAS（+）蜡质样细胞集聚，提示为 DILI 的修复期

少数慢性肝炎汇管区间质及界面的炎细胞内可见成簇浆细胞,特别是在小叶坏死灶内亦见浆细胞时,难与 AIH 相区别,需密切结合血清学动态变化及临床随访观察,进一步鉴别是否为药物诱导的自身免疫样肝炎(DIALH)或经典 AIH。

3. 其他少见类型 包括大泡性脂肪变性、微泡性脂肪变性及脂肪性肝炎等。药物所致肝损伤在坏死带周围有时可见少数肝细胞呈大泡性或微泡性脂肪变性,应视为各类型的附带改变。

(1)大泡性脂肪变性(图 24-15):在诊断药物性大泡性脂肪变性之前,应排除饮酒、肥胖及代谢综合征等所致的大泡性脂肪变性。大泡性脂肪变性脂滴大小不等,一般大于胞核,常挤压胞核于一侧,停药后可消失。引起大泡性脂肪变性的常见药物有类固醇、布洛芬、甲氨蝶呤、非甾体抗炎药及化疗药。

(2)微泡性脂肪变性(图 24-16):与线粒体损伤有关。肝细胞肿大,胞浆内充满大小一致的小脂泡,胞核位于中间,似泡沫样细胞,有时还伴淤胆、小坏死灶等。主要致病药物为四环素、丙戊酸、核苷及核苷类似物等。1993 年曾发生震惊全美的非阿尿苷(fialuridine)不良反应事件,Ⅱ期临床试验中途患者出现了严重肝毒性表现,弥漫性肝大(以微泡性脂肪变性为主),电镜证实胞浆内脂滴和显著线粒体损伤,15 例中有 7 例出现了肝衰竭,其中 5 例死亡。这强烈提示微泡性脂肪变性与大泡性脂肪变性差异迥然,是一种严重的中毒性组织损伤模式。

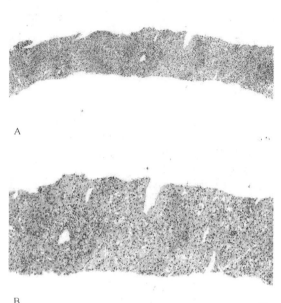

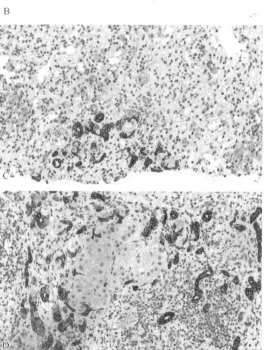

扫描二维码
查看彩图

图 24-13 急性小叶性肝炎-重度

A. 可见多小叶坏死带;B. A图局部放大,坏死带累及全小叶,残存少数肝细胞,仅见轻度炎性细胞浸润;C. CK7,汇管区周边 Canal of Hering 增生,开始向肝细胞分化,提示为再生的早期阶段;D. CK7,汇管区周边 Canal of Hering 增生,向肝细胞分化成再生肝细胞团

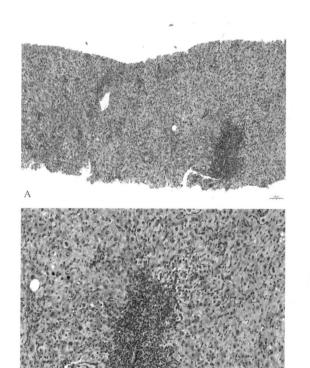

图 24-14 慢性肝炎型

A. 汇管区炎症,伴小叶内炎症;B. A图局部放大,汇管区以单个核细胞浸润为主炎症,形成淋巴细胞聚集灶,轻度界面炎

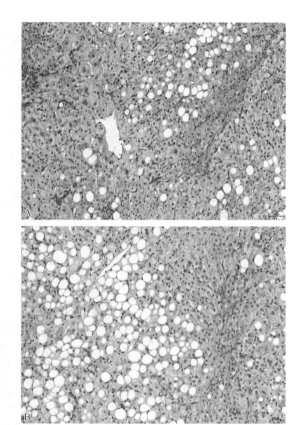

图 24-15　脂肪性肝炎型（大泡性脂变）

A. 小叶中心Ⅲ带可见轻度肝细胞大泡性脂变（10%~20%），偶见点灶状坏死；B. 小叶中心Ⅱ、Ⅲ带均可见中度大泡性脂变（50%~60%），偶见点灶状坏死

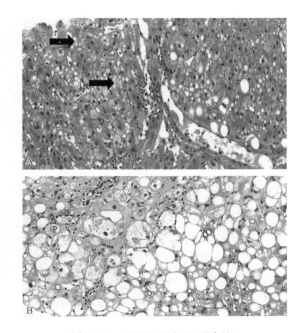

图 24-16　脂肪性肝炎型（混合性）

A. 可见散在混合性脂肪变性，微泡性脂变易见；B. D-PAS，肝细胞明显肿大，胞体淡然，可见 Mallory 小体与明显的气球样变

（3）脂肪性肝炎：药物性脂肪性肝炎（DISH）的病理病变与非药物因素引起的非酒精性脂肪性肝炎（NASH）类似。病理上表现为肝细胞脂肪变性、气球样变、Mallory 小体形成、伴程度不等的小叶性炎症及窦周纤维化，也可有汇管区炎症。窦周纤维化及中央静脉周围纤维化，可进展为桥接纤维化和肝硬化。主要致病药物有胺碘酮、他莫昔芬及高效抗逆转录病毒治疗（HAART）用药等。

（二）胆管损伤型（胆汁淤积型及混合型）

药物性胆管损伤包括：① 毛细胆管损伤；② 各级小胆管上皮损伤；③ 小叶间胆管消失，呈原发性胆汁性胆管炎（primary biliary cholangitis，PBC；旧称原发性胆汁性肝硬化，primary biliary cirrhosis）样病变；④ 隔胆管以上大胆管损伤，呈原发性硬化性胆管炎（primary sclerosing cholangitis，PSC）样病变。因胆管损伤常同时伴肝细胞损伤，因可伴或不伴肝细胞损伤，故临床分为"胆汁淤积型"和"混合型"。为与临床取得一致，病理也采用了该分类命名。在病理上，对其中不伴肝细胞损伤者称单纯性胆汁淤积（急性胆汁淤积型），对伴肝细胞损伤的混合型再以肝细胞损伤轻重分成两个亚型，伴轻度肝细胞损伤轻者称淤胆性肝炎，伴较重肝细胞损伤者称混合性肝炎。后两者还常可见小胆管损伤，如小胆管损伤严重则单独命名。

1. 急性胆汁淤积

（1）单纯性胆汁淤积（图 24-17）：小叶中心带单纯毛细胆管淤胆（canalicular cholestasis），管腔扩张含胆栓。有些药物主要致胆流受阻，仅见小叶中心胆汁流动受阻，肝板结构保留，汇管区炎症不明显。停药后可完全恢复。

（2）淤胆性肝炎（图 24-18）：特点为小叶中心带淤胆，肝细胞损伤轻。具体表现包括：中央静脉周围毛细胆管胆栓；局部肝细胞肿大，含胆色素颗粒，有的呈双核或多核，有的因胆盐作用呈羽毛样变性；肝窦库普弗细胞肿大，含胆色素或脱落于窦内的胆栓。汇管区炎症明显，有的伴小胆管损伤，可见胆管上皮细胞不整、变性、核浓缩或坏死脱落。

（3）混合性肝炎（图 24-19）：特点为小叶中心带淤胆（同淤胆性肝炎），伴明显的肝细胞损伤，汇管区炎症明显。亦可同时伴小胆管损伤，可见小胆管上皮变性、消失或胆管周围纤维增生（PSC 样损伤）。

（4）细胆管胆汁淤积（图 24-20）：表现为小叶周围带的细胆管管腔扩张，腔内充满浓缩胆汁，似脓毒症所见，药物单独引起的细胆管淤胆者较少见。淤胆性肝炎合并细胆管胆栓（细胆管麻痹），多见于重

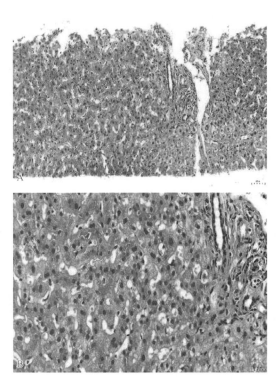

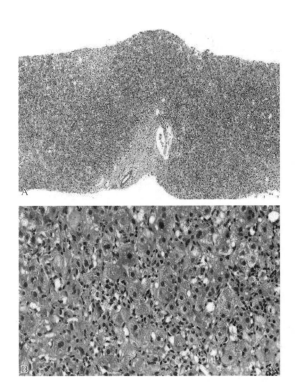

图 24-19　混合性肝炎（中度）

A. 可见肝细胞融合及桥接坏死,伴有明显的混合性炎性细胞浸润；B. A图局部放大,可见毛细胆管胆栓及肝细胞淤胆、炎性细胞浸润及吞噬细胞活化

图 24-17　单纯性胆汁淤积（急性胆汁淤积型）

A. 小叶中心Ⅱ、Ⅲ带均可见明显肝细胞淤胆,及毛细胆管胆栓,不伴明显炎症坏死；B. A图局部放大,更为清楚地展示毛细胆管胆栓,小胆管保留,未见汇管区炎症及细胆管反应

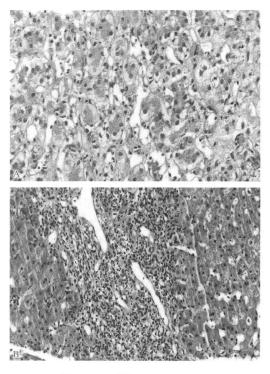

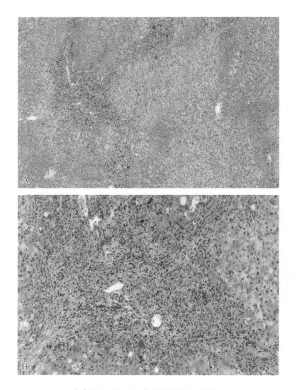

图 24-18　淤胆性肝炎（轻度）

A. 可见毛细胆管胆栓,伴肝细胞点灶状坏死,肝窦略扩张,窦内轻度单个核细胞浸润及吞噬细胞活化；B. 汇管区可见轻中度混合性炎性细胞浸润,嗜酸性粒细胞较易见

图 24-20　混合性肝炎（重度）

A. 肝细胞坏死范围广泛,伴有明显的胆汁淤积；B. 汇管区中重度混合性炎性细胞浸润,伴有细胆管胆栓,提示细胆管麻痹,为肝衰竭合并重症感染的病理学特征

扫描二维码
查看彩图

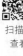

扫描
查看

度 DILI,合并脓毒症,常提示预后不良。

（5）胆管消失综合征（VBDS）（图 24-21）：急性小胆管损伤可不伴或伴极轻度肝细胞损伤,多可恢复,亦可导致急性小胆管消失。小叶间胆管损伤,如 50% 以上汇管区未观察到小动脉伴行小胆管,可称 VBDS。随小胆管的消失,汇管区周围带肝细胞可出现 CK7 阳性反应（提示早期胆盐淤积）,可佐证小胆管消失。

2. 慢性胆汁淤积（图 24-22、图 24-23）　核心病变是胆管的慢性损伤,或小胆管消失,汇管区间质内单个核细胞伴嗜中性及嗜酸性粒细胞浸润,汇管区周围细胆管反应增生、界面炎及纤维化常较明显,致汇管区纤维化扩大、相连,形成胆汁性肝纤维化,甚至胆汁性肝硬化。

随胆管消失,肝实质内可呈现不同程度慢性淤胆性病变。最具特征的病变是汇管区周围肝细胞呈胆盐淤积（cholate stasis）,表现为细胞肿大淡染,胞浆内胆色素、铜及铜结合蛋白沉积,以及 Mallory 小体形成。随这些细胞的坏死崩解,汇管区进一步扩大。此外,小叶内可见淤胆性菊形团,肝窦及汇管区间质内可见泡沫样细胞聚集。

部分药物性小胆管消失综合征可以长期无黄疸,肝内亦无明显慢性淤胆改变,预后好。如损伤隔胆管

或较大胆管,胆汁淤积往往比较明显,汇管区周围细胆管反应增生,纤维化进展较快,1 ~ 2 年内可形成胆汁性肝纤维化或肝硬化。

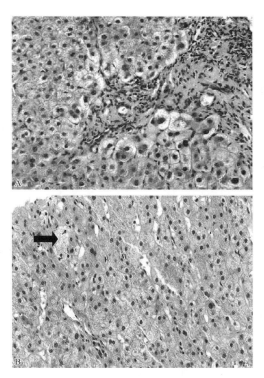

扫描二维码
查看彩图

图 24-22　慢性胆汁淤积

A. 小叶 I 带可见疏松水肿肝细胞,提示慢性胆盐淤积;B. 窦内可见泡沫样细胞

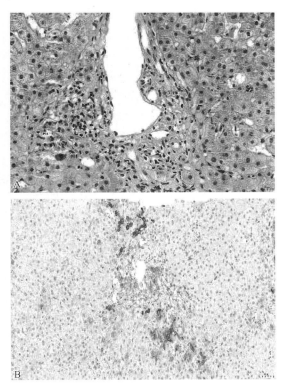

图 24-21　胆管消失综合征

A. 汇管区未见小动脉旁伴行小胆管;B. CK7,证实小胆管缺失,I 带肝细胞 CK7 染色阳性,提示为慢性胆盐淤积

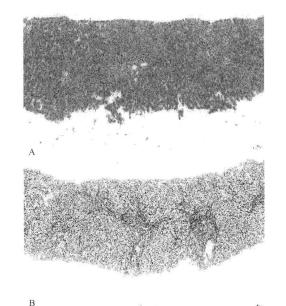

扫描二维码
查看彩图

图 24-23　慢性胆汁淤积-肝纤维化

A. 多数汇管区未见小动脉伴行小胆管,汇管区扩大,轻度混合性炎性细胞浸润。B. 网织,汇管区间质纤维组织增生,不全桥接纤维间隔形成,提示为胆汁性肝纤维化阶段

（三）血管损伤型

药物可损伤血管内皮，引起一些重要的血管病。例如，门静脉小支内皮损伤，汇管区纤维化，可致特发性非肝硬化性门静脉高压（INCPH）；肝窦和肝小静脉内皮受损可致门-窦血管病（PSVD）/肝小静脉闭塞病（HVOD）等。

1. INCPH（图24-24）   又称非硬化性门静脉高压症或肝门静脉纤维化（硬化），可因长期服用某些含砷药物、硫唑嘌呤、奥沙利铂等抗癌药引起。肝内表现为肝门静脉纤维化（硬化）。病变特点为汇管区间质纤维化，门静脉终末小支管腔闭塞或减少，致窦前性门静脉高压。一些门静脉小支明显扩张，疝向邻近肝实质，稍大汇管区的门静脉支管壁平滑肌及纤维增生，管壁增厚。肝实质因血供不均，可呈结节性再生性增生。

2. SOS/VOD（图24-25）   吡啶生物碱（如"土三七"）、硫唑嘌呤、硫鸟嘌呤等可损伤肝窦内皮细胞或肝终末小静脉内皮细胞。小静脉内膜水肿、纤维蛋白沉积，纤维增生，管腔闭塞。由于静脉回流受阻，小叶中心带肝窦淤血、扩张，肝板萎缩、坏死、消失，淤血带纤维化相连称淤血性肝纤维化，长期可形成淤血性肝硬化。

3. **肝静脉血栓形成**   化疗药和口服避孕药可导致肝静脉血栓形成，致静脉回流受阻。

（四）特殊类型DILI

特殊类型DILI包括肉芽肿性肝炎、结节性再生性增生、非阻塞性肝窦扩张等（图24-26）。

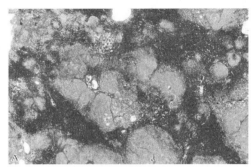
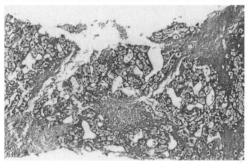

图24-25   肝窦阻塞综合征

A. Masson，可见肝窦明显扩张及淤血，伴有纤维组织增生，桥接纤维间隔形成，分割肝实质、破坏肝小叶。B. 网织，可见小叶中心中央静脉闭塞所形成的瘢痕组织，其周围肝窦明显扩张

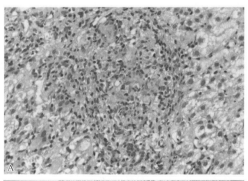
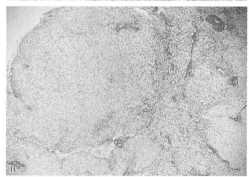

图24-26   特殊类型

A. 可见非干酪坏死性上皮样肉芽肿形成；B. 网织，可见肝细胞结节性再生性增生改变

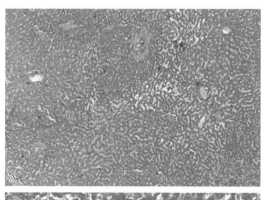
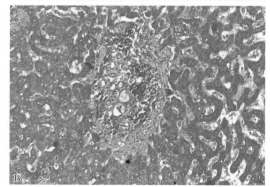

图24-24   非硬化性门静脉高压症

A. 未见典型肝硬化假小叶形成，小叶中心肝窦扩张，不伴淤血；B. A图局部放大，汇管区间质纤维化，门静脉支闭塞消失

扫描二维码
查看彩图

扫描二维码
查看

四、DILI 病变、损伤模式及严重程度评价标准

肝脏病理损伤模式多样,David Kleiner 详细

叙述了 DILI 基本病变、损伤类型及评价标准(表 24-1)。

表 24-1　药物性肝损伤的基本病变、评价标准[2]

模式(Ishak 标准)	评 分	定 义
小叶内炎症		
灶状坏死	0	无
	1	≤1/10×
	2	2~4/10×
	3	5~10/10×
	4	>10/10×
融合坏死	0	无
	1	局灶融合坏死
	2	部分小叶中心Ⅲ带融合坏死
	3	多数小叶Ⅲ带融合坏死
	4	小叶中心Ⅲ带融合坏死+偶见汇管区-中央静脉桥接坏死
	5	小叶中心Ⅲ带融合坏死+多数汇管区-中央静脉桥接坏死
	6	全小叶坏死/多小叶坏死
桥接/多小叶坏死		
无	0	无桥接或多小叶坏死
桥接坏死	1	有桥接但无多小叶坏死
多小叶坏死	2	可见多小叶坏死
肉芽肿		
无	0	无上皮样肉芽肿或微小肉芽肿
微小肉芽肿	1	微小肉芽肿
上皮样肉芽肿	2	非坏死性上皮样肉芽肿(伴或不伴微小肉芽肿)
坏死性肉芽肿	3	坏死性肉芽肿
凋亡		
以凋亡肝细胞(嗜酸性小体)数量评估	0	无
	1	1 per 40×HPF
在 10 个连续的 HPF 下计数(40×物镜)	2	2~3 per 40×HPF
	3	>3 per 40×HPF
坏死程度		
融合坏死/凝固性坏死区域占肝实质的百分比	0	未见融合坏死/凝固性坏死
	1	<5%
	2	5%~33%
	3	33%~67%
	4	>67%
坏死部位	Ⅰ带	以小叶中心Ⅰ带为主
	Ⅲ带	以小叶中心Ⅲ带为主
	全小叶	全小叶坏死
	非带状分布	不规则分布,不在上述定义区域内
肝细胞玫瑰花结	0:无或偶见 1:常见	"常见"的定义为:能够快速、明确地识别
肝小叶结构紊乱	0:无 1:可见	1 分的定义为:肝小叶紊乱,呈弥漫性分布
嗜酸性小体	0	无
	1	≤3/20×
	2	>3/20×
肝细胞毛玻璃样改变	0	无
	1	偶见
	2	多见

模式(Ishak 标准)	评　分	定　　义
Mallory-Denk 小体	0	无
	1	偶见
	2	多数
窦内淋巴细胞浸润	0	无
	1	散在
	2	弥漫
蜡质样细胞	0	无
	1	偶见
	2	多见
微小肉芽肿	0	无
	1	少数,≤3
	2	多数,>3
汇管区及界面炎(Ishak 标准)		
汇管区炎症	0	无
● 以单个核细胞为主	1	轻度,部分或全部汇管区
● 混合性炎症细胞为主	2	中度,部分或全部汇管区
	3	中/重度,全部汇管区
	4	重度,全部汇管区
界面炎	0	无
● 以单个核细胞为主	1	轻度(少数汇管区局灶出现)
● 混合炎症细胞为主	2	轻/中度(大多数汇管区局灶出现)
	3	中度(连续性炎症,汇管区或间隔区周围<50%)
	4	重度(连续性炎症,汇管区或间隔区周围>50%)
汇管区分支扩大	0	无
	1	少数汇管区分支扩大
	2	多数汇管区分支扩大
Ⅱ型细胆管反应	0	无
	1	汇管区周围,星芒状
	2	汇管区周围,分支状
嗜酸性粒细胞浸润	0	无
	1	≤5/每个小汇管区
	2	>5/每个小汇管区
浆细胞浸润	0	无
	1	1~2/每个小汇管区
	2	3~4/每个小汇管区
	3	少数浆细胞聚集灶/每个小汇管区
	4	多数浆细胞聚集灶/每个小汇管区
中性粒细胞	0：没有增加 1：增加	1 分的定义为：中心粒细胞出现在多个汇管区
淋巴细胞聚集灶	0	无淋巴细胞聚集或生发中心
	1	可见淋巴细胞聚集
	2	可见淋巴细胞聚集伴生发中心
胆汁淤积(新标准)		
胆汁淤积程度	0	无肝细胞或毛细胆管胆栓(可见胆色素)
	1	仅在高倍镜下仔细观察才能查见胆色素颗粒
	2	高倍镜下易见胆色素颗粒
	3	低倍镜下易见胆色素颗粒
毛细胆管胆栓	0	无
	1	高倍镜下观察到小叶中心Ⅲ带出现毛细胆管胆栓
	2	低倍镜下观察到小叶中心Ⅲ带出现毛细胆管胆栓
	3	低倍镜下观察到小叶中心Ⅱ、Ⅲ带出现毛细胆管胆栓
	4	低倍镜下观察到小叶中心Ⅰ、Ⅱ、Ⅲ带出现毛细胆管胆栓

续　表

模式（Ishak 标准）	评　分	定　义
肝细胞淤胆	0	无
	1	小叶中心Ⅲ带少数肝细胞淤胆
	2	小叶中心Ⅲ带多数肝细胞淤胆，肝细胞易见胆色素颗粒
	3	小叶中心Ⅱ、Ⅲ带多数肝细胞淤胆，肝细胞易见胆色素颗粒
	4	小叶中心Ⅰ、Ⅱ、Ⅲ带多数肝细胞淤胆，肝细胞易见胆色素颗粒
库普弗细胞淤胆	0	无
	1	窦内散在巨噬细胞胆色素颗粒沉积
	2	窦内弥漫巨噬细胞胆色素颗粒沉积
胆管损伤	0	无胆管损伤
	1	胆管上皮细胞排列不整
	2	胆管上皮细胞退行性病变及萎缩
胆管消失	0	无胆管消失
	1	≤50%的小汇管区胆管消失
	2	>50%的小汇管区胆管消失
急性胆管炎	0：无 1：可见	1 分的定义为：小叶间胆管的腔内或上皮内可见中性粒细胞
慢性胆汁淤积		
胆盐淤积	0	无
	1	在汇管区周围可见少数肝细胞内胆盐淤积
	2	在汇管区周围可见多数肝细胞内胆盐淤积
胆汁淤积性菊型团	0	无
	1	少数
	2	多数
泡沫样细胞	0	无
	1	汇管区及窦内可见少数泡沫样细胞
	2	汇管区多数泡沫样细胞
肝细胞再生		
肝细胞再生	0	无
	1	局部可见双排肝板
	2	双排肝板弥漫性分布
Ⅲ型细胆管反应	0	无
	1	毛细胆管再生
	2	Hering 管向肝细胞分化
	3	肝细胞再生形成小团
	4	肝细胞再生形成大团
纤维化（Ishak 标准）	0	无
	1	部分汇管区纤维增生，有或无短的纤维短隔
	2	多数汇管区纤维增生，有或无短的纤维短隔
	3	多数汇管区纤维增生，偶见汇管区-中央静脉（P-C）纤维桥接间隔
	4	多数汇管区纤维增生，汇管区-汇管区（P-P），汇管区-小叶中心（P-C）桥接纤维间隔多见
	5	桥接纤维间隔，偶见再生结节
	6	可能或明确肝硬化
窦周纤维化（DILIN 标准）		
无	0	无窦内或窦周纤维化
轻度	1	仅在 Masson 染色可见窦内或窦周纤维化
中度-重度	2	HE 染色下即可见窦内或窦周纤维化
脂肪变性		
脂肪变性程度	0	未见脂肪变性
评分标准为：小泡性脂变或大泡性脂变占肝细胞的比例	1	<5%
	2	5%~33%
	3	33%~67%
	4	>67%

续　表

模式（Ishak 标准）	评　分	定　义
脂肪变性类型	小泡性脂肪变性	肝细胞内以众多微小囊泡组成为主,使细胞质表现为泡沫状
	混合型	肝细胞内同时出现大泡性脂肪变性或小泡性脂肪变性
	大泡性脂肪变性	肝细胞内以≥1 个大小不等的囊泡为主,其大小未达到小泡性脂肪变性的标准
脂肪变性部位	Ⅲ带	以小叶中心Ⅲ带的脂肪变性为主
	Ⅰ带	以小叶中心Ⅰ带的脂肪变性为主
	全小叶	以全小叶脂肪变性为主
	非带状分布	不规则分布,不位于上述定义的区域内

坏死/损伤

气球样变

无	0	无
少数	1	可见局部、少数气球样变(肝细胞肿大伴胞浆疏松水肿)
多数	2	多个小叶内均可见气球样变肝细胞
脂性肉芽肿	0：无 1：可见	1 分代表可见脂性肉芽肿

血管

肝窦扩张	0	无/轻度
	1	中/重度(低倍镜下可见)
	2	紫癜性肝炎
内皮炎	0	无
	1	门静脉或肝静脉内皮下淋巴细胞浸润
出血	0	无
	1	有
肝窦阻塞综合征/静脉闭塞症	0	无
	1	可见中央静脉闭塞
结节再生性增生(增生的肝板与受压萎缩的肝板交替)	0	无
	1	可见
门静脉缺失	0	无
	1	门静脉阻塞或缺失

其他表现

毛玻璃样改变	0	无
	1	散在分布毛玻璃样
	2	弥漫分布毛玻璃样
肝细胞包涵体	0：无 1：可见	非特异性圆形或椭圆形的嗜酸性包涵体
Mallory-Denk 小体(MDB)	0：无 1：可见	一个明确的 MDB 即可达到 1 分
富含脂质的星状细胞	0：不显著 1：显著	"显著"定义为：在中等放大倍数即可观察到多个富含脂质的星状细胞
肝细胞糖原化	0：无 1：可见	大多数肝细胞出现糖原化才能定义为"可见"

特殊染色

铁染色	0	无
需在显微镜下观察铁色素颗粒	1	40×下易见铁色素颗粒
	2	10×下易见铁色素颗粒
	3	4×下易见铁色素颗粒
	4	1×镜下或肉眼可见铁色素颗粒
网状内皮铁沉积	0	无
评估所有的非肝实质细胞	1	偶见阳性细胞
	2	显著

续　表

模式（Ishak 标准）	评 分	定 义
铜染色 　使用罗丹宁染色进行评分，评分基于汇管区及其周围 铜的沉积	0 1 2	无 <50%汇管区 >50%汇管区
PAS(+)小体	0：无 1：可见	不包含 PAS(+)的脂褐素和细胞质胆色素颗粒

五、常见致病药物

一种致病药物可能引起不同的肝脏损伤模式，常见的致 DILI 不同损伤模式的药物（表24-2～表24-5）和已知的肝毒性草药（表24-6）。

表24-2　慢性药物性肝炎的组织类型与血清学标记

类型	相 关 药 物	血 清 标 记
Ⅰ 型	苯扎隆	ASMA
	Clbmetacin 氯美辛	ASMA,anti-DNA
	二氯芬酸	ANA
	Ecstasy（MDMA）	ANA
	3,4-甲撑二甲氧苯丙胺	
	非诺贝特	ANA
	石蚕属植物	ANA,ASMA
	甲基多巴	ANA,ASMA
	米诺环素（美满霉素）	ANA,anti-DNA
	硝基呋喃妥因	ANA,ASMA
	酚丁	ANA,ASMA
	罂粟碱	ANA,ASMA
	匹莫林（苯异妥因）	ANA
	丙硫氧嘧啶	ANA
Ⅱ 型	双肼屈肼嗪	抗 CYP1 A2
	替尼酸	抗 CYP2C9（LKM2）
	氟烷	抗酸酯酶,抗蛋白异构酶
Ⅲ 型	阿维 A 脂	
	赖诺氟利	
	氨苯磺氨	
	曲唑酮	
	替加氟	
Ⅳ 型	对乙酰氨基酚	
	阿司匹林	
	丹曲林	

表24-3　导致胆汁淤积的有关药物

胆汁淤积或胆管受损	胆管上皮或肝组织受损
阿义马林	别嘌呤醇
阿莫西林克拉维酸	三环类抗忧郁药
同化的类固醇类、促蛋白质合成甾类	卡托普利、硫甲丙脯酸
苯噁洛芬	卡马西平、氨甲酰氮唑
苯并二氮䓬类	西咪替丁
丁酰苯、丙基苯基酮	氯氮平
卡比马唑	屈噁昔康
氯唑西林	依那普利

续　表

胆汁淤积或胆管受损	胆管上皮或肝组织受损
赛庚啶	氟康唑
	金化合物
达那唑	肼屈嗪
双氯西林	伊曲康唑
刺桐素、红霉素	酮康唑
氟氯西林、氟氯苯甲、异唑青霉素	甲氧奈普酸、茶普生
灰黄霉素	呋喃妥因
甲巯咪唑	布他酮
口服避孕药	苯妥英、美芬妥类
青霉胺	吡罗昔康
酚吩噻秦、硫代二苯胺	雷尼替丁
磺酰脲类	磺胺类药
噻苯达唑	磺胺甲基异噁唑-甲氧苄啶、磺胺甲基异噁唑-甲氨嘧啶
硫蒽酮	舒林酸
噻氯匹定	齐多夫定
醋竹桃霉素	
联苯酰胺苯酸	

表24-4　引起肝组织脂肪变性的类型和相关药物

微泡性脂肪变性	大泡性脂肪变性	混合性脂肪变性
阿司匹林	阿司匹林	乙酰胺
黄曲霉毒素 B1	乙醇	锑
乙醇	蝇蕈素、鹅膏蕈碱	氮胞苷
阿米庚酸	天冬酰胺酶、门冬酰胺酶	氮尿苷
	四氯化碳	
胺碘酮 泛酸钙	氯仿	钡盐
樟脑	铬中毒	博来霉素、氧光霉素
可卡因	氨基氰、氨晴、氰酰胺	硼酸
去铁铵	二氯乙烯	二硫化碳
去羟肌苷　二脱氧肌苷、地丹流辛	乙[基]硫氨酸	二甲肼
N,N-二甲基甲酰胺、二甲基甲酰胺		
乙基硫氨酸	氯乙烷	肼、联氨
	一氯乙烷、氯乙烷、乙基氯	嘌罗霉素
降糖氨酸	氟烷	稀土元素的氧化物
布洛芬	氨甲蝶呤	黄樟脑
楝树油	溴甲烷	
水杨酸甲酯	氯甲烷	
吡罗昔康	双氯甲烷	

续　表

微泡性脂肪变性	大泡性脂肪变性	混合性脂肪变性
吡洛芬	米诺环素	
四环素族	丝裂霉素	
铊化合物	乳清酸	
托美丁、甲苯酰吡咯乙酸	肠外营养	
丙戊酸	哌克昔林	
华法林	磷中毒	
	鞣酸、单宁酸	
	四氯乙烷	
	四氯乙烯	
	三氯乙烯	
	铀化合物	
	华法林	

续　表

别嘌醇	诺米芬辛
卡马西平、氨甲酰氮䓬	安替比林、非那宗
头孢氨苄	苯丙香豆素、苯丙香豆醇、苯丙羟香豆素
氯丙嗪、氯普吗嗪	保泰松
氯磺丙脲	苯妥英、美芬妥英
氨苯砜、二氨二苯砜	普鲁卡因胺
安定	丙卡巴肼、甲(基)苄肼
硫氮䓬酮、地尔硫䓬	普鲁卡因[酰]胺
二甲聚硅氧烷	奎尼丁
丙吡胺	奎宁
非普拉宗	三氯噻嗪、三氯甲噻嗪
格列苯脲	雷尼替丁
金盐	柳氮磺吡啶
氟烷	磺胺嘧啶
肼屈嗪	磺胺地字莘、磺胺二甲氧基嘧啶
干扰素	磺胺(磺胺类药)、氨苯磺胺
异烟肼	水杨酸偶氮磺胺吡啶
甲巯咪唑	琥磺胺噻唑
氨甲蝶呤	磺胺噻唑
甲基多巴	妥卡尼
矿物油	甲苯磺丁脲
硝基呋喃妥类、呋喃妥类	

表24-5　引起肉芽肿病变有关药物

别嘌醇	诺米芬辛
胺碘酮	口服避孕药
阿莫西林-克拉维酸、硼酸	苯唑西林
阿普林定	羟布宗、羟基保泰松
阿司匹林	罂粟碱
卡介苗或疫苗接种	青霉素

表24-6　已知有肝毒性的草药

草药品种	应用范围	肝活检所见
查帕拉尔(石炭酸灌木,拉端阿),茶和胶囊	抗微生物药,抗老化药,护肤品	急性肝炎,淤胆,肝细胞坏死
石蚕属植物(香科属种),茶和胶囊	防腐剂,退热剂,腹部疼痛,肥胖	急性肝炎,小叶中央坏死,慢性肝病伴硬化
薄荷类(唇萼薄荷,穗芪薄荷),斯阔薄荷	调经药,堕胎药,宠物除蚤剂	小叶中央坏死
胶蓟(欧苍术),发现于地中海及北非地区	催吐剂,利尿剂,退热剂	小叶中央坏死,全小叶坏死
金不换(石松植物),90年代以镇痛剂上市	催眠剂,镇痛药	急性肝炎,慢性肝炎,微泡型脂肪变性
长瓦(长瓦胡椒)	抗焦虑药,催眠剂,绝经前综合征	急性肝炎,终末期肝炎
槲寄生属植物(穗花寄生属)19	助消化,救心丹,镇静剂	急性肝炎

（赵新颜）

参考文献

请扫描二维码
阅读本章参考文献

第 **5** 篇

临床分类、表现、
诊断、鉴别诊断、
治疗及预后

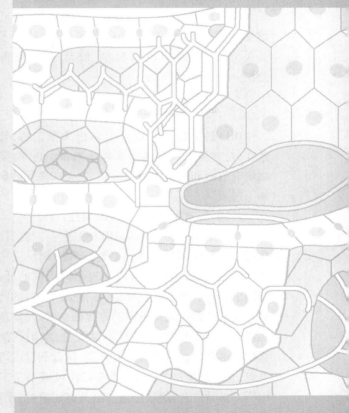

第25章

药物性肝损伤的临床分类

药物性肝损伤(DILI)临床表型多样,不同靶细胞受损程度各异。为便于研究和诊治,建立了多种分类方法,即根据发病机制、临床表现和病程来分型。

一、DILI 发病机制分型

DILI 诊断缺乏客观的生物化学标记物,且发病散在,对其发病机制的研究越显困难。近年,随着基础研究进展和后基因时代的到来,发病机制的研究取得了进展。

(一) 固有型 DILI(直接肝毒性)

固有型(intrinsic type)DILI强调与药物的固有理化特性及其引起的一系列必然病理生理反应密切相关,所有患者服用后均可能出现不同程度的肝毒性。不同个体的肝毒性反应相似,是指摄入体内的药物或毒物及其代谢产物对肝脏的直接损伤,往往呈剂量依赖性,潜伏期短,个体差异不显著,通常可预测[1,2]。直接肝毒性者血清酶升高在停药、降低剂量或可自发消退,这一现象称为适应;通常可在较低剂量下重新用药。未适应者,症状和血清酶升高加重,出现黄疸。目前,固有型 DILI 已相对少见。

最典型的固有型肝毒性是四氯化碳(CCl$_4$)[3],由于可引起肝细胞剧烈坏死,并在动物体内部分复制,被广泛用作诱发各种肝损伤动物模型的造模剂。不同动物对 CCl$_4$ 敏感性不同,如大鼠有较完整的 CCl$_4$ 代谢酶系统,易造成肝毒性损伤,而鸡类缺乏或不能代谢 CCl$_4$。大鼠在 7 ~ 30 日龄时,开始能够代谢 CCl$_4$,对 CCl$_4$ 易感。

当前最受关注的是对乙酰氨基酚(APAP)所致的肝毒性。APAP 是一种广泛使用的解热镇痛药[4],用于治疗感冒和流感。该药是非那西丁(由于肾毒性而撤市)的结构类似物。与非甾体抗炎药(NSAID)相比,APAP 不会导致胃肠不适且不干扰血小板功能,20 世纪后半期被广泛使用,同时也认识到过量使用 APAP 会产生肝脏小叶中心型坏死[5]。

对乙酰氨基大多数分子(80%以上)是以结合型葡糖苷酸盐和硫酸盐排泄。少部分(约 5%)产生活性中间产物,由细胞色素 P450(CYP)2E1 代谢成亲电子产物 N-乙酰-对苯醌亚胺(NAPQI),然后再与 GSH Ⅱ 相结合反应解毒。CYP 活性增加或 GSH 消耗可使毒性作用增加。酗酒或禁食会使 GSH 消耗和促进 CYP 活性,从而影响 APAP 的代谢。禁食会抑制葡糖醛酸化,或在葡糖醛酸转移酶缺乏情况下均可使 APAP 毒性作用增加。当服用大剂量 APAP(通常成人超过 10~15 g),葡萄糖醛酸化及硫酸化通路清除能力达到饱和,更多部分的药物直接经 CYP 介导形成 NAPQI。当 GSH 池出现严重衰竭时,NAPQI 即与肝细胞蛋白巯基共价结合,尤其是与膜相关的钙泵,可导致肝细胞内钙稳定状态的破坏,线粒体钙稳定状态的破坏是 APAP 过量引起肝细胞坏死的重要原因。

通常 APAP<1 g/d 不发生肝脏损害,5 ~ 10 g/d 肝损害的发生率较小,> 10 g/d 可导致肝功能衰竭。APAP 在美国是导致急性肝衰竭(ALF)的主要原因,APAP 过量占所有 ALF 的 36% 以上,其中多为非蓄意服用。

(二) 特异质型 DILI

特异质型(iDILI)强调与宿主自身的特异体质密切相关,仅少数易感者使用后可出现肝毒性。肝毒性反应的剂量依赖性较小,个体间的潜伏期、临床表现和病程差异大,药物本身无或极少固有毒性,肝损通常不可预测、动物模型多不可重复。iDILI 虽总体不常见,但并非一定"罕见"[6]。首次服用异烟肼后约

10% 出现 ALT 升高,但"大多数"(除 0.1%~0.2% 外)能适应并耐受。发生多具不可预测性,10%~15% 重症,其中 6% 病死或需肝移植。

新药筛选越趋严谨,除非收益远大于风险,直接肝毒性药物几乎不能通过审批,因此,临床 DILI 多是在推荐剂量下发生的个体对药物或其代谢产物的特异质性反应即 iDILI。美国 2014 年和 2021 年胃肠病学会(ACG)两版指南均明确是 iDILI 指南。

iDILI 目前分为免疫特异质型和代谢/遗传特异质型两类。

1. 免疫特异质型肝损伤 免疫特异质即免疫机制介导的肝损害,有以下特点:不可预测,仅发生在少数人群(特异体质)或有家族集聚现象,与用药剂量和疗程多无关,在实验动物模型中常无法复制,具有免疫异常的指征,可有肝外组织器官损害的表现。免疫 iDILI 有两种表现:① 超敏性,通常起病较快(用药后 1~6 周),临床表现为发热、皮疹、嗜酸性粒细胞增多等,再次用药可快速导致肝损伤;② 药物诱发的自身免疫性损伤,发生缓慢,体内可能出现多种自身抗体,可表现为 AIH 或类似原发性胆汁性胆管炎(PBC)和原发性硬化性胆管炎(PSC)等自身免疫性肝病,多无发热、皮疹、嗜酸性粒细胞增多等表现。

2. 代谢/遗传特异质型肝损伤 代谢/遗传特异质型肝损伤多与药物代谢酶遗传多态相关,通常无免疫反应特征,起病缓慢,多数给药后较长时间出现(最晚可达 1 年左右),不伴过敏症状。再次用药未必快速导致肝损伤[7,8]。长期以来,药物代谢酶是 DILI 研究的重要靶点。常因药物代谢酶遗传多态性造成酶代谢能力低下,致药物原型或中间代谢产物蓄积而发病。人类全基因组关联研究(GWAS)的进展为人类白细胞抗原(HLA)与 iDILI 的关系研究增加了新的方向。

(1) Ⅰ 相药物代谢酶 CYP 的遗传多态性:CYP 是肝脏药物 Ⅰ 相代谢的主要酶类。与 DILI 相关的 CYP 主要有 CYP1A2、CYP2A6、CYP2D6、CYP2E1 及 CYP3A4 等。如果这些酶类基因出现遗传多态性,则使原药或中间代谢产物积累,导致 DILI 的发生。胰岛素增敏剂曲格列酮肝损中,CYP2C19*2 等位基因变异占 46%。而后又发现这些患者 Ⅱ 相代谢酶谷胱甘肽 S 转移酶(GST)也存在遗传多态性,GST1 和 GST1M 两基因缺陷,与 ALT 和 AST 升高密切相关[9]。

(2) Ⅱ 相药物代谢酶遗传多态性:Ⅱ 相药物代谢酶是胞浆酶,主要有尿核苷二磷酸葡萄糖醛酸转移酶(UGT)、N-乙酰转移酶 2(NAT2)和 GST。苯巴比妥和苯妥英可抑制 UGT 活性,并可作为 CYP 的诱导剂促进毒性代谢产物 NAPQI 生成。遗传缺陷疾病及抗惊厥药物可致 UGT 活性降低,Gilbert 综合征患者服用 APAP 后肝损害易感性增加。一些药物和药物中间体(如异烟肼),需 NAT2 代谢解毒,该酶发生遗传多态性只会导致 DILI 发生。GSTT1-GSTM1 空白基因型 DILI 患者发生风险的概率显著增加,应用抗菌药或非甾体抗炎药的 DILI 风险也显著升高。在曲格列酮、抗结核药物和他克林引起的 DILI 中 GST 变异的概率均显著增加。

(3) Ⅲ 相药物代谢酶(跨膜转运蛋白和溶质转运蛋白)遗传多态性:跨膜转运蛋白 ABCB11 基因变异与药物性胆汁淤积相关。ABCB4(多药耐药蛋白,MDR3)和 ABCC2(多药耐药相关蛋白,MRP2)基因突变也与 DILI 相关[9]。溶质转运蛋白有机阴离子转运多肽 1B1 与肝细胞摄取他汀类等药物相关,其基因多态性与这些药物引起的 DILI 相关[7]。

(4) HLA:HLA 基因遗传多态性已引起业界广泛重视[10]。免疫反应与 6 号染色体上高变异的 HLA 系统密切相关,在药物基因学的研究中具有特殊意义。已发现 HLA-B*5701 可使患者对氟氯西林相关 DILI 的易感性增加 81~100 倍,HLA-DRB1*0701 可增加口服促凝血药希美加群(ximelagatran)相关 DILI 发生风险[11],HLA-DRB1*1501 位点变异与阿莫西林-克拉维酸肝损伤强相关[12],HLA-A*3303 与抗血小板药噻氯匹定所致的 DILI 相关,HLA-DQA1*0201 与酪氨酸激酶抑制剂拉帕替尼(lapatinib)所致的 DILI 相关[9],HLA-DQA1*0102 与非甾体抗炎药芦米考昔(lumiracoxib)所致的 DILI 相关[13]。

固有肝毒性和特异质肝毒性并非截然分割,某些药物既可导致不同程度的固有肝毒性,也可引起特异质肝毒性。即便是典型的固有型肝毒性药物(如 APAP),也不排除在特定环境条件下具有个体特异体质相关性。如多数患者在服用 APAP 达到或超过 10~15 g/d 时出现肝损伤,但某些患者(特别是饮酒者)即使服用不足 4 g/d 也可出现肝损伤;而另有部分患者则能耐受超大剂量 APAP。再如,虽然一般认为特异质性肝毒性没有明显的剂量相关性,但绝大多数药物在日剂量不足 10 mg/d 时极少发生 iDILI;而氟烷诱导的超敏性肝毒性往往在更高剂量时较易发生。此外,异烟肼被认为具有较低的固有型肝毒性和较强的特异质性肝毒性[14];胺碘酮和他汀类等药物被认为既具有固有型肝毒性,又可引起特异质性肝毒性[1]。

(三) 第三种类型(间接)肝损伤

第三种类型(间接)肝损伤强调与继发于药物的生物学作用的反应密切相关。多系统免疫介导诱发新的肝病或加重原有肝病[6]。间接肝毒性可独立出现,但由于继发于药物生物学作用的毒性效应多不具有特定器官靶向性,因此可先后或同时伴有肝外其他组织器官的损伤。药物诱发新肝病或加重原有肝病,与药物直接毒性和人体特异体质均无关,有建议将抗肿瘤单抗致 HBV 再激活、抗 HIV 药物致 HCV 恶化或 HCV 再燃、激素致 NASH 加重等定义为第三种类型肝损伤。并将免疫诱导药、重组细胞因子、免疫检查点抑制剂(ICI)、酶抑制剂等导致肝损伤均归于此类。

目前报道的药物间接肝毒性大致有以下几种: ① PD1 单抗、PDL1 单抗、CTLA-4 单抗等抗肿瘤 ICI 的间接肝毒性,可能与 ICI 应用后广泛的继发性免疫激活相关;② 肿瘤坏死因子拮抗剂间接肝毒性,可能与干扰体液和细胞免疫有关,尤其是原有自身免疫性疾病的患者;③ 抗 CD20 单抗;④ 蛋白激酶抑制剂;⑤ 甲泼尼龙大剂量静脉重复脉冲式(每次 500～1 000 mg/d,连续 3 d)治疗自身免疫性疾病的间接肝毒性,可能与短期过度免疫抑制再撤药后的免疫重建相关;⑥ 某些其他抗肿瘤药物的间接肝毒性;⑦ 干扰物质和能量代谢药物的间接肝毒性常可引起脂肪肝,如可导致体质量增加的药物(如利培酮和氟哌啶醇),能直接结合并抑制肝细胞和小肠细胞微粒体甘油三酯转运蛋白(MTP)、干扰脂代谢的药物(如洛美他派),能改变胰岛素敏感性的药物(如糖皮质激素)。上述情况中,以 ICI、肿瘤坏死因子拮抗剂和抗 CD20 单抗等引起的免疫相关间接肝毒性最受关注[15]。

伴有 HBV 或 HCV 感染的恶性肿瘤、自身免疫性疾病患者,若接受化疗、放疗或免疫抑制治疗,可能会引起 HBV 或 HCV 的再激活,从而引起病毒性肝炎复发或急性加重,严重者可引起纤维淤胆性肝炎/免疫诱导性肝衰竭。伴有 HBV 或 HCV 感染的人类免疫缺陷病毒(HIV)感染者,应用高效抗逆转率病毒治疗(HAART),可能会因免疫重建导致对 HBV 或 HCV 免疫增强而出现病毒性肝炎发作的情况;或 HIV 感染终末期、极度免疫抑制状态下,出现 HBV 和 HCV 的高复制,引起所谓免疫抑制诱导的肝炎病毒相关肝衰竭。这些情况下的肝损伤虽然也与肿瘤化疗药物、免疫抑制药物或 HARRT 药物的生物学效应间接相关,但根源是原先存在 HBV 或 HCV 感染,属于特殊人群的病毒性肝炎范畴,在不需停用化疗或免疫抑制药物的情况下,应用口服抗 HBV 或抗 HCV 药物即可有效控制 HBV 或 HCV 复制及肝损伤。此外,在应用聚乙二醇干扰素治疗慢性乙型肝炎的过程中,也可因 HBV 特异性免疫激活而出现肝酶升高。这些情况与严格意义上的药物间接肝毒性不同。

根据 2018 年细胞死亡命名委员会指南[16],细胞死亡形式包括内源性细胞凋亡、外源性细胞凋亡、线粒体通透性转换(MPT)驱动的细胞坏死、坏死性凋亡、铁死亡、细胞焦亡、PARP1 依赖性细胞死亡、同类细胞相食性细胞死亡、NET 驱动的细胞死亡、溶酶体依赖性细胞死亡、自噬依赖性细胞死亡、免疫原性细胞死亡、细胞衰老和有丝分裂障碍等 14 种形式。此外还提出细胞内碱化作用驱动的凋亡和氧自由基诱导的半胱天冬酶非依赖性凋亡等细胞死亡形式。DILI 发病机制可能涉及其中多种细胞死亡形式,特别是细胞凋亡、MPT 驱动的细胞坏死、坏死性凋亡和细胞焦亡等。

二、DILI 的临床表现及分型

(一) 急性 DILI 和慢性 DILI

急性或慢性基于病程的分型。我国[17]、亚太和 ACG2014 版指南[18]均主张,DILI 发生 6 个月后,血清 ALT、AST、ALP 及 TBil 仍持续异常,或存在门静脉高压或慢性肝损伤的影像学和组织学证据为慢性。欧洲据研究显示,在 298 例 DILI 患者中,92% 的患者在确诊 DILI1 年内恢复正常,并以此定义 1 年为慢性 DILI 的最佳分界点[19]。在临床上急性 DILI 占绝大多数,其中 6%～20% 可发展为慢性,胆汁淤积型 DILI 相对易于进展为慢性。慢性 DILI 的定义有一个演变过程。1990 年,国际医学科学组织理事会(CIOMS)将其定义为肝脏生化指标升高超过 3 个月。2006 年,欧洲将肝细胞损伤型慢性 DILI 定义为停药后肝脏生化指标持续异常超过 3 个月,胆汁淤积型/混合型慢性 DILI 定义为超过 6 个月。2011 年,国际严重不良反应协会(iSAEC)建议将停药后肝细胞损伤型/混合型持续肝损伤超过 3 个月和胆汁淤积型超过 6 个月定义为迁延性 DILI(persistent DILI);肝损伤持续存在超过 1 年时,任何类型的 DILI 均定义为慢性 DILI[20]。2021 年 ACG 指南与欧洲肝病学会(EASL)2019 版 EASL 临床实践指南中提出的 1 年为界[19]不同,而是折中界定为 DILI 发病 6~9 个月后,肝酶或胆红素水平仍不能恢复到 DILI 发病前的基线水平,以及有肝病进展的其他症状或体征(如腹水、脑病、门静脉高压、凝血功能异常等）[2]。

（二）基于靶细胞的分型

肝细胞损伤型、胆汁淤积型、混合型和肝血管损伤型是基于受损靶细胞类型的分类。DILI 最常受损的靶细胞是肝细胞和胆管上皮细胞，某些药物或毒物（如含有吡咯双烷生物碱的土三七等）则以肝窦和肝小静脉等血管的内皮细胞为主要靶细胞。

肝细胞损伤型、胆汁淤积型、混合型 DILI 在临床上主要根据临床表型及血清 ALT、ALP 和 R 值进行判断。$R = (ALT_{实测值}/ALT_{ULN})/(ALP_{实测值}/ALP_{ULN})$。在病程中的不同时段计算 R 值，有助于更准确地判断 DILI 的临床类型及其演变。有研究提出"新 R 值（newR，NR）"，与 R 的不同之处是取 ALT 或 AST 两者中的高值进行计算[21]。由 CIOMS 初步建立、先后经美国 FDA 药物肝毒性指导委员会（DHSC）[18,22,23]及美国 LiverTox 网站[24]修订的这 3 种 DILI 的判断标准为：① 肝细胞损伤型：ALT ≥ 3×ULN 且 R ≥ 5；② 胆汁淤积型：ALP ≥ 2×ULN 且 R ≤ 2；③ 混合型：ALT ≥ 3×ULN，ALP ≥ 2×ULN，且 2 < R < 5。若 ALT 和 ALP 达不到上述标准，则称为"肝脏生化学检查异常"。胆汁淤积型 DILI 约占 DILI 总数的 30%，有认为此估算可能偏低。某些药物和（或）其活性代谢产物可引起肝血管损伤，感染、免疫紊乱、各种能导致血液高凝、高黏或促血栓形成的因素及肿瘤等也可引起肝血管损伤，这些因素可单独或共同起作用

我国肝血管损伤型 DILI 越来越多见，2015 年我国制定指南时首先明确提出临床分型以主要受损靶细胞来进行[25]。血管损伤型 DILI 靶细胞可为肝窦、肝小静脉和肝静脉主干及门静脉等的内皮细胞。相应临床类型包括：① 肝窦阻塞综合征/肝小静脉闭塞病（SOS/HVOD）：与肝窦和肝脏终末小静脉的内皮细胞损伤有关。临床上主要由大剂量放化疗[26]及含

吡咯双烷生物碱的植物（如土三七等）引起[27]，土三七等引起的 SOS/VOD 近年来我国已报道数百例[28]。② 紫癜性肝病（peliosishepatis，PH）：有时也称肝紫癜病或肝紫斑病，其发病机制与肝窦屏障缺陷和肝窦内皮损伤有关。同化激素、避孕药物[29]、肾移植后免疫抑制药物（如硫唑嘌呤、巯基嘌呤和环孢素）[30]等的应用可能是病因之一。③ 布-加综合征（BCS）：是肝静脉（hepaticvein，HV）主干和（或）下腔静脉（IVC）阻塞综合征。BCS 病因复杂，某些避孕药或化疗药物可引起血液高凝状态或血管内皮损伤，可能是 BCS 的发病机制之一。④ 肝汇管区硬化和门静脉栓塞：可引起窦前性门静脉高压症（特发性门静脉高压症，IPH）。肝汇管区硬化可能与化疗药物、抗 HIV 治疗、复发性感染（如 AIDS 时）、促血栓形成因素、免疫紊乱及微量元素等多种因素相关[31]。⑤ 多结节性再生性增生（NRH）：有学者认为这也是一种肝血管损伤性疾病[31,32]，可见于炎症性肠病（IBD）时巯基嘌呤的应用、HIV 感染时持续暴露于去羟肌苷和司坦夫定等抗逆转录病毒药物[32]、应用奥沙利铂等化疗药和服用避孕药物等[3]。应注意感染、免疫紊乱、各种能导致血液高凝、高黏或促血栓形成的因素、微量元素异常及肿瘤等也可引起肝血管损伤，这些因素可单独或共同起作用。

（三）DILI 相关肝脏良性和恶性肿瘤

某些药物还具有致瘤或致癌性，长期服用雌孕激素或雄激素可能和肝脏肿瘤相关，如雄激素和口服避孕药与肝腺瘤的相关性[33]，但其发病机制尚不清楚，因此无法判断其肝损伤类型。长期口服避孕药的女性群体中，肝细胞腺瘤的年发生率达（3~4）/10 万，停用口服避孕药后，98% 的肝细胞腺瘤维持稳定或消退[34]。马兜铃酸则与肝细胞癌的相关性[35]。

（赖荣陶　于乐成　陈成伟）

参考文献

 请扫描二维码
阅读本章参考文献

第26章

药物与毒物性肝病的临床表现

肝脏不仅是代谢药物与毒物的主要器官,同时也是药物与毒物损伤的主要靶器官。如果进入体内的药物量或毒物量超过肝脏解毒的承受能力,或者个体有一些遗传或免疫特异质的因素,就有可能造成亚临床和临床的药物性肝损伤(DILI)。

一、全身症状、消化道症状、皮肤症状

DILI 通常根据病程长短分为急性和慢性[1],急性 DILI 一般指 DILI 发生 6 个月内,包括丙氨酸氨基转移酶(ALT)、门冬氨酸氨基转移酶(AST)、碱性磷酸酶(ALP)、γ-谷氨酰转肽酶(GGT)及总胆红素(TBil)在内的血清学肝脏生化指标恢复正常,无明显影像学和组织学肝功能损伤证据。慢性 DILI 指 DILI 发生 6 个月后,上述指标仍持续异常,或存在慢性肝损伤的影像学和组织学证据[2]。

如上所述,许多药物与毒物性肝病患者并无症状,只有通过实验室检查才能发现。部分急性起病的患者可能有肝细胞损伤的早期表现,如疲乏、食欲不振、恶心、轻度呕吐等非特异性全身症状,也会出现腹部不适,特别是右侧季肋部可有敏感区和疼痛,较严重者可能出现腹泻甚至呕血等胃肠道刺激症状。此外,胆汁淤积明显的患者可能出现全身皮肤黄染、无胆色粪(指的是粪便颜色苍白)或深色尿[2],且伴有不同程度的瘙痒,从而导致抓挠并引起皮肤破损,这些较为特异的症状需引起医生的注意。

除此之外,部分患者可能还会出现不同程度的皮疹,从斑丘疹、荨麻疹到严重皮肤病变,亦可伴有其他超敏反应的症状及体征,如发热、眶周及颜面部水肿、黏液增多、关节酸痛及关节炎,或单核细胞增多症样疾病(假性单核细胞增多)[3]。其中最为严重的免疫过敏性肝炎是药物超敏综合征(DIHS),又称伴嗜酸粒细胞增多和系统症状的药疹(DRESS),表现为发热、皮疹、内脏受累(如肝、肾和肺)三联征[4],肝脏受累者居多,主要表现为肝大、凝血功能障碍,亦有躯体不适、淋巴结肿大。DRESS 还可能包括 Stevens-Johnson 综合征(SJS)或中毒性表皮坏死松解症(TEN),SJS 和 TEN 是同一疾病的连续过程,表现为不同程度的表皮坏死及黏膜和皮肤剥脱[5]。更有病情严重者可出现急性肝衰竭(ALF)或亚急性肝衰竭(SALF),随着病情进展会有神志改变(如嗜睡或睡眠障碍),呼吸呈特殊的甜酸气味(似烂水果味),甚至出现肝性脑病和凝血异常表现[6]。

慢性药物与毒物性肝病则表现为慢性肝炎、肝纤维化,或继续发展为代偿性乃至失代偿性肝硬化,并出现肝硬化的症状及体征,即腹水及其引起的腹部膨隆、黄疸、肝掌、肝大。需要注意的是,也有部分患者会表现为毒物相关性脂肪性肝炎(TASH)[7]、自身免疫性肝病(AIH)样 DILI、慢性肝内胆汁淤积和胆管消失综合征(VBDS)等。药物与毒物诱导的 AIH 通常是隐匿性的,有时伴有肝外的过敏样表现,如皮疹或关节痛,先于疲劳、恶心、纳差等肝细胞损伤相关的症状[8,9],黄疸发生的较晚。而 VBDS 的最常见症状为黄疸,也有瘙痒、恶心、疲劳和腹痛的表现[10]。少数患者还可出现肝窦阻塞综合征(SOS),即肝小静脉闭塞病(HVOD)及肝脏肿瘤等,SOS 多发生于摄入某些毒性生物碱及接受高剂量放化疗的患者,可呈现为急性,伴有腹水、腹部膨隆、黄疸、肝大等症状及体征[11]。

二、合并的肝外损伤表现

部分急性药物与毒物性肝病患者也会出现其他肝外器官损伤的表现,如骨髓损伤、肾损伤、肺损伤、

胰腺炎、消化性溃疡、中枢神经系统抑制、溶血性贫血、心肌损伤等。而 ALF 亦可合并严重的肝外损伤表现，包括肝性脑病、酸碱平衡紊乱、感染（如自发性腹膜炎、败血症等）、多器官功能衰竭（如脑水肿、肺水肿、肾衰竭等）。

已见诸多报道，许多药物与毒物会致骨髓抑制[12]，表现为全血细胞减少的症状，即白细胞、红细胞、血小板三系均减少。白细胞减少以后会出现各个系统的感染，临床表现为发热、腹泻、咳嗽、咳痰、皮肤感染等；红细胞减少即为贫血，贫血严重者可出现乏力、头晕、头痛、活动后胸闷气短，苯胺是典型的会引起贫血的毒物；血小板减少会引起出血，可有鼻出血、牙龈出血，甚至严重时出现脑出血。

另一个常见的肝外合并表现是肾损伤，肝肾综合征前驱症状主要为少尿，血尿素氮升高，并出现恶心、呕吐、脱水症状，持续少尿则提示存在肾小管坏死，随后进展为肾功能衰竭，由于水钠潴留和氮质血症又会引起心力衰竭和肺水肿，使得病情复杂化。需要注意的是，甚至在没有明显肾损伤的情况下也会发生肾衰竭。另一方面，伴肾损伤的患者胆红素的排泄受到影响，出现黄疸加深。

同样地，已有报道 ALK 酪氨酸激酶抑制剂致药物性肺损伤[13]。一些磷化合物往往表现为吸入后肺损伤。肺水肿一般是药物或毒物对肺损伤的延迟效应，由于肺泡毛细血管通透性增加，呼吸加深加快，起初表现为呼吸性碱中毒，后期并发急性呼吸窘迫综合征（ARDS）。

接触二甲基甲酰胺等毒物会引起与微泡性脂肪变性相关的急性肝损伤综合征[14]，出现恶心、呕吐、疲劳、倦怠、反应迟钝和昏迷，常有痉挛、血凝障碍、肾功能衰竭，并会腹部疼痛，需要注意疼痛可能与毒物所致的胰腺炎或消化性溃疡有关。

卤代烃、四氯化碳等中毒则会使得中枢神经系统受抑制，出现头昏、头痛、视觉模糊等麻醉样症状。毒蕈亦会引起精神变态和虚脱。毒性较大的磷化氢易吸入中毒引起以中枢神经系统为主的全身损伤，亦伴有肝损伤。早期症状多为躁动不安、昏迷、谵妄、中毒性精神病，晚期可发生休克、肝肾衰竭及肝性脑病。脑水肿一般在 III ～ IV 度肝性脑病基础上发生。除了中枢神经系统症状，磷中毒也有一些较为特异的临床表现，如引起骨骼脱钙、骨质疏松、磷毒性口腔病甚至下颌骨坏死，呕吐物和排泄物可发出特异性的磷光，粪便外观可似冒烟，呼吸有强烈大蒜味。

药物与毒物性肝病患者亦可发生溶血性贫血，但易被严重脱水掩盖，有一定概率发生弥漫性血管内凝血（DIC），已知的有毒蕈、铜中毒等。除了溶血性贫血，铜中毒也有较为特异的表现[15]，如横纹肌溶解、患者口中带有金属味。

部分药物与毒物性肝病患者伴有心肌损伤，出现室性早搏或束支传导阻滞。药物与毒物性肝病严重者表现为多器官功能障碍的混合型损伤，以胃肠道症状为首发，易发生 QT 延长/心律失常[16]和呼吸、循环衰竭。四氯化碳中毒时亦可致心肌毒性，主要表现为室性心律不齐。

此外，还有一些化学物中毒的症状比较特别，如铊中毒可伴周围神经炎和脱发，三硝基甲苯（TNT）中毒可引起白内障[17]，氯丁二烯可引起脱发和指甲变色，三氧化二砷会引起皮肤病变，铁中毒会致幽门狭窄。有些毒物（如苯胺、硝基苯、黄磷、二甲基甲酰胺）引起的肝损伤，往往是在其他系统损伤的症状消退后出现。

长期或反复接触低浓度损肝药物或毒物可致慢性损伤，主要引起血管病变，包括 SOS、肝紫癜（一种少见肝脏病变，表现为肝脏多发的大小不等的充满血液的囊腔）、门-窦血管病（PSVD）、脉管炎、血管肉瘤、上皮样血管内皮瘤（EHE）、肝细胞癌、肝结节性再生性增生（NRH）[18]。慢性病程中，肝脏可能长期处于纤维组织增生状态，进展为肝纤维化、肝硬化，甚至是肝恶性肿瘤，主要合并的肝外损伤表现与急性病程中的类似：出血（呕血、黑便、牙龈出血、鼻出血、皮肤出血点等）、肝性脑病、感染（肺炎、自发性腹膜炎、败血症等）、肝肾综合征、电解质和酸碱平衡紊乱（低钠血症、低钾低氯性碱中毒等）。

三、影像学表现

急性药物与毒物性肝病患者腹部 B 超多无明显改变或仅可见轻度肝大。影像学表现也常由可能接触毒物的性质决定[18]。由于药物与毒物性肝病的确诊多需结合药物与毒物接触史及排除其他病因，需进行腹部 B 超检查除外局灶性肝脏病变和肿瘤、胆道扩张或阻塞、胰腺病变等[19]。如需更详细地了解病变特点及胆道系统情况可进行 CT 或 MRI 检查。有研究表明，DILI 患者 CT 以弥漫性肝损伤、局灶性肝损伤为主，有极少数患者表现为多灶性肝损伤[20,21]（表 26-1）。

但要注意的是，药物也会引起 DILI 相关继发性硬化性胆管炎，如 5-氟尿嘧啶脱氧核苷（5-FUDR）、氯胺酮、甲疏咪唑、多西他赛等[22]，在磁共振胰胆管造影（MRCP）检查时表现为继发性硬化性胆管炎样

肝损伤类型	肝脏密度	动脉期	静脉期	延迟期
弥漫性肝损伤	肝实质密度轻度降低,形态肿胀,无血管影走行,可伴腹水	斑片影轻度强化	逐渐不均匀增强,强化程度降低	逐渐不均匀增强,强化程度降低
局灶性肝损伤	不均匀,呈斑片状,见小片状等或略低密度病变,局灶不规则	轻微强化	稍高密度,边缘较清晰	病灶密度接近于周围肝实质
多灶性肝损伤	欠均匀,呈多灶性低密度斑片影	不均匀异常强化	密度较低,呈地图状改变	强化程度仍较低

表 26-1　不同类型肝损伤患者的 CT 表现

改变,需与原发性加以区分[23]。继发性硬化性胆管炎的胆管炎性狭窄部位短,多为环形,胆管黏膜损伤较为明显,常有溃疡和炎性息肉形成,更常合并结石,而原发性硬化性胆管炎狭窄部位较长,且病变主要位于黏膜下层,胆管黏膜仍完好,较少伴有结石。当快速进展为 ALF,可出现 B 超提示肝脏体积缩小的表现。

少数慢性药物与毒物性肝病患者可有肝硬化、脾大和门静脉增宽、门静脉血流速度减缓等影像学表现,肝内外胆道通常无明显扩张[24]。影像学对 SOS/VOD 的诊断有较大价值,CT 平扫可见肝大,增强 CT 的门静脉期可见地图状改变(肝脏密度不均匀,呈斑片状)、肝静脉显示不清、腹水等[25]。B 超、CT 或 MRI 等常规的影像学检查和必要的内镜下逆行胰胆管造影(ERCP)、MRCP 对鉴别胆汁淤积型 DILI 与其余胆道病变或胰胆管恶性肿瘤等具有重要价值。另外,也往往采用瞬时弹性成像技术这一无创的手段评估肝纤维化情况。

四、实验室检查

尽管多数患者的血常规相较基线水平而言没有较大改变,但 ALT、AST、ALP 及 TBil 仍然是分析药物与毒物性肝损伤的主要实验室指标[26],肝酶升高常反映肝损伤或胆道梗阻,而 TBil 在一定程度上衡量的是肝对代谢物的解毒能力和转运有机阴离子到胆汁的能力[27]。ALT 比 AST 更敏感,但特异性更低,ALT 的升高相较 AST 对诊断而言意义可能更大[24]。急性肝损伤患者的氨基转移酶升高程度可较为显著(甚至 >25×ULN)。初始评估还应包括人血清清蛋白

(Alb)、凝血酶原时间(PT)、国际标准化比值(INR)等,以评价肝损伤的严重程度。血清 Alb 或 PT 异常主要反映的是肝合成功能受损,INR 延长(>1.5)提示出现肝衰竭。ALP 伴 GGT 升高提示胆汁淤积型肝损伤,但单纯 GGT 升高不能明确判断肝损伤,因为饮酒等其他原因也可引起 GGT 升高。将首次出现临床表现时所测定的血清学指标作为判断依据更为准确,但仍有必要动态监测生化指标。肝功能检查结果的不同可提示不同的肝损伤类型,依据此将 DILI 分为以下 3 种类型[28]。①肝细胞损伤型:与 ALP 相比,血清氨基转移酶不成比例地升高,ALT≥3×ULN,且 R≥5,可能有 TBil 升高、血清 Alb 或 PT 异常。②胆汁淤积型:主要表现为 ALP 不成比例地升高,ALP≥2×ULN,且 R≤2,也可伴有 TBil 升高、血清 Alb 或 PT 异常。③混合型:同时具有肝细胞损伤型和胆汁淤积型特征,ALT≥3×ULN,ALP≥2×ULN,且 2<R<5。R 值为(ALT$_{实测值}$/ALT$_{ULN}$)/(ALP$_{实测值}$/ALP$_{ULN}$)[29]。

接触的药物或毒物的类型或基础疾病对患者的实验室指标也会产生影响。全面的肝病相关实验室检查是必要的,包括病毒血清学、肝自身抗体、血清免疫球蛋白、铁蛋白、转铁蛋白饱和度、$α_1$-抗胰蛋白酶水平和铜蓝蛋白等[18]。上述的 AIH 样 DILI 以自身抗体(最典型的是抗核抗体)和伴随肝损伤的高蛋白血症为特征。出现超敏反应的患者则可能存在外周嗜酸性粒细胞增多,而出现单核细胞增多症样疾病的患者则可能存在淋巴细胞增多及异型淋巴细胞。铜中毒的患者由于出现横纹肌溶解[30],血清磷酸肌酸激酶和乳酸脱氢酶水平明显升高,同时血清铜和血浆铜蓝蛋白也升高。

在排除其他原因影响的情况下,若 ALT 持续性升高,提示 DILI 呈慢性化趋势。若发病第 2 个月仍有持续性 TBil>2.8×ULN 和 ALP>1.1×ULN,则高度提示 DILI 慢性化可能[1]。

尽管上述常用指标有助于判断和评估药物与毒物性肝损伤的严重程度与预后,但对其诊断缺乏特异性,因此目前寻找新的血清学、生化学和组织学生物标志物仍然有必要。

(杨　博　杨长青)

参考文献

请扫描二维码
阅读本章参考文献

第27章

药物与毒物性肝病的实验室检查

药物性肝损伤（DILI）与毒物性肝损伤（TILI）的实验性检查，从目前的临床和研究数据看，主要涉及如下方面。① 反映肝损伤的发生、模式及严重程度的生化指标，常用指标包括血清丙氨酸氨基转移酶（ALT）、门冬氨酸氨基转移酶（AST）、碱性磷酸酶（ALP）、γ-谷氨酰转肽酶（GGT）、总胆红素（TBil）水平等常用肝脏生化指标，以及国际标准化比率（INR）和凝血酶原活动度（PTA）等肝损伤相关凝血功能异常指标；临床不太常用但可能具有特定意义的其他酶学指标包括血清谷氨酸脱氢酶（GLDH 或 GDH）、山梨醇脱氢酶（SDH）、谷胱甘肽转移酶-α（GST-α）、苹果酸脱氢酶（MDH）、对氧磷酶/芳基酯酶 1（PON1）及嘌呤核苷磷酸化酶（PNP）等[1]。② 能相对特异性反映肝细胞损伤的标志物，如肝脏来源的微小RNA-122（miRNA-122）等转录组学标志物[2]。③ 反映肝损伤相关免疫机制的细胞功能试验，如药物淋巴细胞转化试验。④ 反映靶细胞死亡机制和炎症状态的生物标志物，如Ⅱ型细胞骨架蛋白 18（CK18）全长与水解片段的比例、细胞色素 C，以及乙酰化高迁移率族蛋白 B_1（HMGB1）、多种白细胞介素（IL）等炎性细胞因子[3]，属于蛋白组学研究范畴。⑤ 反映宿主对药物或毒物肝毒性遗传易感性的基因组学生物标志物，包括人类白细胞抗原（HLA）基因多态性、蛋白酪氨酸磷酸酶非受体型 22（PTPN22）等位基因多态性和药物代谢系统相关的基因多态性等，多用于发病机制和易感性研究，很少用于临床辅助诊断。⑥ 可反映药物或毒物在体内的代谢过程，以及宿主对药物或毒物的代谢反应等代谢组学标志物，有助于阐明发病机制和寻找药物或毒物特异性生物标志物，是近年来 DILI 相关研究颇为活跃的方向之一。⑦ 药物或毒物特异性生物标志物，理论上多来源于代谢组学标志物，但

也可能是与药物代谢产物与宿主蛋白共价结合形成的加合物（adducts），对识别具体的伤肝药物或毒物具有重要意义，但目前仅有对乙酰氨基酚（APAP）-蛋白质加合物和吡咯双烷类生物碱-蛋白质加合物分别可供 APAP 和土三七等所致肝损伤的诊断参考，且临床上难以常规检测。⑧ 排除性诊断需要检测的相关指标，包括 HAV、HBV、HCV、HDV、HEV 等嗜肝病毒标志物，CMV 和 EBV 其他病毒感染的标志物，自身免疫性肝病抗体和免疫球蛋白水平，铜蓝蛋白，乃至必要的遗传代谢性肝病相关基因检测等。⑨ 血液学常规检查和尿液常规检查，在 DILI/TILI 时多无特征性改变，但外周血嗜酸性粒细胞比例增高（>5%）可能提示超敏机制介导的 DILI/TILI。本章重点阐述与药物和毒物代谢及其肝毒性有关联的肝脏相关生化指标、免疫指标和炎症指标，并对基于蛋白组学、转录组学、基因组学、特别是代谢组学等"组学（-omics）"研究的潜在 DILI 标记物进行简要介绍。

第1节 肝脏相关生化指标、炎症指标和免疫学指标

一、常用肝脏生化指标对 DILI/TILI 的诊断价值

评估肝损伤常用的生化指标主要包括血清 ALT、AST、ALP、GGT、TBil、直接胆红素（DBil）等。与肝损伤相关的凝血功能异常指标，特别是 INR 和 PTA，也是评估肝损伤的存在情况及其严重程度的重要指标[4]。这些生化指标不具有药物或毒物特异性，因此必须在充分排除其他病因引起肝损伤的情况下，才能用来评估 DILI/TILI 的发生及其严重程度。另一方面，血清 ALT、AST、ALP 和 GGT 等酶学指标甚至不具

有充分的肝脏特异性,需要与肝外组织器官病变引起的酶水平升高进行辨别。

（一）常用血清酶学指标

血清 ALT 的正常上限值（ULN）一般为男性不超过 40 U/L,女性不超过 35 U/L。国外近年有基于参加保险人群的调查数据,建议健康男性的血清 ALT_{ULN} 不超过 30 U/L,健康女性不超过 19 U/L;但这种 ULN 尚未得到我国临床调查数据的证实和认可,部分医院采用的 ALT_{ULN} 甚至达 50~65 U/L。由于不同医院和不同检测平台所提供的正常参考范围可能有所差异,加之不同患者可能存在相关的基础疾病,因此通常采用 ALT 超过其 ULN 的倍数对 DILI 等肝损伤情况进行评估,从而保证评估标准的统一性、连贯性和可比较性。ALT 广泛存在于多种组织细胞内,以肝细胞含量最多,其次为心肌、脑和肾组织。目前发现在人体中存在 ALT1 和 ALT2 两种亚型,其中 ALT1 主要存在于肝脏,而 ALT2 主要存在于肝外组织,特别是心脏和骨骼肌[5]。评估血清 ALT1 和 ALT2 活性及其占血清总 ALT 活性的百分比,有助于区分是肝损伤还是肝外组织器官损伤引起的血清 ALT 升高[6],但目前临床实践中使用的 ALT 活性测定法尚无法区分 ALT1 和 ALT2。细胞中的 ALT 位于细胞质,肝内 ALT 活性较血清 ALT 活性高 3 000 倍,血清半衰期为（47±10）h,是反映肝细胞损害的敏感指标。在排除心脏、骨骼肌和肾脏等肝外器官损伤所致血清 ALT 活性增高的情况下,血清 ALT 水平升高往往是肝损伤最敏感的指标之一;但也需注意,血清 ALT 升高与肝脏病理改变的严重程度往往并不一致[3,7,8]。

血清 AST_{ULN} 大致与血清 ALT_{ULN} 一致或略低。与 ALT 相似的是,不同医院和不同检测平台的 AST_{ULN} 也可能会存在一定的差异,因此常采用 AST 超出其 ULN 的倍数来评估肝损伤等组织器官损伤的进展或恢复情况。AST 主要分布于心肌,其次为肝脏、骨骼肌和肾脏等组织器官的细胞中,甚至在白细胞和红细胞中表达[9]。AST 存在于细胞质和线粒体,其中线粒体型 AST（mAST）的活性占肝脏 AST 总活性的 80% 左右。血清 AST 水平升高可能提示心肌梗死、横纹肌溶解（见于剧烈运动、肌肉严重挫伤、某些药物中毒、多发性肌炎等情况）、肝细胞损伤、肾损伤等疾患,因此其确切临床意义要密切结合病史、症状、体征、相关实验室检查、心电图和影像检查等进行综合判断[4,10]。在除外心肌、骨骼肌及肾脏损伤等情况下,血清 AST 升高多提示肝细胞线粒体已经受累。

正常成人血清 AST/ALT 约为 0.8。心肌梗死和慢性酒精性肝病（ALD）等,血清 AST 活性升高以线粒体型为主,血清中 AST/ALT 升高;在病毒性肝炎或肝硬化等肝病,肝细胞损伤加重时也会累及线粒体,引起 AST/ALT 明显升高[4]。当 AST/ALT>1 时,提示很可能发生肝实质细胞坏死。应注意,服用联苯双酯等可明显降低 ALT,但对 AST 影响相对较小的药物时,也可出现 AST/ALT 升高,其与非干预状态下的 AST/ALT 升高的意义是不同的。

血清 ALP_{ULN} 一般为 120~150 U/L,不同医院的 ALP_{ULN} 存在一些差异,因此在评估 DILI 等肝损伤时常采用 ALP_{ULN} 对肝损伤的模式和病情走势进行评估。血清 ALP 主要来自肝脏（肝细胞血窦侧及毛细胆管侧微绒毛、胆管上皮细胞）和骨骼,也可来源于胎盘、肠道或肾脏等组织器官。血清 ALP 水平升高往往提示存在肝胆系疾病（胆道梗阻和胆汁淤积性肝病）或骨骼疾病,但也要注意识别其他组织器官病变引起的血清 ALP 水平升高。此外,骨组织中的 ALP 活性与成骨细胞活性相关,婴幼儿和儿童因为骨骼生长活跃而可血清 ALP 生理性升高,绝经后妇女因为骨质疏松和破坏增加也会出现血清 ALP 水平升高[4,11],这些情况应注意与来自肝脏的病理性 ALP 升高相鉴别。

血清 GGT_{ULN} 一般约为 70 U/L。GGT 在肾、胰、肝、脾、心、脑及生精管等多种组织器官的细胞膜上均有分布,以肾脏含量最高,胰腺和肝脏次之。在肝脏中,GGT 主要分布于肝细胞浆和肝内胆管上皮细胞。在疑似 DILI 或 TILI 时,测定血清 GGT 的主要临床价值在于帮助判断血清 ALP 水平升高的组织来源,因为 GGT 活性在骨病时并不升高;而如果血清 ALP 和 GGT 水平同时升高并达到一定程度（如血清 ALP>2× ULN 且 GGT>3×ULN）,则提示淤胆型肝炎等胆汁淤积性疾病;伴有黄疸和肝内外胆道扩张时,则应注意肝内外胆道梗阻性疾病。除了可能引起胆汁淤积的肝毒性药物（如巴比妥类和苯妥英钠等）之外,酗酒等其他多种病因引起的急性肝炎、慢性肝炎和肝硬化等也可伴有血清 GGT 水平不同程度的升高。需注意肾功能不全、急性心肌梗死、慢性阻塞性肺病等疾病状态也可引起血清 GGT 升高。

（二）血清胆红素水平

血清胆红素指标包括 TBil、DBil 和间接胆红素（IBil）水平测定。血清 $TBil_{ULN}$ 一般定为 17.1 μmol/L,部分医院所使用的生化测定仪定为 19 μmol/L、20.5 μmol/L 或 23 μmol/L 等。血清 $DBil_{ULN}$ 一般定为 6.8 μmol/L（部分医院定为 10 μmol/L 或其他相近数值）,血清 $IBil_{ULN}$ 一般定为 17 μmol/L（部分医院可能定为稍低于此值）。血清 TBil 是 DBil 和 IBil 的总和，DBil 占 TBil 的比例一般为 20%~50%，DBil/TBil 超过 50% 提示可能存在胆汁淤积。

可引起血清胆红素水平升高的因素很多，包括各种肝前性因素（特别是溶血性黄疸）、肝细胞性因素（肝细胞性黄疸和毛细胆管淤胆）或肝后性因素（胆道梗阻性黄疸）等，应注意加以鉴别。对于基线 TBil 正常的患者而言，若能除外病毒性肝炎等其他因素引起的肝损伤，服用某种具有潜在肝毒性的药物后出现 TBil 升高，则提示很可能出现药物性肝损伤；如果此时血清 TBil≥2×ULN 伴 ALT≥3×ULN，则提示发生肝细胞损伤型 DILI。符合这种情况的病例被称为海氏法则（Hy's law）病例，提示 DILI 较为严重，有进展为急性肝衰竭（ALF）的风险，应积极救治。

（三）凝血功能异常

血浆与组织中直接参与凝血的物质统称为凝血因子，此外还有前激肽释放酶、高分子激肽原以及来自血小板的磷脂等直接参与凝血过程。迄今发现的凝血因子至少有 16 种，但因子ⅩⅢ以后被发现的凝血因子，经多年验证发现对凝血功能无决定性影响，故不再编号。

除了少数凝血因子在内皮细胞等位置合成外，多数凝血因子在肝脏合成（表 27-1）。凝血因子Ⅱ、Ⅶ、Ⅸ、Ⅹ的生成需要维生素 K（VitK）的参与，故这 4 种因子也称维生素 K 依赖因子。除因子Ⅳ（钙离子）与磷脂外，其余已知的凝血因子均为蛋白质。因子Ⅱ、Ⅶ、Ⅸ、Ⅹ、Ⅺ、Ⅻ及前激肽释放酶都是蛋白内切酶，每一种酶只能水解某两种氨基酸所形成的肽键，因而只能对某一条肽链进行有限水解。

严重肝损伤将导致多种凝血因子合成下降，凝血功能发生障碍。能够反映凝血功能异常的指标有多种，包括凝血时间、凝血酶原时间（PT）、凝血酶原活动度（PTA）、部分活化的凝血酶原时间（APTT）、国际标准化比率（INR）、纤维蛋白原含量测定、纤维蛋白降解产物（特别是 D-二聚体）含量测定等。国际上常用 INR 来辅助判断肝损伤的严重程度，INR>1.5 表示肝损伤严重；而国内除了 INR，也常用 PTA 来辅助判断肝损伤的严重程度，PTA<60% 提示凝血功能下降较明显，PTA<40% 是判断肝衰竭的重要参考指标之一。但需注意，凝血功能的下降受到多种复杂因素的影响，肝病时的凝血功能下降除了与凝血因子合成减少相关外，还可能受到血小板减少、维生素 K 缺乏等的影响。若严重肝损伤继发感染，还可能因为脓毒症和脓毒性休克而引发弥散性血管内凝血（DIC），进

表 27-1　凝血因子种类及其合成来源

编号	名称	是否肝脏合成
因子Ⅰ	纤维蛋白原。主要功能：活化后形成纤维蛋白，参与血小板聚集	由肝脏合成
因子Ⅱ	凝血酶原，凝血素。主要功能：活化后形成凝血酶，促进纤维蛋白原转变为纤维蛋白，激活Ⅴ、Ⅶ、Ⅺ、ⅩⅢ和血小板，促进凝血；与内皮细胞上的凝血酶调节蛋白结合，激活蛋白质 C 和凝血酶激活的纤溶抑制物	由肝脏合成，属于维生素 K 依赖因子
因子Ⅲ	组织因子（TF），组织凝血活酶，唯一不存在于血浆内的凝血因子。主要功能：作为因子Ⅶa 的辅因子，是外源性生理性凝血反应过程的启动物	广泛存在于血管内皮细胞、血小板、白细胞、脑组织、肺脏、胎盘等组织细胞中
因子Ⅳ	钙离子。主要功能：几乎参与凝血过程的所有阶段（Ⅻ、Ⅺ的激活和激肽途径除外），在凝血因子和血小板的磷脂表面作为桥梁形成凝血因子-钙-磷脂复合物	
因子Ⅴ	前加速素易变因子，促凝血球蛋白原，在所有的凝血因子中其性质最不稳定。主要功能：作为辅因子，加速因子Ⅹa 对凝血酶原的激活	主要由肝脏合成，亦可在巨核细胞中合成
因子Ⅶ	前转变素稳定因子，促凝血酶原激酶原，辅助促凝血酶原激酶。主要功能：与 TF 形成Ⅶa-TF 复合物，激活因子Ⅹ和Ⅸ	由肝脏合成，属于 VitK 依赖因子
因子Ⅷ	抗血友病因子 A（AHF A），抗血友病球蛋白 A（AHG A），血小板辅助因子Ⅰ，血友病因子Ⅷ或 A。主要功能：作为辅因子，加速因子Ⅸ对因子Ⅹ的激活	肝细胞、肝窦内皮细胞、库普弗细胞、肾脏等均可产生
因子Ⅸ	抗血友病因子 B（AHF B），抗血友病球蛋白 B（AHG B），血友病因子Ⅸ或 B，血浆凝血活酶。主要功能：Ⅸa 与Ⅷa 形成内源性途径因子Ⅹ酶复合物，激活因子Ⅹ	由肝脏合成，属于 VitK 依赖因子
因子Ⅹ	Stuart-Prower 因子，自体凝血酶原 C。主要功能：与Ⅴa 结合形成凝血酶原酶复合物，激活凝血酶原，Ⅹa 还可激活Ⅶ、Ⅷ和 V	由肝脏合成，属于 VitK 依赖因子
因子Ⅺ	血浆凝血活酶前质，Rosenthal 因子，抗血友病球蛋白 C。主要功能：激活Ⅸ	由肝脏合成
因子Ⅻ	接触因子，Hageman 因子，表面因子。主要功能：激活Ⅺ、纤溶酶原及前激肽释放酶	由肝脏合成
因子ⅩⅢ	纤维蛋白稳定因子。主要功能：使纤维蛋白单体相互交联聚合形成纤维蛋白网	存在于血浆、血小板和单核细胞中
	范威因子（vWF）。主要功能：血液循环中 vWF 与Ⅷ以复合物形式存在，防止Ⅷ降解	主要在肝外合成
	血小板磷脂	来源于循环中的血小板

注：因子Ⅵ实为活化的因子Ⅴ，因此已取消该编号。

一步引起凝血功能异常。肝病相关的凝血功能下降还应与抗凝药物所致的凝血指标异常相鉴别。此外，头孢哌酮/舒巴坦钠等药物可能会引起凝血功能的明显下降，应加以注意。

通常认为 PT 延长代表凝血因子 Ⅱ、Ⅴ、Ⅶ、Ⅹ 的活性低于正常或存在抗凝物质。PT 仅在肝实质细胞严重损害时才明显延长。因子 Ⅴ 的活性在肝功能失代偿或严重肝病时才减少，故认为它是判断肝病患者预后良好指标。因子 Ⅴ 的活性还与血栓形成密切相关，可作为门静脉血栓形成的预测指标。因子 Ⅶ 的半衰期最短（4~6 h），血浆含量较低（0.5~2 mg/L），故可作为肝病患者蛋白合成功能减退的早期诊断指标；而输注重组凝血因子 Ⅶ 可有效纠正肝病患者的凝血异常。

因子 Ⅷ 不仅由肝细胞产生，而且可由窦内皮细胞、库普弗细胞、肾脏等产生。当肝细胞合成功能减退时，肝窦内皮细胞及库普弗细胞仍维持因子 Ⅷ 的合成。肝病合并 DIC 时，由于凝血因子大量消耗，使因子 Ⅷ 活性水平降低，故我国将因子 Ⅷ 活性小于正常的 50% 作为诊断肝病合并 DIC 的必备条件之一。

范威因子（vWF）主要在肝外合成。肝硬化患者可能由于内毒素血症，血管内皮细胞功能异常，使 vWF 释放增加，加之 vWF 水解酶对其分解减少，故可出现血浆 vWF 水平升高。

（四）常用生化指标在 DILI/TILI 诊断中的应用

根据目前国内外有关 DILI 的诊治指南，在除外其他原因引起肝损伤和 ALP 升高的情况下，基于肝脏酶谱异常模式的 DILI 主要诊断标准为包括以下几种。① 肝细胞损伤型 DILI：血清 ALT≥5×ULN，且 R≥5。当 ALT 值缺乏，或 AST 升高的 ULN 倍数高于 ALT，或使用了能明显降低 ALT 但对 AST 影响相对较小的降酶保肝药物时，可用 AST 替代 ALT 计算 nR 值，若 nR≥5 也可作为判断肝细胞损伤型 DILI 的标准。② 肝细胞损伤/胆汁淤积混合型 DILI：血清 ALT≥5×ULN，ALP≥2×ULN，且 R>2 或 nR<5。③ 胆汁淤积型 DILI：血清 ALP≥2×ULN，R 或 nR≥2×ULN。需要注意的是，尽管在特定的情况下可以用 AST 替代 ALT 计算 nR 值，但一般认为不能用 GGT 替代 ALP 计算 nR 值，不管 GGT 升高的 ULN 倍数是否远高于 ALP。

此外，服用可疑伤肝药物且能排除其他病因所致的肝脏生化指标异常或较基线水平明显升高时，出现下述两种情况也应考虑 DILI 的诊断：① ALT≥3×ULN，同时 TBil≥2×ULN。② ALT≥3×ULN，伴有外周血嗜酸性粒细胞增多（>5%）和（或）乏力、食欲不振、药物性皮疹等表现。

基于对血清 ALT、ALP、TBil、INR 及患者临床表现的综合分析，可对 DILI 的严重程度进行划分[12]。详见本书第 70 章。

基于血清 ALT 和 TBil 双指标 ULN 倍增值构建的药物诱导性严重肝毒性评估法（eDISH）可形象地展示不同药物肝毒性的风险差异，特别是"海氏法则病例"与"坦普尔推定病例"及其他病例的区别与联系[13]。详见本书第 70 章。

二、肝损伤相关的其他酶学标志物

除了血清 ALT、AST、ALP、GGT 等临床常用的肝脏相关酶学指标，还有其他多种临床不太常用、但也有一定价值的酶学指标，此处简要介绍谷氨酸脱氢酶（GLDH 或 GDH）、山梨醇脱氢酶（SDH）和谷胱甘肽-S-转移酶（GST）。

（一）谷氨酸脱氢酶（GLDH 或 GDH）

GLDH 是一种线粒体酶，主要存在于肝脏，其次存在于肾脏和骨骼肌中。GLDH 比 ALT 和 AST 更具组织特异性。健康个体的血清 GLDH 水平稳定且可测量，不受年龄和性别的影响[14]。血清 GLDH 升高表明线粒体功能障碍，常出现于肝细胞坏死时线粒体膜完整性丧失的情况下。有资料显示，血清 GLDH 与 APAP 过量导致肝损伤时血清 ALT 的升高密切相关，但对血清 ALT 升高之前可能即已存在的早期 APAP 肝损伤的预测敏感性并无优势[15]。

皮下肝素注射是一种常用于轻微肝损伤造模的手段，据报道接受皮下肝素注射的健康无症状志愿者会出现血清 GLDH 升高和 ALT 升高[16]，这提示 GLDH 和 ALT 之间具有一定的相关性。苹果酸脱氢酶（MDH）也有类似的结果，MDH 是柠檬酸循环中的一种组成酶，在组织损伤后释放到血清中。但 MDH 的组织特异性较低，其血清水平随后会受到肝外组织损伤的影响[14]。

（二）山梨醇脱氢酶（SDH）

SDH 是一种细胞质酶，主要分布于肝脏，而在肾、脑、心、脾等组织中含量极少。正常情况下，血清中 SDH 活力很低。若血清 SDH 水平升高，强烈提示发生肝损伤，是肝细胞损伤的敏感指标。与其他传统血清标志物相比，它在肝病时的浓度变化更加明显。在接受皮下注射肝素的健康受试者中，观察到患者在无症状时血清 SDH 水平已经开始升高，这提示血清 SDH 可以更早地预警肝功能障碍[16]。

据报道,某些药物可抑制血清 ALT 活性从而影响对肝损伤的判断。例如,使用低剂量 D-青霉胺(10 mg/d或 15 mg/d)构建小鼠肉芽肿性肝炎,在诱导肝脏出现组织病理学改变之前,可导致血清 SDH 和 GLDH 活性轻微升高,但未观察到血清 ALT 活性增加[17]。异烟肼(INH)可直接与 5′-磷酸吡哆醛的醛基反应,从而抑制血清 ALT 活性,影响测定结果[18]。因此 SDH 相比 ALT 具有更强的抗干扰能力,可能是判断 DILI 时更具有特异性和敏感性的生物标志物。

(三)谷胱甘肽-S-转移酶(GST)

GST 是肝脏中丰富的细胞溶质酶,是肝脏特异性的肝毒性生物标志物。肝组织受损后,GST 会从肝细胞质释放到血浆中[19,20]。因此,监测血清 GST 活性可能有助于对 DILI 的判断。

GSTα 是 GST 的一种同工酶,有资料显示,在药物肝中毒时,血清 GSTα 相比血清 AST 或 ALT 的水平增加更为显著,因此被有认为也是一种有价值的 DILI 相关生物标志物。此外,GSTα 在检测肝损伤和肝细胞空泡化方面显示出更强的特异性,减少了肝外组织来源的 ALT 水平误判为肝损伤的风险[21]。

三、肝损伤相关的蛋白类非酶学标志物

(一)Ⅱ型细胞骨架蛋白 18(CK18)

CK18 是细胞骨架中主要的中间丝角蛋白,是在肝脏中表达的主要中间丝家族成员。全长 CK18(full length CK-18,fl-CK18,又称 M65)从坏死细胞中释放出来,而经过半胱天冬酶切割产生的片段(cc-CK18,又称 M30)是细胞凋亡过程的产物。血清中的可溶性 CK18 片段可通过免疫法进行测定。肝细胞坏死时,M65 被动释放到循环中,但只释放少量 M30。有研究提示,血清 M65 和 M30 可作为预测肝衰竭和死亡风险的生物标志物。一项动物实验显示,小鼠 M30 水平升高与肝细胞凋亡强烈关联。一项针对 APAP-DILI 的研究报道显示,血清 M65 和 M30 水平比血清 ALT 水平更快出现显著升高[22]。

凋亡指数可通过计算 M30 与总 CK18(M30+M65)的比率进行计算。临床研究显示[23,24],符合英国国王学院标准(KCC)肝衰竭模型的患者,血清 M65 和 M30 水平比其他患者显著升高,凋亡指数准确预测了满足 KCC 模型的患者有更严重的肝脏坏死性改变。然而,对癌症患者血清进行的相关研究表明[25],在使用 ELISA 进行检测时,需要 M65 和 M30 水平高于一定的基线水平;如果两者水平较低,或接近背景水平时,该比率可能无临床意义。

(二)高迁移率族蛋白 B1(HMGB1)

HMGB1 是一种在体内普遍存在的核蛋白,主要在 DNA 结合和转录调控中发挥作用。HMGB1 可从坏死的肝细胞和激活的免疫细胞中释放,被认为是协调 DILI 时炎症反应的一种关键蛋白。

基础研究和临床试验均显示,血清 HMGB1 是一种比血清 ALT 更敏感的判断 DILI 的生物标志物。在 APAP 肝中毒小鼠模型中,总血清 HMGB1 水平与肝坏死的加重密切相关,而血清乙酰化 HMGB1 水平与肝组织炎性细胞的浸润相关[22]。同时还发现,血清 HMGB1 水平升高不仅可以比血清 ALT 水平的升高更早出现,有助于量化判断 DILI 的严重程度,并且还由于血清半衰期较短,故而比血清 ALT 能够更早地恢复到基线水平,从而能够更早地预判 DILI 的恢复。另有临床研究提示[15],首次就诊时的总血清 HMGB1 浓度可作为判断急性肝损伤更敏感的生物标志物。与血清 ALT 水平相比,APAP 过量患者(n = 129)首次入院时,总血清 HMGB1 早期升高更快,HMGB1(ROC 0.97)比 ALT(ROC 0.54)更能早期预测发生急性肝损伤的可能性。一项对 APAP 过量患者的受试者操作特征曲线(ROC)分析显示[26],血清乙酰化 HMGB1 浓度越高,预后越差,乙酰化 HMGB1 比 ALT 更能预测患者的结局。合理的解释是,DILI 发生期间,大多数高度乙酰化的 HMGB1 被认为是由先天免疫细胞释放的,虽然肝细胞也被证明在某些条件下分泌乙酰化 HMGB1,但发生 DILI 时血清乙酰化 HMGB1 的水平上升仍应归因于损伤相关分子模式(DAMP)对于先天免疫系统的激活[27,28]。

然而,目前用于测定 HMGB1 浓度的酶联免疫法(ELISA)和串联质谱法(MS/MS)非常耗时,而且 ELISA 无法区分 HMGB1 的不同氧化还原型和乙酰化亚型,MS/MS 则无法在临床常规应用。此外,HMGB1 并非肝脏特异性的,虽然其预测 DILI 发生和发展的价值可能优于 ALT,但需要与其他肝脏相关生物标志物一起进行分析[29]。

(三)脂肪酸结合蛋白(FABP)

FABP 是一类小分子蛋白质,主要通过与疏水性配体,如各类脂肪酸、花生酸等脂质结合,在脂质的代谢等过程发挥重要作用。现已发现至少 9 种 FABP 成员,FABP1 命名为肝脏型。FABP 参与脂质代谢,其表达在人体绝大多数细胞组织中会随着脂质沉积而表达增高。2019 年一项多队列研究对 DILI 潜在生物标志物进行了筛选研究[30],结果显示包括 FABP1 在内的一些生物标志物的 AUC>0.9,且灵敏度较高,具有发展为 DILI 相关生物标志物的良好潜力。

四、肝损伤相关的微小 RNA 和外泌体

（一）微小 RNA（miRNA）

miRNA 是长度为 20～24 个核苷酸的小片段非编码 RNA 分子，具有参与基因表达转录后的调控等功能。器官损伤通常会导致 miRNA 释放到血液中，某种程度上也会释放到尿液中。而 miRNA 的含量在生物体中相对稳定，这一特征提示血清 miRNA 可作为潜在的非侵入性 DILI 生物标记物。

多项研究报道了肝损伤时血清 miRNA 浓度的变化[31-33]。研究显示，miR-122 和 miR-192 在小鼠 APAP 肝损伤后会显著升高，在人类受试者研究中也表现出类似变化。临床研究发现，过量摄入 APAP 的患者，在肝细胞损伤早期阶段即可检测到血清 miR-122，而此时传统标志物 ALT 仍处于正常水平[13]。

此外，miR-122 比 ALT 更具肝脏特异性。在大量运动诱导受试者肌肉损伤的实验中，发现受试者的血清 miR-122 水平保持相对稳定，而血清 ALT 水平却明显升高[34]。然而，血清 miR-122 水平变化对特异质型 DILI（iDILI）的预测价值仍有待确定。尽管血清 miR-122 作为早期 DILI 生物标志物能够提供有价值的信息，但无论是在大鼠还是在人类，过量服用 APAP 后，均未发现其尿液 miRNA 水平有显著增加。因此，血清 miR-122 在临床上是否有普遍应用价值仍需进一步确认。

（二）外泌体

外泌体（exosomes）是由细胞以膜结构分泌到细胞外囊泡（EV），作为细胞间通讯的重要组成部分近年来备受关注。外泌体在显微镜下呈杯状结构，直径为 30～120 nm，密度为 1.13～1.19 g/mL，含有脂质、蛋白质和核酸，如长非编码 RNA（lncRNA）和 miRNA[35]。在功能上，外泌体可显著增加 Treg 细胞的数量并降低促炎细胞因子 IL-2 的水平，这对免疫抑制的调控具有关键作用[36]。有趣的是，人源性干细胞外泌体可通过减少急性肝损伤小鼠模型中的肝细胞凋亡和调节 IL-1β、IL-6 和 TNF-α 水平，从而显著改善肝功能[37]。外泌体内容物中的大多数分子尚未明确其作为生物标志物的潜力，且缺乏肝脏特异性，无法为 DILI 的诊断带来帮助。但最近有研究显示[38-40]，外泌体中的 miR-122 作为生物标志物对 DILI 的预测和诊断有相当大的潜力。现有研究发现[41]，在 APAP 诱导的 DILI 患者出现血清 EV-miR-122 和 EV-miR-192 水平的升高，而具有肾脏特异性的 EV-miR-146a 或具有肌肉特异性的 EV-miR-206 未见增加，表明

EV-miR-122/192 可能具有肝脏特异性。也有研究显示[42]，EV-miR-122 比循环游离 miR-122 更稳定，并且对 RNA 酶具有一定的抗性。但 EV-miR-122 作为肝损伤生物标志物仍存在一定的局限性，如现有研究尚未能证明 EV-miR-122 较血清游离 miR-122 更能作为 DILI 的生物标志物，且 EV-miR-122 和游离 miR-122 同样具有高度可变性[40]。

尽管外泌体作为 DILI 信号性标志物已经得到高度重视，但现有研究仍然强调目前对外泌体的基本功能与调节机制尚缺乏足够了解，需继续深入研究[43]。

五、药物基因组学标志物

近十余年来有关药物基因组学的研究显示，宿主的遗传因素与某些药物导致 DILI 的风险密切肝相关。主要体现在以下 3 个方面：① 特定的 HLA 等位基因多态性与某些药物引起的 iDILI 密切相关，这方面的进展总结于表 13-1 和第 16 章。② 蛋白酪氨酸磷酸酶非受体型 22（PTPN22）等位基因变异体是迄今所发现的在 HLA 基因多态性之外的第一种与 DILI 易感性有重要关联的免疫相关变异体等位基因，也是与多种药物所致的 DILI 和各种肝损伤模式都存在关联的第一种 DILI 易感基因，详见本书第 16 章。③ 药物代谢酶和药物转运体的基因多态性与多种药物所致的 DILI 相关，详见本书第 16 章。④ 某些非 HLA 区域的点突变可能与某些药物所致 DILI 的风险相关，如 MET 原癌基因受体酪氨酸激酶基因的点突变可能导致患者对某些药物所致的 DILI 易感[44]；AK2、SLC8A2 和 PSTPIP2 等基因区附近的四个 CpG 可能影响宿主对利福平的细胞免疫应答，从而影响抗结核药物引起的肝损伤（ATLI）的发生风险[45]。

需要指出的是，这些基因多态性在临床上并不能常规检测分析，也不能作为确诊 DILI 的依据，但有助于在 DILI 相关研究中更好地判断某位患者对特定药物所致 iDILI 的易感性，从而对服用特定药物时可能发生 DILI 的风险进行预测，同时也有助于阐明其所致 DILI 的发病机制。

六、药物代谢产物检测

药物及其代谢产物在体内有一部分以游离形式存在，但更多是以与血浆蛋白非共价结合的形式存在，或与特定的宿主蛋白共价结合形成药物-蛋白质加合物（DPA）。体内检测到药物、药物代谢产物或 DPA，是 DILI 重要的病因学诊断手段，但此类检测往

往需要应用高效液相色谱和质谱技术,很难在临床常规进行,故主要用于研究需要。目前文献报道能够检测的 DPA 很少,主要是 APAP 及其中间代谢产物 N-乙酰-对苯醌亚胺(NAPQI)相关的 DPA[46]及土三七相关的吡咯双烷 DPA[47],且需应用高效液相色谱-质谱技术进行检测,故主要限于实验研究,难以在临床推广应用。

需要注意的是,检测到某种药物、药物代谢产物和 DPA 并不一定表示就是这种药物引起的 DILI。最终确诊仍需结合详细的用药史、症状、体征和其他必要的实验室检查等辅助检查进行分析。药物、药物代谢产物和 DPA 的检测是代谢组学研究的一部分,但代谢组学研究的内容并不仅限于此。更多 DILI 相关代谢组学研究的内容详见本章第二节。

七、抗药物抗体和抗加合物宿主蛋白抗体

有报道提示,某些药物在某些患者所致的 DILI 可能存在由抗体介导的免疫杀伤反应,这些抗体可能是针对药物本身的抗药物抗体(例如阿莫地喹和诺米芬新引起的 DILI)[48,49],也可能是针对 DPA 中的宿主蛋白成分(例如替尼酸、双肼酞嗪、氟烷引起的 DILI)[50,51]。这些抗体理论上有可能成为潜在的 DILI 相关特异性生物标志物,但目前临床难以进行检测分析。

(一)抗药物抗体

诺米芬新(nomifensine)是一种抗抑郁药,适用于治疗内源性抑郁症、躁狂抑郁症、焦虑抑郁症,主要是通过抑制多巴胺转运体起作用。早在 1983 年就有研究对 41 例应用诺米芬新(nomifensine)发生不良反应的患者、10 例应用诺米芬新但未出现不良反应的患者和 8 例未应用诺米芬新的患者进行了对比分析,结果显示,在所有患者均未检测到诺米芬新特异性 IgE 抗体;在所有应用诺米芬新的患者均检测到诺米芬新特异性 IgG 抗体,但在有和无不良反应的患者之间存在 IgG 抗体的滴度差异[51]。

阿莫地喹(AQ)是一种抗疟疾药物,可引起肝损伤和粒细胞减少等不良反应。早在 1989 年就有研究应用氧化银氧化 AQ 制备阿莫地喹醌亚胺(AQQI),这是一种蛋白质反应性产物。再将 AQQI 与金属硫蛋白(MT)反应,制备 AQ-MT 共价结合的特殊抗原。采用这种特殊的 AQ-MT 抗原及非共价结合的 MT 抗原制备 ELISA 试剂盒,检测应用 AQ 处理过的大鼠的血液标本,显示 AQ 具有免疫原性,AQQI 的形成参与了抗体应答的产生。进一步研究在 5 名应用 AQ 发

生严重不良反应的患者的血清中也检测到抗 AQ 特异性抗体[50]。

(二)抗加合物宿主蛋白抗体

替尼酸(噻吩利尿酸,tienilic acid)、双肼酞嗪(dihydralazine)、氟烷(halothane)等药物诱导的肝损伤,在患者体内分别存在针对 CYP2C9、CYP1A2 和 CYP2E1 的自身抗体[48,49]。

替尼酸 DILI 患者体内存在的一种自身抗体可识别人类 CYP2C9 或大鼠 CYP2C11。应用大鼠模型进行的研究提示,被替尼酸烷基化的 CYP2C11(亦即替尼酸-CYP2C11 加合物)通过囊泡路径运送到细胞的浆膜,继而可在血清中被检出。因此,患鼠血清中既可检测到替尼酸-CYP2C11 加合物,也可检测到抗 CYP2C11 自身抗体[49]。

氟烷(halothane)引起的肝损伤,约 45%(25/56)的患者存在针对 CYP2E1 的自身抗体。体外试验显示,这种自身抗体可抑制 CYP2E1 的活性,且可能主要是直接针对特定的构象表位。由于 CYP2E1 在对氟烷进行氧化代谢时,CYP2E1 自身被三氟乙酰化,那么这种共价结合的 CYP2E1 可能会绕过正常情况下针对 CYP2E1 的免疫耐受机制。由此可以推导,除了 CYP2E1 以外,氟烷的三氟乙酰氯反应性代谢物与其他细胞靶标的结合,也可能诱生针对这些细胞靶标的自身抗体[48]。

八、药物淋巴细胞试验

日本学者 1978 年根据过敏 iDILI 的发病机制,提出了药物淋巴细胞刺激试验(DLST),与后来在 DILI 诊断中使用的淋巴细胞转化试验(LTT)并无实质区别。LTT 是一种体外淋巴细胞增殖试验,其基本过程一般为[52,53]:① 取疑似 DILI 患者的外周血单个核细胞(PBMC)进行体外培养,一组与可疑药物共孵育,另一组为不加可疑药物;② 向培养体系中加入氚标记胸腺嘧啶核苷(3H-TdR),3H-TdR 将随淋巴细胞 DNA 的合成而掺入 DNA 链中;③ 测定两组的同位素每分钟脉冲数(count per minute);④ 计算刺激指数(SI),SI = 可疑药物刺激组的 cpm 值/空白对照组的 cpm 值,SI>2 判断为 LLT 阳性。

一项前瞻性研究[54]收集了日本 2010—2018 年间 27 家医院 307 例(男性 125 例,女性 182 例)DILI 患者的数据,其中 59% 的病例接受了 DLST,48% 的病例呈阳性。2021 年有一项关于 COVID-19 患者 DILI 的研究[55],10 例接受了 LTT,其中 8 名(80%)对可疑药物呈阳性反应,且所有获得阳性结果的药物的

RUCAM 评分均≥4 分;羟氯喹和阿奇霉素是该研究中出现 LTT 阳性结果最多的药物。对于其他药物超敏反应,如抗结核药物(ATD)引起的皮肤超敏反应[56],也可在 LTT 中观察到阳性增殖,并分离出异烟肼/利福平特异性 T 细胞。个案报告某糖尿病患者服用伊格列净(ipragliflozin)后出现 ALT 和 ALP 升高,LTT 结果显示为阳性[57]。

日本肝病学会在 2004 年的日本消化疾病周(DDW-Japan)在 RUCAM 量表基础上纳入 LTT,形成一种改良的 RUCAM,但仅在日本应用,国际上并未认可。2022 年西班牙一项研究评估了 LTT 在辅助更新 RUCAM 方面的效用[58]。结果显示,45 例 DILI 患者中,有 42 例通过医院实验室信号药学监测计划(PPLSH)被发现,2 例经磋商诊断,1 例经上述两种方法诊断。肝细胞损伤型、胆汁淤积型和混合型的例数分别为 24 例(占 53.3%)、14 例(占 31.1%)和 7 例(占 8.9%)。149 种药物疑似与 DILI 相关(RUCAM≥3 分),其中 8 例与一种可疑药物相关,43 例(约占29%)与≥5 种可疑药物相关。149 种可疑药物中有46 种(占 30.9%)药物呈现 LTT 阳性。45 例 DILI 患者中有 34 例(占 75.5%)LTT 阳性,而对照组组无一例 LTT 阳性,LTT 诊断 DILI 的敏感度为 77%(判断肝细胞损伤型 DILI 的敏感度为 92%),特异度为100%。结论认为,LTT 有助于强化对特异质型 DILI 因果关系的判断,尤其是对由多种药物导致的 DILI 和表型为肝细胞损伤型的 DILI。

同时测定 LTT(SI)和 PBMC 培养体系中的 IL-5 水平,是对 LTT 评估法的一种改良。这是因为活化的致敏药物特异性 PBMC 可持续分泌 IL-5。2005 年一项研究显示[53],LTT(SI)联合 IL-5 测定,在 PBMC 培养 1 d、2 d 和 4 d 对致敏药物的检测敏感度分别达 55%、75% 和 92%,检测敏感度明显提高。相对于 IL-5,PBMC 并不能持续分泌 IL-10 和 IFN-γ,两者对致敏药物的诊断敏感度仅为 50% 和 36%。微列阵(microarrays)是一种颇有前景的寻找 DILI 生物标志物的新技术,在 LTT 和其他类似的评估技术中可用作药物之间或药物与宿主之间药理学相互作用的指示性读数,例如评估干扰素与宿主免疫系统之间的相互作用时。

2017 年有一项研究试图建立一种针对过敏性药物不良反应(如药物疹)的新型改良版 LTT(mLTT)[59]。该研究对来自美国 DILIN 的 24 名患者进行 mLTT 测试,以细胞因子(IL-2、IL-5、IL-13 和 IFN-γ)和颗粒酶 B 的产生作为主要终点来判断淋巴细胞对特定药物是否具有敏感性。遗憾的是,绝大多数来自这些患者的 PBMC 样本对可疑药物的刺激并未出现阳性应答。但另一方面,来自 DILIN 的 3 名异烟肼(INH)DILI 患者的 4 份样本中,有 2 分标准出现强阳性反应。该研究表明,应用冻存再解冻的 PBMC 标本进行 mLTT 以帮助判断 DILI,对大多数药物而言总体上并不可靠,但对证实 INH 引起的适应性免疫介导的 DILI 还是有一定价值的。

2002 年日本一项回顾性研究[60]分析了 1979—1999 年间在某医院就诊的 2 496 例肝损伤病案,其中30 例病案有关于肝损伤疑似与日本汉方药(JKM)相关的记录。在不考虑 LTT 结果的情况下,采用 Haller 和 Benowitz 在 2000 年报道的标准评估肝损伤与 JKM 的关系,认为其中 9 例与 JKM 明确无关(definitely unrelated),6 例很可能无关(probably unrelated),9 例可能相关(possibly related),6 例明确或很可能相关(definitely or probably related)。绝大多数"明确无关"的患者,应用 JKM 进行的 LTT 为阳性结果,提示 LTT 诊断 JKM 引起的 DILI 是不可靠的。

总之,由于药物导致肝损伤的机制十分复杂,而 LTT 理论上只能测试具有特定免疫特异质倾向的患者,加之体外 PBMC 培养体系无法精准反映人体免疫系统的真实情况,因此有关 LTT 各种研究的结论存在较大差异,LTT 对 DILI 的诊断价值存在很大不确定性,因此 LTT 诊断 DILI 的临床应用迄今并未得到日本以外国家相关部门的批准。

九、小结

关于药物与毒性肝病的实验室检查,目前临床上以血清肝脏氨基转移酶(ALT、AST)和胆道酶谱(ALP、GGT)水平、血清 TBil 水平及凝血功能指标(INR、PTA)的异常为主要评估指标。其他酶学指标(GLDH、SDH、GST 等),蛋白质类的非酶学指标(cc-CK18/fl-CK18 或 M30/M65、HMGB1、FABP1 等),肝损伤相关的 miRNA(特别是 miRNA-122)和含有 miRNA 等信息的外泌体,HLA 等免疫遗传和 CYP 等药物代谢相关的药物基因组学标志物,包括 DPA 在内的药物代谢产物,以及抗药物抗体和抗 DPA 宿主蛋白抗体等的检测,可根据研究需要适当选用。LTT 及各种改良 LTT(mLTT)可能对特定药物通过特定的特异质性免疫机制介导的 DILI 有诊断价值,但由于 DILI 发病机制的多途性和复杂性,总体上 LTT 和 mLTT 对药物与肝损伤之间因果关系的判断具有很大的不确定性,迄今尚未得到日本之外的国家批准用于辅助 DILI 的临床诊断。随着各类组学(-omics)特别是代谢组学研究的进展,对新的 DILI 相关生物标志物的探索有望取得更多进展。

(李应懿　赖荣陶　于乐成)

第 2 节　药物或毒物性肝损伤的代谢组学相关指标

代谢组学作为系统生物学的重要组成部分,是继基因组学、转录组学和蛋白质组学之后发展起来的一个新兴组学领域,为发现疾病相关生物标志物和探索代谢通路提供了有力途径,也为更深入地理解疾病的分子机制提供了有力线索[61]。因此,在 DILI 相关的各种"组学(-omics)"研究中,代谢组学的研究可谓方兴未艾。

一、代谢组学概述

代谢组学被定义为"定量测量生命系统对病理生理刺激或基因改造的时间相关的多参数代谢反应",特别是通过对生物样本(如血清、尿液、唾液、组织)的研究,主要目标之一是发现与疾病或其他外部刺激相关的特定代谢变化,包括细胞维持、生长和正常功能所需的低分子量物质(通常是分子量<1 kDa 的内源性代谢物)。一般认为,基因组学和蛋白质组学可以展现将会或正在发生什么,而代谢组学可为我们展现实际发生了什么,因此代谢组学可以更好地描述生物体的各种表型。最新研究表明,代谢组学不仅是作为基因组学和蛋白质组学的下游,越来越多的证据表明内源性代谢物还可直接参与生物过程的调控,催生了代谢重编程、功能代谢组学、免疫代谢等新的研究方向。

肝脏作为机体新陈代谢的主要器官,发生病变后肝脏中的代谢级联反应被破坏,继而改变了内源性代谢物的代谢反应[62]。在 DILI 的发生和发展过程中,药物及其代谢产物可能造成肝脏的实质细胞和免疫细胞发生损伤、凋亡或坏死,并引起代谢功能紊乱,进而导致内源性代谢物的表达量发生异常并引起代谢调控功能失调,这些代谢异常又可能参与到疾病的进展。基于临床标本筛查潜在的 DILI 代谢组学生物标志物,对于揭示疾病的病理生理机制和提高临床诊疗能力具有重要的作用和意义[63]。目前,基于高分辨质谱的代谢组学检测技术,可以从临床标本中检测到约两万个内源性代谢物,这些代谢物可能代表或反映了 DILI 的多种损伤表型、损伤过程或损伤机制。故可为系统地表征 DILI 的临床表型和病理表型提供极为丰富的客观评价指标,具有良好的筛选研究潜力。

近年来,代谢组学已经被成功用于研究与 DILI 相关的生物标志物和潜在病理生理机制。基于初级和次级胆汁酸生物合成、α-亚麻酸代谢和甘油磷脂代谢的代谢,已经确定了几种血清生物标志物,并建议用于 DILI 诊断的临床应用[64]。谢中阳等报道了 DILI 不同严重程度情况之间的 31 种差异生物标志物和区分重症化 DILI 患者的 3 种生物标志物(甘氨鹅脱氧胆酸、牛磺鹅脱氧胆酸和脱甲胆酸)[65]。马振华报道了区分 DILI 患者与健康对照组的候选诊断标志物和肝损伤严重程度相关的生物标志物(如胆汁酸)[66]。安卓玲等报道了可用于 DILI 早期诊断的 38 个差异氨基酸类生物标志物[67]。王肖辉等报道了可用于区分 DILI 与 ALD 合并 DILI 的 4 个候选生物标志物(磷脂酸盐、磷脂酰乙醇胺、牛磺胆酸盐和 3-酮基乳糖)[68];此外,研究报道代谢组学区分何首乌易感组和耐受组的 25 个差异生物标志物[69];区分 DILI 与自身免疫性肝炎(AIH)的 9 个生物标志物[70]。这些研究表明了代谢组学在高通量筛选 DILI 患者生物标志物方面具有可行性和适用性,是一个值得深入研究的重要方向。

二、DILI 易感性相关代谢标志物

药物上市后,少数易感个体可发生特异质性药物不良反应,与药物剂量、时间和服用方式无明确对应关系,具有偶发性、隐匿性和难以预测性。个体差异大,很可能会影响机体对 DILI 的易感性,因此筛选特异的生物标志物将有助于及早识别 DILI 易感人群,指导安全用药与监测,更有效地规避和防范 DILI 的发生。近年来,人类白细胞抗原(HLA)相关的全基因组关联分析(GWAS)被广泛用于预测 DILI 的易感人群[71-73]。携带特定易感基因是发生 DILI 的潜在上游危险因素,而通过代谢组学筛选特异质生物标志物可以反映下游危险因素,这对于识别和预测 DILI 易感人群别具价值。

一项针对抗结核药物引起的肝损伤(ATLI)的前瞻性队列研究,用药前尿液代谢组学研究发现,与 ATLI 耐受人群组比较,在 ATLI 易感人群筛选出 28 种主要差异代谢物,包括胆碱、葫芦巴碱、乙酰腐胺、尿酸等,涉及胆汁分泌、烟酸和烟酰胺代谢、色氨酸代谢、ABC 转运蛋白等代谢过程[74]。也有研究报道在免疫应激模型下,轻度炎症可增强双氯芬酸诱导肝损

伤的易感性。通过代谢组学研究发现,双氯芬酸易感大鼠组具有独特的代谢组学特征,鉴定出 23 种易感性相关代谢物,如鞘脂、酪氨酸、苯丙氨酸、色氨酸,可用于区分易感个体[75]。一项针对何首乌肝损伤易感性的前瞻性代谢组学研究发现,服用何首乌前易感组与耐受性组之间即存在显著差异,共筛选出甘油磷脂代谢、鞘脂代谢、脂肪酸代谢、组氨酸代谢和芳香族氨基酸代谢等 25 个相关的差异代谢物。其中,代谢物 PE 22∶6、巴豆酰辅酶 A、2E-烯酰辅酶 A、苯乳酸及 5-吲哚等代谢物的受体工作特征曲线(ROC)均大于 0.9,能较好地区分何首乌致肝损伤易感人群[69]。近年来,绿茶提取物被报道是美国 DILI 主要原因之一,表没食子儿茶素没食子酸酯(EGCE)是绿茶提取物的主要组成成分。有研究报道 EGCG 在饮食限制下对小鼠产生剂量依赖的肝毒性。基于代谢组学研究发现 EGCG 与饮食限制的联合作用导致亚油酸和花生四烯酸氧化途径的过度激活,显著增加促炎脂质代谢产物的积累,从而介导肝损伤。同时,饮食限制下,Lands 循环和鞘磷脂-神经酰胺循环的中断及牛磺酸介导的胆汁酸的高表达是 EGCG 诱导的肝损伤的重要代谢组学特征[76](图 27-1)。

三、药物 DILI 分型相关代谢标志物

DILI 临床表型复杂,几乎涵盖已知的所有急性、慢性肝损伤、肝衰竭、肝脏肿瘤等多种表型,其临床症状、生化指标、影像学、肝组织病理检查等尚缺少特异性诊断指标,潜伏期差异也很大。目前临床上主要采取排除性诊断,通过因果关系评估来确定肝损伤与可疑药物的相关程度,明确诊断往往极具挑战性,临床误诊率和漏诊率高。代谢组学通过分析研究对象的内源性小分子代谢物,可极大地提高我们对疾病病理生理进展的认识,从而促进疾病的诊断、治疗和预后。

一项有关 79 例 DILI 患者血清代谢组学的研究发现,血清胆汁酸谱包括原发性、继发性、偶联性和非偶联性胆汁酸,与甘油磷脂(甘油磷胆碱、甘油磷乙醇胺)结合,从疾病发生到康复期间可有效区分胆汁淤积型和肝细胞损伤型 DILI 表型[77]。也有研究报道,尿液中高水平的牛磺酸和肌酸被描述为非侵入性生物标志物,有助于识别和区分药物引起的不同类型肝损伤[78]。DILI、原发性胆汁性胆管炎(PBC)及 AIH 这 3 种疾病可有相似的临床表现,临床缺乏有效诊断标志物的情况。基于非靶标代谢组学及胆汁酸靶标代谢组学方法,研究发现鹅脱氧胆酸在 DILI 中明显升高,有望成为 DILI 鉴别诊断 PBC 和 AIH 的潜在标志物。石胆酸,以及石胆酸与牛磺石胆酸组合在 PBC 中明显升高,有望成为用来鉴别 AIH 和 DILI 的潜在标志物,具有较好的临床应用潜力[66]。有研究团队采用非靶向代谢组学方法系统表征了 DILI、ALD 及

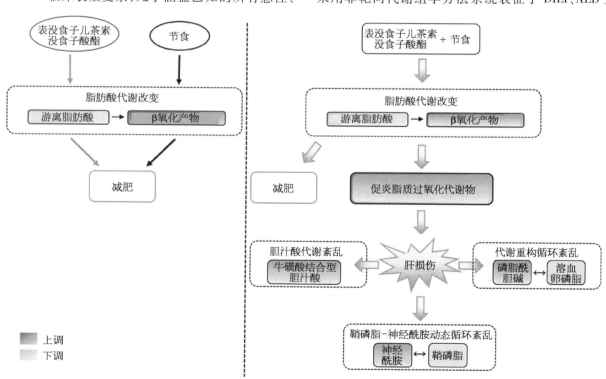

图 27-1 正常状态下 EGCG 引起的代谢改变和节食期间 EGCG 引起的代谢稳态紊乱[76]

ALD 合并 DILI（ALD-DILI）的代谢组特征谱的差异。研究发现牛磺石胆酸、磷脂酰乙醇胺、3-酮乳糖及磷脂酸等 4 个代谢物对 DILI 和 ALD-DILI 有较好的区分能力。其中磷脂酸分别与 3-酮乳糖和牛磺石胆酸的峰面积比值具有更好的区分诊断效果，ROC 曲线、AUC 面积分别达 0.918 和 0.886，能较好地辅助临床早期鉴别诊断有 ALD 基础的 DILI[68]。此外，有两项基于 LC-MS 的尿液代谢组学研究均显示了吲哚-3-乳酸与 ALD 之间的相关性[79]。Ishihara 等进行了 ^{1}H NMR 代谢组学研究，确定由胆汁分泌抑制（环孢素 a 引起）或胆汁流动阻塞（4,40-亚甲基二苯胺、ANIT 或胆管结扎引起）引起的胆汁淤积的尿液生物标志物[80]。其中，胆汁酸、缬氨酸和丙二酸甲酯有可能成为尿胆汁淤积的生物标志物，允许区分不同的毒性机制。

四、药物 DILI 严重程度相关代谢标志物

目前缺乏诊断和预测 DILI 严重程度和预后的特异性生物标志物。近年来，有研究报道基于靶向代谢组学来识别和量化特定类型的胆汁酸，可以预测 DILI 的严重程度。采用靶向胆汁酸代谢组学预测 DILI 严重程度的前瞻性队列研究，结果发现不同病情严重程度的 DILI 患者具有特定的胆汁酸代谢组学，其中 Nor 胆酸（NorCA）、糖苷脱氧胆酸（GCDCA）和牛磺酸脱氧胆酸（TCDCA）是区分重度 DILI 和轻度 DILI 患者的独立危险因素，并有可能预测 DILI 的严重程度，这 3 种胆汁酸预测严重 DILI 患者的 ROC 为 0.895[81]。在另外一项前瞻性队列研究，代谢组学也发现胆汁酸代谢与 DILI 的严重程度相关，GCA、GCDCA、TCA 和 TCDCA 水平被认为是评估 DILI 严重程度的有效生物标志物[82]。有研究通过气相色谱-质谱（GC-MS）和超高效液相色谱-质谱（UPLC-MS）代谢组学方法，研究发现 31 种代谢物与 DILI 患者的严重程度密切相关，涉及原发性胆汁酸生物合成、α-亚麻酸代谢、甘油磷脂代谢、淀粉和蔗糖代谢等代谢途径，能够区分重度和非重度 DILI 患者，表明这些生物标志物有可能作为 DILI 严重程度的指标[65]。此外，基于尿液代谢组学评价 DILI 严重程度的研究发现，尿中三羧酸（TCA）循环中间产物（如柠檬酸、琥珀酸、2-氧戊二酸）水平的降低与毒性的严重程度成比例。由于尿中间代谢物水平的降低反映了细胞水平上线粒体呼吸功能的降低，这种下调随后可能导致器官衰竭[78]。

五、DILI 不同进展阶段相关代谢标志物

基于非靶向代谢组学区分伴有或不伴有肝硬化的慢性 DILI 的代谢组学研究，发现了慢性 DILI 有两个关键的代谢指纹，一种是由 30 种代谢物组成，反映肝硬化相关特征（与失代偿无关），如柠檬酸、苯丙氨酸、色氨酸等。另一种是失代偿相关代谢指纹，由 25 种代谢物组成（关注从代偿期到失代偿期的发展），如 3-聚苯乙烯-4,5-二羟基苯甲酸酯、甲萘醌等。代谢指纹通路分析结果提示，三羧酸循环（TCA）和中间代谢受阻、胆汁酸过度积累、氨基酸代谢紊乱是慢性 DILI 相关性肝硬化发生发展的潜在机制[84]。有研究通过非靶向代谢组学对无肝硬化、代偿期或失代偿期 AIH 患者血清样本进行研究，发现了肝硬化相关代谢物指纹图谱包括 42 种代谢物，如 L-犬尿氨酸主要反映 AIH 进展到肝硬化过程中的特征性代谢变化。肝硬化相关代谢产物指纹图谱在鉴别非肝硬化与肝硬化方面具有更好的诊断能力。从肝硬化相关指纹图谱中，进一步筛选出四中素（mesobilirubinogen）和 6-羟基烟酸（6-hydroxynictinic acid）代谢物组合，对于识别 AIH 相关肝硬化患者具有更强的诊断能力（AUC 0.865）。同时，失代偿相关代谢指纹包括 47 种代谢物如氨酰苯丙氨酸、羟脯氨酸-酪氨酸和谷氨酰色氨酸等，反映了从肝硬化到失代偿期的特征性代谢变化。这些代谢特征为了解 AIH 疾病进展的潜在机制提供了一个新的视角。同样，从失代偿相关指纹图谱中筛选出另一对代谢物溶血磷脂酸［LysoPA（8∶0/0∶0）］和 7α-羟基胆固醇（7α-hydroxycholesterol），在鉴别失代偿性和非失代偿性肝硬化时区分能力更强（AUC 0.792）[85]。具体而言，结合两种代谢指纹图谱分析途径富集，表明 AIH 进展到肝硬化和失代偿期，表现为与能量供应相关的代谢过程出现明显紊乱，营养代谢异常是分解消耗的基本特征。也有研究采用代谢组学的方法筛选慢性 DILI 中与纤维化组织学进展相关的特征性代谢产物，分析纤维化发展过程中的代谢变化，以解释其潜在机制。研究共鉴定出 31 种与纤维化相关的代谢物，如胆汁酸合成、脂质代谢、磷酸戊糖途径和组氨酸代谢，可以区分 DILI 患者的纤维化组和不显著纤维化组。此外，研究发现了 11 种与晚期纤维化相关的代谢物，如 TG（22∶0/i-24∶0/i-24∶0）、PI（18∶0/16∶0）等。上述两种代谢物指纹图谱均能区分慢性 DILI 患者不同阶段的纤维化，AUC 值分别为 0.753 和 0.944[86]。

六、小结

综上提示，代谢组学通过系统地表征 DILI 的临床多种损伤表型、损伤过程或损伤机制等，提供极

为丰富的客观评价指标,具有良好的筛选研究潜力。然而,从应用角度来看,许多肝脏代谢组学相关研究只能识别各组间不同的差异代谢物,而这些代谢物尚未作为敏感、特异的疾病诊断标志物。从方法论上看,现有的分析仪器和技术或数据处理方法都需要进一步发展。随着代谢组学研究技术的进一步创新发展,代谢组学在肝病领域的应用将在多个方面具有广阔的前景,包括发现不同肝脏疾病以及同一疾病不同阶段的新型早期特异性标志物,从而为 DILI 等疾病的诊断、治疗和预后提供新的客观依据。

（涂　灿　王伽伯　于乐成）

参考文献

请扫描二维码
阅读本章参考文献

第 28 章

药物与毒物性肝病的影像学检查

---------------- **第 1 节　腹部超声** ----------------

药物与毒物性的肝损害在临床上越来越多见。药物造成肝损伤主要有两种机制：① 药物及其中间代谢产物对肝脏的直接毒性作用；② 机体对药物的过敏性和代谢性反应。药物过量或代谢异常时，药物的代谢产物在肝内发生脂质过氧化反应，使线粒体损伤、肝细胞坏死；细胞骨架被破坏，细胞膜失去化学及生理特性而产生细胞坏死；通过干扰细胞代谢而影响蛋白质的合成或胆汁酸的正常分泌，使肝细胞损伤和（或）胆汁淤积。中毒性肝损害多由于意外接触或误服毒物所致，除了肝损害外往往还有明显的多器官中毒的表现。有毒物质被机体吸收后在体内与组织蛋白相结合，在肝脏中浓度最高，这些毒物可引起不同程度的肝脂肪变性、肝细胞坏死、肝纤维化和（或）癌变。急性毒物中毒性肝病的病理变化为肝细胞坏死和脂肪聚集。超声造影对有机磷中毒兔肝脏微循环的实验研究显示，中毒 6~8 h 后，兔肝窦淤血，肝细胞肿胀，边界不清，胞浆内可见大量细小空泡，部分胞核溶解，汇管区有少许淋巴细胞浸润（图 28-1）；中毒 10 h 后，部分肝细胞退变、坏死。慢性毒物中毒性肝病的病理变化为脂肪聚集和纤维化，重症者会发展成肝硬化。临床上在排除其他致病原因，如病毒性肝病、自身免疫性肝病、遗传代谢性肝病、脂肪肝、非酒精性及酒精性肝炎、肝血管性疾病、胆汁淤积性肝病等，再结合病史、实验室检查，才能最终诊断药物性或毒物性的肝损伤。综上所述，药物性肝损伤和中毒性肝损伤均可出现肝细胞损伤、坏死，胆汁淤积或引起肝小静脉闭塞，直接导致肝血管损伤。这两种因素引

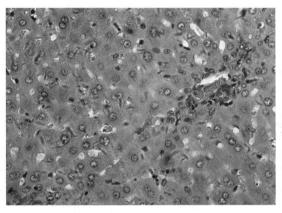

扫描二维码
查看彩图

图 28-1　兔染毒后 8 h，肝右叶病理切片（HE×100）

起的肝损伤超声声像图表现有相似之处，据急、慢性损伤不同时期分述如下。

一、急性药物与毒物性肝损伤超声表现

毒物或药物中毒引起急性肝损伤时，均有肝脏实质充血、水肿，肝细胞变性、坏死，网状内皮系增生及肝内炎性细胞浸润等病理变化，临床上较为常见，肝脏超声均呈类似急性弥漫性肝病的声像图特征。

（一）常规超声检查

1. 急性弥漫性肝病早期　肝损伤初期，肝脏大小正常、实质回声无改变。随着肝细胞变性、坏死，胞浆水分增加，炎细胞浸润、水肿，肝脏各径线超声测值均可增大，以肋缘下和剑突下肝脏长度径线增大明显，肝内实质回声可低于正常肝实质回声，密度亦较稀疏，后方可有回声增强现象，有报道称之为"黑色肝脏"。肝静脉内径正常或变细，这一点可与淤血肝相鉴别，淤血肝的肝静脉内径明显增宽。

2. 进展期　肝细胞出现点状或灶性坏死，间质反应性增生，肝细胞再生等。超声检查时可见肝实质

回声逐渐增密、增强、增粗、分布不均匀。

3. 重症肝损伤 由于肝细胞广泛严重坏死,超声测量肝脏各径线减小,肝包膜不光整呈波纹状改变,肝内实质回声增粗,分布不均匀,肝内血管纹理显示不清,肝静脉变细、迂曲、门静脉增宽,同时可出现:① 腹水。② 胆囊继发性改变:胆囊壁明显增厚,可呈"双边"征,内外轮廓光滑。③ 反应性胸腔积液:一侧或双侧胸腔内可见无回声区。④ 心包腔积液。⑤ 脾大、脾静脉增宽。⑥ 消化道出血。

(二) 超声造影检查

随着声学造影技术的发展,肝脏超声造影已逐渐由单纯研究肝脏局灶性病变转向对弥漫性肝损害的研究[1]。常用超声造影剂 SonoVue 的微泡直径为 $2.5\ \mu m$,略小于红细胞直径,故可作为红细胞示踪剂,通过微泡实时动态反映肝脏的血流充盈方式、时间、强度等灌注情况,定量分析病变的性质。由于超声造影剂微泡不会通过毛细血管壁,因此团注的超声造影剂微泡在肝内循环时间的变化,亦可在一定程度上成为反映肝内细胞微结构改变的间接征象。

患者检查前空腹 8 h,行常规肝脏超声检查后,嘱患者平卧位,实时显示肝动脉及肝静脉,于患者左侧肘前静脉三通管团注声诺维 2.4 mL(肥胖者可增至 4.8 mL),并用生理盐水冲管,实时存储肝脏造影剂显影全过程。造影时使用低机械指数,深度、增益等仪器各参数保持不变。观察肝组织增强情况及其动态变化过程,由仪器自带软件分析系统设置感兴趣区,得出造影剂肝动脉到达时间(HAAT)、肝静脉到达时间(HVAT),由两者之差得到动静脉渡越时间(HA-HVTT)。肝脏的微循环单位是由门静脉终支-肝动脉终支开始,经肝窦汇入肝静脉终支的微血管组成。急性中毒后,肝窦内皮细胞肿胀、坏死脱落而阻塞血窦,内皮素(ET)大量生成,NO 减少,引起肝血窦内皮细胞收缩,循环阻力增加。肝细胞损伤后大量细胞外基质沉积在肝内,进一步增加了肝窦内的压力。上述因素形成门静脉-肝静脉及动-静脉之间的交通支,使肝内血流动力学发生改变,引起肝内微循环受损及肝细胞损伤,缩短了肝静脉血流通过的时间。超声造影剂由外周静脉团注后,可经门静脉-肝静脉交通支及动-静脉交通支直接进入肝静脉。因此,造影剂 HVAT、HA-HVTT 明显缩短。超声造影对有机磷中毒兔肝脏微循环的实验研究表明,染毒前及染毒后各时间段 HAAT 无明显差异,染毒后 6 h、8 h、10 h HVAT 较染毒前缩短(P<0.05),染毒后 8 h、10 h HA-HVTT 明显缩短(P<0.05),且随着中毒时间的增加,微循环障碍越明显,肝细胞受损程度越严重(表 28-1)。超声造影可实时、定量分析急性中毒所致肝细胞受损、肝内微循环变化情况[2,3],HVAT、HA-HVTT 用于评估中毒性肝损害比二维声像图更敏感,具有较好的临床应用价值。

表 28-1 有机磷中毒不同时间段兔肝超声造影参数比较($\bar{x}\pm s$)				
检测时间	例数(只)	肝血流造影参数		
		HAAT(s)	HVAT(s)	HA-HVTT(s)
染毒前	40	5.87±2.21	9.72±2.38	4.36±1.24
染毒后 2 h	40	5.69±2.03	8.46±2.77	3.82±1.37
染毒后 4 h	40	4.71±2.42	8.55±2.51	4.15±1.26
染毒后 6 h	40	4.02±2.14	7.23±2.63*	3.27±1.18
染毒后 8 h	37	4.61±2.39	6.38±2.49*	2.38±1.02*
染毒后 10 h	37	5.09±2.28	6.25±2.84*	1.51±0.92*

注:* 与染毒前比,P<0.05。

二、慢性药物与中毒性肝损伤超声表现

慢性毒物中毒性肝病的病理变化为脂肪聚集和纤维化,超声声像图表现为不同程度的肝纤维化、肝硬化。慢性药物性肝损伤没有急性常见,容易被忽视,但其病情往往更严重。

(一) 常规超声检查

1. 二维声像图表现 慢性药物或毒物性肝损伤引起的肝脏形态结构的改变无特异性,声像图表现与一些慢性病毒性肝炎及自身免疫性肝炎等相同。肝细胞坏死及炎症刺激时,肝脏内纤维结缔组织异常增生而致肝纤维化,这些变化引起肝脏形态及实质回声改变,同时会引起胆囊、脾脏及其他脏器的继发性改变。轻度肝损伤时,肝脏、胆囊、脾脏均可呈正常声像图表现。中度肝损伤时,肝实质回声增强、光点增粗、分布均匀或欠均匀。重度肝损伤时,超声可见肝包膜增厚、欠光滑或呈锯齿状改变,左右叶比例失调,肝实质回声增粗,分布不均匀,患者可出现腹水(图 28-2),脾脏也可有不同程度的增大,部分慢性肝病患者会伴有胆囊增大,胆囊壁水肿增厚呈"双边征",胆囊内透声不佳,可见胆汁淤积(图 28-3),但患者无任何临床症状。有研究认为根据临床类型不同,慢性药物性肝病可有慢性活动性肝炎、胆汁淤积性肝病、脂肪性肝病等表现。超声检查可见肝静脉内血栓,当有小肝静脉闭塞时出现特发性门静脉高压,出现大量腹水、肝大,患者若出现肝衰竭,病死率近 100%。

2. 三维声像图表现 三维超声成像是将所有采

集组织灰阶信息像由计算机技术进行重建,从而构成三维图像,在肝脏表面形态、肝内血管的连续性、边缘及周围血管的关系等方面可弥补二维超声的不足。轻度慢性药物或毒物性肝损伤时,肝脏形态结构无明显改变,三维超声成像正常。对于中、重度肝损伤,三维成像优于二维成像。有报道对肝纤维化患者行三维超声成像可显示肝脏形态失常、表面凹凸不平、隆起的小结节等,获得类似低倍显微镜的直观的诊断依据。

二维及三维成像是超声从形态学的角度定性、定量评估慢性毒物中毒性或药物性肝损伤的基础手段,在临床工作中应用广泛。但由于这类肝损伤早期往往缺乏特异性,加之部分患者会合并脂肪变性等因素影响判断,所以单纯依靠观察肝脏回声强度及形态的诊断价值有限,需结合反映血流动力学指标的超声表现综合评价。

3. 彩色多普勒和频谱多普勒特征 轻度肝损伤时,肝内血管结构、走行及彩色多普勒、频谱多普勒正常。中-重度肝损伤时,由于肝实质病变损害了肝血管壁的顺应性,故彩色多普勒检测肝内血管时可出现走形扭曲、变细,门静脉主干内径增宽,其内可见入肝及出肝双向血流信号等征象。肝静脉流速曲线发生以下改变:① 轻度肝纤维化时肝静脉流速曲线呈三相波或四相波即2个负相波,1个或2个正相波;② 中度肝纤维化时肝静脉流速曲线波幅低平,无反相血流;③ 重度肝纤维化时肝静脉流速曲线呈连续平坦波形,类似门静脉流速曲线。有研究认为肝静脉流速曲线波形改变可作为肝实质病变的提示指标应用到慢性肝病的诊断中,但不能反映出肝实质病变进一步加重的变化,同时认为肝静脉流速曲线波形的产生原因可能与肝静脉本身受压、变细及肝实质病变关

系更密切。因受仪器及人为干扰的影响,其结果故特异性及敏感性受到一定限制。

(二)超声组织定征

肝纤维化时,肝小叶结构重建形成假小叶,在声学上构成了不均匀的小散射体,散射强度增加,致使背向散射测值增高。超声组织定征(UTC)是探讨组织声学特征与超声表现之间的相互关系的基础与临床应用研究,可通过背向散射积分即对组织散射射频信号的声学密度定量分析来判断组织的结构和病理状态。随着肝纤维化程度的增加,背向散射值逐渐越高[4]。

(三)超声造影检查

近年来,超声造影已由研究肝脏局灶性病变转向研究弥漫性肝损害。有学者用低机械指数造影,通过仪器内置计时器记录肝硬化患者的肝动-静脉渡越时间,认为小于12 s为异常。Fujita等[5]通过分析肝实质增强曲线,发现酒精性肝病在发展为肝硬化之前肝内动-静脉之间就出现交通支,伴随的病理改变为肝细胞肿胀、空泡变性。超声造影可通过检测肝脏的血流灌注变化评估肝纤维化、肝硬化,为临床早期发现慢性肝损害提供更多理论依据。肝纤维化时因肝小叶重建、形成动-静脉间的交通支及新生血管、肝血窦的毛细血管化、形成门静脉与肝静脉间的分流等致使肝纤维化、肝硬化患者肝动静脉渡越时间明显缩短。有研究通过兔早期肝纤维化模型研究表明,肝纤维化后肝静脉内造影剂出现的时间较正常肝静脉出现时间提前,同时肝静脉内造影剂明显增多的时间提前,这可为无创诊断早期肝纤维化提供一个理论依据。有学者用脉冲反向成像观察造影后肝实质造影剂峰值强度变化,结果显示肝实质峰值强度与肝纤维化指数呈负相关,表明超声造影可以反映肝纤维化程度,

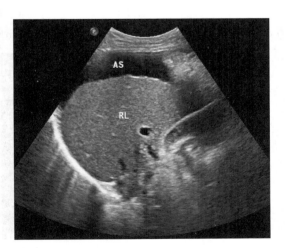

图28-2 慢性药物性肝损伤后肝硬化、腹水声像图

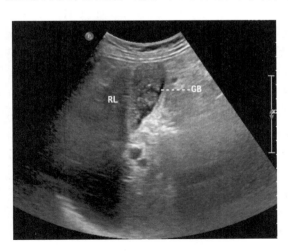

图28-3 慢性肝损伤时胆囊内胆汁淤积

其机制在于造影剂微泡性质稳定,可以被肝窦和网状内皮系统的吞噬细胞吞噬,使实质回声增强[6]。

肝纤维化是慢性肝病发展的中间环节,适当的临床干预可使肝纤维化发生动态逆转,故早期诊断肝纤维化并准确分级对患者的治疗至关重要。目前肝组织活检是临床诊断肝纤维化的金标准,但因其为有创性等原因,临床应用受到限制。影像学检查在评估肝纤维化分级中起到重要作用,更易被患者接受。肝脏超声造影检查不仅能在组织形态上进行全面定量诊断肝纤维化[7],还能从血流动力学方面对受损肝脏进行功能性评估。在诊断早期药物性或毒物中毒性肝脏损害中发挥越来越重要的作用。

(四)超声弹性成像

传统超声成像时,不同组织的回声强度差异主要取决于组织的声阻抗,而组织间的弹性系数差异远较声阻抗差异大。弹性成像是反映组织弹性或硬度的新型超声成像技术[8,9],硬度可反映物质的弹性大小,越硬的物质受到外压时应变越小。正常组织中不同的解剖结构之间会存在弹性差异,而同一组织中弹性的变化通常与其病理现象有关,正常组织与病变组织间弹性则有显著差异。弥漫性肝损害会使肝组织硬度发生不同程度的变化,脂肪过多或者胶原质沉积也会改变组织的硬度。慢性药物性或毒物中毒性患者的慢性肝实质损伤、胆汁淤积、血管病变等均可导致不同程度的肝纤维化,最终进展成肝硬化。

目前常用的超声弹性成像方法有:实时组织弹性成像(RTE)、声脉冲辐射弹性成像(ARFI)、瞬时弹性成像(TE)、实时剪切波弹性成像(SWE)。

1. RTE RTE通过颜色编码半定量反映组织的硬度。设定的感兴趣区组织受压后形成压力图,根据不同组织间弹性系数不同,在受到外力压迫后组织发生变形的程度不同,将受压前后回声信号移动幅度的变化转化为有彩色编码的图像(图28-4)。弹性系数小、受压后位移变化大的组织显示为红色,红蓝相间或红蓝绿相间的组织评分为0分;弹性系数中等的组织显示为绿色,感兴趣区及周边完为绿色的为1分;周边呈蓝色的为2分;蓝绿色杂乱相间的组织评分为3分;弹性系数大、受压后位移变化小的组织显示为蓝色,完全覆盖蓝色的组织评分为4分;RTE通过图像色彩反映组织硬度的评分来判别病变组织的弹性大小,从而推断某些病变的可能性。多项研究结果表明,RTE对肝纤维化诊断有较好的敏感度及特异度。中-重度药物性或毒物中毒性肝脏损害时肝组织评分明显增加。RTE的优点是受呼吸运动影响较轻、

扫描速度较快、能有效分辨不同硬度的物体,但反映的是感兴趣区组织与周围组织硬度比较的相对值,而不是感兴趣区组织硬度的绝对值。手法加压产生的应变与位移可因压、放的频率快慢而不同,也可因施加压力的大小不同而不同,故需要反映压力与压放频率的综合评价指标。

2. ARFI ARFI是对感兴趣区发射一种声波脉冲,使感兴趣区内的组织发生位移改变并产生横向传播的剪切波,通过测量剪切波波速值来间接反映组织的硬程度,剪切波速度随着组织硬度增加而增加。ARFI的优点为无须手动压迫且操作迅速、可选择测量深度、避开血管结构及具有定量分析脂肪变性程度和量化力学特性的能力。在慢性肝病纤维化分级诊断中,Metavir评分F=4分时,ARFI较RTE更有优势。Colombo等研究证明ARFI评估重度及肝硬化期慢性肝病纤维化分级的诊断准确率高于RTE。在慢性弥漫性肝损伤分级评估中,ARFI更具有可控性,可精准选择感兴趣区评估损伤程度。

3. TE TE系统通过测定肝脏瞬时弹性图谱反映肝组织的硬度,能够比较准确地识别出轻度肝纤维化和进展性肝纤维化或早期肝硬化。有学者认为,TE检查肝纤维化可使84%~95%的患者避免肝脏穿刺活组织检查。检查时,取样时间不到0.1 s,可充分避免呼吸运动的影响,每名患者需测10个位置点。根据弹性回波在肝脏组织中的传导速度得到组织的弹性数值,以千帕(kPa)表示。弹性数值越大,表明肝组织质地越硬。正常肝组织TE检测值小于7.4 kPa;≥9.4 kPa时可诊断显著肝纤维化;≥12.4 kPa时可诊断进展性肝纤维化;≥17.5 kPa时则可诊断肝硬化。研究结果显示,当Metavir评分F≥2分、F≥3分时,患者AUC TE法分别为0.813、0.852,相同情况下用ARFI法,AUC分别为0.764、0.852,说明TE对中度纤维化诊断准确率高于ARFI。

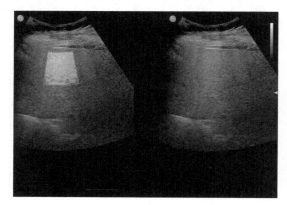

图28-4 实时组织弹性成像

扫描:
查看

不同纤维化的肝脏硬度 TE 检测结果有显著差异,并与肝纤维化程度密切相关,其测值能准确反映肝纤维化的程度,且肝纤维化程度越高,准确度越高。南方医科大学南方医院侯金林教授研究得出,TE 诊断肝硬化,特异性为 91%,敏感性为 87%;诊断肝纤维化,特异性为 84%,敏感性为 70%。TE 对肝纤维化各期的分级诊断具有极高的准确性。

4. SWE SWE 是将传统超声成像与实时可视化剪切波超声相结合,依靠组织内的声辐射产生剪切波的同时使组织产生应变位移,然后利用超声换能器快速采集获得剪切波实时、二维图像,再通过后处理分析获得组织的软硬程度。与 TE 相似,SWE 采集图像也极为迅速,患者即使有轻微晃动,测量结果也完全不受影响,且其具有良好的再现性及可视性[10]。

有研究结果显示,Metavir 评分 F≥2 分时,SWE 与 TE 的 AUC 分别为 0.93 和 0.86,表明 SWE 在中度慢性肝病纤维化中的诊断准确度高于 TE。肝纤维化 Metavir 评分 F=4 分时,TE 的 AUC 为 0.87,SWE 的 AUC 为 0.90,说明 SWE 在肝硬化期诊断准确度也高于 TE。同时,SWE 对中度肝病纤维化诊断的敏感度及特异度均高于 RTE、ARFI、TE[11]。

虽然各种超声弹性技术为临床诊断肝纤维化疾病提供了重要的影像学依据,但每种弹性成像技术均存在局限性:① RTE 受皮下脂肪厚度、人为操作差异等各种客观因素的影响,干扰可视化彩色编码,从而影响肝纤维化分级的判断;另外,RTE 易受心率影响,在心功能不全患者的应用中受到限制。② ARFI 的剪切波速度值范围窄,检查深度受到检查设备的影响,肝内存在炎性改变或坏死时会影响肝纤维化分级定量评估的特异性、敏感性和准确性。③ 目前 TE 在肝纤维化分级诊断时各分级的截断点缺乏统一标准。④ SWE 在检测过程中出现部分患者检查失败的情况,导致失败的影响因素尚无统一定论。

超声弹性成像具有无创、经济的优点,目前作为临床肝纤维化分级诊断的辅助检查方法,几种技术具有各自的特点,被称为继 A 型、B 型、D 型、M 型之后的 E 型超声模式。尽管每种技术都存在局限性,不能完全代替肝组织活检,但合理应用将有助于获得满意的诊断效果。RTE 独具压力形变成像,能半定量判断肝纤维化分级;ARFI 对肝硬化期肝纤维化诊断准确性最高;TE 对中、重度肝纤维化具有最佳的诊断准确性;SWE 诊断敏感度及特异性最高[12]。

综上所述,各种超声新技术作为简便诊断肝弥漫性损伤的方法,从定量与功能性角度给予传统超声极大的补充,发展前景良好,有望替代肝组织活检,成为未来评估弥漫性肝损伤的发展方向,这些新技术的进一步完善和推广,尚待超声工作者进一步研究应用。

（钱　嵘）

第2节　放射影像学检查

一、常用放射影像学检查方法

尽管超声是最常用的影像学检查方法,DILI 通常为弥漫性病变,主要表现为肝脏脂肪变性、肝实质水肿等,缺少特异性。超声增强造影检查可实时观察肝脏血流动力学变化和病灶的血供情况,有助于进一步提高肝内病灶的检出敏感性和特异性。超声弹性成像则在评价继发肝纤维化方面具有重要的价值[13-15],但临床应用有较大局限性。

CT 平扫价值有限,可显示肝脏形态、肝实质水肿及脂肪变性等。CT 增强扫描具有重要价值,检查时采用高压注射器快速注射碘对比剂,选择不同期相[动脉期、门脉期和(或)延迟期]进行扫描,对比剂一般选用 1.5~2.0 mL/kg,注射速率 2~3 mL/s。CT 血管造影(CTA)可显示脏器血管解剖,来排除大血管因素所继发的肝损害。CT 灌注成像可反映脏肝脏微循环特征,为疾病诊断和治疗后疗效评价提供帮助。能量 CT 更是丰富了诊断的手段,不仅能显示形态学的改变,而且能提供能谱曲线、碘基线值等参数进行相关量化和评估[16-19]。

MRI 在肝脏领域的应用已逐渐普及,其软组织分辨率高,可多参数、多序列、多平面成像。MRI 检查技术的规范化对精准诊断非常重要,需要包含以下序列:① 冠状位二维单次激发快速自旋回波 T2WI 序列;② 冠状位屏气扫描二维单次激发快速自旋回波 T2WI 序列;③ 轴位呼吸触发快速自旋回波脂肪抑制 T2WI 序列;④ 轴位扩散加权成像序列(呼吸触发或屏气,低 b 值 0~50 s/mm^2,高 b 值 600~1 000 s/mm^2,应包括 ADC 图);⑤ 轴位脂肪抑制三维梯度回波 T1WI 序列增强前蒙片;⑥ 轴位脂肪抑制三维梯度回波 T1WI 序列动脉晚期(注射对比剂后 25~35 s)、门静脉期(注射对比剂后 70~90 s)及延迟期(注射对比剂后 3~5 min);⑦ 冠状位脂肪抑制三维梯度回波 T1WI 序列。此外,水图、脂图、同相位、反相位、密度脂肪分数(PDFF)图像和 R2*弛豫图像可同时测量脂肪及铁含量。MRCP 对于排除胆管梗阻所致肝损具有优势[20-22]。

近年来,以 Gd-BOPTA、Gd-EOB-DTPA 为代表

的肝胆特异性对比剂应用逐渐增多。肝胆特异性对比剂可被肝细胞特异性摄取,表现为正常肝组织强化呈高信号,随后不同程度经胆道排泄,恶性肿瘤由于不能摄取对比剂表现为低信号,在肝脏肿瘤性病变的诊断中具有重要价值。其经肝细胞吸收、胆道排泄的特性还有助于研究肝功能的储备情况,为肝脏一站式的形态学检查和功能判断奠定基础[23-25]。磁共振弹性成像(MRE)是可以无创性检测组织纤维化的新方法,通过检测组织在外力作用下产生的质点位移,使用运动敏感梯度获得 MR 相位图像,并计算出组织或器官内各点的弹性系数分布图,在 DILI 炎症活动度及纤维化评估方面具有潜力[26-28]。

二、基本影像学表现

(一)肝脏脂肪变性

药物损伤因素干扰破坏细胞线粒体功能,发生脂肪肝及脂肪性肝炎时,主要表现为肝细胞内脂质沉积及因氧化应激和炎症而导致的炎性细胞浸润。CT 平扫表现为肝脏密度弥漫性或局部降低。一般以脾脏为参照,肝脏的 CT 值低于脾脏即可诊断为脂肪肝。肝/脾 CT 值 0.7~1.0 为轻度脂肪肝,0.5~0.7 为中度脂肪肝,小于 0.5 为重度脂肪肝,此时由于肝实质密度明显减低,肝内血管影可为相对高密度。脂肪肝局灶性脂肪浸润时,表现为该区域的 CT 值明显低于其周围正常肝实质[16]。

常规 MR 序列对脂肪肝并不敏感,通常病变内脂肪含量越多,在常规 T1WI 和 T2WI 上的信号增高越明显,但轻中度脂肪肝时,常无异常发现。对于局灶性脂肪肝浸润,可在 T1WI 和 T2WI 上看到边界不清的、淡薄的略高信号区。化学位移成像(CSI)能够敏感检测脂肪肝,其信号主要来源于甘油三酯中的亚甲基(CH²)中的 H¹,为减少 T2 衰减效应,应先采集反相位图像。脂肪肝肝脏信号在反相位图像上较正相位信号减低,肉眼观察一般以脾脏作为参照,但在伴铁沉积时其诊断准确性减低(图 28-5)。

多种 MRI 定量技术可以定量肝脏脂肪含量,主要包括氢质子磁共振波谱(H¹-MRS)和多回波 Dixon技术。① H¹-MRS 可以收集有关共振频率在水和脂肪之间的代谢峰的代谢物信息,是基于化学位移成像的相似原理,它不会生成解剖图像,而是生成感兴趣区域内组织化学成分的图,用它可以进行定性和定量评估,具有空间定位准确、对呼吸运动不敏感、图像信噪比高的特点,可精确评价脂肪肝的严重程度,对肝脂肪变性的严重程度进行量化分级。② Dixon技术

利用水和脂肪的共振频率的差异,借助向量运算得出水、脂分量从而实现水、脂分离,可得到脂像、水像、R2*图及脂肪分数(FF)图,并可在任意 ROI 测量肝脏质子密度脂肪分数(MRI-PDFF),与 MRS 相比,可测量整个肝脏的脂肪含量,准确性较高,目前成为脂肪定量的首选。当 MRI-PDFF>5% 被认为肝实质细胞内有脂质沉积[29-36]。

(二)炎症水肿

各种损伤因素直接导致急性肝损伤或诱导自身免疫性肝炎时,前者病肝出现类似急性肝炎表现,常见肝板或小叶性炎症,严重者出现不同程度坏死,汇管区炎症伴显著淋巴细胞浸润和汇管区周围肝组织炎症,后者炎症细胞渗出浸润更加明显;肝内病变可局限性或弥漫性分布。

急性期 DILI 一般体积增大。由于肝细胞变性、水肿及损害引起的 T2WI 肝实质信号增高及肝内外汇管区、胆囊壁水肿,肝内淋巴液循环障碍,聚集在肝内门静脉周围,表现为 T2WI 呈高信号的"轨道征"。慢性期表现为肝脏汇管区及汇管区周围不同程度的炎症坏

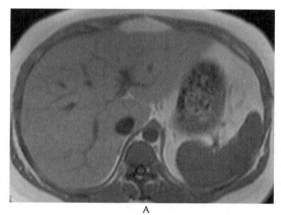

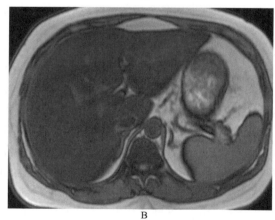

图 28-5 肝脏脂肪变性

A. T1WI 正相位显示肝脏形态饱满;B. T1W 反相位像上肝实质信号明显降低

死和纤维化,由于肝细胞的肿胀,点状、片状及桥接状坏死以及纤维组织的沉积,肝内可出现一些坏死或纤维组织带,纤维组织带内可有炎细胞渗入或假胆管的形成,这些变化可能导致T2WI肝实质信号增高。动脉期增强扫描是MRI检查显示肝实质炎症的最敏感序列,动脉期肝实质异常强化高度提示活动性炎症,表现为病变区显著强化,边界模糊;随着疾病严重程度的增加,异常强化变得更加明显,并在静脉期和延迟期持续强化,活动性炎症消退时,上述异常强化的表现减轻或消失(图28-6)。晚期可出现肝纤维化及肝硬化,MRE可以准确量化评估[37-42](图28-7)。

(三)胆道改变

继发性硬化性胆管炎多与慢性药物或毒物诱导的严重自身免疫性损伤有关,病理学表现为汇管区炎症、肿胀、淋巴细胞浸润,胆管壁纤维增生、瘢痕形成,相应区域管壁增厚、管腔狭窄,胆管周围纤维化,严重者出现纤维闭塞性胆管炎及周围胆管缺失;胆管病变可累及肝内和(或)肝外胆管,胆管纤维化呈节段性分布,狭窄与扩张交替出现,呈串珠样改变;肝小管及肝细胞内显著的脂肪淤积。

胆管改变以管壁增厚、炎症为主要表现,典型急性期胆管炎性损伤的患者,增厚的胆管管壁于T2WI呈高或稍高信号,DWI可呈高信号,增强扫描呈中等程度进行性强化,受累段胆管管腔狭窄;由于肝内胆管壁和胆管周围炎性纤维化限制了胆管树的扩张,狭窄段远侧可不出现或仅出现轻度胆管扩张,伴有不同程度的肝内外胆管形态僵硬,与肿瘤或结石继发的近侧胆管显著、成比例均匀性扩张不同。胆管病变呈连续性、节段性或呈弥漫性分布,管腔粗细不均,严重者边缘毛糙、管腔狭窄、累及肝内和(或)肝外胆管。肝外胆管扩张较肝内胆管扩张更加常见,氯胺酮在内的药物诱导的硬化性胆管炎胆管病变可能更常见于胆总管。MRCP更加清楚地显示肝内外胆管全貌,直观显示横断面图像显示欠佳的肝内胆管病变,可清晰显示出肝内外胆管弥漫性或节段性狭窄,不同程度胆管病变所导致的串珠征(多发狭窄段与正常内径或轻度扩张的胆管交替)、跳跃征(扩张胆管不连续)和剪枝征(肝内胆管严重狭窄的情况下,小胆管闭塞使肝内胆管分支减少呈"剪枝状"胆管树)。混合型肝损伤的患者,可以同时出现肝实质信号异常[43,44]。

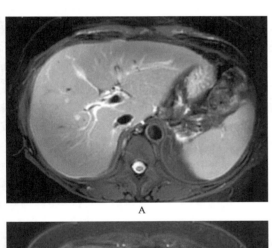

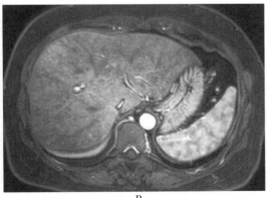

图28-6 DILI急性期MRI表现

A.T2WI显示肝脏形态增大,信号增高,门静脉周围伴行高信号影,呈"轨道征";B.增强动脉期肝实质斑片状显著强化

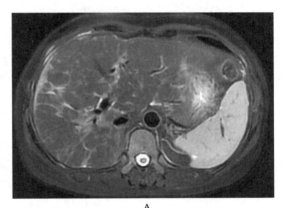

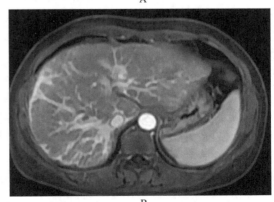

图28-7 DILI慢性期MRI表现

T2WI(A)及增强延迟期(B)显示肝脏轮廓不光整,表面凹凸不平,肝内多发条带影,T2WI呈高信号,增强后延迟强化,提示肝硬化

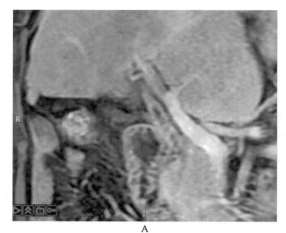

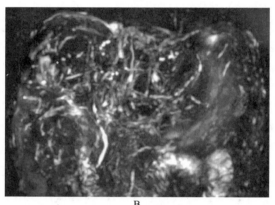

图 28-8 服用抗结核药物后继发硬化性胆管炎

A. 冠状位增强 T1WI 见肝总管管壁增厚、管腔狭窄；B. MRCP 可见肝总管、左右肝管、肝内胆管多节段性管腔狭窄，呈跳跃征、串珠征

三、肝窦阻塞综合征

肝窦阻塞综合征（HSOS）是肝小叶中央静脉和小叶下静脉损伤导致管腔狭窄或闭塞而产生的肝内窦后性门静脉高压症。HSOS 的发病原因主要有两大类，一是摄入吡咯双烷生物碱，二是化疗药物和免疫抑制剂。国内以前者为主，国外以后者为主，尤其是造血干细胞移植后，发生率达 20%，病死率 5% ~ 70%，多在造血干细胞移植后 1 个月起病。

终末肝小静脉和肝血窦内皮细胞及肝小叶第三带（Ⅲ区）肝细胞损伤是 HVOD 的病理基础。光镜下可见肝窦状隙扩张充血，周围肝细胞坏死。肝小静脉及窦状隙内膜和内皮下区域出血、水肿，造成肝小静脉及窦状隙的向心性狭窄，随着小静脉壁硬化及致密胶原组织的进行性沉积，小静脉逐渐闭塞，周围肝细胞广泛坏死，最终纤维成分代替正常肝组织，出现类似肝硬化的表现，分为以下 3 期。① 急性期：镜下可见小叶中央静脉和小叶下静脉内膜显著肿胀，管腔狭窄，血流受阻，中央静脉周围肝窦明显扩张、淤血伴有不同程度肝细胞坏死。坏死区肝细胞消失，网状纤维支架仍然残留，红细胞外渗进入肝窦或 Disse 腔，呈典型出血、坏死改变，不伴炎性细胞浸润。② 亚急性期：仍有肝窦扩张、淤血和肝细胞点状或碎片状坏死，中央静脉和小叶下静脉内皮增厚，出现纤维化，但尚未形成假小叶，肝索受挤压、萎缩。③ 慢性期：呈非门脉性肝硬化的改变。

HSOS 由于终末肝小静脉和肝血窦内皮细胞以及肝细胞损伤，表现为肝大，肝静脉受压变窄。T1W肝实质信号均匀或不均匀斑片状减低，T2W 呈均匀或不均匀高信号改变，严重者呈地图状、斑片状改变，门静脉及下腔静脉周围呈"袖口""晕状"或"轨道状"样高信号影（图 28-9），可能为窦后性压力增高，淋巴回流障碍和腹水形成有关，可见中至大量腹水，胆囊壁水肿增厚；增强扫描动脉期显示肝动脉呈代偿改变，血管增粗、扭曲，肝实质可有轻度的不均匀强化，呈现"斑片状"改变。门脉期这种强化不均匀改变更加明显，呈现特征性的"地图""马赛克"状分布，或表现为雪花片状高强化区与肝小叶淤血坏死和水肿所致的低灌注区交叉分布。肝小静脉回流受阻，肝窦和门静脉压力增高，造成肝内门静脉血流灌注不足，导致门静脉强化时间明显延长，强化峰值降低和延迟，门脉期肝脏强化程度低于脾脏。肝静脉显示不清或未见显示，下腔静脉肝段受肿大的肝尾状叶压迫而变细、变窄。DSA 经颈内静脉或股静脉肝静脉造影显示肝静脉和（或）下腔静脉正常，肝内无交通支，同时可见肝内小静脉走行不规则，末梢肝静脉呈羽毛状或肝实质内斑片状造影剂滞留[45-48]。

肝胆特异性对比剂用于 HSOS 诊断具有一定优势，肝胆期多数患者肝实质信号不均匀，于非肿瘤性肝实质区出现不均匀网格状低信号区，外周带为主，病情严重的患者可呈肝内弥漫性低信号表现；局灶性 SOS 肝胆期边界模糊并病灶与周围肝组织信号差逐渐缩小，提示病灶内存在功能正常的肝细胞，可作为化疗诱导局灶性 HSOS 与转移瘤或其他肝脏肿瘤鉴别的特异征象[49-51]。

鉴别诊断主要包括：① 急性移植物抗宿主病（GVHD），GVHD 通常接受移植后 20 d 左右发病，与早期 HSOS 很难鉴别，但 GVHD 罕见以肝实质受累为首发表现，而以皮疹、腹泻、胆汁淤积性黄疸提示肝 GVHD 的诊断，GVHD 患者 ALP 及 5'-核苷酸酶显著升高，而 ALT、AST 轻度升高；肝穿刺可见以胆管炎症损伤及胆汁淤积为主，可以做出鉴别。② 布-加综合征（BCS），BCS 为肝静脉及其属支阻塞，部分伴有下

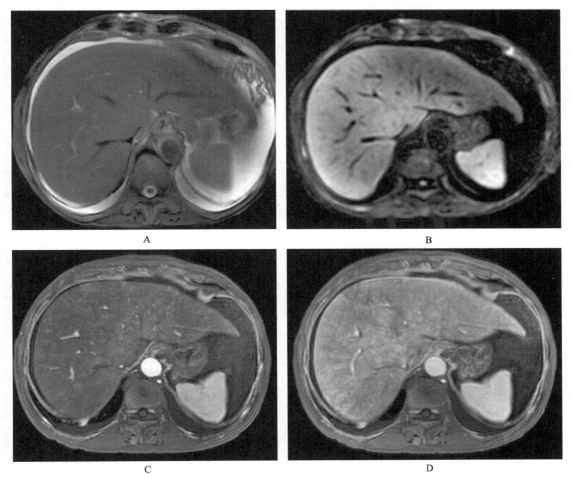

图 28-9 HSOS

A、B. T2WI 及 DWI 可见肝大,肝静脉受压变窄;C. 增强扫描动脉期,肝实质斑片状不均匀强化;D. 延迟期,强化不均匀改变更加明显,呈现特征性的"马赛克"状分布

腔静脉肝段狭窄或阻塞,其发病机制与血液凝固性增加导致血栓形成有关。HSOS 中明显肝大者会压迫下腔静脉造成其狭窄,超声图像常与 BCS 难以鉴别。不过,BCS 除下腔静脉近膈肌处或肝静脉近心端有狭窄外,还可能出现闭锁、栓子或隔膜梗阻表现,并伴有尾状叶肿大、肝静脉间交通支形成,肝短静脉代偿性扩张,第三肝门开放等特征性表现。③ 肝淤血,临床特征性表现为颈静脉怒张、下肢水肿等,影像学上可见下腔静脉及肝静脉明显均匀扩张。

(李若坤 陈克敏)

参考文献

请扫描二维码
阅读本章参考文献

第29章

药物与毒物性肝病的因果关系评估

绝大多数药物/中草药所致的肝损伤缺乏特异性生物标志物、特征性影像学和组织学改变,因此理论上这些药物性肝损伤(DILI)/中草药肝损伤(HILI)的临床诊断需要依赖排除法(method of exclusion),亦即需要在确认用药和肝损伤之间合理的时序关系的基础上,充分排除其他病因引起的肝损伤,才能考虑DILI/HILI的诊断[1-7]。而在真实世界中,对于具体的肝损伤患者,药物可能是唯一导致肝损伤的因素,也可能与其他致病因子(如甲型肝炎病毒、戊型肝炎病毒、急性缺血缺氧、近期过量饮酒等)同时或先后引起肝损伤,或在慢性肝病(如慢性乙型肝炎、慢性丙型肝炎、自身免疫性肝病等)基础上发生DILI/HILI,或在全身性疾病(如脓毒症、系统红斑狼疮、重度心功能不全等)的基础上发生DILI/HILI。因此,真实世界中关于DILI/HILI的诊断策略实际上是排查法(screening)或辨别法(discrimination)。

目前DILI/HILI的因果关系评估策略主要分为量表法和专家观点法。量表法包括Roussel Uclaf因果关系评估(RUCAM)量表[8-10]、药物警戒RUCAM(PV-RUCAM)量表[11]、改良电子化因果关系评估(RECAM)量表[12]、M&V(maria and victorino)评估量表[13]、Naranjo量表[14]、日本消化病周(DDW-J)量表等[14]。其中,RUCAM量表是近30年来临床应用最广泛的、被认为是相对便捷和客观的半定量式DILI/HILI因果关系评估量表[10,15-18],PV-RUCAM量表是瑞士Scalfaro E等为方便非专家型药物警戒工作人员使用而设计的一种改良RUCAM量表[11],RECAM量表是2022年提出的一种尚需进一步验证的量表[12],RUCAM量表和RECAM量表是本章介绍的重点内容。专家观点评估法(expert opinion)也称专家判断法(expert judgment)或总体判断法(global introspection),包括美国DILIN前瞻性研究采用的结构化专家观点程序(SEOP)[19]和临床常用的简易专家观点评估法,其中SEOP是本章介绍的重点内容。这些评估策略各有其优势和不足,可根据实际需要单独或联合使用。

一、因果关系评估的关键要素和思维路线图

(一)了解药物/中草药与肝损伤的时序关系

应详细询问患者在发生肝损伤之前有无应用药物/中草药史。除了处方意义上的中药,也要特别注意非处方用药。特别是中草药在很多情况下被看作保健品或茶类等饮品,患者并不认为自己应用了中草药。因此,临床医师有时需要反复提醒患者才能获得准确的中草药应用信息[16]。

通常,药物/中草药开始应用的时间先于急性肝损伤(ALI)的发生,这是诊断DILI/HILI的先决条件。如果急性肝损伤发生在应用药物/中草药之后,则绝大多数情况下可据此排除DILI/HILI的诊断。但需注意,药物/中草药的应用可能会加剧先前已经存在的、由其他病因引发的肝损伤,这种潜在的DILI/HILI在临床上比较隐蔽,常常很难被识别[16]。

对于从开始用药到肝损伤发生的时间,一般地,若ALI发生在应用药物/中草药后2~90 d(特别是5~30 d),则应高度怀疑药物/中草药与肝损伤之间存在较大可能的因果关联。若某种药物/中草药的单次剂量高、直接肝毒性大,则用药后不足2 d内发生肝损伤也是可能的。若ALI发生在应用药物/中草药后90 d或以上,通常认为其与药物/中草药的因果相关性降低。另一方面,由于某些药物/中草药在体内代谢较慢,或长期用药可能导致药物及其毒性代谢产物在体内蓄积,因此服用这些药物/中草药有可能在90 d或更长时间之后(通常不超过1年)才出现肝损伤表

现。因此,ALI 不论是发生在应用药物/中草药后不足 2 d 内,还是在应用中草药 90 d 或更长时间之后,均不宜据此轻易肯定或否定 DILI/HILI 的诊断,需要根据具体情况谨慎判断[16]。

对于从停药到肝损伤发生的时间,一般认为停用药物或中草药后 30 d 内出现的 ALI,可能与所用药物或中草药相关。也有观点认为,停药后 15 d 内出现的 ALI,或停药 30 d 内出现的胆汁淤积型肝损伤,可能与所用药物或中草药相关,超过这个时限,则 DILI/HILI 的可能性不大[16]。

此外还需强调两点。① 慢性 DILI/HILI 可能在初期表现为急性病程、进而转为慢性病程,但也可能呈隐匿性进展,仅在实验室和影像检查时发现存在慢性肝病,因此不能因为临床上未发现用药后有急性 DILI/HILI 的病史而否认慢性 DILI/HILI 的存在。② 如果是在慢性活动性肝病的基础上叠加 DILI/HILI,此种情况下肝脏生化指标异常可能在服用药物/中草药之前已存在,这种肝功能异常先于药物应用的情形不能作为否定和排除 DILI/HILI 的依据,而应仔细考察服用药物/中草药之后相关时段内肝脏生化指标水平相对于服药前的基线水平是否有明显升高[16]。

(二)全面考察药物/中草药的肝毒性

1. 药物/中草药成分、剂量、疗程 应准确了解所用药物/中草药的具体成分、剂量、疗程(起止时间)[16]。对于中草药而言,如果组方中含有何首乌、雷公藤、土三七、补骨脂等有明确肝毒性文献报告的成分,将增加 HILI 诊断的可能性。通常剂量越大、疗程越长,出现 DILI/HILI 的风险也越高。

2. 药物/中草药既往肝毒性信息 如果药物、中草药或其组方成分既往有引起肝毒性的文献记载,则将增加因果关联的分值[16]。既往肝毒性的信息源越强,则药物/中草药与肝损伤之间的因果关联也越强。药物既往肝毒性信息可通过药物说明书、各类文献数据库、LiverTox 和 HepTox 网站等进行查询。医生个人的临床经验和患者对既往用药反应的记述,也是重要参考信息。对于中草药,尚需注意考察炮制方法、储存过程、属地等信息。

3. 用药过程中肝生化指标异常变化趋势 药物/中草药持续使用过程中,如果出现明显的肝损伤且不能自行缓解,甚至进行性加重,则要高度警惕 DILI/HILI 的可能。如果出现血清 ALT 和(或)ALP 等肝脏生化指标一过性异常,可能属于人体对药物/中草药的"适应(adaptation)"反应[16]。

4. 停用药物/中草药后肝生化指标变化趋势 去除刺激(dechallenge)或去除药物(washout)反应,是指停用药物/中草药后血清肝生化指标的变化趋势,这对于判断药物/中草药与肝损伤之间的因果关系十分重要。如果停药后肝损伤迅速恢复,这种情况称之为"去除刺激反应阳性",是支持 DILI/HILI 诊断的有力证据[1-4]。反之,如果停药后肝损伤不能迅速缓解,甚至继续加重,这种情况称之为"去刺激反应阴性"。对去刺激反应阴性的意义解读应慎重,不能简单认为据此可以排除 DILI/HILI 的诊断。临床上至少要考虑以下 3 种可能:① 药物/中草药激发了体内的炎症瀑布反应或免疫介导的反应,使得肝损伤在停用中草药后不能迅速恢复,或仍继续加重;② 肝损伤是由其他有尚未查明的病因所致;③ DILI/HILI 和其他病因所致的肝损伤同时存在。

在真实世界中,在发现肝脏生化指标异常后,患者往往立即接受抗炎保肝利胆治疗,必然影响通过"去刺激反应"来判断药物/中草药与肝损伤之间的因果关系。对于肝细胞损伤型 HILI,在已经应用抗炎保肝药物的情况下,通过观察门冬氨酸氨基转移酶(AST)而不是 ALT 的变化趋势,可能更有助于评估"去刺激反应";这是因为某些药物降低 ALT 水平的效果十分明显,但对 AST 水平的影响相对不显著。对于胆汁淤积型 HILI,并不能应用 γ-谷氨酰转肽酶(GGT)来代替 ALP 进行"去刺激反应"的判断[4]。

不论是否应用抗炎保肝利胆药物,基于血清肝胆酶谱水平等生化指标变化趋势的"去刺激反应"一般不适合下列情况下药物/中草药与肝损伤因果关系的推断:① 原先已经存在活动性慢性肝损伤;② 肝窦阻塞综合征/肝小静脉闭塞病(HSOS/HVOD);③ 药物相关脂肪肝;④ 其他特殊表型的肝损伤。

5. 再次应用药物/中草药后的肝损伤情况 药物再刺激试验(DRT)的结果同时反映了药物因素和宿主因素对肝损伤发生的共同影响,药物再刺激试验(DRT)阳性是诊断 DILI/HILI 最强证据。但需特别注意的是,DRT 阳性可以作为 HILI/DILI 临床诊断的"金标准",但 DRT 阴性并不能作为排除 HILI/DILI 的充分依据[20-22]。以往认为,如果患者应用某种药物曾经发生肝损伤,那么再次应用该药后往往也会发生肝损伤(DRT 阳性),且肝损伤的发生往往潜伏期更短、肝损伤更严重。然而,大量临床实践提示,虽然确实存在这种现象,但由于患者基础疾病等体质状态、药物的批次和剂量疗程(例如脱敏疗法的采用)、糖皮质激素等合并用药因素的影响,以往曾发生过 DILI/HILI 的患者,再次应用同种或同类药物未必出现 DRT 阳性。此外,固有肝毒性药物、特异质性肝毒性药物和间接肝毒性药物,其 DRT 阳性出现的概率、潜伏期和强度也可能存在很大不同,这些都需要在未来进一步深入观察和研究。

临床上的药物再刺激大多为非故意再刺激(unintentional rechallenge),亦即患者在无意之中再次应用了先前可引起 DILI/HILI 的某种药物。故意再刺激(intentional rechallenge)是指明知药物可引起 DILI,但为了某种目的而故意再次应用同种药物。故意再刺激一般是不允许的,以避免药物再刺激导致严重的甚至是致命性的 DILI/HILI。但如果导致肝损伤的药物对治疗严重的原发性疾病是无可替代的,此时可以在获得伦理批准、从小剂量逐渐递增、并加强肝生化指标监测的前提下谨慎进行 DRT[22]。2009 年美国卫生和人类服务部(HHS)食品药品管理局(FDA)下属药品评价与研究中心(CDER)和生物制品评价和研究中心(CBER)发布了《企业指导-药物性肝损伤:入市前临床评估》,特别强调对严重 DILI 特别是符合海氏法则 DILI 病例的报告制度[23],这有助于让大众了解哪些药物可引起严重的 DILI 并注意避免再次用药。

故意再刺激试验的实施应遵循以下基本前提条件和程序:① 继续应用该药对治疗原发病非常必要,且没有更为安全的替代疗法;② 再刺激前患者的肝功能稳定或不太严重,单项 ALT<8×ULN,没有明显临床症状;③ 应用该药治疗原发病的收益远远大于其引起肝损伤复发和加重的风险;④ 与患者充分沟通,做到完全知情同意,确保其对于再用药的收益和风险完全了解,从而与患者共同做出决定;⑤ 患者具有良好的依从性,若出现乏力、恶心、厌食、腹痛或黄疸等肝炎症状,能及时报告医生,并坚持至少每周监测一次肝脏生化指标;⑥ 提交机构审查委员会主持讨论,以帮助做出决定[21,22]。

严禁实施故意再刺激的情况包括:① 有充分的证据显示某种药物具有导致海氏法则病例的高风险;② 初次 DILI 表现为严重超敏反应等重症 DILI 的患者;③ 当前肝损伤较重、有可能继续加重者,如 ALT>8×ULN,或 ALT>3×ULN 且 TBil≥2×ULN 且 DBil>35%;④ 有其他更安全的有效治疗方案可以替代时;⑤ 未征得患者充分知情同意时;⑥ 未获得伦理委员

会批准时[21,22]。

DRT 的方法及结果判定,目前尚缺乏一致意见。当前的几种评估方法各有利弊,亟须在未来的真实临床和药物临床试验中加以论证、比较和统一。

(1)1993 版 RUCAM 量表的 DRT 评估方案:即表 29-1 第 7 项评估要素"再用药反应"的判断方法和标准[8]。在表 29-1 中,肝细胞损伤型 DILI 的诊断标准为 ALT>3×ULN,R≥5。若再次单用同一种药物后 ALT 或 ALP(或 TBil)升高但小于各自的 ULN,则判断为 DRT 阴性(-2 分)。若再次联用某药和曾同时应用的其他药物后,ALT(或 TBil)升高 2×BLV 则判断为肝细胞损伤 DRT 可疑阳性(+1 分),ALP(或 TBil)升高 2×BLV 则判断为胆汁淤积 DRT 可疑阳性(+1 分)。若再次单用同种药物后 ALT(或 TBil)升高 2×BLV 则判断为肝细胞损伤 DRT 阳性(+3 分),ALP(或 TBil)升高 2×BLV 则判断为胆汁淤积 DRT 阳性(+3 分)。

(2)2016 版 RUCAM 量表的 DRT 评估方案:即表 29-2 和表 29-3 第 7 项评估要素"非故意再暴露反应"的判断方法和标准[9]。在表 29-2 中,肝细胞损伤型 DILI 的诊断标准为 ALT>5×ULN,R≥5。从表 29-2 和表 29-3 可见,在与首次用药相同的条件下,若再次用药后 ALT 或 ALP 升高但低于各自的 ULN,则判断为 DRT 阴性(-2 分)。再次给予首次反应时的药物,若 ALT 或 ALP 加倍升高,则为肝细胞损伤 DRT 可疑阳性或胆汁淤积 DRT 可疑阳性(+1 分)。再用药前 ALT<5×ULN 或 ALP<2×ULN,若再次单用同种药物后 ALT 或 ALP 加倍升高,则为肝细胞损伤 DRT 阳性或胆汁淤积 DRT 阳性(+3 分)。

(3)2022 年 RECAM 量表的 DRT 评估方案:将 DRT 分为回顾性再激发和前瞻性再激发[12]。

1)回顾性再激发:既往无相关药物暴露史,或虽有药物接触史但无黄疸型 DILI 病史,则判断为 DRT 不能明确(0 分)。反之,既往有暴露于某种药物后出现黄疸型 DILI 的病史则判断为 DRT 阳性(+1 分)。之所以强调黄疸病史,可能是因为黄疸是患者可以觉察的、不容易忘记的表现,而 ALT、ALP 等酶学指标的升高是无法觉察的,只有通过实验室检查才能被发现。

2)前瞻性再激发:根据记录在案的实验室检查结果进行判断。再暴露后未出现肝损伤,ALT、AST<2×ULN(或 BLV),ALP 正常,视为 DRT 阴性(-3 分)。再暴露无涉及药物再激发的数据,视为 DRT 不能明确(0 分)。再暴露后 ALT、AST 升高(2~3)×ULN(或

BLV）和（或）再暴露后 ALP 升高（1～2）×ULN（或 BLV），也视为 DRT 不能明确（0 分）。再暴露后出现相同的 R 值类别，潜伏期<60 d，ALT 和 AST>3×ULN（或 BLV）或 ALP>2×ULN（或 BLV），视为 DRT 阳性（+6 分）。

（4）临床药物试验采用的 DRT 评估方案：数十年来，不同的药物临床研究方案所采用的 DRT 评估方案和判断标准并不相同。2015 年 Hunt 等在系统回顾了多个前瞻性临床研究对 DRT 阳性的相关定义后，提出将疑似肝细胞损伤型 DILI 的 DRT 阳性标准统一定义为（图 29-1）：初次刺激阳性（初次应用可疑药物后 90 d 内出现 ALT≥5×ULN），去除刺激试验也阳性（停用可疑药物后 ALT 降至≤2.5×ULN），再用药后 ALT≥（3～5）×ULN[20]。目前尚未见药物临床试验过程中对胆汁淤积型 DRT 阳性结果的判断标准。

2015 年我国首部《药物性肝损伤诊治指南》默认 1993 版 RUCAM 量表的 DRT 阳性判断标准[1,2]。2019 年欧洲肝病学会（EASL）关于 DILI 的临床实践指南提及某些药物临床试验将肝细胞损伤型 DILI 的 DRT 阳性判断标准定为再用药后出现 ALT>3×ULN，或再用药后 ALT 升高 2×BLV，但该指南并未倾向性推荐其中任何一种方案[4]。2021 年美国胃肠病学会（ACG）关于特异质型 DILI（iDILI）的临床实践指南默认采用 RUCAM 量表的 DRT 阳性判断标准[3]。2021 年亚太肝病协会（APASL）发布的 DILI 指南在复习文献时指出，不同临床研究采用的 DRT 阳性标准不同，有的为再用药后 ALT>3×ULN[24]，有的为再用药后 ALT≥2×BLV[25]，但该指南亦未明确倾向性推荐采用哪种 DRT 阳性标准[5]。2022 年美国肝病学会（AASLD）关于药物及草药和膳食补充剂（HDS）所致肝损伤的实

践指导也未明确推荐采用哪种标准判断 DRT 阳性[26]。《中国药物性肝损伤诊治指南（2023 版）》推荐以再用药后 ALT>3×ULN 作为 DRT 阳性的判断标准[7]。

实际上，以再用药后 ALT≥（3～5）×ULN 或 ALT>3×ULN 作为判断 DRT 阳性的标准，主要适用于药物临床试验入组患者为基线肝脏生化指标正常或基本正常的患者。而对于炎性肝病治疗药物的临床试验，如抗 HBV 药物、抗 HCV 药物及抗炎保肝利胆药物的临床试验，这一 DRT 阳性判断标准并不适合。这是因为，这类临床试验中受试对象 ALT 的 BLV 往往升高，甚至明显高于 ALT≥（3～5）×ULN 这一标准。另一方面，在真实世界临床，基线 ALT、AST、ALP 乃至 TBil 异常的患者很常见，因此上述 DRT 阳性判断标准对这类真实世界情况也是不太适用的。在这类情况下，对比再用药后 ALT 等生化指标相对于 BLV（而不是 ULN）升高的倍数，可能更为合理。

（三）合并用药信息的细致分析

应详细了解与药物/中草药同时或先后应用，且与肝损伤具有时序相关性的药物使用情况，包括合并用药的种类、肝毒性信息、潜在药物相互作用等。临床上，多药联合使用的情况非常多见，中草药制品中添加某些化学药成分也不少见。除了相关药物各自潜在的肝毒性外，药物相互作用（DDI）也可能增加 DILI/HILI 的发生风险[1,2,27]。例如，抑制 SARS-CoV-2 复制的药物 Paxlovid（奈玛特韦/利托那韦）与许多药物（包括某些中药草成分如圣约翰草等）均存在 DDI[28]，这些情况增加了 DILI/HILI 因果关联判断的挑战性。

（四）其他肝损伤病因的排查

排查范围包括各类病毒性肝炎、自身免疫性肝病（特别是自身免疫性肝炎）、非酒精性脂肪性肝病、酒精性肝病、遗传代谢性肝病，以及重症感染、休克、心功能不全等引起的肝损伤。为此需要综合分析病史、症状体征、实验室检查、影像检查乃至肝活检等资料。

1. 病史、症状和体征　应详细了解患者既往有无肝炎病毒感染、饮酒（包括饮用药酒）、脂肪肝、遗传代谢性肝病等病史，以及可影响肝脏的肝外组织器官疾病史。乏力、食欲减退、腹胀、皮疹、皮肤瘙痒、黄疸、大便色浅、肝性脑病、腹水、瘀点瘀斑、出血等肝病相关表现对于肝损伤的病因判断不具有特异性，但有助于判断肝损伤的严重程度。皮肤瘙痒和大便色浅

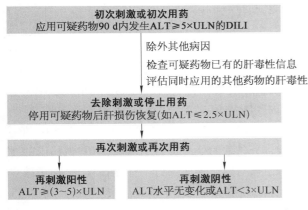

图 29-1　Hunt 等基于临床药物试验方案提出的肝细胞损伤型 DILI 再刺激结果判断标准[20]

还有助于判断是否存在胆汁淤积。

2. **实验室检查** 目前可用的药物（包括中草药）特异性生物标志物十分缺乏。吡咯双烷-蛋白质加合物的检测有助于土三七所致肝窦阻塞综合征（HSOS）的诊断，但在临床上难以常规检测。血清 miRNA-122 等新型生物标志物虽然能够更敏感地反映肝损伤的存在，但并不具有药物/中草药特异性[16]。

外周血嗜酸性粒细胞增高（>5%）常提示存在变态反应，结合药物/中草药应用史，提示可能存在药物/中草药相关的变态反应性肝损伤。ALT、AST、ALP、GGT、TBil、清蛋白、凝血功能异常（PTA 降低或 INR≥1.5）可反映肝损伤的类型和程度，但并不具有药物/中草药等病因特异性。基于血清 ALT 和 ALP 水平计算的 R 值，或基于血清 AST 和 ALP 水平计算的新 R 值（nR，适用于血清 ALT 值未知或已经使用降酶药物导致 ALT 明显低于 AST 的情况）有助于判断常见肝损伤的类型及其演变[16]。

需根据具体情况筛查抗 HAV、抗 HEV、HEV RNA、HBsAg、抗 HBc、HBV DNA、抗 HCV、HCV RNA、HDV-Ag、抗 HDV、HDV RNA、抗 CMV、CMV DNA、抗 EBV、EBV DNA、抗 HSV 等各类病毒标志物，免疫球蛋白、自身免疫性肝病抗体，以及铜蓝蛋白和 24 h 尿铜等 Wilson 病相关指标，甚或需进行遗传代谢性肝病相关基因检测。必要时亦需通过检测血常规、降钙素原（PCT）、急性期反应蛋白（CRP）、肝素结合蛋白（HBP）、B 型尿钠肽（BNP）、甲状腺相关指标等以了解是否存在感染、全身炎症反应、贫血、心血管功能不全及代谢相关性疾病等[16]。

3. **影像检查** 根据需要进行腹部超声、CT 或 MRI 等检查，以了解有无胆道梗阻、原发性硬化性胆管炎（PSC）、肝硬化、肝占位、门静脉高压、脾大等情况。这些检查可为药物性胆汁淤积、慢性 DILI、慢性肝病基础等提供鉴别诊断线索。CT 或 MRI 影像上的"地图样改变"往往提示可能存在 HSOS[16]。

4. **肝活检病理组织学检查** DILI 的病理组织学改变多不具有明确特征性。但某些病理组织学改变提示 DILI 可能，如肝组织有嗜酸性粒细胞浸润，在除外寄生虫感染和嗜酸性肉芽肿后，对 DILI 具有相对的特异性；肝组织中有铁沉积，需考虑到中草药等引起肝损伤的可能性。某些病理改变甚至可指向某种具体中草药引起的肝损伤，如以肝血窦损伤为主的病理改变可能提示土三七等引起的 HSOS。另有一些病理组织学特征有助于确认其他肝病的存在，从而降低对 DILI 的因果等级评分，如界面炎、玫瑰花结样肝细胞、淋巴细胞穿越、浆细胞浸润等提示自身免疫性肝炎可能性大。复旦大学胡锡琪教授提出的"DILI 病理组织学评分系统（DILI-PSS）"是一种半定量病理评分系统，有助于集成各种病理组织学信息，提高病理组织学检查在评估药物/中草药与肝损之间相关性的价值[16]。

（五）DILI/HILI 因果关系判断的思维路线图

通过细致而尽可能准确地采集上述四大模块信息，可以形成关于 DILI/HILI 因果关系判断的完整证据链，进而通过相关的评分量表（RUCAM 或 RECAM）和（或）结构化的专家观点评估程序（SEOP），对药物/中草药与肝损伤之间的因果关联程度进行评估（图 29-2）[16]。

二、评估量表与专家观点评估法

（一）RUCAM 量表

1985 年以来，法国 Roussel Uclaf 制药公司多次组织大学专家、官方药监部门及该公司国际药物安全部门的成员联合召开共识会议，讨论如何评价药物与肝损伤之间的关系。1989 年在国际医学科学组织理事会（CIOMS）的要求和倡导下，组织召开了由 6 个欧美国家的 8 位肝脏学专家和法国制药工业的代表参与的国际共识性会议，专门讨论如何诊断及处理急性 DILI，并初步制定了 CIOMS 量表。后经多次讨论和完善，由 Danan 等执笔于 1993 年发布第一版 RUCAM 量表（表 29-1）[8,18]。RUCAM 总分为-9~14 分，据此可将药物与肝损伤的关系分为如下 5 个等级：≤0 分，可排除（excluded）；1~2 分，不可能（unlikely）；3~5 分，有可能（possible）；6~8 分，很可能（probable）；≥9 分，极可能（highly probable）[8]。

鉴于 1993 版 RUCAM 量表的某些不足，Danan 等在全面检索了 1977—2015 年的相关文献，深入分析了关于 RUCAM 的系列进展，推出了 2016 版 RUCAM（表 29-2 和表 29-3）。新版 RUCAM 将肝细胞损伤型 DILI 的判断阈值提高至 ALT≥5×ULN（1993 版为 ALT≥3×ULN），对 7 大评估要素进行了更明确的定义，对部分条款的处理进行了简化，对其他病因的排查更详细，对操作界面进行了优化设计，有助于减少观察者之间和观察者内部的变异性，提高诊断准确率[9]。

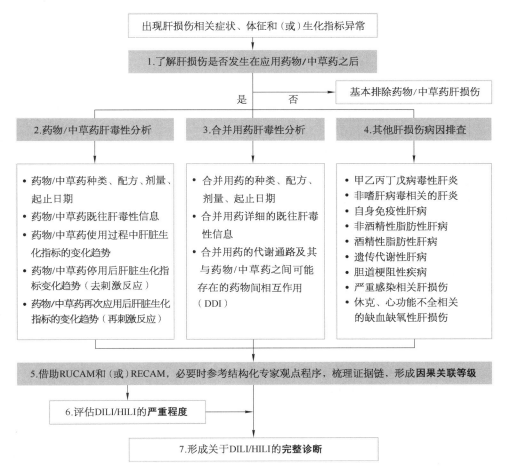

图 29-2　DILI/HILI 因果关系评估的思维路线图

表 29-1　RUCAM 因果关系评估量表(1993 版)

药物：_____　　初始 ALT：_____　　初始 ALP：_____　　R 值=_____
肝损伤类型：肝细胞损伤型(R≥5.0),胆汁淤积型(R≤2.0),混合型(2.0<R<5.0)

	肝细胞损伤型		胆汁淤积型或混合型		评价
1. 用药至发病的时间(d)					
	初次用药	再次用药	初次用药	再次用药	计分
○ 从用药开始					
● 提示	5~90	1~15	5~90	1~90	+2
● 可疑	<5 或>90	>15	<5 或>90	>90	+1
○ 从停药开始					
● 可疑	≤15	≤15	≤30	≤30	+1

注：若肝损伤反应出现在开始服药前,或停药后>15 d(肝细胞损伤型)或>30 d(胆汁淤积型),则应考虑肝损伤与药物无关,不应继续进行 RUCAM 评分。

2. 病程	ALT 在峰值和 ULN 之间的变化	ALP(或 TBil)在峰值与 ULN 之间的变化	
○ 停药后			
● 高度提示	8 d 内下降≥50%	不适用	+3
● 提示	30 d 内下降≥50%	180 d 内下降≥50%	+2
● 可疑	不适用	180 d 内下降<50%	+1
● 无结论	无资料或 30 d 后下降≥50%	不变、上升或无资料	0
● 与药物作用相反	30 d 后下降<50% 或再次升高	不适用	-2
○ 若继续用药			
● 无结论	所有情况	所有情况	0

续　表

3. 危险因素	乙醇	乙醇或妊娠（任意 1 种）	
○ 饮酒或妊娠	有	有	+1
	无	无	0
○ 年龄（岁）	≥55	≥55	+1
	<55	<55	0
4. 伴随用药			
○ 无伴随用药，或无资料，或伴随用药至发病时间不相合			0
○ 伴随用药至发病时间相符合			-1
○ 伴随用药已知有肝毒性，且至发病时间提示或相合			-2
○ 伴随用药的肝损伤证据明确（再刺激反应呈阳性，或与肝损伤明确相关并有典型的警示标志）			-3
5. 除外其他肝损伤原因			
第 I 组（6 种病因）[†]		● 排除组 I 和组 II 中的所有病因	+2
○ 急性甲型肝炎（抗 HAV-IgM[+]）或 HBV 感染［HBsAg 和（或）抗 HBc-IgM[+]］或 HCV 感染［抗 HCV[+] 和（或）HCV RNA[+]，伴有相应的临床病史］		● 排除组 I 中的所有病因	+1
○ 胆道梗阻（影像检查证实）		● 排除组 I 中的 5 或 4 种病因	0
○ 酒精中毒（有过量饮酒史且 AST/ALT≥2）		● 排除组 I 中的少于 4 种病因	-2
○ 近期有低血压、休克或肝脏缺血史（发作 2 周以内）			
第 II 组（2 类病因）[‡]			
○ 合并自身免疫性肝炎、脓毒症、慢性乙型或丙型肝炎、原发性胆汁性胆管炎（PBC）[△] 或原发性硬化性胆管炎（PSC）等基础疾病，或		● 非药物性因素高度可能	-3
○ 临床特征及血清学和病毒学检测提示急性 CMV、EBV 或 HSV 感染			
6. 药物既往肝损伤信息			
○ 肝损伤反应已在产品介绍中标明			+2
○ 肝损伤反应未在产品介绍中标明，但曾有报道			+1
○ 肝损伤反应未知			0
7. 再用药反应			
○ 阳性	再次单用该药后 ALT 升高 2 倍	再次单用该药后 ALP（或 TBil）升高 2 倍	+3
○ 可疑	再次联用该药和曾同时应用的其他药物后，ALT 升高 2 倍	再次联用该药和曾同时应用的其他药物，ALP（或 TBil）升高 2 倍	+1
○ 阴性	再次单用该药后 ALT 升高，但低于 ULN	再次单用该药后 ALP（或 TBil）升高，但低于 ULN	-2
○ 未做或无法判断	其他情况	其他情况	0

注：总分意义判定，≤0 分，可排除（excluded）；1~2 分，不可能（unlikely）；3~5 分，有可能（possible）；6~8 分，很可能（probable）；≥9 分，极可能（highly probable）。ALP，碱性磷酸酶；ALT，丙氨酸氨基转移酶；CMV，巨细胞病毒；EBV，EB 病毒；HSV，单纯疱疹病毒；TBil，总胆红素；ULN，正常上限值。[†]在我国也应特别注意排除急性戊型肝炎，因此本项计分标准尚待今后完善。[‡]也应注意排除 IgG4 胆管炎。[△]旧称原发性胆汁性肝硬化（PBC）。修改自参考文献[7]和 LiverTox 网站。

表 29-2　RUCAM 因果关系评估量表（2016 版）——肝细胞损伤型 DILI/HILI 专用		
肝细胞损伤型评估项目	**分值**	**结果**
1. 从服用药物/草药至肝损伤发病的时间（d）		
● 5~90（再用药：1~15）	+2	□
● <5 或>90（再用药：>15）	+1	□
或从停用药物/草药至肝损伤发病的时间（d）		
● ≤15（慢代谢化学药物除外：>15）	+1	□
2. 停用药物/草药后的 ALT 变化过程（ALT 峰值和 ULN 的百分数差）		
● 8 d 内下降≥50%	+3	□
● 30 d 内下降≥50%	+2	□
● 无信息或继续用药	0	□

续　表

肝细胞损伤型评估项目	分值	结果
● 30 d 后下降≥50%	0	□
● 30 d 后下降<50%或再次升高	−2	□
3. 危险因素		
● 饮酒(当前饮酒量:女性>20 g/d,男性>30 g/d)	+1	□
● 饮酒(当前饮酒量:女性≤20 g/d,男性≤30 g/d)	0	□
● 年龄≥55 岁	+1	□
● 年龄<55 岁	0	□
4. 同时应用的药物/草药		
● 无同时应用的药物/草药,或无信息	0	□
● 同时应用的药物/草药与肝损伤发病时间不相容	0	□
● 同时应用的药物/草药与肝损伤发病时间相容或提示	−1	□
● 已知同时应用的药物/草药具有肝毒性,且与肝损伤发病时间相容或提示	−2	□
● 有证据显示同时应用的药物/草药在本例起作用(再用药反应或确证试验阳性)	−3	□
5. 其他肝损伤病因的检查	阴性:√	未做:√
组 I(7 类病因)		
● HAV 感染:抗 HAV-IgM	□	□
● HBV 感染:HBsAg,抗 HBc-IgM,HBV DNA	□	□
● HCV 感染:抗 HCV,HCV RNA	□	□
● HEV 感染:抗 HEV IgM,抗 HEV-IgG,HEV RNA	□	□
● 肝胆超声波成像/肝血管彩色多普勒成像/腔内超声检查/CT/MRC	□	□
● 酒精中毒(AST/ALT≥2)	□	□
● 近期有急性低血压病史(尤其是在有潜在心脏疾病时)	□	□
组 II(5 类病因)		
● 合并脓毒症、转移性恶性肿瘤、自身免疫性肝炎、慢性乙型或丙型肝炎、原发性胆汁性胆管炎或原发性硬化性胆管炎、遗传性肝病等	□	□
● CMV 感染:抗 CMV-IgM,抗 CMV-IgG,CMV-PCR	□	□
● EBV 感染:抗 EBV-IgM,抗 EBV-IgG,EBV-PCR	□	□
● HSV 感染:抗 HSV-IgM,抗 HSV-IgG,HSV-PCR	□	□
● VZV 感染:抗 VZV-IgM,抗 VZV-IgG,VZV-PCR	□	□
组 I 和组 II 计分		
● 所有组 I 和组 II 的病因均能合理地排除	+2	□
● 组 I 的 7 种病因可排除	+1	□
● 组 I 的 6 或 5 种病因可排除	0	□
● 组 I 可排除的病因不足 5 种	−2	□
● 备择病因高度可能	−3	□
6. 药物/草药的既往肝毒性		
● 产品说明书上有肝毒性标注	+2	□
● 肝毒性有报道,但说明书上未标注	+1	□
● 未知	0	□
7. 非故意再暴露反应		
● 再用药前 ALT<5×ULN,再次单用药物/草药后 ALT 加倍升高	+3	□
● 再次给予首次反应时应用的药物/草药,ALT 加倍升高	+1	□
● 在与首次用药相同的条件下,ALT 升高但低于 ULN	−2	□
● 其他情况	0	□
该病例的总评分		

注:总评分判定参考表 29-1。ALT,丙氨酸氨基转移酶;AST,门冬氨酸氨基转移酶;CMV,巨细胞病毒;CT,计算机断层扫描;DILI,药物诱导性肝损伤;EBV,EB 病毒;HAV,甲型肝炎病毒;HBc,乙型肝炎病毒核心;HBsAg,乙型肝炎表面抗原;HBV,乙型肝炎病毒;HCV,丙型肝炎病毒;HEV,戊型肝炎病毒;HILI,草药诱导性肝损伤;HSV,单纯疱疹病毒;MRC,磁共振胆管造影;ULN,正常上限值;VZV,水痘带状疱疹病毒。

表 29-3   RUCAM 因果关系评估量表(2016 版)——胆汁淤积型和混合型 DILI/HILI 专用

胆汁淤积型或混合型肝损伤型评估项目	分值	结果
1. 从服用药物/草药至肝损伤发病的时间(d)		
• 5~90(再用药:1~90)	+2	☐
• <5 或>90(再用药:>90)	+1	☐
或从停用药物/草药至肝损伤发病的时间(d)		
• ≤30(慢代谢化学药物除外:>30)	+1	☐
2. 停用药物/草药后的 ALP 变化过程(ALP 峰值和 ULN 的百分数差)		
• 180 d 内下降≥50%	+2	☐
• 180 d 内下降<50%	+1	☐
• 无信息,持续存在,升高,或继续应用药物/草药	0	☐
3. 危险因素		
• 饮酒(当前饮酒量:女性>20 g/d,男性>30 g/d)	+1	☐
• 饮酒(当前饮酒量:女性≤20 g/d,男性≤30 g/d)	0	☐
• 妊娠	+1	☐
• 年龄≥55 岁	+1	☐
• 年龄<55 岁	0	☐
4. 同时应用的药物/草药		
• 无同时应用的药物/草药,或无信息	0	☐
• 同时应用的药物/草药与肝损伤发病时间不相容	0	☐
• 同时应用的药物/草药与肝损伤发病时间相容或提示	−1	☐
• 已知同时应用的药物/草药具有肝毒性,且与肝损伤发病时间相容或提示	−2	☐
• 有证据显示同时应用的药物/草药在本例起作用(再用药反应或确证试验阳性)	−3	☐
5. 其他肝损伤病因的检查	阴性:√	未做:√
组Ⅰ(7 类病因)		
• HAV 感染:抗 HAV-IgM	☐	☐
• HBV 感染:HBsAg,抗 HBc-IgM,HBV DNA	☐	☐
• HCV 感染:抗 HCV,HCV RNA	☐	☐
• HEV 感染:抗 HEV-IgM,抗 HEV-IgG,HEV RNA	☐	☐
• 肝胆超声波成像/肝血管彩色多普勒成像/腔内超声检查/CT/MRC	☐	☐
• 酒精中毒(AST/ALT≥2)	☐	☐
• 近期有急性低血压病史(尤其是在有潜在心脏疾病时)	☐	☐
组Ⅱ(5 类病因)		
• 合并脓毒症、转移性恶性肿瘤、自身免疫性肝炎、慢性乙型或丙型肝炎、原发性胆汁性胆管炎或原发性硬化性胆管炎、遗传性肝病等	☐	☐
• CMV 感染:抗 CMV-IgM,抗 CMV-IgG,PCR	☐	☐
• EBV 感染:抗 EBV-IgM,抗 EBV-IgG,PCR	☐	☐
• HSV 感染:抗 HSV-IgM,抗 HSV-IgG,PCR	☐	☐
• VZV 感染:抗 VZV-IgM,抗 VZV-IgG,PCR	☐	☐
组Ⅰ和组Ⅱ计分		
• 所有组Ⅰ和组Ⅱ的病因均能合理地排除	+2	☐
• 组Ⅰ的 7 种病因可排除	+1	☐
• 组Ⅰ的 6 或 5 种病因可排除	0	☐
• 组Ⅰ可排除的病因不足 5 种	−2	☐
• 备择病因高度可能	−3	☐

续　表

胆汁淤积型或混合型肝损伤型评估项目	分值	结果
6. 药物/草药的既往肝毒性		
● 产品说明书上有肝毒性标注	+2	□
● 肝毒性有报道,但说明书上未标注	+1	□
● 未知	0	□
7. 非故意再暴露反应		
● 再用药前 ALP<2×ULN,再次单用药物/草药后 ALP 加倍升高	+3	□
● 再次给予首次反应时应用的药物/草药,ALP 加倍升高	+1	□
● 在与首次用药相同的条件下,ALP 升高但低于 ULN	-2	□
● 其他情况	0	□
该病例的总评分		

注：总评分意义及缩写参见表 29-2。

1. 应用 RUCAM 量表的前提条件和注意事项

（1）首先必须明确待评估病例是否符合 RUCAM 量表的 DILI 临床生化定义标准。使用 2016 版 RUCAM 量表应满足用药后出现血清 ALT ≥ 5×ULN 和（或）ALP ≥ 2×ULN。若 ALP 升高,应观察同期的 GGT 和 5′-核苷酸酶（5′-nucleotidase，5′-NT）是否升高,以排除骨病或其他原因所致 ALP 升高。最好在就诊当日、应用抗炎保肝利胆药物之前检测,从而提高肝损伤类型的识别准确率和因果评估的准确性[9]。

（2）正确计算 R 值或新 R 值（new R, nR）。若血清 AST 升高的倍数高于 ALT,则用 ASL 代替 ALT 计算 nR。但若 GGT 升高的倍数高于 ALP,则不能用 GGT 代替 ALP。

（3）正确选用 RUCAM 表格。若 ALT ≥ 5×ULN 且 R 或 nR ≥ 5,则采用表 29-2（肝细胞损伤型 DILI 专用 RUCAM 量表）进行评估。若 ALP ≥ 2×ULN 且 R 或 nR<2,或同时满足 ALT ≥ 5×ULN、ALP ≥ 2×ULN、R>2 或 nR<5,判断为胆汁淤积型或混合型,则采用表29-3（胆汁淤积型和混合型 DILI 专用 RUCAM 量表）进行评估[9]。

（4）RUCAM 量表主要用于前瞻性诊断分析,一般不适用于回顾性分析,因为回顾性分析的信息不全,易致评估结果欠准。但若病例信息全面且清楚,也可以使用 RUCAM 量表进行回顾性分析。

（5）RUCAM 量表主要用于评估肝细胞损伤型、胆汁淤积型或混合型的特异质型 DILI（iDILI）。对于固有型 DILI、免疫检查点抑制剂（ICI）相关的间接型 DILI,理论上也可应用 RUCAM 评估,但是否需要优化某些项目（如从用药至发病的潜伏期）赋分,尚待研究。此外,对于药物性肝脂肪变性、肝血管损伤型 DILI、药物相关肝脏肿瘤等特殊表型 DILI,不适合应用当前的 RUCAM 量表进行评估。

（6）RUCAM 量表主要用于评估急性 DILI。急性 DILI 一般是指肝损伤发病后 6 个月内血清 ALT 和 ALP 等生化指标恢复至正常或基线水平的病例,在欧洲则可以放宽至发病后 12 个内恢复。RUCAM 量表是否适用于慢性 DILI 的因果关系评估,以及如果用于评估慢性 DILI,则是否需要调整其中某些参数的定义和赋分,尚待进一步研究。

2. RUCAM 量表操作说明

（1）从开始用药（challenge）至发病的时间（相当于潜伏期）。用药当日计为 0 d,次日为 1 d,以此类推至首次出现肝酶水平异常或临床症状的天数。若病情发作之前已停药,则还需计算从停药当日（0 d）至首次出现肝酶水平异常或临床症状的天数,并应考虑到慢代谢药物和缓释药物可能会有更长的半减期。

（2）停药后（dechallenge）血清 ALT 或 ALP 自峰值的自然下降情况。评估方法见表 29-2 和表 29-3。需注意 ALT 和 ALP 水平下降百分比的正确计算方法。

ALT 评估时点值是指肝细胞损伤型病例在停药后 8 d 和 30 d 左右的 ALT 测定值；ALP 评估时点值是指胆汁淤积型或混合型肝损伤病例在停药后 180 d 左右的 ALP 测定值。值得注意的是,ALT 或 ALP 的峰值未必等同于停药当日的测定值,因为部分病例在停药后短期内 ALT 或 ALP 仍可能继续上冲至更高的水平；但如果峰值出现在上述评估时点前后,则多提示需要注意寻找潜在肝损伤药物以外的其他肝损伤病因。

若在停药时或停药后的相应时点未复测 ALT 和 ALP,则视为"信息缺失"而计为 0 分。若在去刺激期间应用糖皮质激素、熊脱氧胆酸(UDCA)或其他抗炎保肝利胆药物治疗,可能掩盖自然过程,如果影响显著,应参照"信息缺失"而计为 0 分。

(3)危险因素。酒精滥用是指饮酒量女性>2杯/d,男性>3杯/d,约 10 g 乙醇/杯。年龄≥55 岁作为加分因素。女性妊娠是胆汁淤积型或混合型 DILI/HILI 的加分因素。

(4)合并用药情况。对疑似 DILI/HILI 的病例,务必仔细询问相关时段内(特别是肝损伤发病前的 3 个月内)同时或先后应用的全部药物,包括种类、剂量、疗程及潜在肝毒性等。若在该时段内同时或先后应用了多种药物/中草药,则首先应当把全部药物作为一个整体进行 RUCAM 评分,以便更准确地判断肝损伤病因是药物/中草药还是其他病因。然后再对每一种药物分别进行独立的 RUCAM 评分,以帮助判断哪种药物/中草药引起肝损伤的嫌疑最大。这种"先整体、后个别"进行 2 轮 RUCAM 评分的策略在既往文献中并未得到明确阐述,但从理论逻辑及临床实践来看,这样操作显然是必需的和合理的。

(5)其他病因的排查。RUCAM 量表在此栏目列出了临床最常见的肝损伤病因和基础疾病并发症,以便对药物/草药以外的肝损伤病因进行排查。2016 版 RUCAM 较 1993 版 RUCAM 增加了对戊型肝炎病毒感染的排查项。疑似肝炎病毒感染时,需进一步评估病毒特异性抗体等感染标志物水平的变化,以便判断病毒感染与肝损伤之间的相关性。此外还专门列出了更详细的肝损伤病因供鉴别诊断(表 29-4)。

(6)既往肝毒性史。检查药品说明书中是否列有药物肝毒性信息,但需注意对肝损伤的表述方式可能存在不同,且通常无特别定义。必要时,特别是在说明书未提及药物肝毒性信息时,应在 PubMed、CNKI、LiverTox 网站、HepTox 网站等数据库中进行检索,以了解是否有关于该药品的肝毒性文献报告。

(7)非故意再暴露反应(非故意 DRT)。2018 版 RUCAM 量表对肝细胞损伤型 DILI 而言,非故意 DRT 阳性是指基线 ALT<5×ULN 时,药物再暴露后的 ALT≥2×BLV。对胆汁淤积型或混合型肝损伤而言,非故意 DRT 阳性是指基线 ALP<2×ULN 时,药物再暴露后的 ALP≥2×BLV。

3. RUCAM 对 DILI 因果关联的判断效能 药物

再刺激反应(DRT)阳性是临床诊断 DILI 的"金标准"。1993 版 RUCAM 量表最初是在一项以 77 例 DRT 阳性患者作为观察对象的病例对照研究中加以检验[8]。有研究以 RUCAM 5 分作为诊断 DILI 的界值(不含 RUCAM 中的 DRT 计分,因为该项已作为对病例的定义条件之一),结果显示 RUCAM 诊断 DILI 的敏感度和特异度分别为 86% 和 89%,阳性预测值(PPV)和阴性预测值(NPV)分别为 93% 和 78%。若排除同时服用的其他药物,则敏感度和特异度分别为 73% 和 75%,PPV 和 NPV 分别为 84% 和 62%[18]。

基于三位肝脏病学专家的应用 1993 版 RUCAM 量表的研究显示,在间隔 5 个月后由同一评估者对同一病例应用 RUCAM 进行再评估,其"检验-再检验(test-retest,TRT)"的可信度(reliability)仅为 0.54;不同调查者(inter-rater,IR)之间的评估可信度仅为 0.45[18]。因此,虽然 RUCAM 量表仍是应用最广泛的因果关系评估方法,但其在评估者内部和评估者之间的一致性和可靠性亟须提高。

2016 版 RUCAM 的基本结构和各要素的权重与 1993 版 RUCAM 完全相同,其对 DILI 的诊断效能也与 1993 版 RUCAM 相近[12]。

4. RUCAM 量表的优点 RUCAM 量表的发明者 Danan 等认为,与 M&V 量表、Naranjo 量表、DDW-J 量表及 SEOP 相比,RUCAM 量表具有如下优势:① 评价标准相对客观;② 评估要素和数据收集相对全面;③ 肝脏特异性相对较强;④ 以半定量方式评估药物与肝损伤之间的因果关联程度,区分胆汁淤积型、混合型及肝细胞损伤型 DILI 之间的差异,列出了主要和次要待排查病因,可有效帮助临床医师建立合乎逻辑的思维过程;⑤ 用户界面和可操作性相对友好;⑥ 可通过电子设备和应用软件实现人工智能化操作[29]。

在 PubMed 等数据库中检索发现,1993—2020 年全球范围内约有 95 865 例患者(其中 81 856 例西药 DILI、14 029 例草药 HILI)曾应用 RUCAM 量表进行评估,远多于其他评估量表的应用例数[29]。可见,RUCAM 量表是近 30 年来 DILI/HILI 因果关系评估最常用的工具。RUCAM 量表在 DILI/HILI 相关临床病例报告和系列病例研究、药物流行病学、新药研发以及药物肝毒性监控管理等领域都得到了大量应用。RUCAM 高级别评分结果对于准确识别 DILI/HILI 病例、描述其临床特征和危险因素、寻找和鉴别新的肝毒性物质、确认新的肝毒性标志物等方面,都具有重要参考价值。

表 29-4 肝损伤病因鉴别诊断表[12]

鉴别诊断	诊 断 指 标	排除诊断		
		是	否	部分
甲型肝炎	抗 HAV-IgM	☐	☐	☐
乙型肝炎	HBsAg,抗 HBc-IgM,HBV DNA	☐	☐	☐
丙型肝炎	抗 HCV,HCV RNA	☐	☐	☐
戊型肝炎	抗 HEV-IgM/抗 HEV-IgG 效价变化,HEV RNA	☐	☐	☐
CMV 感染	抗 CMV-IgM/抗 CMV-IgG 效价变化,CMV-PCR	☐	☐	☐
EBV 感染	抗 EBV-IgM/抗 EBV-IgG 效价变化,EBV-PCR	☐	☐	☐
HSV 感染	抗 HSV-IgM/抗 HSV-IgG 效价变化,HSV-PCR	☐	☐	☐
VZV 感染	抗 VZV-IgM/抗 VZV-IgG 效价变化,VZV-PCR	☐	☐	☐
其他病毒感染	腺病毒、柯萨奇 B 病毒、埃可病毒、麻疹病毒、风疹病毒、黄病毒、沙粒病毒、丝状病毒、细小病毒、HIV 及其他病毒的特异性血清学检查	☐	☐	☐
其他感染性疾病	细菌、真菌、原虫、蠕虫及其他病原体感染的评估	☐	☐	☐
自身免疫性肝炎-Ⅰ 型	γ 球蛋白,ANA,SMA,AAA,SLA/LP,抗 LSP,抗 ASGPR	☐	☐	☐
自身免疫性肝炎-Ⅱ 型	γ 球蛋白,抗 LKM-1(CYP 2D6),抗 LKM-2(CYP 2C9),抗 LKM-3	☐	☐	☐
原发性胆汁性胆管炎	AMA,抗 PDH-E2	☐	☐	☐
原发性硬化性胆管炎	p-ANCA,MRC	☐	☐	☐
自身免疫性胆管炎	ANA,SMA	☐	☐	☐
重叠综合征	见 AIH、PBC、PSC 和 AIC	☐	☐	☐
非酒精性脂肪性肝炎	体重指数(BMI)、胰岛素抵抗、肝大、肝脏回声改变	☐	☐	☐
酒精性肝病	饮酒史、临床和实验室指标、其他酒精性疾病	☐	☐	☐
兴奋剂与迷幻剂	可卡因、迷幻剂及其他苯丙胺类药物毒素检测	☐	☐	☐
少见的中毒	家庭和职业场所毒素检测	☐	☐	☐
遗传性血色病	血清铁蛋白,总铁结合力,C2824 基因分型和 H63D 突变,肝铁含量	☐	☐	☐
Wilson 病	铜排泄测定(24 h 尿铜),血浆铜蓝蛋白测定,Coombs 阴性溶血性贫血,肝铜含量,凯-弗环,神经-心理学分析,基因分型	☐	☐	☐
卟啉症	尿胆色素原,尿总紫菜碱测定	☐	☐	☐
α₁-抗胰蛋白酶缺乏症	血清 α₁-抗胰蛋白酶水平	☐	☐	☐
胆道疾病	临床和实验室评估,肝胆超声成像检查,MRC	☐	☐	☐
胰腺疾病	临床和实验室评估,肝胆超声成像检查,CT,MRT	☐	☐	☐
乳糜泻病	TIG 抗体,肌内膜抗体,十二指肠活检	☐	☐	☐
神经性厌食症	临床背景分析	☐	☐	☐
胃肠外营养	临床背景分析	☐	☐	☐
心肺疾患	充血性心脏病、心肌梗死、心肌病、心瓣膜功能不全、肺栓塞、心包疾病、心律失常、失血性休克等各种状况下的心肺功能评估	☐	☐	☐
Addison 病	血浆皮质醇水平等	☐	☐	☐
甲状腺疾病	基础 TSH、T4、T3	☐	☐	☐
癫痫大发作	癫痫发作的临床特点(持续>30 min)	☐	☐	☐
中暑	休克、过高热	☐	☐	☐
多发性创伤	休克、肝损伤	☐	☐	☐
全身性疾病	肉瘤样变、淀粉样变、转移性肿瘤、脓毒症及其他	☐	☐	☐
其他疾病	如淋巴瘤等,需根据相应临床背景进行分析	☐	☐	☐

注:AAA,抗肌动蛋白抗体。AIC,自身免疫性胆管炎。AMA,抗线粒体抗体。ANA,抗核抗体。ASGPR,涎酸糖蛋白受体。CMV,巨细胞病毒。CT,计算机断层扫描。CYP,细胞色素 P450。EBV,EB 病毒。HAV,甲型肝炎病毒。HBV,乙型肝炎病毒。HCV,丙型肝炎病毒。HEV,戊型肝炎病毒。HILI,草药诱导性肝损伤。HIV,人类免疫缺陷病毒。HSV,单纯疱疹病毒。LKM,肝肾微粒体。LP,肝胰抗原。LSP,肝脏特异性蛋白。MRC,磁共振胆管造影。MRT,磁共振体层摄影。p-ANCA,核周抗中性粒细胞胞浆抗体。PCR,多聚酶链式反应。PDH,丙酮酸脱氢酶。SLA,可溶性肝抗原。SMA,平滑肌抗体。TSH,促甲状腺激素。TTG,组织谷氨酰转移酶。VZV,水痘带状疱疹病毒。

5. RUCAM 量表的不足之处 RUCAM 量表的不足之处主要体现在以下几个方面,这提示 RUCAM 量表仍有待进一步完善。

(1)尽管 RUCAM 在设计时尽可能寻求最大限量的客观性,但某些指标的评估依然带有较强的主观性,对某些重要信息的定义模棱两可,难以准确计分,使得不同研究者之间、甚至是同一研究者内部的评估结果可能存在较大的不一致性。特别是所谓危险因素:① 1993 版 RUCAM 将饮酒列为危险因素,但并未明确规定是慢性饮酒、偶尔饮酒还是最近某个时候饮酒。2016 版 RUCAM 虽然规定了具体的当前饮酒量,即女性>20 g/d 或男性>30 g/d 作为加分项(+1 分),但并未考虑饮酒时长、单次饮酒量及个体对乙醇代谢能力的差异。② 将 55 岁作为加减分的年龄界值,缺乏足够的科学依据。③ 妊娠可能是某些药物导致肝损伤的易感因素,但对其他大多数药物而言可能并非真正的危险因素[4]。此外,对于"同时应用的其他药物/草药"的评估,也易受到评估者主观因素的影响。

(2)DRT 阳性虽然是诊断 DILI 的"临床金标准",但由于药物产地和批次、剂量和疗程、合并用药、宿主体质变化等的影响,DRT 阴性常常并不能作为排除 DILI 的可靠证据。因此,DRT 阴性在 RUCAM 量表中被作为减分项[8,9],可能导致低估药物与肝损伤之间的因果关系[20-22]。

(3)信息采集仍不够充分。例如,RUCAM 量表没有考虑肝活检病理改变对诊断 DILI 的价值。肝活检可提供关于 DILI 鉴别诊断的倾向性甚至是特征性信息,是 DILI 因果关系评分的重要依据之一。

(4)RUCAM 在加减分的逻辑设计上也存在一定的矛盾性。例如,在"危险因素"部分将"饮酒"作为加分项,但在"其他肝损伤病因的排查"部分又将酒精性肝病作为减分项,这实际上是自相矛盾的。

(二)改良电子化因果关系评估量表

2022 年欧美部分学者推出了改良电子化因果关系评估量表(RECAM)(表 29-5)。RECAM 总分-6~20分:≤-4 分,不可能或排除(unlikely/excluded);-3~3分,可能(possible);4~7 分,很可能(probable);≥8分,极可能(highly likely/highly probable)。RECAM 保留了 RUCAM 的基本原则和逻辑,但对具体架构和内容做了大幅调整,试图对 RUCAM 的某些主观特性进行控制,以便更好地减少评估者之间的不一致性[12,30]。主要体现在:① 提高了评估参数和评估过程的标准化、精细化、自动化及可重复性;② 取消了对肝细胞损伤型、混合型和胆汁淤积型 DILI 差异性

处理;③ 将 RUCAM 的 7 大要素整合为 RECAM 的 5大区块;④ 剔除了 RUCAM 量表中的第 3 项参数(危险因素),不再考虑颇有争议的年龄、性别、妊娠、饮酒等所谓 DILI 相关风险因素,认为这些所谓风险因素对 DILI 的诊断缺乏必然的附加价值;⑤ 剔除了第4 项参数(同时使用的药物),注重对可疑药物本身肝毒性的独立评估;⑥ 对第 6 项参数(药物的既往肝毒性信息),依据 LiverTox 网站对药物肝毒性的分类标准进行评分,而不是依赖药品说明书、文献报道等;⑦ 重视对常见肝损伤病因更详细的评估;⑧ 药物再激发、肝活检、其他病毒感染(CMV/EBV/HSV)、伴嗜酸粒细胞增多和系统症状的药疹(DRESS)等信息不作为主要评分依据,但列为可选附加区块;⑨ 将再激发信息分为回顾性和前瞻性,增加了临床可操作性。

RECAM 赖以修订的 DILI 病例数据来自美国 DILIN 和西班牙 DILI 注册研究,此外还有文献资料及迭代计算机建模。对来自两大注册研究的 50~100例由非草药类单药所致肝损伤病例进行迭代测试,使用分类树分析(classification tree analysis)来建立 RECAM 的诊断截取值,并在 194 例患者中(98 例来自 DILIN,96 例来自西班牙注册研究)比较 RECAM 和 RUCAM 与 SEOP 评估分级的相关性[12,31]。选择 RUCAM≥6 分的病例来比较 RUCAM 与 RECAM 的受试者操作曲线下面积(AUC),结果均为 0.89。但在因果关联等级与 SEOP 的一致性方面,RECAM 总体上优于 RUCAM(加权 Kappa 统计值分别为 0.62 和0.56,$P=0.14$)。在检测极端关联等级的敏感性方面,RECAM 较 RUCAM 也有更好的表现,对"极可能(highly probable)"的诊断敏感性分别为 73% 和 54%($P=0.02$),对"不可能/排除(unlikely/excluded)"的诊断敏感性分别为 65% 和 48%($P=0.08$)[12]。2022 年底,国内五家医院联合进行的一项回顾性研究显示,RECAM 与 RUCAM 在总体上对 DILI 的诊断效能接近,但 RECAM 倾向于得出更为肯定的因果关系[37]。

但 RUCAM 的主要设计者 Danan 等认为,与 RUCAM 比,尽管 RECAM 做了很大调整,但并无显著优势,且存在重要缺陷,需要谨慎对待和适当验证[32]。① DRT 阳性被视为诊断 DILI 的金标准,RUCAM 的判断结果在 77 例 DRT 阳性的病例中得到了验证,而 RECAM 并没有在非故意 DRT 阳性病例中接受检验。② RECAM 采用美国 DILIN 的 SEOP 方法进行验证,但 SEOP 属于主观的判断方法,不包括独立计分、定义明确的评估要素,对药物和肝损伤之间因果相关程度的分级采用的是范围宽泛的百分数计

表 29-5　改良电子化因果关系评估量表(RECAM)

区块 I	分值
I a：用药开始至肝损伤发作天数(加分)：开始服药的首日为第 1 d	
≤1	−6
2~9(含)	3
10~60(含)	4
61~90(含)	2
>90	0
I b：停药至肝损伤发作天数(减分)，不服药首日为第 1 d，估算半衰期或药代动力学效应 ≥15 d 的"长半衰期药物"此项计 0 分	
≤30	0
31~60(含)	−1
61~90(含)	−2
91~120(含)	−4
>120	−6
区块 II：去激发(Dechallange)或去除(Washout)，下列标准初始 R≥5 时，适用于血清 ALT；初始 R<5 时，适用于血清 ALP 或 TBil，取得分较高的参数	
停药后 ALT、ALP 或 TBil(根据 R 值选择)从峰值下降至低于 50%峰值所需天数：	
若上述指标超过 50%峰值时仍在用药，并且继而出现指标下降	−6
1~30(含)	4
31~90(含)	3
91~182(含)	2
183~365(含)	1
>365	0
ALT、ALP 或 TBil 未下降，或尚未下降至 50%峰值以下的所有其他情况	0
在>182 d 的任何时间及肝移植之前，ALT、ALP 或 TBil(根据 R 值标准进行选择)>90%峰值，反复或持续性升高而无其他原因解释	−6
区块 III：支持药物肝毒性的文献(参照 LiverTox 网站的药物肝毒性分类)	
A 或 B	3
C、D 或 E*	1
E 或 X	0
区块 IV：排除竞争性诊断	
甲型肝炎	
无抗 HAV-IgM 数据	−3
抗 HAV-IgM 阴性	0
抗 HAV-IgM 阳性	−6*
乙型肝炎	
无抗 HBc-IgM 数据(总抗 HBc 阴性则 IgM 也阴性；总抗 HBc 阳性不表示 IgM 也阳性)	−3
HBsAg 和抗 HBc-IgM 阴性(总抗 HBc 阴性则 IgM 也阴性；抗 HBc-IgG 可阳性或阴性)	0
HBsAg 阳性和抗 HBc-IgM 阴性(总抗 HBc 阴性则 IgM 也阴性；抗 HBc-IgG 可阳性或阴性)	−1
抗 HBc-IgM 阳性，不论 HBsAg 结果如何还是 HBsAg 结果缺失	−6*
丙型肝炎	
无抗 HCV 和 HCV RNA 数据	−3
抗 HCV 和 HCV RNA 均阴性	0
抗 HCV 和(或)HCV RNA 阳性，则根据初始 R 值和病史进行评分	
R<5，HCV RNA 阴性和抗 HCV 阳性	0
R<5，HCV RNA(+)和抗 HCV(+)，或 HCV RNA(+)和抗 HCV(−)	−1
R≥5，已知慢性 HCV 感染	−1
R≥5，发病前≤100 d 内无已知慢性感染和暴露风险	−1
R≥5，发病前≤100 d 内无已知慢性感染和暴露风险史	−6*

续　表

戊型肝炎	
无抗 HEV-IgM 数据	−3
抗 HEV-IgM 阴性	0
抗 HEV-IgM 阳性	−6*
酒精性肝病	
发病时 AST/ALT≥2,且 AST≤500,缺乏饮酒史	−3
AST/ALT<2 和(或)AST>500	0
AST/ALT≥2,且 AST≤500,则根据下述饮酒史进行评分	
发病前 6 周内,每日平均饮酒女性≤标准杯/d,男性≤3 标准杯/d	0
发病前 6 周内,每日平均饮酒女性>2 和≤4 标准杯/d,男性>3 和≤6 标准杯/d	−3
发病前 6 周内,每日平均饮酒女性>4 标准杯/d,男性>6 标准杯/d	−6*
超声、CT、MRI、MRCP 或胆道造影等影像学检查	
缺乏成像数据	−3
影像显示无胆道狭窄或梗阻,肝脏无或<50%恶性浸润	0
影像学显示胆道狭窄或梗阻,或浸润性恶性肿瘤占肝脏≥50%	−6*
自身免疫性肝炎(AIH)(选择 a 或 b 进行计分)	
a. 非米诺环素和非呋喃西林病例的 AIH 评估	
缺少抗核抗体(ANA)、抗平滑肌抗体(ASMA)和 IgG 检测结果	−3
ANA<1:80,ASMA<1:80,IgG<1.1×ULN。可能缺其中 1~2 项	0
ANA≥1:80 或 ASMA≥1:80 或 IgG≥1.1×ULN	−1
(ANA≥1:80 或 ASMA≥1:80)和 IgG≥1.1×ULN,且肝活检具有 AIH 典型特征	−6*
b. 米诺环素和呋喃西林相关病例的 AIH 评估	
缺少 ANA、ASMA 和 IgG 检测结果	−3
ANA<1:80,ASMA<1:80,IgG<1.1×ULN。可能缺其中 1~2 项	0
ANA≥1:80 或 ASMA≥1:80 或 IgG≥1.1×ULN	1
缺血性肝损伤(休克肝)和(或)急性充血性肝病:当氨基转移酶极高(如>7 500 U/L)且伴乳酸脱氢酶(LDH)升高和 AST>ALT 时,应考虑缺血或休克	
无缺氧、低血压、休克或急性充血性肝病的信息(病史不全或不充分)	−1
肝损伤发病前 1 周内无已知或疑似的长期缺氧、低血压、休克或急性充血性肝病	0
肝损伤发病前 1 周内已知或疑似存在长期缺氧、低血压、休克或急性充血性肝病	−2
脓毒症导致胆汁淤积	
无脓毒症或全身炎症反应综合征(SIRS)的信息,且 R<5	−1
R<5,但没有脓毒症和 SIRS,或 R≥5	0
区块 V:附加数据(以下信息可能会在评估中提供,但并不是必需的)	
回顾性再激发:由同一药物引起的、伴有黄疸的 DILI 病史	
既往无相关药物暴露史,或既往接触本药后无伴有黄疸的 DILI 病史	0
既往有药物暴露后出现伴有黄疸的 DILI 病史;不必提供实验室结果记录文件	1
前瞻性再激发:有实验室结果的记录文件	
无药物再激发,或无涉及药物再激发的数据	0
再暴露导致 ALT、AST 升高(2~3)×ULN(或 BLV)和(或)再暴露导致 ALP 升高(1~2)×ULN(或 BLV)	0
再暴露后:出现相同的 R 值类别,潜伏期<60 d,ALT、AST>3×ULN(或 BLV)或 ALP>2×ULN(或 BLV)	6
再暴露后未引起肝损伤,ALT、AST<2×ULN(或 BLV),ALP 正常	−3
肝活检	
未进行肝活检	0
未给出病理诊断(能可提示 DILI,但未诊断)	0
肝活检病理结果具有与特定 DILI 一致的特征	1
肝活检显示非 DILI 诊断(如浸润性癌、缺血性损伤、酒精相关性肝炎)	−6*

续　表

巨细胞病毒（CMV）	
无抗 CMV-IgM 和 PCR 数据	0
阴性（抗 CMV-IgM 和 PCR 均阴性，或至少其中一项阴性、其他未测）	0
抗 CMV-IgM 或 PCR 为阳性	-2
抗 CMV-IgM 和 PCR 均阳性	-6*
Epstein-Barr 病毒（EBV）：急性血清学试验可为抗 EBV-IgM、嗜异性试验、单核斑点试验（monosopot）或 EBV 早期抗原	
无急性血清学标志或 EBV PCR 数据	0
阴性（急性血清学标志和 PCR 均阴性，或至少一个阴性、其他未测）	0
急性血清学标志或 PCR 为阳性	-2
急性血清学标志和 PCR 均阳性	-6*
单纯疱疹病毒（HSV）	
无抗 HSV-IgM 和 HSV PCR 数据	0
阴性（抗 HSV-IgM 和 PCR 均阴性，或至少其中一项阴性、其他未测）	0
抗 HSV-IgM 或 PCR 为阳性	-2
抗 HSV-IgM 和 PCR 均阳性	-6*
伴嗜酸性粒细胞增多症和全身症状的药物反应（DRESS，又称 Stevens-Johnson 综合征）	
没有发生或无相关信息	0
存在	1

注：● RECAM 评分总分为 -6 ~ 20 分。评估等级：≤ -4 分，不可能或排除（unlikely/excluded）；-3 ~ 3 分，可能（possible）；4 ~ 7 分，很可能（probable）；≥ 8 分，极可能（highly likely/highly probable）。
● 在应用 RECAM 之前，应排除肌肉、溶血、骨骼等来源的酶水平升高和对乙酰氨基酚（APAP）肝损伤。
● 区块Ⅳ的 -3 分：若缺少关键数据，则评估为 -3 分，但在继续评分之前应争取获取这些数据。
● -6 分：输入数据表明 DILI 不能解释肝损伤病因。若总分为 -6 分，应视为 DILI 被排除或不可能；若选择继续评分，则需从总得分中扣除 6 分，且应认识到，由于潜伏期或去除激发的结果不一致，无论总分多少，DILI 的诊断均是存疑的。
● -6* 分：输入数据表明肝损伤为非 DILI 所致。应视为排除 DILI，赋总分 -6。如选择继续评分，则从总分中扣除 6 分，且应认识到，无论总分多少，DILI 作为肝损伤的唯一原因都是值得怀疑的。
● LiverTox 网站对药物肝毒性的分类：① 广为知晓，描述良好，有特征性标签（文献至少详细报道 ≥50 例）。② 已知或极可能（highly likely）导致具有特征性标签的 DILI（文献有 12 ~ 49 例报道）。③ 很可能（probable）是 DILI 的原因（无特征性标签；文献报告不足 12 例）。④ 有可能是 DILI 的病因（文献报道不足 3 例）。⑤ 广泛使用，不太可能（unlikely）引起 DILI（可能有文献病例报告，但缺乏可信度）。⑥ E* 未经证实但怀疑会导致 DILI（出版文献以外的数据提示可能导致肝损伤，如向监管机构提交的试验数据）。⑦ X 未知（unknown），亦即药物刚被批准或很少使用。如需完整信息，可在线访问 LiverTox 网站。

分法，也未经外部验证，迄今仅有 DILIN 使用。③ RECAM 将药物的既往肝毒性信息与 LiverTox 网站对药物肝毒性的评分进行绑定，这是武断且缺乏证据支持的，因为参与 RECAM 设计的 Björnsson 和 Hoofnagle 曾对 LiverTox 中的 DILI 病例进行深入分析，发现其中许多病例赖以确诊 DILI 的证据并不充分。④ RECAM 起草组指出的所谓 RUCAM 的缺点，并未与 RECAM 作者圈之外的同行进行讨论和达成一致意见，因此难以得到认同。RUCAM 得到了对 DILI 知识谱系进行科学计量调查结果的支持，自 1993 年发布以来全球已有 81 856 例 DILI 患者运用 RUCAM 量表进行了评估。多篇文章对 RUCAM 的操作过程都有逐项说明，评判者之间的差异乃是由于对 RUCAM 的误用所致。⑤ 除了 RECAM 作者自己列出的有关 RECAM 的几项不足之外，还有一点就是 RECAM 虽然朝着电子化的正确方向发展，但尚未体现出明显的优势，需要像验证 RUCAM 那样对 RECAM 进行有强大说服力的验证[30]。

（三）专家观点评估法

专家观点评估法包括结构化专家观点评估程序（SEOP）和简易专家判断法。简易专家判断法实际上就是综合分析可获得的病史、症状、体征、实验室检查和影像检查结果等数据进行的常规临床诊断思维过程，简单易行，但远不如 SEOP 严谨，也不能像 RUCAM 那样量化。

SEOP 是美国 DILIN 为进行多中心前瞻性研究而设计的一种 DILI 诊断工具，其操作流程多达 12 个环节（图 29-3）。SEOP 因果关系评估主要聚焦于疑似 DILI 患者的详细临床和实验室资料分析，判断过程采用标准的数字化和描述性定义。根据评估结果将因果相关性分为 5 个等级（表 29-6）：明确（definite）、极可能（highly likely）、很可能（probable）、有可能（possible）

和不可能(unlikely)[19,33,34]。

（四）不同评估方法的比较

1. RUCAM、RECAM 和 SEOP 对因果关联分级的对比　3 种因果关系评估策略对因果关联的分级比较见表 29-7。

2. RUCAM 和 RECAM 对 DILI 的因果关系判断　RUCAM 量表在以往的众多评估量表中脱颖而出，欧亚国家和地区对 RUCAM 多持肯定态度。美国胃肠病学会（ACG）和 DILIN 则认为 RUCAM 有比较明显的局限性，倾向于弱化 RUCAM 在 DILI 诊断中的作用，转而更看重 SEOP 的诊断价值并将 SEOP 奉为诊断 DILI 的"金标准"[3]。其理由在于：① RUCAM 的操作说明不够充分明确，带有主观性；② 缺乏公认的判断金标准，导致有效性不明确，可信度系数仅为 0.51；③ 分值标准的制定未必基于证据；④ 不熟悉 DILI 的医生应用 RUCAM 有困难，每一项解释都需专业性意见；⑤ 需要依赖 SEOP 来评估难以确定因果关系的复杂病例[19]。但另一方面，专家观点的形成过程与 RUCAM 的基本逻辑并无显著不同，不同专家之间的认识也会存在差异，专家观点的主观性在某种程度上甚至超过了 RUCAM，因此将 SEOP 称为"DILI 诊断金标准"并不能得到公认[33,34]。

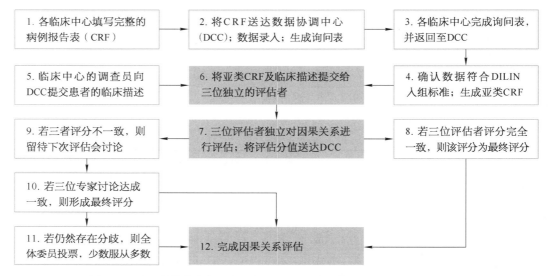

图 29-3　应用结构化专家观点程序（SEOP）评估 DILI 因果关系的操作流程图

表 29-6　美国 DILIN 的 SEOP 对 DILI 因果关联等级的分类		
因果关联等级	**因果相关的可能性（%）**	**说　明**
明　确（definite）	>95	排除任何合理的怀疑
极可能（highly likely）	75~95	清楚或令人信服，但不足以确诊
很可能（probable）	50~74	证据优势支持存在因果关系
有可能（possible）	25~49	药物与肝损伤的关系可疑，但不能排除其可能性
不可能（unlikely）	<25	有其他病因而非某种药物引起肝损伤的明确证据

表 29-7　RUCAM、RECAM、SEOP 对 DILI/HILI 因果关联等级的对比						
RUCAM（总分：-9~14 分）		**RECAM（总分：-6~20 分）**		**SEOP**		
分值	关联等级	分值	关联等级	因果相关的概率	关联等级	
≤0	可排除（excluded）	≤-4	不可能或可排除（unlikely/excluded）	<25%：根据现有证据强度提示不太可能	不可能（unlikely）	
1~2	不可能（unlikely）					
3~5	有可能（possible）	-3~3	有可能（possible）	25%~49%：证据优势不支持、也不排除可能性	有可能（possible）	
6~8	很可能（probable）	4~7	很可能（probable）	50%~74%：证据优势支持存在因果关系	很可能（probable）	
≥9	极可能（highly probable）	≥8	极可能（highly likely/highly probable）	75%~95%：证据清楚或令人信服，但并不足以确诊	极可能（highly likely）	
				>95%：排除任何合理怀疑	明确（definite）	

RECAM 与 RUCAM 对诊断 DILI 总体上是一致的，但 RECAM 的客观性较 RUCAM 有所提升，RECAM 在判断极端因果关系方面优于 RUCAM，RECAM 评估结果相对更接近于 SEOP。另外，RECAM 的临床普适性，是否可用于 HILI 评估，能否得到非肝病专业的应用和认可，尚待论证[12,31]。

3. RUCAM 和 SEOP 判断 DILI 因果关系的比较　Rockey 等对 SEOP 和 RUCAM 诊断 DILI 的效能进行了比较研究[19]。研究对象为接受过单药或多药治疗的患者，在发病后 6 个月内评估。生化异常的入组标准为：① 连续 2 次血清 ALT 或 AST>5×ULN（或 BLV）；② 连续 2 次血清 ALP>2×ULN（或 BLV）；③ 连续 2 次不能用其他原因解释的血清 TBil>2.5 mg/mL，或 INR>1.5。排除标准为：① 对乙酰氨基酚（APAP）引起的肝损伤；② 预先存在 AIH 或胆管炎；③ 曾接受骨髓或肝脏移植，以及其他可明显影响评估准确性的肝或基础病等。慢性 HBV、HCV 或 HIV 感染者，只要基线肝脏生化指标可供比较，也可入组。共纳入 250 例疑似 DILI 患者，其中 187 例（75%）为接受过单一化学药物或草药治疗的患者。所有病例均经三位专家同时应用 SEOP 和 RUCAM 法独立进行评估。对 250 例患者共收回 750 份独立的 SEOP 评估报告，并经图 29-3 所示程序形成 250 份最终评估结论。对 187 例单药治疗的患者共收回 561 份独立的 SEOP 评估报告及 557 份独立的 RUCAM 评估报告（缺失 4 份 RUCAM 报告），并在此基础上达成 187 份最终的 SEOP 评估分值和 183 份最终的 RUCAM 评估分值。

SEOP 对 250 例疑似 DILI 患者的最终判断结果显示，31%（78/250）为"明确（definite）"，41%（102/250）为"极可能（highly likely）"，15%（37/250）为"很可能（probable）"，10%（25/250）为"有可能（possible）"，3%（8/250）为"不可能（unlikely）"。进一步分析 187 例可疑单药 DILI 病例的 SEOP 和 RUCAM 报告，发现高达 73%（405/557）的独立 SEOP 评估报告为"明确（definite）"或"极可能（highly likely）"，但仅有 24%（132/557）的独立 RUCAM 报告为"极可能（highly probable）"。约 23.1%（130/561）的独立 SEOP 报告为"很可能（probable）"或"有可能（possible）"，而这一结论在独立 RUCAM 报告中的占比高达 69.5%（387/557）。约 4%（22/561）的独立 SEOP 报告为"不可能（unlikely）"，约 7%（38/557）的独立 RUCAM 报告为"不可能（unlikely）"或"排除（excluded）"。可见，SEOP 较 RUCAM 更可能形成

DILI/HILI 的诊断，SEOP 倾向于将 DILI/HILI 因果关系评估为高等级相关性，即"明确/极可能（definite/highly likely）"，而 RUCAM 倾向于将 DILI 因果关系评估为中等度相关性，即"很可能/有可能（probable/possible）"，评估结果显得相对保守[19]。

在该项研究中，三位独立评估者应用 SEOP 对 187 例可疑单药 DILI 病例的初始评估完全一致率为 27%（50/187），相差 1 分的概率为 44%（83/187），因此 SEOP 评估法在总体上对约 70% 病例的评判结果基本一致。而三位独立评估者应用 RUCAM 初始评估的完全一致率仅为 19%（34/183）。分析认为，产生这种差别的原因可能在于 RUCAM 某些评分项目含义不明确，导致在不同评估者之间的一致性欠佳[19]。

研究者指出，即使是十分有经验的医生，在应用 RUCAM 时仍可能存在一些难以精准把握的问题。但 SEOP 也存在相应不足，例如入组患者时存在的明显的主观偏向，特别是倾向于选择病情较重、具有 DILI 高度可能性的患者入组。此外，执行 SEOP 需要大量人力，难以在日常临床实施。更为重要的是，尽管 SEOP 对 DILI 因果关系评估的一致率高于 RUCAM，但仍有近 1/3 的患者未能获得一致的评估结果。

三、总结与展望

综上所述，关于药物或毒物与肝损伤之间因果关联的判断，目前主要还是依赖全面而系统的"排查法"。除了 DRT 阳性可被认为是 DILI/HILI 临床诊断的"金标准"，其他任何一种方法尚不能达到"金标准"的程度。但除了并不多见的非故意 DRT，在真实世界临床并不能随意进行故意 DRT；在潜在肝损伤药物对原发疾病治疗的必要性超过了该药引起肝损伤加重的风险的情况下，应在严格的伦理审批、知情同意和严密监测的前提下谨慎地从小剂量开始再用药。目前 RUCAM、RECAM、药物临床试验各自提出了进行 DRT 评估的方法和结果判定标准，但彼此之间差异较大，给临床和科研带来不少困扰，亟须达成共识。需要强调的是，大量的临床实例显示，DRT 阴性并不能作为充分排除 DILI 的可靠证据。

RUCAM、RECAM 和 SEOP 均是评估 DILI/HILI 因果关系的重要工具。对于不同的应用者、不同的评估角度和不同的临床病例，这些评估策略各有其优点和缺点。对于疑难和复杂病例，必要时可以同时使用多种策略进行评估，优势互补，以期提高诊断评估的准确性。

RUCAM 主要适用于以血清 ALT 和（或）ALP 等

生化指标升高为主的肝细胞损伤型、胆汁淤积型和混合型 DILI/HILI 的评估,不适用于肝血管损伤型 DILI、药物或毒物相关的脂肪肝及肝脏肿瘤等特殊表型 DILI 的评估。RUCAM 力求评估数据链的系统性和完整性,总体来看具有结构化、透明化、标准化、精准化、精炼化和实用化等特点,且具有相对的肝毒性特异性,操作界面相对友好,甚至可在床边进行评估。虽然 RUCAM 仍有着多方面不同程度的不足之处,但相对于其他评估量表,RUCAM 仍是目前综合表现最佳、应用最广、最得到认可的 DILI/HILI 因果关系评估量表[9,15,35]。

RECAM 是一种基于 RUCAM 理念、但试图对 RUCAM 的结构和内容进行优化的改良评估量表。初步数据显示 RECAM 与 RUCAM 在评估 DILI/HILI 因果关系的性能方面,总体不相上下,而 RECAM 得出高度肯定或明确否定两极结论的概率稍高于 RUCAM,因而在评估结果方面更接近于 SEOP[12]。RECAM 的应用价值尚待进一步验证。

SEOP 是美国 DILIN 前瞻性研究设计和应用的 DILI/HILI 因果关系评估策略,适用范围更广,在各类临床背景下均可进行判断,且不受 DILI 临床表型的限制。SEOP 被美国胃肠病学会(ACG)的特异质型 DILI 实践指南称为诊断 DILI 的"金标准"[3],但这种评价高度并未得到广泛认同。由于 SEOP 程序复杂,费时费力,目前主要限于 DILIN 前瞻性研究使用,难以在真实临床常规应用。SEOP 可作为 RUCAM 评分不肯定时的一种有益的补充评估手段,以及不能应用 RUCAM 进行评估的情况。

总之,DILI 因果关系评估策略的优化设计在未来仍有很大提升空间。研发更客观、更高效、更便捷、要素定义更明确(无歧义)、可量化、重复性好、可计算机化的高质量 DILI 诊断工具,特别是符合中国人群特点的因果关系评估策略,仍是 DILI/HILI 领域需要继续努力的一个重要任务、方向和目标。随着对 DILI/HILI 发病机制和病理改变认识的加深,DILI 相关基因组学(如某些易感基因)、转录组学(如 miR-122 等)、蛋白质组学及代谢组学生物标志物[36]和某些特定的肝脏病理组织学改变,也将有助于 DILI/HILI 因果关系评估策略的改进和完善。

(于乐成　陈成伟)

参考文献

请扫描二维码
阅读本章参考文献

第30章

药物与毒物性肝病的诊断

药物性肝损伤(DILI)和毒物性肝损伤(TILI)的诊断长期以来一直存在困惑。其一是因为引起 DILI 药物和引起 TILI 的毒物多样,从服用至发病的时间存在很大差异,临床表现与使用药物或毒物的时序关系常常较为隐蔽,容易被患者和临床医师所忽视;其二是对绝大多数药物或毒物而言至今尚缺乏特异性诊断标志物。这些情况使得 DILI 和 TILI 总体上缺乏理想的确诊方法和可靠的诊断标准,尤其是在服用多种药物时,不但任何一种药物均有可能引起肝损伤,且不同药物之间还可能存在协同致肝损伤作用,更增加了判断的复杂性。

当前,DILI 已成为急性肝损伤最常见的原因之一,因此 DILI 的诊断需要综合分析临床(潜伏期、临床特征、其他病因的排除、药物撤除后肝损伤的改善情况、药物再刺激的反应等)、生化学、影像学和组织学等多种资料。临床上发现肝损伤,应关注与所用药物之间的任何可疑瞬时联系,如用药期间或用药后出现皮疹、发热、腹痛、黄疸,尤其是 ALT、AST、ALP、GGT、TBil 等生化指标升高,均应注意或考虑 DILI 可能;尽管这些指标均是非特异性的,并不能提供病原学诊断。临床均应仔细询问其工作或生活中是否接触过化学物质,是否服用过处方药,或自己购买的非处方药,有否服用过保健药或中草药,这种追溯非常重要。正常状态下用药后出现异常 ALT 增高,应重点考虑药物引起,必要时应及时停药。通常,50%以上的 DILI 在用药 1~4 周内发病,但应特别注意首发症状可在用药后 5~90 d 出现,强烈的固有型肝毒性引起的 DILI 甚至可在用药后 2~5 d 内发病。偶尔再次给药,如果 DILI 迅速再次发病,则对 DILI 的诊断价值颇高;但应注意的是,非必要的再次给药,以及虽然必要但未经与患者沟通和伦理审核通过的有意再次给药,均不可取,因其有诱发肝损伤迅速加重甚至肝衰竭的危险。

当前,DILI 的诊断仍属排他性诊断,明确诊断往往极具挑战性。首先要确认药物与肝损伤之间存在合理的时序关系,其次要充分排查其他原因引起的肝损伤,再应用因果关系评估法来评估,从而可能最终确定是否将肝损伤的病因归于可疑药物的应用。

一、药物性肝病诊断策略的演变

早在 1975 年,日本的"药物与肝脏"研究会鉴于当时临床对 DILI 的认识,提出了一个药物性肝炎诊断标准的雏形[1]:① 用药后 1~4 周出现肝功能损害;② 初发症状有发热、皮疹、皮肤瘙痒和黄疸等(2项以上);③ 初期外周嗜酸性细胞增多(>0.06),或白细胞总数增加;④ 药物敏感试验(淋巴母细胞转化试验或皮肤试验)阳性;⑤ 偶尔再次给药,肝损伤再次发生。以上 5 项中,符合①+②或①+③者为疑诊;符合①+⑤或①+⑤者为确诊。当然,上述诊断尚需除外病毒性肝炎。此标准有先天缺陷,主要适合表现为过敏性肝损伤的患者。

1985 年起 Roussel Uclaf 医药公司开始组织专家共识会,对药物不良反应进行讨论,共识会主要集中讨论以下几个问题: ① 肝损伤的判定(无组织学结果时依靠生化检查结果);② 肝损伤的分类;③ 药物诱导肝损伤反应的时间关系和临床表现;④ 非药物相关原因的定义及如何剔除。1988 年 Danan 等提出了药物性肝损伤的欧洲共识会诊断标准[2],该标准以急性肝损伤为对象,较为细化并量化,共分为 6 大项,包括发病与服药时间关系(a)、发病后 ALT 变化情况(b)、药物反应时相评价(c)、其他评价(相关症状、自身抗体和酶诱导激活因素)(d)、临床综合评价(e)、药物与肝损关系判定（f）等，但该标准过于烦琐，临床操作并不方便。1993 年，Danan 等对此做了改进，以用药后发病时间、病程、药物不良反应的危险因素、伴随用药、排除因素、药物既往有无肝损报告和再用药反应等方面各自量化评分，提高了可操作性（参见第 29 章），即 Roussel Uclaf 因果关系评价法（RUCAM）[3]。

1997 年 Maria 提出了另一种关于 DILI 的诊断量表[4]，该标准在用药与肝损的时间关系、除外项目、肝外症状和该药物致肝损伤的报告统计情况等项目各自量化评分，以期进一步提高诊断的准确性和可操作性。2001 年 Lucence 等回顾性地评价了 Danan 与 Maria 诊断标准的优点与缺点[5]，由 3 位专家对 215 例 DILI 病例用上述两表进行深入分析和评价。诊断评价分为确定、很可能、可能、不像和排除 5 级，经统计学分析和连续评价，两表完全相符 42 例（18%），不符一级为 108 例（47%），二级为 70 例（31%）。两表对免疫机制引起的 DILI 评价相关性较好，对假定是特异质代谢机制引起的 DILI 评价差异较大；符合率最低的是关于胆汁淤积患者的评价，仅为 6%；对暴发性肝衰竭或死亡病例的评价也大相径庭。结果认为 Danan 的诊断表有较强的辨别能力，评价结果更接近一般临床判断和专家意见。

2004 年日本消化病周会议上，日本肝病学会提出一种新方案，在 1993 年 Danan 方案基础上增加药物淋巴细胞刺激试验（DLST）[6]。方法是分离外周单个核细胞（PBMC），暴露于某种药物，以 ^{3}H-TdR 来检测淋巴细胞增殖情况。日本一直在推荐这一检测，但迄今未获得美国 FDA 批准，主要原因是缺乏标准化，可重复性不够。也有人试用评估药物不良反应的 Naranjo 评分系统来评价 DILI，但评价结果显示，其与 Danan 标准相比缺乏有效性和可重复性。

NIH 在 2008 年 12 月召开了 DILI 专题讨论会，对 DILI 的因果关系评估达成共识，以期将因果关系评估的不同等级之间变异性降至最小。RUCAM 自 1993 年问世以来，其总体准确性、可重复性相对得到肯定，显示了其可运用性，已广泛用于评估 DILI 的因果关系。2016 年 Danan 等在深入分析相关研究进展的基础上，推出了修订版的 RUCAM 量表，对 RUCAM 的核心要素进行了更明确的定义，对某些条款进行简化处理，对操作界面进行优化，减少了 RUCAM 量表观察者之间的变异性[7]。

美国 DILIN 2003 年启动了关于 DILI 的多中心前瞻性研究（DILIN-PS），目的便是为了鉴别真正的 DILI 患者，研发更为可靠、有效和便捷的 DILI 诊断工具。DILIN-PS 设计了结构化专家观点程序（SEOP），对药物与肝损伤之间的因果关系进行判断，并同时应用 RUCAM 评估法进行评判对比。结果认为与 SEOP 法相比，RUCAM 法将因果关系向较低级别的相关性偏移，换言之，RUCAM 将肝损伤判断为 DILI 的可能性低于 SEOP[8]。该研究的一个主要缺陷在于 RUCAM 和 SEOP 这两种因果关系评估法的比较并非严格的平行对照。SEOP 仍属于一种主观判断，即便是经验丰富的专家，其观点也往往带有很强的主观性，且不同的调查者在把握评估标准和赋分方面的差异必然会导致评估结果存在差异。2021 年的美国胃肠病学会（ACG）指南倾向于弱化 RUCAM 量表作用，更看重专家观点的诊断价值[9]，认为专家意见应常被用来评估一系列疑似 DILI 病例；但这种观点并未得到美国之外相关学会和专家的高度认同。需要指出的是，专家观点的形成过程其实与 RUCAM 的基本逻辑在本质上是一致的。长期以来，RUCAM 评估 DILI 的敏感性、特异性、阳性预测值和阴性预测值均优于其他评估量表，非肝病专业的临床医生也容易掌握和应用。我国和亚太指南仍推荐其作为 DILI 的常用辅助诊断量表。RUCAM 主要缺点是可重复性不够理想，可信度系数为 0.51，因此不宜作为 DILI 的唯一诊断工具，只能作为辅助诊断量表。

2022 年初，美国和欧洲部分学者在未与 RUCAM 量表的原作者 Danan 等进行商讨的情况下，对 RUCAM 进行了大幅修改，推出了新的改良电子化因果关系评估量表（RECAM）[10]。Danan 等随即对 RECAM 量表提出了尖锐的批评和不同意见[11]。无疑，我们提倡改革和进步，也欢迎学术争鸣，这将有力推动 DILI 相关学术进步和 DILI 诊疗策略的优化改进。新的辅助诊断量表仍需进一步验证和改进。国际社会应通力合作，用国际多中心大数据研发建立一种更为客观、明确、量化、高效、可重复性好、便捷、能计算机化和网络化的标准化 DILI 诊断工具。

二、药物和毒物性肝损伤的诊断思路和诊断要点

DILI 和 TILI 详细的诊断思路及诊断要点包括：① 药物/毒物应用与肝损伤的时序关系；② 药物/毒物肝毒性信息的全面考察，包括了解其成分、剂量、疗程，既往肝毒性信息，使用过程中和停用后肝脏生化指标的变化趋势，再次应用（再刺激）后的肝损伤发作情况等；③ 合并用药肝毒性信息的细致分析；④ 其他肝损伤病因的排查，这需要全面分析病史、症状和

体征、肝脏生化指标等实验室检查及影像检查,乃至肝活检病理组织学检查;⑤ 根据上述信息,形成 DILI/TILI 因果关系判断的思维路线图,应用 RUCAM 量表并结合专家观点形成 DILI/TILI 诊断。相关内容详见第 29 章。

(一) 其他肝损伤病因的排查

DILI 因发病机制不同,发病时间差异很大,短则数天,长则数个月甚至 1 年左右。其临床表现与用药的关联常较隐蔽,且缺乏特异性诊断标志物,因此目前临床诊断仍主要依靠排除法,即排除急性病毒性肝炎(甲型、乙型、丙型、丁型和戊型)、慢性乙型肝炎(CHB)、慢性丙型肝炎(CHC)、非酒精性脂肪性肝病/代谢相关脂肪性肝病(NAFLD/MAFLD)、酒精性肝病、自身免疫性肝病(AILD)、肝豆状核变性、缺血性肝损伤、急性布-加综合征等。值得注意的是,急性胆道梗阻一开始可表现出肝细胞损伤的特点,随后才进展为胆汁淤积。急性丙型肝炎和急性戊型肝炎感染也常被误诊为 DILI,因此对于疑诊为肝细胞损伤型 DILI 的患者,推荐检测 HCV RNA 和抗 HEV-IgM 以排除丙型肝炎病毒和戊型肝炎病毒急性感染。急性巨细胞病毒(CMV)、EB 病毒(EBV)、单纯疱疹病毒(HSV)感染有时也可能会出现肝脏生化指标的异常,但这类患者常伴有一些特征性表现,包括淋巴结病、皮疹及异型淋巴细胞等全身系统表现。

(二) 评估肝脏生化指标异常

目前尚缺乏 DILI 诊断的特异性生物标志物。临床常借用血清 ALT、AST、ALP、GGT、TBil 和 INR 等指标来评估是否存在 DILI 及 DILI 的临床类型和严重程度。临床医生需要掌握 DILI 的临床及实验室检查结果的特点。在大多数药物引起的严重急性肝损伤时,临床医生应及时怀疑药物与其有关并进行确认。但是由于缺乏特异性的临床或生化指标,人们很难区分 DILI 和其他原因导致的肝损伤,这也增加了诊断难度。当获得所有相关信息时,药物与肝损伤的因果关系评估工具可能发挥作用[12,13]。

临床医师的警觉仍是及时获得 DILI 和 TILI 诊断的关键因素之一。只有当医师怀疑药物可能导致肝损伤时,才会主动去检查相关指标。警觉肝损伤可能由药物引起,及时进行鉴别诊断并且了解患者是否既往有类似药物引起的肝损伤,这些都是非常必要的。随着疾病新靶点带动的新药物研发,临床医师也要及时关注由这些新药带来的潜在肝脏威胁,需要对它们造成的肝损伤,以及潜在药物相互作用的倾向性等知识进行更新。DILI 是导致急性肝衰竭(ALF)的常见病因之一,发生 ALF 时一定要考虑到药物中毒的可能性。

大多数 DILI 病例在停用导致肝脏损伤的药物后,肝脏生化指标稳定下降。这种现象通常被称为"去激发",同时有助于 DILI 的诊断。影像检查不仅有助于排除其他肝病,结合用药史也直接有助于肝窦阻塞综合征/肝小静脉阻塞病(HSOS/HVOD)等的诊断。肝活检有助于进一步明确诊断和评估病损程度,并对可能存在的如自身免疫性肝损伤进行仔细分析以判断其与可疑药物的关联。

生化异常的评估必须全面采集和追溯病史。基础肝病叠加 DILI 时,易被误认为原有肝病的发作或加重。例如有资料显示,与无症状慢性 HBV 携带者相比,病情活动的 CHB 患者应用抗结核药物更易发生肝损伤,症状也更重[14]。慢性 HBV 感染者应用小柴胡汤、龙胆泻肝汤等中药方剂也会增加肝损伤发病风险[15]。有报道,DILI 患者中既往有肝病史者超过 6%[16],发生在已有肝病基础上的 DILI 发病率和严重程度均可能被低估。有些少见情况也应引起重视,如别嘌呤醇及苯丁氮酮相关性肉芽肿病、雌激素相关的布-加综合征、咪唑硫嘌呤和 6-巯基鸟嘌呤相关的结节性再生性增生、类固醇激素相关的紫癜性肝炎、胺碘酮相关的磷脂质病、氟脲苷相关的硬化性胆管炎、吡咯双烷生物碱相关的 HSOS 和胆管消失综合征(VBDS)等[12]。

2011 年国际严重不良反应协会(iSAEC)首先提出将 DILI 的生化学判断标准调整为出现以下任一情况[17]:① $ALT \geqslant 5 \times ULN$;② $ALP \geqslant 2 \times ULN$,特别是伴有 5'-核苷酸酶或 GGT 升高且排除骨病引起的 ALP 升高;③ $ALT \geqslant 3 \times ULN$ 且 $TBil \geqslant 2 \times ULN$。目的是区分可自行恢复的自限性轻度肝损伤(适应)和非酒精性脂肪性肝炎(NASH)等因素引起的 ALT 轻度升高,避免不必要的停药。2021 的美国胃肠病学会(ACG)与 2019 的欧洲肝病学会(EASL)的指南与此推荐意见一致。应该指出,此仅为 DILI 的生化学判断标准,而非 DILI 的临床诊断标准,仅对治疗决策具有参考意义。因为 ALT 不是反映肝脏功能的指标,而是肝细胞损害的敏感指标。DILI 的临床表型、生化异常、病理改变具多样性,且相互之间并非一定正相关,即使血清 $ALT \geqslant 5 \times ULN$,继续用药也可能产生"适应";即使 $ALT < 5 \times ULN$,也可能是 DILI。如过于强调满足 $ALT \geqslant 5 \times ULN$,很可能会漏诊相当多的病例。建议排除其他病因后,符合下列之一可应用 RUCAM 进行辅助诊断:① $ALT \geqslant 5 \times ULN$;② $ALT \geqslant 3 \times ULN$,伴 $TBil \geqslant 2 \times ULN$ 或 $INR > 1.5$;③ $ALT \geqslant 3 \times ULN$,继续用药期间 ALT 不降

（≥1周）;④ ALT≥3×ULN 且伴有乏力、纳减等症状和（或）嗜酸性粒细胞计数>5%。

（三）海氏法则

1968 年药物性肝损伤研究的泰斗 Hy Zimmerman 首先提出[18],不论是何种药物导致的肝细胞损伤,肝细胞损伤型 DILI 出现黄疸患者,约 10%可发展为 ALF,这被称为海氏法则（Hy's law）。海氏法则在药物上市后 DILI 患者的登记数据中得以证实[12]。

具有潜在严重肝损伤的患者,在具备以下条件时具有迅速进展的风险[19,20]:血清 ALT 或 AST 升高≥3×ULN 且 TBil≥2×ULN 时,排除胆道阻塞、胆囊或胆道疾病引起的 ALP 增高及肿瘤等疾病。出现这种情况往往提示预后不良,即使停药,病死率仍可达到 10%或更高。海氏法则给临床医生一个很重要的提醒,符合海氏法则标准的患者应引起高度重视并进行更加密切的监测。海氏法则也成为新药研发过程中评价肝毒性的参考标准,临床试验数据库中发现 1 例海氏法则案例是令人担心的,出现 2 例则强烈提示该药在扩大人群的应用中可能会出现发生严重 DILI 的患者。

对海氏法则病例的评估应注意:① 黄疸必须是肝细胞损伤型,而非胆汁淤积型;② 需排除急性病毒性肝炎或其他肝病;③ 该药品需有可造成轻度肝损伤的证据;④ 凝血功能异常指标（INR 等）和人血清清蛋白水平也可列入肝损伤程度的评估。

（四）肝活检意义和指征

不论是由药物或其代谢产物的固有毒性引起,还是由免疫反应介导的肝损伤,DILI 的损伤靶点主要是肝细胞、胆管上皮细胞及肝窦等血管内皮细胞,以前两种靶细胞损伤多见。按损伤的主要靶细胞进行分类,简明而实用[21],也为当今临床和病理分类的主要依据。

对于某些疑诊 DILI 的病例而言,肝活检是有益的,甚或具有诊断价值。可作为常规检查的补充,提示其他诊断或排除竞争性病因。某些情况下（如鉴别 AIH 和 DILI 时）,强烈推荐肝活检。目前 AIH 的诊断流程也包括组织学检查。一般而言,肝脏生化指标的持续异常会增加肝活检的必要性。如果肝脏生化指标持续上升,特别是有肝衰竭征象时,有理由进行早期肝活检。反之,如果肝脏生化指标逐步下降,尽管速度慢,则推迟肝脏活检时间也合理。DILI 也可能导致慢性肝损伤（如 VBDS）,若怀疑此种情况,则肝活检有助于诊断和判断预后。当临床考虑有必要继续或再次应用可疑药物时,肝活检所见也是必要的决策参考。

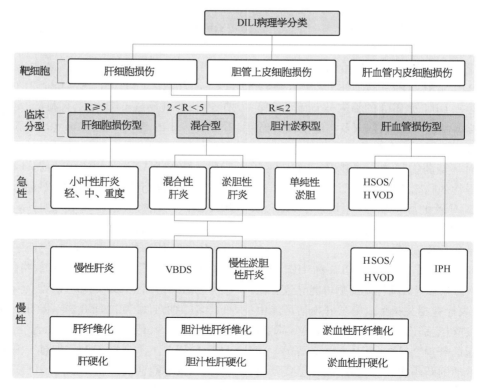

图 30-1 DILI 病理学分类与临床分型的关系

HSOS,肝窦阻塞综合征;HVOD,肝小静脉闭塞病;IPH,特发性门静脉高压症;VBDS,胆管消失综合征

$$R = (ALT_{实测值}/ALT_{ULN})/(ALP_{实测值}/ALP_{ULN})$$

下列情况应考虑肝组织活检[9]：① 经临床和实验室检查仍不能确诊 DILI，尤其是 AIH 仍不能排除时。② 停用可疑药物后，肝脏生化指标仍持续上升或出现肝功能恶化的其他征象。③ 停用可疑药物 1~3 个月，肝脏生化指标未降至峰值的 50% 或更低。④ 怀疑慢性 DILI 或伴有其他慢性肝病时。⑤ 长期使用某些可能导致肝纤维化的药物，如甲氨蝶呤等。DILI 病理学分类与临床分型的关系见图 30-1[22]。

（五）DILI 的诊断流程

DILI 的诊断流程可概括如下（图 30-2）[9]：

① 当疑诊 DILI 时，应明确用药史、起病时间、起病时的肝脏检测异常项目。② DILI 是一种排除性诊断，因此应当系统性排除其他需要进行鉴别的病因。③ 根据 R 值可将 DILI 分为肝细胞损伤型、胆汁淤积型或混合型及肝血管损伤型，这种分型允许对需要进行鉴别的病因进行系统性排查。④ 肝活检可支持临床疑似 DILI 病例的诊断，提供有关疾病严重程度的重要信息，也有助于排除需要进行鉴别的其他肝损伤病因。

（赖荣陶　陈成伟　于乐成）

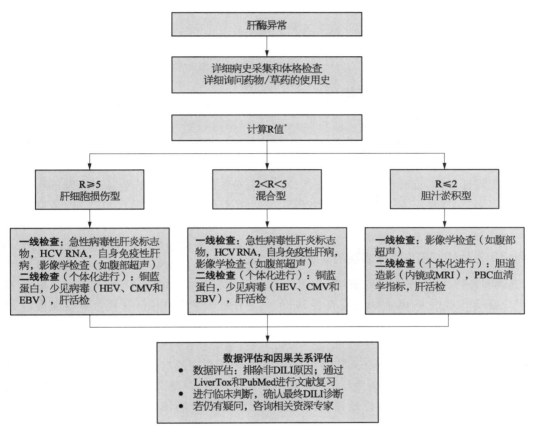

图 30-2　疑似特异质型 DILI 的诊断评估流程图

* R 值仅作为参考。检查及其顺序必须基于患者整体情况，包括鉴别诊断危险因素（如最近到 HEV 流行区旅行）、相关症状（如腹痛和发热）及实验室检查时间（R 值可能随 DILI 进程而变化）。ALP，碱性磷酸酶；ALT，丙氨酸氨基转移酶；CMV，巨细胞病毒；EBV，EB 病毒；HCV，丙型肝炎病毒；HEV，戊型肝炎病毒；HSV，单纯疱疹病毒；ULN，正常上限值

参考文献

请扫描二维码
阅读本章参考文献

第31章

药物与毒物性肝病的鉴别诊断

············· 第1节 药物和毒物性肝损伤 ·············
鉴别诊断概论

药物性肝损伤(DILI)是常见的肝脏疾病之一。因其临床表现无特征性,病程既可急性又可慢性,临床经过可类似很多其他肝脏疾病,因此需要和其他肝脏疾病鉴别。

一、药物和毒物性肝损伤临床表现的复杂性

(一)药物和毒物性肝损伤的临床分型

DILI 的临床分型按发病机制分为固有型和特异质型;按损伤的靶细胞类型分为肝细胞损伤型、胆汁淤积型、混合型;按病程分为急性和慢性[1]。急性 DILI 多在停用致肝损伤药物/毒物后 6~12 个月内恢复,病程呈自限性,可和其他病因引起的慢性肝脏疾病鉴别。慢性 DILI 病程迁延,与其他病因引起的慢性肝病鉴别困难。

文献报道在停用肝损伤药物/毒物后,3.4%~39% DILI 患者 6~12 个月后仍然肝生化异常,其中多数表现为胆汁淤积型。进一步分析显示,慢性 DILI 多有其特殊的病理或临床类型,引起慢性 DILI 的常见病理类型包括胆管消失综合征、单纯性淤胆、自身免疫性肝炎样 DILI(AL-DILI)、肝细胞脂肪变性/脂肪肝炎、肝窦阻塞综合征(SOS)、结节性再生性增生(NRH)、闭塞性门静脉病(OPV)、紫癜性肝炎、肉芽肿形成或肉芽肿性肝炎、肝脏肿瘤等[2],临床鉴别困难时需行肝组织活检辅助鉴别诊断。

(二)药物和毒物性肝损伤的病理分型

DILI 的组织病理学改变分为炎症坏死型、胆汁淤积型、脂肪变性和脂肪肝炎型、血管损伤型和轻微病变型[3]。

1. **炎症坏死型** 炎症坏死型是最常见的 DILI 病理模式,表现为炎症和(或)肝细胞坏死。根据炎症坏死的分布特征分为急性肝炎型和慢性肝炎型,根据病变程度分为轻微和显著。需要注意的是,组织学特征分类的急性和慢性,与临床病程分类的急性和慢性并不是同一概念。

急性肝炎型以小叶内肝细胞损伤、炎症、坏死为主,肝实质损伤重于汇管区损伤,多伴有肝细胞凋亡、灶性分布淋巴细胞和吞噬细胞浸润,正常肝窦结构排列紊乱(小叶排列紊乱,lobular disarray)。急性肝炎型也可伴汇管区炎和界面炎、汇管区浆细胞和嗜酸性粒细胞浸润,其程度和肝实质损伤成比例,需要和自身免疫性肝炎(AIH)鉴别。3 区凝固性坏死是对乙酰氨基酚诱导的肝损伤(AILI)的经典病理模式,坏死组织中可见轻微炎症、吞噬细胞和少量中性粒细胞浸润。不伴明显炎症的单纯性 3 区坏死较少 DILI,需注意排除血管病变引起的缺血性损伤。

慢性肝炎型组织学表现和慢性病毒性肝炎类似,以汇管区炎症为主,肝实质损伤较轻,通常不伴淤胆,炎症明显时可伴肝细胞玫瑰花结。某些药物(如呋喃妥因)引起的慢性 DILI 可能出现纤维增生,甚至汇管-汇管间的桥接纤维化。部分引起急性 DILI 的药物也可致慢性 DILI,如呋喃妥因、米诺环素、异烟肼、阿托伐他汀等[4]。

炎症坏死型 DILI 的特殊类型还包括肉芽肿型肝炎和肝窦内淋巴细胞浸润型肝炎。肉芽肿型 DILI 伴有显著的肉芽肿性炎症,肉芽肿通常较大,不伴中心坏死。肉芽肿形态可类似结节病而易于

辨认,也可边界不清而难以辨认,或呈微肉芽肿表现。肉芽肿型 DILI 需要和结节病、真菌或分枝杆菌感染等其他肉芽肿性肝损伤鉴别。肝窦内淋巴细胞浸润型指肝窦内串珠样排列的淋巴细胞和库普弗细胞浸润,但是不浸润肝细胞板,不伴明显的肝细胞损伤,是 EB 病毒感染的常见组织学模式,也可见于部分药物引起的 DILI(如苯妥英钠),通过 EB 病毒原位杂交可鉴别。

2. 胆汁淤积型 肝组织胆汁淤积机制有两种基本形式,即胆汁积聚和胆汁酸积聚。胆汁积聚时肝细胞、毛细胆管、细胆管、小叶间胆管内可见胆汁,也可在吞噬细胞(尤其 3 区)内发现胆汁颗粒;细胞内胆汁颗粒易和含铁血黄素、脂褐素等其他色素颗粒混淆,特殊染色有助于鉴别。胆汁积聚的位置有助于病因鉴别,DILI 时通常以毛细胆管和肝细胞胆汁淤积为主,不会出现细胆管和小叶间胆管胆汁积聚。慢性胆汁淤积可导致汇管区周围肝细胞内胆盐积聚,引起细胞质淡然和空泡改变,称为“羽毛样变性”;这些肝细胞内还可出现铜积聚,通过直接或间接铜染色有助于识别;胆盐积聚的肝细胞还可出现 CK7 免疫组化阳性。

DILI 胆汁淤积包括 3 种基本组织病理学模式,即混合性淤胆型肝炎、胆管损伤和单纯性淤胆。① 混合性淤胆型肝炎:占 30%,最常见,汇管区和(或)肝实质炎症伴毛细胆管和肝细胞淤胆。② 胆管损伤:严重时可致胆管消失综合征。③ 单纯性淤胆:肝细胞和毛细胆管胆汁淤积而炎症坏死轻微。部分淤胆型肝炎可呈慢性过程,组织学可出现纤维增多和细胆管增生反应,多伴有不同程度胆管损伤,需要和原发性胆汁性胆管炎(PBC)、原发性硬化性胆管炎(PSC)等慢性肝内淤胆性肝病鉴别[5]。

3. 脂肪变性和脂肪肝炎型 DILI 患者如发现大泡脂肪变性病理改变,要首先排除非酒精性脂肪肝病(NALFD)、酒精性肝病(ALD)等基础疾病。部分药物可干扰脂代谢或改变外周胰岛素抵抗,引起类似 NAFLD 的病变,如他莫昔芬、甲氨蝶呤,脂肪变性于停药后可缓解[6]。另有部分药物可导致线粒体损伤,引起以肝细胞小泡脂肪变性为主的病变,引起小泡脂肪变性的药物如水杨酸盐、胺碘酮、利奈唑胺、丙戊酸;非药物性原因如环境毒素、酒精、妊娠脂肪肝。

4. 血管损伤型 药物可引起从门静脉小分支到肝静脉大分支的任何水平肝血管损伤,临床表现 OPV、布-加综合征、SOS、NRH 等。口服避孕药等可引起凝血异常的药物可导致肝静脉血栓,受累肝组织可出现大范围的出血和不伴炎症的肝细胞坏死。含有吡咯环结构的中药(如土三七和千里光)、抗肿瘤药物等可引起 SOS,组织学表现肝窦扩张、充血、肝细胞板萎缩[7]。除门静脉、肝窦、肝静脉系统的明显损伤外,部分药物还可表现肝窦和门静脉的轻微损伤。奥沙利铂、嘌呤类似物和 NRH 相关;奥沙利铂还可引起门静脉损伤,严重可致 OPV;NRH 和 OPV 均可出现肝窦扩张。

5. 轻微病变型 部分 DILI 组织病理学表现轻微而易被忽略,如 NRH 和 OPV,由于形态学改变不显著,难以辨认而易被忽略。其他轻微组织病理学包括肝轻微汇管区或小叶炎症,少量凋亡小体,轻度脂肪变性,肝细胞类毛玻璃样改变,肝细胞内的包涵体、脂褐素沉积、糖原沉积等,需要在阅片时仔细辨认。轻微型肝损伤除可见于 DILI 外,也可见于各种急性肝病的恢复期、慢性肝病的缓解期、其他系统和全身疾病影响等多种情况,需结合临床资料以助鉴别[8]。

二、药物和毒物性肝损伤的鉴别诊断

(一) DILI 的临床诊断

DILI 诊断主要依靠临床特征,目前各学术组织制定的指南仍然是临床诊断参考。综合 DILI 各项临床特征的 RUCAM 评分是最常用的 DILI 诊断工具。结合药物和毒物暴露史,在排除其他病因的基础上,借助 RUCAM 评分,可做出 DILI 临床诊断。

(二) 肝组织病理学的诊断和鉴别诊断价值

肝损伤性疾病表现“一因多果”和“多因一果”。“一因多果”是指同一病因可引起不同病理损伤模式,如 HBV 感染可引起急性肝炎、慢性肝炎、淤胆型肝炎、亚大块坏死、肝硬化等多种病理损伤模式;即使是同一药物,也可能引起不同病理模式肝损伤。“多因一果”是指同一组织病理学改变可见于多种病因,如以汇管区炎和界面炎为主要特征的慢性肝炎病理模式可见于慢性病毒性肝炎、AIH、Wilson 病、AIH 样 DILI 等多种病因。因此,对大多数肝损伤性疾病的病因诊断来说,组织病理学并非含金量百分之百的“金标准”,病理和临床紧密结合才能使其“金标准”的含金量接近百分之百[9]。

临床怀疑 DILI,但存在如下情况时需行肝组织病理检查:① DILI 诊断不肯定;② DILI 可能不是唯一致肝损伤原因,不能用一元论解释的肝损伤;③ 多药物接触史,不能确定具体致肝损伤药物;④ 治疗效果不符合预期;⑤ 慢性 DILI;⑥ 预后评估需要。

组织病理学检查有助于 DILI 的诊断和鉴别诊断。肝毒性药物接触史是诊断 DILI 的前提条件,然而并非所有病例都能清晰药物接触史,尤其是临床常用且常规认为安全性高的药物,用药史时可能被医生和患者忽略,此时组织学可提供重要的诊断线索。尤其是保健品、化妆品、食物添加剂、环境因素等所致的广义 DILI,患者和医生都有可能忽略这方面病史,多在组织学提示 DILI 可能后,再深挖病史而确诊。笔者 2019 年发表的一组不明原因肝病病理最终诊断中,药物性肝损伤占 25.1%(118/470),其中大部分是用药史隐匿而难以诊断[10]。

组织病理学检查有助于 DILI 合并其他肝脏疾病的鉴别。DILI 既可以单独发病,也可以和其他的病因同时致病,还可以发生在慢性肝病基础上。当基础病过程隐匿且诊断困难时,容易被 DILI 的"一元论"解释掩盖基础病,如 AIH 基础上的 DILI 等。当临床遇到反复发作的"DILI",或肝细胞损伤型 DILI 停用可疑药物后肝功能仍反复异常,此时要想到 AIH 基础上 DILI 可能,及时的肝穿刺组织学检查可避免延误诊断。

组织病理学有助于慢性 DILI 鉴别。慢性 DILI 多发生于特殊的病理类型,肝组织病理检查是非常重要的鉴别诊断。组织病理学还可辅助评估预后和帮助临床决策。除炎症坏死程度和 DILI 预后直接相关外,有研究显示纤维增生、小泡脂肪变性、细胆管淤胆、胆管反应、中性粒细胞浸润、闭塞性门静脉改变和预后不良相关,而嗜酸性粒细胞浸润多出现于轻症病例[11]。此外,如组织学表现前述的慢性 DILI 特征,多提示疾病迁延不愈。

(三)临床病理沟通的重要性

肝损伤性疾病组织病理学表现"一因多果、多因一果",病理密切结合临床才能最大可能得出最终诊断。从病理诊断角度,如果组织学模式考虑 DILI,临床资料也支持 DILI,且和文献报道的可疑药物所致 DILI 的组织学模式一致时,可以确立 DILI 的诊断。反之,如果仅仅组织学考虑 DILI 而临床不支持 DILI,或组织学模式既见于 DILI 又见于其他疾病,或组织学模式不能用可疑药物一元论解释时,都需要结合临床资料进一步甄别(图 31-1)[12]。准确的病史、充分的临床资料不仅对 DILI 的病理诊断,对所有肝损伤性疾病的病理诊断都至关重要,临床医生一定要提供充足的临床资料。当病理诊断和临床不符时临床医生要及时质疑,并和病理医生充分讨论;有条件的单位可选派经验丰富的临床医生学习肝脏病理并直接

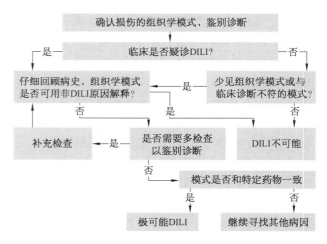

图 31-1 疑诊 DILI 时的组织病理学鉴别路径[12]

参与临床病理讨论和病理诊断,使病理和临床能够密切结合[13]。

(杨永峰)

第 2 节 不同种类 DILI 之间的鉴别

一、固有型 DILI 与特异质型 DILI

固有型 DILI 是一种可以影响所有人、可预测、与剂量相关的药物不良反应[14]。随着给药剂量的增加,发生肝损伤风险亦增加,与药物药理学特征一致,是药物本身的固有毒性。由于具有可预测性,副作用可被严密监测、及时处理,因此病死率相对较低。如对乙酰氨基酚(APAP),中毒剂量给药时可导致暴发性肝衰竭,而健康人日剂量低于 4 g 时很少发生肝损伤[15]。因此,只要给药剂量合适,罕见 DILI。

特异质型 DILI 仅影响少数易感群体,不可预测,与包括遗传因素在内的众多个体因素相关,与固有型 DILI 有所区别(表 31-1)。常见的可引起特异质型 DILI 的药物有抗生素、非甾体抗炎药、抗惊厥药等,表现可多种多样,可进一步分为免疫性(过敏性、自身免疫性)和非免疫性不良事件[16]。通常认为特异质型 DILI 与用药剂量无关,但有报道指出,某些特定情形下特定剂量可预测不良反应。美国的一项回顾性研究对常用药物的肝毒性基于用药剂量进行了分层,结果表明平均给药剂量 ≥50 mg 比 ≤10 mg 导致致死性急性肝衰竭高 3 倍。

按发病机制进行分类,除了以上两型外,2019 年由 Hoofnagle 等最早提出了间接型 DILI 的新概念,对此目前仍存在一定争议。他们认为间接型 DILI 是一整类药物(如肿瘤坏死因子或免疫检查点抑制剂)产

表 31-1 固有型 DILI 与特异质型 DILI [15]

项目	固有型 DILI	特异质型 DILI
药物	对乙酰氨基酚△、胺碘酮▲、他汀类药物▲、合成代谢类甾族激素、抗代谢药物、环孢素、丙戊酸、烟酸、高效抗逆转录病毒药物、肝素◆、考来烯胺◆、他克林◆	别嘌醇、胺碘酮▲、他汀类药物▲、阿莫西林-克拉维酸、氟氯西林、磺胺类药物、曲伐沙星、米诺环素、波生坦、丹曲林、双氯芬酸、戒酒硫、菲尔安酯、非诺贝特、氟他胺、氟烷、异烟肼、吡嗪酰胺、酮康唑、来氟米特、赖诺普利、拉帕替尼、帕唑帕尼、甲基多巴、呋喃妥因、苯妥英、丙硫氧嘧啶、特比萘芬、噻氯匹定、托伐普坦、托卡朋等
危险因素	高剂量暴露 慢性暴露 基础肝功能不全	联合用药 感染 免疫抑制 老年 女性 遗传易感性
临床表现	毒性或过量反应	免疫过敏反应 自身免疫反应 非免疫性反应
诊断方法	体格检查 肝功能	除外其他疾病 海氏法则 免疫球蛋白水平 肝活检

注:未列入已撤市或未获批准上市的药物;△,引起固有型 DILI 的典型代表,合并用药、饥饿、全身性疾病及慢性酒精滥用可通过干扰 CYP2E1 和还原型 GSH 的水平而影响其中毒阈值;▲,既可引起固有型 DILI,又可引起特异质型 DILI;◆,轻度 ALT 升高,不伴黄疸。

生的共同反应,而不是针对某一特定药物产生的罕见特异质性反应,由药物作用引起,而不是由药物的肝毒性或免疫原性引起[17]。

二、肝细胞损伤型、胆汁淤积型及混合型 DILI

DILI 的临床分型可以为鉴别诊断及进一步检查提供更有价值的线索,应注意一种药物在病程中可能表现为多种临床类型,而同一种药物在不同的 DILI 人群中可以表现出不同的实验室检查结果和临床特征(表 31-2)[18]。

急性肝细胞损伤型 DILI 应注意与急性病毒性肝炎、AIH、缺血性肝损伤、急性布-加综合征和威尔逊病等鉴别诊断。需要注意的是,急性胆道梗阻一开始可表现出肝细胞损伤,但随后进展为胆汁淤积型。所有类型的 DILI 均应与 AIH 进行鉴别。事实上,一些药物易于导致自身免疫样 DILI,如米诺环素和呋喃妥因。通常需要检测血清抗核抗体(ANA)、抗平滑肌抗体(ASMA)等自身抗体及 IgG 水平,少数患者可考虑肝活检加以鉴别。

胆汁淤积型 DILI,特别需要鉴别胰胆管疾病,其可累及肝内或肝外胆管。肝外胆管受累的病因包括胆总管结石或恶性肿瘤(如胰胆管肿瘤或淋巴瘤),通过腹部影像学即可鉴别。各种肝内胆管受累性疾病可与 DILI 表现类似,鉴别诊断方法包括:详细的病史采集和物理诊断(如败血症、全胃肠外营养或心力衰竭),抗线粒体抗体(AMA)等血清学检查,或影像学检查(肝脏转移瘤、副癌综合征或硬化性胆管炎)[19]。

三、肝窦阻塞综合征

肝窦阻塞综合征是由各种原因引起的肝血窦、肝小静脉和小叶间静脉内皮细胞脱落进而形成微血栓,引起的肝内淤血性肝损伤和急性门静脉高压。临床表现主要为乏力、腹胀、纳差、肝大、黄疸、肝区痛和顽固性腹水等,典型 CT 表现为增强后特征性"地图样""花斑样"不均匀强化,典型病理表现为肝腺泡Ⅲ区肝窦内皮细胞肿胀、损伤、脱落,肝窦显著扩张、充血和肝细胞凝固性坏死[20]。可引起肝窦阻塞综合征的药物包括含吡咯双烷生物碱的中草药(天芥菜、千里光属、野百合、一点红、猪屎豆属、聚合草属和土三七等)、奥沙利铂、伊立替康、5-氟尿嘧啶、6-巯基嘌呤、6-巯基鸟嘌呤、放线菌素 D、咪唑硫嘌呤、白消安、阿糖胞苷、环磷酰胺、达卡巴嗪、吉妥单抗、美法仑、氨基甲酸乙酯、非法合成的雄性激素制品等。需与布-加综合征加以鉴别诊断[21]。

四、中草药及膳食补充剂

某些药物或其同类药物引起的肝损伤模式相对固定,使得临床医生对诊断 DILI 更有把握,但在中草药及膳食补充剂 DILI 病例中,只在少数产品可以观察到常见和重复的肝损伤模式。应用非法合成的雄激素衍生物等同化甾类物质而引起的肝损伤,在临床上具有高度特征性的黄疸表型,肝组织学病变比较独特,表现为一种伴有胆小管胆汁淤积的单纯性胆汁淤积,缺乏肝细胞坏死和炎症。锯叶棕属、补骨脂常引

表31-2 最常引起或已得到详细描述的引起 DILI 的药物及其所致肝损伤模式[18]

药物	潜伏期[a]	典型肝损伤模式/识别特征
抗感染药物		
阿莫西林/克拉维酸	短~中	胆汁淤积型,但也可能是肝细胞损伤型;在药物停用后常可出现 DILI 发作
异烟肼	中~长	急性肝细胞损伤型损伤,类似急性病毒性肝炎
复方新诺明	短~中	胆汁淤积型损伤,但也可以是肝细胞损伤型;常伴有免疫超敏特征(如发热、皮疹、嗜酸性细胞增多)
氟喹诺酮类	短	肝损伤损伤模式不定,可以是肝细胞损伤型、胆汁淤积型或混合型,概率相近
大环内酯类	短	肝细胞损伤型,但也可能是胆汁淤积型
呋喃妥因	短	肝细胞损伤型
急性损伤(罕见)	短	典型的肝细胞损伤型;常类似于特发性 AIH
慢性损伤	中~长(数月~数年)	肝细胞损伤型
米诺环素	中~长	肝细胞损伤型,常类似 AIH
抗癫痫药		
苯妥英	短~中	肝细胞损伤型、混合型或胆汁淤积型,常伴有免疫超敏特征(如发热、皮疹、嗜酸性粒细胞增多)(抗惊厥药物超敏反应综合征)
卡马西平	中	肝细胞损伤型、混合型或胆汁淤积型,常伴有免疫超敏特征(抗惊厥药物超敏反应综合征)
拉莫三嗪	中	肝细胞损伤型,常伴有免疫超敏特征(抗惊厥药物超敏反应综合征)
丙戊酸钠		
高氨血症	中~长	血氨升高和脑病
肝细胞损伤	中~长	肝细胞损伤型
Reye 样综合征	中	肝细胞损伤型,酸中毒;肝活检见微泡性肝脂肪变性
镇痛药		
非甾体抗炎药	中~长	肝细胞损伤型
双氯芬酸		肝细胞损伤型,伴自身免疫特征
免疫调节剂		
α 干扰素	中~长	肝细胞损伤型
β 干扰素	中	肝细胞损伤型,类似 AIH
抗 TNF 制剂	中~长	肝细胞损伤型;可有 AIH 特征
咪唑硫嘌呤	中~长	胆汁淤积或肝细胞损伤型,可有门静脉高压(肝小静脉阻塞病和结节性再生性增生)
免疫检查点抑制剂	12 周以内	初期为混合型肝损伤模式,后续进展为以肝细胞损伤型为主的模式,没有明显的自身抗体产生
其他多种药物		
甲氨蝶呤(口服)	长	脂肪肝,肝纤维化
别嘌呤醇	短~中	肝细胞损伤型或混合型,常伴有免疫超敏特征,肝活检常可见肉芽肿
胺碘酮(口服)	中~长	肝细胞损伤型、混合型或胆汁淤积型,肝活检可见大泡性脂肪变性和脂肪性肝炎
含雄激素的类固醇	中~长	胆汁淤积型,可与紫癜性肝炎、结节性再生性增生或肝细胞癌同时存在
吸入性麻醉剂	短	肝细胞损伤型,可能有免疫超敏特征±发热
柳氮磺吡啶	短~中	混合型、肝细胞损伤型或胆汁淤积型,常伴有免疫超敏特征
质子泵抑制剂	短	肝细胞损伤型;很罕见

注:[a],短潜伏期为 3~30 d;中潜伏期为 30~90 d;长潜伏期为>90 d。

起胆汁淤积型 DILI。绿茶、灵芝、六角莲常引起肝细胞损伤型 DILI。地衣酸(减肥药 LipoKinetix、UCP-1 及 Oxy ELITE 均含该成分)、亚油酸和育亨宾、咖啡因、苯丙醇胺等组成的各种鸡尾酒膳食补充剂多引起急性肝细胞损伤型肝炎。其余多数中草药及复合组分营养补充剂相关的肝损伤是当前最主要的病因,其与肝损伤相关的具体成分常不明确,很难鉴定,并且还可能混有合成的化学物质或未知的毒性植物,因此其诊治和预防面临诸多挑战[22]。

当前的因果关系评分系统和评估过程对诊断 HDS-DILI 存在明显的局限性,但目前尚无专门针对 HDS-DILI 的因果关系评估量表。目前较常用的评估方法包括 RUCAM 量表和专家评估意见,RUCAM 量表受说明书警示和药物肝毒性事件报告的影响更明显,而 HDS 说明书上通常不存在此类警告,因此 RUCAM 评分很少会得到最高分数。因此,国外指南建议对于 HDS 肝毒性的判断,专家评估意见可能是最好的方法,允许评估者考虑所有可用的临床信息,包括对已发表文献的定性评估，以及对相关产品的个人使用经验[23]。国内指南建议在 DILIN 常规诊断流程的基础上，加强中草药应用史的详细调查，将中西药联合应用情况的甄别、可疑导致肝损伤中草药的生药学溯源鉴定和质量检测、有害物质污染的检测、中草药体内特征代谢物和生物标志物的分析等纳入 HDS-DILIN 诊断中，形成客观诊断证据链，诊断的可靠性取决于证据的客观性及完整性，证据链越完整，诊断结果越可靠[24]。

五、毒物性肝病

肝脏毒性物质是指能够引起肝损伤的化学物质，根据其导致肝损伤的途径大致可分为直接毒物和间接毒物两类。直接毒物是指能直接损伤肝细胞（四氯化碳、氯仿、磷、铁、铜）或胆管细胞（百草枯）的毒性物质，间接毒物是指通过干扰肝细胞代谢（乙硫氨酸、乳清酸、半乳糖胺、二甲基亚硝胺、硫代乙酰胺、溴苯、鞣酸、黄曲霉毒素 B1、肝毒性蕈类、甲基苯肼）或胆汁排泄（致黄胆素、污染菜籽油、石胆酸、α-萘基异硫氰酸盐、亚甲基二苯胺）导致肝损伤的毒性物质，肝毒物主要以间接毒物为主。急性中毒性肝病损伤类型可分为 3 型：① 肝细胞损伤：黄磷和铁中毒常引起肝脏 I 区带损伤，四氯化碳、毒蕈、百草枯、三硝基甲苯、铜中毒等引起肝脏 III 区带损伤，可表现为单纯性肝功能异常，无任何症状，也可以出现乏力、纳差、恶心、呕吐、尿色深黄等前驱症状，严重时可出现多器官功能障碍。② 微泡性脂肪变性：常见于次甘氨酸、楝子油、二甲基甲酰胺、可卡因、黄曲霉毒素 B1、硼酸、铊等毒物中毒，可有恶心、呕吐、乏力、反应迟钝和昏迷等表现，并常伴有痉挛，而高氮质血症、高尿酸血症、酸中毒、血浆游离脂肪酸水平增高是其特征性表现。③ 急性胆汁淤积：常见于百草枯和含苯胺的菜籽油、二硝基酚、甲苯二异氰酸酯等。临床表现一般出现于中毒后 1~2 d，常见有肝大、肝功能异常、黄疸和逐渐进展的氮质血症，较少出现肝功能衰竭。毒物接触史及血液、尿液、头发、指甲等组织中毒物的测定对明确诊断具有十分重要的参考意义[25]。

（王玉洁　谢雯）

第 3 节　与自身免疫性肝病的鉴别

部分药物诱导的肝损伤发病特点与自身免疫性肝炎（AIH）相似，并且以典型 AIH 表现起病的患者中

2%~17% 可能存在特质性或高敏感的药物反应。米诺环素、呋喃妥因、英夫利昔单抗是最常报道引起 AL-DILI 的药物（详见第 34 章）。近年来免疫检查点抑制剂（ICI）在实体肿瘤治疗领域广泛应用，已成为当前抗癌治疗的明星药物，其引起的药物性肝损伤简称 ILICI 日益受到重视。ILICI 经糖皮质激素治疗后通常得以缓解，但这类患者往往缺乏 AIH 的实验室及组织学特征，在诊断上需避免与 AIH 混淆。

免疫检查点抑制剂是目前肿瘤免疫治疗的研究热点。细胞毒性 T 淋巴细胞相关抗原 4（CTLA-4）、程序性细胞死亡蛋白-1 及其配体（PD-1/PD-L1）是最重要的抑制性免疫检查点，负向调控 T 细胞免疫功能。其中以 PD-1/PD-L1 抑制剂的相关研究最多且临床应用最广。在肿瘤进展过程中，肿瘤组织细胞通过免疫检查点通路抑制机体抗肿瘤免疫应答，使肿瘤细胞免受人体免疫系统的攻击。CTLA-4 是特异性表达在 T 细胞表面的跨膜受体，与其配体结合后抑制 T 细胞活化，使肿瘤细胞免受 T 细胞攻击。肿瘤组织高表达 PD-L1，作用于 T 淋巴细胞表面的 PD-1 从而抑制 T 细胞功能。因此，阻断免疫检查点使得肿瘤浸润 T 淋巴细胞能够正常发挥抗肿瘤活性，恢复肿瘤微环境中由肿瘤引起的免疫缺陷，即"免疫正常化"[26]。然而，阻断免疫检查点后机体免疫应答整体增强，从而导致免疫系统紊乱，可出现类似自身免疫或炎症不良反应对正常组织和器官造成损害。上述不良事件称为免疫相关不良事件（irAE），通常是暂时性的，但在部分患者中可能很严重甚至致命。理论上任何组织和器官系统都可能受到影响，但最常见的 irAE 是皮肤病、腹泻、结肠炎、肝损伤和内分泌疾病等[27,28]。

ILICI 是发生在 ICI 导致的肝脏免疫相关不良事件，发生原因为 ICI 脱靶效应引发的毒性反应。其机制尚未完全清楚，可能与免疫效应细胞过度激活、调节性 T 细胞减少、肠道菌群改变等相关。ILICI 为一种特殊类型的 DILI，通常表现为免疫介导性肝炎，其严重程度不一。实验室生化检查主要为血清 ALT 和 AST 水平升高，伴或不伴有胆红素水平升高，血清 AIH 相关抗体为阴性。需要排除引起肝炎的其他病因后才能诊断 ILICI，如活动性病毒性肝炎、酒精性肝炎和癌症的肝脏转移等，同时需要排查患者近期的合并用药史。肝活检是诊断肝损伤和评估肝损伤严重程度最重要的方法。目前关于 ILICI 的病理特征资料较少，最常见的特征表现包括以小叶中心为主的斑点状或融合性坏死性急性肝炎和肉芽肿性肝炎，一般不伴有浆细胞浸润，少数可合并胆管损伤。接受抗

CTLA-4 治疗者的一个特征是存在肉芽肿,包括有纤维环的肉芽肿。使用抗 PD-1 或 PD-L1 者没有特定的组织学特征,可出现肝小叶炎和汇管区炎症[29]。ILICI 和 AIH 的鉴别要点详见表 31-3[29]。

　　ICI 相关性肝炎很少急性发病,多发生在接受 ICI 治疗后 6~14 周。有时可能会有所延迟,在治疗开始后或结束后数月才出现,此时需要排除引起肝炎的所有病因后才能诊断 ILICI。再次强调,肝活检是诊断肝损伤和评估肝损伤严重程度最重要的方法。目前临床上采用激素和其他免疫抑制剂治疗[30]。若患者出现免疫相关胃肠道/肝脏不良反应比较严重或者对激素不敏感,则需要多学科合作治疗。严重 ILICI 治疗方法主要包括立即停用 ICI,使用高剂量激素;若患者对激素不敏感,则改用其他药物如吗替麦考酚酯[31]。T 细胞在自身免疫性肝病(AILD) 的发生发展中发挥着重要作用,而 ICI 是通过阻断抑制 T 细胞活性的通路来增强免疫应答。从这个角度上说,ICI 相关肝炎可能和 AIH 很相似。然而,ICI 相关肝炎患者的血清 AIH 相关标记物均为阴性。目前尚无研究对伴 AIH 患者进行 ICI 治疗的安全性评价。然而,根据 ICI 治疗伴其他 AILD 患者的研究结果可以推测,AIH 得到控制的恶性肿瘤患者能够选择 ICI 治疗,尤其在没有其他可行方案的情况下。分析肝组织内浸润炎症细胞的分子特征,如表面标记物表达情况或单细胞 RNA 测序,将有助于判断这两种疾病的致病机制是否相同[31]。

　　国外曾报道过 1 例 ICI 相关的特殊类型肝损伤:黑色素瘤患者使用 PD-1 单抗药物(pembrolizumab) 阻断免疫检查点后出现结节再生性增生(NRH)[32]。这例 35 岁的男性患者被诊断患有 BRAF 突变阳性的腋下局部黑色素瘤,既往无肝病史。采用 PD-1 单抗药物(pembrolizumab) 进行治疗 3 周后患者出现全身水肿和腹腔积液,医生予以利尿处理和大容量腹腔穿刺放液治疗,腹腔积液检查未见恶性细胞。大容量腹腔穿刺放液治疗 2 d 后行增强 CT 检查:肝脏和门静脉血管清晰可见,未见肝占位,未见浸润性肝病。体格检查可见明显腹部膨隆,液波震颤阳性,未见慢性肝病皮损。实验室检查显示肝酶升高,人血清清蛋白 25 g/L;免疫球蛋白正常,无异常球蛋白血症;病毒学指标和自身抗体检测(包括 ANA、AMA、SMA 等)均为阴性。该患者既往无 AILD 病史,没有使用其他化疗药物,PD-1 单抗治疗前未服用其他药物。予经颈静脉肝穿刺测得门静脉压力梯度为 16 mmHg(正常值< 7 mmHg)。肝组织病理检查发现,HE 染色见轻度肝窦扩张充血,未见小叶和汇管区炎症;Masson 三色染色提示无纤维化;网状素染色见肝结节样变,结节间肝细胞受压萎缩、门静脉狭窄;免疫组化结果 CD34+,提示汇管区周围有异常肝窦毛细血管化。上述临床表现和检查结果符合 NRH 诊断,提示药物性肝损伤可能。患者停药 2.5 个月后行经颈静脉肝内门体分流术处理非硬化性门静脉高压,术后平均门静脉压力梯度降为 4 mmHg。NRH 是一种罕见的肝脏良性病变,其特征为肝实质出现弥漫性再生结节,不引起或仅有轻微肝纤维化;肝功能没有特征性异常指标,临床表现为门静脉高压,多与风湿性疾病、血液系统疾病和某些药物的使用有关。具体发病机制不明,目前认为是局部缺血、内皮受损导致门静脉微小分支堵塞或管腔闭合,伴有邻近肝细胞代偿性增生,从而导致

表 31-3　ILICI 与 AIH 的鉴别点		
	ICI 诱发的肝毒性损伤	AIH
起病形式	各异	各异
性别差异	无	女性患者居多
临床症状	非特异性,可能无症状	非特异性
生化指标		
AST/ALT 升高	存在	存在
GGT/ALP 升高	存在	存在(相较于重叠 PBC、PSC,单纯 AIH 升高幅度较低)
胆红素水平升高	罕见	可能
免疫学指标		
ANA	可能阳性(约 50% 的患者),核点型	阳性,高滴度,均质型
ASMA	可能阳性(非抗 -F-actin)	阳性,高滴度,抗 F-actin
抗 LKM-1	阴性	阳性(2 型 AIH)
血清 IgG	通常来说处于正常水平	升高
肝组织学		
浆细胞	不存在或罕见	常见
小叶炎症	存在	存在
门管区炎症	存在	存在
融合性坏死	罕见	存在
肉芽肿	常出现于使用抗 CTLA-4 的患者中	不存在
胆管炎	存在(胆管炎型)	少见(PBC 或 PSC 重叠)
慢性肝炎/肝硬化	不存在	常见
CD4+/CD20+	罕见	存在
CD8+	存在	罕见
治疗		
糖皮质激素	并非总是需要	需要
长期治疗	否	是
糖皮质激素撤药	是 再发风险:罕见	部分患者中可停药 再发风险:高

非硬化性门静脉高压。通常由于服药和出现临床症状的间隔较长和起病隐匿，使得 NRH 的临床诊断较为困难。但抗肿瘤药物潜伏期短，已有多种抗肿瘤药物被报道与 NRH 相关（如奥沙利铂）。高度怀疑 NRH 的情况下，经颈静脉肝穿测门静脉压力梯度和肝穿刺组织活检可帮助确诊。目前药物性 NRH 除了停药和降低门静脉高压外无其他有效治疗手段。因此，尽早发现门静脉高压的症状和体征尤为重要，在排除压迫门静脉的肝脏转移性肿瘤后可考虑 NRH 诊断。值得一提的是，肝活检虽然是目前诊断 NRH 的金标准，但也经常会受到组织学特点不明显或取材位置不合适的限制。国外有学者创新性地提出，通过瞬时弹性成像进行肝硬度检测或能为鉴别不同类型非硬化性门静脉高压和肝硬化提供更准确的信息[33]。

最近，有研究发现诱导抗肿瘤免疫治疗的临床患者和小鼠产生 T 辅助 1 型细胞（TH1）相关免疫应答时，肝脏内常驻库普弗细胞分泌高水平 IL-12 和 IFN-γ 共同作用刺激中性粒细胞在肝脏中的募集并诱发炎性肝细胞坏死，在介导肝脏免疫毒性中发挥主要作用[34]。提示中性粒细胞在抗 CD40 疗法中会造成严重的肝脏免疫毒性，通过靶向清除中性粒细胞及其分泌的 TNF-α 将有助于临床上发挥低免疫毒性的抗肿瘤治疗作用。同样的，在 PD-1 治疗和 CTLA-4 治疗后也存在类似炎症通路的激活，TH1 型促炎细胞因子的激活和中性粒细胞的积累与 irAE 相关。

随着新型抗癌药（包括新细胞毒性药物、靶向药物和肿瘤免疫药物）不断投入临床使用，给肿瘤患者带来了新的希望。然而，肝脏是药物体内代谢的主要场所，这些抗肿瘤药物都有可能对肝脏造成不同程度的损伤。总体来看，化疗诱导的 DILI 包括对肝细胞的直接毒性作用、特异质性反应和特殊类型肝损伤，如肝窦阻塞综合征/肝小静脉闭塞症和 NRH。ICI 作为目前最具前景的抗癌药，在展现显著抗癌疗效的同时也不可避免地诱发 irAE。免疫介导性肝炎是最常见的 ICI 相关性肝损伤，但也可能罕见地诱发 NRH。无论其诱导肝损伤的机制如何，ICI 相关的不良事件都具有高度特异性，需要进行个体化治疗。当下的重要任务是寻找到免疫介导肝毒性的预测指标，降低药物性肝损伤的发生风险，以及找到对高剂量激素不敏感时的有效治疗方案。预测、识别和管理 irAE，使患者在肝损伤最轻微的前提下从 ICI 治疗中获益。

（王绮夏　马　雄）

第 4 节　与其他病因所致肝损伤的鉴别

一、药物或中毒性肝损伤的诊断流程

DILI 可分为肝细胞损伤型、胆汁淤积型和混合型。肝细胞损伤型以血清 ALT 首先升高为特征，胆汁淤积型以 ALP 首先升高为特征，混合型则包括 ALT 和 ALP 均升高为特征。DILI 缺乏特异性的临床表现和生物学标志物，一些患者可出现食欲不振、呕吐、疲乏、右上腹不适、黄疸、瘙痒等症状。

目前，DILI 的诊断仍属排他性诊断。首先要确认患者存在肝损伤，其次排除其他病因引起的肝病，再通过因果关系评估来确定肝损伤与可疑药物的关联程度。DILI 诊断的主要思路如图 31-2 所示。具体来说，首先要追溯患者近期是否有可疑药物应用史并询问服药后是否有发热、瘙痒等过敏症状，以及恶心、呕吐、乏力、右上腹痛、黄疸等临床表现；其次要进行必要的检查，如肝脏病原学检查（病毒血清学指标）、血生化检测（ALT、ALP）、影像学检查等；排除其他肝病后，再通过 RUCAM 评估因果关系来确定肝损伤与可疑药物的相关程度。若不止一个药物引起药物性肝损伤，应当分别判断；若多种药物联用难以分开（如抗结核药），可作整体判断。当不止一种药物被判断为"可能"或更高时，应由专家根据引起 DILI 的可能性对这些药物进行排序。

二、DILI 的诊断要点

RUCAM 量表综合考量了多种与 DILI 相关的因素：用药史；合并应用的其他药物；病程及生化变化；危险因素；非药物因素和非肝脏因素；药物的肝毒性；药物再激发反应。根据评分结果，RUCAM 将药物与肝损伤的因果关系分为 5 级，即极可能（>8 分）、很可能（6~8 分）、可能（3~5 分）、不太可能（1~2 分）、可排除（0 分）。

许多患者出现药物的自限性肝损伤，并且药物对于控制原发病较为有效，因而没有必要停药。为了避免不必要的停药，国际严重不良事件联盟（iSAEC）于 2011 年推荐了 DILI 的生化标准，即 ALT ≥ 5×ULN、ALP ≥ 2×ULN、ALT ≥ 3×ULN 和 TBil ≥ 2×ULN。

如果经过临床和实验室检查后诊断和损伤程度不明确，或是停用可疑药物后肝脏生化指标未下降至峰值 50% 以下，甚至出现肝脏生化指标持续上升的迹象，应考虑进行肝活检。

肝功能异常（恶心、呕吐、乏力、黄疸等症状）和（或）门静脉高压表现（腹水、静脉曲张、脾大），生化学异常（ALT、ALP、TBIL 升高）

↓

病史采集：性别，年龄，用药史（种类、剂量、疗程、肝毒性信息），既往病史（饮酒史、其他肝病史），实验室检查（超声、CT、MRI）

↓

鉴别诊断
　　病毒性肝病：HAV、HBV、HCV、HEV、EBV 感染
　　酒精性肝病：酒精摄入量、AST/ALT、GGT
　　自身免疫性肝病：ANA、SMA、AMA、IgG4
　　非酒精性脂肪型肝病：BMI、腹部 B 超、弹性超声
　　胆汁淤积性肝病：超声、CT、MRI、MRCP、ERCP
　　遗传代谢性疾病：血浆铁蛋白、铜蓝蛋白、α_1-抗胰蛋白酶
　　感染性疾病：毒血症、菌血症、肝脏局部感染
　　血流动力学异常：低血压、休克、心力衰竭
　　血管闭塞性疾病：非药物因素引起的脉管闭塞、血栓或静脉炎肿瘤压迫或侵袭

↓

RUCAM 评分，必要时肝活检

图 31-2　DILI 的诊断流程图

急性 DILI 的严重程度可分为以下 6 个等级[35]。①0 级（无肝损伤）：患者耐受药物治疗，无肝毒性反应。②1 级（轻度肝损伤）：血清 ALT 和（或）ALP 水平升高，TBil<2.5×ULN，INR<1.5。大多数患者对肝损伤表现出适应性。患者可能出现或不出现疲劳、虚弱、恶心、厌食、右上腹痛、黄疸、瘙痒、皮疹或体重减轻等症状。③2 级（中度肝损伤）：血清 ALT 和（或）ALP 升高；TBil≥2.5×ULN 或 INR≥1.5。上述症状可能会加重。④3 级（严重肝损伤）：血清 ALT 和（或）ALP 升高，TBil≥5×ULN，伴或不伴 INR≥1.5。症状进一步加重，表明需要住院或延迟住院，但没有肝性脑病的证据。⑤4 级（急性肝衰竭）：INR≥1.5 或 PTA<40%、肝性脑病体征和 TBil≥10×ULN 显示凝血异常证据，或 DILI 发作后 26 周内每日升高≥1.0 mg/dL。患者可能有腹水和其他器官的 DILI 相关功能障碍。⑥5 级（致死）：因 DILI 死亡，或需要接受肝移植手术。

三、DILI 的鉴别诊断

DILI 的诊断需要排除非药物因素和非肝脏因素（表 31-4 和表 31-5）。

DILI 常表现为肝细胞炎症、凋亡、坏死、脂肪变性等，组织学表现为汇管区炎症、小叶结构紊乱、肝细胞脱失，重度病例可见胆汁淤积、大片肝实质内肝细胞丢失，毛细胆管增生和炎症细胞浸润。需与 DILI 鉴别的肝脏疾病包括急慢性病毒性肝炎、AIH、EB 病毒相关性肝炎、结节病、脂肪性肝病等。

对于不明原因的急性肝损伤患者,应当仔细询问病史并结合血清学指标以排除酗酒、病毒性肝炎的可能（表 31-4）。对于 HBV 或 HCV 标志物阳性合并肝功能异常的患者,如果有使用化疗药物或免疫抑制剂的病史,应当鉴别是 HBV 或 HCV 再激活,还是化疗药物或免疫抑制剂导致的肝损伤,或是两者兼而有之[36]。此外,戊型肝炎病毒的检测也是必要的。有研究发现,符合 DILI 标准的病例中,超过 12% 的患者合并有戊型肝炎[37]。然而在黄疸期,戊型肝炎 IgM 抗体的假阳性率较高,因此在可疑急性戊型肝炎患者中优先检测戊型肝炎病毒 RNA。腹部超声检查有助于排除机械性胆道梗阻。

有时,患者的症状对于药物性肝损伤的诊断也很重要。腹痛是药物引起胆汁淤积性肝炎的症状,但通常情况下腹部不适和无痛性黄疸可能是更为普遍的 DILI 表现。如果腹痛占主导地位,则不太可能是药物引起的[38]。在这种情况下,即使怀疑有药物存在,尽管腹部超声检查正常,但仍需要运用磁共振胰胆管造影术或逆行胰胆管造影术进行胆管造影,因为在某些情况下胆道结石会导致腹痛症状[38]。

DILI 与 AIH 的鉴别诊断较为困难。少数 DILI 患者临床表现与 AIH 相似,也可能合并自身抗体阳性。因此,需要考虑 3 种可能性：①在 AIH 基础上出现 DILI；②药物诱导的 AIH（DIAIH）；③AIH 样 DILI（AL-DILI）。在这三种类型中,AL-DILI 较为多见,肝损伤患者出现抗核抗体（ANA）、抗平滑肌抗体阳性（ASMA）,血清免疫球蛋白升高,也可伴有抗线粒

表 31-4 不同病因引起的肝损伤的鉴别诊断依据	
病 因	鉴别诊断依据
乙醇	酗酒史
	血清 AST/ALT>2：1,GGT>ULN
AILD	
AIH	1 型：抗平滑肌抗体（ASMA）、抗核抗体（ANA）
	2 型：抗肝肾微粒体抗体（抗 LKM）
原发性胆汁性胆管炎	抗线粒体抗体阳性,肝脏组织病理学
原发性硬化性胆管炎	抗中性粒细胞浆抗体（ANCA）,肝脏组织病理学
胆道梗阻或扩张	腹部绞痛
	腹部超声,内镜逆行胰胆管造影术（ERCP）,磁共振胰胆管造影术（MRCP）
非酒精性脂肪性肝病	肥胖,BMI
	肝实质回声增强
血流动力学紊乱性疾病	
布-加综合征	超声
心力衰竭	心电图
缺血缺氧	低血压、休克、外科手术史或心力衰竭或先天性血管疾病
	血清氨基转移酶>1 000 U/L,血清乳酸脱氢酶（LDH）升高
门静脉栓塞	超声
肝小静脉闭塞病	肝活检
代谢性/遗传性疾病	
α_1-抗胰蛋白酶缺乏症	常合并肺部疾病
	血清蛋白电泳缺乏 α_1-球蛋白条带,血清 α_1-抗胰蛋白酶下降
血色病	多见于中年男性和老年女性,无黄疸型肝损伤
	HFE 基因检测,转铁蛋白饱和度升高,血清铁蛋白水平升高
肝豆状核变性	年龄较轻（小于 40 岁）
	Kayser-Fleischer 环
	血清铜、尿铜升高,血浆铜蓝蛋白下降
细菌性肝炎	持续性发热、腹泻
	中性粒细胞分类和计数,血细菌培养
病毒性肝炎	
甲型病毒性肝炎	抗 HAV-IgM
乙型病毒性肝炎	HBV HBsAg、抗 HBc-IgM、HBV DNA
丙型病毒性肝炎	抗 HCV,HCV RNA
戊型病毒性肝炎	抗 HEV-IgM、抗 HEV-IgG；HEV RNA
其他病毒感染	
EB 病毒	抗 EBV-IgM、抗 EBV-IgG；EBV DNA
巨细胞病毒	抗 CMV-IgM、抗 CMV-IgG；CMV DNA
单纯疱疹病毒	抗 HSV-IgM、抗 HSV-IgG；HSV DNA

表 31-5 引起生化指标异常的部分非肝脏疾病		
肝功能指标	变化趋势	非肝性因素
清蛋白	下降	充血性心力衰竭、营养不良、肾病综合征
ALP	升高	恶性肿瘤,妊娠
AST	升高	心肌梗死
胆红素	升高	
直接胆红素	升高	Dubin-Johnson 综合征
		先天性非溶血性黄疸
间接胆红素	升高	Crigler-Najjar 综合征
		Gilbert 综合征
		溶血,无效红细胞生成
凝血酶原时间	延长	Ⅶ因子缺乏、维生素 K 缺乏
		大剂量静脉使用乙酰半胱氨酸

细胞中胆汁淤积。对于用药史明确,自身免疫指标异常但不能确诊的患者,在停用可疑药物后,可使用糖皮质激素治疗,病情缓解后逐渐减量直至停药,随访过程中如果没有出现复发表现,则支持 DILI 的诊断;如果患者未再服用可疑药物而病情复发,则可诊断为 AIH。

少数药物可引起类似感染性单核细胞增多症的表现,患者出现皮疹、发热,血中嗜酸性粒细胞和单核细胞增多,组织学表现为肝窦内淋巴细胞增多和肉芽肿形成。EB 病毒和巨细胞病毒也可导致单核细胞增多,因此当病理学上出现单核细胞增多以及炎细胞浸润时,需通过病毒学检测加以鉴别。

组织学上,DILI 也可表现为微肉芽肿形式的肉芽肿性肝炎,有时也可见上皮细胞样肉芽肿,伴随胆管损伤,类似 PBC。通常,DILI 的肉芽肿不像结节病那样明显,而坏死也没有感染性肉芽肿明显,根据临床病史和肉芽肿形态,DILI 需与细菌、立克次体、分枝杆菌及真菌感染鉴别。

胆汁淤积主要表现为肝细胞胞质内、毛细胆管内或新生小胆管内胆汁蓄积。组织学上,如果出现胆盐淤积或铜沉积,可考虑慢性胆汁淤积型 DILI 损伤,但需与手术后黄疸、胆管梗阻、败血症或内毒素血症鉴别。若出现小胆管胆汁淤积和胆管周围水肿,需考虑急性大胆管梗阻的可能。患者如果出现腹泻、发热等症状,需进行细菌培养检测,重症患者需排除细菌或真菌脓毒血症。

脂肪变性相关的带状坏死也是 DILI 的经典病理表现。除了直接诱导肝细胞损伤外,药物也可继发性引起脂肪变性,导致糖耐受和体重增加,类似于非酒精性脂肪性肝病（NAFLD）和非酒精性脂肪性肝炎（NASH）的机制。脂肪性肝病中微泡性脂肪变性、大泡性脂肪变性、脂肪性肝炎三种类型与 DILI 相关。

体抗体（AMA）阳性。AL-DILI 患者一般对糖皮质激素应答良好且停药后不易复发。肝组织病理学检查是鉴别 AL-DILI 和 AIH 的重要手段。AIH 患者组织学特征为炎细胞（浆细胞）浸润、肝细胞吞噬淋巴细胞及肝细胞的"玫瑰花结"样改变等;而 AL-DILI 患者组织学检查可见汇管区中性粒细胞和嗜酸粒细胞浸润,肝

DILI 的微泡性脂肪变性需与 NAFLD 和 NASH 进行鉴别。形态学上,毒物或药物引起的微泡性脂肪变性中,肝细胞呈泡沫样改变,含大量微泡。只有少数药物与这种脂肪变性相关,如阿司匹林、核苷类似物、四环素等。药物性脂肪性肝炎可有肝细胞气球样变、马洛里小体、窦周纤维化等病理表现,与 NASH 类似。在个别病例中,对 DILI 的脂肪变性与 NAFLD 或 NASH 进行鉴别较为困难,如甲氨蝶呤与脂肪性肝病相关。酒精摄入、肥胖和糖尿病是甲氨蝶呤诱导的 DILI 的危险因素,但这些因素本身也会导致脂肪性肝病。

此外,对于年轻患者,肝豆状核变性需通过检测血浆铜蓝蛋白及尿铜排出量予以排除。慢性肝损伤患者需考虑血色病的可能,通过检测血清铁、铁蛋白、转铁蛋白饱和度加以鉴别,必要时通过肝活检判断肝纤维化程度。如果患者合并胆汁淤积型和混合型肝损伤,除了常规的腹部超声检查外,仍需进行磁共振胆道造影术(MRCP)或内镜逆行胰胆管造影术(ERCP)来排除胆道梗阻的可能。

(郭悦承　陆伦根)

第 5 节　不同部位肝血管性损伤之间的鉴别

肝脏具有双重血供,肝脏血流的 2/3 来自门静脉(富含营养和相对高的氧),1/3 来自肝动脉。当门静脉血流增加时,肝动脉血流相应减少,反之亦然(肝动脉的缓冲反应)。肝脏的这种双重代偿性的血液供应为其提供了免于缺血的保护作用。肝脏作为代谢活跃的器官,仍可因缺血、静脉回流不充分及特殊的血管病变而遭受损伤。药物及各种毒物有可能引起各种肝血管性损伤,主要包括:① 肝静脉回流系统损伤(肝静脉或小静脉阻塞);② 肝窦损伤(肝窦堵塞综合征、紫癜性肝炎及肝窦周围纤维化);③ 门静脉及其分支损伤(血栓);④ 肝动脉分支损伤(栓塞、脉管炎);⑤ 其他罕见情况(肝血管肉瘤等)。根据损伤血管部位及类型的不同,可有不同的临床表现,由于肝静脉、肝窦及门静脉系统损伤均会有不同程度的门静脉高压,因此可将肝血管性损伤分为门静脉高压型和肝动脉型。

一、门静脉高压型肝损伤

门静脉高压是肝脏静脉系统阻塞性疾病的主要并发症,是由各种病理条件引起的前向阻力增加和(或)门静脉血流量增加导致,可分为肝前型、肝内型、肝后型(表31-6)。在临床诊疗过程中,一般通过详细询问病史、门静脉高压相关临床表现及辅助检查来鉴别诊断。按照先无创再有创的顺序进行,即先通过超声、CT、MRI 等影像学检查初步筛查,必要时做病理活检及肝静脉压力梯度测定(HVPG)等辅助鉴别诊断。其中,HVPG 为检测窦性门静脉高压(如病毒和酒精等相关性肝病)的有效手段,正常值 <5 mmHg,HVPG>10 mmHg 是大多数门静脉高压患者出现临床表现的临界值,当 HVPG>12 mmHg 时,可发生食管胃曲张静脉破裂出血等严重并发症。HVPG 的测定过程一般是将球囊导管送入肝中静脉,分三点用球囊封堵肝静脉后测量肝静脉楔压(WHVP)取平均值,球囊关闭状态测量肝静脉游离压(FHVP),并同时可测下腔静脉压(IVCP)及右心房压(RAP),HVPG = WHVP-FHVP。

1. 肝前型门静脉高压　主要病因是高凝状态引起的门静脉血栓形成、血管壁病变(如门静脉炎、脐静脉炎)、邻近脏器病变(如胰腺炎、肿瘤)或先天性门静脉闭锁,使得肠系膜上静脉及脾静脉血流受阻。超声多普勒检查显示为门静脉狭窄或闭塞、门静脉血流速度减慢,增强 CT/MRI 下可发现充盈缺损影、门静脉闭塞及异常的门-体分流道,由于压力产生于肝前,因此 HVPG 结果一般在正常范围内,肝脏病理可无特殊表现。另有脾静脉阻塞导致的区域性门静脉高压亦隶属于肝前性门静脉高压,一般有胰腺疾病的病史,脾静脉在超声及增强 CT 上均显示不清,主要临床表现为胃静脉曲张(IGV Ⅱ型)。

2. 肝后型门静脉高压　由下腔静脉肝后段闭塞或心源性因素导致,下腔静脉型布-加综合征(BCS)是肝后性门静脉高压最常见的原因。病因包括先天性血管畸形、易栓症(蛋白 C 或蛋白 S 缺乏、抗磷脂抗体综合征、抗凝血酶Ⅲ缺乏、V 因子 Leiden 突变、妊娠、口服避孕药的使用)、血液病(红细胞增多症、阵发性夜间睡眠性血红蛋白病等骨髓增生性疾

表 31-6　不同类型门静脉高压的 HVPG 下表现

	肝外型	肝内型			肝后型
		窦前型	窦型	窦后型	
FHVP	-	-	-	↑	↑
WHVP	-	-/↑	↑	↑	↑
RAP	-	-	-	-	-
HVPG	-	-/↑	↑	↑	-

病)、感染及肿瘤等,超声及增强 CT 可见下腔静脉不显影,另可见奇静脉开放、肝静脉扩张等间接征象,肝穿病理可见肝小叶中央静脉、肝窦和淋巴管扩张、肝窦淤血、肝弥漫性出血,晚期肝小叶中央区坏死的肝细胞被纤维组织替代,形成肝硬化。BCS 由于解剖结构的异常往往无法行 HVPG 检测,经股静脉下腔静脉造影测压确诊,是诊断 BCS 的最有价值的方法。在药物或毒物损伤心脏致心力衰竭时也可出现肝后性门静脉高压,心源性门静脉高压是临床上常被忽视的一类门静脉高压,由缩窄性心包炎、限制性心肌病等引起,超声、增强 CT 及病理均表现为肝淤血征象,HVPG 在检查过程中可测得 RAP、IVCP、FHVP、WHVP 同时升高且幅度基本一致,但 HVPG 在正常范围内。

3.**肝内型门静脉高压**　按病理形态的不同可进一步分为窦前型、窦型和窦后型。

(1)窦前型损伤的常见病因是血吸虫病、先天性肝纤维化、早期原发性胆汁淤积性肝炎、砷中毒、硫唑嘌呤肝毒性等,通过脾大、静脉曲张及腹水可初步诊断门静脉高压。由于病变产生于窦前,压力传导到血窦已经过明显的衰减,HVPG 一般仅表现为轻度升高或正常,若行经皮或经超声胃镜穿刺门静脉测得直接门静脉压一般远大于 HVPG,病理损伤一般集中于汇管区,表现为汇管区纤维化、门静脉管壁增厚,管腔狭窄或消失,而另一部分汇管区门静脉呈瘤样扩张,并向肝实质内疝入等非肝硬化门静脉高压病理表现。

(2)窦型门静脉高压常见于肝硬化患者,除此之外,维生素 A 中毒、甲氨蝶呤中毒、化疗药物或吡咯里西啶生物碱导致的肝窦阻塞综合征(又名肝小静脉闭塞症)等也均为此类型。药物或毒物导致的急性肝损伤可表现为肝大、腹水,但无明显脾大和食管静脉曲张,由于局灶肝窦阻塞程度的不同,在增强 CT 下肝脏呈现“花斑样/地图样”改变,超声多普勒可发现门静脉血流速度减慢,HVPG 明显升高,病理表现为肝窦扩张、淤血、肝细胞凝固性坏死等。HVPG 表现为典型的以 WHVP 升高为主的门静脉高压。

(3)窦后型门静脉高压常见于肝静脉血栓形成或栓塞、肝静脉型 BCS 等,在增强 CT 及超声下也表现为淤血肝,即肝大、造影剂分布不均而呈现的“花斑样/地图样”改变等,病理表现为肝小叶中央静脉扩张、周围有肝细胞坏死、血细胞从肝窦漏入窦周间隙;由于肝静脉闭塞,HVPG 检查中 WHVP 及 FHVP 的测量较困难,一般表现为 WHVP、FHVP 同时升高,RAP、HVPG 在正常范围内。

二、肝动脉型损伤

肝动脉型损伤病因包括血栓形成(如由于高凝状态、严重的动脉硬化、动脉炎引起)、栓塞(如由于心内膜炎、肿瘤、治疗性栓塞、化学性栓塞引起)、医源性因素(如手术结扎)、血管炎(通过非血栓性机制)、动脉结构异常(如肝动脉瘤)、妊娠子痫、可卡因的使用和镰状细胞危象,其结果通常是肝脏梗死,一般不表现为门静脉高压。对于肝移植患者或本身存在门静脉血栓的患者,肝动脉血栓形成常可引起缺血性肝炎。由于肝脏的双重血供,肝脏对缺血性肝炎和肝脏梗死有一定的耐受性。一般情况下,肝动脉闭塞没有症状,甚至在造成肝脏梗死时也可以没有症状,严重者或会引起右上腹不适、发热、恶心、呕吐和黄疸。超声多普勒检查显示为肝动脉无血流信号,在 CT 和 MR 平扫中可表现为因缺血导致的全肝弥漫或楔形的低密度,增强或血管造影可确诊,表现为充盈缺损或动脉截断。

总之,不同部位肝血管性损伤之间的鉴别有赖于丰富的临床经验、影像读片能力及有创检查手段。其中,HVPG 作为简便易行且创伤较小的操作,可通过其不同类型门静脉高压的不同 HVPG 表现判断其血管损伤的部位;在经皮肝穿风险较大时,可同时行更为安全的经颈静脉肝穿活检病理来进一步协助诊断,是我们临床工作中切实有效且值得推荐的检查手段。

(张　明　诸葛宇征)

第 6 节　遗传代谢性肝病和药物性肝损伤的鉴别

遗传代谢性肝病(MLD)是由于编码机体代谢必需的酶、受体、载体等的基因发生突变所致的一类疾病,肝脏是这类疾病累及最早、损伤最重的脏器之一,常伴有其他脏器的损伤。该病病因复杂,种类多种多样。随着医学的进步,遗传代谢性肝病诊断率显著增加,但由于该类疾病临床复杂多样,临床表现缺乏特异性,需要和包括 DILI 在内多种肝脏疾病鉴别。

一、遗传代谢性肝病的分类

1.**根据肝脏损伤类型分类**　分为高胆红素血症为主型、肝细胞损伤为主型、胆汁淤积为主型、门静脉高压为主型。

2.**根据物质代谢分类**　分为遗传性胆红素代谢

障碍、氨基酸代谢障碍、糖类代谢障碍、脂肪酸代谢障碍、尿素循环障碍、胆汁酸转运及合成障碍、溶酶体贮积症、线粒体肝病、过氧化物酶失调等。

3. 根据病理生理学特征分类 可分为以下三大类。① 中间代谢途径的缺陷导致毒性代谢产物(在前面步骤中形成)的积累,从而导致肝损伤,如半乳糖血症、酪氨酸血症、尿素循环障碍、胆汁酸合成障碍等。这些疾病大多是可以治疗的,需要通过特殊饮食、药物或维生素紧急清除毒素。② 能量缺乏状态(线粒体或细胞质):线粒体能量缺陷包括先天性乳酸血症、呼吸链紊乱和脂肪酸氧化缺陷。细胞质能量缺陷包括糖酵解、糖原代谢、糖异生和戊糖磷酸途径障碍。能量不足状态的代谢缺陷一般早期出现,甚至可能在产前发作。③ 细胞器受累:溶酶体贮积病、过氧化物酶体贮积病和糖基化缺陷属于该组。

二、遗传代谢性肝病和 DILI 发病机制关联

(一)药物的代谢过程

药物在体内的代谢可分为生物活化、解毒和排泄3 个过程,已有多项研究表明,与这些过程相关的基因突变或基因多态性可能影响药物的代谢过程,与 DILI 发病相关。

1. 药物的生物活化过程 本步骤通过肝细胞色素 P450 酶类作用增加药物水溶性,形成活性代谢产物。在组织器官发育过程中 CYP 酶的数量和质量发生变化,新生儿阶段以 CYP3A7 为主,而成年阶段药物代谢以 CYP3A4 为主。其他 CYP 酶类也存在随年龄变化,可能导致不同年龄阶段对药物敏感性不同。已有多项研究表明细胞色素基因多态性可影响药物代谢,药物母体或活性代谢产物的增加都可能和 DILI 相关。如单核苷酸多态性 rs7254579(C)可增加 CYP2B6 活性,使噻氯匹定活性代谢产物增加,易于致 DILI[44];而 CYP2B6(*6/*6)等位基因可增加含依非韦伦抗艾滋病治疗 DILI 发病,机制可能和 CYP2B6 活性降低致依非韦伦母体积聚有关[45]。

2. 药物的修饰过程 药物经 CYP 酶代谢后可能会产生有毒的活性中间产物,这些产物需要进一步修饰以利于从肝脏或肾脏排泄,常见的修饰过程包括葡萄糖苷酸化、硫酸化、乙酰化、甲基化、谷胱甘肽结合等。已有报道这些辅助因子可随年龄变化而影响药物的代谢过程。基因突变也可影响解毒过程,如 UGT1A1 基因突变可引起葡萄糖醛酸转移酶活性降低,临床表现 Gilbert 综合征,尽管预后良好,但由于 UGT1A1 也是伊立替康代谢过程的关键酶,因而其基因的表达及酶活性与伊立替康的不良反应密切相关。

3. 药物的排泄过程 药物或其代谢产物由肾小管细胞或肝细胞排出。和药物排泄过程相关的基因研究比较多的是 ABC(ATP binding cassette)转运蛋白基因。ABC 转运蛋白类基因突变可影响相应转运蛋白的功能,导致肝细胞对药物清除效率改变和药物暴露水平改变,如 ABCB1 多态性基因 rs1045642 可上调多药耐药蛋白 1(MDR1)转运蛋白,对奈韦拉平 DILI 有保护作用;ABCB1 多态性基因 rs2032582 下调 MDR1 转运蛋白,是阿托伐他汀 DILI 的危险因素。部分药物也可影响转运蛋白产生影响,如 ABCB11 基因编码的胆盐输出泵(BSEP),ABCB11 基因突变引起 BSEP 功能障碍,可导致进行性家族性肝内胆汁淤积症或良性复发性肝内胆汁淤积症,部分药物如曲格列酮、伊马替尼等可抑制 BSEP,从而增加 DILI 风险。

(二)药物可诱发遗传代谢性肝病发病

药物或其代谢产物可引起线粒体损伤和线粒体功能障碍、氧化应激,从而诱发或加重原有的代谢异常。病情较轻不易被发现的遗传代谢性疾病也可能因 DILI 而被发现,需做进一步鉴别诊断。

三、遗传代谢性肝病的临床表现

遗传代谢性肝病种类繁多,临床表现无特异性,许多种疾病临床表现重叠,通常无导致唯一诊断的临床或病理学特征,因此仔细询问患者病史和临床表现、认真详细的体格检查尤为重要,从中可发现提示临床诊断的可靠线索。出现下列临床表现时需警惕遗传代谢性肝病可能[46]。

(一)不明原因的肝功能异常

表现为氨基转移酶升高或胆红素升高,伴或不伴有常见肝病所出现的消化道及全身症状如食欲不振、反酸、恶心、乏力等,用病毒性肝炎、酒精性肝炎、DILI 等常见病因无法解释。肝脏损伤类型对诊断也有一定帮助,如单纯黄疸存在时需考虑先天性胆红素代谢异常(如 Crigler-Najjar 综合征、Gilbert 综合征、Dubin-Johnson 综合征、Roter 综合征等);间歇性出现黄疸,伴有皮肤瘙痒,肝损伤以胆汁淤积型为主,需警惕有无进行性家族性肝内胆汁淤积症等。

(二)反复出现无法解释的低血糖、贫血等

低血糖患者可反复出现心慌、冒汗等症状,严重时可出现脑病、嗜睡、持续呕吐和癫痫发作等。反复发生的低血糖症可见于多种遗传代谢性疾病,如糖原累积症、长链 3-羟酰基辅酶 A 脱氢酶缺乏症等,这类

患儿可能会对某些食物有特殊的偏好、有进食的特殊规律(如夜间加餐)等。但低血糖症无特异性,婴儿期出现的许多不同的肝病以低血糖为主要临床特征,可能只是不同疾病引起的中间代谢紊乱的一个特征,因此对于低血糖症要做其他鉴别诊断,而不能仅仅考虑为糖原代谢紊乱所致的肝病。

(三)肝大和(或)脾大

肝脾大是遗传代谢性疾病一个重要指标,多见于贮积性疾病。如糖原累积症(GSD)患儿可存在肝大,3 型 GSD 时肝大可能是唯一显著表现;骨髓受累导致的脾大主要是溶酶体贮积症,包括戈谢(Gaucher)病、尼曼匹克(Niemann-Pick)病。

(四)胆汁淤积型肝损伤

临床表现为皮肤瘙痒,生化表现胆汁酸和碱性磷酸酶增高、谷氨酰转肽酶(GGT)水平可变。大多数代谢性肝病不伴胆汁淤积。小叶内胆汁淤积和胆盐淤滞通常见于如下 3 种类别的代谢性肝病:① 引起大面积肝细胞坏死或巨核肝细胞改变的代谢性肝病,大量肝细胞缺失可破坏毛细胆管网,从而引起伴非梗阻性胆汁淤积的肝衰竭。如酪氨酸血症、α_1 抗胰蛋白酶缺乏、围产期铁沉积症、半乳糖血症、线粒体病等。② 胆汁酸合成或转运障碍的代谢性肝病,临床表现为不伴 GGT 增高的胆汁淤积,如胆汁酸合成障碍、PFIC 1 型和 PFIC 2 型。③ 引起进行性胆管损伤的代谢性肝病,临床表现为伴 GGT 增高的胆汁淤积,如Alagille 综合征、Zellweger 综合征、囊性纤维化、PFIC3型。小叶间胆管缺失在 Alagille 综合征较常见,而在α_1 抗胰蛋白酶缺乏不常见。其他代谢性、遗传性或获得性疾病中也偶有胆管缺失的病例报道,如 PFIC2型、胆汁酸合成障碍、遗传性全垂体机能减退、Zellweger 综合征、Down 综合征等。胆管缺失的可能原因包括胆管损伤或胆管发育的延迟。目前对代谢性疾病相关的胆管缺失研究不够透彻。

(五)神经系统表现和(或)反复呕吐

神经系统表现诊断上较困难,尤其在婴幼儿期,可表现为脑病、癫痫发作、嗜睡、持续的呕吐。这些表现通常可以由感染、发热、禁食、创伤、高蛋白质负荷、药物等诱发,这些应激源和患者相关的饮食偏好可以提供重要的历史线索。在饮食中添加果糖(如果汁、蜂蜜或糖浆等)后,任何有呕吐和腹泻病史的婴儿/儿童应怀疑有遗传性果糖不耐受。2~3 岁儿童存在贫血、性早熟、行为改变或学习成绩不佳,直系亲属中存在神经精神疾病家族史,应警惕肝豆状核变性的可能性。

(六)肝硬化伴或不伴门静脉高压

遗传代谢性肝病并不是仅见于儿童,当未确诊,或一些迟发或发病隐匿的疾病可延续至成年阶段,在成年时首发或首次被发现,发现时可能会发展为伴或不伴门静脉高压的晚期肝病、肝硬化。肝硬化伴随的其他症状可能对疾病存在提示作用,如婴儿期出现肝硬化的可能为半乳糖血症、酪氨酸血症 1 型、遗传性果糖不耐受,伴随症状有低血糖、癫痫、发育不全等。有肝功能异常、早期肝硬化,伴有眼科、神经、肾脏和其他系统性病变,最近行为/学校表现/笔迹的变化、胆石症、性早熟、家族神经精神障碍家族史高度提示为肝豆状核变性。

(七)儿童急性肝功能衰竭

儿童急性肝衰竭(PALF)定义为年龄小于 18 周岁,无肝脏基础疾病,8 周内疾病进展迅速,出现肝功能严重异常,无肝性脑病时,PT>20 s 或 INR>2.0,且注射维生素 K_1 无法纠正;或合并肝性脑病的存在,凝血障碍(PT>15 s 或 INR>1.5)。遗传代谢性肝病是导致 PALF 的重要原因,占所有病例的 10%~60%[47,48]。综合近几年关于遗传代谢性肝病研究考虑,该病需行肝脏移植约占儿科肝移植的 13.5%,是胆道闭锁后肝移植的第二常见指征。多种遗传代谢性肝病可导致ALF,如肝豆状核变性、半乳糖血症、酪氨酸血症、遗传性果糖不耐受等,起病前的诱因可有感染、发热、禁食、创伤、高蛋白质负荷、药物等,应根据患者的临床表现、体征,早期诊断,早期治疗,避免肝衰竭的发生。

四、遗传代谢性肝病和药物性肝损伤主要鉴别方法

(一)家族史

遗传代谢性肝病大多数为常染色体隐性遗传性疾病,少数为常染色体显性遗传、X 连锁伴性遗传或线粒体遗传等,因此询问患者家族史至关重要,包括家中是否有类似这种疾病的患者,父母及祖父母等是否为近亲结婚,母亲及女性亲属中有无妊娠期胆汁淤积、流产、早产、HELLP 综合征等。但遗传性疾病的发病也与后天环境有着密切的关联,与遗传因素共同作用;部分隐性遗传疾病不一定有家族史,因此无家族史也不能完全排除遗传代谢性肝病存在的可能性。

DILI 为个体发病,通常无家族史,但可能出现有共同遗传背景的家庭成员有相同的药物易感可能。

(二)发病年龄

遗传代谢性肝病儿童多见,但并非仅见于儿童;儿童期首发的疾病可延续至成年,一些迟发或发病隐

匿的疾病可在成年阶段首发或首次被发现。肝豆状核变性、血色病、进行性家族性胆汁淤积、尿素循环障碍、胆汁酸合成障碍、糖原累积症、溶酶体贮积症等，都可在成年阶段发病，成年期不明原因肝损伤或肝硬化均应想到遗传代谢性肝病的可能。尽管遗传代谢性疾病慢性发病多见，但也可急性发病，调控代谢核心环节的基因在应激状态下表达进一步下调，有遗传缺陷的个体在感染、药物、创伤等诱因下可急性发作，无慢性反复发作的病史也不能排除遗传代谢性疾病。

DILI 可发生于任何年龄，通常无慢性肝病和门静脉高压的表现。

（三）症状和体征

怀疑遗传代谢性疾病时，详细的病史采集和体格检查可发现诊断线索。如生长发育迟缓可见于碳水化合物、蛋白质、脂肪等多种代谢异常；肝大和（或）脾大可见于贮积性疾病；疲倦无力可见于尿素循环障碍和线粒体酶病；骨质疏松、骨折、瘙痒等症状可见于胆汁淤积性肝病、酪氨酸血症；反复发作的脑病等神经系统异常可见于尿素循环障碍、脂肪酸氧化障碍、线粒体酶病等多种疾病；进食含果糖食物（果汁、蜂蜜、含糖浆的药物等）后呕吐或腹泻要考虑遗传性果糖不耐受。

（四）实验室和影像学检查

实验室检查对病因有提示作用，如单纯胆红素增高而其他肝生化指标均正常见于先天性胆红素代谢异常（Gilbert、Crigler-Najjar、Dubin-Johnson、Roter 等综合征）；碱性磷酸酶和胆汁酸增高，不伴谷氨酰转肽酶增高，见于 PFIC 3 型以外的 PFIC，伴谷氨酰转肽酶增高见于 PFIC 3 型；碱性磷酸酶增高，而胆汁酸和谷氨酰转肽酶不增高，见于胆汁酸合成障碍；低血糖见于糖原累积症等多种代谢异常；高氨血症见于尿素循环障碍。

对不明原因的肝损伤除肝生化检查外，应常规做空腹血糖、血脂、血氨、电解质、肾功能、血气分析、乳酸、酮体、血清铜和铜蓝蛋白、转铁蛋白等检查，这些检查可能提示某些遗传代谢性疾病。胆汁酸谱、氨基酸谱等检查分别对胆汁酸代谢和氨基酸代谢相关疾

病有诊断价值。少数疾病可通过血清或器官组织细胞的特异酶活性检测来诊断。

超声、CT、MRI 等影像检查有助于评估肝脾大，诊断肝硬化和门静脉高压，也有助于弥漫性疾病的诊断。如肝组织脂肪沉积表现 CT 低密度；铁沉积表现 CT 高密度和 MRI 低信号，尤其在 T2 相其信号低于骨骼肌；糖原累积症表现 CT 高密度，因糖原累积症常伴弥漫性脂肪肝，可完全或部分抵消糖原对肝密度的影响，肝脏密度也可表现正常或降低。

（五）组织病理学检查

组织病理学检查对遗传代谢性肝病诊断至关重要，要同时留取组织送光镜和电镜检查，并冰冻组织以备下一步的酶活性检查和基因分析。

肝脏疾病的病理学表现"一因多果、多因一果"，即同一疾病可以有不同的肝损伤模式，同一肝损伤模式也可以见于多种病因，因此在病理鉴别诊断过程中要紧密结合临床资料才能正确诊断。遗传代谢性肝病的主要组织学模式包括肝细胞炎症型、胆汁淤积型、肝细胞脂肪变性、细胞内沉积或贮积型，部分肝细胞损伤轻微的疾病也可表现基本正常的肝组织。DILI 的肝损伤模式包括炎症坏死型、胆汁淤积型、血管病变型、脂肪变性和脂肪肝炎型、血管损伤型、轻微病变型等。少部分遗传代谢性肝病可以根据病理特征直接诊断，而大部分并无特异性病变，且和 DILI 等其他肝脏疾病存在病理损伤模式上的重叠，在病因诊断时要病理结合临床。尽管如此，组织病理学检查对肝脏疾病的病因诊断、病情和预后评估都是至关重要的。怀疑遗传代谢性肝病时要同时留取组织送光镜和电镜检查，并冰冻组织以备下一步的酶活性检查和基因分析[49]。

（六）基因分析

近年来随着二代测序技术的应用，大部分遗传代谢性疾病可通过外周血细胞基因测序以辅助诊断。由于遗传代谢性肝病涉及的基因数量大、复杂性高，基因诊断仍具挑战性，尤其是基因检测后的数据分析及其与个体的关联更具挑战。

（杨永峰）

参考文献

请扫描二维码
阅读本章参考文献

第32章

药物与毒物性肝病的治疗

药物和毒物性肝损伤的治疗是严峻的临床急诊和临床常见问题。美国中毒控制中心国家中毒数据系统(NPDS)2021年度报告显示[1],最频繁涉及所有人类暴露的5种物质为镇痛剂(10.3%)、家用清洁剂(8.37%)、化妆品/个人护理产品(6.53%)、抗抑郁药(5.30%)和镇静剂/催眠药/抗精神病药(4.92%)。其中抗抑郁药的暴露量增长最快,在过去10年中,重症病例增加了1 793例/年(5.84%/年)。5岁或以下儿童最常见暴露的5种物质为化妆品/个人护理产品(11.8%)、家用清洁剂(11.3%)、镇痛剂(7.57%)、异物/玩具/杂物(6.71%)和膳食补充剂/草药/顺势疗法(6.44%)。NPDS记录了4 488起导致死亡的人体暴露;其中3 869起(86.2%)被判定为相关。

急性中毒途径以消化道为主,地点以家庭为主,静脉注射途径多在娱乐场所。急性中毒的毒种主要有药物、乙醇、一氧化碳、食物、农药、鼠药等,乙醇作为单项毒种在中毒物质中占第一位,乙醇中毒集中在青壮年群体,男性明显多于女性。药物中毒以治疗性用药为主,最常见的是苯二氮䓬类镇静催眠药[2,3]。急性中毒病死率为1.09%~7.34%,其中农药中毒占急性中毒死亡的40.44%,主要是有机磷农药和百草枯中毒,急性农药中毒病死率为7.12%~9.30%,百草枯中毒病死率为50%~70%[4,5]。

急性中毒的基本治疗原则是在暴露早期,尽快采取措施将毒物或药物排出体外,减少吸收。及时停用可疑肝损伤药物,尽量避免再次使用同类药物;充分权衡停药引起原发病进展和继续用药导致肝损伤加重的风险;根据DILI的临床类型选用适当的药物治疗;对ALF/SALF等重症患者考虑紧急肝移植。

一、急性毒物性肝病的治疗

(一)清除胃肠残留毒物或药物

1. 催吐和洗胃 在暴露早期,尽快采取措施将毒物或药物排出体外,减少吸收。若毒物由口摄入者,对于清醒的中毒患者可在1~2 h催吐,以减少毒物或药物吸收。催吐前需注意严格把握以下禁忌证:昏迷(有吸入气管的危险);惊厥;食入腐蚀性毒物(有消化道穿孔、出血的危险);休克、严重心脏病、肺水肿、主动脉瘤;最近有上消化道出血或食管胃底静脉曲张病史;孕妇或有严重肺疾病者。

经口摄入毒物或药物短期内尚未被充分吸收者,宜以胃管用温水或0.45%盐水反复洗胃。洗胃时患者应侧卧,头向前取低位。在某些情况下如毒蕈中毒时,毒伞肽毒素由肝细胞摄取后自胆汁排泄,再由肠道吸收,洗胃后将导管伸入十二指肠负压吸引可阻断肠肝循环或减少吸收。应注意洗胃可导致吸入性肺炎、心律失常、胃肠道穿孔等。

2. 导泻和活性炭吸附 可用硫酸镁30 g(小儿0.25%/kg)口服,以促进肠道残存药物排泄,也可用甘露醇或复方聚乙二醇导泻。肾功能不全者忌用硫酸镁。山梨醇作用快,不被活性炭吸附,常与活性炭合用治疗药物中毒,活性炭有吸附肝毒物作用以阻断其吸收。禁忌证为小肠梗阻或穿孔、近期肠道手术、低血容量性低血压和腐蚀性物质中毒。

(二)促进体内毒物或药物清除

由最初血液透析(HD)技术,到利用离子交换树脂来清除亲蛋白毒性物质的血浆灌流(PP)技术,利用活性炭吸附胆红素的特异性胆红素吸附技术,血浆置换(PE)技术和能够清除中分子毒性物质的血液滤过(HF)技术和结合各技术特点的联合治疗方式,如血液透析滤过和血浆置换联合血液透析滤过等。

1. 血液透析　有些毒物或药物能通过血液透析将血浆中浓度高的化学物向透析液中移动而排出。用小孔径（Φ<0.01 μm）中空纤维膜，小分子溶质可依照膜两侧的浓度梯度弥散，可析出血液中相对分子质量在 15 000 以下的水溶性溶质，纠正水电解质紊乱和酸碱平衡失调。对水溶性强、分子量低、与血浆蛋白结合少和分布容量小的药物和毒物能迅速弥散通过透析，金属铊、铜、钾、锂效果较好，砷、砷化氢次之，铁和汞再次，铅和铬则效果差。卤化物中氯化物、氟化物和碘化物效果较好，氯酸盐次之。醇类中甲醇、乙醇、异丙醇和乙二醇效果好。酸类中甲酸和乙酸效果好，卤代烃类中二氯乙烷、四氯化碳和三氯乙烯中等。芳烃类中甲苯效果好，苯胺、硝基苯和二硝基苯次之，甲酚无效。药物中水杨酸类、巴比妥类、苯碱、异烟肼等有效，氰化物和地西泮则无效。

腹腔透析简便易行，并发症少，但效果不够理想，只有血液透析效果的 1/8～1/4。

2. 血浆灌流/血液灌流（PP/HP）　HP 或 PP 是血液或血浆流经填充吸附剂的灌流器（吸附柱），利用活性炭、树脂等吸附介质的吸附性能清除相关的毒素或病理产物，对水电解质及酸碱平衡无调节作用。HP 能消除血液透析不能排除的毒物，特别是脂溶性、蛋白质结合率较高的化合物。采用与血液相容性良好的材料包裹活性炭微囊，可防止血液有形成分破坏和活性炭微粒脱落进入血流。

HP 对消除下列中毒物有较好疗效：甲醇、乙醇、异丙醇和乙二醇等醇类；铊和砷等金属；有机磷和有机氯；卤化物和苯酚类；镇静、催眠和安定药；抗生素、水杨酸类、异烟肼和茶碱等药物。

3. 血浆置换/选择性血浆置换（PE/FPE）　对服用极过量的药物，特别是与血浆蛋白结合率高（>60%）的药物，很难用血液透析和灌流方法清除，血浆交换可明显降低血浆药物浓度，主要用于急性药物中毒。利用大孔径（Φ=0.30 μm）中空纤维膜分离技术，将血液中含有毒素的血浆成分（主要为蛋白质结合毒素）滤出膜外丢弃，同时将等量新鲜血浆或新鲜冰冻血浆（FFP）与膜内的血液有形成分一起回输体内。可清除蛋白质结合性药物或毒物等，不足之处为不能有效清除中小分子的水溶性溶质。FPE 在清除清蛋白结合毒素的同时可减少清蛋白的丢失。

4. 血浆透析滤过（PDF）　PDF 是将血浆置换、透析、滤过技术整合的一种治疗方法，可清除向血管内移动较慢的物质，以及小分子及中分子溶质，维持

水电解质的平衡及血流动力学的稳定，并可控制体内水分量。由于滤器的孔径较血滤器大，在透析滤过中会有血浆丢失，丢失的血浆需用新鲜冰冻血浆补充，是目前常用的方法之一。

5. 分子吸附再循环系统（MARS）　血液被泵出体外后通过一个清蛋白包被的高通量滤过器，富含蛋白质的透析液在滤过器中与血液逆流，血液中的有害物质被转移到透析液中，随后透析液通过活性炭或离子交换树脂的吸附柱被清除，透析液重新回到滤过器中再次与血液进行交换。该系统可有效清除蛋白质结合毒素和水溶性毒素，并纠正水电解质、酸碱失衡。MARS 能够模拟正常肝脏清除毒性物质的机制，且生物相容性较高。相关研究表明，MARS 能够有效清除各种亲蛋白及水溶性代谢物[6]。

（三）支持疗法

在毒物和药物所致的急性肝损伤，支持疗法非常重要，以维持机体内环境稳定，促进肝细胞再生。应保持水、电解质和酸碱平衡，保证足够的能量，补充包含所有必需氨基酸和富含支链氨基酸的氨基酸溶液，适当应用细胞膜保护剂和修复剂。

（四）解毒剂应用

非特异解毒剂包括谷胱甘肽、N-乙酰半胱氨酸和硫代硫酸钠等。尽管糖皮质激素具有解毒、抗炎、利尿和抗过敏作用，除了发病机制与超敏反应有关的肝损伤，可考虑短程治疗。急性 DILI 包括肝功能衰竭和慢性 DILI 均不推荐应用。对于肝内胆汁淤积，即使是免疫特异质性介导的肝内胆汁淤积，疗效尚难肯定。特殊毒物解毒药则依据具体毒物选用[7]。

二、药物性肝病的治疗

（一）停药

有资料显示，怀疑 DILI 诊断后立即停药，约 95% 患者可自行改善甚至痊愈；少数发展为慢性，极少数进展为 ALF/SALF。肝细胞损伤型恢复时间为（3.3±3.1）周，胆汁淤积型为（6.6±4.2）周[8]。

由于人体普遍存在对药物肝毒性的适应性，ALT 和 AST 的暂时性波动很常见，真正进展为严重 DILI 和 ALF 的情况相对少见，所以多数情况下血清 ALT 或 AST 升高≤5×ULN 而无症状者并非立即停药的指征；但出现 TBil 和（或）INR 升高等肝脏明显受损的情况下，继续用药则有诱发 ALF/SALF 的危险。

美国 FDA 于 2013 年制定了指南[9,10]，出现下列情况之一应考虑停用肝损伤药物：① 血清 ALT 或 AST>8×ULN；② ALT 或 AST>5×ULN，持续 2 周；

③ ALT或AST>3×ULN，且TBil>2×ULN或INR>1.5；
④ ALT或AST>3×ULN，伴逐渐加重的疲劳、恶心、呕吐、右上腹疼痛或压痛、发热、皮疹和（或）嗜酸性粒细胞增多（>5%）。上述原则适用药物临床试验中出现DILI时。对象为药物临床试验受试者，受试者有严格的入选和排除标准，基本是很窄的单一病种患者，而临床实际情况要复杂得多，因此上述原则仅只供在临床实践中参考。

对固有型DILI，在原发疾病必须治疗而无其他替代治疗手段时可试酌情减少剂量。

（二）药物治疗

轻度DILI在停药后多可于短期内迅速康复。中、重度患者，除停用肝损伤药物外，应卧床休息，补充液体和能量，给予合理的对症支持治疗，并适当应用具有解毒和抗炎保肝作用的药物。

目前尚无针对iDILI的特异性解毒药物。重型患者可选用N-乙酰半胱氨酸（NAC）。NAC是一种抗氧化剂，可有效提供巯基，清除多种自由基，临床资料提示在DILI发生后越早应用效果越好，肝损伤发生48 h后应用仍有一定效果。成人一般用法：50~150 mg/（kg·d），总疗程不低于3 d，治疗过程中应严格控制给药速度，以防不良反应。NAC是2004年被美国FDA批准用来治疗APAP引起的固有型DILI的唯一解毒药物。美国ALF研究小组历时8年、涉及173例非APAP所致ALF患者的前瞻性对照研究显示，NAC可提高早期无肝移植患者的生存率[11,12]。2011年美国肝病研究协会（AASLD）的ALF指南推荐NAC用于药物及毒蕈引起的ALF的治疗[13]。2021年ACG的iDILI临床诊治指南推荐对早期ALF成人患者给予NAC治疗。鉴于NAC良好的安全性，且有一些证据显示NAC对早期肝昏迷患者有效，对伴/不伴肝性脑病（ALF）的iDILI尚推荐应用。儿童ALF患者不建议使用NAC[14]。

国家药品监督管理局批准异甘草酸镁用于治疗ALT明显升高的急性肝细胞损伤型或混合型DILI[15]。糖皮质激素治疗DILI患者目前尚无高质量研究来支持或反对应用，但对有AIH样表现的DILI患者，可考虑使用[14]。我国指南认为[15]，应仅限定用于超敏或自身免疫征象明显且停用肝损伤药物后生化指标改善不明显甚或继续恶化的免疫机制介导的DILI。凡拟应用糖皮质激素治疗，应特别谨慎，充分权衡治疗收益和可能的不良反应。

有经验表明，轻-中度肝细胞损伤型和混合型DILI，血清ALT相对高者可试用双环醇和甘草酸制剂（甘草酸二铵肠溶胶囊或复方甘草苷）[16]，血清

ALT相对低者可试用水飞蓟素[17]，胆汁淤积型DILI可选用熊脱氧胆酸（UDCA）[18]或S-腺苷甲硫氨酸（SAMe）[19]，但这些药物的确切疗效均有待高级别循证医学证据的支持。目前不推荐多种抗炎保肝药物联合应用。国内外指南尚无广泛认可的口服DILI治疗性药物。我国有自主知识产权的双环醇片由国内17家医学中心共同完成了治疗急性DILI的多中心、随机、双盲、双模拟、阳性对照、优效性的Ⅱ期临床试验临床研究正式发表[20]，结果表明双环醇可以有效治疗急性IDILI。Ⅲ期临床正在顺利开展。

三、药物性肝衰竭的治疗

（一）药物性肝衰竭概况

药物性肝衰竭的发生率逐年上升[21]，根据美国急性肝衰竭研究小组（ALFSG）数据，APAP过量和iDILI是导致ALF最主要的两个原因，超过所有ALF病例的50%，其中iDILI相关ALF约占11%[22]。在英国，APAP是导致ALF的主要原因（约占57%）[23]。我国一项大规模回顾性研究显示，在25 927例DILI患者中，280例（1.08%）进展为肝衰竭[24]。西班牙的一项多中心回顾性研究发现，17.2%ALF与非APAP的药物特异质性有关。法国一项基于人群的大型研究数据显示，补充剂和替代药物所致ALF约占21.1%[25,26]。

1970年Trey等首先提出了暴发性肝衰竭（FHF）的概念，系指原来无肝病的患者，突然发生大量肝细胞坏死或出现严重的肝功能损害，并在起病8周内出现肝性脑病的综合征[27]。1993年O'Grady等根据临床出现黄疸至脑病发生时间，提出一个新的分类法[28]，即0~7 d为超急性，8~28 d为急性，29 d~12周为亚急性肝衰竭（SALF）。1999年国际肝脏研究协会（IASL）小组将超急性ALF定义为<10 d，将暴发性ALF定义为10~30 d，将SALF定义为5~24周。将ALF和SALF作为两个独立体，而不是一个综合征的两个亚型；ALF指无既往肝病史，起病后4周内出现的肝衰竭，与急性肾衰竭、急性左心衰竭等命名相对应，肝性脑病是其主要特征；SALF是肝功能衰竭的一个独立单元，指在起病后4~6周发生的肝衰竭，腹水和（或）肝性脑病是其诊断特征[29]。

按照2018年我国的肝衰竭诊治指南可将肝衰竭分为ALF、SALF、慢加急性肝衰竭（ACLF）、慢性肝衰竭（CLF）这四类[30]。

对乙酰氨基酚（APAP）所致的超急性肝衰竭多表现为严重的凝血功能障碍，血清氨基转移酶显著升高，伴随早期胆红素正常或仅中度升高。尽管有明显

的肝外器官衰竭,但超急性肝衰竭患者仍有机会自发恢复[31]。应适当补充循环血容量和 NAC 治疗,必要时需要给予人工肝支持并申请紧急肝移植。如患者进展为快速的多器官功能衰竭(MOF)和 HE,可能会在数小时内从轻度 1 级昏迷发展到 4 级昏迷。有研究发现,不符合急诊肝移植标准的患者预后良好,符合肝移植标准的患者在优质的重症监护辅助下存活率为 20% ~ 40%[32]。

iDILI 相关的 ALF(IDIALF)临床特征不同于 APAP 相关的 ALF。可持续数天至数周,HDS 导致的 iDILI 相关 ALF 从黄疸发作到肝性脑病的时间间隔会更长[33]。不到 10% 的 iDILI 患者会进展为 ALF,但一旦进展为 ALF,超过 80% 会死亡或需要紧急肝移植。中草药或营养保健品在亚太地区运用尤为普遍[34]。iDIALF 在老年患者中更常见,尤其是 60 岁以上的老年患者[22]。

违禁药物也是导致 ALF 的原因之一,尤其是在年轻人中,包括可卡因、安非他明类衍生物(摇头丸)和苯环利定。此外,抗结核药(尤其是异烟肼)、抗生素(尤其是呋喃妥因和酮康唑)、抗癫痫药(尤其是苯妥英和丙戊酸盐)、非甾体抗炎药和丙硫氧嘧啶和双硫仑[22]也是导致 ALF 的原因。在临床实践中医师要仔细询问服药史,以全面排除导致 ALF 的药物。另外,DILI 可能仅在摄入数周后才会出现症状,应询问过去 6 个月内服用的所有药物和 HDS。

在已存在肝功能异常或有慢性肝病者中,药物更易致 DILI,如非酒精性脂肪性肝病或酒精性肝病患者使用 APAP(即使在治疗剂量下),肝毒性风险增加[35]。药物是导致 ACLF 的最常见原因,2019 年亚太肝脏研究协会(APASL)的 ACLF 研究联盟(AARC)在 3 132 例 ACLF 患者前瞻性队列研究中发现,329 例(10.5%)与药物有关,HDS(71.7%)是最常见的可疑药物,其次是抗结核药(27.3%)。在亚洲 ACLF 患者中,药物所致的 ACLF 90 d 总病死率(46.5%)高于非药物诱导的 ACLF(38.8%)。总胆红素、INR、乳酸水平、肝性脑病及 MELD 评分是慢性肝病发生药物相关 ACLF 死亡的可靠预测指标[36]。

(二)药物性肝衰竭的治疗

药物性肝衰竭的治疗应包括去除病因、阻止肝细胞坏死的进展、维护和支持代谢平衡、促进肝脏细胞再生、预防和治疗合并症,并对预期难以恢复病例进行肝移植。

1. 去除毒性物质　诱发肝衰竭及由肝衰竭产生的毒性物质通常能抑制肝细胞再生,且也是引起各种并发症的原因。能否有效去除这些毒性物质对提高生存率至关重要,可采用血液透析和血浆交换等。

2. 支持疗法　肝衰竭时可能并发多脏器衰竭,因此应严密监护心、肺、肾和脑等脏器出现的合并症,特别是注意脑水肿、肾衰竭和肺综合征或肺部感染等合并症,预防并尽早发现处理是提高生存率的重要因素。应注意补充患者的热量、氨基酸和蛋白质。保持患者电解质平衡,轻度低钠血症者不必予以纠正,早期的稀释性低钠通常仅限制液体可纠正,需要补钠时应注意切勿过度,补充高渗氯化钠,应严格限制在肯定有大量失钠或血钠 <120 mmol/L 时。终末期低钠血症可能因钠离子进入细胞,体内钠贮已过负荷,此时补氯化钠常可引起脑水肿或肺水肿。在酸碱平衡维持方面,切忌单凭二氧化碳结合力低下来判断是否代谢性酸中毒,应用血气分析监护,因为相当部分患者存在呼吸性碱中毒甚或代谢性碱中毒。

3. 药物治疗　NAC 已被证明在成人可安全、有效地治疗 APAP 相关的 ALF,即使在摄入 APAP 后超过 48 h 或更长时间给药。NAC 在非 APAP 的 ALF 中获益一直存在争议。由于 NAC 有较为明确的作用机制和安全性,临床上可考虑用于 iDILI 相关的 ALF,但可能无法提高总生存率[37]。类固醇皮质激素是否能治疗 DILI 也一直备受争议,目前无临床研究证实类固醇皮质激素对 iDILI 相关的 ALF 有益。ALFSG 登记的一项随机、双盲临床研究显示,皮质类固醇并未改善 DIALF 患者的总体生存率和自发生存率。因此,不建议在 iDILI 相关的 ALF 患者中使用类固醇皮质激素。

4. 人工肝支持　机械人工肝支持可作为原位肝移植 OLT 的有效过渡替代治疗,该系统无法实现肝脏代谢功能和患者血浆中重要生物活性物质被吸附清除这两个缺陷,限制了其长期使用。临床上通常对 MELD 评分 <25 ~ 30 分者行肝移植评估,不急于移植治疗;对积极内科综合及人工肝治疗后病情好转者(降期、降级、降分),也不急于肝移植治疗。

5. 肝细胞和干细胞移植　1985 年,有学者曾从早孕妇女意外流产获得的人胎肝细胞静脉输注治疗肝衰竭,取得了很好的疗效,被认为是一种广义的同种异基因肝细胞移植[38]。1997 年,Strom 等对 5 例 IV 期肝性脑病和多系统器官衰竭的患者通过介入导管经脾动脉植入肝细胞,植入后可见肝损伤生化指标显著改善,血氨明显降低。通过免疫组化和电镜技术分析其中 1 例死亡患者的脾脏,证实了移植肝细胞在脾内种植成功[39]。间充质干细胞也正尝试应用其治疗肝病特别是肝衰竭或终末期肝病[40,41]。

6. 生物人工肝（BAL）　BAL 可以辅助清除患者体内毒素、减轻肝脏负担、补充必需物质、稳定生理生化指标，是患者自体恢复肝功能的重要治疗方法，同时也是协助患者过渡到肝移植的桥梁。目前正在开发的 BAL 是指在生物反应器中加入肝细胞来模拟人体正常肝脏，从而代替受损肝脏发挥解毒、合成和生物转化等功能的一种体外肝功能支持系统，在肝病患者的临床治疗中有着广阔的应用前景。目前有 5 种以细胞为基础的 BAL 系统已进行临床评估，每种以细胞为基础的 BAL 系统均存在相应优点和缺点。目前尚没有任何一种 BAL 系统被 FDA 批准在美国应用，这些系统对 ALF 生存率的影响有待进一步证实。

最近，我国鄢和新团队在肝细胞源方面采用小分子重编程技术，研了人前体肝细胞，建立了全新的功能性肝细胞；在生物反应器方面，研了全新的气-液交互式三维体外培养系统生物反应器。小分子重编程技术是将人原代肝细胞转化为可扩增的肝前体样细胞（HepLPC），解决了肝细胞体外培养的难题。在此基础上，他们通过引入肝细胞核因子 FOXA3 来增强 HepLPC 功能并对其进行永生化（iHepLPC），建立了全新的功能性肝细胞来源。全新的气-液交互式生物反应器（Ali-BAL），是将细胞培养在网状片式载体上，载体上的细胞交替暴露于气相和液相环境中，实现了氧和营养的高效供给和交换，可生长形成高密度的 3D 结构，很好地在体外模拟肝组织结构。Ali-BAL 的创新设计大幅度提高了物质交换效率，突破了传统 BAL 瓶颈，并有效提升了肝细胞的清蛋白合成和分泌、尿素合成与氨清除等能力，较平面培养细胞显著增强。在药物诱导的 ALF 小猪模型中，经 Ali-BAL 治疗的小猪生存率明显改善，血氨浓度及生化和凝血指标均显著降低，有效减轻肝脏损伤、减轻炎症并增强肝脏再生。这无疑为 ALF 的治疗提供了积极、可行的方案[42-44]。

7. 肝移植　治疗肝衰竭最有效的方法是肝移植，但时机选择很重要，过早实施可能使患者失去自主恢复的机会，过晚则会增加患者手术风险和病死率。合适的评估可以提高肝脏的利用率，优化器官配置。对出现肝性脑病和严重凝血功能障碍的 ALF/SALF 及失代偿性肝硬化等重症患者，可考虑肝移植。

肝移植使得 ALF 病死率明显下降。尽管如此，有些患者在肝移植后仍有早期死亡或发生移植排斥反应的风险，尤其是在移植后第 1 年。器官共享联合网络（UNOS）数据库 1987—2006 年的数据分析表明，接受 DIALF 移植的患者 1 年预估生存率分别为 76%、82%、52%、82% 和 79%。主要可疑药物包括抗结核药、抗癫痫药和抗生素等，成人和儿童存活率相似。抗癫痫药引起 ALF 患儿移植后病死率显著升高，可能与丙戊酸诱导高氨血症导致更严重的脑病有关。抗癫痫药物所致 ALF 需要高级别生命支持，血肌酐升高是移植前预测肝移植后死亡的独立危险因素[45]。活体肝移植（LDLT）通过提供供体肝脏来源减少 ALF 患者肝源等待时间，且结果相当[46]。

急性 DILI 患者大多预后良好。慢性 DILI 的预后总体上好于组织学类型相似的非药物性慢性肝损伤。胆汁淤积型 DILI 一般在停药 3 个月~3 年恢复[47]；少数患者病情迁延，可出现严重的胆管消失及胆汁淤积性肝硬化，预后不良。

药物性 ALF/SALF 病死率高。美国 DILIN 多中心、前瞻性、大型队列研究初步结果显示[48]，660 例成年 DILI 患者，发病 6 个月内有 30 例接受了肝移植，32 例死亡，死亡病例中约 53% 与严重肝损伤直接相关。美国 ALF 研究小组收集的 133 例药物性 ALF 患者中，3 周内未行肝移植者生存率仅为 23%，接受肝移植者生存率为 42%[22]。

海氏法则对判断 DILI 预后有重要参考价值。若药物Ⅲ期临床试验中有患者出现血清 ALT 或 AST>3×ULN 和 TBil>2×ULN 的肝细胞性黄疸，则约 10% 可发展为 ALF。在临床试验数据库中发现海氏法则案例是令人担心的，如出现 2 例则强烈提示该药在扩大人群的应用中可能引起严重 DILI[49]。例如，地耐洛尔临床试验中，1 000 个受试者中出现了 2 例符合海氏法则的案例，因此未获美国 FDA 批准；而后该药在葡萄牙上市，发现存在致命性肝损伤。他索沙坦临床试验中，因出现 1 例海氏案例而被要求上市前提供更多安全性数据，最终被放弃。

（赖荣陶　于乐成　陈成伟）

参考文献

请扫描二维码
阅读本章参考文献

第33章

药物性肝损伤的预后

多数急性药物性肝损伤(DILI)患者症状轻微,在停用可疑药物后肝功能逐渐恢复,没有后遗症[1]。而有些患者肝炎发作不能完全消退,导致慢性 DILI,慢性 DILI 预后总体上好于组织学类型相似的非药物性慢性肝损伤[2]。某些情况下,部分患者 DILI 可进一步加重,出现黄疸和肝性脑病,甚至发展为急性肝衰竭(ALF),导致死亡或需要进行肝移植[3]。美国关于 DILI 患者前瞻性研究发现,69%康复,17%发展至慢性肝损伤,10%死亡或接受肝移植。需住院治疗的 DILI 占 23%,黄疸是其最为常见症状[3]。韩国一项回顾性研究提示,213 例 DILI 患者其 30 d 短期预后不良的比例高达 13.1%,终末期肝病模型评分(MELD)和血红蛋白水平是患者短期预后的独立预测指标[4]。

DILI 预后部分取决于肝损伤类型,胆汁淤积型 DILI 患者发生慢性肝损伤的概率是肝细胞损伤型的 2 倍。胆汁淤积型 DILI 一般在停药 3 个月至 3 年恢复;少数患者病情迁延,最终可出现严重的胆管消失及胆汁淤积性肝硬化,预后不良[1]。而肝细胞损伤型 DILI 更可能致命或需要肝移植[2]。年龄、种族和性别等临床特征也可能与严重肝损伤相关。黄疸、腹水和肝性脑病等,以及更多非特异性症状(如疲劳、呕吐或瘙痒)与较差的预后相关[3]。本章主要从评测模型、生物学标志、慢性化及重症化等方面阐述 DILI 的预后。

一、DILI 预后评估模型

(一)海氏法则

用于预测 ALF 预后的不同评分系统均被建议用于 DILI。在 1960 年代,Hyman Zimmerman 观察到肝细胞损伤导致的黄疸患者发生 ALF 的风险增加(10%~50%),这一观察结果被称为海氏法则[4]。后

来在 DILI 患者被定义为 ALT>3×ULN 和 TBil>2×ULN,排除肝损伤的其他原因。海氏法则对判断 DILI 预后有重要参考价值,其核心内容是:若药物在Ⅲ期临床试验中,有患者出现血清 ALT(或 AST)>3×ULN 和 TBil>2×ULN 的肝细胞性黄疸,则约 10%可发展为 ALF。FDA 目前使用该法则来识别在药物开发过程中可能导致严重肝损伤的药物[4]。在临床试验数据库中,发现 1 个海氏法则案例令人担心,如出现 2 例就强烈提示该药在扩大人群的应用中可能引起严重 DILI。地来洛尔临床试验中,1 000 个受试者中出现了 2 个符合海氏法则的案例,因此未获美国 FDA 批准,后该药在葡萄牙上市,发现存在致命性肝损伤。他索沙坦临床试验中,因出现 1 个海氏法则案例而被要求上市前提供更多安全性数据,最终被放弃。新近欧美一项多中心、大样本研究显示,R 或 nR>5 对预测 DILI 的临床分型和重型 DILI 均有较大帮助。海氏法则在西班牙 DILI 登记处、瑞典药物不良反应咨询委员会回顾性数据库和美国 DILI 网(DILIN)的案例中得到验证,在符合海氏法则标准的患者中死亡/肝移植的百分比分别为11.7%、9.2%和15%[4-6]。

(二)新海氏法则及相应效果比较

对西班牙 DILI 登记处 771 名 DILI 患者分析导致了海氏法则的重新制定。该研究组根据 nR>5 和 TBil>2×ULN 的肝细胞损伤病例的定义为基础,提出了"nR 海氏法则"。与传统的海氏法则相比,nR 海氏法则灵敏度相似,但特异性和 AUROC 面积更高[7]。nR 海氏法则后来在来自美国 DILIN 的独立队列中得到验证。Hayashi 等报道,在 1 089 名来自 DILIN 注册中心的 107 例死亡/肝移植的 DILI 患者队列中,MELD 评分 19 分、nR 海氏法则和海氏法则相比可以很好地预测 DILI 发病后 26 周内与肝脏相关的死亡情况,准

确度更高,C 统计量分别为 0.83、0.73 和 0.60[4]。此外,西班牙 DILI 中心还开发了一种检测算法,在逻辑回归模型中通过建立与 ALF 风险独立相关的各种肝脏参数(AST、TBil 和 AST/ALT)的分界点来预测预后。与传统的海氏法则和 nR 海氏法则(AUROC 分别为 0.80、0.67 和 0.77)相比,该计算方法在预测 ALF 方面的灵敏度略低,但具有更好的特异性和 AUROC[7]。

(三)其他预测模型

还有其他模型用于预测 DILI 的严重程度和预后。MELD 评分、英国国王大学医院标准(KCC)评分和急性肝衰竭研究组(ALFSG)指数(用于预测 ALF 的评分,无论肝损伤的原因)的表现也已在 DILI 人群中进行了评估[4,8,9]。Kaiser Permanente 数据库的 15 353 例 DILI 确诊病例研究中,研究者构建了一个包括 TBil 和 PLT 的模型,其中较高 TBil 值和较低 PLT 计数是预后较差的预测因素[10]。由于这些研究具有不同的设计和病例定义标准,因此无法直接比较它们的最佳预测分数。因此,需要在同样 DILI 队列中比较所有这些方法的前瞻性研究来实现这一目标。印度研究者使用 MELD、KCC 评分和 ALFSG 指数等模型,比较并预测 905 名 DILI 患者中 ALF 发生情况,其中 128 名发生 ALF。MELD 和 ALFSG 指数的 AUROC 值高于 KCC,前两者为 0.76,而 KCC 为 0.51[3]。

DILIN 一项纳入 899 名患者的前瞻性队列研究,分析了基础肝病对 DILI 结局的影响。在患有潜在肝病的受试者组中观察到更高的病死率,但组间与肝脏相关病死率没有差异[11]。此后,Ghabril 等[8]进一步

探讨合并症的影响,研发并验证了一种新预测模型,包括清蛋白、MELD 评分和 Charlson 合并症指数等,该分析使用单个中心 306 名患者的研究队列和另一个中心的 247 名患者验证队列。合并症、MELD 和清蛋白水平均与 6 个月病死率独立相关。基于这 3 个变量的模型确定了 6 个月内死亡的患者,C 统计值为 0.89(95% CI = 0.86~0.94)。在验证队列中,C 统计量高达 0.91(95% CI = 0.83~0.99),可准确预测可疑 DILI 患者 6 个月的病死率,并可使用基于网站的 DILI 病死率计算器,更好地用于临床推广(图 33-1)。

二、预测 DILI 预后的生物学标志

理想的 DILI 生物标志物应有助于判断亚临床 DILI、提高临床 DILI 诊断率、区分 DILI 的严重程度、鉴别适应性和进展性 DILI、帮助判断 DILI 的预后等。目前临床常用指标为血清 ALT、ALP、TBil、INR,尽管可帮助判断 DILI 严重程度及预后,但对 DILI 诊断缺乏特异性[1,4,12-14]。

(一)miRNA-122

miRNA 是急性肝损伤的重要生物标志物,超过 70% miRNA 来自肝脏,其变化可能比传统肝脏指标检测更早发生。研究已证明血清中 miRNA 变化与病毒性肝炎、肝胆恶性肿瘤、肝纤维化和对乙酰氨基酚(APAP)损伤有关。在表达增加的 miRNA 中,以 miRNA-122 研究最为广泛,并证实其在 DILI 中表达增加[13]。一项对 DILIN 的临床资料和患者血清进行的前瞻性研究,78 例急性 DILI 患者发病 2 周内血清中分离

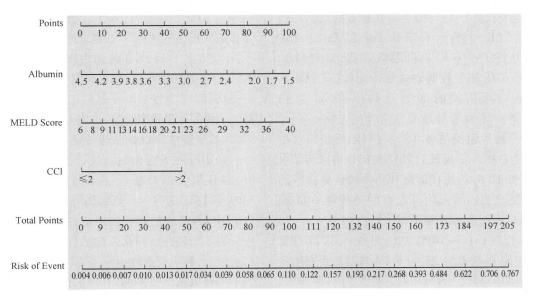

图 33-1　DILI 患者 6 个月病死率预测列线图

这项经过验证的预测模型,纳入了 Charlson 合并症指数、MELD 评分和人血清清蛋白水平,可预测疑似急性 DILI 患者的 6 个月病死率。顶部的线性评分为 Charlson 合并症指数、MELD 评分和人血清清蛋白评分的指定得分。与总分相关的 6 个月病死率风险在图底部的 2 个线性刻度上

出 miRNA,随访超过 6 个月,其中 11 例(14.1%)死亡。较低水平的 miRNA-122、miRNA-4463 和 miRNA-4270 与患者 6 个月内死亡相关($P<0.05$),miRNA-122 有助于识别死亡或肝移植高危患者[14]。

(二)骨桥蛋白

骨桥蛋白(osteopontin,OPN)是一种在包括肝脏在内的多种组织中产生的磷蛋白,在介导肝脏炎症及炎症细胞和癌细胞的迁移中起关键作用[12]。暴发性肝衰竭患者的血清 OPN 水平明显高于没有肝衰竭的急性肝炎患者和健康成年人。OPN 水平还与 ALF 的肝脏坏死程度相关,最近被证明是 DILI 中死亡/移植的潜在预测因子,血清 OPN 水平高的患者预后明显较差[15]。但血浆 OPN 并非 DILI 特有,在其他肝炎患者中也有升高,包括急性肝炎、慢性肝炎和急性重型肝炎[12-15]。

(三)角蛋白 18

角蛋白 18(K18)广泛表达,但在肝脏中高度富含,这种蛋白质在肝细胞损伤期间被释放到循环中。证据表明 K18 和 ccK18 的水平反映细胞坏死和(或)凋亡的机制,K18 在直接因肝脏并发症而死亡或需要肝移植的患者中显著升高[16]。

(四)巨噬细胞集落刺激因子受体 1

巨噬细胞集落刺激因子受体 1(MCSFR1)也在 DILI 期间从巨噬细胞中脱落,在 APAP 引起的 ALF 患者中,低血清 MCSFR1 水平与病死率增加有关。K18、OPN、MCSFR 是预测急性 DILI 事件预后的标志物[14-17]。

(五)其他指标

与 DILI 相关的血清学、生化学和组织学生物标志物近年也有报道。① 与细胞凋亡相关的细胞角蛋白 18 片段(CK-18Fr),可溶性 Fas 和 FasL(sFas/sFasL),可溶性 TNF-α 和 TNF 受体(sTNF-α/sTNFR),以及可溶性 TNF 相关性凋亡诱导性配体(sTRAIL)。② 与细胞坏死相关的如高迁移率族 B1 蛋白(HMGB1)等。③ 线粒体特异性生物标志物。④ 针对 CYP 等药物代谢酶的循环自身抗体,反映胆汁淤积的生物标志物。⑤ 反映对 DILI 易感性的遗传学生物标志物,如 HLA、药物代谢酶和药物转运蛋白等的基因多态性。上述指标均可能有助于预测 DILI 预后,但临床应用价值尚需验证[1,6,18,19]。

DILIN 招募了 127 名急性 DILI 患者,对其 27 种免疫分析物中的 19 种差异表达分析,人血清清蛋白的较低值(<2.8 g/dL)和仅 4 种分析物的较低水平,即 IL-9、IL-17、血小板源性生长因子 bb(PDGF-bb)和调节激活 T 细胞的表达和分泌因子(RANTES),可高度预测急性 DILI 患者的早期死亡(准确度 96%)[9]。上述细胞因子和趋化因子水平的变化已被提议作为 DILI 的可能生物标志物。

吡咯-蛋白质加合物是诊断土三七引起 SOS/VOD 的重要生物标志物,APAP 有毒代谢产物 N-乙酰-对苯醌亚胺(NAPQI)和 APAP-蛋白质加合物是诊断 APAP-DILI 的特异性生物标志物[6]。

三、药物性肝病的慢性化特征及预后

尽管最初异常肝功能有所改善,但在某些情况下,由药物或膳食补充剂(HDS)引起的肝损伤并未完全消退,导致慢性 DILI 的发生[1,20]。

(一)慢性 DILI 的定义

定义慢性 DILI 所需的异常肝功能检查时间仍存在争议。在 1990 年第一次关于 DILI 的国际共识会议上,慢性 DILI 被定义为 DILI 发病 3 个月后的持续性肝损伤。在西班牙 DILI 登记处(2006 年)的后续研究中,在肝细胞损伤病例发生后 3 个月内和胆汁淤积病例发生后 6 个月内肝损伤未消退时,考虑慢性 DILI[21]。美国 DILIN 无论肝损伤的类型如何,将慢性 DILI 定义为 DILI 发病 6 个月后的持续性肝损伤[1]。西班牙 DILI 登记处进行了一项为期 3 年的前瞻性研究,并确定 DILI 发病后 1 年是确定肝细胞和胆汁淤积/混合病例慢性肝损伤的最佳切入点[19]。

许多使用不同定义的研究报道了慢性 DILI 结果。例如,英国一项回顾性研究发现,在 DILI 发病后至少随访 1 年,33 名接受肝活检的患者中有 11 名显示出持续性肝损伤的证据。在瑞典 DILI 数据库中,在平均 10 年的随访中,685 名患者中有 8 名在 DILI 发作后发展为肝硬化[23]。西班牙 DILI 登记处数据显示,在 298 名 DILI 患者队列中,8%符合慢性肝病标准[20]。美国 DILIN 的前瞻性研究中约 17%发展至慢性肝损伤(定义为发病 6 个月以上肝脏生化指标仍升高),其中胆汁淤积型肝损伤的慢性化发生率更高[18]。

(二)慢性 DILI 的临床特征

药物可致不同类型的慢性肝损伤,如类似 AIH 样、胆管消失综合征(vanishing bile duct syndrome, VBDS)、肝硬化等[7]。药物诱导的自身免疫性肝炎(DIAIH)被认为是对肝脏内蛋白质的一个有害的免疫应答。药物在肝内代谢的活性产物能与细胞的蛋白质结合,被免疫系统识别为新抗原。有些肝损性药物的潜在机制已被阐明,其中大部分药物现已不用,如肼屈嗪和替尼酸。然而,临床证明一些还在使用的药物也会导致 DIAIH,如米诺环素和呋喃妥因。但是,DIAIH 很难与传统的 AIH 区别,两种自身免疫性肝病的生化和组织学特征相似。只要血清学标志物和肝活检检查支持的慢性 DILI 诱导的或临床表现类似的 AIH,常对糖皮质激素应答良好[1,7,16]。

大部分药物诱导的肝内胆汁淤积型损伤患者都能完全康复,但小部分出现进行性胆管缺失(少于 50%汇管区的小叶间胆管缺失),胆管几乎完全消失伴不同程度炎症,称为 VBDS。VBDS 非常罕见,占小胆道疾病的 0.5%。此疾病主要见于那些持续数月甚至数年的胆汁淤积患者,常伴有黄疸。极少数情况下,VBDS 能导致肝硬化。与 VBDS 相关联药物很多,典型药物是氯丙嗪,卡马西平、阿莫西林、氟氯西林等也有报道[1,7]。

长期胆汁淤积型肝损伤可能导致胆汁淤积性肝硬化,但发生概率很低。已明确甲氨蝶呤可以导致严重的肝纤维化和肝硬化,其他药物格拉非宁(镇痛药)、异烟酰异丙肼、替尼酸等已停用药物,也可引起肝硬化。异烟肼、丹曲林、甲基多巴、氟烷、罂粟碱和丙戊酸等药物也可能与肝硬化相关[4,7,22-23]。

(三) 慢性 DILI 的影响因素

患者的年龄、种族和药物种类等与肝损伤的慢性化相关。一项纳入 99 例 DILI 患者的研究发现,持续性肝损伤患者的年龄明显高于治愈患者(平均 52 岁 vs. 43.7 岁,$P = 0.01$)[12]。DILIN 数据也显示 65 岁或以上的个体更可能发生胆汁淤积型肝损伤[25],与白种人相比,非裔美国人更易发展为慢性肝损伤。有几种药物也可能与 DILI 慢性化有关,其中包括他汀类药物、非诺贝特、口服避孕药、异烟肼、磺胺类药物和甲氧苄啶、呋喃妥因、阿莫西林-克拉维酸、甲氨蝶呤和特比萘芬等[22]。此外,明确的慢性化风险因素还有女性、胆汁淤积损伤、血脂异常和糖尿病等。预测 DILI 慢性化的因素还包括年龄较大、严重 DILI,以及与他汀类和抗感染药相关的肝毒性[22-25]。

在轻、中度血清 ALT 持续升高的无症状患者中,61%(22/36)是正在接受药物治疗的不明原因慢性肝炎,42%(48/114)是其他病因的慢性肝炎($P<0.05$)。一项纳入 300 例 DILI 患者队列研究结果显示,6 个月慢性肝损伤发生率是 13.6%。急性 DILI 可发展至肝硬化并出现相关并发症,但较罕见[21,23,26]。

慢性 DILI,相比于在临床上、生化指标上、组织学类型上相似的非药物性慢性肝损伤的预后普遍更好。有关 DILI 患者的重症化和慢性化数据,尚需继续观察归纳总结。

四、药物性肝病的重症化及预后

DILI 引起的 ALF 是导致患者死亡的最重要原因,也是肝移植的适应证之一。ALF 为无潜在慢性肝病的肝功能改变,包括黄疸、凝血障碍和脑病。根据病因和多中心的研究数据,无肝移植药物性 ALF 患者的病死率高达 60% ~ 90%,IDILI 预后更差。女性患者发生 IDILI 的风险更高,因此发生更严重肝损伤的风险也显著增加[4]。

药物导致的 ALF/SALF 患者病死率高。美国 DILIN 数据显示,与白种人相比,非裔美国人更易发生严重肝损伤、肝移植或肝脏相关的死亡。ALFSG 一项 1198 例 ALF 的研究报道,11%明确为 DILI 所致,3 周无移植存活率仅为 27%,未移植患者死亡原因主要是全身感染和(或)脑水肿。在美国,除 APAP 外,因 ALF 导致肝移植患者的最常致病药物包括抗结核药、抗癫痫药和抗生素[4,26]。

使用 DILI 患者肝脏相关死亡/肝移植的报告率因研究而异,部分差异原因可能是方法学问题和纳入标准的差异。西班牙 DILI 登记的报告率为 4%[7];美国 DILIN 中为 7.6%,其中典型 ALF 占大多数,其他 1/4 为慢加急性肝衰竭、慢性进行性胆汁淤积性肝衰竭[9];而印度研究报道的死亡/肝移植为 14%[8],韩国报道为 15%[27]。2021 年 ACG 药物性肝损伤诊治指南提示存在肝细胞性黄疸时,DILI 病死率高达 10%,其中终末期肝病评分和合并症负担的模型是可疑 DILI 患者病死率的重要决定因素[1]。

总体来说,DILI 预后相对较好,约 10%患者可能病情进展至 ALF,慢性肝损伤者不足 20%。DILI 相关 ALF 患者预后较差,其中 40%需要肝移植,42%死亡。肝性脑病重和 MELD 评分高者预后差。DILI 相关 ALF 患者如需移植,需实行紧急肝移植评估,标准可参考 KCC 标准[1,3,28-30]。

(周　霞　刘鸿凌)

参考文献

请扫描二维码
阅读本章参考文献

第 **6** 篇

特定表型的药物
与毒物性肝病

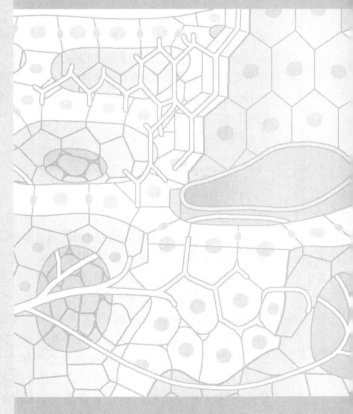

第 **34** 章

特定表型的药物与毒物性肝病概论

药物性肝损伤(DILI)通常按照丙氨酸氨基转移酶(ALT)和碱性磷酸酶(ALP)上升幅度和比值划分为肝细胞损伤型、胆汁淤积型和混合型。近年来,随着免疫学单抗及免疫检测点抑制剂(PD-1/PD-L1等)和其他药物的广泛应用,以及一些有毒食物导致肝损伤的报道增多,发现了越来越多的特殊表型,被称为特殊表型的药物性肝损伤。

一、免疫介导的肝损伤

DILI 分为固有型和特异质型,固有型与剂量相关,由对肝脏具有本质毒性的化学化合物引起,常见药物对乙酰氨基酚(高剂量)、阿司匹林和胺碘酮[1]。相反,在动物模型中,特异质型 DILI(iDILI)的发生概率较低,与剂量无关,不可预测,不可重复,并且与常见的非本质性肝毒性药物相关。最近,有学者提出了第 3 种 DILI,即间接型 DILI,在频率、剂量、可预测性和再现性关系方面,介于其他两种类型之间,起效较慢(通常为数月),并且损伤主要由免疫系统介导[1]。例如,利妥昔单抗应用后导致慢性乙型肝炎患者乙型肝炎病毒(HBV)再激活导致的肝损伤,以及免疫检查点抑制剂(ICI)导致的免疫性肝损伤[1-4]。

(一) 药物诱导的 AIH(DIAIH)

许多药物与 DIAIH 综合征相关,表现为特发性AIH 的许多特征。在 AIH 的诊断中,2%~9%被认为由药物诱导,反之,药物引起的 AIH 占所有 DILI 的9%[3]。这些药物大多出现在病例报告或小病例系列中,如双氯芬酸、他汀类药物、抗 TNFa 药物和一些草药[5]。

药物诱发的 AIH 诊断目前可以参照公认工具国际 AIH 学会制定的自身免疫简化评分系统,也可参照 1999 年的 AIH 标准,但在最近的一项大型队列研究中,只有 65%符合 1999 年的 AIH 标准[6],需要强调

的是肝脏组织学检查对 DIAIH 的诊断最具价值,除了本身具有 AIH 的病理改变特征外,DIAIH 可具备以下特征:汇管区大量混合性炎症细胞,可见嗜酸性细胞、中性粒细胞和浆细胞,空泡状核肝细胞易见。在欧美国家,将 DILI 风险等位基因的检测也作为辅助诊断指标,如 HLA-A*33-01 的表达可见于 80%的噻氯匹定、50%甲基多巴、50%依那普利、43%非诺贝特、43%特比萘芬、40%舍曲林和 20%红霉素肝毒性病例[3]。

如果为 DIAIH,在停用药物后肝功能仍未恢复的患者,可以进行皮质类固醇治疗,一旦达到缓解,可以停用免疫抑制,进行密切监测和随访,结合是否复发,进一步判断是 DIAIH 或是特发性 AIH。大多数DIAIH 在随访 3~4 年期间不会复发;而特发性 AIH患者 1 年的复发率为 63%,5 年为 75%[7,8]。

(二) ICI 相关 DILI

ICI 在肿瘤治疗方面得到了广泛应用,其中 PD-1或 PD-L1 抑制剂通过阻止配体与其受体之间的相互作用,从而诱导免疫应答的持续激活。细胞毒性 T 淋巴细胞相关抗原 4(CTLA-4)抗体通过促进 CTLA4 与APC 膜上的 CD80 或 CD86 结合,激活免疫应发生。6%~8%在使用 ICI 过程中会发生严重不良事件,并可能导致致命后果。在严重的免疫相关 AE 中,有内分泌疾病、肺炎、结肠炎和肝炎。ICI 引起的肝毒性发生率可能因患者的肿瘤类型、使用的 ICI 类型和不同的治疗组合而有很大差异。在接受双免疫治疗组合的患者中,观察到 ICI 诱导的肝毒性的发生率更高[9,10]。ICI 的作用机制在于为免疫系统"放刹车",从而激活其对肿瘤细胞的反应。ICI 诱导的肝毒性,通常出现在治疗开始后 6~14 周(中位数为 3 剂免疫治疗后 52 d),但也可能在较长时间治疗后出现,甚至

偶尔在停用药物后发生。在诊断方面,目前仍然存在一些问题。首先,没有特定的生物标志物可用于识别ICI诱导的肝毒性,与特发性AIH相比,ICI相关肝炎通常是"血清阴性",不呈现高滴度的抗核抗体(ANA)、抗平滑肌抗体(ASMA)或其他AIH相关自身抗体自身抗体,其诊断是在排除其他可能的原因后进行的,包括是否由于肝脏疾病进展、同时服用肝毒性药物或病毒(如乙型肝炎)的再激活。ICI诱导肝毒性的具体机制尚不完全清楚。通常,在接受抗CTLA4抗体的患者中可观察到炎性T淋巴细胞的聚集,以CD8$^+$细胞毒性细胞为主,而在接受抗PD-1或抗PD-L1的患者中可以表现为CD8$^+$/CD4$^+$混合浸润[3,11]。最近的证据表明,外周血单核细胞活化及细胞毒性CD8$^+$T淋巴细胞的活性增加。外周血这些现象反映在肝脏表现为CD8$^+$淋巴细胞和CCR2$^+$巨噬细胞共定位为主的肝脏炎症[12]。

在ICI诱导的肝毒性中,组织学通常显示急性肝炎,小叶中心区坏死较为常见;在使用抗CTLA4药物治疗的患者中,肉芽肿似乎普遍存在。与经典AIH不同,血浆细胞浸润不是ICI诱导的肝炎的典型表现,在AIH中,血浆细胞与淋巴细胞一起构成主要细胞类型,并聚集在门静脉周围区域[3,11]。

目前对于ICI诱导肝炎的管理,欧洲、美国及我国肝病学会或癌症学会均颁布了相关临床诊疗指南,风险管理措施包括在治疗前评估、治疗期间和停止治疗后的预处理及常规肝脏试验监测。治疗开始前,评估基线肝脏参数和脂质分布。检查潜在的混杂因素,如预先存在的肝病和肝转移、病毒感染(HIV、HBV、HCV、HEV)。排除潜在的自身免疫性肝炎和潜在的自身免疫性疾病。治疗中,前8到12周每2周监测一次肝脏生化参数,然后每4周监测一次。如果肝功能异常,按照血清肝生化指标改变程度进行分级管理:1级肝损伤(Grade 1:ALT ≤ 3×ULN;AST ≤ 3×ULN;TBL ≤ 1.5×ULN;ALP ≤ 2.5×ULN)可继续ICI治疗,密切随访,开始对症治疗。2级以上肝损伤,停用ICI类药物,开始免疫抑制治疗,经免疫抑制治疗后多数临床表现有所改善。如存在顽固性肝毒性,除糖皮质激素外,可以考虑其他免疫抑制,如霉酚酸酯、环孢菌素、他克莫司、抗胸腺细胞球蛋白(对类固醇不耐受的一线替代品)。英夫利昔单抗不是推荐。另外,需要强调的是,如在使用ICI过程中出现3级以上肝损伤者,考虑永久性停止ICI免疫治疗[3]。

(三)免疫抑制治疗导致的HBV再激活

免疫抑制治疗可导致体内HBV复制的重新激活,从而导致乙型病毒性肝炎,严重的可导致肝衰竭。据报道,化疗后HBV的再激活患者中,HBsAg阳性患者占41%~53%,其中8%~18%为HBsAg阴性HBc/抗HBc阳性[13]。HBV再激活可能发生于第一次免疫抑制治疗开始后2周或最迟在停止治疗后1年,许多病例在数周至数月内发生;抗病毒治疗应持续停止免疫抑制剂治疗后6个月,而对于B细胞消耗剂,抗病毒治疗至少持续停药后12个月,也可根据患者病毒学应答情况给药,如在此期间取得完全病毒学应答,可以延长抗病毒治疗时间。根据患者的乙型肝炎血清标志物和所使用的免疫抑制剂可将患者划分为高风险、中风险和低风险三类[14]。

1. 高风险　HBV再激活预期发病率>10%。① HBsAg阳性/抗HBc阳性或HBsAg阴性/抗HBc阳性接受B细胞消耗剂(如利妥昔单抗、奥法单抗)患者。② 接受蒽环类衍生物(如阿霉素、表柔比星)治疗的HBsAg阳性/抗HBc阳性患者。③ 接受中等剂量泼尼松(每日10~20 mg或等效剂量),或高剂量泼尼松(每日>20 mg或等效剂量),或皮质类固醇使用超过4周的HBsAg阳性/抗HBc阳性患者。

2. 中风险　HBV再激活预期发病率为1%~10%。① HBsAg阳性/抗HBc阳性或HBsAg阴性/抗HBc阳性患者接受肿瘤坏死因子-α抑制剂(如依那西普、阿达木单抗、塞妥珠单抗、英夫利昔单抗)治疗。② HBsAg阳性/抗HBc阳性或HBsAg阴性/抗HBc阳性患者接受其他细胞因子治疗或整合素抑制剂治疗(如阿巴西普、那他珠单抗、维多利珠单抗)。③ HBsAg阳性/抗HBc阳性或HBsAg阴性/抗HBc阳性患者接受酪氨酸激酶抑制剂(如伊马替尼、尼洛替尼)治疗。④ 接受治疗的HBsAg阳性/抗-HBc阳性患者使用低剂量(泼尼松每日<10 mg或等效剂量)皮质类固醇持续超过4周。⑤ 接受中等剂量泼尼松[(每日10~20 mg)或等效剂量],或高剂量(每日>20 mg泼尼松或等效剂量)皮质类固醇超过4周的HBsAg阴性/抗HBc阳性患者。⑥ 接受蒽环类衍生物(如表阿霉素)治疗的HBsAg阴性/抗HBc阳性患者。

3. 低风险　HBV再激活预期发病率<1%的病例。① HBsAg阳性/抗HBc阳性或HBsAg阴性/抗HBc阳性患者接受传统免疫抑制剂治疗(如硫唑嘌呤6-巯基嘌呤、甲氨蝶呤)。② HBsAg阳性/抗HBc阳性或HBsAg阴性/抗HBc阳性接受关节内皮质类固醇治疗患者。③ 接受任何剂量口服皮质类固醇治疗1周的HBsAg阳性/抗HBc阳性或HBsAg阴性/抗HBc阳性患者。④ 接受低剂量(<10 mg)泼尼松或

等效物治疗超过4周的HBsAg阴性/抗HBc阳性患者。

对于高风险患者应立即启动预防性核苷或核苷酸类抗病毒化合物,原则上选择强效低耐药的一线抗病毒药物,包括恩地卡韦、替诺福韦、丙酚替诺福韦等;对于中风险患者也可进行预防性抗病毒治疗,低风险患者需要密切观察病毒学和生化学指标,如有病毒学激活迹象,立即启动抗病毒治疗。据统计,预防性抗病毒可降低HBV再激活风险降低87%,HBV相关的肝炎发作风险降低84%[14]。

(四)COVID-19疫苗诱导的AIH

COVID-19疫苗的接种成为预防感染和减轻重症肺炎发生的重要手段,其中作为一项革命性创新,mRNA疫苗技术在控制新冠肺炎疫情方面发挥了独特的作用,全球超过10亿人接种了mRNA疫苗。欧美等国不断报道了mRNA疫苗导致AIH的报道[15-18],其中最值得关注的是来自德国的Tobias Boettler等报道,一名52岁男性在每次接种BNT162b2疫苗后2~3周出现肝脏氨基转移酶急剧升高,表现为急性肝炎发作。第一次发作后在没有特定治疗的情况下,肝功能迅速恢复;第二次通过每日口服布地奈德,肝酶水平在几周内下降,但开始治疗39 d后又复发,通过类固醇和熊脱氧胆酸(UDCA)治疗得到控制,随后8周内LFT恢复正常。研究者对肝组织的分析显示,免疫浸润在数量上由呈全小叶分布的细胞毒性CD8 T细胞主导。此外,还观察到CD4 T细胞、B细胞、浆细胞和髓样细胞的富集。与未患病人群的肝脏组织相比,该患者肝脏内免疫细胞增加了5.3倍。与外周血相比,患者肝内浸润显示出具有新型冠状病毒特异性的CD8 T细胞的富集。由此推测:mRNA疫苗可能通过引发机体免疫,从而导致T细胞介导的自身免疫性肝炎[18]。尽管目前对以上结论还存在争议,建议对排除其他原因导致的肝损伤情况下,适当给予激素治疗。

二、药物导致的胆管缺失综合征

(一)概述

胆管缺失综合征(VBDS)是一个病理学概念,由于不同的原因而引起肝内胆管炎症,导致胆管损伤,局部或弥漫的肝内胆管消失,从而出现肝内胆汁淤积的一类临床疾病。可导致VBDS的药物包括氯丙嗪、复方新诺明、克林霉素、氨苄西林、阿莫西林、氟喹诺酮类、荷包牡丹碱、布洛芬、伊曲康唑、金制剂等。VBDS起病多隐袭,主要表现为肝内胆汁淤积的表现,如黄疸、皮肤瘙痒、疲倦、体重下降等。谷氨酰转肽酶、胆红素(以直接胆红素升高为主)和碱性磷酸

酶升高。晚期患者可有胆汁性肝硬化表现。通常需要与其他胆汁淤积性疾病尤其是原发性胆汁性胆管炎(PSC)相鉴别,急性大导管阻塞可导致3区胆汁淤积,但不会导致胆管损失。在某些情况下,可以考虑慢性大胆管阻塞,但也不会导致肝内胆管缺失,影像学检查可以帮助排除大胆管阻塞。目前对于VBDS尚缺乏充分有效的药物,可酌情使用皮质类固醇和UDCA,但目前在个别病例或总体上几乎都没有有效的证据[19,20],晚期患者可行肝移植。

急性肝损伤期间肝活检发现胆管丢失的预后较差,特别是中度或重度(即少于50%的门静脉区域有可识别的胆管)。评估需要足够的活检样本、仔细计数门静脉区胆道的数量及可识别胆管的数量[20]。

【案例1】患者,男性,38岁。患者5个月前因服用感冒药物后出现全身皮肤巩膜黄染,尿呈浓茶样,感皮肤瘙痒,间断有白陶土样便,曾在深圳、广州、北京、上海多地就诊,间断给予UDCA、S-腺苷甲硫氨酸及激素等治疗,黄疸仍无明显消退,食欲精神尚可,住院期间,经肝组织活检后考虑VBDS,因持续深度黄疸1年余,给予肝移植治疗,移植后肝功能恢复正常(图34-1)。

【案例2】患者,男性,34岁。患者3个月前因感冒服用头孢呋辛+布洛芬伪麻片+元胡止痛片+安胃疡胶囊+黄氏响声丸+藿香正气丸(口服2~3 d)等药物后出现全身皮肤巩膜黄染,尿液呈浓茶样,感皮肤瘙痒,间断有白陶土样便,曾在深圳、广州、上海等地多家医院就诊,曾给予"大包围"抗感染、激素、UDCA、人工肝等治疗,黄疸仍反复波动,其间患者食欲精神尚可,在我院多学科会诊后考虑肝移植治疗,在移植前再行肝活检,因发现活检肝组织有完整胆小管增生形成,建议患者暂缓肝移植,约3个月后患者肝功能恢复正常,其间复查肝活检,发现胆小管增生较前明显增多,目前随访情况正常(图34-2)。

【体会】以上我们收治的两例药物导致的VBDS,1例通过肝移植缓解,1例未通过肝移植自行缓解,肝组织活检观察胆小管增生情况显得尤为重要,后者前后进行了4次肝活检以了解胆小管增生情况,对判断疾病进展起到了很大帮助。此外,我们通过以上两个VBDS的治疗经验,得出结论:药物性胆管损伤后胆管有继续修复能力,但需要较长时间,如患者无疾病加重表现,可以考虑通过多次肝活检帮助判断疾病进程。

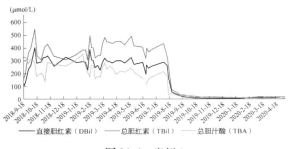

图 34-1　案例 1

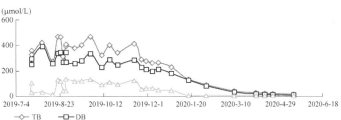

图 34-2　案例 2

三、药物性脂肪性肝炎

药物性脂肪性肝炎不仅与某些药物诱导代谢综合征有关,还与它们对重要分子途径的影响有关,包括肝细胞脂肪生成增加、脂肪酸分泌减少、线粒体 β 氧化中断及负责药物代谢的基因表达改变。药物诱导的脂肪变性(DIS)或脂肪性肝炎(DISH)是一种罕见的 DILI,所有 NASH 病例中不到 2% 归因于药物[21]。Grieco 等将能够诱导脂肪变性和脂肪性肝炎的药物分为 3 组:诱导代谢变化并可沉淀潜伏性 NASH 的药物(如他莫昔芬);独立引起脂肪变性和脂性肝炎的药品(如胺碘酮、马来酸哌昔林);诱导脂肪变性/脂肪性肝炎偶发事件的药物[22]。DIS/DISH 可能表现为大泡脂肪变性、微泡脂肪变性和脂肪性肝炎,这取决于特定脂毒性药物的特定机制,并且可能在发生临床明显损伤之前表现出可变的潜伏期。大多数药物引起 DISH 的发病机制复杂,涉及肝细胞脂质代谢的主要生物学途径。DIS 与"原发性"NAFLD 之间的关系尤为重要,因为某些药物(如糖皮质激素、他莫昔芬和 VPA)通过其代谢效应明显促进了传统 NAFLD 危险因素的诱导;而另一方面,先前存在的脂肪变性可能使肝细胞易受药物损伤,可能改变肝脏药物代谢,并且最终可能加剧现有的损害。胺碘酮、二腺苷、司坦夫定、丙戊酸盐和扎西他滨药物可诱导急性脂肪性肝炎的发生,甲氨蝶呤、5-氟尿嘧啶、伊立替康、他莫昔芬、皮质类固醇、洛米他培特和米波马森等药物与脂肪性肝病相关。

四、药物诱导的肉芽肿性肝炎

肉芽肿性肝炎是巨噬细胞的局限聚集,其中一些可能融合形成多核巨细胞,周围边缘由淋巴细胞组成,由各种细胞因子刺激单核细胞而形成。在梅奥诊所对 88 例肉芽肿性肝炎进行的回顾性研究中,50% 特发性肉芽肿性肝炎,22% 结节病并伴有肝外疾病,6% 与药物相关的肉芽肿性肝炎,3% 结核病,19% 为其他原因。肉芽肿肝炎通常不坏死,可发生在门静脉周围或肝小叶[3,23]。

药物相关肉芽肿性肝炎的诊断取决于暴露于药物和临床表现之间的时间关系,排除其他可能导致肝脏肉芽肿的疾病。别嘌呤醇、卡马西平、苯妥英、奎尼丁、甲基多巴和磺胺类药物是与这种肝毒性有关的药物。

五、食源性米酵菌酸导致的肝损伤

米酵菌酸(BA)是唐菖蒲伯克霍尔德菌(椰毒假单胞菌酵米面亚种)在特定条件下产生的毒素,是细菌性食物中毒导致死亡的重要病因。变质的银耳、毒菌污染的发酵玉米面及其制品、米粉制品和过长时间浸泡的黑木耳,易产生 BA 毒素。BA 加热后毒性不变,中毒的潜伏期多为 2~24 h,首先出现消化道、神经系统等症状,严重者会因肝、脑、肾等多器官的衰竭而死亡。近年来,在我国、东南亚国家(如印度尼西亚)及非洲等国均有 BA 导致中毒死亡报道。唐菖蒲伯克霍尔德菌是一种革兰阴性菌,于 1932 年首次从发酵的椰子基甜豆豉中分离出来,这在印度尼西亚引起了大规模中毒事件这种细菌产生 3 种毒素:BA、iBA 和类毒素[24]。其中,BA 是最有效的毒素,1.0~1.5 mg 即可导致死亡[25]。温暖的温度(22~30℃)、中性 pH 及真菌生物(尤其是发酵中使用的寡孢根霉和稻瘟病菌)的存在,可滋生细菌和 BA 形成。脂肪酸(如椰子和玉米中的脂肪酸)也是毒素形成所必需的。BA 和 iBA 是有效的线粒体毒素。虽然我们观察到的临床特征与其他线粒体毒素(如氰化物)引起的临床特征相似,但 BA 和 iBA 不会直接干扰电子运输链。相反,它们抑制线粒体内膜内的腺嘌呤核苷酸转运体,从而阻断二磷酸腺苷(ADP)向三磷酸腺苷(ATP)的进入和磷酸化,最终停止有氧呼吸[26]。

据报道,暴露于 BA 污染食品后的潜伏期为 1~10 h,主要目标器官是肝脏、大脑和肾脏[20]。人类的症状和体征与其他线粒体毒物的临床发现相似,但其严重程度和时间进程有所不同,症状包括不适、头晕、嗜睡、多汗、心悸、腹痛、呕吐、腹泻、少尿便血、血尿和尿潴留。患者检查期间的发现包括低血压、心律失常、高热、黄疸、四肢僵硬、Cheyne-Stokes 呼吸、肺部啰音、嗜睡、谵妄、休克、昏迷和死亡。在死亡病例中,死亡可能发生在症状和体征出现后 1~20 h。中国病例的平均病死率为 40%,印度尼西亚的平均病死率约为 60%。实验室异常包括最初的高血糖,随后出现低血糖、肝功能测试异常、红细胞计数和血红蛋白正常以及白细胞计数增加[27]。

【案例3】患者,女性,41 岁。因食用浸泡了 2 d 的黑木耳而出现严重腹泻、恶心、呕吐和虚弱 1 d 入院。入院时,患者神志清醒,生命体征均正常。皮肤巩膜和黄疸巩膜深度黄染。查血清 ALT 8 188 U/L,AST 7 500 U/L,TBiL 4.8 mg/dL,INR 6.42,脑钠肽为 1 920 pg/mL。血清中检测到高浓度的 BA。初步诊断是由于 BA 导致的严重多器官衰竭。尽管立即采取了一系列治疗措施,但患者的病情更加恶化,并在第 2 d 陷入深度昏迷。第 5 d 进行肝移植。肝移植 3 d 后,意识恢复。然而,腹腔出血、败血症、休克、DIC、胸腔和心包出血性积液在随后的几天内连续出现,重新出现昏迷并逐渐加深。肝移植术后 52 d,患者死于大量颅内出血和脑疝。移植后切除肝组织表现为肝细胞大量溶解、坏死、肝支架塌陷,肝内可见大量出血及肝细胞内淤胆(图 34-3~图 34-5)。

【体会】BA 毒性强、病死率高,是否救治成功与中毒剂量密切相关。此外,BA 毒性导致的全身多脏器及全身凝血功能改变(如 DIC 等),肝移植尽管短期改善了肝功能,对全身其他脏器衰竭及出血没有根本改变。

六、肝紫癜症

肝紫癜病罕见,可能与化学细胞毒性药物、γ 射线、细菌或病毒的感染及免疫缺陷有关;以随机分布于肝内充满血液的腔隙为特征;病因不甚明确,可能和一些疾病如严重结核、恶性肿瘤、获得性免疫缺陷综合征(AIDS)、服用某些药物(如类固醇激素、硫唑嘌呤、他莫昔芬)、长期血液透析、器官移植后免疫抑制药的应用等有关。据报道,人类免疫缺陷病毒(HIV)阳性人群中可能发生一种肝脏或脾脏的杆菌性紫癜(BP),与 R. henselae 属病菌感染有关,属于动物源性寄生虫病,主要见于与猫有密切接触或感染 R. henselae 属及相关病菌者。多数患者无症状,少数可出现肝大及氨基转移酶轻度升高,偶伴有脾紫癜,极少数情况下因大量肝细胞损伤、严重并发症及广泛弥漫的肝紫癜而引起肝衰竭。

【案例4】患者,女性,40 岁。因服用"养生药"(具体药名不详)3 个月后,出现肝大,在外院行 CT、磁共振检测考虑多发性肝细胞癌行肿瘤切除术,术后肝组织活检考虑肝紫癜症(图 34-6)。嘱患者停"养生药",给予维生素 K_1 等治疗后,肝内紫癜逐渐吸收好转。

扫描二维码
查看彩图

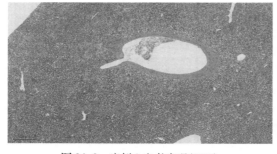
图 34-3 病例 3 患者病理(10X)

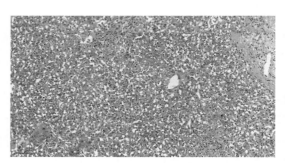
图 34-4 病例 3 患者病理(20X)

扫描二维码
查看彩图

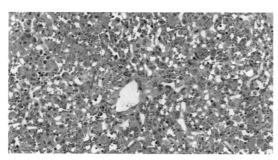
图 34-5 病例 3 患者病理(100X)

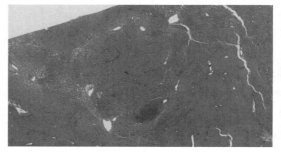
图 34-6 病例 4

扫描
查看

七、药物诱导的肝肿瘤

肝肿瘤与雄激素之间的关联首次在使用合成代谢雄激素类固醇的范可尼贫血患者中被描述。但是，肝腺瘤、肝细胞癌和其他原因（胆管癌和血管肉瘤）发生在服用雄激素治疗范可尼贫血、其他形式的再生障碍性贫血及其他原因（如健美运动员、遗传性血管性水肿和免疫性血小板减少症）患者。在一项包括133 例患者的系列研究中，肝细胞癌与甲基甲酮和甲基睾酮相关，而腺瘤与达那唑相关。口服和非肠道治疗都与肿瘤发展有关，这些症状出现在平均接触这些药物后 4~6 年。病例中男性占优势，可能与男性接触这种药物有关。合成代谢雄激素类固醇和肝脏肿瘤之间的因果关系，可从观察停止药物后肝脏病变的消退推断。然而，也有报道在停止治疗多年后发生肿瘤。局灶性结节性增生（FNH）是一种常见的需要与肝肿瘤进行鉴别的疾病，与口服避孕药的相关性尚未确定。在一项对 216 名 FNH 女性进行的 9 年研究中，FNH 大小和数量都不受口服避孕药使用的影响；随访期间的大小变化很少，而且与口服避孕药的使用无关。尽管如此，合成代谢雄激素类固醇和口服避孕药仍然被认为是最常导致肝脏肿瘤或腺瘤的药物[3]。

（陈　军　陈成伟　于乐成）

参考文献

请扫描二维码
阅读本章参考文献

第35章

慢性药物性肝病

关于药物引起慢性药物性肝损伤（DILI）记载有近 40 年历史，早年报道的药物相关的"慢性活动性肝炎"，大多属于药物相关自身免疫性肝炎（AIH）[1]。文献报道，少部分伴黄疸的重度 DILI，可进展为慢性肝病甚至肝硬化[2]，胆汁淤积型肝损伤可进展至胆管缺失综合征（VBDS），其他临床类型包括门静脉性肝硬化、继发性硬化性胆管炎、脂肪肝/脂肪性肝炎、肝窦阻塞综合征（HSOS）、结节状再生性增生（NRH）、肝紫斑病和肝肿瘤等，有些与隐源性肝硬化有关[3]。本章基于目前有限的资料介绍慢性 DILI 定义、流行病学、重要临床表型、相关药物和长期预后等。

一、慢性 DILI 定义和流行病学

（一）早期的定义和自然史研究

最早的慢性 DILI 定义来自 1990 年国际医学科学组织理事会（CIOMS）的共识，诊断标准是急性 DILI 起病后肝功能指标升高超过 3 个月[4]。随后有研究发现急性 DILI 后 3 个月，约 42% 的患者有肝功能异常，1 年后仅 17% 存在持续的肝功能异常。

1999 年 Aithal 发表了最早的 DILI 自然史研究[5]，44 例经肝活检确认的 DILI 患者，回顾性分析 33 例，中位随访时间 5 年（1～19 年），其中 39%（13/33）有明显的持续肝脏生化指标和（或）影像学异常。慢性化的风险因素包括基线存在肝纤维化和持续使用肝损药物超过 6 个月；随访期内没有发现肝功能失代偿或进行性慢性肝损伤；由于通常只对严重肝损伤或持续肝功能异常患者行肝活检，或使该研究报告的 DILI 慢性率过高。

（二）前瞻性自然史研究和病程定义的分歧

2006 年 Andrade 发表西班牙 DILI 登记系统报告，分析了 493 例急性 DILI 随访 20 个月的结果[6]，将慢性 DILI 定义调整为：停药后，肝细胞损伤型患者的肝脏生化指标异常超过 3 个月，胆汁淤积型/混合型超过 6 个月。结果 406 例患者完全恢复，余下病例剔除暴发性肝衰竭、死于非肝脏的慢性病和失访者，仅有 28 例符合慢性 DILI 诊断，占急性 DILI 的 5.7%（28/493）。值得注意的是，约 60% 慢性 DILI，在症状出现后还继续服用了肝损药物；但是，慢性病例和痊愈病例的肝损药物使用时间并无差异。有 4 例患者进展为肝硬化，3 例肝细胞损伤型患者中 2 例为乙溴替丁引起，1 例与无意中再服用阿莫西林-克拉维酸钾有关，仅有的 1 例他莫昔芬引起的胆汁淤积/混合型 DILI 发展为肝硬化，系患者自愿再服用他莫昔芬所致[6]。研究表明，严重的肝细胞损伤型 DILI 和胆汁淤积型 DILI 更易发生慢性肝损伤。

2011 年，国际严重不良反应协会（iSAEC）发表 DILI 临床表型的分类共识，建议将停药后肝细胞损伤型/混合型肝损伤持续超过 3 个月和胆汁淤积型超过 6 个月定义为迁延性 DILI（persistent DILI）；肝损伤持续存在超过 1 年时，无论何种肝损类型，均定义为慢性 DILI[7]。为减少可能的干扰，将急性 DILI 的生化学标准定义为符合以下任何一项：① ALT ≥ 5× ULN；② ALP ≥ 2×ULN，特别是伴 5'-核苷酸酶或 GGT 升高，但没有骨病者；③ ALT ≥ 3×ULN，TBil ≥ 2×ULN；另外，ALT 缺失时可以用 AST 替代。此建议逐渐被大家所接受。

美国于 2003 年建立了 DILIN，开展数项多中心前瞻性研究。2015 年该系统发表 598 例成人急性 DILI 的两年转归研究，慢性 DILI 定义为：DILI 发生 6 个月后，AST、ALT、ALP 和 TBil 的持续性异常，或存在门静脉高压或慢性肝损害的影像学、组织学证据[8,9]。

将急性 DILI 发病后 12 个月，AST 或 ALT>1.5×ULN，或 ALP>1.0×ULN，定义为持续性肝损伤。结果18.9%（113/598）发展为慢性 DILI，其中 99 例患者完成 12 个月随访，高达 75%（74/99）仍有持续性肝损伤，大多为胆汁淤积型，仅有 25% 康复。12 例持续性肝损伤者有前后 2 次肝活检（平均间隔 397 d），8 例纤维化评分（Ishak 评分）至少进展 1 分，都有胆汁淤积型，其中 6 例有胆管缺失（6 例胆管缺失者，初次肝活检没有胆管丢失证据，但起病时生化分型属于胆汁淤积型或混合型），1 例有胆管反应。其余 4 例无胆管损伤或缺失。高龄和高 ALP 水平是 DILI 发病后持续性肝损伤的独立预测因素[9]。该研究结论某种程度支持以 6 个月定义慢性 DILI 病程，以利于在法规和临床上密切监测这些患者的临床和组织学进展。因此，2015 年美国胃肠病学会（ACG）和中华医学会肝病学分会 DILI 指南的慢性 DILI 诊断均采用此定义[10,11]。

2016 年，西班牙的 Medina-Caliz 发表了前瞻性研究[12]，对 1994 年 11 月～2012 年 9 月间 298 例急性 IDILI 进行了长期随访，以期识别 DILI 慢性化的最佳病程节点、风险因素和预后。最初的纳入标准为：ALT>2×ULN，DBil>2×ULN，或 AST、ALP 和 TBil 联合升高且其中一项超过 2×ULN。2011 年后改用上述的 iSAEC 的共识标准，84% 入组病例符合该标准。结果，92%（273/298）的病例在 ≤1 年内肝脏生化试验、影像学检查或组织学恢复正常。虽然胆汁淤积型的肝功能恢复时间（115 d）明显长于肝细胞损伤型（83 d）和混合型（76 d），但不论何种 DILI 模式，其肝功能在 1 年内恢复的概率并无显著性差别（$P=0.44$），因此不必根据肝损伤模式而设置不同的急慢性 DILI 的病程界值。通过 Kaplan-Meier 法估算最合理的 DILI 慢性化病程界值为 1 年，据此计算的慢性 DILI 发病率为 8%（25/298）。25 例慢性 DILI 患者中有 16 例接受了肝活检，其中 2 例出现胆管损伤，1 例有低级别纤维化，7 例有肝硬化。有 3 例在 DILI 发病后 8～60 个月的肝活检标本显示有脂肪变性，其中 2 例在病初的肝活检中未发现肝脂肪变性。

研究表明，8% 慢性 DILI 病程为 1 年，且大多为轻度肝功能异常，除了少数有早期肝硬化外，活动性慢性 DILI 在临床上可能是很少见的现象，少数或与新发的脂肪肝有关。因此，2019 年欧洲肝病学会（EASL）的 DILI 指南将慢性 DILI 病程定义为 1 年以上[13]。2021 美国 ACG 的 DILI 指南也弹性采用 6～9 个月病程为慢性 DILI 标准[14]。

慢性 DILI 病程定义上的差异，使报道的流行病学的患病率范围为 5.7%～39%（表 35-1），似乎病程定义越短，患病率越高。若以 6 个月为界，慢性 DILI 约占所有 DILI 的 13.6%[15]。最近，由中华医学会肝病学分会组织的关于中国大陆地区 DILI 发病率的回顾性研究显示，在总共 25 927 例确诊急性 DILI 的病例中，半年后 13% 发生慢性 DILI[16]。

（三）慢性 DILI 相关药物

慢性 DILI 的致病药物以心血管药物及中枢神经系统药物为多见[7]，其中血管紧张素转化酶抑制剂（ACEI）和血管紧张素 II 拮抗剂引起的肝损伤仅出现在慢性 DILI 组。相关的药物还有氯丙嗪、阿莫西林-克拉维酸、呋喃妥因、苯他西泮、阿托伐他汀、米诺环素和胺碘酮等。在东南亚，草药所致的慢性 DILI 需要加以重视。

二、药物诱导的自身免疫性肝炎

许多药物可导致 AIH 综合征，药物诱导的 AIH（DIAIH）被认为是药物在肝内代谢的活性产物与细胞的蛋白质（如质膜细胞色素 P450）结合，被免疫系统识别为新抗原而产生的有害免疫应答。有些肝损药物引起 DIAIH 的潜在机制已被阐明，其中大部分药物现已不用，如肼屈嗪和替尼酸，但米诺环素和呋喃妥因仍在使用。美国 DILIN 小组总结由呋喃妥因、米诺环素、甲基多巴或肼屈嗪引起 DILI 的自身免疫相关特征，发现约 90% 的病例为女性，74% 有肝细胞

表 35-1	全球报道的慢性 DILI 发病率、病程定义等流行病学资料一览表			
作者,研究设计	慢性化定义	病例数	随访时间	患病率（%）
Aithal, Day, 1999[5] 回顾性研究	肝功能异常/影像异常>12 个月	33	5 年	39
Andrade 等,2006[6] 前瞻性研究	肝功能异常：肝细胞损伤型>3 个月 胆汁淤积型/混合型>6 个月	493	20 个月	5.7
Björnsson 等,2007[35] 回顾性研究	肝功能异常>6 个月	50	48 个月	6
Chalasani 等,2008[3] 前瞻性研究	肝功能异常>6 个月	300	>6 个月	13.6
Fontana 等,2014[35] 前瞻性研究	肝功能异常>6 个月	598	24 个月	18.9
Fontana 等,2015[9] 前瞻性研究	12 个月时肝功能持续异常	598	24 个月	12.4
Chalasani 等,2015[8] 前瞻性研究	肝功能异常>6 个月	899		18
Medina-Caliz 等,2016[12] 前瞻性研究	12 个月时肝功能异常	298	1～3 年	8

损伤。大多数呋喃妥因和米诺环素诱导的 DILI 患者,以及约 50% 甲基多巴和肼屈嗪诱导的 DILI 患者,具有类似于 AIH 的自身免疫特征。这些自身免疫标志随着肝损伤的改善而减少,并且没有特发性 AIH 患者中最常见 HLA 等位基因的携带。尽管特发性 AIH 患者也大多为女性,但是 DIAIH 中女性比例更高[17],这也支持了女性更易发生自身免疫性疾病的观点。

（一） DIAIH 与 AIH 的鉴别

DIAIH 很难与传统的特发性 AIH 鉴别,欧洲肝病学会（EASL）的 AIH 指南[18]描述了两者的潜在关系。① AIH 合并 DILI:已知患有 AIH,合并用药后加重肝损,组织学常有纤维化。② DIAIH:无已知的 AIH 或 AIH 危险因素,AIH 由 DILI 诱发或激发,对激素应答良好,激素停用则复发,需长期免疫抑制治疗。③ 免疫介导的 DILI:临床、生化和组织学表现类似于 AIH,也称自身免疫肝炎样 DILI（AL-DILI）;嗜酸细胞和皮疹多见,常无明显纤维化,对激素应答良好,停用激素后持续缓解。两者的生化和组织学特征极为相似,特别后面两种情况更难区分,经常被混称为 DIAIH。现拟统一命名为 DIALH,取代 DIAIH 和 AL-DILI,以利开展合作研究。

DIAIH 更像是一种急性损伤,很少发展为肝硬化,停用激素后极少复发。有研究对照两种疾病的组织学特征,发现 AIH 患者中,21% 发展为肝硬化,而在 DIAIH 病例中没有发现肝硬化[17]。另一项研究的结论与此一致,即只在 AIH 病例中发现晚期肝纤维化,DIAIH 中没有。同样,Efe 等[19]回顾性分析了 TNF-α 拮抗剂诱导的 AIH 患者,未发现有组织学证实的肝硬化,所有患者对免疫抑制剂的应答良好,大部分的 DIAIH 最终成功撤除了类固醇。有报道 14 例停止使用类固醇的 DIAIH 病例未出现复发（平均随访 36 周）,而高达 65% 的 AIH 患者停药后复发[17]。DIAIH 在组织学上更多表现为门管区炎症、没有或轻度纤维化、门管区中性/浆细胞浸润和肝细胞内胆汁淤积。

Weber 等[20]评价联合运用 DILI 的 RUCAM 因果评价和 AIH 的积分系统的诊断价值,总体诊断正确率为 59%,若以 RUCAM ≥ 6 分联合 AIH 评分 < 12 分或 RUCAM < 6 分联合 AIH ≥ 12 分,诊断 DILI 和 AIH 的正确率为 83.9%,对激素的早期应答有助于鉴别 DILI 和 AIH,激素治疗后 1 周,ALT 水平明显下降者更多提示为 DILI（准确率 77%）。

（二） DILI 和自身免疫性疾病的关系

研究表明,DILI 的发生与自身免疫性疾病的发展之间存在关系。Ohmoto 等[21]发现,ANA 阳性的 DILI 患者比其他 DILI 患者更可能患有其他自身免疫性疾病。值得关注的是,伴有黄疸的 DILI 患者的长期随访（平均 6 年）中,5/23（22%）因肝病住院的患者发生 AIH,这些患者均为女性。与这些结果一致,在一项日本研究中被诊断为 DILI 的 7 名患者,在病程后期出现自身免疫特征,ANA 滴度和 IgG 水平升高。西班牙的 DILI 登记系统中,Lucena[22]等观察到由不同药物引起至少 2 次 DILI 的患者中,4/9（44%）在第二次发作时出现 AIH。推测前期的肝损伤（如 DILI）,有可能增加 AIH 发生的风险,但很难去评价这种因果关系。

最近研究发现,他汀类药物所致 DIAIH 的数量正在增多,TNF-α 抑制剂也可导致出现 AIH 样的血清学和组织学特征性改变[35]。DIAIH 相关药物还有氯丙嗪、雷尼替丁、阿司匹林、磺胺类、异烟肼、氟烷、双氯芬酸、丙硫氧嘧啶、苯妥英钠、非诺贝特、阿托伐他汀、瑞舒伐他汀、英夫利昔单抗、辛伐他汀、吲哚美辛、伊马替尼、美洛昔康、黄体酮、头孢氨苄、阿达木单抗和氟伐他汀等。

三、药物相关的胆管消失综合征

慢性肝内胆汁淤积型肝病越来越多地与 DILI 相关联。在一些病例中,其肝组织学与原发性胆汁性肝硬化（PBC）的肉芽肿性胆管损伤类似。在药物性病因明确之前,应先测定抗线粒体抗体（AMA）,进行胆道系统的影像学检查。大部分药物性肝内胆汁淤积型损伤的患者都能完全康复,但小部分患者出现进行性胆管缺失,胆管几乎完全消失伴不同程度的炎症,即胆管缺失综合征（VBDS）。VBDS 非常罕见,占小胆道疾病的 0.5%[23],其定义是超过 50% 汇管区的小叶间胆管缺失[24],通常需要病理确认。此疾病主要见于持续数月甚至数年的胆汁淤积患者,常伴有黄疸。极少数情况下,VBDS 能导致肝硬化。与 VBDS 相关联的药物有很多,最经典的药物是氯丙嗪,其他有报道的还包括卡马西平、阿莫西林、氟氯西林和克拉霉素等。尽管胆管缺失可以是进展性的,黄疸长期不退,导致肝纤维化甚至肝硬化,但有报道发现 VBDS 是可逆的,提示新的胆管增殖,可以改善胆汁引流。反之,如果胆管不能增殖,症状不能改善,预后不好。通过系列的肝活检,研究者证实了胆管重建的动态过程,可能是位于肝实质的胆管界面的祖细胞区的细胞再生,使胆管树的末梢分支重建。2017 年 Bonkovsky 总结了美国 DILIN 数据库中 DILI 相关胆管丢失的临床表现和预后[25]。363 例行肝活检的患者中,26 例有胆管消失症,96%(25/26)有黄疸,77%伴瘙痒,免疫过敏征发生率略高,临床表型通常为胆汁淤积型。阿莫西林-克拉维酸、HDS 和替莫唑胺各自与 3 例胆管丢失有关,其次是阿奇霉素、氟喹诺酮类药物和来那度胺/沙利度胺各涉及 2 例。病理上只有很轻的炎症反应和炎细胞浸润,胆管消失程度为 25%~50%,程度越重,预后越差,94% 发展为慢性 DILI。随访 2 年,7 例死亡,2 例肝移植。治疗上尚无治愈或预防措施,或可尝试糖皮质激素和 UDCA。

四、药物相关的肝硬化及门静脉高压症

(一)药物相关的肝硬化

急性 DILI 进展至肝硬化或门静脉高压并发症相当罕见,除上述胆汁性肝硬化外,甲氨蝶呤能导致严重的肝纤维化和肝硬化[26],甲氨蝶呤所致的肝损伤很复杂,其他章节有特别介绍。早年报道的可引起肝硬化的药物,包括现已停用的格拉非宁(镇痛药)、异烟酰异丙肼、马来酸哌克昔林和替尼酸,还有些仍在使用(如异烟肼、丹曲林、甲基多巴、氟烷、罂粟碱和丙戊酸)。在西班牙 DILI 前瞻性研究中,与肝硬化相关的药物包括阿托伐他汀、苯他西泮、依溴替丁、氯吡格雷/阿托伐他汀、阿莫西林-克拉维酸/布洛芬和雷尼替丁。

最有据可查的可能是呋喃妥因和胺碘酮。呋喃妥因的肝毒性报道至少有 100 多例。呋喃妥因所致 DILI 的临床、生化和组织学表型差异很大,包括急性异质性 DILI、DIAIH 和肝硬化。DIAIH 表型者,75% 在影像学上有肝萎缩,组织学以融合性纤维化和大量的纤维带为主要表现,没有典型肝硬化特征,被描述为呋喃妥因诱导的特殊形式肝损伤,可能是肝脏坏死后改变。也有进展至肝硬化的报道,1 名老年女性患者使用呋喃妥因 5 年后发生黄疸和腹水[27],药物撤除后黄疸消退,但随后的肝组织活检显示广泛肝损伤和肝硬化。关于胺碘酮致肝硬化的报道较多,大部分发展为肝硬化的患者是在使用胺碘酮数年后发生,高维持剂量占多数。若出现失代偿期肝硬化,停药后未必能逆转。

有报道 ACEI 导致的肝硬化,一例使用赖诺普利 5 个月后出现胆汁淤积性黄疸的患者[28],虽然撤药后黄疸消退,但是随后的肝活检提示肝硬化。另一位患者在使用依那普利治疗 3 年后出现黄疸和腹水,尸检发现是大结节性肝硬化[29]。第 3 例是 50 岁的男性患者,在使用雷米普利治疗后仅仅 1 个月就出现了黄疸,3 个月后出现失代偿性肝硬化[30]。另一种被多次报道可导致肝硬化的药物是 H_2 受体拮抗剂乙溴替丁,有的患者仅仅使用 6~8 周,就快速进展为肝硬化,该药物已从市场撤出。

(二)药物相关的门静脉高压症

许多抗肿瘤药物都有肝毒性,特别是以铂类为基础的化疗,可损伤肝微血管造成门静脉肝窦血管病(PSVD)、肝窦阻塞综合征(HSOS)、肝紫癜病和布查综合征等,引起类似肝硬化的门静脉高压症。PSVD 可表现为门静脉纤维化、NRH 等,导致门静脉高压相关静脉曲张出血和腹水。复旦大学附属中山医院[31]总结 39 例奥沙利铂诱发的门静脉高压症,35 例发生上消化道出血,从奥沙利铂治疗开始到出现食管胃静脉曲张的平均时间 50.4 个月。4 例有肝活检,显示肝窦和中央静脉淤血,门管区纤维化和门静脉闭塞,未见肝硬化表现。在大多数情况下,与奥沙利铂相关的肝窦损伤没有显著的血清酶升高或临床上明显的肝损伤,临床上应关注以奥沙利铂为基础的化疗可能诱发的门静脉高压症。

五、药物相关的继发性硬化性胆管炎

最早于 1980 年代,有报道通过动脉内输注氟尿苷等细胞毒药物治疗转移性肝癌的患者发生胆道变化,提示该药物对胆管的局部毒性作用。一些病例报道还涉及其他全身治疗的药物,如 1 名接受多西他赛治疗的患者,发生硬化性胆管炎,生化提示胆汁淤积型肝损伤;影像学显示肝内胆管弥漫性扩张伴多灶性狭窄和肝内胆管扩张;肝活检显示亚急性胆管阻塞性病变、嗜酸性粒细胞浸润、毛细胆管胆汁淤积和胆管狭窄。停用多西他赛 5 个月后,影像学仍提示继发性硬化性胆管炎表现。

氯胺酮可引起硬化性胆管炎,伴有肝内和肝外弥漫性胆管狭窄[32],最近有研究报道重症监护病房接受氯胺酮作为镇静剂的新型冠状病毒性肺炎(COVID-19)患者,接受氯胺酮静脉注射 15 d,然后再口服 5 d;结果发现肝内胆管扩张和胆总管远端变窄。

Gudnason 等[33]在未经筛选的 102 例 DILI 患者中研究胆管异常,25 例起病时做了磁共振胰胆管造影(MRCP),10/25(40%)有胆管改变,其中 9 例出现胆道狭窄,8 例在肝内和(或)肝外胆管系统中观察到扩张。4 例患者肝活检提示胆小管胆汁淤积及门管区急慢性炎症。发生继发性硬化性胆管炎的 DILI 患者均存在胆汁淤积型肝损伤,与未发生胆道改变的患者

相比,黄疸和肝损伤恢复更慢。

Ahmad 等[34]在 DILIN 前瞻性队列研究中,复核了 56 例行 MRCP 检查的患者,4 例(7%)有继发性硬化性胆管炎样表现。然而,潜在继发性胆管炎患者的比例可能被低估了,因为只有少数 DILI 患者接受了 MRCP 检查。

免疫检查点抑制剂(ICI)引起的免疫性肝损伤,主要表现为肝细胞损伤。然而,最近有大量病例报道继发性硬化性胆管炎的临床、生化和组织学证据,影像表现为弥漫性胆管扩张和胆管增厚[35]。根据最近的一项调查,在几乎 80% 的病例中观察到无胆道梗阻的胆道扩张。此外,30% 的患者中,绝大多数病例(>90%)肝内可见多发性狭窄,肝外胆管可见弥漫性肥大。增厚胆管的内镜活检显示淋巴细胞浸润,主要是 CD8⁺T 细胞毒性细胞。自从药物诱导的继发性硬化性胆管炎报道以来,胆道组织学几乎总是证实细胞毒性 CD8⁺T 淋巴细胞的浸润,这表明效应和调节性 T 细胞之间平衡的改变与免疫介导的肝胆损伤有关。尚无针对性治疗方法,尽管经常尝试皮质类固醇,但最近的一项系统评价报告平均应答率仅为 11.5% 左右。由于晚期癌症患者的预后通常很糟糕,因此不太可能确定 ICI 相关的硬化性胆管炎的自然病程。

六、DILI 对肝脏可能的长期预后

本章描述了许多由药物所致的不同类型的慢性肝损伤,如 DIAIH、VBDS、继发性硬化性胆管炎和肝硬化。这些药物性慢性肝损伤,比在临床、生化指标和组织学类型上相似的非药物性慢性肝损伤的预后普遍更好。DILIN 研究中,所有纳入的病例都进行了为期至少 6 个月的随访。目前结果认为,DILI 之后发生的慢性肝损伤,总体上不太严重。

2009 年瑞典发表一项迄今为止随访时间最长的 DILI 长期预后的研究结果[36],通过关联检索随访了 685 例患者,平均随访时间 10 年,显示严重 DILI 后进展为临床上重要的肝病极罕见。急性 DILI 生存者随访发现,3.4%(23/685)因肝病住院,5 例因肝病死亡;8 例进展为肝硬化,其中 5 例为隐源性肝硬化,可能与 DILI 有关。在随访过程中,发生肝脏相关疾病甚至死亡的患者中,之前都有相当长的药物治疗时间。大部分(86%)病程延长的患者都是胆汁淤积型/混合型。

进展为慢性 DILI 的危险因素包括高龄(尤其是高龄女性)、胆汁淤积型 DILI、长期用药、严重的急性 DILI 和伴随自身免疫现象。另外,种族、血脂异常、

基础疾病(如心脏病和肿瘤活动)可能也是慢性 DILI 的危险因素。肥胖、糖尿病、既往肝脏疾病等因素的相关性有待证实。急性 DILI 发病后第 2 个月,若 ALP>1.1×ULN 和 TBil>2.8×ULN,可预测慢性 DILI 的发生[12]。

推测高龄者易发生慢性 DILI 的机制可能在于老年人机体自噬能力减退,细胞修复和再生能力进行性下降。而自噬具有清除体内蛋白质加合物、移除受损的细胞器和调节免疫的重要功能。高脂血症、糖尿病和高血压病在慢性 DILI 组更为常见,预示可能有潜在的 NASH,导致 DILI 迟迟不见缓解,但目前尚难对此加以区分。严重的急性 DILI,特别是伴有黄疸和需要住院治疗者,其肝脏修复也需要更长时间,因此相对易于发展为慢性 DILI。

2022 年我国学者发表关于慢性 DILI 继续进展的高危因素研究[37],以 6 个月病程为诊断标准,纳入 3 655 例慢性 DILI 患者,其中 2 866 例接受了肝活检,平均随访 12 月以上。终点为慢性 DILI 诊断后 12 个月,ALT 或 AST>1.5×ULN 或 ALP>1.1×ULN,称为生化未缓解(BNR)。发现 BNR 发生率达19.3%,其高危因素有女性、高龄、AST\ALT\TBiL\ALP\GGT 升高、PT 延长和血小板减少,用这些无创参数建立列线图(即 BNR-6 模型),在独立的外部队列中得到了成功验证,结果也与肝脏组织学高度一致。该模型可预测慢性 DILI 患者 1 年后生化异常的风险,也发现显著的肝脏炎症与 BNR 明显相关[37]。

DILI 已被证明与健康相关的生活质量具有重大影响,但对其远期的心理影响知之甚少。需要通过结构化的长期随访和定期生活质量调查,来评估 DILI 对心理结果的影响,尤其是对那些有慢性后遗症的患者。史蒂文斯-约翰逊综合征和中毒性表皮坏死松解症(有时与 DILI 相关)的幸存者在互联网上发布的经历表明,他们害怕复发,担心其对生育的潜在影响,以及对这些不良药物反应的遗传性也很担忧[35]。

七、结论

DILI 自然史研究提示存在慢性 DILI,因研究设计、宿主易感性和相关药物化学成分的差异,大多数急性 DILI 后慢性表型的自然病程尚未得到很好的表征,诊断的病程定义尚未统一(6~12 个月),需要对超过 6 个月或 12 个月的肝酶或组织学持续异常者的自然病程进行更多研究。若以 6 个月病程为界,慢性 DILI 发生率约为 18%,危险因素包括高龄、胆汁淤积型急性 DILI(高 ALP)、血脂异常、种族、严重 DILI 和

伴基础疾病等。关于 DILI 长期转归的生化标准,从前面的研究可以看到,在当今 NAFLD 高发的时代,单靠生化指标可能不合理。各地区生化标准的不同也极大影响数据的描述,亟须研究 DILI 生物标志物将新发的慢性肝病(如 NAFLD 或自身免疫性肝病)与慢性 DILI 区分开来。由于 DILI 相对罕见,慢性表型的发病率和(或)病死率尚未明确,需要国际通力合作开展前瞻性研究。

尽管重度 DILI 后长期随访中罕见临床上严重的肝病,仍可以预见重度 DILI 可能会导致隐源性肝硬化,并发失代偿,甚至死亡。对实验室指标、组织学和影像学参数上未恢复的患者进行规律的随访,在临床和法规上都是值得推荐的。

(孙双双　傅青春)

参考文献

请扫描二维码
阅读本章参考文献

第36章

药物性肝功能衰竭

药物性肝损伤(DILI)和药物性肝功能衰竭的发生率逐年上升[1],越来越受到临床医师、监管部门和药物生产企业的重视,由于可导致严重不良反应,DILI是药物上市后再撤市的主要原因,给患者带来巨大伤害的同时也给社会带来巨大的经济损失。

一、药物性肝衰竭的现状及全球流行趋势

DILI是西方国家急性肝衰竭(ALF)的最常见原因,对乙酰氨基酚(APAP)相关的ALF疾病进展迅速,针对APAP过量所致ALF,多个国家已提议更改药物产品标签,有限地配制含APAP的麻醉性镇痛剂,以降低这种可预测的、剂量依赖的肝损伤和肝衰竭风险。APAP相关的ALF与特异质型DILI(iDILI)相关的ALF相比,自发存活概率较高。由于目前缺乏对宿主易感性和发病机制的深入了解,iDILI往往不可预测,由iDILI诱发的ALF患者初期难以确诊,自发恢复可能性极低,预后更为凶险,因此也成为多个国家紧急肝移植的主要适应证。鉴于处方药和非处方药的广泛使用,DILI已成为全球主要的健康问题之一,DILI相关的ALF真实发生率在全球被严重低估。迫切需要全面认识药物性肝功能衰竭的临床特征,寻求新的可靠诊断方法和有效的治疗策略。

根据美国急性肝衰竭研究小组(ALFSG)数据,APAP过量和iDILI是导致ALF最主要的两个原因,占所有ALF病例的50%以上[2]。英国国王学院医院数据表明,导致ALF的病例中APAP是主要原因,约占57%[3]。中国一项大规模回顾性研究显示,在25 927例DILI患者中,280例(1.08%)进展为肝功能能衰竭[4]。美国iDILI相关ALF约占ALF病例11%。西班牙的一项多中心回顾性研究发现,17.2%的ALF病例与非APAP的药物特异质性有关。法国一项基于人群的大型研究数据显示补充剂和替代药物(CAM)所致ALF病例约占21.1%[2,5,6]。药物性ALF约占儿童ALF的20%,儿童药物性ALF的最常见原因仍是APAP(占英、美两国儿童ALF的15%),而其他药物如抗结核药和抗癫痫药约占ALF的5%。儿童DILI的发病机制同样包括药物的直接肝毒性和特异质性反应[7]。

二、药物性肝衰竭

(一) ALF定义

ALF是以突然发生的凝血功能障碍和肝细胞损伤为特征的高度特异质的临床疾病,其特征是在没有潜在慢性肝病的个体中肝功能迅速恶化,发生肝性脑病(HE),并可能伴随其他器官功能障碍。仅出现凝血功能障碍或黄疸,但没有意识改变的患者则定义为急性肝损伤(ALI)。严重ALI是一种以肝损伤标志物(血清氨基转移酶升高)和肝功能受损(黄疸和INR>1.5)为特点的综合征,通常先于HE的发生。HE的临床表现对于ALF的诊断至关重要,但精神改变最初可能很微弱,临床不易察觉,因此在出现HE的第一个迹象时必须强化筛查。对于重度ALI患者,应密切筛查HE的任何可能体征。

ALF最初由Trey和Davidson在1970年定义为暴发性肝功能衰竭,是指一种潜在的严重肝损伤,在预先没有肝脏疾病的患者中首发症状8周内出现HE[8]。1993年,该综合征被重新定义,患者在出现黄疸后7 d内发生HE称为超急性肝衰竭。患者在出现黄疸后8~28 d出现HE称为ALF;出现黄疸5~12周内发生HE称为(SALF)。脑病发作前的病程超过28周被归类为慢性肝病。国际肝脏研究协会(IASL)小组将超急性肝衰竭定义为<10 d,将暴发性ALF定义

为 10~30 d,将 SALF 定义为 5~24 周[9]。

(二)APAP 所致急性和超急性肝衰竭

服用过量 APAP 的患者可发生意外的药物性急性肝衰竭(DIALF),当营养状况不佳、谷胱甘肽储备减少或过量饮酒诱导细胞色素 P450 时,对 APAP 敏感性会增加。其特征是血清氨基转移酶的极端升高(>10 000 U/L)和胆红素水平正常。代谢性酸中毒、血清乳酸升高、低血糖和急性肾损伤(AKI)可能发生在临床演变的早期阶段。服用过量 APAP 的患者早期表现可能与代谢性酸中毒和乳酸升高有关,但氨基转移酶水平仅轻度升高,且凝血功能障碍也很轻微。这种临床综合征被认为是一种直接的药物作用,与功能性线粒体损伤有关,并随着 APAP 水平的下降而消退。这些患者应适当地补充循环血容量进行 N-乙酰半胱氨酸(NAC)治疗,必要时需要肾脏替代疗法(RRT)治疗酸中毒。如患者进展为快速的多器官功能衰竭(MOF)和 HE,可能会在数小时内从轻度 1 级昏迷发展到 4 级昏迷。有研究发现,不符合急诊肝移植标准的患者预后良好,符合肝移植标准的患者在优质的重症监护辅助下存活率为 20%~40%[10]。

APAP 所致的超急性肝衰竭多表现为严重的凝血功能障碍,血清氨基转移酶显著升高,伴随早期胆红素正常或仅中度升高。尽管有明显的肝外器官衰竭,但超急性肝衰竭患者仍有机会自行恢复[11]。

(三)iDILI 相关 DIALF 的特点及临床表现

iDILI 相关的 ALF(iDIALF)临床特征不同于 APAP 相关的 ALF。iDIALF 发展更慢,可持续数天至数周,更常见的是氨基转移酶轻度升高和更明显的黄疸。保健品(HP)、膳食补充剂(DS)、传统中药(TCM)、天然药(NM)及其代谢产物及辅料(TCM-NM-HP-DS)或称为 HDS(以下均简称 HDS)导致的 iDIALF 患者从黄疸发作到 HE 的时间间隔会更长[12]。不到 10% 的 iDILI 患者会进展为 ALF,但一旦进展为 ALF,超过 80% 的患者会死亡或需要紧急肝移植[13]。iDIALF 在老年患者中更常见,尤其是 60 岁以上的老年患者[2]。肝细胞损伤型 DILI 患者通常表现为 ALF 的临床病程,而胆汁淤积型 DILI 更可能导致亚急性病程。SALF 通常会出现血清氨基转移酶轻度升高、黄疸加深和轻至中度的凝血功能障碍[14]。亚急性 ALF 患者通常有脾大、腹水和肝体积缩小,一旦发生 HE,这些患者自发存活的概率非常低。

违禁药物也是导致 ALF 的原因之一,尤其是在年轻人中。导致 ALF 的违禁药物包括可卡因、安非他明类衍生物(摇头丸)和苯环利定。可卡因诱导的肝毒性通常表现为 ALI,类似于 APAP 诱导的肝毒性或缺血性肝炎。由于细胞色素 P450 同工酶对可卡因代谢产物的直接肝毒性或与多器官衰竭或过高体温引起的肝缺血损伤,导致小叶中心坏死和脂肪变化。预计约 50% 的患者可自然恢复。摇头丸和苯环利定引起的 ALF,除 ALF 本身的临床表现外,还经常表现为体温过高、低血压、横纹肌溶解、肾功能衰竭和弥散性血管内凝血[15],临床医师在门急诊接诊该类患者时要注意甄别可能的违禁药物服用史。

伴嗜酸性粒细胞增多和系统症状的药疹(DRESS)综合征是一种非常罕见的药物超敏表现,表现为发热、嗜酸性粒细胞增多、明显皮疹和淋巴结肿大。含硫化物、一些抗惊厥药和抗微生物药常与 DRESS 综合征有关。在 DRESS 患者发生 ALF 前,应考虑大剂量类固醇治疗。与 ALF 相关的药物尚有抗结核药(尤其是异烟肼)、抗生素(尤其是呋喃妥因和酮康唑)、抗癫痫药(尤其是苯妥英和丙戊酸盐)、非甾体抗炎药,丙硫氧嘧啶和双硫仑[2]。一些患者不会主诉摄入药物史,特别是违禁药物、中草药或营养保健品等。中草药或营养保健品在亚太地区运用尤为普遍[16]。在临床实践中医师要仔细询问服药史,以全面排除导致 ALF 的药物可能。特别要注意的是,DILI 可能仅在摄入数周后才会出现症状,应询问过去 6 个月内服用的所有药物(处方药和非处方药)、HDS 的情况。

三、药物性慢加急性肝衰竭

慢加急性肝衰竭(ACLF)的定义于 2009 年由亚太肝病研究学会(APASL)首次提出,并于 2014 年和 2019 年再次更新[17],APASL 对 ACLF 的定义是在慢性肝脏疾病的基础上,出现 ALI 表现,黄疸(TBiL>0.5 mg/dL)和凝血功能异常(INR>1.5),在 4 周内并发腹水和(或)HE[18]。既往肝病基础上的 DILI 定义为 ALT 升高 ≥(2~3)×ULN 或 TBiL 升高>2×ULN。药物暴露与 ACLF(TBiL>0.5 mg/dL、INR>1.5、腹水、HE)的近期发展存在很强的时间相关性,定义为药物相关的慢加 ALF[19]。需说明的是,如何更加全面地定义 ACLF,学界至今尚无定论,甚至提出多达 13 种相关理论来描述该综合征[20]。

在已存在肝功能异常或有慢性肝病的患者中,服用药物更易发生 DILI,如非酒精性脂肪性肝病或酒精性肝病患者使用 APAP(即使在治疗剂量下)后肝毒性风险增加[21]。亚太肝病学会对 ACLF 的研究发现,药物是导致 ACLF 发生的最常见原因[18]。2019 年,由29个国家组成的亚太肝脏研究协会（APASL）ACLF研究联盟（AARC）通过3 132例ACLF患者前瞻性队列研究中发现，329例ACLF（10.5%）与药物有关，HDS（71.7%）是最常见的可疑药物，其次是抗结核药（27.3%）。在亚洲ACLF患者中，药物所致的ACLF 90 d总病死率（46.5%）高于非药物诱导的ACLF（38.8%）。TBiL、INR、乳酸水平、HE及MELD评分等是慢性肝病基础上发生药物相关ACLF死亡的可靠预测指标[19]。

四、药物性肝衰竭的诊断

目前缺乏精确的药物诱导肝衰竭特异诊断标记物，诊断仍然基于药物暴露与临床表现之间的时间关联、肝损伤模式与相关药物之间的因果关系及其他原因的排除。Roussel Uclaf因果关系评估（RUCAM）量表是DILI因果关系评估中广泛使用的工具，它对肝损伤的临床、生化、血清学和放射学特征进行评分，并给出反映相关药物可能性的总体评分，用以判断DILI的风险大小[22]。补充和替代药物包括中草药和保健品在内的药物在许多东方国家用于治疗各种疾病，包括中国、韩国、新加坡和印度等。这些药物的使用与肝损伤的因果关系评估存在困难，特别是当患者服用多种成分的产品时，诊断更是存在巨大挑战。

肝活检穿刺不是诊断药物诱导肝衰竭的必要检查，如果有强烈的临床因果关系可确定肝衰竭的患者不需要常规进行肝穿刺活检。但是，如果怀疑自身免疫性肝炎、恶性肿瘤浸润或其他潜在的慢性肝病，在肝衰竭情况下，有必要肝活检者建议经颈静脉肝活检。组织学上的肝损伤模式结合临床信息可能有助于识别病因。在iDILI相关的ALF中，某些组织学特征有助于判断预后，如广泛的肝细胞坏死、胆管反应、纤维化、微泡性脂肪变性、胆管胆汁淤积和门静脉病变等，已被证实与DILI发病6个月内的ALF、死亡或肝移植相关[23]。

五、药物性肝衰竭的治疗

N-乙酰半胱氨酸（NAC）已被证明在成人可安全、有效地治疗APAP相关的ALF，即使在摄入APAP后超过48 h或更长时间给药。NAC通过补给谷胱甘肽、增加携氧含量和抑制炎性细胞因子的产生而发挥作用[24]。然而，NAC在非APAP ALF患者中的获益一直存在争议。一项前瞻性研究显示，在iDILI相关的ALF患者亚组中，无移植生存率从安慰剂组的27%提高到NAC组的58%。但另一项前瞻性试验荟萃分析显示，非APAP ALF患者接受NAC治疗并未提高总生存率。由于NAC有较为明确的作用机制和安全性，临床上可考虑用于iDILI相关的ALF，但可能无法提高总生存率[25]。类固醇皮质激素是否能治疗DILI也一直备受争议，目前无临床研究证实类固醇皮质激素对iDILI相关的ALF有益。ALFSG登记的一项随机、双盲临床研究显示，皮质类固醇并未改善DIALF患者的总生存率和自发生存率[26]。因此，不建议在iDILI相关的ALF患者中使用类固醇皮质激素。

肝移植使得ALF病死率明显下降。尽管如此，有些患者在肝移植后仍有早期死亡或发生移植排斥反应的风险，尤其是在移植后第1年。对器官共享联合网络（UNOS）数据库1987—2006年的数据分析表明，接受DIALF移植的患者1年预估生存率分别为76%、82%、52%、82%和79%。主要可疑药物包括抗结核药、抗癫痫药和抗生素等，成人和儿童存活率相似。抗癫痫药引起ALF患儿移植后死亡率显著为高，可能与丙戊酸诱导高氨血症导致更严重的脑病有关。抗癫痫药物所致ALF、需要高级别生命支持和血肌酐升高是移植前预测肝移植后死亡的独立危险因素[27]。活体肝移植（LDLT）通过提供供体肝脏来源减少ALF患者肝源等待时间，且结果相当[28]。

六、药物性肝衰竭的预后和临床预测模型

APAP相关ALF的临床病程可在72 h内自发恢复，或迅速演变为多器官衰竭和死亡[12]。而iDILI相关的ALF进展更慢，但预后更差。由于特异质性药物反应导致ALF患者的自发生存率低，不进行肝移植的病死率为60%～80%。因此，iDILI相关的ALF患者比APAP相关ALF患者更可能得到肝移植机会。IL-17水平与HE严重程度相关，是非APAP-ALF患者死亡或肝移植的独立预测因子[1]。笔者团队在2015年的DILI临床队列中发现，IL-22与DILI患者转归明显相关，IL-22持续低水平表达的患者可导致病程迁延，甚至重症[29]。

目前已开发多种预后评分系统来确定紧急肝移植的必要性。MELD评分是一种替代的预后评分系统，它在预测非APAP ALF患者的病死率方面优于英国国王学院医院标准（KCC）评分，敏感性和特异性分别为76%和73%[30]；美国ALFSG也开发了相关的预后评分系统，通过结合HE的程度、ALF病因、血管升压素的使用、血清胆红素和INR多个临床变量来预测21 d的无移植存活率。ALFSG评分系统的受试者曲

线下面积（ROC）为 0.843，MELD 评分0.717，KCC 标准为 0.560~0.655，ALFSG 预测能力似优于 MELD 评分和 KCC 标准[31]。西班牙 DILI 注册登记系统数据显示，AST > 17.3×ULN、TBil > 6.6×ULN 和 AST/ALT > 1.5能更精确地预测药物相关的 ALF 发生（特异性82%；敏感性80%）[32]。

与西方国家主要由 APAP 导致 ALF 不同，来自亚太地区的数据和我国的 DILI 流行病学调查显示，iDILI 是亚太地区 ALF 的主要原因之一。iDILI 不可预测，缺乏可供研究的动物模型，加之用药成分复杂，临床发现和诊断极为困难，使得 iDILI 相关的 ALF 发生率被严重低估。2024 年我国将启动一项 DILI 真实世界研究，将有助于深入了解药物性肝衰竭的真实发病率，同时加强对药物代谢、肝脏再生和宿主特异质性的深入研究，将有助于了解药物相关的肝衰竭发病机制，为药物性肝衰竭提供新的诊断思路和治疗策略，提高临床救治率。

（赖荣陶　谢　青）

参考文献

请扫描二维码
阅读本章参考文献

第 **37** 章

药物诱导的自身免疫性肝病

自身免疫性肝炎（AIH）是一种针对肝细胞的自身免疫反应介导的自身免疫性肝病，主要影响女性。疾病特征为血清氨基转移酶水平升高、高免疫球蛋白G血症、循环中存在自身抗体、与 HLA-DR3 或 DR4 相关、肝组织学表现为中重度界面性肝炎以及对糖皮质激素治疗应答[1]。药物性肝损伤（DILI）是指在药物使用过程中，由一种或多种化学药物、生物制剂、中药及中成药制剂、保健品、膳食补充剂或其代谢产物乃至辅料等所诱发的肝损伤，是最常见的药物严重不良反应之一。由于 DILI 涉及药物品种众多，表型特征、损伤机制复杂，给临床诊疗和安全用药带来巨大挑战。我国人口基数大、临床药物种类繁多、人群不规范用药现象普遍，药物性肝病是临床诊疗中不容忽视的重要疾病[2]。DILI 的发生率为（14~19）/10 万人，其中 30% DILI 患者伴随有黄疸。DILI 占黄疸住院人数的 3%~5%，是大多数西方国家急性肝衰竭（ALF）的最常见病因（占 50% 以上）[3]。近期一项总共纳入 308 家中国大陆地区医院的 25 927 例药物性肝损伤回顾性研究显示[4]，我国普通人群中每年 DILI 的发生率至少为 23.80/10 万人，高于西方国家报道，已成为不容忽视的问题。在我国引起肝损伤的最主要药物为各类保健品和传统中药（占 26.81%）、抗结核药（占 21.99%）、抗肿瘤药（占 8.34%）。值得一提的是，药物代谢产物与肝细胞的某种成分可形成加合物从而产生新的抗原或代谢产物，由于分子模拟可致人体的免疫耐受被打破。由药物本身或其代谢产物引起的肝脏损伤同样多见于女性，可表现为各种类型的急性或慢性肝脏疾病，有时可伴有自身抗体阳性、血清免疫球蛋白G升高等现象。近年药物暴露后引起肝损伤伴免疫异常与 AIH 的鉴别问题，以及肝细胞作为靶细胞的自身免疫应答和药物的关系，越来越

引起重视。因两者复杂的临床表现、一定程度上较为相似的实验室指标、诊断缺乏金标准及治疗原则不同等原因，使得鉴别诊断和治疗面临一定困难。2011年西班牙 DILI 中心通过分析 742 例患者临床病理资料后发现[5]，9 例患者出现 2 次 DILI，其中的 4 例患者根据 IAIHG 制定的 AIH 诊断积分系统或者简化诊断标准评分后显示，第 2 次发生的肝损伤事件符合"确诊"或者"可能"AIH 的诊断，但研究者并不能明确诊断第 2 次肝损伤是否为严格意义上的 AIH 或者是具有 AIH 特征的 DILI。

一、可引起 AIH 的药物或毒物

AIH 和 DILI 之间的关系错综复杂，厘清两者之间的联系是鉴别与治疗的前提。有学者将 AIH 与 DILI 之间的联系分为以下 3 种[6]。① AIH 合并 DILI：新用药诱发已确诊 AIH 患者出现新的肝损伤，即新发 DILI。通常会导致组织学上纤维化程度的进展。② 药物诱导的 AIH（DIAIH）：指患者没有 AIH 临床表现或仅有轻度临床表现而未达到诊断标准，因使用药物诱导或加重症状而被诊断为 AIH。该类型是在基因（典型 AIH 相关基因 HLA-DR）倾向的基础上，由免疫反应介导引起发病并需长期免疫抑制治疗的真正 AIH。③ 免疫介导的 DILI：药物导致具有 AIH 特点（如自身抗体阳性、免疫球蛋白G升高、界面性肝炎等）的肝损伤，当停药后肝损伤可自发缓解或静止，又称自身免疫性肝炎样 DILI（AL-DILI）[7]。AL-DILI 可由多种药物引起，如呋喃妥因（广泛应用于抗尿路感染）、米诺环素（常用于治疗痤疮）、双醋酚丁、甲基多巴、双氯芬酸钠、抗肿瘤坏死因子-α、阿托伐他汀及中草药等[8]。部分患者可伴发热、嗜酸性粒细胞增多症、淋巴结肿大和斑疹。呋喃妥因诱导性

AIH 患者常有肝叶或全肝萎缩等严重肝脏影像异常,提示存在坏死后疤痕形成,但米诺环素诱导性 AIH 病例很少出现肝脏影像异常。新近来自美国的一项前瞻性研究显示,呋喃妥因是最常见的可引起药物性肝损害的单药制剂之一。在随访期间,无一例 DIAIH 患者发生肝硬化,这些患者的预后一般是良好的。

近来有报道将免疫介导的 DILI 再进一步细分为具有免疫过敏反应特点的 DILI 和自身免疫性特点的 DILI[9]。① 前者是指由药物或代谢产物介导系统免疫过敏反应而导致的急性肝损伤(ALI),该类型 DILI 潜伏期短(通常 30 d 内),患者伴有黄疸和过敏样症状,如发热、斑疹、瘙痒、荨麻疹及淋巴结肿大。实验室检查可见嗜酸性粒细胞增多、淋巴细胞增多及 C 反应蛋白水平升高、红细胞沉降率加快。一旦停用可疑致肝损伤药物,患者病情好转。② 具有自身免疫性特点的 DILI 类似于特发性 AIH,这部分患者自身抗体阳性且免疫球蛋白 G 水平升高,可伴有肝外器官损伤,如关节、胃肠道、肺部、肾脏等。疾病严重程度不一,当停用致病药物后可完全恢复。大部分病例可在 1~6 个月后停用激素,并且没有复发。特别指出,免疫介导的 DILI 是药物依赖性的,即用药时疾病发作,停药后一般可自行缓解,并且不会复发,本质依然是 DILI;而药物介导的 AIH,病程并不依赖于药物的使用,患者本身具有慢性病程,药物作为一种诱发因素,本质属于 AIH。

二、发病机制

AIH 发病机制尚未明确,一般认为遗传因素和环境因素共同作用导致了自身免疫耐受的打破,引起肝脏炎症反应。目前,人类白细胞抗原(HLA)是 AIH 最重要的遗传风险因子。其次,环境因素(如病毒、肠道细菌、药物等)也可能是 AIH 的诱发因素。研究报道,病毒感染可通过分子模拟诱导机体产生自身抗体。近年来的研究也提示肠道菌群参与 AIH 的发生与发展。AIH 患者和动物模型的肠道中均存在多样性降低和细菌组成改变的现象[10,11]。机制研究也发现,肠道细菌易位至肝脏促进 AIH 的肝内炎症[12]。此外,肝内免疫微环境失衡特别是 T 细胞的过度激活是 AIH 发生的关键因素。Th17 细胞和调节性 T 细胞的平衡在 AIH 发病机制中发挥重要作用[13]。最近一项研究发现,AIH 患者肝内存在组织驻留记忆性 $CD8^+T$ 细胞,介导肝内免疫反应,可能是 AIH 疾病持续进展和停药复发的重要因素[14]。DILI 诱发的 AIH

通常可有一个特定的药物应用史,随后可检测一些特定的指标。细胞色素 P450(CYP)代谢药物产生的中间体可与作为细胞内蛋白 CYP 本身结合,或为不稳定复合体(加合物),这种复合体可对肝细胞有直接毒性,也可作为新抗原由树突状细胞或库普弗细胞提呈,诱发 T 细胞介导的免疫反应。目前 AIH 相关等位基因的研究已取得很大进展,AIH 易感位点因地理区域和种族而有所不同。在欧洲和北美白种人群中 HLA-DRB1*03:01、DRB3*01:01 和 DRB1*04:01 等位基因和 AIH-1 易感性密切相关,分别编码 HLA-DR3、DR52 和 DR4 分子。在中国和日本人群中则是 HLA-DRB*1-04:05(DR4)。与 AIH-2 具有相关性的是 HLA-DRB1*03:01 和 HLA-DRB1*07。西班牙 DILI 登记中心 9 例有两次 DILI 病史的患者病例特点,并检测了其中 4 例患者的 HLA。其中 1 例患者不具有典型 HLA,在激素治疗 2 年后成功停药,之后的 3 年随访期内没有复发,诊断为 AL-DILI;另外 2 例具有典型 HLA 基因,对糖皮质激素及硫唑嘌呤或者单用熊脱氧胆酸治疗完全应答,但是均未停止治疗,考虑为 DIAIH[5]。国外学者分析了 36 例 DILI 患者的 HLA 基因,发现自身免疫表型(AL-DILI)患者的 DRB1*03:01(13% *vs.* 17%,$P=0.7$)和 DRB1*04:01(11% *vs.* 11%,$P=1.0$)与健康人群没有统计学差异。DILI 尤其是 AL-DILI 没有 AIH 特异基因基础,或许可作为鉴别点之一。

根据发病机制 DILI 通常分为直接肝毒性(固有型)和特异质肝毒性(特异质型)两类。但是,随着新药上市后安全性监测的加强,以及对特殊人群发生 DILI 的诸多研究,学者们已经逐步认识到了第三种类型——间接肝毒性[3]。① 直接肝毒性由对肝脏存在固有毒性的药物引起,这种肝损伤常见,具有可预测性和剂量依赖性,且研究人员可以在动物模型中复制出这一肝损伤的发病过程。潜伏期一般较短,通常在摄入较大治疗剂量或超治疗剂量(故意或意外用药过量)后 1~5 d 发病。② 引起特异质肝毒性的药物只有极小的固有毒性或并无固有毒性,并且仅在极少数情况下引起肝损伤,通常在 2 000~100 000 例患者发生暴露后才会出现 1 例肝损伤。特异质型肝损伤不可预测,不具有剂量依赖性,并且不可在动物模型中复制。特异质型肝损伤根据 R 值(即初始就诊时的 ALT 水平除以碱性磷酸酶水平)分成肝细胞损伤型、胆汁淤积型或混合型(两者同时存在)。③ 间接肝毒性 DILI 由药物的药理作用本身引起,而不是因药物的固有肝毒性或免疫原性而导致。此类 DILI

通常发生在有基础疾病(包括肝病)或易感性的特殊人群中,表现为药物作用改变机体状态,从而诱发肝损伤或使原有肝病加重。最常见的就是抗癌化疗药在治疗有乙型肝炎背景的肿瘤患者时可能会引发体内的乙型肝炎病毒再激活,从而间接引起 ALI。此外,各种免疫调节剂、肿瘤坏死因子拮抗剂和免疫检查点抑制剂引起的免疫介导肝损伤是间接肝毒性 DILI 中越来越常见的一种形式。间接肝毒性 DILI 具有独特的临床表现,相关发病机制也多有合理的解释,故此类 DILI 通常是可预防或治疗的。与特异质型 DILI 相比,间接肝毒性较为常见,且此类 DILI 是由同一类药物(如肿瘤坏死因子拮抗剂和检查点抑制剂)作用所产生的共同反应,而不是由某一种随机、特定的药物品种(如呋喃妥因或阿托伐他汀)而引起的罕见特异质反应。但也应注意到,间接肝毒性仍是一种尚未得到普遍认可的 DILI 类别,其定义和范畴与其他两种类型的差异尚不清晰。抗肿瘤药物类别既可以引起直接肝毒性 DILI(如静脉注射使用胺碘酮或甲氨蝶呤),也可以导致间接肝毒性 DILI(肿瘤坏死因子拮抗剂和免疫检查点抑制剂)。

三、病理和临床类型

AIH 和药物性肝损伤这两个疾病之间本身就较容易混淆,可能是由于两者相似的临床表现、自身抗体的特异性不佳以及追溯判断可疑药物和鉴定肝功能异常的因果关系存在困难(表 37-1)。大多数 AIH 患者无明显症状或仅出现乏力等非特异性症状。发病时可表现为无症状肝生化异常,也可以是重症肝炎甚至暴发性肝衰竭。虽然大多数 AIH 患者隐匿起病,但是仍有少部分患者为急性发作,其中部分为慢性 AIH 的急性加重。DILI 临床上主要以急性起病为主,少部分长期服用药物(如抗结核、他汀类药物、肿瘤化疗药物、免疫抑制剂等)可以引起慢性的 DILI。根据 DILI 的临床表现和组织学特征,目前共有 11 种主要临床表型,包括急性重型肝炎、(肝生化)酶升高、急性肝炎、淤胆性肝炎、混合性肝炎、慢性肝炎、单纯性胆汁淤积、急性脂肪肝/乳酸酸中毒/肝衰竭、非酒精性脂肪肝、肝窦阻塞综合征、结节性再生性增生[3]。其中,急性重型肝炎是临床上直接肝毒性 DILI 最常见的表型之一,涉及药物包括超剂量对乙酰氨基酚(APAP)、阿司匹林、烟酸等,一旦发病表现为急性重型肝炎,严重者可进展至 ALF 甚至死亡;但是此类表型一旦病情好转,恢复速度非常快。DILI 类型的临床表现模式有较大差异,不同分类和表型主要因药

物而异,尽早识别 DILI 分类和表型有助于预测疾病结局、改善临床诊疗、确定致病药物,有助于加强对其发病机制的深入认识,为 DILI 风险防控策略的建立和完善提供重要参考。在美国,DILI 最常涉及的药物品种有阿莫西林-克拉维酸盐、异烟肼、呋喃妥因、甲氧苄啶-磺胺甲噁唑和米诺环素等,最常涉及的药物种类是抗生素类。抗肿瘤药在相当大比例的患者中可引起氨基转移酶水平一过性升高,但在个别患者中也会引起黄疸,导致严重肝损伤(如伊马替尼、尼洛替尼、硼替佐米、帕唑帕尼和瑞博西尼)。AIH 的病理学特征主要表现为中重度界面性肝炎、淋巴-浆细胞浸润、玫瑰花结及淋巴细胞穿入现象。DILI 的病理学表现多种多样,由于 DILI 也可出现界面性肝炎、浆细胞浸润等表现,造成 DILI 与 AIH 鉴别带来困难。但 DILI 可具有一些特征性改变(如肝细胞脂肪变性),尤其以小泡性脂肪变性为主、肝细胞内胆汁淤积、嗜酸性粒细胞浸润等特征。有研究发现[15],在 AIH 患者的肝内炎症相较于 DILI 表现得更重,常伴有肝纤维化的发生;而肝细胞胆汁淤积及门管区中性粒细胞浸润更多见于 DILI。总之,AIH 和 DILI 在肝组织学上有一定相似之处,包括界面性肝炎、门管区的淋巴细胞、浆细胞和嗜酸性粒细胞浸润及小叶中央 3 带的坏死(表 37-1)。

表 37-1 AIH 与 DILI 临床特点

项目	AIH	DILI
药物史	一般无,但存在药物介导 AIH	有
病程	通常为慢性,约 25% 可急性起病	绝大多数为急性(15%~20%)病程超过 6 个月;8%~17% 病程超过 12 个月,但慢性病程肝功能损伤较轻
症状	无症状或仅表现为疲劳、纳差、体重减轻	无症状或部分患者通常有乏力、食欲减退、上腹部不适、发热、斑疹、瘙痒、荨麻疹及淋巴结肿大等
肝功能生化指标	肝细胞损伤型	部分为肝细胞损伤型
IgG	近 85% 患者升高	可升高(尤其是 AL-DILI)
自身抗体	AIH-1 型:ANA、SMA 及抗 SLA/LP AIH-2 型:抗 LKM1 和(或)抗 LC1 其中抗 SLA/LP 为特异性 9%~17% 急性 AIH 患者发病时自身抗体为阴性	ANA、SMA 及抗 LKM1 可阳性

注:AIH,自身免疫性肝炎;DILI,药物性肝损伤;AL-DILI,自身免疫性肝炎样 DILI;ANA,抗核抗体;ASMA,抗平滑肌抗体;抗 SLA/LP,抗可溶性肝抗原/肝胰抗原抗体;抗 LKM1,抗肝肾微粒体抗体Ⅰ型;抗 LC1,抗肝细胞溶质抗原Ⅰ型抗体。

表 37-2　AIH 与 DILI 组织学鉴别点		
项　目	AIH	DILI
严重门管区炎症	支持	
腺泡内主要为淋巴细胞浸润		支持（主要见于细胞损伤型）
腺泡内主要为嗜酸性粒细胞浸润	支持	
小胆管内胆汁淤积		支持
门管区主要为浆细胞浸润	支持	
玫瑰花环结构	支持	
门管区主要为中性粒细胞浸润		支持（主要见于胆汁淤积型）
肝细胞内胆汁淤积		支持（主要见于胆汁淤积型）
严重灶状坏死	支持	

注：AIH，自身免疫性肝炎；DILI，药物性肝损伤。

四、诊断和鉴别诊断

AIH 和 DILI 之所以容易混淆是因为两者具有相似的临床表现、非特异性自身抗体及 DILI 缺乏十分可靠的诊断标准。一般情况下，AIH 的诊断需要排除药物因素，而 DILI 需要药物作为病因。其中因 APAP 等药物导致的固有型 DILI 与药物剂量密切相关，且个体差异不大，较易鉴别。但特异质型 DILI 与药物剂量的关系不大，个体差异显著，明确药物和发病的因果关系极为困难。另一方面，临床还存在药物介导的 AIH，因此借助药物史鉴别两者有一定局限性。能够介导 AIH 的常见药物有呋喃妥因、他汀类、双氯芬酸钠、中草药等。AIH 通常是慢性肝病，而 DILI 绝大多数表现为急性病程。但约 25% 的 AIH 可急性起病，甚至少数病例表现为暴发性病程。急性 DILI 患者亦可发展成慢性病程，15%～20% 患者在发病 6 个月后存在肝功能生化指标异常，随访 12 个月仍有 8%～17% 的患者肝功能生化指标未恢复正常[16]。慢性 DILI 是 DILI 发生 12 个月后肝功能生化指标、影像学或者组织学仍存在异常，并且将慢性 DILI 分为 3 种情况：急性期出现肝硬化后疾病无进展、恢复缓慢但并未进展至肝硬化及肝损伤持续活动（包括边缘性的肝脏实验室指标）。其中第三种情况和 AIH 最易混淆，但该种 DILI 或许只是完全恢复的过程漫长，因为少数病程超过 3 年的患者肝脏检查异常程度和普通人并没有差别。约 2/3 AIH 患者为隐匿性起病，无症状或仅表现为疲劳、纳差、体重减轻等症状，1/3 成年患者和 1/2 儿童患者确诊时已进展至肝硬化；DILI 临床表现也不具特异性，存在数天至数月的潜伏期，多数患者无症状，部分患者通常有乏力、食欲减退、上腹部不适等症状。具有免疫过敏反应特点的 DILI 患者，还会出现发热、斑疹、瘙痒、荨麻疹及淋巴结肿大等症状。

AIH 和部分 DILI（尤其是 AL-DILI）都表现为肝细胞损伤，即 AST 和 ALT 可超过 5～20 倍 ULN，胆汁淤积指标如碱性磷酸酶等无明显升高，同时 IgG 升高、自身抗体阳性。自身抗体是诊断 AIH 的重要依据，抗核抗体（ANA）、抗平滑肌抗体（ASMA）和抗可溶性肝抗原/肝胰抗原抗体（抗 SLA/LP）是 1 型 AIH 标志物，抗肝肾微粒体抗体Ⅰ型（抗 LKM1）和（或）抗肝细胞溶质抗原Ⅰ型抗体（抗 LC1）为 2 型 AIH 的血清标志物。ANA 是广泛存在的抗体，43% 的 1 型 AIH 患者为阳性，靶抗原包括组蛋白、双链 DNA（15%）、核染色体和核糖蛋白复合物，但没有任何单一或组合的模式为 AIH 所特有；SMA 主要靶抗原是 F 肌动蛋白，1 型 AIH 患者阳性率为 41%，同样特异性较差。ANA 和 SMA 同时阳性，可提高 1 型 AIH 的诊断力度。不同于 ANA 和 SMA，抗 LKM1 靶抗原较明确，为 CYP2D6，抗 LC1 为亚胺甲基转移酶环化脱氨酶（FTCD）。尽管靶抗原较明确，但抗 LKM1 和抗 LC1 均不具特异性。抗 SLA/LP 是 AIH 特异性抗体，诊断价值较高。DILI 中常见阳性的自身抗体为 ANA 和 SMA，与服用米诺环素、呋喃妥因及他汀类药物密切相关。类似 AIH 的发生和发展过程，DILI 中细胞损伤后亦可导致细胞核和肌动蛋白自身抗原的致敏反应，从而使 B 细胞产生自身抗体。服用药物时间越长，自身抗体阳性的概率越大。一般来说自身抗体阳性的 DILI，肝损伤较重。在 AIH 疾病过程中，自身抗体滴度和特异性可发生变化，诊断时阴性个体在疾病过程中或可转为阳性。事实上 9%～17% 急性 AIH 患者发病时自身抗体为阴性。成年 AIH 患者的自身抗体滴度仅粗略反映疾病的活动情况，但儿童患者其自身抗体滴度与疾病活动及治疗反应密切相关。DILI 患者随着肝功能好转，ANA 和 SMA 滴度降低或可恢复阴性。

DILI 诊断的金标准是再次服用相同药物引起同样的肝损伤，但再次尝试会对患者有致命危险。目前常用的药物和肝损伤因果关系判定方法是 Roussel Uclaf 因果关系评定法。药物性肝病基于受损靶细胞可分为肝细胞损伤型、胆汁淤积型、混合型和肝血管损伤型 DILI，其临床分型主要依据 ALT、ALP 和 R 值进行判断。

（1）肝细胞损伤型：临床表现类似病毒性肝炎，血清 ALT 水平显著升高，其诊断标准为 ALT≥3×ULN

且 R≥5。组织学表现为肝细胞坏死、脂肪变性伴汇管区嗜酸性粒细胞、淋巴细胞浸润。

（2）胆汁淤积型：主要表现为黄疸和瘙痒,以 ALP 升高为主,其诊断标准为 ALP≥2×ULN 且 R≤2。组织学特征主要为毛细胆管型胆汁淤积,胆管上皮损伤甚至出现胆管消失。

（3）混合型：临床和病理兼有肝细胞损伤和淤胆的表现,ALT≥3×ULN、ALP≥2×ULN 且 2<R<5。

（4）肝血管损伤型：大剂量放化疗及土三七等可引起肝窦和肝脏终末小静脉的内皮细胞损伤,导致肝窦阻塞综合征/肝小静脉闭塞病（SOS/HVOD）。其他特殊类型 DILI 也应引起注意,包括紫癜性肝病、布-加综合征、特发性门静脉高压症、多结节性再生性增生等。

当前,DILI 的诊断属于排他性诊断。主要依据用药史、停用药物后的恢复情况、再用药时反应、实验室检查有肝细胞损伤和（或）胆汁淤积的证据,并排除病毒性肝炎、非酒精性脂肪性肝病、酒精性肝病、自身免疫性肝病及其他遗传代谢性因素（Wilson 病、血色病及 α₁-抗胰蛋白酶缺乏症等）引起的肝损伤。当临床诊断有困难时,可采用国际上常用的 RUCAM 评分系统诊断（表 29-1）。

组织学检查在 AIH 诊断中至关重要,拟诊 DILI 但不能排除 AIH 者,或 DILI 患者考虑采用免疫抑制剂治疗前,均强烈建议行组织学检查。然而,通过组织学来鉴别两者仍存在一定难度。AIH 和 DILI 组织学均可有界面性肝炎、点灶样坏死和门管区炎症,但 AIH 较肝细胞损伤型 DILI 更为严重。门管区、腺泡内浆细胞浸润、玫瑰花环和穿入现象支持 AIH 的诊断,而汇管区中性粒细胞的浸润及肝内胆汁淤积多见于 DILI。AIH 和胆汁淤积型 DILI 相比,炎症积分较高[15]。

五、处置和预后

经典 AIH 治疗包括糖皮质激素和免疫抑制剂治疗。所有活动性炎症 AIH 患者均需治疗,一线治疗方案为泼尼松（龙）,2 周后加用硫唑嘌呤。初始泼尼松（龙）剂量为 0.5~1 mg/(kg·d)。当胆红素低于 6 mg/dL（即 100 μmol/L）时,理想情况下泼尼松（龙）治疗 2 周后可加用硫唑嘌呤,硫唑嘌呤的初始剂量为 50 mg/d,之后可视毒性反应和应答情况逐渐加量,最高可达 1~2 mg/(kg·d) 的维持剂量。

DILI 治疗原则为停用可疑药物,监测病情变化。成人患者 ALF 早期可采用 N-乙酰巯基治疗。一般而言,停药后肝细胞损伤型 DILI 的 ALT 峰值在 30~

60 d 内下降大于 50%,胆汁淤积型 DILI 患者的碱性磷酸酶或总胆红素在 180 d 内下降>50%,或者降至 2×ULN 以内。尚无足够依据证明激素可使 DILI 患者获益,但如果自身免疫特征明显（如 AL-DILI 和 DIAIH）和 AIH 难以鉴别时,对中重度患者可诊断性使用 0.5~1 mg/kg 泼尼松龙治疗,注意观察治疗应答及停药后复发情况。激素治疗也可以作为鉴别 AIH 和 DILI（尤其是 AL-DILI）的方法之一,50%~90% AIH 在停药后会复发,但 DILI 不会。值得注意的是,"复发"定义为：血清氨基转移酶水平升高至 3 倍 ULN 以上,多见于停用免疫抑制剂 12 个月内。应在临床症状、生化指标和肝组织学改善后考虑停药,尤其是肝组织学。肝组织学较临床症状和生化指标的改善来得晚,如果只根据生化指标停药会因肝组织学残余的炎症导致疾病恶化,而这种情况往往会与复发难以鉴别,最合适的方法是行肝组织学检查确认后停药。预后方面,DILI 一般在停用致肝损的药物后会痊愈,通常不会复发,只有约 10% 的患者会出现 ALF（凝血功能障碍和肝性脑病）。一旦发生 ALF 则预后不良,约 40% 需要肝移植,病死率约 42%。部分急性 DILI 患者会出现慢性病程,但绝大多数残余肝损伤较轻[16],独立预测因子包括：高碱性磷酸酶水平、高龄、进展性恶性肿瘤、心脏疾病和血脂代谢异常等。AIH 预后与患者肝脏炎症活动度、是否肝硬化等相关。AST>5×ULN,同时 γ-球蛋白水平高于 2 倍 ULN、组织学呈混合性坏死、任何时期出现肝硬化的患者预后差,对治疗的应答也是影响预后的重要因素。

再次强调,DILI 的首要治疗措施是及时停用导致肝损伤的可疑药物。应充分权衡停药后引起原发病进展和继续用药导致肝损伤加重的风险,尽量避免再次使用可疑药物及同类药物。轻度 DILI 在停药后多可在短期内自行恢复。对于重度 DILI 患者,应卧床休息,进行对症支持治疗,并应用具有解毒和抗炎保肝的药物[17]。还原型谷胱甘肽可以通过抗氧化、清除自由基减轻肝损伤。甘草类药物如异甘草酸镁有抗炎保肝的作用,可用于治疗血清氨基转移酶水平明显升高的急性肝细胞损伤型或混合型 DILI。胆汁淤积型 DILI 可使用熊脱氧胆酸或 S-腺苷甲硫氨酸治疗。对于出现肝性脑病和严重凝血功能障碍以及失代偿性肝硬化的患者,可考虑肝移植。多数患者及时停药后预后良好,少数患者肝损严重或病情迁延不愈,预后较差。对于 DILI 的风险管理应该引起足够重视。医药公司应对药物肝毒性在说明书中给予警示,并在上市后严密监测不良反应,及时上报。医护人员应积极开展遗传学检测,实行个体化用药;遵循临床指南合理用药,并且在用药期间定期进行肝脏生化学检测。值得注意的是,美国 DILIN 研究提示草药和膳食补充剂(HDS)引起的肝损伤比例从 2004—2007 年的 7%~9% 增加至 2010—2014 年的 19%~20%。这一变化可能与美国 HDS 使用量逐年增多有关,同时也反映出这些产品的生产和销售可能缺乏严格的监管。中国的中药、草药、保健品及膳食补充剂使用量巨大,与其相关的 DILI 占比为 26.81%,这是一个不容忽视的问题。加强安全用药的公众健康教育,特别是要消除中药、中成药、保健品及膳食补充剂无肝毒性的错误认识。

(王绮夏　马　雄)

参考文献

请扫描二维码
阅读本章参考文献

第**38**章

药物与毒物性脂肪性肝病

药物与毒物性脂肪性肝病是指由于药物与毒物导致的继发性脂肪肝或脂肪性肝炎,是药物性肝损伤的一种特殊形式,其发生通常与药物或毒物暴露时间及剂量密切相关。药物与毒物性脂肪性肝病的主要特征是肝细胞内脂质异常蓄积,通常伴有氧化应激及炎症事件,进而造成肝细胞死亡、炎症细胞浸润和纤维化。鉴于早期识别和干预药物与毒物相关脂肪肝,可以避免严重的肝损伤和肝硬化的发生,加强对药物与毒物性脂肪性肝病的认识和理解至关重要。

一、相关药物与毒物

(一)脂肪性肝病的临床分类

脂肪性肝病又称脂肪肝,是指以肝脏中性脂肪异常蓄积和弥漫性肝细胞脂肪变性为病理特征的临床综合征,包括酒精性肝病(ALD)、非酒精性脂肪性肝病(NAFLD),以及其他原因导致的脂肪性肝病和特殊类型脂肪肝。脂肪肝的临床表现和预后转归与其病因和肝脏病理特征有关。NAFLD 是指肝脏病理学和影像学改变与 ALD 相似,但患者无过量饮酒及其他可导致肝脂肪变性的特定疾病。疾病谱包括非酒精性单纯性脂肪肝、非酒精性脂肪性肝炎(NASH)及其相关肝硬化和肝癌[1,2]。代谢相关脂肪性肝病(MAFLD)是 NAFLD 的主要类型,脂肪肝合并肥胖或 2 型糖尿病或代谢综合征就可诊断 MAFLD[3]。

其他原因导致的脂肪性肝病特指药物(胺碘酮、甲氨蝶呤、他莫昔芬、糖皮质激素等)、环境毒素、基因 3 型丙型肝炎、肝豆状核变性、自身免疫性肝炎、全胃肠外营养、乏 β 脂蛋白血症、先天性脂质萎缩症、乳糜泻等导致的脂肪肝。MAFLD 可与 ALD、其他原因导致的脂肪性肝病及其他类型肝病合并存在。脂肪性肝病的临床表现和预后取决于脂肪性肝病的病因和肝脏

病理特征。ALD、NAFLD、MAFLD 通常表现为大泡性肝脂肪变性,起病隐匿,进展缓慢,可从单纯性脂肪肝发展为脂肪性肝炎、肝纤维化,甚至肝硬化和肝癌[1-3]。

特殊类型的脂肪肝主要指以小泡性肝脂肪变性为病理特征的急性脂肪肝,主要包括妊娠急性脂肪肝、瑞氏综合征、酒精性泡沫样肝细胞脂肪变性、HELLP 综合征(溶血、肝酶升高和血小板减少综合征)、急性丁型肝炎、牙买加人呕吐病、线粒体脂肪酸氧化酶基因缺陷,以及四氯化碳、丙戊酸钠、四环素、水杨酸盐、磷、蜡样芽孢杆菌等药物或毒素中毒性肝损害。

(二)与脂肪性肝病相关的药物或毒物

药物与毒物之间并不存在绝对的界限,只能以引起中毒剂量的大小将它们相对地加以区别。药物用量过大,往往会引起中毒;反之,毒物用量很小则还可能治疗疾病。一些药物或毒物可以特异性地导致肝细胞及其细胞器生化反应损伤,有些仅引起单纯性肝细胞脂肪变性,有些则可导致脂肪性肝炎,甚至并发肝纤维化和肝硬化。还有一些药物和毒物通过导致肝脏磷脂的溶酶体分解代谢受损,从而发生获得性溶酶体储积病,又称磷脂质病。虽然长期使用这些药物或接触某些毒物后,肝脏磷脂质病会以剂量依赖性的方式进展,但其并不导致脂肪性肝炎及其相关纤维化表现。某个药物性肝损伤的网络数据库显示,约 27% 的药物性肝损伤患者存在某种形式的肝细胞脂肪变性甚至脂肪性肝炎,然而这一结果的准确性可能受到既往脂肪肝病史的影响[4,5]。

据估计,约 2% 的肝脂肪变性或脂肪性肝炎患者的病因与药物相关[6]。常见引起脂肪性肝病的药物种类繁多,包括抗心律失常药物(胺碘酮、哌克昔林、决奈达隆)、抗高血压药物(依那普利)、抗癫痫药物(丙戊酸、卡马西平)、抗肿瘤药物(伊立替康、5-氟尿

嘧啶、L-天门冬酰胺酶、甲氨蝶呤）、非甾体抗炎药（阿司匹林、对乙酰氨基酚、吡洛芬、布洛芬、双氯芬酸钠、萘普生、酮洛芬）、抗生素（四环素、利奈唑胺、利福平）、糖皮质激素（地塞米松、倍他米松、泼尼松龙、曲安奈德）、核苷类逆转录酶抑制剂（齐多夫定、司坦夫定、去羟肌苷）及中草药等[5,7-11]。此外，四氯化碳、锑、钡盐、硼酸盐、二硫化碳、铬酸盐、低原子量的稀土、铊化物、铀化物，有机溶剂，毒性蘑菇，以及酒精（乙醇）及其代谢产物乙醛等可导致中毒性脂肪性肝病[12]。

药物与毒物性脂肪性肝病的高危人群包括肥胖、糖尿病、代谢综合征、长期过量饮酒等易于发生脂肪性肝病的群体，有慢性乙型肝炎病毒或丙型肝炎病毒感染病史，CYP C17 等基因多态性的个体[13]。在长期使用特定药物与毒物暴露后，这些易感群体可能比普通人群更容易发生肝脏损伤和脂肪性肝损害。临床上需要基于证据对与脂肪性肝病发生发展有关联的药物进行分类（表 38-1），以便识别特定药物对脂肪性肝病发生发展的风险，并重视药物中毒性肝损害与 ALD、MAFLD 并存的疾病诊断。

二、发病机制

对于肝细胞脂肪变性和脂肪性肝炎的发病机制已有多种模型假说，其中"两次打击"学说认为通常所说的 NASH 是在两个连续事件的反应下发展起来的，首先是肝细胞内脂质异常积累，然后是诱发氧化应激和脂质过氧化及炎症的二次损伤。不同于"两次打击"学说，另有学说认为单纯性脂肪肝与脂肪性肝炎可能是并不关联的两种表型，发生脂肪性肝炎时肝细胞内脂质蓄积和肝脏炎症损伤是同时发生的[6,14]。药物与毒物诱发的脂肪肝和脂肪性肝炎可能更适合用后一种学说来解释，与脂肪性肝炎密切相关的药物与毒物同时导致肝细胞脂肪蓄积和肝脏炎症损伤，而有些药物则通常只引起小泡性或大泡性肝细胞脂肪变性或肝脏磷脂异常储积。

（一）肝细胞内脂质积聚

肝脏脂肪酸摄取以及从头合成的增加往往伴随着脂肪酸氧化（FAO）的代偿性增加，而当这种代偿机制被打破后，脂质开始在肝细胞内积聚。随后，氧化应激引发肝损伤和单纯性脂肪肝，导致线粒体功能障碍以及过氧化物酶体和细胞色素氧化。同时，早期脂质输出增加可以缓解脂肪酸积累，但这一过程在疾病进展期间达到平台甚至减少，进一步促进脂质积累[7,10]。

1. 脂肪酸从头合成增加 与健康人群相比，NAFLD 患者存在脂肪酸从头合成上调；肥胖的NAFLD 患者中，约 26% 的肝脏甘油三酯来自脂肪酸从头合成[7]。脂肪酸的从头合成受葡萄糖和胰岛素的调节，碳水化合物反应元件结合蛋白和甾醇调节元件结合蛋白则分别是响应葡萄糖和胰岛素的转录因子。胺碘酮、他莫昔芬被认为通过上调甾醇调节元件结合蛋白和激活其下游靶基因脂肪酸合成酶、乙酰辅酶 A 羧化酶和硬脂酰辅酶 A 去饱和酶来增加脂肪酸合成[6]。肝脏许多核受体在能量稳态和脂质代谢中发挥着重要作用，孕烷 X 受体（PXR）、肝 X 受体（LXR）及过氧化物酶体增殖物激活受体（PPAR）γ 等核受体的脂肪生成潜能也已被证实。一些药物可以激活这些脂肪生成转录因子，从而诱导直接参与脂肪酸合成的酶。可能利用这一机制的药物包括通过糖皮质激素受体激活剂、PXR 激活剂和 PPARγ 激活剂[6,15]。

2. 游离脂肪酸 β 氧化减少 严重损害肝细胞线粒体 β 氧化的药物可诱导游离脂肪酸和甘油三酯的积累，导致小泡性肝脂肪变性。已经发现了许多不同的机制可以抑制外源性物质的 β 氧化。胺碘酮、他莫昔芬和丙戊酸可直接抑制参与 β 氧化的线粒体酶。此外，通过抑制肉碱棕榈酰转移酶 I（如他莫昔芬、胺碘酮、丙戊酸）、隔离辅酶 A 和肉碱（如丙戊酸、阿司匹林）等脂肪酸酯化所必需的辅助因子，抑制线粒体呼吸链（如胺碘酮、甲氨蝶呤、他莫昔芬、四环素）和破坏线粒体脱氧核糖核酸（如他莫昔芬、曲格列酮）可间接抑制 β 氧化[15]。

3. 脂蛋白运输减少 脂肪酸与甘油酰化形成甘油三酯，与极低密度脂蛋白（VLDL）结合并分泌到血浆中。药物与毒物脂肪性肝病的潜在发病机制之一是脂蛋白运输降低，这可能是由于脂肪酸结合 VLDL减少或 VLDL 分泌减少。VLDL 颗粒的合成需要载脂蛋白 B、主要脂蛋白及微粒体甘油三酯转移蛋白，后

表 38-1 脂肪性肝病相关药物基于证据强度的分类		
独立导致脂肪性肝炎和磷脂质病的药物	导致脂肪性肝病加重的药物	与脂肪性肝病可能有关的药物
胺碘酮	甲氨蝶呤	地尔硫草
哌克昔林	伊立替康	维拉帕米
Diethylaminoethoxy-hexestrol	四环素	硝苯地平
	皮质类固醇	阿司匹林
	核苷逆转录酶抑制剂	他莫昔芬
	苯巴比妥	
	己酮可可碱	
	罗格列酮	
	苯溴马隆	

者在脂蛋白组装中起着关键作用。胺碘酮和四环素等在内的几种致脂肪肝药物,已被证明能抑制微粒体甘油三酯转移蛋白活性、载脂蛋白 B 脂化为 VLDL 及肝脏脂蛋白分泌等过程[6,10]。

4. 脂肪酸的动员和吸收增加 肝细胞摄取非酯化脂肪酸是导致脂肪变性相关甘油三酯过度积累的主要原因。摄取脂肪酸的这一过程需要专门的转运蛋白来促进其有效跨膜,其中包括脂肪酸转运蛋白家族、白细胞分化抗原 36(CD36)和质膜脂肪酸结合蛋白。与健康人群相比,NAFLD 患者存在 CD36 基因和蛋白质的表达增加[7]。腺苷酸活化蛋白激酶是公认的脂肪代谢主要调节因子,其通过激活 CD36 促进肝细胞摄取脂肪酸。这一机制与非核苷逆转录酶抑制剂依法韦仑有关,其中腺苷酸活化蛋白激酶的激活可能是对线粒体呼吸链复合物 I 抑制的代偿反应。CD36 被视为肝细胞核受体 LXR 和 PXR 以及 PPARα 和 PPARγ 的共同靶点。这可能在这些转录因子的激活剂和增加的脂肪变性潜能之间提供了联系[15]。

(二)线粒体功能障碍

线粒体负责三磷酸腺苷的合成,以及脂质和碳水化合物代谢,这三个功能是相互密切关联的。脂质代谢中 β 氧化产生的乙酰辅酶 A 可以被三羧酸循环利用,继而推动进一步的 β 氧化。β 氧化和三羧酸循环都有助于线粒体呼吸及三磷酸腺苷合成所需的电子梯度,这其中任一环节发生异常均会影响后续的生化过程。

药物经以细胞色素 P450 为主的 I 相代谢酶产生一系列的肝细胞毒性代谢产物(主要包括亲电子基和氧自由基),再进一步由 II 相代谢酶介导结合反应进行药物解毒。在这一过程中,如果毒性中间产物过度产生或 I 相和 II 相代谢酶基因多态性异常,可直接或间接抑制线粒体氧化,导致脂质过氧化,线粒体功能障碍,并可与线粒体蛋白结合产生细胞毒性。

1. 乙酰辅酶 A 耗竭 阿司匹林进入体内很快被非特异性的酯化酶转变为脂肪酸,在线粒体内生成水杨酸辅酶 A,然后与甘氨酸结合通过尿液排出,水杨酸辅酶 A 的不断形成,耗竭了线粒体外膜的辅酶 A,导致不能形成长链脂肪酸的酰基辅酶 A 衍生物,导致长链脂肪酸激活和转运到线粒体以及 β 氧化都受阻,导致小泡性肝脂肪变性[16]。

丙戊酸能引起肝脂肪变性和肝细胞坏死,但其很少导致临床症状典型的脂肪性肝炎。临床上,16% ~ 67%的患者使用丙戊酸后可出现无症状性血清氨基转移酶升高,这主要发生于年轻患者(3 岁以下儿童危险性最大),尤其是联合使用苯巴比妥或苯妥英钠

者。丙戊酸是一种支链脂肪酸,类似天然脂肪酸,形成乙酰辅酶 A 衍生物。线粒体内丙戊酸辅酶 A 的广泛消耗线粒体内辅酶 A,从而减少了长链、中链和短链脂肪酸的氧化[7,15]。

2. 抑制线粒体的氧化 吡咯芬、萘普生、布洛芬等非甾体抗炎药可导致小鼠小泡性脂肪变性,其潜在机制可能是肝细胞线粒体中短链脂肪酸的 β 氧化受到抑制[16]。广谱抗生素四环素能使肝脏产生广泛的小泡性脂肪变性,这是其抑制肝脏脂肪酸 β 氧化和抑制肝脏分泌 VLDL 所致。后者发生的剂量并不是抑制蛋白质合成的剂量,表明可能是脂蛋白装配线粒体运输功能损伤引起。四环素通常仅导致无临床意义的小泡性肝脂肪变性,但是大剂量给予四环素或存在肾功能不全、妊娠(线粒体功能受阻)等易患因素时可导致严重的脂肪性肝损伤。四环素引起的肝损害综合征通常在静脉注射四环素后 4 ~ 10 d 出现,类似瑞氏综合征,常合并急性胰腺炎和肾衰竭。临床报道的病例大多死亡,轻症病例可能未认识或被报道。静脉注射几种其他四环素衍生物时也可以观察到小泡性肝脂肪变性[7,16]。

3. 抑制线粒体氧化、呼吸链的复合作用 己烯雌酚、哌克昔林、胺碘酮等在非离子状态时均为脂溶性化合物,存在仲胺或叔胺结构,可被氢化为带正电的 $NH4^+$,有利于跨膜电位,自由进入线粒体,从而快速解耦氧化磷酸化,同时抑制线粒体呼吸链和 FAO 相关酶[7]。其导致的肝损害有两种类型。① 当药物进入溶酶体时,药物与磷脂间形成非共价但紧密的结合,药物呈离子状态,抑制了磷脂酶活性,导致磷脂不能被降解,并且随着药物的不断进入而形成网状结构[7,16]。在使用胺碘酮的患者中,这种情况非常常见,却很少引起明显的临床症状和生化指标异常。但是如果药物长期堆积在溶酶体内,即使后续停止使用,患者的病情也可能进一步恶化,甚至发展到肝硬化的阶段。② 肝脏损害时同时发生大泡性和小泡性肝脂肪变性,其组织病理学特征类似于酒精诱导的肝脏损伤。利奈唑胺与线粒体核糖体的结合靶向哺乳动物线粒体蛋白合成,导致线粒体呼吸链活性降低。

4. 线粒体 DNA 复制减少 线粒体 DNA 的严重缺失会导致线粒体呼吸链损伤,进而抑制 FAO。利托那韦、茚地那韦、奈韦拉平等抗 HIV 药物缺失 3′-羟基端,一旦连接到 DNA 链末端,就不能连接核苷酸,此过程就需要仅存在于线粒体内的 DNA 多聚酶 γ。这类药物一旦链接到线粒体 DNA 中,导致线粒体 DNA 复制减少,引起获得性线粒体毒性,不仅直接抑制线粒体

DNA 聚合酶,还可间接抑制线粒体 DNA 水平,从而抑制三羧酸循环,导致乳酸酸中毒及损伤线粒体 DNA[16]。

三、病理改变

药物与毒物性脂肪性肝病的组织学特征是脂质沉积,主要是甘油三酯在肝细胞内沉积,病理改变类似于酒精性或非酒精性脂肪肝。不同药物所导致的脂肪变性特征有所不同可分为 4 类(表 38-2)。

(一)小泡性肝脂肪变性

小泡性肝脂肪变性表现为肝细胞的胞质中充满了大量微小脂肪滴并引起胞质泡沫样变,无细胞核移位,亦无明显炎症证据。临床上,大多数药物与毒物导致的脂肪性肝病都是以小泡性肝脂肪变性开始。急性小泡性肝脂肪变性通常没有明显的坏死、胆汁淤积和纤维化,因为病变进展迅速,肝细胞要么死亡,要么脂肪变性消失。因此,不同于常见的可逆的酒精和代谢疾病相关的大泡性肝脂肪变性,小泡性肝脂肪变性是一种更严重的肝损伤形式,其广泛或长期持续存在时可能危及生命。部分患者可能同时伴有肝细胞小泡性脂肪变性和大泡性脂肪变性,当肝细胞泡沫样变占主导时应将其归为小泡性肝脂肪变性,因为小泡性肝脂肪变性与较差的预后相关[16-18]。

各种原因引起的小泡性肝脂肪变性几乎都与肝细胞线粒体 β 氧化严重受损有关。不饱和脂肪酸在线粒体内氧化减少,酯化合成甘油三酯增多,而甘油三酯是这些情况下脂类沉积的主要形式。不饱和脂肪酸残余增加,形成复合物中性甘油三酯的核形成乳化环。乳化可以解释这种情况下小泡性肝脂肪变性的沉积。另一方面游离脂肪酸的储积可以导致肝脏 VLDL 的装配、膜转运和分泌功能障碍。这是线粒体 β 氧化受阻时导致脂类沉积的另一因素。

小泡性肝脂肪变性是代谢恶化的形态学标志,机体可能发生能量危机。① 脂肪酸 β 氧化过程受阻使细胞失去主要的能量供应来源。② 不仅脂类氧化不能作为能量来源,糖类作为另一产生来源的过程也受影响。正常 β 氧化形成的辅酶 A 是丙酮酸羟化酶的变构激活剂,后者是糖原异生过程中从乳酸盐到丙酮酸盐的限速酶。而且,脂肪酸乙酰辅酶 A 抑制葡萄糖-6-磷酸脱氢酶(G6PD),而 G6PD 催化糖原异生的最后一步。当 β 氧化受阻时,乙酰辅酶 A 的降低可能减少了丙酮酸羟化酶,而脂肪酸乙酰辅酶 A 的增加可能抑制 G6PD 活性。这些作用抑制了葡萄糖的形成,而下一步的氧化作用作为替代能量来源也受阻。③ 不饱和脂肪酸和二羧酸的衍生物使氧化磷酸化解偶联。这样使氧化减少,氧化产物被浪费,产生热量而不是三磷酸腺苷[7]。

导致小泡性肝脂肪变的药物通常与急性肝损伤和(或)功能障碍有关,如与阿司匹林有关的瑞氏综合征或与四环素和某些抗逆转录病毒药物有关的急性线粒体毒性。

(二)大泡性肝脂肪变性和脂肪性肝炎

组织学上,大泡性肝脂肪变性表现为肝细胞内含有 1 个或多个巨大的脂肪滴,也可以是大小脂滴混合,将细胞核挤至细胞周围。大泡性肝脂肪变性是一个相对良性且可逆的过程,至少在短期随访内是这样的,常见于酒精性和非酒精性脂肪性肝病及药物与毒物暴露后的早期[13]。与脂肪性肝炎的其他原因一样,氨基转移酶通常轻度增加。但是随着时间推移,它可能进展成脂肪性肝炎甚至肝硬化。

药物可以通过改变 1 个或多个脂质代谢途径导致大泡性肝脂肪变性。首先,与小泡性肝脂肪变性相似,可由线粒体 FAO 的抑制导致。其次,微粒体甘油三酯转移蛋白可被胺碘酮和哌克昔林等药物直接抑制,导致大泡性肝脂肪变性。此外,增加细胞对脂肪酸的摄取或者通过溶酶体水解或 VLDL 介导的甘油三酯运输影响甘油三酯代谢也是如此。依法韦伦为典型药物,它激活腺苷酸活化蛋白激酶,导致依法韦林诱导的线粒体功能障碍。此外,药物可以直接刺激肝脏的脂质合成;虽然这种刺激的直接机制尚不清楚,但可激活产脂转录因子(如 PXR、PPAR)。最后,一些药物可以触发或加剧 NAFLD 发病机制中的相关

表 38-2 引起肝脏脂肪变性不同病理改变的药物				
药物	大泡性脂肪变性	小泡性脂肪变性	脂肪性肝炎	磷脂质病
胺碘酮	+	+	+	+
卡马西平	+			
核苷类逆转录酶抑制剂	+			
哌克昔林	+		+	+
阿司匹林		+		
布洛芬		+		
齐多夫定		+		
丙戊酸	+	+		
Diethylaminoethoxyhexestrol			+	+
他莫昔芬	+		+	
甲氨蝶呤	+		+	
伊利替康	+		+	
糖皮质激素	+		+	
5-氟尿嘧啶	+		+	

注:+代表存在。

因素,或者在这些致病因素(如内脏性肥胖和糖尿病)的基础上发挥作用,甚至通过增强胰岛素释放或损害胰岛素清除直接导致高胰岛素血症[16-18]。

脂肪性肝炎的病理特征是在单肝脂肪变性基础上出现气球样变、坏死性炎症,伴或不伴有马洛里小体及窦周纤维化,类似于酒精性肝炎。药物导致的脂肪性肝炎占脂肪性肝炎的总数的极少一部分(约为2%),仅有少数确定的几个药物可以独立导致脂肪性肝炎,肝活检所见经典的假性酒精性肝损伤的表现。还有一类药物与脂肪性肝病的相关性并不直接可靠,可能通过加重导致代谢性脂肪性肝炎及其相关肝纤维化和肝硬化相似的病理机制发挥作用。最后,仅有部分病例报道的独立于脂肪性肝病的一类药物,其因患者合并的其他疾病(高血压、冠心病)而处方的,使两者的相关性模糊,导致肝毒性的机制不明确。在所有三类中,除第一类外,药物与脂肪性肝炎之间的相关性均不确定存在,这是由于:① 仅有少数患者接受这种药物后发生脂肪性肝炎,提示混杂遗传因素的作用;② 服用这些药物的患者具有发生 NASH 的高危因素;③ 有多个病例报道,但没有包括充分的肝脏病理学证据;④ 多数报道的药物没有经过再次给药证实;⑤ 导致肝损伤的机制没有阐明;⑥ 完全排除 NASH 和酒精滥用非常困难[15]。

(三)磷脂质病

一些药物导致肝脏中磷脂的溶酶体分解代谢受损,从而导致未降解磷脂在溶酶体包涵体(板层体)中积聚,这种情况称为"药物诱导磷脂沉积症",可独立于肝脂肪变性或脂肪性肝炎存在。迄今已经鉴定出50多种新的化学物质可诱发磷脂质病[13]。这些药物包括抗生素、抗过敏药、抗抑郁剂、抗精神病药、抗疟药和抗心律失常药。

目前已经提出了两种假说来解释这种溶酶体异常。第一个假说认为这些药物直接与溶酶体中的磷脂结合,形成难以消化的磷脂-药物复合物。阳离子、两亲性药物对溶酶体的高亲和力,可以用溶酶体酸性环境以及这些化合物的弱碱性来解释。溶酶体药物以其结合形式进入溶酶体后,通过质子化从游离碱形式转化为电离形式;因此,溶酶体的碱度升高,从而形成不利于酸性溶酶体水解酶的 pH。第二个假说提出了药物直接诱导抑制磷脂酶 A 活性。这可能是由于与酶的失活结合,如氯丙嗪和氯喹的失活结合呈剂量依赖性。或者如阿奇霉素和庆大霉素,可通过药物与溶酶体磷脂双层的相互作用间接抑制磷脂酶 A,其被磷脂双层中带负电的脂质激活,嵌入此类阳离子药物导致电荷中和[13]。

四、临床分型

DILI 临床表现呈多样化,其与药物的种类、剂量、接触时间、吸收途径及机体状态和遗传素质等均密切相关。不同药物引起的肝损害不尽相同,同一药物在不同个体中的表现也有差异。有些药物仅一次大剂量使用,就可能会迅速发展为急性脂肪肝、脂肪性肝炎,甚至进展为肝硬化、肝功能衰竭。相反,一些药物长期、小剂量使用往往仅产生无症状性慢性脂肪肝,多在体检中无意发现。许多药物除有肝损害外,还有其他器官中毒性损害的表现,特别是肾脏、造血系统和神经系统等中毒的征象。

(一)急性脂肪肝

急性脂肪肝是指由于药物引起的急性肝细胞脂肪变性,病变往往为弥漫性,病情发展迅速,甚至并发肝功能衰竭和其他脏器并发症。药物性急性脂肪肝主要是由于药物抑制了脂肪酸线粒体氧化反应,干扰了肝细胞蛋白质合成,使肝脏分泌甘油三酯受阻,从而引起肝内脂肪沉积。急性脂肪肝组织学检查大多可见肝内有大量脂肪小滴蓄积(小泡性脂肪肝),也有很少一部分见脂肪大滴(大泡性脂肪肝),以小叶中心最为显著,可伴有肝细胞坏死、炎症、胆汁淤积。

急性脂肪肝中有一些特殊类型,如妊娠期急性脂肪肝、瑞氏综合征和瑞氏样综合征。瑞氏样综合征与药物或环境毒物有直接因果关系,临床症状与瑞氏综合征很相似,并可见于成年人,常由丙戊酸、阿司匹林、去羟肌苷、吡洛芬和化疗药物引起。

(二)慢性脂肪肝和脂肪性肝炎

慢性药物性脂肪肝通常无特异性症状。病理类型多表现为大泡性脂肪肝。如果不伴有其他肝脏损害,肝功能检查仅轻微异常,但往往有肝大。肝细胞坏死可不存在。

中年肥胖糖尿病妇女或有代谢综合征的患者服用哌克昔林、胺碘酮、钙通道阻滞剂可能偶尔与脂肪性肝炎相关。脂肪性肝炎患者常无症状,查体可有肝大,少数患者有脾大,但不常伴有门静脉高压的征象。实验室检查有血清氨基转移酶轻至中度升高,AST/ALT<1;血清碱性磷酸酶和 γ-谷氨酰转肽酶水平也常升高;低白蛋白血症、高胆红素血症、凝血酶原时间延长较少见;血脂异常和血糖升高比较常见。此类患者必须做肝炎病毒标记和自身抗体等检查以排除其他原因引起的肝炎。脂肪性肝炎的肝细胞脂肪变性以大泡为主,其不同程度的浸润整个肝小叶,也有很少一部分表现为显著的小泡性肝脂肪变性,其他可有

炎性细胞浸润和马洛里小体等。

五、诊断和鉴别诊断

（一）诊断依据

药物与毒物性脂肪性肝病的诊断目前尚无统一标准，主要是结合病史、症状、体征、实验室改变、影像学检查及肝组织学结果，并排除其他可能的明确病因和其他类型的肝损害等综合判断得出结论。

首先，明确诊断的一个关键因素就是确定脂肪肝与可疑药物或毒物的相关性。通过详尽的病史采集、密切的病情随访，建立脂肪肝发病与药物或毒物暴露的时间关系以及停止暴露后的疾病转归情况，进行全面的因果关系评估。为了使因果关系评估这一过程标准化，现已开发了若干评分系统，如 RUCAM 量表、Maria 标准及 DDW-J 标准等。其中 RUCAM 量表是最常用的，包括有关肝酶损伤类型、已知危险因素（如年龄、饮酒和妊娠）、排除其他肝损伤原因（如病毒性肝炎、潜在肝病）的信息，以及疾病发生的时间线、停药后的改善和再复发[6,8]。值得注意的是，根据 RUCAM 量表显示 DILI 最有可能在接触药物与毒物后 90 d 内出现，并在停止接触后 30 d 内出现改善[6,19]。然而，在药物与毒物性脂肪性肝病患者中通常不是这样。

鉴于现有的肝脏生化检测指标和影像学技术的敏感性和特异性相对较低，因此这些无创指标并不能可靠地用于监测或评估肝脂肪变性和脂肪性肝炎。有研究报道，在 14 个候选生物标记物中，谷氨酸脱氢酶在鉴别 DILI 患者方面似乎比微小核糖核酸-122 更有用，而总细胞角蛋白 18、骨桥蛋白及巨噬细胞集落刺激因子受体有望成为预测急性药物性肝损伤事件预后的新颖指标，对这些生物标记物的系列评估仍需大型前瞻性研究进行验证[20-22]。接下来，亟须加快开展寻找可靠的血液生物标记物用于检测药物性肝损伤及其进展情况并预测疾病结局方面的工作。

磁共振成像或磁共振波谱等成像方法可以量化肝脏脂肪堆积和进展性肝纤维化，因此诊断药物与毒物性脂肪肝的唯一途径是影像学检查。但是磁共振检查无法明确区分单纯性肝脂肪变性和脂肪性肝炎，也无法准确识别肝纤维化程度的微小变化。

尽管肝活检不是临床诊疗必须，但它仍然是检测药物性肝脂肪变性和药物性脂肪性肝炎患者肝脏炎症和肝细胞损伤的金标准。不同药物与毒物所致肝脏病理变化不尽相同，依据组织学表现确定特定药物与毒物可以在一定程度上提高诊断的准确性。例如，甲氨蝶呤除了典型的脂肪性肝炎的病理表现，还可有

门静脉纤维化，且缺乏典型 NASH 的气球样变；胺碘酮所致脂肪性肝病的病理可见马洛里小体，且常出现于门静脉周围；而他莫昔芬相关脂肪性肝炎与 NASH 难以区分[15,16]。倘若组织学表现同可疑药物与毒物不一致，则需要进一步排查其他可能的原因。然而，肝组织活检存在成本高、侵入性、出血及其他并发症风险等缺点，而且会因为采样误差和组织病理学的主观解读差异得出不同结果。

总之，始终需要牢记的是药物与毒物性脂肪性肝病的诊断始终是排他性诊断，只有在慎重考虑过其他可能性后才能得出结论。

（二）鉴别诊断

药物与毒物性脂肪性肝病的鉴别诊断范围广泛，包括病毒性肝炎、ALD、自身免疫性肝病、代谢性和遗传性疾病，临床表现可能从完全缺乏症状到轻度非特异性症状，如发热、疲劳和右上腹疼痛等，再到严重肝损伤甚至重型肝炎。临床上发现肥胖的中年 NAFLD 患者的药物性肝损伤风险增加了近 4 倍，这可能是由于相似的发病机制[23]。因此，NAFLD 和药物性脂肪性肝病的共存现象大大增加了两者鉴别诊断的难度。

六、预防、治疗及预后

（一）预防

在临床实践中，精准识别药物与毒物性脂肪性肝病的发生并不是一件容易的事。基于此，许多临床指南及专家共识推荐在使用某些药物前检测肝酶水平，并在用药过程中定期随访肝酶指标[8]。而临床医生需要做出的努力更多，在诊疗过程中不能对药物导致脂肪性肝病的风险掉以轻心，并尽可能地采取更优的用药方案，可以逐步添加药物，并对患者及其家属进行宣教，密切监测生化指标的变化，尤其在易感人群为了治疗相关疾病长期药物暴露抑或是肥胖人群因体重导致的药物暴露量增加的情况下。当然，随着对各种药物导致的脂肪性肝病发生机制的深入研究，靶向发病机制的预防方案也被不断提出并待进一步研究验证[24]（表 38-3），以期尽早投入临床实践，造福患者群体。

另外，增加脂质向肝脏的输送、减少脂质氧化、改变脂肪酸与其他脂质类的结合或影响脂肪酸从肝脏的转运的药物等，都有可能导致脂肪在肝脏中积聚[15]。因此，该类药物的研发设计过程及进入临床试验时，研究人员应考虑并评估其发生肝脂肪变性或脂肪性肝炎的可能性[25]。

表38-3　针对药物所致脂肪性肝病的不同致病机制的可能性预防方案

药物	致病机制	可能性预防方案
他莫昔芬、皮质类固醇及合成代谢类药物	受体调节剂：拮抗激素	存在多个胞内受体时，在不影响药物本身疗效的情况下，靶向激动特定的目标受体
非典型抗精神病药	诱导脂质基因转录以增加脂质合成	米非司酮阻止甾醇调节元件结合蛋白激活，但可行性仍待进一步验证
胺碘酮	依赖于内质网应激反应的线粒体β氧化和脂肪降解的抑制，以及脂滴形成	使用可有效诱导结合免疫球蛋白的药物，促进蛋白质折叠，缓解内质网应激
甲氨蝶呤	诱导自由基生成而消耗谷胱甘肽，促进细胞凋亡，以及激活活化B细胞的转录核因子κ轻链增强子和细胞因子（主要是TNF-α）合成，维持强烈的炎症反应	恰当的药物联用，如抗TNF-α药物
丙戊酸	细胞色素（CYP2E1）依赖性药物代谢途径引起的氧化损伤	二烯丙基硫醚减少丙戊酸诱导的自由基产生及体内和体外脂肪生成

（二）治疗

尽管对于药物与毒物性脂肪性肝病发病机制的深入研究加深了我们对其的了解与认识，但是针对其有效的治疗方法仍然十分有限。

首先，识别、停用并清除体内的致病药物和毒物是关键。大多数人在及时停止相关药物使用及毒物接触后可逐渐好转并完全康复，但仍有少部分人继续进展为慢性肝病。然而，对于那些停药后原有疾病进展风险大甚至会危及生命，且没有合适替代药物的患者，停药未必是最佳选择。因此，临床医生需要结合患者原发病及肝脏病变情况，权衡药物停用与药物毒性两者的利弊。可以动态监测患者各项肝功能生化指标，个体化调整药物使用剂量。由于毒物吸收的延迟作用，临床上可根据情况决定是否需要进行洗胃等操作来清除残留毒物，从而减轻或消除其对机体的不良影响。对于剂量依赖性的肝毒性物质，通常仅在该物质的分布阶段进行清除才是有意义的。另外，临床上还可以使用该药物与毒物相对应的特效解毒剂，如肉碱通过调节线粒体乙酰辅酶A水平增强线粒体脂肪摄取和β氧化，而被批准用于丙戊酸钠中毒的解救。

自身免疫反应增强或存在超敏反应的肝损害群体在进行过严格的临床风险-获益评估后，也可使用糖皮质激素治疗药物与毒物相关脂肪性肝病[5,25,26]。熊脱氧胆酸可以改善原发性胆汁性胆管炎患者异常的肝功能生化指标，缓解黄疸、瘙痒、疲劳等症状，但是目前鲜有报道支持其用于药物与毒物相关脂肪性肝病的治疗。维生素E、吡格列酮等药物尚未被批准用于治疗NASH，这些药物对药物与中毒性脂肪性肝病的效果并无报道[16]。双环醇、水飞蓟素、多烯磷脂酰胆碱、甘草酸制剂、S-腺苷甲硫氨酸等保肝药物对药物与毒物相关脂肪性肝病患者的康复可能有帮助，但缺乏大样本的随机对照研究证实[16]。还有许多特异性地针对可能引起脂肪性肝病的药物的发病机制以克服其毒性的新药正在研发中，这无疑给药物性脂肪性肝病治疗领域带来了研究前景和新希望。最后，对于那些药物与毒物已经造成严重肝脏衰竭的患者，可考虑人工肝和肝移植治疗。

（三）预后

临床上，并不是所有药物与毒物性肝损伤的患者都得到了及时而明确的诊断，尤其是病程长、症状轻者，导致作为其中一个亚类的药物与毒物性脂肪性肝病的临床病例研究数据更加有限。即使大多数患者接受治疗后可完全恢复正常，临床上还是可以观察到进展至肝硬化的病例。一项研究报道，至少1/3接受特殊肝毒性药物治疗的患者，5年后仍存在肝脏损伤现象；9/15例接受特殊肝毒性药物治疗的慢性肝炎患者，5年后肝活检仍发现有肝脏炎症损伤[13]。以肝活检为基础的随访研究显示，相比NAFLD，药物与毒物性脂肪性肝病更容易发展成肝硬化。只有1%的NAFLD患者出现肝硬化，而酒精性脂肪肝患者和药物与毒物性脂肪性肝病患者分别为22%和15%。与ALD一样，药物与毒物所致肝纤维化进展至肝硬化可以发生得很快，从数周至数月不等[13]。此外，与大多数药物性肝损伤病例不同，药物与毒物性脂肪性肝病患者的肝损伤情况还可能继续进展，一方面是由于病情需要无法停用相关药物，另一方面这类患者往往普遍存在一定的易感性。所以，药物与毒物性脂肪性肝病的预后可能也不容乐观。

（金　倩　范建高）

参考文献

请扫描二维码
阅读本章参考文献

第39章

药物与毒物性胆汁淤积

胆汁淤积指由于胆管阻塞、胆汁分泌和排泄障碍等因素导致的胆汁流速减慢,肝脏和体循环中胆汁成分的过度堆积。肝毒性药物可引起肝脏急性自限性损伤或慢性永久性损伤。药物引起的胆汁淤积大多数在停药后不久可消退,但部分病例可进展为慢性胆汁淤积和肝功能失代偿,进而导致胆管丢失和胆汁性肝硬化。

胆汁淤积型、肝细胞损伤型和混合型肝损伤是药物性肝损伤(DILI)的 3 种主要形式。胆汁淤积型肝损伤发病率约为 13.9 例/100 000 人。在 DILI 中,20%~40%存在胆汁淤积模式,12%~20%存在混合模式,48%~58%存在肝细胞模式[1]。3 种形式的 DILI 实验室指标存在较大差别。药物性胆汁淤积表现为 ALP>2×ULN 或 ALT/ALP ≤2;药物性肝细胞损伤表现为 ALT>2×ULN 或 ALT/ALP>5;混合型肝损伤则被定义为 ALT/ALP 为 2~5。

一、引起胆汁淤积的药物和毒物

(一)引起胆汁淤积的药物

1. 抗微生物制剂 抗微生物制剂是最常见的引起肝内胆汁淤积的药物,报道最多的是红霉素类和阿莫西林-克拉维酸,这两种药物常引起急性胆汁淤积,且两者引起的肝损伤均与过敏机制有关。

阿莫西林-克拉维酸引起的肝损伤患者中,男性较多,通常为老年患者。阿莫西林-克拉维酸引起的胆汁淤积表现为黄疸,潜伏期一般小于 4 周,可伴有腹痛、发热、恶心、呕吐、瘙痒等症状。病理表现为中央区胆汁淤积,偶尔可见肉芽肿性炎症。30%~60%患者存在过敏表现。一项包含 117 名受试者的队列研究显示,阿莫西林-克拉维酸引起的胆汁淤积症状的平均出现时间为 31 d,而症状的消退发生在峰值后

55 d[2]。有研究发现,肝损伤主要与克拉维酸成分有关,因为阿莫西林-克拉维酸联合应用的肝损伤发生率明显高于阿莫西林单独使用[3]。此外,青霉素类药物中苯唑西林、氯唑西林、双氯西林等药物也被报道可引起胆汁淤积型肝炎。有研究报道,年龄较大的女性使用氯氟西林引起肝损伤风险更大,虽然停药后症状通常会消退,但可能会出现更严重的表现包括胆汁分泌减少和胆管减少[4],以及长期胆汁淤积[5]。

红霉素诱导的肝损伤患者常表现为发热、厌食、腹痛、恶心、呕吐,伴黄疸。症状发作一般在暴露后的第 5~20 d,既往有红霉素接触史的患者潜伏期更短。肝活检提示门管区嗜酸性粒细胞浸润伴胆汁淤积,肝实质损伤较轻,胆管炎一般不重。电镜下,毛细胆管和微绒毛扩张或消失,线粒体肿大,滑面内质网增生。约有 60%的病例嗜酸粒细胞增多,这提示过敏可能是红霉素诱导肝损伤的重要机制。患者黄疸一般在停药 2~5 周消退,完全恢复可能需要 3 个月左右,肝酶异常可持续半年。

此外,其他抗感染药物也会导致胆汁淤积。喹诺酮类药物(环丙沙星、诺氟沙星等)引起的肝损伤患者均可出现黄疸,伴皮疹或嗜酸性粒细胞增多,提示发病机制与过敏相关。多数患者的黄疸在数周内可消退。病理表现为中央区肝小叶胆汁淤积,门管区炎症较轻。磺胺类药物(甲氨苄啶-磺胺甲噁唑)常引起肉芽肿性肝炎,进展为暴发性肝功能衰竭,病理表现为肝细胞坏死伴胆汁淤积。口服四环素引起的肝损伤较为罕见,患者可出现黄疸伴瘙痒,胆红素水平上升。静脉注射四环素可引起肝细胞毒性微泡性脂肪变性。一名 46 岁男性病例,在接受多西环素治疗痤疮 3 个月后出现肝酶升高、黄疸、瘙痒等症状。肝活检证实胆汁淤积性肝炎[6]。呋喃妥因也可导致慢

性肝炎,患者常出现发热、皮疹和嗜酸粒细胞增多,病理显示肝细胞损伤和胆汁淤积。

2. 精神类药物 在精神类药物中,最常引起胆汁淤积的是吩噻嗪类药物如氯丙嗪。氯丙嗪诱导的胆汁淤积患者的黄疸常出现在第1个月,前驱症状包括恶心、呕吐、发热、厌食、腹痛、肌肉酸痛等,可伴有皮疹、瘙痒。约50%服用氯丙嗪的患者可出现无症状ALT和ALP升高。尽管氯丙嗪诱导的黄疸常在2~8周恢复,但慢性胆汁淤积可持续半年以上。约70%患者出现嗜酸粒细胞增多,即过敏表现。氯丙嗪诱导胆汁淤积的机制可能与抑制胆汁流动、抑制胆汁盐合成和促进胆汁分泌功能损伤有关。近期的一项研究显示,氯丙嗪可破坏肝脏和胆管细胞的细胞膜上的紧密连接和完整性,并改变转运蛋白的表达和功能,进而诱导肝损伤和炎症[7]。

此外,氟哌啶醇、丙氯拉嗪、卡马西平和苯妥英钠可导致胆汁淤积型黄疸。除了胆汁淤积外,氟哌啶醇还可导致患者门管区纤维化。卡马西平和苯妥英钠甚至可导致患者出现胆管消失综合征。此外,三环类抗抑郁药物(如阿米替林、氟西汀等)可诱导胆汁淤积型黄疸和肝细胞坏死。

3. 非甾体抗炎药 非甾体抗炎药是一类可引起消化道、肾脏等多器官毒性损害的药物。少数非甾体抗炎药会引起胆汁淤积型肝损伤,最常见的是舒林酸。舒林酸可诱导胆汁淤积型或混合型黄疸,其诱导肝损伤的机制与其代谢物有关,后者可以诱导氧化应激和线粒体损伤。舒林酸也可导致胰腺炎和胆道梗阻,进一步加重黄疸。舒林酸诱导的胆汁淤积患者常见症状包括黄疸、胆汁淤积、瘙痒、皮疹等,伴有ALP和胆红素水平显著升高。舒林酸导致的死亡往往由严重过敏引起。

其他非甾体抗炎药也可导致肝损伤。双氯芬酸诱导的肝损伤类似病毒性肝炎,患者出现肝细胞损伤。15%~20%患者出现无症状性ALT升高,约25%患者出现胆汁淤积型肝损伤。布洛芬与胆管消失综合征以及Stevens-Johoson综合征有关。苯噁洛芬可导致老年患者的胆汁淤积性黄疸,病理上可见胆栓形成。这可能是由于老年人代谢缓慢,胆汁排泄和药物代谢能力不足。

4. 免疫抑制剂 常见的引起患者肝内胆汁淤积和肝细胞损伤的免疫抑制剂药物为环孢素和硫唑嘌呤。环孢素可引起胆酸池比例改变,导致胆汁淤积。患者胆红素和ALT升高,但黄疸不多见。硫唑嘌呤也可导致肝小静脉、肝细胞损伤和肝内胆汁淤积,患

者出现肝小静脉闭塞病。1名50岁溃疡性结肠炎男性患者在使用硫唑嘌呤治疗后出现急性胆汁淤积型肝炎。肝活检显示严重胆汁淤积伴胆管变形、淋巴细胞浸润和局灶性肝细胞坏死[8]。硫唑嘌呤所致肝损伤通常在开始治疗或剂量增加后3个月内出现,黄疸病例表现为胆汁淤积型肝炎。近3/4的硫唑嘌呤所致肝损伤呈自限性,除已存在肝硬化的患者外,一般预后良好[9]。

5. 降血糖药物 胆汁淤积型肝损伤也与磺酰脲类(如氯磺丙脲、格列本脲)和噻唑烷二酮类药物(如曲格列酮、罗格列酮、吡格列酮)有关。磺酰脲类化合物与胆汁淤积患者高过敏性反应相关。曲格列酮诱导的胆汁淤积病理典型表现为毛细胆管内胆汁淤积、肝细胞坏死和桥接样纤维化。罗格列酮诱导的胆汁淤积患者可出现肉芽肿性肝炎,ALP和γ-GGT明显升高,但ALT升高不显著。吡格列酮诱导的胆汁淤积患者黄疸明显,胆红素、ALT和ALP升高。病理提示胆管损伤、肝细胞胆汁淤积伴门管区炎症。停用吡格列酮后,患者胆红素和ALT水平下降。

6. 类固醇类药物 引起患者黄疸和胆汁淤积的合成代谢类固醇C17位上往往都有烷基取代,这可能因为烷基化使其在肝脏代谢中更加稳定。此类药物类似于致黄疸素,通过破坏原有的窦周结构,抑制肝细胞Na^+K^+-ATP酶,从而减少胆汁酸的摄取和胆汁流,并损害毛细胆管微丝,影响肠肝循环平衡。

如雌激素和孕激素也是常见的引起肝内胆汁淤积的药物。低剂量雌激素口服避孕药可引起胆汁淤积和肝酶升高。从接触药物到肝损伤发作的时间范围为3~360 d,中位时间为60 d。动物实验证实,大剂量的雌激素可造成可逆性肝内胆汁淤积,其机制可能与细胞膜转运蛋白和胆盐输出泵(BSEP)表达下调、钠钾ATP酶活性下降、载体竞争性抑制等作用有关。口服避孕药引起的明显黄疸较为罕见,多数病例胆红素水平低于171 μmol/L,伴瘙痒和胆汁淤积。患者预后较好,多数病例1个月内可黄疸消退。孕激素可能与雌激素存在协同作用,因为孕激素可以强化雌激素引起的胆汁淤积。

(二)引起胆汁淤积的毒物

1. 天然的肝毒性物质

(1)致黄疸素:致黄疸素结构与功能与类固醇类似,可用来建立单纯性胆汁淤积动物模型。致黄疸素对于肝脏的毒性作用主要来源于胆汁淤积和毛细胆管的改变,肝实质并无损伤。致黄疸素致胆汁淤积的机制与抑制毛细胆管钠钾ATP酶活性有关。

（2）甄胞毒素：甄胞毒素是一种真菌毒素,进食甄胞菌素污染的食物会导致胆汁淤积型肝实质损伤。甄胞毒素显著损伤细胞器膜和毛细胆管细胞膜,并增加毛细血管脆性,但对毛细胆管钠钾 ATP 酶活性影响不显著。

（3）细胞松弛素：细胞松弛素是一种真菌生物碱,可导致毛细胆管扩张和微丝脱落,导致牛磺酸分泌障碍,从而引起胆汁淤积。此外,细胞松弛素还可与细胞表面肌动蛋白相互作用,抑制肌动蛋白聚合和毛细胆管的收缩能力。

（4）鬼笔环肽：鬼笔环肽来源于毒蕈,可导致肝细胞脂肪变性和坏死。体外实验显示,鬼笔环肽可抑制毛细胆管收缩并阻止肌动蛋白聚合,并破坏细胞紧密连接。

（5）内毒素：细菌败血症也是引起肝脏胆汁淤积和毛细胆管胆栓形成的重要因素。细菌尤其是革兰阴性菌感染可导致血内毒素升高,后者可通过肿瘤坏死因子-α、白细胞介素诱导肝细胞摄取胆红素能力下降和毛细胆管分泌胆盐障碍。此外,内毒素不但可抑制胆盐依赖性胆汁流和胆盐非依赖性胆汁流的生成,而且可直接损伤肝细胞线粒体,破坏细胞骨架,引起肝细胞去极化。

（6）胆盐：肝脏内胆固醇属于初级胆盐,可衍生胆酸和鹅脱氧胆酸。经肠道细菌作用后,初级胆盐转化为次级胆盐如石胆酸和脱氧胆酸。初级胆盐可维持胆汁中胆固醇的水溶性,从而维持肝脏胆汁流的平衡。次级胆盐,特别是石胆酸,对肝脏有毒性作用。石胆酸引起胆汁淤积的机制较为复杂,其不仅能进入肝细胞膜从而破坏肝细胞极性并损伤滑面内质网,还可诱导肝细胞坏死和胆管纤维化,并抑制胆汁流。石胆酸也存在一定的解毒机制,因为其可以在肝脏进行硫化作用。硫化后的石胆酸水溶性增加,肠道重吸收减少,从而极性增加而排泄增多。

（7）其他天然肝毒性物质：黄绵马酸和萨腊菌素可选择性干扰胆红素的摄取,诱导高胆红素血症,但不会引起明显的胆汁淤积。锰-胆红素可损伤肝脏毛细胆管质膜,胆汁流减少,导致胆汁淤积。

2. 合成的肝毒性物质

（1）亚甲基二苯胺：亚甲基二苯胺致毒物性肝病患者常出现急性黄疸,伴剧烈腹痛、发热、寒战及瘙痒,ALP 显著升高。病理活检显示,肝脏汇管区炎症明显,胆汁淤积增多,但肝实质损伤并不严重。

（2）α-萘基异硫氰酸盐（ANIT）：ANIT 可促进胆管及小胆管增生,胆管反应加重,从而诱导高胆红

素血症,肝内胆汁淤积和胆汁性肝硬化。ANIT 的肝毒性与其化学结构有关,平面结构的芳香基化合物,以及富含 N、C、S 基团的化合物,往往是引起肝损伤的核心结构。病理活检显示,ANIT 可诱导肝脏胆管区炎症,肝细胞肿胀坏死,中性粒细胞浸润增多,肝小叶结构被破坏。而在电子显微镜下,汇管区肝细胞和胆管细胞线粒体出现明显损伤,表现为毛细胆管扩张,微绒毛脱落以及毛细胆管质膜结构破坏。

（3）百草枯：百草枯是一种除草剂,可导致全身中毒症状,引起呼吸道、肝脏、心脏等多器官损伤。肝脏病理表现为肝细胞皱缩,汇管区胆管结构破坏及胆管细胞的变性坏死等。

二、胆汁的形成和分泌

胆汁形成是肝脏的一个关键功能。胆固醇在肝细胞内合成胆汁酸盐。新合成的胆汁酸盐和来自门静脉的胆汁酸盐在肝细胞中混合,然后经由毛细胆管膜分泌入毛细胆管,后被排入十二指肠。在小肠内,胆汁对于脂肪及脂溶性维生素的消化和吸收至关重要。大多数胆汁酸（95%）在回肠末端的刷状缘膜中被重吸收,穿过肠细胞转移到基底外侧膜,并分泌到门静脉血液循环中至肝血窦并被肝细胞吸收。少量胆汁酸可能会溢出到体循环中,在通过肾脏中的肾小管时被重新吸收,然后通过体循环返回肝脏。上述过程也被称为胆汁酸的肠肝循环。

肝细胞是一种具有极性和分泌功能的上皮细胞,分基底面（血窦面）和顶面（胆小管面）。肝细胞和胆管细胞都具有摄取和分泌胆汁的功能。肝细胞和胆管细胞膜上具有胆汁成分转运功能的分子共同完成胆汁的形成和分泌。胆汁主要由两部分构成,即毛细胆管胆汁和胆小管胆汁。毛细胆管胆汁是指肝细胞分泌到毛细胆管管腔内的胆汁,是胆汁的主要组成部分,而胆小管胆汁即胆小管和胆管内的胆汁。

胆汁酸有两种主要的生物合成途径。在经典途径中,类固醇环修饰先于侧链裂解,而在替代途径中,侧链裂解先于类固醇环修饰。经典途径由胆固醇 7α-羟化酶（CYP7a1）启动。它是胆汁酸合成的限速酶,位于内质网中,在人肝脏中合成两种主要胆汁酸 CA 和 CDCA。替代途径由甾醇 27-羟化酶（CYP27A1）启动,这是一种线粒体 CYP 酶。替代途径在肝病患者和新生儿的胆汁酸合成中更为重要。

毛细胆管胆汁的形成是一个主动的、依赖 ATP 的过程,在肝窦间隙、细胞质和肝细胞胆管面有转运蛋白来完成胆汁的分泌过程。毛细胆管胆汁可分为

胆盐依赖性胆汁流和非胆盐依赖性胆汁流,以前者为主。胆汁形成主要依赖于胆盐从肝血窦到毛细胆管的摄取、转运和分泌,胆盐依赖性胆汁流的形成取决于胆盐对胆汁其他成分的渗透效应。

肝细胞胞浆内沿毛细胆管周围有一圈肌动蛋白微丝,可调节毛细胆管的动力和收缩,以促进胆汁流动。Mg^{2+}-ATP 酶不仅能为毛细胆管膜上转运子提供 ATP,还在毛细胆管肌球蛋白微丝网络的收缩中发挥重要作用。

非胆盐依赖性胆汁流则依赖于有机阴离子,如谷胱甘肽以及某些无机阴离子。参与非胆盐依赖性胆汁流的酶和载体均位于肝细胞膜窦面及毛细胆管面,在窦面有钠钾 ATP 酶、Na^+/HCO_3^- 协同转运子、Na^+/K^+ 反向转运以维持 OH^- 进出比例。毛细胆管转运系统则包括 Cl^-/HCO_3^- 交换转运蛋白、cMOAT 等。

三、药物或毒物性胆汁淤积的发病机制

胆汁的形成、分泌和排泄机制非常复杂,在毒性物质及其代谢产物、药物特殊反应等因素作用下,胆汁的形成和分泌出现障碍或胆汁排泄系统的结构和生理改变均可导致胆汁淤积。药物性胆汁淤积存在多种可能的机制:① 肝细胞胆汁酸转运蛋白的数量、分布、功能及分泌的异常;② 超敏反应诱发的胆管区胆汁淤积;③ 肝细胞骨架结构,紧密连接的破坏;④ 胆管动力学变化如收缩或扩张运动等。药物也可诱发胆管缺失综合征(VBDS),进而导致胆汁性肝硬化,但此类较为罕见。此外,药物剂量、患者年龄、性别等因素也可影响药物性肝损伤的发生发展。

肝细胞和胆小管细胞都具有摄取和分泌胆汁成分的功能,行使功能依靠的是细胞膜上某些蛋白分子,膜内镶嵌的转运蛋白和酶如钠依赖牛磺胆酸共转运体(NTCP)、多耐药相关蛋白 2(MRP2)、有机阴离子转运多肽(OATP2)和胆盐输出泵(BSEP)等在肝细胞分子转运系统中发挥作用。多种药物可能与转运蛋白发生相互作用。环孢素、利福平、曲格列酮和格列本脲等药物通过 BSEP 以竞争方式抑制 ATP 依赖性牛磺胆酸转运[10],而雌激素和孕酮的代谢产物通过 MRP2 分泌到胆汁中后,可间接地抑制 BSEP 的功能[10]。维拉帕米、环孢素和长春碱也可损害 MDR3 介导的磷脂分泌[11]。波生坦可刺激 MRP2 依赖性胆盐非依赖性胆汁流动,并抑制胆汁脂质分泌,从而导致胆汁淤积[12]。

合成代谢类固醇及避孕药与胆盐结构相似,可选择性干扰胆盐向毛细胆管转运而导致胆汁淤积。类

固醇可将胆盐从胆汁微粒中置换出来,导致胆汁黏度改变。而雌激素可增加肝脏低密度脂蛋白受体的表达,导致细胞膜胆固醇的比例升高,使基侧膜的流动性、钠钾 ATP 酶活力和 Na^+/H^+ 交换减低,抑制肝细胞对胆汁酸的摄取。

药物还可通过抑制胆盐及胆汁排泄或选择性破坏胆红素清除过程而导致胆汁淤积,其作用机制主要包括抑制胆汁摄取、干扰毛细胆管胆汁分泌、破坏肝细胞和胆管细胞的细胞膜、细胞器等。细胞骨架中微管的损伤可导致胆汁分泌障碍,微丝的功能失调影响毛细胆管蛋白收缩和使细胞旁间隙的通透性增加,可形成淤胆。鬼笔酸、细胞松弛素 B 使肌动蛋白微丝发生不可逆的聚合,使胆汁排泄障碍。而细菌毒素和脂多糖可导致肝脏紧密连接蛋白如紧密连接素 1 和咬合素等分布和表达受损,从而引起紧密连接漏洞。氯丙嗪、三环类抗抑郁药等可造成毛细胆管和肝内胆管的阻塞导致胆汁淤积。

胆管自发节律性的收缩对于胆汁流动至关重要。这一过程由 Rho 相关蛋白激酶(ROCK)/肌球蛋白轻链激酶/肌球蛋白通路的调节剂控制。肝毒性药物可以在早期干扰胆管动力学,甚至在抑制转运蛋白之前,就可导致胆管收缩运动的改变和胆汁排出的障碍。这些改变依赖于胆小管的收缩或扩张[13]。

自身免疫因素导致的药物性或中毒性肝内胆汁淤积早期可见胆管细胞病理性增生和坏死,伴有胆管区淋巴细胞浸润,后期可发展成小胆管纤维增生和胆管萎缩。免疫反应导致的胆汁淤积机制较复杂,可能包括以下几个方面。① 循环抗原-抗体复合物形成:对各种结构成分产生的抗原抗体复合物导致的损伤。② 自身抗体产生:由于自身结构成分改变或对自身结构成分产生的自身抗体导致损伤。③ T 细胞激活:T 细胞激活从而导致组织损伤。有研究者从药物性胆汁淤积患者外周血分离出淋巴细胞,经与该药体外共孵育后在上清液中检测到一种激肽样"致淤胆因子",将含这种"致淤胆因子"的上清液注入小鼠肠系膜静脉,能减少胆盐分泌及基础胆汁流量。药物的超敏反应产生的损伤可能也与药物固有毒性作用相关。

四、胆汁淤积的病理生理

各种原因导致的胆小管胆汁形成障碍,胆汁回流入肝血窦或胆汁流动障碍都会引起肝内胆汁淤积。影响胆汁流动从而导致胆汁酸代谢障碍的因素有很多,如胆管系统受损、胆汁成分改变、胆小管收缩功能

障碍等。胆汁淤积可发生在肝脏不同部位,其中最关键的部位包括肝细胞质膜区域(血窦面、毛细胆管面和紧密连接)、细胞质、毛细胆管微丝网络和胆管。

(一)促进胆汁淤积的因素

1. 胆盐摄取障碍　胆盐摄取障碍导致胆盐依赖性胆汁流形成障碍是胆汁淤积最重要原因,其中关键因素是肝细胞中钠钾 ATP 酶活力下降,NTCP 转运子功能受损、细胞膜流动性丧失等。许多药物能抑制钠钾 ATP 酶活力从而导致胆汁淤积,如乙炔基雌二醇、氯丙嗪及其代谢物、细胞松弛素 B、鬼笔环肽、内毒素、石胆酸(石胆酸盐)和胆红素结合锰等,这些药物和物质还可以降低细胞质膜的流动性。红霉素、奈法唑酮、曲格列酮可通过抑制 NTCP 来损伤肝细胞摄取胆汁酸功能。在乙炔基雌二醇和氯丙嗪诱导的胆汁淤积模型中,膜流动性的下降与钠钾 ATP 酶活力下降及胆盐摄取障碍高度相关。

2. 细胞内转运障碍　胆盐从肝血窦转运至胆小管腔的途径和胞内转运关键步骤仍需进一步研究。有证据表明抑制 BSEP 介导的胆汁酸转运是药物性胆汁淤积的重要机制。在 BSEP 受到抑制后,肝细胞失去了将胆汁酸排泄到胆小管的主要途径,这导致肝细胞胆汁酸堆积达到细胞毒性浓度。BSEP 的抑制可以由直接顺式抑制或间接反式抑制引起。大多数药物通过顺式抑制来竞争性抑制 BSEP。利福平、格列本脲等药物可通过 NTCP 和 BSEP 减少胆汁酸转运[10]。

MRP2 和 MDR3 也与药物性胆汁淤积有关。抗生素引起的 MRP2 抑制可能会导致黄疸。ANIT 会导致慢性胆汁淤积型肝损伤,ANIT 在肝细胞中形成不稳定的谷胱甘肽加合物,而 MRP2 突变可以防止 ANIT 引起的胆汁淤积型肝损伤[14]。MDR3 作为三磷酸腺苷依赖性磷脂翻转酶发挥作用,这意味着 MDR3 可以促进磷脂酰胆碱从小管膜的内小叶到外小叶的易位[15]。伊曲康唑诱导的胆汁淤积与 MDR3 的抑制有关[16]。其他能够抑制肝细胞中 MDR3 的药物包括丙咪嗪、氟哌啶醇、酮康唑、利托那韦和曲格列酮等。药物也可以影响转运蛋白的亚细胞定位。雌二醇-葡萄糖醛酸苷是一种内源性雌激素代谢物,可诱导小管膜区域的 MRP2 和 BSEP 内化。

3. 胆汁分泌障碍　研究表明,C17-烷基化的合成代谢类固醇能引起毛细胆管细胞持续肿胀、生长抑制、微绒毛破损等,从而导致毛细胆管超微结构异常而引起肝内胆汁淤积。毛细胆管损伤在药物性胆汁淤积形成中起关键作用,并导致其他一系列淤积效

应,如功能、生化及结构改变。功能改变包括转运载体的抑制,尤其是 cBAT、cMOAT 和 Mg^{2+}-ATP 酶。生化改变包括脂质成分和 Mg^{2+}-ATP 酶活性改变。另外,胆盐及药物在胞膜的沉积也导致这种损伤。主要结构改变是毛细胆管周围微丝网络破坏。石胆酸盐和糖基石胆酸盐能引起小鼠胆管细胞质膜的上述变化。单羟基胆盐也以损伤胆管细胞膜为特征性。其他药物如合成代谢类固醇(19-去甲-17a-乙基睾酮)、氯丙嗪、乙硫异烟胺、锰-胆红素、鬼笔毒素及细胞松弛素 B 也可引起毛细胆管损伤。

4. 毛细胆管的改变　动物模型实验表明,对胆汁流有影响的药物可损害毛细胆管周围微丝网络结构。微丝损伤可导致毛细胆管周围微丝网络破坏,进而造成毛细胆管麻痹,动力丧失。已知有多种药物可改变毛细胆管微丝结构:① 葚孢菌素可促使毛细胆管膜的变形;② 石胆酸盐可明显损伤毛细胆管周膜;③ 细胞松弛素 B 是一种真菌生物碱,在动物胆汁淤积模型中导致小鼠胆汁流动阻滞,伴随毛细胆管周围微丝网络及毛细胆管结构破坏;④ 鬼笔环肽诱导的胆汁淤积,其特点是导致环胆小管周及紧密连接丝状肌动蛋白表达升高,导致未聚合的肌动蛋白不可逆地转变为丝状结构。毛细胆管细胞膜上富含 Mg^{2+}-ATP 酶,在肌动蛋白收缩中发挥重要作用,损伤微丝网络的药物在导致 Mg^{2+}-ATP 酶活性下降的同时,还促使微绒毛从细胞质膜上解聚并分离。

药物驱动胆汁淤积的另一个机制是改变胆小管膜脂含量,影响膜流动性,从而干扰胆道脂质分泌。胆固醇是膜流动性的主要决定因素。除了胆固醇,高鞘磷脂含量在降低膜流动性方面也起重要作用。在环孢素 A 诱导和雌激素诱导的胆汁淤积模型中,质膜中游离胆固醇和胆固醇酯水平升高[17]。合成代谢类固醇及避孕药物也可改变细胞膜并引起淤胆。致黄疸素引起胆小管变形,并抑制钠钾 ATP 酶活性,致黄疸素的结构与类固醇相似,提示引起淤胆的机制可能相同。乙炔基雌二醇对 Mg^{2+}-ATP 酶有多种效应,但对毛细胆管膜几乎无作用,而主要是作用在肝细胞膜的胆管面,可能是紧密连接处。Mg^{2+}-ATP 酶活性受损将导致 ATP 酶依赖的毛细胆管转运载体功能破坏。

5. 肝细胞极性的改变　药物型胆汁淤积常常伴随着肝细胞骨架和极性的改变。肝细胞是高度极化的细胞,具有顶端和基底外侧两个功能不同的侧面。基底膜是肝细胞发挥分泌作用和摄取胆汁酸的部位。极化肝细胞这两侧的边界由紧密连接来划定。紧密

连接是相邻肝细胞之间的非连续性接触位点,其形成的网络密封毛细胆管腔,也限定了毛细胆管腔的大小。它们在血液与胆汁之间形成一个弥散屏障,选择性渗透水和某些电解质。肝细胞紧密连接的完整性对于阻止胆汁成分从肝窦向胆道扩散至关重要。紧密连接损伤使渗透能力增加,导致肝细胞极性丧失和渗透压梯度消失,从而明显促进胆汁淤积,使胆汁反流入肝血窦。在乙炔基雌二醇、ANIT、鬼笔环肽和石胆酸诱导的淤胆中都存在连接结构改变。药物引起肝细胞极性的紊乱不仅会影响胆小管形态,还会影响肝细胞胆道转运蛋白的亚细胞定位。具体来说,肝细胞内吞与内化的平衡调节可确保质膜上适当数量的转运蛋白,这些蛋白质承担了肝脏分泌胆汁的能力[18]。而药物引起的肝细胞去极化会导致转运蛋白降解。在大多数胆汁淤积性肝病的实验模型中都观察到肝细胞转运蛋白的广泛内化[19]。雌激素诱导的BSEP和MRP2的快速内化通过降低小管膜中的转运蛋白水平来阻碍胆汁酸的排泄。

(二)退行性反应和适应性反应

1. 胆汁淤积　胆汁淤积可诱导肝脏的两类细胞反应,即退行性反应和适应性反应。退行性反应包括线粒体损伤、内质网应激以及氧化应激等,而适应性反应主要通过活化法尼醇X受体(FXR)、孕烷受体(PXR)、维生素D受体(VDR)和过氧化物酶体增殖物活化受体(PPARα)等核受体来促进生物转化和胆汁酸排泄,从而减少胆汁淤积。

2. 线粒体缺陷在多种肝脏疾病中起着重要作用　在药物性胆汁淤积中,线粒体功能障碍的发生主要是由于膜电位的丧失及呼吸链的活性降低。毒性胆汁酸(如鹅脱氧胆酸)的淤积可诱导线粒体快速片段化、线粒体膜通透性增加等引起线粒体损伤,这是诱导细胞死亡的关键事件[20]。除了影响线粒体膜通透性外,胆汁酸还可以在线粒体裂变中发挥作用,从而促进活性氧的产生、肝细胞损伤和纤维化。此外,线粒体DNA和氧化活性簇的释放还活化了Toll样受体和炎症小体,释放炎症介质,启动炎症反应,导致细胞死亡。氧化应激是胆汁淤积发病机制的关键决定因素,其特征是ROS生成增多和抗氧化能力受损。疏水性胆汁酸可以产生ROS,并同时提高细胞中游离钙水平,从而促进线粒体膜通透孔的打开,随后的电子泄漏刺激了额外的ROS形成[21]。

3. 内质网与蛋白质的折叠和翻译后修饰相关　在病理生理条件下,内质网稳态受到损害,蛋白质折叠过程受到阻碍,出现内质网应激。内质网应激的未折叠蛋白反应需要IRE1α、蛋白激酶样内质网激酶抗体(PERK)和转录激活因子(ATF)介导的三种信号通路。致胆汁淤积药物,如环孢素A和α-萘基异硫氰酸酯,可提高内质网应激相关通路基因的表达[22]。另外,氯唑西林、氟喹诺酮类、左氧氟沙星、红霉素和耐青霉素酶的抗生素都被报道与内质网应激介导的胆汁淤积存在关联。然而,也有研究指出,内质网应激的激活可以抑制初级胆汁酸合成途径,并通过激活转运蛋白促进多余的胆汁酸排泄。这可能是肝脏内在的一种代偿性拯救机制[23]。

4. 胆汁酸的积累会导致细胞死亡　然而,胆汁淤积中细胞死亡的模式仍存在相当多的争议。胆汁淤积小鼠模型、人胆汁淤积患者的血清生物标志物及组织病理学特征表明,早期胆汁淤积型肝损伤是通过炎性坏死而非细胞凋亡引起的[24]。

5. 核受体通过配体结合被激活并充当转录因子　核受体激活后,其构象会发生变化,从而刺激基因转录。激活的FXR通过诱导BSEP、MDR3、MRP2和有机溶质转运蛋白的表达来促进胆汁酸排泄。FXR还可通过诱导CYP、磺基转移酶和尿苷二磷酸葡萄糖醛酸转移酶的表达来保护肝细胞免受胆汁酸诱导的损伤。这些酶介导胆汁酸进行羟基化,产生更亲水、毒性更小的化合物[25]。

五、胆汁淤积的组织学特征和临床类型

根据组织学特征、生化学和临床表现可将胆汁淤积分为以下5种类型。

(一)毛细胆管胆汁淤积

毛细胆管胆汁淤积又称为单纯淤胆型胆汁淤积或单纯性类固醇性胆汁淤积,可引起黄疸。最常见引起此型胆汁淤积的药物包括口服避孕药(甲羟孕酮、炔诺酮)、类固醇药物、华法林和免疫抑制剂(硫唑嘌呤)等。除了这些药物的内在毒性外,患者的个体敏感性也可能与胆汁淤积的发病有关,但缺乏超敏特征。这一类型胆汁淤积患者起病隐匿,常无前驱症状,可出现紫癜,发病时无发热、皮疹、嗜酸粒细胞增多,只有ALP和ALT轻度升高,可伴胆固醇、胆红素水平的升高。病理表现为肝小叶中心区胆汁淤积,毛细胆管胆栓出现,门管区炎症较少,肝细胞损伤较轻。电镜下表现为毛细胆管腔扩大,微绒毛变短或消失,毛细胆管周围溶酶体增多等。此类型患者预后较好,个别患者可能演变成胆汁性肝硬化。

(二)肝内胆管胆汁淤积

肝毛细胆管胆汁淤积也称为肝细胞毛细胆管型

胆汁淤积或胆汁淤积型肝炎。大多数药物产生的胆汁淤积为这一类型，如氯丙嗪、三氟拉嗪、地西泮、硫脲嘧啶、甲巯咪唑、红霉素、氯磺丙脲、吲哚美辛、新生霉素、对氨基水杨酸、阿莫西林-克拉维酸盐等药物引起的黄疸。患者临床表现与胆汁性肝硬化类似，前驱期可有发热、皮疹、紫癜、瘙痒、黄疸、肝大、压痛等表现，伴随不同程度的高胆红素血症，ALP 升高超过 $3\times$ ULN，ALT 升高（$2\sim8$）×ULN，血中胆固醇和嗜酸粒细胞增多。病理表现为门管区炎症浸润，肝细胞可出现气球样变和羽毛状变性，小叶中央区毛细胆管、肝细胞、肝星状细胞内胆汁淤积。电镜下毛细胆管扩张、微绒毛减少或消失、内质网偶见破裂和肿胀。此型患者常存在过敏表现，提示过敏机制可能发挥一定的作用。患者停药后预后较好。

（三）胆管胆汁淤积

胆管胆汁淤积较为少见，主要涉及小胆管，典型的病理特征为浓缩的胆汁管型以及小胆管胆栓形成，伴有不同程度的肝细胞或肝实质损害。患者临床表现为显著的高胆红素血症和 ALP 不同程度的升高。胆管胆汁淤积见于苯噁洛芬或精神类药物诱导的胆汁淤积，与败血症引起的胆汁淤积相似。

（四）小胆管破坏性胆汁淤积

小胆管破坏性胆汁淤积是一种涉及小叶间胆管损伤的肝损形式。组织学显示药物诱导胆管发育不良，特征为胆管炎和胆管上皮细胞炎症，后期表现为胆管周围纤维化和半数以上的肝门束小叶间胆管缺失，定义为 VBDS。许多药物涉及 VBDS 的形成，目前已知可导致小胆管破坏性胆汁淤积的药物包括：氨苄西林、阿莫西林-克拉维酸、克林霉素、红霉素等抗生素，氯丙嗪、巴比妥类、阿米替林、氟哌啶醇等精神类药物，以及硫唑嘌呤、布洛芬、西咪替丁等药物。VBDS 以肝毛细胆管性黄疸起病，有些病例伴随过敏（如 Stevens-Johnson 综合征），这提示发病机制与药物及其代谢物诱导的免疫反应及胆管破坏相关。小胆管破坏性胆汁淤积患者 AST/ALT 升高，ALP 升高超过 3 倍 ULN，可伴有胆红素升高。尽管 ALP 和 GGT 水平会升高，但慢性患者黄疸和瘙痒一般会较快消失，预后较好，只有少数患者会导致持续黄疸及胆汁性肝硬化。

（五）间隔胆管硬化性胆汁淤积

间隔胆管硬化性胆汁淤积类似于原发性硬化性胆管炎，涉及大的胆管受损。目前已发现，肝动脉输注氟脱氧尿苷（FUDR）治疗转移性结肠癌，或使用福尔马林、高渗性氯化钠治疗包虫囊性疾病，出现间隔胆管硬化性胆汁淤积。这类胆汁淤积会导致小叶间胆管以外的胆管硬化性损害。这一类胆管损害的机制被认为与输注化疗药物引起的缺血以及插入动脉导管后的血运阻断有关。胆管造影术显示肝总管和左右肝管多发性狭窄，但胆总管通常不受累。患者可出现 ALP 升至 3 倍以上伴胆红素升高。患者预后不一，多数病例可逆，偶尔会导致肝衰竭和胆汁性肝硬化。

六、诊断和鉴别诊断

胆汁淤积是指由于胆汁分泌减少或各级胆管阻塞引起的胆汁流速减慢。现已发现包括部分抗生素、精神类药物、非甾体抗炎药在内的多种药物均可引起胆汁淤积型肝损伤。急性药物性胆汁淤积型肝损伤是 DILI 的 3 种主要形式之一，伴有单项 ALP 升高超过 2×ULN 或 ALT/ALP 升高。

因没有特异性诊断试验指标，其诊断需要临床仔细了解用药史、药物摄入和肝病之间的时效关系并除外其他疾病。再次用药可以确诊，但因为潜在的风险及伦理学考虑在临床实践中不可行。尽管如此，有时无意再次用药可明确诊断。诊断药物性胆汁淤积的必备条件就是用药史。3 个月内的所有用药都需要做详细的调查，并排除其他原因引起的胆汁淤积疾病。黄疸和瘙痒是胆汁淤积的最典型的临床症状，多在用药后 1~4 周出现。过去有药物过敏史及偶然再用药症状重现也提供重要的诊断线索。实验室检查碱性磷酸酶、γ-谷氨酰转肽酶、5′-核苷酸酶等指标的变化提示胆汁淤积性肝病，肝活检组织学提示药物性胆汁淤积的病理表现。当药物所致的胆汁淤积型肝损伤被诊断后，肝活检通常不必进行；严重、进展性或病程迁延不愈者需要进行肝活检以获得进一步的肝损伤类型的资料，并排除其他肝脏胆汁淤积的原因。临床上需与病毒性肝炎、免疫性肝炎、酒精性肝病、原发性胆汁性肝硬化、肝外梗阻性病变等鉴别。一般而言，药物性胆汁淤积性肝病及时诊断、及时停药和治疗，预后相对良好，一般于停药 3 个月至 3 年恢复，仅少数出现胆管消失伴慢性进展性过程，若黄疸迁延而发展到胆汁淤积性肝硬化后，预后一般不良。

七、处置和预后

DILI 的基本治疗原则包括：① 及时停用可疑肝损伤药物，并尽量避免再次使用；② 充分权衡停药导致原发病进展和继续用药导致肝损伤加重的风险；

③ 根据 DILI 临床类型选择药物治疗;④ 重症患者可考虑紧急肝移植。

(一)一般治疗

患者明确诊断为药物性胆汁淤积,首先立即停用有关或可疑药物。若患者某些用药无法停用,也无法采用其他药物替代,则需要权衡利弊,通过减少药量或改变药物用法来改善情况。DILI 常在治疗后数天或数周内逐渐恢复,胆汁淤积型肝损伤的恢复常需要更长时间。然而,由于毒性代谢物的持续存在,治疗后患者病情可能不会立即改善,早期损害仍有可能持续存在甚至恶化。若数周甚至数月仍未改善,则需重新评估是否有其他胆汁淤积的诱因存在。此外,需加强支持治疗,给予高热量、高蛋白质饮食,补充维生素和微量元素,同时注意全身的水、电解质和酸碱平衡,关注肾功能情况。

(二)药物治疗

重症患者及 APAP 引起的 DILI 患者可选用 N-乙酰半胱氨酸(NAC)。NAC 可清除多种自由基,改善肝损伤,延长患者寿命并减少肝移植的需求。成人用量一般为 50~150 mg/(kg·d),总疗程不低于 3 d。治疗过程中,应当严格控制给药速度,以防不良反应。

对于有明显的黄疸和瘙痒的患者来说,可以使用包括考来烯胺、皮质类固醇和熊脱氧胆酸(UDCA)等药物。UDCA 具有减少受损胆管细胞的疏水胆汁酸毒性、刺激胆管细胞碳酸氢根离子、促进胆汁分泌、参与转运蛋白的转录调控等作用。有不少的研究表明UDCA 能减少药物引起的胆汁淤积,并可改善患者的临床症状,甚至原有的病理组织学改变也开始恢复正常。有研究表明,UDCA 可能对 2/3 的胆汁淤积病例有效。

糖皮质激素治疗对超敏反应性药物性肝内胆汁淤积或自身免疫异常且停用可疑药物后生化指标改善不明显的患者有效,但目前尚无相关的随机对照研究。泼尼松可减轻毛细胆管炎症。增加胆汁流量,减少血中胆酸盐浓度,因而胆汁淤积合并瘙痒患者可试用小剂量泼尼松(20~30 mg/d)并辅以考来烯胺治疗,但皮质醇激素有不良反应,患者试用时间不宜太久。

保肝药物(如双环醇、甘草酸制剂、S-腺苷甲硫氨酸、多烯磷脂酰胆碱、水飞蓟素等)似乎也可以用于治疗轻中度的胆汁淤积型肝损伤。国家药品监督管理局已经批准异甘草酸镁用于治疗急性 DILI,尤其是急性肝细胞损伤型或混合型 DILI。而瘙痒出现于70% 左右的胆汁淤积患者(常为中度),对于胆汁淤积引起的严重瘙痒可考虑利福平和纳洛酮治疗,对一线治疗无反应的患者也可使用,值得注意的是,利福平剂量范围内治疗瘙痒可有肝脏毒性,因此用药期间必须加强生化检测。对迁延性胆汁淤积、胆汁性肝硬化和肝衰竭的患者来说,营养支持非常重要。目前没有证据表明,两种或以上抗炎保肝药物对 DILI 有更好的疗效,因此尚不推荐两种或以上保肝抗炎药物联用。

(三)肝移植

某些患者的肝损伤严重,伴随肝性脑病、严重凝血障碍等并发症,以及失代偿性肝硬化,可考虑进行肝移植治疗。

(郭悦承　陆伦根)

参考文献

请扫描二维码
阅读本章参考文献

第40章

药物诱导的肝血管病变

随着新药种类的增多,特别是新型的抗肿瘤药物、小分子靶向药物及抗体类药物的出现,这些药物导致的肝损伤也越来越多。既往认为药物或毒物导致的肝血管病变少见,随着广大临床医生对于药物性肝损伤(DILI)认识的深入,越来越多的药物被发现可以导致肝脏血管病变。因此,在2015年中华医学会制定的《药物性肝损伤诊治指南》中,新增一类DILI类型,即肝血管损伤型DILI。肝血管损伤型DILI相对少见,靶细胞可为肝窦、肝小静脉和肝静脉、门静脉、肝动脉等的内皮细胞。临床类型包括肝窦阻塞综合征(HSOS)、紫癜性肝病、布-加综合征(BCS)、特发性门静脉高压症(IPH)、肝脏结节性再生性增生(NRH)等。需要强调的是,这些肝脏血管性病变可以由药物引起,也可以由其他病因所致,但临床表现、诊断、治疗和预后与病因多不相关。

一、引起肝血管病变的药物及毒物

目前已经报道的引起肝血管病变的药物有多种,主要致病药物包括促蛋白合成类固醇(同化激素)、免疫抑制剂、抗肿瘤药、避孕药、维生素A等。在国内,最近几年越来越受重视的一类引起肝血管病变的药物,是含吡咯双烷生物碱(PA)的草药。同一种类型的肝血管病变,可以由不同的药物所致,同一种药物也可以引起不同类型的肝血管病变。更多的情况是,同一种药物不仅可导致肝血管病变,还可引起其他类型的肝损伤,这些不同类型的肝损伤可同时出现,也可先后出现。

1. 促蛋白合成类固醇 是人工合成的类似雄性激素的药物,包括睾酮及其衍生物,常见的药物包括美雄酮、司坦唑醇、苯丙酸诺龙、癸酸诺龙等,医学上主要被用于慢性消耗性疾病、严重烧伤、不易愈合的

骨折、骨质疏松症、早产儿、儿童发育不良等的治疗。因其可促进细胞生成、增加肌肉的体积和力量、提高机体的应激能力,也被广泛用作健美运动员的增肌和兴奋剂。其引起肝损伤的主要类型包括,导致紫癜性肝病和肝细胞性肝癌。

2. 免疫抑制剂 导致肝血管病变的免疫抑制剂种类较多,包括硫唑嘌呤(AZA)、6-巯嘌呤(6-MP)、硫嘌呤及6-硫鸟嘌呤(6-TGN)、环孢素等,这些药物往往在临床中被用于治疗自身免疫性疾病和炎症性肠病。甲氨蝶呤既是抗肿瘤药物,也被用作免疫抑制剂,治疗类风湿关节炎和炎症性肠病等。嘌呤类免疫抑制剂引起肝血管损伤,可表现为紫癜性肝病、肝窦阻塞综合征、非硬化性门静脉高压、结节性增生等,这些变化多在用药后一段时间后才出现。AZA是6-MP和6-TGN的前体药物,一般认为6-MP的肝毒性强于AZA。除可引起肝血管损伤外,AZA还可引起急性/亚急性肝损伤,主要表现为胆汁淤积型肝炎,多数情况下停药即可缓解,少部分患者还可出现胆管消失综合征。甲氨蝶呤的肝毒性与剂量有关,通常认为累计剂量低于3g不会出现明显的肝损伤。甲氨蝶呤的肝损伤可表现为肝细胞脂肪变性,汇管区及门静脉周围纤维化,主要表现为非硬化性门静脉高压。

3. 抗肿瘤药 肿瘤治疗药物引起的肝损伤较为常见,肝血管病变仅为抗肿瘤类药物肝损伤的极小部分。目前已经报道的可以引起肝血管病变的药物,包括5-氟尿嘧啶、吉西他滨、柔红霉素、丝裂霉素-C、奥沙利铂、白消安、羟基脲、环磷酰胺、达卡巴嗪、他莫昔芬等。这些抗肿瘤药物联合使用,会增加肝损伤的发生概率及疾病的严重性。抗肿瘤类药物引起的肝血管损伤,以SOS和IPH多见,偶有发生紫癜性肝病和

NRH 的报道。

4. 避孕药　口服类固醇类避孕药是育龄女性肝静脉血栓(布-加综合征)和门静脉血栓的病因之一,也是这类药物的不良反应之一。维生素 A 是人体必需的脂溶性维生素之一,短期内大量或者长期低剂量摄入维生素 A 会导致其在体内聚集,其肝毒性呈剂量依赖性。其肝血管损伤表现为紫癜性肝病、非硬化性门静脉高压、窦周纤维化、中央静脉纤维化及肝硬化。

5. 中草药　含吡咯双烷生物碱(PA)的草药是引起国人 HSOS 最常见的病因。目前已经证实,有 300 多种植物含 PA 成分。被报道的含 PA 的中草药包括菊三七、千里光、一点红、野百合、天芥菜、巴拉圭茶、狗舌草、紫草、麻黄、金不换、款冬花、佩兰等。

6. 其他　除上述几大类之外,还有一些少见的但已被报道可导致肝血管病变的药物。乌拉坦是一种动物麻醉剂,被报道可导致肝 SOS。治疗子宫内膜异位症的达那唑,可导致紫癜性肝病。鼠李皮和雷公藤是我国常见的中草药,其中的某些成分被报道可以引起 IPH 和肝纤维化。慢性砷中毒可导致门静脉末梢分支闭锁,进而出现门静脉血栓和非硬化性门静脉高压,部分患者还会出现肝硬化和肝肿瘤。长期接触硫酸铜和氯乙烯可导致肝门静脉硬化。

二、发病机制和病理改变

DILI 的发生机制尚未完全阐明。药物及其代谢产物可直接或间接损伤肝细胞,也可通过激发机体的免疫反应,使得肝细胞受到异常的免疫攻击,造成肝细胞受损。线粒体受损,线粒体膜通透性发生改变,能量合成及线粒体 DNA 修复障碍,可能是肝细胞受损线粒体损伤的中心环节。在 DILI 血管病变的发生机制中,药物及其代谢产物不仅损伤肝细胞,还损伤血管(肝静脉、门静脉)内皮细胞和肝血窦。因此,在损伤发生后,会出现相对应的血管病变,如肝门静脉血栓及纤维化、肝窦纤维化闭锁、肝窦内血栓形成、肝静脉血栓及狭窄纤维化等。相对而言,PA 导致 HSOS 的发病机制近些年研究较多。其机制被认为与 PA 的中间代谢物与蛋白质结合形成吡咯-蛋白质加合物、肝窦内皮细胞谷胱甘肽耗竭、内皮细胞死亡、中央静脉内皮细胞损伤等有关。

1. 急性期 HSOS 的典型病理改变　肝腺泡Ⅲ区的肝窦内皮细胞肿胀、损伤、脱落,肝窦显著扩张充血;肝细胞肿胀、坏死,红细胞渗入 Disse 间隙,无明显炎症细胞浸润,肝内小静脉管壁增厚、管腔狭窄、闭塞,汇管区可见轻微纤维增生。慢性期 HSOS 的病理改变类似于布-加综合征等其他肝静脉流出道梗阻性疾病。较大的肝静脉通常无明显改变,部分患者门静脉末梢纤维化和门静脉内血栓形成。

2. 紫癜性肝病的病理改变　肝脏通常肿大,切面可见大小不等、充满血液的囊腔,大小 1~2 mm 至数厘米不等。肝血窦呈海绵状或囊腔状扩张,可与正常肝血窦或中央静脉相通。Disse 间隙不规则扩张,网状纤维不完全,小静脉周围及窦周可见纤维化。

3. 布-加综合征的肝脏病理改变　与肝静脉阻塞发生的急缓及严重程度相关。肝静脉急性梗阻时,肝脏充血肿大,肝细胞急性坏死,组织学类似 SOS 急性期改变;慢性梗阻时,中央静脉可完全消失,伴或不伴有中央小叶纤维化,最终会形成淤血性肝硬化的病理改变。部分患者可在肝内出现代偿增生性结节,但无纤维包膜和分隔,CT 表现为富血供,易误诊为原发性肝细胞性肝癌。

4. IPH 的病理改变　门静脉分支节段性内膜下增厚,肝内门静脉内膜增厚,小门静脉分支闭塞和异常新生血管出现,部分可出现肝细胞结节样增生和不完全分隔(无肝细胞坏死和假小叶形成)。

5. NRH 的病理基础　是肝脏内小血管末梢分支弥漫性的狭窄或闭塞,血供减少的肝细胞板萎缩,而血供正常的肝细胞板则代偿性增生形成结节。这种结节可在肝脏内弥漫性分布,也可单一巨大结节,结节周围没有纤维组织包绕、分隔,这与肝硬化结节显著不同。广泛的 NRH 形成后,会引起肝内血管受压扭曲,进而导致门静脉高压。

三、临床类型和临床表现

药物所致的肝脏血管性病变,临床常见类型包括 HSOS、紫癜性肝病、BCS、IPH、NRH 等。上述几种肝脏血管性疾病,在病程的不同阶段,都会表现出一定的门静脉高压的临床表现。HSOS 是一种典型的急性门静脉高压;紫癜性肝病和 BCS 可进展为肝硬化,表现为窦性门静脉高压;IPH 和 NRH 是窦前性非硬化性门静脉高压。

1. HSOS　我国 HSOS 多由服用含 PA 的中草药所致,诊断标准参考中华医学会消化病学分会肝胆协作组 2017 年南京共识。PA-HSOS 的主要临床表现包括腹胀、纳差、乏力、腹水、黄疸、肝区疼痛及肝大,多数在服含 PA 的植物后 1 个月内发病。体格检查可发现皮肤巩膜黄染,肝区叩击痛、移动性浊音阳性,部分患者可以出现下肢水肿及胸腔积液。慢性中毒的患者,可仅表现为不明原因难治性门静脉高压性腹水。

2. 紫癜性肝病　可无任何临床症状,也可表现为轻度乏力、黄疸、纳差、腹胀、腹痛等非特异症状。严重者可表现为肝硬化相关症状,如门静脉压力升高相关的食管胃静脉曲张、腹水、自发性腹膜炎、脾大等。若发生大的囊腔破裂出血,则可出现腹腔内出血、出血性休克等。

3. BCS　临床表现差异极大,除与发病急缓有关外,还和梗阻的部位及程度相关。轻者可无任何临床表现,重者可表现为暴发性肝衰竭。可急性起病,也可在长达数十年的时间内无明显不适。急性 BCS 的临床表现类似急性肝炎,可表现为突发上腹痛、恶心、呕吐、腹胀、腹泻、肝脏进行性肿大、腹水、黄疸。重症患者可出现肝性脑病、肝肾综合征、自发性腹膜炎及 DIC。若患者度过急性期,则往往表现为顽固性腹水,可伴有肝大、肝区疼痛、下肢水肿、脾大等表现。病程超过 1 年的患者,可表现为肝大,也可呈现肝硬化的相关表现,如静脉曲张、腹水、脾大、下肢水肿等。

4. IPH　患者的一般情况较好,肝功能正常或轻度异常,胆红素、清蛋白水平多正常,凝血功能不受影响。晚期患者因出血和(或)脾亢,可出现贫血、白细胞及血小板减少。部分患者可出现球蛋白升高,也有患者可出现非特异性自身抗体。

5. NRH　患者的肝功能多数正常,常在体检时偶尔发现肝脏多发小结节,易被误诊为转移性富血供的肿瘤或者肝腺瘤。通常肝脾大、多发的结节可改变肝脏血流动力学,出现门静脉高压的临床表现。NRH也可出现在一些 BCS 患者中,常被误诊为肝癌,当然,也有 NRH 结节恶变的报道。肝活检对于鉴别诊断意义不大。因肝功能基本正常,患者对食管胃静脉曲张破裂出血的耐受性相对较好,内镜下治疗通常能获得满意的治疗效果。

四、诊断和鉴别诊断

诊断肝脏血管性疾病相对困难,确定肝脏血管性疾病的病因,特别是药物导致的上述肝脏血管性疾病,更加困难。首先需要排除可能导致上述疾病的所有其他因素,如合并存在的肿瘤、感染、免疫缺陷相关疾病、高凝状态等。排除上述因素后,才能考虑药物导致的肝脏血管性病变。表 40-1 列出常见药物所致血管性肝病的药物及可能其他病因,可供诊断及排除诊断时参考。

1. HSOS 的诊断标准较为明确　HSCT 相关的

HSOS 诊断标准有巴尔的摩标准和西雅图标准。我国 HSOS 通常与摄入含 PA 的中草药有关,因此我国学者针对这一实际情况,制定了 PA-HSOS 的南京诊治共识。在这一共识中,若患者有明确的 PA 植物摄入史,同时排除其他已知病因所致的肝损伤,且符合以下 3 项即可诊断 PA-HSOS:① 腹胀和(或)肝区疼痛、肝大和腹水;② 血清总胆红素升高或其他肝功能指标异常;③ 典型的增强 CT 或 MRI 表现(肝脏弥漫性肿大、实质期呈花斑样改变、门静脉周围水肿、肝静脉管腔狭窄变细、下腔静脉受压变细)。对于 PA 摄入史不明确的患者,可检测外周血或尿液中 PA 及其代谢产物;若不符合上述诊断标准,典型的肝活检病理也可确诊。表 40-2 展示几种 HSOS 的诊断标准。PA-HSOS 主要需和肝静脉型布-加综合征相鉴别。

2. 紫癜性肝病没有明确的诊断标准　其临床表现、实验室指标及影像学检查均缺乏特异性,因此,紫癜性肝病诊断困难。对于长期服用合成激素或免疫缺陷的患者,出现上述临床表现,或者不明原因腹腔出血,则提示本病。经皮肝穿刺活检或腹腔镜下活检,是诊断本病的金标准,但肝活检有导致腹腔大出

表 40-1　常见药物所致血管性肝病的药物及其他可能病因		
血管病变的类型	可能引起病变的药物	其他可导致病变的病因
肝窦阻塞综合征	AZA、6-MP、硫嘌呤及 6-TGN、环孢素、5-氟尿嘧啶、吉西他滨、柔红霉素、丝裂霉素-C、放线菌素、奥沙利铂、卡铂、白消安、羟基脲、环磷酰胺、达卡巴嗪、他莫昔芬、乌拉坦、口服避孕药、含 PA 的中草药(菊三七、千里光、一点红、野百合、天芥菜、巴豆圭茶、狗舌草、紫草、麻黄、金不换、款冬花、佩兰)	
布-加综合征	口服避孕药	骨髓增殖性疾病、肿瘤、感染、白塞病、炎症性肠病、易栓症、妊娠、腹部手术、自身免疫性疾病
紫癜性肝病	5-氟尿嘧啶、吉西他滨、柔红霉素、丝裂霉素-C、奥沙利铂、白消安、羟基脲、环磷酰胺、达卡巴嗪、他莫昔芬、口服避孕药、促蛋白合成类固醇、AZA、砷、氧化钍、硫酸铜	细菌感染、HIV、梅毒、巨细胞病毒、血液系统疾病、大手术后、恶性肿瘤、巴尔通体病、炎症性肠病、SLE、酗酒
特发性门静脉高压症	维生素 A、甲氨蝶呤、砷、氯乙烯、AZA	免疫异常、腹腔或肠道感染
结节性再生性增生	AZA、6-巯基嘌呤、白消安	布-加综合征、门静脉血栓、结缔组织病、抗磷脂抗体综合征、血液病、HIV、贝赫切特综合征、肺动脉高压

表 40-2 HSOS 的诊断标准

标准名称	使用范围	诊 断 项 目			
		1	2	3	4
改良西雅图标准（Seattle）	HSCT-HSOS	骨髓造血干细胞移植后 20 d 内出现以下 3 项中的 2 项	肝大,肝区疼痛	血清总胆红素 ≥ 34.2 μmol/L	腹水或体重增加超过原体重的 2%
巴尔的摩标准（Baltimore）	HSCT-HSOS	骨髓造血干细胞移植后 21 d 内血清总胆红素 ≥ 34.2 μmol/L 且有以下 3 项中的 2 项	肝大,肝区疼痛	腹水	体质量增加超过原体质量的 5%
南京标准	PA-HSOS	有明确的服用含 PA 植物史,且符合以下 3 项或通过病理确诊,同时排除其他已知病因所致的肝损害	腹胀和(或)肝区疼痛、肝大和腹水	血清总胆红素升高或其他肝功能异常	典型的增强 CT 或 MRI 表现

血的危险,需谨慎采用。长期口服雌激素不仅和紫癜性肝病相关,也和肝腺瘤相关。影像学上,两者均可表现为富血供肝脏占位性病变,动脉期明显强化,延迟期扫描呈等密度或低密度,局灶性紫癜性肝病与肝腺瘤鉴别困难。肝脏血管瘤的 CT 强化从病灶边缘开始,逐步向中心强化,这与紫癜性肝病的强化方式刚好相反。富血供的转移性肿瘤和原发性肝细胞性肝癌表现为动脉期强化,门脉期快速清除,而紫癜性肝病门脉期呈离心性增强。

3. 急性肝静脉型 BCS 与 PA-HSOS 鉴别诊断困难 两者均表现为急性肝损伤,如肝区胀痛、腹胀、黄疸、纳差、下肢水肿等,查体肝区叩痛,移动性浊音阳性。影像学上,两者 CT 检查均提示肝脏弥漫性增大、强化不均匀、肝段下腔静脉受压变细,超声均提示肝脏呈充血性改变。详细询问两者的用药史有助于鉴别诊断。PA-HSOS 的患者,多有服用来源不明或成分复杂的中草药病史,或者曾应用过免疫抑制剂或接受肿瘤放化疗治疗;急性 BCS 患者,往往曾口服避孕药或雌激素类药物。肝脏血管超声检查,急性 BCS 患者,肝静脉闭塞或肝静脉内多发血栓形成,肝静脉间存在不规则的交通支,门静脉可增粗,门静脉血流速度偏慢,门静脉血栓少见,第三肝门血管开放,肝内有多发迂曲血管与第三肝门相通;PA-HSOS 患者,肝静脉变细,肝静脉内通常无血栓,肝静脉间无交通支,肝静脉血流速度变慢,肝内无迂曲交通血管,门静脉不增粗,门静脉血流速度极其缓慢,部分患者出现离肝血流,甚至部分患者门静脉广泛血栓形成。CT 影像上,急性 BCS 患者,肝静脉不显影或可见局限扩张的肝静脉,部分患者肝脏呈楔形强化;PA-HSOS 患者,肝脏弥漫性强化不均匀,更接近不均一性脂肪肝表现,肝静脉纤细或不可见,门静脉周围可见水肿带。若临床表现和影像鉴别诊断仍困难,可行肝静脉压力梯度测定(HVPG)和肝静脉造影,进一步鉴别。急性 BCS 患者,HVPG 测定可发现肝静脉楔压(WHVP)和

肝静脉游离压(FHVP)均升高,HVPG 不一定升高;PA-HSOS 患者,WHVP 往往显著升高,FHVP 正常,HVPG 升高。急性 BCS 患者,肝静脉造影往往找不到肝静脉,或者肝静脉内大量血栓所致充盈缺损,甚至肝静脉闭塞,造影剂通过交通支进入第三肝门,最终由第三肝门进入下腔静脉;PA-HSOS 患者的肝静脉造影显示肝静脉通畅,即使球囊阻塞肝静脉造影,也无明显的交通支存在。急性肝静脉型 BCS 还需与急性心源性肝淤血相鉴别。急性心源性肝脏淤血,影像学上也表现为肝脏均匀性肿大,但 CT 增强肝脏呈均一性强化减弱,肝静脉均一性扩张,肝静脉内无血栓,肝静脉间无交通支存在。心源性肝脏淤血的 WHVP 和 FHVP 均升高,以 FHVP 升高为主,HVPG 可正常或轻度升高,右心房和下腔静脉压力升高。肝静脉造影可见肝静脉扩张,肝静脉内可见造影剂滞留,造影剂在心脏内流出缓慢。

4. 慢性 BCS 的鉴别 慢性 BCS 最终表现类似肝硬化,需和其他各种原因所致的肝硬化进行鉴别。其临床表现包括肝大(进展至肝硬化后肝脏也可因肝硬化缩小、尾状叶增大)、腹水、脾大、黄疸、下肢水肿、食管胃静脉曲张、腹壁静脉曲张等。典型的慢性肝静脉型 BCS 超声影像可见肝左右叶萎缩,尾状叶显著增大,甚至可压迫下腔静脉,导致下腔静脉变细,这种情况极易误诊为下腔静脉型 BCS。肝静脉可局限性增粗,或者几支肝静脉粗细不均。CT 或者 MRI 影像上,可见远离第二肝门的肝静脉增粗,肝静脉与下腔静脉及右心房连接处肝静脉纤细或者闭塞。肝脏实质强化晚于脾脏实质强化,门静脉增粗,食管胃静脉曲张,或者腹腔内曲张血管。心源性肝硬化肝脏萎缩,肝静脉也显著增粗扩张,但这种肝静脉的增粗、扩张呈均匀性扩张,3 条肝静脉同时扩张,且越靠近下腔静脉连接处扩张越明显,下腔静脉也扩张。除肝脏表现外,心源性肝硬化患者,往往同时有原发性心脏疾病的表现。

5. IPH 的诊断　属于排除性诊断，其临床表现同其他病因所致门静脉高压相同。因不存在肝硬化，肝功能正常或基本正常，凝血功能基本正常，体格检查可无肝病面容及肝掌、蜘蛛痣等典型肝硬化表现。若临床诊断门静脉高压明确，活检病理排除其他病因，同时病理检查提示围绕门静脉小分支的纤维化，即可诊断为 IPH。先天性肝纤维化是一种常染色体隐形遗传性疾病，也表现为肝大、肝功能正常或基本正常、凝血功能正常、门静脉高压的临床表现，与 IPH 临床表现类似。但先天性肝纤维化属于纤维囊性病变的一种，发病年龄更小，肝脏质地硬，往往同时肝内胆管、胆总管囊状扩张及多囊肾或者肾脏多发囊肿等。从病理上分析，IPH 仅有门静脉周围纤维化，而先天性肝纤维化的病理可见汇管区纤维化伴胆管板畸形的典型病理改变。

结节性再生性增生的发生机制，被认为是肝脏缺血引起肝实质萎缩，血供相对较好的部位代偿性增生。因此，NRH 结节周围无纤维组织包绕，血供相对丰富。影像学上可被误为多发性富血管性转移瘤或肝腺瘤。肝脏合成功能相对较好，腹水发生率低。因多发结节，同时合并门静脉高压，易被误诊为肝硬化合并肝内多发硬化结节。

五、处置及预后

1. 针对所有的药物性肝损伤，预防重于治疗　所有被诊断为药物相关的肝损伤病人，均需避免再次应用化学结构相同或类似的药物，同时，在应用其他药物时，也需定期监测肝功能。对于可能存在持续肝损伤的因素，应尽早脱离。对于有针对性解毒剂的药物，可应用针对性的解毒药。

2. 骨髓移植相关的 HSOS　若预防性应用激素，HSOS 的发生率会降低。在被诊断为 HSOS 后，早期应用去纤苷可降低病死率，TIPS 并不降低 HSCT-HSOS 的病死率。我国共识推荐采用抗凝-TIPS 阶梯策略治疗 PA-HSOS，总病死率可降低至 20% 以内。保肝、利尿、放腹水改善症状等是基础治疗，不推荐应用激素治疗。低分子肝素联合华法林治疗可使 50% 的患者症状改善，对于症状改善不明显的患者，采用 TIPS 手术，可显著降低患者的总病死率。治疗过程中，患者黄疸快速上升（>5 mg/dL）、门静脉血流速度减慢、门静脉血栓形成是需要积极行 TIPS 手术的指征。术后 5 d 黄疸水平较术前升高超过5 mg/dL的患者，病死率较高。

3. 急性 BCS　可采取抗凝联合血管成形术，但多数患者需要再次行血管成形术，植入肝静脉支架可降低血管再次闭塞的发生率。部分患者肝静脉完全闭塞，或者形成肝硬化相关并发症，则需要行 TIPS 手术。紫癜性肝病无特殊治疗药物，若明确疾病由药物所致，及时停药病灶可减少，肝功能也可部分恢复。病程较长进展至门静脉高压的患者，治疗原则同肝硬化。若合并囊腔破裂出血，病死率较高。一旦诊断 IPH，多合并出现门静脉高压相关并发症，其治疗原则同肝硬化门静脉高压，但总体而言，IPH 预后较肝硬化失代偿门静脉高压好。无明显静脉高压，预后通常良好。

（张　明　诸葛宇征）

参考文献

请扫描二维码
阅读本章参考文献

第41章

药物与毒物相关的非硬化性门静脉高压

药物不仅可导致肝硬化门静脉高压,还可以导致非肝硬化门静脉高压。非硬化性门静脉高压(NCPH)是一类有门静脉高压临床表现,但无肝硬化或导致肝硬化的慢性潜在肝病的疾病。其定义和命名较为混乱,特发性门静脉高压(IPH)、非硬化性门静脉纤维化、闭塞性门静脉病(OPV)及肝门静脉硬化等多个名称都曾被认为等同于 NCPH。因为本章探讨药物及毒物导致的 NCPH,有明确的病因,故本文不使用特发性门静脉高压这一概念。门-窦血管病(PSVD)是最近几年提出的一个新概念,其不仅包括特发性 NCPH(INCPH)这类疾病,还包括有类似病理改变,但无门静脉高压临床表现的一类疾病。笔者认为,PSVD 更强调的是一种病理学诊断,和 NCPH 的概念并不完全一致,且 PSVD 这一概念还未被广泛接受,故本章中也不使用 PSVD 这一概念[1-3]。药物不仅可导致 NCPH,还可导致肝外门静脉损伤和血栓,形成肝外门静脉梗阻(EHPVO),并导致门静脉高压。虽然有学者将这一种情况也归纳为 NCPH,但这和 NCPH 的最初定义并不一致,本章也不讨论这种情况[3]。肝内动-门静脉瘘、肠系膜上动-静脉瘘、脾脏动-静脉瘘、肝外门静脉受压、血液病导致的巨脾、布-加综合征、右心心力衰竭、缩窄性心包炎、限制性心肌病、严重的三尖瓣反流、肺动脉高压等,也可在无肝硬化的情况下导致门静脉高压,这些情况也不在本章讨论范围内[2]。因此,本章讨论的 NCPH,仅包括非硬化的肝脏中,肝内窦前性、窦性和(或)窦后性病变导致的门静脉高压。

一、概述

药物所致的 NCPH 可表现为窦前性门静脉高压(门静脉纤维化),也可表现为窦性或窦后性门静脉高压(结节性再生性增生及肝小静脉闭塞)。大部分 NCPH 肝细胞功能轻度异常,病程缓慢,甚至没有任何临床症状,只是常规胃镜检查发现食管静脉曲张,进一步检查确诊 NCPH;也有少部分药物所致 NCPH 急性起病,如土三七等所致的肝窦阻塞综合征(HSOS),表现为急性进展的门静脉高压[4,5]。导致 NCPH 的常见药物包括奥沙利铂、硫唑嘌呤、6-巯基嘌呤、地达诺新(didanosine)、维生素 A、重金属砷、甲氨蝶呤(MTX)等。被公认的可导致 NCPH 的工业毒物是氯乙烯单体(VCM)。

二、可引起非硬化性门静脉高压的药物及其致病特点

(一)吡咯生物碱

土三七等植物含有丰富的吡咯双烷生物碱(PA),常可引起肝窦阻塞综合征,表现为急性 NCPH[4,5]。其发病机制、病理特征、临床表现和诊治及预后可参见中华医学会消化病学分会肝胆协作组制定的《吡咯生物碱相关肝窦阻塞综合征诊断和治疗专家共识意见(2017 年,南京)》[5]。

(二)奥沙利铂

奥沙利铂是第三代铂类抗肿瘤药物,属于细胞周期非特异性化疗药,临床广泛应用于多种肿瘤化疗,也是目前被报道最多的引起 NCPH 的化疗药。奥沙利铂导致的 NCPH 可出现在化疗结束后很多年,也可在短期内出现。其主要病理表现包括肝窦扩张、中央静脉纤维化以及窦周纤维化;其他病理表现可包括闭塞性门静脉病、结节性再生性增生、非硬化性门静脉纤维化、肝门静脉硬化及不完全性间隔纤维化。肝细

胞可以萎缩,中央小叶也可出现坏死。这些病理变化往往不会同时出现,多以一种或几种病变为主。因此,有研究者认为,奥沙利铂引起门静脉高压的主要原因是HSOS。但与骨髓造血干细胞移植(HSCT)导致的HSOS不同的是,奥沙利铂导致的HSOS临床进展较缓慢[6-10]。其他铂类化疗药也可导致类似的肝脏损伤,本文不进一步赘述。

奥沙利铂导致NCPH的可能病理生理机制包括:氧化应激、炎症损伤、肝纤维化、肝星状细胞激活、凝血通路被激活、血管内皮细胞周围的低氧环境等。奥沙利铂可诱导肝窦内皮细胞损伤,导致肝窦内皮细胞间形成间隙,肝窦内皮细胞间失连接。肝窦内皮细胞表达细胞外基质金属蛋白酶和内皮细胞生长因子增加,激活促凝因子,漏出的红细胞和形成的微血栓阻塞肝血窦。随着病程进展,肝窦内皮细胞损伤加重和炎症激活肝星状细胞,导致胶原纤维生成增加,形成肝窦纤维化和中央小叶静脉血栓,这就形成了肝窦流出道梗阻和肝内窦性门静脉高压。如果这种肝血窦损伤持续存在,可造成肝脏的慢性缺血缺氧性损伤,形成结节性再生性增生,有进一步形成肝纤维化和肝硬化的风险。这种肝血窦内皮细胞的损伤往往呈片状分布,因而在影像学上肝脏密度不均匀,有时候肝脏穿刺活组织检查不一定可确定病变[7-11]。

奥沙利铂导致的肝血窦阻塞在2004年被报道,此后越来越多的研究证实,使用奥沙利铂化疗后的患者中,肝血窦阻塞普遍存在。奥沙利铂导致HSOS的病理表现,与其他原因导致的HSOS类似。但腹水、黄疸和肝大,相较于其他原因导致的肝窦阻塞综合征少见;同时,早期阶段肝酶水平升高相对不明显,因此其临床表现相对隐匿,往往被漏诊。一个相对简单判断奥沙利铂化疗后出现HSOS的临床指标是脾脏体积增大。曾经有研究者报道,奥沙利铂化疗后有高达78%的患者存在肝血窦阻塞,但出现食管静脉曲张的比例仅为5.7%,而血小板降低、脾脏增大的比例远远高于静脉曲张的比例,说明虽然肝血窦阻塞普遍存在,但引起严重有临床意义门静脉高压的比例并不高。奥沙利铂导致HSOS病变的严重程度,与其累计使用剂量和化疗次数相关。对于接受大剂量多周期奥沙利铂化疗的患者,需密切关注是否出现HSOS。早期发现并及时停用奥沙利铂,是急性阶段最主要的治疗措施。有报道熊脱氧胆酸(UDCA)可预防这类患者发生HSOS,去纤苷(defibrotide)用于骨髓造血干细胞移植相关的HSOS有效,但对于奥沙利铂导致的HSOS,去纤苷是否有效尚待研究。贝伐单抗在一些

研究中被证实对奥沙利铂导致的HSOS可能有效[8-11]。这些患者中出现局灶性结节性增生(FNH)的比例显著增加,需要和肝细胞癌(HCC)及其他肝脏占位性病变鉴别[6]。

(三)药物与假性肝硬化

肿瘤化疗药物不仅可导致非硬化性门静脉高压,还可导致假性肝硬化[12]。从病理组织学角度分析,假性肝硬化门静脉高压也是非肝硬化门静脉高压的一种。假性肝硬化最早在1924年被描述,1994年被命名。假性肝硬化是指没有慢性肝病的肿瘤化疗患者,肝脏的形态轮廓发生改变,出现类似肝硬化的影像学表现,但肝活检组织学检查没有肝硬化的假小叶形成,而表现为纤维结缔组织增生、结节性再生性增生或者弥漫性肿瘤细胞浸润。目前尚没有统一的假性肝硬化诊断标准。导致假性肝硬化最常用的抗肿瘤药是烷化剂和抗有丝分裂类药物,其他药物包括抗代谢类化疗药、抗生素类化疗药、激素治疗和单克隆抗体等。因为这些患者常同时使用3种及以上的抗肿瘤药物,确定具体那种药物导致的假性肝硬化往往很困难。乳腺癌是最常见的出现假性肝硬化的肿瘤类型,其他肿瘤包括结肠癌、甲状腺癌、食管癌、胰腺癌、胃癌、卵巢癌、肺癌、神经内分泌肿瘤及肝血管内皮瘤。抗肿瘤药物的系统性毒性作用,被认为是发生这种变化的原因之一;也有研究者认为,肝脏转移性肿瘤,经化疗药物治疗肿瘤细胞坏死,出现肝脏皱缩,类似肝硬化的肝脏变形[12]。假性肝硬化的临床表现和肝硬化类似,以腹水和食管胃静脉曲张为主要表现,肝性脑病和门静脉血栓的发生率较低。也有报道部分患者的假性肝硬化在肿瘤控制后得到完全逆转。上述的发病机制仅仅是推论,因为部分患者没有用过任何化疗药物也出现了假性肝硬化[12]。

(四)6-巯基嘌呤

6-巯基嘌呤是硫唑嘌呤的初级代谢物,两者均是临床常用的免疫抑制药物,广泛用于炎症性肠病、重症肌无力、各种急慢性白血病及移植术后的抗免疫排斥治疗。其对肝脏的损害主要表现为急性肝炎,少数可表现为胆汁淤积,极少数病例也可表现为肝脏血管性疾病。在肝脏血管性疾病中,结节性再生性增生最常见,此外也可表现为肝小静脉闭塞和肝脏紫癜,这些改变均可导致门静脉高压[13,14]。其发生机制主要是硫唑嘌呤损伤肝血窦内皮细胞和肝静脉,形成肝血管的非血栓性闭塞,引起肝实质细胞的低血流灌注和缺血缺氧性损害,进而形成结节性再生性增生和肝窦及肝静脉纤维化,引起门静脉高压。在炎症性肠病中

的研究发现,持续服用硫唑嘌呤5年和10年的患者,出现结节性再生性增生的概率分别为0.5%和1.25%。在所有因克罗恩病服用硫唑嘌呤治疗的患者中,NCPH的总发生率约为0.43%。这些患者的肝功能可以基本正常,在没有出现典型的静脉曲张出血和腹水之前,可能部分患者已经存在NCPH的肝脏病理改变,但因为无肝脏穿刺的病理检查,确诊的比例应该低于实际发生率[15-17]。在确定出现硫唑嘌呤相关的NCPH后,及时停药是否可逆转疾病进展,尚存在争议。甲氨蝶呤和白消安也有导致NCPH的个案报道[16,17]。

(五)去羟肌苷与NCPH

去羟肌苷(didanosine,地达诺新、地丹诺辛)是一种嘌呤核苷类似物,具有逆转录酶抑制剂作用。曾经在临床上与其他抗病毒药物联合,用于治疗人免疫缺陷病毒(HIV)感染。其作用机制是,在细胞酶的作用下转化为具有抗病毒活性的代谢物双去氧三磷酸腺苷(ddATP),抑制HIV的复制。其不良反应包括胰腺炎、乳酸性酸中毒、肝脂肪变性、肝衰竭等,长期应用可导致NCPH。去羟肌苷引起NCPH通常发生在治疗多年后,也可发生在停止用药后,其他合并用药(如齐多夫定、司坦夫定、硫唑嘌呤等)也可能参与肝损伤的形成[18]。肝活检显示,去羟肌苷导致的NCPH,主要病理改变是结节性再生性增生形成和(或)肝门静脉硬化,机制可能与线粒体的损伤和(或)耗竭而引起肝门静脉小血管慢性损伤有关。去羟肌苷导致NCPH的危险因素包括:用药疗程、低CD4细胞计数和合并应用司坦夫定。这些患者的肝酶水平和黄疸仅轻度升高,甚至正常,血小板计数往往低下。部分患者可出现蛋白C和(或)蛋白S水平低下甚至缺乏,进而形成门静脉血栓,有导致急性肝衰竭的风险[18]。肝静脉压力梯度正常或轻度升高,肝弹性检测也轻度异常,这种情况下,肝静脉压力梯度和弹性检测会低估门静脉高压的严重程度。

(六)维生素A

人体摄入的维生素A,接近90%存在于肝脏中。慢性维生素A中毒,见于长期摄入各种维生素补充剂(鱼肝油),或者食物中过多摄入(各种动物肝脏,尤其是狗、熊、海豹等)。慢性维生素A摄入过量会导致一组慢性肝损伤的临床表现,包括黄疸、肝酶水平升高、肝脾大及门静脉高压相关的表现(腹水、食管静脉曲张等)。若不能及时停止摄入过量的维生素A,最终会进展为肝硬化[19]。因此,在维生素A引起的门静脉高压中,仅在早中期为NCPH。这类患者的黄疸、氨基转移酶及碱性磷酸酶水平通常轻度升高。慢性维生素A摄入过量的其他临床表现包括皮肤干燥、口唇干裂、关节疼痛、乏力、反应迟钝、抑郁等,若存在以下异常,可提供诊断线索。过量摄入的维生素A往往储存在肝脏星状细胞中,因此,肝脏活检病理检查往往显示脂质过载的肝星状细胞(这与脂肪肝脂质沉积在肝细胞中不同)。过多沉积的维生素A会激活肝星状细胞,并导致肝星状细胞过度增生和肥大,进而导致胶原产生增多,形成肝脏纤维化。纤维化的早期阶段,减少或停止维生素A及其补充剂的摄入,纤维化可得到逆转[19,20]。纤维化的严重程度与剂量呈正相关,这种现象可在动物模型中得到复制。除星状细胞脂质沉积外,肝脏活检的其他组织学表现包括:窦周星状细胞增大、维生素A荧光染色阳性、肝血窦纤维化和肝窦阻塞等[19,20]。

(七)砷剂

砷是引起NCPH的一种常见重金属,多为慢性中毒所致。慢性砷中毒可见于特殊的职业工种,也见于地方性疾病,还可见于为了治疗某些疾病的民间验方。这些验方中往往含有雄黄、雌黄、砒霜、砒石、鹤顶红等,砷是这些药物的主要成分之一,长期服用就会导致慢性中毒。牛黄解毒丸(片)和安宫牛黄丸(散)是国人非常熟悉的中成药,日常生活中被广泛应用,因其成分中含有雄黄,长期大量服用也会导致慢性砷中毒。其他被报道含砷超标的中草药及膳食补充剂还有冬虫夏草、水蛭、地龙、侧柏叶等。慢性砷中毒的临床表现较多,相对特异的表现是手掌和足底皮肤过度角化;肝脏损害可表现为肝硬化,也可表现为NCPH,两种不同表现的原因,可能与接触毒物的方式、剂量、砷化合物存在的形式等有关。慢性砷中毒引起的NCPH,肝细胞损害通常轻微,也很少见结节性再生性增生,病变主要集中在汇管区。表现为汇管区纤维化或扩大,门静脉管腔扩张,管腔大小与小动脉及小胆管大小不匹配,门静脉血管壁纤维化、管壁增厚甚至管腔闭塞,可以见到门静脉疝入肝小叶内,还可出现继发性含铁血黄素沉积[21]。

(八)氯乙烯

氯乙烯单体是一种合成气体,主要被应用于聚氯乙烯(PVC)的合成中。国际癌症研究机构(IARC)在2007年确认,氯乙烯单体的职业暴露可导致肝血管肉瘤(ASL)和HCC。早在1970年代,对氯乙烯单体职业暴露的产业工人研究发现,虽然肝功能无明显异常,但存在门静脉增粗和脾大等门静脉高压的相关表现。肝脏穿刺活检发现,这些产业工人中肝门静脉纤维化的比例增加；且氯乙烯单体暴露量越大，发生肝纤维化的风险也越高。CYP2E1 基因多态性，与氯乙烯单体暴露导致的肝纤维化风险相关，且这种相关性与种族无关。即使停止氯乙烯单体暴露后的 20 年，发生相关肝病的风险并未降低。累计氯乙烯单体暴露量，是独立的发生肝硬化的危险因素，饮酒和病毒性肝炎会进一步增加肝硬化的发生风险[22]。

三、小结

慢性药物所致 NCPH 有一些共性，如这些患者肝功能相对较好、无明显黄疸、无显著的低蛋白血症、凝血功能基本正常、肝静脉压力梯度水平正常或轻度升高、肝脏弹性检查提示肝脏硬度轻度升高等。在这些患者中，肝静脉压力梯度水平往往不能反映实际的门静脉压力梯度，肝脏弹性检查也不能反映实际的门静脉高压严重程度。血小板减少和脾脏增大，可能是药物导致 NCPH 的最早临床表现。对于曾经服用上述可疑药物的患者，如果出现无其他原因可以解释的血小板减少和（或）脾脏增大，需警惕出现药物导致 NCPH 的可能，及时行肝脏穿刺活检有助于临床确诊。

（张　明）

参考文献

请扫描二维码
阅读本章参考文献

第42章

合并肝外组织器官损伤的药物与毒物性肝病

药物性肝损伤(DILI)是药物研发领域和临床应用中越来越受到关注的、事关患者用药安全的重要问题[1,2]。而由于药物的理化性质、体内的分布、代谢过程、排泄途径、生物学活性、免疫学特性,以及宿主遗传背景及基础疾病等多方面因素的影响,药物可在诱发 DILI 的同时或先后引起肾脏、皮肤、血液系统、心血管、神经系统、骨骼肌肉系统、内分泌代谢系统或视听觉系统等肝外组织器官的功能障碍甚至结构损伤,这种情况可称之为 DILI 合并肝外药物不良反应(EHADR),是临床上需要加以关注的重要问题,其诊疗问题往往较单一的 DILI 更具有挑战性。

一、概述

在诸多可引起肝损伤的药物(如别嘌呤醇、复方新诺明、卡马西平等)的说明书中,往往列有与这些药物相关的可能出现的多种肝外组织器官系统的损伤,这些肝外损伤出现的概率、时序和组合不等,可能单独出现,也可能同时或先后出现。目前 EHADR 的报道多为零散的病例报道,缺乏较大样本的流行病学数据。依据临床经验,DILI 合并各类肝外组织器官损伤的情况约占 DILI 总体比例的 20%,以 DILI 合并药物性皮炎最为常见,其次是合并胃肠道、肾脏、血液系统的异常,有时也可见合并骨关节系统、心血管系统、呼吸系统、内分泌系统、神经精神系统乃至视听觉系统异常的情况[3]。另一方面,由于许多病例 DILI 的发病比较隐匿,无明显临床症状,仅在检查肝脏生化指标时才发现异常,因此 DILI 合并肝外损伤的实际发生率可能高于临床上观察到的情况。

DILI 合并药物性皮肤损伤较为常见,皮肤损伤多表现为散在或密集的丘疹样或斑丘疹样药物性皮疹,在药物撤除和(或)给予抗过敏药物处理后多能迅速缓解,但也有少数病例可出现严重的皮损,最严重的类型是中毒性表皮坏死松解症(TEN),又称 Stevens-Johnson 综合征(SJS)。来自印度班加罗尔的资料显示,在 1997—2015 年的 748 例 DILI 患者中,有 36 例(4.8%)合并 SJS/TEN[4]。澳大利亚一项回顾性研究显示,在 104 名药物性皮肤损伤的患者中,有 33 例(占 31.7%)合并肝损伤,其中 50% 伴有嗜酸性细胞增多症,30.2% 合并 SJS/TEN[5]。另有研究表明,药物性超敏反应综合征(DIHS),或称伴嗜酸粒细胞增多和系统症状的药疹(DRESS)、药物性迟发性多器官超敏综合征(DIDMOHS),其合并肝损伤的概率可达 45%~86.1%。在 Kardaun 等报道的可能引起 DILI 合并药物性皮损的一组病例中,抗癫痫药物(卡马西平、苯巴比妥等)约占 35%,别嘌呤醇约占 18%,磺胺类抗菌药物和氨苯砜约占 12%,其他抗生素约占 11%[6]。

对于能够引起特异质型 DILI(iDILI)的多数药物而言,虽然合并肝外损伤是一个相对的小概率事件,但对于免疫检查点抑制剂等特殊种类的药物来说[2],DILI 合并肝外损伤则是相对常见的事件,并且可能合并 2 个或以上肝外多系统器官损伤,包括对皮肤黏膜、肾脏、胃肠道、血液系统及内分泌系统等的影响。

DILI 的严重程度与肝外组织器官损伤的严重程度并不一致。轻度的 DILI 可以合并严重的肝外组织器官损伤,而严重的 DILI 也可仅合并轻度的肝外组织器官损伤。

二、DILI 合并 EHADR 的发生机制

DILI 合并 EHADR 在不同的药物和患者可能有

相似或不同的发生机制,这些机制之间也有着内在的关联。下面从 8 个方面分别进行阐述。

(一) 药物的理化性质和代谢特点

药物的理化性质可影响药物的代谢过程,而大多数药物完整的代谢过程需要经过肝细胞的摄取、I 相代谢、II 相代谢及经胆道和(或)肾脏的外排过程。主要经肝胆代谢的药物,可能相对更容易引起肝脏和胆道的损伤;主要经肾脏排泄的药物,特别是以原形经肾脏排泄的药物,对肝胆系统的损伤可能相对较小,而对肾脏的影响可能较大。这也是为什么在严重肝脏或肾脏损伤时,有些药物需要减量,而另有一些药物则不需减量的重要原因之一。药物理化性质和代谢特点的差异,可能与药物引起肝损伤和肝外组织器官损伤风险的大小有一定的关联。

(二) 药物相关的超敏反应

许多 DILI 和 EHADR 的发生均有超敏机制的参与,超敏反应的表现可能是局部的,也可能是全身性的。在多数情况下,及时停药和给予适当的对症支持治疗,超敏反应相关的 DILI 和 EHADR(如药物性皮疹)是可控的;但在少数病例,超敏反应可能导致严重的肝脏损伤和肝外器官损伤,如 TEN/SJS 和 DRESS 合并 DILI,甚至导致患者死亡[4,7],Sharifzadeh S 等综述中提及 254 例发生 DRESS 并死亡的病例有 16 例(6.30%),且多为合并肝肺损伤的病例[7]。

(三) 药物的泛靶效应与脱靶效应

由于许多药物体内分布和某些药物相关受体分布的广泛性,导致药物不仅可作用于疗效所期待的靶组织器官,而且还可作用于其他组织器官,引起与治疗目的无关的药物不良反应,此可称为泛靶效应(pan-target)。而在免疫治疗和基因治疗等疗法的过程中,若所设计的生物治疗分子由于基因突变、受体和(或)配体结构改变、靶向特异性不足,或受体-配体作用后诱发的后续反应难以控制等原因,导致药物无论能否有效作用于设定的靶组织器官,均可能会引起靶向目标之外的相关组织器官的损伤,这种情况可称为脱靶效应(off-target)。如果这些药物同时可引起 DILI,就会导致 DILI 和 EHADR 并存的情况。

近年来,免疫检查点抑制剂(ICI)在肿瘤免疫治疗方面取得了巨大成功,但也因为脱靶效应而导致了特殊的毒性谱[2,8]。目前常用的抗程序性细胞死亡分子 1(PD-1)单抗、抗 PD-1 配体(PD-L1)单抗及抗细胞毒性 T 淋巴细胞抗原 4(CTLA-4)单抗,其基本作用机制为解除免疫抑制,促使 T 细胞活化等免疫功能的激活。但免疫功能的活化及其效应可能难以控制,导致免疫检查点通路难以维持人体的免疫稳态,使得免疫增强的效果并不仅仅局限于肿瘤内部和靶器官,而可能是全身性的(图 42-1[3]),由此可能产生多种免疫相关不良事件(irAE)。已有数据表明 ICI 可能通过以下 4 种机制诱导脱靶效应:① 直接结合正常细胞表面表达的免疫检查点分子,激活补体超敏反应;② 正常组织与肿瘤细胞存在同源性抗原/表位;③ 产生自身抗体;④ 增加前炎症细胞因子的水平等[9]。

(四) 药物生物学活性的多样性

这种情况典型表现在干扰素(IFN)的不良反应方面。IFN 是一种具有抗病毒感染、抗肿瘤和免疫调节活性的关键细胞因子,可增强巨噬细胞的功能和自然杀伤细胞(NK)的活性,增强淋巴细胞对靶细胞的活性,减少 IgE 产生,从而发挥对细胞免疫和体液免

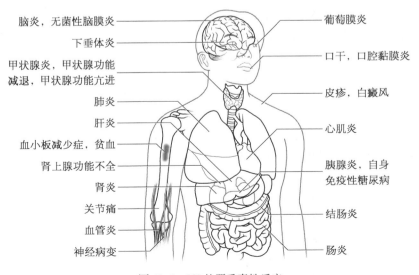

脑炎,无菌性脑膜炎——
下垂体炎——
甲状腺炎,甲状腺功能减退,甲状腺功能亢进——
肺炎——
肝炎——
血小板减少症,贫血——
肾上腺功能不全——
肾炎——
关节痛——
血管炎——
神经病变——

——葡萄膜炎
——口干,口腔黏膜炎
——皮疹,白癜风
——心肌炎
——胰腺炎,自身免疫性糖尿病
——结肠炎
——肠炎

图 42-1　ICI 的严重毒性反应

疫在一定条件下的增强或抑制的双向调节作用[10]。研究显示[10]，病毒和细菌在初期尝试建立感染的时候，机体黏膜会受到破坏，进而激活一种免疫防御反应；如果这种免疫反应不足以抑制早期的感染，则感染将在机体内进一步建立起来，涉及 IFN 的第二层级的免疫反应就会被触发。外源性 IFN 进入机体后可充当致热源和炎症介质，刺激机体产生一系列内源性细胞因子的生成和释放，如肿瘤坏死因子（TNF）、白细胞介素 1（IL-1）、IL-2、IL-6、IFN 诱导蛋白、IFN 等。这些细胞因子属于多肽类活性物质，可作为特异性免疫和非特异性免疫的介质，在免疫、内分泌和神经调节网络中起重要作用。其中炎性细胞因子 IL-1、IL-2、IL-6、TNF 等与中枢神经系统关系密切。这些细胞因子启动了体内复杂的程序反应，临床表现为干扰素的毒副作用即流感样症状、疲劳、食欲不振、皮疹、情绪情感障碍、认知障碍、甲状腺功能异常、糖耐量异常、脱发等[11]。干扰素在应用于治疗慢性乙型肝炎时，还可能由于免疫增强的作用而引起血清氨基转移酶水平升高等肝脏生化指标的异常，这实际上属于一种特殊类型的 DILI。

（五）药物生物学活性的次生效应

抗感染药物特别是抗菌药物，除了由于药物理化特性、代谢特点和与宿主免疫遗传学背景相关的因素所导致的 DILI 和 EHADR 之外，还可能发生次生性效应，导致肝脏或肝外器官的损伤。这是因为抗菌药物特别是广谱抗菌药物的长期应用，可能引起肠道菌群紊乱和二重感染，影响胆汁酸和胆红素等的肠肝循环而破坏肠道屏障，进而引起或加重肝损伤和肠道及更多组织器官的损伤。

（六）药物添加剂、赋形剂和载体的作用

药物在生产过程中常会加入一些添加剂和（或）赋形剂，如助溶剂、抗氧剂或防腐剂等，以改善药物的保质期、吸收性、口感和其他特性，而有的附加剂自身可能具有一定的生物学活性或毒性，对药物的疗效、配伍及不良反应产生一定影响。有的药物则需要特殊的载体（如长效干扰素分子中的聚乙二醇等）才能保持稳定和向体内的稳定输送。相对于药物本身的活性成分而言，这些添加剂、赋形剂和载体通常被称为药剂的非活性成分，被定义为添加到药剂配方中但预期不具有直接生物学活性或治疗效果的物质。尽管这些成分已经在人群水平进行了安全性测试，但分散的病例报道表明，非活性成分可能会对患有过敏（荨麻疹、呼吸困难等）或不耐受（胃肠道症状）的个体产生不良反应。美国布莱根妇女医院和麻省理工

学院的研究小组发现，42 052 种口服药物中含有的 354 597 种非活性成分的数据，共有 38 种非活性成分在文献中被描述为在口服接触后可引起过敏症状[12]。药物引起的 DILI 合并 EHADR 不排除有这些添加剂、赋形剂或载体的作用。

（七）宿主的遗传背景和基础疾病

研究显示，宿主体内有关药物转运和代谢系统的基因多态性及 HLA 系统的基因多态性，与某些患者对某些药物的 DILI 风险较大有密切关系[13,14]。若这些药物同时也可引起肝外组织器官的不良反应，则在这些患者中发生 DILI 合并 EHADR 的风险也相对升高。而宿主所罹患的基础疾病，可能影响宿主对药物的代谢过程，同时由于相关组织器官储备功能的下降，导致这些患者更容易出现 DILI 合并 EHADR 的情况。例如，失代偿期肝硬化患者，肝脏的储备功能明显减少，对药物的代谢和解毒能力下降，使得这些患者更容易发生 DILI；而失代偿期肝硬化导致的低蛋白血症，将不利于多种药物在体内的转运和代谢，有在体内蓄积和增加其他组织器官损伤的风险[15]。严重的肾功能损伤，也常可增加许多药物在体内的蓄积风险，进而增加药物的毒性，包括对肝脏和肝外组织器官的毒性反应。

（八）中草药肝损伤合并肝外损伤的特殊性

中草药及其组方自身的特殊性决定了其毒理学的特殊性。相较于成分单一的化学药或生物药而言，中草药成分复杂，每种成分的代谢特点和对机体的影响不一，涉及的组织器官也可能更多。例如，苍耳子的有毒成分为苍耳子苷及其他多种生物碱和毒性蛋白，急性中毒时可引起肝细胞脂肪变性和坏死，同时也可造成肾功衰竭。具有肝毒性的苦楝子，其所含苦楝素经吸收后刺激和损害胃肠黏膜，并能引起神经系统及心血管损害，甚至休克和呼吸中枢麻痹。雷公藤甲素是一种二萜内酯，作为雷公藤功能提取物中的主要活性成分，具有抗炎、免疫抑制、抗肿瘤及阻止生育等多种生物活性功能。但这种有效成分也是毒性成分，据统计雷公藤多苷是目前报道药物不良反应最多的中成药之一[16]。除外肝毒性，雷公藤超剂量使用还可对肾脏、心脏、消化系统、生殖系统等造成损害（表 42-1[3]）。

三、DILI 合并 EHADR 的诊治

（一）诊断和鉴别诊断需要遵循的原则

DILI 合并 EHADR 的诊断实际上包含两个方面：判断肝损伤是否由药物引起[1,14,15]，以及判断肝外组

表 42-1　雷公藤的不良反应	
累及的器官或系统	临床表现
肝脏	黄疸、氨基转移酶升高、肝大等,严重者可致肝功能衰竭
胃肠道	口干、恶心、呕吐、食欲不振、腹痛、腹泻等,严重者出现消化道出血、结肠炎
泌尿系统	少尿、血尿、蛋白尿、水肿、急性肾衰竭等
生殖系统	女性主要表现为月经紊乱、月经减少、闭经、卵巢早衰 男性主要表现为少精、死精、生育能力下降、性欲减退等,一般停药后可恢复正常
血液系统	白细胞、血小板下降,严重者可出现粒细胞缺乏和全血细胞减少
皮肤	皮疹、瘙痒、多形性红斑、黏膜疱疹、面部色素沉着等
心血管系统	心悸、胸闷、血压升高或下降、心律失常等,严重者可能出现心供血不足、血压骤降、休克或心力衰竭
神经系统	头晕、头昏、嗜睡、失眠、神经炎、听力减退、复视等

织器官的损伤是否也由药物引起。为此,需要遵循以下几个原则进行诊断和鉴别诊断:① 有可疑毒性药物应用史;② 肝损伤和肝外组织器官的损伤出现在可疑毒性药物开始使用之后;③ 排除其他原因引起的肝损伤及肝外组织器官的损伤;④ 原有基础肝病和(或)肝外组织器官基础疾病的患者,需通过细致的检查分析,以除外原有基础疾病的自发性活动。

(二) DILI 合并 EHADR 的处理原则

1. 停药原则　适用于:① 药物引起的肝损伤和(或)肝外组织器官损伤较重时,需立即停用毒性药物者;② 可疑毒性药物对原发疾病的治疗并非必不可少时,即使肝脏和肝外组织器官的损伤并不严重,也应考虑及时停药。

2. 避免原则　在针对原发疾病并无再次应用可疑毒性药物进行治疗的特殊需求时,应尽量避免再次应用该种可疑毒性药物,以及结构类似、可能有类似毒性风险的药物。

3. 权衡原则　若毒性药物对原发疾病的治疗非常必需,没有疗效相近且相对安全的其他药物可以替代,而 DILI 合并 EHADR 尚不严重,则应充分权衡原发疾病进展的风险和 DILI 合并 EHADR 进展的风险,在知情同意和通过伦理审核的基础上,适时停用、减量应用,或停药一段时间后再次从小剂量开始逐渐增

量至合适剂量的该种药物。例如,在某些抗肿瘤药物、抗结核药物或特殊抗感染药物的应用中,面对这种选择的情况并不少见。

4. 对症支持治疗　根据发热、乏力、食欲减退等临床表现的严重程度,给予合理的控制体温、补充液体和营养支持等对症支持治疗,同时注意防治继发性感染。

5. 器官保护　针对肝脏、肾脏、胃肠道、皮肤黏膜等组织器官损伤和功能障碍的严重程度,适当选用相应的器官保护治疗措施。例如,针对肝损伤常可酌情选用 N-乙酰半胱氨酸、甘草酸制剂、水飞蓟素、多烯磷脂酰胆碱、双环醇和(或)熊脱氧胆酸等抗炎保肝退黄药物,联用一般不超过 2 种作用机制不同的药物,混合型肝损伤一般联用不超过 3 种作用机制不同的药物。DILI 合并严重的超敏性皮肤损伤,在充分考虑禁忌证和治疗风险的前提下,可考虑应用糖皮质激素等综合治疗。严重的肾功能不全时应考虑肾替代治疗。严重的胃肠道损伤时应考虑暂时全部或部分禁食,并给予部分或完全的胃肠外营养支持,有消化道出血时应按相应规范给予救治。

6. 器官移植　药物相关的肝衰竭和(或)肾衰竭患者,经积极的内科综合保守治疗后,病情仍继续进展者,可根据具体情况考虑肝移植、肾移植或肝肾联合移植。

四、DILI 合并 EHADR 的临床预防

除了在药物分子设计和药物研发阶段通过计算机模拟预测、细胞毒性试验和动物毒性试验等手段判断药物的肝毒性和肝外毒性风险外,从临床角度看,预防 DILI 合并 EHADR 主要需做好如下几点[1]:① 在用药前详细了解病情的治疗需要、药物的适应证、药物不良反应及患者的体质状况和基础疾病,严格控制不必要的和不适当的用药。② 用药期间注意监控 DILI 和 EHADR 的发病线索,首先发现 DILI 时要注意 EHADR 的发生,首先发现 EHADR 时也应注意 DILI 的发生风险。③ 做好药物不良反应的上市后监测和及时的情报分享。

(郝坤艳　侯俊兴　于乐成)

参考文献

请扫描二维码
阅读本章参考文献

第 **7** 篇

特定药物与毒物
相关的肝损伤

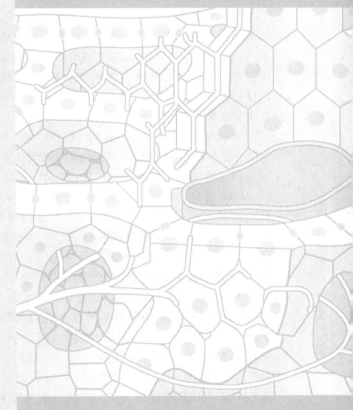

第43章

对乙酰氨基酚相关的肝损伤

对乙酰氨基酚(APAP)于1893年首次合成,由对硝基酚钠还原为对氨基酚后酰化而成的白色结晶粉末,分子式为$C_8H_9NO_2$,也是目前临床上(尤其是工业化国家)最常用、公认推荐剂量安全有效、胃肠道不良反应较少的解热镇痛药。解热作用通过抑制生物合成和前列腺素的释放发挥作用。

20世纪50年代,APAP运用于临床,1960年成为非处方药(OTC)[1]。法国APAP的年消费量为每百万人51.1吨,英国为34.9吨,爱尔兰为24.1吨。在美国,APAP也被认为是最常用的非处方镇痛药,每周有约75万人服用。由于APAP无须处方即可获得,因此全球每年有大量患者因服用APAP而导致肝损伤。1966年出现了首例过量服用APAP危及生命的案例[1],人们逐渐意识到过量使用APAP与肝损伤有关。1998年英国立法限制家庭用APAP剂量[2],此后,因APAP过量而入院、肝移植及死亡的例数均有不同程度下降。在美国、英国和澳大利亚,APAP是导致急性肝衰竭(ALF)的主要原因[3]。ALF患者中44%为故意过量用药,56%由酗酒、原有基础疾病及营养不良者因意外服用含APAP成分的药物致病。每年仅在英国即可导致200~500例患者死亡及20~40例患者行肝移植。

一、APAP相关肝损伤的机制

APAP诱导肝损伤(AILI)的过程主要包括细胞氧化应激、线粒体损伤、免疫系统激活、细胞死亡、修复再生等过程。

(一)APAP体内代谢

从药代动力学角度来看,APAP服用后在十二指肠中被迅速吸收,并转运到肝脏,血浆药物浓度约1h达峰值。APAP口服的生物利用度约为75%,90%的

APAP在肝脏中转化代谢,消除半衰期为1.5~3 h[4]。

APAP在肝脏中主要有3条代谢途径,其中大部分APAP通过UDP-葡萄糖醛酸基转移酶(UGT)催化发生葡萄糖醛酸化,形成APAP-葡糖苷酸;再由磺基转移酶(SULT)催化发生磺基化,形成APAP-硫酸盐而失活,随肾脏-尿液排出体外;小部分通过亚家族酶CYP2E1介导,生成N-乙酰-对苯醌亚胺(NAPQI),与谷胱甘肽(GSH)结合后排入胆汁。

(二)氧化应激/硝基化应激

NAPQI可以和线粒体呼吸链(MRC)中的相应蛋白质结合,导致MRC中的电子转移到氧气中,这有助于超氧化物的形成,进而诱导氧化/亚硝化应激[5]。当线粒体GSH含量降低且抗氧化酶活性被蛋白质加合物抑制时,聚集的活性氧(ROS)与NO结合生成过氧亚硝酸盐。蛋白质硝基酪氨酸加合物的形成可影响细胞内蛋白质的功能。过氧亚硝酸根的强极性也会引起线粒体DNA(mtDNA)损伤。

(三)内质网应激

内质网应激(ERS)与NAPQI介导的蛋白质折叠过程和氧化还原环境的破坏有关。NAPQI与内质网(ER)中的未折叠蛋白质发生Michael加成反应,使蛋白质折叠过程受影响。过多的NAPQI可诱导ERS,刺激CCAAT/增强子结合蛋白同源蛋白(CHOP)表达。CHOP可促进凋亡基因的表达并抑制肝再生在APAP肝损伤中发挥促损伤作用[6]。此外,ER中GSH耗竭致使腔内氧化还原紊乱,可以观察到真核起始因子2(eIF2α)的α-亚基磷酸化,以及转录激活因子6(ATF6)和CHOP的激活。另外,有研究表明镁转运体Cyclin M4在AILI患者的肝脏中上调,并伴有血清镁水平的紊乱。APAP通过Cyclin M4干扰线粒体的镁库,影响ATP和ROS的生成而促进ERS。

（四）线粒体损伤

1. c-Jun 氨基末端激酶（JNK）信号通路　线粒体 NAPQI 蛋白质加合物的形成与线粒体氧化应激和功能障碍密切相关。早在 1988 年，Lemasters 提出急性肝损伤（ALI）时线粒体损伤相关的"双重打击"学说[7]。第一个打击是指 NAPQI 对线粒体 GSH 的耗竭，第二个打击与 ROS 介导的 JNK 信号通路激活有关。JNK 又被称为应激活化蛋白激酶（stress-activated protein kinase，SAPK），是哺乳类细胞中丝裂原活化蛋白激酶（mitogen-activated protein kinase，MAPK）信号通路的另一亚类。

JNK 的激活持续放大线粒体氧化应激，形成闭合的激活环路[8]。凋亡信号调节激酶 1（ASK-1）主要调节 JNK 的晚期激活。在细胞质中的非应激条件下，ASK-1 可与硫氧还蛋白结合形成无活性的复合物。当线粒体发生氧化应激时，线粒体 ROS 持续释放到细胞质中，ASK-1 发生解离并激活。活化的 ASK-1 磷酸化丝裂原活化蛋白激酶 4/7（MKK4/7），进而激活 JNK。最近，对上游信号分子混合谱系激酶-3（MLK-3）进行了广泛的研究。已知 MLK-3 参与 JNK 的早期激活。在线粒体氧化应激的早期阶段，细胞质 ROS 触发糖原合成酶激酶-3β（GSK-3β）的磷酸化，进而激活 MLK-3 和 JNK，导致 ROS 的产生。ROS 再作用于 JNK 信号通路形成闭环。谷氨酸半胱氨酸连接酶催化亚基（GCLC）即 GSH 合成的限速酶，在 P-JNK 激活下导致 GCLC 的蛋白质水解降解，抑制 GSH 的恢复[9]。P53 蛋白是一种肿瘤抑制蛋白，可响应适度的细胞刺激而被激活。它参与调节糖酵解和氧化磷酸化，限制 ROS 的产生，促进细胞存活和遗传损伤修复。P53 在 AILI 中可阻断 JNK 信号通路。Hou 等[10]发现，P53 蛋白可通过抑制 JNK 的激活来保护细胞对抗 APAP 诱导的肝毒性。此外，还参与维持代谢稳态，激活细胞增殖信号，促进肝细胞再生。

2. 线粒体通透性转换（MPT）　线粒体通透性过渡孔（MPTP）是一种由腺嘌呤核苷酸转位酶（ANT）、电压依赖性阴离子通道（VDAC）亲环蛋白 D（cyclophilin D）构成的蛋白质组合体。当亲环蛋白 D 的特定半胱氨酸残基受到 ROS 攻击时，位于线粒体内膜的 MPT 孔立即被打开，BAX 易位到线粒体，最终导致线粒体膜电位的不可逆转崩溃和诱导 MPT。在低剂量 APAP（150 mg/kg）处理的小鼠中，观察到短暂的 JNK 激活和 MPTP 的可逆开放；相反，在高剂量 APAP（300 mg/kg）观察到不可逆的 MPTP 开放和肝细胞死亡。这些结果证实了持续的线粒体氧化/亚硝化应激是打开 MPTP 的驱动力。当 MPTP 打开时，线粒体外膜破裂，导致许多分子量小于 1 500 的分子从线粒体溶质中释放到基质，如线粒体 DNA（mtDNA）、细胞色素 C、凋亡诱导因子（AIF）、核酸内切酶 G（ENDOG）等。AIF 和 ENDOG 易位到细胞核导致 DNA 片段化和肝细胞坏死，mtDNA 可触发 TLR9 诱导促炎性介质的表达和中性粒细胞的浸润以加重肝损伤。

（五）免疫细胞在 APAP 肝损伤中的作用

1. 库普弗细胞（KC）　KC 又称肝脏驻留巨噬细胞，占全身组织巨噬细胞的 80%～90%，占肝脏非血浆细胞的 35%，在全身和局部防御中起着重要作用。KC 具有多种功能，包括吞噬、内吞、免疫调节，以及合成和分泌多种生物活性介质。KC 可以识别肝细胞坏死释放的 DAMP，从而促使促炎症细胞因子的分泌。研究表明，在摄入 APAP 1 h 后，大量的 KC 被激活并分泌 TNF-α、IL-6 和 IL-1β[11]。先天免疫系统的激活吸引中性粒细胞和单核细胞衍生的巨噬细胞（MoMF）在炎症部位定位。在严重的情况下，会导致 ALF 并最终导致死亡。

有报道称，KC 的失活可以明显减轻 APAP 诱导小鼠的肝损伤，降低氨基转移酶水平[12]，因此证明 KC 对 APAP 肝毒性有促进作用。最近的研究认为，KC 在肝脏损伤中具有双重作用，既能加速肝脏损伤，又能促进肝脏再生[12,13]。巨噬细胞可以分为 M1 和 M2 两种亚型，它们可以对微环境信号的炎症因子做出反应而相互转换[14]。KC 是否能通过产生 ROS 直接导致肝细胞损伤，目前仍不确定。巨噬细胞的激活和转换是动态过程，同样的 KC 可能先负责促进炎症和肝脏毒性，然后缓解炎症和修复损伤。

2. 中性粒细胞　中性粒细胞是宿主先天免疫系统的重要组成部分。中性粒细胞被 KC 分泌的细胞因子或 DAMP 募集到坏死区域，然后协同肝脏巨噬细胞清除坏死的肝细胞和组织。随后，KC 或 MoMF 释放巨噬细胞炎症蛋白 1/2（MIP1/2）和 IL-6，进一步诱导中性粒细胞聚集。APAP 过量导致 IL-33、CXCL1、CXCL2 和其他促炎症因子的表达增加，最终导致更多中性粒细胞的激活和招募。另外一些研究者提出，中性粒细胞不参与 APAP 肝毒性的早期阶段。Williams 等[15]发现，与 APAP 单药相比，应用 IL-1β 联合 APAP 处理小鼠的中性粒细胞增加了 35%，但血清中的 ALT 或肝脏坏死水平没有明显差异。此外，加入抗淋巴细胞抗原 6G 抗体耗竭中性粒细胞，干扰 DAMP 减少中性粒细胞募集，或使用粒细胞集落刺激因子⁻/⁻（G-CSF⁻/⁻）小鼠减少中性粒细胞生成，均不能改善肝损伤。也有研究发现中性粒细胞只对坏死细胞碎片的清除有贡献，而不直接参与 APAP 的肝脏毒性的发病机制[16]。

3. 嗜酸性粒细胞　嗜酸性粒细胞的数量在血液中显示出昼夜节律，通常清晨较少，主要与糖皮质激素的昼夜波动有关。嗜酸性粒细胞能分泌细胞因子和酶来清除病原体或宿主细胞，长期以来被认为与过敏性疾病和寄生虫感染有关。进一步研究发现，嗜酸性粒细胞也参与药物诱发的疾病[17]。嗜酸性粒细胞在 AILI 中保持正常形态，而在其他肝毒素（如青霉胺、酮康唑、氟烷等）诱发的 DILI 中则发现脱颗粒或裂解现象。

嗜酸性粒细胞有助于促进受损组织的修复和炎症减少。在 DILI 患者中外周和肝脏嗜酸性粒细胞增多更可能有较低的胆红素水平，一般预后较好。应用过量 APAP，由 LSEC 选择性释放的 IL-33 刺激嗜酸性粒细胞分泌 IL-4，促进巨噬细胞产生大量的 eotaxin-2（CCL24）以引发嗜酸性粒细胞的招募。此外进一步研究表明，IL-33 可以通过 p38MAPK/COX/NF-κB 信号诱导嗜酸性粒细胞产生 IL-4/IL-13，通过抑制 IFN-γ 发挥保护肝脏的作用[18]。

4. NK 和 NKT 细胞　肝脏免疫系统是固有免疫系统的一个不可缺少的组成部分。肝脏常驻淋巴细胞与外周淋巴管中的淋巴细胞有明显区别。在人体中，NK 细胞占肝脏淋巴细胞的 30%～50%。除了固有免疫反应外，它们还介导细胞毒性和细胞毒性颗粒的外排。被激活的 NK 细胞和 NKT 细胞分泌炎症介质，如 TNF-α、FN-γ、IL-4、IL-10 和 IL-17，有助于平衡肝脏疾病中的促炎症和抗炎症反应。过量的 APAP 处理后 IFN-γ 缺陷的小鼠肝脏损伤减少，存活率升高。

NK 细胞和 NKT 细胞在 AILI 中的确切作用仍不清楚。NKT 细胞缺陷的小鼠（DC1d⁻/⁻ 和 Jα18⁻/⁻ 小鼠）对 AILI 表现出更大的敏感性，因为饥饿的 NKT 细胞缺陷的小鼠产生更多的酮体，而酮体会上调 CYP2E1 的表达，表明 NKT 细胞在干扰 APAP 代谢中发挥保护作用。

5. 树突状细胞（DC）　DC 细胞源于骨髓中的多能造血干细胞。DC 作为肝脏中主要的抗原提呈细胞，能够有效地捕捉、处理和提呈抗原。人们普遍认为，在 DILI 过程中，固有免疫和适应性免疫共同发挥作用。肝脏的固有免疫系统激活以类似"二次攻击"的形式加重 AILI。越来越多的证据证实，AILI 的严重程度与随后的炎症免疫反应有关[19,20]。虽然肝脏 DC 可阻止 NK 细胞的激活并吸引中性粒细胞凋亡，但耗竭 DC 对肝脏损伤的加重与 NK 细胞、中性粒细胞及各种炎症介质没有关系。然而，IL-10 是一种由 DC 产生的强抗炎细胞因子，IL-10 的减少可耗竭 DC 加剧肝脏缺血/再灌注损伤。DC 在 ALI 的不同状态下的确切作用尚未确定，这可能是弄清肝脏免疫反应和肝损伤之间关系的关键点。

6. T 淋巴细胞　T 淋巴细胞是适应性免疫的主要参与者，在胸腺中成熟，通过淋巴循环或血液循环迁移到免疫器官和受损组织。T 细胞被分为 CD4 辅助性 T 细胞（Th）和 CD8 细胞毒性 T 细胞（Tc）。根据细胞因子的分泌，Th 细胞可进一步分为 4 个亚型，包括 Th1、Th2、Th17 和调节性 T 细胞（Treg）。Th1/Th2 细胞分泌的细胞因子的平衡对 AILI 的进展至关重要。有实验使用了不同品系的小鼠[21]，C57BL/6（Th1 优势）小鼠腹腔注射 APAP 后的肝损伤比 BALB/c（Th2 优势）小鼠更严重。在 APAP 处理后，在肝脏中观察到 DC64Llow DC44hi CD4⁺ 细胞的数量增加，伴随大量 IFN-γ 分泌。消耗 CD4⁺ T 细胞可以减轻 APAP 引起的肝脏损伤。此外，还发现 Treg 细胞通过 CXCL10-C-X-C 趋化因子受体（CXCR）3 轴招募到肝脏，并分泌抗炎介质 IL-10 和 TGF-β 来改善 AILI。因此 Th1、Th2 和 Treg 细胞在 AILI 治疗中的复杂相互关系需要更多关注和研究。

Th17 细胞也参与 AILI 的发病。在 APAP 处理后 6 h 内 Th17 细胞数量增加，并释放 IL-17，IL-17 通过促进炎症性因子和中性粒细胞招募细胞因子的分泌来调节炎症，IL-17 缺乏可减少小鼠的 AILI[22]。

7. 细胞因子　大多数细胞因子通过影响中性粒细胞的募集和活化参与 AILI。不同的细胞因子执行不同的作用，但即使是同一细胞因子也可能发挥相反的作用。因此，很难得出明确的结论。

（1）IL-1 家族：IL-1 家族在免疫调节和炎症过程中起重要作用，其成员 IL-1α、IL-1β、IL-1Ra、IL-18、IL-33 和 IL-36 在 APAP 诱导的肝毒性中的作用已得到部分阐明。IL-33 也被称为 IL1F11，最早被鉴定为存在于人淋巴结内皮细胞中的核因子[23]。在 APAP 处理后，大量的 IL-33 被释放出来，缺乏 IL-33 的小鼠中观察到肝细胞自噬增加，M2 巨噬细胞的极化减少，肝脏损伤加剧。应用重组的 IL-33 可以逆转这种表型。IL-33 通过刺激嗜酸性粒细胞释放 IL-4 来促进巨噬细胞产生 CCL24，IL-33 缺陷的小鼠表现出嗜酸性粒细胞招募障碍，加剧了 APAP 诱导的炎症反应。在另一项研究中，阻断 IL-33/IL1RL1 轴可以激活肝脏非实质细胞，抑制趋化因子 CXCL1 和 CXCL2 的释放，从而减轻 APAP 介导的损伤[24]。用 IL-36 受体拮抗剂阻断 IL-36γ 可降低小鼠肝脏中的 CCL20 水平，但会加重肝损伤[25]。

（2）IL-2 家族（γc 家族）：IL-2 家族有 5 个成员，包括 IL-2、IL-4、IL-13、IL-15 和 IL-21，其信号转导依赖于 γc 链。一些研究表明，APAP 过量会促进 IL-2、IL-4 和 IL-21 的产生，但关于 IL-4 在 APAP 肝脏毒性中的作用存在争议[18,26]。一些研究认为，IL-4 在 APAP 诱导的肝毒性发展中起着致病作用[27]，而其他研究表明，缺乏 IL-4 或 IL-13 的转基因 C57BL/6 小鼠对 AILI 的敏感性增加[19]。

（3）IL-12 家族/IL-6 家族：该家族由 5 个成员组成，包括 IL-6、IL-12、IL-23、IL-27（IL-30）和 IL-35。IL-6 是一种多能细胞因子，可以调节免疫反应、急性期反应、造血功能、生长和各种细胞的分化。它在人体抗感染的免疫反应中起着至关重要的作用。大量的临床和实验动物数据表明，IL-6 在 AILI 中被诱导增加，通过多种干预措施抑制 IL-6 的表达可以明显缓解 APAP 引起的肝损伤[28,29]。

（4）IL-10 家族：IL-10 家族是 Ⅱ 型细胞因子的亚家族，对免疫系统产生各种调节作用，家族成员包括 IL-10、IL-19、IL-20、IL-22、IL-24、IL-26、IL-28 和 IL-29。众所周知，肝脏中产生的促炎和抗炎症细胞因子之间的平衡决定了 APAP 肝毒性的发展。研究表明，APAP 诱导 IL-10 在肝脏中产生，IL-10 缺失的小鼠对 AILI 的敏感性增加[30]。IL-10 可抑制促炎细胞因子的产生，以及诱导性一氧化氮合成（iNOS），敲除 IL-10 会加剧肝脏损伤的程度。富甲烷盐水通过抑制 NF-κB 介导的途径增加 IL-10 水平，同时降低 TNF-α 和 IL-6 水平，对 APAP 诱导的肝脏炎症有保护作用[31]。

IL-22 是 IL-10 家族的重要成员，由固有淋巴细胞和活化的 Th 细胞分泌。IL-22 是一种在组织损伤期间具有保护和致病双重作用的细胞因子。体外预防性注射 IL-22 可以明显减少促炎因子 IL-6、IL-1β、TNF-α 的表达，减少肝脏坏死面积，增加肝细胞增殖标志物 Ki-67 的表达，提示 IL-22 通过促进肝细胞增殖介导肝脏保护功能，对 AILI 具有治疗潜力。IL-22 可减少 NOD 样受体热蛋白结构域相关蛋白 3（NLRP3）炎症体的激活和 APAP 相关损伤组织中 IL-1β 的成熟释放。它通过有效抑制促炎症细胞因子 IL-18、TNF-α、IL-6 和 IL-1β 水平，明显改善炎症反

应。IL-22 结合蛋白（IL-22BP）可抑制 IL-22 的活性。在 APAP 诱导的 ALI 模型中，IL-22BP 缺失的小鼠肝脏中 CD11b$^+$ Ly6C$^+$ 单核细胞的浸润增加，CXCL10 表达增加。最近的一项研究表明，在 APAP 诱导的雌性小鼠肝脏中 IL-22 的表达明显增加，表明在使用小鼠建立 IL-22 相关疾病模型时，有必要考虑性别的影响[32]。

破坏 IL-24 会增加 APAP 刺激的小鼠肝细胞死亡，ALF 患者的 IL-24 水平明显下降可能与疾病进展有关，因此 IL-24 是肝损伤患者预后或治疗干预的潜在生物学指标。该家族的其余成员在 AILI 中的作用尚未有报道。

（5）IL-17 家族：IL-17 家族细胞因子只有 IL-17 和 IL-25（IL17E）两个成员。IL-17 家族细胞因子具有双重作用，IL-17 可诱导细胞分泌活性分子促进机体抵抗感染。在 APAP 诱导肝毒性过程中，IL-17 在免疫反应的早期启动和效应阶段持续表达，这表明固有免疫细胞如 iNKT 细胞或目前未鉴定的巨噬细胞可能是 IL-17 的来源。IL-17 可能在 APAP 诱导的肝毒性中发挥致病作用。

（6）肿瘤坏死因子（TNF-α）：TNF-α 是一种促炎症的细胞因子，可以杀死靶细胞，促进细胞凋亡，并激活炎症级联反应。研究表明，TNF-α 在 AILI 的发展中具有多效性。TNF-α 在肝脏毒性中的作用与其他细胞因子有关，不同细胞因子的相互作用决定了与炎症反应的性质。TNF-α 协同其他早期炎症介质，促进早期肝损伤。APAP 诱导的肝脏毒性明显上调了 TNF-α 的表达，但 TNF-α 在 AILI 中的作用仍有争议。多数研究表明 TNF-α 或 TNF-R1 基因敲除的动物在 APAP 给药后肝损伤减少，表明 TNF-α 发挥了毒性作用[33,34]。TNF-α 在肝脏中的作用非常复杂，高剂量的 TNF-α 会导致肝细胞死亡，但它也是影响肝脏再生和肝细胞增殖的重要因素。Laverty 等认为[35]，TNF-α 在 AILI 中可能具有肝脏修复和防御毒性的作用。TNF-α 可以使静止的肝细胞对生长因子更加敏感，APAP 中毒期间 TNF-α 的早期升高可能是刺激肝细胞和促进后期肝脏再生的重要因素。

（7）干扰素（IFN）：IFN 具有广谱的抗病毒、抗肿瘤和免疫调节功能，参与各种肝损伤的病理过程。IFN-γ 缺陷的小鼠与 WT 小鼠相比，APAP 给药后 ICAM-1、VCAM-1、IL-1α、IL-1β、IL-6、TNF-α、MCP-1 和 iNOS 等促炎分子的基因表达较低，对 AILI 的易感性降低。在 APAP 处理后，5-脂氧酶敲除小鼠与 WT 相比减少肝脏细胞因子 IL-1β、TNF-α、IFN-γ 和

IL-10 的产生[36]，MIF 敲除小鼠减少 IFN-γ 的产生，增加 HSP 的表达[37]，所有这些敲除小鼠通过减少 IFN-γ 的产生而减轻 AILI。过量的 APAP 刺激 CD62L^{low}CD44^{hi}CD4$^+$T 细胞浸润肝脏，伴随着 IFN-γ 的升高。通过抗体耗竭或基因敲除 CD4$^+$T 细胞，可降低 IFN-γ 和 TNF-α 的水平，并减轻肝脏损伤。

（8）菌落刺激因子：在进行造血细胞的体外研究中，发现一些细胞因子可刺激不同的造血干细胞在半固体培养基中形成细胞集落，这类因子被命名为集落刺激因子（CSF）。有证据表明 CSF 参与 AILI。Gao 等发现 AILI 中粒细胞-CSF（G-CSF）和粒细胞-巨噬细胞-CSF（GM-CSF）减少[38]，而 Viswanathan 等[26]发现在 AILI 处理的肝细胞条件培养基中 GM-CSF 和 G-CSF 的表达量增高。在一个 18 岁的 AILI 致 ALF 患者的血浆中，发现 IL-6、IL-8 和 G-CSF 的表达增加，G-CSF 水平的升高可能有助于肝脏中性粒细胞空泡化[39]。AILI 小鼠的肝脏有 G-CSF 和血管内皮生长因子（VEGF）的表达缺陷，通过移植健康的肝细胞替代这些因子或受体的表达，将进一步改善肝脏的稳态，促进肝脏再生。在 APAP 处理后，缺乏 G-CSF 的小鼠削弱中性粒细胞对肝脏修复的保护作用。

（9）趋化因子家族：趋化因子作为药物肝毒性的免疫调节剂，与细胞因子和免疫细胞在局部合作，最终是促进肝毒性还是发挥保护作用取决于各种因素，包括趋化因子的类型、受体、靶细胞和药物。受伤部位释放的趋化因子在炎症反应期间对吸引炎症细胞起着关键作用。然而，这些趋化因子的确切作用仍有争议。

趋化因子在 AILI 中发挥保护作用。肝脏中产生的几种趋化因子，如 CCL2、CXCL2 和 CXCL10 分别通过作用于其受体 CCR2、CXCR2 和 CXCR3 在 AILI 中发挥肝脏保护作用。CCR2 缺陷的小鼠对 APAP 的敏感性增强，这与肝脏中 TNF-α 和 IFN-γ 的表达增加有关，趋化因子通过 M2 巨噬细胞的极化改善炎症的解决，有助于肝脏再生。过量的 APAP 会增加肝脏 CXCL16 水平，CXCL16 缺乏会明显减少促炎症细胞因子 TNF-α 和 IL-6 的产生，并抑制中性粒细胞向损伤部位迁移，其他趋化因子 CXCL1 和 CXCL2 的表达也会减弱，提示 CXCL16 可能参与 APAP 肝脏毒性中性粒细胞的浸润[40]。

（10）炎症小体（inflammasome）：炎性小体是一种蛋白质复合物，主要包含受体蛋白、接头蛋白 ASC 及下游的 Caspase 家族。炎性小体能调节 Caspase-1 的活化进而促进细胞因子前体 pro-IL-1β 和 pro-IL-18 的成熟和分泌。DAMP 与模式识别受体 PRR 结合并激活炎症小体引发炎症级联反应。一些研究证实，炎症小体在 APAP 诱导的肝脏毒性中发挥重要作用。过量的 APAP 会增加 NF-κB（p-p65）的磷酸化和 Caspase-1 的裂解，这是炎症小体激活的标志。研究表明，APAP 增加 NLRP3 和 TLR9 的表达水平，NLRP3 炎症小体的形成直接归因于 APAP 的后期毒性。抑制 NLRP3 信号的激活，并明显减少 Caspase-1 裂解和 IL-1β 的产生[41]。据报道，IL-22 通过下调 APAP 诱导的 NLRP3 炎症小体的激活和释放受损组织中成熟的 IL-1β 来改善炎症反应[42]。在 APAP 肝毒性中，NLRP3 炎症小体的激活负责提供 IL-1β 活性所需的第二信号。坏死性凋亡与 NLRP3 炎症小体之间的相互作用在促进 AILI 中起着至关重要的作用。然而，另一项研究发现，缺乏 NLRP3 炎症小体成分的小鼠（ASC$^{-/-}$、NLRP3$^{-/-}$、caspase1$^{-/-}$）的 AILI 症状与 WT 小鼠没有明显区别。用阿司匹林治疗减少 NLRP3 炎症小体的激活，但并没有减少 DAMP 的释放、肝脏中性粒细胞的积累和肝脏损伤。因此，研究组认为 NLRP3 炎症小体的激活可能对 APAP 的肝脏毒性影响不大[43]。药理抑制 NLRP3 炎症小体是否是治疗 AILI 的可靠策略，还有待进一步研究。

二、APAP 相关肝损伤的临床表现和病理特征

（一）AILI 的常见临床表现

根据疾病进程，AILI 的临床表现主要分为 4 个时期。① 1 期是在服用 APAP 后的初始 24 h，症状包括纳差、上腹部疼痛，恶心、呕吐。一些患者相对无明显症状，诊断相对困难。② 2 期为服用药物后 24 ~ 72 h，可出现胃肠道症状，包括典型的胃肠道反应、右上腹疼痛和肝损伤的症状和体征。血清 ALT 水平在 2 期明显升高，实际上部分患者在 24 h 内已开始升高。③ 3 期为服用 APAP 72 h 后，出现持续、典型的肝毒性症状，并开始出现多器官功能衰竭和肝性脑病，也会出现肾毒性，表现为典型的肾小管坏死，可单独出现或与肝毒性同时发生。超过 40% 的 APAP 诱导 ALF 案例合并肾损伤。严重的患者需要透析治疗。

（二）AILI 的严重临床表现

在所有 APAP 导致的 ALF 案例中，肝性脑病预后最差，表现为意识模糊到定向障碍、再到昏迷及颅内高压，昏迷与血氨水平升高有关。当 APAP 肝毒性导致 ALF 时，表现为昏迷及颅内压增高，也有部分患者可逐渐恢复正常，该比率在 APAP 诱导的 ALF 中

明显高于其他病因导致的 ALF,有数据显示 APAP 相关的 ALF 在 3 周时的生存率为 72%。有报道 APAP 致 ALF 后不需要移植的案例占 65%。

APAP 肝毒性的临床表现常常未得以重视,特别是过度饮酒的患者隐蔽性更大。APAP 毒性症状可能在疾病的最早期较为隐蔽,通过服药史的询问,临床医师要高度警惕。患者无意的服药过量在病程后期临床表现较蓄意自杀患者隐匿。

(三) AILI 的病理特征

DILI 损伤的靶点主要在肝细胞、胆管上皮细胞及肝脏血管内皮细胞,以前两种靶细胞损伤为主,后者较少见。APAP 诱导肝脏组织学的特征性改变较为明确,肝细胞溶解至小叶中央(Ⅲ 区带)肝细胞坏死,部分重症病例可见亚大块或大块状坏死。该部位 CYP2E1 集中,谷胱甘肽(GSH)较少,NAPQI 生成量较多,病理改变显著。通常肝细胞坏死过程可逆,不发展至纤维化,与临床预后相关。

三、APAP 肝毒性的诊断与治疗

(一) APAP 肝毒性的诊断方法

1. 血药浓度 对于疑似 APAP 中毒人群,APAP 血清浓度可作为首选毒性筛选指标,评估患者是否需要进行基础治疗及预测肝损伤的程度。血清 APAP 浓度超过治疗水平(>20 μg/mL 或 130 μmol/L)伴或不伴 ALT 升高,提示肝毒性可能。

血清 APAP>100 mg/L 时即定义为高危人群,治疗应在药物暴露 4 h 内进行。需要注意的是,对 APAP 缓释制剂急性过量后的诊断现有经验不足,临床推荐采用保守治疗;多次超治疗剂量或摄入超过 24 h,则需要结合病史、临床及实验室征象,常需做出排除性诊断。

药物从服用到检测的时间间隔通常不明确[44],应立即测定血药浓度并在 4 h 后重复测定。若初次浓度未检出,则应根据是否存在肝毒性的临床表现和肝功能指标是否异常判断是否进行 NAC 经验性治疗[45]。

同时,应当警惕 APAP 假阳性的结果。实际低水平的 APAP 常受 2 个因素影响:① 检测到治疗剂量的 APAP,但无毒性,故无临床意义;② 由于比色测定误差,高胆红素水平时,APAP 假阳性率高。在高胆红素水平时,检测到低剂量的 APAP 应谨慎鉴别。当胆红素>171 μmol/L(10 mg/dL) 时一般不考虑 APAP 毒性反应,而应考虑病毒性肝炎或其他药物所致肝损伤。

2. 常见的实验室检查 对于确认 APAP 中毒患者,需要进一步检测电解质、血尿素氮和肌酐、血清总胆红素水平、PT 和 INR、AST、ALT、淀粉酶、尿液分析等实验室指标。

APAP 通常引起的肝损伤特点是“超急性”生化改变,ALT、AST 显著升高(≥50 U/L),而胆红素水平仅轻度升高(平均 4.5 mg/dL)。氨基转移酶通常在服药 24~36 h 内升高,少数发生在用药后 8 h。峰值多在用药后 2~3 d,7~10 d 可逐渐恢复正常。AILI 氨基转移酶升高程度在其他相关疾病(如缺血性肝病和病毒性肝炎)罕见,在重症患者中胆红素水平升高。典型表现为胆红素峰值出现在氨基转移酶后,在 ALT/AST 恢复阶段,胆红素仍可持续升高,但其峰值通常低于病毒性肝炎、特异质性药物反应和 ALF 患者。

肝功能受损时,凝血酶原时间(PT)延长、国际标准化比值(INR)升高,在重症病例,INR 可大于 10。在氨基转移酶升高前 INR 可能已延长,并出现不同程度的肝性脑病。

3. 新型生物标志物[46]

(1) 谷氨酸脱氢酶(GDH):GDH 是一种位于线粒体基质中的酶。研究表明,在 AILI 期间,GDH 水平与 ALT 水平密切相关,因此 GDH 是线粒体功能障碍的生物标志物。血清 GDH 和 ALT 水平之间有很强的相关性,并且 GDH 在大量的肝损伤患者中对肝损伤具有高度预测性。在 AILI 大鼠模型中,GDH 被证明是比 ALT 更容易检测到的 DILI 的生物标志物。

(2) 高迁移率族蛋白 B1(HMGB-1):HMGB-1 是一种核结合蛋白,它具有促炎活性,并靶向靶细胞上的 Toll 样受体和晚期糖基化终末产物受体。HMGB-1 由受伤或死亡的肝细胞释放到血液循环中,在维持染色质功能和调节转录活性方面发挥重要作用,它是炎症性疾病发病机制的介质。HMGB-1 在细胞外与受体相互作用并调节各种细胞反应,如免疫系统激活、细胞迁移、细胞增殖及组织修复和再生。研究表明,HMGB-1 是 DILI 的敏感生物标志物。在小鼠肝脏损伤中,血清 HMGB-1 水平比 ALT 明显升高,与肝脏坏死和免疫细胞浸润的一系列组织病理学评估密切相关[47]。在临床研究中,与 ALT 相比,HMGB-1 提高了肝毒性检测的灵敏度[48]。HMGB-1 是 AILI 的血清诊断和严重程度评估的生物标志物。

(3) 循环 microRNA:随着 microRNA 领域研究的深入,在 APAP 过量的小鼠实验中发现血浆

microRNA 可作为 APAP 致肝损伤的潜在生物标记物。2011 年英国学者发现 miR122、miR192 在 APAP 过量的患者血浆中显著高于健康对照组及服用 APAP 未发病者,故进一步证实 microRNA 可作为诊断 APAP 所致肝毒性的潜在生物标记物。同年,美国 FDA 的研究者发现在小鼠实验中尿液 microRNA 的表达主要来自 APAP 暴露的肝脏,故认为 microRNA 尤其是循环 miR122 也可作为 APAP 过量致肝损伤的非创伤性潜在生物标记物。

(4)血清 APAP 半胱氨酸加合物(APAP-CYS)和 APAP-氨基转移酶倍增(APAP×ALT):在服用过量 APAP 非故意自杀患者血清中可检测到 APAP,但意外服用 APAP 的患者,可能由于剂量过少,在血清中未检测到 APAP。大剂量的反应中间产物 NAPQI 通过巯基团与细胞蛋白结合导致肝损伤。肝细胞坏死的同时,在血清中通过高效液相色谱法可检测到 APAP 加合物。非故意过量服用 APAP 患者可检测到加合物显著升高,但其他原因导致 ALF 或入院后及时用解毒剂 NAC 患者则未检测到。在不确定病因的 ALF 患者中,约 19% 患者可检测到 APAP 加合物,可能是由于患者无意识地误服 APAP 所致。当前许多研究证实,某些肝脏基础疾病患者,APAP 治疗剂量也可导致肝损伤[49,50]。

APAP-CYS 是 APAP 肝毒性的特异性物质,APAP-CYS 与 APAP 肝毒性产生的有毒副产物的量相关。APAP-CYS 具有比 APAP 更长的血清半衰期,因此可用作 APAP 肝毒性的诊断工具。APAP-CYS 是 APAP 肝毒性预测的关键参数。

APAP×ALT 是通过将血清 APAP 浓度与血清氨基转移酶活性水平相乘来计算的,如果两者都可用,则使用 ALT 或 AST 的最高值。APAP×ALT 适用于急性、慢性和过量摄入 APAP 的患者及延迟送达护理中心的患者。研究表明,APAP×ALT 可以有效预测用 NAC 治疗 APAP 肝毒性患者的风险[51]。

(5)角蛋白 18(K18):K18 是一种纤维蛋白,在全身广泛表达,但在肝脏中高表达,作为中间丝维持肝细胞和其他上皮细胞的细胞骨架,它主要负责细胞结构和完整性。在 APAP 诱导的小鼠肝病模型中,观察到坏死与血清 HMGB-1 或 FL-K18 及细胞凋亡与 CK-18 之间有很强的相关性,其敏感性优于 ALT[52]。此外,HMGB-1 和 FL-K18 在 APAP 过量引起的肝病患者中与 ALT 相关。如上所述,由于 K18 是从受损的肝细胞中释放出来的,因此是肝损伤的标志物。然而,由于它不是肝脏的特异性标志物,因此需要进一步验证以确定其临床实用性。

(二)APAP 肝毒性的主要治疗

1. 治疗方案 APAP 的主要治疗包括停服可疑药物,静脉滴注或口服 N-乙酰半胱氨酸(NAC)[53]及过量服药 2 h 内紧急应用活性炭(1 g/kg,口服),然而活性炭减少 APAP 吸收的临床收益尚不确定。另外,一项新近循证医学系统回顾认为[54],除 NAC 外,APAP 中毒的绝大部分干预措施疗效微乎其微。虽然有可能采用限制胃肠道吸收或透析去除母体化合物的治疗措施,但活性中间代谢产物毒性的解除则是最为有效和被接受的疗法。

NAC 作为一种特异解毒剂,由 L-半胱氨酸及乙酰基形成,是细胞内还原型谷胱甘肽的前体,其主要作用是补给外源性含有巯基的谷胱甘肽,抑制 NAPQI 分解产物的损伤代之以易被排泄的无毒酸醚氨酸(mercapturic acid)。

普遍认可的治疗方案是一旦疑似 APAP 过量中毒,立即予 NAC 治疗,慢性摄入 APAP 的患者推荐在 ALT 或 AST>50 U/L 时或可检测到 APAP 时开始服用 NAC。一项研究提出在过量服药后最初 10 h 内应用 NAC 最为有效[55]。若在过量服用 APAP 后 24 h 内给予 NAC,可明显降低肝损伤的风险。前瞻性研究不支持在过量服用 APAP 24 h 后使用 NAC 进行治疗。由于 NAC 不良反应小,因此服用 APAP 后可应用 NAC 长达 72 h,且早期停用 NAC 将导致血清氨基转移酶水平反弹,从而导致肝损伤加重。

NAC 有 2 种给药方案:① NAC 口服治疗 48 h,相同剂量继续口服(140 mg/kg),维持剂量 70 mg/kg,每隔 4 h 1 次,直至 72 h,超过 72 h 给予 17 次维持剂量(每剂 70 mg/kg)。② 对于口服不耐受的患者可持续静脉滴注 20 h(静脉给药常规首剂 150 mg/kg,15 min~1 h 输注完毕,4 h 后 50 mg/kg,16 h 后 100 mg/kg,总剂量为 300 mg/kg,用 5% 葡萄糖溶液稀释总量约 1 800 mL)。治疗至持续的肝损伤缓解(如 ALT<1 000 U/L 和 INR<1.5 s)。需要注意的是,低钠血症和脑水肿常常发生在接受大剂量静脉输注 NAC 的儿童,特别是持续滴注 20 h 的方案,在这种情况下应调整液体流量至 40 mg/mL。

2. 治疗分类

(1)积极药物治疗人群:对于有中毒临床征象(如肝区压痛)、氨基转移酶升高(ALT 或 AST ≥ 50 U/L)、血清 APAP 浓度超过治疗水平(>20 μg/mL 或 130 μmol/L)的患者,以及有过量摄入史、中毒危险因素、血清 APAP 浓度>10 μg/mL(65 μmol/L)的患者,推荐进行 NAC 治疗。此外,鉴于 APAP 中毒在工业化国家中是 ALF 的首要原因,ALF 患者尚未确定病因时,推荐早期予 NAC 经验性治疗。

(2)暂缓或不需要药物治疗人群:如果可检测到患者 APAP 浓度,但没有中毒症状、体征或危险因素且氨基转移酶未升高,则极可能不需要治疗。如果血清 APAP 浓度低于检测水平(<10 μg/mL 或65 μmol/L)且氨基转移酶水平正常(ALT 或 AST<50 U/L),则不需要 NAC 治疗。就诊时,ALT < 50 U/L 和 APAP × ALF<1 500 μg/mL(9 900 μmol/L)×U/L 似乎可有力预测患者不会发生显著肝毒性(ALT>1 000 U/L)。

(3)APAP 导致 ALF 患者的治疗:大样本的 ALF 数据显示不同病因导致的 ALF 常继发于 APAP,临床上通常可检测到 APAP 蛋白质加合物。在 2 项研究中,APAP 在 20% 不同原因导致的 ALF 患者中可检测到。大约 12% 的 ALF 儿童 APAP 蛋白质加合物水平升高。基于这些数据,推荐 ALF 患者尽早服用 NAC。其他的治疗方法包括精确监测精神状态、血压以及灌注量;监测的实验室指标包括 ALT、AST、血氨、胆红素及 INR;同时监测体循环量、肾功能及酸碱状态。凝血功能障碍时使用新鲜冰冻血浆非常有益。降低血氨也是 APAP 诱导 ALF 的潜在治疗措施,鸟氨酰门冬氨酸治疗有效。

APAP 是全球运用最广泛的药物之一,虽然其推荐治疗剂量安全有效,但治疗窗较窄,在西方国家已成为导致肝损伤的主要原因。及时应用 NAC 可预防肝损伤的进程。临床医师应警惕 APAP 的潜在危险,尤其在长期饮酒、有肝脏基础疾病的患者中更应谨慎。暴发性肝衰竭患者可考虑进行肝移植。

四、总结

APAP 过量所致的 ALI 已被广泛讨论,其严重后果可以通过基于药物监测的治疗方案来预防。然而,易感人群对肝损伤知识的缺乏,构成了巨大的潜在风险。在过去几十年里,我们已经看到 APAP 作为一种商业上可行的镇痛和解热药的使用,APAP 在几个国家上升为一种流行的药物和 ALF 的主要原因,NAC 作为解毒剂的引入,让科学家对基本毒性机制的理解更加深刻。通过研究啮齿动物和人类 APAP 肝毒性的病理生理学,我们对异生肝毒性的基本机制及更普遍的肝损伤有了更深入的了解。期待未来 APAP 肝毒性治疗方法的广泛有效应用,并继续探索 APAP 肝损伤的机制和应对策略。

（张　源　蒋晶晶　赖荣陶）

参考文献

请扫描二维码
阅读本章参考文献

第44章

抗结核药物相关的肝损伤

一、概述

结核病(TB)是由结核分枝杆菌(MTB)感染引起的慢性传染性疾病,是全球前十位死亡原因之一,也是世界卫生组织(WHO)重点防控的传染病之一。根据 2022 年 WHO 结核数据,2021 年全球有新发 TB 患者约 1 060 万例,发病率为 134/10 万,病死率为 15%;其中我国新发病例数 78.0 万,估算结核发病率约为 55/10 万;在结核高负担国家中,我国结核发病率排名第三[1]。

抗结核治疗(ATT)是有效治愈患者、切断传播途径、控制传染性的有效途径,但是抗结核药物引起的肝损伤(ATLI)是影响结核病治疗顺利进行,导致治疗中断和失败的重要因素[2]。在 ATT 过程中可能会出现各种不同类型的药物不良反应,其中以 ATLI 最为多见。同时 ATLI 也是我国 DILI 常见原因之一,轻者表现为一过性氨基转移酶升高,重者可致肝衰竭,甚至危及生命。在我国,ATLI 占受调查 DILI 人群的比例达 22.0%~31.3%,ATT 药物与中草药和抗生素是导致 DILI 的前三位药物[12]。在许多亚洲国家,ATT 药物不仅是常见的 DILI 病因,也是诱发急性肝衰竭(ALF)的最常见原因,还是药物引起慢加急性肝衰竭(ACLF)的第二大常见原因[4]。

(一) ATLI 的发病率

已经报道的 ATLI 的发病率差异较大(2%~28%),亚洲国家显著高于西方国家。在中国,ATLI 的发生率是 9.5%~10.6%;印度为 3.8%~10.0%;在美英等西方国家,发生率基本都低于 5%;其中,有显著临床意义和黄疸 ATLI 的比例可达 1%。这些报道的 ATLI 发病率之间存在差异的原因与 DILI 的定义标准不同有关,也与种族、社会经济、地理环境、病毒性

肝炎的流行区域、研究的设计不同等有关[5-7]。2019年,我国《抗结核药物性肝损伤诊治指南》推荐血清生化检测结果:丙氨酸氨基转移酶(ALT)≥3×ULN 和(或)总胆红素(TBil)≥2×ULN;或门冬氨酸氨基转氨酶(AST)、碱性磷酸酶(ALP)和 TBil 同时升高,且至少 1 项≥2×ULN[5]。2023 年,我国《药物性肝损伤诊疗指南》与更新的国际指南、共识接轨,将单纯 ALT 升高的标准调整为≥5×ULN,以利于结核原发病治疗的连续性[8-10]。

在单个药物 ATLI 方面,精确和纵向的研究数据主要来自预防性 ATT 方案的应用,如单用利福平或单用异烟肼的预防性 ATT 方案。1975 年,美国弗吉尼亚威廉斯堡东部州立医院曾发生肺结核的暴发,201 例 OT 试验阳性的患者通过异烟肼预防性治疗 1年,结果发现他们中有 3 例患者 ALT(15~30)×ULN,TBil>3×ULN,这说明了异烟肼单个药物 DILI 的 1 年发生率,同时研究还发现了异烟肼诱导肝损伤的适应性[5]。然而,在标准 ATT 的队列中,由于需要联合使用 ATT 药物,所以对于单个药物 ATLI 的发生率的描述主要来自横断面或短期观察数据。来自英国的一项含 1 317 名病例的研究报道,ATLI 的发生率:异烟肼为 0.3%,利福平为 1.4%,吡嗪酰胺为 1.25%[6]。由于吡嗪酰胺多在 2 个月的强化治疗期使用,异烟肼和利福平则多超过 6 个月,甚至更长,所以平均每月由吡嗪酰胺导致的肝损伤发生率可能是利福平的 3 倍,是异烟肼的 5 倍,这提示吡嗪酰胺可能是在所有 ATT 药物中潜在肝毒性相对较大的药物[5]。每一种单药的肝毒性很难在联合治疗中精确评估,还因为不同药物的肝毒性反应存在叠加或协同作用。在接受异烟肼单药治疗患者中,氨基转移酶升高约占 10%,如果加用利福平后就会有 20% 出现氨基转移酶的升高,并

且肝损伤出现的时间也会提前,从 4 周提前到 2 周。

(二) ATT 药物的肝毒性分类

ATLI 发生率高,与 ATT 方案中包含了多种潜在肝毒性药物有关,如在一线 ATT 药物中的异烟肼、利福平和吡嗪酰胺都具有肝毒性。ATT 方案不仅需要联合用药,治疗疗程还比较长,这些都会导致 ATLI 发病风险增高。另外,ATT 药物的常用日剂量都较大,如异烟肼为 300~900 mg/d、利福平为 450~600 mg/d、吡嗪酰胺为 1 000~1 500 mg/d,每种 ATT 药物的日用剂量都高于 100 mg,这些是药物诱发肝损伤的风险因素。尽管传统上认为特异质型 DILI 与药物的剂量无关,而当患者服用药物的剂量小于 10 mg/d,发生特异质的药物反应却是很少见的。另外,利福平、异烟肼、氟喹诺酮类等 ATT 药物多为脂溶性药物,这方面的特性也符合发生 DILI 的易感因素。一项来自中国台湾的肝硬化人群的回顾性病例对照研究发现,ATT 可以增加肝硬化患者肝癌的发病风险,其中异烟肼和利福平的累积使用时间和累积使用剂量都是诱发肝癌的独立预测风险因素,这提示了 ATT 药物存在肝毒性的累积效应[2]。

在一线 ATT 药物中,异烟肼、利福平和吡嗪酰胺被归类为强肝毒性的药物,而乙胺丁醇和链霉素的肝毒性相对较低[13]。在二线 ATT 药物中,对氨基水杨酸、丙硫异烟胺和乙硫异烟胺都是强肝毒性,而氟喹诺酮类药物、氯法齐明、德拉马尼、贝达喹啉、克拉霉素、美罗培南、阿莫西林-克拉维酸、亚胺培南-西司他丁等都是中度肝毒性;相比之下,氨基糖苷类、卷曲霉素、环丝氨酸和利奈唑胺等归类为弱肝毒性的 ATT 药物[5]。

(三) ATLI 机制与风险因素

不同的 ATT 药物,诱发肝损伤的机制有所不同。有的 ATLI 表现为药物依赖的固有型 DILI,有的则表现为特异质型 DILI,还有的同时出现两种形式的肝损伤。目前报道的 ATLI 风险因素包括高龄、女性、营养不良人群、亚洲人群、合并 HBV 或 HCV 或 HIV 感染、联合使用多种具有肝毒性药物进行 ATT 等。遗传易感性可能与 ATLI 风险相关,携带 HLA-B*52∶01 等位基因的人群、NAT2*6 和 NAT2*7 变异的超慢代谢人群的 ATLI 风险增加。

ATLI 的肝损伤类型以肝细胞损伤型为主,其中异烟肼和吡嗪酰胺以肝细胞损伤型为主,阿莫西林-克拉维酸则以胆汁淤积型为主,喹诺酮类 ATT 药物则是肝细胞损伤型、胆汁淤积型和混合型的发生比例相近。对 ATT 药物潜伏期的认识也有利于 ATLI 的早期鉴别,如喹诺酮类诱发 DILI 的潜伏期相对较短;阿莫西林-克拉维酸的潜伏期为短-中期;异烟肼的潜伏期为中-长期。美国《特异质型药物性肝损伤临床实践指南(2021)》也介绍了其他 ATT 药物的潜伏期,可作为临床参考[9]。

ATLI 的病理改变没有特异性,病理学检查应结合患者临床表现和用药史对组织学改变进行评估,同时描述肝损伤的类型和程度,这对于明确诊断至关重要。组织病理学损伤类型有助于判定相关药物的诊断方向,如利福平常表现为急性肝炎、带状坏死及胆汁淤积性肝炎;异烟肼为急性或慢性肝炎或急性重型肝炎;吡嗪酰胺为急性或慢性肝炎或肝细胞坏死等。

(四) ATLI 临床表现

ATLI 的临床表现呈多样性,有的为急性肝损伤(ALI),有的为慢性肝损伤;有的呈肝细胞损伤型以肝酶升高为主,有的呈胆汁淤积型以胆酶升高为主;有的可引起肝脂肪变性,也有的可引起肝纤维化和肝硬化。患者可没有症状而仅有肝功能生化学的改变,也可出现发热和全身性的前驱症状,然后出现无法解释的非特异性症状,如恶心、呕吐、厌食、嗜睡、腹痛、皮疹等,还可出现持续进展的高黄疸,甚至肝衰竭[5]。所以 ATT 过程中,肝损伤的监测要兼顾有症状和无症状的肝损伤,越早发现越利于预防严重肝损伤的不良结局。

在 ATT 的全过程中,ATLI 都有发生风险,但多发生在用药后 1 周至 3 个月内,特别是 ATT 的前两个月,相当于强化期阶段,占全程发生 DILI 的87.6%,而在 ATT 的前两周占全程发生 DILI 的53%,但在整个 ATT 过程中肝毒性的风险始终存在[15]。

(五) ATLI 诊断

起初,有效的 ATT 开始于链霉素、异烟肼和对氨基水杨酸等单个 ATT 药物的应用,但逐渐发展为联合 ATT 方案,并成为后来标准 ATT 的基本原则,所以当前在联合 ATT 方案中要快速诊断哪一个药物引起的肝损伤并不容易。在早期单用 ATT 治疗时,或在停用 ATT 后逐一尝试再用药时,以及在单个药物用于潜伏性结核(LTBI)的预防性 ATT 治疗时,单个 ATT 药物诱导的肝损伤相对容易被诊断和鉴别。在链霉素单独使用时,显示它不是引起肝脏损害的原因;而当链霉素与对氨基水杨酸的联合使用时,则提示了对氨基水杨酸可能是引起肝脏损害的主要原因;在单药应用异烟肼或利福平进行 4~9 个月的预防性 ATT 治疗时,各自的肝毒性能够很容易地被观察到。然而,单用吡嗪酰胺或单用乙胺丁醇,在临床上很少有合适的场景,主要是没有单药长程的观察研究。

美国胸科学会(ATS)制定的指南介绍了 ATLI 的诊断标准。2021 年,亚太肝病协会(APASL)制定的《药物性肝损伤指南》通过两张表格阐述了 ATLI 的监测和管理,并对 ATS、英国胸科学会和 WHO 制定的指南进行了比较[4]。总体而言,目前 ATLI 的诊断标准与其他药物 DILI 的诊断标准相似。使用 RUCAM 量表可以评估 ATLI 的因果联系,但也存在一定困难,尤其是联用多种肝毒性 ATT 药物和使用 ATT 药物组合剂型时诊断困难更加突出。通常尝试再次应用 ATT 药物时,更容易找出可疑的药物,判断最后引入的 ATT 药物可能是导致 ATLI 的原因。幸运的是,大多数患者可以耐受再次联合使用 ATT 药物,而不会再发生严重的 ATLI。另外,我们分析 TB 患者 ATT 治疗期间肝损伤的原因,发现很多 TB 患者会同时应用非 ATT 药物(如止痛药、抗生素、TCM 等),它们也会引起 DILI,同样需要特别注意鉴别和监测。

(六)ATLI 预后

急性 ATLI 患者大多预后良好,停用 ATT 药物后约 95% 的 TB 患者可自行改善甚至痊愈;少数发展为慢性;极少数进展为 ALF 或 SALF。慢性 DILI 的预后总体上比组织学类型相似的非药物性慢性肝损伤好。胆汁淤积型 ATLI 一般会在停药 3 个月至 3 年后恢复;少数患者病情迁延,最终可出现严重的胆管消失及胆汁淤积性肝硬化,预后不良。急性重症型 ATLI 患者预后较差,病死率可达 10%~50%。急性重症 DILI 全国多中心调查数据提示,ATT 药物导致的急性重症型 ATLI,其病死率达 27.3%;接受肝移植者的 1 年生存率仅为 50%。年龄、性别、ALT 升高水平、HIV 感染并不影响 ATLI 的预后,而 ATT 的时间、肝性脑病和腹腔积液、血清胆红素水平、人血清清蛋白水平、血肌酐水平、凝血酶原时间标准化比值及白细胞计数等均与 ATLI 预后有关,伴有黄疸、肝性脑病和腹水的患者病死率较高。

(七)合并肝病或肾病患者的 ATLI

中国不仅是 TB 的高负担国家,还是肝脏疾病的高负担国家,TB 合并基础肝病的患者在 ATT 期间出现黄疸或肝功能指标升高,常对诊断 ATLI 带来困难。如倾向诊断 ATLI 时,我们有可能会错误地中止 ATT。来自韩国的一项研究发现,在 TB 患者经历 1 年的 ATT 过程中,合并乙型肝炎病毒(HBV)感染者 DILI 的发生率约为 15%,合并 HCV 感染者的 DILI 发生率约为 30%,而同时合并 HBV 和 HCV 感染者的 DILI 发生率约为 75%[16]。因此,合并 HBV 感染是 TB 患

者发生 ATLI 的高危因素,特别是 HBeAg 阳性患者的 HBV 处于高复制状态,更需要密切监测患者在 ATT 中的肝功能变化,多项研究提示了 HBV 高病毒载量的 TB 患者发生严重肝损伤的风险增加,所以建议积极的抗病毒治疗以利于 ATT 方案的完成[17-19]。

一组来自欧洲的耐药结核合并 HCV 感染的病例报道,提示患者在 ATT 初期发生了严重肝损伤,而在应用口服抗病毒药物(DAA)进行抗 HCV 治疗 2 周后,应用相同 ATT 药物重新启动 ATT 方案,结果患者未再出现肝损伤[20]。另外,一项来自印度的研究表明,15% 接受 ATT 的受试者中,急性戊型肝炎可能是发生黄疸的主要原因,强调在服用 ATT 药物而发展为肝损伤的个体中要注意排除混杂因素。因此,在 2021 年 APASL 发布的《药物性肝损伤指南》中,强调了 ATT 前筛查病毒性肝炎标记物的重要性[4]。2019 年,我们对云南省的调查研究提示医务人员在 ATT 前筛查 HCV 标记物的认识不足 50%,而对 HBV 标记物筛查的认识不足 70%,这项结果在之后的全国问卷调查中也得到了印证。TB 合并病毒性肝炎的患者还需要警惕激素使用过程中的肝损伤。根据 2019 年新英格兰医学杂志的综述报道,在使用免疫抑制剂后出现的体内病毒的再激活引起的肝损伤也归类于 DILI,并认为是间接性 DILI 类型。因此,在 ATT 前筛查病毒性肝炎标记物是必需的。为了预防肝炎病毒的激活对 ATT 的影响,积极的抗病毒治疗是必需的。

慢性肾功能衰竭和风湿免疫性疾病合并肾损伤的患者都是 TB 的易感人群,如果再使用免疫抑制类药物更是结核分枝杆菌激活的风险因素。对于肾透析或使用生物制剂的结核分枝杆菌感染者,常需要预防性 ATT 或标准 ATT 治疗。除了考虑 ATT 药物对肾功能的影响,还要考虑 ATT 药物对肝功能的影响。因为 ATT 药物的代谢主要是通过肝脏和肾脏两个器官,当通过肾脏的代谢下降,很可能产生相关药物蓄积,进而增加肝损伤的风险,正如老年人更容易发生 DILI,其肾脏代谢功能下降发挥了重要作用。

二、抗结核单药及联合用药方案相关的肝损伤

(一)异烟肼与肝损伤

1. 异烟肼相关肝损伤的发病率 在异烟肼被应用之初,只有很少的病例被报道了肝损伤,而且还有些被归因于同时合并肝炎病毒感染,或由其他药物引起的肝损伤。1959 年,Berte 等曾报道了异烟肼较好的肝脏安全性,在 513 名应用异烟肼治疗的患者没有

发生肝炎病例。1963年,ATS建议不管年龄,结核菌素试验阳性持续时间,对所有结核菌素试验阳性的人群进行1年的异烟肼预防性治疗。1969年,Scharer发现10.3%接受异烟肼单药治疗患者出现肝功能异常。1971年,Garibaldi等回顾性分析2 321名接受异烟肼预防性治疗患者的数据,发现19名临床出现肝损伤表现(发病率0.81%),其中13名有明显黄疸。美国公共卫生署(USPHA)于是开展了一项大规模的前瞻性、多中心的研究来确定异烟肼肝毒性的发生率,有21家卫生机构的13 838名人员参加,在这项研究中肝损伤的发生率是1.25%;其中,大多数发生在治疗的前3个月;随着年龄的增长,肝损伤发生的风险急剧增加,出现肝损伤风险分别为:年龄<20岁(0%)、20~34岁(0.3%)、35~49岁(1.2%)、50~64岁(2.3%)。饮酒可以使异烟肼相关性肝损伤发生的风险增加2倍,每日饮酒使肝损伤发生率增加超过4倍,有8例患者因ALF死亡(0.06%)[6]。

研究发现异烟肼相关肝损伤在开始预防性ATT治疗人群中的总病死率是0.014%,在完成治疗人群中的病死率为0.023%~0.057%[6]。然而,对接受异烟肼治疗的患者及根据ATS指南进行监测得到的结果进行分析表明病死率较低:0.000 9%(2/202 497),其中年龄大于35岁的病死率为0.002%(1/43 334)。与高病死率相关的因素包括:年龄较大、女性、肝损伤出现的时间延后(开始治疗后的2个月或者更长时间出现)、出现症状后继续应用异烟肼、血清胆红素>350 μmol/L(相当于20×ULN)。

2.异烟肼相关肝损伤的发病机制　对异烟肼的肝损伤机制研究较多,涉及多种作用机制,主要包括药物代谢酶、氧化应激、线粒体功能障碍、原卟啉IX积累、内质网应激、胆汁转运失衡、免疫应答等[6,11]。异烟肼可以诱发特异质型肝损伤,但过敏特异质型的可能性小,原因主要是从服药到出现肝损伤症状的时间间隔有很大差异,而且经常滞后;另一方面是绝大部分患者再次服用异烟肼时也没发生肝毒性,也没有发热、嗜酸性粒细胞增高和皮疹等超敏反应表现。然而,少数病例确实表现出对异烟肼的过敏特异质型反应,如肝组织中嗜酸性粒细胞明显升高,同时出现肝损伤。如上所述,由于大多数异烟肼诱导的肝损伤缺少过敏的表现,目前普遍认为药物及其代谢产物的直接肝毒性与肝损伤有明确相关性,但异烟肼或乙酰肼的浓度与明显或亚临床肝毒性无关。然而,异烟肼本身特异质型肝损伤表现在其代谢产物引起肝损伤的唯一特征上。

从药物代谢角度看,异烟肼在乙酰转移酶2(NAT2)的作用下转变为乙酰异烟肼,然后水解成乙酰肼和异烟酸。乙酰肼在NAT2的作用下乙酰化转变为二乙酰肼,或者在酰胺酶的作用下水解成肼。有一小部分异烟肼直接在酰胺酶的作用下水解成异烟酸和肼,这种途径是慢乙酰化途径。肼就是通过异烟肼的直接水解或者是乙酰肼的间接水解产生,两种途径都涉及酰胺酶的活性[6]。值得注意的是,异烟肼也能与其他药物相互作用加重肝损伤,如异烟肼能增加对乙酰氨基酚(APAP)的肝毒性。APAP在体内通过CYP2E1转化为活性产物,CYP2E1参与异烟肼代谢;酒精可诱导CYP2E1增加异烟肼肝毒性,其摄入量与肝损伤发生率呈正比,诱导异烟肼的代谢。异烟肼衍生物乙酰肼的代谢产物能与肝细胞表面共价结合,导致肝细胞坏死。

在动物模型中,肼类被确认具有肝毒性,并且绝大部分有关异烟肼肝损伤动物模型发病机制中包括肼的转化。然而,肼毒性是直接来源于异烟肼还是N-乙酰肼尚不清楚。肼可能通过NADPH-CYP还原酶转变为N-中心的自由基,或者经过CYP转变为C-中心自由基。不管最终的毒性物质是什么,CYP及还原酶在其形成中发挥了作用,都强烈证明肼是最可能导致肝损伤的物质。CYP2E1活化可增加肼诱导的大鼠肝毒性[6]。

在异烟肼肝毒性的兔模型中,重复给兔子相同剂量的异烟肼,2 d后可以观察到肝坏死,血清中肼的水平与坏死直接相关。苯巴比妥的预处理增加肝毒性,提示它可能通过诱导CYP酶来增加异烟肼的肝毒性。在兔模型中,双对硝基苯基磷酸盐(BNPP)通过抑制CYP酶,可以防止肝坏死及胆汁淤积的形成。此外,在兔模型中,维生素E或西咪替丁也具有保护作用。在这项动物模型中,谷胱甘肽下降不明显,而且与肝毒性无关,因此没有证据表明谷胱甘肽具有降低代谢产物毒性的作用。此外,在大鼠肝细胞中,通过BNPP抑制肼的形成,降低异烟肼的肝毒性。应用Omic方法来评估肼对大鼠作用,发现HSP A5 mRNA的上调,谷胱甘肽及超氧化物歧化酶及转脂相关基因的下调等,这些变化大多数限于蛋白质表达水平。代谢产物分析显示脂质和糖的代谢变化。然而,尚不确定这些Omic分析是反映了导致损伤的途径还是损伤引起的反应。另一方面,异烟肼可诱导大鼠肝细胞凋亡,同时伴有谷胱甘肽耗竭,N-乙酰半胱氨酸和抑制CYP2E1具有保护肝细胞作用[6]。

异烟肼肝损伤缺少系统性过敏的特征,但研究发现异烟肼导致的肝损伤有延迟出现的特征,许多人出现了适应现象,再次接触异烟肼可无反应,这些特征在自身免疫介导的 DILI 中常见。适应和再次接触时出现阴性反应可能与免疫耐受形成有关。当然,药物诱导的自身免疫性肝损伤可能取决于对毒性代谢产物的接触,或由于代谢产物导致的一定水平的应激,这些都支持适应性自身免疫性反应的形成。有趣的是,异烟肼治疗结核与药物引起的狼疮有关。此外,有研究发现 HLA 标志与 ATLI 有相关性,并且一些研究证据还表明异烟肼可能被 CYP 直接氧化成有活性的代谢产物,并可作为半抗原引起自身免疫反应,其中肼或异烟肼的氧化物都可以作为半抗原。尽管在过去支持异烟肼以代谢特异质机制为主,但日益增长的证据也支持免疫特异质机制的存在,与 HLA 有较好的相关性[6]。研究还发现异烟肼诱导的肝损伤患者中不仅检测到了异烟肼抗体[21],还可检测到异烟肼诱导的特异性 CD4+ T 细胞,这些都提示异烟肼通过特异性免疫应答诱发特异质型肝损伤[22]。

关于异烟肼导致的肝损伤是否与剂量有关的问题,一些研究结果表明似乎两者之间没有关系,但是其他研究又发现服用异烟肼的每日剂量过高(10 mg/kg)超过建议服用的每日最大剂量 5 mg/kg 时,会诱发暴发性肝衰竭。Pessayre 等报道了 6 例因服用异烟肼过量(9.5~19 mg/kg)而诱发急性暴发性肝衰竭。因此,异烟肼的建议服用剂量为 5 mg/kg,可能不会增加肝毒性的危险性,但是服用剂量至 10 mg/kg 或更大剂量时,发生严重肝损伤的危险性就显著增加[6]。

3. 异烟肼相关肝损伤的临床表现 异烟肼相关肝损伤的临床表现没有特异性,异烟肼相关肝损伤的黄疸发生率为 0.5%~4%(平均 1%),ALT 升高者占 10%~20%。

4. 异烟肼相关肝损伤的特殊处置 20 世纪,美国弗吉尼亚州某医院曾发生肺结核暴发,提示异烟肼诱导的肝损伤并非都需要立即停药,同时降低异烟肼的应用剂量也可帮助提升机体适应异烟肼[7]。然而,因为异烟肼诱导的肝损伤,也对应了一些肝衰竭和死亡病例,因此要十分慎重地选择停用异烟肼,还是继续进行治疗。丙硫异烟胺(PTNA)和乙硫异烟胺(EOA)的化学结构与异烟肼同属于异烟酸的衍生物,当发生异烟肼诱导的肝损伤时,患者应避免使用丙硫异烟胺和乙硫异烟胺。

(二)利福平与肝损伤

利福平(rifampicin,RFP)为利福霉素类半合成广谱抗生素,利福喷汀和利福布汀也属于利福霉素类抗生素。利福霉素类药物多为红色或暗红色的结晶状粉末,不溶于水。它们对多种病原微生物均有抗菌活性,具有细胞内外杀菌作用,主要用于治疗 TB、金黄色葡萄球菌感染和部分非结核分枝杆菌感染。利福平对需氧革兰阳性菌具良好抗菌作用,包括葡萄球菌产酶株及甲氧西林耐药株、肺炎链球菌、其他链球菌属、肠球菌属、李斯特菌属、炭疽杆菌、产气荚膜杆菌、白喉杆菌、厌氧球菌等。对需氧革兰阴性菌(如脑膜炎奈瑟球菌、流感嗜血杆菌、淋病奈瑟球菌)亦有高度抗菌活性。

1. 利福平相关肝损伤的发生率 利福平通常用作联合 ATT 方案的一部分,所以很难精确地确定利福平的肝毒性。然而,对于结核潜伏感染(LTBI),国内和国际指南有推荐利福平单药 4 个月进行预防性的 ATT。利福平导致肝毒性是毋庸置疑的,但相比异烟肼引起肝损伤的可能性要小。来自美国公共健康结核病诊断的研究报道显示,在治疗 LTBI 时利福平肝毒性为 1.95%,有肝损伤的 4 名患者中 3 名出现血清氨基转移酶的升高。然而,在这项研究中 40%中期退出,需要认识最终数据的局限性。在主要针对 HIV 阴性的人群中进行一项随机对照研究中,发现 4 个月的利福平治疗不但比 9 个月的异烟肼耐受性好,而且不良反应导致中途终止治疗的发生率也明显降低(3.8% vs. 0.7%)。一项含约 3 500 例患者的 Meta 分析显示,4 个月利福平治疗的未完成率是 8.8%,利福平治疗组 3~4 级的肝毒性发生率也较低(0~0.7% vs. 1.4%~5.2%;RR 0.12;95% CI 0.05~0.3)。利福平每天服用 1 次和每周服用 2 次相比,前者的肝毒性发病率较高(21% vs. 5%)。利福平导致的肝损伤可能会引起胆汁淤积型肝损伤。这种类似的肝损伤与异烟肼导致的肝损伤(氨基转移酶的升高)形成了鲜明的对比[6]。

2. 利福平相关肝损伤发病机制 利福平的肝损伤主要与胆汁淤积、内质网应激和肝脂肪堆积相关[11]。利福平在肝脏中代谢主要是脱乙酰化,然后糖脂化以高浓度去乙酰基利福平的形式排入胆汁中。利福平的确可以一过性地引起血清中胆红素的升高(大多为非结合胆红素),但是这与其竞争性地抑制肝细胞膜上胆红素的摄取和排泄有关,并不提示有肝毒性。与成人相比,儿童中的作用更为明显。利福平作用于肝细胞膜和受体蛋白来影响胆红素摄取,导致间接胆红素升高,竞争性抑制结合胆红素的分泌。若存在基础肝脏疾病,则干扰排泄作用增强。干扰胆红素和胆酸的清除和分泌是利福平分子本身的特性。

单用利福平出现的 ATLI 有个体超敏反应的表现,但过敏可能性只占所有病例的 1%～3%。

利福平和异烟肼合用所引起的肝脏损害发病率比单用异烟肼要高得多。有学者认为异烟肼毒性代谢产物是肝损伤的根源,利福平则能促进代谢产物的产生。利福平可以诱导微粒体中酶的产生,理论上可以增加毒性代谢产物的生成。这也可以解释为什么异烟肼和利福平合用后肝损伤会发生更快、更严重。利福平还诱导异烟肼酰胺酶的产生(尤其是慢乙酰化阶段)可影响异烟肼的代谢,导致肼的直接生成增加。

利福平在动物实验和临床研究中已经发现肝脂肪变性增加。2013 年,刘艳等分别于 ATT 前/后进行肝功能、血脂的监测分析,发现 ATT 前/后均行肝区 CT 扫描,结果显示抗结核治疗后脂肪肝发生率为 28.00%[23]。2020 年,户彦龙等关于抗结核药物所致脂肪肝的临床转归及影像学特征分析得出 ATT 过程中肝脏密度逐渐减低并出现不均匀脂肪肝,而停药后逐渐恢复正常或减轻[24]。我们也通过瞬时弹性成像分析,也证实了在 ATT 治疗早期 CAP 值随治疗时间延长而增加。

3. 利福平相关肝损伤的临床表现　利福平引起的肝损伤除了肝酶升高,更容易出现胆酶升高和胆红素升高。如果患者在服用联合方案 ATT 过程中,出现发热、皮疹等症状,利福平作为可疑药物风险增加。应用利福平引起肝脂肪变性增加,还需要更多临床数据证实。

4. 利福平相关肝损伤的处置　利福平相关的肝损伤发生后,首先要停用利福平,然后评估肝损伤的类型及是否出现过敏反应。如果患者出现过敏反应,利福霉素类的 ATT 药物就不推荐再用;如果出现了达到海氏法则的肝损伤,就要特别引起重视,评估重新使用利福平的利弊。尝试换用利福喷丁更可能降低肝毒性,并在应用中每周检测肝功能和凝血功能。发生利福平相关肝损伤,减量再次应用不能减少肝损伤的发生,而且可能影响 ATT 的治疗效果。

(三) 吡嗪酰胺与肝损伤

吡嗪酰胺与乙硫异烟胺、异烟肼、烟酸或其他化学结构相似,所以存在交叉过敏的现象。吡嗪酰胺仅在细胞内具有杀菌活性,肝损伤是吡嗪酰胺治疗结核时出现的最常见和最严重的不良反应,基本上产生和异烟肼相似的肝炎样损伤;发热、关节痛、皮疹、嗜酸性粒细胞增加等相对少见。

1. 吡嗪酰胺相关肝损伤的发生率　自从 1954 年吡嗪酰胺开始用于 ATT,用药剂量较大(40～50 mg/kg),无症状的血清氨基转移酶升高占患者总数的 20%,有肝炎症状的患者占 10%。也有报道出现致命性的急性重型肝炎的病例,导致一度被排除在一线 ATT 药物之外。后来,吡嗪酰胺重新被列为一线 ATT 药物,用以解决耐药菌株的问题。但是,目前的治疗倾向是小剂量(30 mg/kg)和短疗程(2 个月)应用。

关于吡嗪酰胺单药治疗导致肝毒性发生率的数据有限。在大多数报道肝毒性的病例中,吡嗪酰胺是多药联合治疗结核的一部分。有证据表明,在异烟肼联合利福平治疗结核中加入吡嗪酰胺后肝毒性的危险性会增加。在对 60 例有 ATT 患者进行的病例对照研究发现,在肝损伤组吡嗪酰胺用得比较多(70% *vs.* 42%)。中国一项研究显示,相较于不联合吡嗪酰胺的治疗方法,合用吡嗪酰胺的肝毒性的相对危险度是 2.8(95% *CI* 1.4～5.9)。

Durand 等研究了 18 例 ATT 导致的暴发性或者非暴发性肝衰竭的患者,其中有 9 例接受过吡嗪酰胺的治疗(剂量是 30 mg/kg)。非吡嗪酰胺组肝衰竭的病例常发生在应用药物的前两周,总体预后较好。然而,将吡嗪酰胺组分成两组:一组是肝衰竭发生在用药前 15 d,与非吡嗪酰胺组相似,预后较好;另一组是肝衰竭出现较晚(用药后 18～244 d),预后较差,仅 2/9 的患者存活。在第一次出现肝损伤表现后,继续应用吡嗪酰胺可增加死亡的危险性。在治疗潜伏性结核时,利福平联合吡嗪酰胺较异烟肼单药治疗增加了肝毒性的发生率,因此前者已不建议应用。最近一项 Meta 分析表明,吡嗪酰胺相关的肝毒性与剂量无关,单用和(或)其他药物合用毒性也并没有不同。尽管这些结论存在矛盾,专家们的观点是吡嗪酰胺比异烟肼和利福平产生肝毒性的危险性更大。

2. 吡嗪酰胺相关肝损伤的发病机制　吡嗪酰胺导致肝毒性的机制也不完全清楚。吡嗪酰胺肝毒性多呈剂量依赖性,可能与药物在肝脏蓄积有关。吡嗪酰胺相关的肝毒性通常为剂量相关,>50 mg/kg 时可造成致死性后果,因此推荐低剂量使用(20～25 mg/kg)或间歇性应用,如每周 3 次耐受性会更好;延长治疗时间和增加剂量可以增加肝毒性的危险性[5]。吡嗪酰胺化学结构与烟酰胺相似,可干扰脱氢酶,抑制脱氢作用产生自由基,通过诱导脂质过氧化导致肝损伤[7]。过敏性损害在吡嗪酰胺肝功能损害的机制中也有一定作用。印度一项研究发现,在 ATT 过程中,除异烟肼和利福平外,加用吡嗪酰胺肝损伤的发生率明显升高。土耳其一项研究发现,再次服用含吡嗪酰胺的方案和不含吡嗪酰胺的方案相比,更易引起肝毒性反应。没有数据支持利福平能增加吡嗪酰胺的毒性反应,因为吡嗪酰胺不是通过 CYP 系统代谢而是通过微粒体脱氨酶和黄嘌呤氧化酶(XO)途径来代谢的,利福平不能增加其中的任何一种酶。尽管如此,在治疗潜伏性结核病时,利福平和吡嗪酰胺联用仍然会增加肝毒性的危险性[6]。

3. 吡嗪酰胺相关肝损伤的临床表现 吡嗪酰胺相关肝损伤没有特异性的临床表现,大多数以肝细胞损伤型为主。一小部分使用吡嗪酰胺患者伴有过敏反应,会发生肝损伤,出现皮疹、关节疼痛等症状。

4. 吡嗪酰胺相关肝损伤的处置 在 ATT 过程中,确定发生过符合诊断标准的 ATLI 以后,不管肝损伤的原因是否与吡嗪酰胺直接相关,通常各项指南建议再用抗结核药时一般不再推荐使用吡嗪酰胺,除非难以获得其他替代药物。不仅如此,在肝硬化患者中,尝试的 ATT 方案都将吡嗪酰胺首先排除掉。如果没有过敏反应,又没有替代的 ATT 药物,吡嗪酰胺的试用可以从较小剂量开始,应用中密切监测肝损伤的发生,一旦出现肝功能明显异常,及时停用吡嗪酰胺。由于与异烟肼的交叉过敏反应,所以发生异烟肼相关肝损伤后,吡嗪酰胺的再应用要十分慎重。

(四) 乙胺丁醇与肝损伤

乙胺丁醇(EMB)是人工合成的抑菌药物,最早应用于 ATT 是在 1962 年,可以协同促进异烟肼的杀菌效应,对结核分枝杆菌及非结核分枝杆菌中的堪萨斯分枝杆菌和鸟分枝杆菌等均有抑菌作用,不仅可以用于初治结核病的治疗,也可用于复治和耐药结核病的治疗。乙胺丁醇临床上应用安全性好,很少引起肝损伤。近年来,研究发现乙胺丁醇不但可以引起肝损伤,还可以诱发肝衰竭,所以引起临床关注。

1. 乙胺丁醇相关肝损伤的发病率 临床上,乙胺丁醇常见的不良反应主要是视神经损伤、过敏性皮疹和外周神经炎等,乙胺丁醇相关肝损伤的报道相对较少。1986 年,国外较早出现由乙胺丁醇引起肝损伤的病例报道;1989 年,国内也出现乙胺丁醇相关 DILI 的病例报道。最初的病例多是轻-中度肝损伤,近年陆续出现严重肝损伤的病例,或伴有胆红素升高,或出现肝性脑病。一些包含乙胺丁醇联合 ATT 的患者,虽然发生了肝损伤、肝衰竭甚至死亡,但是通常不容易确定是由乙胺丁醇引起,这导致了乙胺丁醇引起肝损伤总体报告例数较少。国外报道 ATLI 的总体发生率为 2.0%~28.0%,我国为 8%~30%。单独使用异烟肼出现肝功能异常者为 10%~20%,单独使用利福平者约 1.1% 发生肝损伤,吡嗪酰胺致肝功能异常率约为 20%,通常乙胺丁醇肝毒性发生率低于利福平、异烟肼、吡嗪酰胺,因此推测乙胺丁醇所致肝损伤的发生率小于 1.1%[25]。有专家认为乙胺丁醇与异烟肼和利福平联合应用时,并未增加后两者的肝损伤发生率,提示乙胺丁醇引起肝损伤的发生率较低。

2. 乙胺丁醇相关肝损伤的机制和风险因素 乙胺丁醇所致肝损伤的机制尚未见报道。研究发现乙胺丁醇主要经肾脏代谢,对肝脏的直接毒性作用较小,而乙胺丁醇所致肝损伤的患者常会伴随发热、皮疹和嗜酸性粒细胞增多,推测乙胺丁醇的肝毒性可能与超敏反应有关。根据国内外报道病,患者首次应用乙胺丁醇后 4 周~8 周出现肝功能异常,潜伏期较长;再次使用乙胺丁醇后,出现肝功能异常的潜伏期缩短(3 h~7 d),且 ALT 上升幅度较前提高。这种再激发反应阳性现象类似于发生超敏反应时机体与抗原性物质在一定条件下相互作用,产生致敏淋巴细胞或特异性抗体,免疫细胞出现记忆,当患者再次服用乙胺丁醇时,可导致机体迅速发生病理性免疫应答。因此,患者再次发生肝损伤的时间更快、症状更重、生化学指标更高,这种表现符合免疫特异质型 DILI 的特点。

乙胺丁醇作为多碳醇类(化学式为 $C_{10}H_{24}N_2O_2$)水溶性弱,偏脂溶性,临床应用每日剂量通常为 15 mg/kg(750~1 000 mg)。鉴于脂溶性和单日剂量超过 100 mg 是 DILI 的易感因素,因此,乙胺丁醇的这种脂溶性和日剂量可导致 DILI 风险。乙胺丁醇所致肝损伤还可能与营养不良、HIV 感染、年龄和性别因素有关。研究发现 HIV 感染可以使患者乙胺丁醇血清药物浓度降低 27%,患者人口学特征、给药方法和药代动力学评价方法的差异可能是造成风险差异的原因。然而,研究发现无 HIV 感染者也出现乙胺丁醇血清药物浓度降低。老年患者有较高的乙胺丁醇血清浓度,可能与年龄增长机体代谢和排泄途径的活性降低有关。研究还发现女性患者的利福平和异烟肼浓度高于男性,而乙胺丁醇的浓度反而低于男性,药物浓度性别差异的机制并不清楚。乙胺丁醇所致肝损伤多是青年男性和中老年女性患者,推测青年男性和高龄女性可能与乙胺丁醇血清浓度高有一定的联系。另外,研究发现疾病较严重或营养不良患者,人血清清蛋白浓度降低,可能导致药物结合和转运等环节相关的药代动力学改变,从而引起乙胺丁醇血清浓度增高。尽管乙胺丁醇所致肝损伤很可能为免疫特异质型,但药物浓度增加也可能与乙胺丁醇所致肝损伤有关。

3. 乙胺丁醇相关肝损伤的临床特点　大多数 ATLI 发生在治疗的强化阶段(即前 2 个月),更多是在前 2 周。我们综合分析 6 例乙胺丁醇所致肝损伤的临床特点,由乙胺丁醇所致肝损伤主要是在首次用药后的 4~8 周。在 6 例乙胺丁醇所致肝损伤中,性别无明显差异,男性主要是青年,平均 28.6 岁;女性主要是中老年,平均 55.3 岁;黄疸是主要症状(4/6),可伴有发热、皮疹、消化道症状等。从肝功能生化指标方面看,ALT 大部分为(4~8)×ULN,有的甚至高达 33×ULN。在有 ALP 数据的 4 例患者中,ALP 最高值达 27×ULN,其 TBil 均高于 10×ULN,最高达 25×ULN。由于肝酶和胆酶均有升高,胆红素升高幅度较大,提示乙胺丁醇能引起严重肝损伤。从 DILI 类型上看,4 例为肝细胞损伤型,2 例为胆汁淤积型,与异烟肼或吡嗪酰胺引起的肝损伤相比,乙胺丁醇所致肝损伤可能更容易出现胆汁淤积[25]。

4. 乙胺丁醇引起肝损伤的处置　对于乙胺丁醇引起的 DILI,再次使用乙胺丁醇要特别谨慎,乙胺丁醇再刺激后的肝损伤较重,所以当使用乙胺丁醇已不可避免时,监测间隔需缩短,监测频率需增加。值得注意的是,一般在发生 ATLI 之后,乙胺丁醇通常是肝功能恢复后优先尝试再次应用的 ATT 药物,而在乙肝丁醇引起的肝损伤再用药时,要注意它作为可疑药物应该在抗结核方案中作为最后尝试的药物,甚至是不考虑再用。曾有学者建议,考虑到乙胺丁醇引起肝损伤可能是由超敏反应引起的,当替代药物的选择有限以至于不可回避时,可以使用脱敏治疗;但反对者提出,这个方法可能导致严重甚至致命的后果。

（五）抗结核联合治疗方案与肝损伤

一线药物联合 ATT 发生肝损伤机制复杂,其中不同类物 ATT 药物之间的协同作用会发挥一定的作用。Steele 等 Meta 分析显示,接受多药联合 ATT 的患者中肝损伤的发生率比接受单药治疗时明显增加。在美国和英国,肝损伤的发生率为 3%~4%,而在印度肝损伤的发生率为 11%。然而,很难精确地评估每一种单药的肝毒性,抑或是不同药物的毒性反应的存在叠加或协同效应。在接受异烟肼单药治疗患者中,氨基转移酶升高约占 10%,如果加用利福平后就会有 20% 出现氨基转移酶升高;除此之外,肝损伤出现时间会提前(从 4 周提前到 2 周)。每日和每周 2 次吡嗪酰胺联合利福平治疗潜伏性结核也与严重肝毒性的危险性增加相关。从 2000 年 1 月到 2002 年 6 月,

CDC 监测的关于利福平联合吡嗪酰胺治疗的肝毒性的数据,直到 2003 年 6 月才由 CDC 报道。为了监督的目的,严重肝损伤的病例是指那些由此而导致住院治疗和死亡的病例。在开始应用利福平联合吡嗪酰胺治疗潜伏性结核的共 7 737 例患者中,5 980 名(77%)接受每日疗法,1757 名患者接受 2 次/周疗法。204 名(2.6%)患者因 AST>5×ULN 而停止治疗。146 名(1.9%)因出现肝炎症状而终止治疗。在 48 名(0.6%)出现严重肝损伤的有 11 例(23%)死亡。在两组非 HIV 感染的人群临床研究中,在接受利福平联合吡嗪酰胺治疗超过 2 个月的人群中,严重的肝毒性(AST/ALT>5×ULN)占 10%~35%,明显高于异烟肼单药治疗组(2.5%~2.8%)。在对 HIV 感染人群的不同治疗方法进行 Meta 分析发现,异烟肼单药治疗中停药的可能性小,因为和利福平联合吡嗪酰胺治疗相比,异烟肼的相对危险度低(0.63;95% CI 0.48~0.84)[6]。基于已有证据,利福平联合吡嗪酰胺已经不再推荐治疗潜伏性结核。如前所述,吡嗪酰胺和利福平-异烟肼与肝损伤的高发生率也相关,目前尚不清楚异烟肼和吡嗪酰胺的潜在肝毒性是否受同时使用的乙胺丁醇和链霉素的影响。

（六）其他抗结核药物与肝损伤

耐药结核治疗的二线抗结核药物肝损伤研究,主要是针对 MDR 患者 ATT 不良反应分析。2014 年,武珊珊等报道了一项 Meta 分析汇总了 26 篇文章 3 875 例,发现二线抗结核药在 MDR 治疗中肝损伤的发生率高达 7.7%[26],但该研究没有展示二线药物的详细清单,也没有获得统一的 DILI 诊断标准。2016 年,韩国一项针对耐药结核研究,使用的药物主要是利奈唑胺、氟喹诺酮、丙硫异烟胺、对氨基水杨酸、吡嗪酰胺和利福布丁,诊断标准与我国《药物性肝损伤诊治指南》(2015 版)一致,这项研究中 DILI 的发生率为 9.7%,其中合并慢性肝病是二线抗结核药治疗 DILI 的危险因素[27]。一项全球耐药结核治疗的多中心研究中,我国应用贝达喹啉治疗的患者中 DILI 发生率为 25.5%,其中严重 DILI 为 2.0%[14]。

对氨基水杨酸在临床上使用已经不多,所引起的肝损伤从实际意义角度来说明显减小。但是作为临床上经典肝损伤综合征的病因来说,对氨基水杨酸可以帮助人们理解 DILI 的机制。对氨基水杨酸引起的肝损伤与磺胺类药物及砜类药物非常相似。过敏反应可能是引起对氨基水杨酸肝损伤的主要机制,常伴有发热、皮疹和淋巴结病的全身假单核细胞增多症(伴或不伴有异常淋巴细胞),与血清病症状非常类

似。第 2 次用药后症状的再发均提示过敏反应为其损伤机制。对氨基水杨酸发生超敏反应的总发生率为 0.3%~5%,其中约 25% 的过敏患者有肝功能损伤和黄疸,肝损伤的发生率在用药人数中占 1%,临床表现为发热、皮疹和嗜酸性细胞增加。还有些患者出现淋巴结病和异常淋巴细胞,临床表现有点类似于传染性单核细胞增多症。肝细胞损伤确实存在。一半的病例 ALP 中度增高,其余的病例 ALP 有正常值 3 倍以上的增高,可以诊断为淤胆性损伤。肝损伤属于肝细胞损伤型和混合型。典型病理改变为点灶样和片状坏死。炎症细胞浸润以单核细胞为主,有明显的嗜酸细胞增多。Kuffer 细胞的肥大和点灶状增生非常常见。但是,胆汁淤积也非常显著,门静脉区炎症明显。病死率为 10%,主要死因为肝脏大块坏死和严重的全身性超敏反应。恢复一般需要 1~6 周。

三、抗结核患者发生 ATLI 的处置策略

(一) 停药的基本原则

达到 DILI 诊断标准时,需停用所有抗结核药物,即 ALT≥5×ULN,或 ALT≥3×ULN 伴黄疸和症状,或 ALT≥3×ULN 且 TBil≥2 ULN,也包括出现过敏症状的肝毒性表现。为了保证 TB 的治疗,国内的指南也提出了优化的停药方案:① ALT<3×ULN,无症状和黄疸(酌情停高频肝损伤药物);② ALT≥3×ULN;胆红素≥2 ULN(停用肝损相关的药物);③ ALT≥5×ULN,或 ALT≥3×ULN 伴黄疸和症状,或胆红素≥3×ULN(停所有抗结核药物)[5]。

一线药物中,异烟肼、利福平和吡嗪酰胺必须在早期出现明显肝毒性征象时停用,如有症状时 ALT 或 AST>3 ULN,或无症状时 ALT 或 AST>5 ULN。乙胺丁醇必须与其他二线非肝毒性抗结核药物一起使用,除非 ATT 是出于经验原因而启动的。如果临床情况恶化,ATT 所致的 ALF 应在重症监护下根据 ALF 进行处理,并进行肝移植。应在 ALF 早期尝试使用 N-乙酰半胱氨酸(NAC)。GCSF 和干细胞疗法需要更多证据才能作为 ATLI 的推荐。如果临床情况恶化,患者进展为药物引起的快速肝功能衰竭,则必须进行肝移植。

(二) ATLI 之后再用 ATT 药物

发生 ATLI 之后,能再尝试应用抗结核药物已经得到多个指南的推荐。通常需要当 ALT<3×ULN 及 ALP 和胆红素<2×ULN 时,才重新加用 ATT 药物,最可疑的药物最后尝试,或者排除使用。加药的顺序常从非肝毒性或低肝毒性的 ATT 药物加起,有明显肝

毒性的药物从小剂量开始逐渐增加到 ATT 推荐剂量,每 3~7 d 需要进行肝功能生化和 INR 的监测。所以,在严重的 ATLI 后再用药时,一般先尝试一些备选替换的低肝毒性的 ATT 药物,然后是利福平或异烟肼等强的杀菌药物,再是乙胺丁醇。

四、抗结核患者 ATLI 的预防

筛查结核病患者 AILI 的高危因素,为患者选择适合的 ATT 方案,制订适合的 ATLI 监测方案,教育患者监测 ATLI 相关的临床表现,对于预防 ATLI 的发生都有重要意义。对于有 ATLI 高危因素患者预防使用保肝药物有一定的保护作用,但对于没有高危因素的患者应用保肝药物是否能降低肝损伤风险还不确定[4]。

(一) ATT 过程的肝毒性监测

无论是在家庭治疗还是医院治疗,医务人员都应对 TB 患者的 ATT 过程进行监测;同时还应该主动教育患者了解和监测 ATLI 的临床表现,如恶心、食欲不振、呕吐、尿色变黑和右上腹痛;提醒患者不要服用酒精或其他肝毒性药物,如果有的话要记录酒精摄入量。

1. ATLI 监测的主要指标 监测 ATT 患者的基线肝功能和定期复查有助于较早地监测到 ATLI 发生。虽然 ALT 和 AST 水平能提示肝细胞损伤,但严重程度还需要通过血清 TBil 和凝血功能来评估。特别对于有黄疸、严重疾病和既往有肝病的结核病患者,要定期测定凝血酶原时间和国际标准化比率(INR)以监测肝脏的合成功能。通过密切监测,早期发现的 ATLI 与较低的病死率和较好的预后相关,它不仅能让 ATLI 患者的氨基转移酶更快地恢复正常,还使比较晚监测到 ATLI 的患者更好地耐受一线 ATT 方案[4]。

2. 无危险因素的监测建议 结核病患者如果无 ATLI 危险因素,多项指南都建议仅需要记录基线血清氨基转移酶、TBil、ALP、肌酐和血小板计数等数据,而在 ATT 过程中则无须过多地监测上述指标。在 ATT 过程中,如果出现无法解释的新症状,就启动对 ATLI 的监测。如果任意时间点的 ALT 和 AST 水平达到 ATLI 的诊断标准,则停用相关的肝毒性药物,并连续监测血清 ALT、AST、TBil 和凝血酶原时间或 INR,直到 ALT 和 AST 水平恢复到基线水平。此外,所有患者都需要筛查病毒性肝炎和自身免疫性肝炎标记物,并询问其他肝毒性药物及补充和替代治疗药物的使用情况。如果临床症状或实验室情况持续恶

化,应咨询肝病专家[4]。对于 LTBI,由于预防性 ATT 药物种类减少,应用时间缩短,所以在没有 ATLI 危险因素的情况下,可不进行基线检测,当出现无法解释的症状时,则立即启动 ATLI 监测。

3. 有 ATLI 危险因素患者的监测　根据文献,与 ATLI 相关的危险因素包括长期饮酒、潜在的慢性 HBV/HCV/HIV 感染、使用其他具有肝毒性的药物及氨基转移酶的基线升高等,有这些危险因素的患者建议进行包括 ALT、AST 和 TBil 在内的肝生化的基线检查,每 2~4 周复查一次。在没有上述危险因素和年龄>35 岁的患者,基线检测由医务人员自行决定,每 4~8 周复查一次,或采用 9 个月的治疗方案,则每隔 1、3、6 个月复查一次。详细的监测方法可参考 2021 年 APASL 专家意见[4]。

一项研究比较了美国胸腔学会(ATS)建议的基于危险因素的监测和治疗开始后 2 周的标准监测方案,发现 ATS 标准对于预测早期 ATLI 的发展方面只有 66% 的敏感性和 65% 的特异性。这项研究认为,无论活动结核病的危险因素状态如何,最初 2 周 ALT 检测在所有患者中都是有益的,以便能够迅速识别早期发展为 ATLI 的患者亚群。在 ATS 发布推荐之前,有一份定期监测肝功能的专家建议,对于已知的慢性肝病患者,先每周检查 1 次,持续监测 2 周;然后,每 2 周监测 1 次,持续到 2 个月结束。另一项研究建议,在服用 ATT 药物的所有患者中,前 2 个月每 2 周进行 1 次肝功能检查,此后每月进行一次肝功能检查。这些建议没有经过检验,具有局限性[4]。

(二) 合并基础肝病的结核病患者的早期干预

对于合并 HBV 感染的患者,如果在 ATT 治疗时病毒载量高,将来发生重症 AILI 的风险增加,建议在 ATT 同时可以启动抗 HBV 的治疗,联用抗 HBV 药物时,注意与 ATT 药物之间的药物相互作用(DDI),主要是与利福平之间的 DDI。对于合并 HCV 感染的结核病患者,研究发现加强监测和抗 HCV 治疗对于预防 ATLI 的发生是有益的,联用抗 HCV 药物时,同样注意与 ATT 药物之间的 DDI。应用激素导致的 HBV/HCV 激活,要充分评估考虑间接型 DILI 的风险,鉴于结核病患者应用激素和合并 HBV 和 HCV 感染都较常见,预防肝损伤可参考相关的诊疗管理流程。肝硬化患者发生结核的风险高,为了预防和管理 ATT 过程中肝损伤,可根据 Child-Pugh 评分进行 ATT 药物的尝试使用,如对 A 级患者可以尝试选择 2 种肝毒性 ATT 药物;B 级患者可尝试选择 1 种肝毒性药物;而对于 C 级患者则避免使用明显肝毒性药物,同时加强对这些患者的 ATLI 的监测。

总而言之,尽管在患者治疗过程中监测的时间会随着时间和专家意见的不同而不同,但包括 ATS 在内的许多前期的指南建议,都推荐对有危险因素的患者进行定期监测。然而,大多数人同意,那些没有危险因素的患者,除非出现症状,否则在进行检测肝功能基线后,不需要进行常规监测。

(马世武)

参考文献

请扫描二维码
阅读本章参考文献

第45章

抗微生物和抗寄生虫病药物相关的肝损伤

第1节 抗病毒药物相关的肝损伤

广泛应用的抗病毒药物包括用于治疗艾滋病的抗逆转录病毒（ART）药物、治疗慢性乙型肝炎的核苷（酸）类似物药物（NA）及干扰素-α（IFN-α）制剂、治疗慢性丙型肝炎的直接抗病毒药物（DAA）等。这些抗病毒药物主要在肝脏中代谢，且被广泛、联合和长期应用，必然加重肝脏负担，成为常见或潜在的肝毒性药物，在临床实践中导致药物性肝损伤（DILI）。此外，其他用于疱疹病毒和流感病毒感染的抗病毒药物导致的肝损伤也有少量报道。由于病毒感染本身也可以造成肝损伤，增加了诊断抗病毒药物相关肝损伤的难度，鉴于DILI可能导致抗病毒治疗失败，识别并及时治疗抗病毒治疗药物相关的肝损伤，对保障抗病毒治疗顺利至关重要[1]。

一、抗逆转录病毒药物

（一）抗逆转录病毒药物导致DILI的主要机制

1987年第一个抗逆转录病毒药物齐多夫定（AZT）应用于临床以来，目前已有30余种药物、20余种复方制剂应用于艾滋病的治疗。这些药物根据抗病毒机制的不同分成8大类，分别是核苷类逆转录酶抑制剂（NRTI）、非核苷类逆转录酶抑制剂（NNRTI）、蛋白酶抑制剂（PI）、整合酶链转移抑制剂（INSTI）、膜融合抑制剂（FI）、趋化因子受体CCR5拮抗剂、CD4介导的附着后抑制剂及附着抑制剂，它们导致肝损伤的机制也不尽相同，很多机制尚不明确，现在已知的主要机制包括以下几种[2-5]。

1. 直接肝毒性 抗病毒药物本身或其代谢物在肝脏内进行代谢和解毒，累积的有毒代谢产物对肝细胞、胆管上皮细胞和肝血管可产生直接损伤。合并HCV或HBV感染时，或有肝病基础的艾滋病患者使用PI类药物时，可能造成血清中药物成分过量而产生直接肝毒性。NRTI、NNRTI和INSTI类药物也可能具有直接肝毒性。

2. 线粒体毒性 NRTI类药物可直接引起线粒体损伤，其主要机制是核苷类药物可抑制线粒体聚合酶和增加胞膜脂质含量，减少线粒体DNA（mtDNA）复制和导致线粒体功能障碍，氧化磷酸化和脂肪酸氧化受损导致肝脂肪变性和高乳酸血症性酸中毒。线粒体毒性具有浓度依赖性，高NRTI药物浓度比低浓度可导致mtDNA更显著地下降。此外，低NRTI药物浓度的长时间暴露也可以产生线粒体毒性。除肝脏损伤外，线粒体毒性在临床上还可表现为肌病、神经病变和胰腺炎等。

3. 宿主代谢介导的肝损伤 宿主药物代谢酶的多态性与抗逆转录病毒药物发生副作用的风险相关。肝脏是药物代谢的重要场所，其中富含代谢酶，细胞色素P450（CYP）家族中的CYP2B6主要负责外源性物质代谢，CYP2B6的多态性和酶活性可能与NNRTI类药物奈韦拉平（NVP）、依非韦伦（EFV）所引起的肝损伤相关。由于尿苷二磷酸葡萄糖醛酸基转移酶1A1（UGT1A1）基因多态性导致的酶活性下降，与PI类药物茚地那韦（IDV）、阿扎那韦（ATV）导致的以间接胆红素升高为主的高胆红素血症有关。目前认为这种高间接胆红素血症与肝损伤无关，一般不需要停药治疗，但是PI类药物可能通过其代谢效应加重NRTI类药物引起的肝损伤。

4. 免疫反应介导的肝损伤　主要在发生免疫重建炎症综合征(IRIS)时,IRIS 是在抗逆转录病毒治疗药物启用后,由于快速的免疫重建而导致感染进程的异常恶化,通常在用药后 6~8 周出现,与 HIV 病毒的 RNA 量下降和 CD4$^+$T 细胞计数增加有关。在合并病毒性肝炎的患者中,IRIS 可引发肝酶异常升高、肝炎活动、肝纤维化甚至肝炎暴发。在合并 HCV 感染的患者中,抗逆转录病毒治疗可能导致 18% 的患者出现肝炎发作,少数情况下还可以导致已存在肝硬化的患者发生急性的失代偿。在合并 HBV 感染的患者中,拉米夫定(3TC)、恩曲他滨(FTC)和富马酸替诺福韦酯(TDF)等治疗方案如果突然停用或出现耐药,可能导致 HBV 病毒重新激活,发生严重的急性肝炎。在以前的报道中,长期使用较老的 NRTI 类药物去羟肌苷与门静脉高压、食管静脉曲张破裂出血有关。此外,还有一些不可预测、与剂量无关的特发性(idiosyncratic)肝损伤,这种情况下抗逆转录病毒药物相关的肝损伤往往无规律可循,此类肝损伤可能由机体的免疫反应介导。一些研究发现,细胞因子、人类白细胞抗原(HLA)基因多态性可能与特发性肝损伤有关。

5. 超敏反应　抗病毒药物本身或它们的代谢产物可能扮演了靶抗原角色,触发机体的超敏反应,造成肝损伤的同时伴有发热、皮疹、嗜酸粒细胞增多等症状,超敏反应所致的肝损伤一般与药物剂量无关,可能在治疗开始后的 6 周内就迅速导致肝损伤。在 CD4$^+$T 细胞计数高的(女性 CD4 细胞计数>250/μL,男性 CD4 细胞计数>500/μL)患者中使用 NNRTI 类药物奈韦拉平(NVP)时更容易发生超敏反应相关的肝损伤。在 HLA-B*5701 阳性的患者中使用 NRTI 类药物阿巴卡韦(ABC)抗病毒治疗时更容易发生超敏反应,从而导致肝损伤。此外,CCR5 拮抗剂马拉韦罗(MVC)治疗过程中也可发生超敏反应所致的肝损伤。

(二) 抗逆转录病毒药物肝损伤的临床特点

在过去的十年中有不少抗逆转录病毒药物已不再使用,现在需关注那些常用和新型抗病毒药物相关的肝毒性,下面主要回顾这些抗逆转录病毒药物肝损伤的临床特点[2,3,6]。

1. NRTI　目前常用的药物包括阿巴卡韦(ABC)、恩曲他滨(FTC)、拉米夫定(3TC)、富马酸替诺福韦酯(TDF)、替诺福韦艾拉酚胺(TAF),与老的 NRTI 类药物去羟肌苷、司他夫定、齐多夫定相比,它们的肝毒性要低很多。ABC 相关肝损伤通常由超敏反应所致,使用之前检测 HLA-B*5701 多态性可以减少 ABC 相关肝损伤的发生。FTC、3TC 的线粒体毒性已经很低,但具有抗 HBV 病毒活性,当合并 HBV 感染的患者使用此类药物时存在 IRIS 导致的肝炎暴发风险。TDF 和 TAF 是替诺福韦二磷酸的前体药物,都可应用于 HIV 病毒感染治疗和暴露前预防,它们的肝毒性相当且都比较低。

2. NNRTI　包括应用时间较长的奈韦拉平(NVP)、依非韦伦(EFV)、依曲韦林(ETR)、利匹韦林(RPV),以及比较新的药物多拉韦林(DOR)等。其中 NVP、EFV 的肝毒性相对常见,合并 HBV 或 HCV 感染时可能增加它们的肝毒性。ETR、RPV 的肝毒性较低。DOR 是最新型的 NNRTI,主要由 CYP3A 酶代谢,前期的药物临床试验没有显著的肝毒性报道,其肝毒性尚待后续的临床应用和研究进一步验证。

3. PI　常用的有阿扎那韦(ATV)、地瑞那韦(DRV)和洛匹那韦/利托那韦。PI 类药物的不良反应包括血脂异常、肝毒性和脂肪营养不良,此类药物在病毒性肝炎或已有肝脏疾病的情况下会增加肝酶升高风险,在这些患者中使用 PI 类药物需增加肝酶水平监测的频次。ATV 可以通过降低 UGT1A1 酶活性导致非结合性胆红素升高,诱发 Gilbert 综合征,这种高胆红素血症可逆转,一般认为不具有肝毒性。

4. INSTI　包括雷特格韦(RAL)、埃替格韦(EVG)、度鲁特韦(DTG)、比卡格韦(BIC)和卡博特韦(CAB)。其中第一代的 RAL、EVG 已不再作为一线的 HIV 感染治疗药物,目前与其他抗逆转录病毒药物联用的主要药物是 DTG、BIC,还有新型的药物 CAB。总体而言,此类药物的肝毒性比较罕见。CAB 主要由 UGT1A1 代谢,所以会与非结合胆红素代谢产生竞争关系,在与 RPV 联用时可能导致总胆红素轻度升高,一般认为不具有肝损伤的临床意义。

5. FI　即恩夫韦肽(T20),需要每天 2 次皮下注射给药,且抗病毒活性低,易发生耐药等导致其长期用药难度大,现已很少使用,其主要不良反应是注射部位反应,肝毒性比较罕见。

6. 趋化因子受体 CCR5 拮抗剂　即马拉韦罗(MVC),虽然大量的临床试验数据和上市后药物监测都表明 MVC 的肝毒性非常低,治疗过程中的肝酶异常多是自限性的,无须停用药物,但有个案报道其在使用过程中也会出现超敏反应性的肝损伤,当出现肝酶异常时还是需要引起临床上的重视。

7. CD4 介导的附着后抑制剂　即伊巴利珠单抗(IBA),是一种静脉滴注的重组人源化 IgG4 单抗制剂,用于现有抗病毒方案失败的多重耐药 HIV 感染者,通过蛋白质和细胞降解被清除,它不需要在肝脏内代谢,也不在肝脏中累积。目前的临床试验和上市后药物监测均没有其导致显著肝损伤的相关报道。

8. 附着抑制剂 即 Fostemsavir(FTR),此药在 2020 年刚被美国 FDA 批准上市,在上市前的药物临床试验中鲜有其相关的肝损伤报道,仅有 2 例肝衰竭死亡病例的报道,分别考虑是乙型肝炎暴发和慢性丙型肝炎进展所致,而非 FTR 治疗引起。其肝毒性还有待今后的药物监测及更多的临床研究验证。

二、抗 HBV 感染药物

治疗 HBV 感染的药物主要有 IFN-α 制剂和 NA 两大类,由于 HBV 感染本身造成肝损伤,抗病毒治疗时出现的肝酶波动需在疾病本身进展和 DILI 之间谨慎鉴别。

(一) IFN-α

在国内普通 IFN-α、聚乙二醇 IFN-α(PegIFN-α)均用于 HBV 感染的治疗,前者已趋淘汰,后者还用于与 NA 联合或序贯治疗。IFN-α 制剂使用过程中可能会有一过性 ALT 升高,有时伴胆红素或 ALP 升高,由于 IFN-α 制剂有导致肝炎加重、肝功能失代偿的风险,故在代偿期肝硬化时慎用,失代偿期肝硬化时禁用。

(二) NA

为口服的抗 HBV 感染药物,目前上市的有 6 种 NA 类药物,其中 3 种为核苷酸类似物:阿德福韦酯(ADV)、富马酸替诺福韦酯(TDF)及替诺福韦艾拉酚胺(TAF);3 种为核苷类似物:拉米夫定(LAM)、替比夫定(LdT)和恩替卡韦(ETV),目前一线药物包括 ETV、TDF、TAF。这些药物相关的肝毒性发生较少,但在这些药物的临床试验中有几种血清肝酶快速上升的类型需要在临床实践中注意[7]。

1. 治疗早期血清 ALT 快速上升 在 NA 类药物治疗的最初几个月,一些患者 HBV 复制得到快速抑制,可能会发生血清 ALT 瞬时升高,这一情况通常会随着治疗的继续而消失,可能与治疗导致 HBV 感染的肝细胞溶解突然增加有关,多标志着早期有效的治疗应答,尤其当 HBV DNA 有效抑制,血清清蛋白、INR 及胆红素水平正常时,可与严重的 DILI 鉴别。此外,当患者合并 HIV 感染时就要考虑 IRIS 所致的肝损伤可能。

2. 治疗过程中血清 ALT 快速上升 发生在治疗 12 周以后,此时可能即将发生 HBeAg 或 HBsAg 血清

学转换,又或者出现 NA 类药物耐药可能。在治疗数月后出现病毒复制的增加通常反映了病毒耐药性的发生,在使用较老的低耐药基因屏障 NA 类药物的患者中更容易出现。突然停药或出现耐药可能导致 HBV 病毒再激活,从而导致严重的肝炎暴发。

3. 停药后血清 ALT 快速上升 也多发生在较早期上市的 NA 类药物中。可在停药后不久就发生,也可以推迟至停药后 24~48 周后发生,此时并不能肯定是否发生 DILI,撤药后的肝酶升高可为自限性,或在重新用药后恢复正常,但也有发生严重的肝损伤,甚至肝衰竭的情况,所以不建议肝硬化患者停用此类药物。

三、抗 HCV 感染药物

在直接抗病毒药物(DAA)出现之前,经典的抗 HCV 感染治疗就是 IFN-α 制剂联合利巴韦林(RBV)的方案(PR 方案)。自 2011 年以来涌现出了越来越多的 DAA,这些药物可以联合 PR 方案、联合 RBV 及不同的 DAA 联合使用,且使抗 HCV 感染治疗加速进入无干扰素时代[8-10]。临床上抗 HCV 感染药物多联合使用,故相关 DILI 不能针对某单一药物进行分析。

(一) IFN-α 制剂联合 RBV

PR 方案对肝功能的影响主要表现在会增加肝硬化患者肝脏失代偿和肝衰竭死亡风险。合并 HIV 感染的肝硬化患者,如只接受 IFN-α 治疗,而不接受高效抗逆转录病毒药物治疗(HAART)时,发生肝脏失代偿和死亡的风险将会增加。对于肝硬化患者,尤其是失代偿期患者,在可以获得 DAA 的情况下应优先选用无干扰素的 DAA 联合治疗方案。目前 PR 方案已基本淘汰。

(二) DAA

DAA 包括 HCV NS3/4A 蛋白酶抑制剂,如博赛匹韦(Boceprevir)、特拉匹韦(Telaprevir)、西米瑞韦(SMV)、帕利瑞韦(PTV)、阿那匹韦(ASV)、格佐匹韦(GZR);NS5A 抑制剂,如雷迪帕韦(LDV)、奥比他韦(OBV)、达卡他韦(DCV)、艾尔巴韦(EBR);NS5B 聚合酶核苷类似物抑制剂索非布韦(SOF),NS5B 聚合酶非核苷类似物抑制剂达塞布韦(DSV);CYP3A 抑制剂利托那韦(r),非核苷类抑制剂利巴韦林(Ribavirin,RBV)等。部分 DAA 药物本身就具有肝毒性,可导致肝酶升高或 DILI,此外合并 HBV 感染时 DAA 有致 HBV 再激活的风险,也会导致肝酶升高或严重的肝损伤。

1. DAA 方案的肝损伤风险 PTV/OBV/DSV/r 和

PTV/OBV/r 方案可能会造成严重的肝损伤,其中 PTV 会造成剂量依赖性的 ALT 升高,PTV 和 DSV 与治疗过程中发生严重的肝损伤明显相关,所以在中、重度肝损伤(Child-Pugh B、C 级)的患者中要避免使用含 PTV 或 DSV 的抗病毒方案。利托那韦(Ritonavir, r)是一种 CYP3A 代谢酶抑制剂,在复方制剂中使用可以提高 PTV 的血药浓度,增加了肝酶升高的风险。ASV/DCV 方案上市后有严重肝损伤不良反应发生,后续研究又发现当 ASV 减量或撤药后可造成 ALT 升高,所以该方案替换成了 SOF/DCV 以减少肝损伤的发生。EBR/GZR 方案中的 GZR 也可造成剂量依赖性的肝损伤,所以在伴有中、重度肝损伤的患者中也禁用此抗病毒方案。SOF/LDV 方案应用以来有少数的肝损伤个案报道,但都不能明确因果关系,需要持续地监测。利巴韦林(RBV)被用于多种 DAA 方案中,需要注意它具有溶血性贫血的不良反应,可以导致高间接胆红素血症,通常预后良好,在抗病毒治疗结束后可消失。

2. 抗 HCV 感染药物导致的 HBV 再激活问题　一些合并显性或隐匿性 HBV 感染的慢性丙型肝炎患者,在口服 DAA 类抗病毒药物时有发生 HBV 再激活的风险,表现为患者体内 HBV DNA 水平快速升高或 HBsAg 转阳,常伴有肝酶水平升高,肝损伤程度可以从无明显肝炎到需要立即肝移植的暴发性肝衰竭。在 DAA 方案抗病毒期间或治疗结束后都可能发生 HBV 再激活,HBsAg、抗 HBc 抗体均阳性的患者较仅有抗 HBc 抗体阳性的患者更容易发生。因此,HBsAg 阳性患者应在 DAA 治疗期间密切监测血清 HBV DNA 水平和肝酶水平变化,必要时需同时接受 NA 类药物治疗或预防 HBV 再激活。对于伴有隐匿性 HBV 感染的丙型肝炎患者,尚不肯定是否需要预防性抗 HBV 治疗,但仍需监测 HBV DNA 水平变化。

四、其他抗病毒药物

1. 阿昔洛韦(Acyclovir)、伐昔洛韦(Valacyclovir)、泛昔洛韦(Famciclovir)　这 3 种药物用于单纯性疱疹病毒和水痘带状疱疹病毒感染的治疗,在临床应用中均有肝损伤的报道,阿昔洛韦和伐昔洛韦可导致肝酶升高,阿昔洛韦和泛昔洛韦可引起胆红素升高。

2. 更昔洛韦(Ganciclovir)和缬更昔洛韦(Valganciclovir)　用于抗巨细胞病毒(CMV)感染治疗,静脉滴注更昔洛韦可导致 ALT、AST 升高,临床上有导致肝炎、胆汁淤积及肝衰竭的情况出现。在 HIV 感染患者合并 CMV 感染性视网膜炎时使用更昔洛韦

可导致肝损伤。缬更昔洛韦引起的肝功能异常较为罕见。

3. 西多福韦(Cidofovir)和膦甲酸(Foscarnet)　用于抗 CMV 和其他疱疹病毒感染治疗,在用于治疗 HIV 感染患者合并 CMV 感染性视网膜炎时均有肝酶异常、黄疸等肝损伤的不良反应报道,但是鉴于这些患者合并用药比较复杂,尚不能明确药物和肝损伤的因果关系。

4. 金刚烷胺(Amantadine)和金刚乙胺(Rimantadine)　用于抗流感病毒感染治疗,在金刚烷胺抗病毒治疗过程中有出现自限性肝酶、胆红素升高的情况,是否由药物所致尚不明确。金刚乙胺使用至今尚无明确引起肝酶升高或肝损伤的不良反应报道。

5. 奥司他韦(Oseltamivir)　也是抗流感病毒感染治疗的常用药物,可能导致无症状的一过性血清肝酶水平升高,至今虽然有奥司他韦导致肝酶升高或胆汁淤积性肝炎的报道,但部分流感病毒感染患者在急性期也会发生轻微肝酶或胆红素升高,此时很难与药物性肝损伤鉴别。

（谷雷雷　张欣欣）

---------- **第 2 节　抗生素相关的肝损伤** ----------

一、青霉素类

青霉素类包括天然青霉素和半合成青霉素,不同类型青霉素类药物导致的药物性肝损伤表现略有不同。

（一）不同类型青霉素导致肝损伤情况

1. 天然青霉素　包括青霉素 G 和青霉素 V,致肝损伤的临床报道有限,但胆汁淤积型和肝细胞损伤型肝损伤病例均有报道,有极少数报道由过敏性休克引起的肝细胞坏死,作为全身性肉芽肿综合征一部分的肝脏肉芽肿,类狼疮肝炎综合征和与皮疹或剥脱性皮炎相关的血清病样反应。肝损伤包括肝细胞性黄疸。

2. 半合成青霉素　合成青霉素的肝损伤发生率要高于青霉素。

（1）氨苄西林:为青霉素的衍生物。在接受氨基青霉素治疗的患者中,有罕见的特发性肝损伤病例报道。氨苄西林诱发肝损伤的发病率远低于阿莫西林,约在 10 万分之一的接触者中发生。病例的特点是潜伏期短,从几天到长达两周。在停止使用抗生素后,也可能会发生肝损伤。与氨苄西林相关肝损伤,

包括肝细胞损伤,表现为 ALT 和 AST 显著升高,ALP轻微升高,停药后迅速恢复。此外,还有报道伴有明显 ALP 升高的胆汁淤积型肝损伤(青霉素诱导的肝损伤也可见),其中一些与长时间胆汁淤积有关,很少与胆管消失综合征有关。肝损伤发作时可伴有皮疹、中毒性表皮坏死松解或 Stevens-Johnson 综合征。

(2)阿莫西林:阿莫西林引起血清氨基转移酶和 ALP 升高的概率小于 1%,药物引起的肝损伤,病例的特点与氨苄西林引起的肝损伤相似。

(3)阿莫西林-克拉维酸:阿莫西林-克拉维酸导致的肝损伤可表现为典型的胆汁淤积性肝炎,已涉及数百例临床明显的急性肝损伤(ALI)病例,为美国、欧洲和澳大利亚急性肝损伤最常见的原因。然而,损伤通常归因于克拉维酸盐而不是阿莫西林。损伤通常发生在治疗开始后几天至 8 周(平均约 3 周),通常发生在抗生素疗程结束后,延迟几天至 6 周。起病时典型表现为乏力、低烧、恶心和腹痛,随后出现瘙痒和黄疸。ALP 和谷氨酰转肽酶显著升高的典型的胆汁淤积性肝炎,亦有报道阿莫西林-克拉维酸导致胆小管消失综合征,而出现持续性胆汁淤积性肝炎。

(4)其他相关药物:羧苄西林是一种青霉素衍生物,能够产生轻度的无黄疸型肝炎。6%~23% 的使用者出现氨基转移酶升高。双氯西林也有胆汁淤积的报道,其中 1 例持续时间较长。氟氯西林所致胆汁淤积性黄疸的报道至少超过 100 例,可出现胆管的损伤和明显的胆管消失综合征。致病机制主要与过敏有关。甲氧西林在一项临床研究中引起了 20% 的使用者出现氨基转移酶升高,但另一项研究却未出现这一副作用。奈夫西林引起氨基转移酶升高的比例是25%。甲氧西林和奈夫西林都不会引起黄疸。苯唑西林的肝损伤表现为肝细胞损伤和胆汁淤积性黄疸。肝损伤与剂量、使用方法和疗程无关。以特异质反应可能性大,但免疫因素和代谢因素仍不明确。苯唑西林相关的肝损伤在艾滋病患者中的发生率要高于其他患者。

(二)临床特征和预后

主要临床特征是胆汁淤积所引起的黄疸和瘙痒,发热和皮疹较为少见。有些患者出现嗜酸粒细胞增高。尽管儿童和成人同样使用此药,但一般不良反应见于成人。而且男性比女性多 2~4 倍。阿莫西林-克拉维酸盐引起的肝损伤通常与黄疸有关,可能严重且持续时间长(黄疸持续 4~24 周),但很少导致持久损伤或死亡。阿莫西林-克拉维酸盐肝损伤所致死亡已有报道,但主要发生在伴有肝硬化或多次暴露等其

他合并症的患者中。此外,有报道急性阿莫西林-克拉维酸损伤后出现长期胆汁淤积和胆小管综合征的罕见病例。皮质类固醇已用于明显或长期胆汁淤积的患者,但其疗效尚未显示,不能常规推荐使用。考来烯胺或熊二醇可能有助于缓解症状,但可能不会加速恢复。患者再次应用阿莫西林-克拉维酸盐引起复发,应避免。

(三)肝损伤机制

与青霉素相关的特异质型、胆汁淤积型肝损伤的原因可能是过敏。大剂量静脉注射青霉素引起的血清氨基转移酶升高可能是由于直接的肝毒性。阿莫西林-克拉维酸盐肝毒性的原因尚不清楚,但可能是免疫或过敏所致。可出现过敏表现,包括皮疹、发热、关节痛和嗜酸性粒细胞增高。一些研究报道与 HLAⅡ类与 DRB1*15:01 和扩展单倍型 DRB1*15:01-DRB1*01:01-DQB1*06:02 的关联。HLA-a*02:01与 HLA-Ⅰ类也有独立的关联。青霉素治疗的患者,尤其是 Stevens-Johnson 综合征患者中,对青霉素有严重超敏反应的患者,如 Stevens-Johnson 综合征或过敏反应,可伴有肝损伤和黄疸,但尚不清楚这是否代表真正的青霉素肝毒性或高热、休克和全身免疫反应的并发症。青霉素的全身性过敏反应可伴有肝、脾和肾的肉芽肿,但通常没有特异质型肝损伤的证据。几乎所有的青霉素都与超敏反应有关,但肝损伤通常被过敏性并发症(皮疹、发烧、过敏反应)所掩盖。

二、头孢菌素

相对来说,头孢菌素引起严重肝损伤的比较少见。其作用机制与青霉素肝损伤类似,可能与超敏反应相关。

一个特殊的例外是头孢曲松,经肠外给药时可引起胆道淤积,并伴有胆囊炎和胆汁淤积性黄疸症状。肠外给药头孢曲松与 3%~46% 的患者出现胆汁淤积有关。儿童的发病率可能高于成人,与较高的剂量和较长的疗程有关,也可能与禁食或脱水有关。该表现被称为"假性结石综合征",因为泥沙样结晶和结石主要由头孢曲松组成,当药物停止时会自发溶解,可以免于手术治疗。大多数病例症状轻微或无症状。据报道,高达 5% 的假性结石患者有胆囊炎表现。通常情况下,即使有胆绞痛,血清酶和胆红素水平仍保持正常;但在极少数情况下,会出现胆汁淤积性黄疸或胆石性胰腺炎,有些需要手术干预。在开始治疗的几天内就会出现泥沙样结晶和胆囊疾病的症状,但一旦停用头孢曲松,通常会迅速消失,但泥沙样结晶和

胆结石在几个月内可能仍会通过超声检测到。头孢曲松也可导致一种免疫过敏形式的胆汁淤积性肝炎,类似于已描述的其他头孢菌素。这种反应是特殊的,非常罕见。开始治疗后 1~4 周出现腹痛、恶心、瘙痒和黄疸症状,停药后 1~2 周可能恶化。血清酶升高的胆汁淤积型和发热、皮疹和嗜酸性粒细胞增多的免疫过敏特征是常见的。这种损伤通常是轻微的和自限性的。

三、氨基糖苷类抗生素

氨基糖苷类抗生素的肝损伤较小。曾有报道,庆大霉素和阿米卡星引起的血清氨基转移酶水平升高,妥布霉素可引起胆汁淤积;链霉素在其使用的 40 年间引起的肝损伤比较罕见,早期曾有黄疸的报道;氨基糖苷类药物引起肝损伤的病例报道较少,但大多数报道没有循证医学证据,相应的证据并不能令人充分信服。

四、四环素

目前常用有以下 8 种不同的四环素:四环素、多西环素、米诺环素、替加环素、沙瑞环素、奥玛环素、依拉环素和去甲金霉素(地美环素)。其他一些四环素过去曾在美国或欧洲使用过,但已被撤回(金霉素、金霉素、罗利特环素、土霉素)。

(一)临床、生化和组织学特点

1. 四环素　1991 年美国因四环素的肝毒性作用取消其静脉制剂的应用。当静脉注射大剂量四环素时,所有四环素都能引起一种特殊形式的急性脂肪肝疾病,口服四环素引起的肝损伤在频率和临床特征上差异很大。大剂量静脉使用四环素或者每天口服剂量超过 2 g,可能会引起恶心、呕吐、腹痛、轻度黄疸等临床症状,以及血 AST 升高(一般 <500 U/L)和血淀粉酶升高等生化指标异常。妊娠状态及肾功能不全会加重四环素的肝毒性。

2. 米诺环素　米诺环素是引起肝损伤最常见的四环素,在发达国家,米诺环素通常排在药物性肝损伤的 10 个最常见原因之列。米诺环素肝毒性通常表现为潜伏期长、肝细胞酶升高、自身免疫特征突出、对皮质类固醇治疗有明显反应、病程相对较短。米诺环素治疗与两种临床明显的肝损伤有关。

米诺环素与急性肝炎合并黄疸的病例有关,通常在开始治疗的几周或几个月内出现。酶升高通常是肝细胞损伤型,类似于急性病毒性肝炎。免疫过敏特征是常见的,可能突出表现为发热、皮疹和嗜酸性粒细胞增多,一些病例可表现为面部水肿、淋巴结炎和类似急性单核细胞增多症的淋巴细胞增多。肝损伤通常是自限性的,在停止治疗后 1~2 个月内完全缓解。一些患者有自身免疫标记物,停药后也会改善。

米诺环素还与慢性肝炎病例有关,伴有或不伴有黄疸,通常在长期治疗期间出现,有时在使用多年后出现。最常见的表现是自身免疫性肝炎样综合征,特别是不及时停药情况下,严重甚至致命。患者可表现为急性黄疸和疲劳,或慢性潜伏性疲劳、关节疼痛和黄疸,通常在治疗 6 个月至多年后出现。肝细胞酶升高模式是典型的,ALT 水平升高 3~20 倍。自身抗体通常存在,可有典型的抗核抗体(ANA)阳性。在某些情况下,ANA 最初可能为阴性,随着疾病进展或开始改善而出现。免疫球蛋白也通常升高,肝活检显示典型的自身免疫性肝炎,包括活动性界面肝炎、斑点嗜酸性坏死和富含淋巴细胞和浆细胞的门静脉浸润。纤维化是不常见的,但如果疾病延长,米诺环素持续应用也可能发生。如果停米诺环素,这种情况会自行缓解,临床上经常使用糖皮质激素醇治疗后好转。在停用米诺环素后的长期随访中,慢性损伤很少发生,通常所有症状和实验室检查异常在停用后 6~12 个月消失,尽管患者可能继续具有低滴度的 ANA。另外,与米诺环素使用相关的其他免疫介导综合征包括血清病样综合征(通常在开始后 3~12 周)、狼疮样综合征和溶血性贫血(后两者采用慢性治疗)。肝损伤可伴随这些其他自身免疫性疾病,但通常无黄疸,轻度和快速可逆。血清酶升高的模式是典型的肝细胞损伤和自身抗体是常见的表现。

3. 多西环素　相比之下,多西环素通常潜伏期短(60 d 内)、胆汁淤积、轻度免疫过敏或自身免疫特征,有时病程较长,但最终为良性病程。多西环素与罕见的肝损伤有关,通常在开始治疗后 1~2 周出现,有时有既往使用多西环素而无损伤的病史。损伤类型从肝细胞损伤型到胆汁淤积型,可能最常见的是混合型。发病通常是突然的,并可伴有超敏反应的体征,如发热、皮疹和嗜酸性粒细胞增多症(DRESS)。恢复通常很快,通常在 4~6 周恢复。然而,也有口服多西环素造成严重和长时间胆汁淤积型肝损伤的报道。静脉注射大剂量多西环素可引起与静脉注射四环素类似的急性脂肪肝,尤其是孕妇等易感患者;这种类型的损伤是相当罕见的。因此肠外多西环素治疗的持续时间和剂量应尽量减少。

4. 其他四环素类药物　替加环素是新一代的四环素类药物,常称为甘氨酰环类药物,2005 年通过美国 FDA 批准。在Ⅲ期临床试验中发现,替加环素在 2%~5% 的受者中引起血清氨基转移酶水平的轻度、短暂性升高,发生的概率与亚胺培南-西司他丁相当,但比万古霉素-氨曲南更低。

依拉环素在静脉注射的临床前试验中,血清氨基转移酶升高是轻微的,并不比安慰剂或比较治疗组更频繁。临床上没有一例明显的肝损伤可归因于依拉环素。奥玛环素临床试验中 4% 患者血清氨基转移酶轻微升高,1.5% 的患者血清氨基转移酶升高到 ULN 的 5 倍以上。但肝功能异常通常是短暂的和无症状的,并不比亚胺培南、西司他丁等抗生素治疗的受试者更频繁。沙瑞环素基本无肝损伤,奥玛环素和沙瑞环素引起肝损伤的机制尚不清楚。两者基本不通过肝脏代谢,这可能解释了其相对的肝毒性低。静脉注射依拉环素、奥玛环素或替加环素无肝微泡脂肪变性的报道,也无自身免疫性肝损伤表现的相关报道。

(二)肝损伤的机制

四环素具有直接肝毒性。肝损伤存在剂量依赖并可用实验诱导。人体的毒性与高血药浓度有关,后者取决于剂量和用药途径。在动物实验中,四环素引起的肝损伤类似于某些肝毒素引起的损伤。导致脂肪变性的部分原因是抑制了脂肪从肝细胞内的清除。在动物模型和离体灌注肝细胞的实验表明,在使用抗生素 30 min 后发现脂肪从肝脏排泄发生阻抑。在另一体外模型中,观察到四环素使脂肪在肝细胞中迅速累积。绝大部分中毒性脂肪变性的一个重要因素是极低密度脂蛋白(VLDL)的脂蛋白部分合成受阻。而四环素确实有抑制蛋白质合成的毒副作用,机制可能是阻碍转运 RNA 与核糖体的结合。有人推测脂肪滞留肝脏并非是引起脂肪变性的唯一原因。脂肪酸在线粒体内氧化功能受损也是其中的一个原因。其依据是肝脏线粒体内的高四环素浓度及一些线粒体酶的抑制。

与多西环素相关的特异性肝损伤的原因尚不清楚,但一些特征(如潜伏期短、复发伴再暴露)提示与过敏相关。另外,有报道米诺环素诱导的肝损伤患者可能与 HLA B＊35:02 相关。

五、氯霉素

氯霉素所致肝损伤的严重性常常被其抑制骨髓毒性所掩盖。一部分因氯霉素引起血凝障碍的患者临床上还出现明显的肝损伤伴黄疸,通常发生在再生障碍性贫血或严重血小板减少症出现之前。10%~25% 的再生障碍性贫血病例出现黄疸,通常在开始使

用氯霉素后 1~2 个月内出现,通常在停药后不久出现。再生障碍性贫血和伴随的肝损伤最常发生在接受多个疗程氯霉素或延长治疗的患者中。临床表现多为急性肝细胞损伤型肝损伤,出现乏力、恶心、厌食和腹部不适,随后出现尿色深和黄疸。罕见病例有胆汁淤积型表现(如黄疸和瘙痒),ALP 显著升高。大多数情况下,没有再生障碍性贫血的患者中肝损伤是自限性的,但也有急性肝衰竭(ALF)的病例报道。然而,在大多数情况下,与使用氯霉素相关的肝损伤被严重的骨髓再生障碍性疾病所掩盖。

与氯霉素相关的肝损伤的病因可能是特殊的,可能是免疫的。氯霉素所致再生障碍性贫血伴发的肝炎与自发性或特发性再生障碍性贫血伴发的肝炎相似,提示骨髓和肝祖细胞损伤和丢失是共同的发病机制。氯霉素的骨髓毒性主要是由于其分子中含有硝基苯基团,这是微生物源性抗生素所特有的。

六、红霉素

1974 年以前仅有依托红霉素有肝损伤的报道。后来,出现了红霉素丙酸酯、红霉素琥珀酸乙酯和红霉素硬脂酸致肝损伤的类似报道。但葡庚糖酸红霉素却无肝损伤的报道。依托红霉素引起的肝损伤与阻塞性黄疸的表现颇类似。机制可能与过敏有关,但是内在的毒性也可能是一个因素。

1. 临床和实验室特征　成人发生肝损伤的可能性比儿童要高,澳大利亚药物评估委员会收到的 116 例依托红霉素引起黄疸的报告中,只有 5 例是小于 10 岁的儿童。性别和种族对肝损伤发生率的影响不大。孕妇是红霉素使用的禁忌对象。

第一次使用红霉素的患者在首次剂量后 10~20 d 开始出现症状,有时甚至早到 1 周。再次使用红霉素后,肝损伤出现非常迅速,48 h 内就会出现血清生化指标的改变。黄疸出现以前常会出现恶心、纳差和呕吐。75% 的患者会出现腹痛,与其他肝内胆汁淤积的疾病类似,这种症状严重时会误诊为胆囊炎从而接受不必要的手术。闪烁扫描术、B 超和 CT 都可能有助于急性胆囊炎的诊断。50% 的病例出现发热,但一般比较轻微。皮疹的发生率较低。

胆红素水平中度升高。75% 的患者血清总胆红素低于 85.5 μmol/L。50% 的患者出现高 ALP、中度升高的氨基转移酶和阻塞性黄疸。也有患者 ALP 轻度升高,但氨基转移酶升高幅度很大,表现为肝细胞性黄疸。60% 的患者出现嗜酸粒细胞增多。

2. 组织学　大部分病例出现胆汁淤积型肝损

伤。毛细胆管胆汁淤积与轻度的实质性损伤是其两个主要特征。门静脉区呈现轻度的炎症细胞浸润,以嗜酸粒细胞和单核细胞为主。有时出现胆管炎,胆管壁有嗜酸粒细胞和中性粒细胞的浸润。肝细胞损伤伴实质性坏死非常罕见。

3. 预后和治疗　此病预后良好。通常黄疸消退需 2~5 周甚至更长,罕见有达 6 个月或更长者。尽管因药物肝损伤致死的可能性不大,但严重的肝细胞性黄疸也有可能致死。

糖皮质激素对改善症状、缓解损伤帮助不大。但有泼尼松龙对 1 例难治性胆汁淤积患者治疗有效的报道。考来烯胺可用于黄疸伴随瘙痒症状的治疗。

4. 其他红霉素酯化物　红霉素琥珀酸乙酯和红霉素丙酸酯引起的肝损伤与依托红霉素相似。据推测,报道较少的红霉素硬脂酸酯也表现为胆汁淤积型。曾有 1 例乳糖醛酸红霉素引起明显的肝细胞损伤的报道。不同红霉素酯化物之间可以出现交叉反应。Tolman 报道 1 例曾有依托红霉素肝损伤史的患者在用红霉素丙酸酯后出现血清 AST、TBil、ALT、血白细胞计数和体温的升高。Keefe 报道 2 例在发生依托红霉素的肝毒性后,相隔 13 年和 15 年再次出现了对红霉素丙酸酯的肝毒性。因此临床医师应注意有红霉素过敏既往史的患者,避免再次用药。

5. 红霉素肝损伤的机制　黄疸伴有外周血和组织嗜酸粒细胞增加及发热均支持肝损伤的过敏机制。但是 12%~38% 的肝功能不全和动物实验模型提示红霉素也有其直接毒性,小鼠肝细胞暴露于依托红霉素,可引起酶泄露等细胞毒性反应。依托红霉素和红霉素丙酸酯在体外可损伤灌注小鼠的肝功能。因此,肝损伤产生可能是轻微直接毒性和过敏反应综合作用的结果。

尽管 CYP3A4 与红霉素的代谢有关,但尚无证据表明其和红霉素引起的肝损伤有关。红霉素与 CYP3A4 的结合能有效抑制酶的功能,从而减慢其他药物的代谢。

七、其他红霉素衍生物

以红霉素为中心的大环内酯类抗生素是一类具有 12~16 碳内酯环共同化学结构的抗菌药。目前应用于临床的有十四元环大环内酯(罗红霉素、克拉霉素、交沙霉素)、十五元环衍生物(阿奇霉素)、十六元环衍生物(麦迪霉素、螺旋霉素、吉他霉素)等。其中罗红霉素、克拉霉素、交沙霉素和阿奇霉素为相对较新的品种。有文献对新品种(克拉霉素、罗红霉素、阿奇霉素、交沙霉素)和老品种(红霉素、吉他霉素、螺旋霉素、麦迪霉素)两组大环内酯类药物不良反应进行比较,发现新品种胃肠道反应、过敏反应、过敏性休克、心脏损伤、肾损伤、耳毒性及神经毒性等方面,都相应地比老品种轻得多,唯有肝脏毒性新品种高于老品种,尤其是罗红霉素对肝损伤最为严重。

1. 罗红霉素　罗红霉素是红霉素 A9 位酮基由 O-[(2-甲氧乙氧基)-甲基]肟取代的十四元环大环内酯类抗生素。大环内酯类抗生素中罗红霉素引起肝损伤最为严重。据世界卫生组织来自美国等 4 个国家的报道,罗红霉素引起肝损伤达 157 例,其中包括肝酶升高、肝功能异常、胆汁淤积和黄疸,特别是对过敏体质及肝功能异常的患者更应慎重。

2. 克拉霉素　克拉霉素化学名为 6-O-甲基红霉素,为大环内酯类抗生素。动物实验中,克拉霉素在所有种类的动物中(猴、狗和大鼠),均会引起肝功能异常。在临床应用中,克拉霉素会造成肝酶升高、伴或不伴黄疸,病理表现为肝细胞损伤型或胆汁淤积型肝炎。肝损伤可能会很严重,但是通常是可逆的。

3. 交沙霉素　交沙霉素能够引起 ALP 和氨基转移酶增高,也导致胆汁淤积和肝细胞性黄疸。

4. 阿奇霉素　阿奇霉素相关的肝损伤文献报道比较少,可引起氨基转移酶升高和黄疸,大多发生在 65 岁以上老年人中,通常在用药后 3~10 d 发生,在停止用药后 4~60 d 恢复。阿奇霉素的半衰期较长,药物的肝脏浓度可达到血浆浓度的 25~200 倍,其致病机制推测为代谢产物依赖的、高敏反应介导所致的胆汁淤积型病变。

八、林可霉素和克林霉素

静脉使用磷酸克林霉素能够引起氨基转移酶升高。有时,继续用药后,肝功能仍会转为正常。肝损伤表现为肝细胞性黄疸。克林霉素引起氨基转移酶升高的发生率为 40%~50%,提示此药可能存在内在毒性。但是,损伤的严重性与剂量、药物浓度和疗程长短无关。因此在一些病例中,免疫因素(过敏)在发病机制方面也起了一定的作用。

林可霉素尽管与克林霉素结构相似,但是容易引起肝损伤。两种药物都是作用在核糖体水平来抑制蛋白质合成的。

九、多肽类抗生素

1. 万古霉素和去甲万古霉素　万古霉素和去甲万古霉素的肝脏不良反应报道得较少。万古霉素曾有 1 例报道在口服用药时引起氨基转移酶升高。在国内 1 031 例患者应用去甲万古霉素的不良反应观察中发现去甲万古霉素肝损伤发生率（2.38%）仅次于肾损伤，但均表现为一过性血清氨基转移酶和（或）血胆红素轻度升高，并不伴临床症状。

2. 替考拉宁 替考拉宁在肝脏方面不良反应发生率和万古霉素相当。

3. 多黏菌素 多黏菌素主要经过肾脏代谢，肝损伤非常罕见。

十、其他

1. 新生霉素 新生霉素能够引起间接胆红素增高性黄疸，因它通过抑制葡糖苷酸基转移酶来干扰胆红素的结合。新生霉素可干扰结合胆红素和靛青绿的排泄。过敏反应可导致严重甚至是致死的肝实质损伤。目前此药已被其他毒性较低的抗生素所取代。

2. 夫西地酸 夫西地酸的肝脏副作用表现为阻塞性黄疸。112 例用夫西地酸治疗葡萄球菌感染的患者中有 34% 出现黄疸，明显高于其他抗生素。

3. 奎奴普丁-达福普汀 奎奴普丁-达福普汀引起的肝损伤不多，荟萃 8 个 Ⅲ 期临床试验共约 2 200 例患者的资料显示，奎奴普丁-达福普汀会引起 2%~7% 患者肝酶升高、1%~5% 患者出现黄疸。

4. 利奈唑胺 在利奈唑胺治疗中，1%~10% 的患者血清氨基转移酶和 ALP 水平的轻度和短暂升高，利奈唑胺剂量越高，治疗期间 ALT 升高越高，但 ALT 升高均无症状发生，并在停药后得到解决。

利奈唑胺治疗后，已报道了几个临床明显的肝病伴黄疸的病例。一例过敏反应与皮疹，嗜酸粒细胞增多和肾功能不全（如 DRESS）与轻度血清酶升高已被报道。更常见的是，利奈唑胺与乳酸性酸中毒有关，通常在治疗 1~8 周后出现，有时与肝损伤和黄疸有关。乳酸性酸中毒通常是由于肝线粒体损伤和功能障碍，导致微泡性脂肪变性和肝功能紊乱（不一定伴有黄疸甚至 ALT 或 ALP 升高）。利奈唑胺治疗与线粒体损伤相关的其他严重副作用包括外周和视神经病变、胰腺炎、血清素综合征和肾损伤。利奈唑胺引起乳酸性酸中毒的危险因素包括高剂量、疗程较长和潜在的慢性肝或肾疾病。线粒体损伤被认为是由于线粒体核糖体功能的抑制，这与利奈唑胺对细菌核糖体功能的影响相关。在利奈唑胺引起的乳酸性酸中毒的严重病例中曾提到肝功能障碍和黄疸。

（高　岩　张文宏）

第3节　合成抗菌药物相关的肝损伤

一、喹诺酮类药物

近年来常用的喹诺酮类药物有以下 6 种：西诺沙星、萘啶酸、诺氟沙星、环丙沙星、依诺沙星和氧氟沙星，还有很多新品种不断上市，如司帕沙星、格帕沙星、加替沙星、莫西沙星、左氧氟沙星等。西诺沙星引起氨基转移酶升高的比例是 1%，还有其他明显的但未明确的肝脏疾病。诺氟沙星有引起胆汁淤积和肝细胞损伤的报道。在对 5 010 名患者进行的环丙沙星临床研究显示，肝功能异常发生率为 1.5%，大多数通常为一过性的肝功能生化指标升高。另外对 2 443 名患者使用左氧氟沙星临床研究显示（剂量 500 mg/d，用药 5~7 d），肝功能异常发生率为 0.1%。在对 112 名骨髓炎患者长期使用左氧氟沙星治疗并进行观察中，剂量（500 mg/d，平均治疗期为 47 d，最长达 7 个月），发现随着用药时间的延长，患者的肝功能损伤发生率则有较大增加（为 0.19%）。另外，在对 3 460 名使用左氧氟沙星的不同年龄组的患者（45 岁、46~64 岁和 65 岁）进行观察（剂量 500 mg/d，用药 5~7 d），发现各年龄组之间肝功能异常差别不明显，发病率分别为 0.2%、0.1% 和 0.3%。喹诺酮类药物导致严重肝脏毒性虽然报道较少，但个别药物有报道。对曲伐沙星进行的上市后评价中，使用该药的 1 200 万患者中有 51 例发生严重的肝损伤，甚至可以致命，虽然发生率仅为 0.004%。克林沙星因其肝脏毒性所造成严重的后果，已经停止研发。替马沙星会引起溶血表现并伴有肾功能不全、凝血异常和肝功能不全的严重"替马沙星综合征"。因此，喹诺酮类药物引起严重肝脏毒性虽然发生率较低，但对此应格外引起警惕。

二、呋喃妥因

有较多报道是关于呋喃妥因引起的肝损伤。发生率似有上升，或许也可能是其重要性越来越受到人们的重视。在此药开始使用的 10 年里没有肝损伤的报道。在以后的 10 年里报道很少。1983 年，呋喃妥因的不良反应报道占了瑞典当年所有报道的第一位（10%~12%）。在这些不良反应中，肝损伤占第三位，排在肺部疾病和过敏反应之后。呋喃妥因也是荷兰药物性肝损伤的主要原因。肝损伤包括短期使用后的急性肝细胞损伤型或胆汁淤积型损伤，以及长期使用后引起的慢性活动性肝炎，也有肉芽肿性肝炎的报道。

（一）急性损伤的临床特征及易感性

大约 2/3 的急性损伤患者以前曾经有过同类药物接触史；75% 为女性。70% 以上为大于 40 岁的成人；1/3 的患者为大于 60 岁的老年人；小于 20 岁的青少年、儿童少见。但是，有 1 例报道为一男性少年因喝了接受呋喃妥因治疗的奶牛的牛奶而引起了胆汁淤积性黄疸。中老年人容易产生对呋喃妥因的过敏，这可能反映了过敏的发生与相对服药时间、年龄有关。另一个相似的药物呋喃唑酮可以在儿童中引起肝损伤。

一般在服药 2 d~5 个月出现 ALI 表现，大多数患者出现在服药后 1~6 周。起病较急，伴有发热、皮疹和嗜酸粒细胞增多，乏力和精神萎靡很常见。有些患者出现关节和肌肉酸痛，而紫癜是一些患者的首发症状。

（二）损伤的类型和预后

肝细胞损伤型、胆汁淤积型和混合型肝损伤都可以在临床见到。早期报道中，急性损伤最常见的类型是胆汁淤积性黄疸，而近期的报道认为肝细胞损伤更为常见。一些胆汁淤积性黄疸有可能是呋喃妥因引起胰腺炎的结果。

死亡病例在 ALI 中不常见。在大部分情况下，停药后临床症状和生化指标一般在 1~2 个月内改善，但也有持续 5 个月后才改善的病例。

（三）慢性肝炎

在个例报道中（约有 50 例），呋喃妥因引起的最常见的肝损伤为慢性肝炎。服药时间从 1 个月至 11 年不等，但大多少于 6 个月。慢性肝炎可以与呼吸道疾病合并存在。有些病例出现肝硬化，也有些严重的肝细胞坏死导致致命的结果。

临床和组织学特征与自身免疫性肝炎相似。组织学特征包括明显的门管区炎症，炎症细胞以单核细胞和浆细胞为主，常常伴有嗜酸粒细胞。可见碎屑样坏死和不同程度的纤维化。一旦停药，大部分患者在 1~3 个月临床症状、生化和组织学的改善。有些患者服用醋酸泼尼松后肝损伤缓解。中年妇女比男性更容易出现慢性损伤，这一点与报道的女性易出现药物性及自身免疫性肝损伤一致。

在长期接受呋喃妥因治疗的患者中曾经有肉芽肿性肝炎的发生，但都在停药后发热和乏力的症状消失、氨基转移酶水平下降，推测肉芽肿也有缓解。

（四）肝损伤的机制

过敏因素起着重要的作用，原因是急性损伤出现时发热和嗜酸粒细胞升高的发生率为 50%，而且一般用药时间较短（小于 6 个月）。但是在某些病例缺乏过敏的临床证据，长期服药之后偶有肝损伤出现，这提示某些患者的肝损伤是由于非过敏因素造成。慢性活动性肝炎综合征可能是机体对呋喃妥因的免疫反应，其表现与自身免疫性肝病非常相似。抗平滑肌抗体、抗核抗体、高球蛋白血症的出现及肝脏组织学特点都强烈提示免疫性病理损伤。肝脏肉芽肿性病变可能也是自身免疫性损伤的结果。

（五）相关的疾病

呋喃唑酮是呋喃类抗生素。它与呋喃妥因属于同一类药物，也可以引起肝损伤。被报道的肝损伤包括胆汁淤积型和肝细胞损伤型。报道有 1 例呋喃妥因肝损伤的患者，在静脉使用呋喃唑酮后出现了胆汁淤积性黄疸。虽然呋喃唑酮肝损伤是由于免疫因素引起，但此药的毒性比呋喃妥因强。

三、磺胺类

磺胺类药具有肝脏毒性的问题已有 50 年历史。1967 年以前有 100 例以上磺胺类药物引起肝损伤报道，1971~1975 年间，瑞典有此类报道 50 多例。毫无疑问，实际磺胺引起肝损伤的病例要远远大于这个数字。确切发生率不明，估计在 0.5%~1%。

（一）临床特征及预后

一般在用药 30 d 内出现肝损伤表现，14 d 内尤为多见，几个月者少见。其中，25% 的患者有既往磺胺药物使用史。常见的表现为发热、皮疹和嗜酸粒细胞增加，与血清病类似。黄疸往往出现在发热后的 3~6 d，有些患者出现 Stevens-Johnson 综合征。

最常见的肝损伤类型是肝细胞损伤型，ALT 明显升高，病理切片显示坏死和变性。死亡病例的肝脏切片常见大面积的肝坏死。也有胆汁淤积型和混合型肝损伤的报道。肝脏肉芽肿可以是主要的或者是唯一的病变。

病死率大约为 10%，与其他药物引起的肝细胞性黄疸所致病死率相似，其中有些死亡是由于全身性过敏反应引起的。恢复期很长，往往需要几周到几个月。

（二）肝损伤的机制

药物过敏的临床表现，如发热、皮疹和嗜酸粒细胞增多及血清病综合征，提示过敏反应是磺胺类药物肝损伤的重要机制。药物的内在毒性也是一个因素，因为在实验动物中发现长期使用磺胺类药物会引起肝坏死，而在人类，有 10%~15% 的比例出现轻微的生化异常。

（三）磺胺药与其他药物合用

柳氮磺吡啶是磺胺吡啶和5-氨基水杨酸的复合物，在炎症性肠病中已得到广泛应用。从1968年开始，人们逐渐意识到柳氮磺吡啶的肝损伤，至少有74例报道，总的来说发生率并不高。主要组织病理损伤为炎症伴肝坏死，但也有肉芽肿性肝炎的报道。

常见临床表现为发热、皮疹、淋巴结病、肝大和关节痛，血常规检查的表现为白细胞和嗜酸粒细胞增多，有时会有明显的Stevens-Johnson综合征，这些表现均提示过敏在肝损伤中的作用。其中至少有5例患者出现即刻反应（首次剂量后24 h内）。大多数病例出现黄疸，ALT升高幅度为正常值的10~100倍。停用后，临床表现出现缓解，完全恢复需1个月甚至更长时间。有10例出现致死的肝坏死，用醋酸泼尼松并不能缓解症状。磺胺吡啶是引起肝损伤的主要原因。但是，5-氨基水杨酸能够引起胆汁淤积。

复方磺胺甲噁唑引起的肝损伤报道至少已有100例。70%的病例表现为胆汁淤积；其余的为肝细胞损伤。但其他磺胺类药物引起的肝损伤并不是以胆汁淤积为主。TMP引起肝脏损伤的可能性不大，TMP和SMZ的混合物有可能引起胆汁淤积。

症状包括系统性临床表现和黄疸。发热、皮疹和嗜酸粒细胞增加为常见症状，但是黄疸和紫癜可为首发表现。临床表现出现的时间为服药后的7 d~6周。大多数胆汁淤积病例继全身症状表现后出现黄疸和紫癜。肝细胞损伤引起的综合征与其他磺胺药物引起的类似。肝损伤可以非常严重，甚至导致暴发性肝功能衰竭。

一般在停药后数周胆汁淤积综合征可消失，但黄疸可能会持续几周。死亡病例少见，除非发生严重的过敏反应。5例由复方磺胺甲唑引起的死亡病例都有严重的大面积肝坏死或全身的过敏反应。其中的1例是一位70岁高龄的老人，在服用很小的剂量后即出现肝细胞大片坏死，首发症状为皮疹。

肝损伤易感性与年龄、性别无关。但是值得注意的是，艾滋病患者似乎更容易引起肝损伤。据报道，20%~30%的艾滋病患者曾经出现过复方磺胺甲噁唑片引起的肝损伤。

肝损伤的机制与过敏有关，内在毒性也是一个因素。过敏的临床表现非常常见，出现肝损伤之前的用药时间非常短。艾滋病患者的易感性增加提示T细胞功能的改变可能与发病机制有关。

磺胺多辛是一种抗疟疾药物，是磺胺与另一个抗叶酸药物的化合物，引起的肝损伤为肝细胞损伤型。但是也有胆汁淤积型损伤和伴有高ALP和氨基转移酶的肉芽肿性损伤的报道。特征性表现有发热、皮疹和嗜酸粒细胞增多，有时可发展为致命的Stevens-Johnson或Lyell综合征。有报道，在这种高敏情况下的病死率为30%。肝损伤常常出现在服用4次剂量以后。

有研究表明，所有磺胺类药物引起的肝损伤都与磺胺转变为羟氨，再转变为有毒的亚硝基有关。这种现象更容易出现在乙酰化个体和服用CYP诱导剂的患者身上。

四、砜类

氨苯砜是砜类的前体。20世纪中叶开始，氨苯砜成为治疗麻风的一线药物。它还可用于治疗疱疹皮炎和其他皮肤病。氨苯砜与甲氧苄啶合用可治疗艾滋病患者的卡氏肺孢子菌病。它的叶酸拮抗和抗菌（抗链球菌）特性与磺胺类药物相似，而且两者在化学特性上也非常相似。氨苯砜引起的肝损伤与磺胺类药物引起的肝损伤相似。

（一）肝损伤的发生率和预后

有可靠的数据表明，氨苯砜肝损伤的发生率为5%。氨苯砜联合甲氧苄啶治疗艾滋病患者的卡氏肺孢子菌病时，有40%的患者出现ALT升高。

氨苯砜引起的反应包括剧烈的全身性过敏反应。临床特征包括发热、剥脱性皮炎、淋巴结肿大、淋巴细胞增多、伴有异常淋巴细胞、嗜酸粒细胞增多和肝炎，以上被称为砜类综合征。这与磺胺类药物、苯妥英引起的全身性超敏反应相似。不同的是，砜类常引起剂量相关性的溶血和少见的正铁血红蛋白血症。肝损伤的出现常常与砜类综合征相伴，但也有肝损伤单独出现的报道。

肝损伤表现为肝细胞损伤型和胆汁淤积型。肝细胞损伤型更为典型，表现为肝脏肉芽肿病变伴高ALP和氨基转移酶水平，肝脏病变病死率较高。由于明显的免疫因素的存在，常常用糖皮质激素来治疗，但疗效尚无定论。

（二）肝损伤机制及预防

药物的直接毒性和个体因素是引起肝损伤的机制。有数据表明，血药浓度高于20 mg/L更容易出现肝损伤，这提示了药物直接毒性的存在。但是肝损伤作为砜类综合征的一部分，表明超敏反应也是发病的因素之一。在复方磺胺甲噁唑的使用过程中发现，艾滋病患者更容易发生肝损伤，表明T细胞的反应可能与发病机制有关。因此,免疫因素和药物毒性是两个独立的因素。

五、有机砷

Hanger 和 Gutman 首次报道了砷能引起肝内胆汁淤积性黄疸。尽管砷中毒所导致的黄疸在目前来说临床意义不大。但是这是首次对 1 例药物过敏反应引起肝脏胆汁淤积进行详细记载。正如辛可芬引起的肝损伤是典型的药物相关的肝细胞性黄疸一样,有机砷所导致的胆汁淤积是典型的药物相关性的胆汁淤积型损伤。患者肝损伤以过敏反应为主要机制,药物引起的病理损伤和大量砷剂引起的肝脏实质性损伤(点灶状或大量坏死)有着明显的差别。该例患者临床表现非常类似于阻塞性黄疸。ALP 水平升高 4倍。肝脏有胆汁淤积和门静脉区炎症浸润,主要以红细胞浸润为主。砷导致的肝脏胆汁淤积症状缓解需数周至数月不等。其他与砷有关的肝损伤还包括类似于胆汁淤积性肝硬化综合征。有机砷引起的慢性胆汁淤积是第一个药源性胆管消失综合征的实例。

几种大剂量有机砷能导致试验动物肝脏Ⅲ区的坏死,偶尔引起人的大面积肝坏死。有机砷的肝损伤在目前已缺乏临床意义,因为其临床使用已经越来越少。在白血病的治疗方面,有机砷似乎又出现一些新的苗头,因此其肝损伤也应相应得到重视。

(高　岩　张文宏)

第 4 节　抗真菌药物相关的肝损伤

大多数的抗真菌药物不是引起肝损伤的主要原因。制霉菌素不被吸收,两性霉素 B 很少引起肝损伤。氟胞嘧啶、灰黄霉素引起的明显肝损伤例数很少。酮康唑能够引起严重的肝损伤,但是发生率不高。氟康唑和伊曲康唑也有肝损伤的报道。对其他抗真菌药物(如克霉唑、益康唑、咪康唑等),还没有足够数据表明有肝脏毒性。

一、两性霉素 B

既往文献认为两性霉素 B 的肝毒性不大。近年来由于应用广泛,发现有一定的肝脏损伤发生率。国外报道,156 例患者中,两性霉素 B 的肝脏损伤发生率约为 16%。国内报道的两性霉素 B 的肝脏损伤发生率为 40%(22/55)。在这些患者中,约 50%(12 例)有肝病基础,其中 8 例为慢性乙型肝炎。国内慢性乙型肝炎高发,可以部分解释两性霉素 B 使用后肝脏损伤发生率更高。

一般来说,两性霉素 B 对肝脏没有损伤,但也有认为两性霉素 B 有肝损伤,两者有各自的依据。有病例报道提示 2 例肝损伤被认为与两性霉素 B 有关,有1 例停药后肝损伤消失,从而证明与此药有关;第 2例为两性霉素 B 合用氟胞嘧啶,但肝损伤被主观地归因于两性霉素 B。两例肝损伤都为肝细胞损伤型。尽管此药应用广泛,但肝损伤报道鲜见,表明肝脏毒性不大。

二、氟胞嘧啶

氟胞嘧啶(5-氟胞嘧啶)与 5-氟胞尿嘧啶有关,因为药物必须转化为 5-氟胞尿嘧啶才具有抗真菌作用。不多的数据表明,此药有一定的肝脏毒性。5%~10%的患者出现一过性 ALT 升高,而且有剂量依赖的特征。合用氟胞嘧啶和两性霉素 B 的患者有15%出现氨基转移酶和 ALP 升高。194 例用药患者中只有 1 例出现黄疸。还有 1 例肝坏死病例可能与使用氟胞嘧啶有关。

三、喷他脒

喷他脒用来治疗卡氏肺孢子菌病,它可以引起明显的肝损伤,尤其是艾滋病患者。

四、灰黄霉素

灰黄霉素是一种抗真菌药物,有实验性肝脏毒素,但临床上引起肝损伤的较为少见。小鼠使用大剂量的灰黄霉素后会出现肝细胞坏死、透明样变性、肝紫癜和诱发癌肿。灰黄霉素在小鼠模型上能够引起肝脏马洛里小体的产生,因此它常被用来建立模型研究马洛里小体。灰黄霉素还能影响卟啉代谢,因此使正常人产生卟啉尿,而且使处于静止期的卟啉病患者复发。人类中的肝损伤证据不多。只有 2 例出现黄疸。Gotz 等向 1 600 例皮肤病医生发出问卷调查,发现由灰黄霉素引起的肝损伤有 73 例,其中 16 例有肝炎和黄疸表现。大部分肝损伤似乎是巧合而非药物毒性引起。灰黄霉素引起肝损伤少有临床表现,但是,曾有报道 12 例患者中 7 例出现暂时 ALT 升高,另一篇报道,35 例服药患者中出现 11 例磺溴酞分泌异常。而且,动物中灰黄霉素有肝脏毒性、致肝细胞癌和致卟啉原疾病。这些均表明灰黄霉素还是可能有潜在的毒性。

五、酮康唑

酮康唑是咪唑类的衍生物,临床上用来治疗全身性真菌感染。经过大量的临床应用后出现多例黄疸病例,发生率为 1/15 000~1/2 000。相关研究报道,肝炎发生率为 3%,另外有无黄疸性肝损伤的报道。12%~40% 的患者出现轻度的 ALT 增高。继续服药后,这些肝损伤会逐渐减轻或无变化。发病者中女性多于男性,比例为 2:1。大多数患者年龄超过 40 岁。尚无证据表明哪一种感染可以影响酮康唑肝损伤的易感性。80% 的患者出现肝细胞损伤型,胆汁淤积型和混合型损伤约占 20%。肝活检发现轻度的肝坏死,但是在死亡病例中肝坏死是大块性坏死。肝损伤出现的时间为服药后 1~26 周不等,大多数患者超过 4 周。临床表现与病毒性肝炎相似。纳差、乏力、恶心、呕吐和黄疸是常见的表现;20% 的患者没有黄疸。发热、皮疹和嗜酸粒细胞增多并不多见。大多数病例在停药后症状消失,没有后遗症出现。有数例致死性肝坏死的报道,有一份报道病死率达 19%,肝损伤的出现与患者的特异性体质有关。但是,患者缺乏超敏反应的表现及出现肝损伤以前服药时间较长,表明与患者的代谢性特异质有关而非免疫特异质。

六、咪康唑

咪康唑尚无引起严重不良反应的报道,但是可见血清氨基转移酶水平的增高。在动物模型中能引起狗的 ALT 和 ALP 增高,但在老鼠中却未见到,表明可能有物种决定的特异性存在。

七、克霉唑和益康唑

克霉唑和益康唑也是咪唑类的衍生物,通常用于治疗皮肤真菌感染。口服克霉唑能引起 5%~10% 患者出现黄疸、ALP 和氨基转移酶升高。有 1 例益康唑引起的肝炎报道。

八、三唑类抗真菌药

三唑类抗真菌药物包括氟康唑、伊曲康唑、伏立康唑、泊沙康唑和艾沙康唑等。肝脏毒性在三唑类抗真菌药物应用中很常见,但常常是无症状性,并且一旦药物停用,损伤为可逆性。伊曲康唑引起的肝损伤多以小叶间胆管胆汁淤积型肝损伤为特点,但也有报道肝损伤为混合型,既有胆汁淤积又有肝细胞损伤。有文献报道,伊曲康唑的肝功能损伤发生率约为 31.5%,在侵袭性深部真菌感染的治疗药物中是最高的。而氟康唑主要以原型在尿液中排出,因此显著的肝损伤很罕见。在使用氟康唑的患者中,有 25% 会出现氨基转移酶的升高。也有出现黄疸的报道。在艾滋病患者更易出现肝损伤。

伏立康唑是一种新型的三唑类抗真菌药物,同样存在肝损伤的不良反应。早年的临床实验中观察到其肝毒性发生率为 11.7%~18.9%,近期报道在日常应用中,肝酶的升高更为常见,发生率为 36.4%~68.6%,特别是口服用药的患者,发生率更高。大多数为无症状性肝酶升高,也有少数患者发生了危及生命的急性重型肝炎。至少有 2 项独立的研究证明肝功能异常和伏立康唑血浆浓度高于 6 mg/L 相关,伏立康唑血浆浓度每上升 1 mg/L,肝脏不良反应发生率上升 7%~17%。但是不同患者之间的伏立康唑血药浓度变异率很高,可能和其代谢酶 CYP 同工酶,如 CYP2C19、CYP2C9 和 CYP3A4 等在人群分布的多态性有关,但是目前还没有一致的结论。

九、棘白类抗真菌药

新一类的棘白类抗真菌药物包括卡泊芬净、米卡芬净和阿尼芬净。在一项卡泊芬净作为一线药物治疗血液系统疾病患者侵袭性真菌病的 II 期临床试验中,可能和用药相关的肝功能异常发生率为 9%(12/129),表现为 AST 升高、ALP 升高、γ-谷氨酰转肽酶升高或黄疸,但是均未影响继续治疗。

在儿科患者中,肝功能异常,特别是 ALT 和 AST 升高是最常见的药物相关实验不良反应事件,ALT 最高可达 434 U/L,AST 最高可达 570 U/L。不过这些指标在继续治疗过程中或随访期间可自行降至正常水平,并不影响治疗。

米卡芬净的肝损伤大多表现为氨基转移酶升高和(或)黄疸,发生率约 2.3%。欧洲药品管理局的药品说明书中提出了黑框警示,基于在大鼠试验中发现的长期、超剂量使用(相当于一个人以 7.5 倍正常剂量连续使用 10 年)时发现肝细胞变异灶现象,但在已上市地区使用,尚无严重不良反应和肝细胞变异灶发现。

在一项患者总数为 595 人的卡泊芬净和米卡芬净的头对头比较研究中,两种药物的各项不良反应发生率均未见显著差异。

十、特比萘芬

特比萘芬是 1996 年美国 FDA 批准特比萘芬连

续疗法用于治疗皮肤癣菌性甲真菌病。特比萘芬引起的无症状性肝酶升高（超过正常上限2倍）约3.3%,症状性肝酶升高发生率1:(4.5万~12万),多见于超过50岁的患者。肝损伤的主要类型是胆汁淤积型肝炎,并有不同程度的肝细胞损伤,肝组织活检也支持上述病变,偶有暴发性肝功能衰竭报道。肝损伤多出现在用药后4~6周,停药后的恢复期较长(1~15个月)。特比萘芬导致肝损伤的机制还不清楚,可能源于药物的直接毒性,也可能是通过独特的免疫学和代谢机制导致机体特发性反应。最近发现通过肝酶形成的特比萘芬烯丙基乙醛(TBF-A)代谢物可能有直接肝毒性。有研究发现特比萘芬的N-脱烷作用产物与TBF-A相似。最近还有文献报道特比萘芬可以抑制CYP2D6,有可能通过该代谢途径引起肝损伤。特比萘芬的肝损伤没有必要夸大,但是应该谨慎用药。一般有慢性或活动性肝病的患者应避免使用,曾有来自中国台湾的报道,1位慢性乙型肝炎患者在使用特比萘芬后发生自身免疫性肝炎。推荐基线肝功能检查作为常规检查。在美国持续应用特比萘芬超过4~6周时,常规监测肝功能。

在浅部真菌病治疗中,头对头研究比较发现,剂量250 mg/d特比萘芬持续疗法的肝脏安全性比伊曲康唑大剂量持续使用安全性好,而特比萘芬间断疗法并不减少肝损伤的风险。

（高　岩　张文宏）

第5节　抗原虫药物相关的肝损伤

一、抗疟疾药物

根据作用环节,抗疟药主要分以下几类:① 主要用于控制疟疾症状的抗疟药,如氯喹、青蒿素及其衍生物、奎宁、甲氟喹、咯萘啶、本芴醇。② 主要用于控制疟疾复发和传播的抗疟药,如伯氨喹。③ 主要用于疟疾预防的抗疟药,如乙胺嘧啶、磺胺类。

（一）氨酚奎

从20世纪50年代以来,氨酚奎一直被用来预防和治疗疟疾和风湿病。40年前,第1例氨酚奎能引起肝细胞损伤和粒细胞减少的病例被报道。它能引起严重的肝损伤,甚至导致死亡。症状出现时间可以早到用药后10 d,或晚到用药后1年。这些副作用的发生往往使患者不能耐受而停药。

（二）氯喹

氯喹是一种已知的4-氨基喹啉。除了作为抗疟药物,氯喹还因其免疫调节活性被应用于如类风湿关节炎、系统性红斑狼疮等自身免疫性疾病的治疗。在2020—2023年的新冠病毒感染疫情期间,也被试用于2019-nCoV感染。氯喹在肝脏代谢,10%~15%以原型经肾排泄,约8%随粪便排泄。氯喹在抗疟疾治疗中提示较好的安全性,临床使用过程中较少引起血清氨基转移酶升高或明显的ALI[38]。在急性卟啉症和皮肤卟啉症的患者中,氯喹可引起急性血清氨基转移酶升高,有时会导致黄疸。动物模型试验表明,氯喹可通过促进肝脏炎性细胞因子的分泌、抑制自噬作用而加剧自身免疫性肝损伤和酒精诱导的肝损伤,也可通过抑制炎症和诱导细胞凋亡来改善四氯化碳诱导的小鼠ALI[39-41]。

（三）奎宁

奎宁是一种古老的药物。虽然未经详细评估,但几乎没有证据表明慢性奎宁治疗与血清氨基转移酶升高有关。然而,有病例报道提示奎宁的急性过敏反应,包括肝脏受累。此类反应通常出现在治疗1~2周后,但亦可以出现在停药后再次使用奎宁后24 h内。临床表现为疲劳、恶心、呕吐、弥漫性肌肉疼痛、关节痛和高热。疾病早期生化检测显示血清氨基转移酶和碱性磷酸酶水平升高,以及轻度黄疸,且即使停用奎宁,黄疸仍会加深数日。其血清酶升高的模式是典型的胆汁淤积型或混合型。皮疹并不常见,嗜酸性粒细胞增多也不典型,尽管有其他过敏症状（发热、关节痛）。自身抗体通常为阴性。肝脏活检通常显示轻微的损伤和小的上皮样肉芽肿,此类特征性病理改变常见于系统性超敏反应中的多个器官。类似的肝损伤的临床特征也出现在奎尼丁,奎尼丁是奎宁的一种光学异构体,主要用于抗心律失常。

（四）青蒿素

青蒿素及其衍生物与较低的血清氨基转移酶升高率(1%~4%)有关,通常为无症状、轻至中度和自限性,甚至持续治疗往往得以缓解。在大多数研究中,青蒿素治疗期间的血清ALT升高率与使用对比药物的患者相似。服用青蒿素衍生物的患者发生特发性ALI的报道越来越多。然而,大多数严重的肝损伤病例发生在同时服用其他抗疟药物的患者身上,其中一些药物已知具有肝毒性（阿莫地喹、磺胺甲噁唑、磺胺嘧啶/乙胺嘧啶）。损伤通常发生在服用青蒿素后的几天到几周内,血清酶升高的模式通常为肝细胞损伤型。超敏反应的特征如皮疹、发热和嗜酸性粒细胞增多是不常见的,自身抗体也未被描述。症状可类似于急性病毒性肝炎,且肝炎可很严重,已报道过几例致命病例或需要紧急肝移植的病例。然而,由于青蒿素衍生物导致的临床明显肝损伤非常罕见,在几个疟疾治疗的大型临床试验中没有报道。大多数已发表的关于青蒿素肝毒性的报道都与使用含有青蒿素的草药补充剂和延长治疗有关[42-47]。

(五)伯氨喹

尽管伯氨喹已使用超过 50 年,但未发现伯氨喹与显著的血清氨基转移酶升高或临床明显的 ALI 有关。不过,伯氨喹可导致 G6PD 缺乏症患者溶血,表现为轻度黄疸[48]。

(六)磺胺多辛-乙胺嘧啶

磺胺多辛-乙胺嘧啶在临床上可引起明显的、特发性的肝损伤,以药物过敏或超敏性为主要特征,这是磺胺类肝毒性的典型表现。典型的发病是在开始用药的几天或几周内突然出现发热和皮疹,随后出现黄疸。损伤的类型是典型的胆汁淤积型或混合型,可表现为复杂的和长期的肝损伤。这种药物组合也与伴有明显肝细胞损伤的 ALF 病例有关。然而,除非胆汁淤积很严重,大多数病例在 2~4 周内迅速消退。可伴有对磺胺类药物表现为轻度 ALT 升高而无黄疸的过敏反应,并可伴有肝肉芽肿。药物的再次暴露可导致更迅速地发生肝损伤,应加以避免(其他磺胺类药物的使用也应如此)。目前尚不清楚乙胺嘧啶本身是否能导致肝损伤,这主要是因为它仅与磺胺类药物联合使用。

二、抗阿米巴药物

(一)甲硝唑和替硝唑

替硝唑与甲硝唑同属硝基咪唑类,对原虫(溶组织阿米巴、阴道滴虫等)和厌氧菌有良好活性。此二药引起肝损伤的概率较小,但甲硝唑经肝代谢,同时应用苯妥英、苯巴比妥等诱导肝微粒体酶的药物,可加速本品排泄,使血药浓度下降,而苯妥英的排泄减慢。同时应用西咪替丁等减弱肝微物体酶活性的药物,可减缓药物的清除,延长本品的半衰期。肝功能减退者则可出现药物蓄积,故应酌情减量;亦有单药或联用其他药物导致肝损伤的个案报道[49,50]。

(二)依米丁

本品排泄缓慢,易蓄积中毒,不宜长期连续使用。临床上使用依米丁和去氢依米丁未见肝损伤报道,但有报道认为大剂量依米丁可以引起肝脂肪变性。

三、其他药物

喷他脒仅用于对锑剂有耐药性或不能用锑剂的黑热病(利什曼原虫病)和卡氏肺孢子虫病(首选药为复方磺胺甲噁唑),也被用来治疗锥虫病、血吸虫病。偶可引起可逆性肝肾功能损害[51-53]。在艾滋病患者中,喷他脒可引起 30% 的患者氨基转移酶升高。在接受 2~3 周治疗的肺孢子虫肺炎患者中,喷他脒与 9%~15% 的血清氨基转移酶升高有关[54]。临床上也有明显肝损伤的报道,但通常伴有其他多种严重并发症,如呼吸衰竭或肾衰竭和胰腺炎。损伤发生在开始治疗后的几天内,其特征是急性重型肝炎,血清氨基转移酶水平显著升高,凝血酶原时间迅速延长,黄疸很少或没有。此种损伤若能恢复,则通常是快速且完全的。

(蔡大川)

第6节　抗蠕虫药物相关的肝损伤

一、锑剂

锑剂被用来治疗寄生虫已有 50 年的历史,主要副作用是心脏毒性和肝脏毒性。历史上曾广泛用于血吸虫病治疗的有效药物是酒石酸锑钾,但因其毒性大、疗程长、必须静脉给药等缺点,限制了其在临床的应用。

二、吡喹酮

目前在临床应用的主要是吡喹酮,该药具有高效、低毒、疗程短、能口服等优点,现已完全取代了酒石酸锑钾在临床上的应用。吡喹酮治疗与高达 27% 的患者血清氨基转移酶水平升高有关,但这些异常是自限性的。吡喹酮很少与临床明显的肝损伤有关,常伴有皮疹、发热等超敏反应。在一项来自中国的大型回顾性调查中,2.5 万名接受吡喹酮治疗的患者中只有 2 人在治疗后出现黄疸。关于吡喹酮长期治疗的研究很少,大多数对照试验仅使用 1 d 疗程,没有监测血清氨基转移酶。然而,在日本血吸虫病流行的中国,作为大规模控制策略的一部分,数以百万计的人接受了吡喹酮治疗。吡喹酮预防性治疗和钉螺控制相结合已导致人群感染流行率显著下降,但没有明显的毒性证据[55]。因此,轻度 ALI 可伴有全身对吡喹酮的超敏反应,但过敏反应和肝损伤往往都是短暂的,即使没有特异性治疗,也能迅速缓解。吡喹酮引起患者重度不良反应的发生率较低,且大部分为可逆性,但其引起的后果可以非常严重,如眩晕、晕厥、瘫痪抽搐、赫氏反应、消化道出血等,甚至死亡。有报道在晚期血吸虫病患者,吡喹酮治疗后出现肝功能受损加重、黄疸、腹水程度加重、肝性脑病等[56-59]。

三、阿苯达唑

阿苯达唑为一高效低毒的广谱驱虫药,临床可用于驱蛔虫、蛲虫、绦虫、鞭虫、钩虫、粪圆线虫等。阿苯达唑可引起严重的肝细胞损伤,氨基转移酶升高发生率为 20%,5% 的患者由于严重的肝功能异常而停药。在接受治疗数周以上的患者中,阿苯达唑治疗与血清氨基转移酶水平短暂性和无症状升高相关,患者比例高达 50%。这些异常在停止治疗后迅速改善,很少需要进一步处理。阿苯达唑也与临床上罕见的明显肝损伤有关。肝损伤通常发生于开始治疗之后的数日内到最长可达 2 个月,或在多疗程治疗中出现得更快。此类肝损伤亦可出现于阿苯达唑短期疗程(1~3 d)后 1~2 周。血清酶升高的模式是典型的肝细胞损伤型或混合型。可同时出现过敏症状(如皮疹、发热、嗜酸性粒细胞增多),但不明显。大多数病例病情轻微,一旦停止用药,恢复速度明显加快。再次暴露后的快速复发也有报道,但其严重程度无差别。ALF 导致紧急肝移植或死亡的病例也有发生[60-63]。

四、甲苯咪唑

甲苯咪唑在人体和动物中都能引起肝细胞损伤。尽管有些病例有过敏的临床表现,但大部分临床表现提示还是由于药物的肝脏毒性引起的。使用典型剂量的甲苯咪唑并没有与血清酶升高相关,尽管治疗时间通常很短,很少有监测酶升高的情况。在大剂量治疗(有阿苯达唑后现在很少使用此种疗法)时,血清氨基转移酶水平会升高达正常水平的 2~10 倍,但通常耐受性良好。亦有罕见的由甲苯咪唑引起 ALI 的报道,特别是当重复或高剂量使用时。在初次开始或重新开始治疗的几天内,发病通常伴有发热和不适。血清酶升高的模式是典型的肝细胞损伤型,黄疸很少见。停止治疗后,这些异常通常会迅速消失。可出现典型的过敏症状(皮疹、发热和嗜酸性粒细胞增多),肝活检可显示肉芽肿[64-66]。

五、其他

左旋咪唑在个别患者可有白细胞减少症、剥脱性皮炎及肝功能损伤。在妊娠早期、肝功能异常及肾功能减退的患者慎用,故在肝炎活动期忌用。

噻嘧啶由于口服后很少吸收,故全身毒性很低。

(蔡大川)

参考文献

请扫描二维码
阅读本章参考文献

第46章

麻醉剂相关的肝损伤

根据麻醉方式的不同,全身麻醉剂可分为静脉麻醉剂和吸入性麻醉剂。以丙泊酚为代表的静脉麻醉剂所引起的肝损伤相关研究多停留在动物实验阶段,临床研究关注重点则在对围手术期神经系统的影响和缺血再灌注损伤,临床可证实的相关肝损伤仅有个案报道[1-6]。因此本章重点介绍吸入性麻醉剂引起的肝损伤。

1846 年乙醚的应用成为现代麻醉学划时代的开端,自此,吸入性麻醉剂队伍逐渐发展壮大,氯仿、氟烷、异氟烷、安氟烷、地氟烷及七氟烷先后应用于临床。吸入性麻醉剂以挥发性气体的形式经呼吸道进入体内,通过肺泡入血,透过血脑屏障到达中枢神经系统,从而发挥麻醉作用。因其具有麻醉诱导迅速、价格便宜、可控性强及不良反应较小等优点,应用越来越广泛。但伴随着使用量的逐渐增加,其引起的肝损伤也如影随形。

氯仿为已知具有潜在肝毒性的药物,可引起致死性黄疸肝炎,临床已不再使用。乙醚对肝脏几乎没有毒性,但由于技术原因(如易燃和易爆),也已被含氟吸入性麻醉剂所取代。含氟吸入性麻醉剂属卤代化合物,其引起肝损伤的共同机制为:卤代化合物在肝内经细胞色素 P450 代谢,生成具有化学活性的中间代谢产物——酰化物,不同种类的酰化物与肝细胞的某些脂质或蛋白质类细胞大分子共价结合,触发易感者特异性免疫应答,从而引起麻醉剂相关肝损伤。

一、卤代类吸入性麻醉剂的代谢

卤代类化合物主要代谢器官为肝脏,其在体内的代谢率取决于药物的吸收量,并与在血浆和组织中的溶解度相关(表 46-1)[7]。

(一)氟烷

氟烷代谢率为 20%(表 46-1),经氧化及还原两种途径代谢,由 CYP 同工酶催化完成[8],其中 CYP2E1 是最重要的代谢同工酶[7]。研究证实,氧化代谢是氟烷生物转化的主要途径,正常条件下,多达 1/3 的氟烷通过该途径代谢[9,10]。在高氧浓度(>21%)状态下(如外科手术麻醉过程中),氟烷生物转化的主要途径即为氧化代谢,主要催化酶为 CYP2E1 和 CYP 2A6:氟烷与酶结合后,氧化降解为化学活性产物三氟醚乙酰氯化物(CF3COC1),与水发生反应生成三氟乙酸盐,经泌尿系统排出体外。在此过程中,部分 CF3COC1 小片段与细胞磷脂及蛋白质的 ε-3 氨基共价结合,生成三氟乙酰化脂质及蛋白质加合物,成为自身免疫性肝损伤的半抗原。在低氧浓度(10% ~ 14%)状态下,还原代谢则发挥主要作用,主要通过 CYP 2A6 和 CYP 3A4 两种同工酶进行催化:氟烷与酶结合后,被一个单电子还原,形成三氟醚氯溴乙基基团,再经一系列化学反应及生物转化,生成活性产物,通过脂质过氧化作用与细胞大分子(包括脂质及蛋白质)共价结合,经泌尿系统或转化为挥发性代谢产物排出体外[11-14]。

(二)安氟烷及异氟烷

安氟烷和异氟烷经氧化途径进行代谢,不参与还

表 46-1 以血/气分配系数表达的溶解度及卤代类麻醉剂的代谢率

药物	血/气分配系数	代谢率(%)
氟烷	2.30	20
安氟烷	1.80	2.0
异氟烷	1.41	0.2
地氟烷	0.42	0.01
七氟烷	0.69	3~5

原代谢反应,CYP2E1 亦为其代谢同工酶。安氟烷及异氟烷经氧化及脱卤作用[15,16],生成酰化活性代谢中间产物,其中大部分与水反应,生成酸性物质或无机氟化物,经肾脏排泄;另有一部分与肝细胞蛋白质结合,形成三氟乙酰化蛋白质加合物[17-19],成为半抗原。

由于安氟烷的代谢率为 2%~4%,异氟烷仅为 0.2%(表 46-1),因此两者所生成的酰化物浓度非常低,难以与肝细胞蛋白形成一定量的加合物。

(三)地氟烷

地氟烷是所有卤代类吸入性麻醉剂中生物转化率最低的,其血/气分配系数为 0.42,代谢率仅为 0.01%,是氟烷的 1/2 000(表 46-1),体内消除时间明显短于其他吸入性麻醉剂。虽然地氟烷非常难以生物降解,但在尿中仍可检测到三氟乙酸代谢产物[20],提示存在氧化代谢通路。由于其生物转化率极低,所能产生的类似于氟烷代谢的酰化物非常少,迄今为止,体内研究并未观察到存在蛋白质加合物。

(四)七氟烷

七氟烷的体外代谢率显著高于其他卤代类吸入性麻醉剂,但由于其在血液和组织中的可溶性非常低,血/气分配系数仅为 0.69,因此体内代谢程度并不高,代谢率仅为 3%~5%(表 46-1)。

七氟烷的代谢同样由 CYP2E1 同工酶催化,最终生成六氟异丙醇(HFIP)[21]。HFIP 占七氟烷有机代谢物的 85%[22],其蛋白质结合能力明显低于三氟乙酰化物,不会与肝细胞蛋白形成乙酰化蛋白质加合物,因而肝细胞毒性明显降低。此外,HFIP 不会累积,而是迅速进行 II 期生物转化,形成 HFIP-葡糖苷酸,经尿液排出体外,排泄速度远超氟烷。

也有文献报道,七氟烷在 CYP2E1 的作用下少量代谢为三氟乙酰化活性中间体,并与多种胞质内蛋白质结合,形成潜在的免疫原性加合物,其诱导的抗体在七氟烷麻醉后的患者和一部分暴露于吸入性麻醉剂的医护人员中发现[23]。

二、卤代类吸入性麻醉剂所致肝损伤

(一)氟烷

研究人员用兔子作为动物实验模型,发现氟烷麻醉后存在药物相关适应性免疫应答,这种现象在氟烷性肝炎患者中也得到证实[24]。此外,先将氟烷性肝炎患者血清中针对正常肝抗原的抗体进行吸附,再加入正常人的肝细胞与暴露于氟烷的兔肝细胞共同孵化,也证实存在上述抗体依赖性细胞介导的细胞毒作用(ADCC)[25]。这些发现提示氟烷性肝炎患者血清中的抗体介导了细胞毒性反应。研究证实相关抗体主要为 IgG 抗体,对抗原的应答具有特异性,靶抗原位于肝细胞表面,是一类暴露于氟烷后被以某种方式修饰过的分子[26,27]。这些发现提示患者首次暴露于氟烷后,对氟烷诱导的抗原免疫应答被激活,再次暴露后可能发生氟烷性肝炎。

研究表明,兔、大鼠和人类暴露于氟烷后肝组织内均有不同程度的微粒体蛋白新生抗原表达[27-32],这些新生抗原系在 CYP 的作用下由氟烷氧化代谢而生成[29,31]。这一过程有高活性中间体参与,可被氟烷性肝炎患者的抗体识别,含有共价结合的三氟乙酰基(与载体蛋白赖氨酸残基上的 ε-氨基相连接),由大量三氟乙酰化蛋白构成[29,30]。目前已发现可被氟烷性肝炎患者的抗体所识别的表位,包含三氟乙酰基和靶蛋白,这些靶蛋白多为位于内质网(ER)腔中的外周膜蛋白,具有独一无二的结构特征[29]。三氟乙酰化肝脏靶蛋白可通过氨基酸序列分析和(或)cDNA 克隆进行确认[33-42]。由于 CYP2E1 活性位点位于内质网的胞质面,而靶蛋白在管腔内,推测二者相互作用需经三氟乙酰氯化物跨双层脂膜弥散来完成[43]。

血清中存在高水平自身抗体是氟烷性肝炎患者的特征性表现[34-37,40],体外细胞毒性研究表明其可介导肝细胞损伤[44]。但通过 ELISA 方法对儿科麻醉医师进行的大队列血清检测证实,某些肝功能正常的麻醉师体内含高水平抗 CYP2E1 和 Erp58 自身抗体[45],意味着至少对这两种蛋白质的自身抗体应答不是引起氟烷性肝炎的致病原因。尽管如此,自身抗体的存在仍有可能加剧以三氟乙酰化肝脏蛋白表位为靶目标的免疫介导的肝损伤。一些研究结果表明,环境暴露于氟烷、异氟烷和地氟烷的人,以及麻醉暴露后的健康人群所产生的抗体为 CYP2E1 特异性 IgG1 自身抗体,而在麻醉剂诱导的特异性药物性肝损伤患者中则可见 CYP2E1 特异性 IgG4 自身抗体水平显著升高[46]。

除 CYP2E1 和胞质内谷胱甘肽 S-转移酶(GST)外,其他各种三氟乙酰化靶蛋白的正常细胞功能均与氟烷代谢无关。大多数靶蛋白为质量控制系统的关键组成部分,负责校对内质网中新合成的蛋白质[47]。该系统在确保细胞功能的精准性和发生中毒缺陷后进行修复的过程中发挥着重要作用。蛋白质的三氟乙酰化可降低肝细胞内质网中质量控制系统的活性,动物实验和人类氟烷性肝损伤的发生机制可能与此有关。

（二）安氟烷、异氟烷及地氟烷

免疫印迹法证实，经安氟烷或异氟烷麻醉后的大鼠，肝组织中存在与氟烷相似的微粒体蛋白新生抗原[18,48]，但表达水平明显低于氟烷，其顺序依次为氟烷>安氟烷>异氟烷[18,48,49]，与CYP介导麻醉剂的代谢程度一致[50]。以三氟乙酰化兔清蛋白免疫试验兔，提取出抗三氟乙酰化蛋白兔抗血清，可以识别出与安氟烷和异氟烷有关的新生抗原[18,48,49]。此外，氟烷性肝炎患者的抗体可识别来源于安氟烷的新生抗原[48]。在2例异氟烷麻醉后发生肝炎的患者血清中检测出抗三氟乙酰化蛋白新生抗原抗体，推测与异氟烷麻醉有关[51,52]。这些数据表明，安氟烷和异氟烷均可能通过类似于氟烷性肝炎的免疫过程引起肝损伤，从而为麻醉剂之间交叉致敏的临床病例提供了理论基础[18,48]。尽管如此，仍有许多发生过氟烷性肝炎的患者顺利使用安氟烷和（或）异氟烷进行麻醉，并未发生交叉致敏，推测系安氟烷和（或）异氟烷麻醉后肝脏新生抗原表达水平较低，不足以触发免疫反应。

在疑似地氟烷性肝炎患者的血清中检测到能识别三氟乙酰化肝脏新生抗原的抗体[53,54]。鉴于地氟烷的化学结构及CYP介导的代谢通路，推测暴露于这种麻醉剂后，肝脏中很可能会产生三氟乙酰化新生抗原。由于地氟烷的代谢程度有限，新生抗原的表达水平应该非常低[49]，因此，接触地氟烷后发生免疫介导肝损伤的风险极小。

（三）七氟烷

在七氟烷麻醉后出现肝损伤的病例个案中，通过体外淋巴细胞转化实验发现存在七氟烷免疫致敏证据[55,56]，表明七氟烷可能通过免疫机制引起肝损伤。但迄今为止，体内外试验均无法证实肝脏蛋白新生抗原的存在。

三、卤代类吸入性麻醉剂诱导肝损伤机制

现有数据表明，氟烷性肝炎的发生是由于易感个体暴露于氟烷后，产生了针对三氟乙酰化肝脏蛋白新生抗原的获得性免疫，当患者再次接触氟烷时，介导产生肝损伤。免疫介导肝损伤的发生机制尚不明确，可能涉及T细胞介导和（或）抗体依赖的免疫过程。观察发现，地氟烷、安氟烷和异氟烷之间存在交叉致敏作用，推测也是通过相似的获得性免疫机制引发肝损伤。目前尚不清楚七氟烷如何引起人类肝损伤，推测与其他吸入性麻醉剂的免疫介导机制相似。

25%～30%患者在氟烷麻醉后很快出现轻度的短

时肝损伤，但在体内并未检测到能识别三氟乙酰化肝脏抗原的抗体，其对三氟乙酰化肝脏抗原的适应性免疫应答并不明显，推测发生轻度氟烷性肝损伤与发生氟烷性肝炎的作用机制不同。例如，在对氟烷处理过的小鼠所进行的研究中发现，氟烷引起轻微肝损伤与肝脏蛋白的三氟乙酰化诱导的应激反应有关[57-60]。

为什么暴露于氟烷或其他吸入性麻醉剂后只有极少数人表现为对三氟乙酰化蛋白新生抗原的适应性免疫应答并引起免疫介导的严重肝损伤，而大多数人则不会出现这种情况？推测可能与代谢和免疫易感因素等均有关。

（一）代谢因素

CYP2E1催化吸入性麻醉剂的代谢生物活性，而谷胱甘肽（GSH）和其他细胞亲核物质对所产生的活性中间体进行解毒[61]，二者之间的平衡可能是影响代谢易感性的关键因素。由于人群中CYP2E1活性、GST活性和（或）肝脏GSH水平存在个体差异，因此代谢易感性不同，从而导致代谢物修饰的肝脏新生抗原表达水平存在个体差异[30,61]。对实验动物中各种半抗原化自体蛋白免疫应答的实验表明，半抗原基因的密度和半抗原化蛋白的浓度在打破对自体蛋白的免疫耐受中发挥着重要作用[62]，吸入性麻醉剂新生抗原表达水平相对较高的患者，其发生抗原诱导免疫反应的风险可能更大，更易发生免疫介导的肝损伤。由于安氟烷或异氟烷代谢程度明显低于氟烷，新生抗原表达水平低，因此二者引起肝损伤的发病率明显低于后者。而肥胖可诱导CYP2E1活性[63]，并且由于氟烷可贮存在人体脂肪组织内，故肥胖者氟烷在体内潴留时间较长，接触时间相对延长，敏感性增强，因而发病率较高且预后较差[64]，因此肥胖成为氟烷性肝炎的独立危险因素。对11例氟烷性肝炎患者的研究发现，与对照组相比，这类患者的淋巴细胞对来源于苯妥英的亲电子活性代谢产物的敏感性存在异常[65]，这一研究结果也支持代谢易感因素的存在。另在4名患者的19名家庭成员的淋巴细胞中也发现了此类异常，提示他们都对活性中间体的解毒能力存在缺陷并具有遗传性[65]。有报道3位有血缘关系的女性接触氟烷后都发生了肝损伤，提示存在遗传易感因素[66]。

（二）免疫学因素

研究表明，位于蛋白质上的三氟乙酰化表位在结构和化学功能上与线粒体丙酮酸脱氢酶（pyruvate dehydrogenase，PDH）和其他2-酮酸脱氢酶蛋白的E2亚单位中含有的酯酰赖氨酸区域非常相似[69]，而可

被氟烷性肝炎患者的抗体识别的表位也有这种分子模拟现象[66,69]。这种结构相似性可能会引起对三氟乙酰化蛋白表位的免疫耐受,并有助于解释为什么"正常人"暴露于氟烷和其他吸入性麻醉剂时不发生新生抗原诱导的免疫应答或免疫介导的肝损伤。在一组 19 例肝脏样本中观察到,丙酮酸脱氢酶 E2 亚单位表达水平存在明显个体差异,在 7 例氟烷性肝炎患者中,5 例肝活检样本中观察到该蛋白质表达水平异常低下[70]。鉴于此,有人提出,对氟烷性肝损伤(及其他吸入性麻醉剂引起的肝损伤)易感可能是由于某些个体表达 PDH 和相关蛋白质的酯酰化 E2 亚单位水平异常低下,因而对三氟乙酰化蛋白表位的免疫耐受存在缺陷[68-70]。对三氟乙酰化蛋白表位的免疫耐受也可能是免疫调控网络的一部分,动物实验表明这部分功能紊乱可以诱发免疫介导的肝损伤。

Matzinger 提出了危险假说,对自身免疫性疾病中的免疫耐受缺失进行了解释[71]。根据这一假说,当抗原在有危险信号(如细胞损伤)的情况下被递呈给免疫系统时,就会触发免疫应答;但如果没有危险信号,则不会触发免疫应答。其他研究者也认为,此观点有助于解释包括麻醉剂引起的肝损伤在内的很多免疫介导的药物不良反应[72,73]。

(三)其他因素

除了公认的代谢和免疫因素外,吸入性麻醉剂引起肝损伤的作用机制还有钙失衡[74]及线粒体直接损害等学说[75,76]起到了很好的补充作用。但这些研究均局限在动物实验阶段,由于伦理学等原因,进行临床试验还有很大困难。

四、卤代类吸入性麻醉剂诱导肝损伤表现

(一)氟烷

与氟烷性肝损伤敏感性相关的因素包括:氟烷接触史、肥胖、性别、年龄、遗传因素、暴露于 γ 射线、缺氧、甲状腺功能亢进、嗜酒及服用某些药物。

女性发生肝损伤的比率相对较高,尤其是中老年及肥胖女性。多项研究证实,儿童的敏感性远低于成人,大多数患者的发病年龄在 40 岁以上。

氟烷诱导的肝损伤病情多数较轻,30% 以上仅肝功能异常而无肝炎相关症状[77,78],血清学检查亦未发现免疫激活证据。氟烷性肝炎典型患者首发症状包括全身乏力、纳差、恶心和上腹不适。多伴有无法解释的迟发型发热,部分伴非特异性皮疹和(或)关节疼痛,继而出现氨基转移酶明显增高及黄疸[79-81]。

黄疸出现时间差异很大,多为迟发型,通常在手术后 2~21 d 内出现,部分病例可在 28 d 后才出现[82]。某些患者会发生非常严重的肝损伤,甚至发展为急性肝衰竭(ALF),需进行肝移植才能挽救生命。当然,多数情况下氟烷性肝炎预后良好,急性肝损伤通常为自限性,在 4~8 周内肝功能恢复正常,并不会进展为肝功能衰竭,若能避免进一步接触氟烷及与其结构相似的麻醉剂,也不会进展为慢性肝病。

绝大多数发生氟烷性肝炎的患者都曾多次接受氟烷麻醉。实验室检查显示外周血嗜酸性粒细胞和组织抗原自身循环抗体增多,细胞及体液免疫对活性代谢产物修饰的肝脏新生抗原的敏感性增强[79,83-85],这些特征表明免疫机制参与了肝损伤的发生。

氟烷性肝炎的病理特征与其他原因引起的急性肝炎类似,无特异性,炎症反应通常没有病毒性肝炎严重。常见的组织学特征为肝小叶中心性坏死,可为小叶性、多灶性至大块性坏死(主要发生在肝腺泡代谢 3 区,部分累及 2 区),同时伴肝细胞气球样变性、炎症浸润及纤维化[80,86,87]。不少患者存在脂肪浸润,部分可见结节性肉芽肿[87],部分电镜下可见线粒体膜异常[81]。

(二)其他吸入性麻醉剂

虽然其他挥发性麻醉剂引起肝损伤的发病率较氟烷低得多,但一项回顾性研究表明,异氟烷、地氟烷或七氟烷引起的肝损伤可能不像以前认为的那样罕见,1 556 例患者中有 3% 术后肝生化异常可能与吸入性麻醉剂有关,1% 的患者有明显的吸入性麻醉剂相关药物性肝损伤,ALT 升高 200~900 U/L[(5~22)× ULN]。大多数病例仅轻度异常,未见重型肝炎病例[88]。

1. 安氟烷 起效缓慢,因此主要用于与其他药物诱导后维持麻醉。安氟烷性肝炎患者的临床、生化及病理学特征与氟烷性肝炎相似,包括麻醉到出现黄疸的间隔延迟、既往接触安氟烷或氟烷史及肝衰竭病死率非常高等[89,90]。安氟烷麻醉后出现肝损伤的患者中约 70% 有该药或氟烷接触史[89],推测可能与麻醉药物之间的免疫交叉致敏作用有关。

2. 异氟烷 是安氟烷的异构体,起效快,弥散迅速,被广泛认为是更安全的药物,肝毒性风险较低。与氟烷和安氟烷相比,该药物的肝毒性较小,相关肝损伤仅见零星报道[91-97],临床表现和病理学特征与氟烷性肝炎相似。这些患者往往多次接触吸入性麻醉剂,女性及肥胖者高发,可出现严重的小叶中心性肝细胞损伤[95],血清中可检测到三氟乙酰抗体[96,97],

表明其发病机制与免疫有关。

3. 地氟烷 是所有卤代类吸入麻醉剂中生物转化最低的。由于其在肝脏代谢率非常低，对肝功能不全的患者或许是一种最理想的麻醉剂。Toprak等[98]就地氟烷和异氟烷在肝脏切除术患者维持麻醉进行了对比试验，结果表明地氟烷组患者术后AST、ALT、TBiL结果均优于异氟烷组。有学者认为在肝硬化患者麻醉中，地氟烷比氟烷更为合适[99]。不过地氟烷麻醉后肝损伤的发生虽然十分罕见，但报告也在逐渐增多[54,100-104]。

4. 七氟烷 诱导的肝损伤为数不多，严重程度从无症状和暂时性氨基转移酶升高，到自限性急性肝炎样反应，甚至发生ALF[105]。严重程度和预后可能与部分患者年龄有关，老年人较严重，儿童较轻且较少见。肥胖可能既是诱发因素，也是结果的预测因素。七氟烷暴露引起的慢性肝损伤尚未见报道。有2例七氟烷麻醉后引起严重肝损伤的病例报道：患者在首次接受七氟烷麻醉时，均未出现肝功能异常，但再次接受后出现了严重肝损伤，其中1例甚至因肝功能衰竭而不得不接收肝移植[106,107]。因此，患有七氟烷诱导的肝炎患者应警惕将来不要暴露于卤代类吸入性麻醉剂。有意思的是，动物研究发现七氟烷可以通过下调炎症相关因子LFA-1（lymphocyte function-associated antigen-1）和MAC-1（macrophage-1 antigen）表达，对脓毒症造成的肝损伤起到保护作用[108]；还有研究发现，七氟烷可减轻失血性休克猪肝损伤[109]，分析机制可能为：七氟烷抑制了失血性休克引起的肝窦内皮细胞和库普弗细胞的活化，减少了IL-6和TNF-α的分泌，从而抑制了肝组织炎性反应，减轻了肝损伤。这些结果对七氟烷在肝损伤患者中的应用可能具有一定意义。

吸入性麻醉剂在多种麻醉管路所使用的材料中具有高度溶解性，可被吸收入管路中，在后续的麻醉过程中随不同的麻醉剂一同挥发出来。被氟烷污染过的麻醉管路与有氟烷性肝炎病史者再次发生肝功能异常有关，此类患者在手术麻醉时无意中又接触了麻醉管路中的氟烷而发生肝损伤[110]。各种麻醉剂的代谢程度差异很大，管路污染问题虽然不起眼，但也可能致敏，应引起足够重视。

类似于麻醉诱导的肝损伤的临床特征可由急性病毒性肝炎、既往慢性肝病加重、输血后溶血、缺氧引起的肝损伤（由血管收缩、休克、缺氧、心脏骤停缺血引起）、其他肝毒性药物（抗生素、抗抑郁药、吩噻嗪类、苯妥英、抗凝剂等）引起的低血压或肝损伤引起，因此麻醉剂诱导的肝损伤的诊断是一种排除性诊断，排除其他病因至关重要。

五、总结

现有证据表明，由于代谢与免疫易感性等一系列复杂因素的存在，使某些接受麻醉患者发生了肝损伤。目前临床使用的各种吸入性麻醉剂都可能引起肝损伤，其发病率高低与每种麻醉剂的代谢生物活化程度相关。目前广受青睐的麻醉剂（特别是地氟烷、七氟烷及异氟烷）的代谢活化程度非常低，罕有肝损伤发生。氟烷诱导的肝损伤发病率略高，因而在现代麻醉实践中被新一代麻醉剂广泛取代。氟烷、地氟烷、安氟烷和异氟烷引起的肝损伤由CYP2E1介导，活性中间产物与肝脏蛋白共价结合，形成新生抗原，在易感患者中引起免疫应答，而免疫应答又与麻醉剂诱导的肝损伤作用机制有关。一系列抗体检测有助于诊断的确立。

氟烷作为现代麻醉剂，因其不良反应相对较大，在我国已基本不再使用。但氟烷是肝毒性问题最典型的卤代类吸入麻醉剂，为了预防和杜绝以氟烷为代表的吸入性麻醉剂肝毒性的发生，开发新的麻醉药并预见其肝毒性的类似性，研究氟烷性肝损伤的发生机制仍具有重要意义。

（王晓今）

参考文献

请扫描二维码
阅读本章参考文献

第47章

精神治疗药物及吸毒相关的肝损伤

精神治疗药物临床上应用十分广泛,其肝损害风险不容忽视。如何在临床上尽早识别这些药物的肝毒性,及时采取相应措施,无疑十分重要。

Livertox 资料库系统有关 DILI 的回顾性综述,曾收集1年的674篇新文献。其中神经精神药物的文献资料占16%,肝毒性前15位药物(16.5%)包括卡马西平、苯妥英和丙戊酸[1],与世界卫生组织数据库(VigiBase)收集的数据相符[2]。应指出,一些违禁和消遣药物应用甚广,这些药物大部分都是精神治疗药物[3,4]。

一、精神治疗药物所致肝损伤

精神治疗药物所致肝损伤的诊断也缺乏特异性指标或实验方法,主要是排他性诊断,依赖于病史、临床表现、实验室资料及病程等诸多因素[5]。其基本要素包括:① 起病时间;② 临床特征(包括90%以上病例的肝损伤类型),如胆汁淤积型、肝细胞损伤型抑或混合型;③ 恢复的时间及过程;④ 特定的危险因素;⑤ 排除其他疾病;⑥ 可疑药物以往的肝毒性记录。近来已对因果关系的评估作了修订以改善评估质量,进一步细化了严重程度的标准[6,7]。

判断肝损伤是否与所用精神治疗药物有关有时甚为困难。首先,临床表现缺乏特异性,无法将症状归咎于某一病因。其次,使用精神治疗药物的患者常有其特殊性,罹患其他肝病的风险确实较高,因其可能有长期酗酒、营养不良或吸毒;有增加病毒感染机会的性行为,如丙型肝炎病毒(HCV)和乙型肝炎病毒(HBV)感染,或 HBV-HDV 共感染。此外,人免疫缺陷病毒(HIV)感染者或获得性免疫缺陷综合征(AIDS)患者对精神治疗药物有很大的需求,有些患者还可能服用其他具有潜在肝毒性的药物,如 HIV 感染患者可能接受抗逆转录病毒、抗结核或抗细菌的药物治疗。因

此,这些患者在使用精神治疗药物前,可有较高的肝病患病率,一旦使用精神治疗药物后出现肝损伤,尤其当基线肝生化状况不确定时,就可能出现误诊。

药物引起肝毒性的风险取决于两方面因素,其一是药物本身的肝脏毒性特性,包括药物的化学结构、日剂量、药代动力学特点、药物相互作用及多重用药等。其二是患者个体易感性,特别是个体药物代谢相关的酶类基因发生异常(遗传多态性)、致酶活性改变、药物代谢障碍而致肝毒性加剧;以及个体组织相容性复合体基因突变。此外,包括年龄、性别、妊娠、营养不良、肥胖、酗酒等因素。

细胞色素 P450(CYP)是最主要的药物代谢酶类(Ⅰ相代谢酶)。CYP2D6 缺乏与哌克昔林(perhexiline)引起的肝毒性相关[8]。CYP2C19 缺乏可能与 Atrium 诱发的肝毒性有关[9]。Atrium 是苯巴氨酯(difebarbamate)、非巴氨酯(febarbamate)和苯巴比妥(phenobarbita)构成的复方制剂。有认为卡马西平(carbamazepine)肝毒性与Ⅱ相代谢酶 GSTM1(谷胱甘肽 S-转移酶)遗传多态性有关[10]。他克林肝毒性也与此酶缺乏可能有关[11]。Ⅱ相代谢酶 UDP-葡糖醛酸基转移酶(UGT1A1)变异与托卡朋(tolcapone)肝毒性相关[12]。而主要组织相容性复合体基因的遗传变异可能与某些精神治疗药物的肝毒性相关[13,14]。

60 岁以上的老年患者应用药物的数量较多,各种药物不良反应及不同药物之间相互作用的机会随之增高,因此使得药物肝毒性的风险增大。机体营养和代谢状况可通过不同途径影响肝毒性,如肥胖能加剧舒必利的肝毒性、长期酗酒会增强安非他明的肝毒性,或由于谷胱甘肽耗竭导致对潜在毒性代谢物抵御能力的降低,精神治疗药物之间的相互作用也会促进肝毒性。一种药物对酶的诱导可以导致另一药物毒性代谢物增加。

例如,苯巴比妥的酶诱导作用可引发抗抑郁药的肝毒性。

二、抗精神病药物

20世纪六七十年代,抗精神病药氯丙嗪是导致药物性肝损伤最常见的药物之一。以胆汁淤积型肝炎为特征,碱性磷酸酶及胆红素的显著升高,临床表现包括恶心、疲劳、瘙痒、深色尿及黄疸等。氯丙嗪为吩噻嗪类抗精神病药物,尽管其他同类药物也可能导致胆汁淤积型肝炎,但发生频率远不及氯丙嗪。

(一)吩噻嗪类

此类药物临床应用已数十年,其肝毒性作用为人们所熟知[15]。

1. 氯丙嗪(chlorpromazine) 氯丙嗪是吩噻嗪类中最具代表性药物。20世纪60年代首次报道氯丙嗪的肝毒性作用,用药后高达42%的病例出现肝酶异常,肝损伤发生率为0.5%~1%。潜伏期平均时间为用药后2~5周。多符合急性胆汁淤积型肝炎,伴黄疸和皮肤瘙痒;可伴嗜酸粒细胞增多或抗线粒体抗体阳性,用药6个月以上者有40%抗核抗体或抗DNA抗体阳性。停药后几周内可完全恢复。少数胆汁淤积持续超过1年,表现类似PBC,但长期预后仍好,极少数演变为胆汁性肝硬化,导致门静脉高压并发症和肝衰竭。氯丙嗪肝毒性可能与HLA DR6相关[16]。

2. 其他吩噻嗪类 在生物学、临床和组织学等特征上与氯丙嗪类似,也能引发肝损伤,但发生率较低[17]。

(二)氮䓬和氧氮䓬类

为第二代非典型抗精神病药(AAP),对精神病性阳性症状和阴性症状均有效,并能改善认知功能,能有效治疗传统抗精神药难治病例,有较少的锥体外系反应(EPS)和催乳素水平升高,目前已逐步取代了第一代抗精神病药。

1. 氯氮平(clozapine) 氯氮平为多巴胺受体和5-TH受体双重拮抗剂,临床疗效佳,服用后常引起短暂的肝功异常,但严重肝损害病例并不多见[18,19]。有一研究比较氯氮平与氟哌啶醇的肝耐受性,结果服用氯氮平后37.3%的病例ALT增高,而氟哌啶醇则为16.6%[20]。体外研究提示,氯氮平肝毒性可由CYP3A和CYP2E1介导[21],从始服氯氮平到发生肝损伤时间通常为1~8周不等。

2. 奥氮平(olanzapine) 奥氮平也是5-HT和多巴胺受体拮抗剂,其受体亲和力与氯氮平相似。少数患者可引起短暂无症状的肝酶增高,出现临床肝毒性者少见,以肝细胞损伤居多,与丙戊酸盐合用更多见,潜伏期为用药后12 d~5个月,有报道1例治疗后

3年才发病[22]。

3. 洛沙平(loxapine) 洛沙平甚少引起肝损伤,曾有1例服药后3周出现肝细胞损伤的报道。

(三)其他抗精神病药物

1. 利培酮(risperidone) 利培酮是一种新型抗精神病药,为5-HT和多巴胺受体拮抗剂,属苯异噁唑衍生物。有报道利培酮引发肝损伤表现为急性黄疸、肝脂肪变性和(或)脂肪性肝炎,肥胖常与肝酶异常相关[23],建议使用该药前要检测基线肝生化指标。国内报道应用利培酮治疗精神分裂症41例,有3例出现肝功能异常。

2. 喹硫平及其他抗精神病药物 喹硫平(quetiapine)为治疗精神分裂症、双相情感障碍和严重抑郁症的新型药物,很少引起肝损伤,罕有肝衰竭的报道[24]。阿立哌唑(aripiprazole)和齐拉西酮(ziprasidone)肝损伤发生率低,或仅有个案报道出现肝细胞损伤型肝损伤。

临床医师对精神病患者应进行全面的评估,定期测定血糖、血脂,特别是年龄偏大、病程长的精神分裂症患者,应当选用对血糖、血脂影响小的抗精神病药物。一旦发生肝损伤,尽早积极地处理,及时采取必要的干预措施。

三、抗抑郁药物

服用抗抑郁药的患者中,有10%存在无症状的肝酶轻度升高。严重肝毒性发生率很低。常用的抗抑郁药所致肝毒性发生率为0.5%~1%,多呈剂量依赖性。

(一)三环类抗抑郁药

这些药物在化学特征上均有三环结构,由CYP代谢,有研究表明这些药物代谢中存在与CYP2D6功能相关的遗传变异[25]。

1. 丙咪嗪(imipramine) 有20%的患者服用丙咪嗪后出现轻中度、暂时性血清丙氨酸氨基转移酶(ALT)增高。但实际报道的病例数相当少。临床可表现有多种形式肝损伤,很少出现肝功能衰竭。

2. 阿米替林(amitriptyline) 服用阿米替林的患者有10%出现氨基转移酶增高,38%嗜酸粒细胞增多。肝损伤组织学类型广泛,包括急性胆汁淤积型、肝细胞损伤型和混合型肝炎,少有肝功能衰竭、急性胆管炎、慢性胆管炎。临床特性提示存在免疫特异质性机制。

3. 其他三环类抗抑郁药 有其他三环类药物引起急性肝炎的少数病例报道,包括噻奈普汀(tianeptine)、马普替林(maprotiline)、度硫平(dothiepin)、阿莫沙平(amoxapine)、氯米帕明(clomipramine)、地美替林

（demexiptiline）、地昔帕明（desipramine）、二苯并氮䓬（dibenzazepine）、多塞平（doxepin）、伊普吲哚（iprindole）和曲米帕明（trimipramine）等，临床表现主要为肝细胞损伤型，而胆汁淤积型少见[26]。

（二）选择性 5-羟色胺再摄取抑制剂

选择性 5-羟色胺再摄取抑制剂（selective serotonin reuptake inhibitors，SSRI）是目前治疗抑郁症的主要药物，所致的 DILI 病例包括肝损伤的所有类型[26]。

1. 帕罗西汀（paroxetine）　帕罗西汀是 SSRI 中最易诱导肝毒性的药物，能引起各种类型的肝损伤。

2. 氟西汀（fluoxetine）　氟西汀较少引起肝毒性，与帕罗西汀有类似特征，在个别患者中慢性肝炎与该药物相关。

3. 舍曲林（sertraline）　舍曲林是目前全球范围内最常用的 SSRI 类药物之一。约 0.8% 的病例出现无症状性血清 ALT 水平增高。通常在用药治疗后 9 周内升高，停药后迅速恢复正常。已有一些该药引起严重肝损伤的报道。

4. 其他　艾司西酞普兰（escitalopram）和氟伏沙明（fluvoxamine）较少引发肝毒性。

（三）选择性 5-羟色胺-去甲肾上腺再摄取抑制剂

1. 文拉法辛　有 0.4% 的病例 ALT>3×ULN。有一些 ALI 病例的报道，部分患者伴有胆汁淤积。

2. 度洛西汀（duloxetine）　新型抗抑郁药之一，ALT>3×ULN 者略高于 1%，ALT>5×ULN 和>10×ULN 的比率分别为 0.5% 和 0.2%。氨基转移酶升高与剂量无关，多数发生在用药后 2~8 周[27]。度洛西汀包装有一般警示，提示肝毒性可能，度洛西汀一般不应用于酗酒或存在慢性肝病证据的患者。多重用药可升高肝损伤发生风险，尤其是经由相同 CYP 同工酶代谢的药物联用，如度洛西汀+曲唑酮、度洛西汀+氟西汀、度洛西汀+米氮平、文拉法辛+曲唑酮[28]。

3. 米那普仑（milnacipran）　米那普仑致肝损伤的病例甚少。

（四）单胺氧化酶抑制剂

引起肝毒性的此类药物以异烟酰异丙肼为主，偶尔由苯乙肼引起。

1. 异烟酰异丙肼（iproniazid）　异烟酰异丙肼在包括美国在内的一些国家已被撤出市场，但仍有一些国家在继续使用。该药可导致不同类型的肝损伤，通常发生于治疗后 3 个月内。多数病例能自主恢复，少数可导致肝衰竭。Anti-M6 可作为异烟酰异丙肼诱发肝损伤的血清学诊断指标。

2. 苯乙肼（phenelzine）　有报道了少数苯乙肼致肝毒性的病例（包括 2 例肝衰竭），快速乙酰化表型可能是危险因素。

（五）其他抗抑郁药

1. 安非他酮（bupropion）　安非他酮在 20 世纪 90 年代初开始用于临床，被认为相对安全。临床试验阶段显示血清氨基转移酶水平增高或出现黄疸的发生率为 0.1%~1%，无肝衰竭病例出现。上市后有少数肝损伤的案例报道，病损主要为肝细胞损伤型；曾报道 2 例肝衰竭。

2. 米安色林（mianserin）　米安色林为四环抗抑郁药，美国 FDA 尚未批准米安色林在美国上市，但在其他国家有售。有少数病例服药后出现肝炎，起病的时间跨度很大（1 d~1.5 年），但以 3~12 周居多。临床表现主要为胆汁淤积型或混合型肝炎。有 1 例再激发试验阳性，伴随的过敏症状提示存在免疫过敏反应。曾有米安色林与三环类抗抑郁药度硫平发生交叉肝毒性的个案报道。

3. 曲唑酮（trazodone）　曲唑酮结构与奈法唑酮相似，可引起肝损伤。有 1 例曲唑酮与盐酸三氟拉嗪（用于各型精神分裂症，具有振奋和激活作用，适用于紧张型的木僵症状及单纯型与慢性精神分裂症的情感淡漠及行为退缩症状）合用后发病，病情凶险。很少病例合并黄疸和慢性肝炎。曲唑酮在体外对线粒体的毒性远低于奈法唑酮。

4. 米氮平（mirtazapine）　米氮平引致肝毒性的病例报道很少，部分患者可能出现无症状的、血清氨基转移酶水平短暂升高，并与临床上罕见的 ALI 有关。

5. 阿戈美拉汀（agomelatine）　阿戈美拉汀是褪黑素 MT1/MT2 受体激动剂，又是五羟色胺 2c（5-HT2C）受体拮抗剂，通过两者的协同作用，使抑郁症患者紊乱的生物节律恢复正常，产生抗抑郁疗效。其肝损伤 64% 发生在治疗后 12 周，8.1% 发生于 24 周后。与性别及年龄无关，但基线 AST、ALT、GGT 及甘油三酯>ULN，以及存在代谢综合征（主要是肥胖及高胆固醇血症）者发生氨基转移酶升高至>3×ULN 的风险更高[29]。

一项大样本研究中，80 家精神科医院中曾使用抗抑郁药治疗的 184 234 例住院患者，其中有 149 例（0.08%）肝功能损害。引起肝功能损害风险最高的抗抑郁药依次为米安色林（0.36%）、阿戈美拉汀（0.33%）和氯丙咪嗪（0.23%）；SSRI 类药物风险最低（0.03%），尤其是艾司西酞普兰（0.01%）、西酞普兰（0.02%）和氟西汀（0.02%）。相关研究发现，绝大部分抗抑郁药诱发肝损伤时，其剂量高于总体中位剂量。

如艾司西酞普兰(20 mg/d)、西酞普兰(40 mg/d)和舍曲林(200 mg/d),均达到总体中位剂量的2倍[30]。

四、抗焦虑药物

目前抗焦虑药物应用最广的主要包括苯二氮䓬类药物(BZD)、5-HT1A受体部分激动剂(丁螺环酮和坦度螺酮)、钙通道调节剂(普瑞巴林)及部分SSRI、SNRI类药物。普瑞巴林不经过肝脏代谢,对肝功能基本无影响;BZD及5-HT1A受体部分激动剂对肝功能也无明显副作用[31]。

1. BZD　BZD已广泛应用数十年,出现明显肝毒性者少见[31]。阿普唑仑(alprazolam)、氯硝西泮(clonazepam)、氯氮䓬(chlordiazepoxide)、氯拉䓬酸(clorazepate)、氯噻西泮(clotiazepam)、地西泮(diazepam)、氟西泮(flurazepam)、三唑仑(triazolam)和苯他西泮(bentazepam)引起的ALI仅为个案报道。目前多数指南不将BZD作为首选治疗,作为初级或二级保健中广泛性焦虑障碍的治疗,通常适用于短期缓解(仅2~4周)严重的焦虑症状,也有研究认为BZD可作为急性焦虑、慢性焦虑障碍、失眠、酒精戒断综合征的首选治疗方法。

2. 5-HT1A受体部分激动剂　丁螺环酮(buspirone)和坦度螺酮(tandospirone)是新一代比较安全有效的抗焦虑药,与BZD疗效相当,肝毒性罕见,不良反应少,安全系数更高,但没有哺乳期用药安全性数据[32]。

五、吸毒与肝损伤

毒品分为传统毒品、合成毒品、新精神活性物质(新型毒品)。传统毒品主要包括鸦片、吗啡、海洛因、大麻、可卡因;合成毒品包括冰毒、摇头丸、氯胺酮等;新型毒品包括"开心水"(冰毒、摇头丸、氯胺酮的混合物)等。其中最常见的主要是麻醉药品种类,如大麻类、鸦片类和可卡因类。吸食毒品的方式包括吸入、口服、注射等,其中静脉注射毒品的危害最大,不仅导致吸毒成瘾,影响大脑的奖励系统、应激系统和中枢免疫系统,而且极易传染乙型肝炎和丙型肝炎。

1. 可卡因(cocaine)　可卡因滥用是一个涉及医学、社会、经济和法律等范畴的全球性问题。非注射途径使用可卡因的住院患者中有15%出现氨基转移酶轻度增高。可卡因具有直接肝毒性作用,尤其以静脉注射阿片类毒品危害最大,如急性可卡因中毒可导致发热、低血压、弥漫性血管内凝血、肾功能衰竭、横纹肌溶解和严重肝损伤,构成危重的症候群[33]。急性肝炎发生于用药后2 d内,其特点是ALT显著增高,出现包括中心周围性凝固性坏死和周围性微泡脂肪变性的肝损伤。横纹肌溶解所致的酶增高与肝损伤容易混淆,从而使肝损伤误诊。可卡因中毒呈剂量依赖性,涉及CYP介导的氧化反应。

2. 安非他命及其衍生物　安非他命(amphetamines)和甲基苯丙胺(methamphetamine)引起肝毒性病例不常见,主要不良反应可能与高热有关。摇头丸(ecstasy,3,4-甲烯基-二氧甲基苯丙胺)是违禁的合成苯丙胺衍生物,作为消遣性药物,其消耗量逐年增多。在娱乐场所中应用摇头丸后,可引起类似于可卡因中毒的综合征,包括高热、低血压、弥漫性血管内凝血、横纹肌溶解、急性肾衰竭和死亡[33]。肝损伤可单独存在,常发生于摇头丸摄入后数天至4周。

3. 哌甲酯(methylphenidate)　哌甲酯,又称利他林,本品为中枢兴奋药,直接兴奋延脑呼吸中枢,作用较温和。通常口服用作精神兴奋剂,偶经静脉注射作为消遣药物,此情况下,少数患者引起血清氨基转移酶水平升高,罕见患者出现临床表现明显的ALI[34]。

4. 苯环利定(phencyclidine)　苯环利定又称天使粉,为一种对中枢神经系统有抑制、兴奋、镇痛和致幻作用的精神活性药物,化学名为1-(1-苯基环己烷)哌啶。苯环利定是一种解离性药物,具有迷幻和毒害神经的效应。主要不良反应为锥体外系激动效应和拟精神性效应,表现为肌肉松弛不完全,甚至肌僵直;无目的地摇头、摆臂、谵妄、梦呓、定向力障碍、逆行性健忘、幻觉、视觉扭曲,甚至出现攻击性行为等类精神病症。上述不良反应发生率高,不可预测,持续时间长。部分人群可引起高热,并导致肝细胞损伤[35]。

(高志勤　汪卫华)

参考文献

请扫描二维码
阅读本章参考文献

第48章

抗惊厥药物相关的肝损伤

众所周知,抗惊厥药物可导致严重的肝损伤,某些药物如苯乙酰脲因肝损伤发生率过高已被摒弃。苯妥英、卡马西平和丙戊酸等多种抗惊厥药物都具有肝毒性,甚至某些问世不久的新型抗惊厥药也具有肝损伤作用。然而,要适当地评估某一抗惊厥药的肝毒性却颇有难度,因为约有1/3癫痫病例为难治性,患者常同时服用多种抗惊厥药;患者应用的其他药物与抗惊厥药之间可产生复杂的相互作用;某些额外因素增加了评估的复杂性,如酗酒既可诱发癫痫,又能导致肝损害。

一、卡马西平

卡马西平(carbamazepine)是临床上广泛应用的抗癫痫药,是局灶性癫痫的首选药物,也用于治疗三叉神经痛、神经性疼痛综合征和双相情感障碍等疾病。自20世纪60年代卡马西平问世以来,大量文献报道该药能引起肝损伤,严重者可致命。

卡马西平通过三种方式损害肝功能:① 通过酶诱导作用引起GGT和ALP增高,发生率分别为64%和14%;② 导致无症状性肝功能指标(包括氨基转移酶)轻度至中度增高,发生率为22%;③ 临床上出现肝功能损害的症状,可单独出现,也可伴有全身过敏反应的其他症状,其年风险率为16/100 000。

(一) 临床表现

卡马西平导致的肝毒性虽可单独发生,但多数情况下是作为抗惊厥药物超敏反应综合征的组成部分出现。通常于治疗开始后1~8周出现发热、皮疹、面部水肿、淋巴结肿大、白细胞计数升高和嗜酸性粒细胞增多或非典型淋巴细胞增多症,构成药疹-嗜酸细胞增多-全身症状(DRESS)[1]。此综合征临床上最常见的表现形式是肝损伤。肝脏受损的严重程度自无

症状性肝酶增高至暴发性肝衰竭不等;后者易导致死亡,常需肝移植。卡马西平的肝毒性与其剂量大小或血清水平高低并无明确关系。偶伴有血液学异常(白细胞增多、粒细胞缺乏、全血细胞减少和血小板减少等)、肾功能不全或肺炎。有时临床上出现黄疸、右上腹痛、恶心和呕吐等症状,酷似胆管炎;胆汁淤积可持续存在。不少病例再次给药后症状复发,且起病时间要短于首次服药时,符合免疫反应的规律。终止卡马西平治疗后,肝功能通常于4周内恢复,但病情严重者可致命,病死率高达12%。

卡马西平所致肝损伤的生化异常表现形式不一,约30%的病例为胆汁淤积型,ALP和GGT增高;50%为混合型,ALP、GGT、氨基转移酶均增高;其余为肝细胞损伤型,氨基转移酶显著增高,而ALP和GGT变化不大。胆红素可增高,以伴胆管炎者为著。出现胆管消失综合征(VBDS)的患者可见类似于PBC的持续性胆红素增高。发生肝细胞坏死者,其胆红素水平的增高反映病变的严重程度,可同时伴有凝血指标变化。DRESS综合征中最常见的酶升高模式是混合型或胆汁淤积型。前瞻性研究表明,相当一部分服用卡马西平的患者有血清氨基转移酶轻度升高(1%~22%),为时短暂,与肝脏组织学异常无关,即使不停药通常也会消退。此外,多数使用卡马西平的患者出现GGT水平轻度至中度升高,似提示由该药的肝酶诱导作用而非肝损伤所致。显著的氨基转移酶升高(超过5倍正常值)发生率较低[2]。

在免疫过敏反应缺如的情况下发生的卡马西平肝毒性,潜伏期可长达6~12个月,肝损伤以肝细胞损伤型居多[3]。

目前对卡马西平肝毒性仍缺乏特异性诊断手段。尽管再次给药诱发肝损伤有助于诊断,但临床实用价

值有限。阳性细胞毒性分析、淋巴细胞转化试验及循环中自身抗体测定等能帮助诊断,但由于操作费时、假阴性率高,仍主要用于实验研究。对疑似卡马西平所致肝损伤者,通过相关的病毒学、免疫学及影像学检查排除其他可能引起肝损伤的病因,是重要的诊断步骤。

(二)易感因素

卡马西平的肝毒性无性别差异,药物不良反应报告提示老年患者似乎较为敏感。在患儿中也有严重反应者,可能与遗传因素有关;有报道单卵双生子同时对卡马西平过敏,支持遗传因素的重要性。遗传病例对照关联研究并未发现易感性与编码代谢酶的基因多态性相关,但发现与6号染色体上的主要组织相容性复合体(MHC)有关。

(三)病理学特征

卡马西平肝损伤的病理学改变具有多样性,高达3/4的病例表现为肉芽肿性肝炎,其主要病理学特征为肉芽肿,可伴有嗜酸性粒细胞增多。卡马西平还可引起VBDS,病理显示为小叶间胆管消失,可有炎性浸润,严重者有胆汁淤积。在致命病例中显示桥接、次大块或大块坏死。也有严重肝细胞坏死的报道。

(四)发病机制

虽然对卡马西平肝毒性的机制所知有限,但已知代谢因素在卡马西平过敏反应及肝毒性的发病过程中起着重要作用,推测其活性代谢物而非母体药物可能是致病因素。卡马西平在体内的代谢颇为复杂,其主要代谢途径是经10,11-环氧化作用形成卡马西平-10,11-环氧化物,后者是一种药理学活性化合物(图48-1);此外,卡马西平也可代谢为其他几种稳定的具有细胞毒性的活性代谢物(图48-2)。

尚不知卡马西平特异毒性(包括肝毒性)的复杂表现是否与其代谢及生物活化过程的复杂性相关,也不知导致肝毒性与导致肝外毒性的代谢物是否不同,对这些尚需进一步探讨。根据体外细胞毒性试验的结果推测,微粒体环氧化物酶缺乏是诱发卡马西平超敏反应的原因,但对敏感者微粒体环氧化物酶基因作遗传分析却未发现有特定的基因突变。此外,对谷胱甘肽转移酶、儿茶酚-O-甲基转移酶及醌还原酶进行多态性分析,也未显示与卡马西平过敏有关。卡马西平超敏反应被认为系免疫机制所致,临床上出现的皮疹、发热、淋巴结肿大,以及再次给药后能迅速复发均为超敏反应的特征。而且,卡马西平敏感者血液中存在自身抗体和药物反应性T细胞,斑片试验呈阳性,均支持系免疫介导,但仍有不少争议。以往一直认为,卡马西平活化生成各种活性代谢物系通过形成半抗原而导致的免疫反应,然而,蛋白共轭是对药物免疫识别的必经步骤这一基本概念受到以下事实的质疑:克隆自多药过敏者的T细胞其增殖并不依赖抗原加工。对卡马西平敏感者的体外实验证实,存在对卡马西平及其稳定代谢物应答的T细胞克隆。然而,

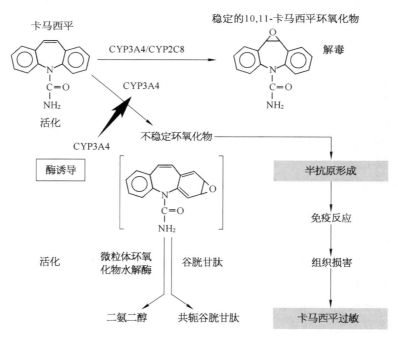

图48-1　卡马西平过敏反应机制

卡马西平生物转化为不稳定的芳香氧化代谢物,使形成半抗原;其后在免疫系统参与下导致半抗原形成部位(包括肝脏)组织损害

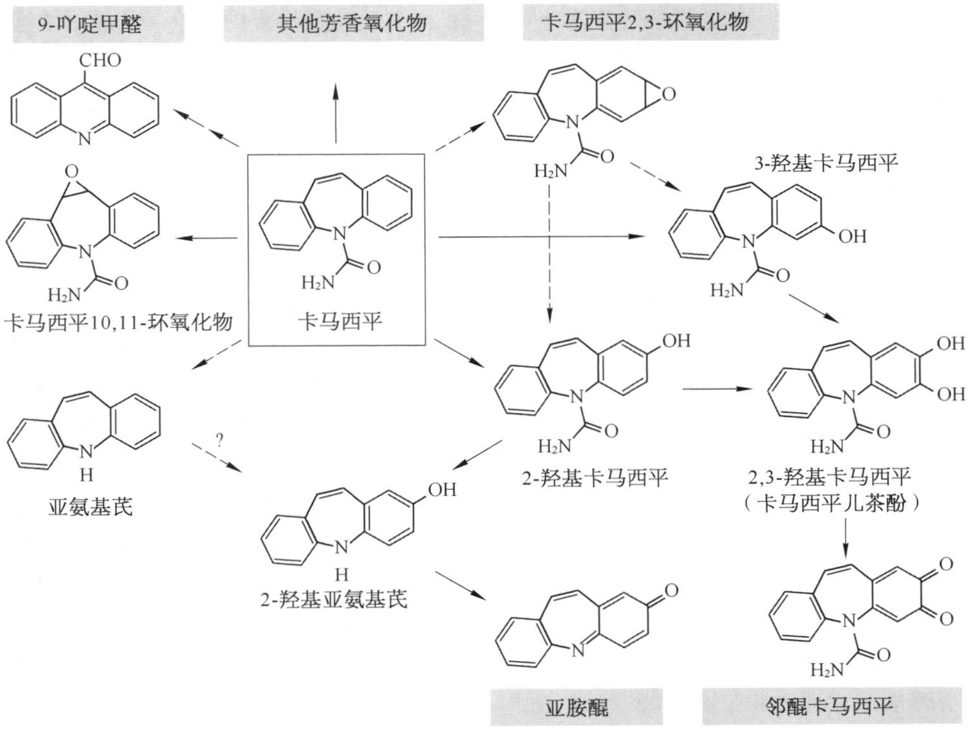

图 48-2　在体内卡马西平活化为活性代谢物的可能途径

在体内是否依然如此尚待阐明。

基因研究表明个体易感性由 MHC 的多个位点介导所致。对高加索人的初步研究表明,严重超敏反应(包括肝毒性)与肿瘤坏死因子-α(TNF-α)启动基因多态性及 TNF2-DR3-DQ2 单倍型相关,并且与 MHC Ⅲ区热休克蛋白位点明显相关。但由于 MHC 的高度连锁不平衡,尚不能确定这些位点与发病是否有因果关系。近来已证实,在中国汉族人中,HLA-B*1502 与卡马西平诱发的 Stevens-Johnson 综合征明显相关,而高加索人则否。而且,HLA-B*1502 与卡马西平诱导的超敏反应不相关。可见,对卡马西平诱导特异反应的易感位点随临床表现、严重程度及种族不同而异。总之,目前对卡马西平肝毒性的认识仍很肤浅,需对足够数量且具有不同肝损伤的患者进行深入研究,以揭示卡马西平肝损伤的本质。

二、丙戊酸

丙戊酸(valproic acid)是广谱抗惊厥药,能有效治疗全面性失神发作、强直阵挛发作、肌阵挛、失张力发作、伴或不伴继发性全面发作的局灶性发作。此药最早于 1964 年在法国应用于临床。1995 年和 1996 年又分别被批准用于治疗双相情感障碍和慢性头痛。治疗初始常有恶心、呕吐和胃肠紊乱等症状,随着剂量逐渐增加症状会缓解;餐后服用或选用缓释剂型则消化道症状较轻。此外,该药还可引起体重增加、发质改变、内分泌障碍、嗜睡、急性谵妄、易激惹和颤抖等神经症状。少见的严重不良反应包括胰腺炎、肝损伤、胚胎-胎儿毒性、出生缺陷、自杀意念和行为、血小板减少症、体温过高和高氨血症等。然而,最令人关注的不良反应及死亡原因是肝损伤。

(一)临床表现

丙戊酸的肝毒性临床表现复杂,40% 的患者服药后出现无临床症状的剂量相关性肝酶增高(为时短暂),通常随剂量减少而恢复。前瞻性研究表明,5%~10% 的患者长期用药会出现 ALT 升高,但通常无症状,继续用药可缓解;不会引起血清 GGT 水平升高。

除了单纯性 ACT 升高外,丙戊酸还可引起其他肝毒性,主要有以下 3 种表现形式。

1. 高氨血症　肝损伤不明显,常表现为进行性和间歇性的意识模糊,继之持续性意识障碍,直至昏迷。症状常在开始服药或增加剂量后的几周内出现,也可在用药数月甚至数年后出现。根据血氨升高而氨基转移酶和胆红素水平基本正常可做出诊断。丙戊酸盐水平通常正常或略高。停用丙戊酸后几天内可消退。

2. 伴黄疸的急性肝损伤(ALI)　常呈伴有肝细胞损伤和酶升高的混合模式。通常发生在开始用药后 1~6 个月。血清酶升高呈肝细胞损伤型或混合型。有时,尽管肝损伤严重,但血清氨基转移酶水平并无显著升高。

3. 雷耶(Reyer)综合征　见于儿童。最初出现发热和嗜睡(提示病毒感染),随后出现意识模糊、木僵和昏迷。血氨水平升高,ALT 也显著升高,但胆红素水平正常或轻度升高。代谢性酸中毒很常见。该综合征可迅速致命。感染流感或水痘的患儿,服用丙戊酸或阿司匹林类药物后,容易引发雷耶综合征。患有精神发育迟滞、脑器质性病变和代谢性疾病等病的婴幼儿,临床上使用丙戊酸后容易发生肝损伤,需高度警惕。应常规监测肝功能,发现 ALT 水平明显增高而药物减量后仍不能恢复正常时,应立即停药。嗜睡、疲乏、食欲减退、恶心和呕吐等症状均是停药的指征。

丙戊酸是最易诱发肝损伤从而导致死亡的药物之一。暴发性肝衰竭尽管少见,但病情危重且大多不可逆,应予重视。最初表现为恶心、呕吐、腹痛、频繁发作的癫痫、嗜睡甚或昏迷。40%~60%的患者在肝衰竭前后出现癫痫持续状态。不少病例在肝衰竭前有发热。开始用药至发病的时间跨度很长(6 d~6年),但95%的病例在用药后 6 个月内发病,以 2~3个月内居多。

(二)易感因素

尽管丙戊酸肝毒性可见于任何年龄,但美国对其 3 项回顾性研究显示,年龄小于 2 岁、具有酶诱导性抗惊厥药多药治疗、发育迟缓及代谢性疾病均为严重肝毒性的重要危险因素。

先天代谢缺陷及肝线粒体活性降低也是丙戊酸致命性肝毒性的危险因素。König 等指出,诸多代谢缺陷性疾病,包括中链酰基辅酶 A 脱氢酶、鸟氨酸氨甲酰转移酶、氨基甲酰磷酸合成酶和丙酮酸脱氢酶等缺乏,以及原发性肉碱和甲基丙二酸等缺乏引起的肝损伤在特征上相似。丙戊酸及其代谢物能影响线粒体β氧化,使原有的代谢缺陷加剧,或使易感个体的潜在缺陷暴露。

流行病学研究结果并未显示丙戊酸的剂量与肝毒性有关。然而,剂量与作为风险因素的多药治疗不能完全脱离,因为多药治疗时所用丙戊酸的剂量往往较高。丙戊酸毒性代谢物随丙戊酸剂量增大、血清丙戊酸水平增高而增多。

丙戊酸的肝毒性发病涉及多因素过程,并无单一危险因素能对个体易感性起决定作用。

(三)病理学特性

丙戊酸肝毒性在病理学上具有线粒体损伤的特征而缺乏免疫受损的迹象。常显示微泡性脂肪变性,伴有不同程度的炎症和胆汁淤积。致命性病例的主要病理特征是门静脉 1 区出现微泡脂肪变性,3 区出现坏死。

(四)发病机制

临床和实验室研究均无证据表明丙戊酸所致的肝损伤涉及免疫系统,提示肝毒性可能与代谢特异性有关。近年提出了 2 种有关丙戊酸肝毒性的全身机制假说,认为丙戊酸的生物转化参与了肝毒性过程。

1. 丙戊酸干扰内源性脂类的β氧化　丙戊酸可与肉碱共轭为酯,导致继发性肉碱缺乏。丙戊酸并能与辅酶 A(CoA)形成硫酯衍生物,CoA 缺乏或丙戊酸-CoA 酯本身皆能抑制线粒体代谢。丙戊酸经β氧化生成的数种产物(2-烯-丙戊酸、3-羟基-丙戊酸和 3-氧-丙戊酸,图 48-3),可与内源性脂质竞争β氧化相关的酶,从而使原有的线粒体潜在的功能缺陷凸显。

2. 具有肝毒性的不饱和丙戊酸代谢物　此假说基于早期观察结果,即丙戊酸肝毒性病例中所见的微泡脂肪变性,其临床和组织学特征酷似牙买加呕吐病和 Reye 综合征。ω-氧化过程的不饱和代谢物 4-烯-丙戊酸颇受关注,因为它与降糖氨酸 A 的代谢物亚甲基环丙基甘氨酸相似,而后者是牙买加呕吐病微泡脂肪变性的原因。4-烯-戊酸并可用于制作 Reye 综合征实验模型。动物实验显示,在年幼大鼠,4-烯-丙戊酸较之丙戊酸更易生成脂肪,是β氧化的强效抑制剂。培养肝细胞的体外实验也证实,4-烯-丙戊酸较之其母体化合物细胞毒性更大。

总之,丙戊酸可能通过两条平行的途径引起肝毒性作用(图 48-4)。其一为丙戊酸本身,它能消耗线粒体内 CoA,从而抑制线粒体内长、中、短链天然脂肪酸的β氧化;其二为丙戊酸代谢物 4-烯-丙戊酸的活性代谢物(如 2,4-双烯-丙戊酸)能消耗线粒体内谷胱甘肽,并通过与辅酶 A 共轭,抑制β氧化通路中的酶活性。

此外,遗传因素在丙戊酸肝毒性的发病中似也起着一定的作用。已知聚合酶γ突变杂合子小儿对丙戊酸肝毒性易感。聚合酶γ是位于线粒体的 DNA 聚合酶,其突变纯合子患儿罹患 Alpers-Huttenlocher 综合征的风险甚高,此综合征的临床特点是进行性脑变性、癫痫和肝硬化,往往致命,而对肝移植反应不佳。故丙戊酸禁用于 Alpers-Huttenlocher 综合征患儿。

三、苯妥英

苯妥英(phenytoin)属芳香族抗惊厥药物,是最早

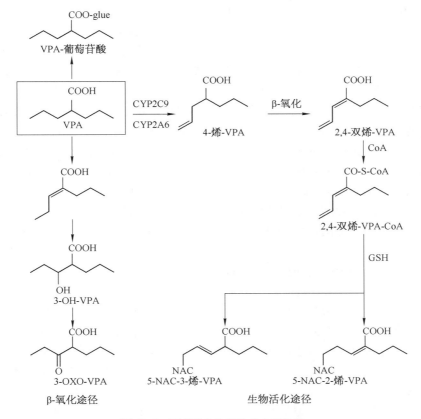

图 48-3 丙戊酸生物活化的主要途径

人体内丙戊酸羟基团糖酯化为酰基葡糖苷酸是最重要的途径。大量丙戊酸进行 β 氧化;丙戊酸经 CYP2C9 和 CYP2A6 启动代谢的"活化"通路(VPA:丙戊酸;CYP:细胞色素 P450)

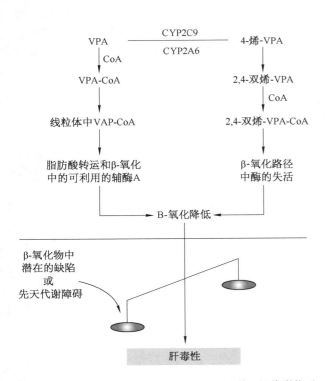

图 48-4 丙戊酸过敏反应机制假说,丙戊酸及其活性代谢物通过不同机制抑制 β 氧化(VPA:丙戊酸)

的癫痫治疗药物之一。临床上用于治疗全面性大发作、意识受损的局灶性发作和癫痫持续状态。常见的副作用包括头晕、共济失调、恶心、牙龈增生和皮疹;严重的不良事件包括消极自杀观念和行为、粒细胞缺乏症、再生障碍性贫血、严重的皮肤反应、Stevens-Johnson 综合征和胚胎-胎儿异常。1941 年首次报道了该药可引起过敏。苯妥英诱导肝毒性具有特异性,常伴有全身超敏反应现象。苯妥英是一种酶诱导剂,几乎所有患者服用后会出现无症状性 GGT 增高。血清 ACT 可轻度增高,但继续治疗后会恢复正常。在一项对 271 例苯妥英过敏的系统性回顾中,56% 的病例累及肝脏,症状从肝酶增高到肝衰竭不等。

（一）临床表现

苯妥英是临床上药物性肝损伤和急性肝衰竭(ALF)最常见的原因之一。肝毒性出现于用药后数天至 8 周,与药物的剂量或血清水平无明显相关,提示为一种特异性反应。典型病例最初出现发热、皮疹、面部水肿和淋巴结肿大,几天后出现黄疸和尿色深。血清酶升高可以是肝细胞损伤型或混合型,胆汁淤积型并不常见。肝酶可超过正常值的 2~100 倍,

ALT 增高较 AST 显著。ALP 可也增高,但增幅较小(2~8 倍)。

肝损伤作为超敏反应症状之一,十分常见,发生率仅次于皮疹。苯妥英过敏反应的临床特性与卡马西平所致者类似,肝毒性常伴有皮疹、发热、嗜酸细胞增多及白细胞增多等。发生肝炎者近半数出现黄疸。60% 的病例有淋巴结肿大和脾大,伴有类似传染性单核细胞增多症的症状。胆汁淤积要少于卡马西平所致者。胆红素增高幅度不一。严重者可出现凝血酶原时间延长。伴发间质性肾炎、肺炎、肌炎、嗜酸性筋膜炎、红斑狼疮样综合征、横纹肌溶解症,以及假性淋巴瘤等均有报道。不少病例再次给药后病情复发。

(二)易感因素

苯妥英肝损伤以成人居多,80% 的病例年龄超过 20 岁;但也可见于儿童,曾有新生儿胆汁淤积型肝炎的报道。性别差异不明显。有认为非洲裔美国人对苯妥英毒性的易感性要高于高加索人。体外细胞毒性检测结果提示苯妥英超敏反应的易感性可能由遗传因素决定,但遗传缺陷的性质不明。

(三)病理学特征

多数病例肝细胞损害严重,伴有明显的炎症反应,以淋巴细胞为主,也可见嗜酸细胞。肝细胞出现变性、坏死,常呈现有丝分裂外形及肉芽肿样变,窦状隙淋巴细胞如同“玻璃珠”样。以上除嗜酸细胞渗出较特殊外,其余变化总体上与传染性单核细胞增多症颇为相似。15% 的病例有广泛性或次广泛性坏死,主要呈全小叶性;10% 有胆汁淤积,但常伴有肝细胞病变,呈现

混合型损害。肉芽肿性肝炎少于卡马西平所致者。

(四)发病机制

苯妥英引起的肝损伤似由超敏反应所致,类似于典型的免疫过敏性肝毒性病例。发热、皮疹和嗜酸细胞浸润等临床特性,再次给药易复发,淋巴细胞转化试验阳性及循环中可检出苯妥英自身抗体等均支持苯妥英肝毒性系免疫介导所致。目前认为,苯妥英通过 CYP 介导而代谢产生的活性芳香氧化物,能与内源性大分子结合,启动免疫反应,在苯妥英钠过敏的病理过程中居于十分重要的地位。

在人体肝细胞微粒体内,苯妥英的 p-羟基化代谢物 5-(4′-羟基-苯)-5-苯乙内酰脲(p-HPPH)较母药苯妥英更易转换为共价化合物。这些化合物的靶蛋白是 CYP2C 和 CYP3A 亚家族成员,后者参与苯妥英代谢物的生成。由于 CYP2C9、CYP2C19 和 CYP3A4 也参与苯妥英的儿茶酚代谢物的生成,或许苯妥英的蛋白质活性代谢物可能是源自儿茶酚的邻醌(图 48-5)。

患者血清苯妥英抗体能识别大鼠 CYP2C 和 CYP3A,提示在苯妥英特异性毒性过程中,其生物活化与免疫反应之间有着关联。近来研究发现肝脏中 CYP2C18 的表达低于皮肤等组织,促苯妥英生物转化的能力强于 CYP2C9,提示 CYP2C18 在苯妥英的肝外生物转化中尤为重要。

从苯妥英敏感者采集的细胞,对小鼠微粒体系统产生的苯妥英毒性代谢物的敏感性要高于对照组,提示患者有解毒功能缺陷。虽然推测有微粒体环氧化水解酶缺乏,但基因分析未发现苯妥英过敏患者存在

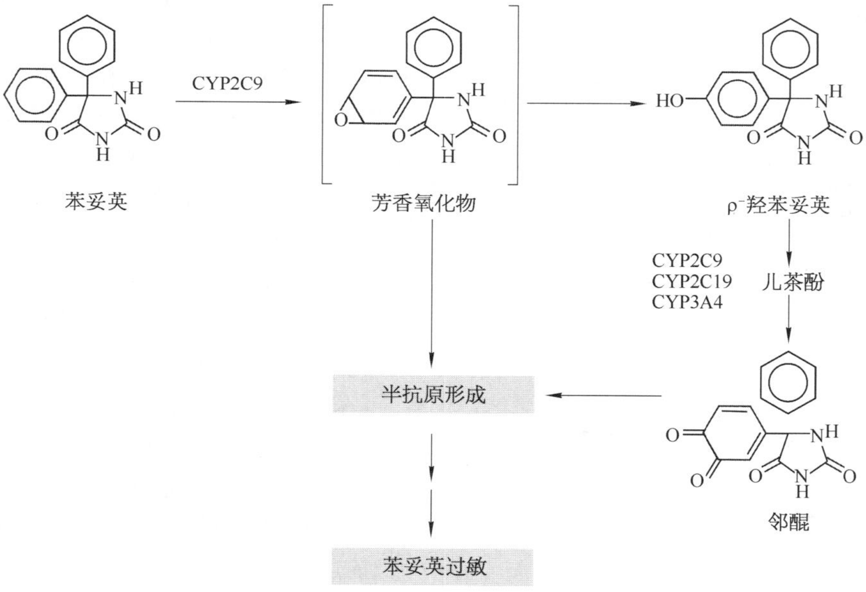

图 48-5　苯妥英钠过敏反应机制。其机制类似于卡马西平,但在半抗原形成过程中,活性代谢物除了活性芳香族氧化物中间体外,尚有活性邻醌代谢物(CBZ:卡马西平)

特异性突变。已知 CYP2C9 基因多态性决定临床所需苯妥英的剂量大小;对 10 例小样本的研究发现,CYP2C9 多态性也与皮疹相关,但需扩大样本以证实。至于在苯妥英过敏的机制中是否与卡马西平一样存在免疫反应基因的缺陷,仍有待进一步研究[4-6]。

四、苯巴比妥

苯巴比妥(phenobarbital)是最古老的芳香族抗惊厥药,在 1918 年即已应用于临床。该药为酶诱导剂,因此能导致无症状的 GGT 和 ALP 增高。肝损伤时常伴有皮疹、发热和嗜酸细胞增多等过敏反应表现。活性代谢物的形成以及对这些代谢物解毒功能的遗传缺陷可能是苯巴比妥过敏反应的发病基础。

前瞻性研究表明,在苯巴比妥长期治疗期间,不到 1% 的受试者出现血清氨基转移酶水平升高。临床上明显的肝毒性很少见,但可能突发、严重甚或致命。苯巴比妥肝毒性通常在抗惊厥药超敏反应综合征的情况下发生,在开始治疗后 1 周至几个月出现发热、皮疹、面部水肿、淋巴结肿大、白细胞计数升高和嗜酸性粒细胞增多。肝脏受累很常见,但通常轻微,无黄疸,并且被其他过敏症状(皮疹、发烧)所掩盖。有时肝脏受累较为突出,血清氨基转移酶水平显著升高,出现黄疸,甚至呈现肝衰竭的征象。血清酶升高的典型模式是混合型,但也可以是肝细胞损伤型或胆汁淤积型[7]。

肝活检显示混合型肝损伤,嗜酸性粒细胞增多,偶见肉芽肿。再次用药通常会导致复发。苯巴比妥的肝毒性通常是快速可逆的,在停药后 5~7 d 开始改善,并在 1~2 个月内完全恢复。严重者可进展为 ALF 和死亡。

苯巴比妥肝毒性的机制被认为是对代谢产生的药物-蛋白质复合物的超敏反应或免疫反应。由于芳香族类抗惊厥药物的过敏反应机制相似,故各药物之间出现交叉过敏反应较多,据统计发生率高达 80%。一项对 633 例患者的分析研究显示,使用苯巴比妥出现皮疹者中,有 58% 服用卡马西平后也出现皮疹,而 40% 的卡马西平皮疹患者服用苯巴比妥也出现皮疹。然而,对是否出现交叉超敏反应现象的决定因素仍不明了。

五、拉莫三嗪

拉莫三嗪(lamotrigine)系芳香族药物,具有广谱抗惊厥作用,临床应用已逾 20 年。该药的主要特异性不良反应是皮疹,见于 3%~10% 的病例;儿童发生率高于成人。皮疹通常只是全身过敏反应的症状之一,往往同时伴有发热和嗜酸细胞增多。倘若肝脏受累,常出现肝功能异常而无临床症状。但也有严重肝损伤的报道。有 2 例服用拉莫三嗪后引起暴发性肝衰竭,表现为黄疸、氨基转移酶增高及凝血功能障碍;其中 1 例因凝血障碍而死亡,尸检显示有广泛性肝坏死及严重的胆管增生。血清氨基转移酶升高通常为肝细胞损伤型,严重程度从伴随全身性超敏反应的轻至中度 ALT 升高到黄疸型肝炎,再到严重肝炎和 ALF。肝活检显示门静脉炎症、肝细胞坏死和胆管增生。在一些伴有急性多器官衰竭的严重超敏反应综合征的病例,肝脏受累可能代表缺血性损伤[8]。国内报道用该药治疗癫痫 41 例,有 3 例出现血清 ALT 和 AST 中度升高,均于 4 周后恢复正常。

拉莫三嗪肝毒性的机制被认为是超敏反应或对代谢产生的药物-蛋白质复合物的免疫反应。服用丙戊酸的妇女、儿童和患者似更容易受到影响。较高的剂量和快速的剂量递增也与拉莫三嗪肝毒性发生率较高有关[9]。服用高剂量拉莫三嗪或合用丙戊酸者出现皮疹的风险较高;而起始剂量低,增量缓慢则能降低风险。临床症状提示其机制系免疫介导,与淋巴细胞转化试验阳性相一致。拉莫三嗪作为芳香族抗惊厥药,其代谢过程可能在过敏机制中起重要作用。拉莫三嗪的代谢主要经 N-糖酯化而非氧化反应。近来在大鼠模型中发现,拉莫三嗪可以生物活化为芳香氧化物,后者可能与过敏反应机制密切相关。尚无见到探讨拉莫三嗪敏感是否有遗传素质的药物遗传学研究。

六、奥卡西平

奥卡西平(oxcarbazepine)是卡马西平的酮拟似物,氧化代谢程度低于卡马西平,酶诱导作用也较弱,与卡马西平之间存在交叉反应性,估计发生率为 25%,此交叉反应的免疫基础已经体外试验证实。因此,经卡马西平治疗发生肝损伤的患者服用奥卡西平很有可能也导致肝损伤,对这些患者使用奥卡西平应谨慎。

奥卡西平肝毒性常作为抗惊厥药超敏反应综合征的组成部分,在用药后 2~8 周出现发热,继之可有皮疹、白细胞计数升高和嗜酸性粒细胞增多、面部水肿、淋巴结肿大。肝脏损伤可表现为血清酶轻度增高,或突发急性肝炎样综合征,严重者可危及生命。肝损伤类型可以是混合型、肝细胞损伤型或胆汁淤积型。肝活检显示混合型坏死性炎症-胆汁淤积型损伤,嗜酸性粒细胞突出,偶尔可见肉芽肿[10]。

七、非尔氨酯

非尔氨酯(felbamate)作为单药或添加药物治疗成

人伴或不伴继发性全面性发作的局灶性发作,或作为添加药物治疗儿童 Lennox-Gastaut 综合征所致的全面性发作。尽管该药具有良好的临床疗效,但有报道能引起再障和肝衰竭,甚至死亡。1994 年美国 FDA 发布该药安全性警示,极大地限制了该药的临床应用。

(一)临床表现和病理学特性

非尔氨酯引发肝衰竭的风险约为 1/(18 500 ~ 25 000)。肝脏病理可观察到广泛和次广泛性肝坏死,但无明显纤维化;肝门束内可见中等程度的炎性渗出,以淋巴细胞为主。有关该药肝毒性的临床资料甚少,在一组非尔氨酯引致肝毒性 7 例中,6 例为女性;起病时间为服药后 25~181 d。7 例中有 2 例年龄小于 12 岁,6 例合用芳香族抗惊厥药物(扑米酮、苯巴比妥、苯妥英钠或卡马西平)[11]。

(二)发病机制

相关证据表明,非尔氨脂特异性毒性可能与其活性代谢物有关。非尔氨酯在体内代谢为不稳定的醛单氨甲酸酯,继之有两条生化途径:① 转化为酸单氨甲酸酯,从尿中排出;② 转化为阿托醛,后者系一强力亲电体,对培养细胞具有毒性。可见醛氨基甲酸酯在非尔氨酯代谢过程中处于中心位置,它既可转化为酸单氨甲酸酯后通过尿液排泄(解毒途径),又可转化为阿托醛,呈现毒性作用(毒性活化途径)。此两条生化途径之间是否平衡决定了非尔氨酯是否具有肝毒性;也可作为研究非尔氨酯肝毒性易感性的观察指标。

阿托醛诱导肝损伤可能涉及代谢和免疫两种机制。阿托醛可能通过与醛脱氢酶及谷胱甘肽转移酶结合而损害肝细胞的解毒作用,从而损害肝细胞活性。肝细胞与谷胱甘肽共培养时,则可部分逆转以上效应。但也有人持相反的观点,Uetrecht 等对腘窝淋巴结的研究结果显示,阿托醛可能具有免疫原性。

八、其他抗惊厥药物

扑痫酮(primaclone)是苯巴比妥的同类药物,系由苯巴比妥 2 个氢原子被羰基取代而成。对犬的实验结果表明该药对肝有细胞毒性作用,包括急性重型肝炎和慢性肝炎。托吡酯(topiramate)通过阻断电压依赖性钠通道、增加 GABA 的活性及阻滞谷氨酸受体等作用发挥其良好的抗癫痫效应。该药对肝脏的毒性较小,但曾有报道引起暴发性肝衰竭。三甲双酮(trimethadione)可引起全身超敏反应,包括肝细胞损害和肾功能受损。噻加宾(tiagabine)作用机制为抑制神经元和胶质细胞对 GABA 的再摄取。临床对该药应用较多,未见有肝毒性反应。有人观察到肝功能轻度和中度受损者服该药后头晕、震颤、恶心、嗜睡等不良反应较肝功能正常者多见,认为与药物经肝排泄减慢有关。

九、对抗惊厥药物肝损伤的处理

临床上在使用抗惊厥药物时,首先要警惕 DILI 的可能,在用药过程中严密监测肝功能变化,一旦发现有肝功能异常等肝毒性的迹象,则应甄别是否系所用药物所致。通过检测相关的生化、免疫和病毒指标,检出或排除非药物性肝损伤的原因。一旦怀疑肝毒性系抗惊厥药物所致,则应立即停药,并按 DILI 给予相应治疗。对是否应用类固醇激素目前尚无统一的观点,若考虑免疫介导所致者,可应用糖皮质激素治疗,但应充分权衡治疗裨益和可能的不良反应[12]。用药过程中严密观察病情及进行生化监测,以预防肝毒性的发生尤为重要。丙戊酸的肝毒性危险因素较为明确,应加以防范。如对 3 岁以内儿童和正在服用 CYP 诱导性芳香族抗惊厥药物者,禁止给予丙戊酸治疗;同样地,家族中有脂肪酸氧化等代谢障碍的患者,也应慎用丙戊酸。如果患者对某一芳香族抗惊厥药呈现肝脏毒性反应,考虑到有交叉反应的可能,应避免使用其他芳香族抗惊厥药。由于芳香族抗惊厥药物与丙戊酸之间尚未发现有交叉反应的证据,故使用一种药物发生肝毒性时可用另一药替代,但仍应注意监测肝功能。应指出的是,尽管常规监测肝功能等指标十分重要,但对肝损伤少有预见性意义。因此,临床医师应加强警觉性,对任何患者,凡在抗惊厥药治疗 6 个月内出现不良反应时,即应怀疑有肝毒性的可能,及时进行判断,并酌情处理,以防止严重肝损伤的发生。

(郭晓燕　邵福元　刘鸿凌)

参考文献

请扫描二维码
阅读本章参考文献

第49章

镇痛药物及非甾体抗炎药物相关的肝损伤

第1节 镇痛药物的肝损伤

对乙酰氨基酚[N-乙酰-对氨基苯酚(APAP),扑热息痛]是临床上最常用的解热镇痛药,该药首次合成于1893年,20世纪50年代在临床上得到重视,1960年成为OTC药物,是一种公认的安全、有效、胃肠道不良反应较少的解热镇痛药。世界各地使用的数百种非处方药和处方药中都含有APAP。

虽然人们认为使用常规治疗剂量(高达每24 h 4 000 mg)时该药安全,但1966年发现该药过量会导致致命性和非致命性肝坏死[1]。人们怀疑,对于易感个体(如酗酒者),重复给予治疗剂量或剂量轻微过度都可能有肝毒性[2,3]。APAP是最常报道引起药物性肝损伤的药品之一[4],在美国是急性肝衰竭(ALF)的最常见原因,在所有报道病例中占50%,在肝移植病例中约占20%[5]。

一、药代动力学

APAP有速释和缓释制剂,APAP过量可能致命,但公众常常低估该药的潜在危险。治疗剂量为儿童每次10~15 mg/kg,成人每次325~1 000 mg,每日最大推荐剂量为儿童80 mg/kg或成人4 g。中毒剂量因人而异,但儿童单次剂量小于150 mg/kg或成人单次剂量小于7.5~10 g不太可能导致中毒。单次摄入超过250 mg/kg或24 h内摄入超过12 g很可能会导致中毒。

APAP经胃肠道(十二指肠)迅速完全吸收[6]。口服治疗剂量后,血清浓度在0.5~2 h达到峰值。与食物同服可能使吸收延迟[6]。摄入过量速释制剂后通常4 h内会达到血清峰浓度,但如果同时摄入延迟胃排空的药物(如阿片类物质、抗胆碱能药物)或在摄入过量缓释制剂后,达峰时间可能延迟到4 h以后[7]。血清治疗浓度范围10~20 μg/mL(65~130 μmol/L)。所有APAP制剂的清除半衰期都为2~4 h,但对于缓释制剂,药片的溶解和吸收时间都延长,清除相的开始时间可能延迟。现已发现,出现肝毒性的患者中半衰期超过4 h[8]。

二、生化毒性

APAP在肝微粒体中代谢。使用治疗剂量时,90%的APAP在肝脏经磺基转移酶(SULT)和UDP葡萄糖醛酸基转移酶(UGT)的作用,代谢为硫酸盐和葡萄糖醛酸结合物[5]。这些结合代谢物之后随尿液排泄。大约2%的药物以原型随尿液排泄。通过CYP2E1、CYP1A2和CYP3A4混合功能氧化酶途径的氧化作用,其余的APAP被代谢为有毒的高反应性亲电子中间体,即N-乙酰-对苯醌亚胺(NAPQI)[9,10]。

适量对乙酰氨基酚会产生少量NAPQI,这些NAPQI迅速与肝脏的谷胱甘肽结合,形成无毒的半胱氨酸和硫醇化合物,之后随尿液排泄[6]。然而,摄入中毒剂量的APAP时,其硫酸化和葡萄糖醛酸化途径逐渐饱和,更多的APAP会通过细胞色素P450酶途径而被代谢为NAPQI[11]。当肝脏的谷胱甘肽储备量被消耗70%~80%时,NAPQI开始与细胞蛋白反应,随即发生损伤[12]。血清对乙酰氨基酚-蛋白质加合物为中毒的标志,在APAP治疗后最早1 h即可检出[6]。

NAPQI与肝脏大分子(尤其是线粒体蛋白)中的半胱氨酸基团共价结合并使其芳化,形成NAPQI-蛋白质加合物[13]。该过程不可逆。形成这些加合物可导致肝细胞氧化损伤、线粒体ATP合酶α亚基改变,以及小叶中央型肝细胞坏死[14]。毒性自由基(如过氧亚硝基)会在线粒体内形成硝基酪氨酸加合物[4,9]。线粒体DNA和ATP合酶受损会导致ATP合成停止。脂质过氧化反应和细胞膜损伤可能在肝细胞损伤的进展中发挥作用[9]。此外,受损线粒体释放的细胞因子、凋亡诱导因子(AIF)、核酸内切酶G(EndoG),以及活性氮和活性氧也在肝损伤扩散中发挥作用。肝细胞释放的细胞因子和细胞成分可能使库普弗细胞和其他炎症细胞激活并引发继发性炎症反应,从而使肝损伤范围扩大[15]。损伤相关分子模式(DAMP)产物(如核碎片和线粒体DNA)会通过固有免疫系统募集炎症细胞。这种继发性损伤出现在临床毒性的第Ⅱ阶段。

现已进一步阐明APAP毒性的机制[4,16],包括趋化因子的作用,尤其是C-C趋化因子受体2(C-C chemokine receptor type 2,CCR2)阳性单核细胞[17];炎症复合体的激活[18];以及肝星状细胞[19]和肝脏修复[20]的促发作用。研究该药毒性的新模型包括类器官[21]和离体灌注人类肝脏[22]。

三、临床表现

APAP中毒的初始表现通常轻微且无特异性,不能可靠预测随后的肝毒性[23]。然而,医生必须迅速识别APAP中毒,以尽量减少随后的并发症和死亡。中毒的临床病程通常分为4个连续阶段。

1. 阶段Ⅰ(0.5~24 h) 在过量后24 h内,患者常出现恶心、呕吐、出汗、面色苍白、嗜睡等不适。一些患者仍无症状。实验室检查结果通常正常。APAP大量过量后,可能出现中枢神经系统抑制和阴离子间隙增高型代谢性酸中毒,但很罕见[24]。这些中毒症状通常是由于同时摄入了其他物质,如苯海拉明、阿片类或阿司匹林。血清氨基转移酶浓度一般正常,但该值可能在严重中毒者摄入后最早8~12 h就会升高[25]。

2. 阶段Ⅱ(24~72 h) 在摄入后24~72 h,实验室检查可以证实发生肝毒性及偶尔发生的肾毒性。

刚开始,阶段Ⅰ的症状缓解,临床表现似乎有所改善,而肝脏氨基转移酶(AST和ALT)明显升高。在发生肝脏损伤的患者中,半数以上会在24 h内出现氨基转移酶升高,到36 h所有患者的氨基转移酶都会升高[25]。随着阶段Ⅱ进展,患者会出现右上腹痛,伴肝大和压痛。PT延长、总胆红素水平升高、少尿和肾功能异常可能变得明显[26]。有病例报道显示患者出现急性胰腺炎[27]。一些患者因同时饮酒而促发肝毒性和胰腺炎[28]。

3. 阶段Ⅲ(72~96 h) 肝功能异常在摄入后72~96 h达到峰水平。阶段Ⅰ的全身性症状会再次出现,并伴黄疸、意识模糊(肝性脑病)、肝酶水平显著升高、高血氨症和出血倾向。严重肝毒性的征象包括:血浆ALT和AST水平通常超过10 000 U/L、PT延长/INR增加、低血糖、乳酸酸中毒,以及总胆红素浓度超过4.0 mg/dL或68 μmol/L(主要为间接胆红素)。10%~25%的显著肝毒性患者及50%以上有明确肝功能衰竭的患者会出现急性肾衰竭[26]。死亡最常发生在该阶段,通常由多器官系统功能衰竭引起[29]。

4. 阶段Ⅳ(4 d~2周) 阶段Ⅲ中存活的患者会进入恢复期,通常从药物过量后4日开始,至7日时结束[23]。重症患者恢复更慢,症状和实验室检查指标可能持续几周才恢复正常。肝脏的组织学变化包括肝细胞溶解到小叶中心坏死。小叶中央区(Ⅲ带)的CYP2E1浓度最高,从而NAPQI的生成量也最大,因此该区域首先受累。组织学恢复滞后于临床恢复,可能需要3个月。肝功能可完全恢复正常,不会出现慢性肝功能不全。

四、预测中毒风险

联合摄入时间与APAP血清浓度预测中毒风险的效果最好。血清治疗浓度范围为10~20 μg/mL(65~130 μmol/L)。速释制剂单次急性过量后,应在患者报告摄入后的4 h测定APAP血清浓度。对于摄入后超过4 h就诊的患者,应立即检测血清药物浓度。根据改良版Rumack-Matthew列线图来评估测得的浓度,以确定是否需要N-乙酰半胱氨酸(NAC)治疗(图49-1)。

1. 反复超治疗剂量摄入(RSTI)后的评估 RSTI APAP所致中毒往往难以诊断,需要采集高质量的病史,并识别典型的临床和实验室异常。起病时的症状和体征较隐匿,通常为非特异性,很容易与其他诊断混淆(如病毒性综合征)。在询问可能的毒性药物时,临床医生应问及APAP,包括关于剂量和使用方式的具体问题。慢性过量或RSTI人群的血清APAP浓度常在治疗水平,并且浓度与毒性无关,这一点不同于急性过量[2,3]。这种情况下,Rumack-Matthew列线图并不适用。

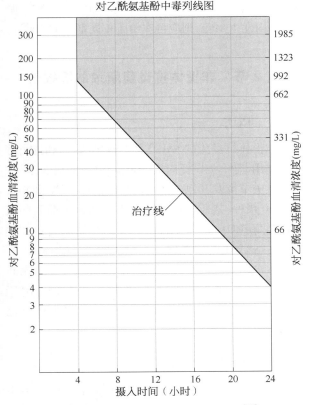

对乙酰氨基酚中毒列线图

图 49-1　改良 Rumack-Matthew 列线图[34]

这个列线图仅适用于一次性急性 APAP 摄入。该线表明了 APAP 摄入后可疑中毒浓度。在摄入 4 h 或更长时间检测血清 APAP 的浓度,以确保峰值已经出现。摄入缓释剂型的患者应在第一次检测后 4 h 检测第二个浓度,以评估血清浓度的进一步升高。根据摄入时间绘制曲线,以确定肝毒性的可能性和治疗需求。在评估摄入时间的可靠性时应谨慎。该列线图不能用于超过 24 h 前的摄取,反复超剂量口服或医源性静脉过量

2. NAC 治疗的需求　在 RSTI 情况下,根据末次摄入时间用列线图进行评估,如果血清 APAP 浓度可能引起中毒,则明确需要 NAC 治疗。对于有 RSTI 和中毒临床征象(如肝区压痛)、氨基转移酶升高(ALT 或 AST ≥ 50 U/L)、血清 APAP 浓度超过治疗水平(>20 μg/mL 或 130 μmol/L)的所有患者,以及有过量摄入史、中毒危险因素、血清 APAP 浓度 >10 μg/mL(65 μmol/L)的患者,推荐进行 NAC 治疗。此外,鉴于 APAP 中毒在工业化国家中是 ALF 的首要原因,ALF 患者尚未确定病因时,推荐早期给予 NAC 经验性治疗。

如果可检测到患者的 APAP 浓度,但其没有中毒的症状、体征或危险因素且氨基转移酶未升高,则极可能不需要治疗[4,23]。如果血清 APAP 浓度低于检测水平(<10 μg/mL 或 65 μmol/L)且氨基转移酶水平正常(ALT 或 AST<50 U/L),则不需要 NAC 治疗。就诊时,ALT<50 U/L 和 APAP-氨基转移酶乘

积 <1 500 μg/mL(9 900 μmol/L)似乎可有力预测患者不会发生显著肝毒性(ALT>1 000 U/L)。

4 项总共纳入 625 例 APAP RSTI 患者的研究一致发现,只要就诊时 APAP 浓度较低,所有 ALT<50 U/L 的患者都不会发生显著肝毒性(ALT>1 000 U/L)[30,31]。其中两项研究显示,初始 APAP-氨基转移酶乘积 <1 500 μg/mL(9 900 μmol/L)能够预测患者不会发生显著肝毒性(ALT>1 000 U/L)。目前无法根据这些研究给出确切推荐,因为它们基本采用回顾性和非随机设计,对患者的随访情况不一,而且最重要的是,ALT<50 U/L 和(或)初始 APAP-氨基转移酶乘积 <1 500 μg/mL(9 900 μmol/L)但仍接受 NAC 治疗的患者比例差异很大(各研究中为 40%~100%)。

3. 延迟就诊后的评估　患者摄入后超过 24 h 至数日才就诊时,确定 APAP 中毒的诊断具有挑战。就诊较晚的显著 APAP 中毒患者总是存在肝毒性,但血清 APAP 浓度可能无法再检出。在这些患者中,很难区分 APAP 与其他因素引起的急性肝损伤(ALI),APAP 暴露史可能不存在或不可靠。

目前正在研究这种情况下做出诊断的分析方法。一项观察性队列研究报道,检测血清 APAP-蛋白质加合物的免疫测定可快速准确识别出该药诱导的肝损伤患者[32]。该研究发现,相比高效液相色谱分析结果(参考标准),即时免疫测定(AcetaSTAT)识别 APAP 诱导性 ALI 的敏感性和阴性预测值均为 100%。如果未来的临床试验能验证这些结果,该方法就可快速鉴别 APAP 与其他因素引起的 ALI,并开始适当治疗。

五、治疗

APAP 中毒患者的治疗可能包括:稳定病情、去残余及应用 NAC(特异性解毒药)。NAC 治疗的持续时间,取决于摄入的类型及是否出现 ALT 浓度升高。

APAP 中毒的初始治疗,由患者的主诉症状确定。急性摄入后 24 h 内就诊的患者,通常没有症状。较晚就诊的患者可能出现肝脏损伤的症状和体征。没有可预测 APAP 毒性的早期症状;急性摄入后的中毒严重程度,通过在改良 Rumack-Matthew 列线图中描绘时间-血清 APAP 浓度的点来定量(图 49-1)。

摄入可能导致中毒的 APAP(单次剂量 ≥7.5 g)后不久即就诊的成人患者,可能通过胃肠道去污染获益。我们建议,对于所有在确定或怀疑摄入 APAP 后 4 h 内就诊的患者,给予口服药用炭 1 g/kg(最大剂量 50 g)进行治疗,除非患者存在禁忌证。

推荐对于所有肝毒性风险显著的 APAP 中毒患者使用 NAC 进行治疗（Grade 1A）。有效治疗的关键是在 ALT 升高前开始治疗。在急性摄入后 8 h 内开始治疗，即可实现有效治疗。

NAC 可使用 20 h 方案静脉给药或 72 h 方案口服给药。

1. 20 h 静脉给药方案 英国自 20 世纪 70 年代就开始使用 20 h NAC 静脉给药方案。

已获批准的 20 h 静脉给药方案比较复杂，按以下方式进行：① 初始负荷剂量为 150 mg/kg，静脉给药，给药时间持续 15~60 min（推荐 60 min）。② 随后以 12.5 mg/(kg·h) 的速率静脉输注 4 h（即 4 h 的总剂量为 50 mg/kg）。③ 最后，以 6.25 mg/(kg·h) 的速率静脉输注 16 h（即 16 h 的总剂量为 100 mg/kg）。该治疗方案在 20~21 h 期间提供的总剂量为 300 mg/kg[33]。如果患者摄入了大量 APAP 或血清氨基转移酶活性升高，通常会延长治疗的持续时间。

2. 72 h 口服给药方案 在美国，NAC 治疗的 72 h 口服给药方案已成功使用 30 多年，具体如下：① 负荷剂量为 140 mg/kg，口服，在此之后。② 口服，每次 70 mg/kg，每 4 h 1 次，共 17 次。即使患者已接受了药用炭治疗，也并不需要调整上述剂量。

对于摄入 APAP 后 8 h 内接受治疗的患者，肝毒性的发生率不到 10%，但如果治疗延迟超过 16 h，肝毒性的发生率增加至大约 40%。在针对口服乙酰半胱氨酸的最大型研究中，在氨基转移酶升高前接受治疗的患者中，无 1 例死亡[4]。

对于摄入 APAP 后有剧烈反应的患者和存在以下任何情况的患者，倾向于选择静脉给予 NAC：① 呕吐；② 有口服给药的禁忌证（即胰腺炎、肠蠕动消失或肠梗阻、肠损伤）；③ 拒绝口服用药的患者；④ 此外，有证据显示肝衰竭的患者需要静脉给药治疗。

在停用 NAC 前，常规测定 ALT，如果 ALT 异常则继续治疗，因为一些患者在治疗期间会发生肝损伤。我们还建议，在停用 NAC 前复查血清 APAP 浓度，以证实其低于检测限。

通过静脉途径接受 NAC 治疗的患者中，有 10%~20% 发生变态反应或全身性过敏反应。处理措施取决于反应的严重程度，已在上文中介绍。对于反应严重（如呼吸困难）的病例，应停止输注，临床医生应咨询医学毒理学专家或中毒控制中心寻求指导。

在接受口服 NAC 治疗的受试者中，大约有 33% 会发生恶心和呕吐。5-羟色胺受体拮抗剂（如昂丹司琼）是有效的止吐药。如果患者在口服 NAC 后 60 min 内发生呕吐，则应再次给予相同剂量的 NAC。

第 2 节　非甾体抗炎药所致的肝损伤

一、概述

非甾体抗炎药（NSAID）具有解热、镇痛和抗炎等药理作用，是一类广泛应用于炎症性疼痛、骨关节炎、风湿性关节炎及其他炎症性疾病的治疗药物，药物品种达 50 余种，其药理作用主要为靶向调控前列腺素 G/H 合酶（COX 亚型）活性，阻止前列腺素合成。不同种类 NSAID 可选择性作用于 COX-1 或 COX-2。通常 NSAID 被认为安全性较好（其收益/风险比较高），但多种 NSAID 已被证实可致肝损伤。由于 NSAID 在全球广泛应用，涉及人群庞大，其肝毒性已受到广泛关注。

二、肝损害发生机制

NSAID 引起肝脏损害的作用机制有两大类，一类是安全药物在易感者中的作用：特异质型肝毒性[35]；另一类与药物化合物结构相关肝毒性有关[36]。

几乎所有 NSAID 引起肝损伤的都是特异质型，而不是固有的毒性。主要的例外是 APAP 和阿司匹林（剂量相关的肝损伤）。

NSAID 肝毒性的易感因素尚不明确，可能与遗传变异、药代动力学变化（调节局部药物暴露）或患者对药物的特异毒性反应（包括与药物作用靶点、信号通路、细胞防御系统及免疫反应的相互作用）有关。

总之，NSAID 的肝毒性似乎与化合物结构相关，却非简单的药物类别或家族的共同作用所致。某些 NSAID 的肝毒性显著高于其他药物，此类药物包括双氯芬酸、布洛芬、萘普生、尼美舒利、吡罗昔康和舒林酸[37]。此外，具有相同化学结构的同家族药物中，一种或两种药物可能具有相对高的风险，而其他药物尚未发现肝毒性[37]。

也有一些药物，其引起肝损害的机制与药物固有毒性及机体特异质均有关系（如保泰松），在治疗剂量时可因服用者特异质而发生肝损害，然而在大剂量情况下，也可直接引起肝损害。此外，氯苯酰吲哚酸和格拉非宁的肝脏毒性作用主要是引起与自身免疫有关的慢性肝炎。

NSAID 导致的肝毒性已成为研究 DILI 的典型范例，其原因并非由于此类药物的肝毒性较其他药物

（发生率较低）大，而是因为 NSAID 较其他药物应用普遍，肝损伤报道的病例数较多并引起广泛关注。

迄今为止，肝损伤机制研究多采用 NSAID 代表药物双氯芬酸，NSAID 肝毒性涉及多种机制的协同作用，其中宿主易感性为决定因素（图 49-2）。由于 NSAID 的胃肠毒性，长期、深入的动物实验研究受限，大部分细胞信号通路及毒性的研究数据源于细胞模型。经细胞水平研究证实，ER 应激、线粒体损伤、LPS/细胞因子放大反应通路、免疫介导的毒性反应及肝胆管转运蛋白功能受损为 NSAID 肝毒性的重要机制，但其在人体的作用尚难以证实。

三、临床特点

临床上，NSAID 造成的明显肝损伤较罕见（每 10 万张处方中有 1~10 例），通常在开始服药后 1~3 个月表现为急性肝炎。致命性肝炎病例往往出现的时间要晚得多（12~15 个月之后）。舒林酸和双氯芬酸是最常见的与肝毒性有关的 NSAID，但几乎所有被广泛使用的 NSAID 都可引起轻度血清氨基转移酶增高，但是有明显临床症状的肝损害非常少见。出现黄疸的比例为 0.01%~0.1%，而出现氨基转移酶异常者可达 5%~15%，大多数氨基转移酶升高不超过正常值上限的 3 倍。损伤类型主要是肝细胞损伤，尽管有胆汁淤积型肝损伤（舒林酸、布洛芬）和混合型肝损伤（萘普生）的报道。

除了由 NSAID 引起的临床上明显的、特殊的肝损伤外，在长期服用 NSAID 的患者中，高达 18% 的患者血清氨基转移酶水平会出现一过性、轻度和无症状的升高。

在病理学上，NSAID 所致肝损害主要表现为肝细胞受损或胆汁淤积，或两者兼有。大部分 NSAID 所引起的肝损害是肝细胞损伤型，部分为胆汁淤积型，此类药物包括苯噁洛芬、二氟尼柳、屈恶昔康、芬克洛酸、非普拉宗、伊索昔康等。保泰松（PBZ）一般导致肝细胞损伤型肝损害，部分为胆汁淤积型，此外，PBZ 还可引起肉芽肿样改变。

NSAID 所致的组织学改变决定于药物类别和损伤机制，ALI 包括肝脏变性或肝细胞坏死，而胆汁淤积型肝损伤主要由阻滞胆汁流动的药物所致，混合型肝损伤即指肝细胞（细胞毒性）损伤和胆汁淤积。固有的肝毒性药物主要通过引起肝脏坏死、变性和（或）脂肪变性导致细胞毒作用，少数会导致胆汁淤积。

NSAID 相关的肝损伤可以通过生化改变来反映组织损伤类型，肝细胞坏死所致的肝细胞损伤和急性病毒性肝炎类似，AST 和 ALT 可升高 10~100 倍乃至更高，胆红素水平也不同程度地升高，血清 ALP 水平总体正常或有轻度增高。中毒性微泡脂肪变性和妊娠或 Reye 综合征所致的急性脂肪肝类似，氨基转移酶可升高 5~20 倍，ALP 可升高 3 倍。

在临床上，肝细胞损伤表现为血清氨基转移酶显著升高、食欲不振、疲乏、恶心和黄疸，肝大片坏死导致的急性重型肝炎可引起肝昏迷、凝血障碍、腹水，甚至死亡。需重视药物所致的肝细胞性黄疸，因其提示

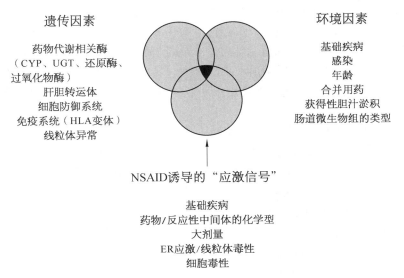

遗传因素

药物代谢相关酶
（CYP、UGT、还原酶、
过氧化物酶）
肝胆转运体
细胞防御系统
免疫系统（HLA变体）
线粒体异常

环境因素

基础疾病
感染
年龄
合并用药
获得性胆汁淤积
肠道微生物组的类型

NSAID诱导的"应激信号"

基础疾病
药物/反应性中间体的化学型
大剂量
ER应激/线粒体毒性
细胞毒性

图 49-2 遗传因素、环境因素和药物应激因素在 DILI 的发病机制中的相互作用

NSAID 诱导的特异性反应被多种因素引起并被证实是与药物应激与一些关键的危险因素（遗传或后天性；重叠部分）相关。在治疗浓度时，通常不出现 NSAID 的固有毒性，得益于免疫的耐受和（或）细胞的防御和修复系统（CYP，细胞色素 P450；ER，内质网；HLA，人白细胞抗原；UGT，UDP-葡萄糖醛酸基转移酶）

严重的肝损伤,病死率可达10%甚至更高,而且取决于药物类型。如能度过急性期,患者获得痊愈的可能较大。目前因NSAID导致急性重型肝炎而进行肝脏移植的病例报道较少,仅有布洛芬、溴芬酸、萘普生、双氯芬酸等。

而胆汁淤积型肝损伤表现为ALP水平增高,与之平行的是γ-GT的升高,以及不同程度的血清胆红素升高,而ALT和AST一般正常或仅轻度增高。胆汁淤积型肝损伤临床上特征性表现为黄疸和瘙痒,一些患者会主诉腹痛,类似于急性肝外胆管梗阻,肝内胆汁淤积型肝损伤一般不会危及生命,但有可能黄疸持续时间较长。有时,NSAID引起的肝损害与原发的风湿性疾病伴发的肝损害相继出现,临床上较难鉴别。

四、常见的引起肝损害的 NSAID

（一）阿司匹林

阿司匹林属于乙酰水杨酸类,自20世纪70年代以来,报道了数百例阿司匹林相关肝损伤[38]。然而,这意味着时隔75年之后,阿司匹林的潜在肝脏毒性才被真正意识到。从某种程度上来说,这可能正是因为这种损伤程度轻且不伴黄疸,加之当时肝酶不是常规监测项目,所以常被忽视[38,39]。这种肝损伤也可能被归咎于原发的风湿性疾病。

阿司匹林肝损伤主要是肝细胞损伤型,一般临床症状较轻且可逆转,ALT及AST升高小于10倍。胆红素水平通常是正常或轻微升高,不到5%患者出现黄疸[4]。典型的肝脏活检表现为局灶性坏死,伴汇管区轻微炎症反应。此外,也可见到细胞变形、气球样变、嗜酸性变性等[38]。超微结构变化包括溶酶体、过氧化物酶体和线粒体数量增加,以及滑面内质网的增加和粗面内质网的降解[40]。这些变化通常在停用水杨酸后2周恢复正常。

在动物和细胞实验中均发现[41],阿司匹林引起的肝损伤是剂量和浓度依赖性,与其自身毒性一致[42]。

阿司匹林的主要代谢产物为水杨尿酸和水杨基酚葡萄糖醛酸苷。有学说认为与成年人一样,这些代谢途径在儿童时期就已饱和,这导致了一种原本只具有轻微毒性代谢产物的蓄积,从而可能造成肝脏损伤[43]。尽管已有一些损伤模式的假说,但这种细胞损伤的确切机制尚不清楚,可能包括脂质过氧化,线粒体损伤,羟自由基清除,以及肝细胞膜的损伤[44]。

在高达50%服用有效剂量阿司匹林并且血液浓

度达到15 mg/dL的患者中,AST及ALT升高被视为肝损伤的标志[4],也有低至10 mg/dL发生肝损伤的报道,阿司匹林浓度与ALT水平关联性尚不明确。毒性似乎是水杨酸分子的一种特性,因为钠和胆碱水杨酸也导致氨基转移酶升高。幼年型类风湿关节炎(JRA)、系统性红斑狼疮和风湿热患者更易发生阿司匹林肝损伤,可能与上述疾病时用药剂量较大有关[38,45]。在这些患者中,肝酶异常发病率为20%~70%,小于12岁的儿童较成年人有更高的发病率[38,46]。目前已知易感性没有性别差异,但有报道具有A2BW40单倍体型JRA患儿似乎有遗传倾向[45]。

阿司匹林相关的肝损伤通常并不严重,并且能在停药后得到缓解,多在停药后2周内[40]。严重肝损伤仅发生在少于3%的患者。

（二）双氯芬酸

双氯芬酸属于苯乙酸衍生物,双氯芬酸是一种常用的NSAID,用于治疗慢性关节炎和轻中度急性疼痛。据报道,长期服用双氯芬酸的患者中有高达15%的患者血清氨基转移酶水平升高,但仅有2%~4%的患者血清氨基转移酶水平高于正常上限的3倍。由双氯芬酸引起的有临床明显症状的肝病很少见(每10 000名接触者中有1~5人发生)。然而,文献中已经报道了100多例临床上由双氯芬酸引起的明显肝损伤,出现肝损伤的时间从1周内到1年多不等。大多数病例出现在2~6个月,较严重的病例往往出现得更早[47]。损伤的模式几乎完全是肝细胞的,尽管已经有报道以混合模式出现的病例。临床表现是先有黄疸,然后出现食欲减退、恶心、呕吐和身体不适。25%的病例出现发热和皮疹,一些病例具有免疫过敏特征,而另一些病例类似慢性肝炎,具有自身免疫特征[48]。在大多数病例中,肝组织学检查显示为急性小叶性肝炎。然而,潜伏期长的双氯芬酸肝毒性病例可具有慢性肝炎的临床和组织学特征。女性似乎比男性对双氯芬酸肝损伤的易感性更高。损伤可能很严重,有几例ALF被归因于双氯芬酸。

外用形式的双氯芬酸(溶液、凝胶、乳膏、贴片)仅与较低的血清酶升高率(一般低于1%)有关,可能不会高于安慰剂或赋形剂的升高率。然而,外用双氯芬酸的产品标签提到了肝损伤的可能性,文献中至少有1例临床上明显的肝损伤可归因于外用双氯芬酸。然而,临床上由外用双氯芬酸引起的明显肝损伤肯定是极其罕见的。

双氯芬酸肝毒性通常与急性肝炎样组织学有关,坏死可能在3区(中心)最为突出。通常有局灶性坏死和炎症,但严重的情况下,损伤可以是融合性的或亚块状的。慢性肝炎样损伤以门静脉炎症、界面性肝炎和纤维化为主,尤其是潜伏期较长、病程较长的病例。少数病例表现为混合型肝损伤(淤胆性肝炎),伴有不同程度的炎症反应[49]。

双氯芬酸致肝损伤的机制可能是多因素的,引起轻度血清氨基转移酶升高的原因可能与引起严重肝损伤的原因不同。即使在最初暴露和损伤多年后,损伤的迅速和急性复发也表明存在免疫过敏成分。遗传学研究表明,UGT 2B7、CYP2C8 和 ABC C2 等位基因与双氯芬酸的代谢、接合和排泄有关。

肝损伤的严重程度从无症状的血清氨基转移酶水平升高,到显性黄疸肝炎、ALF 甚至死亡。预计在停药后完全康复,通常需要 1~3 个月。在极少数情况下,慢性肝损伤的证据仍然存在,其中皮质类固醇疗法似乎是有益的,以后可以停止,而不会再次出现肝损伤[50]。临床上出现明显的双氯芬酸肝毒性事件后再次激发所致的 ALF 已有报道,应予以避免。几乎没有证据表明双氯芬酸与其他类别的 NSAID(如布洛芬、萘普生、酮洛芬)之间对肝损伤有交叉敏感性,但很少有安全性的报道。如果患者改用另一种 NSAID,应该仔细监测。

(三)尼美舒利

尼美舒利是环氧合酶-2(COX-2)选择性抑制剂,在 NSAID 类药物中具有独特的化学结构(硫酰替苯胺)。尼美舒利的胃肠道耐受性较好,尼美舒利从未在美国上市,但自 20 世纪 90 年代推出以来,已在世界许多国家广泛使用。目前的适应证因国家而异,但通常仅限于轻到中度的急性疼痛,成人的推荐剂量为 100 mg,每天 2 次,持续不超过 15 d。一般不推荐慢性治疗,尼美舒利被认为是儿童的禁忌。尼美舒利一般耐受性良好,但副作用包括头痛、头晕、嗜睡、胃肠不适、恶心、腹部不适、腹泻、外周水肿和过敏反应。

前瞻性研究显示,在服用 NSAID 的患者中,多达 15% 的患者至少有一过性血清氨基转移酶升高。据报道,尼美舒利的发病率较低。这些氨基转移酶的升高通常为短暂、轻微且无症状,即使继续用药也可能消失。显著的氨基转移酶升高(>3 倍升高)发生在 <1% 的患者中[51]。尽管如此,尼美舒利已多次被认为与临床上明显的肝损伤伴黄疸有关,文献中描述了 100 多例。发病时间从几天到 6 个月不等,通常潜伏期为 4 周[52]。酶升高的模式通常是肝细胞的,尽管也有胆汁淤积的描述。免疫过敏特征通常不存在。大多数病例在停止治疗几天后就开始痊愈。然而,已

有多例 ALF 或需要紧急肝移植的病例被报道。尼美舒利致急性肝炎伴黄疸的病死率为 10%~20%。尼美舒利的总体肝毒性频率尚不清楚,但它通常在药物性肝损伤和 ALF 的大型病例系列中被提及,合理的估计是每 50 000 例使用者中就有 1 例尼美舒利[53]。当治疗时间限制在 15 d 时,肝损伤可能不太常见。然而,也有报道指出,在短短 3~5 d 的疗程后,就有严重的尼美舒利肝损伤病例。

尼美舒利的肝毒性机制尚不清楚,但可能是由于对其代谢中间产物的特异性反应。尼美舒利由肝脏主要代谢。严重程度从无症状的血清氨基转移酶水平升高到有或无黄疸的症状性肝炎。已经报道了几例由尼美舒利引起的急性重型肝炎,黄疸病例的总病死率为 10%~20%[53]。再次使用尼美舒利治疗时复发已有报道,应避免。没有证据表明尼美舒利与其他常规 NSAID(如布洛芬、萘普生或双氯芬酸)之间对肝损伤有交叉敏感性。由于尼美舒利的磺胺结构,在临床上尼美舒利引起明显的肝损伤后,使用磺胺类药物或其他与磺胺相关的药物(塞来昔布、唑尼沙胺)应慎重。

(四)其他 NSAID 药物

除上述四种 NSAID 制剂外,已经上市的各种 NSAID 制剂:如非诺洛芬、萘丁美酮、异丁芬酸、美洛昔康、舒林酸、吲哚美辛、萘普生、氟比洛芬、布洛芬、塞来西布、酮洛酸、依托度酸,几乎都有引起肝脏损害的报道。常见 NSAID 药物引起的肝脏损害特点、发生频率及毒作用机制等具体情况归纳见表 49-1。

五、预防对策

对于服用吲哚类、吡唑酮类和丙酸类 NSAID 制剂的患者应该进行血清氨基转移酶的监测,因为此类药物较易出现肝脏的不良反应。对于服用其他类型NSAID 者,在高危人群中(女性和老年人及慢性丙型肝炎患者)也应进行血清氨基转移酶的监测。

为避免 NSAID 引起的一系列不良反应,在选用时应该遵循以下原则:① 剂量个体化:明确即使按体重给药,仍可因个体差异而使血中药物浓度各不相同,应结合临床,对不同患者选择不同剂量,老年人宜用半衰期短的药物。② 通常选用一种 NSAID,在足量使用 2~3 周后无效则更换另一种,待有效后再逐渐减量,应避免盲目加量或频繁换药,否则将增加肝脏不良反应发生概率。③ 不推荐同时使用两种NSAID,因为联合用药疗效并不增加,而不良反应增加。

药物名称	临床特点	发生频率	毒性机制	潜伏期
		表 49-1 常见 NSAID 引起的肝脏损害列表		
对乙酰氨基酚	肝细胞损伤型	剂量相关	直接毒作用	1~3 d
阿司匹林	肝细胞损伤型	剂量、易感性	直接毒作用	数周
布洛芬	胆汁淤积型、混合型	罕见	免疫易感性	几天~3 周
非诺洛芬	肝细胞损伤型	轻度:15% 中度:<1% 重度:罕见	代谢中间产物 特异反应	短,几天内
氟比洛芬	胆汁淤积型	轻度:15% 中度:<1% 重度:少见	代谢中间产物 特异反应	1~4 周
美洛昔康	肝细胞损伤型、 胆汁淤积型	轻度:7% 中度:1% 重度:罕见	不明	1~5 周
奈丁美酮	肝细胞损伤型	轻度:1%~5% 中度:0.5% 重度:罕见	不明	不明
萘普生	肝细胞损伤型、 胆汁淤积型	轻中度:4% 重度:罕见	代谢中间产物 特异反应	1~6 周
塞来昔布	肝细胞损伤型、 胆汁淤积型	罕见	免疫易感性	几天
舒林酸	肝细胞损伤型、 胆汁淤积型、 混合型	很少见:0.1%	免疫易感性	几天~几周
酮洛酸	肝细胞损伤型	轻度:1% 中度:<1% 重度:未见报道	不明	不明
依托度酸	肝细胞损伤型、 胆汁淤积型、 混合型	轻度:1%~2% 中度:<1% 重度:罕见	代谢中间产物 特异反应	几天~6 个月
吲哚美辛	肝细胞损伤型	轻度:15% 中度:<1% 重度:罕见	代谢的有毒 中间产物介导	1~8 周

NSAID 严重肝毒性发生频率较低,尚不确定监测血清氨基转移酶水平的成本-效果比。然而,如果观察到患者的氨基转移酶水平上升至正常值上限的 3 倍以上、患者的人血清清蛋白水平下降(提示药物引起的肝脏合成功能下降),或者患者的国际标准化比值(INR)延长,则应怀疑有 NSAID 严重肝毒性,应停用可能致病的药物,以及避免再次使用类似药物。

(兰小勤 刘鸿凌)

参考文献

请扫描二维码
阅读本章参考文献

第50章

抗风湿病药物相关的肝损伤

风湿性疾病(简称风湿病)系指累及骨与关节及其周围软组织(如肌肉、肌腱、滑囊、筋膜和软骨等),以及其他相关组织和器官的一组慢性疾病,包括结缔组织病、血管炎、关节炎和免疫介导的疾病。肝脏作为一个具有免疫耐受特征的淋巴器官,常常成为自身免疫性疾病的靶器官。风湿性疾病与肝脏之间的关系复杂,免疫介导的风湿病和自身免疫性肝病(AILD)存在着重要的流行病学、遗传学和免疫学的重叠。非免疫介导的风湿病也可能影响肝脏。

除成人斯蒂尔病外,风湿性疾病的诊断标准中常不包括肝脏异常。据相关文献报道,43%的结缔组织疾病患者可出现肝功能异常,临床上可表现为氨基转移酶或胆汁淤积酶的无症状升高、黄疸、肝大、肝硬化甚至急性肝衰竭(ALF)。

值得注意的是,多种用于治疗风湿性疾病的药物也会损伤肝脏。风湿病治疗所用的药物可分为以下几大类:① 镇痛药和非甾体抗炎药(NSAID);② 糖皮质激素;③ 慢作用抗风湿药,也称改善病情的抗风湿药(DMARD);④ 生物制剂,也称生物改善病情的抗风湿药(bDMARD);⑤ 抗痛风药及其他类别药物。第①②部分药物由另外章节予以介绍,本章主要介绍第③④⑤类药物对肝脏的毒性作用。

对于使用慢作用抗风湿药进行治疗的风湿病患者,仔细鉴别其肝损害是原发病所致,还是药物所引起,具有非常重要的临床意义。但是在临床实践中,要进行两者鉴别,往往非常困难。表50-1为部分风湿病的肝脏表现。

一、改善病情的抗风湿药及其毒性作用机制

(一)改善病情的抗风湿药

随着对风湿病发病机制的逐渐认识,临床上对风湿病治疗的观念、策略也发生了很大的变化。早期在类风湿关节炎等"经典"风湿病的治疗中,多依赖于NSAID或糖皮质激素,临床治疗效果较差,不良反应

表50-1 风湿病的肝脏表现		
疾　病	肝 损 伤	病 理
类风湿关节炎(RA)	高达50%的RA患者会出现肝酶升高,超过60%的RA患者可能肝组织学异常。常伴有AILD(如PBC、AIH、PSC),也有发展为NAFLD的风险	慢性轻度肝门区炎性浸润、肝细胞小灶性坏死和脂肪变性、肝纤维化罕见
Felty综合征(类风湿关节炎、脾大、中性粒细胞减少)	33%患者肝酶升高、33%~66%肝大	肝结节变性、增生(可达70%)、肝门区纤维化、门静脉高压
系统性红斑狼疮(SLE)	19.4%~60%的SLE患者可肝脏受累,表现出肝功能异常,包括药物性肝损伤(31%)、SLE相关性肝炎(29%),伴发其他肝病,如脂肪肝(18%)、AIH 5%、原发性胆管炎(PBC 2%)、胆管炎(1.6%),酒精性肝病(1.6%)或病毒性肝炎(0.8%)	门静脉、门静脉周围或小叶肝炎伴或不伴坏死、胆汁淤积、脂肪变性、小动脉血管炎、肉芽肿性肝炎、结节性再生增生(NRH)和紫癜性肝炎
原发性干燥综合征(SS)	49%的SS患者肝功能异常,其中约27%有临床表现,常伴发的肝病包括PBC、AIH、病毒性肝炎、硬化性胆管炎,NRH和肝硬化	慢性活动性肝炎、原发性胆汁性肝硬化
结节性多动脉炎	乙型肝炎、肝大、肝酶升高、非结石性胆囊炎	HBsAg相关的免疫复合物、血管炎
银屑病关节炎	肝酶升高;全身脓疱性银屑病是一种罕见的银屑病与嗜中性粒细胞性胆管炎相关的磁共振胰胆管造影特征与PSC相似	脂肪变性、炎症、肝坏死、纤维化、肝硬化(<1%)

注:AILD,自身免疫性肝病;AIH,自身免疫性肝炎。

明显。近半个世纪以来,人们对类风湿关节炎、系统性红斑狼疮等弥漫性结缔组织病多采用甲氨蝶呤、柳氮磺吡啶、来氟米特、羟氯喹、硫唑嘌呤等治疗。此类药物可以通过不同的作用机制来治疗风湿病,可以改善病情并延缓疾病进展,因此称为DMARD[5],但由于此类药物起效一般较缓慢,多在用药后2~4个月才出现疗效,因此亦称为慢作用抗风湿药(SAARD)。生物DMARD于20世纪90年代初引入,通常是在常规DMARD治疗失败(持续疾病活动、临床或影像学疾病进展)后应用,是近20多年来风湿免疫领域最大的进展之一。通过基因工程制造的单克隆抗体或细胞因子受体融合蛋白称为生物制剂,区别于传统DMARD,生物制剂起效快、总体耐受性好,如英夫利昔单抗、阿达木单抗、依那西普、利妥昔单抗等[7]。主要不良反应为感染、过敏、肿瘤风险增加。

随着DMARD的使用愈加普遍,在极大改善风湿病患者生活质量的同时,也逐渐显示出其不良反应率高的缺点,包括对肝脏的毒性作用,亦逐渐受到重视。

(二)不良反应作用机制

改善病情的抗风湿药引起肝脏损害的作用机制主要与药物本身对肝脏的直接毒性作用有关,但具体损伤机制尚未阐明。

合并有慢性病毒性肝炎的类风湿关节炎患者中,如采用DMARD治疗,药物性肝损害的发生率将增高,药物因素与病毒作用很可能具有协同作用,即使是以往普遍认为肝毒性作用很小的羟氯喹也包括在内。

生物DMARD利用抗体的靶向性,通过阻断免疫系统的特定途径进而阻断疾病的某个重要环节从而发挥作用,因其对免疫系统的抑制,可以导致各种感染(包括结核菌、肝炎病毒等)及肿瘤风险的增加,同时也因其免疫原性,有可能导致不同程度的过敏、AIH。此外,生物DMARD也可引起肝酶升高,英夫利昔单抗、托珠单抗、托法替布的临床试验均提示肝酶升高与其治疗有关。

二、常用慢作用抗风湿药的肝脏损害

(一)传统慢作用抗风湿药

1. 甲氨蝶呤(MTX) MTX是一种抗叶酸和抗代谢药物,具有抗肿瘤和免疫调节作用,广泛用于治疗白血病、淋巴瘤、实体瘤、银屑病、炎症性肠病和类风湿关节炎。

众所周知,甲氨蝶呤会导致血清氨基转移酶升高,目前研究认为其肝损伤机制是直接毒性,通过抑制肝脏中的RNA和DNA合成并产生细胞阻滞。

长期的甲氨蝶呤治疗与脂肪肝和肝纤维化的发展有关,在罕见的情况下,可发展为门静脉高压和症状性肝硬化。长期治疗后出现纤维化的患者通常有其他脂肪肝的危险因素,高剂量、每日给药与肝纤维化的发展尤为相关。使用优化的剂量方案(每周1次,5~15 mg,补充叶酸),即使长期使用,纤维化和临床上明显的肝病也很少见[1]。甲氨蝶呤引起的肝纤维化和肝硬化通常在治疗2~10年后出现,发生门静脉高压和肝硬化的患者通常血清氨基转移酶或碱性磷酸酶水平很少或没有升高,无创性肝纤维化检查可更有效地筛查长期服用甲氨蝶呤患者的肝纤维化。

2. 来氟米特(LEF) LEF是一种异噁唑衍生物,可迅速在肠壁和肝脏中转化为其活性代谢物,通过抑制二氢乳酸盐脱氢酶发挥作用,阻止活化和自身免疫淋巴细胞的增殖,从而达到抗炎和免疫调节作用。

来氟米特引起的肝损伤被认为是由一种有毒中间体产生的。其被肝脏广泛代谢,是CYP2C9的有效抑制剂。肝毒性与细胞色素等位基因变异CYP2C9*2和CYP2C9*3有关,两者均与细胞色素代谢受损有关[3]。

研究表明,接受来氟米特治疗者可出现高达15%的短暂血清氨基转移酶升高,通常轻度、无症状,为(1~3)×ULN。1%~4%的患者出现高于3×ULN的升高。肝损伤通常在治疗1~6个月后发生,可伴有皮疹和发热,也常伴有自身免疫特征,但需注意上述情况可能与潜在的风湿病有关,而不是药物治疗本身所致。如果ALT水平飙升至3×ULN以上,监测肝功能并调整药物剂量。如果肝酶持续升高,应停药。通常停药后肝损伤可在1周内好转,也有ALF导致死亡或紧急肝移植的相关病例报道。

3. 艾拉莫德(IGU) IGU是一种日本研发的小分子化合物,作为新型抗风湿药物,在中国和日本广泛用于RA。越来越多的研究证明,IGU通过抑制各种炎性细胞因子而具有抗炎作用,通过调节免疫细胞与细胞因子的平衡而具有免疫调节作用,通过促进细胞分化及抑制破骨细胞生成产生骨保护作用。通过精确抑制类风湿关节炎患者滑膜成纤维细胞中核因子κB配体(RANKL)/骨保护素受体激活剂、IL-17和MMP-3的表达,可显著改善关节炎。大量临床研究证实了艾拉莫德真实世界用于RA的安全性和有效性。此外,临床研究表明,IGU对其他风湿性疾病也有良好的疗效。

IGU的副作用包括胃肠道反应、头晕、头痛、嗜睡和氨基转移酶升高。最常见的严重不良反应为肺炎/细菌性肺炎、间质性肺病。尚未有报道称艾拉莫德引起严重的 DILI。

4. 羟氯喹（HCQ） 羟氯喹是一种毒性较小的代谢物,用于治疗风湿性疾病[4],如系统性红斑狼疮（SLE）、类风湿关节炎和干燥综合征等,HCQ 可抑制树突状细胞上的 toll 样受体（TLR）功能,降低这些细胞的活化,通过抑制促炎细胞因子的产生来减少炎症。

在风湿性疾病治疗期间,由羟氯喹引起的明显肝损伤是罕见的。20 年前曾报道,由羟氯喹引起 2 例 ALF,但随后没有出现临床上明显肝损伤的病例报道。

5. 柳氮磺吡啶（sulfasalazine） 柳氮磺吡啶是一种前体药物,由磺酰胺（磺胺吡啶）和 5-氨基柳氮杂环酸（5-ASA）通过偶氮键连接而成,广泛用于慢性炎症性肠病的长期治疗。还用于治疗儿童和成人类风湿关节炎、强直性脊柱炎、轻度至中度活动性克罗恩病、银屑病和银屑病关节炎。

与其他磺胺类药物一样,该药物可通过药物过敏或超敏机制导致特异质型肝损伤。典型的起病是在开始用药后几天或几周内突然出现发热和皮疹,随后出现黄疸。嗜酸性粒细胞增多或非典型淋巴细胞增多症也很常见。损伤模式通常是混合型的。大多数病例在停药后迅速缓解,并且预计在 2~8 周完全康复。严重的胆汁淤积型肝损伤病程会延长,罕见的慢性肝损伤伴胆管消失综合征病例亦有报道。由于长期服用柳氮磺吡啶,也有罕见的迟发性药物性肝病病例报道。肝损伤通常是全身超敏反应的一部分,可称为 DRESS 综合征,也可出现伴有肝损伤的史蒂文斯-约翰逊综合征。

6. 沙利度胺（thalidomide） 沙利度胺是一种外消旋谷氨酸衍生物,具有互换的 S(-) 和 R(+) 对映体。S-对映体直接抑制 TNF-α 的释放,具有免疫调节、抗炎、抗血管生成和抗癌特性。

应用沙利度胺的患者中,8%~15% 可出现血清酶学的升高,通常是轻微和自限性的,很少需要停药。也有导致 ALF 死亡的病例报道。肝损伤通常在开始治疗后 1~8 周发生,可表现为肝细胞损伤型或胆汁淤积型,免疫过敏和自身免疫特征并不常见。目前与沙利度胺治疗相关的急性肝损伤（ALI）都发生在有如乙型肝炎或丙型肝炎等基础肝病的患者中。急性损伤期肝活检显示肝细胞坏死和炎性细胞浸润。在某些情况下,胆管损伤和缺失导致进行性胆汁淤积型肝损伤,提示胆管消失综合征[2]。肝毒性机制尚不清楚,可能与它们降低 TNF-α 产生的活性有关;一些报道的肝毒性病例发生于有基础慢性肝病患者,另一种可能性是沙利度胺使基础肝病恶化。

7. 环孢素 A（CsA） CsA 是一种由真菌产生的 11 种氨基酸组成的环状多肽,作为一种免疫抑制剂,用于治疗器官移植后排斥反应、活动性和顽固性类风湿关节炎及银屑病。

在一些大型临床试验中,环孢素治疗与血清胆红素水平的轻度升高有关,通常不伴有血清 ALT 或 ALP 的显著升高。此外,在无移植并发症的自身免疫性疾病治疗中,环孢素治疗与高达 30% 的血清 ALP 轻度升高有关,常无症状且呈自限性,很少需要调整剂量。尚无环孢素引起的慢性肝炎或 ALF 病例报道。其肝损伤机制考虑与其经肝脏代谢,与细胞色素 P450 系统的相互作用,容易发生严重的药物间相互作用有关[6]。在动物模型中,环孢素减少胆汁流量,这可能是高剂量时出现轻度高胆红素血症的原因。

8. 托法替尼（tofacitinib） 托法替尼是一种合成的口服小分子靶向药物,是第二代选择性 Janus 激酶（JAK）抑制剂,可阻断磷酸化及信号转导子和转录激活子在细胞内的活化,进一步减少其炎症作用。被批准用于治疗中重度类风湿关节炎（RA）、银屑病性关节炎（PA）、溃疡性结肠炎（UC）[8]等。

在大型注册临床试验中,28%~34% 接受托法替尼受试者出现血清氨基转移酶升高,而对照组和安慰剂组分别为 25% 和 10%。这些升高通常是轻微和短暂的,但在服用托法替尼的患者中,1%~2% 可出现高于 3×ULN,而安慰剂组则不到 1%。这种升高偶尔会导致早期停药,但更常见的是即使不调整剂量也能缓解。目前临床上尚没有托法替尼导致明显的肝损伤的报道。在治疗过程中,可能发生乙型肝炎再激活。

9. 他克莫司（tacrolimus） 他克莫司也被称为 FK506,是一种钙调神经磷酸酶抑制剂（CNI）。它通过结合 FK506 结合蛋白（FKBP）抑制 T 细胞增殖,作为一种免疫抑制剂,用于预防器官移植后排斥反应,也可用于预防或治疗某些自身免疫性疾病。

他克莫司主要通过 CYP3A4 进行广泛的肝脏代谢,并且易受多种药物相互作用的影响。治疗期间的肝功异常机制可能是由于直接肝毒性,对其他药物水平的影响或对免疫系统的影响。

5%~10% 应用他克莫司治疗的患者,可出现血清氨基转移酶水平轻至中度升高。这些升高通常是轻微、无症状和自限性的,但偶尔是持续性的并且可能需要调整剂量。他克莫司也与胆汁淤积性肝炎有关,临床上明显的肝损伤很少见。由于他克莫司用于器官移植,且常用于肝移植,因此治疗期间出现肝功异常的原因很多,而他克莫司引起的药物性肝损伤非常罕见,其临床特征和典型病程尚未确定。

10. 环磷酰胺(CTX) CTX 是一种氮芥,作为一种有效的免疫抑制剂,在调节性 T 细胞的选择性免疫调节方面具有优势,可用于治疗自身免疫性疾病,也被用于防止移植排斥反应和移植物抗宿主的并发症。

临床上标准剂量的 CTX 引起的明显肝损伤并不常见。在服用 CTX 后 2~8 周发病,血清酶升高的模式为肝细胞损伤型。免疫过敏和自身免疫特征并不常见。在大多数情况下损伤是自限性的,并在停止后 1~3 个月缓解,但也有死亡的案例报道。

大剂量的环磷酰胺可诱发肝窦阻塞综合征,严重时可导致 ALF 或死亡。

11. 硫唑嘌呤(AZA) AZA 是一种嘌呤类似物,通过次黄嘌呤鸟嘌呤磷酸核糖转移酶(HPRT)和硫嘌呤甲基转移酶(TPMT)的作用转化为其活性代谢物硫嘌呤(6-MP)和硫鸟嘌呤(6-TGN)。AZA 抑制 T 细胞成熟并阻止迟发性超敏反应,它还具有抗炎活性,用于移植后防止排斥反应及自身免疫性疾病。

硫唑嘌呤可引起多种形式的肝损伤[9],包括血清氨基转移酶轻度、短暂和无症状升高,约千分之一的患者可在开始治疗的第一年出现急性胆汁淤积型肝损伤,常不伴有皮疹、发热和嗜酸性粒细胞增多,一般无自身抗体阳性,肝活检通常显示肝内胆汁淤积,伴有局灶性肝细胞坏死和少量炎症,通常在停药后迅速缓解,但也有长期胆汁淤积的病例报道,一些病例伴有胆管消失综合征,可能与 AZA 的硝基咪唑成分有关[2]。AZA 治疗 1~5 年后可出现以肝脓肿、静脉阻塞性疾病或结节性再生增生为特征的慢性肝损伤,该综合征可发展为肝衰竭,停止治疗后临床可得到改善。

AZA 和其他硫基嘌呤的长期治疗可能导致包括肝细胞癌在内的恶性肿瘤的发生,通常在经治疗多年后发生,多不伴随肝脏疾病,预后优于合并肝硬化的肝癌。

12. 霉酚酸酯(mycophenolate mofetil) 霉酚酸酯是一种抗代谢和有效的免疫抑制剂,广泛用于预防器官移植后的排斥反应,以及治疗严重自身免疫性疾病。霉酚酸酯通过非竞争性抑制肌苷单磷酸脱氢酶(IMPDH)阻断嘌呤合成,抑制淋巴细胞增殖和功能。

霉酚酸酯是一种前体药物,经过广泛的代谢生成具有药理活性的霉酚酸,特异性肝损伤可能是由毒性或免疫原性代谢引起的。肝损伤通常发生在治疗的第一个月,表现为轻微、无症状,血清酶升高的模式,

肝细胞损伤型或混合型,会自发的或随着剂量的减少而消失;也有少数临床上明显的肝损伤的病例报道。

13. 长春新碱(vincristine) 长春新碱作为重要的抗肿瘤药物,也被用于自身免疫性疾病的治疗。

尽管长春新碱对癌细胞具有细胞毒性,并被肝脏代谢,但很少与显著的肝毒性相关。单独应用长春新碱时,5%~10%的患者血清氨基转移酶水平会出现短暂和无症状的升高。然而,临床上明显归因于长春新碱的肝损伤很少见。长春新碱可能增加肝窦阻塞综合征的风险,但单独应用时不会增加。

14. 巴瑞替尼(baricitinib) 巴瑞替尼是一种口服的特异性 Janus 相关激酶(主要是 JAK1 和 JAK2)抑制剂,抑制 JAK 蛋白,阻止 STAT 的磷酸化和激活,并调节各种白细胞介素、干扰素和生长因子的信号通路;降低突变细胞中 JAK1/JAK2 表达的增殖,诱导细胞凋亡,用于治疗中重度类风湿关节炎[10]。

上市前临床试验结果显示,巴瑞替尼治疗组的血清氨基转移酶升高率高达 17%,而安慰剂组为 11%,这些升高通常是轻微和短暂的,1%~2%的患者氨基转移酶超过 3×ULN,通常不调整剂量也能缓解。没有临床上明显的肝损伤。自从巴瑞替尼获批后还没有与其使用相关的肝毒性报道。

巴瑞替尼可引起乙型肝炎再激活。临床试验结果显示,至少 15%的抗-HBc 阳性的类风湿关节炎患者在治疗后出现了低水平 HBV DNA 复制,病毒血症的时间都很短,与血清氨基转移酶升高或黄疸无关。

(二)生物慢作用抗风湿药

1. 利妥昔单抗(rituximab) 利妥昔单抗是一种针对细胞表面抗原 CD20 的人-鼠嵌合单克隆免疫球蛋白 G1 抗体,可致免疫系统中 B 细胞功能的破坏或浆细胞生成的减少,用于包括类风湿关节炎在内的多种自身免疫疾病。

在利妥昔单抗治疗期间,轻至中度血清氨基转移酶升高并不少见(10%~15%),但通常是自限性的。临床上归因于利妥昔单抗的明显 ALI 不常见。然而,利妥昔单抗是乙型肝炎再激活的主要原因,可导致严重的 ALI、ALF 和死亡或需要紧急肝移植。通常过程是在利妥昔单抗开始使用后不久,血清中 HBV DNA 水平出现上升,随后 HBsAg 和 HBeAg 水平上升。当停止治疗并开始免疫重建时,血清 ALT 和 AST 水平开始升高,随后出现症状和黄疸。乙型肝炎再激活往往很严重,黄疸病例的病死率超过 10%。肝脏组织学显示急性肝炎样模式、局部或融合性坏死、显著的淋巴细胞浸润与免疫介导的肝损伤相一致。重新启动

利妥昔单抗可导致损伤再发生,皮质类固醇或抗病毒治疗可阻止复发。

利妥昔单抗也可以重新激活其他病毒感染,其治疗期间腺病毒、细小病毒和其他机会性病毒感染引起的严重急性肝炎均有报道。

2. 司库奇尤单抗(secukinumab)　司库奇尤单抗是一种抗 IL-17A 的重组人 IgG1 单克隆抗体,特异性靶向 IL-17A,从而阻断其与 IL-17R 的结合和细胞因子的表达。这种阻断使炎症过程正常化,从而对抗表皮过度增生、T 细胞浸润和致病基因的过度表达。

司库奇尤单抗大型上市前临床试验结果显示,未出现临床上明显的肝损伤。自上市以来,没有任何关于该药治疗引起的特异性临床明显肝损伤的报道。在乙型肝炎表面抗原或核心抗体阳性人群中,其可诱导乙型肝炎再激活,报道的大多数病例都是无症状和轻微的,多发生于 HBsAg 阳性患者开始治疗后 1~6 个月,通过口服抗病毒药物可预防 HBV 再激活。

3. 赛妥珠单抗(certolizumab)　赛妥珠单抗是与聚乙二醇连接的人源化 TNF-α 重组单克隆抗体的 Fab 片段,该单克隆抗体片段与血清和组织结合的 TNF-α 亲和结合,导致其失活和降解,抑制 TNF-α 活性可调节由该细胞因子激活产生的炎性具有强大的抗炎活性,用于治疗严重类风湿关节炎和炎症性肠病。

赛妥珠单抗上市时间相对较短,临床上尚无因其使用而出现明显肝损伤的病例报告。很可能与英夫利昔单抗一样,临床上明显的肝损伤类似 AIH,通常在使用至少 3 个月后发生,表现为血清酶升高和自身抗体形成的肝细胞损伤型。由抗 TNF-α 阻断剂诱导的 AIH 需要皮质类固醇治疗。

与其他 TNF-α 拮抗剂一样,赛妥珠单抗也可引起慢乙型肝炎的再激活。通常发生在非活动性 HBsAg 携带,血清氨基转移酶水平正常,血清中无或仅低水平 HBV DNA 的患者中,再激活反应可很严重,并可导致肝衰竭和死亡。无 HBsAg 的抗 HBc 阳性患者的再激活的报道很少。此类药物对丙型肝炎病毒水平几乎没有影响。

4. 贝利尤单抗(belimumab)　贝利尤单抗是一种抗可溶性 B 淋巴细胞刺激因子(BLyS)的人类单克隆抗体,贝利尤单抗与可溶性 BLyS 结合并阻断其与 B 细胞受体的结合,从而导致活化 B 细胞耗竭。这种单克隆抗体已被证明能有效降低系统性红斑狼疮患者的疾病活动性。

单克隆抗体通常由包括肝脏在内的多个组织代谢成小肽和氨基酸,对肝细胞没有本质毒性。单克隆抗体引起的最具临床意义的肝损伤是由于自身免疫的诱导或乙肝的再激活。

在贝利尤单抗大规模临床试验结果显示,血清氨基转移酶水平的升高并不常见(低于 1%)。自获批和更广泛的使用以来,没有关于与贝利尤单抗治疗相关的伴黄疸的肝损伤病例报道。乙型肝炎再激活尚未报道。然而,贝利尤单抗导致循环 B 细胞和免疫球蛋白水平降低,可能使易感患者 HBV 复制重新激活。

5. 托珠单抗(tocilizumab)　托珠单抗是一种针对 IL-6 受体的人源化 IgG1 单克隆抗体,托珠单抗可选择性结合 IL-6 受体,防止 IL-6 与其在肝、肺和滑膜成纤维细胞上的受体(IL-6R)结合,用于治疗类风湿关节炎和其他自身炎症。

托珠单抗引起肝损伤的机制尚不清楚,可能是其对免疫系统或对肝再生重要的 IL-6 途径影响的结果。通常会导致轻度、短暂和无症状的血清氨基转移酶升高,也可出现临床上罕见的明显肝损伤伴黄疸,有 1 例死于肝衰竭的报道。

托珠单抗是一种免疫抑制剂,但很少涉及引起巨细胞病毒和乙型肝炎病毒感染的再激活。大多数 HBV 再激活发生在 HBsAg 阳性且未接受预防性抗病毒的人群中。在 HBsAg 阴性、抗-HBc 阳性患者,托昔单抗很少引起再激活,目前认为对于同时患有慢性丙型肝炎的患者使用托珠单抗是相对安全的,不会使病情恶化。

6. 阿达木单抗(adalimumab)　阿达木单抗是一种抗 TNF-α 的人类重组单克隆免疫球蛋白 G1 抗体,与血清和组织结合的 TNF 亲和结合,干扰细胞因子驱动的炎症过程,对 TNF-α 具有高选择性,低免疫原性。用于治疗严重类风湿关节炎和炎症性肠病、强直性脊柱炎等。

阿达木单抗治疗期间可出现血清氨基转移酶暂时、轻微和无症状升高,很少需要调整剂量。机制尚不清楚,可能是由免疫调节和自身免疫诱导引起的。也有由阿达木单抗引起的明显肝损伤报道,但较为罕见。肝损伤发生在 3 个月内,血清酶升高模式为肝细胞损伤型,若停药后可迅速缓解。

阿达木单抗也与乙型肝炎再激活有关。再激活通常发生在血清氨基转移酶水平正常、血清中没有或只有低水平 HBV DNA 的非活动 HBsAg 携带者。停止免疫抑制(或治疗周期之间),免疫功能的恢复可导致肝衰竭和死亡。对丙肝病毒水平几乎没有影响。

7. 英夫利昔单抗(infliximab)　英夫利昔单抗是

一种 TNF-α 的单克隆抗体,与血清和组织结合的 TNF-α 紧密结合,导致其失活和降解,具有强大的抗炎活性,用于治疗严重炎症性肠病和类风湿关节炎。英夫利昔单抗是众所周知的肝炎再激活的原因。

英夫利昔单抗至少与以下 4 种形式的肝损伤有关。① 英夫利昔单抗可导致血清氨基转移酶升高,通常在应用 2~5 次后出现。这些升高可能是暂时的,通常无症状,血清碱性磷酸酶水平也可能升高,也可能发生伴黄疸的症状性肝炎,但肝功能异常通常在停止治疗后 4~12 周内消失。② 自身抗体阳性的肝细胞损伤。英夫利昔单抗在大部分患者中诱导自身抗体,包括抗核抗体(ANA)、平滑肌抗体(SMA)和双链 DNA 抗体(抗双链 DNA)。这些自身抗体通常不伴有临床上明显的自身免疫性疾病。然而,在极少数情况下,出现狼疮样综合征或 AIH,这些并发症通常在治疗 6 个月或 6 个月以上后出现,病程通常是温和的。AIH 以血清酶升高的肝细胞模式和 ANA 或其他自身抗体的存在为标志。肝活检通常显示 AIH 的典型改变,停药并应用糖皮质激素后,肝损伤通常会有所改善,但也可能会很严重,导致死亡或需要紧急肝移植。③ 胆汁淤积型肝损伤,可在开始治疗后几天到 24 周内出现。症状包括黄疸和瘙痒,肝活检显示胆汁淤积伴轻度炎症。通常是自限的。自身抗体和免疫过敏特征通常不存在。④ 慢性乙型肝炎的再激活,病情可能很严重,黄疸病例的病死率至少为 10%。HBV DNA 水平的升高通常发生在英夫利昔单抗治疗的最初几个月内,临床上直到 2~6 个月后 ALT 水平升高后才出现。恩替卡韦或替诺福韦治疗等抗病毒药物的早期干预可能会改善病程。对丙型肝炎病毒水平几乎没有影响。

8. 阿巴西普(abatacept) 阿巴西普是一种重组融合蛋白,将细胞毒性 T 淋巴细胞相关抗原 4(CTLA-4)的胞外结构域与免疫球蛋白 G 的重链片段结合,阻断 CTLA-4 在 T 细胞活化的共刺激途径中的重要作用。目前适应证包括成人中重度类风湿关节炎和银屑病性关节炎,以及 2 岁或以上儿童的青少年特发性关节炎。

阿巴西普应用期间可出现氨基转移酶轻至中度升高,常无症状且病程自限。文献报道,ALT 升高超过 5×ULN 的概率<1%,只有少数患者因肝酶升高而停药。有 1 例阿巴西普导致急性 AIH 的病例报道,该病例出现了黄疸并应用了皮质类固醇治疗。

阿巴西谱可诱发乙型肝炎再激活。HBsAg 阳性患者通常用药 3~12 个月后发生肝损伤。在已治愈的肝炎患者中,重新激活的时间往往更长,在中国台湾的研究中,在治疗 1~10 年以上的患者中,多达 9% 出现乙型肝炎复发,再激活患者有一定比例的失代偿和死亡。

三、抗痛风药及其他药物致肝损害

1. 别嘌呤醇(allopurinol) 别嘌呤醇是次黄嘌呤类似物,在肝脏进行代谢,在肝脏转化为具有药理活性的代谢物氧嘌呤醇,别嘌呤醇和氧嘌呤醇均抑制黄嘌呤氧化酶,黄嘌呤氧化酶是嘌呤分解代谢途径中的一种酶,可将次黄嘌呤转化为黄嘌呤并生成尿酸。别嘌呤醇可降低血清和组织尿酸水平,对痛风具有有效的抑制作用,主要用于预防而不是治疗痛风急性发作、尿酸肾病及恶性肿瘤和抗癌治疗引起的高尿酸血症,不建议用于治疗无症状高尿酸血症。

应用别嘌呤醇长期治疗的患者 2%~6% 可出现短暂、轻微的肝功能异常,这些异常可自发或经停药缓解。值得注意的是,别嘌呤醇可引起伴有显著免疫过敏表现的特殊类型 ALI(如 DRESS)。典型的发病潜伏期为 2~8 周,肝酶升高的模式往往是混合的,自身抗体并不常见,在某些情况下,皮疹和发热在肝损伤出现之前出现,血清酶和胆红素升高发生在首次免疫过敏表现后 1~2 周。更严重的嘌呤醇过敏反应包括史蒂文斯-约翰逊综合征(SJS)和中毒性表皮坏死松解症(TEN),通常伴有轻度和短暂的血清氨基转移酶升高而无黄疸的肝损伤,总的来说,别嘌呤醇超敏反应的病死率很高,死亡原因可为 ALF、慢性胆汁淤积型肝损伤或是其他过敏性疾病的并发症。

大多数由别嘌呤醇引起的 ALI 是自限性的,在停药后 7~10 d 开始好转,部分病例表现为长期、严重,甚至是致命的。另外,还有别嘌呤醇引起慢性胆管消失综合征的报道。由于伴随的过敏表现,经常使用皮质类固醇进行治疗,通常情况下,发热和皮疹可迅速缓解,但其改善肝损伤的效果尚未证实,并且早期停用皮质类固醇后复发常见。

2. 苯溴马隆(benzbromarone) 苯溴马隆为苯并呋喃衍生物,具有抑制肾小管对尿酸的重吸收作用,故可降低血中尿酸浓度。

虽然苯溴马隆治疗期间很少出现肝功能异常,临床试验中只有 0.1% 的发生率,但也有治疗期间出现 ALF,导致死亡或紧急肝移植病例报道。可在用药治疗 1~6 个月后发生,免疫过敏症状(皮疹、发烧)并不常见。药物相关的慢性肝损伤和胆管消失综合征尚未见报道。停止治疗后,通常在 1~3 个月内痊愈。

肝毒性的机制可能是由于其通过 CYP2C9 的肝脏代谢及其代谢产物对线粒体功能的影响。

建议在开始苯溴马隆治疗的 6 个月内需密切监测肝功能,肝功能受损为用药的禁忌。再次用药出现肝损伤再发很常见,所以应避免再次激发。

3. 非布司他 (fibrostat)　非布司他是一种新型的治疗痛风的非嘌呤黄嘌呤氧化酶抑制剂,与别嘌呤醇或次黄嘌呤无结构同源性。非布司他治疗可在几周内降低血清尿酸水平,而长期治疗已被证实可将尿酸水平降至<6 mg/dL 的目标水平,并可减少急性痛风发作。目前的适应证包括治疗和预防痛风、尿酸肾病,以及恶性肿瘤和抗癌治疗引起的高尿酸血症。不推荐用于治疗无症状高尿酸血症。

据报道,在接受非布司他治疗的患者中,2%～13%(平均约 3.5%)出现肝功能异常,一般为轻度至中度,且具有自限性。在临床试验中,肝酶升高是致停药不良事件(约 2%)的主要原因。目前报道的肝损伤病例中,大多数是在开始使用非布司他几天后出现血清氨基转移酶升高而无黄疸。也有在治疗数月后出现、无免疫过敏特征的混合型胆汁淤积性肝炎的病例报道,也有治疗期间发生 ALF 的病例报道。

机制被认为是由于其肝脏代谢,主要途径是葡萄糖醛酸化,通过细胞色素 P450 系统进行少量代谢。

轻微的肝功能异常是自限性的,停药后会缓解,在许多情况下,即使继续用药也会迅速缓解。建议在开始非布司他治疗前做基线肝功检测,在治疗期间和有任何肝损伤迹象的患者中定期检测。

4. 秋水仙碱 (colchicine)　秋水仙碱是一种植物生物碱,主要具有抗炎作用,它通过抑制 β-微管蛋白聚合进入微管,阻止与某些痛风症状相关的中性粒细胞活化、脱颗粒和迁移,从而破坏细胞骨架功能。

秋水仙碱用于预防痛风、痛风急性发作的治疗,以及与其他药物联合使用以预防痛风发作的维持治疗。

秋水仙碱主要在肝脏代谢,如果没有胃肠道副作用的安全阀,肝脏不良事件可能更常见。秋水仙碱的肝脏安全性可能主要取决于每天服用的剂量。秋水仙碱的长期治疗通常与血清氨基转移酶或碱性磷酸酶升高有关,还没有发现因使用秋水仙碱而导致的特异性肝病病例。接受秋水仙碱治疗的患者肝活检常显示肝细胞中分散的环状有丝分裂,而不伴有肝细胞损伤。有意或意外过量服用秋水仙碱可能出现肝功异常,需鉴别是否由于横纹肌病,而非肝损伤;ALF 可能是休克和多器官衰竭的结果。

在存在肾或肝损害的情况下,禁止同时使用 P-糖蛋白或 CYP3A4 抑制剂和秋水仙碱。对于未服用 P-糖蛋白或 CYP3A4 抑制剂的肾或肝损害患者,应考虑剂量调整或替代疗法。

秋水仙碱过量引起的 ALI 病例是自限性的,该药物的其他毒性通常掩盖了肝损伤。没有关于确切由于秋水仙碱引起的 ALF、胆管消失综合征或慢性肝损伤的报道。

四、抗风湿药致肝损害的防治对策

对于抗风湿药物引起的肝损害,除根据临床情况决定是否需要停药、是否需要更换方案,可以合用保肝药物用于治疗肝功能异常。

在开始甲氨蝶呤治疗前应对患者进行仔细评估,对于有肝病或显著危险因素的患者,建议进行活检。应告知患者戒酒,同时服用叶酸降低治疗期间肝功能异常的发生率[1]。在治疗期间,前 6 个月建议至少每月监测一次肝功能,然后每 3 个月监测一次,如果氨基转移酶水平升高并保持在 3×ULN 以上,则应加强监测,及时停止治疗。

建议在来氟米特治疗前 6 个月每月监测一次肝酶,然后每隔 1 个月监测一次,如果 ALT 水平升高超过 3×ULN,调整药物剂量。来氟米特引起的 ALI 通常在停止治疗后是自限的,可使用胆汁酸树脂加速药物清除。来氟米特引起临床明显肝病的患者不应再次应用该药物。在肝损伤方面,与其他 DMARD 没有交叉反应。

针对使用 5-氨基水杨酸或柳氮磺吡啶治疗的患者,在开始药物治疗之前,应获得基线水平的血常规、肝肾功能,在治疗开始后的前 3 个月或剂量增加后,应每 2~4 周复查,然后在随后的 3 个月内每 8~12 周复查,之后每 12 周复查。出现柳氮磺吡啶相关肝损伤患者不应再激发,且不应再接受该类药物中的其他药物。泼尼松对具有明显过敏特征的患者特别有效。

沙利度胺引起的肝损伤通常在停药后 1 周内开始好转,也可出现胆管损伤所致长期黄疸和可能的胆管消失综合征。对于必须继续用药的轻度肝损伤患者,应严密监测。

使用环孢素类药物时出现的轻微、无症状血清胆红素和肝酶升高通常是自限性的,在剂量减少后可迅速消失;环孢素引起的胆汁淤积型肝损伤通常在停药后也可得到缓解。

对于 AZA,建议在前 4~8 周每周监测血常规和肝功能。一旦达到维持剂量,在剩余治疗期间,上述检查应每 3 个月进行一次。肾病患者或高剂量 AZA 或低 TPMT 活性的老年患者中应更频繁地检查。停药后，AZA 引起的急性胆汁淤积和慢性结节再生均可得到改善，但也有停药后仍进展为肝衰竭的病例报道。应避免 AZA 再激发。对于引起肝窦阻塞综合征的病例，必须永久停用 AZA。

建议服用托法替尼的患者应监测肝功能，氨基转移酶升高超过 5×ULN 或伴有黄疸应药物减量或暂停。没有数据表明托法替尼与其他激酶抑制剂或生物或非生物 DMARD 之间在肝损伤风险方面存在交叉反应。

他克莫司引起的肝损伤通常是轻微和自限性的，对剂量调整或停药反应迅速。环孢素和他克莫司对肝损伤交叉敏感的罕见案例已有报道。

环磷酰胺引起肝损伤的严重程度从肝酶轻度升高到 ALI，或由肝窦阻塞综合征引起的大面积致命性肝坏死。目前，对于环磷酰胺引起的特异性肝损伤或静脉闭塞性疾病，除了支持治疗和避免进一步损害外，还无特效疗法。去纤苷目前被批准用于严重肝窦阻塞综合征，但其疗效尚未得到充分证明。临床上应避免明显的环磷酰胺肝损伤恢复后的再次激发，目前还不清楚是否存在与其他烷化剂对肝损伤的交叉反应。

拟应用巴瑞替尼的患者，建议监测血清氨基转移酶水平，若升高超过 5×ULN 应暂时停药。如果血清酶升高在停药后的几周内没有改善，或者出现黄疸等症状，则应永久停用。

阿巴西普治疗期间出现肝酶升高很少需要停药，但如果升高伴有症状或黄疸，或 ALT 持续升高超过 5×ULN，则应停药。

大多数已发表的抗 TNF-α 药物引起的肝毒性都是轻度和自限性的。英夫利昔单抗引起的肝损伤通常是轻微的，一旦停止治疗就会迅速逆转。英夫利昔单抗和依那西普之间的肝损伤似乎没有交叉反应。

托珠单抗开始用药前需常规肝功检测，前 6 个月每 4~8 周 1 次，之后每 3 个月 1 次。该药物引起的轻度肝损伤通常是短暂的，并在 2~6 周内消失，大多数患者在需要减少剂量的情况可继续用药。严重的肝损伤需永久停药，并应避免再次激发。

在赛妥珠治疗期间出现 AIH 样综合征的患者，若在停用 TNF-α 拮抗剂情况下迅速缓慢，需要加用皮质类固醇治疗。肝毒性后使用另一种基于单克隆抗体的 TNF-α 拮抗剂再次激发尚未报道。

贝利尤单抗治疗期间报告的血清氨基转移酶升高通常是暂时、轻微和无症状的，不需要改变剂量或延迟治疗。高于 5×ULN 应更仔细监测，并暂停进一步输液，至少直到恢复正常或接近正常水平。

托法替尼、巴瑞替尼、阿巴西普、英夫利昔单抗、利妥昔单抗、司库奇尤单抗、赛妥珠单抗、阿达木单抗用药期间均可导致乙型肝炎再激活。低剂量、长期的甲氨蝶呤治疗也可发生罕见的乙型肝炎再激活，未预防性加用抗病毒药物的情况下，来氟米特导致 HBsAg 阳性者再激活率至少为 50%。上述药物用药前应进行乙型肝炎筛查，HBsAg 阳性者应使用强效口服抗病毒药物（如替诺福韦、恩替卡韦或 TAF）预防 HBV 再激活。HBsAg 或 HBV DNA 阴性的抗 HBc 阳性患者，若使用 B 淋巴细胞单克隆抗体或进展期肝纤维化/肝硬化，建议应用 ETV、TDF 或 TAF 抗病毒治疗，上述其他药物建议在治疗期间定期监测 HBV DNA 水平的升高[11,12]，若出现病毒重新激活，应尽早加用抗病毒药物[11]。另一种积极的选择是进行预防性抗病毒治疗。在停止上述药物治疗的情况下，至少继续抗病毒治疗 6 个月。对于 HBsAg 阴性、抗 HBc 阳性患者，在治疗前或治疗期间提高抗 HBs 滴度可能有助于防止再激活。值得注意的是，自身免疫性疾病患者以及接受利妥昔单抗治疗的患者通常对疫苗接种反应较差。

（温晓玉　刘鸿凌）

参考文献

请扫描二维码
阅读本章参考文献

第51章

激素类药物相关的肝损伤

一、概述

广义激素类药物是指以人或动物激素(包括与激素结构、作用原理相同的有机物)为有效成分的药物。狭义定义的"激素类药物",在无特别指定时,在临床通常为"肾上腺糖皮质激素类药物"的简称。其他类激素类药物,则常用其分类名称,如孕激素、雌激素、雄激素、生长激素等。激素类药物的临床应用广泛,激素类、抗激素类药物及其相关药物在内分泌与代谢性疾病的治疗中发挥着重要作用。无论是天然的雌激素、雄激素及其拮抗剂,或是人工合成的同化激素和避孕药等,许多种激素类似物、拮抗剂及其代谢产物均可引起肝损伤(表51-1、表51-2)。健康人群或原有严重肝病患者均可发生激素类药物相关的肝损伤,其临床表现在总体上与其他原因所致肝病的临床表现一般无明显不同,可以出现肝细胞坏死、胆汁淤积、细胞内微脂滴沉积,或慢性肝炎、肝硬化等。例如,口服避孕药和同化雄性类固醇类药物导致的肝脏疾病具有一系列组织学表现,包括急性肝炎、胆汁淤积、肝血管毒性和良恶性肝肿瘤。肝脏是影响内分泌和免疫反应的重要器官,不仅参与肠黏膜的激素调节肝功能,而且性激素也通过其在肝脏中表达的受体对性别差异器官产生强烈影响。此外,肝脏通过代谢和转运蛋白,调节性激素的作用。反之亦然,性激素、口服避孕药和植物雌激素具有免疫调节活性,介导机体健康和疾病的有益和有害过程[1]。男性和女性在自身免疫性疾病方面存在差异,男性肝细胞癌的患病率和侵袭性高于女性,因此男性和女性性激素在疾病的发生和发展方面分别具有促进和保护作用。性激素通过其核受体对免疫系统进行调节,能介导机体关键蛋白质的基因表达,引起性别特异的细胞环境和反

应[2]。雌激素还通过非基因组作用及一些非基因组信号途径,调节细胞因子及其对炎症、代谢和性别相关的肝功能的影响,这种信号通路的紊乱与肝脏脂肪变性、纤维化和肝癌有关[3]。肝脏是口服避孕药的靶器官,既往报道指出,肝腺瘤和肝癌的发生率与口服避孕药的摄入量有关[1]。长期口服他莫昔芬的乳腺癌患者常见消化系统的损害为脂肪肝。闫永红等[4]研究发现,他莫昔芬能明显提高中老年乳腺癌患者术后患脂肪肝的发生率,如不及时控制可进展为脂肪性肝炎甚至肝纤维化和(或)肝硬化,从而影响治疗的进行,导致原发肿瘤治疗失败[5,6]。用甲泼尼龙治疗多发性硬化症患者,可以出现肝损伤[7,8]。女性不孕症用促性腺激素治疗,可诱发自身免疫性肝炎[9]。激素类药物引起的肝损伤越来越受重视。

二、女性激素和避孕药所致肝损伤

女性激素由卵巢分泌,主要包括雌激素、孕激素和少量雄激素,均为类固醇激素。口服避孕药是雌激素、孕激素组成的复方制剂。大量文献研究了雌激素、雄激素及其他促孕激素的生物学功能,即决定第二性征和性功能。除此以外,这些类固醇激素和肝脏的关系也越来越受到大家的重视,特别是其肝损伤作用及对药物在肝脏代谢的不良影响。女性激素及其用作避孕药的衍生物对代谢有多方面的深远影响。除影响碳水化合物、脂质和蛋白质的代谢外,还作用于酮及维生素代谢。多种刺激 δ-氨基乙酰丙酸合成酶(ALAS)的天然及合成类性激素对卟啉代谢有重要影响。另外,避孕药中的雌激素成分还有促进凝血和刺激肾肾-血管紧张素系统的作用。

(一)雌激素和相关药物

卵巢分泌的雌激素主要是雌二醇,从孕妇尿中提

药　物	急　性　损　伤		影　响　因　素
	黄　疸	机　制	
甾类化合物			
^{17}C-烷基化同化激素	胆汁淤积型	药物本身属性/个体易感性	剂量依赖性,疗程
非烷基化激素	未见报道	尚不明确	尚不明确
口服避孕药	胆汁淤积型	药物本身属性/个体易感性	剂量依赖性
达那唑	胆汁淤积型	药物本身属性/个体易感性	尚不明确
雌激素类药			
雌二醇	实验动物	药物本身属性	剂量依赖性? 物种
己烯雌酚	肝细胞损伤型	药物本身属性/个体易感性	物种,细胞株
孕激素类药			
炔诺酮	肝细胞损伤型/胆汁淤积型	药物本身属性/个体易感性	个体易感性
甲羟孕酮	胆汁淤积型/肝细胞损伤型	药物本身属性/个体易感性	个体易感性
氯地孕酮	肝细胞损伤型	药物本身属性/个体易感性	个体易感性
皮质激素	尚不明确	尚不明确	尚不明确
雌激素类药			
氯底酚胺	尚不明确	尚不明确	尚不明确
环芬尼	肝细胞损伤型	药物本身属性/个体易感性	剂量依赖性
他莫昔芬	胆汁淤积型/肝细胞损伤型	药物本身属性/个体易感性	尚不明确
抗雄激素类药			
氟他胺	肝细胞损伤型	个体易感性	尚不明确
尼鲁米特	肝细胞损伤型	个体易感性	尚不明确
抗垂体类药			
氯地孕酮	肝细胞损伤型	个体易感性	
奥曲肽	肝细胞损伤型		

表 51-1　激素衍生物及相关药物的肝损伤

药　物	慢　性　损　伤					
	肝紫癜	肝血窦扩张	肝癌	腺瘤	血管肉瘤	其　他
甾类化合物						
^{17}C-烷基化同化激素	+	±	+	+	±	−
非烷基化激素	+	−	+	±	±	−
口服避孕药	±	+	+	+	±	胆石症
达那唑	+	±	+	−	−	−
雌激素类药						
雌二醇	?	?	+	+	−	胆石症
己烯雌酚	−	−	+	−	±	酒精性透明小体
孕激素类药						
炔诺酮	±	±	?	+	?	
甲羟孕酮	±					
氯地孕酮	±	−	−	−	−	
皮质激素	−	−	−	−	−	肝脂肪变性
抗雌激素类药						
氯底酚胺	−	−	−	−	−	
环芬尼	−	−	−	+	−	
他莫昔芬	?	+	−	+		酒精性透明小体,肝脂肪变性
抗雄激素类药						
氟他胺	?	−	−	−	−	
尼鲁米特	?	−	−	−	−	
抗垂体类药						
氯地孕酮	+					
奥曲肽	?	?				

表 51-2　激素衍生物及相关药物的肝损伤

注:+,有关;±,可能有关;−,无关;?,未知。

出的雌酮和雌三醇等多为雌二醇的代谢产物。雌二醇是传统的雌激素类药物。有许多高效的衍生物（如炔雌醇、炔雌醚等）是以雌二醇为母体人工合成的。此外，也曾合成一些结构较简单的具有雌激素样作用的制剂，如己烯雌酚虽为非甾体，但据其立体结构也可将其看作为断裂的甾体结构。Kontturi 等对接受雌激素治疗的前列腺癌患者的肝功能进行研究显示，当给予合成雌激素时，其中 30%～50% 的人血清门冬氨酸氨基转移酶（AST）和丙氨酸氨基转移酶（ALT）升高，随着治疗的继续，增加的数值通常恢复到正常水平。部分患者血清胆红素水平暂时升高，但未见严重肝损害[10]。

己烯雌酚是一种人工合成的雌激素，投入临床应用后不久就有人注意到合成类雌激素潜在的肝脏毒性，被证明可以导致动物和人类的癌症。此后，大量研究证实天然及合成类雌激素可造成肝损伤，尤其是在胆汁循环方面，雌激素（雌二醇、雌三醇、雌酮）及其衍生物（炔雌醇、美雌醇）在肝脏的不良反应方面与非甾体的己烯雌酚有本质的区别。前者引起胆汁淤积，而后者多造成肝细胞损伤，但两者均可致肿瘤。口服避孕药的雌激素成分是胆汁淤积的诱因，也有孕激素成分的参加。妊娠胆汁淤积性黄疸是对于体内雌激素水平升高过度反应的结果，雌激素引起肝内胆汁淤积的机制与肝细胞膜的流动性降低、胆汁排泌受抑、胆管的通透性增强及胆汁分泌减少有关。己烯雌酚引起肝功能障碍、高胆红素血症及前列腺癌患者服用己烯雌酚后出现肝损伤也有报道。1 例使用己烯雌酚治疗的前列腺癌患者，出现类似酒精性肝硬化时出现的肝细胞变性和马洛里（Mallory）小体的报道。

雌激素在大鼠和人类均可干扰磺溴酞钠（BSP）及胆红素的排泄，但不影响胆红素在肝细胞的贮存，对于从血液中摄取胆红素的影响也远不及对其在胆小管排泄的干扰。当排泄的减少超过摄取的减少时，肝细胞内胆红素的贮存量可能增加。此类药物的结构，尤其是 A 环，对其副作用有决定性的影响。改变结构可以减轻或消除其对肝功能的不良影响。乙炔基在 C17 位点的出现可以恢复和增强其肝毒性，这种效应类似于同化激素 C17 位点的烷基化。C17 位点在 β-葡糖醛酸化（雌二醇-17β-葡糖苷酸）后致胆汁淤积作用更为明显。

Sophie 等研究发现多囊肝病也与雌激素有关，认为女性多囊肝病患者应该被劝阻服用含雌激素的避孕药或激素替代治疗，阻断雌激素受体或雌激素生成是多囊肝病一个有希望的新疗法[11]。

（二）孕激素

孕酮对肝功能无明显的不良影响，可以诱导滑面内质网及药酶的产生，并加强 ALAS 的活性，而后者参与促孕激素的代谢。

人工合成的孕激素主要有两类。一类是孕酮的 C19 位连接甲基的衍生物，另一类是去甲基睾酮的衍生物，C19 位没有甲基。孕酮的衍生物在 C17 位有酰基，而作为避孕药使用的去甲基睾酮衍生物在 C17 位也带有乙炔基。只有去甲基睾酮的衍生物（异炔诺酮、炔诺酮）有引起肝损伤和黄疸的副作用[12]，这可能是 C17-乙炔基的作用，类似于同化激素 C17 位的烷基。19-去甲 C17-乙炔-孕激素类药物在动物体内可抑制 BSP 排泄、减少胆汁并抑制 Na^+-K^+-ATP 酶的活性。有些 19-去甲孕激素类药物（如异炔诺酮、炔雌烯醇）在人类可引起胆汁淤积性黄疸（尤其大剂量使用时），但损伤程度比 C17-乙炔雌激素类药物轻。但是，在使用 C17-乙炔雌激素类药物的同时合用孕激素，可使雌激素造成的肝损伤加重，并在胆汁淤积的基础上出现肝细胞损伤。炔诺酮和醋酸环丙孕酮引起肝细胞损伤的病例也支持上述观点。

（三）口服避孕药物与肝损伤

口服避孕药是最常见的药物类避孕方法，是由人工合成的雌激素和孕激素配制成，避孕成功率极高。经过长年的研究和改良，虽然口服避孕药的副作用已经非常轻微了，但有些患者也可引起肝脏损伤。最常见的是胆汁淤积、黄疸和肝功能损伤，也包括良性和恶性的肿瘤、血管瘤和家族性毛细血管扩张症的恶化、布-加综合征、肝血窦改变、肝紫癜、肝脏破裂及诱发卟啉病。

1. 胆汁淤积　雌孕激素复合制剂相关的急性肝炎报道很少，但肝内胆汁淤积是肝毒性的主要表现形式[13]。雄激素和雌激素均可引起肝内胆汁淤积。雄激素和雌激素引起肝内胆汁淤积的机制，与肝细胞膜的流动性降低、胆汁排泌受抑、胆管的通透性增强及胆汁分泌减少有关。雄激素中以甲睾酮的报道较多，每天应用甲睾酮 30 mg～100 mg，1～5 周后就可引起明显的胆汁淤积，天然和人工合成的雌性激素也均可引起肝内胆汁淤积。使用口服避孕药者出现胆结石的概率较高，因为雌激素诱导胆汁中胆固醇和胆汁酸的比例发生变化，降低了胆固醇的溶解度，影响胆囊动力和改变胆汁的成石性，导致胆结石形成，并有可能引起肝外胆道梗阻。

口服避孕药引起的肝内胆汁淤积日益增高，其发生频率随种属而异。西欧地区每 10 万名妇女中发生 3～4 例，智利和斯堪的纳维亚地区每 4 000 名妇女中发生 4~6 例[14-16]。口服避孕药的雌激素成分是胆汁淤积的诱因。近来的研究主要集中于两者之间相互作用的分子水平机制研究。目前观点是，雌激素削弱胆盐输出泵（BSEP；ABCB11）的定向嵌入和表达及胆汁转运的某些方面，如通过多药耐药蛋白 3（MDR3；ABCB4）的磷脂排泄。基于人体的研究数据仍在增加，研究显示在雌激素诱导的胆汁淤积中存在 ABCB4 基因缺失和 ABCB11（1331T>C）基因多态性。也有研究表明，在雌激素相关性胆汁淤积中水的微管运输功能也可能受损，这是由于特异性的肝脏水通道蛋白（水通道蛋白 8，AQP-8）的表达下调所致。该蛋白质是调节水渗透性的膜通道蛋白家族成员之一。相关报道指出，乳腺癌治疗中纯孕激素避孕药或大剂量孕激素会引起胆汁淤积。

口服避孕药引起的胆汁淤积的临床特点是，首发于轻度的前驱症状（如厌食和恶心），通常在用药 2~3 个月后出现（罕见报道发生于 9 个月后）。随后出现瘙痒，血清碱性磷酸酶（ALP）有中度升高，而血清氨基转移酶则显示短暂的升高，早期阶段偶尔可发生超过 10×ULN。黄疸通常为轻度，血清胆红素水平一般低于 10 mg/dL。其具有特征性的生化表现是血清 γ-谷氨酰转肽酶（GGT）水平往往正常，与良性复发性肝内胆汁淤积症和妊娠期胆汁淤积症类似，有别于其他病因引起的黄疸。胆汁淤积一般在停药后的几天至几周内缓解。虽然也有持续性胆汁淤积的报道，但并不常见。

临床实践中，通常不对疑似口服避孕药引起的胆汁淤积患者进行肝活检，因为通常在停药后可以缓解。组织学上表现为轻度胆汁淤积，合并轻度肝小叶损伤或炎症。

对于这种胆汁淤积目前尚无特异性的治疗方法。S-腺苷甲硫氨酸（SAMe）可能有一定效果，在大鼠可以改善炔雌醇引起的胆汁淤积，在人类可以防止雌激素诱发的胆汁内胆固醇的过度饱和（及）改善妊娠胆汁淤积性黄疸。SAMe 通过使在雌激素的作用下降低的肝细胞膜流动性、ATP 酶活性及胆汁流恢复正常而产生疗效。流动性的改善则与细胞膜磷脂的合成有关。然而，有关 SAMe 治疗口服避孕药诱发胆汁淤积的观点尚未获得一致认可。

2. 肝脏肿瘤

（1）肝细胞腺瘤：口服避孕药与肝细胞腺瘤的相关性在 1973 年被 Baum 等第一次报道[17]，最初遭到质疑，但后来很多研究都对此进行证明。自 20 世纪 60 年代，口服避孕药开始推广应用后，其发生率有

所上升，且发病者多为女性，多数有服避孕药史，偶有仅服用雌激素而发病者。1954 年以前的 36 年间，对 5 万具尸体的解剖发现只有 2 例为肝细胞腺瘤[17]。20 世纪 70 年代的流行病学研究显示，肝细胞腺瘤与口服避孕药间的年风险为：每 10 万个暴露人群中有 3~4 人发生肝细胞腺瘤。肝细胞腺瘤的发生与服用避孕药时间长短有一定关系，小剂量（雌激素）风险会低很多。长期使用（大于 10 年）口服避孕药人群，患肝细胞腺瘤的危险性是非用药者的 100 倍。偶尔有肝细胞腺瘤病例伴有短期（小于 24 个月）口服避孕药使用史。也有研究认为服用避孕药的妇女，服用 5~7 年肝细胞腺瘤发生的危险性是正常人的 5 倍；服用超过 9 年，其发病危险性高达正常人的 25 倍；30 岁以上妇女，服用较大剂量的避孕药将增加其患病的危险性。但由于口服避孕药是雌孕激素的混合制剂，迄今还未能明确是雌激素还是孕激素，还是两者共同作用引起肝细胞腺瘤，因为这两种激素均有致肿瘤的潜能。一项对 70 名肝细胞腺瘤患者回顾性队列进行研究显示：肝细胞腺瘤患者，在停止口服避孕药 6 个月或更长时间后，平均随访 1.3 年，腺瘤大小保持稳定或出现缩小，随访期间未发现肝细胞腺瘤引起的并发症[18]。

肝细胞腺瘤一般在肝胆影像学检查时被发现，单发病灶（70%~80%）大小从几毫米到 30 厘米不等。腺瘤体积小时，患者可无任何症状，腺瘤逐渐长大时可出现右上腹不适胀痛，有时症状较重，可能与肿瘤内出血梗死有关。疼痛时可伴有食欲不振、恶心、呕吐、发热等症状。肿瘤增大可压迫胆管出现黄疸，压迫胃肠道可引起肠梗阻。腺瘤通常没有纤维包膜，因此腺瘤的出血可以自由地延伸到肝脏，甚至进入腹膜腔。如果肿瘤破裂则会引起剧烈的腹痛，肿瘤破裂易发生于月经期。体检可以发现肝大，表面光滑，可有轻度的触痛。患者肝功能通常正常，有时氨基转移酶轻度异常，ALP 可轻度上升，血清 AFP 阴性，肝核素扫描可见核素缺损区，肝动脉造影有助鉴别。CT 可见边界清晰的圆形低密度区，少数为等密度，强化后无明显增强，腹部 B 超检查也有一定诊断意义，但确诊有赖于肝组织学检查。

肝细胞腺瘤的治疗主要取决于病变的大小、数量、部位、出血和恶性转化的风险，包括停用相关药物、手术切除、经动脉栓塞、热消融和肝脏移植，病灶<5 cm 首选保守治疗。发现肝细胞腺瘤时，首先应采取的措施是停止口服避孕药，并且定期进行肝脏影像学检查来监测腺瘤大小。在诊断不确定或病灶较大（>5 cm）时，选择手术切除避免腺瘤破裂或预防小

而明确的恶变风险。肝脏的影像学检查不是使用口服避孕药女性的常规检测项目。目前趋向于应用含小剂量雌激素（30~35 μg 雌二醇）的口服避孕药，且应避免长时间连续使用。肝细胞腺瘤有很高的恶性转化风险，应进行定期的随访，患者也应该定期监测肝功能、AFP、腹部超声。

（2）血管瘤：肝血管瘤是最常见的良性肝脏肿瘤，男女发生比为 1∶5。与肝细胞腺瘤不同，口服避孕药引起血管瘤尚未得到临床研究证实。过去很多病例报道表明，肝血管瘤的生长和雌激素息息相关，雌激素是导致腹腔实质器官血管瘤出现的诱发因素。有很多与雌激素相关的肝内和肝外血管瘤的报道，有研究在血管瘤组织中发现雌激素受体，表明血管瘤可能是雌激素的靶组织[19]；也有病例报道口服避孕药可使肝血管瘤增大。在体外，雌激素可以促进血管内皮细胞的增生、迁移、形成血管样结构，而某些类固醇又可抑制血管形成。此外，口服避孕药患者的血管瘤切除术后有可能复发，这提示雌激素在一些病例中对肿瘤具有营养效应。近年来，有研究得出相反结论，在一项对 40 位肝血管瘤妇女和 109 位年龄匹配的肝脏影像学显示为正常的妇女作为对照的研究中，两组口服避孕药使用率相似（分别为 30% 和 27%），无统计学差别[20]。口服避孕药导致的肝血管瘤风险似乎较低，目前避孕处方规范中并没有阻止血管瘤患者使用口服避孕药。

（3）局灶性结节性增生：这种病变不是肿瘤，但把它放在此处讨论是因为它表现为肝脏局灶性结节（FNH），需要与肝细胞腺瘤鉴别。FNH 并不多见，常发生于年轻女性，男女发生比为 1∶8。FNH 多表现为对局部血管异常的一种增生性反应。与肝细胞腺瘤不同，多数 FNH 患者无临床症状。灶内或腹腔出血的风险低，且不会恶变。肝细胞腺瘤和 FNH 的人口统计数相似。多数发生在生育期的年轻女性（高达 86%）。

有人提出 FNH 可能是一种雌激素源性和依赖性的肝脏肿瘤，然而这种观点并不充分。首先，口服避孕药使用过程中 FNH 发生率并没有提高；其次，没有使用口服避孕药患者也会发生 FNH。口服避孕药和 FNH 相互关系的临床对照研究结果一直存在争议[21,22]。Scalori 等比较了 23 例 FNH 患者和 94 例院内对照组的口服避孕药使用频率，在 FNH 组，89% 使用了口服避孕药，其中 22% 使用时间大于 3 年；对照组的相应数据分别为 53% 和 9%。在口服避孕药人群中，OR 分别为 2.8（95% CI 0.8~9.4）和 4.5（95% CI 1.2~16.9）。然而，在法国 Mathieu 等一项以 200 多名

FNH 患者为研究对象的大型研究中，没有得出关于 FNH 病变发生的数量和大小与口服避孕药使用之间的相关性。再者，停用口服避孕药并没有影响 FNH 风险，且雌激素依赖性相当少见。有学者认为先前报道的雌激素源性 FNH 被错误地纳入了肝细胞腺瘤[21]。也有个案报道，FNH 患者停止口服避孕药后 FNH 可自行消退，认为停用避孕药可以减少 FNH 的风险[23]。意大利的一项病例对照研究发现，FNH 与口服避孕药的使用中度相关，并与使用时间正相关。然而，FNH 的数量与大小与口服避孕药的使用不相关，可能是对于局部血管异常的增生反应。90% 以上的腺瘤患者有服用口服避孕药史，而 FNH 患者中这一比例的报道为 60% 以下或 80% 以上不等。腺瘤大多仅在育龄期妇女发生，而 FNH 可见于所有年龄段。与腺瘤一样 FNH 也可能破裂，但是十分罕见，无恶变风险。FNH 有其形态学特征，总的来说呈结节状、通常无包膜、中央有瘢痕。显微镜下可见正常肝细胞呈结节状并被纤维分隔，在纤维化区域可见胆管上皮。很多 FNH 标本类似于肝硬化，故又被称为假性肝硬化。

实验室检查对诊断本病意义不大，核素扫描可见肝脏出现核素缺损区，肝血管造影可显示肝动脉扩张及血管损害，可见有分隔、增生的团块，有时很难与肝细胞腺瘤区别，确诊需要组织学证实。

治疗 FNH 必须停用有关药物，手术切除为唯一治疗方法。本病无恶变趋势，预后良好。

（4）肝细胞癌：原发性肝癌是第六常见的癌症，原发性肝癌的主要危险因素是慢性 HBV 或 HCV 感染、饮酒和接触黄曲霉毒素。男性肝细胞癌（HCC）的发生率是女性 2~3 倍，男性患者治疗后的存活率低于女性，复发率高于女性，性别差异表明，性激素可能参与了 HCC 的致癌过程。

全世界约 9% 育龄妇女选择口服避孕药避孕。从 1973 年 Baum 等开始，大量的研究报道表明口服避孕药在肝癌的发生中起作用[24]。Yu 和 Yuan 在对 8 个病例对照研究的荟萃分析中发现，HCC 发生的危险度在有口服避孕药使用史的女性与其年龄匹配的对照组相比是 2.5（95% CI 1.7~3.5），在长期使用者（>8 年）中是 5.8（95% CI 3~11），口服避孕药使用者与非使用者相比，患肝癌的风险更高（RR 2.5，95% CI 1.7~3.5）[25]，证实口服避孕药和 HCC 间关系，可是短期（<5 年）使用口服避孕药和肝癌风险间没有明显关系。这些病例报道纳入的是没有肝硬化的美国和欧洲的白种人。然而，发表于 2007 年的荟萃分析中，列入了 12 项病例对照研究，将 739 例 HCC 患者和超

过 5 000 例的对照群体进行比较分析,结果显示口服避孕药和 HCC 之间关系并不明显,综合估计值为 1.57(95% *CI* 0.96~2.54;*P* = 0.07),不支持口服避孕药使用和肝癌风险之间因果关系[26]。英国皇家全科医师协会的口服避孕药研究,也报道了长期使用口服避孕药没有额外的肝癌发生率[27]。An 对 17 篇有关口服避孕药与 HCC 的研究进行荟萃分析,总体而言,口服避孕药的使用与肝癌风险之间没有统计学上的显著相关性(*RR* 1.23,95% *CI* 0.93~1.63)。在剂量分析中,发现口服避孕药的使用与肝癌风险之间存在线性关系(*P* = 0.391),但这种关系在统计学上并不显著。使用口服避孕药与肝癌风险并不呈正相关[28]。曾经使用过含有环丙孕酮乙酸酯的妇女,或曾经使用任何其他类型的口服避孕药的妇女,肝癌风险没有明显改变[29]。对上海 267 400 名女性纺织工人进行跟踪研究,没有发现使用口服避孕药的妇女患乳腺癌、结肠癌、胆囊癌、肝癌、肺癌、卵巢癌、胰腺癌、直肠癌、胃癌、甲状腺癌或宫颈癌的风险增加,也没有观察到口服避孕药与所有癌症或其他 9 种癌症之间的联系[30]。

必须强调的是,雌激素相关的 HCC 非常少见,在西方国家约占原发性肝癌的 2%。此外,在 HCC 高发的亚洲和非洲,口服避孕药似乎也不是一个独立的危险因素。然而,这些研究可能尚不足以作为充分证据来证明这两者间的关联,因为样本量必须足够大以便在统计中可以考虑到这些地区慢性病毒性肝炎和黄曲霉毒素的致肝癌发生的情况。

(5)其他肝肿瘤:其他肝肿瘤如上皮样血管内皮瘤(EHE)和血管肉瘤,在口服避孕药人群中也有报道。由于 EHE 发生于生育期女性,且 17β-雌二醇受体已在其他部位(肺等)的肿瘤中检测到。因此,有学者认为激素可能和发病机制有关。

一些学者推测,长期使用口服避孕药者肝脏中可见的组织学变化(肝细胞增殖、正弦扩张和紫癜性肝炎)可能代表肝脏血管肉瘤的前驱病变。然而,当和其他已知致癌物质(如砷、氧化钍胶体和氯乙烯)放在一起讨论时,口服避孕药似乎证据不够充分。

3. 肝脏血管疾病

(1)紫癜性肝病:紫癜性肝病的特点是肝实质被大量充血的囊腔填充,口服避孕药正是一系列药物和引发这种血管损伤疾病中的一项[31],其他原因还包括巴尔通体感染、HIV 感染、淋巴瘤、营养不良和肺结核,涉及药物包括同化激素(AAS)、硫唑嘌呤和 6-硫鸟嘌呤[32]。紫癜性肝病发生的主要原因可能是肝窦内皮细胞的毒性损伤。肝紫癜很少不伴腺瘤而单

独出现,口服避孕药者无论单独或同时出现这两种病变,都与药物有关。当与腺瘤同时存在时,由于紫癜本身可破裂导致腹腔积血,故增加了肿瘤的危险程度。治疗时可停止使用口服避孕药,当肝损伤较大或伴腹腔出血时,可行外科切除。

(2)门静脉和肝静脉血栓形成:与没有口服避孕药者相比,用药者罹患肝静脉血栓的风险高 2 倍以上[33]。更为严重的是,在口服避孕药组,发生肝静脉血栓的风险与卒中和心肌梗死接近。其他报道也证明口服避孕药具有引发静脉血栓的潜在风险,这与肝外不同部位的静脉(小腿静脉、下腔静脉和脑静脉窦)和肝胆系统(门静脉和肝静脉)的血栓形成相关[33]。然而,口服避孕药作为系统性静脉血栓形成的主要因素,其促血栓形成的特性使我们可以提前发现遗传性血栓形成综合征。例如,荷兰一位使用口服避孕药妇女因发现肝静脉栓塞特征被送往医院,骨髓异常增生症和阵发性夜间血红蛋白尿症筛查结果均为阴性,血栓筛检时发现有双杂合子缺陷(凝血因子 V 和 G20210A),这种缺陷也出现在她无血栓栓塞史的父亲身上[34]。口服避孕药揭示了这个迄今为止从未发现的致血栓倾向。这种致血栓形成危险因子间的相互作用也在另一项研究中被发现,这项研究纳入了 43 位布-加综合征患者和 92 位门静脉血栓患者[34]。获得性危险因素(如口服避孕药和手术)和遗传性血栓症的基因突变同时存在的患者在布-加综合征患者组占 26%,在门静脉血栓患者组占 37%[34]。在这些病例中存在 3 个以上的血栓危险因素(先天或后天)者占 7%~10%。因此,即使在口服避孕药被认为是血栓形成的唯一显著危险因素的病例中,排除包括遗传性血栓形成和潜在的或明显的骨髓增生性疾病等因素,也是相当重要的。

研究发现服用避孕药者患布-加综合征危险性大大增加,可能与避孕药影响凝血机制造成肝静脉血栓形成和阻塞有关。瑞典 11 家医院的一项回顾性研究表明,布-加综合征年龄标化后的发病率为 8/10 万人年,患病率为 14/10 万人年。在 1990—2001 年所有布-加综合征患者中,30% 发病原因为使用口服避孕药。因口服避孕药而发生布-加综合征患者绝大多数为肝静脉血栓形成。现在知道,肝静脉血栓形成是由避孕药中的雌激素成分引起的。一项多中心病例对照研究证明,使用口服避孕药的妇女发生肝静脉血栓的危险性是对照组的 2 倍多。相对于数以百万计的避孕药使用者而言,并发肝静脉血栓者仅占极少数,但是由于这种疾病常导致死亡,且造成肝静脉血栓的各种病

因中避孕药是一个重要因素,所以值得引起充分的重视。口服避孕药可引起肝固有动脉血栓形成导致肝梗死,也可以使肝静脉小分支阻塞,但后者很少见。

布-加综合征的临床表现包括腹痛(可呈急性和亚急性)、肝大、腹水、水肿、门静脉高压和中度黄疸,也可以因肝破裂而有血腹的表现。诊断可根据进行性的腹水、肝大、上腹疼痛及压痛等症状和体征,以及同位素扫描、超声、CT、肝静脉或上腔静脉断层摄片等影像学检查结果而确立。如果有条件行活检,发现Ⅲ区的瘀血和坏死可支持布-加综合征的诊断,当伴有肝静脉分支血栓时诊断更加明确。

布-加综合征预后很差,多在发病后数周至3年内因肝衰竭而死亡,很少有长期存活者。部分患者通过手术治疗取得了成功,也有患者需要进行肝移植治疗。对于大多数原因引起的肝静脉血栓形成而言,治疗几乎是无效的。但是早期溶栓疗法可能有益于布-加综合征的治疗。对于明显由口服避孕药诱发的病例,使用利尿剂退腹水,并使用抗凝剂防止进一步的血栓形成,可使患者获得较长的缓解期,血管也有可能再通。

4. 卟啉代谢紊乱 卟啉病是由血红素生物合成途径中的一种酶的活性缺陷引起的代谢性疾病。女性激素可诱发肝卟啉病。急性间歇性卟啉病是一种常染色体显性遗传疾病,但患者以女性居多,青春期后发病,与妊娠及月经周期明显相关[35]。服用避孕药后临床表现及生化指标均有恶化。以上种种表现均提示女性激素的致卟啉病作用。Kappas等提出假设,认为内源性类固醇激素可在遗传易感性人群中加强卟啉的合成。他们的研究发现,孕酮能够诱导大鼠肝细胞卟啉合成的限速酶 ALAS。禽类,只有孕酮的5β-衍生物可诱导 ALAS;在大鼠,无论5β-衍生物或5α-衍生物均有这种作用。在生物体内影响卟啉代谢的并不仅限于孕酮类。迟发性皮肤卟啉症的患者使用雌激素治疗前列腺癌时可加重卟啉症。

(四)总结

虽然许多避孕药使用者出现各种不良反应,但是考虑到其应用广泛,该比例还是很小,避孕药常可引起的胆汁淤积并非是一种严重的不良反应。但是,它还可诱发肝脏肿瘤(尤其是恶性肿瘤)及布-加综合征,故应对其副作用有足够的认识。应当说雌激素成分较少的避孕药还是有效和较为安全的,可以使用。

三、雄激素类药和同化激素类药所致肝损伤

天然雄激素主要是由睾丸间质细胞分泌的睾酮,肾上腺皮质、卵巢和胎盘也可少量分泌。除睾酮外,

目前能合成的临床常用新衍生物有甲基睾酮、丙酸睾酮和苯乙酸睾酮等。睾酮、诺龙、美雄酮和羟甲安替洛尔是最常被滥用的雄激素,肝毒性是最常见的副作用之一[36,37]。

雄性激素虽有较强的同化作用,但用于女性或非性腺功能不全的男性常可出现雄激素作用,从而限制了其临床应用;因此,合成了同化作用较好而雄激素样作用较弱的睾酮的衍生物,即 AAS。AAS 可以分成3类:① 17β-羟基脂类,需肌内注射;② 17α-羟基烷基化,可口服;③ 类固醇骨架上的 A、B 或 C 环的烷基化,使得同化激素可以口服。常见的 AAS 包括诺龙、氧雄龙、司坦唑醇、羟甲烯龙。药物作用剂量的同化激素或睾酮用于治疗智力发育迟缓、性功能减退、阳痿、不育、隐睾病、夜间阵发性血红蛋白尿、贫血、子宫内膜异位等[38,39]。

AAS 与明显的肝毒性有关,特别是 17α-烷基化合物(甲睾酮、甲基雄烯酮、羟甲基酮、氧代罗酮和司坦唑醇)与较高的肝毒性发生率有关[40]。常报道的肝毒性作用包括胆汁淤积性黄疸、肝硬化、肝细胞腺瘤和 HCC[41,42]。胆汁淤积及相关肝功能异常,主要发生于服药后1~6个月,长期使用 AAS 后可发生肿瘤和血管损伤。有项研究招募了182名使用 AAS 超过6个月患者,发现患者存在广泛的肝损伤,包括肝毒性(46/182)和肝细胞腺瘤(1/182)[43]。有学者认为 AAS 可造成药物毒性相关脂肪肝。

AAS 相关的肝毒性,通常严重副作用只发生在长期大剂量应用 AAS 时,且发生率较低。值得强调的是,停用 AAS 很多年后,其副作用可能依然明显。未见胃肠外使用睾酮引起的肝脏毒性报道。后两类 AAS 和肝毒性高度相关,如肝酶水平升高(ALT、ALT、LDH、ALP),高水平的淀粉酶、脂肪分解酶、肌内酸蛋白酶、黄疸、胆汁淤积、肝紫癜、肝细胞腺瘤、肝破裂出血、肝囊肿、肝细胞坏死、肝炎、肝癌、肝代谢能力下降等。AAS 同时可使甘油三酯酶活性及低密度脂蛋白水平增加,而使高密度脂蛋白胆固醇水平降低,尤其是在硬化性营养不良患者。

AAS 诱导的肝毒性可能与肝细胞中氧化应激有关,可能通过激活雄激素受体,导致肝细胞线粒体退化,从而引起肝损伤[44]。AAS 的误用和滥用会对人体所有组织和器官产生不良影响。氧化应激、细胞凋亡和蛋白质合成的改变是引起机体损伤的常见机制[45,46]。最近一篇 AAS 对细胞功能影响的文献提出,遗传因素和表观遗传因素的结合是性激素的毒性、诱变性、遗传毒性和致癌性的原因[47]。然而,AAS

相关遗传毒性尚不清楚。导致基因转录控制的表观遗传分子机制与 DNA 甲基化、组蛋白修饰和染色质凝聚相关[48]。

（一）胆汁淤积和胆汁淤积性黄疸

早在 60 年前，甲基睾酮引起胆汁淤积即有报道，此后，屡见病例报道及系列研究。同时，还发现结构与类固醇激素相关的化合物可以引起胆汁淤积。最初认为这可能是一种特异性的变态反应，长期研究证实这是甲基睾酮引起的胆汁淤积，虽然程度较轻，但这是类固醇本身固有的肝脏毒性的表现。高剂量 AAS 可致轻度胆汁淤积。通常发生在开始治疗的 1~6 个月，是可逆的。胆汁淤积，其最主要特征在于具有 C17-烷基化蛋白合成 AAS，但也可以有同系物非-C17-烷基化蛋白 AAS[49,50]。其他表现包括胆管缺失性顽固性黄疸、伴高血清氨基转移酶（超过 10 000 U/L）的急性肝炎及肝囊性血肿破裂引发的腹腔内出血；在后者呈现肝实质下广泛坏死[51,52]。其他少见的表现包括肝脏炎性假瘤引起的胆管消失和未识别的 AAS 引起的心肌病后继发缺血性急性肝衰竭[53,54]。

常规治疗剂量 AAS 常引起肝功能异常，极少数出现黄疸。大剂量 AAS 治疗如再生障碍性贫血等疾病时黄疸发生率可达 10% 以上。一般来说，黄疸多在治疗后 2~5 个月甚至更晚发生，第 1 个月内几乎没有。黄疸发生的早晚可能与使用的药物种类有关。比较各个案内容，并不提示药物剂量和黄疸发生的时间存在相关性，但有一些前瞻性研究提示肝损伤发展的速度和程度呈剂量依赖性，每日剂量越大，出现黄疸的可能性越大，在足够大的剂量作用下，可能所有接受治疗者都会出现黄疸，但在使用常规剂量时，黄疸的发生似与个体的易感性有关。临床也有 AAS 相关胆汁淤积性黄疸致死的病例报道，但证据缺乏说服力。

AAS 诱发的黄疸和肝功能异常预后良好。无黄疸患者，几乎一停药肝功能即可恢复；胆汁淤积性黄疸则在停药后 3 个月内就可以消失。有报道以熊脱氧胆酸治疗进行性加重的黄疸取得很好效果，黄疸持续时间较长患者可以试用。曾经认为甲基睾酮可引起一种类似于原发性胆汁性胆管炎（PBC）以慢性胆汁淤积和肝硬化为表现的综合征，但是有 2 例在使用甲基睾酮的同时出现黄疸的患者最后证实为原先即合并胆汁性胆管炎，另有 1 例报道使用甲基睾酮后出现的 PBC 则与患者同时服用的其他药物有关。AAS 诱导的急性胆汁淤积几乎不会造成慢性胆汁淤积的后遗症。AAS 诱发黄疸后死亡的病例极罕见，仅有少数，也与过度劳累及合并肝紫癜引起的肝脏坏死有关。

（二）血管损害

紫癜性肝病与 AAS 的关系已被公认，紫癜性肝病是超生理剂量 AAS 引起的另一个最常见的肝脏不良反应[55]。紫癜的发生可能与 C17-烷基化所致的肝功能异常无关。C17 位点没有烷基的睾酮对肝功能无不良反应，但可致肝紫癜，被认为可引起此项不良反应的 C17-烷基化类固醇包括甲基睾酮、羟甲烯龙、氧雄龙、氟甲基睾酮、诺乙雄龙和美雄酮（去氢甲基睾酮）。其临床表现与口服避孕药相似（见上文）。有报道这些病变的自发性破裂可导致危及生命的腹腔出血[56]。

（三）肝脏肿瘤

与 AAS 相关的良性肿瘤（肝腺瘤）和恶性肿瘤（肝细胞癌，HCC）都曾被报道[56-60]。许多 C17-烷基化类固醇的受试者出现肝细胞腺瘤，且有庚酸睾酮（C17 位无取代基团）引起肝细胞腺瘤的报道，运动员尤其是健身者及长期服用 AAS 者，属于性激素相关肝肿瘤高危人群，尤其肝细胞腺瘤是一种少见的与 AAS 强烈相关的肝良性肿瘤[61]。Wang 等报道 1 例长期应用雄激素类固醇 AAS 治疗再生障碍性贫血的男孩，导致多发性肝细胞腺瘤的病例[61]。据统计，范科尼贫血患者近 50 岁时，肝脏肿瘤发生的累积概率接近 50%。鉴于这种倾向，雄激素治疗患者肝脏肿瘤发生的风险被认为是疾病特异性的。但是，现在有超过 100 例肝脏肿瘤（肝腺瘤和肝细胞癌）并不伴有范科尼贫血，这为病因学提供更具说服力证据[62]。充分证据表明，AAS 相关 HCC 无性别特异性，HCC 不仅在女性健美运动员和女性系统性红斑狼疮患者、特发性血小板减少性紫癜患者及使用达那唑和相类似药物治疗其他疾病患者中被发现[63]，在男性健美运动员中也会发生[64]。HCC 的发展可能是由于长期摄入 AAS 引起的。在这种情况下，癌症发展的机制仍然难以捉摸。健美运动员滥用 AAS 时，应该意识到癌症发展的风险。

范科尼再生障碍性贫血患者发生肿瘤所需的时间明显短于其他患者，曾经用 AAS 治疗过的范可尼贫血的年轻患者，在 8、9 岁时就发展为肝癌，这些患者的新生 HCC 的发展是由于 AAS 摄入的结果。一篇相关综述表明，HCC 在羟甲烯龙或甲基睾酮的使用者中更易看到，而肝细胞腺瘤更易在达那唑患者中发生。除了羟甲烯龙外，尚无足够证据表明 HCC 与 AAS 的剂量相关。与普通 HCC 相比，AAS 诱发的癌症进展较缓慢，组织学分化良好，恶性程度低，致死者较少，是较为特殊的癌症。与普通肝癌的显微镜下表现并无不同，也许腺瘤是一种癌前期病变，一些停药后癌症消退的报道支持这种理论,曾有 2 例患者分别在停药后健康存活 10 年和 14 年。

AAS 和血管肉瘤及胆管癌和胆管癌与 HCC 混合肿瘤的关系已见报道,然而病例数较少且可能是巧合。另有几例 FNH 病例也可能是同样情况。

（四）药物毒性相关脂肪肝

AAS 的滥用可引起药物毒性相关脂肪肝,包括肝脂肪变性、非酒精性脂肪性肝病（NAFLD）、肝硬化、HCC。然而,大多数 AAS 抑制类固醇生物合成的正常过程。这表明,固醇类激素产生的第一步受阻,胆固醇不能转化为孕烯醇酮,导致胆固醇的积存,为脂肪肝的产生创造了环境。巴西的研究证实,AAS 使用者中脂肪肝的发生率（12.6%）与对照组（2.4%）相比有显著增高,认为 AAS 可造成药物毒性相关脂肪肝[65]。由于 NAFLD 在普通人群中普遍流行,因此这些研究结果需要进一步证实。另外 NAFLD 青少年使用 AAS 肝毒性的风险增加[66]。

（五）总结

AAS 具有致胆汁淤积的肝脏毒性（即选择性作用于肝细胞的排泄机制）,其致胆汁淤积作用依赖 C17 位点的烷基化。研究发现 AAS 的致肝癌作用,但机制尚不清楚。同样其引起肝紫癜的具体机制也不清楚。对于治疗骨髓衰竭及严重的消瘦来说,AAS 是一种很有价值的药物,但是如果被用于日常的强身健体或用于体育竞技的需要却不恰当,而且具有一定的危险性。

四、糖皮质激素所致肝损伤

糖皮质激素（glucocorticoid）,又名“肾上腺皮质激素”,是由肾上腺皮质分泌的一类甾体激素,也可由化学方法人工合成。糖皮质激素在临床中应用广泛,其对肝脏的作用包括促进肝内糖异生、增加肝内蛋白质合成、抑制库普弗细胞的吞噬作用等。临床常用药物包括氢化可的松、泼尼松、地塞米松、倍他米松等。糖皮质激素常用于治疗严重的特异性肝毒性。有趣的是,静脉注射甲泼尼龙越来越被认为是肝损伤的原因。既往糖皮质激素的肝脏不良反应很少引起关注。糖皮质激素主要与脂肪肝的形成密切相关,大剂量的糖皮质激素无论在人类和实验动物都可使肝

脏脂肪变性,大剂量激素可导致散在的局灶性肝细胞坏死,并增强四氯化碳对肝脏的毒性,几周后就可以造成肝脏脂肪浸润而形成脂肪肝,这主要是贮存的脂肪动员增强的结果。甚至在较小剂量时（泼尼松龙 15 ~ 20 mg/d）也可有不同程度的肝脏脂肪变性。相关研究报道,大剂量甲泼尼龙与急性肝炎的发生有关[67]。糖皮质激素引起的脂肪性肝炎,似乎是和 NAFLD 相关的代谢紊乱（如肥胖、高甘油三酯血症、2 型糖尿病）恶化的结果。在动物实验中还可观察到糖皮质激素的其他肝脏不良反应,大剂量的泼尼松龙（3 mg/kg）可使兔肝细胞肿胀、局灶性坏死和脂肪变性。极大剂量激素可导致大鼠 FNH 和脂肪变性。进一步研究提示,大剂量糖皮质激素可损伤肝脏的蛋白质合成,造成粗面内质网断裂和脱颗粒改变。了解糖皮质激素引起肝脂肪变性,有助于临床医生解释在使用该类药物治疗系统性疾病的过程中,出现的不明原因肝大和脂肪肝。在某些情况下脂肪肝可能具有重要的临床意义。曾经有报道,肺、肾及其他器官发生的脂肪栓塞可能或者已被证实与来自激素诱发的脂肪肝有关。有意思的是,脂肪栓塞出现在激素减量过程中。在小鼠动物实验中,发现胆汁淤积与小鼠血浆糖皮质激素水平升高有关,肾上腺切除术可以降低胆汁淤积相关的肝损伤和高胆固醇血症,内源性糖皮质激素加剧了小鼠的肝损伤和急性胆汁淤积相关的高胆固醇血症,促进循环胆汁酸重新进入肝脏。

除肝脂肪变性外,高剂量糖皮质激素还可导致其他肝脏不良反应,甚至肝衰竭[68]。糖皮质激素是急性多发性硬化症复发的一线治疗方法,糖皮质激素冲击治疗可以引起严重肝损伤,主要表现为肝细胞损伤[69]。多发性硬化症患者使用甲泼尼龙 2 周后,出现明显肝损伤[7,8],1 例确诊为多发性硬化症的 16 岁女孩,接受高剂量甲泼尼龙治疗,出现严重急性肝炎[70]。西班牙的一项研究显示,在使用甲泼尼龙出现肝毒性的 50 例患者（多发性硬化症 29 例和 Graves 眼病 13 例）中,以肝细胞损伤类型为主,平均发病时间为 6 周,4 例死亡。虽然甲泼尼龙引起肝损伤比较罕见,但这些患者使用甲泼尼龙时,仍应监测肝脏功能[69]。

（江建宁　苏明华　刘鸿凌）

参考文献

请扫描二维码
阅读本章参考文献

第52章

降糖药物相关的肝损伤

糖尿病是由胰岛素分泌缺陷和(或)胰岛素抵抗引起的以血糖升高为特征的内分泌及代谢性疾病。随着生活水平的提高,饮食结构不断变化,糖尿病的患病率越来越高,全球罹患糖尿病者约 4.63 亿。常用的口服降糖药物,按作用机制可分为双胍类、磺酰脲类、格列奈类、α-糖苷酶抑制剂、噻唑烷二酮类(TZD)、二肽基肽酶-4(DPP-4)抑制剂、钠-葡萄糖协同转运蛋白-2(SGLT-2)抑制剂等不同类型。在降糖药临床应用数十年的观察中,虽然多数药物没有直接的肝脏毒性,但长期服用会增加肝脏的负担,造成不同程度的肝损伤,肝功能不全者也需谨慎使用。

一、双胍类

双胍类药物的草药谱系可以追溯到山羊豆这种中世纪欧洲的传统药物。1918 年,人们发现胍类可以降低兔子的血糖水平,并开始使用十烷双胍治疗糖尿病。但在临床试验中,这种烷基化的双胍类药物显示出较大的毒性,在受试者中出现肝损伤表现甚至有死亡病例。同时,在动物实验中也观察到脂肪肝和肝脏中央区坏死,因此很快被淘汰。以二甲双胍(metformin)为代表的几种双胍类药物于 1929 年被人工合成,其毒性的降低使其成为有竞争力的治疗选择。

二甲双胍是目前临床上治疗糖尿病最常用的一线双胍类药物,其降糖机制包括抑制肝葡萄糖的产生、增强胰岛素敏感性、增加肠道葡萄糖的摄取和利用并且调节肠道菌群。近年来的研究表明,二甲双胍与其他疾病(如癌症、肥胖、肝病、心血管疾病等)甚至衰老也有一定关系。然而,它也诱发一些不良反应,如胃肠不适、乳酸酸中毒、维生素 B_{12} 缺乏、神经退行性疾病和出生缺陷等,其中发生乳酸酸中毒的患者预后最差。

虽然肝脏是二甲双胍的主要靶器官之一,可影响肝脏的代谢过程,可能引起乳酸酸中毒,但其本身并不经过肝脏代谢,通常被认为没有肝脏毒性。研究表明,二甲双胍对于某些特定因素导致的肝损伤有一定保护作用。

临床上偶见服用二甲双胍导致的肝损伤,文献报道的病例较少见[1]。在这些病例中,患者通常出现恶心、呕吐、黄疸症状,伴随血清氨基转移酶显著升高和肝内胆汁淤积,但尚未见到暴发性肝衰竭的报道。相关症状可在停药几周内恢复正常。二甲双胍相关肝脏毒性的病理生理机制尚不明确,但考虑到其潜在的肝损伤风险,在肝功能不全患者中应禁用。

二、磺酰脲类

磺酰脲类药物作为口服降糖药应用于临床已有60 余年的历史,是 2 型糖尿病的治疗药物,可单独使用或与其他降糖药物联合使用。磺酰脲类药物通过刺激胰腺细胞释放胰岛素来降低血糖水平。有研究显示,其可能的胰外作用可增加胰岛素敏感性。甲苯磺丁脲(tolbutamide)、氯磺丙脲(chlorpropamide)、醋磺己脲(acetohexamide)和妥拉磺脲(tolazamide)等属于第一代磺酰脲类药物。格列苯脲(glyburide)、格列吡嗪(glipizide)、格列齐特(gliclazide)、格列美脲(glimepiride)等是第二代磺酰脲类药物。第二代药物由于使用更方便、副作用更少而逐渐取代第一代药物,在临床广泛应用。

磺酰脲类药物可导致低血糖、消化道反应、神经系统反应等副作用,部分还可引起明显的肝脏损害。但由于糖尿病(尤其是肥胖者)本身可引起肝脏损害,且包含磺酰脲类药物的降糖方案多为联合用药,故对此类药物肝毒性的研究有一定干扰。有研究表明,在磺酰脲类治疗的患者中,只有不到1%的患者出现轻微的肝酶升高,其发生率与安慰剂治疗没有明显差别。临床上磺酰脲类药物引起的肝损伤较为罕见。早期,有部分病例报道因第一代磺酰脲类药物引起的肝脏损害。氨磺丁脲和美他己脲由于存在严重的肝脏毒性已被淘汰;氯磺丙脲也可引起较明显的与使用剂量相关的肝脏损害;7 例使用醋磺己脲者发现的肝脏损害明确与此药有关;少数病例报道甲苯磺丁脲、妥拉磺脲和氯磺氮脲可发生胆汁淤积性黄疸。随着第一代药物临床使用的减少,近年来几乎未被提及。第二代磺酰脲类药物在肝脏毒性方面优于第一代药物,偶见格列苯脲和格列美脲引起肝损害的报道[2],以及1例格列齐特引起的急性肝炎病例[3]。第二代药物造成的肝损伤以胆汁淤积性黄疸为主要表现,可伴随全身过敏,其中1例合并肝脏肉芽肿。

(一)肝毒性的机制

磺酰脲类药物的肝毒性机制尚不明确,但似乎与它们的化学结构有一定关联。某些磺酰脲类药物中含有的硝基苯基可能会增强药物的肝脏毒性,含有硝基苯基结构的格列噻唑(已淘汰)可以造成55%的肝脏损害和20%肝病的发生。氯磺丙脲中的氯苯基也可能参与其肝损害,然而这在同样具有氯苯基的氯磺氮脲和格列帕脲中表现不明显,这可能与分子中其他结构的修饰作用和应用较少有关。

(二)宿主因素

目前尚无证据表明服药者在年龄和性别等方面会对肝毒性的易感性存在影响。然而,在动物实验中,狗似乎比鼠和兔更为敏感。大部分磺酰脲类药物经肝脏代谢后从肾脏排出,提示肝功能不全患者有更大的可能性会出现肝损伤。某些磺酰脲类药物具有双硫仑样反应的副作用,可抑制乙醇代谢,但酒精中毒并未增加肝损伤的风险。

(三)损伤机制

种种迹象表明,第一代磺酰脲类药物本身可能存在肝脏毒性,如带有硝基苯基的药物导致肝损伤的发生率增高、在动物及人应用时出现的肝损伤和部分药物不良反应的剂量依赖现象等。然而,磺酰脲类药物引起肝损伤的机制尚不清楚,部分服用磺酰脲类药物后诱发黄疸的患者在开始服药的数周内同时伴有发热、皮疹、嗜酸粒细胞增多,提示肝脏的损害可能是一种变态反应。对磺胺类药物的反应可能会在磺酰脲类药物中发生交叉反应,但磺酰脲类相关肝损伤的总体损伤模式和结局与磺胺类药物常见的急性免疫过敏模式并不相似。肝损伤可能与特异体质有关。

(四)临床表现

肝损伤通常出现在开始用药后 2 ~ 12 周,初始症状常表现为疲劳、恶心和腹部不适,随后出现黄疸、皮肤瘙痒等胆汁淤积症状。部分病例出现全身过敏表现(如发热、皮疹、嗜酸性粒细胞增多)。磺酰脲类药物引起的肝脏疾病因药物的不同而存在差异,出现肝细胞损伤、胆汁淤积或两者混合的表现。在停止用药后,患者通常会很快恢复。

(五)预后

总体来看,磺酰脲类药物引起的肝损伤通常在停止用药后迅速消失,极少见到慢性损伤的病例。不同的第一代磺酰脲类药物之间可能存在交叉反应,这种反应在第二代药物中甚至也会存在,因此临床上应谨慎调整药物并进行适当监测。磺酰脲类药物很少被列为急性肝衰竭(ALF)的病因,但老年人或有基础疾病的患者,若在出现相关肝损伤症状后没有及时停用,仍有进行性肝衰竭和死亡的风险。

综上所述,第一代磺酰脲类药物中观察到可能的肝脏毒性,并且副作用较明显,目前在临床已不推荐使用。第二代药物虽然有肝损伤病例的报道,但并不常见,目前该类药物相对安全,对肝脏的负面影响较少见。鉴于肝功能不全患者药物代谢不足及更容易发生低血糖等不良反应,重度肝损害[ALT>(8~10)×ULN 或 ALT>3×ULN 且 TBiL>2×ULN]患者应避免使用。

三、格列奈类

瑞格列奈(repaglinide)、那格列奈(nateglinide)、米格列奈(mitiglinide)均属于格列奈类降糖药物,其中最早的瑞格列奈于 1997 年在美国被批准并使用。格列奈类药物的作用机制为刺激胰腺 β 细胞释放胰岛素来降低血糖,与磺酰脲类药物类似。但格列奈类药物起效更快且半衰期短,在快速降低餐后血糖的同时不增加低血糖风险。格列奈类药物最常见的副作用包括胃肠不适、低血糖和头晕头痛等,少见肝脏损伤。

格列奈类诱导肝损伤的机制尚不清楚,瑞格列奈和那格列奈均通过细胞色素 P450(CYP)系统被肝脏广泛代谢,其肝损伤可能是产生一种毒性物质或免疫反应性中间体的结果。格列奈类药物在临床试验治疗期间发生血清氨基转移酶升高的现象并不常见,在停止治疗后通常迅速消失。临床可见使用瑞格列奈后出现胆汁淤积性肝炎[4]。那格列奈、米格列奈相关的肝脏毒性尚未见报道。患者在服药后2~8周出现症状，如血清酶升高、明显的黄疸和瘙痒等胆汁淤积表现。患者在停药后预后良好，症状有一定自限性。基于此，严重肝功能不全患者考虑禁用瑞格列奈，而那格列奈和米格列奈相关的研究较少，需要慎用。在出现明显格列奈类药物相关的肝损伤后，应谨慎再次暴露和使用其他格列奈类药物。

四、α-葡萄糖苷酶抑制剂

α-葡萄糖苷酶抑制剂是作用于小肠刷状缘α-葡萄糖苷酶的竞争性抑制剂，延缓肠道碳水化合物的吸收，主要适用于以餐后血糖升高为特点的非胰岛素依赖型糖尿病患者。作为2型糖尿病的辅助治疗，与其他降糖药物联用可发挥优势互补作用，在肥胖患者中更彰显其优势。由于这类药物主要在肠道发挥作用，口服很少被人体吸收，生物利用度仅为1%~2%，几乎不经肝脏代谢，所以其副作用主要集中在胃肠道反应，很少出现肝毒性。在我国，目前已上市的有阿卡波糖、伏格列波糖和米格列醇。

阿卡波糖基本不被人体吸收，所以其肝脏毒性仍是一个无法解释的副作用。美国Ⅲ期临床实验结果表明，阿卡波糖组有3.8%的患者出现肝酶升高，而安慰剂组为0.9%。在阿卡波糖获得批准并在临床广泛使用后，阿卡波糖相关性肝损伤病例偶有报道[5]。其中大多数病例报道来自西班牙和日本，主要集中在40~65岁的女性，这表明肝毒性作用可能存在遗传倾向，或是容易受到地域习惯的影响。

在其他可用的葡萄糖苷酶抑制剂中，日本于1996年首次报道了1例伏格列波糖诱发肝炎合并耐甲氧西林金黄色葡萄球菌胆管炎致死病例[6]。2001年，Kawakami等报道了1例长期（39个月）服用伏格列波糖的患者出现肝脏坏死伴胆汁淤积[7]。米格列醇所致血清氨基转移酶升高并不常见，且所有发生氨基转移酶升高的患者均无临床症状，并在停止治疗后迅速缓解。无论是在临床试验期间，还是广泛临床使用以来，都没有发表过因米格列醇引起临床明显肝损伤的报道，也没有在使用阿卡波糖后改用米格列醇后发生肝损伤的报道。

（一）肝毒性的机制

口服剂量的阿卡波糖1%~2%从肠道吸收，大约35%在肠内代谢，其代谢产物在体内堆积可能产生重要影响。从服用药物至症状出现之间的潜伏期较长，这提示药物本身或其代谢产物引起的代谢特异质反应是产生肝脏毒性的可能机制之一。但由于报道的

肝损伤患者并未出现皮疹、发热或关节痛等过敏性症状，且肝活检标本未见肉芽肿和嗜酸性粒细胞，故代谢产物所致的超敏反应相关性肝损伤证据不足。

其他推测的机制包括诱导CYP2E1过表达、增加活性氧的产生及性激素的影响。服用阿卡波糖和伏格列波糖的患者或大鼠通常处于碳水化合物缺乏的状态，这也是诱导肝脏CYP2E1过表达的一个因素。阿卡波糖和伏格列波糖具有类似的肝毒性机制，目前无法区分哪一种药物更容易发生肝毒性。并且由于此类损伤的发生率低且不可预测，确切机制仍不清楚。

与阿卡波糖与伏格列波糖不同，米格列醇可经口服吸收，但可被肾脏迅速清除，当肾功能异常时，系统药物暴露增加，理论上可诱发毒性反应。米格列醇经肝脏代谢极少，其药代动力学在肝硬化患者中没有改变。

（二）损伤机制

肝脏中的同工酶CYP2E1参与四氯化碳（CCl_4）和对乙酰氨基酚（APAP）的代谢并产生毒性。有研究表明α-葡萄糖苷酶抑制剂引起的碳水化合物吸收减少可诱导CYP2E1过表达，并增强CCl_4和APAP的肝毒性。此外CYP2E1的过量表达导致细胞产生活性氧，通过损伤线粒体，在细胞增殖层面产生有害影响。而糖尿病、α-葡萄糖苷酶抑制剂和衰老都会增加CYP2E1的表达，故绝经后女性肝损伤发病率是否增加仍不清楚。有研究认为是绝经期内分泌变化影响了女性CYP2E1调节。此外，从报道病例的聚集性来看，CYP2E1活性的种族差异也可能造成代谢特异性。

（三）临床表现

阿卡波糖相关性肝损伤通常在开始治疗2~8个月后出现，以肝细胞损伤为主，血清ALT水平显著升高。患者的主要表现是不适和厌食，少数病例可出现黄疸，极少数可出现ALF。大多数病例较为轻微，且停用阿卡波糖或对症处理后可恢复，但再次用药后可复发。

（四）预后

α-葡萄糖苷酶抑制剂引起的肝损伤通常轻微并具有自限性，一旦停用，损伤就会迅速消退。有报道称，再次使用阿卡波糖会导致损伤复发。因此，我们建议在α-葡萄糖苷酶抑制剂治疗期间定期检测血清氨基转移酶水平。

五、噻唑烷二酮（TZD）

TZD是一类新型的胰岛素增敏剂。该类药物通

过与转录因子过氧化物酶体增殖物激活受体（PPAR）γ结合,改善胰岛素抵抗,保存胰岛β细胞功能。最初上市药物曲格列酮,由于罕见但严重的肝毒性（100多例相关病例报告,包括几例肝移植和死亡病例）[8],在上市3年后退出全球市场。在这些患者中,仅较低比例患者可自行恢复,大多数在发病1个月之内进展为不可逆的肝衰竭。随后,罗格列酮和吡格列酮作为第二代TZD药物被广泛应用于临床,目前并未发现与曲格列酮相同频率或严重程度的肝毒性。

在一项纳入4 421例患者的临床研究中,仅有0.25%接受罗格列酮治疗和0.26%接受吡格列酮治疗的患者ALT升高3倍以上[9]。然而对两种药物上市后进一步的监测报告显示,吡格列酮可引起显著、急性或迟发的肝细胞损伤型、胆汁淤积型或混合型肝损伤。罗格列酮服用5周后出现血清氨基转移酶显著升高和肉芽肿性肝炎[10]。以上病例的症状均在停药或对症处理后缓解,同时也存在致命性肝毒性的病例报道。至少报道了10例与使用吡格列酮相关的肝功能衰竭,11例与罗格列酮相关的肝功能衰竭[11]。

（一）肝毒性的机制

所有的TZD药物结构类似,但代谢产物不同,引起肝损伤的具体机制尚不清楚。曲格列酮的独特之处在于,维生素E作为噻唑烷二酮分子的侧链,在肝脏和脂肪组织中蓄积,并且很容易进入肝细胞。曲格列酮的主要代谢产物是硫酸盐缀合物和醌类代谢物。罗格列酮通过N-去甲基化和羟基化代谢形成葡萄糖醛酸缀合物,而吡格列酮则代谢形成硫酸盐和葡萄糖醛酸缀合物。醌代谢物可能与活性苯醌代谢物（APAP肝毒性的原因）类似,存在一定的肝脏毒性。长期用药的大样本病例均未出现发热、皮疹,组织学也未发现嗜酸性粒细胞浸润,提示过敏机制引起肝毒性的依据不足。

不同的研究提出了一些假说来解释曲格列酮诱导的细胞损伤,包括毒性代谢物的形成和积累、线粒体功能障碍和氧化应激、胆盐转运蛋白的抑制和胆汁酸毒性。罗格列酮和吡格列酮的肝毒性机制尚不明确,可能与上述假说相关。

不同的TZD药物之间存在一定的肝损伤交叉敏感性,因此发生过曲格列酮肝毒性的患者应避免使用罗格列酮或吡格列酮。

（二）宿主因素

PPARγ激活剂在肝脏中的生物效应,可对脂质稳态产生显著影响。在肥胖和糖尿病小鼠模型中发现TZD可导致肝细胞轻度至中度脂肪变性,但罗格列酮和吡格列酮并未引起肝细胞破裂凋亡。在一项针对狗的为期1年的研究中,在批准的暴露剂量下观察到肝酶升高。此外,遗传缺陷也可能是诱导严重肝损伤的必要条件。由于不同的遗传缺陷会增加个体对药物的易感性,因此在发生药物性肝衰竭患者中识别这些遗传缺陷将是艰巨的挑战。

（三）损伤机制

醌类作为曲格列酮的主要代谢产物之一,是公认的细胞毒性药物,可通过氧化还原产生超氧阴离子,引起氧化应激,产生毒性,由此可能解释为什么曲格列酮比罗格列酮和吡格列酮具有更强的细胞毒性和肝毒性。多数证据提示,曲格列酮的线粒体毒性是其肝损伤的主要机制。曲格列酮可引起快速、剂量依赖性肝细胞线粒体膜电位下降,进而引起凋亡前蛋白释放到细胞质,导致严重的细胞损伤。

（四）临床表现

在曲格列酮肝毒性的病例中,症状通常在开始治疗后至9个月之间（平均4个月;范围8 d~12个月）。患者表现为恶心、呕吐、乏力、黄疸等症状。在某些病例中,尽管停止服用曲格列酮,但肝损伤仍有可能进展。组织学表现为亚块状或块状肝坏死,伴塌陷后瘢痕、胆管增生或严重胆汁淤积性肝炎。

罗格列酮和吡格列酮的肝毒性病例多表现为轻度肝功能损害,患者出现恶心、呕吐、腹泻、乏力、黄疸等不适,停药后患者病情好转。1997—2006年美国FDA报道了21例罗格列酮和吡格列酮诱导的肝衰竭,其中有15例进行了病理活检,结果显示80%的患者存在"融合性"或"广泛性"肝坏死,炎症浸润也很常见,5例出现嗜酸性粒细胞增多[11]。

（五）预后

罗格列酮和吡格列酮引起的肝损伤通常在停药后得到逆转。大多数病例具有自限性。但仍有极少数病例可出现肝功能及其他多器官功能衰竭。尽管有特异质反应发生,目前尚无充分证据表明肝功能障碍是第二代TZD药物的作用。考虑到曲格列酮引起的肝功能衰竭病情进展迅速,在临床评估中,肝功能监测不能完全代替可提示药物不良反应或肝炎的前驱症状。目前建议在开始使用第二代TZD时监测肝功能,第1年每隔数月检测一次,此后定期复查。

六、其他降糖药物

（一）DPP-4 抑制剂

DPP-4抑制剂是增强胰高血糖素样肽-1（GLP-

1)活性、提高胰岛素水平的新型降糖药物。目前,我国上市的DPP-4抑制剂有西格列汀、沙格列汀、维格列汀、阿格列汀和利格列汀,这些药物统称为格列汀类,属于肠促胰岛素增强剂。主要不良反应有鼻咽炎、头痛、上呼吸道感染等,还有一些很少见的不良反应,如血管神经性水肿、超敏反应、肝酶升高、腹泻、咳嗽、淋巴细胞绝对计数降低等。在临床试验中,与对照组相比,DPP-4抑制剂对肝损伤的影响可能性很小。目前有4例西格列汀相关肝损伤的病例报道[12],患者通常出现肝酶显著升高、进行性黄疸,停药不久后恢复正常。有个案报道维格列汀和利格列汀相关的肝脏毒性,但不能完全明确是否直接由这两类药物所致。DPP-4抑制剂主要经CYP系统代谢,毒性代谢产物可能是导致肝损伤的原因。未来还需要进一步研究,以探索其与肝损伤相关的潜在机制。

(二)SGLT-2抑制剂

SGLT-2抑制剂作为一类新型的口服降糖药物,在降糖机制上区别于其他传统的降糖药物。该药通过抑制肾小管近端葡萄糖的再吸收,降低肾糖阈,促进尿糖排出,从而降低血糖浓度。这类药物的降糖作用不依赖于胰岛素,但依赖于肾功能和血糖水平,当血糖下降到正常生理范围时,其降糖作用减弱。在前期临床试验中,SGLT-2抑制剂未出现明显的肝损伤[13],临床上也鲜少有SGLT-2抑制剂导致肝脏损伤的报道,但重度肝功能不全患者不推荐使用。而在动物实验中,SGLT-2抑制剂不仅可以改善高血糖,还通过改善肝脏脂肪变性来延缓肝病进展[14]。

不同类型的口服降糖药在肝功能损害中的剂量调整见表52-1。

表52-1 口服降糖药在肝功能损害中的剂量调整			
药物种类	代表药物	作用机制	肝功能不全
双胍类	二甲双胍	减少肝脏葡萄糖的输出	禁用
磺酰脲类	格列苯脲 格列吡嗪 格列齐特 格列喹酮 格列美脲	直接刺激胰岛β细胞分泌胰岛素	重度肝损害[ALT>(8~10)×ULN 或 ALT>3×ULN 且 TBil>2×ULN]患者禁用
格列奈类	瑞格列奈 那格列奈 米格列奈	直接刺激胰岛β细胞分泌胰岛素	严重肝功能不全禁用 严重肝功能不全慎用 严重肝功能不全慎用
α-葡萄糖苷酶抑制剂	阿卡波糖 伏格列波糖 米格列醇	延缓碳水化合物在肠道内的消化和吸收	个别患者发生与临床有关的肝功能检查异常,但多呈一过性 严重肝功能不全慎用 不经肝脏代谢
噻唑烷二酮类	罗格列酮 吡格列酮	改善胰岛素抵抗	活动性肝病或 ALT>2.5×ULN 者禁用 ALT>3×ULN 或出现黄疸时禁用
DPP-4抑制剂	西格列汀 沙格列汀 维格列汀 利格列汀 阿格列汀	减少体内 GLP-1 的快速降解、增加内源性 GLP-1 浓度,从而促进胰岛β细胞分泌胰岛素,抑制α细胞不适当分泌胰高血糖素	严重肝功能不全慎用 中度肝功能不全的患者慎用;严重肝功能不全不推荐使用 ALT>3×ULN 的患者不推荐 不需调整剂量 肝功能检查结果异常者慎用
SGLT-2抑制剂	达格列净 恩格列净 卡格列净	减少肾小管对葡萄糖的重吸收,增加肾脏葡萄糖的排出	重度肝功能不全患者需减量 重度肝损害患者不推荐使用 重度肝损害患者不推荐使用

注:ALT,丙氨酸氨基转移酶;ULN,正常上限高值;TBiL,总胆红素;GLP-1,胰高血糖素样肽-1;DPP-4,二肽基肽酶-4;SGLT-2,钠-葡萄糖协同转运蛋白-2。

(李 婕)

参考文献

请扫描二维码
阅读本章参考文献

第53章

抗甲状腺药物相关的肝损伤

甲状腺功能亢进症(hyperthyroidism)简称甲亢,是一种临床常见疾病,治疗方式主要包括抗甲状腺药物(ATD)、放射碘、外科手术治疗[1]。常用的 ATD 包括丙硫氧嘧啶(PTU)、甲巯咪唑(MMI)及其前体药物卡比马唑(CBZ),其作用机制均是抑制甲状腺激素的合成和释放,降低甲状腺的高功能状态,缓解患者的临床症状。这些 ATD 在治疗甲状腺功能亢进的过程中均可能引起不同程度的粒细胞减少或缺乏、肝损伤、抗中性粒细胞胞浆抗体阳性血管炎和致畸等不良反应或事件。一般程度较轻的 ATD 不良反应,停药后常可以自行恢复,但也有少数患者发生严重的不良反应,甚至危及生命。其中重度药物性肝损伤是造成致死性不良反应的重要原因之一。虽然对 ATD 导致肝毒性的认识已超过 70 年,但是近年来仍有一些新的报道和阐述,使我们对 ATD 的不良反应有了更新的认识,从而更好地指导临床实际。

一、概述

(一) ATD 相关肝损伤的流行病学

既往报道 ATD 诱导的肝毒性发生率为 0.1%~0.2%[2]。不同研究报道的 ATD 导致的 DILI 发生率也有所差异(0.03%~2.5%)[3-5]。日本一项回顾性研究[3],针对 18 558 名新诊断首次使用 ATD 治疗 Graves 病患者进行分析发现,有 14 271 和 4 287 名患者分别接受了 MMI 与 PTU 治疗,其中 198 例(1.4%)和 272 例(6.3%)出现了重度 DILI。发生 DILI 的时间为 30 d,97% 的患者在 90 d 内出现肝功异常,极少部分也会在 90 d 后发生肝损伤。停药后有一半患者肝损伤恢复,肝损伤恢复的中位时间为 28 d。中国台湾地区一项研究对 71 379 名甲状腺功能亢进接受 PTU 和 MMI/CBZ 治疗的患者 ATD 相关肝损伤发病率分别为 3.17/1 000 人年和 1.19/1 000 人年[4],接受 PTU 治疗的患者发生急性肝衰竭(ALF)的风险明显高于 MMI/CBZ。而来自浙江医科大学的一项研究显示 8 864 例 ATD 治疗的甲状腺功能亢进患者中 90 例发生了严重肝损伤,ATD 相关 DILI 发病率为 1.0%,但是 PTU 和 MMI 两组之间没有统计学差异[5]。

PTU 在儿童患者中引起 DILI 的风险较 MMI 和 CBZ 高,更易诱发重度 DILI 和药物性肝衰竭。PTU 相关重度 DILI 的患病率明显高于 MMI 所致的 DILI[3],每 2 000 名接受 PTU 治疗的儿童中就有 1 人发生 PTU 相关 ALF,目前还未有 MMI 或 CBZ 引起患儿肝功能衰竭的报道[6]。美国北卡罗来纳大学 Russo MW 等的研究显示在接受肝移植的儿童中,PTU 是导致肝功能衰竭的第三大常见的药物,约占肝移植病例的 10%。美国 FDA 不良事件报告系统(AERS)在 20 年间,记录了 22 例与 PTU 相关的严重肝功能衰竭,其中 9 例死亡,5 例患者需要肝移植。因此,包括美国 FDA、欧洲药品管理局(EMA)及英国医药和医疗监管机构(MHRA)在内的多家国际监管机构发布了与 PTU 相关的肝功能衰竭风险警告。美国儿童内分泌学家协会强烈建议不要将 PTU 作为甲状腺功能亢进的一线治疗药物。

综上所述,ATD 所致肝损伤的发生率在不同研究中存在较大的差异。这种差异可能与种族、社会经济情况、诊断标准、样本量、研究设计等因素有关,尤其是药物性肝损伤临床表现的复杂性和实验室检查缺乏特异性,临床对 ATD 相关 DILI 的诊断十分不易。再加上甲状腺功能亢进本身也会出现丙氨酸氨基转移酶(ALT)、碱性磷酸酶(ALP)和 γ 谷氨酰转肽酶(γ-GT)等肝功能指标异常[7],因此很难确定与 ATD 相关的 DILI 的实际患病率。

（二）ATD 致肝损伤危险因素

明确危险因素可尽早预防和早期发现 ATD 相关 DILI。常见危险因素有宿主因素、药物因素和环境因素。其中宿主遗传因素能够产生重大影响。易感因素的存在可能会使患者更容易受到外来物质和化学物质（如药物）引起的肝损伤，在存在遗传易感危险因素的情况下，低剂量的 ATD 药物就可能会出现肝毒性。老年及高剂量 ATD 使用也是发生肝损伤的危险因素。ATD 引起的肝毒性并没有性别差异。女性患者 ATD 相关 DILI 在临床上更多见可能是因为女性甲状腺功能亢进患病率高，使用 ATD 的比例较高。

随着基因测序技术的迅速发展，与 DILI 发生相关的遗传危险因素报道也越来越多，包括 UGT1A1*6 基因多态性[8]、HLA-C*03:02 基因多态性[9]、SLCO1B1 基因多态性[10]等。由于药物代谢与药物的毒性密切相关，药物代谢酶基因多态性的研究受到了广泛的关注。

（三）诊断与鉴别诊断

很难确定肝功能异常的原因是 ATD 引起，特别是在服用 ATD 前没有进行肝功能检查。甲状腺功能亢进引起肝功能异常而不是因为肝脏本身疾病并不少见。可能引起肝功能异常的病因包括直接肝损伤（肝细胞长期暴露于过量甲状腺激素因高代谢状态所致细胞缺氧和自由基损伤引起的直接肝毒性、肝细胞因过量糖原增加和蛋白质沉积而退化），共存的心功能衰竭（甲状腺毒性心力衰竭或心律失常，后者常见为心动过速、心房颤动）、伴有自身免疫性疾病（特别是有 Graves 病的患者），预先存在肝病，以及其他药物（非 ATD）引起的肝损伤[11]。未治疗的甲状腺毒症患者报道肝脏生化异常的发生率差别大（15%~76%）。尽管一些患者表现为轻度肝损伤，1%~2% 可发生急性重型肝炎。胆汁淤积表现（ALP、GGT、胆红素异常）较肝脏合成障碍更常见。甲状腺功能亢进合并心力衰竭者表现为更严重的肝功能异常（出现较深的黄疸、肝大、腹水和凝血异常）。

甲状腺功能亢进引起肝功能异常的患者如及时开始 ATD 治疗，特别是使甲状腺功能恢复正常的情况下，77%~83% 患者的肝酶可恢复正常，有助于预先阻止甲状腺功能亢进并发症，并防止或减轻多器官损伤。临床医生对原因不能解释的肝功能异常或黄疸应警惕有潜在的甲状腺功能亢进发生。

（四）治疗原则

如发生肝功能异常并考虑是所用 ATD 引起，应停药和考虑换用其他种类的 ATD；对出现严重肝损伤的甲状腺功能亢进患者改为放射性碘或外科治疗更为妥当和有效。肝功能异常可使用保肝药物治疗；皮疹等药物过敏反应可使用抗组胺药物治疗；胆汁淤积症状可使用考来烯胺；严重和持续性 ATD 相关肝功能异常考虑皮质激素治疗，出现肝衰竭者需评估进行肝移植。

二、甲巯咪唑和卡比马唑

甲巯咪唑（MMI）是临床最常用的一种咪唑类 ATD，通过抑制甲状腺过氧化物酶，从而阻碍吸聚到甲状腺内碘化物的氧化及酪氨酸的偶联，阻碍甲状腺素（T_4）和三碘甲状腺原氨酸（T_3）的合成。卡比马唑（CBZ）是另外一种咪唑类 ATD，其进入体内后在血清中迅速转化为 MMI（10 mg 的 CBZ 被代谢为大约 6 mg 的 MMI），由于其在体内转化后才能发挥药理作用，因此起效相对缓慢，CBZ 的作用机制、副作用和不良反应与 MMI 基本相同。与 PTU 相比，MMI 具有半衰期及作用时间长的优点，每日只需要口服一次，是目前首选的 ATD。

（一）临床表现

MMI 所致肝损伤与药物剂量相关，较少引起严重的肝损伤。严重程度从轻微的一过性血清氨基转移酶升高到重度的胆汁淤积性肝炎不等，因此临床表现也存在较大的差异，轻度肝损伤的患者常无明显症状。病情较重的患者会出现乏力、食欲减退和周身不适，严重的患者还可出现黄疸、皮肤瘙痒、高度乏力等症状。虽然也曾报道过 MMI 严重肝损伤致死的病例，但 MMI 引起严重的肝损伤并不常见。多数患者及时停药后，症状和肝功能好转。出现症状的时间长短也不一，从几天到 5 个月不等[12]。

（二）病理特点

MMI 引起的肝损伤病理类型有胆汁淤积型、坏死炎症型、肉芽肿型和脂肪变性型，以胆汁淤积型最为常见[1,5]。肝脏活检可见肝细胞弥漫性肿胀、胆管增生和胆栓形成。罕见与 PTU 相似的肝细胞毒性病理表现。

（三）发病机制

MMI 肝毒性机制尚不十分清楚。已有研究显示药物代谢酶基因多态性在 MMI 肝损伤中发挥着重要的作用。细胞色素 P450 酶（CYP）和黄素单氧化酶（FMO）可以催化 MMI 的代谢，这些药物代谢酶的多态性可能在 MMI 引起的肝毒性中起作用。此外，葡萄糖醛酸作用是促进 MMI 排泄的重要代谢途径，尿苷二磷酸葡萄糖醛酸转移酶（UGT）活性降低也会导致 MMI Ⅱ 相代谢受阻，增加 MMI 肝损伤发生的风险[8]。转运蛋白表达和活性的改变可能会干扰药物或胆汁酸的转运，也可能导致药物的肝毒性增加。例如，有研究报道有机阴离子转运多肽（OATP1B1）编码基因 SLCO1B1*1a 和 SLCO1B1*1b 单倍型与 GD 患者 MMI 肝损伤相关[10]。另外，乙二醛是 MMI 的另一种反应性代谢物，是一种细胞毒剂，具有诱导氧化应激和细胞功能障碍的能力。乙二醛解毒过程涉及乙醛酶的作用，是谷胱甘肽（GSH）所必需的过程。据报道，GSH 耗竭的细胞和（或）肝脏对 MMI 的不良反应敏感性增加，MMI 的反应性代谢产物，如 N-甲基硫脲和乙二醛可能导致肝损伤，肝活检呈现典型胆汁淤积特征。然而，不能排除谷胱甘肽对其他 MMI 中间体的结合/失活作用导致肝损伤。MMI 所致肝损伤的确切反应代谢物和（或）其所占比例仍有待进一步研究。

此外，MMI 等 ATD 还能改变线粒体膜电位，导致肝细胞的线粒体损伤[13]。MMI 对肝细胞线粒体的影响可能与其乙二醛等反应性代谢产物有关，乙二醛已被证明是一种线粒体毒素。MMI 诱导的谷胱甘肽耗竭细胞线粒体损伤更为严重。MMI 诱导的细胞毒性伴随着活性氧的形成、脂质过氧化和谷胱甘肽储备库的耗竭。炎症和免疫系统在 ATD 致肝损伤中的作用也不容忽视。

（四）治疗与预防

对 MMI 所致药物性肝损伤通常是停药，停药后大部分患者肝功能会渐渐恢复正常，仅有少部分患者出现严重肝毒性，甚至肝衰竭，需要肝移植。没有足够的证据支持或反对服用 ATD 的患者需常规进行肝功能检测，但启动 ATD 治疗前应进行肝功能检测和评估，治疗初期对肝功能进行间断检测对预防和早期发现 MMI 肝损伤是有益的。治疗过程中如果患者出现食欲不振、腹胀、乏力、眼黄、尿黄等肝损伤常见临床表现时，应及时做肝功能生化检查。虽然潜在的肝脏基础疾病、轻度肝功能异常或两者兼而有之并不是 MMI 的禁忌证，但是对于基线氨基转移酶高于正常上限 3~5 倍的患者，尤其是胆红素升高的患者应避免使用 MMI 抗甲状腺功能治疗。

三、丙硫氧嘧啶

丙硫氧嘧啶（PTU）（6-丙二硫氧嘧啶）是硫氧嘧啶类 ATD，1947 年上市至今已经在临床应用了 70 多年，在治疗甲状腺亢进方面发挥了重要作用。其作用时间较短，通常每天给药 2~3 次，起始剂量为 50~150 mg，每天 3 次，具体用量取决于甲状腺功能亢进症的严重程度。PTU 诱导的肝损伤于 1947 年首次报道。与 MMI 和 CBZ 常引起胆汁淤积型肝损伤不同，PTU 是以肝细胞损伤型肝损伤为主要模式，与药物剂量无关[5,6]。

（一）临床表现

PTU 所致肝毒性临床表现多种多样，可表现为亚临床性和临床性肝损伤。多在开始治疗后几天到几周之内发生，最常见的症状是恶心、呕吐、黄疸和不适，严重的患者会导致肝衰竭，PTU 相关肝衰竭可在治疗过程中的任何阶段发生，但大多数报道是发生在 PTU 治疗后早期阶段，开始 PTU 治疗的几天到几周之内发生[14]，甚至有仅口服 PTU 一次就发生了严重肝毒性的报道。亚临床肝损伤一般仅表现为 ALT 的轻微升高，一般不超过正常值上限的 3 倍，常常自行恢复，多见于 PTU 使用的最初期阶段，被认为是肝脏的适应性反应。PTU 所致肝损伤与甲状腺功能状态及 PTU 剂量无明确相关性，可见于各年龄段，青少年和女性更多见。Hayashida CY 报道新生儿肝功异常与母亲使用 PTU 治疗相关的报道。

实验室检测提示肝功能异常，氨基转移酶升高和高胆红素血症。14%~28% 的患者在 PTU 治疗的前 2 个月内观察到 ALT 的无症状升高，考虑为药物的适应性反应，通常无须干预即可恢复正常。有症状的肝损伤病例一般血清 ALT 都会高于正常参考值上限 3 倍以上。

（二）病理特点

不同 ATD 药物引起的肝脏损伤病理特点不同，MMI 所致肝损伤主要为胆汁淤积型，而 PTU 引起的主要是肝细胞损伤型，通过肝组织活检和尸检显示 PTU 导致的肝损伤有不同程度的炎症和坏死，表现为小叶中心区域坏死和蜡样质颗粒。PTU 所致肝衰竭表现出多小叶坏死。在坏死的不同阶段均出现浆细胞、嗜酸性粒细胞和淋巴细胞浸润的浸润，嗜酸细胞浸润可能是药物或自身免疫反应的表现。淋巴细胞致敏实验阳性的患者则被认为肝毒性是由自身免疫或特异性反应导致。

（三）发病机制

PTU 所致肝损伤的确切机制尚不清楚，目前多数认为的潜在机制包括 PTU 活性代谢产物对细胞内靶点的直接损伤、药物-炎症反应相互作用、PTU 诱导的甲状腺功能减低及药物作为半抗原诱导的免疫损伤等[15]。

1. 活动性代谢物对肝细胞的直接损伤作用
PTU 的肝毒性可能与其活性代谢物在肝中形成,并对肝细胞产生损伤有关。其可能机制为:首先 PTU 在肝细胞或周围的中性粒细胞内通过髓过氧化物酶(MPO)等肝内酶系统途径形成活性代谢物。正常情况下活性代谢产物会通过细胞防御机制及葡萄糖醛酸代谢的解毒作用来消除其有害影响。PTU 的活性代谢产物在细胞内的主要靶点为蛋白质,由于以酶形式的蛋白质大量存在,当一些关键酶被攻击时就会产生细胞毒性。其次,PTU 会损伤肝细胞的防御机制,Kimio 等发现 PTU 及其硫酸盐代谢物会呈浓度依赖性地抑制谷胱甘肽 S-转移酶(GST)和谷胱甘肽过氧化物酶(GSH-Px),而这两种酶均为细胞内抗氧化剂,是主要抵御有害物质的防御机制,其损害与氧化应激失调的发生密切相关。而细胞内活性氧基团(ROS)的增加会导致许多氧化应激反应,脂质过氧化便是可能造成肝细胞损伤的原因之一[13]。另一方面,PTU 活性代谢产物会损伤 UGT 的解毒作用。研究发现 UGT 在成人和儿童体内的活性不同,推测这可能是 PTU 在成人和儿童诱导的 DILI 不同的原因之一。PTU 活性代谢产物在细胞内的主要靶点还包括线粒体,线粒体的形态和功能发生改变并出现巨大线粒体。除此之外,线粒体内外膜均碎片化及线粒体溶解。由于线粒体在细胞代谢及细胞死亡方面的重要作用,活性代谢产物对其损伤可能是造成其肝毒性的原因之一。有研究认为,PTU 活性代谢物细胞毒性主要与其包含的硫脲结构有关。硫脲的许多派生物会在使用药物早期造成肝损伤。含硫脲结构的代谢物在生物转化时可能与含巯基蛋白或 GSH 反应,如果此时产生二巯基化合物等物质会导致细胞毒性的产生。关于 PTU 在体内生物转化的关键酶目前还不十分清楚,但在黄素单加氧酶(FMO3)上更多的研究对活性代谢产物的肝毒性理解更深入。

2. 药物-炎症反应相互作用   关于炎症细胞在 PTU 诱导的肝损伤中的作用目前最主要的学说是药物-炎症反应相互作用模型,在这个模型里轻微无毒性的炎症应激会加重 DILI。炎症细胞在肝内的聚集及分泌的炎性因子在介导肝损伤中发挥着重要作用。肝细胞会被炎症反应产生的氧化应激产物或肿瘤坏死因子(TNF)/Fas 蛋白的作用下凋亡。此外,炎症细胞里含有 MPO 等酶,如中性粒细胞和库普弗细胞,会使 PTU 代谢产生更多的活性代谢物从而加重肝损伤。

3. 药物诱导的甲状腺功能低下   甲状腺功能低下可能会导致肝病的发生,甚至出现肝细胞癌。有报道 PTU 治疗甲状腺功能亢进导致患者甲状腺功能低下及胎儿先天性甲状腺功能低下发生肝损伤的病例。其机制一方面与甲状腺激素减少产生的胰岛素抵抗和血脂异常有关。尽管 T4 能通过活化肝中 3-羟基 3 甲基戊二酰辅酶 A(HMG-CoA)来促进胆固醇合成,但它更能通过活化 7α-羟化酶来促进胆固醇的胆汁排泄。因此,患有甲状腺功能减低的患者通常血清总胆固醇水平较高。胰岛素抵抗和血脂异常都是造成非酒精性脂肪性肝病(NAFLD)重要因素,因此,PTU 诱导的甲状腺功能减低与 NAFLD 关系密切。另一方面研究发现 DILI 与生长激素分泌增加有关,甲状腺功能低下时下丘脑会促进生长激素的分泌,其作用与促甲状腺素(TSH)相反,能够抑制细胞增生,同时增强脂肪分解,并使游离脂肪酸增多聚集在肝脏而加重肝损伤。

4. 免疫损伤   研究报道患者和动物使用 ATD 过程中,在体内都有自身抗体和细胞因子释放,Weiss 等报道 PTU 在治疗时导致肝损伤的过程中有自身抗体的产生,目前关于 PTU 诱导肝损伤的免疫机制主要是药物作为半抗原诱导免疫反应的 DILI 假说。PTU 在肝细胞或炎症细胞内代谢成活性代谢产物,其可以作为半抗原与细胞内的多种蛋白质结合后被免疫系统识别从而激发免疫反应造成肝损伤。

(四)治疗

如果患者有明显的临床症状,或实验室检查 ALT>3×ULN,或较治疗开始时 ALT 升高的水平进一步增加,则应停用 PTU。PTU 停用后对于甲状腺功能亢进的控制可根据具体情况采用放射性碘治疗、手术治疗或 MMI 治疗。停药后应每周监测一次甲状腺功能和肝功能,直到患者症状改善,肝功能异常情况开始恢复。多数患者停止使用 PTU 后肝功异常即可恢复。如果效果不明显,应立即转诊肝病专科进行治疗。发生 ALF 的重症患者,应尽早请器官移植中心会诊,进行病情评估。肝移植的指征包括出现凝血障碍、肝肾综合征或肝性脑病等。ALF 患者进行肝移植预后较好,1 年移植存活率超过 80%。据报道采用类固醇激素、输入新鲜血浆和以血浆置换为主的人工肝治疗,也使部分 PTU 所致肝衰竭成功获救病例报道。但其确切疗效尚缺乏足够的循证医学证据,有待于进一步深入研究。考虑到有发生严重甚至危及生命的肝脏毒性反应,不推荐用 PTU 进行再激发试验。

(五)预防

Benyounes[16]认为接受 PTU 治疗的患者在开始治疗后前 6 个月,每月应进行一次肝功能监测,但没有具体的数据来支持这一建议。美国甲状腺协会（ATA）指南建议强力推荐对 Graves 病进行 ATD 治疗之前,进行血细胞计数及肝功能检查。服用 MMI 或 PTU 的患者出现瘙痒性皮疹、黄疸、浅色大便或深色尿液、关节痛、腹痛或腹胀、食欲减退、恶心或乏力时,应评估肝功能[17]。有趣的是,在所有服用 ATD 的患者中,常规监测肝功能并不能预防严重的肝毒性,但开展监测最大的益处是发现绝大多数肝毒性都是发生在 ATD 治疗的头 120 d[17]。与使用其他有肝毒性药物的做法一样,使用 ATD 应有肝损伤风险防范意识,建议对患者进行肝损伤症状方面的教育,并对有症状患者及时诊治。对于儿童甲状腺功能亢进患者,应避免将丙硫氧嘧啶作为 ATD 的一线用药。

（李东良　刘鸿凌　郭津生）

参考文献

请扫描二维码
阅读本章参考文献

第**54**章

心血管药物相关的肝损伤

心血管药物种类繁杂,其中很多药物均可引起肝损伤,而心血管疾病患者临床治疗时经常需要同时使用多种药物。此外一些心血管疾病,如心力衰竭本身可导致肝损伤、病毒性心肌炎常合并肝损伤等,由此导致临床上有时比较难以认定是否药物性肝损伤及何种药物引起肝损伤。因此,充分认识常用心血管药物引起的肝损伤,具有重要的临床意义[1]。

心血管药物主要包括治疗心绞痛的药物、降压药、抗心律失常药、调脂药物、抗凝药物、血小板抑制药、溶栓药和强心药。

1. 治疗心绞痛的药物 ① 硝酸盐类:硝酸甘油、硝酸异山梨酯、亚硝酸异戊酯;② 钙通道阻滞剂:苄普地尔、地尔硫草、其他如下面所述;③ β 受体阻滞剂:如下面所述。

2. 降压药 ① 中枢性降压药:甲基多巴、可乐定、利血平、胍那苄;② 直接血管扩张剂:肼屈嗪、米诺地尔、硝普盐二氮嗪;③ 周围肾上腺素能神经抑制剂:胍乙啶、阿利吉仑;④ 钙通道阻滞剂:氨氯地平、非洛地平、硝苯地平、尼莫地平、尼索地平;⑤ 血管紧张素转换酶抑制剂(ACEI):贝那普利、卡托普利、依那普利、福辛普利、赖诺普利、莫昔普利、培哚普利、喹那普利、雷米普利、群多普利;⑥ 血管紧张素 Ⅱ 受体阻滞剂(ARB):坎地沙坦、依普沙坦、依贝沙坦、氯沙坦、替米沙坦、缬沙坦;⑦ α 受体阻滞剂:哌唑嗪、特拉唑嗪;⑧ β 受体阻滞剂:醋丁洛尔、阿替洛尔、倍他洛尔、比索洛尔、喹酮心安、美托洛尔、纳多洛尔、普萘洛尔、索他洛尔、噻吗洛尔;⑨ 复合型 α/β 受体阻滞剂:拉贝洛尔、阿罗洛尔、卡维地洛;⑩ 利尿剂:阿米洛利、布美他尼、呋塞米、氯噻嗪、氯噻酮、氢氯噻嗪、吲达帕胺、螺内酯、氨苯蝶啶、托拉塞米、托伐普坦;⑪ 血管平滑肌舒张药:奈西立肽;⑫ 内皮素受体拮抗剂:波生坦、安立生坦。

3. 抗心律失常药 ① Ⅰ 类抗心律失常药(钠通道阻滞剂):丙吡胺、氟卡尼、利多卡因、美西律、莫雷西嗪、普鲁卡因胺、普罗帕酮、奎尼丁、妥卡尼、恩卡尼、阿普林定;② Ⅱ 类抗心律失常药(β 受体阻滞剂):如上面所述;③ Ⅲ 类抗心律失常药(钾通道阻滞剂):胺碘酮、阿齐利特、苄普地尔、多非利特、伊布利特、索他洛尔、替地沙米;④ Ⅳ 类抗心律失常药(钙通道阻滞剂):维拉帕米,其他如上面所述;⑤ 其他:腺苷、伊伐布雷定。

4. 调脂药物 ① 他汀类:阿托伐他汀、氟伐他汀、洛伐他汀、普伐他汀、瑞舒伐他汀、辛伐他汀、匹伐他汀;② 烟酸类;③ 贝特类:氯贝丁酯、吉非贝齐;④ 树脂:考来烯胺、考来替泊、考来维仑;⑤ 其他:依折麦布。

5. 抗凝药物 肝素、达肝素钠、那曲肝素钙、依诺肝素钠、亭扎肝素钠、华法林、来匹卢定、比伐卢定、阿加曲班、美拉加群、希美加群、达比加群酯、利伐沙班、阿哌沙班、依度沙班。

6. 血小板抑制药 双嘧达莫、阿司匹林、西洛他唑、噻氯匹定、氯吡格雷、替格瑞洛、糖蛋白(GP)Ⅱb/Ⅲa 抑制剂、阿昔单抗、埃替非巴肽、替罗非班。

7. 溶栓药 组织型纤溶酶原激活剂、尿激酶、链激酶、复合纤溶酶链激酶等。

8. 强心药 洋地黄类、磷酸二酯酶抑制剂、β 受体激动剂、钙离子增敏剂。

一、治疗心绞痛和外周血管病的药物

硝酸酯(如硝酸甘油、硝酸异山梨酯和亚硝酸异戊酯)用于临床已经多年,无证据表明肝损伤与摄入此类药物有关。然而有报道硝酸甘油和其他 4 种治疗心脏病的药物(阿义马林、普罗帕酮、丙吡胺、司巴丁)可能导致氨基转移酶和 ALP 水平升高,可达到正常上限 3 倍,值得进一步观察和积累资料。已发现硝酸盐类可引发老鼠肝脏肿瘤,尚无证据表明此类现象可发生于人类。钙通道阻滞剂和 β 受体阻滞剂将在降压药章节中详细阐述。

二、降压药

由于降压药物占心血管药物的半壁江山,所以将此类药物所致的肝损害类型在表 54-1 中详细列出,以供参考。幸好降压药物除肼屈嗪和甲基多巴外,所致肝损害相对较少。另外,一些肝损伤可能由血管紧张素转换酶抑制剂和 β 受体阻滞剂所致。

(一)作用于中枢神经系统的药物

这组药物通过直接刺激 α_2 肾上腺素能受体致使中枢神经系统肾上腺素能物质释放减少,从而外周阻力下降,达到降压效果。以甲基多巴(methyldopa)为代表。

1. 甲基多巴　甲基多巴自 1960 年起成为治疗高血压的基本药物之一,其肝毒性较普遍(约占 5%),但目前所用极少。1962 年首次报道使用甲基多巴引起肝损伤,此后相继报道约 150 例病例出现明显肝

表 54-1　各种降压药的肝毒性

降压药	肝损伤生化类型	肝损伤组织学特征	肝毒性程度
中枢性降压药	肝细胞损伤型常见,也可能出现 AT 升高而无 LD,胆汁淤积型亦可能,罕见 FHF		高,可致慢性肝病、肝硬化
直接血管扩张药	肝细胞损伤型可能伴胆汁淤积型,FHF 可能		高
钙通道阻滞剂	肝细胞损伤型	可能有脂肪性肝炎和酒精小体	低
血管紧张素转换酶抑制剂	胆汁淤积型肝损伤,罕见 FHF,也可能出现 AT 升高而无 LD	胆汁淤积,可能有胆管减少	可能低,但可致慢性肝病、肝硬化
血管紧张素受体阻滞剂	胆汁淤积型和(或)肝细胞损伤型肝损伤	可能有胆汁淤积,伴或不伴胆管减少	尚不清楚,但认为肝毒性程度低
β 受体阻滞剂	肝细胞损伤型	可能有坏死	低
α 受体阻滞剂	肝细胞损伤型	肉芽肿性肝炎、坏死、自身免疫特征、桥接坏死	低
复合型 α/β 阻滞剂	肝细胞损伤型	大面积坏死	高
利尿剂	胆汁淤积型肝	胆汁淤积	低

注:AT,氨基转移酶;LD,肝脏疾病;FHF,暴发性肝衰竭。

病,而这仅是大量使用该药人群中的一部分,较多见的是以生化指标异常的轻度肝损伤。报道有 5% ~ 35%患者血清氨基转移酶升高和肝功能受损,几乎所有病例均为中老年人。

文献报道的肝损伤大多表现为急性肝病,多为肝细胞损伤型,或急性胆汁淤积型肝病。不同报道中,急性和慢性肝病所占比例不同,有报道慢性肝病发生率是急性肝病的 4 倍。相反,也有报道急性肝病患者多于慢性肝病,许多研究均侧重于急性肝病。但甲基多巴是最易引起慢性自身免疫性肝炎(AIH)的药物之一,也有报道肝肉芽肿性肝炎伴发肉芽肿性心肌炎的病例。甲基多巴肝毒性潜伏期差异显著,可以是几周(大部分病例)至几年,通常为 6 个月。其急性肝损伤(ALI)在用药后 1~20 周出现。50%肝损伤病例发生于服药后 4 周以内,25%发生于 12 周以后。慢性肝病患者一般服药时间较长,通常 1 年以上。

一些患者临床符合急性和慢性肝病的混合表现。有些患者在首次就诊时,已有肝硬化表现,包括肝脾大和蜘蛛痣。其余患者表现为 ALI,只有在肝活检时才发现慢性肝炎。至少有 2/3 的慢性 AIH 患者出现和狼疮样自身免疫性肝病(AILD)相同的临床表现,多见于女性,常伴有球蛋白、抗核抗体和抗平滑肌抗体滴度升高。因有报道显示甲基多巴尚可引起胰腺炎,因此推测其引起胆汁淤积实际上可能同时患有胰腺炎伴胆管阻塞。ALI 的主要症状与急性病毒性肝炎相同,常在一段前驱症状期出现厌食、全身不适和发热等非特异性症状,且阳性体征较少见,因此,临床上常难与急性病毒性肝炎鉴别。长期服用甲基多巴引发肝损伤的患者常伴有轻度慢性疾病。腹泻可能是常见的早期症状,皮疹、淋巴结肿大和关节痛很罕见。体检异常仅表现为黄疸伴或不伴轻度肝大。

实验室检查大部分病例表现出中度或重度 ALI,AST 升高可达正常上限的 10~100 倍,ALT 和 ALP 均升高,但是 90%的患者 ALP 低于 3 倍正常上限值。在报道的 100 多例 ALI 患者中有 12 例死于暴发性肝功能衰竭,死亡率约为 10%。非致死的肝损伤病例在停药后通常迅速恢复。患者也可出现胆汁淤积表现,长期服用者中更为多见。

肝毒性可能因自身免疫所致,自身免疫标志物的出现及组织学检查时发现浆细胞、嗜酸粒细胞均支持这一推测。肝活检出现脂肪变性、局灶性肝细胞坏死、大片肝细胞坏死、脂肪变性及罕见的肝肉芽肿一系列连续性变化。长期服用甲基多巴引发肝炎的患者常出现脂肪变性和肉芽肿性疾病。虽然短期使用

甲基多巴所致肝炎与大面积门管周围坏死相关,但炎症、坏死和脂肪变性常常发生于小叶型。坏死后肝硬化已见诸病案报道。几乎所有肝损伤病例均为中老年人。女性似乎比男性更易患病,女性和男性比例大于3:1。家族中多发病例出现,提示基因因素可能起作用。

虽然长期服用甲基多巴导致肝损伤的患者完全康复常需数月,但停药后临床症状可迅速改善(常为48 h内),除非患者发生暴发性肝功能衰竭(罕见但有可能)。较少见的是,即使停用 α-甲基多巴,仍可引发慢性 AIH。少数病例即使持续服用这一药物,亦不出现氨基转移酶升高。小部分患者停药后继续随访组织学表现,之前有脂肪浸润的患者病情较轻,而先前有次大面积坏死的患者可进展为肝硬化。

2. 可乐定 虽然也是中枢 $α_2$ 受体激动剂,但这一药物一般不引起任何程度的肝损伤。

3. 利血平 利血平的降压作用与中枢神经系统和外周交感胺的消耗有关。利血平能有效降低血压,可单独使用或与其他抗高血压药物联合使用。利血平于1955年在美国被批准使用,但目前很少使用,主要是因为它对中枢神经系统的影响,以及许多耐受性更好、更有效的抗高血压药物的可用性。在利血平治疗期间血清氨基转移酶升高并不常见,但与安慰剂治疗相比这种升高的具体比率尚未报道。尽管已应用数十年,利血平涉及少数实例的临床明显 ALI,并没有一个特别令人信服。发表的病例在使用利血平1年后出现黄疸和腹痛,但是与其他已知的肝毒性药物(二肼、苯巴比妥、奎尼丁)联合使用。报道的少数病例为自限性,停止治疗后几个月就痊愈了。最后1例疑似利血平相关肝损伤的报道发表于50多年前[2]。

(二)直接血管扩张剂

肼屈嗪是一种酞嗪衍生物和抗高血压药物,通过直接舒张动脉平滑肌实现降压效果。肼屈嗪是最早引入临床的口服降压药之一,在20世纪50年代末首次使用,其引起的血管舒张伴随反射交感反应,这可能部分逆转其降压作用。然而,当与其他抗高血压药物联合使用时,肼能有效降低血压,并且仍然被广泛使用。该药用于治疗高血压的最初30年中,很少有引起肝损害的报道。后来有报道表明,肼屈嗪或者其同类药(双肼屈嗪或乙肼屈嗪)导致数十例肝损害。服用肼屈嗪者肝损害发生率约为0.5%。

肼屈嗪所致肝损伤可出现于用药数月或几年内。肝损伤前可能出现发热和嗜酸粒细胞增多。重型肝炎和伴有凝血酶原时间延长、肝性脑病的急性肝衰竭

(ALF)亦不少见。肝细胞损伤常出现氨基转移酶、胆红素升高。组织学检查发现肼屈嗪可致不同程度肝小叶中央带坏死;桥接坏死被认为是此药致肝损伤的特异性病理表现。其代谢物直接导致肝损伤的论断存在争议,一些病例支持肝损害是特异质反应机制,但这种特异质反应是免疫性介导还是代谢介导尚不清楚。已知肼屈嗪可引起药源性系统性红斑狼疮(SLE)和类风湿疾病,提示过敏反应可能在肝损害机制中起重要作用。肝损害患者多出现发热、皮疹和嗜酸性粒细胞增多。肝肉芽肿性炎症及小剂量药物即可引起肝损害等均支持过敏反应的可能性。正如异烟肼一样,乙酰化表型和肼屈嗪肝脏毒性的关系只是推测而已。Stricker 通过将肼屈嗪和异烟肼肝毒性的类比分析,提出代谢特异质的作用机制。也有可能代谢和免疫特异质反应在发病机制中共同起作用。在肼屈嗪诱发的肝损伤患者中出现 CYPA2 抗体似乎也支持这一观点。

停药后临床表现、生化指标和组织学表现均恢复正常,然而,亦有病例报道存在纤维化后遗症。如能痊愈,通常发生于停药6个月内。用药数天至几个月后出现肝损伤时,肝炎常常比较严重,但痊愈后常无后遗症。另一方面,肝损伤发生于用药数月或数年者常常病情轻微且少有纤维化。因肼屈嗪致肝损伤的致死病例有过报道,但大多数病例在停止用药的几天内开始解决。基于患者的过敏症状,糖皮质激素的应用被证明可加速肝功能的恢复。然而,皮质类固醇治疗的持续时间应保持在最低限度,停药后更需要仔细随访。虽然肝组织学可以类似慢性肝炎(包括肝纤维化),但肼屈嗪诱导肝损伤后的持续性损伤和消失的胆管综合征尚未见报道,同时再次暴露于肼屈嗪会导致迅速复发。肝损伤似乎与其他药物或降压药没有交叉反应,但可能与其他邻苯二氮(如二肼嗪)发生交叉反应[3,4]。

(三)非肽类肾素阻滞剂

阿利吉仑能在第一环节阻断 RAS 系统,降低肾素活性,减少血管紧张素 Ⅱ 受体和醛固酮的生成,不影响缓激肽和前列腺素的代谢,起到降血压和治疗心血管疾病的作用。从目前研究来看阿利吉仑是强效、高度选择性、口服有效、长效的新一代抗高血压药物。该药作用于肾素依赖性,因此加大剂量给药只会延长时间,不会导致血压骤降,与 ARB(氯沙坦、替米沙坦)相似,不良反应的发生率与安慰剂组相比无显著差异。副作用不常见,且通常是温和的,包括腹泻、头痛、疲劳、头晕和鼻咽炎。

阿利吉仑治疗期间血清氨基转移酶升高并不常见,这种升高的比率在大型临床试验中没有报道。在阿利吉仑的注册试验中报道了1例血清氨基转移酶升高伴黄疸的病例,并报道了几个在治疗期间血清氨基转移酶明显升高而无黄疸症状的病例。在大多数情况下,酶升高的模式是肝细胞损伤型,一旦停药可恢复迅速。也有报道发起者有严重的肝反应(包括肝衰竭),最近发表的1个病例报告将ALI归因于该药物。其肝损害的发病潜伏期为1~6个月,损伤类型通常为胆汁淤积型或混合型。大多数病例的严重程度从轻到中度不等,一旦停止阿利斯克仑治疗,就会迅速恢复。阿利吉仑致肝损伤的机制尚不清楚,其在肝脏中由CYP3A4系统代谢,但对药物代谢活性影响不大。同时使用CYP3A4抑制剂(如环孢素或伊曲康唑),可导致阿利吉仑水平升高[5,6]。

(四)钙通道阻滞剂

钙通道阻滞剂特别是二氢吡啶类药物可在少数人中出现药物性肝损伤。由钙通道阻滞剂引起的肝损伤通常是轻微且可逆的,很少有症状和严重肝损伤报道。与肝损伤最明显相关的药物是维拉帕米、地尔硫䓬、氨氯地平和硝苯地平等,服用硝苯地平致肝损伤的患者服用氨氯地平后也可出现可逆性肝损伤,多数患者停药几周后康复,而新一代的二氢吡啶类药物(尼卡地平、尼索地平及尼莫地平)则几乎没有药物性肝损伤的相关报道。虽然单纯肝细胞损伤更为常见,但也可出现肝细胞损伤型与胆汁淤积型并存的混合型肝损伤。已发现这类药物可致脂肪变性,在此基础上出现类似于酒精小体的肝损害。二氢吡啶类与非二氢吡啶类钙通道阻滞剂均可致胆汁淤积。地尔硫䓬可引发肉芽肿性肝炎。服用这类药物的患者肝组织活检也发现了伴酒精小体的脂肪性肝炎,酒精性肝病(ALD)与脂肪浸润的肝脏也有类似征象,然而这类患者也可能非常巧合地患有NASH,因此存在过高估计药物与脂肪性肝病间关系的可能性。亦有文献报道肝细胞损伤可出现伴黄疸的胆汁淤积,因为服用该类药物的部分患者出现外周嗜酸粒细胞、发热、恶心和肝区压痛等临床表现,几篇报道认为肝毒性是药物过敏所致。也有报道极少量患者出现维拉帕米所致肝损伤,因此虽然提出了超敏反应的机制,但此类药物所致肝损伤的类型及机制仍有待商榷。

(五)血管紧张素转换酶抑制剂

血管紧张素转换酶抑制剂(ACEI)模仿血管紧张素转化酶的底物结构,从而产生竞争性抑制效应。ACEI直接阻断血管紧张素Ⅱ的生成并增加缓激肽水平,从而抑制血管收缩、减少水钠潴留和促进血管舒张(缓激肽作用)。卡托普利和赖诺普利是活性分子,其他ACEI均为前体药物,需转化为活性代谢物才能发挥生物学效应。

ACEI所致肝损伤通常表现为胆汁淤积,但也有肝细胞损伤的报道,罕见ALF。通常服药3~4个月出现肝损伤,但时间不尽相同(几日至1年不等)。甚至用药几年后出现药物性肝损伤,可能系剂量增加所致。黄疸常出现,可伴皮肤瘙痒、恶心、右上腹疼痛。药物的肝毒性可能由不同ACEI药物成分产生交叉反应引起。几篇文献报道两种或多种ACEI合用出现不良反应。其他文献报道依那普利所致肝损伤痊愈后服用该药的安全剂量。服用具有肝毒性的ACEI后改用不具肝毒性的ACEI未出现交叉反应,可能是由于后者分子中缺乏脯氨酸。尚无足够证据表明ACEI与血管紧张素受体阻滞剂(ARB)存在交叉反应。一般认为其肝毒性与类花生四烯酸介导的炎症相关,患者出现发热和皮疹可能是药物过敏所致。这两种机制可用于解释一些患者出现交叉反应,而另外一些患者却没有。通常停用ACEI后,肝损伤痊愈,但也有可能由于药物持续作用而进展为ALF或伴肝硬化的慢性肝病。碱性磷酸酶持续升高达18个月的情况较少见。相关具肝毒性的代表性药物分述如下。

1. 卡托普利　卡托普利所致肝损伤相当少见,即使发生,通常比较轻微且迅速逆转。卡托普利肝毒性大多表现为伴黄疸的胆汁淤积型肝损伤,偶尔为伴氨基转移酶升高的混合型肝损伤(多为暂时性的,意义不大)。然而,痊愈前黄疸常持续几周或数月。尚无卡托普利可致明确慢性肝损伤的报道,而其他ACEI却相反。文献报道大多用药1~2个月出现肝损伤,虽然肝脏酶学升高前已用药很长时间,但并不能排除药源性肝损伤的可能性。卡托普利所致肝损伤可能与梗阻性胆道疾病,以及以白陶土样便、瘙痒、右上腹疼痛、发热等为临床表现的胆管炎相混淆。肝脏活检发现大量胆汁淤积,常伴汇管区炎症,少见坏死。胆红素与乳酸脱氢酶(LDH)间的差异(胆红素升高但LDH几乎正常),可作为诊断卡托普利致肝功能异常的特征。

2. 依那普利　依那普利所致肝损伤时常出现黄疸,黄疸可出现于服药后几日至几年的任何时间。影像学检查不能判定是否存在肝外胆汁淤积。如果长期服用依那普利引起肝损伤,即使停药,仍可进展为肝功能衰竭。

3. 其他 ACEI 已有报道赖诺普利可致 ALF 和慢性肝炎。与其他 ACEI 合用时,出现黄疸后仍持续使用赖诺普利可致暴发性肝病,表现为肝性脑病和凝血功能障碍等。福森普利所致肝损伤非常少见,其临床表现与依那普利所致肝损伤相似,可能损伤胆小管。雷米普利所致肝损伤的临床表现也与以上损伤形式相似,有报道长期胆汁淤积导致胆管坏死和胆囊纤维化。

(六) 血管紧张素受体拮抗剂

目前在临床使用的血管紧张素受体拮抗剂(ARB)主要包括 8 种化学结构和活性相似但药代动力学有所不同的药物,分别为氯沙坦、缬沙坦、厄贝沙坦、依普罗沙坦、坎地沙坦、替米沙坦、奥美沙坦和阿齐尔沙坦。上述这些药物在治疗期间可出现血清酶升高(0.2%～2%),但其肝损害通常是轻中度且存在自限性,很少需要调整剂量或停用药物。ARB 与罕见的 ALI 有关,ALI 通常在持续时间内具有自限性,但临床表现不同,通常是肝细胞损伤型,偶见胆汁淤积型,其中小叶中心胆汁淤积是 ARB 肝毒性的特征性组织学表现,由这些药物引起的肝损伤最常见的表现是 1~8 周内发生的胆汁淤积型肝炎,停药后迅速消退。

氯沙坦常引发黄疸和触痛性肝大,表现为混合型肝损伤(氨基转移酶可升高至数百甚至上千),但停药后肝损伤可好转[7,8]。坎地沙坦可导致几种类型肝损伤,如氨基转移酶短暂升高、肝细胞损伤、急性胆汁淤积性肝炎和胆管缺失症都曾有发生。体检常发现黄疸和肝大,恶心、呕吐、右上腹疼痛的临床表现亦有报道[9]。依贝沙坦常引发胆汁淤积型肝炎,停药后恢复缓慢,常需 1 年生化指标才能恢复正常。与上面提及的坎地沙坦特性不同,虽然肝损伤恢复期较长,但尚无证据表明依贝沙坦所致肝损伤可出现胆管缺失或胆管损害。相关文献报道,患者多表现为右上腹痛、黄疸和食欲减退。缬沙坦的肝毒性近年有零星报道,患者出现右上腹痛、恶心和呕吐,还表现出胆汁淤积型肝损伤的特点,目前尚无与奥美沙坦相关的 ALI 的病例报道,因奥美沙坦而发展为严重肠病的患者可能伴有血清氨基转移酶升高的脂肪性肝病和脂肪性肝炎,停止治疗后缓解。

(七) β 受体阻滞剂

β 受体阻滞剂是一类广泛用于治疗高血压、心绞痛和心律失常的药物家族。受体阻滞剂也用于预防偏头痛、治疗焦虑、预防原发性震颤和阻断甲状腺功能亢进的副作用。但目前文献报道此类药物很少引起肝细胞损害或坏死。这类药物所致肝损伤概率非常低,而且停药后肝损伤常能迅速改善。但阿替洛尔却是个例外,它引发胆汁淤积性疾病的概率高于(仍很少)同类其他药物。β 受体阻滞剂所致肝损伤通常无症状,也可能表现出黄疸、皮肤瘙痒、食欲不振、右上腹疼痛和非特异性流感样症状。已证实服用卡维地洛后再加用美托洛尔可致明显的交叉反应。阿替洛尔可能会导致伴或不伴有混合型肝损伤表现的胆汁淤积型肝损伤,但不常见。卡维地洛很少导致肝细胞损伤,大多数病例表现为无症状的氨基转移酶升高,停药后肝损伤好转。索他洛尔与 1 例临床明显的肝损伤有关,在索他洛尔开始治疗 12 周后,出现急性类肝炎综合征伴黄疸延长。停用索他洛尔后,肝损伤有所改善,但没有消失。普萘洛尔、美托洛尔、醋丁洛尔也有致 ALI 的报道,而艾司洛尔目前没有肝损害相关的病例报道。

(八) α 受体阻滞剂

α 受体阻滞剂包括特拉唑嗪、多沙唑嗪、哌唑嗪,此类药物是美国批准使用的 α_1 肾上腺素能拮抗剂,目前仍广泛用于高血压和良性前列腺肥大的治疗。其可抑制小动脉平滑肌上的 α 肾上腺素能受体(即 α_{1b} 肾上腺素能受体),以及膀胱颈和前列腺上的 α_{1a} 肾上腺素能受体。外周血管中 α 肾上腺素能张力的抑制导致动脉阻力的减低和血压的降低。在肝损害方面,目前尚未有明确报道指出此类药物可导致肝功能受损。

(九) 复合型 α/β 受体阻滞剂

约 8% 服用拉贝洛尔的患者出现无症状的氨基转移酶升高。然而,拉贝洛尔也可致严重肝损伤。在一项研究中有 11 例患者发生急性黄疸,其中的一些预后凶险,在 1 例尸检时发现了巨结节性肝硬化。拉贝洛尔是 4 种镜像异构体的消旋物,其中一种 dilevalol 在一项临床试验中发现有超过 100 个受试者发生了肝损伤。肝损伤前用药时间可能是几周至数月,有 1 例病案报道长达 4 年。停用拉贝洛尔后临床症状和生化指标多可迅速改善,但停药前已进展为暴发性肝衰竭的病例除外,这类患者病死率很高。

(十) 利尿剂

利尿剂是增加尿流量和诱发尿钠流失的一大家族药物,广泛用于高血压、充血性心力衰竭和水肿状态的治疗。利尿剂通常耐受性较好,常见的副作用主要由利尿和电解质流失引起,如虚弱、头晕、电解质失衡等。利尿剂与血清氨基转移酶升高率没有明显的相关性,也很少与临床明显的肝损伤相关。

1. 替尼酸　替尼酸因其肝毒性从市场撤离后，已不再有噻吩利尿剂出售。普遍认为其代谢物引发的自身免疫反应导致了肝损伤。

2. 乙酰唑胺和甲唑胺　是碳酸酐酶的抑制剂，碳酸酐酶是一种将二氧化碳和水转化为碳酸的酶，抑制这种酶在肾脏引起尿碱化和利尿。在眼睛中，碳酸酐酶的抑制导致眼压下降，使这些药物在青光眼的治疗中有价值。乙酰唑胺对酸碱状态的影响（引起轻度代谢性酸中毒）在治疗其他疾病包括癫痫、睡眠呼吸暂停和急性高原病方面也有潜在价值。乙酰唑胺和甲唑胺常见的副作用是味觉改变、手指和脚趾麻木和刺痛、视力模糊、耳鸣、头晕、听力下降、多尿、恶心、腹泻、疲劳和头痛。甲唑胺和乙酰唑胺具有相似的化学结构，与磺胺类药物有关，可引起过敏反应，包括过敏反应、皮疹、多形性红斑和史蒂文斯-约翰逊综合征。

此类药物临床上明显的肝损伤较罕见，但几个案例已经被报道为孤立的病例报告。乙酰唑胺是一种磺胺类化合物，对磺胺类化合物的交叉反应已经有报道。肝损伤通常发生在治疗的几天到几周后，血清酶升高的模式通常是肝细胞损伤型或混合型。免疫过敏特征（如皮疹、发热、嗜酸性粒细胞增多）很常见，但自身抗体形成不常见[10]。乙酰唑胺和甲唑胺都与史蒂文斯-约翰逊综合征有关，并且与 HLA-B*5901 有遗传关联，史蒂文斯-约翰逊综合征的某些病例可发生肝脏受累和黄疸[11]。

3. 呋塞米　呋塞米肝毒性非常少见，多为肝细胞损伤型。呋塞米所致肝损伤由其代谢中间产物所致。几项研究通过构造啮齿类动物模型试图揭示其肝损伤机制，然而尚未看到具说服力的解释，这些研究提出一个理论：细胞内还原性谷胱甘肽或线粒体内总谷胱甘肽缺乏导致呼吸链出现异常而导致肝损伤。病理学检查可发现小叶中间充血伴坏死。

4. 氢氯噻嗪　已经发现氢氯噻嗪可致兼有肝细胞损伤型和胆汁淤积型肝损伤的混合型肝损伤，停药后可恢复，也有几例患者氢氯噻嗪与其他噻嗪类利尿剂合用时出现胆汁淤积。有 1 例氢氯噻嗪与贝那普利合用引发暴发性肝功能衰竭的报道。

5. 螺内酯　罕见螺内酯引发肝损伤。组织活检发现灶性肝细胞坏死、胆汁淤积和炎症。这可能是干扰胆汁分泌所致，就像干扰某些类固醇分泌一样。实验室检测可发现肝细胞损伤型和胆汁淤积型指标异常，一般停药后 1~2 个月症状消失。

6. 阿米洛利　阿米洛利通常与血清氨基转移酶升高无关。由阿米洛利引起的特殊的、临床上明显的肝损伤较罕见，但有几例报道为单独的病例报道，其中阿米洛利与氢氯噻嗪联合使用。但因病例数量太少，无法描述其临床特征，发病潜伏期为 2~12 个月，损伤类型为肝细胞损伤型或混合型肝损伤。免疫过敏特征和自身抗体与阿米洛利致肝损伤无关[12]。

7. 托伐普坦　在批准前的临床试验中，托伐坦与引起血清酶升高或临床明显的肝损伤无关。然而，一小部分使用托伐普坦治疗的肝硬化患者出现了肝衰竭恶化和门静脉高压并发症。这些并发症包括静脉曲张出血、肝性脑病和黄疸恶化。然而，在许多试验中，这些并发症的发生率并不显著高于安慰剂对照组。最近，在 ADPKD 患者长期治疗的大型注册试验中，托伐坦组患者血清氨基转移酶升高 4%~5%，而对照组仅 1%。此外，临床上明显的肝损伤发生在约 0.1% 的患者中。临床表现为乏力、恶心、腹痛隐发，伴尿色黑、黄疸、瘙痒。肝损伤的原因是典型的肝细胞损伤，肝活检显示急性肝炎伴轻度胆汁淤积。所有患者均在停止治疗后恢复，一般在停止治疗 1~3 个月内无残留损伤，未发现免疫过敏特征和自身抗体。一些患者在治疗期间出现明显的血清酶升高，但黄疸患者没有再暴露。治疗期间临床明显肝损伤的频率是延迟正式批准托伐普坦用于长期治疗的原因之一。自批准和更广泛的应用以来，临床上出现明显肝损伤的情况不断出现，其中有 1 例最后导致肝移植。有趣的是，大多数的肝损伤案例都被报道为常染色体显性多囊肾病而不是低钠血症。其原因可能与治疗时间有关，但也可能与用于减少多囊肾病进展的稍高剂量有关[13-16]。

（十一）血管平滑肌舒张药

奈西立肽猴长期毒性试验显示本品对猴药理毒性作用的靶器官为肝脏及肾脏，其作用均是可逆的。临床使用时应密切注意本品对肝功能的影响，目前尚未见临床肝损伤报道。

（十二）内皮素受体拮抗剂

波生坦通过抑制内皮素发挥效应，内皮素是一种与肺动脉高血压相关的内源性物质。内皮素通过肝脏代谢为 3 种代谢物，其中一种也是活性物质。说明书上提及 11% 服用波生坦的患者出现肝损伤，这一断言被临床上关于药物安全性资料证实。这类肝损伤患者 90% 以上均为用药 6 个月内，而且所有服用波生坦出现肝损伤的患者停药或减量后氨基转移酶自然回落，患者均未出现肝衰竭和进行性肝功能障碍。肝功异常与临床症状严重性并不相关。然而不足 2% 的患者可出现发热、恶心、呕吐和腹痛,仅有 1 例出现黄疸。对有安慰剂对照的 8 项研究进行分析发现,氨基转移酶升高程度与波生坦的摄入量存在剂量相关性,服用波生坦的患者中氨基转移酶达到正常值高限 3 倍的比例(658 例患者中出现 74 例,11.2%)远高于服用安慰剂(280 例患者中出现 5 例,1.8%)的患者。服用更高剂量波生坦的患者出现氨基转移酶异常的概率更高,但临床症状严重的患者数量并未增加。体外研究发现波生坦可竞争性抑制胆盐输出泵(BSEP),这是否与波生坦肝毒性有着重要的机制联系尚不清楚。建议每月检测一次肝脏酶学状况。

安立生坦与低血清氨基转移酶升高率(0%~3%)相关,在临床试验中与安慰剂患者相似。这些升高通常较轻微(很少超过 3×ULN)和短暂,多数与症状无关。由于这些原因,每月监测血清氨基转移酶水平不再常规建议在安立生坦治疗期间[17],也没有报道显示临床明显的肝损伤与黄疸相关的氨布立坦相关。其他内皮素受体拮抗剂(西他森坦)也与 ALI 有关,其中一些是严重的。发病时间通常在使用波生坦后 1~6 个月,酶谱典型为肝细胞损伤型或混合型。免疫过敏特征通常不存在和自身抗体缺席或存在于低滴度。西哈森坦与几例致命的 ALF 有关,因此它在美国没有被批准,后来在其他地方停止使用。

三、抗心律失常药物

许多药物可用于治疗心律失常,作为一组药物,大多通过延长心肌细胞动作电位时程而发挥作用。此处重点讨论钠通道阻滞剂(Ⅰ类抗心律失常药物)、钾通道阻滞剂(Ⅲ类抗心律失常药物)和其他抗心律失常药,如伊伐布雷定。β肾上腺素能受体阻滞剂(Ⅱ类抗心律失常药)和钙通道阻滞剂(Ⅳ类抗心律失常药)在降压药中讨论。提及主要用于治疗心律失常的药物,现有文献提示临床上最明显的药物性肝损伤主要由胺碘酮、奎尼丁和普鲁卡因胺这 3 种药物所致。虽然同类心律失常药物作用机制相同,但同类药物的生化特性却多种多样。因此对此类大部分药物进行逐一介绍讨论。

(一)Ⅰ类抗心律失常药(钠通道阻滞剂)

1. 奎尼丁　奎尼丁(quinidine)应用于临床已有 70 多年历史,但直至 1969 年才首次报道该药可引起肝损伤,此后陆续有这方面的报道,可见以往很长一段时间内此不良反应被忽略了。统计发现奎尼丁肝毒性发生率高达 2%,其机制可能与药物过敏有关。氨基转移酶升高与急性发热是奎尼丁所致肝损伤的

特征性临床表现,多发生于服药后 1~2 周内。肝损伤的特征性表现和再次给药后肝损伤立即复发,说明奎尼丁肝毒性系药物过敏所致。停药后肝功能迅速恢复正常。肝脾大、发热经常与生化异常同时出现。黄疸相对少见。肝损伤前常有发热、胃肠道症状、皮疹和血小板减少,具有一定的特征性。组织活检常常发现门静脉周围炎伴小叶心坏死,也可见到非特异性局灶性坏死,而伴有嗜酸粒细胞增多的肉芽肿性肝炎更为常见。

2. 普鲁卡因胺　普鲁卡因胺(procainamide)所致肝损伤非常少见。肝损伤可发生于使用普鲁卡因胺后 1 d~6 周内的任何时间。肝损伤机制很可能系药物过敏,也有可能由其代谢产物所引起。其临床表现为发热、畏寒、全身皮疹、腹痛、关节痛、恶心伴呕吐,长期使用普鲁卡因胺发生红斑狼疮综合征的病例比较多见,红斑狼疮血清学试验阳性和抗核抗体阳性者可达 40%~50%。但发生肝损伤者极少,这种明显不一致提示普鲁卡因胺引起的肝损伤绝非单纯药物过敏反应所能解释得了的,很可能有其他因素参与。静脉用普鲁卡因胺后主要出现胆汁淤积型肝损伤。普鲁卡因胺可引起肝内胆汁淤积或肉芽肿性肝炎。停药几天内症状消退,但生化指标和组织学异常可能需要数周复常,而再次用药肝损伤将迅速复发。

3. 丙吡胺　丙吡胺(disopyramide)引起肝损伤主要表现为胆汁淤积型、肝细胞损伤型或混合型损伤,也有单独引起肝细胞损伤的报道。粗略估计,丙吡胺引起的氨基转移酶升高的发生率不足 0.5%,轻度黄疸的发生率不足 0.1%。

4. 普罗帕酮　虽然非常罕见,但普罗帕酮可引起混合型肝损伤,停药后较长时间碱性磷酸酶才能恢复正常。通常酶学指标轻微升高且不伴临床症状,有时药物减量就可改善。大部分患者服药后 2~6 周出现黄疸。肝活检常发现汇管区炎症,有粒细胞和淋巴细胞浸润,可能伴少量肝细胞气球样变性和胆管增殖。普罗帕酮所致肝损伤机制尚不十分清楚,可能是药物直接毒性作用或药物过敏。肝损伤类型及从摄入药物至毒性反应的过程支持直接毒性作用,而有些患者出现嗜酸粒细胞轻微升高,似乎又支持药物过敏机制。

5. 氟卡尼　已发现氟卡尼可造成肝细胞损伤,停药后迅速逆转。1 例病案报道氟卡尼与依那普利合用出现胆汁淤积。丙吡胺也能造成肝细胞损伤和肝内胆汁淤积,这些现象均在停药数周后消失。恩卡尼可致无症状的氨基转移酶轻微升高,但氨基转移酶

大幅上升(高于正常值上限的 30 倍)的情况极少。有报道美西律和利多卡因致可逆性胆汁淤积型肝炎。

(二) Ⅲ 类抗心律失常药(选择性延长复极药物)

1. 胺碘酮　胺碘酮最初被用作抗心绞痛药物投入临床使用,之后其使用量大大增加。虽然之前胺碘酮仅限于治疗顽固性快速室性心律失常,目前它正成为预防和治疗心房颤动的常规药物。因胺碘酮具多器官毒性,许多患者被迫停用,其主要对服用者肺、肝、角膜、甲状腺和皮肤等产生毒副作用。被迫停用胺碘酮的患者高达 25%,大多数研究结果为 12%~15%。胺碘酮肝毒性多于长期服用时发生,也可急性发病。ALI 虽然少见,但有相关文献报道,几例发生 ALI 的患者均为静脉内注入胺碘酮。约 2/3 ALI 患者用药 24 h 内出现生化异常,大多数发生于用药后 3 d 内。在肝损伤中,轻度生化异常发生率很高,磷脂沉积症发生率也多见,而和 ALD 相似的慢性肝病少见,少数急性肝病表现酷似"肝炎",或具有"Reye 综合征或胆汁淤积症"的特征。此外,胺碘酮还影响单加氧酶的功能和许多药物的代谢。大部分病例氨基转移酶升高达 10 倍以上,约半数患者胆红素升高。组织形态学主要表现为小叶中心坏死。胺碘酮所致非致命性肝损伤大多可以逆转。据目前文献报道,胺碘酮静脉给药改为口服后患者耐受性良好,从而推断胺碘酮针剂的溶剂聚山梨酯 80 可能破坏肝细胞完整性,或者该溶剂所致的低血压引发肝脏血流灌注不足。此外,胺碘酮针剂的肝毒性可能与浓度过高及长期用药致使毒性效应迅速发作有关。长期服用胺碘酮口服制剂的肝毒性问题值得重视。胺碘酮及其初始代谢产物(去乙胺碘酮)的肝毒性通常表现为 1/4 服用胺碘酮的患者出现无症状的氨基转移酶升高,一旦出现症状,病死率将会很高。

一般胺碘酮肝毒性病理生理机制有两种。一种机制是溶酶体内磷脂酶 A 的活性受到抑制而出现磷脂蓄积症,这是药物与磷脂结合从而抑制肝脏溶酶体释放磷脂所致,然后出现氧化损伤,成为非酒精性脂肪性肝病(NAFLD)组织学表现的基础。另一种机制是线粒体功能障碍导致肝细胞凋亡、坏死。其导致线粒体电子传递紊乱,继之抑制 β 氧化引发氧化磷酸化解耦联。因补充抗氧化剂维生素 C 可减少凋亡,第二种假说更具说服力。胺碘酮对甲状腺激素肝代谢的影响也应该考虑。在易感个体中药物代谢改变可能是导致严重肝损伤的原因。

临床上胺碘酮所致肝损伤轻重不等,轻则仅有生化异常,严重者可出现晚期肝硬化。虽然有报道氨基转移酶大幅度升高,通常氨基转移酶升高水平不超过(4~5)×ULN。减量或停用后,氨基转移酶恢复正常。另一方面,由于胺碘酮的亲脂特性,且半衰期很长,即使停药数月机体中仍能检测到胺碘酮及其代谢产物。由此看来,停药后肝损伤可能仍在继续。生化指标异常的患者,体检常发现肝大。其他临床表现包括伴或不伴肝硬化的慢性肝病特点,如疲乏、食欲减退、体重下降、脾大、门静脉高压的症状(腹水)。少数情况下,临床表现酷似伴昏迷的 Reye 综合征或 ALD(即假性 ALD)。

组织形态学改变常不具特异性,但可能有一些特征性表现。这些组织学改变包括常与 Reye 综合征、ALD 不易区分的小泡性脂肪肝,酒精小体和坏死非常罕见,如果出现酒精小体和坏死,则此类病变与 ALD、非酒精性脂肪性肝炎(NASH)更为相似。纤维化并不少见。电镜检查可见胺碘酮肝毒性最具特征性的病理改变,即大量溶酶体被同心层状的磷脂填充。

相关文献报道,胺碘酮低剂量用药时肝损伤相对少见,表明其毒性与用药剂量有关。然而,因为检测时间不确定且药物半衰期长,因此依据生化指标调整用药的意义有限。经验性建议治疗前及服药后每 6 个月检测 1 次肝酶状态。最近一项为期 5 年的前瞻性研究评估了胺碘酮浓度与肝损伤风险两者间的相互关系,建议治疗开始前,治疗后 1 个月、3 个月,而后是每半年检测 1 次 ALT 状态。但这种评估肝毒性的方法是否合适仍需进一步研究。

2. 依布利特　依布利特属于甲基磺酰胺的衍生物,是一种新型离子通道活性的 Ⅲ 类抗心律失常药物,通过延长心肌细胞动作电位复极过程,能快速、安全、有效地转复近期发作的心房颤动和心房扑动[18,19],从而避免电复律及心脏介入治疗。目前,美国心脏病学会(ACC)、美国心脏协会(AHA)及北美起搏和电生理学会心房颤动治疗指南中已将其列为心房颤动治疗的主要药物之一。由于肝脏的首过代谢效应,依布利特口服生物利用度低,因此无口服制剂,目前此药仅供静脉注射。该药物与血浆蛋白结合,主要通过肝脏代谢,肝脏功能受损时药物清除可能减少,由于目前国内外对依布利特临床应用的研究还较少,临床试验中暂未出现明显肝损害相关报道。

(三) 其他抗心律失常药

伊伐布雷定该药是首个窦房结 If 电流选择特异性抑制剂,在窦房结细胞内侧与 HCN 通道的结合位点特异性结合而抑制 If 电流,从而减慢动作电位 4 期自动除极,具有单纯减慢心率的作用,对心肌收缩力和心脏传导无明显影响。伊伐布雷定主要通过肝脏和肠道的 CYP3A4 代谢与清除,根据药代动力学特性,结合临床应用经验,与肝功能正常者相比,轻度肝功能不全患者无须调整剂量;中度肝功能不全患者无须调整剂量或降低剂量,同时严密监测肝功能;目前尚无重度肝损害患者的药代动力学数据[20],理论上此类患者使用本品后全身暴露可能明显增加,因此重度肝功能不全患者禁用本品。老年(≥65 岁)或高龄患者(≥75 岁)与总体人群之间未见药代动力学存在差异[21,22],但老年心血管疾病患者往往同时服用多种药物,应考虑可能存在药物相互作用问题,因此采用较低起始剂量。

四、调脂药物

虽然羟甲基戊二酸单酰 CoA(HMG CoA)还原酶抑制剂(他汀类)的肝毒性最受关注,事实上任何调脂药均可致肝损伤,但具护肝功效的考来烯胺除外。烟酸缓释片是调脂药中唯一可引起严重肝损伤的药物,其他类别调脂药(包括他汀类)很少引起严重肝损伤。

(一) HMG CoA 还原酶抑制剂(他汀类)

他汀类药物广泛用于心血管疾病一级和二级预防。大量临床试验表明他汀类药物能明显降低冠心病的病死率和心肌梗死、卒中(中风)、血管重建术、周围血管疾病的发生率。目前美国临床使用 6 种他汀类药物,包括可能成为非处方药的洛伐他汀。这些药物临床应用广泛,大量临床试验和广泛市场销售表明目前所用的他汀类药物非常安全。早期动物药理学研究提示他汀类药物可能具肝毒性。洛伐他汀常规剂量并不导致严重肝损伤,但很大剂量可致家兔肝细胞坏死。类似情况,高剂量辛伐他汀致豚鼠肝细胞变性坏死。此类肝损伤可通过给动物补充甲羟戊酸提前预防和逆转,提示甲羟戊酸或其代谢产物的缺失导致肝损伤。然而,尚无证据表明他汀类药物可致人类可预测的或剂量依赖性肝损伤。患者服用他汀类药物常出现无症状的氨基转移酶升高,但极少出现严重肝损伤(如高直接胆红素血症及相应症状)。无症状的氨基转移酶升高是他汀类药物的副作用。与他汀类药物相关的 ALT 升高超过 3×ULN 的发生率小于3%,而且与剂量轻微正相关(表 54-2)。也有罕见情况,他汀类药物致肝脏酶学明显升高而无肝损伤证据。总体上,服用他汀类药物的患者肝脏氨基转移酶升高概率与安慰剂对照相比并无统计学差异。文献

报道肝损伤类型有肝细胞损伤型、胆汁淤积型及混合型。他汀类药物导致死亡或必须行肝移植的不可逆行肝损伤非常罕见。分析 WAES(Merck world-wide adverse event database)资料库中与洛伐他汀潜在相关的 232 例 ALI 病例,发现洛伐他汀引起的肝功能衰竭发生率约为 2/1 000 000。

他汀类药物致无症状的肝氨基转移酶升高机制尚不清楚。推测氨基转移酶升高实际上可能是脂质下降的药理反应,而不是他汀类药物的直接效应。少数他汀类药物所致严重肝损伤病例,其发病机制涉及特异质和过敏反应。虽然他汀类药物可致啮齿类动物发生包括肝腺瘤和肝癌在内的多种肿瘤,但尚未发现它使人类致癌。30 817 例患者(其中 15 420 例接受他汀类药物治疗)分为 5 组进行为期 5 年的临床试验,Meta 分析表明他汀类药物与致命性或非致命性肿瘤的发生无关。最近对 4S(scandinavian simvastatin survival study)服用辛伐他汀和安慰剂的 2 组患者进行 10 年随访报道,发现 2 组患者癌症发生率和病死率没有统计学差异。

近期人们对他汀类药物应用于 NAFLD 患者的安全性产生兴趣。这一问题非常重要,因为脂肪肝在高脂血症和糖尿病患者(他汀类药物长期使用的首要关注对象)中很常见,并且脂肪肝会增加心血管疾病发生的风险。近期研究表明无明显原因肝脏酶学升高的高脂血症患者服用他汀类药物引起肝损伤(界定与生化指标)的风险并不高于氨基转移酶正常的患者。一项关于成年人的回顾性队列分析显示洛伐他汀对患有基础性肝病的患者并未出现肝毒性,这项研究中与 79 628 例未摄入洛伐他汀的患者相比,并无证据表明 13 492 例摄入洛伐他汀的患者出现肝损伤概率增加。此研究结果仅特定形势下有效,因此应谨慎参考。

表 54-2　他汀类药物剂量与 ALT 升高大于 3×ULN 的发生率之间的关系

	安慰剂(%)	他汀类 10 mg(%)	他汀类 20 mg(%)	他汀类 40 mg(%)	他汀类 80 mg(%)
洛伐他汀	0.1		0.1	0.9	2.3
辛伐他汀			0.7	0.9	2.1
普伐他汀	1.3			1.4	
氟伐他汀	0.28		0.2	1.5	2.7
阿托伐他汀		0.2	0.2		2.3
瑞舒伐他汀		0	0	0.1	

注:ALT,丙氨酸氨基转移酶;ULN,正常值上限。

目前建议服用他汀类药物前及服用后定期监测肝脏生化指标。然而,此建议因缺乏证据支持尚存争议。最近,一些学者号召重新审视这些建议。美国国家血脂学会近期召开一次关于他汀类药物安全性的会议(Washington DC,2005),并制定了一份指南。其中关于他汀类药物肝损伤的推荐意见包括:① 无症状的氨基转移酶升高是他汀类药物的一种效应,并不意味着肝功能异常;② 他汀类药物所致肝功能衰竭引起死亡、入院及需肝移植的情况非常罕见;③ 目前证据不支持服用他汀类药物的患者需常规监测肝脏酶学和生化指标;④ 慢性肝病和儿童 A 级肝硬化不应视为他汀类药物使用的禁忌证;⑤ 目前证据支持 NAFLD 和 NASH 的患者可服用他汀类药物治疗高脂血症。

(二)烟酸类

因烟酸而得名的烟酸类药物可适度降低总胆固醇、低密度脂蛋白、甘油三酯和脂蛋白含量,其提升高密度脂蛋白含量的效果更加明显。由于一些药物是易买到的非处方药,很多患者可能服用了中毒剂量的药物而医生却不知情。一般而言,任何药物每日摄入量不宜大于 3 g,而且不鼓励未经医生指导私自服用非处方药缓释剂,这是因为烟酸类药物可能存在剂量相关性毒副作用。烟酸类药物所致肝损伤可于服药 1 周到 48 个月之间的任何时间出现,通常停药后好转,1~2 个月后康复。然而,也可能导致暴发性肝功能衰竭。未发现与他汀类药物合用会增加副作用。

约30%的患者出现肝功能异常,3%的患者每日服用 3 g,超过 1 年可出现黄疸。多个报道提示,缓释剂型(如烟酸铝)更可能造成肝损伤,且比短效烟酸更早出现黄疸,少数能导致大块肝坏死。使用大剂量烟酸和烟酰胺治疗精神性疾病也有能导致黄疸。大剂量烟酸能引起胆汁淤积,有报道称6例患者中4例出现明显的瘙痒,ALP 水平中度到重度升高,但氨基转移酶只有轻度升高。也有一些患者氨基转移酶的水平超过了 1 000 U,还出现了 ALF,因此胆汁淤积和肝细胞损伤都可以发生,即烟酸可致肝细胞损伤型和胆汁淤积型并存的混合型肝损伤,通常伴氨基转移酶升高。组织学检查常发现各种坏死,也可能出现小叶中心胆汁淤积甚至脂肪变性。除外 ALF 的症状和体征,烟酸肝毒性临床表现还包括恶心、呕吐。血脂水平常于肝损伤前急剧下降。肝脏脂肪浸润时,常有类似急性腹痛的临床表现。

不同烟酸类药物肝毒性差异很大。烟酸类药物有三种剂型:速释型(IR)、持续缓释型(SR)和缓释型(ER)。烟酸类药物持续缓释型制剂属于非处方药,美国 FDA 不推荐用于治疗血脂异常,服用此类剂型药物的患者约半数出现伴临床症状的氨基转移酶升高。烟酸类药物经两种途径代谢,即共轭途径和酰胺化途径;而药源性肝损伤程度和参与两种途径代谢药物所占比例有关。皮肤潮红是共轭途径即前列腺素介导的血管舒张所致。酰胺化途径表现出的肝毒性由代谢物烟酰胺和嘧啶引起。与共轭途径相比,酰胺化途径亲和性更高,但容量小。因此短效速释型制剂避开酰胺化途径,大部分通过共轭途径代谢。由于长效持续缓释制剂释放缓慢,药物大部分通过酰胺化途径发挥效应。烟酸类中效缓释制剂两条代谢途径较为平衡,可能与面部潮红及肝毒性有关。

(三)贝特类

贝特类药物对啮齿类动物的肝毒性及致癌性已有很多报道。

1. 氯贝丁酯　该药物用来治疗高甘油三酯血症已经超过 40 年,它和几种衍生物可导致肝细胞超微结构变化和氨基转移酶水平的轻度升高。实验研究发现氯贝丁酯可致小鼠线粒体损伤和细胞凋亡。尚无证据表明这类药物可致人类出现类似于啮齿类动物的毒性效应,即肝大、肝细胞凋亡和肝癌。约 10%的服药患者 AST 浓度中度升高,有些患者还伴有肌酸磷酸激酶的升高,这反映了氯贝丁酯和它的衍生物能使磺溴酞排泄受影响。临床上肉芽肿性肝炎、胆汁淤积型黄疸及无黄疸型肝炎的病例都有报道。少数报道称氯贝丁酯能增加胆石的形成。氯贝丁酯另一种不肯定的不良反应是能使原发性胆汁性肝硬化患者的胆固醇水平升高。

2. 非诺贝特　主要用来治疗高甘油三酯血症的贝特类药物,报道称至少有20%的患者服用此药后有 AST 和 ALT 的升高,特别是儿童。非诺贝特可致伴有慢性肝炎、胆管缺失和纤维化的 AIH,与他汀类药物合用时非诺贝特肝毒性尤为明显。氯贝丁酯和吉非贝齐均可致老鼠肝癌形成。然而,并不意味着人类有同样罹患肝癌的风险。

3. 吉非贝齐　已知吉非贝齐可致肝细胞损伤,西班牙曾报道 1 例患者出现胆汁淤积型肝炎。有报道称氨基转移酶升高的发生率很低,另外这种药物可能导致微泡性皮脂腺病。

(四)树脂

考来烯胺是一种聚苯乙烯树脂,主要用于治疗胆汁淤积综合征的瘙痒及降低胆固醇的水平,可导致氨基转移酶升高,作为一种非吸收性药物,这是一种少有的现象。

（五）其他

依折麦布是一种新型的调脂药物,为一种选择性肠胆固醇吸收抑制剂,主要作用是降低总胆固醇(TC)和低密度脂蛋白(LDL-C),它可与他汀类药物合用产生协同作用,强力降低 LDL-C 水平。依折麦布不通过肝酶 CYP 代谢,因此与大部分经其代谢的药物,特别是心血管疾病的常用药物,如他汀类、贝丁酸类、胺碘酮、地高辛、华法林、氯吡格雷等,不会产生药物之间相互作用,减少了临床医师对用药安全性的顾虑。依折麦布单用或与他汀类药物合用安全性良好,研究发现,使用依折麦布的患者出现氨基转移酶升高达正常值 3 倍以上的发生率为 1.3%,高于安慰剂组,但是上述情况通常无症状,停药后可恢复到基线水平。依据在肝肾功能不全患者中的药代动力学研究结果可见,依折麦布在肾损害和轻度肝功能不全患者及老年人中无须调整剂量,但不推荐用于中度和重度肝功能不全患者[23]。

五、抗凝药

（一）肝素类

1. 普通肝素 肝素通过接合抗凝血酶Ⅲ致其变构活化,从而发挥抗凝效应。肝素-抗凝血酶复合物灭活大量促进血液凝固的酶类,包括凝血酶(凝血因子Ⅱa)和凝血因子Ⅹa、Ⅸa、Ⅺa、Ⅻa。肝素引发有严重临床表现肝损伤的情况非常罕见(仅有几例文献报道),但肝素致肝脏生化异常的报道较多。据报道,5%服用肝素的患者出现肝酶升高。肝素可导致肝脏氨基转移酶和碱性磷酸酶轻至中度升高,而无胆红素升高甚至黄疸。通常用药后 10 d~1 个月出现酶学异常,停药 4 个月内恢复正常。

2. 低分子肝素 发现服用低分子肝素(依诺肝素、阿地肝素、达肝素钠、亭扎肝素)的患者中出现氨基转移酶升高的比例约为 5%。此类药物中,依诺肝素备受关注,有研究报道其引发肝损伤的概率为 2%~9%。普通肝素与低分子肝素所致肝损伤概率相近,因此,当一种肝素类药物引发肝损伤时,所有肝素类药物均不推荐使用。虽然偶尔碱性磷酸酶升高引发混合型肝损伤,但所知损伤类别大部分为肝细胞损伤。肝损伤程度可能与用药剂量相关。多数研究发现肝损伤出现于用药 7~10 d。停药后恢复期较长,几个月后氨基转移酶才降至基线水平。停用依诺肝素后氨基转移酶常能降至正常水平。如不停药,肝功能很难自动恢复正常。

肝脏组织学改变比较少见,异常表现多为肝细胞气球样变性、点状肝坏死和散在单核细胞浸润。虽然提出多种肝损伤机制,但肝素致肝损伤机制并不清楚,可能有改变肝细胞膜通透性、直接毒性损伤和免疫介导的机制等。

（二）维生素 K 依赖性抗凝剂

1. 华法林和香豆素衍生物 华法林和其他香豆素类药物抑制和治疗血栓形成,其原理为通过抑制维生素 K 环氧化物还原酶从而抑制维生素 K 依赖性凝血因子合成。华法林用作抗凝治疗已有 40 余年的历史,肝损伤较少见,推测肝损伤由于环氧化中间产物的过敏反应所致。肝损伤主要表现为胆汁淤积,也可有肝细胞损伤,严重时可致暴发性肝功能衰竭。组织学方面,香豆素类所致肝损伤程度不一,可为轻度非典型病理改变或者伴有汇管区、小叶炎症甚至桥接坏死(可能呈现融合性或大片状)的严重肝病,Ⅲ区带坏死较常见。几乎每个香豆素类药物引发肝损伤的患者均会出现汇管区及汇管周围炎症,且大部分炎症区域均出现嗜酸粒细胞。通常相关表现与生化损伤严重程度有关,潜伏期最短为 3 个月,但临床和生化指标异常可需 5 年甚至更长时间。再次使用华法林潜伏期常常缩短(常为 1 周至 2 个月),但也有报道轻症肝损伤病例再次使用同种或其他香豆素类药物而无不良反应。

2. 茚二酮类 过去很长一段时间曾使用苯茚二酮作为抗凝剂,但由于严重的不良反应现已不在临床应用。其不良反应主要表现为全身过敏,如发热、皮疹、淋巴细胞减少、肾损伤等。发病率高达 1%~3%,其中 10%可出现明显肝损伤(肝细胞损伤型和胆汁淤积型),但一般不致引起肝功能衰竭。致死病例似乎与严重过敏反应有关。氟茚二酮(fluorindione)引起肝损伤情况与苯茚二酮相似。

（三）抗凝血酶药物

抗凝血酶药物包括直接凝血酶抑制剂(希美加群、达比加群酯)和凝血因子Ⅹa抑制剂(利伐沙班、阿哌沙班、依度沙班)。希美加群在 2004 年上市后因致肝损伤的发生较高于 2006 年撤市,引起人们对抗凝血酶药物肝毒性的关注。在上市前的临床研究中,没有发现达比加群酯、利伐沙班、阿哌沙班和依度沙班有明显肝毒性的证据,肝损伤风险很小。根据上市后的文献报道和药物警戒数据,抗凝血酶药物相关肝损伤的发生率为 0.1%~1.0%,其中利伐沙班相关肝脏不良事件的报道多于阿哌沙班和达比加群酯。由于使用抗凝血酶药物的患者均存在基础疾病,发生肝损伤后病情多较为严重,病死率高,临床医师须高度警惕。抗凝血酶药物肝毒的机制尚不明确,有待今后进一步研究。

1. 抗凝血酶药物分类

(1) 直接凝血酶抑制剂:是一类不需要辅助因子参与、可直接抑制凝血酶活性的小分子药物,按照其作用方式分为二价抑制剂及非二价抑制剂。二价抑制剂包括水蛭素、来匹卢定和比伐卢定,需静脉用药;非二价抑制剂包括希美加群、阿加曲班和达比加群酯,其中希美加群上市后因致肝损伤发生率较高而撤出市场,阿加曲班为注射制剂,目前在临床上成用的口服直接凝血抑制剂仅有达比加群酯。

达比加群酯主要用于预防和减少非瓣膜性房颤患者的卒中和全身性栓塞的发生[24]。它是一种前体药物,在体内转化为达比加群,可选择性、可逆性地与凝血酶的纤维蛋白结合,阻止纤维蛋白原裂解为纤维蛋白,同时抑制凝血酶,阻止其介导的血小板活化、聚集和血栓形成,从起到抗凝作用。达比加群是 P-糖蛋白(P-glycoprotein, Pgp)的底物,主要经肾脏消除。因此,用于肾功能受损或联用 P-gp 抑制剂治疗的患者须剂量调整。

(2) 凝血因子 Xa 抑制剂:可选择性与凝血因子 Xa 的活性位点相结合,从而阻断 Xa 因子与底物的相互作用,延长凝血酶原时间和活化部分凝血活酶时间,最终抑制血栓形成。目前上市的药物包括伐沙班、阿哌沙班和依度沙班。利伐沙班、阿哌沙班和依度沙班的全球多中心研究结果示凝血因子 Xa 抑制剂在预防卒中、预防系统性栓塞、降低大出血、降低颅内出血及减少死亡等方面均优于华法林,用药期间不需要监测凝血指标。Xa 因子抑制剂具有良好的口服生物利用度,主要通过 CYP3A4 代谢,其代谢物无生物活性,约 40% 以原型药物经肾脏消除。因此,针对肝肾功能受损患者以及联用强效 CYP344 抑制剂或诱导剂治疗的患者,应高度关注剂量调整[25-27]。此外,Xa 因子抑制剂禁用于 Child-Pugh C 级失代偿期肝硬化的患者[28]。

2. 抗凝血酶药物的肝毒性　希美加群上市前的临床研究包括至少 25 个国家进行的 I、II、III 期临床试验中,受试者共 30 598 例,其中 17 365 例服用希美加群。在临床前、I 期临床试验或短期临床试验中没有发现与肝脏相关的安全性问题,但在长期治疗(>35 d)的研究中发现该药具有肝毒性。Lee 等[29]的研究结果显示,服用希美加群的试验组和使用华法林,依诺肝素或安慰剂的对照组患者中 ALT≥3×ULN

发生率分别 7.9%(546/6 948)和 1.2%(75/6 230),AT 通常在服用希美加群后 1~6 个月开始升高,停药后很快恢复正常;肝损伤达到海氏法则标准(ALT 或 AST>3×ULN 和 TBiL>2×ULN)的发生率分别为 0.5%(37/6 948)和 0.1%(5/6 230);试验组患者中 ALT>10×ULN 的发生为 1.5%(132/6 948),其中 9 例死亡,但无法判断是否与肝毒性有关。由于希美加群的肝毒性,在 2004 年上市后仅 2 年,即在 2006 年撤出市场。该药的撤市使相关研究人员在其他 NOAC 临床研究中对药物的肝毒性更多关注。

Raschi 等主要研究了来自美国 FDA 不良事件报告系统(FAERS)的自发性报告并发表了抗凝血酶药物相关肝脏不良事件的分析报告[30]。该研究收集了关于抗凝血酶药物的自发性报告 1 707 例,其中 13 096 例与达比加群酯相关,3 985 例与利伐沙班相关,16 例与阿哌沙班相关;肝损伤和 ALF 的料关报告共 370 例,其中利伐沙班相关肝损伤 147 例(占利伐沙班相关不事件的 37%);达比加群酯相关肝损伤 223 例(占达比加群酯相关不良事件的 1.7%)。发生 DILI 的患者中女性和 65 岁以上老年患者所占比例明显较高;联用具有潜在肝毒性药物(尤其是 APAP、他汀类、胺碘酮和其他 CYP3A4 或 P-gp 抑制剂)的 DILI 病例报告占总数 1/3 以上。分析结果表明利伐沙班导致 DILI 的危险程度高于达比加群酯或华法林。370 例肝损伤患者中 66 例发生 ALF,41 例与达比加群酯相关(占达比加群酯相关肝损害的 18%),其中 21 例死亡;25 例与利代沙班相关(占利伐沙班相关肝损伤的 17%),其中 10 例死亡。FAERS Public Dashboard 数据库截至 2018 年 4 月 10 日抗凝血酶药物相关肝脏不良事件报告数据见表 54-3。

3. 抗凝血酶药物潜在肝毒性的机制研究　根据欧洲药品管理局人用药品委员会对拜瑞妥(利伐沙班片)的评估报告[31],有包括小鼠、大鼠和狗的动物试验显示,重复给药后可在这些动物模中观察到肝脏损伤。其中小鼠最为敏感,在最低剂量下即表现氨基转移酶升高和局灶性肝坏死;在大鼠中则主要表现为利伐沙班高剂量下的肝细胞损伤和门静脉周围炎性

表 54-3　抗凝血酶药物相关肝脏不良事件报告数据

抗凝血酶药物	DILI 例数	女性 [例数(%)]	年龄>65 岁 [例数(%)]	严重 DILI [例数(%)]	死亡 [例数(%)]
利伐沙班	129	63(48.8)	77(59.7)	128(99.2)	11(8.5)
阿哌沙班	36	19(52.8)	25(69.4)	35(97.2)	4(11.1)
达比加群酯	24	12(50.0)	17(70.8)	24(100.0)	2(8.3)

浸润及氨基转移酶一过性升高;对狗进行4周及52周的利伐沙班给药试验中均可观察到氨基转移酶升高,组织病理学检查可见门静脉周围空泡化和中心小叶脂肪变性。利伐沙班的肝毒性属于剂量依赖性还是特异质性各家意见不一。Russmann等与Barrett等根据患者肝组织活检结果,认为嗜酸粒细胞门静脉周围浸润与HLA相关的细胞超敏反应相关,但在动物实验中却属于剂量依赖性。因此利伐沙班的损伤机制为CYP3A4相关的剂量依赖。

在对达比加群酯和阿哌沙班研究中,试验动物肝功能生化指标、肝组织病理学检查未发现肝毒性的可靠证据。目前尚不清楚达比加群酯和阿哌沙班肝损伤机制。

六、抗血小板药物

治疗血栓和凝血障碍的药物干预血栓形成过程。这些药物阻断ADP激活血小板的通路。以下两种药物均在肝脏代谢,通过细胞色素P450系统激活、灭活代谢产物。

(一)噻氯匹定

噻氯匹定可致无症状的肝功能异常,出现此现象的患者约占服用该药物患者总数的5%。病程早期大多为肝细胞损伤型肝损伤,后期为混合型肝损伤。肝损伤严重程度和类型可能各异。氨基转移酶正常或升至几千时,碱性磷酸酶可能仅升高了5～10倍。患者体检常发现黄疸,可有腹痛。组织学方面,噻氯匹定可能导致非特异质性胆汁淤积型肝损伤,这类损伤多数为大片脂肪变性和胆管坏死。也可能看到汇管区单核细胞与中性粒细胞浸润(推测可能在疾病早期)。虽然噻氯匹定导致肝损伤的确切机制尚不清楚,但证据表明其涉及以下几种机制:药物过敏反应、免疫介导的肝损伤和某种代谢中间物的毒性作用。

研究发现肝损伤潜伏期为1周至1.5个月。胆汁淤积型肝损伤病例,恢复期较长,可能需几个月甚至1年。重要的是,因肝损伤而停药后,尚未发现致死性或不可逆性肝损伤的病例。熊脱氧胆酸(UDCA)对噻氯匹定所致肝损伤有较好的治疗效果,但是因为这种损伤大多能痊愈,加用UDCA的实用性仍存在质疑。

(二)氯吡格雷

氯吡格雷所致肝损伤类型与上述噻氯匹定所致肝损伤类型相似,肝损伤也有肝细胞损伤型与混合型两种形式。氯吡格雷所致肝损伤非常罕见,发生率约为几千分之一。这两种药物所致肝损伤的潜伏期与痊愈期均相似。氯吡格雷与噻氯匹定不具任何交叉毒性,曾有1例患者服用噻氯匹定出现肝损伤,改用氯吡格雷则无类似情况。

(三)替格瑞洛

替格瑞洛主要经肝脏清除,但目前尚未在严重肝损伤患者中评估其安全性,故对这类患者禁用。此外,替格瑞洛经CYP3A4代谢,故不建议与CYP3A4强效抑制剂或诱导剂合并使用。

(四)双嘧达莫

又称潘生丁,可引起肝细胞损伤。

(五)糖蛋白Ⅱb/Ⅲa受体阻滞剂

糖蛋白Ⅱb/Ⅲa受体阻滞剂有阿昔单抗、依替巴肽和替罗非班。目前尚无明确证据证明这类药物具肝毒性。虽然此类药物用于经历心导管检查的患者已有几年时间,但尚未出现药物性肝损伤的病例,所以即使有肝损伤,概率也非常低。

七、溶栓药物

溶栓药很少引发明显肝损伤。一些病例报道溶栓药可导致肝脏被膜下出血,但少有引发肝脏器质性疾病的报道。未发现组织纤维蛋白溶酶原激活剂和尿激酶可致肝脏病变。然而,曾有报道链激酶可导致无症状的氨基转移酶升高。

八、强心药

包括洋地黄类(去乙酰毛花苷、地高辛)、磷酸二酯酶抑制剂(氨力农、米力农)、β受体激动剂(多巴胺、多巴酚丁胺)、钙离子增敏剂(左西孟旦),都几乎不经过肝脏代谢,无明显肝脏损伤。

(孙高亚　方　玮　徐　强　吴　炎)

参考文献

请扫描二维码
阅读本章参考文献

第55章

免疫抑制剂相关的肝损伤

----------------- 第1节 概 述 -----------------

一、免疫抑制剂与肝损伤

免疫抑制剂（immunosuppressive agent）是一类具有免疫抑制作用的药物，临床上用于防治过度或异常免疫反应相关的疾病，如器官移植排斥反应、移植物抗宿主病、过敏性疾病、炎症性疾病、自身免疫性疾病、风湿性疾病等。经过数十年的快速发展，可应用于临床的免疫抑制剂数量众多，作用于免疫系统的各个部分和免疫反应的各个环节，按照作用方式大致可以分为糖皮质激素、抗增殖/抗代谢/细胞毒药物、钙调磷酸酶抑制剂、Janus激酶（JAK）抑制剂、哺乳动物西罗莫司靶蛋白（mTOR）抑制剂、肿瘤坏死因子-α（TNF-α）抑制剂、二氢乳清酸脱氢酶抑制剂、鞘氨醇-1-磷酸（S1P）受体抑制剂、白细胞介素（IL）抑制剂、T细胞共刺激抑制剂、整合素抑制剂、补体（C）抑制剂、B淋巴细胞刺激因子（BLyS）抑制剂、抗-CD20单抗、抗-CD52单抗、布鲁顿酪氨酸激酶（BTK）抑制剂、多克隆抗体和其他（表55-1）[1]。

表 55-1 免疫抑制剂分类

类 别	药 物
糖皮质激素	略
抗增殖/抗代谢/细胞毒药物	甲氨蝶呤,硫唑嘌呤,巯嘌呤,硫鸟嘌呤,麦考酚酸,麦考酚钠,吗替麦考酚酯,环磷酰胺,苯丁酸氮芥,咪唑立宾
钙调磷酸酶抑制剂	环孢素,他克莫司,伏环孢素,吡美莫司
JAK抑制剂	托法替布,芦可替尼,巴瑞替尼,乌帕替尼,阿布昔替尼
mTOR抑制剂	西罗莫司,依维莫司
TNF-α抑制剂	依那西普,英夫利西单抗,阿达木单抗,戈利木单抗,培塞丽珠单抗
二氢乳清酸脱氢酶抑制剂	来氟米特,特立氟胺
S1P受体抑制剂	芬戈莫德,西尼莫德,奥扎莫德,庞西莫德
白细胞介素抑制剂	美泊利珠单抗,瑞利珠单抗,贝纳利珠单抗,阿那白滞素,利纳西普,卡那奴单抗,司库奇尤单抗,依奇珠单抗,布罗利尤单抗,达利珠单抗,巴利昔单抗,托珠单抗,沙利鲁单抗,司妥昔单抗,乌司奴单抗,古塞奇尤单抗
T细胞共刺激抑制剂	阿巴西普
整合素抑制剂	那他珠单抗,维得利珠单抗
补体抑制剂	依库珠单抗
BLyS抑制剂	贝利尤单抗
抗-CD20单抗	利妥昔单抗,奥瑞珠单抗
抗-CD52单抗	阿仑珠单抗
BTK抑制剂	伊布替尼
多克隆抗体	抗胸腺细胞球蛋白,抗淋巴细胞球蛋白
其他	柳氮磺吡啶,美沙拉秦,奥沙拉秦,巴柳氮,沙利度胺,来那度胺,泊马度胺,富马酸二甲酯,富马酸地洛西美酯,富马酸单甲酯,羟氯喹,艾拉莫德

免疫抑制剂相关肝损伤是指与免疫抑制剂使用有关联的肝脏损伤。之所以采用如此宽泛的概念，是因为免疫抑制剂与伴随的肝损伤之间的因果关系不易确定。首先，使用免疫抑制剂患者的基础病本身就可能引起肝损伤。例如，自身免疫性肝病在使用免疫抑制剂治疗期间，如果病情加重，则需要判断其原因为治疗无效还是药物引发或加重肝损伤。其次，免疫抑制剂通常为联合用药，发生肝损伤时难以准确判断"罪魁祸首"。第三，免疫抑制剂可通过间接方式导致肝损伤。强力的免疫抑制剂可全面降低人体的免疫功能，易引发各种病原体感染，也可能导致本已沉寂的病原体重新活跃，从而导致肝损伤，其中最具特点的就是乙型肝炎病毒（HBV）再激活。第四，有些免疫抑制剂可导致慢性肝损伤。如果用药期间未能及时发现，后期出现不明原因的慢性肝病时，临床上追溯病因将十分困难。第五，大部分免疫抑制剂的临床适用患者数量很少，可能需要经历数十年或更长的时间才能积累足够的临床经验，以发现相关的低发生率肝损伤。当前，药物性肝损伤的诊断仍然属于排他性诊断，免疫抑制剂相关的肝损伤也是如此，首先确认肝损伤的存在，然后排除其他可能的肝损伤原因，再尽可能确定药物与肝损伤的因果关系[2,3]。

二、免疫抑制剂相关肝损伤的类型

免疫抑制剂可引起各种类型的肝损伤[4,5]。

1. 固有型和特异质型 固有型和特异质型是基于发病机制的分型，但随着近年来临床案例增多，此两型的界线有模糊的趋势。

（1）固有型：由药物及其代谢产物的直接肝毒性引起，一般呈剂量依赖性，潜伏期通常较短（数小时至数日），个体差异小，大多可预测。典型代表是对乙酰氨基酚，但可引起此型肝损伤的免疫抑制剂较少。

（2）特异质型：可能与个体遗传素质、适应性免疫反应等因素有关，与剂量无关，潜伏期长（数日至数月），个体差异大，发生率低（<1/10 000），难以预测。

2. 急性和慢性 急性和慢性是基于病程的分型，通常以 6 个月为界限，其中急性肝损伤（ALI）占绝大多数。ALI 也可迁延、进展为慢性肝损伤。

3. 肝细胞损伤型、胆汁淤积型、混合型和肝血管损伤型 此四种是基于受损靶细胞类型的分型。

（1）肝细胞损伤型：临床表现类似病毒性肝炎，血清 ALT 显著升高，但 ALP 不升高或升高幅度相对较小，判断标准为 ALT≥3×ULN，且 R 值≥5。R 值＝

($ALT_{水平}$/ALT_{ULN})/($ALP_{水平}$/ALP_{ULN})。组织学特征为肝细胞坏死伴汇管区嗜酸性粒细胞、淋巴细胞浸润。

（2）胆汁淤积型：临床表现为黄疸和瘙痒，ALP≥2×ULN 且 R 值≤2。组织学特征为毛细胆管型胆汁淤积。

（3）混合型：临床表现和组织学特征兼有肝细胞损伤和胆汁淤积的表现，ALT≥3×ULN，ALP≥2×ULN，且 R 值为 2~5。

（4）肝血管损伤型：发病机制尚不清楚，临床表现包括肝窦阻塞综合征、肝小静脉闭塞症、紫癜性肝病、布-加综合征、肝汇管区硬化和门静脉栓塞等。

三、免疫抑制剂与 HBV 再激活[6-8]

HBV 再激活可导致相当多的严重后果，甚至死亡。免疫抑制剂是引发 HBV 再激活的主要原因之一，在用药过程中应格外重视。

HBV 再激活指的是，乙型肝炎表面抗原（HBsAg）阳性/乙型肝炎核心抗体（抗 HBc）阳性，或 HBsAg 阴性/抗 HBc 阳性患者接受免疫抑制治疗或化学治疗时，HBV DNA 较基线升高≥2 lg U/mL，或基线 HBV DNA 阴性者转为阳性，或 HBsAg 由阴性转为阳性。根据定义，HBV 再激活可分为两个类型，HBsAg 阳性者的 HBV 再激活称为典型再激活，HBsAg 阴性/抗 HBc 阳性者的 HBV 再激活称为反向血清学转换。

HBV 再激活的过程大致可分为以下 5 个阶段。① HBV 复制增强：使用免疫抑制剂后 HBV 复制水平突然增加，并持续升高。早期仍可能无症状，部分患者可能不进入下一阶段。② 血清 ALT 和 AST 升高：一般要求升至 3×BLV，典型者升至（5~10）×ULN（或 BLV），大致发生于 HBV DNA 水平升高的数周内。此阶段也称为 HBV 再激活相关性肝炎或肝炎发作。大多数患者仍无症状，少数患者的肝炎发作比较严重，出现右上腹痛和黄疸等全身表现。③ 自发或经治疗后改善和缓解：大多数患者在停用免疫抑制剂后进入此阶段，一些患者可自发缓解或早期开始抗 HBV 治疗后缓解。④ 急性肝衰竭（ALF）/持续性肝损伤：如果处理不当，死亡风险较大。⑤ 完全恢复：随着抗 HBV 治疗的启动或免疫抑制治疗的停止，大多数 HBV 再激活可恢复正常。

HBV 再激活与慢性乙型肝炎的发病机制和免疫抑制剂的药理作用均有关系。HBV 慢性感染者体内存在十分稳定的共价闭合环状 DNA（cccDNA），是 HBV 前基因复制的模板，目前难以清除，能以潜伏状态稳定存在。此外，慢性 HBV 感染者中存在所谓的

"低病毒血症(LLV)"现象,即 HBV 呈极低水平复制,普通 DNA 定量方法难以测出。免疫抑制剂可能破坏患者免疫系统与 HBV 感染之间的平衡,导致 cccDNA 重新启动或 HBV DNA 复制变得活跃,体内 HBV 大量增加。此时撤去免疫抑制剂,免疫系统重建后,体内大量的 HBV 抗原可诱发剧烈的免疫反应,出现急性肝炎样表现。

预防性抗 HBV 治疗可以明显降低 HBV 再激活的发生率,建议选用强效低耐药的恩替卡韦、富马酸替诺福韦酯、富马酸丙酚替诺福韦。根据最新的中国《慢性乙型肝炎防治指南(2022 年版)》的意见,所有接受免疫抑制剂治疗的患者,治疗前应常规筛查 HBsAg、抗 HBc。HBsAg 阳性者应尽早在开始使用免疫抑制剂之前(通常为 1 周)或最迟与之同时进行抗 HBV 治疗。HBsAg 阴性/抗 HBc 阳性患者,若 HBV DNA 阳性,也需要进行预防性抗 HBV 治疗;如果 HBV DNA 阴性,可每 1~3 个月监测 ALT、HBV DNA 和 HBsAg 水平,一旦 HBV DNA 或 HBsAg 转为阳性,应立即启动抗 HBV 治疗。处于免疫耐受和免疫控制状态的慢性 HBV 感染患者,或 HBsAg 阴性/抗 HBc 阳性、需要采用预防性抗 HBV 治疗的患者,在免疫抑制剂治疗结束后,应继续抗 HBV 治疗 6~12 个月。停止抗 HBV 治疗后可能会出现 HBV 复发,甚至病情恶化,应随访 12 个月,其间每 1~3 个月监测 HBV DNA。

第 2 节　免疫抑制剂相关肝损伤各论

本节分类别对免疫抑制剂相关的肝损伤加以介绍。糖皮质激素在前面章节已有专门论述,此处不再重复。相当一部分的抗肿瘤药均有免疫抑制作用,本节仅择其重要者进行讨论。青霉胺、金制剂、氨苯砜、甲砜霉素等古老的免疫抑制剂基本上已经退出临床,不再纳入讨论范围。近年来涌现出一大批比较新颖的免疫抑制剂,虽然尚未在国内上市,但有较大的应用前景,在此选择一些研究比较充分的品种加以讨论。

一、抗增殖、抗代谢和细胞毒药物

(一)甲氨蝶呤[9-12]

甲氨蝶呤是自身免疫性疾病和风湿性疾病中使用最广泛、效果最好的免疫抑制剂之一,1955 年即用于临床,除了用于治疗恶性肿瘤外,还广泛用于治疗银屑病、特应性皮炎、类风湿关节炎、特发性关节炎、血管炎、克罗恩病、重症肌无力、多发性硬化、结节病等炎症性疾病和自身免疫性疾病。小剂量甲氨蝶呤主要通过抑制 T 细胞活化、促使 T 细胞以凋亡代替死亡,以及改变 T 细胞的细胞因子和黏附分子表达等途径发挥抗炎作用。大剂量甲氨蝶呤则可竞争性抑制二氢叶酸还原酶,干扰细胞内叶酸合成,进而抑制嘌呤合成,导致癌细胞增殖受阻和凋亡增加。

1. 肝损伤　甲氨蝶呤是明确可导致肝损伤的药物,可引起血清氨基转移酶升高,长期治疗可导致脂肪性肝病、肝纤维化,甚至肝硬化。

甲氨蝶呤用药过程中血清 ALT 升高的程度和发生率变化很大。高剂量静脉注射甲氨蝶呤的患者血清 ALT 水平可在 12~48 h 升至 $(10~20)×ULN$,但可迅速降至正常水平,仅少数人出现黄疸和肝损伤症状。低至中剂量甲氨蝶呤长期治疗可引起 15%~50% 患者的血清 ALT 或 AST 水平升高,但通常为轻度升高,超过 $2×ULN$ 者约为 5%,在停药或降低剂量后,甚至在不改变剂量的情况下血清氨基转移酶可迅速恢复正常。

甲氨蝶呤长期治疗可引起脂肪性肝病和肝纤维化,偶可导致门静脉高压和肝硬化。甲氨蝶呤治疗过程中间隔 1~2 年或累积剂量达 1~10 g 时进行肝活检发现,约 30% 的患者出现轻至中度组织学异常,包括脂肪变性、细胞紊乱、轻度炎症和细胞核不典型;2%~20% 的患者出现不同程度的肝纤维化。甲氨蝶呤治疗期间出现肝硬化已有明确报道,但在前瞻性研究中罕见。值得注意的是,长期用药出现肝纤维化的患者也经常合并酗酒、肥胖、糖尿病和同时使用其他肝毒性药物等致肝损伤的其他危险因素。此外,给药方式也可影响肝纤维化和肝硬化的发生。即使长期使用,现代用药方案(每周 5~15 mg/剂,并补充叶酸)也极少引起肝纤维化和临床上明显的肝病;而大剂量每日用药方案特别容易引发肝纤维化,经 5~10 年治疗后可增加 20% 的肝硬化发生率。肝纤维化和肝硬化可出现腹水、静脉曲张破裂出血和肝脾大等症状。

有些患者出现门静脉高压的症状和体征,却仅有中度的肝纤维化,提示甲氨蝶呤也可能引起结节性再生性增生(NRH)。

肝纤维化和肝硬化早期往往无明显症状,血清氨基转移酶也可正常,可使用瞬时弹性成像等无创方法对其进行监测,可操作性较强。

甲氨蝶呤可引起前述两种类型的 HBV 再激活,但发生率较低,不超过 1%,且有重症肝病和 ALF 病例。

2. 损伤机制　甲氨蝶呤相关肝损伤的分子机制较为复杂,简而言之,甲氨蝶呤进入肝细胞后转变为聚谷氨酸甲氨蝶呤,后者在肝内蓄积过多超出肝细胞处理能力时,可诱发脂质过氧化,进而引发氧化应激、炎症性酶和细胞因子的表达上调和释放,形成肝内炎症或加重原有肝病,而持续性炎症是肝纤维化、肝硬化的常见原因,同时也是氨基转移酶升高的直接原因。

甲氨蝶呤通过抑制肝细胞的 RNA 和 DNA 合成导致细胞停滞,从而发挥直接肝毒性。甲氨蝶呤还可增加肝星状细胞的数量,可能与肝纤维化有关联。

3. 临床管理　启动甲氨蝶呤治疗前仔细评估患者的肝病和发生脂肪性肝病的危险因素。告诫患者戒酒、补充叶酸有助于减少肝功能异常,且对甲氨蝶呤的疗效无明显影响。

建议监测肝功能,在甲氨蝶呤治疗开始或更改剂量后每 4~6 周检查血清氨基转移酶,剂量稳定后检查周期可改为 4~12 周。如果发现氨基转移酶升至 3×ULN 附近,应考虑停用甲氨蝶呤并做肝病筛查。可用瞬时弹性成像等无创方法监测肝纤维化。必要时可考虑肝活检,出现晚期肝纤维化和肝硬化时应停药。

有 HBV 感染史或现有 HBV 感染的患者使用甲氨蝶呤应慎重,如果必须使用,应采取 HBV 再激活的防范措施。

（二）硫代嘌呤类药物

硫代嘌呤类药物于 20 世纪 50 年代问世,主要有三种:硫鸟嘌呤(1950 年)、巯嘌呤(1951 年)和硫唑嘌呤(1957 年)[13]。硫鸟嘌呤和硫唑嘌呤是巯嘌呤的衍生物,硫鸟嘌呤和巯嘌呤主要用于治疗恶性肿瘤和恶性血液病,而硫唑嘌呤则作为免疫抑制剂广泛用于治疗炎症性肠病、类风湿关节炎、系统性红斑狼疮、皮肌炎、自身免疫性肝炎、自发性血小板减少性紫癜、重症肌无力等炎症性疾病和自身免疫性疾病,以及预防器官移植排斥反应、治疗移植物抗宿主病。此处仅对硫唑嘌呤进行讨论。

硫唑嘌呤在细胞内经谷胱甘肽介导的非酶促反应转变为巯嘌呤,巯嘌呤被次黄嘌呤鸟嘌呤磷酸核糖基转移酶及其他酶类转变为硫鸟嘌呤(6-TGN)核苷酸,掺入 DNA 和 RNA 形成假碱基对,从而破坏 DNA 和 RNA 的复制,导致细胞凋亡或基因突变,抑制高增殖细胞。此外,6-TGN 中的三磷酸硫鸟苷可与 Ras 相关 C3 肉毒毒素底物 1(Rac1)结合,诱发 T 细胞凋亡[14]。

1. 肝损伤[15]　硫唑嘌呤是"著名"的致肝损伤药物,有明确的肝毒性,其导致的肝损伤主要有 3 种形式:① 血清氨基转移酶轻度一过性升高,无症状;② 急性胆汁淤积型肝损伤,发生于治疗的第一年内;③ 慢性肝损伤,通常发生于硫唑嘌呤治疗 1~5 年后,表现为紫癜性肝病、肝小静脉闭塞症或 NRH。

硫唑嘌呤治疗期间出现的血清氨基转移酶升高通常呈轻度、无症状、自限性,停药或降低剂量后可迅速恢复。

硫唑嘌呤引起的急性胆汁淤积型肝损伤不常见,发生率约 1/1 000,通常发生于开始用药 2~12 个月后,表现为乏力和黄疸。血清 ALT 和 ALP 升高仅为轻至中度,呈混合型。肝活检通常为伴有局灶性肝细胞坏死的肝内胆汁淤积,缺乏炎症表现。停药后,肝损伤可迅速恢复,但也有病例出现慢性胆汁淤积和胆管消失综合征,后者可能致命。

长期用药后硫唑嘌呤引起的慢性肝损伤为门静脉高压和 NRH,通常表现为乏力、门静脉高压的症状和体征,伴轻度肝酶异常和轻微黄疸,发生于用药 6 个月至许多年后。肝活检显示 NRH 和各种数量的肝窦扩张、中央静脉损伤,提示有肝窦阻塞综合征。该综合征可能为急性发病,出现腹痛和腹水,血清氨基转移酶和 ALP 水平通常轻微升高,可进展为肝衰竭,特别是在继续用药情况下,但停药后通常可获临床改善。

此外,硫唑嘌呤长期治疗可能导致肝细胞癌和肝脾 T 细胞淋巴瘤,但相关性未获证实。

2. 损伤机制　血清 ALT 升高可能由硫唑嘌呤的直接肝毒性导致。硫唑嘌呤转化成的巯嘌呤可被硫代嘌呤甲基转移酶(TPMT)甲基化形成无药理活性的甲巯基嘌呤(6-MMP),后者浓度过高可降低巯嘌呤和硫唑嘌呤的疗效,导致肝损伤。

硫唑嘌呤相关的急性胆汁淤积型肝损伤可能是特异质型肝损伤。NRH 的发病机制尚不完全清楚,可能与闭塞性血管病变和肝窦内皮细胞损伤导致的肝血流紊乱有关。

3. 临床管理　用药期间应作安全性监测,在启动治疗第 0、1、2、4、8 周常规筛查血常规、肝功能、C 反应蛋白,以后每 3~6 个月复查一次。出现门静脉高压表现和持续或无法解释的肝功异常时,有必要进行肝活检,或者使用磁共振检查。硫唑嘌呤相关的部分肝损伤似乎有剂量效应,为减少肝损伤,应尽量降低用药剂量[13]。重复用药可导致肝损伤复发,应予避免。

（三）麦考酚酸类药物

吗替麦考酚酯,又称霉酚酸酯,是麦考酚酸的半合成酯类衍生物,与麦考酚钠一样,均为麦考酚酸的前体药物,三者的药理作用相同。麦考酚酸最早发现于 1913 年,但不良反应严重,20 世纪 70 年代以后基本停用,安全性相对较好的吗替麦考酚酯和麦考酚钠沿用至今,特别是吗替麦考酚酯,于 1995 年获批用于预防器官移植排斥反应,目前也用于严重自身免疫性疾病的治疗[12]。

活性成分麦考酚酸在细胞内通过抑制次黄嘌呤核苷酸脱氢酶阻碍鸟嘌呤核苷酸的从头合成,从而干扰细胞 DNA 的合成,影响细胞增殖。鸟嘌呤核苷酸有从头合成和补救合成两种合成途径,但淋巴细胞只靠从头合成途径合成鸟嘌呤核苷酸,因此麦考酚酸类药物可相对特异性地抑制淋巴细胞和增殖和抗体的产生。

1. 肝损伤　麦考酚酸类药物引发临床明显肝损伤(CALI)的可能性不大,也未见合并肝炎病毒再激活的报道。麦考酚酸类药物治疗期间有小部分患者出现轻度血清酶升高,通常无症状,可自行或随剂量降低而消失[16]。

2. 损伤机制　吗替麦考酚酯和麦考酚钠在肝内广泛代谢,生成葡糖苷酸等代谢产物,可能对肝脏产生毒性或免疫原性损伤。

3. 临床管理　麦考酚酸类药物的肝损伤通常不严重,不影响治疗。

(四)烷化剂

用作免疫抑制剂的烷化剂主要有环磷酰胺和苯丁酸氮芥,相关的肝损伤较轻微。

1. 环磷酰胺　环磷酰胺是一种合成的氮芥样烷化剂,广泛用于肿瘤和重型自身免疫性疾病的治疗。环磷酰胺在肝内转变为活性中间体,通过修饰和交联 DNA 中的嘌呤碱基,抑制 DNA、RNA 和蛋白质的合成,引起快速分裂细胞的死亡,发挥广泛的免疫抑制作用。

环磷酰胺引发 CALI 的可能性很大,但多发生于大剂量用药时[17]。用于癌症治疗时,多达 43% 的患者出现氨基转移酶轻度一过性升高,通常无症状,无须调整剂量。此类肝损伤有剂量依赖性。标准剂量环磷酰胺引发 CALI 不常见,发生于用药第 2~8 周,血清酶升高呈肝细胞损伤型,大多为自限性,停药 1~3 个月可恢复。大剂量环磷酰胺可诱发肝窦阻塞综合征,通常于治疗第 10~20 d 发病,特征性表现为突发腹痛、体重增加、腹水、血清氨基转移酶和乳酸脱氢酶水平显著升高,随后出现黄疸和肝功能障碍,病情轻重不一,严重者可导致 ALF 和死亡。

环磷酰胺相关特异质型肝损伤的机制不明,肝窦阻塞综合征可能由环磷酰胺对肝窦细胞的直接毒性引起。环磷酰胺被肝脏细胞色素 P450 系统广泛代谢,可产生超过 150 种代谢产物,但其药代动力学和毒性尚不确定。

用作免疫抑制剂时,环磷酰胺的剂量通常不大,相关的肝损伤通常无须特殊处理。

2. 苯丁酸氮芥　苯丁酸氮芥是一种口服型烷化剂,属于氮芥类药物。主要用于治疗慢性淋巴细胞白血病和非霍奇金淋巴瘤,偶尔用于重型自身免疫性疾病。药理机制与氮芥、环磷酰胺和美法仑等其他氮芥类药物相同。

苯丁酸氮芥引发 CALI 的可能性很小[18]。可引发血清酶升高,一般为轻度、自限性,发生率很低,无须调整剂量。有极少量患者出现 CALI,发生于用药第 2~6 周,血清酶升高呈胆汁淤积型,部分病例表现出超敏反应的特点(皮疹、发热),重复用药可再次发病。这种肝损伤与环磷酰胺引起的特异质型 ALI 相似。

苯丁酸氮芥相关的特异质性胆汁淤积型肝损伤可能是由代谢产物的超敏反应引起的。

苯丁酸氮芥相关的肝损伤很少见,通常无须特殊处理,但在发生肝损伤后应避免再次用药。

(五)咪唑立宾

咪唑立宾是一种咪唑核苷类抗代谢药,1971 年从土壤霉菌(*Eupenicillium brefeldianum*)中分离得到,目前主要用于抑制肾移植排斥反应[19]。咪唑立宾通过抑制次黄嘌呤核苷酸脱氢酶和单磷酸鸟嘌呤核苷酸合成酶干扰鸟苷酸的从头合成,抑制淋巴细胞的增殖和活化,发挥免疫抑制作用。

咪唑立宾的安全性较好,相关肝损伤并不严重。根据临床试验和上市后监测研究,使用咪唑立宾时肝功能异常的发生率为 1.09%~4.15%,但咪唑立宾通常不会单独用药,此发生率可能未反映真实情况。未见严重肝损伤和 HBV 再激活的报道。

二、钙调磷酸酶抑制剂

钙调磷酸酶抑制剂是器官移植抗排斥反应免疫抑制方案的主要成员,临床使用极为广泛。

环孢素,又称环孢素 A,1971 年从多孔木霉(*Tolypocladium inflatum*)中分离得到,1983 年开始作为免疫抑制剂用于临床。环孢素是一种强力免疫抑制剂,广泛用于治疗骨髓、肾脏、肝脏、角膜等器官移植排斥反应,再生障碍性贫血等血液病,自身免疫性疾病和眼科疾病[20]。他克莫司,又称 FK506,1984 年从筑波链霉菌(*Streptomyces tsukubaensis*)中分离得到,1989 年作为免疫抑制剂用于临床[21],目前用于几乎所有的器官移植。伏环孢素是环孢素的衍生物,2021年经 FDA 批准用于治疗狼疮性肾炎[22]。吡美莫司为外用型钙调磷酸酶抑制剂,用于治疗特应性皮炎,不引起肝损伤[23]。

环孢素进入细胞与亲免素结合后,增强亲免素与钙调磷酸酶的亲和力,进而抑制钙调磷酸酶/活化 T 细胞核因子信号通路、c-Jun 氨基端激酶(JNK)的激活和 p38 信号通路,选择性阻断细胞毒性 T 细胞的活化,抑制记忆性 T 细胞的形成和反应[24]。他克莫司的药理机制与环孢素几乎相同,仅受体不同,为他克莫司结合蛋白 12,药理作用比环孢素强很多[21]。伏环孢素的药理机制与环孢素基本相同,但药效更强,毒性代谢产物更少[22]。

（一）肝损伤

环孢素有可能引发 CALI,但极少见[25]。环孢素治疗的患者可出现胆红素水平轻度升高和一过性血清酶升高,也有 ALP 升高的报道,均极少不引起不良后果。胆汁淤积型肝损伤仅见于少量病例报告,于用药数周内发病,血清酶升高呈胆汁淤积型,一经停药可迅速恢复。

他克莫司也有可能引发 CALI,但也极少见[26]。5%~10% 使用他克莫司的患者出现血清氨基转移酶轻至中度升高,多为轻度、无症状、自限性,偶尔有病例呈持续性,需要调整剂量。他克莫司也可引起胆汁淤积型肝炎,但 CALI 罕见。

伏环孢素尚无法评价,但在已有的几项临床试验中,未见到 CALI[22]。

（二）损伤机制

环孢素诱发肝损伤的机制较复杂,大体上与自由基生成、线粒体功能失衡、细胞内钙增多相关。环孢素在肝内经历广泛代谢,且与 CYP3A4 相互作用,有出现严重药物相互作用的潜在可能。动物模型中环孢素可减弱胆汁流动,这可能是大剂量环孢素引起轻度高胆红素血症的原因。

他克莫司在肝内通过 CYP3A4 广泛代谢,易受多种药物相互作用的影响。他克莫司治疗期间肝功能异常的可能原因有直接肝毒性、对其他药物浓度的影响和对免疫系统的影响。

（三）临床管理

环孢素相关的肝损伤通常呈轻度、无症状、自限性,即使较重,也可通过降低药量、停药或换用他克莫

司得以缓解[25]。他克莫司相关的肝损伤一般也无须特殊处理,较重者可通过调整剂量或停药得以缓解[26]。

三、JAK 抑制剂

JAK 是一个细胞内酪氨酸激酶家族,在细胞信号转导中发挥关键性作用,主要包括 JAK1、JAK2、JAK3 和 TYK2 等成员,与信号转导及转录活化因子(STAT)一起构成 JAK/STAT 信号通路,是细胞功能的中心环节之一[27,28]。JAK 家族的成员 JAK1 和 JAK3 与免疫功能关系较密切,多种抑制剂已用于治疗炎症性和自身免疫性疾病(表 55-2)。

芦可替尼于 2011 年获批,长期用于治疗骨髓纤维化、真性红细胞增多症,2019 年获批用于移植物抗宿主病的治疗[29]。芦可替尼主要通过抑制 JAK1 和 JAK2 减弱 T 细胞增殖和细胞因子产生。托法替布于 2012 年获批,目前主要用于类风湿关节炎、银屑病关节炎和炎症性肠病的治疗[30]。托法替布主要抑制 JAK1 和 JAK3,进而干扰 Th1 和 Th2 细胞分化和炎症性 Th17 细胞的产生,减少多种细胞因子的产生。巴瑞替尼于 2018 年获批,目前主要用于治疗类风湿关节炎和斑秃[31]。巴瑞替尼是从托法替布修饰而来,主要抑制 JAK1 和 JAK2,对 TYK2 有中等抑制作用。乌帕替尼于 2019 年获批,目前主要用于治疗特应性皮炎、类风湿关节炎、银屑病关节炎、溃疡性结肠炎、强直性脊柱炎和中轴型脊柱关节炎[32]。乌帕替尼主要抑制 JAK1,进而影响相关的细胞因子。阿布昔替尼最早于 2021 年获批用于特应性皮炎[33]。阿布昔替尼主要抑制 JAK1,剂量依赖性降低炎症标志物。

（一）肝损伤

JAK 抑制剂相关的肝损伤较为明显(表 55-3)。

表 55-2　部分 JAK 抑制剂			
JAK 抑制剂	适应证*	主要靶点	上市时间
芦可替尼	骨髓纤维化、真性红细胞增多症、移植物抗宿主病	JAK1 JAK2	2011
托法替布	类风湿关节炎、银屑病关节炎和炎症性肠病	JAK1 JAK3	2012
巴瑞替尼	类风湿关节炎、斑秃	JAK1 JAK2	2018
乌帕替尼	特应性皮炎、类风湿关节炎、银屑病关节炎、溃疡性结肠炎、强直性脊柱炎非放射学中轴型脊柱关节炎	JAK1	2019
阿布昔替尼	特应性皮炎	JAK1	2021

注:*多种适应证可能并非同一年获批。

表 55-3　部分 JAK 抑制剂的肝损伤情况

JAK 抑制剂	氨基转移酶升高率	重度转氨酶升高率	严重肝损伤	HBV再激活	数据来源
芦可替尼	25%~48%	1.3%[a]	有	有	试验和临床
托法替布	28%~34%	1%~2%[b]	无	有	试验和临床
巴瑞替尼	~17%	1%~2%[b]	无	有	试验和临床
乌帕替尼	~11%	2%[b]	无	无	试验
阿布昔替尼	低	<1%[b]	无	无	试验

注：[a]>5×ULN；[b]>3×ULN。

从临床试验数据来看,用药期间血清氨基转移酶升高很常见,但通常为轻度、无症状、自限性,高于3×或5×ULN者较少,导致停药的情况较少见。临床试验受试者数量有限,且入选标准严格,通常不易发现潜在的严重肝损伤和HBV再激活。芦可替尼和托法替布的临床应用时间较长,已有芦可替尼相关的1例肝衰竭和一些ALI的病例报道。芦可替尼、托法替布和巴瑞替尼相关的HBV再激活也有不少报道,其中芦可替尼与HBV再激活的相关性较为确定[34-36]。巴瑞替尼、乌帕替尼和阿布昔替尼上市时间很短,肝损伤方面的数据很不充分,目前对其肝损伤潜力进行准确估计尚有困难[37,38]。不过,考虑到JAK抑制剂作用机制的相似性,它们也存在引发较严重肝损伤的可能。

（二）损伤机制

JAK抑制剂相关的氨基转移酶升高机制尚不明确,可能与代谢中间体的毒性和免疫原性有关。

（三）临床管理

对于芦可替尼、托法替布和巴瑞替尼,建议常规监测肝功能,如果血清氨基转移酶升至5×ULN以上,或轻度升高伴黄疸或临床症状,应降低剂量或临时停药。启动治疗前应筛查乙型肝炎,HBsAg阳性者应仔细评估,并采取预防性抗HBV治疗。HBsAg阴性/抗HBc阳性者应在治疗期间监测HBV DNA或HBsAg,如果出现HBV DNA升高或HBsAg阳性转变,应进行抗HBV治疗。对于乌帕替尼和阿布昔替尼,虽然没有证据表明需要进行肝功能和HBV监测,但考虑到JAK抑制剂作用机制的相似性,临床实践中最好参照以上措施预防肝损伤。

四、mTOR 抑制剂

mTOR是细胞生长和增殖的重要调节因子[39]。mTOR抑制剂中的西罗莫司和依维莫司是较为常用的免疫抑制剂,相关肝损伤不严重,但依维莫司引发HBV再激活的风险较大。

西罗莫司,于1964年从吸水链霉菌(*Streptomyces hygroscopicus*)中分离得到,1999年获批用于预防肾移植排斥反应。西罗莫司是mTOR的别构抑制剂,也是被发现的第一种mTOR抑制剂,与他克莫司、环孢素的胞内受体相同,但它不抑制钙调磷酸酶[40-42]。西罗莫司可扰乱几种细胞因子和生长因子的信号通路,进而抑制T细胞的活化。依维莫司与西罗莫司的药理机制类似,2009年获批用于预防肝脏、肾脏移植排斥反应,现在也用于多种肿瘤的治疗[43]。

（一）肝损伤

西罗莫司有可能引发CALI,但很罕见[40]。部分患者使用西罗莫司期间出现血清酶水平升高,但多呈轻度、无症状和自限性。胆汁淤积型肝炎和肝动脉栓塞有少量报道,但由于基础病和合并用药的干扰,这些肝损伤与西罗莫司的相关性难以确定。

依维莫司用药期间多达1/4的患者血清酶水平升高,但通常呈轻度、无症状和自限性。急性CALI罕见。依维莫司可诱发HBV再激活。

（二）损伤机制

西罗莫司在肝内的代谢过程复杂,易发生药物相互作用。西罗莫司可干扰伤口愈合,可能与治疗过程中的肝动脉栓塞有一定关联。依维莫司相关肝损伤可能由依维莫司的直接作用和毒性代谢中间体引起。

（三）临床管理

西罗莫司相关的肝损伤不严重,可自行缓解,也可在调整剂量或停药后缓解。

依维莫司相关肝损伤通常不严重,可自行或调整剂量后缓解。依维莫司可导致HBV再激活,治疗前应筛查乙型肝炎,HBsAg阳性者或HBsAg阴性/抗HBc阳性者可予预防性抗HBV治疗,也可密切监测,一旦HBV DNA水平上升,立即开始抗HBV治疗。

五、TNF-α 抑制剂

TNF-α是一种主要的促炎性细胞因子,通过激活细胞内信号核因子κB(NF-κB)、丝裂原激活的蛋白激酶(MAPK)、胱天蛋白酶对多种类型细胞产生影响,在炎症性疾病中发挥重要作用。抗TNF-α药物是免疫抑制剂中的重要成员,近年来发展很快(表55-4)[44]。

（一）依那西普

依那西普是一种可溶性融合蛋白,由两个Ⅱ型人TNF受体的胞外部分连接于人IgG1的Fc片段而成,于1998年获批用于治疗类风湿关节炎,现也用于强直性脊柱炎、青少年特发性(类风湿)关节炎、银屑病

表 55-4 部分 TNF-α 抑制剂			
TNF-α 抑制剂	适 应 证*	主要靶点	上市时间
依那西普	强直性脊柱炎、青少年特发性(类风湿)关节炎、银屑病关节炎、重型银屑病	TNF-α	1998
英夫利西单抗	类风湿关节炎、炎症性肠病、强直性脊柱炎、银屑病	TNF-α	1998
阿达木单抗	类风湿关节炎、强直性脊柱炎、银屑病	TNF-α	2002
培塞丽珠单抗	克罗恩病、类风湿关节炎、银屑病关节炎、强直性脊柱炎、银屑病	TNF-α	2007
戈利木单抗	类风湿关节炎、银屑病关节炎、强直性脊柱炎、溃疡性结肠炎、青少年特发性关节炎	TNF-α	2009

注:*多种适应证可能并非同一年获批。

关节炎和重型银屑病的治疗[45]。依那西普与TNF-α和TNF-β的亲和力强于胞内可溶性TNF受体,可抑制TNF的功能,但对跨膜TNF-α作用较弱。

1.肝损伤 依那西普导致CALI的可能性较大[46]。治疗期间血清ALT升高的发生率较低,通常无症状,为一过性,无须调整剂量。血清酶升高的类型可为胆汁淤积型,也可为肝细胞损伤型。依那西普导致的CALI发生率低于英夫利西单抗。依那西普可诱发自身抗体,导致或加重自身免疫性肝炎(AIH),潜伏期变化极大,短至2周,长至数年。依那西普可导致HBV再激活,但发生率低于英夫利西单抗,主要见于非活动性HBsAg携带者,可导致急性肝炎发作,有肝衰竭死亡的可能。但TNF-α抑制剂对丙型肝炎病毒水平几乎无影响。

2.损伤机制 依那西普相关肝损伤很可能是其诱发自身免疫性反应的结果。

3.临床管理 依那西普相关肝损伤大多呈轻度、自限性,严重者可用糖皮质激素治疗。依那西普相关的AIH样综合征在停药后可能不会快速恢复,需要糖皮质激素治疗,但要尽量控制剂量。依那西普用药前应筛查乙型肝炎标志物,HBsAg阳性者应进行预防性抗HBV治疗。依那西普相关肝损伤出现后,换用单抗类TNF-α抑制剂应慎重。

(二)英夫利西单抗

英夫利西单抗是一种人鼠嵌合IgG1抗TNF-α单克隆抗体,于1998年获批,目前主要用于治疗类风湿关节炎、炎症性肠病、强直性脊柱炎和银屑病[47]。英夫利西单抗的药理机制与依那西普类似,但可同时结合可溶性和跨膜TNF-α,药效较强[48]。

1.肝损伤 英夫利西单抗可以引起CALI,至少

有三种临床类型[49]:① 血清氨基转移酶升高。常发生于用药2~5次后,通常无症状,可为一过性,但在有些病例中也随着注射剂次的增加而加重,并导致停药。可进展为伴有黄疸的症状性肝炎,但停药4~12周后肝功能异常通常可缓解。此种类型的肝损伤可通过换用依那西普解决。② 有自身免疫特征的肝细胞损伤型肝损伤。英夫利西单抗可诱导大量患者出现多种类型的自身抗体,包括抗核抗体(ANA)、抗平滑肌抗体(SMA)和抗双链DNA抗体,偶尔可出现AIH。此型肝损伤一般出现于用药6个月后,通常有轻微症状,表现为肝细胞损伤型血清酶升高,ANA和其他自身抗体阳性。肝活检可见典型的AIH改变,包括界面性肝炎、局灶性肝细胞坏死、密集的单核细胞浸润。停药加糖皮质激素治疗一般可改善病情,但也可能继续进展为重症或导致死亡。③ 胆汁淤积型肝损伤。可在开始用药后数日至24周出现,症状有黄疸和瘙痒。肝活检可见伴轻度炎症的胆汁淤积。通常为自限性,但病程也可较长。典型者无自身抗体和免疫特征。

此外,英夫利西单抗还可导致HBsAg携带者发生HBV再激活,表现为明显的肝炎,病情可能很严重,黄疸病例的病死率至少为10%。HBsAg阴性/抗-HBc阳性者在英夫利西单抗用药期间也可能出现HBV再激活。

在肝损伤方面,英夫利西单抗与依那西普不存在交叉反应。

2.损伤机制 英夫利西单抗相关的肝损伤很可能是自身免疫性反应的结果。

3.临床管理 英夫利西单抗相关的肝损伤大多呈轻度,停药后可快速恢复。严重者可用糖皮质激素治疗。英夫利西单抗相关的AIH样综合征在停药后可能不会快速恢复,需要糖皮质激素治疗,但要尽量控制剂量。英夫利西单抗用药前应筛查乙型肝炎标志物,HBsAg阳性者应进行预防性抗HBV治疗。

(三)阿达木单抗

阿达木单抗是重组人源化IgG1抗TNF-α单克隆抗体,于2002年获批,目前主要用于治疗类风湿关节炎、强直性脊柱炎和银屑病[50]。阿达木单抗的药理机制与英夫利西单抗基本相同。

1.肝损伤 阿达木单抗与用药期间CALI的相关性很强[51]。用药期间血清氨基转移酶升高不多见,通常为一过性、轻度、无症状,很少需要调整剂量。临床试验中ALT>3×ULN占1%~3.5%。少量病例出现CALI,表现类似英夫利西单抗,通常出现于用药的

3 个月内,表现为肝细胞损伤型血清酶升高,停药后可迅速缓解。阿达木单抗也可引发 HBV 再激活,表现类似英夫利西单抗。

在肝损伤方面,阿达木单抗与依那西普不存在交叉反应。

2. 损伤机制　与英夫利西单抗类似,很可能是由自身免疫性反应导致的。

3. 临床管理　阿达木单抗相关的肝损伤大多为轻度,停药后可快速恢复。严重者可用糖皮质激素治疗。阿达木单抗相关的 AIH 样综合征在停药后可能不会快速恢复,需要糖皮质激素治疗,但要尽量控制剂量。阿达木单抗用药前应筛查乙型肝炎标志物,HBsAg 阳性者应进行预防性抗 HBV 治疗。

（四）培塞丽珠单抗

培塞丽珠单抗是聚乙二醇耦联的重组人源化抗 TNF-α 单克隆抗体,于 2007 年获批,目前主要用于治疗克罗恩病、类风湿关节炎、银屑病关节炎、强直性脊柱炎、银屑病等疾病[52]。培塞丽珠单抗的药理机制与其他单抗类 TNF-α 抑制剂基本相同。

1. 肝损伤　培塞丽珠单抗引发 CALI 的可能性尚未确定[52]。临床试验中,培塞丽珠单抗治疗组血清氨基转移酶升高情况与对照组类似,为轻度、一过性,很少导致停药。尚无关于 CALI 和有症状或伴黄疸的 ALI 的报道,也无 HBV 再激活的报道。但培塞丽珠单抗的药理特性与其他单抗类 TNF-α 抑制剂基本相同,有可能出现类似的肝损伤。

2. 损伤机制　与其他单抗类 TNF-α 抑制剂相似,可能由自身免疫性反应引起。

3. 临床处置　培塞丽珠单抗上市时间较短,关于肝损伤的管理尚无标准推荐意见,可参照英夫利西单抗进行。

（五）戈利木单抗

戈利木单抗是重组人源化抗-TNF-α 单克隆抗体,于 2009 年获批,目前主要用于治疗类风湿关节炎、银屑病关节炎、强直性脊柱炎、溃疡性结肠炎和青少年特发性关节炎[53]。戈利木单抗的药理机制与其他单抗类 TNF-α 抑制剂基本相同。

1. 肝损伤　戈利木单抗引发 CALI 的可能性尚不确定[54]。临床试验中,戈利木单抗治疗组血清 ALT 升高的发生率高达 8%,通常为轻至中度、自限性,无症状,不伴有黄疸。1%～3% 患者的 ALT>5×ULN,但很少导致停药。尚无关于 CALI 和有症状或伴黄疸的 ALI 的报道,也无 HBV 再激活的报道。但戈利木单抗的药理特性与其他单抗类 TNF-α 抑制剂

基本相同,仍有出现类似肝损伤的可能性。

2. 损伤机制　与其他单抗类 TNF-α 抑制剂相似,可能由自身免疫性反应导致。

3. 临床管理　戈利木单抗上市时间较短,关于肝损伤的管理尚无标准推荐意见,可参照英夫利西单抗进行。

六、二氢乳清酸脱氢酶抑制剂

来氟米特是一种异唑衍生物类免疫抑制剂,于 1998 年获批,现广泛用于治疗类风湿关节炎、银屑病关节炎[55]。特立氟胺是来氟米特的活性代谢产物,于 2012 年获批用于治疗复发型多发性硬化,药理机制与来氟米特几乎相同[56]。来氟米特在肠壁和肝脏内迅速转变为活性代谢产物特立氟胺,通过抑制二氢乳清酸脱氢酶干扰细胞的嘧啶从头合成。淋巴细胞的活化和增殖对嘧啶合成的需求远大于其他类型的细胞,因此易受来氟米特对嘧啶合成抑制作用的影响。

1. 肝损伤　来氟米特明确可引发临床上明显的特异质型肝损伤和 HBV 再激活[55]。约 15% 使用来氟米特的患者出现一过性血清氨基转移酶升高,通常无症状、较轻微。来氟米特可导致严重肝损伤,已有重型肝炎和肝损伤相关死亡的病例报告。来氟米特的肝毒性有剂量依赖性和时间依赖性。来氟米特可导致 HBsAg 阳性患者出现 HBV 再激活,如不采取预防措施,发生率可超过 50%。特立氟胺的临床应用时间较短,数据尚不充分。临床试验中特立氟胺治疗组的血清 ALT 升高者占 13%～15%;严重肝损伤病例报告很少[57,58]。

2. 损伤机制　来氟米特的肝毒性可能源于其毒性代谢中间体,线粒体应激、内质网应激、代谢物应激、炎性信号通路激活、肝纤维化和细胞色素 P450 多态性可能参与其中[59]。HBV 再激活可能与其强大的免疫抑制作用有关。特立氟胺相关肝损伤机制研究尚不充分,推测与来氟米特类似。

3. 临床管理　建议常规监测肝功能和 HBV 感染情况。

ALT 轻度升高通常无症状,呈自限性,可不做特殊处理。若 ALT 升至 3×ULN 以上,建议复查肝功能并调整用药剂量;如果 ALT 持续处于高位,建议停药。来氟米特导致的 ALI 通常为自限性,但仍应警惕重症化和致死的可能,可考虑使用考来烯胺加速药物经胆汁排泄。

治疗前应筛查乙型肝炎,如果 HBsAg 阳性,应进

行预防性抗 HBV 治疗。HBsAg 阴性/抗 HBc 阳性者可预防性抗 HBV,也可仅监测 HBV 复制情况,一旦 HBV DNA 水平升高,立即开始抗 HBV 治疗。

虽然当前特立氟胺的临床数据显示其肝毒性较弱,严重肝损伤病例极少,但由于其分子结构、药理机制、代谢途径与来氟米特极为相似,应像对待来氟米特一样保持警惕[56]。

七、S1P 受体抑制剂

S1P 及其受体是有生物活性的脂质分子,在人体中广泛表达,在免疫系统的输送和激活中发挥基础性作用[60]。S1P 受体至少有 5 种亚型,分布及功能有所不同。S1P 受体抑制剂有免疫抑制作用,其中芬戈莫德、西尼莫德、奥扎莫德、庞西莫德目前用于治疗复发型多发性硬化,有限的数据表明,它们引发血清氨基转移酶升高较为常见,也有导致 HBV 再激活的可能。

芬戈莫德于 2010 年获批用于治疗复发型多发性硬化,对 S1P 受体 1、3、4、5 均有拮抗作用,通过抑制 1 型受体,可阻止 B 细胞、初始 T 细胞和中央型记忆 T 细胞从淋巴结离开,进而减少炎症细胞向中枢神经系统的浸润。西尼莫德、奥扎莫德和庞西莫德分别于 2019 年、2020 年和 2021 年获批,西尼莫德和奥扎莫德均拮抗 1 型和 3 型 S1P 受体,庞西莫德选择性拮抗 1 型 S1P 受体,其药理机制与芬戈莫德基本相同,均是通过抑制 1 型 S1P 受体实现。

1. 肝损伤 这四种药物上市时间不长,尤其是后面三种,临床运用经验较少,相关肝损伤的数据主要来自临床试验。

芬戈莫德有可能引起 CALI 和 HBV 再激活。大型临床试验中芬戈莫德治疗组血清 ALT>3×ULN 占 8%~14%,通常为一过性,与临床症状和黄疸不相关,仅有不足 1% 的病例需要停药[61]。广泛用于临床后,出现了 CALI 的报道,甚至有 1 例 ALF 和 1 例 HBV 再激活。

西尼莫德的肝毒性仅能从大型临床试验的数据加以估计,ALT 升高常见,通常为轻度、无症状、自限性;氨基转移酶>3×ULN 占受试者的 6%~8%,因氨基转移酶升高停药者占 1%[62]。无急性肝炎、CALI 和 HBV 再激活的报道。

奥扎莫德的肝毒性数据仅来自大型临床试验,ALT 升高常见(多至 5%),通常为轻度、无症状、自限性;氨基转移酶>3×ULN 占受试者的 4%,>5×ULN 占 1%,因氨基转移酶升高停药者占 1%[63]。无急性肝炎、CALI 和 HBV 再激活的报道。

庞西莫德的肝毒性数据也仅来自临床试验,ALT 升高常见(可多至 23%),通常为轻度、无症状、自限性;氨基转移酶>3×ULN 占受试者的 17%,>5×ULN 占 4.6%,因氨基转移酶升高停药者占约 2%[64]。无急性肝炎、CALI 和 HBV 再激活的报道。

2. 损伤机制 芬戈莫德等四种 S1P 抑制剂相关的肝损伤机制不明,可能与其代谢产物的毒性和免疫原性有关。

3. 临床管理 考虑到芬戈莫德治疗期间氨基转移酶轻至中度升高较为常见,且有 CALI 的报道,建议在启动治疗前及疗程第 1、3、6、9 个月时行常规肝功能检查,此后定期复查,直至停药 2 个月后。如果氨基转移酶>3×ULN,则加强肝功能监测。如果氨基转移酶>5×ULN,或出现肝损伤的症状、体征,或出现黄疸,应停药。

芬戈莫德有可能引起 HBV 再激活,患者在启动治疗前应筛查 HBV 感染。对于 HBsAg 阳性者,可进行预防性抗 HBV 治疗,或监测 HBV DNA,一旦测得 HBV DNA,即开始抗 HBV 治疗。

西尼莫德、奥扎莫德和庞西莫德的临床使用经验很少,关于其肝损伤的管理可参照芬戈莫德执行,至少要在启动治疗前筛查肝功能和 HBV 感染。

八、白细胞介素抑制剂

(一) IL-1 抑制剂

IL-1 在免疫反应和免疫反应的调节中发挥中心作用,主要有 IL-1α 和 IL-1β 两种类型。

阿那白滞素是一种重组的 IL-1 受体拮抗剂,于 2001 年获批,目前主要用于治疗类风湿关节炎、冷吡啉相关周期性综合征(CAPS)[65]。阿那白滞素是重组的非糖基化形式人 IL-1 受体拮抗剂,可竞争性抑制 IL-1 与 Ⅰ 型 IL-1 受体的结合,阻断 IL-1α 和 IL-1β 的作用,进而减轻 IL-1 介导的炎症反应和免疫反应。

利纳西普是一种重组融合蛋白,含有融合于人 IgG1 的 Fc 段上的人 IL-1 受体的胞外部分和 IL-1 受体辅助蛋白,作为 IL-1 的诱捕剂结合游离的 IL-1,抑制其作用,于 2010 年获批用于治疗 CAPS[66]。

卡那奴单抗是一种人源化抗 IL-1 单克隆抗体,于 2009 年获批,目前主要用于治疗周期性发热综合征、青少年特发性关节炎、家族性地中海热、高免疫球蛋白 D 综合征和肿瘤坏死因子受体相关周期综合征[67]。与阿那白滞素和利纳西普不同,卡那奴单抗仅结合并抑制 IL-1β。

1. 肝损伤　阿那白滞素有可能引发 CALI[68]。大型临床试验中未发现阿那白滞素相关的肝损伤,但临床实践中出现了数例 ALI,发生于用药的数周至 6 个月内,典型临床表现类似急性病毒性肝炎,表现为肝细胞损伤型血清酶升高、高水平 ALT 和 AST、轻至中度黄疸。肝活检发现 ALI 和嗜酸性粒细胞增多。大多数患者停药后 2~8 周后完全恢复,也有严重、长期和短暂肝衰竭的病例。尚未发现阿那白滞素引发 HBV 再激活和丙型肝炎加重的情况。

利纳西普和卡那奴单抗上市时间不长,且临床应用场景极其有限,根据目前的数据判断,其基本不引起肝损伤,也无 HBV 再激活和丙型肝炎加重的情况[66,69]。但真实肝损伤情况可能需要更多的临床观察来揭示。

2. 损伤机制　阿那白滞素、利纳西普和卡那奴单抗引发肝损伤的机制不明,但它们基本上不经肝脏代谢,肝损伤可能是其影响免疫系统的结果。

3. 临床管理　阿那白滞素相关肝损伤多为自限性,停药后数周内即可缓解。

（二）IL-2 受体抑制剂

达利珠单抗是一种人源化抗 IL-2 受体 α 链（又称 CD25）单克隆抗体,于 1997 年获批,主要用于预防肾移植的急性器官排斥反应和治疗多发性硬化。达利珠单抗阻止 IL-2 与其受体的结合,进而抑制 IL-2 介导的 T 细胞活化[70]。巴利昔单抗与达利珠单抗的靶点相同,是一种重组人鼠嵌合单克隆抗体,于 1998 年获批,目前主要用于预防肾移植的急性器官排斥反应,药理机制与达利珠单抗基本相同[71]。

达利珠单抗有可能引起 CALI[71]。在实体器官移植中用作免疫诱导治疗时,达利珠单抗基本不引起血清酶升高和 CALI。但在治疗多发性硬化等自身免疫性疾病长期用药时,多达 1/3 的患者出现一过性、无症状的血清氨基转移酶升高,>5×ULN 占 4%~6%,少数患者可出现黄疸和有症状的 ALI。临床试验中,达利珠单抗治疗 6 个月以上的患者有 0.3% 出现有自身免疫特征的肝炎,且有 1 例死亡。CALI 主要发生于开始治疗的第 1~6 个月内,表现出免疫性肝炎特征。巴利昔单抗一般只用于肝、肾移植,是否存在药物性肝损伤极难确认[72]。两者均有强大的免疫抑制活性,存在诱发 HBV 再激活和加重丙型肝炎的可能,用药时应注意防范。

（三）IL-5 抑制剂

IL-5 是参与嗜酸性粒细胞增殖、成熟、活化、募集和存活等活动的主要细胞因子。美泊利珠单抗是一种人源化抗 IL-5 单克隆抗体,于 2015 年获批,目前主要用于治疗严重哮喘、慢性鼻窦炎伴鼻息肉、嗜酸性肉芽肿性多血管炎和嗜酸性粒细胞增多综合征[73]。美泊利珠单抗通过抑制 IL-5 的功能来减少嗜酸性粒细胞的存活和活动,但其药理作用并未完全阐明。

同样抗 IL-5 的瑞利珠单抗和抗 IL-5 受体的贝纳利珠单抗,也是人源化单克隆抗体,分别于 2016 年和 2017 年获批,用于治疗重症嗜酸性粒细胞性哮喘,药理机制与美泊利珠单抗相似[75,76]。

三者的上市时间均很短,仅能依据大型临床试验推断相关肝损伤的情况。从试验数据看,它们基本不引起血清氨基转移酶升高,也无 CALI 的报道[77-79]。因此,目前看来,三者的引发肝损伤的可能性不大,但真实情况有待更多的临床经验来揭示。

（四）IL-6 抑制剂

托珠单抗是一种人源化抗 IL-6 受体单克隆抗体,于 2010 年获批,目前主要用于治疗类风湿关节炎、巨细胞动脉炎和青少年特发性关节炎[80]。托珠单抗可结合 IL-6 受体,抑制 IL-6 介导的信号转导,减轻相关的免疫反应和炎症反应。沙利鲁单抗与托珠单抗大致相同,于 2017 年获批,主要用于类风湿关节炎的治疗,药理机制与托珠单抗基本相同[81]。司妥昔单抗是一种人鼠嵌合抗 IL-6 单克隆抗体,于 2014 年获批,主要用于治疗卡斯尔曼病（Castleman disease）,药理作用与前两者的不同之处在于,它通过直接结合 IL-6 阻断其活性[82]。

1. 肝损伤　托珠单抗有可能引发 CALI[83]。临床试验中,托珠单抗治疗组患者血清氨基转移酶升高的比例为 10%~50%,在每次用药 2 周后,ALT 经常升至（1~3）×ULN,但在下次用药前可逐渐下降（该药每 4 周注射 1 次）,停药 8 周后通常可恢复正常。1%~2% ALT>5×ULN。临床实践中发现了数例伴有黄疸的 CALI,均出现于用药数月后,主要为无免疫性和自身免疫性特征的肝细胞损伤型,虽然比较严重,但通常可在 2~3 个月内完全恢复;有 1 例死于肝衰竭和肝萎缩。托珠单抗可引发 HBV 再激活和丙型肝炎加重,但很少见,且大多不严重。

沙利鲁单抗上市时间短,临床经验有限[84]。临床试验中其引发的血清氨基转移酶升高多于对照组,4%~5%>3×ULN,多数无症状,呈自限性,未出现 CALI。尚未出现 HBV 再激活的报道。

司妥昔单抗临床应用时间较短,在治疗卡斯尔曼病的临床试验中,未提及 ALT 升高的情况,也未出现

CALI。临床上也无司妥昔单抗相关肝毒性的报道[85]。据此推测,司妥昔单抗相关肝损伤可能比较罕见,但有待更多的临床实践证实。

2. 损伤机制 托珠单抗、沙利鲁单抗和司妥昔单抗引发肝损伤的机制尚不明确,可能与其对免疫系统和 IL-6 信号通路(IL-6 对于肝再生十分重要)的影响有关。

3. 临床管理 三种 IL-6 抑制剂极为相似,对其潜在肝损伤的管理可采取相同措施。可常规监测肝功能,在治疗前 1 次;疗程前 6 个月每 4~8 周 1 次;之后每 3 个月 1 次。轻度肝损伤一般可在 2~6 周内缓解,可继续用药。如果出现更严重的 CALI,应永久性停药。

(五)IL-17A 抑制剂

司库奇尤单抗是一种重组人源化抗 IL-17A 单克隆抗体,于 2015 年获批,目前主要用于治疗重症斑块型银屑病、头皮型银屑病、银屑病关节炎、强直性脊柱炎和中轴型脊柱关节炎[86]。司库奇尤单抗通过抑制 IL-17A 减少促炎细胞因子、趋化因子和组织损伤介质的释放。依奇珠单抗和布罗利尤单抗也是类似的单克隆抗体,分别于 2016 年和 2017 年获批,前者目前主要用于治疗斑块型银屑病、银屑病关节炎和中轴型脊柱关节炎,后者主要用于治疗斑块型银屑病,两者的药理机制与司库奇尤单抗基本相同[87,88]。

根据现有数据,三种药物均不太可能引发肝损伤,仅司库奇尤单抗有导致 HBV 再激活的报道[89-91]。但它们上市时间很短,临床经验匮乏,此结论不甚可靠。这三种药物可能均有引发 HBV 再激活的可能性,在临床使用中应加以防范。

(六)IL-12/IL-23 抑制剂

乌司奴单抗是一种人源化 IgG1 抗 IL-12/IL-23 单克隆抗体,于 2010 年获批,目前主要用于治疗斑块型银屑病、银屑病关节炎和溃疡性结肠炎[92]。乌司奴单抗通过抑制 IL-12 和 IL-23 通用的 p40 亚基来阻断两者介导的炎症反应和免疫反应。

临床试验和临床实践中均未发现乌司奴单抗相关的肝损伤,仅有少量 HBV 再激活的病例[93]。但乌司奴单抗上市时间不长,临床经验有限,真实的肝损伤情况有待进一步发现。

(七)IL-23 抑制剂

古塞奇尤单抗是一种人源化抗 IL-23 单克隆抗体,于 2017 年获批用于治疗斑块型银屑病[94]。古塞奇尤单抗特异性结合 IL-23 的 p19 亚基,进而抑制 IL-23 介导的炎症反应和免疫反应。

古塞奇尤单抗的临床经验很有限,临床试验中仅发现少量(2.6%)轻至中度、一过性血清氨基转移酶升高,其潜在肝损伤有待进一步阐明[95]。

九、T 细胞共刺激抑制剂

阿巴西普是一种重组融合蛋白,是将细胞毒性 T 淋巴细胞相关抗原 4(CTLA-4)的胞外部分连接于人 IgG1 的 Fc 片段,于 2005 年获批,目前主要用于治疗类风湿关节炎、银屑病关节炎和青少年特发性关节炎[96]。阿巴西普通过特异性结合 CD80 和 CD86,增强 CTLA-4 对共刺激信号的抑制作用,从而选择性抑制 T 细胞活化[97]。

1. 肝损伤 阿巴西普有可能引发 CALI 和 HBV 再激活,但很罕见[98]。临床试验中阿巴西普组血清 ALT 酶升高率为 2%~3%,与对照组类似,且通常为轻至中度、无症状、自限性,升至 5×ULN 者不足 1%,仅有极少数患者因血清酶升高停药。仅有 1 例 CALI 的报道。

阿巴西普与 HBV 再激活的关系较为密切,在 HBsAg 阳性者中最多见,在 HBsAg 阴性/抗 HBc 阳性者中也有发生。发生 HBV 再激活后,血清 HBV DNA 水平上升,ALT 和 AST 水平升高,可出现症状和黄疸,相应的肝损伤为肝细胞损伤型,类似于急性乙型肝炎。HBsAg 阳性者通常于用药 3~12 个月后发作,而 HBsAg 阴性/抗 HBc 阳性者发作较晚,可在 1~10 年或更久以后。中国台湾地区的一研究表明,HBsAg 阴性/抗 HBc 阳性者接受阿巴西普治疗 1~10 年以上,有 9% 出现 HBV 再激活,年发生率接近 1/100,其中半数伴有 ALT 升高,一部分出现失代偿和死亡。

2. 损伤机制 阿巴西普是重组人源性蛋白,不大可能有肝毒性,其对免疫系统的影响可能导致了 HBV 再激活和自身免疫性肝损伤。

3. 临床管理 血清酶升高如果伴有症状或黄疸,或持续升高>5×ULN,应停药处理。用药前应筛查乙型肝炎标志物,HBsAg 阳性和 HBsAg 阴性/抗 HBc 阳性者应预防性进行抗 HBV 治疗。

十、整合素抑制剂

那他珠单抗是一种人源化抗 α4 整合素单克隆抗体,于 2005 年获批用于治疗克罗恩病和多发性硬化,由于可引发致命的进行性多灶性白质脑病,其使用受到很大限制[99]。那他珠单抗可结合 α4β1 和 α4β7 整合素的 α4 亚基,进而抑制该整合素介导的白细胞黏附。

维得利珠单抗是一种人源化抗 α4β7 整合素单克隆抗体,于 2014 年获批用于治疗炎症性肠病[100]。维得利珠单抗结合 α4β7 整合素,进而抑制炎症细胞向受损部位移动。

1. 肝损伤　那他珠单抗引发肝损伤的确定性很大[101]。大型临床试验中,那他珠单抗组血清氨基转移酶升高率平均为 5%,高于对照组。上市 4 年即有 59 例肝损伤上报于美国食品和药品管理局(FDA)的不良反应监测系统。一项报告中提到,6 例 CALI 患者均出现黄疸,其中 4 例在首剂用药后即出现肝损伤,5 例为肝细胞损伤型,1 例为胆汁淤积型。但尚无进展为 ALF、慢性肝损伤和胆管消失综合征的情况。

根据有限的数据,维得利珠单抗引发肝损伤的可能性不大[102]。临床试验未给出血清 ALT 升高的发生率,但有 3 例患者出现了严重的肝炎,但细节不得而知。一些孤立的肝损伤病例报告也多有混杂因素干扰,难以确定因果关系。

那他珠单抗和维得利珠单抗有引发 HBV 再激活的可能,但目前尚未有病例报告。

2. 损伤机制　那他珠单抗和维得利珠单抗相关的肝损伤可能为免疫介导性,或许是其影响白细胞功能的结果。

3. 临床管理　那他珠单抗相关的肝损伤通常为中度,停药后可逆转。如果肝损伤持续,可使用糖皮质激素治疗。慎重起见,应在用药前筛查 HBV 感染。

十一、补体抑制剂

依库珠单抗是一种重组人源化抗 C5 单克隆抗体,于 2007 年获批,目前主要用于治疗阵发性睡眠性血红蛋白尿、非典型溶血尿毒症综合征等疾病[103]。依库珠单抗可结合 C5,抑制其裂解为活性产物 C5a 和 C5b。

关于依库珠单抗的临床试验中极少提及肝功能异常和肝损伤,仅在一项系列病例报告中提及 5 例患有非典型溶血尿毒症综合征的儿童接受依库珠单抗治疗时出现显著的血清酶升高,其中 3 例伴有黄疸,1 例因出现症状和黄疸而停药[104]。因此,依库珠单抗引发肝损伤的可能性较小,但受限于其有限的临床应用,这未必是真实情况。相关肝损伤的机制尚不清楚。用药时应监测肝功能。

十二、BLyS 抑制剂

贝利尤单抗是一种重组人源化抗 BLyS 单克隆抗体,于 2011 年获批,目前主要用于治疗系统性红斑狼疮和狼疮肾炎。贝利尤单抗可结合并抑制可溶性 BLyS,从而抑制 BLyS 介导的 B 细胞生长和向浆细胞分化[105]。

贝利尤单抗相关的肝功能异常和肝损伤在大规模临床试验和临床应用中均未见报道,也未发现 HBV 再激活[106]。

十三、抗-CD20 单抗

利妥昔单抗是一种人鼠嵌合抗-CD20 单克隆抗体,于 1997 年获批,目前主要用于治疗非霍奇金淋巴瘤、慢性淋巴细胞白血病、类风湿关节炎、韦格纳肉芽肿病等多种恶性疾病和自身免疫性疾病[107]。利妥昔单抗可特异性地结合跨膜抗原 CD20,进而清除高表达 CD20 的 B 细胞。奥瑞珠单抗是一种人源化抗-CD20 单克隆抗体,药理机制与利妥昔单抗相同,于 2017 年获批用于治疗多发性硬化[108]。

1. 肝损伤　利妥昔单抗可少量引起免疫介导的 CALI,并且是公认的 HBV 再激活的原因之一[109]。利妥昔单抗治疗恶性血液系统疾病的试验中,轻至中度的血清氨基转移酶升高比较常见(10%～15%),但通常为自限性,而在治疗类风湿关节炎的试验中血清 ALT 升高不常见。临床试验和实践中均有伴症状或黄疸的 CALI 出现,以用药数日内突发严重肝损伤为特征,表现类似于急性重型肝炎。

利妥昔单抗是 HBV 再激活的常见原因,见诸文献报告的已有 100 多例,其中很多为重症或致命性发作。HBsAg 阴性/抗 HBc 阳性者和 HBsAg 携带者中均可出现 HBV 再激活,但表现有所不同,前者潜伏期较长(12～36 个月,后者为 3～6 个月),HBV DNA 峰值较低,病情较严重,缓解后 HBsAg 较易转阴。典型病程中,开始用药后短时间内 HBV DNA 水平上升,随后 HBsAg 和 HBeAg 水平升高;停药后免疫重建开始,血清 ALT 和 AST 水平开始上升,接着出现症状和黄疸。HBV 再激活通常比较严重,有黄疸的病例病死率超过 10%。肝组织学检查可见急性肝炎样表现,即局灶性或融合性坏死、T 细胞浸润,符合免疫介导肝损伤的特征。

奥瑞珠单抗上市时间很短,尚无关于 CALI 的报道,但 HBV 再激活的病例已经出现[110]。

2. 损伤机制　HBV 再激活后,肝细胞上病毒抗原水平升高,在免疫重建后可诱发快速的免疫反应,导致 ALI。

3. 临床管理　使用利妥昔单抗和奥瑞珠单抗前应常规筛查乙型肝炎标志物,HBsAg 阳性和 HBsAg 阴性/抗 HBc 阳性者均需进行预防性抗 HBV 治疗,或每月检测 HBV DNA 水平,一旦升高,立即开始抗 HBV 治疗。抗 HBV 治疗至少持续至停用利妥昔单抗 6 个月以后,停用抗 HBV 药后应继续监测 HBV DNA 一段时间。

十四、阿仑珠单抗

阿仑珠单抗是一种重组人源化抗 CD52 单克隆抗体,于 2004 年获批,目前主要用于治疗慢性淋巴细胞白血病、移植物抗宿主病、多发性硬化[111]。阿仑珠单抗结合高表达 CD52 的 T 细胞和 B 细胞,耗竭循环中的这两类细胞。

1. 肝损伤 阿仑珠单抗有可能引发 CALI,但很罕见[112]。尽管临床试验中阿仑珠单抗基本未导致肝毒性和 ALT 升高,但是有自身免疫特征的特发性肝病的病例报告相当多。阿仑珠单抗可导致 HBsAg 阳性或 HBsAg 阴性/抗-HBc 阳性者出现 HBV 再激活,其中有重症和死亡病例。此外,阿仑珠单抗还可引起丙型肝炎加重和 HCV 再激活。

2. 损伤机制 自身免疫性肝炎可能是阿仑珠单抗停药后免疫系统重建引起的。HBV 和 HCV 再激活可能是阿仑珠单抗抑制机体免疫力的结果。

3. 临床管理 用药前筛查乙型肝炎和丙型肝炎标志物,必要时采取预防性抗 HBV 治疗。

十五、伊布替尼

伊布替尼是一种作用于 BTK 的小分子抑制剂,于 2013 年获批,主要用于治疗套细胞淋巴瘤、慢性淋巴细胞白血病、原发性巨球蛋白血症、边缘区淋巴瘤和慢性移植物抗宿主病[113]。伊布替尼通过抑制 BTK 的活性,影响 B 细胞的增殖和活动。

1. 肝损伤 根据相对有限的数据分析,伊布替尼引发肝损伤的可能性不大[114]。临床试验中伊布替尼组血清酶升高的发生率为 20%～30%,但与对照组类似,且通常为轻度、自限性。临床实践中报道了极少量的 ALI,包括 ALF 和严重的 HBV 再激活,潜伏期为数周至 9 个月,损伤类型为肝细胞损伤型,但病程不似急性肝炎,反而与肝衰竭早期的急性重型肝炎相似。

2. 损伤机制 伊布替尼相关肝损伤的临床特征提示其有直接肝毒性,但具体机制未明。HBV 再激活的原因可能是 B 细胞活动受抑制。

3. 临床管理 监测肝功能,氨基转移酶升至 5× ULN 以上者应降低剂量或临时停药。出现 CALI 的患者重启治疗应慎重。乙型肝炎标志物筛查很有必要,HBsAg 和抗-HBc 阳性者给予预防性抗 HBV 治

疗,或在用药期间监测 HBV DNA 水平。

十六、多克隆抗体

多克隆抗体指的是一种多克隆 IgG 混合物,是在鼠、兔、羊、猪和马等动物经人类胸腺细胞或其他淋巴细胞免疫后,从其血清中收集制备而成[115]。多克隆抗体的种类极多,命名也很多样化,通常所用的术语抗胸腺细胞球蛋白(ATG),实际上包含抗淋巴细胞免疫球蛋白(ALG)[116]。ATG 在 20 世纪 70 年代的临床应用标志着免疫治疗的开端,主要用于器官移植排斥反应的预防和治疗、移植物抗宿主病和再生障碍性贫血的治疗。ATG 通过耗竭 T 细胞发挥强大的免疫抑制作用。

1. 肝损伤 ATG 属于异种动物血清制品,有强烈的抗原性,可发生很多严重的不良反应,但肝脏方面的损害却不多见。用作实体器官移植的免疫诱导治疗时,ATG 几乎不引起血清酶升高或肝毒性。而在治疗重症再生障碍性贫血时,用药数日后多达 1/3 的患者出现一过性血清酶升高,但通常可自行缓解。几乎见不到 ATG 相关的 CALI。ATG 免疫抑制作用强大,很容易导致慢性病毒感染的再激活,但器官移植患者通常用采取预防性抗 HBV 治疗,因此 HBV 再激活的病例极少见到。

2. 损伤机制 ATG 使用后血清酶升高的机制并不清楚,可能与多克隆抗体和受损、凋亡 T 细胞对肝细胞的毒性有关。

3. 临床管理 ATG 相关的肝损伤通常呈轻度、自限性,无须特殊处理,但用药前要采取预防性抗 HBV 治疗。

十七、5-氨基水杨酸类

5-氨基水杨酸类药物主要包括柳氮磺吡啶、美沙拉秦、巴柳氮和奥沙拉秦,此类药物的活性成分均为 5-氨基水杨酸,故有此名。柳氮磺吡啶的使用历史最长,1938 年已经面世,但广泛用作免疫抑制剂则是近 40 年的事情[117]。后三者是为克服柳氮磺吡啶的不良反应而研发的替代产品,药理机制与柳氮磺吡啶几乎相同。

柳氮磺吡啶目前用于治疗类风湿关节炎、炎症性肠病,其在肠道内分解为磺胺吡啶和 5-氨基水杨酸(美沙拉秦),发挥免疫抑制和免疫调理作用的是 5-氨基水杨酸,但具体机制不清楚,特定的作用靶点也未知,可能涉及大量免疫调理作用和抗炎效应[118]。

美沙拉秦、巴柳氮、奥沙拉秦分别于 1985 年、

2000 年和 2007 年获批用于治疗溃疡性结肠炎。美沙拉秦即 5-氨基水杨酸,巴柳氮和奥沙拉秦是美沙拉秦的前体药物,均可在结肠细菌作用下裂解释出美沙拉秦,发挥药理作用,作用机制尚不十分清楚,可能通过抑制脂氧合酶减少白三烯类和 IL-1,主要在局部发挥抗炎、抗氧化作用[119]。

1. 肝损伤　柳氮磺吡啶明确可引起特发性特异质型肝损伤,有药物过敏或超敏反应的特征,典型病程为,突然发热和出疹,数日内或用药数周内出现黄疸,常伴有嗜酸性粒细胞增多症和不典型淋巴细胞增多[120]。柳氮磺吡啶诱发的肝损伤可导致 ALT 和 ALP 轻度升高、急性自限性肝炎,甚至 ALF。肝损伤通常为混合类型,也可为胆汁淤积型和肝细胞损伤型,严重胆汁淤积型肝炎可能慢性化,偶尔可出现伴有胆管消失综合征的慢性肝损伤。其他肝损伤通常是全身超敏反应的一部分,可称为伴嗜酸粒细胞增多和系统症状的药疹(DRESS)。柳氮磺吡啶也可像其他磺胺类药物一样引起 Stevens-Johnson 综合征,此病可伴发肝损伤。柳氮磺吡啶多为长期用药,可有迟发型药物性肝病。长期用药过程中也可出现轻度、一过性 ALT 升高。

美沙拉秦、巴柳氮和奥沙拉秦与 CALI 的关联较为确定[121]。临床试验中,美沙拉秦相关的血清氨基转移酶升高少于柳氮磺吡啶,未发现 CALI。但临床实践中有关于美沙拉秦引发伴黄疸的急性和慢性肝损伤的少量报道,估计 CALI 的发生率为 3.2/100 万。肝损伤类型包括无症状轻度 ALT 升高、用药数日或数周内伴超敏反应的轻度肝炎、伴有血清酶升高或轻度肝炎的药物热,以及更典型的胆汁淤积型或肝细胞损伤型肝炎,常发生于治疗的 1~6 个月后,不伴有超敏反应表现(皮疹、发热、嗜酸性粒细胞增多)。大多数伴黄疸的肝损伤为轻至中度,停药后可迅速缓解。尚无致命性 ALI、慢性肝炎和胆管消失综合征的报道。巴柳氮和奥沙拉秦相关的肝损伤报告相对较少,不过可能是上市时间较短的原因,由于其分子结构和药理机制与美沙拉秦非常相近,引发与之相似肝损伤的可能性也存在。

2. 损伤机制　柳氮磺吡啶在肠道内裂解为 5-氨基水杨酸和磺胺吡啶,后者吸收后转变为毒性、活性或抗原性代谢产物,发生药物过敏或超敏反应,5-氨基水杨酸也可引发一部分肝损伤,但机制尚不清楚,根据临床表现推测,可能是免疫性损伤。

3. 临床管理　大多数肝损伤在停药后迅速缓解,2~8 周内恢复正常。糖皮质激素可用于特发性肝损伤的救治,对以过敏症状为主的患者特别有用。一旦出现特发性肝损伤,患者不应再次使用 5-氨基水杨酸类药物,其中柳氮磺吡啶引发肝损伤的患者还应视为磺胺类过敏,禁用其他磺胺类药物。5-氨基水杨酸类药物(柳氮磺吡啶、美沙拉秦、巴柳氮、奥沙拉秦)之间可能存在交叉反应,其中一种药物发生肝损伤后,换用其他药物时应严密监测。

十八、沙利度胺及其类似物

沙利度胺是一种历史悠久的药物,于 1956 年在德国作为助眠药和妊娠期止吐药上市,在多国广泛使用后因发生严重的致畸作用,于 1961 年撤出市场。后来人们发现其具有良好的免疫调节、抗炎、抗肿瘤等作用,对麻风病和自身免疫性疾病有治疗作用,遂再次应用于临床中,并为减轻不良反应、增加疗效而开发了结构类似物来那度胺和泊马度胺[122]。沙利度胺及其类似物相关的肝损伤比较突出,尤其是沙利度胺,有漫长的临床用药史,几乎可以肯定其致肝损伤作用。

沙利度胺目前用于瘤型麻风反应、多发性骨髓瘤、HIV 感染者的阿弗他溃疡、白塞病等疾病的治疗。来那度胺于 2006 年获批,可用于治疗多发性骨髓瘤、套细胞淋巴瘤和骨髓增生异常综合征等多种疾病。泊马度胺于 2013 年获批,可用于治疗多发性骨髓瘤。

沙利度胺及其类似物的药理机制尚未阐明,但三者之间十分相似,可能是通过抑制促炎性固有免疫反应发挥免疫抑制和抗炎作用,其中减少 TNF-α 等细胞因子的产生可能是主要机制[123-125]。

1. 肝损伤　沙利度胺与 CALI 的关联很确定,但发生率不高,程度有轻有重,从一过性无症状血清酶升高,到伴有黄疸的 ALI,直至严重的 ALF 和死亡[126-128]。来那度胺和泊马度胺与之类似,而泊马度胺的临床数据较少一些。

沙利度胺和来那度胺用药患者中有 8%~15% 出现血清酶升高,且发生率有剂量效应,通常为轻度、自限性,极少导致停药。沙利度胺及其类似物导致的 CALI 通常发生于用药的第 1~8 周内,发病时血清酶升高的类型为肝细胞损伤型和胆汁淤积型,但倾向于转变为胆汁淤积型和慢性化。免疫反应性和自身免疫性不常见。肝活检可见与急性药物性肝病一致的肝细胞坏死和炎症细胞浸润;有些病例中可见到导致进行性胆汁淤积型肝损伤的胆管损伤和消失,提示可能有胆管消失综合征。可能因为上市时间较短,泊马度胺相关的 CALI 报道较少,其典型临床特征、病程和结局尚不明确,但很可能与沙利度胺、来那度胺相似。

接受沙利度胺及其衍生物治疗的患者也可发生HBV再激活,但通常仅出现于造血干细胞移植后。

2. 损伤机制　沙利度胺及其类似物导致肝损伤的具体机制不明,可能与减少 TNF-α 的产生有关,因为 TNF-α 为正常肝细胞再生所必需。

3. 临床管理　沙利度胺及其类似物治疗过程中应常规监测肝功能。肝损伤通常在停药 1 周内开始缓解,但有胆管损伤和胆管消失综合征的患者也可能出现长期黄疸。出现肝损伤者一般不再重复用药,但确有必要且肝损伤为轻度的,也可在严密监测下谨慎使用。在造血干细胞移植等 HBV 再激活风险大的患者中应注意防范。

十九、富马酸二甲酯类

此类药物包括富马酸二甲酯、富马酸地洛西美酯和富马酸单甲酯,其中前两者为前体药物,在体内代谢为活性成分富马酸单甲酯,通过激活核转录因子红系 2 相关因子 2(Nrf2)信号通路,发挥抗氧化和抗炎作用[129]。分别于 2013 年、2019 年和 2020 年获批,用于治疗多发性硬化病。

1. 肝损伤　富马酸二甲酯有可能引起 CALI,但比较罕见[130]。在富马酸二甲酯治疗银屑病和多发性硬化病的大型临床试验中,多达 25% 的患者血清 ALT 升高,但一般为轻至中度,不出现症状和黄疸,无须调整剂量即可自行缓解,仅有不到 1% 的患者需要停药。此药上市后出现数例 CALI 的报道,发生于用药 2~3 个月或更长时间后,典型病例呈急性肝炎样特征,所有患者均在停药后恢复正常,无慢性肝损伤和肝衰竭出现。

富马酸地洛西美酯和富马酸单甲酯上市时间很短,尚无 CALI 病例的报道,但考虑到它们与富马酸二甲酯极其相似,相关的肝损伤仍有可能出现。

2. 损伤机制　富马酸二甲酯类药物的肝损伤机制未知,但很可能为特异质型。

3. 临床管理　通常无须特殊处理,应注意三者可能存在交叉反应。

二十、羟氯喹

羟氯喹于 1955 年作为抗疟药获批用于临床,后来人们发现其具有抗炎作用和其他多种药理活性,1994 年开始扩大适应证,目前用于类风湿关节炎、银屑病关节炎、盘状和系统性红斑狼疮[131]。其抗炎作用的药理机制尚不清楚。

羟氯喹有可能引发特异质型 CALI,但比较罕见,仅有 20 余年前发表的 2 例 ALF[132]。但是有一种例外情况,大剂量治疗迟发性皮肤卟啉病时,羟氯喹可触发 ALI,表现为突发发热、明显的血清酶升高,并伴有卟啉外排增多,此种反应可能是由卟啉的突然转移引起的。如果降低羟氯喹剂量,则该反应变得少见。此种损伤的机制不明。羟氯喹在治疗风湿性疾病时可引起明显的血清酶升高。

羟氯喹不大可能在普通人中引起肝损伤,仅在治疗迟发性皮肤卟啉病时需要注意降低剂量。

二十一、艾拉莫德

艾拉莫德是一种抗风湿的小分子化合物,2012 年最早在日本获批用作改善病情抗风湿药,治疗类风湿关节炎[133]。艾拉莫德可抑制多种炎症因子的产生,但具体作用靶点不甚清楚。肝损伤是艾拉莫德主要的不良反应之一,仅略低于胃肠道反应[134]。一项对临床数据进行的回顾性分析发现,艾拉莫德治疗过程中肝功能异常发生率为 9.71%,其中有 1 例 HBV 再激活和 1 例急性肝炎,因肝功能异常停药者占所有停药病例的 57.53%[135]。在一项与柳氮磺吡啶的对比试验中,艾拉莫德组的肝功能异常发生率为 21.5%。艾拉莫德与甲氨蝶呤联合用药的临床试验中,AST 和 ALT 升高的发生率为 9.8%、5.5%。

艾拉莫德相关的肝功能异常发生率比较高,且已有严重肝损伤和 HBV 再激活的报道,因此其相关肝损伤应引起重视。目前艾拉莫德主要在日本和中国使用,上市时间也较短,临床经验还不充分,用药时应着重防范肝损伤和 HBV 再激活[136]。

(赵西太　聂青和)

参考文献

请扫描二维码
阅读本章参考文献

第56章

肿瘤化疗药物和内分泌治疗药物相关的肝损伤

抗肿瘤药物(antineoplastic agents)包括化学治疗(简称"化疗")药物、分子靶向治疗药物和免疫治疗药物等[1,2]。肿瘤化疗药物的应用在绝大多数恶性肿瘤(包括白血病等血液肿瘤和各类实体瘤)的综合治疗中占有十分重要的地位,但化疗药物相关肝损伤(CILI)在临床药物性肝损伤(DILI)中的构成比也较高,是导致肿瘤化疗不能顺利进行、被迫中断化疗或更换化疗方案的重要因素之一[3-6]。由于肿瘤化疗方案往往是多药联合应用,因此需要进行详细而严密的分析,以判断究竟是其中哪种或哪些药物引起的肝损伤。另一方面,如果化疗的同时或先后联合其他种类的抗癌药物治疗等,也会更难判定导致 DILI 的药物。全面了解不同化疗药物的肝毒性信息及相关危险因素,有助于化疗方案的制订和调整优化。

一、抗肿瘤药物相关 DILI 发病概况及危险因素

抗肿瘤药物治疗近 20 年来得到迅猛发展。目前的抗肿瘤治疗药物大致可分为化疗药物、免疫治疗药物、分子靶向药物、中医药、其他辅助治疗药物等。2007 年一项对复旦大学附属中山医院 2000—2005 年间共 275 例急性 DILI 患者的病因分析显示,抗肿瘤药物约占急性 DILI 病因的 15.3%(42/275)[7]。2013 年一项纳入中国大陆地区 265 项研究共 21 789 例 DILI 患者的系统分析显示,抗肿瘤药物约占 DILI 病

因的 4.7%[8]。2019 年一项纳入 2012—2014 年间中国大陆 308 家医院共 25 927 例住院 DILI 患者的回顾性分析显示,抗肿瘤药物和免疫调节剂约占 DILI 病因的 8.34%[9]。在这些报道所关注的时间段里,以免疫检查点抑制剂(ICI)为代表的免疫治疗药物和各类分子靶向治疗药物尚未像近十年来如此多样和普及,因此上述研究中涉及的抗肿瘤药物可能主要是各类化疗药物。关于不同种类的化疗药物在不同肿瘤人群中所致 DILI 的概率,在不同地区、不同专业、不同类型和不同样本数量的研究中差异很大。

肿瘤化疗药物发生 DILI 的风险因素包括药物相关因素、宿主相关因素和环境相关因素[4,5]。较为明确的风险因素是药物相关因素,因为化疗药物的种类(作用机制)、代谢产物、剂量和疗程,以及多种化疗药物的联用,往往与其所致 DILI 的风险相关。化疗药物的肝毒性绝大多数为直接肝毒性(固有肝毒性),因此往往具有明显的剂量依赖性,仅极少数化疗药物可能引起特异质性肝毒性[3]。宿主的年龄(特别是老年)、性别、营养状态、基础疾病(特别是病毒性肝炎和脂肪性肝病等基础肝病)、肿瘤种类和分期等,可能或多或少影响相关化疗药物所致 DILI 的风险。例如有证据提示,合并代谢综合征是甲氨蝶呤所致药物相关性脂肪性肝病的风险因素,并与严重程度相关[10];原有乙型肝炎病毒(HBV)或丙型肝炎病毒(HCV)感染的患者,在化疗引起免疫功能减退后可能会导致病毒复制反弹和肝炎发作[3]。环境因素方面,通常认为饮酒和(或)吸烟(特别是因人而异的过量使用),以及生活或工作环境中存在的有毒物质污染(特别是肝毒性物质对空气、物表及食品的污染)等情况,可能会直接或间接影响患者对化疗药物

肝毒性等不良反应的敏感性和风险度。

二、肿瘤化疗药物的分类

掌握化疗药物的分类对于更好地理解化疗药物的疗效机制、合理选用化疗药物、有效规避或控制不良反应风险具有十分重要的指导意义。肿瘤化疗药物有多种分类方法,包括但不限于:基于化疗药物来源和化学结构的传统分类,基于化疗药物对肿瘤细胞增殖动力学影响的分类,基于化疗药物作用机制的分类,基于适应证的分类(如淋巴瘤、白血病、黑色素瘤、实体瘤)等[3]。本章主要结合前三种基本分类方法进行阐述。此外,糖皮质激素虽然并不主要用于抗肿瘤目的,但有时也与其他化疗药物联合使用,例如用于急性白血病的诱导治疗和恶性淋巴瘤的治疗等;因糖皮质激素相关的肝损伤问题已在第51章集中阐述,本章不再重复叙述[11]。

(一)基于化疗药物来源和化学结构的传统分类

这种分类的标准在国际上目前尚不统一。综合相关文献和进展,本章基于化疗药物来源和化学结构,将肿瘤化疗药物划分为以下七大类[1-3,5]。

1. 烷化剂(alkylating agent) 大致可分为氮芥类、乙撑亚胺类、亚硝基脲类、甲磺酸酯及多元醇类、三嗪类和四嗪类、肼类及其他类烷化剂。主要通过对 DNA 链碱上的氢原子进行烷基化修饰等作用,引起 DNA 链的损伤、断裂和不能复制,抑制 DNA、RNA 和蛋白质的合成,从而抑制细胞分裂,导致肿瘤细胞死亡。

(1)双氯乙胺类(氮芥类):需在体内转变为乙撑亚胺中间体才能发挥烷化剂作用。二氯甲基二乙胺(氮芥,mechlorethamine)、苯丁酸氮芥(chlorambucil)、环磷酰胺(cyclophosphamide)、异环磷酰胺(ifosfamide)、美法仑(melphalan)等。

(2)乙撑亚胺类:乙撑亚胺的磷酰胺衍生物可提高抗肿瘤作用,同时能减小毒性。此类药物主要有噻替派(thiotepa),需在体内代谢为替哌(tepa)才能发挥抗肿瘤作用。

(3)亚硝基脲类:具有 β-氯乙基亚硝基脲结构,如卡莫司汀/卡氮芥(carmustine)、苯达莫司汀(bendamustine)、洛莫司汀(环己亚硝脲,lomustine)、司莫司汀(甲环亚硝脲,semustine)、尼莫司汀(nimustine)、链脲霉素(streptozocin, streptozotocin,一种葡糖胺-亚硝基脲)。

(4)甲磺酸酯类及多元醇类:甲磺酸酯类烷化剂有二甲磺酸丁酯,又称白消安(busulfan)或马利兰(myleran)。多元醇类烷化剂主要是卤代多元醇,这类药物进入体内后会形成双环氧化物而产生烷化作用,如二溴甘露醇(dibromomannitol)、二溴卫矛醇(dibromodulcilol)等。

(5)三氮烯类和四氮烯类:达卡巴嗪(dacarbazine)是一种三氮烯类烷化剂。替莫唑胺(temozolomide)是一种四氮烯类烷化剂。

(6)肼类:主要是丙卡巴肼(procarbazine),是甲基肼(methylhydrazine)的衍生物。

(7)其他烷化剂:曲贝替定(trabectedin)、卢比替定(卢比克替定,鲁比卡丁,lurbinectedin)。

2. 铂配合物(platinum complex) 广义上也被归类为烷化剂,但与上述烷化剂也有明显不同,因此本章将铂配合物单列为一类。铂配合物可与细胞 DNA 结合,形成铂-DNA 加合物,阻碍 DNA 的合成,阻止 DNA 修复,从而抑制肿瘤细胞的增殖和分裂。第一代有顺铂(cis-platinum),第二代有卡铂(carboplatin)和奈达铂(nedaplatin),第三代有奥沙利铂(oxaliplatin)和洛铂(lobaplatin)。

3. 抗代谢药物(antimetabolite) 抗代谢药物属于 S 期特异性抗肿瘤药物。此类药物主要在不同的代谢环节竞争 DNA 和(或)RNA 的合成底物,直接或间接抑制 DNA 和 RNA 的合成,从而抑制肿瘤细胞生长繁殖。有些药物可通过抑制 DNA 聚合酶,从而直接抑制 DNA 的合成,如阿糖胞苷(Ara-C)等。有些药物通过抑制二氢叶酸还原酶(DHFR)、腺苷酸合酶(TYMS)、酰胺转移酶等代谢酶,导致多种核苷酸合成障碍,进而抑制 DNA 甚至 RNA 的合成,如甲氨蝶呤、氟尿嘧啶、巯嘌呤和硫唑嘌呤等。此外,还有些药物通过抑制核糖核苷酸还原酶(RNR),阻止胞苷酸转变为脱氧胞苷酸,从而抑制 DNA 的合成。

(1)叶酸代谢拮抗剂(antifolates):甲氨蝶呤(MTX)、雷替曲塞(RTX;TOM)、培美曲塞(pemetrexed)、普拉曲沙(pralatrexate)、三甲曲沙(曲美沙特,trimetrexate)。

(2)嘌呤类似物(purine analogues):硫唑嘌呤(AZA)、巯嘌呤(6-MP)、硫鸟嘌呤(6-TGN)等。

(3)嘧啶类似物(pyrimidine analogues):氟尿嘧啶(5-FU)、呋喃氟尿嘧啶(替加氟,FT)、六甲嘧胺(altretamine)等。其中,六甲嘧胺以往认为是一种烷化剂,后来发现其化学结构虽与烷化剂三乙烯三聚氰胺(TEM,癌宁)相似,但作用方式与 TEM 不同。现认为六甲嘧胺实质是一种嘧啶类抗代谢药,主要抑制二氢叶酸还原酶,干扰叶酸代谢,抑制胸腺嘧啶和尿嘧啶参与 DNA 和 RNA 的合成,选择性抑制 DNA、RNA 和蛋白质的合成,与烷化剂无交叉耐药。

（4）嘌呤核苷类似物（purine nucleoside analogues）：氟达拉滨（fludarabine）、克拉屈滨（cladribine）。

（5）嘧啶核苷类似物（pyrimidine nucleoside analogues）：阿糖胞苷（cytarabine）、阿扎胞苷（azacitidine）、曲氟尿苷（三氟尿苷,trifluridine）、氟尿苷（floxuridine）、卡培他滨（capecitabine）、吉西他滨（gemcitabine）、地西他滨（decitabine）等。

（6）RNR 抑制剂：如脲（尿素）的衍生物羟基脲（hydroxyurea）。

4. 抗肿瘤抗生素　主要包括多肽类和蒽醌类抗肿瘤抗生素,能通过直接作用于 DNA 或嵌入 DNA 链,从而干扰 DNA 的模板功能等机制发挥抗肿瘤作用。

（1）多肽类：博莱霉素（bleomycin）、放线菌素 D（dactinomycin）。

（2）蒽醌类：多柔比星（doxorubicin）、表柔比星（epirubicin）、伊达比星（idarubicin）、米托蒽醌（mitoxantrone）、普卡霉素（plicamycin）、丝裂霉素（mitomycin）等。

5. 植物源性抗肿瘤药物　植物源性抗肿瘤药物可分为两大类。① 能够与细胞的微管蛋白结合,从而干扰细胞有丝分裂的植物源性药物,包括长春碱类（vinca alkaloids）和紫杉烷类（taxanes）,属于 M 期（有丝分裂期）抗肿瘤药物。② 能够抑制拓扑异构酶（TOP）的植物源性药物,包括喜树碱类（camptothecins）和鬼臼毒素类（podophyllotoxin）,属于 S 期（DNA 复制期）抗肿瘤药物。

（1）长春碱类（vinca alkaloids）：包括长春花碱（vinblastine）、长春新碱（vincristine）、长春瑞滨（vinorelbine）、长春地辛（vindesine）、长春氟宁（vinflunine）。能阻止微管的聚合与组装,干扰纺锤体的形成,导致有丝分裂中期停止,从而阻止癌细胞分裂增殖。

（2）紫杉烷类（taxanes）：包括紫杉醇（paclitaxel）、多西他赛（多烯紫杉醇,docetaxel）、卡巴他赛（cabazitaxel）。能诱导与促进微管蛋白聚合与装配,同时阻止微管解聚,从而阻断有丝分裂,阻止癌细胞分裂增殖。

（3）喜树碱类（camptothecins）：伊立替康（irinotecan）、拓扑替康（topotecan）。能抑制拓扑异构酶-I（TOP-I）,阻止 DNA 链再封闭,从而抑制 DNA

复制和导致癌细胞死亡。

（4）鬼臼毒素类（podophyllotoxin）：依托泊苷（etoposide）、替尼泊苷（teniposide）。能抑制 TOP-Ⅱ,阻止断裂 DNA 链的再闭合,从而抑制 DNA 复制和导致癌细胞死亡。

此外,榄香烯（elemene）也是一种植物源性抗肿瘤药,是我国从姜科植物温郁金中提取的抗癌成分,可抑制多种激酶、转录因子、生长因子及其受体、其他功能蛋白,抑制与肿瘤血管生成和转移相关的血管内皮细胞生长因子、基质金属蛋白酶、上皮细胞钙黏蛋白、神经钙黏蛋白、波形蛋白等,并能调节免疫,增加对化放疗的敏感性,改善多药耐药,诱导自噬[12]。目前在 PubMed、CNKI 及万方数据库尚未检索到榄香烯相关肝毒性的报告。

6. 调节激素作用的抗肿瘤药物　包括抗雄激素药物、抗雌激素药物（含芳香化酶抑制剂）、促性腺激素释放激素类似物、肽类激素等四类。主要通过抑制激素的水平和（或）生物学作用,从而治疗激素依赖性肿瘤,如前列腺癌、乳腺癌、卵巢癌、子宫内膜癌等[3]。

（1）抗雄激素药物（antiandrogens）：甾体类抗雄激素药物包括阿比特龙（abiraterone）和环丙孕酮（cyproterone）。小分子非甾体类雄激素拮抗剂可分为三代,第一代包括氟他胺/氟他米特（flutamide）和尼鲁米特（nilutamide）,第二代包括比卡鲁胺（bicalutamide）,第三代包括阿帕他胺（apalutamide）和恩杂鲁胺（enzalutamide）[13]。

（2）抗雌激素药物（antiestrogens）：选择性雌激素受体调节剂（SERM）包括他莫昔芬（tamoxifen）、雷洛昔芬（raloxifene）、托瑞米芬（toremifene）等,巴多昔芬（bazedoxifene）和奥培米芬（ospemifene）也属于 SERM 但一般并不用于乳腺癌的治疗。芳香化酶抑制剂（aromatase inhibitors）包括阿那曲唑（anastrozole）、来曲唑（letrozole）、依西美坦（exemestane）。此外还有氟维司群（fulvestrant）和甲地孕酮（megestrol）。

（3）促性腺激素释放激素（GnRH）类似物：GnRH 激动剂有亮丙瑞林（leuprolide）、戈舍瑞林（goserelin）、组氨瑞林（histrelin）、曲普瑞林（triptorelin）。GnRH 拮抗剂有地加瑞克（degarelix）、瑞卢戈利（relugolix）等。此类药物主要被用来治疗男性晚期前列腺癌。部分药物也被用来治疗女性乳腺癌。从对女性卵巢功能影响的角度看,这类药物也被称为卵巢功能抑制剂（OFS）。

（4）生长抑素类似物（somatostatin analogues）：主要包括兰瑞肽（lanreotide）、奥曲肽（octreotide）和帕

瑞肽(pasireotide)。

7. 其他化疗药物 包括许多抗癌机制不同、肝损伤风险和模式各异的药物,如门冬酰胺酶(asparaginase)、贝组替凡(belzutifan)、贝沙罗汀(bexarotene)、艾日布林(eribulin)、依维莫司(everolimus)、替西罗莫司(temsirolimus)、伊沙匹隆(ixabepilone)、米托坦(mitotane)、奥马西汀(omacetaxine)、沙利度胺(thalidomide)、来那度胺(lenalidomide)、泊马度胺(pomalidomide)、塞利尼索(selinexor)、他泽司他(tazemetostat)、特罗司他乙酯(telotristat)、维奈托克(venetoclax)、砷剂、重组融合蛋白等。

(二)基于化疗药物对肿瘤细胞增殖动力学不同影响的分类

根据化疗药物对肿瘤细胞增殖动力学周期的不同影响,可将化疗药物分为以下两类。

1. 细胞周期非特异性药物(CCNSA) 是指对处于细胞增殖周期各期(G1、S、G2、M)甚至是休止期(G0期)的细胞均有抑制或杀灭作用的药物。CCNSA大多能与肿瘤细胞DNA结合,阻断DNA复制,从而表现出对肿瘤细胞的杀伤作用。烷化剂、铂类及抗癌抗生素(如阿霉素、博莱霉素)等即属于CCNSA。

2. 细胞周期特异性药物(CCSA) 是指主要作用于肿瘤细胞周期某一具体时相的药物,如作用于S期的长春新碱、羟基脲等药物。

(三)基于化疗药物作用机制(细胞毒性和非细胞毒性)的分类

根据药物的抗肿瘤机制,可将抗肿瘤药物分为如下两大类。

1. 细胞毒性药物(cytotoxic drug) 这类药物或通过干扰特定核苷酸的合成从而抑制DNA和(或)RNA分子的合成与复制,或通过与DNA分子结合并导致DNA链破坏、断裂,或通过干扰细胞微管蛋白合成、从而干扰细胞有丝分裂,最终都能达到抑制肿瘤细胞生长繁殖或杀灭肿瘤细胞的作用。这类药物几乎包括了上述"基于化疗药物来源和化学结构的传统分类"中除调节激素作用的药物之外所有种类的药物。

2. 非细胞毒性药物(non-cytotoxic drugs) 是指通过影响内分泌系统、免疫系统或肿瘤血管形成而产生间接抗肿瘤作用的药物,包括调节激素类药物、分子靶向药物及免疫治疗药物等[1,2]。其中,调节激素类药物主要用于治疗激素依赖性肿瘤,属于肿瘤的"内分泌治疗",广义上可归类为"肿瘤化疗药物"的一种特殊类型。分子靶向治疗和免疫治疗,在机制上

完全不同于化疗,相关药物的肝损伤问题另辟专门章节阐述。

三、肿瘤化疗药物相关肝损伤的模式

由于化疗药物并非专一作用于肿瘤细胞,而是对各种正常细胞也有一定的损伤,因此并不奇怪几乎所有的抗肿瘤药物都可能具有某种程度的潜在肝毒性[6]。且几乎所有的抗肿瘤药物,特别是化疗药物引起的肝损伤,往往表现为与药物的直接肝毒性密切相关的固有型DILI。极少数化疗药物在特定患者也可能引起免疫特异质或代谢特异质型DILI。而原有HBV或HCV感染的患者接受免疫抑制作用强的肿瘤化疗方案,还可能引起一种特殊类型的间接型DILI,即免疫抑制诱导的乙型肝炎或丙型肝炎再激活[3]。而抗肿瘤药物的联合应用,可能会使得同一患者存在多种肝损伤模式。

1. 大多数化疗药物的肝损伤属于固有型DILI 化疗药物直接肝毒性相关的固有型DILI,最常表现为以肝酶和胆红素水平异常为主要临床生化特征的肝细胞损伤型、胆汁淤积型和混合型肝损伤。某些化疗药物可引起"化疗诱导的急性脂肪性肝炎"(CASH)[6,11]或肝窦阻塞综合征(HSOS)[6]等特殊表型。

(1)化疗药物相关直接肝毒性的一般性表现:典型的化疗药物相关的DILI多表现为在化疗期间出现血清肝酶或胆红素水平升高,在停药后或剂量调整后迅速缓解。肝损伤的出现概率和严重程度多呈剂量依赖性,且通常具有自限性,但也可能为严重的进展性肝损伤,甚至发展为药物性急性肝衰竭(ALF)而危及生命。化疗药物的中毒/治疗通常很窄,尽管剂量限制因素主要是骨髓抑制,但肝毒性也常常成为化疗药物的剂量限制因素,且这种情况往往在药物研发的早期阶段即已发现。不过,许多化疗药物虽然在上市前的研究中被发现可引起肝损伤,但后来发现患者对这种肝毒性多具有适度的耐受性,仅极少数病例在较低剂量时即可能发生严重肝损伤。在中高剂量时(尤其是在骨髓干细胞移植前的骨髓细胞清除阶段)可引起明显直接肝毒性的药物包括白消安(busulfan)、美法仑(melphalan)、环磷酰胺(cyclophosphamide)、达卡巴嗪(dacarbazine)、阿糖胞苷(cytarabine)、氟尿嘧啶(fluorouracil)、卡铂(carboplatin)和左旋门冬酰胺酶(L-asparaginase)等,这些药物在较低剂量时患者往往耐受性良好[3]。

(2)CASH:某些化疗药物,如他莫昔芬(tamoxifen)、甲氨蝶呤(methotrexate)、5-FU、伊立替

康（irinotecan）、左旋门冬酰胺酶（L-asparaginase），及铂类衍生物（但尚未发现奥沙利铂与肝脂肪变性和脂肪性肝炎之间存在显著关联[6,14]）、紫杉烷、放线菌素 D、丝裂霉素 C、博来霉素等，可导致 CASH[3,6,11]。靶向药物西妥昔单抗也可能引起脂肪性肝病[6]。停止化疗后，CASH 常可在数周至数月内得到恢复；但如果持续化疗，CASH 可转为慢性[11]。CASH 在病理上类似于非酒精性脂肪性肝病（NAFLD）/代谢相关脂肪性肝病（MAFLD）的改变，可以是微泡性脂肪变性，也可以是大泡性脂肪变性；可以是弥漫性病变，也可以是局灶性囊泡性病变；肝小叶内炎症、细胞气球样变及肝纤维化的重叠存在，往往提示脂肪性肝炎的存在，而脂肪性肝炎是导致肝硬化、肝衰竭和肝细胞癌（HCC）的高危因素[6]。

关于 CASH 的发病机制，一般认为 CASH 可能是由于这些化疗药物的直接肝毒性所致，而非特异质性肝毒性所致[3]。具体而言，某些化疗药物能抑制线粒体和过氧化物酶体的 β 氧化，产生大量的活性氧基团（ROS）并在肝细胞内蓄积，导致肝细胞氧化应激，从而引起脂质代谢紊乱，最终可导致弥漫性或局灶性肝脂肪变性或脂肪性肝炎。抑制线粒体 β 氧化，或抑制中链和长链脂肪酸通过肉毒碱穿梭经由线粒体内膜进入线粒体基质，可导致肝脂肪变性和（或）肝毒性[11]。对于伊立替康和甲氨蝶呤，其毒性机制还涉及溶酶体磷脂代谢的改变，这种改变可激活腺苷途径，增加脂肪酸合成和辅酶 A 的隔离[11]。而他莫昔芬积聚到线粒体中可抑制 β 氧化、ATP 合成酶和细胞呼吸。携带 CYP17A1 的 A2 等位基因的女性，在接受他莫昔芬治疗乳腺癌后发生肝脂肪变性的风险增加，但这与他莫昔芬代谢的关系尚不清楚。最后，所有化疗药物都可以通过细胞毒性作用而对线粒体产生直接作用[11]。需要指出的是，高剂量或低剂量糖皮质激素长时间应用均可诱发大泡性脂肪变性，但其导致脂肪性肝病的机制可能与上述化疗药物有明显不同，主要与糖皮质激素能够抑制脂肪代谢，导致血脂代谢紊乱，使血浆中的胆固醇和甘油三酯水平增加等因素有关[11]。

在 CASH 的发病风险因素方面，由于 CASH 与 NAFLD/MAFLD 病变很相似，因此，肥胖、糖尿病患者或患有其他代谢异常因素的患者在使用上述化疗药物进行化疗期间发生 NAFLD/MAFLD 样病变的风险更高。例如，研究显示，应用 5-FU 治疗时，肥胖和糖尿病都是增加此类并发症的独立风险因素。其他类型的肝脏合并症，如酒精性肝病（ALD）或肝炎病毒感染，可能会促进化疗药物诱导的肝损伤。对于某些分子而言，特定的遗传基因多态性与肝毒性的高风险有关。例如他莫昔芬与 CYP17 遗传多态性之间的关系，以及甲氨蝶呤（MTX）和亚甲基四氢叶酸还原酶（MTHFR）基因多态性之间的关系等。另一方面，基于小样本的个人数据提示，溶酶体酸性脂肪酶（LAL）的遗传缺陷似与甲氨蝶呤 MTX 和他莫昔芬的肝毒性无关。最后，抗肿瘤治疗通常是几种抗肿瘤分子（如 FOLFIRINOX 方案包括 5-FU、伊立替卡、多沙利铂）的组合使用，这些药物可能联合导致肝毒性作用的产生。类似地，有时同一患者被连续给予多种化疗方案，也会导致肝毒性病变增加[11]。除了他莫昔芬和 MTX 治疗的预后情况与 NAFLD/MAFLD 之间的相关性已经建立之外，其他药物所致 CASH 患者的预后尚不清楚[10]。

（3）HSOS/肝小静脉闭塞病（HVOD）：HSOS 以往也称 HVOD，不仅见于造血干细胞移植（HSCT）、高剂量放疗、肝移植治疗、误食有毒生物碱类植物等情况下，而且也是肿瘤化疗后最常见的肝脏严重并发症之一[6]。可引起 HSOS 的肿瘤化疗药物有奥沙利铂（相关文献报道经肝组织学检查证实的奥沙利铂相关 HSOS 的发生率为 18%～59%）[6,15]、依托泊苷、替尼泊苷等[16]。

HSOS 的病理改变，在急性期，化疗药物导致肝窦壁完整性丧失，红细胞外渗到窦周隙（Disse 间隙）内，肝窦内皮细胞（LSEC）脱落，下游栓塞，诱发肝窦和肝小叶中心静脉充血性梗阻，肝窦扩张，肝细胞坏死（特别是肝小叶中心区的肝细胞）。在亚急性期（肝损伤发生后数天或数周），窦周隙内渗出的红细胞和含铁血黄素的沉积刺激肝星状细胞（HSC）和内皮下成纤维细胞的增殖与活化，导致细胞外基质（ECM）沉积于窦周隙和小叶中心静脉，使得肝窦和肝小静脉进行性闭塞。最后，当 HSOS 持续数周、数月甚至数年，肝窦阻塞和随后的肝窦血流减少导致门静脉高压、肝功能障碍、肝实质破坏伴肝细胞结节性再生性增生（NRH）[6,17,18]。化疗药物引起的急性 HSOS 病理改变可在末次化疗数周或数月后消退[17]；但长程 HSOS 可发展为肝纤维化、肝硬化和门静脉高压。术前化疗药物诱发的 HSOS 不仅可增加围手术期出血风险，还可能增加术后肝衰竭发生的风险[6]。

HSOS 的发病机制复杂，有待深入阐明。近年研究有以下 3 个方面的机制值得重视。

（1）发现血管内皮细胞生长因子（VEGF）的表达增加与 HSOS 的进展相关[6,19,20]。VEGF 具有多种生理作用，包括诱生新血管和增加血管渗透性[19,20]，引起循环单核细胞/巨噬细胞表达组织因子并导致高凝状态[19],因而被认为是介导 HSOS 发生的重要机制之一。贝伐珠单抗(bevacizumab)是一种 VEGF 特异性拮抗剂,能阻止奥沙利铂引起的肝损伤,减轻奥沙利铂所致 HSOS 的发病率和严重度,这种保护作用具有抗-VEGF 特异性[6,14,20]。有研究应用酶联免疫吸附试验(ELISA)检测 50 例接受 HSCT 治疗的患者的血清 VEGF 水平,其中 6 例出现典型的 HSOS 表现(4 例死亡),平均最高血清 VEGF 水平显著高于未发生 HSOS 的患者和健康对照组($P < 0.001$)。HSOS 患者在调整 HSCT 放化疗前的平均最高血清 VEGF 水平,也显著高于同一时期未发生 HSOS 的患者($P = 0.001\,2$)。血浆蛋白 C 活性低于 40% 的患者,其血清 VEGF 水平则显著升高($P < 0.001$)。在 HSCT 治疗后发生 HSOS 的临床过程中,血清 VEGF 的升高与 HSOS 的发展高度同步。因此血清 VEGF 水平较高可能是 HSOS 发生的重要机制之一,阻断 VEGF 的作用可能是防治 HSOS 的一种新策略[19]。

(2)发现肝窦内皮细胞基质金属蛋白酶(MMP,特别是 MMP-9 和 MMP-2)表达增加与 HSOS 的进展相关[21]。野百合碱(MCT)是一种吡咯双烷类生物碱(PA),可引起肝窦内皮细胞(LSEC)F-肌动蛋白解聚,导致 LSEC 的 MMP-9 和 MMP-2 表达增加[18,21]。后来发现,含有奥沙利铂的化疗方案、高剂量放疗、HSCT、肝移植术后发生的 HSOS 也与 MMP 活性增加相关。因此,抑制 MMP-9 和 MMP-2 有可能预防 HSOS 的发展,应用 MMP 抑制剂可能是 HSOS 一种可行的预防性治疗策略[21]。

(3)在 C57BL/6 小鼠模型中发现血小板在 HSOS 的发病机制中可能具有重要作用。提高 C57BL/6 小鼠的血小板水平可缓解 MCT 诱导的 HSOS 病理反应进程,而降低血小板水平则加重 MCT 诱导的肝损伤[18]。因此,在化疗时应用适当的药物提高或维持血小板水平,是否可以降低相关化疗药物引起 HSOS 的风险和缓解其严重程度,值得探索。

2. 某些化疗药物可能引起特异质型 DILI　由于药物免疫学和代谢学的特异质性,某些抗肿瘤药物,包括化疗药物,也可能引起特异质型 DILI。典型的可引起极少数病例发生特异质性胆汁淤积型 DILI 的化疗药物包括环磷酰胺(cyclophosphamide)、咪唑硫唑嘌呤(azathioprine)、巯嘌呤(mercaptopurine)、美法仑(melphalan)和替莫唑胺(temozolomide);可引起急性肝细胞损伤型 DILI 的化疗药物包括氟他胺(flutamide)、比卡鲁胺(bicalutamide)和沙利度胺(thalidomide)等[3]。需要指出的是,某些抗肿瘤药物

也可能引起免疫过敏性肝炎或 AL-DILI,但这种情况似乎主要见于免疫治疗药物和分子靶向治疗药物,而不是常用的化疗药物。例如,应用单克隆抗体治疗或蛋白激酶抑制剂治疗后,在罕见情况下可发生独特的自身免疫模式。这些免疫反应的发病机制并不总是很清楚。

3. 原有 HBV 或 HCV 感染的肿瘤患者在化疗后可能出现间接型 DILI　与化疗药物相关的间接肝毒性,最受关注的是原先存在 HBV 或 HCV 感染的病毒性肝病患者,在应用具有较强免疫抑制作用的抗肿瘤药物(包括化疗药物)时,可能导致 HBV 或 HCV 复制再激活,从而引起慢性乙型肝炎和慢性丙型肝炎的急性发作与加重,如不积极防治,可发展为纤维淤胆性肝炎(FCH)甚至免疫抑制诱导的暴发性肝衰竭[22,23]。原先存在的代偿性肝硬化,也可能发展为失代偿性肝硬化[3]。因此在化疗前必须先检测 HBV 和 HCV 标志物,如为阳性应给予必要的预防措施,并在治疗过程中和治疗结束后的相应时段内进行必要的随访监测。

四、诊断和鉴别诊断

(一)诊断

化疗药物相关 DILI 的诊断,与其他药物所致 DILI 的诊断原则、诊断策略和诊断标准基本一致。主要应把握以下几点:① 肝损伤发生在应用化疗药物之后,尤其是用药后 5~90 d;但即使是用药后 1 年左右才出现的肝损伤,在某些情况系也要考虑与化疗相关的可能性。② 停用化疗药物后,肝脏生化指标迅速好转,往往支持化疗药物所致肝损伤的诊断;但停药后肝功能不能迅速好转,或继续恶化,并不能作为排除化疗药物所致 DILI 的充分依据。③ 再次应用某种化疗药物或化疗方案后,肝损伤再次出现,尤其是肝损伤迅速再发且程度更为严重的情况,是相关化疗药物引起 CILI 的强有力证据。④ 对于某些能引起自身免疫样肝损伤的化疗药物,或需要长期服用的化疗药物(特别是影响激素作用的药物),应注意慢性 CILI 的可能性。⑤ 能合理除外其他病因引起的肝损伤;也要注意化疗药物可能与其他病因共同引起肝损伤的可能性。⑥ RUCAM 量表或 RECAM 量表对判断化疗药物与肝损伤之间的因果关联程度有一定的参考价值。

(二)鉴别诊断

肿瘤患者可能先后经受手术切除、器官移植、放射治疗、免疫治疗、分子靶向治疗、化学治疗(含内分

泌治疗），并可能服用多种辅助用药，因而这些患者 CILI 的鉴别诊断比非肿瘤患者 DILI 的判断显得更为复杂。CILI 与其他药物所致 DILI 的鉴别诊断要点基本相似，但也有其特殊性，主要体现在以下几个方面。

1. 肿瘤化疗患者脂肪性肝病的病因和类型鉴别　肿瘤化疗相关脂肪性肝病的鉴别诊断主要需考虑：脂肪肝是化疗之前已经存在，还是化疗后发生的？是酒精性脂肪性肝病（AFLD），还是 NAFLD 或 MAFLD[24]？如果是化疗药物引起的脂肪肝，是单纯的肝脂肪变性还是化疗药物相关的脂肪性肝炎（CASH）？弄清这些问题，不仅是在化疗前识别化疗药物相关脂肪性肝病高风险人群以便优化初始化疗方案的需要，也是在化疗过程中判断脂肪性肝病与化疗药物的相关性及其严重性，以便制订合理应对措施的需要。

综合分析病史、体重指数（BMI）等体格检查、MRI 等影像学检查、FibroScan 无创肝脏弹性检测及肝脏生化指标等实验室检查，临床上可初步判断有无脂肪肝及其病因。脂肪肝在化疗后发生者，应考虑化疗相关的脂肪肝，并可应用 MRI 质子密度脂肪分数（PDFF）等手段判断肝脂肪含量。若影像检查和肝脏生化指标检测难以准确区分单纯脂肪肝和化疗相关的 CASH，则应考虑肝活检病理学检查[11]；但在真实世界临床，不少肿瘤患者可能并不愿意接受肝活检[6]。

2. 肿瘤化疗患者肝脂肪变性合并肝转移瘤的识别　肿瘤患者的不均质脂肪肝，特别是局灶性囊泡性肝脂肪性病变，需与肝转移瘤（特别是结直肠癌肝转移灶）进行鉴别。MRI 检查在大多数情况下可提供明确鉴别诊断结论，但有些情况下即使 MRI 等影像学检查也难以区分两者，此时需要借助肝活检病理检查进行鉴别[6]。

MRI 对肝脂肪变性有定性诊断价值，反相 T1 加权图像（T1WI-MRI）与同相 T1WI-MRI 对比，显示信号丢失（图 56-1A、B）；相反，肝转移瘤在反相图像中一般无信号下降（图 56-1A、B）。在肿瘤化疗结束数

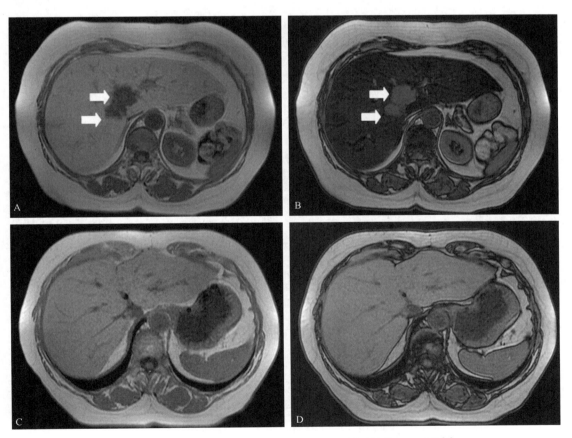

图 56-1　FOLFIR Ⅰ 相关肝脂肪变性与结肠癌肝转移灶的 MRI 比较[6]

老年女性患者，结肠癌肝转移，接受左亚叶酸-5-FU-伊立替康（FOLFIRI）新辅助化疗后，轴向 T1WI-MRI 同相图像（A）显示肝脏弥漫性高信号，肝 4 段有两个邻近的低信号转移灶（白箭头所指）。轴向 T1WI-MRI 反相图像（B）显示，肝实质非肿瘤区信号缺失，提示肝脂肪变性；而结肠癌肝转移灶显得相对颇为明亮（白箭头所指）。末次化疗后约 1 年及肝转移灶切除后，肝实质轴向 T1WI-MRI 同相信号（C）和反相信号（D）之间的强度无明显差异，提示肝脂肪变性已消退

周或数月后,化疗药物相关的肝脂肪变性可明显改善或消失(图 56-1C、D)[6]。依据这些特点,可在肝脂肪变性的背景下有效识别结直肠癌肝转移灶,以及鉴别一些良性局灶性脂肪性病变与肝转移癌灶。

3. 化疗相关 HSOS、局灶性化疗诱导性肝病(FCIH)与肝转移癌灶的鉴别 肿瘤化疗相关的 HSOS 除了要与其他原因引起的 HSOS 进行鉴别外,不均质的 HSOS 病灶还需与恶性肿瘤的肝转移灶相鉴别。HSOS 背景下可出现多种 FCIH,包括肝脏假瘤(pseudotumor)、肝紫癜病(peliosis)和结节性增生(nodular hyperplasia)等多种病理改变[25]。结节性增生又包括表现为单腺泡再生性小结节的所谓 NRH 和表现为多腺泡再生性小结节的所谓局灶性结节性增生(FNH)样病变。这些良性 FCIH 病变均需要与结直肠癌等恶性肿瘤的肝转移灶相鉴别[6,26-28]。有研究显示,FCIH 在钆塞酸增强 MRI 的动脉期和门静脉期显示无边缘强化,在肝胆期混杂有边界不清的低密度信号,在 DW-MRI 缺乏弥散限制[29]。特别需要指出的是,HSOS、NRH 和 FNH 样病变在停止化疗后 9 个月左右才能消退,这将影响肝转移灶可能的切除时机[28]。

(1)化疗药物所致 HSOS 的相关鉴别诊断:HSOS 多可通过用药史和 MRI 检查明确诊断。其最重要的影像学特征是钆塞酸增强 MRI 可见肝实质呈不均质的斑片状,伴微结节状改变或大片低信号区。钆塞酸增强 MRI 的肝胆期,肝脏网状低密度信号对 HSOS 的诊断具有高度特异性(图 56-2),是评估肝细胞功能和发现相对早期 HSOS 非常有用的工具。有机阴离子转运多肽(OATP)1B3 是钆塞酸进入肝细胞的主要摄取转运体,几乎只在肝小叶中心区的肝细胞中表达,因此有研究认为肝胆期 HSOS 的网状低信号是由于肝小叶中心区的肝细胞受损所致[26]。严重的 HSOS 较易通过 MRI 识别,但轻微的 HSOS 可能不易被 MRI 识别,必要时需要肝活检才能准确识别。

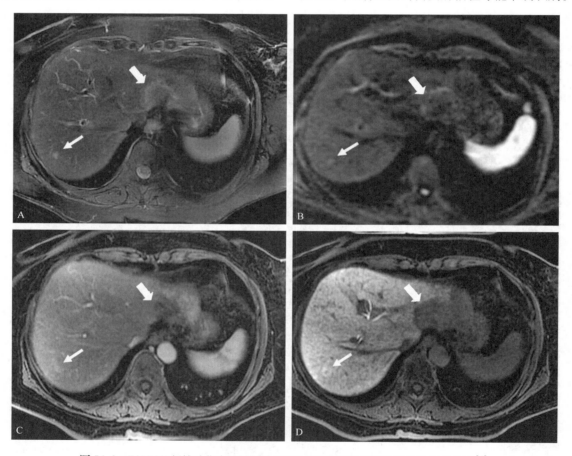

图 56-2 FOLFOX 新辅助化疗后局限性 HSOS 病变与直肠癌肝转移灶的 MRI 鉴别[6]

成年男性患者,直肠癌肝转移,接受左亚叶酸-5-FU-奥沙利铂(FOLFOX)新辅助化疗后,在肝左叶转移灶(粗白箭头)同一平面的肝 6 段出现了一个小的局灶性病变(细白箭头)。病变在 T2WI 图像上呈高信号(A),在 DW-MRI 图像上呈轻微限制性信号,b 值为 1 000 s/mm² (B)。钆塞酸二钠(Gd-EOB-DTPA)增强 MRI 动脉期(C)病变呈均匀强化,肝胆期(D)呈甜甜圈状强化,外围呈高信号,中心呈低信号。病变特点与局灶性结节性再生(FNH)样病变相符。在肝胆期图像(D)中,周围肝实质呈不均匀的斑片状,伴网状增强和散射性低密度区域,也明显提示 HSOS

奥沙利铂诱导的 HSOS 可呈全肝弥漫性分布,但主要分布在肝右叶周边,这可能与携药门静脉血流的分布特征及被膜下区域更易出现肝窦损伤有关[6]。特别需要指出的是,有研究认为增强 MRI 图像所见肝实质斑片状不均质的程度与 HSOS 的临床严重程度之间存在显著关联;而 HSOS 肝实质的不均质性越严重,结直肠癌肝转移灶对基于奥沙利铂的化疗方案的预期应答就越差[15]。

不同的 MRI 加权成像有助于 HSOS 与肝转移瘤的鉴别。弥散加权磁共振成像(DW-MRI)能够根据组织结构的变化和细胞密度特点对组织分化进行判断,因此能够帮助对肝脏转移瘤进行判断[29]。但 DW-MRI 不能识别 HSOS 的具体特征,不规则的肝实质不均质性病变在 DW-MRI 表现为明显高于转移灶的等强度信号,呈高 b 值和低表观扩散系数(ADC)[25]。这种差别有助于在 HSOS 背景下识别结直肠癌等恶性肿瘤的肝脏转移灶。

(2)HSOS 相关肝脏假瘤与结直肠癌等肝脏转移瘤的鉴别:在 HSOS 背景下,可能会出现病理特征为肝窦扩张、肝细胞肿胀、炎症细胞浸润和肝纤维化的肝脏假瘤(pseudotumor)。在 MRI 图像上,如果出现不规则的"瘤灶",周围不规则强化,中心低衰减或低信号强度,此时应怀疑 HSOS 相关肝脏假瘤的可能性。由于 HSOS 相关的肝脏假瘤可能拟似 FNH、非典型 HCC 或肝脏转移瘤,因此推荐应用DW-MRI检查,以便提高对 HSOS 相关肝脏假瘤与肝脏恶性病灶的鉴别能力(图 56-3)。在 DW-MRI 图像上,与正常肝组织相比,肝转移瘤呈高信号,有高 b 值和较低的 ADC。而 HSOS 相关的肝脏假瘤则表现为较强的等信号,较高的 b 值,但 ADC 值高于肝转移瘤、低于 FNH 等肝脏良性病变;其可能原因是假瘤的物理屏障增强而血液灌注减少[6]。

(3)化疗药物相关肝脏紫癜病与肝转移瘤的鉴别:与奥沙利铂化疗相关的一种不太常见的 FCIH 是肝紫癜病(hepatic peliosis)。肝紫癜病也是一种肝窦病变,病理特征是肝内出现多个或偶尔孤立的斑点状

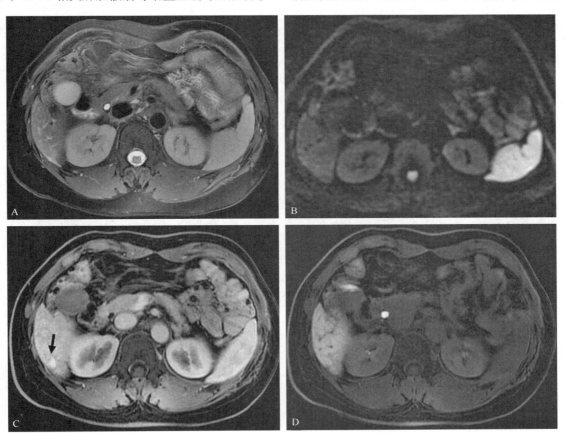

图 56-3　FOLFOX 化疗相关肝脏假瘤的 MRI 影像特点[6]

老年女性患者,结肠癌肝转移,接受 5-FU-左亚叶酸-奥沙利铂(FOLFOX)新辅助化疗后,肝 6 段出现新的厘米级病变(箭头),病变在 T2-MRI 加权图像(A)和 DW-MRI 加权图像上不明显,b 值为 1 000 s/mm² (B),重建 ADC = 1.25×10⁻³ mm²/s。钆塞酸二钠增强扫描显示,动脉期病灶中心明显增强、而周边呈低信号(C),但病灶在肝胆期不再明显可见(D)。这些特征符合肝脏假瘤性病变。在肝胆期图像(D)中,周围肝实质弥漫性网状低密度也明确提示 HSOS

充满血液的囊肿样病变,伴有相应部位的肝窦扩张[27]。肝紫癜病的MRI表现取决于病灶中血液成分的分期。注射MRI造影剂后的T1WI图像上,肝紫癜病通常表现为典型的、从病灶中心到周围的离心性强化。而在DW-MRI图像上,肝紫癜病的特征是高信号区,其弥散限制与血管瘤相似。但在肝胆期,这些病变表现为低信号区,因为充满血液的空腔病变缺乏功能性肝细胞(图56-4)。然而,某些肝紫癜病也可表现为中心性强化,提示病灶中心部位尚有一个有功能的肝细胞区。若借助MRI难以明确区分肝紫癜病和肝转移瘤,应考虑肝活检[6]。

(4)化疗药物相关结节性增生与肝转移瘤的鉴别:化疗药物诱导的HSOS的典型组织学病变进程的终末和最重要的阶段是结节性增生(nodular hyperplasia),其特征是非肿瘤性再生结节形成,无纤维间隔包裹。这种再生结节的形成可能是对高灌注的反应,并由无明显异型性的增生肝细胞所构成。结节性增生可能表现为单腺泡再生性小结节,即NRH;也可能表现为多腺泡再生性小结节,即FNH。无论是NRH还是FNH样病变,均需要与结直肠癌等恶性肿瘤的肝转移灶相鉴别[6,27]。

NRH的MRI特征为萎缩性低灌注区域和再生性高灌注区域混合存在。有研究显示,NRH可在含奥沙利铂的化疗方案末次治疗后9个月恢复到正常状态。但若NRH广泛存在并进展,可能会导致周围肝实质压缩和萎缩及门静脉高压等病变[27]。接受含奥沙利铂的化疗方案治疗的患者,NRH的发病率为15%~20%,而贝伐珠单抗则能预防和减少NRH的发生。NRH在MRI的T1WI图像上呈低信号,而在T2WI图像上呈现高信号。NRH病灶在钆塞酸增强MRI的血管期呈轻度强化,而在肝胆期则呈低信号;在DW-MRI图像上缺乏弥散限制,这有助于排除肝转移瘤的可能性(图56-5)[6]。

FNH样病变也被认为是HSOS的晚期表现之一,可以发生在奥沙利铂化疗之后。其发生机制尚不清楚,可能与NRH的发病机制部分相似。奥沙利铂诱导的FNH样病变很常见,而且约42%的患者在随访期间可出现病灶增大[6]。临床上,从奥沙利铂化疗结束到发现新的FNH样病变,中位时间约为47.6个月(10~120个月),相比之下,结肠癌发生肝转移的间

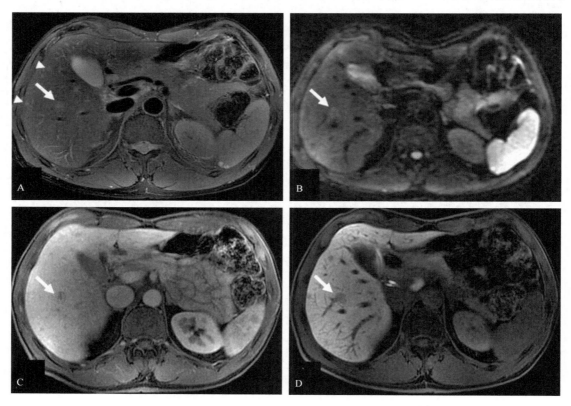

图56-4   FOLFOXIRI化疗相关的肝紫癜病MRI图像特征[6]

成年男性患者,结肠癌肝转移,接受左亚叶酸-5-FU-奥沙利铂-伊立替康(FOLFOXIRI)新辅助化疗以及贝伐珠单抗治疗。化疗后,在肝实质内出现多个小病灶(三角箭头所指),最大的位于肝5段(长箭头所指)。T2WI-MRI(A)显示病灶轻度强化,DW-MRI图像显示轻度弥散受限,b值为1 000 s/mm²(B)。钆塞酸二钠增强MRI扫描显示,门静脉期(C)病灶呈非均质性增强;肝胆期(D)呈低信号区。肝5段较大病灶肝活检证实为肝紫癜病

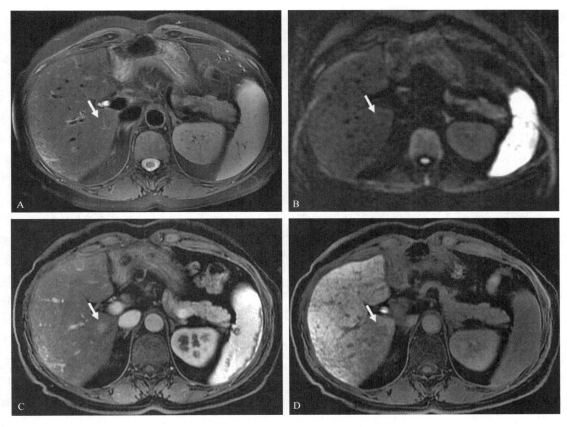

图 56-5　FOLFOXIRI 化疗相关的 NRH 的 MRI 图像特征[6]

成年女性患者,结肠癌肝转移,接受左亚叶酸-5-FU-奥沙利铂-伊立替康(FOLFOXIRI)新辅助化疗后,在肝 7 段出现一个厘米级病灶(箭头所指)。该病灶在 T2WI-MRI 图像(A)不可见,在 b 值为 1 000 s/mm² 的 DW-MRI 图像中(B)也不明确可见。钆塞酸二钠增强 MRI 扫描显示,动脉期(C)呈高信号。而在肝胆期(D)则呈轻度低信号,与周围肝实质信号不易区别;肝实质明显的不均质性提示 HSOS。这些特征符合 NRH 病变

隔则短得多。在 MRI 图像上,FNH 样病变在动脉期常表现为强增强,而在门脉期和延迟期则衰减至信号强度与周围肝实质相近。不到 50% 的病例可出现病灶中心的瘢痕。钆塞酸和钆贝葡胺增强 MRI 检查显示,在肝胆期 FNH 样病变通常为等信号至高信号,这是因为 FNH 样病灶中 OATP1B3 的表达与背景肝实质相似或更强。此外,高达 50% 病例的 FNH 样病灶可出现特征性的周围高信号而中心低信号的甜甜圈状强化(图 56-2)[26],而肝转移瘤与此明显不同,在肝胆期呈低信号,这种差异有助于两者之间的鉴别。

4. 化疗药物 DILI 与肿瘤侵犯性肝脏所致生化指标异常之间的鉴别　肿瘤化疗药物引起的 DILI,应注意与肿瘤广泛侵犯肝脏所致的肝脏生化指标异常进行鉴别。肿瘤侵犯或影响肝脏在临床上最常见于以下情况:① 结直肠癌和肺癌等肿瘤在肝脏广泛转移,进行破坏肝组织;② 白血病和淋巴瘤等血液系统肿瘤,易对肝脏造成弥漫性侵犯;③ 肝内或肝外的肿瘤导致胆道梗阻。因此,对于接受化疗等治疗的肿瘤患者,若出现肝脏生化指标异常,应当通过详细的病史调查、相关实验室检查、B 超/CT/PET-CT/MRI 等影像学检查加以鉴别,必要时应进行肝活检病理检查。准确的鉴别诊断是下一步采取正确治疗措施的关键前提。

5. 不同化疗药物所致 DILI 之间的鉴别　临床上不仅要注意每种化疗药物各自的肝毒性,也要注意多种化疗药物联合用药的肝毒性问题。① 特别重视辨别联合化疗方案中哪种或哪些药物与 DILI 相关;② 注意这些药物的肝毒性是否存在叠加;③ 考虑联合化疗方案中的不同药物是否可能存在药物相互作用(DDI)而引发新的肝毒性。警惕和慎重对待这些问题,对于肿瘤化疗方案的优化调整十分重要。

6. CILI 与其他抗癌药物所致 DILI 的鉴别　化疗药物所致的 DILI 需要与 ICI 相关的肝损伤、分子靶向药物所致的肝损伤以及中草药等辅助用药所致的肝损伤进行鉴别。当这些药物联合应用并且出现肝损伤时,需要通过分析不同药物加入使用的时间、药物的理化性质和生物学活性、药物既往肝毒性信息(潜

伏期和损伤模式等）、本次肝损伤的临床特点等资料进行综合分析，从而尽可能准确辨识肝毒性药物，做好合理处置。

7. 移植物抗宿主病（GVHD）与 DILI 之间的鉴别 沙利度胺、来那度胺和泊马度胺是一类免疫调节剂和抗肿瘤药物，主要用于治疗多发性骨髓瘤。这些药物可引起较低概率的血清氨基转移酶升高，罕见情况下可引起临床上严重的肝损伤[30]。值得注意的是，这些药物还可能增加自体或异体 HSCT，以及肝脏、肾脏和心脏移植后发生 GVHD 风险。GVHD 偶尔可表现为急性肝炎，类似于肝细胞损伤型 DILI。这需要综合病史、用药史、免疫学指标、肝组织检查、试探性免疫抑制治疗等多种信息加以鉴别[30]。

五、治疗

化疗药物相关 DILI 的治疗遵循所有 DILI 治疗的一般性原则（详见第 32 章）。需要特别强调的是，一旦发生化疗药物相关的 DILI，首先应当充分权衡停药导致肿瘤进展和继续用药可能导致肝损伤进一步加重这两种风险之间孰轻孰重[11]。由于某些化疗药物相关的 DILI 并不严重，继续用药有可能并不导致 DILI 的迅速进展，甚至还可能产生一定程度的适应性，因此在化疗期间发现轻度肝功能异常时不必匆忙停药。但应加强监测，一旦发现肝损伤迅速进展，应果断停药并采取适当的抗炎保肝治疗措施。为此，要对肝损伤的程度和进展趋势进行合理的判断。

六、预后

化疗药物相关的 DILI，其预后随 DILI 的种类和严重程度，以及患者体质状况和基础疾病的不同而异。通常，大多数以肝酶升高为主的化疗药物相关的 DILI，在及时停用化疗药物和应用适当的抗炎保肝利胆治疗后，肝脏生化指标常可得到顺利恢复。伴有轻到中度黄疸的化疗药物相关的 DILI，其住院时间相对延长，肝脏生化指标的恢复需要更长的时间。少数化疗药物相关的 DILI 可能发展至 ALF 甚至死亡。由化疗药物引起的肝脂肪变性和 CASH，在停用相关药物后，多可在数周至数月内获得改善[11]。化疗药物相关的 HSOS 的预后，与药物剂量、疗程、发现及停药是否及时、是否给予适当的抗凝治疗等因素相关。

七、预防

对化疗药物相关 DILI 的预防，着重应做好如下几点。

（1）选用抗肿瘤效果好且肝毒性等不良反应风险小的化疗药物和方案，化疗控制在适当的疗程，并在化疗过程中加强对肝脏生化指标的监测，是预防化疗药物相关 DILI 的基本原则。

（2）在制订化疗方案前，既要考虑肿瘤的来源、组织学类型和特定的基因多态性，也要详细了解患者既往有无 DILI 病史、既往引起 DILI 的可能药物等。如果既往已经接受过某种化疗方案治疗，应注意识别这些化疗方案的特定肝脏风险，并作为引入新的化疗方案种类和具体时间的参考。

（3）在化疗前应详细排查 ALD、慢性乙型肝炎（CHB）、慢性病毒性肝炎（CHC）、血色素沉着症、其他罕见肝病等基础肝病，充分评估患者肝功能和肝脏影像学特点，分析可能诱导或加重化疗药物肝毒性的因素。例如，可通过肝脏弹性检测等非侵入性措施评估肝纤维化和脂肪肝是否存在及其程度；必要时需要进行肝活检，特别是对于化疗药物的应用存在肝脏相关禁忌证的情况下。对于 CHB 患者，在化疗前即应开始口服抗病毒药物；即使是 HBsAg 阴性/抗-HBc 阳性的患者，应用利妥昔单抗（rituximab）等具有强大免疫抑制作用的药物时，也需注意及时进行预防性抗病毒治疗。

（4）在化疗前，尤其是在应用具有 CASH 风险的化疗方案前，对所有患者都应筛查代谢异常相关的危险因素，如脂肪性肝病、超重、肥胖、血脂异常、糖尿病、高血压病等。若有这些情况，则在选择化疗方案时，应尽量控制或避免选用可能引起或促进肝脂肪变性和 CASH 的化疗方案。若必须应用此类药物，则应尽量选用能够起到适当抗肿瘤效果的最小剂量，并在治疗过程中加强监测。也应注意评估常规治疗药物中是否存在可能诱发脂肪变性或脂肪性肝炎的药物，这些药物作为潜在的混淆因素可能会影响对化疗药物肝毒性的判断。

（5）控制化疗周期，避免过度化疗。有小样本研究显示，与术前化疗<6 个周期相比，术前化疗≥6 个周期可增加术后 CASH 的发病率，术前化疗≥6 个周期和<6 个周期的患者 CASH 发病率分别为 54%（13/24）和 19%（4/21），有显著性差异。另一项研究提示，5-FU 化疗≥12 个周期的患者，与化疗<12 个周期的患者相比，无论是否使用奥沙利铂，需要二次手术的风险增加，住院时间更长。因此，目前认为，在有限肝毒性可控的情况下，达到最大抗肿瘤效果的保护性化疗最长疗程不宜超过 4 个月[11]。

（于乐成　陈成伟）

第 2 节　烷化剂类抗肿瘤药物与肝损伤

烷化剂(alkylating agents)又称烷基化剂、生物烷化剂(bioalkylating agents),是一类化学性质高度活泼的化合物,是最早发现的细胞毒类抗肿瘤药物,也是细胞周期非特异性药物,能杀伤静息期和分裂期的细胞,但大多数烷化剂对处于增殖状态的细胞的抑制或杀伤活力更强。烷化剂类药物抗癌机制相似,能在体内能形成碳正离子或其他具有活泼亲电性的烷化基团,进而与细胞的 DNA、RNA、蛋白质(特别是酶)等生物大分子中富含电子的化学基团(如氨基、巯基、羟基、羧基、磷酸基等)发生共价结合,影响这些生物大分子的结构和功能,从而使其丧失活性,导致肿瘤细胞死亡。例如烷化剂可使 DNA 发生断裂、错配或链内和链间的交叉连接,从而干扰 DNA 的转录和复制功能,使细胞的分裂增殖受到抑制和(或)引起细胞死亡[31]。烷化剂的这种化学性质使得其在抑制或杀灭肿瘤细胞的同时,对正常组织细胞(包括肝脏细胞)也可能产生相应的毒副作用。烷化剂种类较多,根据其结构特点大致可分为双氯乙胺类(氮芥类)、乙撑亚胺类、亚硝基脲类、甲磺酸酯及多元醇类、三嗪类和四嗪类、肼类、其他类烷化剂[31]。铂类化合物也可归为烷化剂,但其化学结构独特,因此另行单列叙述。

一、双氯乙胺类(氮芥类)烷化剂的肝毒性

需在体内转变为乙撑亚胺中间体才能发挥烷化剂作用。

(一)二氯甲基二乙胺(双氯乙基甲氨)

1. 背景知识　二氯甲基二乙胺(mechlorethamin, chlormethin, mustine)也称双氯乙基甲胺(HN2),是一种氮芥(NM),分子式为 $C_5H_{11}Cl_2N$(图 56-6)。

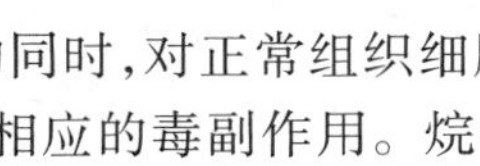

图 56-6　二氯甲基二乙胺(氮芥)的化学结构式

HN2 可引起 DNA 的修饰和交联,从而引发细胞程序性死亡(细胞凋亡),抑制快速分裂细胞的 DNA、RNA 和蛋白质的合成。HN2 是目前氮芥类药剂中活性最强的烷化剂,在 1949 年被美国批准上市应用,临床应用已达 70 多年,主要用途是作为

MOPP 方案的组成部分,与长春新碱(vincristine)、丙卡嗪(procarbazine)和泼尼松(prednisolone)联合用于治疗慢性霍奇金病和淋巴瘤(淋巴肉瘤);此外也可与其他抗肿瘤药物联合用于治疗白血病、肺癌、真性红细胞增多症。当前,HN2 主要被制成局部凝胶,用于治疗皮肤 T 细胞淋巴瘤和蕈样真菌病[32]。

由于 HN2 对局部组织有刺激作用,并能引起胃肠道不耐受,因此过去数十年来一般采用静脉注射给药,推荐剂量随适应证、患者年龄和体重而不同。通过对 HN2 的化学结构进行改良,已获得同样有效,但更稳定、更安全、耐受性更好的烷化剂,如环磷酰胺(CTX)、异环磷酰胺(ifosfamide)、苯丁酸氮芥(chlorambucil)和美法仑(melphalan)等,HN2 的静脉用药已逐渐被这些药物取代[32]。

HN2 与其他烷化剂有相似的副作用,包括恶心、呕吐、腹泻、脱发、瘙痒、骨髓抑制和皮疹等[32]。

2. 肝脏毒性　HN2 的肝毒性风险在 LiverTox 网站中被列为 E 级"不可能导致 DILI",下文同此注释)。

迄今尚未发现 HN2 与临床明显的急性损伤相关。但 HN2 与其他抗肿瘤药物联合静脉应用时,在治疗周期中出现血清氨基转移酶水平轻度和短暂性升高并不罕见(也并不十分多见),但 HN2 在其中所起的作用从未得到充分阐明[32]。由于肝酶升高通常是轻度和短暂的,不伴明显症状,因此很少需要调整 HN2 的剂量。曾有报道在 MOPP 方案治疗后出现 HSOS,但主要见于有 HSOS 其他风险因素的患者,如全身放疗或在 MOPP 方案治疗之前已应用过其他抗肿瘤方案。局部应用 HN2 尚未发现可导致肝损伤,尽管 HN2 全身吸收的可能性仍使人们担忧 HN2 相关肝脏不良事件。对骨髓毒性和血浆药物浓度的仔细分析,未能证明适当使用 HN2 皮肤凝胶可导致其显著吸收的任何证据[32]。

HN2 肝毒性的潜在机制可能与其他烷化剂相似,属于直接细胞毒性,主要针对快速分裂的细胞。但高剂量 HN2 可能也会损伤其他细胞,如肝窦内皮细胞或肝细胞[32]。

虽然应用 HN2 治疗很少出现包括 HSOS 在内的肝损伤。但需注意,HSOS 的严重程度差别很大,可以是短暂的轻症性肝损伤,也可能是迅速发生的致命性 ALF。如果发生 HSOS,应及时停药,在对症支持治疗的基础上,及时采取包括抗凝在内的各种必要措施进行治疗,避免肝损伤进一步加重。对此类患者,应注意避免再次应用 HN2,以防快速发生更严重的肝损伤[2]。

（二）苯丁酸氮芥

1. 背景知识　苯丁酸氮芥（chlorambucil）的分子式为 $C_{14}H_{19}Cl_2NO_2$（图56-7）[33]。

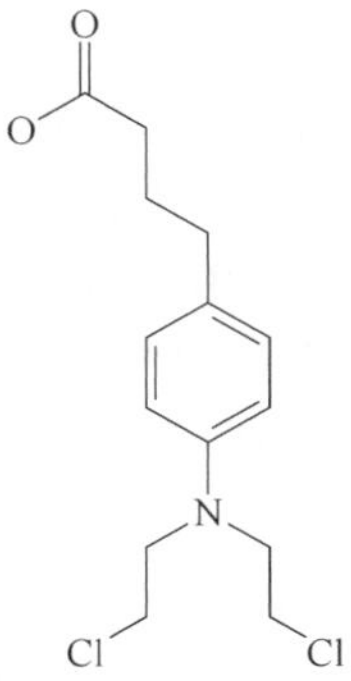

苯丁酸氮芥作为一种氮芥类烷化剂，其作用机制与其他氮芥类药物相同，主要引起 DNA 链的交联，从而影响 DNA 的功能。而谷胱甘肽 S-转移酶（GST）活性增加可导致机体对苯丁酸氮芥耐药。苯丁酸氮芥进入人体内后，丙酸侧链在 β-位氧化成苯乙酸氮芥，其抗肿瘤作用低于原药苯丁酸氮芥，但脱氯乙基作用缓慢，所以作用时间较长。临床上主要用于治疗慢性淋巴增生性疾病，特别是作为慢

图 56-7　苯丁酸氮芥的化学结构式

性淋巴细胞性白血病（CLL）的基础化疗方案，其适应证包括霍奇金病、非霍奇金淋巴瘤、晚期弥漫性淋巴细胞性淋巴瘤及放疗后复发者、瓦尔登斯特伦巨球蛋白血症，也可用于晚期乳腺癌、卵巢癌等的治疗。

苯丁酸氮芥的严重不良反应有皮肤过敏、中毒性表皮坏死松解症、急性白血病、白细胞减少症、骨髓抑制、中心粒细胞减少症、全血细胞减少症、过敏反应、癫痫发作、幻觉、不孕不育、间质性肺炎、肺纤维化等。其说明书明确指出，苯丁酸氮芥主要在肝脏代谢，肝功能明显异常者应减少剂量[34]。

2. 肝脏毒性　截至 2024 年 1 月，在 PubMed 数据库中并未检索到有关苯丁酸氮芥相关肝损伤的信息，在 LiverTox 网站中也没有关于苯丁酸氮芥肝毒性的介绍。

在万方等数据库中仅检索到 1 篇病案报道，患者 79 岁，男性，有慢性乙型肝炎病史 40 余年，平素肝功能无明显异常，间断服用保肝药物，入院诊断考虑乙型肝炎肝硬化、ACLF。有 CLL 病史 13 年，入院的前 3 年口服瘤可然（苯丁酸氮芥片）2 mg/次，隔日 1 次，未服用乙肝抗病毒药物。入院后查 HBV DNA 高达 1.06×10^8 U/mL，HBsAg、抗 HBe 和抗 HBc 阳性，未发现其他可导致严重肝损伤的病因。虽经恩替卡韦抗病毒、保肝、降酶、利胆等治疗，但患者最终仍死亡。该病案报告认为服用苯丁酸氮芥片可引起慢性乙型肝炎患者 HBV 再激活[34]。

（三）环磷酰胺

1. 背景知识　环磷酰胺（CTX）分子式为 $C_7H_{15}Cl_2N_2O_2P$（图56-8）。

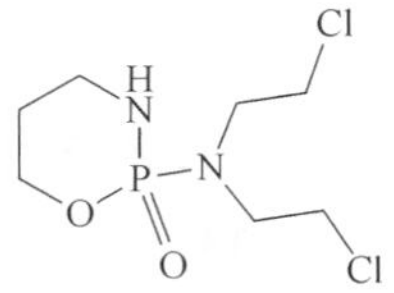

图 56-8　环磷酰胺的化学结构式

CTX 是一种人工合成的氮芥样烷化剂，1959 年首先在美国批准使用，剂量通常为 $1 \sim 5$ mg/（kg·d）。CTX 需在肝内转化为活性中间代谢产物，从而发挥对 DNA 分子中嘌呤碱基的修饰和交联作用，进而抑制 DNA、RNA 和蛋白质分子的合成，导致处于快速分裂状态的靶细胞死亡。目前用于：① 治疗恶性肿瘤，包括急性和慢性淋巴细胞白血病、霍奇金淋巴瘤和非霍奇金淋巴瘤、真菌样皮炎（一种罕见的皮肤 T 淋巴细胞瘤）、恶性组织细胞增多症、多发性骨髓瘤、乳腺癌、宫颈癌、卵巢癌、睾丸癌、头颈部肿瘤、肺癌、软组织肉瘤、神经母细胞瘤、视网膜母细胞瘤等；② 严重的自身免疫性疾病，如对常规治疗无反应的微小病变肾病综合征等；③ 偶尔也用于预防器官移植后的排斥反应[35]。

CTX 可引起多种不良反应，常见副作用有脱发、恶心、呕吐、腹泻、胃肠道不适、膀胱炎、口腔溃疡、骨髓抑制、血清肝酶水平升高等；少见但严重的不良事件包括严重肝损伤、严重中性粒细胞减少症、败血症、心脏毒性、出血性膀胱炎、胚胎-胎儿毒性、继发性恶性肿瘤等[35]。

2. 肝脏毒性　CTX 的肝毒性在 LiverTox 网站中被列为 B 级（"极有可能导致 DILI"，下文同此注释）。

实际上，CTX 的肝毒性在临床上差异很大。最常表现为无症状性、轻度一过性血清氨基转移酶升高，这种情况可见于多达 43% 的接受 CTX 治疗的恶性肿瘤患者，通常不需要进行剂量调整。标准剂量的 CTX，很少引起临床显著的肝损伤。在 CTX 服用剂量较大或静脉用药时，肝酶水平的升高更为常见。在少数病例，CTX 可引起较为明显的急性肝损伤（ALI），血清肝酶显著升高伴胆红素水平升高，此时需要减少剂量或终止 CTX 治疗。根据少数病例报道，肝损伤多在应用 CTX $2 \sim 8$ 周内发生，通常表现为肝细胞损伤性 DILI。免疫超敏和自身免疫特征很罕见。大多数 CTX 相关性肝损伤呈自限性，在停药后 $1 \sim 3$ 个月内可恢复，但也有导致致命性肝损伤的报道。亦有 CTX 再用药后再次出现肝损伤的病例报道[35]。

值得高度重视的是，高剂量 CTX 作为癌症化疗方案的一部分，或作为骨髓造血细胞移植前的骨髓清

除治疗方案联合全身放疗或白消安治疗,可诱发急性 HSOS/HVOD,严重时可导致肝细胞大片坏死,出现 ALF 甚至导致患者死亡。HSOS/HVOD 通常发生在骨髓清除处理后 10~20 d,其特征是突然腹痛、体重增加、腹水、血清氨基转移酶(和乳酸脱氢酶)水平明显升高,随后出现胆红素水平升高等严重肝功能障碍表现。HSOS/HVOD 的严重程度从短暂的自限性损伤到发生 ALF 不等。通常根据用药史、腹部压痛、肝大、体重增加、腹水及黄疸等临床特征和 CT/MRI 影像检查结果做出 HSOS/HVOD 的诊断。肝活检在这种情况下通常是禁忌的,因为骨髓细胞移植后常存在严重的血小板减少症[35]。

目前对 CTX 的肝毒性机制尚不十分清楚。CTX 被肝脏的细胞色素 P450 系统广泛代谢,目前已鉴定出 150 多种代谢产物,但这些代谢产物的药代动力学和毒性尚未明确。HSOS/HVOD 的发生可能是由于 CTX 和(或)其代谢产物对肝窦内皮细胞的直接毒性效应(direct toxic effect),导致肝窦内皮细胞坏死并脱落至肝窦内,引起肝窦和肝小静脉的阻塞(obstruction)或闭塞(obliteration)[35]。文献中有将 CTX 的肝毒性称为"特异质性"肝毒性(idiosyncratic hepatoxicity)的提法,可能是一种不够严谨的描述[35],因为从目前资料来看,CTX 主要表现为直接肝毒性或固有肝毒性(intrinsic hepatoxicity)。CTX 与其他烷化剂是否存在交叉肝毒性反应,目前亦不明确。

对 CTX 引起的肝损伤(包括 HSOS/HVOD),目前尚无特效疗法。治疗措施主要是对症支持治疗、抗凝治疗和避免进一步损伤。去纤维蛋白多核苷酸(去纤苷,defibrotide)被批准用于治疗骨髓造血细胞移植前的骨髓清除处理后发生的严重 HSOS/HVOD 伴肾功能或肺功能衰竭,但其疗效尚不确切。如若发生临床显著的肝损伤,则应尽可能避免再次应用 CTX[35]。

(四) 异环磷酰胺

1. 背景知识　异环磷酰胺(IFO)的分子式与 CTX 一致,为 $C_7H_{15}Cl_2N_2O_2P$,但化学结构式存在差异(图 56-9)。

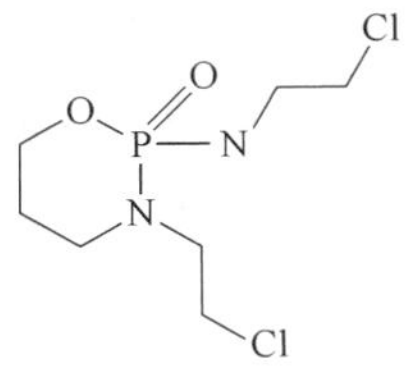

图 56-9　异环磷酰胺的化学结构式

IFO 是 CTX 的合成类似物,是一种烷化剂,能引起 DNA 链内和链间交联,干扰 DNA 复制和 RNA 产生,导致癌细胞凋亡;同时,IFO 的活性代谢产物可上调 ROS 的产生,导致 DNA 的不可逆性损伤和蛋白质合成的中断。作为一种细胞毒、细胞周期非特异性抗肿瘤药物,IFO 可用于治疗肉瘤、淋巴瘤、胸腺癌、肺癌、睾丸肿瘤、复发或转移性宫颈癌、卵巢癌、晚期膀胱癌等[36,37];目前美国 FDA 只批准 IFO 用于治疗睾丸生殖系肿瘤[37]。

尽管 IFO 与其他毒性烷化剂相比,患者耐受性相对较好,但仍可导致多种能够威胁生命的不良反应,毒性反应与剂量相关。IFO 的不良反应及发生率:① 肠胃道反应,如恶心、呕吐(超过 50%)、腹部痉挛、厌食,因此通常建议在治疗时大量饮水,并服用止吐药物;② 皮肤损伤,其中 90% 的患者出现脱发;③ 脑病(15%);④ 骨髓抑制,可出现白细胞减少、贫血、血小板减少(30%~50%);⑤ 肾损伤,是 IFO 最常见的不良反应之一,包括急性肾损伤、间质性肾炎、出血性膀胱炎、范可尼综合征(Fanconi syndrome)等;单独使用时 90% 的患者可出现血尿;⑥ 代谢性酸中毒(30%);⑦ 心律失常(低于 10%);⑧ 程度不等的肝损伤(约 3%)[37]。

IFO 主要经肾脏清除,其剂量需要根据肾功能进行调整。IFO 的有毒代谢物丙烯醛和氯乙醛,是引起 IFO 器官毒性的主要因素。肾脏中 CYP3A4 和 CYP3A5 是导致 IFO 毒性存在个体差异的重要原因。早期肾损伤之后,可继发严重的多器官中毒性损伤;重复高剂量给药诱导一种器官衰竭,可能引发后续其他器官的衰竭[36]。

2. 肝脏毒性　IFO 引起肝功能异常较少见,发生率仅约 3%。肝损伤的严重程度可从轻度肝酶升高,到引起 HSOS 并出现大块致命性肝坏死[37]。

有研究显示,IFO 并不导致线粒体功能的有害改变、线粒体肿胀、脂质过氧化活性氧基团(ROS)的形成,也不引起从脑、心、肾和肝分离的线粒体膜电位(MMP)的崩溃。因此认为 IFO 不具有直接的线粒体毒性,单纯的线粒体功能障碍在 IFO 诱导的肝损伤的发病机制中不起主要作用。可能存在通过其他途径引起的 IFO 相关毒性代谢产物的增多[38]。

应用大鼠研究显示,IFO 可诱导大鼠肝脏发生氧化应激、炎症反应、DNA 损伤、细胞凋亡,引起大鼠肝损伤。桑里素(morin)是一种广泛存在于白莓和蔓越莓中的类黄酮,可通过抑制这些毒性反应,降低血清 AST、ALT 和 ALP 水平。桑里素有助于恢复超氧化物歧化酶(SOD)、过氧化氢酶(CAT)、谷胱甘肽过氧化物酶(GPX)的活性,促进谷胱甘肽(GSH)水平恢复,同时能降低 IFO 诱导的肝内丙二醛(MDA)水平[39]。

有研究应用 SD 大鼠(Sprague-Dawley rats)以单次和多次腹腔给药的方法对 IFO 的毒性进行评估。单剂 IFO(50 mg/kg)并不能诱导肝肾的病理改变。而在第 7 d 和第 28 d 连续给药,可出现较严重的肾毒性,血尿素氮和肌酐水平明显升高。肝脏的胆固醇合成相关基因、肾脏的肾功能衰竭相关基因在应用 IFO 后均受到明显影响。选择干扰素调控因子 7 作为肝肾病变的主要上游调控因子,发现其与泛素特异性肽酶 18、S-腺苷甲硫氨酸结构域 2、干扰素刺激基因 15 等靶基因存在相互作用[36]。

应用 IFO 期间,若出现严重的肝损伤应及时停药,并 CTX 所致肝损伤的治疗原则进行处理。

(五)美法仑

1. 背景知识　美法仑(melphalan, alkeran)是氮芥的苯丙氨酸衍生物,又称左旋苯丙氨酸氮芥、左旋溶肉瘤素,其分子式为 $C_{13}H_{18}Cl_2N_2O_2$(图 56-10)。

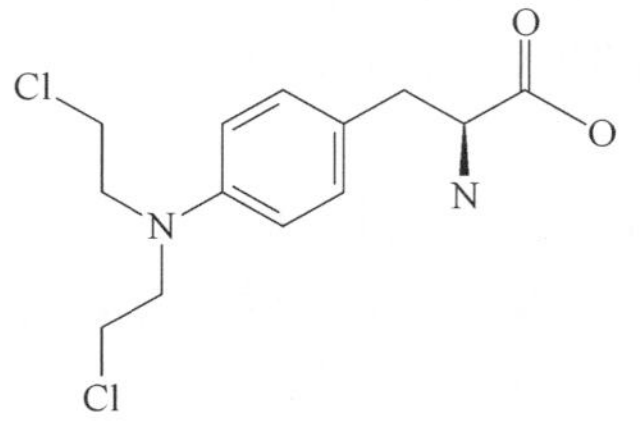

图 56-10　美法仑的化学结构式

作为一种氮芥类烷化剂,非细胞周期特异性细胞毒性抗肿瘤药,美法仑的作用机制与 CTX 和苯丁酸氮芥等烷化剂相似,能修饰和交联 DNA 双螺旋中的鸟嘌呤碱基,使得 DNA 链不能展开和分裂,抑制 DNA、RNA 和蛋白质的合成,快速分裂的细胞也因此不能分裂,并发生凋亡;美法仑也能抑制碱基的正确配对,导致 DNA 错误编码。美法仑于 1964 年在美国批准上市,可口服或静脉使用,与其他化疗药物联合用于治疗多发性骨髓瘤、晚期卵巢腺癌、部分晚期乳腺癌、部分真性红细胞增多症等疾病[40]。美法仑的推荐剂量随适应证、体重和肾功能状态而异。通常以 1~3 周为一个周期,两个周期之间间隔 2~4 周。

美法仑不良反应较多,与氮芥和其他烷化剂有共同的副作用,包括恶心、呕吐、腹泻、脱发、瘙痒、骨髓抑制、口腔溃疡、皮疹和过敏反应等。不常见但可能严重的不良反应包括不可逆的骨髓抑制、溶血性贫血、肺纤维化和间质性肺炎、过敏反应、肝毒性[40]。

2. 肝脏毒性　美法仑的肝毒性在 LiverTox 网站中被列为 B[H]级(高剂量时可能导致 DILI 损伤)[40]。

美法仑相关肝损伤的严重程度在临床上差异很大。标准剂量的美法仑没有引起临床明显肝损伤的报道,但可出现血清氨基转移酶水平的轻度、短暂性、无症状性升高,发生率并不高。然而,在高剂量静脉用药方案中,如在造血细胞(骨髓和干细胞)移植前的清髓治疗或其他肿瘤的局域治疗(详见下文)中使用高剂量美法仑,则血清肝酶升高的发生率较高,表现为血清 ALT、AST 和乳酸脱氢酶(LDH)水平的显著升高,而 ALP 仅轻微升高,提示属于肝细胞损伤性 DILI。最严重的情况是导致 HSOS,通常在清髓或高剂量治疗后 1~3 周内发病,临床上以腹痛、肝大、体重增加、腹水、进展性黄疸、凝血功能障碍等为特征,肝活检可见小叶中心坏死和充血、小静脉闭塞、肝窦内充满红细胞。HSOS 可导致 ALF,病死率很高。免疫超敏和自身免疫特征不明显[40]。

高剂量美法仑的使用也可见于肢体、实体器官甚至肝脏中不可切除肿瘤的局域治疗。例如,应用化疗药物进行离体肝热灌注,手术分离肝脏并灌注美法仑,同时使用或不使用肿瘤坏死因子或其他抗肿瘤药物。灌注通常持续至少 1 h,肿瘤消退率高,但肝毒性也高。如果并发严重的 HSOS、直接细胞毒性、高温或缺血性损伤,肝损伤可能是严重的甚至是致命的。至少 80% 的患者出现显著的 ALT 和 AST 升高[(5~20)×ULN],2/3 的患者出现暂时性黄疸[40]。

最后,美法仑是一种细胞毒性药物和免疫抑制剂,有导致乙型肝炎再激活的风险,虽然这种情况比较罕见,但可能是严重的甚至是致命的。乙肝再激活通常发生在 HBsAg 阳性的非活动性乙型肝炎患者中,但化疗前的血清 HBeAg 阴性,没有或只有低水平的 HBV DNA。乙肝再激活的特征是血清 HBV DNA 水平突然升高,ALT 随之升高,严重时出现黄疸和肝衰竭迹象。乙肝再激活也可发生在表现为 HBV 感染后康复的血清学模式的患者,这类患者在化疗前 HBsAg 和 HBV DNA 阴性,血清抗 HBc 阳性,抗 HBs 可阳性或阴性。这种情况被称为"反向血清学转换"(reverse seroconversion),表现为 HBV DNA 水平升高,随后 HBsAg 和血清肝酶水平升高。反向血清学转换导致的肝损伤往往是严重的。大多数由细胞毒性烷化剂(如美法仑)引起的乙型肝炎再激活病例,往往同时在接受高剂量皮质类固醇治疗,而皮质类固醇本身也可导致 HBV 再激活。两种免疫抑制剂联合使用,比单独使用更容易引起 HBV 再激活[40]。

美法仑的肝毒性机制可能是对肝窦内皮细胞的直接细胞毒性损伤，导致其死亡并掉落至肝窦内，引起肝窦和肝小静脉的阻塞。美法仑的细胞毒性和免疫抑制活性则是导致有 HBV 感染史的患者发生乙型肝炎再激活的原因。由于美法仑很少在肝脏代谢，因此没有关于美法仑与其他药物存在显著的药物间相互作用的报道[40]。

美法仑相关肝损伤的治疗，对于轻微和无症状的肝酶升高，通常不需要调整剂量。但如果发生 HSOS，特别是严重的 HSOS，则应高度重视和积极处理。对 HSOS 目前尚缺乏特异性药物治疗和预防，主要措施立即停药，避免继续用药加重 HSOS 进展和发生肝衰竭，适当抗凝治疗，积极的对症支持治疗[40]。

对于有 HBV 感染史的恶性肿瘤患者，应高度重视化疗后 HBV 再激发的预防。患者若需接受美法仑等药物进行全身化疗，则在化疗前即应筛查患者 HBsAg 和抗 HBc。若 HBsAg 阳性，则不论 HBV DNA 水平如何，化疗前均应开始给予替诺福韦或恩替卡韦等药物进行预防性抗 HBV 治疗。应给予预防，如果 HBsAg 阴性但抗 HBc 阳性，则应密切监测 HBV 感染标志物和肝脏生化指标，一旦发现 HBV 再激活的风险增加，即应及时给予抗病毒治疗[40]。

二、乙撑亚胺类烷化剂的肝毒性

1. 背景知识　乙撑亚胺类烷化剂主要有噻替派（硫替派，thiotepa），其结构与六甲蜜胺（altretamine）相似，分子式为 $C_6H_{12}N_3PS$（图 56-11）。

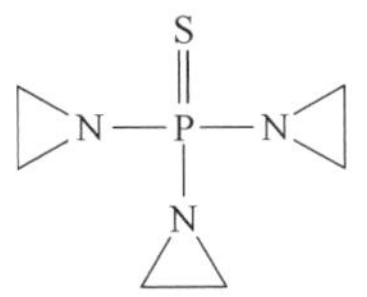

图 56-11　噻替派的化学结构式

噻替派需在体内代谢为替哌（tepa）才能发挥抗肿瘤作用。作为一种烷化剂，噻替派可对 DNA 链进行修饰和交联，从而抑制 DNA、RNA 和蛋白质的合成，导致快速分裂的细胞发生凋亡。噻替派于 1959 年在美国被批准上市。目前主要用于治疗乳腺癌、卵巢癌、霍奇金病，也用于局部治疗膀胱癌、肿瘤积液和恶性脑膜肿瘤。推荐剂量因适应证、给药途径和体重而异[41]。

噻替派与其他烷化剂有共同的副作用，如恶心、呕吐、腹泻、脱发、黏膜炎、骨髓抑制、皮疹和过敏反应等。不常见但具有潜在严重性的不良事件包括严重骨髓抑制、严重感染、败血症、出血和胚胎-胎儿毒性[41]。

2. 肝脏毒性　噻替派的肝毒性在 LiverTox 网站中被列为 D 级（"可能但罕见导致 DILI"，下文注释同此）[41]。

噻替派治疗期间，可出现一定概率的血清肝酶升高，但通常是轻度和自限性的，不需要因此而调整剂量。某些情况下也可引起临床明显的急性肝损伤，特别是在高剂量应用时。在大多数情况下，噻替派与其他已知可引起肝损伤的药物联合使用，因此噻替派对于肝损伤的具体作用尚不清楚[41]。

噻替派常与其他烷化剂联合用于骨髓造血细胞移植前的清髓处理，因此被认为与 HSOS 的发生有关。HSOS 通常在清髓或高剂量化疗药物治疗后 1~3 周发病，患者突然出现腹痛、肝大、体重增加和腹水，随后出现黄疸。血清肝酶升高的模式通常是肝细胞损伤型，血清 ALT、AST 和 LDH 水平显著升高，而 ALP 多为轻微升高；严重病例可出现凝血功能障碍和进展性急性肝衰竭。免疫超敏和自身免疫特征不常见。发生 HSOS 的患者病死率很高，肝活检显示小叶中心坏死和充血、小静脉闭塞、肝窦内充满红细胞。目前尚未发现噻替派可引起慢性肝炎或胆管消失综合征[41]。

噻替派引起肝损伤的机制可能与其他烷化剂相似，属于对快速分裂细胞的直接细胞毒性。高剂量时可损伤其他细胞如肝窦内皮细胞和肝细胞。尚不清楚噻替派是否可引发特异质型 DILI[41]。

噻替派相关肝损伤的治疗原则与其他烷化剂引起的肝损伤的治疗相似，包括及时停药，避免再次用药，合理的抗炎、保肝、利胆和对症支持治疗，对 HSOS 患者及时给予适当的抗凝治疗等。

三、亚硝基脲类烷化剂的肝毒性

（一）卡莫司汀

1. 背景知识　卡莫司汀（BCNU）又名双氯乙亚硝脲、卡氮芥，其分子式为 $C_5H_9Cl_2N_3O_2$（图 56-12）。

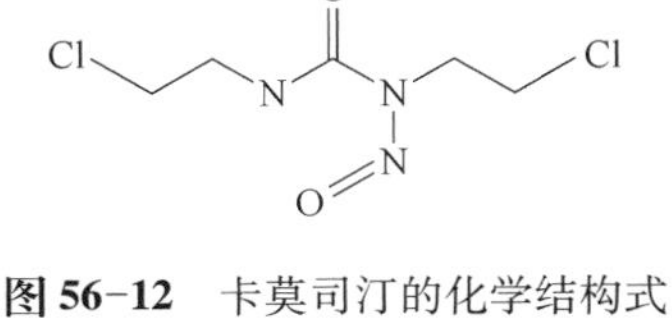

图 56-12　卡莫司汀的化学结构式

卡莫司汀为亚硝脲类烷化剂，属于周期非特异性药[42]。进入人体内后，经 OH^- 离子的作用，形成异氰酸盐和重氮氢氧化物。异氰酸盐使蛋白质氨甲酰化,重氮氢氧化物生成正碳离子使生物大分子烷化。异氰酸盐可抑制 DNA 聚合酶,抑制 DNA 修复和 RNA 合成。主要在肝脏代谢,代谢物在血浆中停留数日,仍有抗癌作用,且与蛋白结合后缓慢释放,作用持久。卡莫司汀与一般烷化剂无完全交叉耐药,其耐药与多药耐药基因关系不大。临床上主要用于脑瘤、恶性淋巴瘤、小细胞肺癌的治疗,对多发性骨髓瘤、恶性黑色素瘤、头颈部癌和睾丸肿瘤也有效。由于脂溶性高,可透过血-脑屏障,脑脊液浓度为血浆浓度的 50%～70%,故常用于脑瘤和颅内转移瘤的治疗。静脉注射按体表面积 100 mg/m^2,每日一次,连用 2～3 d;或每次 200 mg/m^2,每 6～8 周一次;溶入 5% 葡萄糖或生理盐水 150 mL 中,快速静脉滴注。

不良反应主要为消化道反应、迟发的骨髓抑制,在用药后 4～6 周时白细胞达最低值。对肝、肾功能也有不良影响。快速注射可致局部灼痛及潮红。

2. 肝脏毒性　卡莫司汀约可在 26% 的患者中表现出肝毒性,导致 AST、ALP、胆红素升高。有一项研究以 65 例复发性或晚期高级别胶质瘤(HGG)患者为研究对象。16 例患者接受卡莫司汀单药治疗(30 剂次或周期),49 例患者接受贝伐单抗(bevacizumab)联合卡莫司汀(80 剂次或周期)治疗。结果显示,两组血清 ALT 升高 1～2 级的发生率为 10%(3/30)和 17.5%(14/80),升高 3～4 级的发生率为 0% 和 6.25%(5/80);两组血清 AST 升高 1～2 级的发生率为 3.3%(1/30)和 6.25%(5/80),升高 3～4 级的发生率为 0% 和 1.25%(1/80);两组血清胆红素升高 1～2 级的发生率为 3.3%(1/30)和 3.8%(3/80),升高 3～4 级的发生率为 0% 和 1.25%(1/80)。总体上,肝损伤尤其是严重肝损伤的发生率并不高,卡莫司汀单药治疗组的肝毒性略低于联合用药组。两组之间的血液毒性及神经毒性的发生率和严重程度也无明显差异[43]。

(二)苯达莫司汀

1. 背景知识　苯达莫司汀(bendamustine)的分子式为 $C_{16}H_{21}Cl_2N_3O_2 \cdot HCl$(图 56-13)。

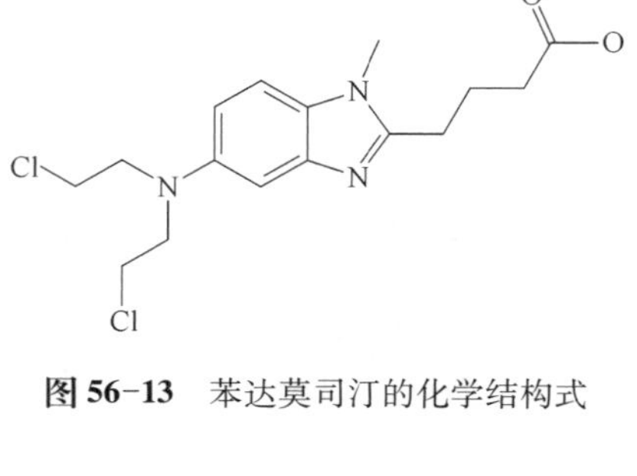

图 56-13　苯达莫司汀的化学结构式

苯达莫司汀是一种含有类嘌呤苯并咪唑环的双功能氮芥衍生物,可形成亲电的碱性基团,与富电子的亲核基团形成共价键,造成 DNA 链间交联。这种双功能的共价联结可通过多种途径导致细胞死亡,对静止期和分裂期细胞均有活性,属于周期非特异性细胞毒性抗肿瘤药物[44]。说明书推荐的适应证为利妥昔单抗或含利妥昔单抗方案治疗过程中或者治疗后病情进展的惰性 B 细胞非霍奇金淋巴瘤(NHL)。推荐剂量为每 21 d 为 1 个治疗周期,每个周期的第 1 d 和第 2 d 给药,每次给药剂量为 120 mg/m^2,静脉输注 60～120 min,最长至 8 个周期。剂量也应根据毒性反应等情况进行调整。

临床试验中出现的与苯达莫司汀相关的不良反应包括:恶心、呕吐、腹泻、疲乏、发热等。严重不良反应包括:骨髓抑制、急性肾衰竭、心力衰竭、肺纤维化、感染、严重过敏反应、肿瘤溶解综合征、皮肤反应(包括皮肤坏死)、电解质紊乱、肝毒性等。苯达莫司汀的活性代谢物 γ-羟基-苯达莫司汀(M3)和 N-去甲基-苯达莫司汀(M4)均经过 CYP1A2 形成。CYP1A2 抑制剂(如氟伏沙明、环丙沙星)有可能提高苯达莫司汀的血药浓度,降低苯达莫司汀活性代谢物血药浓度。CYP1A2 诱导剂(如奥美拉唑、吸烟)则可能降低苯达莫司汀血药浓度,升高其活性代谢物血药浓度。如果需要与 CYP1A2 抑制剂或诱导剂合并用药,应谨慎。

2. 肝脏毒性　在中国 NHL 临床试验中,ALT 升高率为 3%,AST 升高率为 2%,胆红素升高率为 2%。上市后已有与苯达莫司治疗相关的致死性严重肝损伤的病例报道。联合化疗、进展性疾病、乙型肝炎再激活为混杂因素。大多数肝毒性报道发生在开始治疗的前 3 个月内。

治疗方面,已经存在轻度肝损伤患者应慎用本品;中度肝损伤[AST 或 ALT 为(2.5～10)×ULN,总胆红素为(1.5～3)×ULN]或重度肝损伤患者(TBiL>3×ULN)患者应禁用本品。苯达莫司汀治疗前和治疗期间应监测肝功能指标。告知患者有发生肝功能异常、严重肝毒性,甚至出现肝衰竭的可能性。

(三)洛莫司汀

1. 背景知识　洛莫司汀(环己亚硝脲,lomustine)的分子式为 $C_9H_{16}Cl_1N_3O_2$(图 56-14)。

洛莫司汀是一种类似于卡莫司汀(BCNU)的口服烷基化剂,1977 年在美国被批准上市,常与其他抗肿瘤药物联合使用,用于治疗霍奇金病、非霍奇金淋巴瘤及脑癌等实体器官肿瘤。洛莫司汀在肝脏被

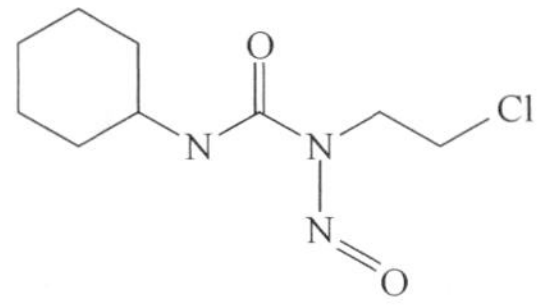

第 56 章 · 肿瘤化疗药物和内分泌治疗药物相关的肝损伤　501

图 56-14　洛莫司汀的化学结构式

CYP 系统广泛代谢[45]。与 CTX 一样，洛莫司汀需要在肝脏中激活，形成活性中间体，通过修饰和交联 DNA 中的嘌呤碱基，从而抑制 DNA、RNA 和蛋白质的合成，导致快速分裂细胞的发生凋亡。洛莫司汀还能与细胞蛋白质形成加合物。其推荐剂量依据年龄、体重和恶性肿瘤的情况而定。单次口服剂量为 $100\sim130\ mg/m^2$，每 6~8 周一次[45]。

洛莫司汀的毒性反应与其他烷化剂相似。常见副作用包括脱发、恶心、呕吐、腹泻、胃肠道不适、肾毒性、口腔溃疡、骨髓抑制等，肝毒性也有报道[45]。

2. 肝脏毒性　洛莫司汀的肝毒性在 LiverTox 网站中被列为 D 级[45]。

接受含洛莫司汀的抗肿瘤方案的患者中，有较高的比例可出现血清氨基转移酶和（或）ALP 水平的轻度、短暂性、自限性升高，通常无明显症状，不需要调整用量。有报道罕见情况下洛莫司汀也可引起临床明显的肝损伤。肝酶升高模式以胆汁淤积型肝损伤多见，通常在治疗 3~4 个月后发生。除此之外，其他临床特征尚未明确。与洛莫司汀联用的其他抗肿瘤药物往往也具有肝毒性，因此洛莫司汀与肝损伤的关系常难以评估。洛莫司汀通常不使用高剂量，也不被用于骨髓移植前的清髓处理，因此尚未发现其与 HSOS 有特别关联[45]。尚不清楚洛莫司汀引起的急性肝损伤是否与其他烷化剂有交叉敏感性。

（四）司莫司汀

1. 背景知识　司莫司汀（甲环亚硝脲，semustine），分子式为 $C_{10}H_{18}ClN_3O_2$（图 56-15）。

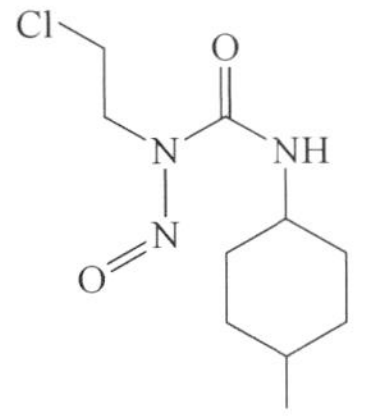

图 56-15　司莫司汀的化学结构式

司莫司汀为细胞周期非特异性药物，对处于G1-S边界或S早期的细胞最敏感，对 G2 期也有抑制作用。进入体内后，其分子从氨甲酰胺键处断裂为氯乙胺和氨甲酰基。氯乙胺进而解离形成乙烯碳正离子，发挥

烷化作用，使 DNA 链断裂，DNA、RNA 及蛋白质受合成受损。氨甲酰基变为异氰酸酯，或再转化为氨甲酸以发挥氨甲酰化作用，这主要与骨髓毒性有关；氨甲酰化也能破坏一些 DNA 和酶蛋白。司莫司汀与其他烷化剂并无交叉耐药性。司莫司汀对恶性黑色素瘤、恶性淋巴瘤、脑瘤、肺癌等有较好疗效；与氟尿嘧啶合用时，对直肠癌、胃癌、肝癌均有疗效。不良反应有倦怠、乏力、轻度脱发、迟发性骨髓抑制、胃肠道反应、肾损伤、肝损伤等。

2. 肝脏毒性　说明书中提及司莫司汀可引起肝功能异常，但 PubMed、LiverTox 等数据库中缺乏关于司莫司汀相关肝损伤的信息。肝、肾功能不全者慎用或禁用司莫司汀。

（五）尼莫司汀

1. 背景知识　尼莫司汀（ACNU）的分子式为 $C_9H_{13}ClN_6O_2$（图 56-16）。

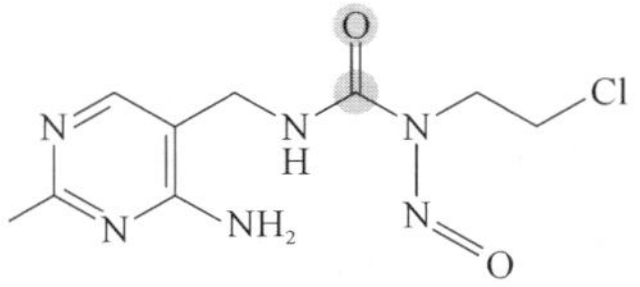

图 56-16　尼莫司汀的化学结构式

尼莫司汀属亚硝脲类烷化剂，能抑制 DNA 和 RNA 的合成。在肝、肾中的浓度高于血中浓度，在肿瘤组织中的浓度稍高于血中浓度。可通过血脑屏障。临床用于肺癌、胃癌、直肠癌、食管癌和恶性淋巴瘤等，可与其他抗肿瘤药物合并使用。

不良反应有食欲不振、恶心、呕吐、乏力、发热、皮疹、脱发、血清肝酶水平异常、迟缓性骨髓抑制等，局部渗漏可引起注射部位硬结及坏死。

2. 肝脏毒性　截至 2024 年 1 月，在 PubMed 和万方等数据中对尼莫司汀肝毒性的描述极少。根据尼莫司汀说明书，其对部分患者的肝功能有轻度影响，用药后 1~3 周可出现血清 ALT 和 AST 升高，一般 2~3 周后自然恢复。有严重肝功能损伤的患者禁用尼莫司汀。

（六）链脲菌素

1. 背景知识　链脲菌素（链脲佐菌素，STZ）是一种葡糖胺-亚硝基脲类烷化剂，分子式为 $C_8H_{15}N_3O_7$（图 56-17）。STZ 能通过葡萄糖转运蛋白（GLUT2）进入细胞，并对胰岛 β 细胞具有毒性，从而对胰岛 β 细胞产生选择性破坏作用，故常被用来制作糖尿病动物模型。1982 年美国 FDA 批准上市，用于治疗 GLUT2 阳性的胰腺神经内分泌瘤。注射 STZ 后，首

先在肝脏富集,然后从肾脏清除。但体外试验未发现 STZ 通过肝脏 CYP 系统代谢,因而其发生药物相互作用(DDI)的风险较小[46]。

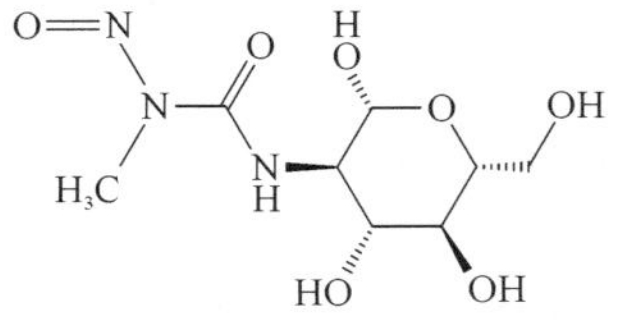

图 56-17 链脲菌素的化学结构式

2. 肝脏毒性 英国一项应用链脲菌素/氟尿嘧啶和链脲菌素/氟尿嘧啶/顺铂两种治疗胰腺神经内分泌瘤的随机对照临床研究显示,肝损伤的发生率在两组分别为 2% 和 3%;其他不良反应包括恶心、呕吐、嗜中性粒细胞减少、肾毒性等[46]。应用大鼠进行的动物实验显示,STZ 不仅可以诱导糖尿病、肾毒性,也可以引起血清 ALT 和 AST 的升高,表现出一定程度的肝毒性[46]。

四、甲磺酸酯类及多元醇类

(一)甲磺酸酯类(白消安)

1. 背景知识 甲磺酸酯类烷化剂主要是白消安(二甲磺酸丁酯),商品名马利兰,分子式为 $C_6H_{14}O_6S_2$(图 56-18)。

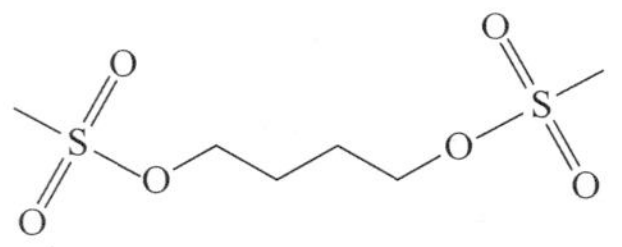

图 56-18 白消安的化学结构式

白消安是一种含有多个甲磺酸基的烷基磺酸类的烷化剂,在水溶液中被水解并形成活性碳离子,使得 DNA 被烷基化,从而抑制 DNA、RNA 和蛋白质的合成,产生较强的细胞毒性作用,导致快速分裂的细胞死亡。临床用于治疗慢性髓性白血病,同时也是一种肠外给药的骨髓清除剂,用于造血细胞移植(HCT)前的清髓处理[47]。白消安于 1954 年在美国被批准用于临床,至今仍在广泛使用。推荐剂量取决于疾病进程、患者年龄、体重和合并症。

白消安常见的副作用有疲劳、虚弱、头晕、口腔溃疡、咽炎、恶心、厌食、腹部不适和骨髓抑制等。

2. 肝脏毒性 白消安的肝毒性在 LiverTox 网站中被列为 A 级("可明显导致 DILI",下文注释同此)。通常是由于骨髓造血细胞移植前的清髓处理而给予高剂量药物所产生的直接毒性,极少是特异质型

DILI[47]。

白消安可引起多种形式的肝损伤[47-49]。首先,白消安治疗期间可出现短暂的、轻微的血清肝酶升高,发生率不太高,通常不需要调整剂量。其次,少数情况下可引起胆汁淤积性肝炎、NRH。再次,高剂量和应用于 HCT 前的清髓处理时,可能会导致严重和致命的 HSOS[47]。此外,新近有研究应用原代人肝细胞(PHH)和分化的 HepaRG 细胞研究显示,白消安在 HepaRG 细胞中可诱导脂质积累,但在 6 个不同批次的 PHH 中没有。在 HepaRG 细胞中,白消安损害 VLDL 的分泌,增加脂肪酸的摄取,并诱导内质网应激。转录组学分析和 GSH 水平下降,提示白消安诱导的脂肪变性可能与 GST 同工酶 A1 的高表达有关,该酶催化肝毒性硫阳离子偶联物的形成。与此相一致的是,GST 抑制剂依他尿酸和化学伴侣牛磺酸熊脱氧胆酸减轻了白消安诱导的 HepaRG 细胞中的脂质堆积,支持硫阳离子偶联物和内质网应激在促进脂肪变性中的作用。该研究提示不同的体外评价体系可能得出不一样的药物肝毒性评估结构,因此需要结合多种体系评估才能对药物是否具有某种肝毒性得出更准确的结论[48]。

长程口服白消安的患者,少数病例可出现临床明显的 ALI。肝损伤的发生通常是在服用白消安多年治疗后,血清肝酶升高的模式通常是胆汁淤积型肝损伤。但据报告,至少有 1 例患者因胆汁淤积型肝损伤而导致肝衰竭[47]。

长程应用白消安还与肝脏的 NRH 有关,这使得白消安治疗期间肝酶升高的解释问题复杂化。这种病变过程也会出现于抗代谢物(硫唑嘌呤、硫鸟嘌呤)治疗至少 6 个月后出现,通常表现为门静脉高压(静脉曲张、静脉曲张出血、腹水)和轻微的非特异性症状及血清肝酶升高。血小板减少症几乎总是存在,往往是存在门静脉高压的第一个迹象。NRH 通常在停止抗肿瘤或免疫抑制治疗后的几周到几个月内开始改善。然而,某些病例严重的门静脉高压可导致肝功能衰竭,特别是合并脓毒症或其他器官衰竭时[47]。

最重要的是,在 HCT 的准备过程中,大剂量静脉注射白消安联用全身放疗、CTX 或其他烷化剂,可导致 HSOS。HSOS 通常在 HCT 治疗后 10～20 d 发生,表现为腹痛、肝区压痛、腹腔积液引起的体重增加、黄疸等。在一些较新的改良方案治疗下,HSOS 可在 HCT 治疗后 30～75 d 出现。血清肝酶通常升高,典型的是血清 ALT、AST 和 LDH 水平显著升高,但 ALP 仅轻度升高。HSOS 病情严重时可导致肝功能衰竭,病

死率高达50%。血清ALT和胆红素水平显著升高提示预后不良,患者可能在数日至数周内死亡。而在自发恢复的病例中,可能残留纤维化或结节性再生。虽然发病时可能出现发热,但自身抗体和过敏表现并不常见。发生HSOS的危险因素包括高剂量白消安,联用CTX和全身放疗,以及存在慢性丙型肝炎等基础肝脏疾病。HCT术后HSOS的发生率为20%~50%;但近年来,由于改用不太激进的清髓方案,对药物剂量有更好的控制,以及丙型肝炎感染率的降低,HCT术后的HSOS发生率已明显下降[47]。

关于白消安的肝毒性机制,目前尚不十分清楚。白消安在肝脏广泛代谢,是否存在特异质性肝毒性机制有待研究。而HSOS可能是白消安和其他药物对肝窦血管内皮细胞的直接细胞毒性。NRH被认为是药物对肝脏小血管的损伤[47]。

白消安相关肝损伤的治疗,应根据肝损伤模式的不同而给予具体的处理。轻微而短暂的肝酶升高,不需要停用白消安。而临床明显的肝损伤,特别是严重的胆汁淤积、HSOS和肝衰竭,应及时停用白消安,给予对症支持、抗炎、保肝、利胆、抗凝(针对尚无明显出血倾向的HSOS)、血液净化(人工肝)、防治感染等治疗。新近有研究提示,吡非尼酮(pirfenidone)可抑制转化生长因子β₁(TGF-β₁)的表达,抑制肝星状细胞的激活和胶原的形成,从而保护白消安诱导的肝窦内皮损伤,缓解HSOS病情[49]。

(二)多元醇类烷化剂

多元醇类烷化剂主要是卤代多元醇,这类药物进入体内后会形成双环氧化物而产生烷化作用,主要有二溴甘露醇(DBM)和二溴卫矛醇(DBD)。两者结构相似,多方面表现为双功能烷化剂,但其作用机制通常具有抗代谢药的某些特征。DBM临床用于慢性粒细胞白血病、霍奇金淋巴瘤、真性红细胞增多症,药物说明书及文献数据库中均未见有关DBM肝毒性的描述。DBD主要用于治疗慢性粒细胞白血病、乳腺癌、肾癌等,少数患者可发生肝功能损伤。

五、三氮烯类和四氮烯类

(一)三氮烯类烷化剂

1. 背景知识　代表药物为达卡巴嗪(DTIC),是嘌呤生物合成前体5-氨基咪唑-4-酰胺的类似物,分子式为$C_6H_{10}N_6O$(图56-19)。

达卡巴嗪于1975年在美国获准使用,是一种细胞周期非特异性抗肿瘤烷化剂,在肝细胞内广泛代谢,产生具有烷基化活性的中间代谢产物如5-(3-甲

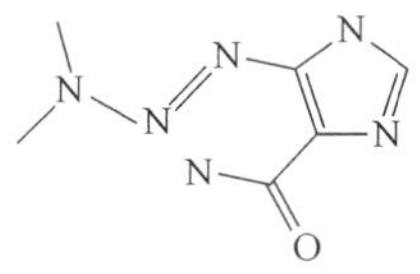

图56-19　达卡巴嗪的化学结构式

基三氮烯-1-yl)咪唑-4-酰胺(MTIC),导致DNA分子的甲基化修饰和交联,从而抑制DNA、RNA和蛋白质的合成;也是一种嘌呤类似物和抗代谢物。临床主要用于治疗转移性恶性黑色素瘤和霍奇金病[50,51]。目前适应证包括霍奇金淋巴瘤和转移性恶性黑色素瘤,通常与其他抗肿瘤药物联合使用。剂量随适应证和体重而异,通常静脉给药,2~4.5 mg/(kg·d)或150 mg/(m²·d),连用5~10 d,每3~4周为一个周期。

常见副作用有低血压、脱发、缺氧、恶心、呕吐、头痛、周围神经病变和流感样症状。罕见的潜在严重不良事件包括严重骨髓抑制、中性粒细胞减少、败血症、胚胎-胎儿毒性等,长期使用可致癌。

2. 肝脏毒性　达卡巴嗪的肝毒性在LiverTox网站中被列为B级[50]。

在含有达卡巴嗪的全身联合化疗过程中,血清ALT和AST水平的轻度和短暂性升高并不罕见,达卡巴嗪在这些异常中的作用尚不清楚,但这很少会导致对白消安的剂量进行调整[50]。

值得重视的是,临床病例报道显示,达卡巴嗪在某些患者可能引起严重和独特的肝损伤——急性HSOS,通常在治疗的第2或第3周期出现。患者通常会突然出现剧烈腹痛、血流动力学不稳定、血清氨基转移酶水平和凝血酶原时间迅速升高,迅速进展至暴发性肝衰竭,并在1~10 d死亡。肝活检及尸检显示肝小叶中心坏死伴肝窦及小、大静脉闭塞;在某些情况下,也可发现肝梗死;肝组织嗜酸性粒细胞浸润是常见的,外周血嗜酸性粒细胞也可能增加。与其他烷化剂不同,达卡巴嗪相关的HSOS与常规化疗剂量有关,而非与骨髓造血细胞移植前的清髓过程中使用较高剂量的达卡巴嗪有关。这种综合征现在很少报道,可能是因为使用达卡巴嗪的剂量较低[50]。

达卡巴嗪肝毒性的机制尚不十分清楚。临床和病理组织学特征提示是对LSEC的直接损伤,导致LSEC坏死并脱落至肝窦内,继而引起肝窦阻塞。也有认为这种损伤可能是免疫介导的,因为它通常发生在化疗的第2或第3周期,并伴有嗜酸性粒细胞增多。在某些病例,达卡巴嗪化疗的初始周期即可出现发热和嗜酸性粒细胞增多[50]。

一旦发生达卡巴嗪相关的HSOS,除了及时停药,

避免达卡巴嗪再刺激,以及遵循 HSOS 的一般处理原则外,有报道认为糖皮质激素对这种情况下的 HSOS 可能有益,但在绝大多数病例,当意识到发生达卡巴嗪相关的 HSOS 时,已处于致命性的肝衰竭状态。去纤苷被批准用于治疗骨髓造血细胞移植术后发生严重 HSOS 伴实质器官衰竭的患者,但尚未被特别批准用于治疗与达卡巴嗪相关的 ALF[50]。近年有研究显示,载有水飞蓟宾(SBN)的聚乳酸-羟基乙酸共聚物(PLGA)纳米颗粒静脉给药,能够改善白消安对体外培养的肝细胞的损伤,降低小鼠肝损伤模型的氨基转移酶水平,且不影响白消安的疗效[51]。

(二)四氮烯类烷化剂

1. 背景知识 代表药物为替莫唑胺(TMZ),分子式为 $C_6H_6N_6O_2$(图 56-20)。

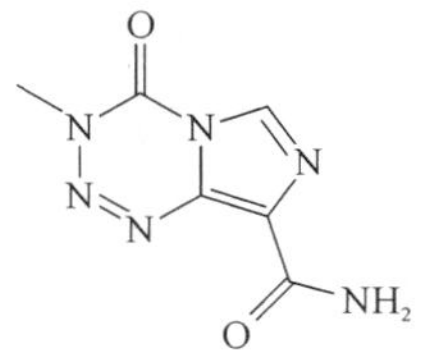

图 56-20 替莫唑胺的化学结构式

TMZ 于 1998 年在美国被批准上市。TMZ 并不直接发挥抗肿瘤作用,而是在生理 pH 状态下,TMZ 可迅速转化为活性产物 5-(3-甲基三氮烯-1-yl)咪唑-4-酰胺(MTIC),MTIC 具有细胞毒作用,能对细胞 DNA 分子上鸟嘌呤第 6 位氧原子和第 7 位氮原子进行烷基化(甲基化),从而发挥细胞毒作用,促进肿瘤细胞凋亡。TMZ 具有广谱抗肿瘤活性,特别是具有良好的中枢神经系统渗透性,是被批准用于治疗多形性胶质母细胞瘤(GBM)唯一的一线药物(与放疗联合使用)[52];此外也用于小细胞肺癌和恶性淋巴瘤等的治疗。通常以 150 mg/(m^2·d)为起始剂量,每日 1 次,头 5 d 连续给予,每 28 d 为一个治疗周期。若在第 29 d(第 2 周期给药的第 1 d),绝对嗜中性粒白细胞计数 $\geq 1.5 \times 10^9$/L,血小板计数 $\geq 100 \times 10^9$/L,应将 TMZ 剂量增至 200 mg/(m^2·d),反之则应适当减量。

TMZ 的主要不良反应包括恶心、呕吐、倦怠、血小板减少症、中性粒细胞减少症。由于 TMZ 与达卡巴嗪(DTIC)均代谢为 MTIC,故对达卡巴嗪过敏者也禁用 TMZ。

2. 肝脏毒性 TMZ 的肝毒性虽不很常见,但多个或系列案例报道显示 TMZ 可导致不同程度的肝损伤。从报道病例的肝脏生化指标异常的特点来看,以肝细胞损伤和胆汁淤积的混合型 DILI 最为常见[53]。

可从轻、中、重度血清 ALT 和 GGT 升高,到严重的胆汁淤积和胆管缺失综合征(VBDS),直至致死性 ALF。原有 HBV 感染史的患者,应用含 TMZ 的方案治疗一定时间后,可能出现乙型肝炎再激活,这既是一种特殊类型的间接型 DILI[54],也是一种免疫抑制诱导的乙型肝炎发作[55,56]。

一例 65 岁男性 GBM 患者接受 TMZ(75 mg/m^2)治疗(同时放疗),1 个月后出现严重的乏力和黄疸,ALT 1 128 U/L,GGT 1 325 U/L,ALP 458 U/L,TBil 7.96 mg/dL,排除其他肝损伤病因。停用 TMZ,并给予熊脱氧胆酸、S-腺苷甲硫氨酸、甲泼尼龙等治疗,但病情仍继续加重,ALT 最高达 2 322 U/L,GGT 2 074 U/L,ALP 780 U/L,TBil 25.28 mg/dL。肝活检显示严重小叶中心及小管胆汁淤积,肝脏结构保留。发病 3 周后,因并发金黄色葡萄球菌脓毒症而死亡[57]。

一例 58 岁非裔女性 GBM 患者,同时接受放疗和 TMZ 化疗。6 周后出现血清 ALT 升高和黄疸,肝活检显示存在药物诱导的胆汁淤积和胆管缺失。停用 TMZ 后,其 TBil 仍继续升高达峰值 36.8 mg/dL。再次肝活检显示存在严重的胆管缺失,符合 VBDS。经停用 TMZ,并给予 UDCA 和锌剂治疗,数月后肝脏生化指标逐渐恢复正常。此后患者经历 GBM 复发手术和放疗,未再使用 TMZ,肝功能保持平稳[54]。在美国 FDA 药物不良反应自动报告系统 2007—2010 年的数据库中,可检索到 16 例与 TMZ 相关的胆汁淤积性肝炎/胆汁淤积病例,但胆汁淤积的病程无从追溯。另有一份报告显示,TMZ 可引起了严重的持续性胆汁淤积,停用 TMZ 后不足 6 个月患者死亡[58]。

一例 65 岁 GBM 患者术后接受包含 TMZ、青蒿琥酯(ART)和中药(黄连、豨莶草、猪毛蒿、白鲜皮)的放化疗方案,以及标准辅助治疗(昂丹司琼、丙戊酸、左乙拉西坦、劳拉西泮、氯巴扎姆),出现 ALT 238 U/L、AST 226 U/L、GGT 347 U/L。作者认为肝损伤可能是由 TMZ、ART 和中药中的一种或多种药物所致,虽然无法确认肝损伤是由 TMZ 所致,但至少提示 TMZ 不宜与 ART 和中药联用[59]。

关于 TMZ 肝毒性的发病机制,可能以直接肝毒性为主,是否存在免疫特异质或代谢特异质机制目前尚不清楚。TMZ 与达卡巴嗪(DTIC)有所交集但又有明显不同。两者均可在肝脏被代谢并产生 MTIC,但 TMZ 更倾向于引起胆管细胞和肝细胞的损伤,临床表现及肝脏生化指标的变化提示混合型肝损伤,有限的肝活检资料未见 TMZ 对 LSEC 和肝小静脉有突出影响[54,57];而 DTIC 似更易损伤 LSEC,引起 HSOS,继而引起广泛肝细胞损伤甚至诱发 ALF[50]。鉴于两者均可在肝细胞内代谢产生 MTIC，而肝损伤模式却有较大差异，提示 TMZ 和 DTIC 虽然有 MTIC 这种共同的活性代谢产物，但其他代谢产物可能存在较大差异并可引起不同模式的肝损伤。

综上所述，TMZ 治疗期间应注意密切监测肝脏生化指标，必要时应当每周检查肝脏生化指标，并尽量减少经肝脏代谢药物的合并使用[54,57]。

六、肼类

1. 背景知识　此类烷化剂主要是丙卡巴肼（PCZ），分子式为 $C_{12}H_{19}N_3O$（图 56-21）。

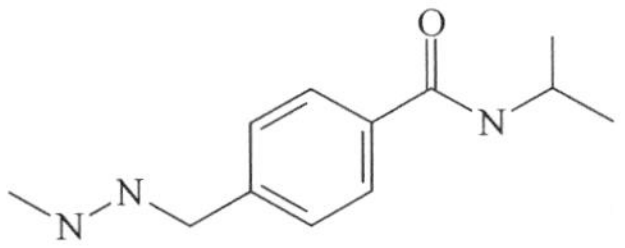

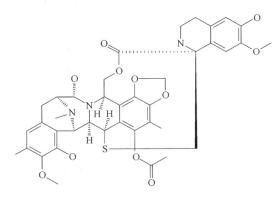

图 56-21　丙卡巴肼的化学结构式

PCZ 是一种甲基肼衍生物，在肝脏中被激活，产生具有高反应性的烷基化中间代谢产物，将 DNA 甲基化，导致 DNA、RNA 和蛋白质合成受抑和细胞死亡。PCZ 于 1969 年被批准在美国使用，迄今仍是治疗霍奇金淋巴瘤和非霍奇金淋巴瘤及脑癌的常用药物。PCZ 很少单独使用，常常是氮芥-长春新碱-丙卡巴肼-泼尼松、环磷酰胺-长春新碱-丙卡巴肼-泼尼松和丙卡巴肼-洛莫司汀-长春新碱等肿瘤化疗方案的重要组成部分。PCZ 通常以每日 100 mg/m² 体表面积，连用 10~14 d，每月或隔月为一个周期[60]。

PCZ 的常见副作用有脱发、缺氧、恶心、呕吐、头痛、周围神经病变、流感样疾病等；严重不良反应包括骨髓抑制、神经和肾功能障碍等[60,61]。

2. 肝脏毒性　PCZ 的肝毒性在 LiverTox 网站中被列为 D 级[60]。

PCZ 相关的肝损伤通常是轻度和自限性的，尚未发现 PCZ 与 ALF、慢性肝损伤和 VBDS 相关。在全身联合化疗过程中，血清 ALT 和 AST 水平的轻度和短暂性升高并不罕见，但 PCZ 在其中的作用通常不清楚。19% 或甚至超过一半的患者可出现血清 ALT 升高[60,61]，10%~20% 的患者 ALT≥5×ULN。然而，很少因为血清肝酶水平升高而需要进行剂量调整。也有报道含有 PCZ 的化疗方案可引起临床明显的肝损伤，伴发热和血清 ALT 水平显著升高，但不伴黄疸，但这种情况很罕见。有一病例报道描述了在第 2 个疗程的联合化疗中，患者出现自限性无黄疸性肝细胞

损伤，再次使用 PCZ（而不是其他抗肿瘤药物）后肝损伤复发[60]。

PCZ 的肝毒性机制尚不清楚，但可能是由于过敏反应所致。如果 PCZ 使用过程中出现血清 ALT 或 AST≥5×ULN，应暂停用药，直至 ALT 和 AST 恢复正常[60]。

七、其他烷化剂

（一）曲贝替定

1. 背景知识　曲贝替定（trabectedin）的分子式为 $C_{39}H_{43}N_3O_{11}S$（图 56-22）。

图 56-22　曲贝替定的化学结构式

曲贝替定是从加勒比海鞘（Caribbean sea squirt）或红树林被囊动物（mangrove tunicate）提取物中分离得到的一种自然海鞘素（ecteinascidin），是第 1 种从海洋动物中分离出来的药物。曲贝替定能与细胞 DNA 的小凹槽结合，允许鸟嘌呤的烷基化并导致 DNA 损伤，从而具有抗肿瘤活性，主要用来治疗软组织肉瘤，于 2014 年在美国被批准用于治疗晚期难治性脂肪肉瘤和平滑肌肉瘤。典型用法为每 24 h 1.5 mg/m² 体表面积，每 3 周输注一次。通常在用药前加用 20 mg 地塞米松[62]。

曲贝替定的副作用很常见，包括骨髓抑制、恶心、呕吐、腹泻、厌食、疲劳、周围水肿、呼吸困难和头痛等；严重的不良事件包括中性粒细胞减少性脓毒症、横纹肌溶解、心肌病、毛细血管渗漏综合征和胚胎-胎儿毒性等[62]。

2. 肝脏毒性　曲贝替定的肝毒性在 LiverTox 网站中被列为 D 级。曲贝替定治疗期间可引起高概率的短暂性肝酶水平升高，几乎所有应用曲贝替定治疗的患者均可出现血清氨基转移酶升高。血清氨基转移酶升高>5×ULN 的患者可达 20%~50%。地塞米松预处理似可降低血清肝酶升高的程度和频率。血清氨基转移酶在静脉输注曲贝替定后 2~5 d 升高，5~

9 d升至最高水平,通常在 3~4 周内降至基线值。ALP 和 TBil 的轻微升高也很常见。罕见引起临床显著的肝损伤伴黄疸[62]。另一方面,有基础肝病的患者出现脓毒症和多器官衰竭的风险增加,因此建议在曲贝替定治疗前和治疗期间密切监测肝脏生化指标。曲贝替定相关的严重肝损伤典型表现为基础肝硬化的急性失代偿,伴血清肝酶轻度升高,而黄疸和肝脏合成功能障碍加重。免疫过敏和自身免疫特征不常见。死亡通常是由于脓毒症和多器官衰竭所致[62]。

曲贝替定的肝毒性机制,目前认为其所致血清肝酶升高很可能是由于曲贝替定的直接肝毒性。曲贝替定被肝脏 CYP 系统(主要是 CYP3A4)广泛代谢,并且对药物相互作用(DDI)敏感。能够诱导或抑制 CYP3A 的药物,可能会导致曲贝替定在体内的水平降低或升高,从而减弱或增加其肝毒性[62]。

关于曲贝替定相关肝损伤的治疗和结局,其所致肝损伤的严重程度可从轻度肝酶升高,到显著的肝酶升高,再到临床显著的肝损伤伴黄疸和肝衰竭。严重肝损伤病例中,大多数预先存在基础肝病。因此,在曲贝替定治疗前或治疗过程中应常规监测肝脏生化指标,如果肝功能持续异常,应及时停用曲贝替定。动物试验显示,应用地塞米松预处理可减轻曲贝替定所致的肝损伤,因此临床推荐在每次应用曲贝替定之前的 30 min 先静脉给予地塞米松 20 mg 预处理[62]。

(二)卢比替定

1. 背景知识 卢比替定(卢比克替定,鲁比卡丁,lurbinectedin)的分子式为 $C_{41}H_{44}N_4O_{10}S$(图 56-23)。

卢比替定是曲贝替定(trabectedin)的合成衍生物,是一种抗肿瘤烷基化剂,能与 DNA 的小凹槽结合,促使鸟嘌呤烷基化,导致双链 DNA 断裂和凋亡性细胞死亡,特别是在缺乏有效的 DNA 修复途径的情况下。卢比替定在体外和人小细胞肺癌(SCLC)小鼠模型中显示出对多种癌细胞的细胞毒活性。在治疗难治性、复发性、转移性 SCLC 患者的初步研究中,以及在中等规模的开放标记试验中,卢比替定显示出令人鼓舞的抗癌结果,总体缓解率达 35%。卢比替定在 2020 年被美国 FDA 加速批准用于治疗铂类抗肿瘤药物一线治疗后复发的转移性 SCLC 患者。其常用剂量为 3.2 mg/m² 体表面积,约 60 min 滴完,每 3 周 1 次,持续到疾病进展或发生不可接受的毒性反应[63]。

卢比替定副作用很常见,包括骨髓抑制、贫血、中性粒细胞减少、血小板减少、疲劳、恶心、呕吐、腹泻、便秘、厌食、腹痛、肌肉骨骼疼痛、发热、呼吸困难、咳嗽、感染、周围神经病变和头痛等;严重不良事件包括严重骨髓抑制、中性粒细胞减少性脓毒症、肝毒性、胚胎-胎儿毒性等。因此,每次输注卢比替定前,通常建议使用地塞米松和血清素拮抗剂(如昂丹司琼)以预防和缓解其毒性反应[63]。

2. 肝脏毒性 卢比替定的肝毒性在 LiverTox 网站中被列为 D 级。

卢比替定治疗期间往往伴有较高概率的短暂性血清肝酶水平升高,偶尔可出现临床明显的肝损伤伴黄疸[63]。约 2/3 应用卢比替定治疗的患者可出现血清氨基转移酶水平升高,4%~5% 的患者血清氨基转移酶水平>5×ULN。应用地塞米松预处理,似可降低血清肝酶升高的程度和频率。血清氨基转移酶水平在卢比替定静脉输注后 2~5 d 升高,5~9 d 升高至最高水平,通常在 2~3 周内降至 BLV。ALP 和 TBil 的轻微升高也很常见。但临床表现明显的肝损伤伴黄疸是罕见的。另一方面,有基础肝病的患者在化疗后罹患脓毒症和多器官衰竭的风险增加,因此在应用卢比替定治疗前和治疗中,有必要监测患者的肝脏生化指标状态。卢比替定相关严重肝损伤的典型表现与肝硬化急性失代偿相似,血清肝酶轻度升高,而黄疸

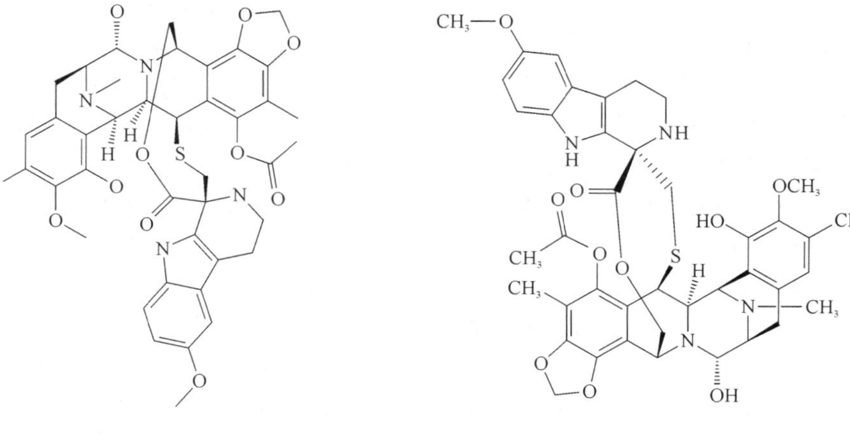

图 56-23 卢比替定的化学结构式

迅速升高、肝脏合成功能明显障碍。罕见免疫超敏和自身免疫特征。致命性事件的发生通常与脓毒症和多器官衰竭相关,而不是 ALF 本身所致[63]。

关于卢比替定的肝毒性发生机制,其所致短暂性血清肝酶水平升高最可能是由卢比替定的直接肝毒性所致[63]。卢比替定被肝脏 CYP 系统(尤其是 CYP3A4)广泛代谢,并对药物相互作用(DDI)敏感。能够抑制 CYP3A 的药物,可能会导致卢比替定在体内的水平升高,从而增加其毒性[63]。

关于卢比替定相关肝损伤的治疗和结局,其肝损伤严重程度可从轻度的肝酶升高,到显著的肝酶升高,再到临床显著的肝损伤伴黄疸和多器官(包括肝脏)功能衰竭。严重肝损伤的病例中,大多数预先存在基础肝病。鉴于这些因素,如果在卢比替定治疗前或治疗过程中发现肝功能异常,则应当推迟治疗直至肝功能异常得到明显缓解;若肝功能持续异常,则应及时中止卢比替定治疗[63]。

（于乐成　倪鎏达）

第 3 节　铂类抗肿瘤药物与肝损伤

铂类抗肿瘤药物(PANA)包括顺铂、卡铂、奈达铂、奥沙利铂、洛铂等,属于细胞毒性药物,目前认为其主要的抗肿瘤机制为铂类药物与细胞 DNA 结合,形成铂-DNA 加合物,阻碍 DNA 链的延伸和合成,阻止 DNA 修复,从而抑制肿瘤细胞的增殖和分裂,达到抗肿瘤疗效。但铂类药物也会导致正常细胞的 DNA 结构和功能发生改变,出现 DNA 双链断裂、单链断裂和 DNA 融合等损伤情况,对正常细胞也会造成一定的损伤。同时,铂类药物在进入细胞核前,可与细胞内外的多种蛋白质(铜蛋白、锌蛋白、血浆蛋白、线粒体蛋白、锌指蛋白等)发生复杂的相互作用,影响这些蛋白的活性,该过程与铂类药物的毒副作用紧密相关[64]。因此需要严格控制铂类抗肿瘤药物的剂量、频次和监测不良反应的发生。

一、顺铂

1. 背景知识　顺铂是第一代铂类抗肿瘤药物,其分子式为 $C_{12}H_6N_2Pt$(图 56-24)。

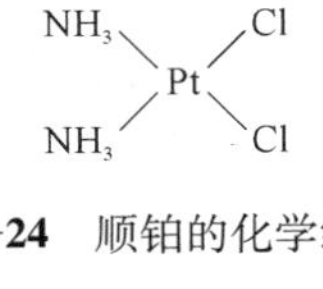

图 56-24　顺铂的化学结构式

顺铂于 1978 年经美国 FDA 批准上市,具有较强的广谱抗癌活性,可破坏肿瘤细胞的 DNA、抑制 DNA 复制和诱导细胞凋亡,从而起到抗肿瘤的作用。其临床应用广泛,包括各种恶性肿瘤的治疗,尤其是睾丸癌、肺癌、卵巢癌、头颈部肿瘤等。但其毒性和副作用较大,主要为肾毒性、耳毒性、肝毒性、胃肠道毒性等,临床可表现为恶心、呕吐、脱发、乏力等[65,66]。静脉使用标准剂量顺铂,可迅速扩散至组织细胞,尤其在肝脏、前列腺、肾脏的浓度更高,25% 在 24 h 内排出体外,50% 在 5 d 内排出体外,其中 90% 由肾脏排出体外,因此 28%~36% 患者在使用顺铂治疗时出现肾毒性;10%~90% 患者出现耳毒性,儿童较成人更为多见;即使在使用止吐药物情况下,几乎所有患者会出现胃肠道症状;当顺铂与其他药物联合抗肿瘤时,可能出现严重胃肠道反应;其他不良反应可能涉及心脏、毒性、血液系统毒性等[67]。

2. 肝脏毒性　顺铂的肝毒性在 LiverTox 网站中被列为 C 级(很可能是临床明显肝损伤的罕见病因)[68]。顺铂的不良反应可发生在高剂量或反复多次小剂量使用下,其肝毒性多发生在超剂量情况下,临床类型包括肝细胞损伤型、胆汁淤积型或混合型[69]。标准剂量的顺铂也可引起血清氨基转移酶轻度升高,偶可引起肝脂肪变性和胆汁淤积[70]。动物实验也证实顺铂可引起肝损伤[71]。此外,含有顺铂的化疗方案也可能引起原有 HBV 感染病史的患者出现乙型肝炎再激活。

顺铂肝毒性的产生机制涉及氧化应激反应的增强,体内的 GSH、谷胱甘肽还原酶显著下降,而 GPX、过氧化氢酶水平显著升高。顺铂主要经 CYP 代谢,也可能与线粒体内活性氧基团(ROS)的增加有关[72]。顺铂还可能损伤肝窦[73]。有文献报道顺铂+依托泊苷、顺铂+吉西他滨治疗肺癌时可引起 ALT、AST 和(或)ALP、GGT 的升高,肝损伤发生率高达 40% 左右[69]。其他文献报道的肝损伤发生率稍低,如 6.67%(2/30)[74] 或 11.11%(4/36)[75]。

大剂量硒和维生素 E 可减轻顺铂相关肝毒性[76]。兰索拉唑可能通过丝裂原活化蛋白激酶 P38[77],左旋肉碱通过增加肝组织内 β-连环素(β-catenin)和细胞周期素 D(cyclin D)的水平[78],从而减轻顺铂相关肝毒性。肠道菌群失调可能通过炎症和氧化应激加重顺铂引起的大鼠 ALI[79]。

二、卡铂

1. 背景知识　卡铂(carboplatin, CBP)是第二代

铂类药物的典型代表之一,分子式 $C_6HN_2O_4Pt$（图 56-25）。卡铂在顺铂的结构基础上保留了两个 NH_3,以双羧酸基团螯合配位取代了之前的两个 Cl。

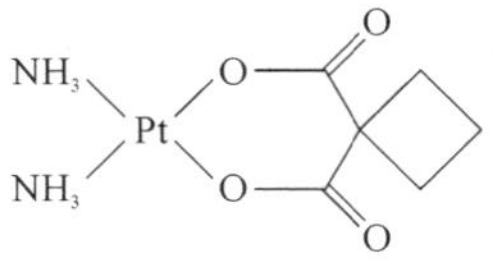

图 56-25　卡铂的化学结构式

卡铂于 1989 年在美国上市,其水合速率为 $10^8/s$,相比顺铂的 $10^5/s$ 大幅下降,对正常细胞的毒性也明显降低。同时,其剂量限制毒性也完全区别于顺铂。卡铂的化学稳定性较高、水溶性较好,抗肿瘤活性也比较强,主要用于肺癌、卵巢癌等疾病的治疗,相较于顺铂肾毒性和耳毒性低,主要的副作用是骨髓抑制[64,80]。

2. 肝脏毒性　卡铂的肝毒性在 LiverTox 网站中被列为 D 级有文献报道,卡铂联合紫杉醇治疗妇科肿瘤的肝损伤发生率较低,约为 3.33%（1/30）[74]。但总体上,服用卡铂的患者中,多达 1/3 可出现血清氨基转移酶水平轻度、短暂升高。然而,卡铂所致 ALI 极为罕见[68]。卡铂联合培美曲塞治疗肺癌,肝损伤发生率为 13.89%（5/36）,与顺铂联合培美曲塞的肝损伤发生率无统计学差异[75]。也有文献报道卡铂与其他药物联合治疗恶性肿瘤时,ALT 升高率达 17%（11/64）[81],AST 的升高率为 20%（13/64）或 23.91%（11/46）[81,82]。在造血细胞移植时,高剂量卡铂与其他烷化剂联用可能会导致 HSOS,严重者进展为 ALF。

卡铂引起 HSOS 的作用机制尚未明确,可能是针对 LSEC 的直接毒性损伤。ERCC1 c.118C>T 基因突变是妇科肿瘤患者使用卡铂/紫杉醇化疗后肝毒性相关基因[83]。

三、奈达铂

1. 背景知识　奈达铂（nedaplatin,NDP）属于第二代铂类抗癌药物,分子式 $C_2H_6N_2O_3Pt$（图 56-26）。

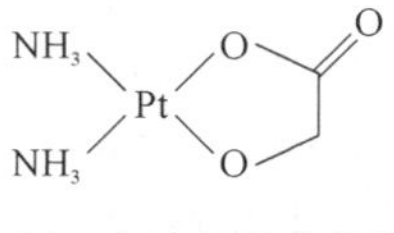

图 56-26　奈达铂的化学结构式

奈达铂于 1995 年在日本上市,为顺铂类似物,与顺铂以相同的方式与 DNA 结合,并且抑制 DNA 复制,从而产生抗肿瘤活性。临床主要用于非小细胞肺癌、小细胞肺癌、头颈部癌、食管癌、卵巢癌等的化疗[64]。奈达铂具有良好的水溶性（是顺铂的 10 倍）,另一突出优点是它与顺铂和卡铂相比,具有更小的肾毒性。

2. 肝脏毒性　目前有关奈达铂肝毒性的数据较少。有文献报道,在针对宫颈癌的治疗中,奈达铂治疗组 TBil、ALT、AST 升高相对常见,而顺铂治疗组的呕吐、恶心和厌食症相对常见[84]。

四、奥沙利铂

1. 背景知识　奥沙利铂（OXA）是第三代铂类药物的代表,分子式 $C_6H_{14}N_2C_2O_4Pt$（图 56-27）。奥沙利铂相对于卡铂而言,保留了双羧酸螯合基团,进一步以双氨基配体（1R,2R）二氨基环己烷进行修饰,抛弃了顺铂和卡铂独有的双 NH_3。有研究认为奥沙利铂通过 DNA 加合物的形成干扰 DNA 复制和转录系统,通过化学键合作用和静电作用使质粒 DNA 逐渐凝结为紧密的球状结构,此结构对抗癌活性及疗效有影响[64]。奥沙利铂于 1996 年注册上市,临床主要用于治疗胃癌、肠癌等胃肠道肿瘤,是第一个被批准用于治疗转移性结直肠癌的铂类药物。奥沙利铂与顺铂没有交叉耐药,毒性反应较轻,且发生率不高,耐受性好。尽管与其他铂化合物相比,奥沙利铂的耐受性更好,但它仍然存在一些毒副作用,如神经毒性、血液和胃肠道毒性、中性粒细胞减少、恶心和呕吐等,也存在肝毒性[85]。

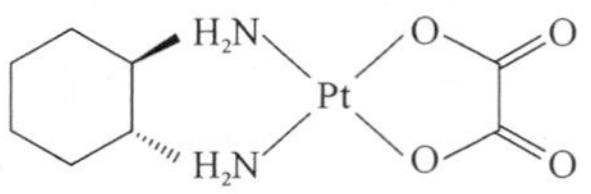

图 56-27　奥沙利铂的化学结构式

2. 肝脏毒性　奥沙利铂的肝毒性在 LiverTox 网站中被列为 A 级[68]。文献报道的奥沙利铂肝损伤发病率约为 3.65%、7.95%（21/264）和 7.58%（20/264）[86-88]。奥沙利铂导致 ALT 和（或）AST 升高的概率较低,但可损伤肝窦内皮,导致 HSOS、非肝硬化性门静脉高压性 NRH[68,89,90]、肝纤维化[91]、肝硬化[92]。

有文献将奥沙利铂的肝毒性描述为特异质型肝损伤[86,88];但鉴于其也可引起 HSOS,这可能是奥沙利铂对靶细胞（肝窦内皮细胞）的直接毒性[68,89,90]。

奥沙利铂肝毒性的防治,遵循 DILI（包括 HSOS）的一般处置原则。此外,有研究显示姜黄素通过激活 Nrf2 通路减轻奥沙利铂引起的肝损伤[93],异乌药内酯通过抑制 IL-6/STAT3 信号通路减轻奥沙利铂所致大鼠肝损伤[94]。

五、洛铂

1. 背景知识　洛铂也是第三代铂类化疗药物，分子式 $C_9H_{18}N_2O_3Pt$（图 56-28）。对多种动物和人肿瘤细胞株有明确细胞毒作用，与顺铂的抑瘤作用相似或稍强，但对顺铂耐药的细胞株仍有一定的细胞毒作用。主要经肾脏排出，主要毒性反应为血液毒性和胃肠道毒性，也有关于洛铂肝毒性的报道。

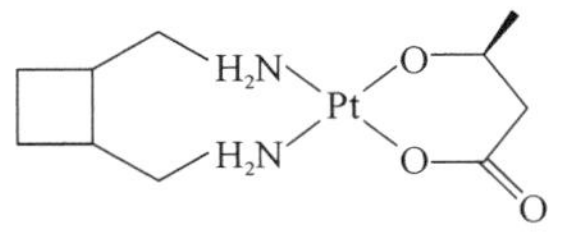

图 56-28　洛铂的化学结构式

2. 肝脏毒性　有研究称洛铂并无明显肝毒性[95,96]，但也有研究报道洛铂存在肝毒性（TBil、ALT、AST 升高）[97]。洛铂单药或联合其他药物治疗乳腺癌，ALT、AST 升高发生率分别为 21.9%（258/1 179）和 20.4%（241/1 179），主要为轻中度升高，未发生 4 级肝损伤[82,98,99]。洛铂联合 2 种或 1 种化疗药物，肝损伤发生率分别约为 10%（3/30）和 6.67%（2/30），虽然无统计学差异，但也提示化疗药物联合应用越多，越容易引起肝损伤[100]。洛铂和卡铂治疗乳腺癌的 AST 升高发生率无统计学差异[82]。洛铂联合依托泊苷治疗肺癌的肝损伤发生率 5.66%（3/53）低于顺铂联合依托泊苷组 10.17%（6/59）[101]。

（郝坤艳　于乐成）

第4节　抗代谢肿瘤化疗药物与肝损伤

抗代谢化疗药物包括叶酸代谢拮抗剂、嘌呤类似物、嘧啶类似物、嘌呤核苷类似物、嘧啶核苷类似物、核糖核苷酸还原酶抑制剂等类型，属于细胞周期特异性药物，对处于 S 期的细胞作用最为明显[102]。这些药物大多具有程度不等的直接肝毒性；少数药物可能具有特异质性肝毒性，如硫唑嘌呤（AZA）、巯嘌呤（6-MP）、硫鸟嘌呤（6-TGN）、替加氟、克拉屈滨等；另有少数药物在有乙型肝炎病毒（HBV）感染史的患者相对易于诱发乙型肝炎（简称乙肝）再激活，如甲氨蝶呤（MTX）、吉西他滨（GEM）、氟达拉滨（阿拉丁）等。抗代谢药物相关的肝损伤的模式多样，大多数表现为轻度的短暂性血清肝酶升高，不伴黄疸，无明显症状，可自行恢复，一般无须调整剂量。某些抗代谢药物可引起临床显著的肝损伤伴黄疸，甚至发生 ALF 和致命，需要及时停药和积极救治。某些药物可引起慢性肝炎、肝硬化等。AZA 等少数抗代谢药物可引起 VBDS，氟脱氧尿苷（FUDR）经肝动脉灌注化疗（HAIC）易继发性硬化性胆管炎等严重的胆管损伤。AZA、6-MP、6-TGN 等硫嘌呤类药物，以及阿糖胞苷（Ara-C）、吉西他滨等药物还可能引起 HSOS、NRH 和肝紫癜病等肝脏小血管损伤性病变。药物免疫抑制作用相关的乙肝再激活可以看成是间接性 DILI 的一种类型。MTX、羟基脲等抗代谢药物长期应用具有致癌作用。

一、叶酸代谢拮抗剂

叶酸代谢拮抗剂（antifolates）包括甲氨蝶呤（MTX）、雷替曲塞（RTX；TOM）、培美曲塞（pemetrexed）、普拉曲沙（pralatrexate）、三甲曲沙（曲美沙特，trimetrexate）等。六甲蜜胺（altretamine）以往被归类为一种烷化剂，后来发现其作用机制之一是抑制二氢叶酸还原酶（DHFR），干扰叶酸代谢；因其在结构上属于嘧啶类抗代谢药，故放在嘧啶类似物中阐述。

（一）甲氨蝶呤

1. 背景知识　甲氨蝶呤（MTX）的化学式为 $C_{20}H_{22}N_8O_5$（图 56-29）。

MTX 与叶酸结构相似，是一种叶酸拮抗剂和代谢拮抗剂，主要作为二氢叶酸还原酶（DHFR）抑制剂，使二氢叶酸（DHFA）不能还原成有生理活性的四

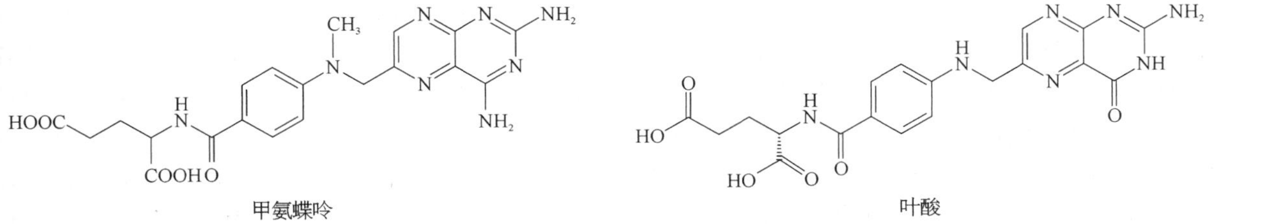

甲氨蝶呤

叶酸

图 56-29　甲氨蝶呤和叶酸的结构式比较

氢叶酸(THFA)。而 THFA 在体内是合成嘌呤和嘧啶的重要辅酶,缺乏 THFA 将导致脱氧核苷酸生物合成过程中一碳基团的转移作用受阻,致使 DNA 生物合成受抑,进而也影响 RNA 的合成,从而阻碍肿瘤细胞的生物合成,抑制肿瘤细胞的生长与繁殖[103,104]。MTX 对胸苷酸合酶(TYMS)也有一定的抑制作用,但抑制 RNA 与蛋白质合成的作用较弱。MTX 属于细胞周期特异性药物,主要作用于 S 期,对 G1/S 期的细胞也有延缓作用,对 G1 期细胞的作用较弱。临床上,MTX 主要用于血液系统恶性肿瘤(白血病和淋巴瘤)、头颈部肿瘤、膀胱癌、妇科肿瘤和肺癌的治疗。

此外,MTX 也被认为是一种免疫抑制剂。最近研究表明,MTX 能导致腺苷的增加和释放,这可能是 MTX 具有免疫抑制活性的机制。MTX 广泛用于银屑病、类风湿关节炎和克罗恩病(Crohn disease)等许多自身免疫性疾病的治疗,被认为是改善病情的抗风湿药(DMARD)[103,104]。MTX 之所以能取代氨蝶呤(aminopterin),是因为 MTX 比氨蝶呤的耐受性更好,毒性相对较低[104]。

MTX 的剂量随适应证的不同而异。高剂量和短疗程用于肿瘤化疗,而低剂量和长疗程用于自身免疫性疾病的治疗。其治疗银屑病和类风湿关节炎的维持剂量为 7.5~25 mg,口服或注射,每周 1 次。副作用大多与剂量有关,包括口腔炎、口腔溃疡、脱发、疲劳、头痛、胃肠不适、恶心、腹泻、骨髓抑制、肝毒性等。严重不良事件包括骨髓抑制、严重感染、严重肝损伤和肺损伤、淋巴瘤、严重皮肤反应、肿瘤溶解综合征、胎儿死亡和先天性异常等。需要注意的是,WHO 国际癌症研究机构 2017 年 10 月 27 日公布的致癌物清单将 MTX 列为 3 类致癌物[104]。

2. 肝脏毒性 MTX 的肝毒性在 LiverTox 网站中被列为 A 级。有关 MTX 肝毒性的报告和研究很多,其肝损伤特点随 MTX 的剂量、化疗方案和疗程、个体基础疾病、是否有 HBV 感染史等情况的不同而有很大差别。

高剂量 MTX 治疗时,60%~80% 可出现血清氨基转移酶急剧升高,可达(2~10)×ULN,甚至在 12~48 h 血清 ALT 升高至(10~20)×ULN,但通常 1~2 周内可很快自行恢复,很少伴有黄疸和明显症状[104,105]。

长期小到中剂量使用 MTX,可引起频繁但较轻的血清肝酶升高,15%~50% 的患者可出现血清 ALT 和 AST 升高,通常是轻度自限性升高;约 5% 的患者血清 ALT 和(或)AST>2×ULN,而在停药和减少剂量

后 ALT 和 AST 可迅速恢复正常,但也有可能在继续用药且不调整剂量的情况下自行恢复正常[104]。长期使用 MTX 还可引起温和的大空泡性肝脂肪变性、脂肪性肝炎、肝纤维化,在少数患者可出现门静脉高压症和有症状的肝硬化,偶有在肝硬化基础上引起肝癌的报道[103-105]。肝毒性风险与 MTX 的累积剂量相关。肝生化指标和肝活检监测显示,如果 MTX 的剂量累计达到 1~10 g,约 30% 的患者可出现轻到中度肝组织学改变(包括肝脂肪变性、轻度炎症、非典型细胞核等),2%~20% 的患者可出现某种程度的肝纤维化。一项基于 MTX 治疗银屑病关节炎的大型文献综述显示,不同研究报道的肝纤维化发生率为 5.7%~71.8%[103]。MTX 长期使用发生肝纤维化的患者,常常有脂肪性肝病的其他危险因素,包括过量饮酒、肥胖、糖尿病或同时应用其他具有潜在肝毒性的药物[104]。

使用较高剂量和每日给予 MTX,与肝纤维化的发生特别相关,治疗 5~10 年后肝硬化的发生率大于 20%。使用更现代的剂量方案(5~15 mg,每周 1 次,同时补充叶酸),即使长期使用,肝纤维化和临床明显的肝病也很少见[104]。肝纤维化和肝硬化通常在 MTX 治疗 2~10 年后出现,可表现为腹水、静脉曲张出血或肝脾大。部分患者有门静脉高压的体征和症状,但只有中等程度纤维化,提示 MTX 也可能引起 NRH。发生门静脉高压和肝硬化的患者,血清 ALT、AST 和 ALP 水平通常轻微升高或无升高,因此通过监测血清肝酶来预测肝纤维化的进展是不可取的。肝纤维化无创标志物,如连续血小板计数、血清前胶原Ⅲ氨基末端肽(PIIIP)、胆汁酸、肝脏超声、先进成像技术、瞬时弹性成像等,对筛查和监测长期服用 MTX 时的纤维化可能更有效,但其可靠性和准确性尚缺乏前瞻性研究的佐证。MTX 引起的肝硬化通常无症状,即使重新开始低剂量治疗,病情也趋于无进展[104]。

低剂量长期使用 MTX,有可能导致 HBV 再激活,尽管这种概率并不高。乙肝再激活通常出现在 MTX 治疗多年且同时接受糖皮质激素治疗的患者,尚不清楚单独使用 MTX 而不使用糖皮质激素是否可以引发乙肝再激活[104]。这类患者通常是 HBsAg 携带者,HBeAg 阴性,血清 ALT 水平正常,在开始使用 MTX/糖皮质激素之前 HBV DNA 阴性或低水平。但有许多病例的乙肝再激活发生在停止使用 MTX 之后,这可能是在治疗期间已经出现 HBV DNA 水平升高的患者,在撤除 MTX 之后的免疫重建反应。乙肝再激

活还可见于 MTX/泼尼松治疗前表现为 HBsAg 阴性/HBsAb 阳性的患者,这种情况被称为逆向转换(reverse seroconversion)。文献报道的乙肝再激活患者,大多数为肝衰竭,患者往往死亡或需要肝移植,这可能是一种"发表偏倚",亦即对病情严重的患者给予选择性报道,而病情相对较轻的患者未给予更多关注[104]。

MTX 的肝毒性机制:目前认为主要是 MTX 具有直接细胞毒性,通过抑制肝脏 RNA 和 DNA 的合成,导致细胞停滞(cellular arrest)。有研究显示 MTX 能提高肝脏星状细胞的数量,但 MTX 诱导肝纤维化的机制尚未清楚阐明[104]。

MTX 相关肝损伤的处置:建议 MTX 治疗初期每周监测一次肝脏生化指标,1 个月后可每月监测一次,6 个月后可每 3 个月监测一次;若 ALT 和(或)AST≥3×ULN 且持续存在,则应考虑停药并进行更严密的监测。建议避免饮酒和戒酒。在 MTX 治疗之前,应注意筛查 HBsAg、抗 HBc 和 HBV DNA 等病毒标志物;若发现 HBsAg 阳性,及时 HBV DNA 阴性,也应给予预防性口服抗病毒治疗;若 HBsAg 阴性但抗 HBc 阳性,应注意密切监测,一旦发现 HBV DNA 和 HBsAg 转阳,应及时口服抗病毒药物[104]。MTX 与叶酸(约 1 mg/d)同时应用,已被证明可降低 MTX 所致血清肝酶升高的频率,但对 MTX 的疗效无明显影响,现已被普遍使用[104]。

目前不再推荐在 MTX 治疗前对所有患者均进行肝活检,肝脏弹性检测和血清肝纤维化指标等非侵入性检查有越来越多地取代肝活检进行评估的趋势[103,104]。但以下情况可考虑肝活检:① 有明确的肝病基础或肝病危险因素的患者(过量饮酒、慢性病毒性肝炎、肝酶水平升高、糖尿病、肥胖等情况),在应用 MTX 治疗之前进行肝活检;② MTX 累计剂量达 1 mg、3 mg、8 mg,也应谨慎考虑肝活检,但相关指南或共识对此尚存在争议;③ 每月监测肝脏生化指标,若血清 ALT 或 AST 升高幅度超过 50% ULN,也可考虑肝活检。对肝活检病理改变进行分级的 Roenigk 评分(Roenigk Scale)系统被广泛应用。达到 Roenigk Ⅲ b 级(进展期肝纤维化)或Ⅳ级(肝硬化)的患者,建议停止 MTX 治疗[104]。MTX 与其他 DMARD 在肝脏毒副作用方面似无交叉反应性,这些 DMARD 包括来氟米特、羟氯喹、硫唑嘌呤、依那西普(etanercept)或英夫利昔单抗(infliximab)等。

(二)雷替曲塞

1. 背景知识　雷替曲塞(RTX 或 TOM)分子式为 $C_{21}H_{22}N_4O_6S$(图 56-30)。

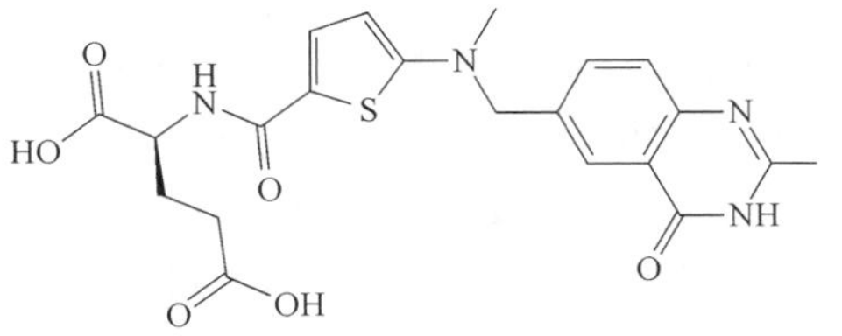

图 56-30　雷替曲塞的化学结构式

RTX 是一种喹唑啉叶酸盐类似物,可阻碍叶酸活化成为 5,10-亚甲基四氢叶酸(5,10-CH$_2$-FH$_4$,mTHF),阻碍 mTHF 提供亚甲基,直接特异性抑制 TYMS 的催化作用,导致 DNA 合成受阻、断裂和细胞死亡。RTX 还可在叶酰聚谷氨酸合酶(FPGS)的作用下,代谢成一系列的多聚谷氨酸,更强效地抑制 TYMS 活性,且能长时间驻留细胞内。RTX 对 TYMS 以外的其他叶酸盐依赖性靶酶无抑制作用。RTX 和 5-FU 虽然都对 TYMS 酶有抑制作用,但其机制并不相同。5-FU 的作用机制是以代谢产物 FdUMP 取代 dUMP 作用于 TYMS 酶的嘧啶结合部位,而 RTX 的作用机制是取代 mTHF 作用于 TYMS 酶的叶酸结合部位。因此两者在 TYMS 酶的结合位点不同,RTX 与 5-FU 及其他抗叶酸类药物无交叉耐药[106]。RTX 的作用机制与奥沙利铂和伊立替康及其他的联用药物也是完全不同的。因此,RTX 对 5-FU 耐药的肿瘤和或二氢嘧啶脱氢酶(DPD)缺乏症的患者仍具有抗癌效果[107]。

RTX 对多种晚期实体瘤有效,其单药治疗是晚期结直肠癌患者替代 5-FU 的一线治疗方案;RTX 联合奥沙利铂是晚期结直肠癌和恶性间皮瘤的一线治疗,显示出有希望的抗肿瘤效果[106]。虽然 RTX 是一种比 5-FU 更强的 TYMS 抑制剂,但在 3 mg/m^2 每 3 周 1 次的推荐剂量下,部分患者不能耐受其毒副作用,而调整为 2 mg/m^2 每 2 周 1 次则毒性减小、患者耐受性改善[107]。RTX 除了可引起肝功能异常,较少见的不良反应包括体重下降、脱水、外周性水肿等。

2. 肝脏毒性　雷替曲塞(RTX 或 TOM)的肝毒性在临床上通常表现为暂时性、自限性血清氨基转移酶升高[108],少数患者也可能出现血清 ALP 和 TBil 升高。有研究将 130 例肿瘤患者(结直肠癌占 95%,转移性癌占 93%)分为 TOM 组(单用 TOM 3 mg/m^2,共 52 例)和 TOMOX 组(RTX 联合奥沙利铂组 100 mg/m^2 第 1 d,或 70 mg/m^2 第 1 d 和第 8 d,共 78 例)。化疗前,有肝转移者占 60%(78/130),血清氨基转移酶升高者占 19%(25/130)。TOM 组 252 个疗程,TOMOX

组 332 个疗程。根据美国国家癌症研究所制定的常见毒性分级标准,化疗后血清氨基转移酶 1~2 级升高者达 62%,3~4 级升高者达 20%。GSH 和 S-腺苷甲硫氨酸(SAMe)可延缓肝毒性的产生。基线氨基转移酶升高、化疗次数、RTX 的累积剂量、疗程的间隔、TOMOX 联合化疗方案是 RTX 肝毒性的预测因素[108]。

有研究对 123 例不能手术切除肿瘤的 HCC 患者,采用给予 RTX(2~4 mg)+奥沙利铂(100~200 mg)的经肝动脉化疗栓塞(TACE)治疗,术后有 41.5%(51/123)的患者出现血清 ALT 升高,40.7% 的患者(50/123)出现血清 AST 升高,23.6%(29/123)的患者出现 TBil 升高[109]。另有研究报告 1 例 HCV 阳性的结直肠癌患者,服用 RTX 后出现严重的肝功能障碍[110]。

(三)培美曲塞

1. 背景知识 培美曲塞(pemetrexed)的分子式为 $C_{20}H_{21}N_5O_6$(图 56-31)。

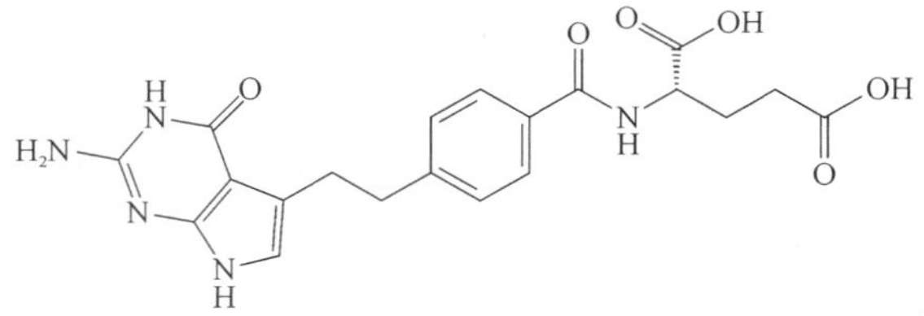

图 56-31 培美曲塞的化学结构式

培美曲塞是一种叶酸拮抗剂,结构上含有吡咯嘧啶基团核心,通过破坏细胞内叶酸依赖性的正常代谢过程,抑制细胞复制,从而抑制肿瘤生长。体外研究显示,培美曲塞能够抑制胸苷酸合酶(TYMS)、二氢叶酸还原酶(DHFR)和甘氨酸酰胺核糖核苷酸甲酰转移酶(GARFT)的活性,这些酶都是合成叶酸所必需的酶,参与胸腺嘧啶核苷酸和嘌呤核苷酸的生物再合成过程。抑制这些酶可以导致细胞内胸腺嘧啶和嘌呤水平降低,从而干扰细胞 DNA 的合成,导致快速分裂的细胞发生凋亡性死亡。

培美曲塞通过运载叶酸的载体和细胞膜上的叶酸结合蛋白运输系统进入细胞内,在叶酰聚谷氨酸合酶(FPGS)的作用下转化为聚谷氨酸,成为 TYMS 和 GARFT 的抑制剂。聚谷氨酸化在肿瘤细胞内呈现时间-浓度依赖性过程,而在正常组织内浓度很低。聚谷氨酸化代谢物在肿瘤细胞内的半衰期延长,从而也延长了药物在肿瘤细胞内的作用时间。培美曲塞与顺铂联合有协同作用[111]。

体外研究表明,培美曲塞可抑制间皮瘤和非小细胞肺癌(NSCLC)细胞系的生长。临床研究表明,培美曲塞可改善晚期间皮瘤和晚期 NSCLC 患者的总生存时间。培美曲塞于 2004 年在美国被批准上市。目前的适应证是局部晚期或转移性非鳞状 NSCLC、恶性胸膜间皮瘤,通常联合顺铂等其他抗肿瘤药物,疗程中需注意补充叶酸和维生素 B_{12}。推荐的用法通常为 500 mg/m² 第 1 d,静脉滴注,每 21 d 为 1 个治疗周期。培美曲塞与其他叶酸拮抗剂有共同的副作用,如疲劳、恶心、呕吐、厌食、腹泻、脱发、骨髓抑制和皮疹等。不常见但潜在的严重不良事件包括发热性中性粒细胞减少症、感染、脱水、肾功能衰竭、心律失常、周围神经病变等[111]。

2. 肝脏毒性 培美曲塞的肝毒性在 LiverTox 网站中被列为 E* 级("未经证实但怀疑会导致 DILI",下文同此注释)。

培美曲塞治疗期间可以引起暂时性、自限性、轻到中度血清 ALT 和(或)AST 升高,往往不伴临床症状和黄疸。1%~6% 的患者可出现血清 ALT 或 AST 超过 5×ULN,但一般也呈自限性,很少需要进行剂量调整或停药。尚未发现培美曲塞与临床上显著的 ALI、HSOS 及乙型肝炎再激活有可靠的因果关联,这可能与培美曲塞很少在高剂量使用有关。也没有疑似培美曲塞引起 ALF、慢性肝炎和 VBDS 的报道[111]。

新近有研究应用以培美曲塞为基础的化疗方案治疗 71 例晚期非鳞状 NSCLC 患者,其中 54 例(76.1%)以培美曲塞为一线治疗,17 例(23.9%)以培美曲塞为二线治疗。① 单药治疗:培美曲塞 5 例(7.0%);② 双药联合:培美曲塞+顺铂 31 例(43.7%),培美曲塞+卡铂 16 例(22.5%),培美曲塞+奈达铂 3 例(4.2%);③ 三药联合:培美曲塞+铂剂+抗肿瘤血管生成药 14 例(19.7%)。疗程为 3~31 周期。疗程中血清肝酶异常率为 12.7%(9/71)[112]。

培美曲塞肝毒性的机制:很可能主要是作为叶酸拮抗剂对肝脏的直接毒性。其在肝脏的代谢极少,绝大部分以原形经尿液排出[112]。

培美曲塞相关肝损伤的处置:对于治疗期间的肝脏生化指标异常,通常不需要停药,多可自行恢复。但若血清 ALT 或 AST 持续超过 5×ULN,可以考虑暂停培美曲塞治疗,同时应仔细排查其他可能导致肝损伤的病因[112]。

(四)普拉曲沙

1. 背景知识 普拉曲沙(pralatrexate)的分子式为 $C_{23}H_{23}N_7O_5$(图 56-32)。

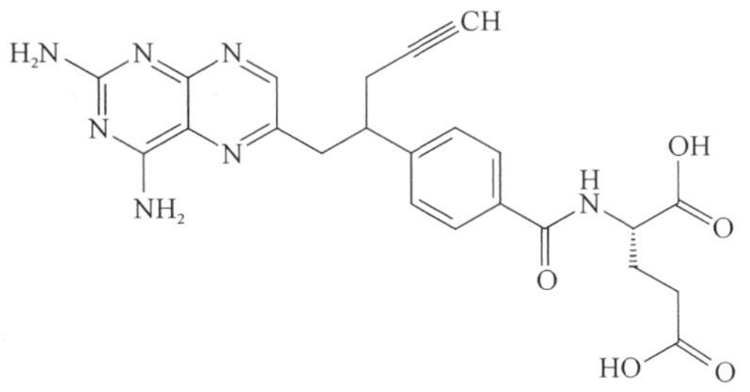

图 56-32 普拉曲沙的化学结构式

普拉曲沙是一种叶酸类似物,可作为叶酸依赖性合成途径中的 TYMS、DHFR 和 GARFT 等的拮抗剂,导致细胞内的胸苷和嘧啶浓度降低,从而阻止 RNA 和 DNA 的合成,导致快速分裂的细胞发生凋亡。体外和体内研究均表明,普拉曲沙具有抗外周 T 细胞淋巴瘤的活性,于 2009 年在美国被批准用于该用途。目前的适应证仅限于难治性或复发性周围 T 细胞淋巴瘤的治疗。推荐剂量为 30 mg/m², 静脉滴注,每周一次,连续 6 周,共 7 周。整个治疗期间应持续补充叶酸,直至普拉曲沙末次给药 30 d 后结束[113]。

普拉曲沙与其他叶酸拮抗剂有共同的副作用,如恶心、呕吐、腹泻、脱发、骨髓抑制、周围神经病变和皮疹等。不常见但具有潜在严重性的不良事件包括发热性中性粒细胞减少症、感染、脱水、肾功能衰竭、心律失常和周围神经病变等[113]。

2. 肝脏毒性　普拉曲沙的肝毒性在 LiverTox 网站中被列为 E* 级。

普拉曲沙治疗期间可出现血清肝酶升高,通常是轻度和自限性的;2% ~ 6% 的患者血清肝酶水平上升可达 5×ULN 以上,但很少需要调整普拉曲沙剂量。尚无普拉曲沙引起临床显著的 ALI 的报道,但推荐在普拉曲沙应用过程中对其肝毒性进行监测。尚未见普拉曲沙与 HSOS 相关,这可能与普拉曲沙很少应用高剂量有关[113]。

普拉曲沙肝毒性的机制:引起肝酶升高的机制可能是作为叶酸拮抗剂的直接肝毒性。普拉曲沙很少经肝脏微粒体 CYP 系统代谢,大多以原形从尿液排泄[113]。

普拉曲沙相关肝损伤的处置:若确认血清肝酶升高超过 5×ULN,则应暂时停用普拉曲沙或调整剂量,同时应导致仔细寻找导致肝损伤的其他可能原因。尚无普拉曲沙引起 ALF、慢性肝炎或胆管消失综合征的相关报道[113]。

(五)三甲曲沙

1. 背景知识　三甲曲沙(曲美沙特,三甲氧苯胺

喹唑啉, trimetrexate）的分子式为 $C_{19}H_{23}N_5O_3$（图 56-33）。

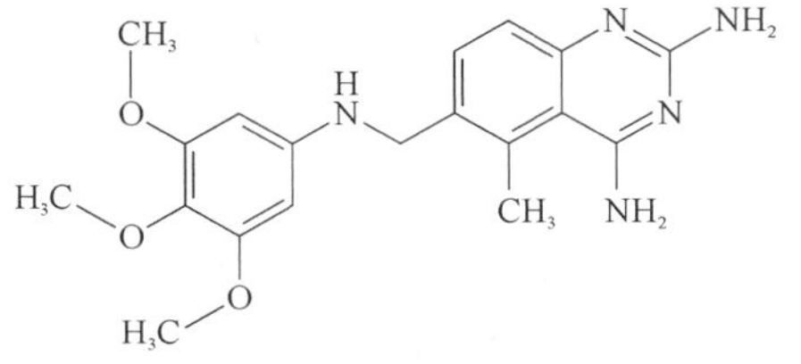

图 56-33　曲美沙特的化学结构式

三甲曲沙也是一种叶酸类似物,可作为叶酸依赖性合成途径中的 TYMS、DHFR 和 GARFT 的抑制剂,导致细胞内的胸苷和嘧啶浓度降低,从而阻止 RNA 和 DNA 的合成,引起快速分裂的细胞发生凋亡。三甲曲沙是一种非经典叶酸拮抗剂,其药理作用与 MTX 相似;但与 MTX 不同的是,三甲曲沙是脂溶性的,这导致了不同的药代动力学和组织分布。三甲曲沙对乳腺癌、肺癌、头颈部癌具有抗癌活性,但由于其严重的毒性作用,在美国从未被批准用于治疗此类疾病[114]。

脂溶性的三甲曲沙也可被耶氏肺囊虫等病原体吸收,通过阻断病原体的叶酸依赖性合成途径而导致病原体死亡。而叶酸是水溶性的,可以部分阻断三甲曲沙的全身作用,但不被病原体吸收。因此,在 1993 年美国批准对患有中至重度耶氏肺囊虫肺炎的免疫功能低下的患者,如果对一线治疗耐药或不耐受,可应用高剂量三甲曲沙联合亚叶酸(甲酰四氢叶酸)进行二线"挽救"性治疗,尽管这种方案在当前应用并不广泛[114]。

三甲曲沙的推荐剂量一般为 45 mg/m², 每天 1 次,连用 21 d;同时应用亚叶酸,口服或静脉注射,每天 4 次,连续 24 d。当与亚叶酸钙一起服用时,三甲曲沙的耐受性良好,但会引起与其他叶酸拮抗剂相似的许多常见副作用,包括疲劳、恶心、呕吐、厌食、腹泻、脱发、贫血、中性粒细胞减少和皮疹等。不常见但潜在的严重不良事件包括发热性中性粒细胞减少症、感染、脱水、肾功能衰竭、心律失常和周围神经病变等[114]。

2. 肝脏毒性　三甲曲沙的肝毒性在 LiverTox 网站中被列为 E* 级。

在不给予亚叶酸钙保护的情况下,三甲曲沙与中等度的血清肝酶水平升高相关,高达 20% 的患者血清 ALT 或 AST 升高超过 5×ULN。但当与亚叶酸钙一起使用时,三甲曲沙的副作用较少,尽管仍可能出现血

清肝酶升高的情况。在针对 HIV 感染伴肺囊虫肺炎患者进行的临床试验中,1%~8% 的患者出现 ALT 升高超过 5×ULN 的情况,但这种肝损伤不良反应通常并不比使用复方新诺明(甲氧苄啶+磺胺甲噁唑)的标准治疗更多见。血清肝酶的升高通常是短暂的,不伴随症状或黄疸;尽管继续治疗,但肝酶升高的情况仍可消失或改善。尚未见三甲曲沙引起临床显著的 ALI、HSOS 和乙型肝炎再激活的报告。总之,三甲曲沙可能具有潜在肝毒性,但由于其使用范围有限,使用时间短,并与亚叶酸钙一起使用,因此迄今尚未令人信服地将其与临床上明显的肝损伤伴黄疸的病因联系起来[114]。

三甲曲沙肝毒性的机制:引起肝酶升高的机制可能是作为叶酸拮抗剂的直接肝毒性。三甲曲沙在肝脏的代谢情况尚未得到充分阐明[114]。

三甲曲沙相关肝损伤的处置:三甲曲沙所致的肝酶升高很少需要停药或调整剂量,但必要时应当考虑调整剂量或停药。尚无普拉曲沙引起急性肝衰竭、慢性肝炎或胆管消失综合征的相关报道[114]。

二、嘌呤类似物(purine analogues)

(一)硫唑嘌呤

1. 背景知识 硫唑嘌呤(咪唑硫嘌呤,AZA)的分子式为 $C_9H_7N_7O_2S$(图56-34)。

AZA 是巯嘌呤(mercaptopurine)的咪唑衍生物和前药(prodrug),能拮抗嘌呤代谢和抑制淋巴细胞功能,从而抑制 DNA、RNA 和随后的蛋白质合成。AZA 能抑制 T 细胞成熟,具有免疫抑制作用,阻断延迟性超敏反应,也具有抗炎活性。AZA 于 20 世纪 60 年代初投入临床使用,代表了抗排斥反应治疗发展的重大突破,允许肾脏移植、心脏移植和肝脏移植得到更广泛和成功的应用;目前仍广泛用于器官移植和自身免疫性疾病(如克罗恩病、类风湿关节炎和自身免疫性肝炎)的治疗。常用剂量为 1~3 mg/kg,或 50~150 mg/d,长期服用。常见副作用包括恶心、腹部不适、皮疹、口腔溃疡、剂量相关的骨髓抑制。长期使用 AZA 与恶性肿瘤的风险增加有关,包括淋巴瘤和可能的肝细胞癌[115]。

2. 肝脏毒性 AZA 的肝毒性在 LiverTox 网站中被列为 A 级。

AZA 可引起多种模式的肝损伤:① 血清肝酶轻度升高,多见于 AZA 高剂量使用的初期 12 周内,通常呈无症状性、良性和自限性,停用 AZA 后能迅速恢复;在低剂量继续使用期间也可能自行恢复正常[115-119]。② AZA 可导致临床显著的急性肝损伤,典型表现为胆汁淤积。这种并发症不常见,但也不罕见,大约发生于 1/1 000 的应用 AZA 治疗的患者中。AZA 相关的急性胆汁淤积损伤通常在开始治疗第 1 年(2~12 个月,或是开始治疗 1~3 个月后[116])表现为疲乏和黄疸,血清 ALT 和 ALP 通常仅轻度或中度升高,呈现胆汁淤积/肝细胞损伤混合型模式[115-118]。皮疹、发热、嗜酸性粒细胞增多并不多见,通常也检测不到自身抗体。肝活检病理检查表现为肝内胆汁淤积,伴局灶性肝细胞坏死,但缺乏炎症性改变,提示为胆汁淤积性肝炎。在某些病例,这种损伤类似于雌激素或合成代谢类固醇引起的"温和胆汁淤积"(毛细胆管淤胆但不伴明显炎症)。肝损伤常在停用 AZA 后迅速改善,但也有引起长期胆汁淤积的报道;某些病例还可能出现 VBDS,可呈进行性加重甚至致死。③ 与其他巯嘌呤类药物一样,长期应用 AZA 可引起慢性肝损伤,以肝紫癜病、HVOD/HSOS、NRH 为主,临床常表现为疲乏和潜隐性门静脉高压症相关症状及体征,伴有轻度肝酶异常和轻度黄疸,多在开始使用 AZA 的 6 个月至多年后(1~5 年后)出现。肝活检显示不同程度的肝窦内皮细胞损伤、肝窦扩张、中央静脉损伤和充血,提示肝小静脉闭塞。HSOS/NRH 可发展为肝衰竭,特别是如果继续使用 AZA,但停用 AZA 后常可出现临床改善[115-118]。④ AZA 和其他巯嘌呤类药物长期应用还可能增加肝细胞癌 HCC 和肝脾 T 细胞淋巴瘤(HSTCL)的发生风险[115]。但由于 HCC

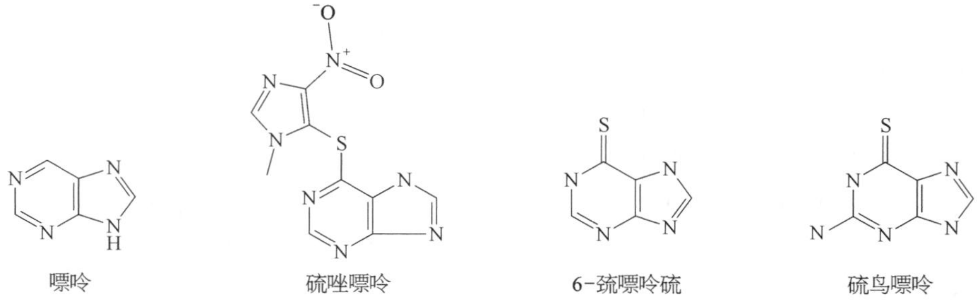

图 56-34 嘌呤、硫唑嘌呤、6-巯嘌呤、硫鸟嘌呤的化学结构式比较

嘌呤　　硫唑嘌呤　　6-巯嘌呤硫　　硫鸟嘌呤

和 HSTCL 也可见于没有接受过 AZA 治疗的自身免疫性疾病或实体器官移植的患者,因此 AZA 在引发 HCC 和 HSTCL 中的作用尚不清楚[115]。

AZA 的肝毒性机制:① AZA 治疗期间出现的血清 ALT 升高可能是由于药物的直接肝毒性,血清 ALT 升高及骨髓毒性可能与较高水平的 AZA 代谢产物甲巯基嘌呤(6-MMP)有关。② AZA 相关的胆汁淤积,发病机制尚不清楚,可能是免疫特异质性的,往往伴有肝外超敏反应(发热、皮疹、血管炎),这些反应的发生可能与 AZA 中的硝基咪唑(nitroimidazole)成分有关。AZA 在肝内被广泛代谢为 6-巯嘌呤(6-MP),然后通过三种不同的途径转化为其他硫嘌呤。硫嘌呤甲基转移酶(thiopurine methyltransferase,TPMT)介导其中一种代谢途径,人群中约 10% 的患者存在 TPMT 水平低或缺乏,这类患者使用 AZA 的并发症(尤其是骨髓抑制)发生率较高,但并未表现出更高的急性胆汁淤积或 NRH 发生率。③ 长期使用 AZA 后发生 NRH/HSOS 的病因尚不十分清楚,似是由于 AZA 代谢产物对肝窦内皮细胞的损伤,引起不同程度的肝小静脉流出阻塞或门静脉病变及血管损伤,促进 NRH 的形成[115]。

AZA 相关肝损伤的处置:不论是急性胆汁淤积还是慢性的 NRH,在停用 AZA 后均有可能获得改善[115-118],也有尽管停用 AZA 但病情仍然进展、甚至发展为肝衰竭的病例报道[115,117];应用 AZA 前存在肝硬化等慢性肝病基础的患者,应用 AZA 后可能相对更易于发生较严重的肝损伤[116]。AZA 再用药可导致肝损伤在数日至数周内复发,因此应避免再用药。对 AZA 的肝毒性尚无特效治疗。一些患者可耐受将 AZA 转换为巯嘌呤或硫鸟嘌呤(thioguanine)治疗,但替换为结构不相关的免疫抑制剂更为合适[115]。

(二) 巯嘌呤

1. 背景知识　巯嘌呤(mercaptopurine)主要是指 6-MP,化学式为 $C_5H_4N_4S$。6-MP 和 AZA 具有相似的化学结构和作用机制,因而也具有相似的活性和副作用。AZA 作为 6-MP 的前药,不同之处在于在 6'-硫酸盐上添加了一个咪唑侧链,咪唑侧链在肝脏中被非酶性去除,这种特性使得 AZA 比 6-MP 更容易被吸收,患者耐受性更佳[116]。

6-MP 在 1950 年代进入临床作为白血病和淋巴瘤的治疗药物,对处于 S 期的细胞较为敏感。与 6-MP 作为抗癌药物不同的是,AZA 早年主要用于器官移植的抗排斥反应治疗,而目前主要作为免疫抑制剂用于克罗恩病、类风湿关节炎和自身免疫性肝炎等自身免疫性疾病的治疗,可减少治疗这些疾病时糖皮质激素剂量[115,116]。

2. 肝脏毒性　根据 LiverTox 网站的药物肝毒性分级标准,6-MP 的肝毒性可列为 A 级。由于结构的相似性,6-MP 与 AZA 还有第三代硫嘌呤如 6-硫鸟嘌呤(6-TGN),有着明显的交叉肝毒性。总体上,服用 6-MP 的患者出现肝损伤比例可达 38.3%。6-MP 和 AZA 所致肝损伤病例占美国 DILIN 中登记病例的 1%~2%,两者均位于 DILIN 中伤肝药物排名的前 20 位,两者合在一起在 DILIN 中的伤肝药物排名为第 6 位。从服用此类药物到出现肝损伤的潜伏期差异很大,某些病例甚至可在服药数年后才出现黄疸,不过这些病例在出现黄疸之前往往有增加剂量的情况发生;总体来看,从开始应用 6-MP 和 AZA,或从开始增加 6-MP 和 AZA 剂量,到出现肝损伤的潜伏期一般为数周到 3 个月,很少超过 6 个月[116]。

与 AZA 相似,6-MP 相关的常见肝损伤可分为以下 4 种模式。① 轻度、暂时性、无症状性的血清肝酶(主要是 ALT 和 AST)升高,有研究显示这种模式占使用此类药物的患者的 5%~15%。② 特异质型胆汁淤积性肝炎,且这种胆汁淤积性肝炎有着独特的酶学特点,许多患者在发生黄疸时其血清 ALP 水平往往正常或并无明显升高。这种生化学特点与雌激素和合成代谢类固醇类药物所致的胆汁淤积颇为相似,但有所不同的是雌激素和合成代谢类固醇类药物可致长期黄疸伴严重瘙痒[116]。孕妇使用 6-MP 可引起妊娠期肝内胆汁淤积(ICP)[19]。③ HSOS。④ NRH。不论是轻度还是严重的肝损伤,在停用 6-MP 和 AZA 后,绝大多数病例的肝损伤能得到很快改善。但极少数有慢性肝病基础的患者,可能会发生慢加急性肝衰竭,导致死亡或需要肝移植治疗[116]。此外,6-MP 也可能与 HCC 和 HSTCL 的发生风险增加相关,但尚不十分肯定。

6-MP 肝毒性的机制:与 AZA 相似,6-MP 的肝毒性具有一定的剂量依赖性,提示具有直接肝毒性机制。HSOS 和 NRH 多在较高 6-MP 剂量和较长疗程时发生,也支持 HSOS 和 NRH 是 6-MP 的直接肝毒性所致。当然,也需注意某些可导致特异质型 DILI 的药物,也需在一定剂量下才能引起肝损伤[116]。

6-MP 相关肝损伤的处置:与 AZA 相似,许多 6-MP 相关的肝损伤病例,再次应用 6-MP 后,肝损伤可很快再次出现,因此应尽量避免 6-MP 的再应用[116]。妊娠妇女如果服用 AZA,有建议从妊娠第 4 个月开始每周监测血清中的胆汁淤积性指标,一旦发生 ICP 应及时停药[120]。

（三）硫鸟嘌呤

1. 背景知识 硫鸟嘌呤（thioguanine）又称6-TGN，属于第三代硫嘌呤类药物，化学式为$C_5H_5N_5S$。

6-TGN 是嘌呤类似物和抗代谢药物，是硫嘌呤（2-氨基-6-巯基嘌呤）的衍生物，与其母药一样，能够抑制嘌呤代谢，从而阻断 DNA、RNA 和其后的蛋白质合成。6-TGN 也具有抗炎活性。6-TGN 在 1966 年被美国批准用于治疗急性和慢性髓性（非淋巴细胞性）白血病，也被用于治疗自身免疫性疾病以减少糖皮质激素的用量。用法通常为 1~3 mg/kg 或 40~120 mg/d 并长期使用。常见副作用包括恶心、腹部不适、皮疹、口腔溃疡、剂量相关的骨髓抑制等[121]。

2. 肝脏毒性 6-TGN 的肝毒性在 LiverTox 网站中被列为 A 级。与 AZA 和 6-MP 相似，6-TGN 可引起多种模式的肝毒性[122]。

（1）6-TGN 治疗期间可出现无症状的、轻度的、短暂的、自限性的血清氨基转移酶水平升高，多出现在 6-TGN 高剂量应用的初期 12 周，可在停止用药、减少剂量甚至不调整剂量而继续用药的情况下出现迅速消退[121]。

（2）6-TGN 可引起临床明显的 ALI，通常在开始应用 6-TGN 后的 2~12 个月（第 1 年内）出现疲乏和黄疸，伴肝细胞损伤/胆汁淤积混合型血清肝酶升高。皮疹、发热和嗜酸性粒细胞增多不常见，自身抗体一般检测不到。肝活检典型表现为肝内胆汁淤积，伴局灶性肝细胞坏死，缺乏明显炎症反应。肝损伤通常在停药后迅速消退，但有引起长期胆汁淤积的报道，在有些病例可能是致命性的[121]。

（3）6-TGN 长期应用可引起以不同程度的肝紫癜病、HSOS 和（或）NRH 为特征的慢性肝损伤。慢性损伤通常在开始使用 6-TGN 后 1~5 年（6 个月后至多年）出现，通常表现为疲乏和隐匿出现的门静脉高压相关症状及体征，伴肝酶轻度升高、黄疸轻微升高。肝活检可见 NRH 和 HSOS 改变，不同程度和范围的肝窦内皮损伤、肝窦阻塞和扩张、中央静脉损伤等。若继续用药，可发展为肝衰竭；而及时停药常可出现肝损伤的改善。许多患者在发病初期表现为不明原因的血小板减少症，而血小板计数逐渐下降可能是临床判断非肝硬化性门静脉高压症（NCPH）最可靠的标志物。NRH 在 6-TGN 比在 AZA 更常见，而在 6-MP 似不如前两者常见[121]。

（4）6-TGN 长期治疗可能增加肝细胞癌（HCC）和肝脾 T 淋巴细胞瘤（HSTCL）的发生风险。这两种并发症都很少见，但已经有数十份个案报告和小样本病例系列报道，其中疑似由 AZA 引起者最常见，多于疑似由 6-TGN 引起者。但由于 HCC 和 HSTCL 也可见于未接受过 AZA、6-MP 和 6-TGN 治疗的自身免疫性疾病或实体器官移植的患者，因此 6-TGN 在引发 HCC 和 HSTCL 中的作用尚不清楚。此类 HCC 通常在 6-TGN 应用多年后发生，多在因其他疾病而进行影像检查时被发现，多缺乏伴随肝病（虽然某些患者有局部肝糖原贮积），其预后要好于肝硬化相关的 HCC[121]。有关 HSTCL 的报道主要见于患有炎症性肠病（IBD）并长期使用硫嘌呤类药物进行免疫抑制治疗的年轻男性，伴或不伴应用抗肿瘤坏死因子治疗。典型表现为疲劳、发热、肝脾大、全血细胞减少。骨髓或肝脏活检显示明显的恶性 T 细胞浸润。HSTCL 对抗肿瘤治疗反应差，病死率高。

6-TGN 肝毒性的机制：不同模式的肝损伤，其发生机制也存在差异。① 6-TGN 治疗期间的轻度 ALT 升高可能是由于药物的直接毒性作用。ALT 升高和骨髓毒性与 6-MMP 水平升高有关，6-MMP 是 6-TGN 的代谢途产物之一。② 临床明显的 ALI（急性胆汁淤积性肝炎）的发生机制尚不清楚，推测可能与 6-TGN 的某种代谢产物引起的免疫特异质性反应相关。6-TGN 在肝脏被广泛代谢为 6-MP，进而再通过 3 种不同的途径代谢为其他的硫嘌呤类产物。硫嘌呤甲基转移酶（TPMT）缺乏的患者，应用 6-TGN 后出现骨髓抑制等不良反应的概率更高，但似乎并不引起更高概率的急性胆汁淤积和 NRH。③ 长期使用 6-TGN 后发生 NRH 等肝血管病变的机制尚不十分清楚，很可能是 6-TGN 抗代谢效应的一种直接毒性，亦即 6-TGN 的代谢产物对肝窦内皮细胞的损伤，引起不同程度的肝小静脉流出阻塞及血管损伤，促进 NRH 等肝血管病变的形成[121]。

6-TGN 相关肝损伤的处置：在 6-TGN 治疗期间发生的血清氨基转移酶升高可自发改善，或随剂量减少而改善，常在停药后迅速消退。对 6-TGN 或其他硫嘌呤类药物代谢异常的患者，血浆 6-MMP 水平升高；通过降低 6-TGN 或其他硫嘌呤类药物的剂量，并加用别嘌呤醇（100 mg/d），可降低 6-MMP 的水平，从而逆转血清氨基转移酶水平的升高，但能保持 6-TGN 的有效作用水平和临床应答。急性胆汁淤积和慢性 NRH 在停用 6-TGN 后可获改善，但也有停用 6-TGN 后仍进展为肝衰竭的报道。由于再应用 6-TGN 常可引起肝损伤在数日至数周内再发，因此应当避免 6-TGN 的再应用。有些患者将 6-TGN 转换为 6-MP 或

AZA,耐受性可有改善,但通常认为以与 6-TGN 结构不相关的抗代谢药物来代替 6-TGN 则更为合理[121]。

三、嘧啶类似物(pyrimidine analogues)

(一)氟尿嘧啶

1. 背景知识　氟尿嘧啶(fluorouracil)也称 5-FU,分子式为 $C_4H_3FN_2O_2$(图 56-35)。5-FU 是一种能拮抗嘧啶代谢的嘧啶类似物,是第一个根据设想而合成的抗代谢药。

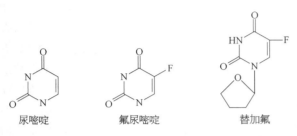

图 56-35　尿嘧啶、氟尿嘧啶、替加氟结构对比示意图

5-FU 在人体内被转化为 5-氟-2-脱氧尿嘧啶核苷酸(FdUMP),通过两种机制发挥细胞毒作用和抗肿瘤活性。其一即所谓"胸腺嘧啶缺失性死亡"机制,这是因为 FdUMP 是脱氧尿嘧啶核苷酸(dUMP)的类似物,可抑制胸苷酸合酶(TYMS),阻止甲酰四氢叶酸(FMHF)的一碳单位转移给 dUMP,从而阻断 dUMP 转化为 dTMP,阻止 DNA 的合成。其二是 RNA 的基本结构中含有尿嘧啶核苷酸(UMP),而 FdUMP 也能掺入 RNA,通过阻止 UMP 和乳清酸掺入 RNA 而抑制 RNA 的合成。总之,5-FU 能通过阻止 DNA、RNA 和蛋白质(特别是酶)的合成而发挥多种抗代谢效应,阻断细胞分裂,临床抗肿瘤应用极广,尤其是用于治疗消化道、胰腺、肝脏、膀胱、头颈部、卵巢癌、乳腺癌等[122,123]。5-FU 属于不典型的细胞周期特异性药,主要作用于 S 期,对其他期的细胞亦有作用。5-FU 常与亚叶酸结合使用,亚叶酸也能抑制胸苷酸合酶(TYMS),从而增强5-FU的作用。

5-FU 常用剂量为 12 mg/kg,静脉应用,每日一次,连续 4 d;若能耐受,第 6、8、12 d 再给药,每 30 d 为 1 个化疗周期。此外,5-FU 也被用作连续经肝动脉灌注治疗结直肠癌和其他肿瘤的肝转移,以及制成乳膏和溶液用于局部治疗光化性角化病和基底细胞癌[123]。5-FU 静脉用药的常见副作用包括白细胞减少、疲劳、虚弱、头痛、头晕、失眠、感觉异常、腹痛、便秘、腹泻、消化不良、恶心、口炎、皮疹、手足综合征等[122,123]。

2. 肝脏毒性　5-FU 的肝毒性在 LiverTox 网站中被列为 A 级。5-FU 可引起多种模式的肝毒性和某些特殊类型的毒副作用。

(1)在给予 5-FU 循环治疗的患者中,高达 70% 的患者可出现血清氨基转移酶升高,部分具有剂量相关性。血清氨基转移酶的升高通常是短暂的、轻度的,很少超过 5×ULN,也很少有临床不适。

(2)5-FU 可引起肝脂肪变性,尤其是在用于治疗转移性结直肠癌时,屡有引起脂肪肝的报道,发病率高达 30%~47%[102,122,123]。这类脂肪肝在病理上表现为不同程度的大泡性脂肪变性和汇管区炎症,在临床上可表现为血清肝酶升高,但很少导致临床显著的肝损伤。新近研究提示,5-FU 化疗是胃癌切除术后 1 年发生 NAFLD/MAFLD 的独立危险因素[122]。

(3)个案报道显示,5-FU 在极少数患者可能与临床明显的 ALI 伴黄疸相关,但这种关系尚未得到确认。尚未发现 5-FU 与 ALF、慢性肝炎和胆管消失综合征(VBDS)相关[123]。

(4)经肝动脉灌注 5-FU 也可能与血清氨基转移酶升高和化学性肝炎(5%~7%的病例)及胆道功能异常有关,可以但很少引起胆道狭窄或硬化性胆管炎样综合征(SCLS),而这些胆道并发症在氟脱氧尿苷(FUDR)治疗的患者中较为常见。系统文献复习显示,SCLS 仅可见于不足 1% 的应用 5-FU 经肝动脉灌注治疗的患者,但可见于 5%~12% 的应用 FUDR 治疗的患者。经肝动脉灌注 FUDR 不仅可导致肝转移癌的明显消退,还可导致未受肿瘤侵犯的部分肝组织的萎缩,使得肝叶呈一种不规则的形态,提示发生肝硬化[123]。

(5)与 5-FU 治疗相关的一个独立且独特的综合征是迅速发展的昏迷,伴高氨血症、乳酸升高和呼吸性碱中毒,多发生在连续输注高剂量 5-FU 时。通常在开始输注 5-FU 后 1~2 d 发病,表现为进行性意识模糊和麻木,随后昏迷。常规检测 ALT、AST、ALP 和 TBil 水平正常,但血氨水平升高(通常 >250 μg/dL),伴不同程度的呼吸性碱中毒、LDH 升高和氮质血症[123]。

(6)应用高剂量 5-FU 时的感染并发症较常见,但大多数患者通过水化和支持治疗可迅速康复。出现这种综合征的患者以后可耐受较低剂量的 5-FU,但也有复发的报道。病死率约 10%,大多数死亡是由于脓毒症而不是肝衰竭所致。脓毒症与高剂量化疗有关,但诱发机制尚不十分清楚,且与其他嘧啶类似物如卡培他滨也无可靠的关联[123]。

5-FU 引起肝损伤的机制:5-FU 相关的严重肝

损伤较为少见,很可能是由于 5-FU 的直接(或固有)肝毒性所致。TYMS 受到抑制可能是造成 5-FU 相关损伤的原因。此外,5-FU 通过微粒体酶系统在肝脏广泛代谢,产生的一种有毒中间体可能引发肝损伤。5-FU 高剂量静脉输注时产生的高氨血症性昏迷,可能是由于线粒体功能受到抑制,而这可能导致那些具有潜在的遗传性亚临床线粒体酶缺陷的患者出现特别明显的临床表现。另一方面,5-FU 很容易穿过血脑屏障,因此昏迷可能部分是由于 5-FU 对中枢神经系统的直接影响所致[123]。

5-FU 相关肝损伤的处置:轻度的血清肝酶升高一般不需要停药等特殊处理。出现明显的肝酶升高和(或)伴黄疸时,可考虑停用 5-FU 和给予适当的保肝、抗炎、利胆治疗。脂肪性肝病在停用 5-FU 后多可逐渐消退。尚不清楚 5-FU 与其他嘧啶类似物之间是否存在交叉毒性,但应保持适度的警惕性[104]。

(二)替加氟

1. 背景知识 替加氟(tegafur, FT)又称呋喃氟尿嘧啶(呋氟尿嘧啶、呋氟啶、喃氟啶),分子式为 $C_8H_9FN_2O_3$。

FT 是 5-FU 的前体药物,口服吸收良好,能在人体内被 CYP2A6 转化为不稳定的中间代谢产物 5-羟替加氟,后者自发分解为 5-FU。临床上 FT 常与 5-FU 的调节剂尿嘧啶(uracil)按 1∶4 的比例调配成复方抗癌制剂(FT-U),以保持疗效,减轻毒副作用[124]。FT 与吉美嘧啶(CDHP)和奥替拉西钾(Oxo)组合成复方制剂替吉奥(TGO)。其中,CDHP 能抑制二氢嘧啶脱氢酶,从而抑制从 FT 释放出来的 5-FU 的分解,有助于长时间保持血液和肿瘤组织中 5-FU 的有效深度,取得与 5-FU 持续静脉滴注相似的疗效。Oxo 能阻断5-FU 的磷酸化,口服给药后在胃肠组织分布浓度高,从而影响 5-FU 在胃肠道的分布,降低 5-FU 的毒性作用。TGO(FT+CDHP+Oxo)可被用来治疗晚期胃癌、结直肠癌、胆道癌、胰腺癌、头颈部癌(如鼻咽癌等)、非小细胞肺癌、无法手术切除的乳腺癌等[125]。

替加氟-尿嘧啶(FT-U)常见的不良反应包括贫血、虚弱、厌食、恶心、呕吐、腹泻、腹痛、血小板减少、中性粒细胞减少、黏膜炎等。口服使用比静脉使用耐受性好,口腔黏膜炎和大多数不良血液学事件发生率较低[124]。替吉奥(TGO)的副作用包括疲劳、食欲不振、恶心、呕吐、腹泻、白细胞减少、血小板减少等,少数患者可出现轻度的胃肠道出血、红细胞降低等。

2. 肝脏毒性 有研究对 68 例应用 FT-U 治疗的患者的肝毒性情况进行研究,发现溶质载体有机阴离子转运蛋白家族成员 1B1(SLCO1B1)基因的 rs4149056 位点的单核苷酸多态性(SNP)与 FT-U 诱导的血清 ALT 和 AST 升高有关,这提示 FT-U 的肝毒性可能具有一定的代谢特异质性,*SLCO1B1*(rs4149056)位点的 T/T、C/T 和 C/C 多态性引起肝毒性的风险依次递增,提示 *SLCO1B1*(rs4149056)的 SNP 对 FT-U 的肝毒性有一定的预测价值[126]。

据报道,FT-U 通常只引起轻微不良反应。约 1.79% 的日本人肝损伤与应用 FT-U 有关。有报道 1 例无基础肝病的 74 岁乳腺癌患者术后服用 FT-U 8 个月,出现腹胀、双下肢水肿等表现,CT 检查提示腹水、脾大,非侵入性检查提示存在进展性肝纤维化,组织学检查提示界面炎、肝组织淋巴细胞和嗜中性粒细胞及嗜酸性粒细胞浸润、汇管区周围纤维化、桥接样纤维化伴分隔。在停用 FT-U 后,大量腹水消退。但总体上,FT-U 引起重度肝纤维化伴门静脉高压的情况比较罕见[127]。

个案报道显示,一位 51 岁子宫肿瘤患者服用 FT 3 周后出现 ALI,血清 ALT 和 AST 升高,轻度黄疸,外周血嗜酸性粒细胞增多,组织学检查提示 DILI,FT 淋巴细胞刺激试验阳性,未发现其他肝损伤因素,因此认为该患者的肝损伤是由 FT 引起的急性过敏反应性 DILI[128]。另一案例报道显示,55 岁男性患者 7 年前结肠癌手术,其后服用 FT 总共 55 个月,后来出现大量腹水,内窥镜检查发现食管静脉曲张明显,但 CT 和超声检查未见肝硬化证据,无饮酒、病毒性肝炎、自身免疫性肝病等其他肝损伤因素;停用 FT 之后,肝功能逐渐改善,腹水消失,停药后 6 个月第 1 次肝活检提示存在慢性活动性肝炎,停药后 18 个月第 2 次肝活检提示肝组织炎症改善,停药后 34 个月第 3 次肝活检提升肝组织病变进一步改善。因此认为 FT 可引起慢性活动性肝损伤伴门静脉高压、腹水、食管静脉曲张[129]。

(三)六甲嘧胺

1. 背景知识 六甲嘧胺(altretamine)的分子式为 $C_9H_{18}N_6$(图 56-36)。

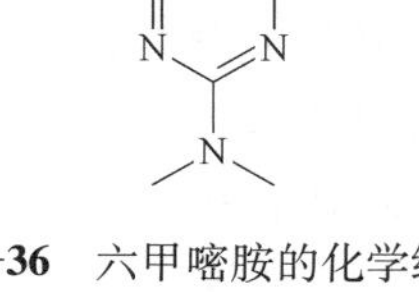

图 56-36 六甲嘧胺的化学结构式

六甲嘧胺以往被归类为一种烷化剂,其化学结构与烷化剂三乙烯三聚氰胺(TEM,癌宁)相似,后来发现其作用方式其实与烷化剂 TEM 不同,实质上是一种嘧啶类抗代谢药,主要抑制二氢叶酸还原酶(DHFR),从而干扰叶酸代谢,也能抑制胸腺嘧啶和尿嘧啶参与 DNA 和 RNA 的合成,选择性抑制 DNA、RNA 和蛋白质的合成,属于 S 期特异性药物,与烷化剂无交叉耐药。主要用于治疗卵巢癌,也可用于治疗支气管肺癌、乳腺癌和恶性淋巴瘤等[130]。

六甲嘧胺脂溶性高,口服给药后吸收快,在体内经肝脏内微粒体混合功能氧化酶作用,迅速去甲基化,形成 N-去甲基谢物,主要经尿排出,尿中无原型药存在。六甲嘧胺的不良反应:骨髓抑制较轻,包括白细胞减少和血小板减少,见于给药后 3~4 周,停药后 1 周内可恢复。剂量限制毒性是胃肠道和神经系统毒性。胃肠道毒性主要表现为厌食、恶心、腹泻和腹痛。神经系统毒性主要表现为感觉异常、肌无力、共济失调、静止性震颤、反射亢进、失眠、焦虑不安、幻觉、抑郁症、锥体外系症状和癫痫,停药后可恢复[130]。

2. 肝脏毒性　六甲嘧胺的肝毒性在 LiverTox 网站中被列为 E* 级。六甲嘧胺肝毒性的机制,可能与其肝脏代谢产物引起的超敏反应有关。六甲嘧胺用药期间可出现血清肝酶升高,但发生率较低,通常为轻至中度的自限性升高,不需要进行剂量调整。偶有报道六甲嘧胺可引起临床明显的 ALI,但其临床特征尚不明确。可能因为六甲嘧胺很少使用高剂量,因此尚未发现六甲嘧胺与 HSOS、ALF、慢性肝炎、VBDS 等有特定关联。有基础肝脏疾病的患者应慎用。有明确六甲嘧胺肝损伤病史的患者,应避免再用药[130]。

四、嘌呤核苷类似物

(一)氟达拉滨

1. 背景知识　氟达拉滨(fludarabine)又称阿拉丁(aladdin),分子式为 $C_{10}H_{12}FN_5O_4$(图 56-37)。

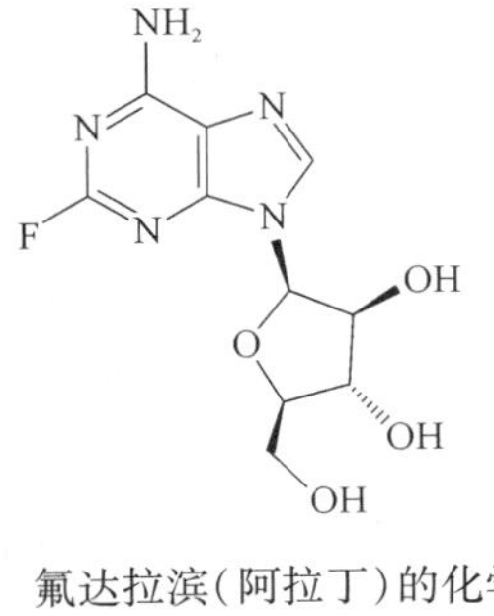

图 56-37　氟达拉滨(阿拉丁)的化学结构式

氟达拉滨(阿拉丁)是一种腺嘌呤核苷类似物。磷酸氟达拉滨是阿糖腺苷单磷酸(ara-AMP)的氟化衍生物——2-氟阿糖腺苷单磷酸。氟达拉滨在细胞内转化为活性三磷酸,与腺苷三磷酸(ATP)竞争 DNA 聚合酶,从而抑制 DNA 的合成。临床主要用于治疗 CLL;也可用于治疗毛细胞白血病、蕈样真菌病、霍奇金淋巴瘤和非霍奇金淋巴瘤,以及非清髓性造血细胞移植(HCT)前的免疫抑制处理方案[131]。

氟达拉滨治疗 CLL 的典型成人剂量为静脉注射 25 mg/m² 或口服 40 mg/m²,连续 5 d,每 28 d 为 1 个周期。非清髓性 HCT 前的免疫抑制处理的给药方案通常为 30 mg/m²,在移植前 1 周静脉注射 3 d,通常与全身放疗或其他烷基化剂联合使用。常见不良反应包括骨髓抑制、白细胞减少、感染、发热、恶心、呕吐、厌食、腹泻、头痛、疲劳、皮疹等[131]。

2. 肝脏毒性　氟达拉滨的肝毒性等级在 LiverTox 网站中被列为 E* 级。氟达拉滨引起的肝损伤可分为以下 3 种情况。① 在治疗期间可引起短暂的血清肝酶升高,发生率较低,通常是轻度的和自限性的升高,在停药后可自行恢复。② 少数病例报道显示氟达拉滨可能引起临床显著的 ALI 伴黄疸,但这些病例的发病细节不得而知,且其中多数病例还在接受其他化疗药物治疗。③ 氟达拉滨的免疫抑制活性较强,可降低白细胞特别是淋巴细胞(尤其是 CD8⁺T 细胞),有报道可引起乙型肝炎的再激活,包括在化疗前处于乙肝感染后康复状态(HBsAg 阴性/抗 HBc 阳性)的患者,在化疗后也可能发生逆向转换(HBsAg 由阴性转为阳性)。乙肝再激活通常发生在 3~6 个疗程的抗癌药物治疗后,最常见的是在完成化疗后 2~4 个月。乙肝再激活可能是严重的,甚至发生 ALF 和致命。鉴于氟达拉滨治疗后乙肝再激活的频度和严重度,建议患者在氟达拉滨治疗前进行 HBsAg 和抗 HBc 筛查,并使用具有高效抗 HBV 活性的口服核苷(酸)类药物进行预防性抗病毒治疗,如替诺福韦酯(TDF)、丙酚替诺福韦(TAF)、艾米替诺福韦(TMF)、恩替卡韦(ETV)等。如果暂不采取预防措施,则应仔细监测,一旦发现有乙肝再激活的任何迹象[HBsAg 和(或)HBV DNA 转为阳性],则应及早给予抗病毒治疗。此外,氟达拉滨也与机会性感染的发生有关,包括肝脏的疱疹病毒和腺病毒感染[131]。

氟达拉滨肝损伤的发病机制,可能是因为其直接肝毒性。乙肝再激活的机制,可能是继发于含有氟达拉滨的治疗方案的免疫抑制作用。在患者同时接受皮质类固醇、利妥昔单抗或 HCT 治疗的情况下,氟达拉滨在乙肝再激活中的具体作用并不总是确定的[131]。

（二）克拉屈滨

1. **背景知识**   克拉屈滨（克拉曲滨，克拉利宾，cladribine）的分子式为 $C_{10}H_{12}ClN_5O_3$（图 56-38）。

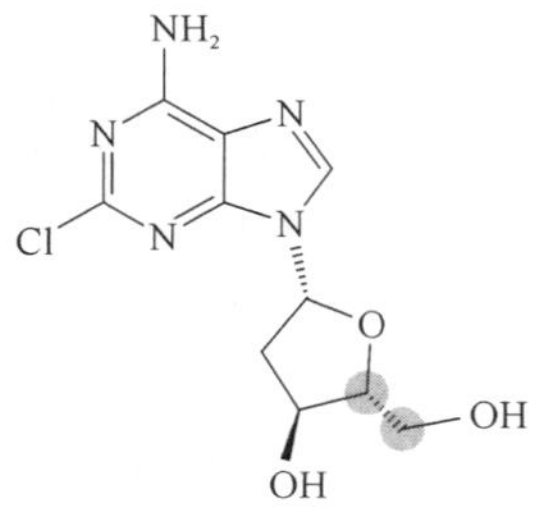

图 56-38   克拉屈滨的化学结构式

克拉屈滨是一种氯代腺嘌呤核苷类似物,即 2-氯脱氧腺苷,在细胞内转化为三磷酸形式,与腺嘌呤三磷酸竞争进入 DNA 链,从而影响 DNA 的合成,发挥抗癌活性。主要用于毛细胞白血病的治疗（1993年在美国批准上市）,在目前批准的抗肿瘤适应证之外也可用于治疗低级别淋巴瘤和其他血液系统恶性肿瘤。常用方法为0.9 mg/m²,静脉输注,每日 1 次,单疗程连续 7 d;重复疗程只推荐给最初有治疗应答但后来复发的患者。常见副作用包括骨髓抑制、白细胞减少、发热、感染、恶心、呕吐、厌食、腹泻、头痛、疲劳、皮疹等。此外,机会性病毒感染在克拉屈滨治疗后的 1 个月内很常见,因此建议在使用克拉屈滨之前进行适当的疫苗接种。另据报道,超过治疗毛细胞白血病推荐剂量的高剂量克拉屈滨可引起急性神经毒性[132]。由于克拉屈滨可短暂地消耗 B 淋巴细胞和 T 淋巴细胞,随后细胞逐渐恢复,因此近年来口服克拉屈滨用于治疗高度活跃的复发性多发性硬化[133,134]。

2. **肝脏毒性**   克拉屈滨在 LiverTox 网站中被列为肝毒性 E 级。但随着克拉屈滨应用的增多,特别是在多发性硬化患者中的应用,克拉屈滨在某些特殊体质人群中与特异质型 ALI 的潜在关系已有少数个案报道。

在静脉应用克拉屈滨治疗毛细胞白血病的临床试验中,克拉屈滨无论是疗程中还是疗程结束后,均未发现与血清肝酶升高或胆红素水平异常相关。在上市后的临床广泛使用中,常规剂量克拉屈滨与血清肝酶的升高无明显相关,也未见引起临床明显的 ALI 伴黄疸。这可能是因为克拉屈滨极少经肝脏代谢,且主要是短疗程和低剂量使用[132]。

新近口服克拉屈滨被用于治疗高度活跃的复发

性多发性硬化。个案报告显示,1 例 35 岁女性患者在口服克拉屈滨的第 1 周期内同时口服高剂量泼尼松龙,随后发生特异质型 DILI。经应用 2015 年修订的 RUCAM 量表进行因果关联分析,考虑到糖皮质激素治疗多发性硬化可诱发特异质型 DILI 且可延迟至使用 12 周左右发病,因此认为该例的肝损伤可能是由于泼尼松龙引起,或泼尼松龙与口服克拉屈滨的药物间相互作用所致[133]。另一个案报道显示,1 例 19 岁女性多发性硬化患者,应用克拉屈滨治疗 12 d 后发生特异质型 ALI[134]。

五、嘧啶核苷类似物

（一）阿糖胞苷

1. **背景知识**   阿糖胞苷（Ara-C）的分子为 $C_9H_{13}N_3O_5$（图 56-39）。

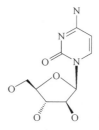

图 56-39   阿糖胞苷的化学结构式

Ara-C 是一种胞嘧啶核苷类似物[135],进入人体后经激酶磷酸化后转为阿糖胞苷三磷酸及阿糖胞苷二磷酸。阿糖胞苷三磷酸能与胞嘧啶三磷酸竞争,强力抑制 DNA 聚合酶和 RNA 聚合酶,抑制 DNA 的合成和细胞分裂。后者能抑制二磷酸胞苷转变为二磷酸脱氧胞苷,从而抑制细胞 DNA 合成,干扰肿瘤细胞的增殖。Ara-C 为细胞周期特异性抗代谢药物,对 S 期细胞的作用最敏感,对抑制 RNA 及蛋白质合成的作用较弱。

Ara-C 对急性白血病的治疗有强效,至今仍被广泛使用。目前适应证包括急性髓性白血病和其他急性白血病的初始、巩固和维持治疗。剂量方案因体表面积和适应证不同而异。典型的诱导剂量为 100 mg/m²,在第 1~7 d 连续静脉输注。常见副作用包括骨髓抑制、恶心、呕吐、口腔或肛门溃疡、腹痛、肌痛、骨痛、胸痛、结膜炎、头痛、疲劳、发烧、皮疹和瘙痒等[135]。

2. **肝脏毒性**   Ara-C 的肝毒性在 LiverTox 网站中的评级为 C 级（"很可能导致 DILI",下文注释同此）。

Ara-C 的肝毒性常见,Ara-C 相关的血清氨基转移酶升高率在常规剂量组为 5%~10%,在高剂量组可达 9%~75%。也有资料提示 Ara-C 治疗白血病的肝损伤发生率可达 37%~85%。多表现为血清 ALT 和 AST 升高,很少导致临床症状,通常是自限性的,消退迅速,很少需要调整剂量。也有报道 Ara-C 可引起临床明显的肝损伤,但并不常见。有报道提示 Ara-C 与 ALF 相关,但 Ara-C 与 ALF 之间的因果关系并不总是很清楚。肝损伤通常发生在 Ara-C 治疗的最初几个周期内,血清肝酶升高的模式从胆汁淤积型到肝细胞损伤型不等。一般不存在免疫过敏和自身免疫特征。含有 Ara-C 的抗肿瘤方案与 HSOS 和肝紫癜病的发生有关,但 Ara-C 在其中的作用尚不清楚。尽管高剂量 Ara-C 可能导致独立于肝损伤的高胆红素血症,但文献中许多由 Ara-C 引起的肝损伤的案例是典型的败血症性黄疸,而不是急性肝细胞损伤型或胆汁淤积型肝损伤。尚无 Ara-C 与慢性肝炎或 VBDS 存在因果关联的报道[135]。

Ara-C 肝损伤的机制,目前认为可能是由于药物对肝细胞的直接毒性。Ara-C 主要在肝脏通过 CYP 系统代谢,其毒性或免疫原性中间代谢产物可能触发肝损伤。Ara-C 与其他嘧啶核苷类似物之间是否存在交叉肝毒性尚不清楚[135]。

（二）卡培他滨

1. 背景知识　卡培他滨（CAP）的分子式为 $C_{15}H_{22}O_6N_3F$,也有写作 $C_{15}H_{22}FN_3O_6$（图 56-40）。

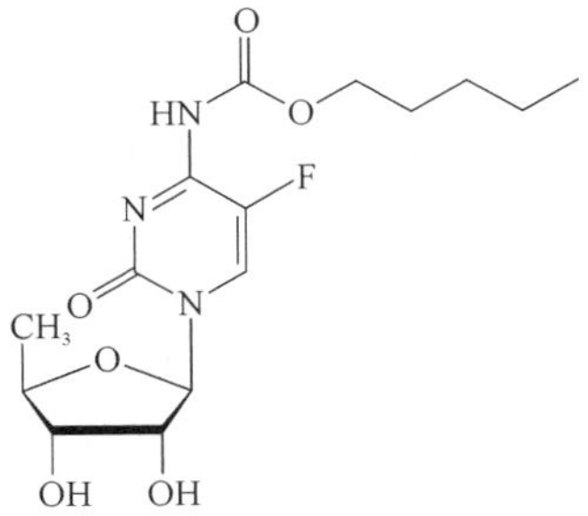

图 56-40　卡培他滨的化学结构式

CAP 是一种胞嘧啶核苷类似物,是 5-FU 的一种前体药物,经口服给药,在小肠黏膜内吸收后,首先在肝脏经过羧酸酯酶催化代谢为 5′-脱氧-5-氟胞苷（5′-DFCR）,并经肝脏和肿瘤细胞中的胞苷脱氨酶（CDA）催化转化为 5′-脱氧-氟尿嘧啶（5′-DFUR）,最后经胸苷磷酸化酶（TP）转变为 5-FU,从而抑制肿瘤细胞 DNA、RNA 及蛋白质的合成,发挥抗肿瘤作用[136]。

CAP 在临床应用已有 20 余年,常用于治疗乳腺癌和结直肠癌,可单用,但更多的是与其他化疗药物联用。CAP 通常作为乳腺癌和结肠癌一线治疗失败

后的补救治疗。耐受性多良好。推荐剂量一般为 2.5 g/m^2,每日 2 次,连续 2 周,然后休息 1 周,然后以 3 周为周期不定期重复应用。常见副作用包括骨髓抑制、腹泻、恶心、呕吐、手足综合征、疲劳、虚弱、头痛、头晕、失眠、感觉异常、腹痛、口炎和皮疹,而严重的肝毒性反应少见[136,137]。

2. 肝脏毒性　CAP 的肝毒性等级在 LiverTox 网站中被列为 E* 级。常规剂量的 CAP 在部分患者可引起轻度的肝酶升高,超过 5×ULN 的情况则比较少见（不足 1%）。CAP 还可引起轻度血清胆红素增高,可见于约 40% 接受 CAP 治疗的患者,主要是间接胆红素的孤立性升高（不伴其他肝脏生化指标的异常）,常呈自限性。临床试验中的数据显示个别应用 CAP 治疗的患者可出现胆汁淤积性肝炎,这种情况已标注在药物说明书中[137]。至少有 5 篇文献报道卡培他滨可引起肝脂肪变性和中度肝酶升高,但新近多例个案报道显示 CAP 在少数患者可能会引起肝酶显著升高的急性 DILI[136,138]。1 例转移性乳腺癌老年女性患者（无肝转移）,CAP 治疗不久即出现了严重的 DILI,血清 ALT 显著升高,RUCAM 评分为 7 分,提示肝损伤很可能与 CAP 相关;停用 CAP 后,肝损伤完全恢复;换用其他细胞毒性化疗药物继续治疗,未再出现肝损伤[136]。1 例结肠癌老年男性患者,在第 5 个周期的 CAP 单药治疗后出现疲乏、黄疸,AST 2 448 U/L,ALT 1 984 U/L。停用 CAP 后,肝损伤恢复[138]。

CAP 引起肝损伤的机制,目前认为可能是由于其具有直接肝毒性。CAP 在肝脏微粒体酶系统（主要是 CYP2C9）广泛代谢,毒性和免疫原性中间代谢产物可能会触发肝损伤。尚不清楚 CAP 与 5-FU 或其他嘧啶核苷类似物之间是否存在交叉肝毒性。CAP 与抗凝血剂和抗惊厥药之间存在相互作用[137]。

（三）吉西他滨

1. 背景知识　吉西他滨（GEM）的分子式为 $C_9H_{11}F_2N_3O_4$（图 56-41）。

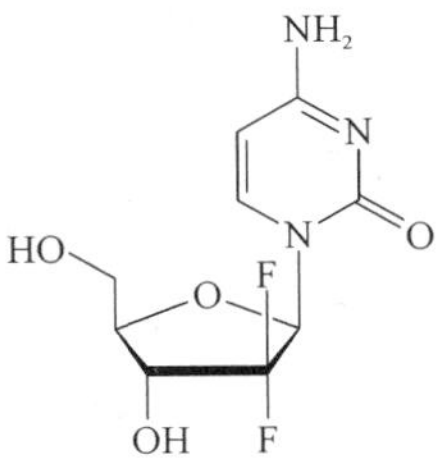

图 56-41　吉西他滨的化学结构式

GEM 是一种新的胞嘧啶核苷衍生物,在细胞内被代谢为二磷酸和三磷酸形式,这两种形式都具有抗

肿瘤活性,能够抑制核糖核苷酸还原酶,并与脱氧胞苷三磷酸竞争性掺入 DNA 链,从而抑制快速分裂细胞的 DNA 的合成。临床广泛用于治疗多种实体瘤,包括晚期胰腺癌、非小细胞肺癌、乳腺癌、卵巢癌和膀胱癌等,可单独使用或与其他抗癌药物联合使用。常用给药方案是每日 $1.0\sim1.2\ g/m^2$,静脉输注 30 min,在第1、第8、第15 d 使用,每 28 d 为 1 个治疗周期。常见副作用包括骨髓抑制、疲劳、腹泻、恶心、胃肠道不适、皮疹、脱发、口炎等[139]。

2. 肝脏毒性 GEM 在 LiverTox 网站中的肝毒性等级被列为 C 级。① GEM 治疗与较高概率的血清肝酶短暂升高相关。在接受 GEM 周期性治疗的患者中,30%～90%可出现血清氨基转移酶升高,通常为轻到中度、无症状性、自限性,在不中断治疗的情况下也可自行消退,很少需要为此调整剂量。1%～4%的患者可出现血清 ALT 或 AST>5×ULN,但通常很少出现症状或临床显著的肝损伤。血清胆红素和 ALP 酶升高不太常见,但即使升高,通常也是短暂和轻微的。② GEM 可以但很少成为临床明显的 ALI 的病因。GEM 仅在极少数病例与 ALI 伴黄疸相关,且大多数已报道的病例具有基础慢性肝病或肿瘤的广泛肝转移。在既往存在慢性肝病(丙型肝炎、ALD)、肿瘤显著肝转移或局部侵袭的患者中,多数病例的特点是在应用 GEM 数个周期后出现进行性胆汁淤积和肝衰竭。③ 与许多其他抗肿瘤药物和方案一样,在少数情况下,GEM 可导致原先血清 HBsAg 阳性的患者出现乙肝再激活。最后,至少有 1 例报道显示,慢性丙型肝炎患者在未接受其他抗肿瘤药物治疗的情况下,使用 GEM 出现了 HSOS[139]。

关于 GEM 肝损伤的发病机制,轻到中度 ALT 和 AST 升高可能是由于 GEM 的直接肝毒性所致。预先存在基础肝病可能是应用 GEM 后出现胆汁淤积、HBV 再激活和 HSOS 等临床显著肝损伤的风险因素。尚不清楚这些临床显著的肝损伤究竟是特异质性的,还是由于 GEM 轻微的直接肝毒性叠加于显著的基础肝病之上的结果。目前尚无关于 GEM 再用药后肝损伤发生情况的资料,也不清楚 GEM 与其他抗代谢药物或嘧啶核苷类似物之间是否存在交叉肝毒性[139]。

(四)地西他滨/西达尿苷

1. 背景知识 地西他滨(DCA)的分子式为 $C_8H_{12}N_4O_4$,西达尿苷(西屈嘧啶,CDU)的分子式为 $C_9H_{14}F_2N_2O_5$(图 56-42)[140,141]。

DCA 是一种胞嘧啶核苷类似物,是 5-阿扎胞苷的脱氧核糖形式,在细胞内转化为三磷酸形式,掺入

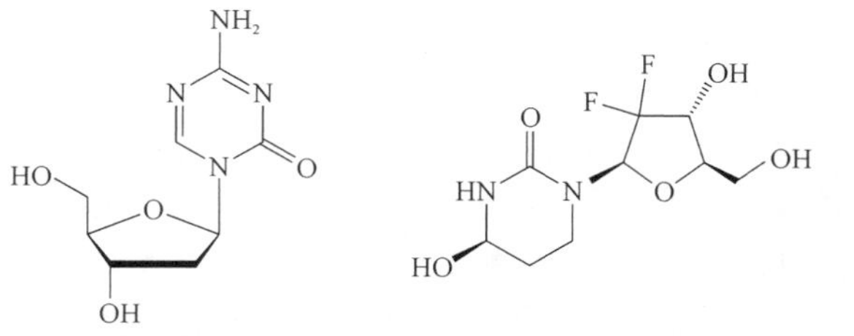

图 56-42 地西他滨(DCA)和西达尿苷的化学结构式

DNA 链,通过抑制 DNA 甲基转移酶从而减少 DNA 甲基化,导致多种沉默基因(包括抑癌基因)的表达增加,从而抑制肿瘤细胞增殖和防止发生耐药。DCA 是目前已知最强的 DNA 甲基化特异性抑制剂,属于 S 期细胞周期特异性抗癌药物。2006 年首先在美国被批准应用,临床主要用于治疗骨髓增生异常综合征(MDS),包括难治性贫血,伴有环状铁母细胞或原始细胞过多的难治性贫血,以及慢性髓单细胞白血病患者。成人患者通常是 $15\sim20\ mg/m^2$ 体表面积,静脉注射,分数日给药,每 4 周或 6 周重复一次[140,141]。

CDU 是一种小分子胞苷脱氨酶抑制剂,CDU 极少经肝脏 CYP 系统代谢,其在体内的浓度不受 CYP 诱导剂或抑制剂的影响;但由于 CDU 能够抑制胞苷脱氨酶,因此其与其他药物之间的相互作用受到关注和应用。例如,DCA 在肠道和肝脏中被胞苷脱氨酶代谢,导致口服吸收不良;而 CDU 可以抑制胞苷脱氨酶,从而增加 DCA 口服吸收后的血药浓度,提升 DCA 的口服生物利用度。2020 年,CDU 被批准与 DCA 一起用于口服治疗成人 MDS,固定搭配剂量为 DCA 35 mg 联合 CDU 100 mg,用法是每天 1 粒,第 1～5 d 服用,每 28 d 为 1 个治疗周期。这种 DCA/CDU 口服联合制剂的血浆浓度与静脉应用 DCA 相似,对 DNA 甲基化和临床反应也有相似影响[140,141]。

单个初始治疗周期的对比研究显示,DCA/CDU 口服联合制剂的不良事件发生率与静脉单用 DCA 相似。常见副作用包括骨髓抑制、恶心、呕吐、腹泻、口炎、瘀伤、腹痛、肌痛、头痛、头晕、疲劳、发烧、皮疹、瘙痒等。不常见但具有潜在严重性的不良事件包括严重骨髓抑制、发热性嗜中性粒细胞减少、严重感染、败血症、肺炎和胚胎-胎儿毒性等[140,141]。

2. 肝脏毒性 DCA 的肝毒性等级在 LiverTox 网站中被列为 E* 级。在早期的临床试验中,静脉应用高剂量 DCA 治疗有基础肝病或肿瘤肝转移的 MDS 患者,血清 ALT 和 AST 升高率可达 16%,但在无基础肝病的患者未见这种情况。在随后的研究报告中,5%～15%的患者出现血清 ALT 升高,但均为自限性,

未见临床明显的肝损伤。最近有报道,7%~12%的患者出现血清胆红素水平升高,但很快消退,且未发现与肝损伤的其他临床或实验室证据相关。因此仅推荐对有基础肝病的患者进行疗程中的血清肝酶监测[140]。

口服 DCA/CDU 联合制剂的不良反应频度和模式与单独静脉应用 DCA 相近。多项前瞻性临床试验显示,单周期口服 DCA/CDU 联合制剂与静脉单用 DCA 的 ALT 及 AST 升高率相似,长期、多疗程口服 DCA/CDU 可导致 20%~37%的患者出现血清 ALT 和 AST 升高,通常为轻度和短暂性升高,不需要调整剂量。2%~3%的患者超过 5×ULN,在调整剂量或停药后迅速好转,未发现严重的急性肝炎、ALF、慢性肝炎、VBDS 等临床明显肝损伤病例[140,141]。需要注意的是,某些服用 DCA/CDU 的患者在出现 ALT 升高的同时,还伴有血清 TBil 的升高,但在这些患者均可发现其他能够导致肝损伤的病因,如脓毒症、胰腺炎、心肌炎等。随着 DCA/CDU 临床应用的增多,已发现一些尚未公开发表的临床明显肝损伤病例[141]。

因此,不论是静脉单用 DCA 还是口服 DCA/CDU 联合制剂,通常并不引起临床明显的肝损伤伴黄疸。但由于 DCA 治疗过程中频繁出现 ALT 和 AST 水平升高,因此仍应警惕 DCA 和 DCA/CDU 引起临床肝损伤的潜在风险[140,141]。

关于 DCA 的肝损伤机制,由于罕见 DCA 相关的临床明显的肝损伤,并且 ALT 和 AST 的升高主要局限于接受最高剂量 DCA 或有潜在肝脏疾病的患者,因此目前认为 DCA 相关肝损伤可能是由 DCA 的直接肝毒性所致,除易感患者外,毒性一般很小或很轻微。尚不清楚 DCA 与阿扎胞苷等其他胞苷类似物之间是否存在交叉肝毒性[141]。

关于 DCA 和 DCA/CDU 肝毒性的临床处置,虽然轻到中度的 ALT 和 AST 升高多为短暂性、自限性、无症状性,超过 5×ULN 时通过控制剂量也可以得到缓解。但如果出现超过 20×ULN 或出现黄疸或有肝损伤相关的症状,则应及时停药,并给予适当的护肝利胆治疗[140,141]。

(五) 阿扎胞苷

1. 背景知识　阿扎胞苷(azacitidine)的分子式为 $C_8H_{12}N_4O_5$(图 56-43)。

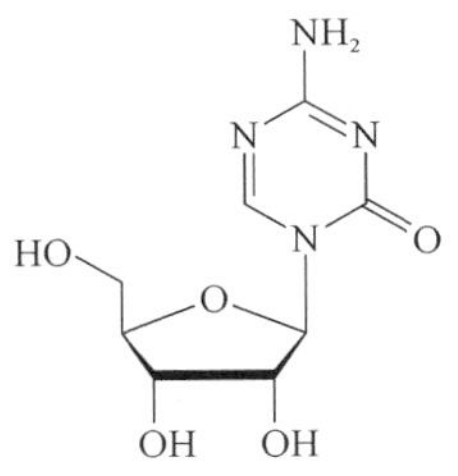

阿扎胞苷是一种胞嘧啶核苷类似物,又称 5-阿扎胞苷,在细胞内转化为三磷酸形式,整合入 RNA 和 DNA 分子中。在低剂量,阿扎胞苷可抑制 DNA 的甲基化,导致抑癌基因等沉默基因的表达。虽然有抗癌

图 56-43　阿扎胞苷的化学结构式

作用,但对实体瘤和淋巴瘤的疗效有限。目前临床主要用于治疗骨髓增生异常综合征(MDS),但其对急性髓系白血病的疗效也在评估中[142]。成人患者初始给药方案通常是每日皮下或静脉注射 75 mg/m² 体表面积,持续 7 d,28 d 后重复疗程;建议至少 4 个疗程,可根据耐受性和治疗应答情况增加至 100 mg/m²。口服阿扎胞苷于 2021 年被批准用于急性髓系白血病患者首次缓解后的维持治疗,建议剂量为 300 mg/d,第 1~14 d 服用,28 d 为 1 个周期。常见副作用包括骨髓抑制、恶心、呕吐、腹泻、口炎、瘀伤、腹痛、肌痛、头痛、头晕、疲劳、发烧、皮疹、瘙痒等。不常见但可能严重的不良事件包括严重骨髓抑制、发热性中性粒细胞减少、肺炎、败血症、肿瘤溶解综合征、胚胎-胎儿毒性等[142]。

2. 肝脏毒性　阿扎胞苷的肝毒性等级在 LiverTox 网站中被列为 E* 级。阿扎胞苷治疗期间可出现短暂的血清肝酶升高,发生概率并不高。在阿扎胞苷治疗肿瘤或 MDS 的临床试验中,血清肝酶的升高率约为 16%,且基本上见于有基础肝病或肿瘤肝转移的患者,很少见于没有基础肝病的患者。在其后的研究中,阿扎胞苷(特别是在常规剂量时)相关的肝脏不良反应很少有报道。尽管如此,仍建议在应用阿扎胞苷治疗合并基础肝病的患者时注意监测血清肝酶水平。在没有基础肝病的患者,尚未发现阿扎胞苷与临床显著的 ALI 伴黄疸相关[142]。

鉴于阿扎胞苷的肝毒性并不常见,且主要局限于有潜在肝脏疾病的患者,故认为其肝损伤可能是由于药物的直接毒性所致。尚不清楚阿扎胞苷与其他核苷或嘧啶类似物之间是否存在交叉肝毒性[142]。

(六) 曲氟尿苷/替吡嘧啶

1. 背景知识　曲氟尿苷(三氟尿苷)的分子式为 $C_{10}H_{11}F_3N_2O_5$,替吡嘧啶的分子式为 $C_9H_{11}ClN_4O_2$(图 56-44)。

曲氟尿苷是一种尿嘧啶核苷类似物,口服吸收后在细胞内转变为三磷酸形式,整合入 DNA 链,从而抑制 DNA 的合成,抑制细胞生长和增殖,触发细胞凋

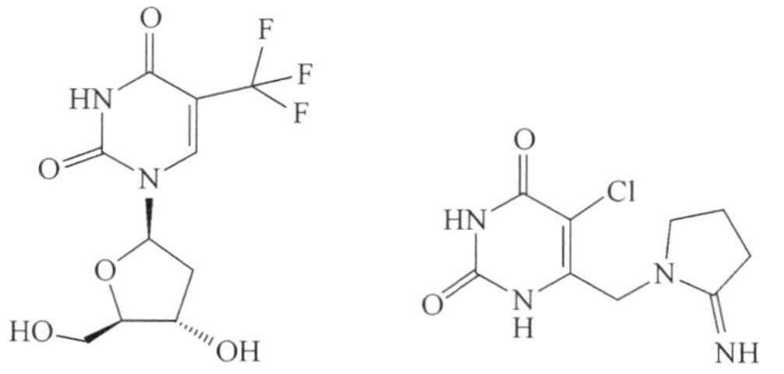

图 56-44 曲氟尿苷(三氟尿苷)和替吡嘧啶的化学结构式

亡。曲氟尿苷在细胞内经胸苷磷酸化酶(TPase)代谢。替吡嘧啶是一种 TPase 抑制剂,能阻断曲氟尿苷的快速代谢,延长其半衰期,提高细胞内活性磷酸化曲氟尿苷的浓度,从而提高曲氟尿苷的生物利用度。曲氟尿苷/替吡嘧啶的口服剂型有 15 mg/14 mg 和 20 mg/19 mg 两种规格,主要用于其他抗癌药物无效的顽固性和转移性结直肠癌的治疗。推荐用法为 35 mg/m²(根据曲氟尿苷成分),口服,每日 2 次,每 28 d 为 1 个周期,在每个周期的第 1~5 d 和第 8~12 d 使用。常见副作用包括骨髓抑制、虚弱、疲劳、恶心、厌食、腹泻、腹痛、发热等。不太常见但潜在严重性的不良事件包括严重骨髓抑制、发热性嗜中性粒细胞减少、感染、脓毒症和胚胎-胎儿毒性[143]。

2. 肝脏毒性 曲氟尿苷/替吡嘧啶在 LiverTox 网站中被归类为肝毒性 E 级。曲氟尿苷/替吡嘧啶治疗期间可出现短暂性、轻度、无症状性血清肝酶升高,但发生概率较低。注册前临床试验的汇总分析显示,血清肝酶升高率在曲氟尿苷/替吡嘧啶治疗组达 24%,但在对照组中也有 27%。同样,血清 ALT>5×ULN 的比例在曲氟尿苷/替吡嘧啶治疗组为 2%,而在安慰剂治疗组为 4%。在这些和随后的研究中,并未发现可归因于曲氟尿苷/替吡嘧啶的明显的肝脏不良反应,包括 ALI 伴黄疸[143]。

曲氟尿苷/替吡嘧啶治疗期间血清肝酶异常的机制,很可能是由于患者的基础体质状态而非药物本身所致。曲氟尿苷在许多细胞可被 TPase 代谢为没有活性的 5-三氟甲基尿嘧啶,替吡嘧啶绝大部分以原形从尿中排出,因此曲氟尿苷和替吡嘧啶均不影响肝脏的 CYP 酶系统。未发现曲氟尿苷/替吡嘧啶与卡培他滨、吉西他滨等其他嘧啶核苷类似物,或与 5-FU 等嘧啶类似物之间存在交叉肝毒性[143]。

(七)氟尿苷

1. 背景知识 氟尿苷(floxuridine)即氟脱氧尿苷(FUDR),是一种尿嘧啶核苷类似物,即氟嘧啶核苷(fluoropyrimidine),分子式为 $C_9H_{11}FN_2O_5$(图 56-45)。

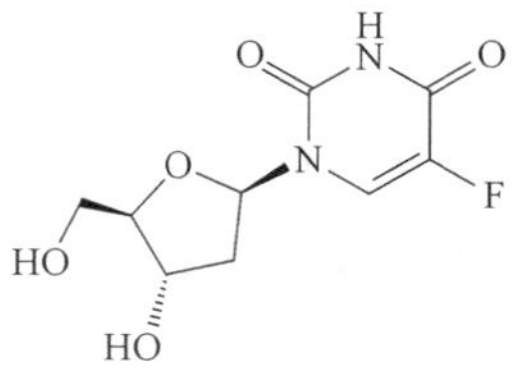

图 56-45 氟尿苷的化学结构式

FUDR 与 5-FU 一样,需要转化为单磷酸可能还有三磷酸形式才能发挥抗癌活性。FUDR 通过抑制三磷酸胸腺嘧啶的产生或直接竞争而起作用,而三磷酸胸腺嘧啶是 DNA 合成所必需的成分。FUDR 对多种实体肿瘤有抗肿瘤作用,包括原发性肝癌、胃肠道腺癌、结直肠癌等。FUDR 自 1970 即开始应用于临床,主要用于持续肝动脉灌注化疗(HAIC)治疗结肠癌肝转移或转移灶切除术后的处理。用法为每日 0.1~0.6 mg/kg。常见副作用包括骨髓抑制、疲劳、虚弱、头痛、头晕、失眠、感觉异常、腹痛、便秘、腹泻、消化不良、恶心、口炎和皮疹等。由于氟尿苷经由肝脏代谢,因此直接通过 HAIC 可减少严重的全身副作用[144]。

2. 肝脏毒性 FUDR 在 LiverTox 网站中被列为肝毒性 A 级。应用 FUDR 进行 HAIC 治疗可引起很高概率的血清肝酶升高伴胆红素水平升高,并常常伴有胆道的损伤,导致继发性硬化性胆管炎(SSC),病情严重时可导致肝硬化[144]。

FUD-HAIC 治疗期间,患者血清肝酶升高率可达 25%~100%,通常为轻到中度升高,在停药后可恢复,但"化学性肝炎"往往是导致剂量调整或治疗周期延迟的原因。此外,长期或反复应用 FUDR-HAIC 治疗可引起无结石性胆囊炎和多发性胆道狭窄,出现黄疸和慢性硬化性胆管炎样综合征。5%~25% 接受 FUDR-HAIC 治疗的患者会发生症状性胆道狭窄,伴疼痛和黄疸。这些症状通常在 FUDR-HAIC 治疗 2~6 个月后出现,但也可能延迟出现,甚至在开始 FUDR 治疗 1 年以后出现。胆道狭窄通常影响肝门区域的中央胆管,一般在肝总管分叉内及其周围。类似的炎症和纤维化也可以用来解释 FUDR-HAIC 治疗时的无结石性胆囊炎,这种无结石性胆囊炎可以通过在切除肝转移灶或放置动脉内输注泵时切除胆囊而避免。停用 FUDR 后,胆道狭窄一般可得到改善,但也可能继续进展或需要内窥镜及外科干预。已有报道进行性胆道狭窄和胆汁淤积型肝损伤可导致患者死亡,这可能是这种转移性肿瘤幸存者的主要死亡原因。在应用 FUDR 的同时给予地塞米松治疗,可减少胆道狭窄的发生率;肝脏和胆道影像学监测有助于避免胆道狭窄的发生。另一方面,FUDR-HAIC 治疗的许多并发症已经使得临床上对这种疗法的兴趣大减,特别是在具有更强疗效的全身性抗癌治疗药物不断出现的情况之下[144]。

FUDR 既可导致肝细胞损伤(化学性肝炎),又可导致胆道损伤(胆道狭窄和淤胆型肝炎),这种损伤易于通过狗动物模型进行复制,其发生机制可能均是因为 FUDR 固有的直接肝毒性。需注意 FUDR 和 5-FU 的肝毒性可能会叠加[144]。

六、核糖核苷酸还原酶抑制剂

核糖核苷酸还原酶(RNR)抑制剂,通过阻止胞苷酸转变为脱氧胞苷酸,从而抑制 DNA 的合成。代表性药物为脲(尿素)的衍生物羟基脲,属于 S 期特异性抗代谢药物。

1. 背景知识　羟基脲(HU)的分子式为 $NH_2CONHOH$(也写作 $CH_4N_2O_2$)(图 56-46)。

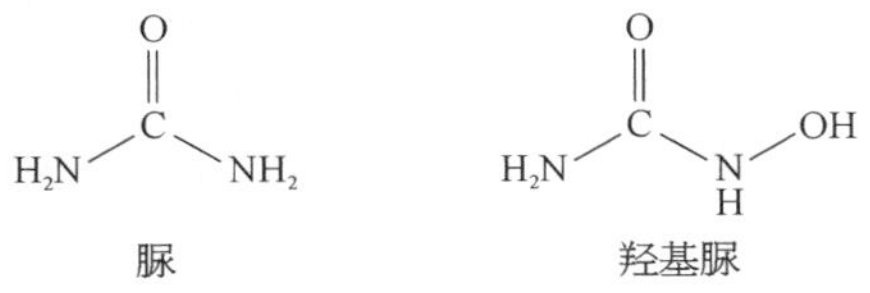

图 56-46　脲和羟基脲的结构式比较

HU 是脲(尿素)的羟基化类似物,能抑制 RNR 的活性,而 RNR 是合成 DNA 和细胞周期复制所必需的。通过阻断 RNR 活性,可以阻止胞苷酸转变为脱氧胞苷酸,从而抑制 DNA 的合成,但不会干扰 RNA 或蛋白质的合成。因此,HU 是一种抗代谢药物,能选择性作用于 S 期细胞,导致细胞周期阻滞在 S 期。1967 年以来,HU 先后被批准用于治疗黑色素瘤、卵巢癌、头颈癌等恶性实体瘤[145]。后来发现 HU 还能减少红细胞(真性红细胞增多症)、白细胞(慢性骨髓性白血病)或血小板(原发性血小板增多症)的过度产生,因此也被用于治疗骨髓增生性疾病,如慢性骨髓性白血病[145]。HU 还通过一种未知机制增加胎儿血红蛋白的产生,因此自 1998 年以来被用于增加镰状细胞性贫血患者的总血红蛋白水平,减轻镰状细胞性贫血,这是目前 HU 的主要临床适应证之一。HU 治疗镰状细胞病的常用剂量为每日 15 mg/kg,随后根据疗效和耐受性调整剂量,最大剂量为每日 35 mg/kg[145]。

由于具有细胞高更新率的组织(例如造血组织、口腔、胃肠黏膜和皮肤等)同样容易受到 HU 的抑制,因此 HU 较易产生骨髓抑制、胃肠道不适、致畸等不良反应。常见副作用包括药物热、皮疹、黏膜炎、脱发、头痛、骨髓抑制(特别是血小板减少)、恶心、呕吐、厌食、腹泻等。不常见但潜在严重的不良反应包括严重的血管性皮肤溃疡、神经病变、肾功能障碍、严重骨髓抑制、肺纤维化和胚胎-胎儿毒性。2017 年 10 月 27 日,世界卫生组织国际癌症研究机构公布的致癌物清单将 HU 列为 3 类致癌物,长期治疗具有致癌性。HU 主要由肾排泄,肾功能不良者慎用[145]。

2. 肝脏毒性　HU 在 LiverTox 网站中被列为肝毒性 C 级。

HU 常规剂量治疗期间,约 1/3 的患者可出现短暂性血清肝酶升高,通常是血清 ALT、AST 和 ALP 都升高,伴胆红素轻度升高,很少有肝损伤相关的临床症状,通常为自限性,停药 2~4 周后可自行恢复,很少需要进行剂量调整。与这类轻度的肝脏生化指标异常相比,发热往往更易受到关注,停药后 24~48 h 发热可自行消退,再用药后 24 h 内又会出现发热。HU 剂量较高时,出现血清肝酶和胆红素异常的概率也增高[145]。

罕见情况下,HU 应用期间可出现临床明显的 ALI 伴黄疸[145]。少数患者(主要是接受抗 HIV/AIDS 患者)在应用 HU 数月后可能会出现严重的急性肝炎样损伤,甚至可出现 ALF;这些患者常常合并应用其他具有潜在肝毒性的药物(抗逆转录病毒药物),但后续再次应用抗逆转录药物并不再出现肝损伤,因此分析此类情况下的肝损伤仍主要与 HU 相关。这类情形明显不同于 HU 相关的轻度肝酶升高伴发热,更类似于急性病毒性肝炎,血清 ALT、AST 和胆红素明显升高,而 ALP 仅有轻到中度升高,免疫过敏和自身免疫通常不存在。某些病例可能死亡,其余病例可慢慢康复[145]。

关于发病机制,HU 治疗 1~3 周内出现的发热和急性肝炎,很可能是由于过敏反应。HU 相关 ALF 的发病机制尚不清楚,可能与其他具有潜在肝毒性的药物之间的相互作用有关。HU 至少部分通过肝脏 CYP 酶系统代谢,但对其药物相互作用(DDI)尚不十分清楚。

(于乐成　赖荣陶)

第 5 节　抗生素类抗肿瘤药物与肝损伤

抗生素类抗肿瘤药物主要有多肽类和蒽醌类(anthracycline antibiotics),这类药物最初被发现具有抗感染活性,后来发现还具有强大的抗肿瘤活性。尽管这些细胞毒性抗生素具有不同的抗肿瘤机制、广泛不同的适应证、功效和毒性，但经常被归类在一起。多肽类抗生素主要包括博莱霉素（bleomycin，1973 年在美国上市）和放线菌素 D（dactinomycin，actinomycin D，1964 年）；蒽醌类抗生素主要包括柔红霉素（daunorubicin，1979 年）、多柔比星（doxorubicin，1974 年）、表柔比星（epirubicin，1999 年）、伊达比星（idarubicin，1990 年）、戊柔比星（valrubicin）、丝裂霉素（mitomycin，2002 年）、米托蒽醌（mitoxantrone，1987 年）、普卡霉素（plicamycin）。大多数用于抗癌治疗的细胞毒性抗生素均可能诱导药物性肝损伤（DILI），且通常是在高剂量应用时发生 DILI。肝损伤模式既可能是直接的肝细胞损伤，也可能是直接的肝窦内皮细胞损伤（引起 HSOS）。由于抗癌抗生素通常与其他抗肿瘤药物一起应用，因此常常很难辨别究竟是哪种药物引起的肝损伤[146,147]。

一、多肽类抗肿瘤药物

（一）博莱霉素和平阳霉素

1. 背景知识 博莱霉素（bleomycin）在我国又称争光霉素（zhengguangmycin），主要分子式为 $C_{55}H_{84}N_{20}O_{21}S_2$ 和 $C_{55}H_{84}N_{17}O_{21}S_3$（图 56-47）[148]。博莱霉素含有 A1、A2、B3、B1 等 13 种成分。而平阳霉素（pingyangmycin）与博莱霉素结构十分相近，实际上是以博来霉素 A5 为主要成分的抗肿瘤抗生素，因此平阳霉素又称博来霉素 A5。

博莱霉素是一组具有相似化学结构和代谢活性的水溶性碱性糖肽类抗生素的混合物，最初来源于轮状链霉菌（*Streptomyces verticillus*）[148]。博莱霉素具有

氧化活性和细胞毒作用，主要作用是抑制胸腺嘧啶脱氧核苷掺入 DNA，引起 DNA 单链和双链断裂，阻止 RNA 复制，但不引起 RNA 链断裂，从而干扰细胞分裂和增殖，作用于 S 期、G1 期和 M 期细胞。抗瘤谱广，对放疗有增敏作用。

博莱霉素在皮肤和肺脏浓集，因此具有显著的皮肤和肺毒性；但仅具有轻度骨髓抑制和免疫抑制活性，因而可添加到受这些毒性限制的治疗方案中。临床用来治疗睾丸癌和卵巢生殖细胞癌、霍奇金病、非霍奇金淋巴瘤、头颈部肿瘤、恶性胸腔积液等。通常与其他抗癌药物联合使用，最常见的是与顺铂、长春碱、依托泊苷、阿霉素或达卡巴嗪联合使用。剂量随适应证、体重和肾功能的不同而异。可静脉注射、肌内注射、皮下注射、胸腔注射或膀胱注射使用[148]。

博莱霉素常见副作用包括恶心、腹泻、头痛、头晕、脱发、疲劳、虚弱等。不常见但严重的毒性包括间质性肺炎、过敏反应和可致命的恶性高热[148]。2017 年 10 月 27 日，世界卫生组织（WHO）国际癌症研究机构公布的致癌物清单将博来霉素类列为 2B 类致癌物。

2. 肝脏毒性 博莱霉素在 LiverTox 网站中的肝毒性等级为 D 级[148]。

博莱霉素与其他药物联合治疗常与轻度至中度血清肝酶升高相关，出现肝酶升高的概率为 10%~40%，超过 5×ULN 的患者可达 1%~7%，随博莱霉素剂量和联合用药方案的不同而异。血清 ALT 的升高通常是无症状的和短暂的，多在停止化疗 1 个月内恢复。在许多病例，很难将肝脏生化指标的异常归结于博莱霉素，因为患者同时暴露于其他具有肝毒性的药物中[148]。

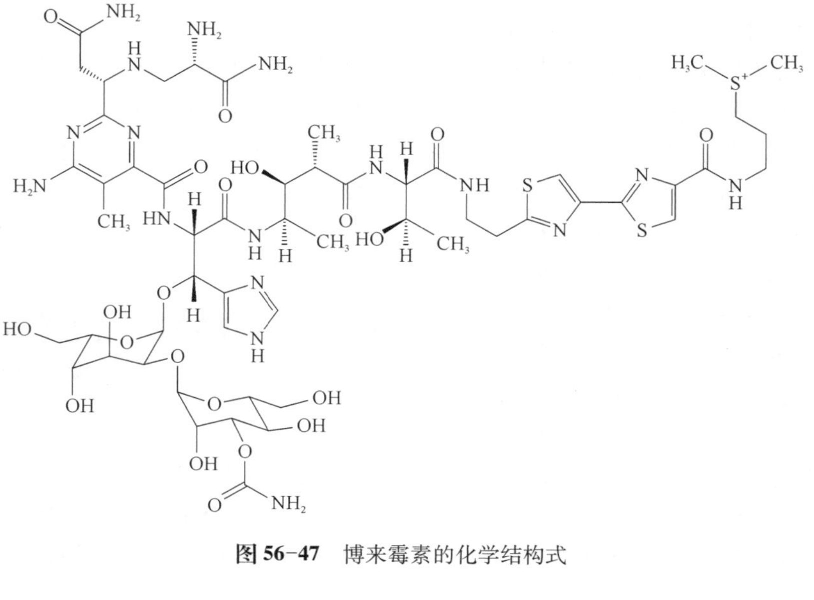

图 56-47 博来霉素的化学结构式

博莱霉素罕见与临床明显的肝损伤相关。在所报告的案例中,肝损伤潜伏期和损伤模式差异很大,并且通常将肝损伤的病因归结于乙型肝炎再激活和烷化剂类药物引起的HSOS。曾有报告应用含有博莱霉素的化疗方案治疗霍奇金病患者出现VBDS,但VBDS也可见于未接受治疗的霍奇金病患者,有的患者甚至在诊断淋巴瘤之前已经发现VBDS。博莱霉素肝毒性的肝组织学特点尚不清楚,但其在动物模型中可引起肝脏脂肪变性。个案报告提示,在用博莱霉素经肝动脉栓塞肝脏大血管瘤几年后出现胆道狭窄和硬化性胆管炎样综合征[148]。

博莱霉素相关肝损伤的发生机制尚不清楚。博莱霉素具有细胞毒性,治疗期间出现的轻微血清肝酶升高可能是由于对肝细胞的直接毒性作用。博莱霉素并不在肝脏浓集,也很少在肝脏代谢。未发现博莱霉素与其他抗肿瘤抗生素有交叉肝毒性[148]。

（二）放线菌素D

1. 背景知识　放线菌素D(ACT-D)又称更生霉素(gengxinmycin),分子式为$C_{62}H_{86}N_{12}O_{16}$(图56-48)[149]。

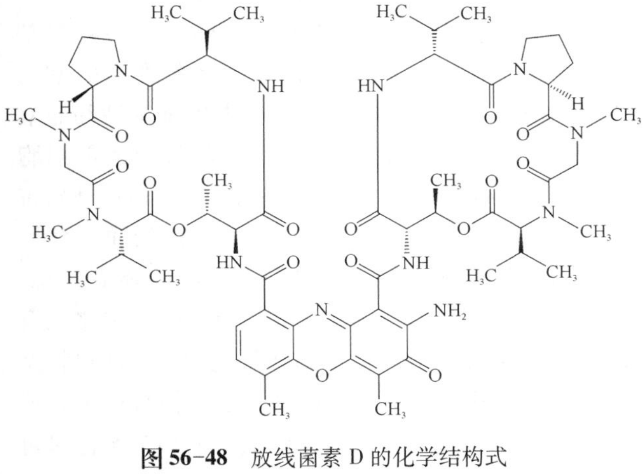

图56-48　放线菌素D的化学结构式

ACT-D是由塞尔曼·瓦克斯曼(Selman Waksman)等在20世纪40年代从微细链霉菌(*Streptococcus parvullus*)发酵产物中发现的一种放线菌素,是一种染色质多肽,能与双螺旋DNA结合,阻碍RNA多聚酶的功能,中断RNA转录,引起细胞阻滞和抑制细胞分裂。可作用于细胞增殖周期各期,对处于G1期前半段的细胞较敏感,与放疗合用可提高疗效。1964年后逐渐被用于治疗儿童实体瘤(肾母细胞瘤、横纹肌肉瘤)和成年妇女的绒毛膜癌[149]。剂量随适应证和体重而异,典型方案是每日静脉应用10~15 mg/kg,持续5 d,根据耐受性和抗肿瘤效果每2~4周重复疗程。也可作为局部灌注治疗实体恶性肿瘤方案的组

成部分。副作用包括骨髓抑制、厌食、恶心、腹泻、舌炎、直肠炎、口腔溃疡、脱发、红斑、皮疹等[149]。

2. 肝脏毒性　ACT-D在LiverTox网站中的肝毒性等级为C级。

ACT-D联合其他药物化疗与血清肝酶升高相关,发生概率较高,但随剂量、联用的其他药物、监测的频率和升高标准的定义不同而异。血清ALT往往呈无症状性和短暂性升高,不进行剂量调整也可能恢复正常。在许多情况下,由于患者同时暴露于其他具有潜在肝毒性的药物,因此很难确认肝脏生化指标异常是由ACT-D所致[149]。

在高剂量下,ACT-D可引起严重的肝损伤,包括HSOS。ACT-D还可引起一种特殊形式的临床明显的肝损伤,称为肝病相关血小板减少综合征(HTS),严重时甚至致命。这种综合征似由于HSOS引起,但也可能与ACT-D对肝脏和骨髓的直接损伤作用相关。在大样本研究中,1%~5%的儿童癌症患者在接受包含ACT-D的方案治疗后,出现ALI和血小板减少,提示发生HTS。HTS在年龄较小的儿童和应用较高剂量时更常见。发作时间多在给予初始剂量后的3~6周内,通常在使用ACT-D进行第2或第3次循环化疗后的5~10 d发生。症状发作突然,儿童患者特征性表现为右上腹疼痛或压痛、肝大、肝脏生化指标异常,伴鼻出血或淤血等出血过多的体征。血清氨基转移酶水平在病程早期显著升高[(10~100)×ULN],但往往在7~14 d内迅速下降并恢复正常;血小板计数一般小于25 000/μL,但也能迅速恢复。血清ALP水平通常是正常的,胆红素水平轻微升高,除非肝损伤病程进展并具有致命性。血氨和国际标准化比值(INR)也可升高,腹水通常出现在急性症状期。肝损伤的整体模式类似于急性重型肝炎,肝组织学检查显示小叶中心坏死,并有HSOS的证据。病死率为5%~20%,但大多数患者病情通常能自行迅速完全恢复,尤其是儿童患者[149]。治疗主要是对症支持性的。有趣的是,再次应用ACT-D时,至少是在减量再应用时,肝损伤往往并不再次出现。

ACT-D是一种直接肝毒素,其所致肝损伤的发生机制可能与ACT-D能直接导致肝窦内皮细胞和肝细胞的损伤,从而引起HSOS和急性中毒性肝细胞损伤[149]。

二、蒽环类药物及蒽醌环类药物

（一）柔红霉素

1. 背景知识　柔红霉素(daunorubicin)的分子式

为 $C_{27}H_{29}NO_{10}$（图 56-49）[150]。

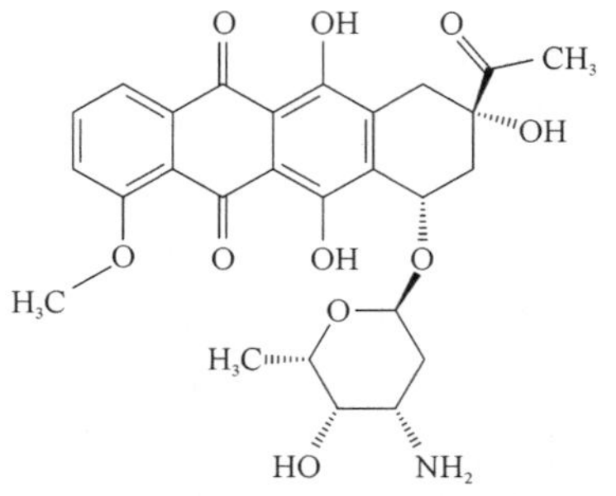

图 56-49　柔红霉素的化学结构式

柔红霉素是一种具有细胞毒作用和抗肿瘤活性的蒽环类抗生素，能通过插入 DNA 碱基对之间并解螺旋 DNA，从而抑制 DNA 合成，导致快速分裂的细胞发生凋亡。目前的适应证主要是儿童和成人急性淋巴细胞白血病和非淋巴细胞（骨髓性）白血病的诱导缓解。剂量随适应证、体表面积、年龄、肾功能和肝功能状态而异。通常是静脉注射，在诱导期间每日一次，连续 3 d，随后再给予两日疗程。脂质体柔红霉素可作为人类免疫缺陷病毒（HIV）感染晚期相关的卡波西肉瘤（Kaposi sarcoma）的一线治疗。柔红霉素常见的副作用包括骨髓抑制、恶心、呕吐、黏膜炎、腹泻、脱发、皮疹、红尿、发热等。高剂量或长期治疗可引起严重的心脏毒性，这是主要的剂量限制性因素。局部外渗引起严重的局部组织损伤[150]。

2. 肝脏毒性　柔红霉素在 LiverTox 网站中的肝毒性等级为 E*。

柔红霉素治疗期间可出现低概率的短暂性血清肝酶和胆红素升高，但尚未明确柔红霉素与临床明显的急性肝损伤伴黄疸病例有关。柔红霉素联合其他药物化疗与一定比例的患者血清肝酶升高有关，发生概率取决于柔红霉素的剂量和同时使用的其他药物。柔红霉素治疗期间血清 ALT 的升高通常是无症状的和短暂的，可在不调整剂量的情况下自行消退。在许多情况下，由于同时暴露于具有潜在肝毒性的其他药物，因此很难确认肝脏生化指标的异常是由柔红霉素所致。尚无令人信服的证据能够证明柔红霉素与临床明显的急性特异质型肝损伤伴黄疸相关。然而，已发现高剂量柔红霉素与其他抗肿瘤药物（如白消安和环磷酰胺）联合使用可能导致 HSOS，通常在输注后 10~30 d 出现右上腹疼痛，随后出现体重增加、腹水和肝脏生化指标异常。大多数患者在发病 1~3 个月内康复，但少数患者也可发生 HSOS 相关的肝衰竭而死亡[150]。发生 HSOS 的患者，可使用去纤苷

（defibrotide）等药物进行治疗。

柔红霉素相关肝损伤的发生机制可能是由于直接肝脏毒性。柔红霉素在肝脏的微粒体酶系统中代谢，可能产生毒性或免疫原性中间代谢产物，从而触发肝损伤。尚不清楚柔红霉素是否与蒽环类其他抗生素存在交叉肝毒性[150]。

（二）多柔比星、表柔比星、伊达比星、戊柔比星

1. 背景知识　多柔比星（doxorubicin）和表柔比星（epirubicin）分子式均为 $C_{27}H_{29}NO_{11}$，伊达比星（idarubicin）分子式为 $C_{26}H_{27}NO_9$，戊柔比星（valrubicin）分子式为 $C_{34}H_{36}F_3NO_{13}$（图 56-50）[151]。

多柔比星、表柔比星、伊达比星和戊柔比星均为柔红霉素（daunorubicin）的半合成衍生物，是一类结构相似、功能和毒性反应相近、具有细胞毒作用的蒽环类抗肿瘤抗生素。这些抗生素能插入 DNA 碱基对之间，解旋 DNA 双螺旋，导致 DNA 合成受抑，并能抑制拓扑异构酶 II 切断和再封闭 DNA 链的功能，最终导致快速分裂的细胞发生凋亡。前三种抗生素静脉用药均可产生严重不良反应，特别是骨髓抑制（严重的中性粒细胞减少症、脓毒症）和心脏毒性[151,152]。

多柔比星（以往称为阿霉素，adriamycin；14-羟基正定霉素，adriblastina）可用来治疗多种类型的淋巴瘤（例如霍奇金病）、白血病（急性淋巴细胞性和非淋巴细胞性白血病）、肉瘤、肾母细胞瘤、神经母细胞瘤、实体器官癌（如膀胱癌、乳腺癌、肺癌、卵巢癌、胃癌、甲状腺癌等）。其剂量随适应证、体表面积和肝功能状态而异，常用剂量为 60~75 mg/m² 体表面积，静脉滴注，每 21~28 d 给药一次；脂质体多柔比星有助于减轻毒副作用。常见副作用包括骨髓抑制、恶心、呕吐、黏膜炎、腹泻、头痛、头晕、精神错乱、神经病变、脱发、皮疹、发热等。高剂量或长期用多柔比星可引起严重的心脏毒性。局部外渗可引起严重的局部组织损伤。对患者的长期随访研究显示，在接受较高的累计剂量多柔比星治疗的患者中，继发性恶性肿瘤可能更频繁地出现[151]。

表柔比星是多柔比星的类似物，对多种肿瘤的治疗有效，但主要用于初次手术切除发现淋巴结转移的晚期乳腺癌的治疗。表柔比星的剂量通常为 60~100 mg/m² 体表面积，在第 1 d 和第 8 d 缓慢滴注，每 28 d 为 1 个治疗周期；与 CTX 和 5-FU 联合使用。不良反应同多柔比星。

伊达比星也是多柔比星的类似物，对多种肿瘤有效，但主要用来治疗成人急性髓性白血病。常与多种不同的化疗药物合用。剂量通常为 12 mg/m² 体表面

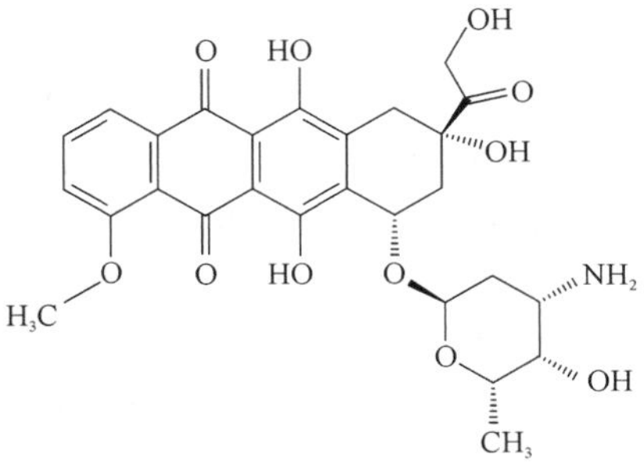

多柔比星 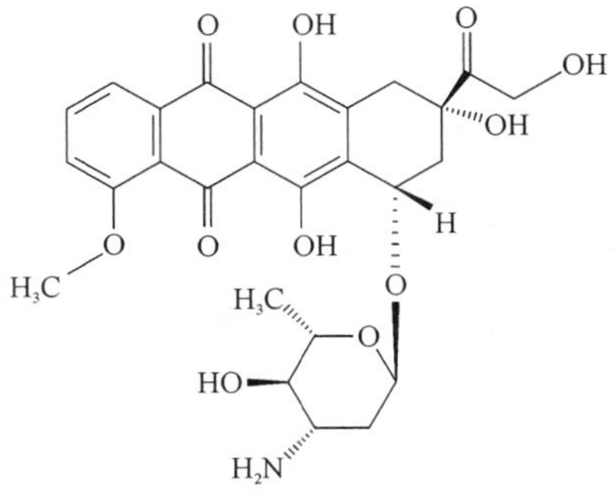　　　　　　　　　　　　表柔比星

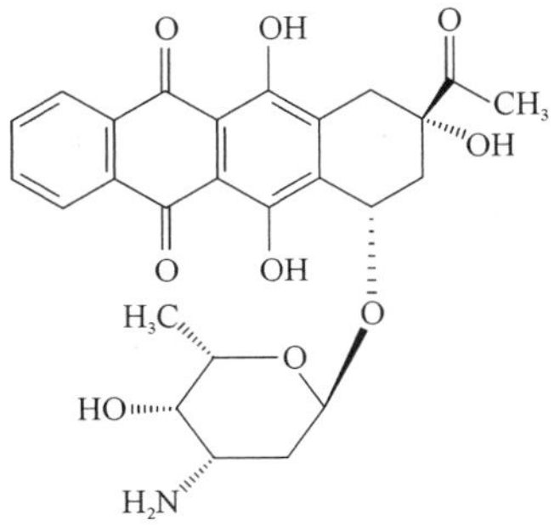

伊达比星 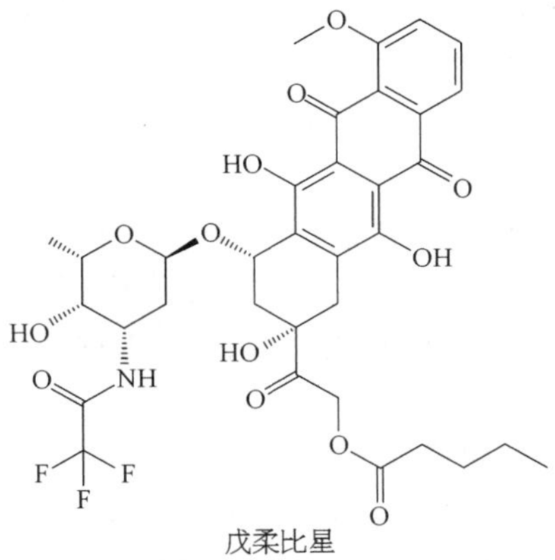　　　　　　　　　　　　戊柔比星

图 56-50　多柔比星、表柔比星、伊达比星和戊柔比星的化学结构式

积,缓慢静脉输注,连续 3 d;根据肾功能和肝功能进行调整。通常与阿糖胞苷联合使用,根据耐受性和疗效重复疗程。不良反应与多柔比星相似[151]。

戊柔比星也是多柔比星的类似物,主要用来治疗难治性膀胱癌。用法为 800 mg,每周一次,膀胱滴注,持续 6 周。常见副作用主要是膀胱疼痛和刺激、尿急和排尿困难。由于并非全身用药,因此很少引起全身不良反应[151]。

2. 肝脏毒性　在 LiverTox 网站中,多柔比星的肝毒性被列为 B 级,表柔比星和伊达比星的肝毒性被列为 E*,戊柔比星的肝毒性被列为 E[151]。

多柔比星治疗期间可出现高概率(约 40%)的短暂性血清肝酶升高,通常为无症状性和短暂性,即使继续用药也可能出现肝损伤缓解。罕见情况下,也可能出现临床明显的急性肝损伤伴黄疸,病情可能很严重甚至致命。表柔比星和伊达比星与多柔比星具有相似的活性,引起肝损伤的风险和模式也相似。但由于临床应用相对较少,其引起肝损伤的风险并不十分明确。戊柔比星主要是通过直接膀胱内注射治疗难治性膀胱癌,在全身分布较少,使用期间一般并不出现血清肝酶升高和临床明显的肝损伤。在大多数情况下,蒽环类抗生素被认为增强了联合化疗方案中其他药物(如环磷酰胺、甲氨蝶呤或巯基嘌呤)的毒性。

联合化疗方案可导致 HSOS,但多柔比星、表柔比星和伊达比星在其中所起的作用尚不清楚[151]。对于 HBV 感染者,多柔比星和表柔比星有引起 HBV 再激活的较高风险(>10%)。

多柔比星、表柔比星和伊达比星肝毒性的机制,可能与这些药物及其代谢产物对肝脏的直接毒性有关。这三种蒽醌类抗生素均经肝脏微粒体酶代谢,中间代谢产物可能具有直接毒性或免疫原性,从而触发肝损伤[151,152]。

(三) 丝裂霉素

1. 背景知识　丝裂霉素(mitomycin)的分子式为 $C_{15}H_{18}N_4O_5$(图 56-51)[153]。

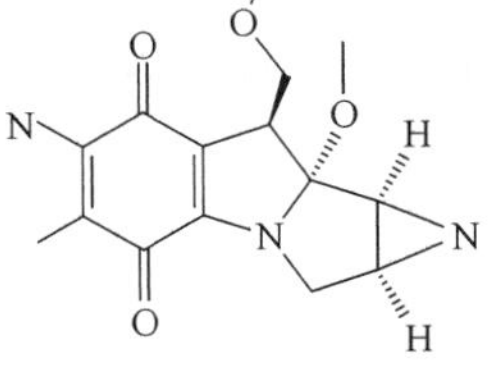

图 56-51　丝裂霉素的化学结构式

丝裂霉素也称丝裂霉素 C(mitomycin-C),最初分离自头状链霉菌(*Streptococcus caespitosus*),化学结构

具有苯醌、乙酰亚氨基及氨甲酰三个活性基团,在体内经酶的作用还原为双功能基烷化剂,与DNA链交联,使其解聚,抑制DNA复制,对RNA也有抑制作用,从而抑制细胞分裂,产生细胞毒作用。丝裂霉素具有强大的抗肿瘤活性,属细胞周期非特异性药物,作用于各增殖周期细胞,对G1期细胞较敏感。抗瘤谱广,目前正式批准的适应证是与其他抗肿瘤药物联合用于治疗晚期或播散性胃癌和胰腺癌。但由于毒性较大,目前临床应用其实较少。副作用包括骨髓抑制、恶心、呕吐、腹泻、口炎、皮疹、发热和不适。不常见但可能严重的不良反应包括溶血性尿毒症综合征、溶血、神经系统异常、肾功能衰竭和间质性肺炎[153]。

2. 肝脏毒性 丝裂霉素在LiverTox网站中的肝毒性评级为B[H](高剂量丝裂霉素联用其他细胞毒药物很可能是引起HSOS的病因,但目前这种用法已不常见)。

丝裂霉素联合其他抗癌药物在治疗过程中经常引起轻度至中度血清肝酶升高,并能引起HSOS,但丝裂霉素本身与临床上明显的肝损伤伴黄疸未见特别相关。丝裂霉素治疗期间,血清ALT升高通常是无症状的和短暂的,无须调整剂量即可消退。在与其他有潜在肝毒性的药物联合化疗的情况下,常常很难确认肝脏生化指标的异常与丝裂霉素相关。有报道高剂量丝裂霉素与HSOS相关,通常在用药10~30 d后出现右上腹疼痛、腹水和肝功能异常;大多数患者可在HSOS发病后1~3个月内恢复,但也有进展至肝衰竭而死亡的病例。HSOS的发生频率限制了丝裂霉素在癌症化疗和骨髓移植前骨髓消融中的用量。尚无令人信服的实例显示临床明显的急性特异质型肝损伤伴黄疸与丝裂霉素相关[153]。

丝裂霉素引起血清肝酶升高和HSOS的机制可能是其对肝细胞和肝窦内皮细胞的直接毒性作用。

(四)米托蒽醌

1. 背景知识 米托蒽醌(丝裂蒽醌,mitoxantrone)的分子式为 $C_{22}H_{28}N_4O_6$(图56-52)[154]。

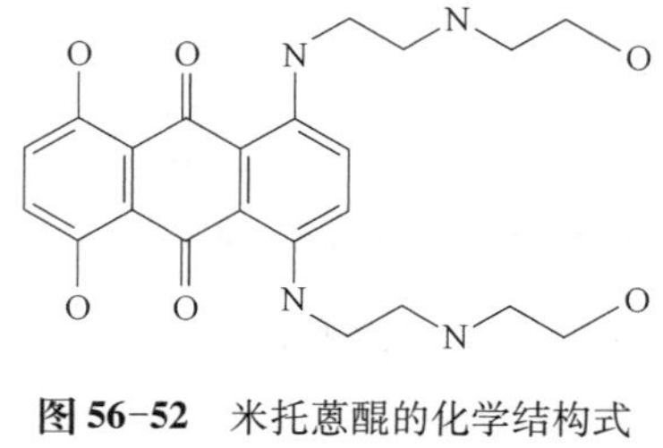

图56-52 米托蒽醌的化学结构式

米托蒽醌是多柔比星的合成衍生物,能嵌入DNA与其交叉联结,导致DNA单链和双链断裂,抑制RNA聚合酶,阻止DNA和RNA的合成,能作用于增殖周期和非增殖周期细胞,但对S期较敏感,可用于治疗急性白血病、淋巴瘤、前列腺癌和乳腺癌。米托蒽醌不仅具有强大的抗肿瘤作用,也具有免疫抑制活性,能抑制B细胞、T细胞和巨噬细胞的增殖,减少肿瘤坏死因子-α(TNF-α)和白细胞介素-2(IL-2)的分泌,因而也被用于治疗晚期严重的多发性硬化症[154]。

米托蒽醌的常用剂量为12~14 mg/m²,静脉注射,每3个月1次(治疗多发性硬化)或每月1次(治疗前列腺癌和白血病)。副作用包括骨髓抑制、恶心、呕吐、腹部不适、腹泻、脱发、头痛、头晕、皮疹等。严重副作用包括发热性中性粒细胞减少、心脏毒性(类似于多柔比星)和继发性白血病(多发性硬化症患者)[154]。

2. 肝脏毒性 米托蒽醌在LiverTox网站的肝毒性评级为D(有可能是临床明显肝损伤的罕见病因)。米托蒽醌治疗期间通常伴有轻至中度血清氨基转移酶水平升高,但在常用剂量下很少引起临床明显的急性肝损伤。约40%单用米托蒽醌化疗的患者可出现短暂的血清肝酶轻至中度升高,不伴症状或黄疸;米托蒽醌与其他化疗药物联合应用时,更容易出现血清肝酶升高。高剂量时,米托蒽醌与黄疸的高发率相关,但高胆红素血症的程度通常是轻微的、短暂的,与显著的血清酶升高或肝炎证据无关。个案报道显示,米托蒽醌可能会引起伴嗜酸粒细胞增多和系统症状的药疹(DRESS),但患者同时服用了其他药物,因此并不能充分确认DRESS是由米托蒽醌所致。发病潜伏期约为8周,肝损伤模式在早期为胆汁淤积型,后续可呈混合型。免疫过敏的特征较为突出,糖皮质激素治疗有效[154]。

关于米托蒽醌相关肝损伤的发病机制,短暂的血清ALT升高可能是由于米托蒽醌或其代谢产物的直接毒性。米托蒽醌也可引起临床明显的急性特异质型肝损伤,但很罕见,可能与过敏反应有关。米托蒽醌至少部分在肝脏代谢[154]。

(五)普卡霉素

1. 背景知识 普卡霉素(plicamycin)的分子式为 $C_{52}H_{76}O_{24}$(图56-53)[154]。

普卡霉素原称光神霉素(mithramycin),最早分离自皱褶链霉菌(*Streptomyces plicatus*)发酵提取物,能结合螺旋双链DNA和阻断RNA合成。体内外研究

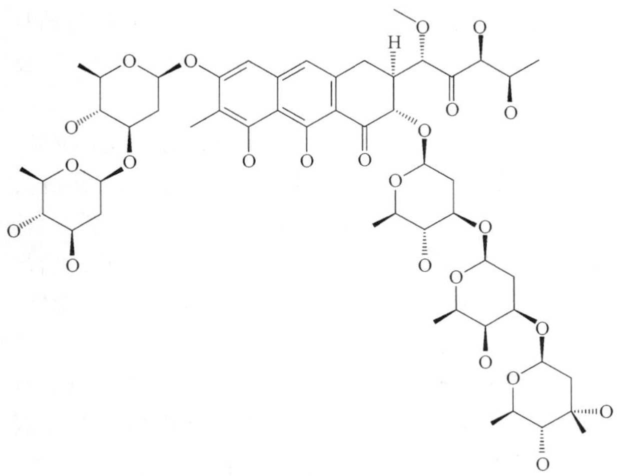

图 56-53　普卡霉素的化学结构式

显示普卡霉素有强大的抗肿瘤作用,临床可用来治疗睾丸和生殖细胞肿瘤等。但由于具有包括肝毒性在内的毒副反应,在美国尚未被批准用于肿瘤化疗,但可在研究的基础上使用。剂量为每日 25～50 μg/kg,连用 5～10 d,疗程为 2～6 个月。副作用很常见,包括骨髓抑制、易怒、激动、胃肠不适、腹泻、恶心、厌食、虚弱、发热、皮疹、鼻出血、瘀伤和出血等[155]。

2. 肝脏毒性　普卡霉素在 LiverTox 网站中的肝毒性评级为 A[HD](大剂量静脉应用普卡霉素是众所周知的临床明显肝损伤的病因)[155]。

普卡霉素可导致急性肝损伤,在开始用药后数日内出现。在普卡霉素治疗超过 1 d 或 2 d 并在治疗期间进行监测的患者中,几乎均可出现血清肝酶升高。血清 ALT、AST 和乳酸脱氢酶(LDH)在初次输注后 3 d 内即可开始升高,在 7～10 d 可升高至(5～500)× ULN,但不论是轻度、中度还是重度升高,通常均是短暂的和良性的,可在 1～3 周内缓解,很少伴有症状和黄疸。肝活检可见小叶中央坏死和充血。如果重复使用,血清肝酶又可升高至上述水平或升高程度稍低。据报道,1 例因非恶性高钙血症而接受全剂量普卡霉素治疗 4 d 的患者,在治疗数日内出现急性肝衰竭,提示缺血性肝炎或 HSOS[155]。

从发病机制看,普卡霉素可能是一种直接的、固有性的肝毒素,因其所致肝损伤不仅可见于几乎所有的用药患者,还可以通过动物模型进行复制。普卡霉素肝损伤具有剂量相关性,再用药后出现的肝损伤并不比首次用药时的肝损伤更严重和更快速发生。实验研究提示,普卡霉素的肝毒性与抑制法尼酯 X 受体(FXR)信号传导、从而导致胆汁酸稳态失调有关[155]。

(于乐成)

第 6 节　植物源性抗肿瘤药物与肝损伤

植物来源的抗肿瘤化疗药物有多种。从现有的资料来看,根据作用机制,植物源性抗肿瘤药物主要可分为两大类。其一是能够与细胞的微管蛋白结合,从而干扰细胞有丝分裂的植物源性药物,根据与微管蛋白结合部位的不同分为长春碱类(vinca alkaloids)和紫杉烷类(taxanes),属于 M 期(有丝分裂期)特异性抗肿瘤药物。其二是能够抑制拓扑异构酶(TOP)的植物源性药物,其中 TOP-I 抑制剂包括喜树碱类半合成类衍生物伊立替康(irinotecan)和拓扑替康(topotecan),TOP-II 抑制剂包括鬼臼毒素类半合成衍生物依托泊苷(etoposide)和替尼泊苷(teniposide),属于 S 期特异性抗肿瘤药物。这些药物随着剂量和合并用药等情况的不同,可引起不同概率、不同程度和不同模式的肝损伤。此外,高三尖杉酯碱或奥马西汀(omacetaxine)是三尖杉属(*Cephalotaxus harringtonia*)的叶子和树皮提取物的衍生物,是一种蛋白质翻译抑制剂,对 G1 和 G2 期细胞杀伤作用最强,而对 S 期细胞作用较小,详见本章第 8 节。

一、能够干扰细胞有丝分裂的植物源性药物

可干扰细胞有丝分裂的植物源性药物主要有长春碱类(vinca alkaloids)和紫杉烷类(taxanes)。这两类药物作用机制相似,都能与细胞微管蛋白结合,干扰细胞有丝分裂。但由于结合位点不同,在干扰有丝分裂的具体形式上又有所差别。长春碱类与微管蛋白二聚体上的位点结合后可抑制微管的聚合组装,干扰纺锤体的形成;紫杉烷类则通过阻止微管的降解而不是阻止微管的组装来抑制有丝分裂。这两种情况均可导致有丝分裂中期停止,从而阻止癌细胞分裂增殖,因此属于 M 期(有丝分裂期)特异性抗肿瘤药物[156-158]。这些药物常与其他化疗药物联用于治疗多种恶性肿瘤。

长春碱类单独给药时,少部分患者可出现短暂的无症状性血清 ALT 和 AST 升高,但罕见临床明显的肝损伤;在与放疗、放线菌素 D 或烷化剂合用时,可能会增加这些疗法引起 HSOS 的风险[156]。紫杉烷类可引起概率和程度不等的血清肝酶水平升高,很少引起临床明显的急性肝损伤;但要警惕与其他化疗药物合用时,存在诱发乙型肝炎再激活、机会性病毒感染、

脓毒症、HSOS 的风险;也要警惕可能引发超敏反应,而超敏反应引起的低血压和组织器官缺血可能会导致急性重型肝炎等严重肝损伤[158]。

(一)长春碱类

1. 背景知识   长春碱类(vinca alkaloids)最初提取自夹竹桃科植物玫瑰长春花(*Catharanthus roseus*)[157]。第一代包括长春碱(vinblastine,分子式 $C_{46}H_{58}N_4O_9$)和长春新碱(vincristine, $C_{46}H_{56}N_4O_{10}$),最初分离自小长春花(periwinkle)的提取物[156]。第二代包括半合成衍生物长春瑞滨(vinorelbine, $C_{45}H_{54}N_4O_8$)和长春地辛(vindesine, $C_{43}H_{55}N_5O_7$)。第三代包括长春氟宁(vinflunine, $C_{45}H_{54}F_2N_4O_8$),是最新的氟化长春碱类抗微管蛋白药物,也有人将其归类为第二代。化学结构式见图 56-54[157]。

长春碱类药物能够与细胞内的微管蛋白结合,阻止纺锤体的形成,从而阻碍增殖细胞进行有丝分裂;也能抑制嘌呤和 RNA 的合成,导致快速分裂的细胞死亡。主要用于联合化疗方案治疗急性白血病、霍奇金病、其他淋巴瘤、多种肉瘤、肾母细胞瘤、神经母细胞瘤、乳腺癌和肺癌等。长春瑞滨是半合成衍生物,目前仅被批准用于治疗非细胞肺癌。长春地辛对非小细胞肺癌、小细胞肺癌、恶性淋巴瘤、乳腺癌、食管癌及恶性黑色素瘤等有效,且与长春碱和长春新碱无

完全的交叉耐药[156]。长春氟宁与其他长春碱类药物相比,具有更高的抗肿瘤活性和相对低的不良反应[157]。

长春碱类药物的副作用很常见,包括恶心、呕吐、疲劳、头痛、头晕、周围神经病变、声音嘶哑、共济失调、吞咽困难、尿潴留、便秘、腹泻、骨髓抑制、脱发、输注部位静脉炎等。不常见但严重的不良事件包括严重的中性粒细胞减少、出血、周围神经病变、肺毒性、过敏反应、胚胎-胎儿毒性等[156]。

2. 肝脏毒性   在 LiverTox 网站中,长春新碱的肝毒性评级为 C(很可能是临床明显肝损伤的罕见病因),长春碱和长春瑞滨的肝毒性评级均为 E*[156]。目前文献数据库中尚缺乏关于长春地辛和长春氟宁的肝毒性信息。

长春碱类单独给药时,5%~10%的患者可出现短暂的无症状性血清 ALT 和 AST 升高,但罕见出现临床明显的肝损伤。长春碱和长春新碱单独给药未见可引起 HSOS,但在与放疗、放线菌素 D 或烷化剂合用时,可能会增加这些疗法引起 HSOS 的风险[156,157];在这些情况下,随着放疗、放线菌素 D 或环磷酰胺剂量的增加,以及年龄越小(儿童),发生 HSOS 的风险也越高。联合治疗发生 HSOS 但顺利恢复的患者,继续单用长春碱类药物是安全的,与减量的烷化剂或放

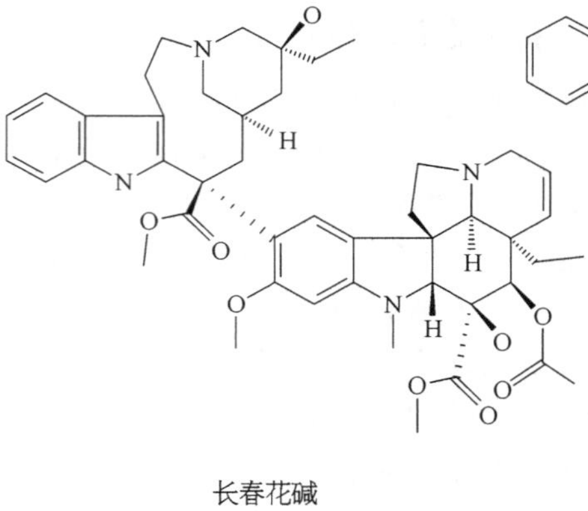

长春花碱 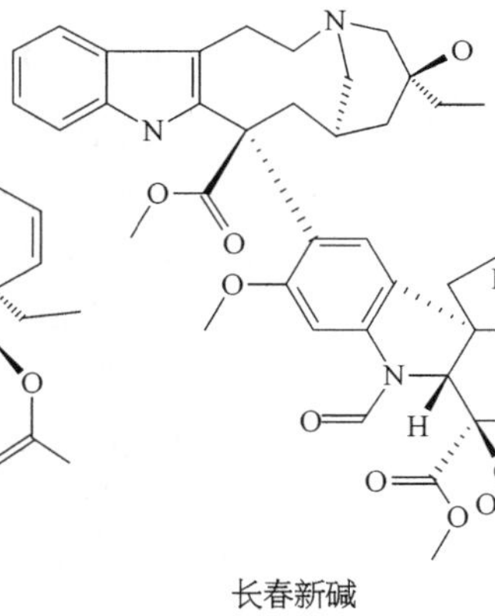   长春新碱 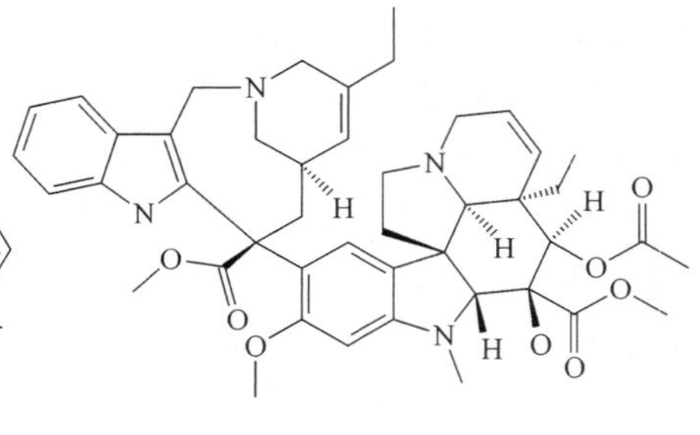   长春瑞滨

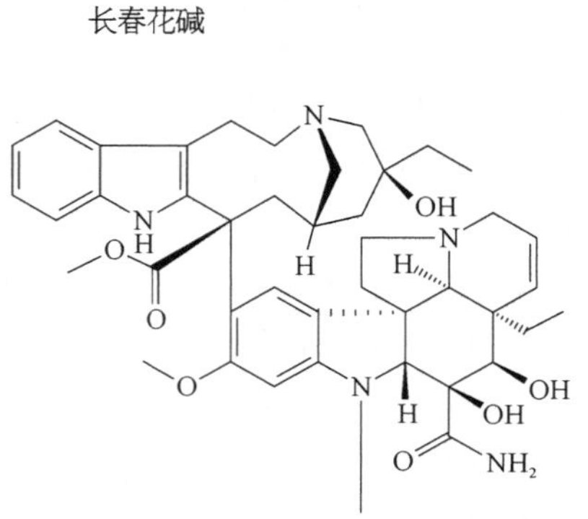

长春地辛 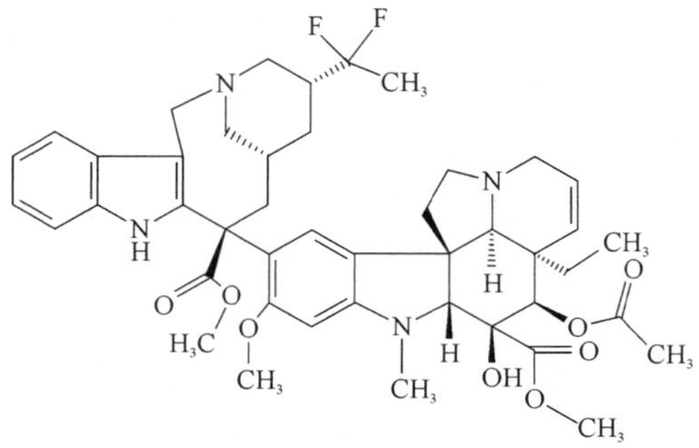   长春氟宁

图 56-54   长春碱类抗肿瘤药物的化学结构式比较

线菌素 D 联用也是较为安全的。总之,尽管长春碱类抗肿瘤药物对癌细胞具有细胞毒作用,且主要在肝脏代谢,但很少引起临床明显的急性肝损伤;加之常与其他化疗药物组成联合方案,就更难判断肝损伤与长春碱类药物的因果关系[156]。

相关文献报道 1 例 61 岁女性转移性乳腺癌患者,无基础肝病史,联用长春瑞滨和酪氨酸激酶抑制剂拉帕替尼(lapatinib)治疗的第 2 周期出现严重的胆汁淤积性肝病,磁共振胆胰管成像检查疑似发生继发性硬化性胆管炎,肝活检病理检查证实 SSC 的诊断。暂停长春瑞滨和拉帕替尼,并给予熊脱氧胆酸和泼尼松龙治疗后,肝病改善;因乳腺癌治疗需要而再次应用长春瑞滨和拉帕替尼时,又出现短暂性 ALT 和 GGT 升高[159]。

长春碱类药物具有较高的亲脂性,能在细胞内达到较高的浓度[157],在肝细胞广泛代谢并经胆汁排出,但为何对肝细胞没有特别毒性,其原因尚不清楚。一个可能的解释是,长春碱类药物的主要靶标是细胞分裂和有丝分裂,而这种情况在静息肝脏很少见[156]。另一方面,由于长春新碱主要在肝脏代谢,对于伴有胆红素(特别是直接胆红素)升高的肝功能异常的患者,仍推荐进行剂量调整[157]。

(二) 紫杉烷类

紫杉烷类(taxanes, taxoids)包括:① 紫杉醇(paclitaxel),分子式为 $C_{47}H_{51}NO_{14}$;② 多西他赛(多烯紫杉醇,docetaxel),分子式为 $C_{43}H_{53}NO_{14}$;③ 卡巴他赛(cabazitaxel),分子式为 $C_{45}H_{57}NO_{14}$。这些药物的化学结构式见图 56-55[158]。

紫杉烷类是一组在结构和功能活性方面密切相关的植物源性抗肿瘤药物,广泛应用于卵巢癌、乳腺癌、肺癌、食管癌、前列腺癌、膀胱癌和头颈癌的治疗。

紫杉醇是第一种从西洋紫杉树的树皮中提取并进入临床应用的抗肿瘤药物。多西他赛是紫杉醇的半合成类似物,也是一种欧洲紫杉树针叶提取物的衍生物,药代动力学及不良反应与紫杉醇有所不同。卡巴他赛也是天然类紫杉醇的半合成类似物,由于其对 P-糖蛋白缺乏亲和力而被开发出来,而 P-糖蛋白是多西他赛耐药的常见介质[158]。

紫杉烷类药物的副作用很多,包括治疗过程中血清肝酶异常,但很少出现临床明显的肝损伤。据报道,少数病例的急性肝损伤与紫杉醇相关(主要是多西他赛,也有紫杉醇),伴急性超敏性输液反应。肝损伤的严重程度各不相同,但严重时可导致急性肝衰竭和死亡[158]。

1. 紫杉醇

(1)背景知识:紫杉醇(paclitaxel)是一种从裸子植物红豆杉的树皮分离提纯的天然次生代谢产物,是所发现的第一个能与微管蛋白聚合体相互作用的药物,可使微管蛋白和其二聚体失去动态平衡,诱导与促进微管蛋白聚合和装配,阻止微管解聚,从而抑制癌细胞的有丝分裂和增殖,触发细胞凋亡。在临床上广泛用于治疗乳腺癌、卵巢癌、肺癌、胰腺癌、部分头颈部癌,以及艾滋病(AIDS)相关的卡波西肉瘤。副作用很常见,包括腹泻、恶心、呕吐、黏膜炎、疲劳、肌痛、皮疹、脱发、静脉炎、骨髓抑制、液体潴留、心肌病、周围神经病变、超敏反应等。严重不良反应包括高达 2% 的患者发生急性超敏反应,通常在最初几次输注时发生,其特征为荨麻疹、皮疹、发热、面部水肿、低血压、呼吸困难和休克,可导致多器官衰竭和死亡[160]。

(2)肝脏毒性:紫杉醇在 LiverTox 网站中肝毒性评级为 D 级。

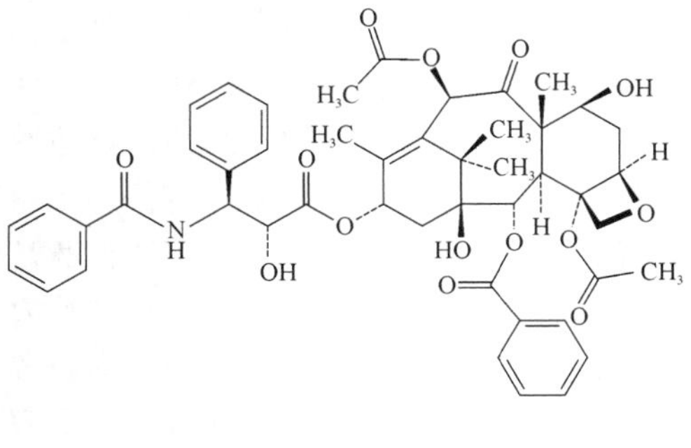

紫杉醇 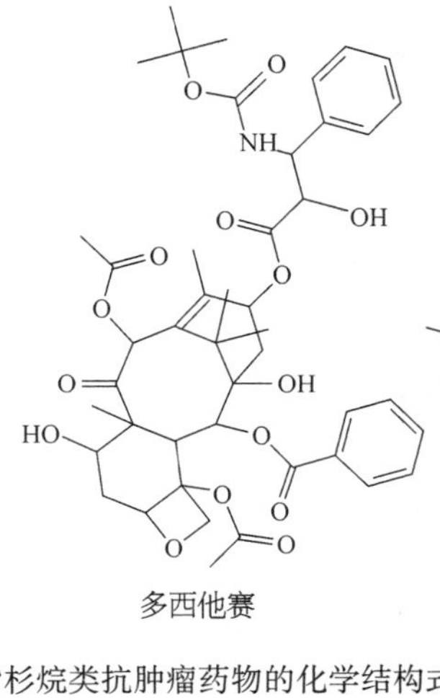　　　　　　多西他赛 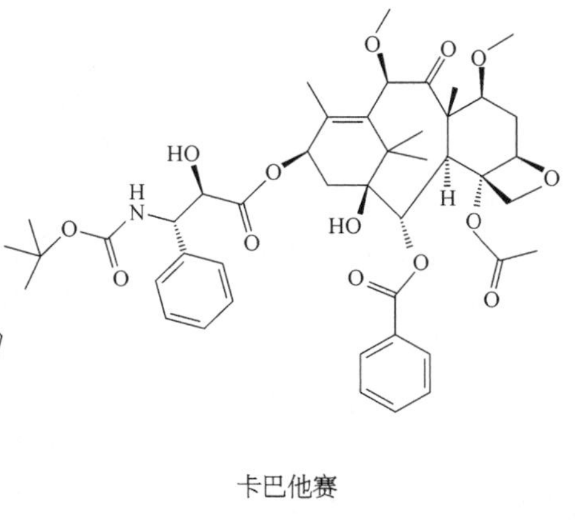　　　　　　卡巴他赛

图 56-55　紫杉烷类抗肿瘤药物的化学结构式比较

紫杉醇对肝脏的影响在临床上有多种情况。首先,紫杉醇治疗期间有一定概率的血清肝酶升高。7%~26%紫杉醇治疗的患者可出现血清 ALT 和 AST 升高关;在接受最高剂量紫杉醇治疗的患者中,约有2%的患者血清 ALT 高于 5×ULN。ALP 升高的概率与 ALT 升高的概率相近,偶有轻度的胆红素水平升高。这些生化指标的异常一般呈轻度和自限性,不伴有明显的临床症状,很少需要调整剂量或停用紫杉醇。其次,尚未发现紫杉醇与迟发性、特异质性临床明显的肝损伤伴黄疸之间存在可靠的关联。但需注意,紫杉醇输注引起的超敏反应可能很严重,可伴急性重型肝炎,甚至可迅速诱发多器官衰竭并致死。紫杉醇和多西他赛新修改的药物标签中已对这种继发于严重输液反应的中毒性死亡给予警示。再次,紫杉醇联合其他化疗药物抗癌治疗过程中,可能出现乙肝再激活、机会性病毒感染、HSOS 等情况,这些情况均可导致肝脏生化指标异常或临床明显的肝损伤。最后需要指出的是,紫杉醇与其他抗肿瘤药物联用过程中发生的肝损伤,并不能总是可靠地归因于紫杉醇或其中某种药物,也不能可靠地排除肝损伤与紫杉醇或其他某种特定的药物相关[160]。

紫杉醇治疗过程中出现的轻度肝损伤可能是由于紫杉醇抑制微管功能的直接作用。紫杉醇经由 CYP 系统代谢,主要是 CYP2C8,较小程度上是 3A4。伴随紫杉醇输注反应的严重肝损伤可能是由于超敏反应和急性直接肝损伤,或许是由于低血压和肝脏缺血所致。发生急性超敏反应时,应立即停止输注紫杉醇,并且不能再暴露于紫杉醇和多西他赛。糖皮质激素治疗有助于缓解超敏反应的症状和体征,但可能不影响急性肝损伤的病程[160]。

2. 多西他赛

(1)背景知识:多西他赛(多烯紫杉醇)的作用机制与紫杉醇相似,在乳腺癌、非小细胞肺癌、胃癌、前列腺癌、头颈部肿瘤等多种实体恶性肿瘤的治疗中发挥重要甚至是中坚作用。多西他赛的副作用很常见,包括腹泻、恶心、呕吐、黏膜炎、疲劳、肌痛、皮疹、脱发、静脉炎、骨髓抑制、液体潴留、心肌病、周围神经病变、超敏反应等。推荐预先口服糖皮质激素以预防或至少改善严重的超敏反应。多西他赛的产品标签包括一个黑框警告,对其可能导致中毒性死亡、肝毒性、中性粒细胞减少、超敏反应和液体潴留等风险予以警示,病死率为 0.6%~2.8%,治疗前已经存在肝脏生化指标异常的患者,发生死亡的风险最高。原已存在的基础肝病是多西他赛的相

对禁忌证[161]。

(2)肝脏毒性:多西他赛在 LiverTox 网站的肝毒性评级为 C 级。

多西他赛治疗过程中,高达50%的患者可出现血清 ALT 和 AST 升高,通常是轻度的、短暂的、自限性的,不需要调整剂量或停药;超过 5×ULN 的患者不足2%。ALP 升高的概率与 ALT 升高的概率相近,偶有轻度的胆红素水平升高。多西他赛引起临床明显肝损伤的情况比较少见,但特别重要的是已发现多西他赛与快速发生的严重超敏反应伴急性重型肝炎、肝衰竭甚至致死性事件可能相关[161]。严重肝损伤通常发生在第一次或第二次输注多西他赛出现严重超敏反应后的几天或几周内。典型病例在多西他赛输注后数日内出现血清 ALT 和 AST 水平迅速显著升高,随后出现黄疸;继而出现早期肝脏和多器官功能衰竭,伴黄疸、进行性肝性脑病、凝血功能障碍和腹水。免疫超敏的临床特征(发热、皮疹、潮红)在发病初期是常见的,但后续可能会被糖皮质激素治疗所掩盖。肝活检病理检查通常显示肝腺泡 3 区(小叶中心)坏死,不同程度的炎症和胆汁淤积。由于多西他赛通常与其他抗肿瘤药物联合使用,治疗过程中引起的各种模式的肝损伤未必能够可靠地归因于多西他赛而不是其他特定药物。此外,多西他赛联合其他抗肿瘤药物可能导致乙型肝炎再激活、机会性病毒感染、HSOS和脓毒症的风险增加,联合化疗方案中的任何一种药物都可能导致肝脏生化指标异常或临床明显的肝损伤[161]。

多西他赛在肝脏中通过 CYP 系统(主要是 CYP3A4 和 CYP3A5)代谢,代谢产物通过胆汁和粪便排出。多西他赛用药期间血清肝酶升高很常见,特别是在高剂量时,这提示多西他赛可能对肝细胞有直接毒性作用。另一方面,临床明显的肝损伤病例通常发生在严重超敏反应背景下,这意味着此类肝损伤可能有免疫超敏机制的参与。

建议在每次输注多西他赛前进行常规肝脏生化指标检测,若血清胆红素升高,ALT 或 AST 高于1.5×ULN 或 ALP 高于 2.5×ULN,则应暂停给药。与超敏反应有关的肝损伤可能是严重的,应该立即停用多西他赛,并应避免再次应用多西他赛。由于多西他赛是紫杉醇的结构类似物,两者之间可能存在一定的超敏反应交叉易感性,因此也应注意应用多西他赛的患者换用紫杉醇后也会出现超敏反应。高剂量糖皮质激素常被用来控制超敏反应,但尚不清楚是否能减轻肝损伤[161]。

3. 卡巴他赛

（1）背景知识：卡巴他赛（cabazitaxel）是一种化学半合成紫杉烷类小分子衍生物。抗癌机制和作用特点与多西他赛相似。卡巴他赛通过与微管蛋白结合，促进其组装成微管，同时阻止这些已组装好了的微管解体，使微管稳定，进而抑制细胞有丝分裂，导致细胞死亡。卡巴他赛对 P-糖蛋白的亲和力较低，而 P-糖蛋白是介导多西他赛耐药的常见介质。因此，卡巴他赛最初用于治疗对去势治疗具有抗性、且对多西他赛应答不佳的转移性前列腺癌患者，能延长生存期，是治疗列腺癌的二线主要药物。卡巴他赛的初始用量是 1 h 内静脉输注 25 mg/m^2，每 3 周一次。治疗前必须先稀释至 10 mg/mL，并在整个疗程中同时口服泼尼松龙（10 mg/d）以减轻超敏反应风险[162]。

卡巴他赛的副作用很常见，包括骨髓抑制、严重腹泻，以及恶心、呕吐、黏膜炎、疲劳、骨骼和肌肉及背部疼痛、皮疹、脱发、指甲变化、神经病变、液体潴留、静脉炎、心肌病、输液部位反应和超敏反应等。严重的不良反应包括危及生命的超敏输注反应、中性粒细胞减少，以及诱发脓毒症和多器官衰竭的风险[162]。

（2）肝脏毒性：卡巴他赛目前在 LiverTox 网站的肝毒性评级为 E*。卡巴他赛治疗期间可出现血清肝酶升高，发生率较低。药物标签上注明的血清 ALT 和 AST 升高 5×ULN 的情况不足 1%。未见与临床明显的急性肝损伤病例明确相关[162]。

需要注意的是，卡巴他赛可能引起严重的超敏输注反应，在某些病例可能与急性肝损伤的发生相关；但尚缺乏令人信服的证据能够确认卡巴他赛与临床明显的特异质型肝损伤伴黄疸相关[162]。卡巴他赛相关的急性超敏反应通常发生在首次输注时，很少发生在后续给药时。虽然其他紫杉醇类药物（多西他赛和紫杉醇）可诱发急性超敏反应，并可能导致急性重型肝炎、多器官衰竭和死亡，但这种超敏反应对肝脏的影响尚未在应用卡巴他赛的患者中发现。然而，可能是由于担忧药物间交叉反应性的存在，使得卡巴他赛的使用也受到限制。换言之，虽然尚未有实例显示卡巴他赛与临床明显的特异质型肝损伤存在关联，但鉴于已发现卡巴他赛可引起急性超敏反应，其在少数患者导致类似于多西他赛和紫杉醇所致急性肝坏死的可能性仍值得高度警惕[162]。

卡巴他赛和其他紫杉烷类药物的毒性一般主要影响快速分裂的细胞（骨髓、胃肠道）；通常情况下很少导致肝损伤，其原因可能与不同细胞类型对卡巴他赛作用的敏感性不同有关。卡巴他赛主要通过肝脏 CYP3A 系统代谢，因此容易受药物相互作用（DDI）的影响，尤其是能诱导肝脏微粒体酶的药物，如伊曲康唑、克拉霉素、阿扎那韦等。所有紫杉烷类药物均可能引发急性超敏反应，并有可能引起急性重型肝炎，这可能是对肝细胞的直接毒性作用，也可能是超敏反应相关低血压和组织器官缺血所致的间接肝损伤[162]。超敏反应通常应用糖皮质激素治疗，可改善超敏反应症状，但尚未显示会改善伴随的肝损伤[162]；这也提示超敏反应状态下的急性重型肝炎是一种继发性间接性肝损伤，而非免疫特异质性机制介导的肝损伤。

二、能抑制拓扑异构酶活性的植物源性药物

拓扑异构酶（TOP）包括 TOP-Ⅰ 和 TOP-Ⅱ，是哺乳动物正常 DNA 复制和细胞分裂所必需的酶类。TOP 能够产生并修复 DNA 单链的切口，从而允许超螺旋双链 DNA 的解开和松弛，以便进行复制。一旦 DNA 的扭转张力被解除，TOP 就会重新封闭松弛的双螺旋结构。在快速分裂的细胞和癌细胞中，TOP 活性显著增加，因而成为抗肿瘤治疗的靶点。TOP-Ⅰ 抑制剂主要有伊立替康（irinotecan）和拓扑替康（topotecan），TOP-Ⅱ 抑制剂主要有依托泊苷（etoposide）和替尼泊苷（teniposide），这 4 种药物均为植物源性自然毒素的半合成类似物，需静脉注射，通常与其他抗肿瘤药物联合使用，每 3~4 周为一个治疗周期。主要的剂量限制因素为骨髓毒性（中性粒细胞减少、贫血、血小板减少）和胃肠道毒性（腹泻、恶心）。包含 TOP 抑制剂的化疗方案在治疗过程中可引起血清肝酶升高；可引起临床明显的肝损伤，但并不多见[163]。

（一）喜树碱类半合成衍生物（伊立替康、拓扑替康）

1. 背景知识　伊立替康（CPT-11）的分子式为 $C_{33}H_{38}N_4O_6 \cdot Cl\text{-}H$，拓扑替康（topotecan）的分子式为 $C_{23}H_{23}N_3O_5 \cdot Cl\text{-}H$（图 56-56）[164]。

伊立替康和拓扑替康是喜树碱（camptothecins）的半合成类似物，喜树碱是从中国喜树（*Camptotheca acuminata*）的树皮中分离得到的一种具有抗癌作用的化合物。伊立替康和拓扑替康是 TOP-Ⅰ 抑制剂，能够与 DNA/TOP-Ⅰ 复合物结合，阻止 DNA 再封闭，导致 DNA 断裂的积累，从而抑制 DNA 复制和导致细胞死亡。临床用于晚期结直肠癌、卵巢癌和小细胞肺癌的辅助治疗[163]。

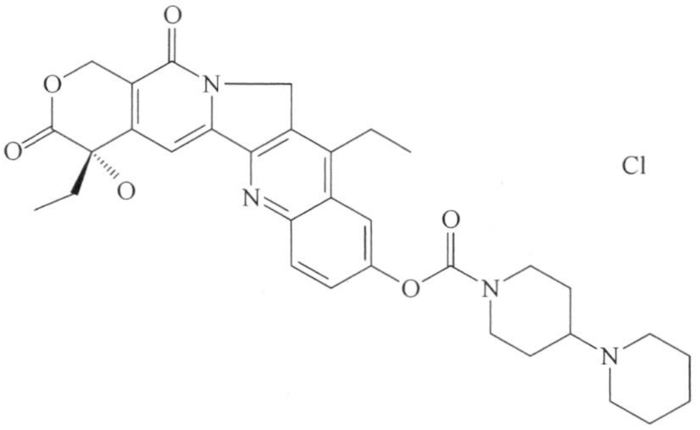

图 56-56 伊立替康和拓扑替康的化学结构式

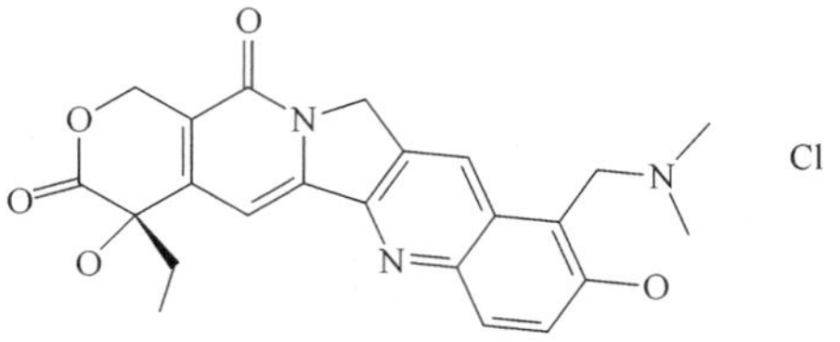

伊立替康为半合成水溶性喜树碱类衍生物,是一种前体药物。经血液进入人体后,主要在肝脏代谢,大部分经羧酸酯酶(CES)转化为活性代谢产物 7-乙基-10-羟基喜树碱(SN-38)。小部分先经 CYP3A 转化为 7-乙基-10-[4-N-(5-氨基戊酸)-1-哌啶]羰基氧基喜树碱(APC)和7-乙基-10-(4-氨基-1-哌啶)羰基氧基喜树碱(NPC),再经 CES 转化为 SN-38。SN-38 能与 TOP-Ⅰ 和靶细胞 DNA 形成复合物,引起 DNA 链断裂,阻止 DNA 复制及抑制 RNA 合成,为细胞周期 S 期特异性细胞毒性抗肿瘤药物。SN-38 的抗肿瘤能力较原药增加近 100 倍[165]。伊立替康治疗指数(therapeutic index)窄,可通过分析个体药代动力学和药物遗传学特征来预防其毒性。基于 CYP3A 活性的测定方法可减少个体间的药代动力学差异,减少伊立替康主要活性代谢物 SN-38 的形成,从进而减少严重中性粒细胞减少症的发生率。SN-38 被葡萄糖醛酸基转移酶(UGT)1A1 代谢而失活。部分 UGT1A1 多态性与较少的副作用有关,如腹泻和中性粒细胞减少症[166]。因此,伊立替康的部分肝外不良反应与肝脏的遗传代谢能力有一定关系。

伊立替康和拓扑替康副作用相似,包括骨髓抑制、恶心、呕吐、腹痛、口炎、腹泻、疲劳、脱发、周围神经病变等。伊立替康可能与严重腹泻有关,通常延迟发生,可用洛哌丁胺(loperamide)治疗。伊立替康还可引起急性胆碱能综合征,表现为低血压、腹泻、出汗、流泪和疲劳,可用阿托品治疗。血液学毒性和胃肠道毒性是导致药物中断或需要剂量调整的主要原因[164]。

2. 肝脏毒性　伊立替康在 LiverTox 网站中的肝毒性评级为 B 级。拓扑替康在 LiverTox 网站中的肝毒性评级为 E*。伊立替康和拓扑替康治疗期间均可出现一定概率的血清肝酶升高。伊立替康用于循环抗癌治疗时,还可能引起肝脂肪变性和脂肪性肝炎。

未见这两种药物引起长期胆汁淤积和 VBDS 的报道[164]。

伊立替康和拓扑替康联合其他药物化疗时,15% 以上患者可出现血清肝酶升高,升高概率和程度取决于剂量、联合应用的其他药物种类、监测频率和报告时的升高值。血清 ALT 的升高通常是无症状的和短暂的,无须调整剂量。1%~4% 的患者可出现显著的 ALT 升高,但也很少需要调整剂量[164]。

伊立替康与化疗可能引起肝脂肪变性和脂肪性肝炎,可通过病史、实验室检查、影像学和(或)组织学检查确立诊断。伊立替康的循环治疗常用于控制结肠直肠癌的肝转移,以便为肝切除术做准备;而在肝切除术时发现肝脏非肿瘤部分的脂肪变性和脂肪性肝炎很常见。这些实验室检查异常多与血清 ALT 和 ALP 水平的轻至中度升高有关,但很少有症状或伴有黄疸。一个有趣的现象是,化疗相关的肝脂肪变性和脂肪性肝炎往往会长期存在;与之相反,HSOS 和 NRH 往往会随着时间的推移而改善或消退。脂肪性肝炎可能导致肝切除术后的肝脏并发症发生率增加,这可能与肝脏再生受抑相关。另一方面,伊立替康辅助治疗后的脂肪性肝炎与肝大部分切除术后生存率的降低或肝衰竭发生率的增加并无明确关联。此外,尚未明确伊立替康与 HSOS 或 NRH 相关,而 HSOS 和 NRH 是奥沙利铂的常见并发症,奥沙利铂是治疗晚期和转移性结直肠癌时伊立替康的常用替代药物[164]。

拓扑替康是一种较少使用的 TOP-Ⅰ 抑制剂。高达 50% 的拓扑替康使用者中可出现血清肝酶升高,通常是短暂的、轻微的、与黄疸或症状无关。自获得许可广泛使用以来,尚未发现拓扑替康与临床明显的肝损伤之间存在关联[164]。

肝损伤机制:伊立替康在肝脏广泛代谢,OATP 1B1(SLC01B1)等肝脏转运蛋白和 CYP3A4 及

UGT1A1 等代谢酶的遗传变异与伊立替康肝毒性的易感性相关。UGT1A1 是催化胆红素结合的酶,在 Gilbert 综合征患者中部分缺乏。因此,伊立替康的不良事件(如中性粒细胞减少症和腹泻)在高胆红素血症和 Gilbert 综合征患者中更为常见。伊立替康治疗引起肝脂肪变性和脂肪性肝炎的机制尚不十分清楚,可能与中间代谢产物的毒性作用有关[164]。近年有研究提示,拓扑替康导致肝细胞死亡的机制依赖于丙氨酸-丝氨酸-半胱氨酸转运蛋白 2 型(ASCT2)表达下调引起的 GSH 产生减少介导的氧化应激增加[167]。尚未见应用伊立替康或拓扑替康发生明显肝损伤后再次用药结果的报道。

(二)鬼臼毒素类半合成衍生物(依托泊苷、替尼泊苷)

1. 背景知识 依托泊苷(etoposide)分子式为 $C_{29}H_{32}O_{13}$,替尼泊苷(teniposide)分子式为 $C_{32}H_{32}O_{13}$(图 56-57)[168]。

依托泊苷(etoposide,最初称为 VP-16)和替尼泊苷(teniposide,VP-26,表鬼臼毒噻吩糖苷)是美洲曼德拉草(American mandrake plant)或盾叶鬼臼(Podophyllum peltatum)提取物——鬼臼毒素(podophyllotoxin)的半合成类似物,是 TOP-Ⅱ 抑制剂,能与 TOP-Ⅱ 和 DNA 结合,阻止断裂 DNA 链的再闭合,从而抑制 DNA 复制和导致细胞死亡。依托泊苷和替尼泊苷常与其他化疗药物联合用作治疗多种实体瘤、白血病和淋巴瘤。依托泊苷目前主要用作顽固性晚期睾丸癌和小细胞肺癌的辅助治疗,替尼泊苷目前主要用作儿童急性白血病和恶性脑肿瘤的辅助治疗。两种药物的副作用相似,包括骨髓抑制、恶心、呕吐、腹痛、口炎、腹泻、疲劳、低血压、过敏反应、脱发和周围神经病变等;不常见但潜在的严重的不良反应包括严重骨髓抑制、中性粒细胞减少性发热、脓毒症和过敏反应。因此,这两种药物必须由经验的医生使用和管理[163,168]。

2. 肝脏毒性 依托泊苷在 LiverTox 网站的肝毒性评级为 C 级。替尼泊苷在 LiverTox 网站的肝毒性评级为 E*。依托泊苷和替尼泊苷均与相当概率的血清肝酶升高相关,高剂量可引起临床明显的急性肝损伤,包括 HSOS,严重时可能会危及生命[168]。未见可引起长期胆汁淤积和 VBDS 的报道。

依托泊苷或替尼泊苷联合其他药物化疗,5%~50% 以上的患者可出现血清肝酶升高,具体取决于药物剂量和同时使用的其他药物种类。血清 ALT 升高通常是无症状和短暂的,无须剂量调整即可消退。在许多情况下,由于同时暴露于其他具有潜在肝毒性的物质,因此很难将肝脏生化指标的异常可靠地归因于依托泊苷或替尼泊苷。在接受依托泊苷治疗的患者中,有罕见的临床明显肝损伤的报道,但肝损伤发病时间和损伤模式差异很大。发病时间可短至开始治疗后 1 个月,长至开始治疗后 5 个月。已发表的数据显示,包含依托泊苷的化疗方案似可引起 HSOS;相关病例通常采用依托泊苷联合烷化剂或全身放疗。此外,依托泊苷与治疗 1~5 个月后出现的急性肝炎病例有关,这些病例的肝损伤病程通常是自限性的,但偶尔也会较为严重。在所报告的肝损伤病例中,血清肝酶升高的模式是肝细胞损伤性的,缺乏免疫过敏特征(皮疹、发热、嗜酸性粒细胞增多)和自身抗体。替尼泊苷的肝毒性不如依托泊苷明确,可能是因为其使用有限[168]。

发病机制:依托泊苷被肝脏微粒体 CYP 代谢,并能抑制 CYP3A 和 CYP2D6 的功能,肝损伤可能是 CYP 被某种有毒中间代谢产物激活的结果。再用药后常可出现肝损伤快速复发,但罕见过敏反应的特

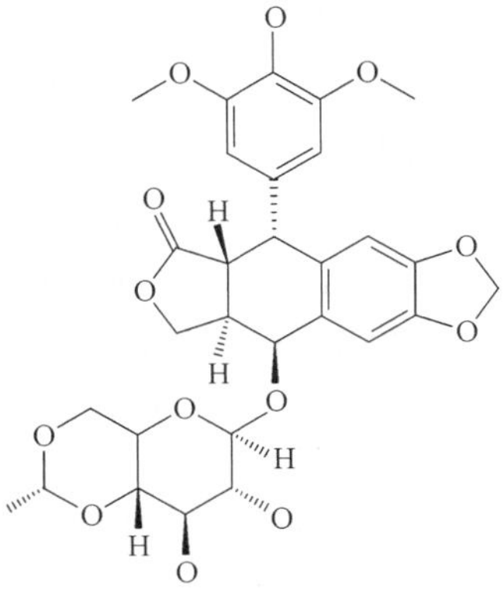

依托泊苷 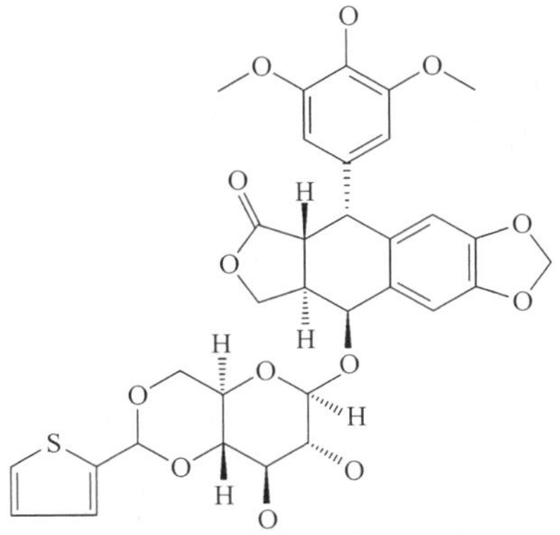   替尼泊苷

图 56-57 依托泊苷和替尼泊苷的化学结构式

征。在高剂量时,依托泊苷和替尼泊苷可能具有直接的肝毒性作用。尚无资料显示依托泊苷和替尼泊苷之间存在交叉肝毒性[168]。

(于乐成)

第7节 影响激素作用的抗肿瘤药物与肝损伤

许多肿瘤细胞的增殖依赖体内某些激素的水平和作用,特别是乳腺癌、卵巢癌、子宫内膜癌、前列腺癌、睾丸癌、神经内分泌肿瘤等,这些肿瘤称为激素依赖性肿瘤。通过降低相关激素的水平或阻断其生物学作用,可达到抑制此类肿瘤细胞增殖之目的。相关药物可分为抗雄激素药物、抗雌激素药物、促性腺激素释放激素类似物、生长抑素类似物四类。这类药物治疗可引起多种不良反应,包括各种模式和不同程度的 DILI。

一、抗雄激素药物

抗雄激素类药物(antiandrogens)可与细胞内的雄激素受体结合,从而阻止内源性雄激素对前列腺、睾丸、卵巢、毛囊、下丘脑和垂体的作用。主要用途是治疗前列腺癌,部分药物也被用来治疗痤疮、多毛症和性反常等高雄激素状态。抗雄激素类抗肿瘤药物可分为甾体类和非甾体类两大类。

甾体类抗雄激素类药物包括阿比特龙(abiraterone)和环丙孕酮(cyproterone)。阿比特龙是新近开发的一种用于治疗前列腺癌的抗雄激素药物,是雄激素产生通路中的 CYP17 酶的抑制剂,能有效延长转移性去势抵抗性前列腺癌患者的无复发期和总生存期。阿比特龙治疗与中度血清氨基转移酶升高有关,但通常是轻微和短暂的升高,尚未见引起临床上明显的肝损伤,尽管其普遍使用受到限制。环丙孕酮尚未获得美国 FDA 批准,主要是因其具有潜在肝毒性[169]。

非甾体类药物包括氟他胺(氟他米特,flutamide)、尼鲁米特(nilutamide)、比卡鲁胺(bicalutamide)、阿帕他胺(apalutamide)、恩杂鲁胺(enzalutamide)等。氟他胺用于治疗前列腺癌的时间最长,也可用于治疗痤疮和多毛症。尼鲁米特被广泛用于配合外科去势治疗转移性前列腺癌,并建议在睾丸切除术后立即使用,但尚未被批准用于治疗痤疮和多毛症。比卡鲁胺上市时间较近,主要治疗前列腺癌,尚未被批准用于非恶

性高雄激素状态。氟他胺、尼鲁米特、比卡鲁胺均有引起肝损伤的报道。在长期应用的患者中,10% ~ 62%的患者血清氨基转移酶水平轻微无症状升高,1% ~ 10%的患者血清氨基转移酶水平显著升高[(3~5)×ULN],氟他胺导致氨基转移酶升高的发生率略高于尼鲁米特和比卡鲁胺。这三种药物也有引起急性肝炎伴黄疸甚至发生急性肝衰竭的报道。尼鲁米特引起肝损伤的报道较多,可能与其应用更为广泛有关。长期应用此类药物引起临床明显肝损伤的概率最高可达 9%,一般为 0.1% ~ 1%[169]。近年来研发的达罗他胺(darotamine,拜耳医药)和瑞维鲁胺(reverumide,恒瑞医药)尚未见肝毒性相关文献报道。

(一)阿比特龙

1. 背景知识 阿比特龙(abiraterone)的分子式为 $C_{24}H_{31}NO$(图 56-58)。

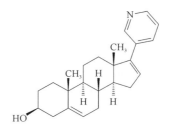

图 56-58 阿比特龙的化学结构式

阿比特龙化学名称为 17-(3-吡啶基)雄甾-5,16-二烯-3β-醇,是一种半合成甾体类 CYP17 抑制剂,而 CYP17 是睾丸和肾上腺雄激素产生过程中的一个关键酶。阿比特龙在临床上主要用于治疗转移性、去势难治性前列腺癌,特别是既往接受过含多烯紫杉醇(多西他赛)化疗的患者,可延长无复发期和改善生存率。阿比特龙理论上可与阻断雄激素受体的药物如恩杂鲁胺或阿帕他胺联用,但尚未发现联用优于单用阿比特龙。阿比特龙于 2011 年在美国批准上市应用,由于也能抑制皮质醇的合成,因此常与泼尼松联用以预防皮质激素减退症。未行睾丸切除术的患者,阿比特龙应与促性腺激素释放激素(GnRH)联合使用。常用剂量为 1 000 mg/d,联合 5 mg 泼尼松每日 2次。常见副作用包括疲劳、恶心、呕吐、腹泻、腹部不适。抑制 CYP17 也可导致盐皮质激素过量的症状,如高血压、低钾血症和液体潴留。罕见但潜在严重的不良事件包括肾上腺皮质功能不全、糖尿病患者低血糖、骨折增加、胚胎-胎儿毒性和肝毒性[170]。

2. 肝脏毒性 阿比特龙在 LiverTox 数据库的肝毒性评级为 C 级。阿比特龙治疗期间有较高的血清肝酶升高率,并与罕见但可能严重的急性肝损伤伴黄

疽有关。接受阿比特龙治疗的患者约 13% 可出现血清 ALT 升高,而接受安慰剂或比较药物治疗的患者为 1%~8%,但这种异常通常是轻微的、短暂的、无症状的,与黄疸无关。血清 ALT>5×ULN 的概率在阿比特龙治疗组为 6%,而在安慰剂处理组不足 1%。虽然注册前临床研究未发现阿比特龙引起的临床明显肝损伤病例,但获批上市后至少已有 4 例应用阿比特龙治疗的患者出现急性肝衰竭。从用药至发病的潜伏期为 4~8 周,肝损伤模式主要为急性肝损伤,不伴免疫过敏的特征。阿比特龙的产品标签推荐在开始治疗前筛查肝脏相关指标,治疗初期 3 个月每 2 周监测肝脏生化指标,以后每月监测 1 次肝脏生化指标;如果 ALT 超过 5×ULN,应考虑停药,并在肝脏生化指标恢复正常前避免再次用药[170]。

肝损伤发病机制:阿比特龙引起的肝损伤可能与其能够抑制 CYP17 有关。此外,阿比特龙在肝脏通过 CYP 酶系代谢,尤其是经 CYP3A4 和 CYP2D6 代谢,产生毒性或免疫原性中间代谢产物。如果与 CYP3A4 或 CYP2D6 微粒体酶的诱导剂或底物联用,阿比特龙可能对药物-药物间相互作用较为敏感。尚不清楚阿比特龙与其他抗雄激素药物之间是否存在对肝损伤的交叉敏感性[170]。

(二)环丙孕酮

1. 背景知识　环丙孕酮(cyproterone)的分子为 $C_{22}H_{27}ClO_3$,17-羟孕酮(17-hydroxyprogesterone)的分子式为 $C_{21}H_{30}O_3$(图 56-59)。

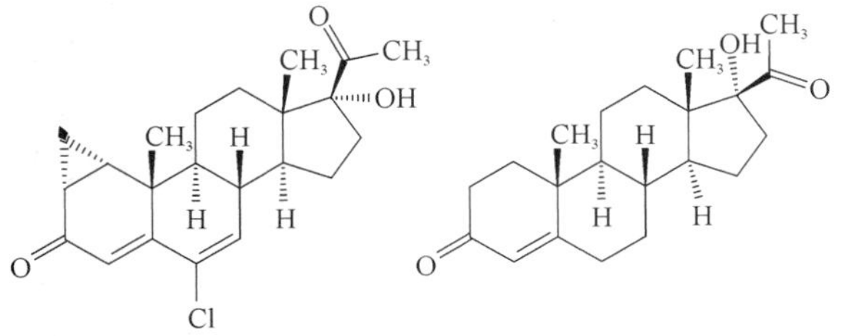

图 56-59　环丙孕酮和 17-羟孕酮化学结构式比较

环丙孕酮是一种合成类固醇类抗雄激素药物,是 17-羟孕酮的衍生物,具有轻微的孕酮样作用,但其抗癌机制似乎是阻断雄激素受体。环丙孕酮单独使用或与其他药物联合使用对晚期前列腺癌患者具有缓解作用。环丙孕酮也可用于子宫内膜异位症、性早熟、多毛症和不孕症,但尚未被正式推荐用于治疗这些良性疾病。环丙孕酮在许多国家被用于治疗前列腺癌,但因其可能引起严重的肝损伤,因此在美国从未被批准使用。由于环丙孕酮可能引起严重肝损伤,

且疗效不如其他抗雄激素药物,因此现已很少使用。常用方案是 50~100 mg,每日 2~3 次,通常与促性腺激素释放激素激动剂,如亮丙瑞林(leuprolide)、戈舍瑞林(goserelin)、组氨瑞林(histrelin)或曲普瑞林(triptorelin)联合使用。常见副作用包括潮热、性功能障碍、恶心、腹泻、体重变化、体液潴留、肝损伤等[171]。

2. 肝脏毒性　环丙孕酮在 LiverTox 数据库的肝毒性评级为 B 级。10%~14%[171] 或 10%~30%[172] 应用环丙孕酮的患者可出现血清肝酶升高,多为短暂性轻度升高,无须剂量调整即可缓解。但需注意,环丙孕酮与许多病例临床明显的肝损伤伴黄疸、急性肝衰竭甚至是死亡相关[171-173]。从用药至肝损伤的潜伏期可短至数月,长达 1 年,但多在 3~6 个月。肝损伤几乎都是肝细胞损伤性的,血清 ALT 和 AST 中至重度升高[171,173],ALP 轻度升高。偶见混合型肝损伤或以胆汁淤积为主的肝损伤,预后相对较好。环丙孕酮引起的肝细胞损伤通常很严重,甚至是致命性的,出现黄疸的患者其病死率至少达 10%;死亡病例多为患有晚期前列腺癌、不适合肝移植的老年患者[171],但也可能是长期应用小剂量环丙孕酮(如 25 mg/d,共 6 个月)治疗多毛症的年轻妇女[172]。发热、皮疹、嗜酸性粒细胞增多和自身抗体等免疫过敏特征不多见。某些患者似对糖皮质激素治疗有应答。少数患者也可能表现为自身免疫性肝炎肝损伤[173]。肝损伤通常在停用环丙孕酮后 1~2 周内改善,1~3 个月内康复。但也有很多病例在及时停药后肝损伤仍持续进展,最终因急性肝衰竭而死亡,目前至少已有 16 例此类死亡病例的报道[171,172]。在极少数病例,急性肝损伤恢复不佳,发展为慢性肝病或肝硬化。

长期应用环丙孕酮,特别是在应用高剂量环丙孕酮,或环丙孕酮联用雌激素或口服避孕药等其他激素类药物数年后,有引起 HCC 的风险;此类 HCC 患者大多数没有肝硬化背景,也没有慢性肝损伤的其他证据,AFP 水平有时会升高[171]。

肝损伤发病机制:环丙孕酮相关的急性肝损伤可能是由于机体对其代谢产物的特异质性反应,而不是抗雄激素作用或继发性雌激素效应的结果,但具体机制尚不清楚。首次发生环丙孕酮肝损伤后,再次应用环丙孕酮可能会更快引发更重的肝损伤,因此应避免再次应用环丙孕酮。有报道环丙孕酮与其他抗雄激素药物(氟他胺)之间存在对肝损伤的交叉敏感性。大多数抗雄激素药物具有潜在的肝毒性,其中有些药物的肝毒性比另一些药物的肝毒性更明显,如环丙孕酮和氟他胺(flutamide)的肝毒性高于比卡鲁胺

（bicalutamide）和尼鲁米特（nilutamide）的肝毒性。

（三）氟他胺

1. 背景知识 氟他胺（flutamide）也称氟他米特，分子式为 $C_{11}H_{11}F_3N_2O_3$（图56-60）。

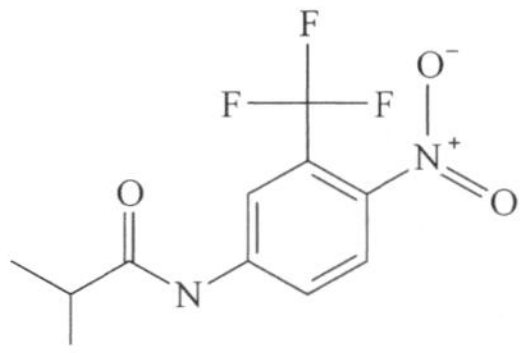

图56-60 氟他胺的化学结构式

氟他胺是人工合成的第一代非甾体类口服抗雄激素类药物，主要经肝脏 CYP1A2 代谢为 2-羟基氟他胺（OH-FLU），OH-FLU 能在靶组织内与雄激素受体结合，阻断二氢睾丸素（雄激素的活性形式）与雄激素受体的结合，抑制靶组织摄取睾丸素，从而起到抗雄激素作用，但本身无任何激素样作用。另一代谢途径是被水解为 5-氨基-2-氮三氟甲苯[174]。

氟他胺 1989 年开始进入临床使用，广泛用于治疗男性前列腺癌，也可用于治疗良性前列腺肥大。与亮脯利特（leuprolide）联用治疗转移性前列腺癌，能明显增加疗效。氟他胺后来也被广泛用于超说明书治疗女性多囊卵巢综合征（POCS）相关的多毛和痤疮。常见副作用是皮疹、嗜睡、焦虑、男性乳房发育和性欲减退。氟他胺曾被认为是一种比较安全的药物，但后来已发现其毒副反应，特别肝毒性是一个非常值得关注的问题[175,176]。

2. 肝脏毒性 在 LiverToxic 数据库中，氟他胺的肝毒性评级为 A 级。氟他胺的肝毒性主要是在上市后监测发现的，美国 FDA 已给予黑框警示。由于氟他胺的肝毒性问题，其临床应用的频度已远不如早年，有认为氟他胺已不适合作为一线治疗方案[175]。

临床数据显示，氟他胺常可导致轻度血清 ALT 和 AST 升高。长期应用氟他胺，约 62% 的患者可出现血清 ALT 和 AST 水平升高，3%～5% 血清 ALT 或 AST 超过 5×ULN。大多数患者血清 ALT 或 AST 的异常是暂时的、无症状的、可自行恢复的，不需要调整剂量或中止用药，但 0.1%～1% 的患者可出现有症状和黄疸的急性肝损伤，导致肝损伤延迟恢复、加重甚至呈致死性肝衰竭。

氟他胺肝损伤的潜伏期为 1～10 个月（平均 3 个月），主要表现为肝细胞损伤型，但不少病例伴有胆汁淤积型或混合型肝损伤，肝活检可见广泛的肝组织坏死和胆汁淤积性改变。通常，大多数氟他胺肝损伤病例会在停药后 1～2 周内顺利缓解，但少数严重病例即使停药，仍可出现肝功能持续恶化，甚至出现黄疸、凝血功能障碍、腹水、低白蛋白血症、高氨血症性肝性脑病等急性肝衰竭（ALF）表现，需要肝移植治疗或发展至死亡。某些患者也可能存在氟他胺相关肝硬化等慢性进展性肝病[174,175]。氟他胺进入市场后的初期 5 年，通过美国 FDA 药品监测（MedWatch）项目上报的致死性肝衰竭或需要肝移植救治的病例即达 20 例。致死性病例不仅见于应用氟他胺治疗前列腺癌的患者，也见于超说明书应用氟他胺治疗多毛症或痤疮的儿童和年轻妇女患者[175]。

氟他胺肝损伤的发病机制：根据现有认识，氟他胺的肝损伤机制可总结为以下几点：① 有一种假说认为，氟他胺主要经肝脏代谢，可被肝细胞 CYP3A4 代谢为有毒性的中间产物并导致肝损伤[175]。② 尚不清楚氟他胺的肝毒性是否存在明确的剂量依赖性，但鉴于长期应用较低剂量（62.5～125 md/d）氟他胺的患者，肝损伤发生概率相对很低，因此目前认为氟他胺肝损伤可能部分具有剂量依赖性[174,175]。③ 动物试验提示，氟他胺相关肝毒性的产生主要依赖芳乙酰胺脱乙酰酶（arylacetamide deacetylase）的水解作用，而这与非那西汀（phenacetin）的代谢过程相似，因此氟他胺与对乙酰氨基酚（APAP）存在协同增效作用，因为 APAP 的前体药物为非那西汀[174]。④ 氟他胺肝损伤的发生机制也可能具有免疫特异质，虽然患者的自身抗体罕见[175,176]，也未检测到小鼠模型体内存在抗氟他胺抗体，但确实发现氟他胺能改变小鼠 Th2 细胞相关免疫学因子[177]，以及在体外试验中改变多形核白细胞（PMNs）的功能[178]。⑤ 有数据显示，有病毒性肝炎等炎性肝病基础的患者发生氟他胺肝损伤的风险加大[179]。

氟他胺肝损伤的处置主要应注意以下几点[174,175]：① 对易感人群氟他胺-DILI 的致死性风险应保持高度重视，不仅是在出现肝细胞损伤的老年男性患者，也包括超适应证应用的妇女或儿童。② 应用氟他胺时应进行血清 ALT 等肝脏生化指标的定期监测，最初 4 个月每月监测一次，以后根据需要定期监测，如果血清 ALT 超过 2×ULN 应考虑立即停药；应注意在一些致命性氟他胺-DILI 病例，即便定期监测，也会突然发生肝损伤，并在停用氟他胺后仍持续存在数周之久[175]。③ 如果氟他胺对原发病的治疗非常重要，且确实找不到能够替代氟他胺的治疗方案，则应当采取明确而坚实的预防毒副反应的措施，包括：在收集有效、具体、详细且文档化的文件，并在患者或其家属签阅知情同意后才能给药;采用最小有效剂量;在整个治疗期间及治疗结束后的数月内,仔细而严格地监测肝功能;密切监测虚弱、疲劳、黄疸、恶心、呕吐等临床表现;出现肝损伤的临床或化学证据时应立即停药[174]。④ 应尽可能避免再次用药,因为再次应用氟他胺往往会导致肝损伤复发。氟他胺-DILI 与其他抗雄激素药物的肝损伤临床特点类似,最常见和较早描述的肝损伤模式往往是急性肝炎和淤胆型肝炎,但与较新的结构类似物比卡鲁胺和环丙孕酮相比,氟他胺导致肝损伤的风险更高。发生氟他胺肝损伤后,将氟他胺转换为比卡鲁胺和尼鲁米特,可能并不安全;已有数例将氟他胺转换为环丙孕酮导致 DILI 复发的病例[175]。⑤ 某些氟他胺导致的 ALF 患者可成功接受肝移植,但如果是前列腺癌患者,则往往并不考虑肝移植。

(四)尼鲁米特

1. 背景知识　尼鲁米特(nilutamide)的分子式为 $C_{12}H_{10}F_3N_3O_4$(图 56-61)。

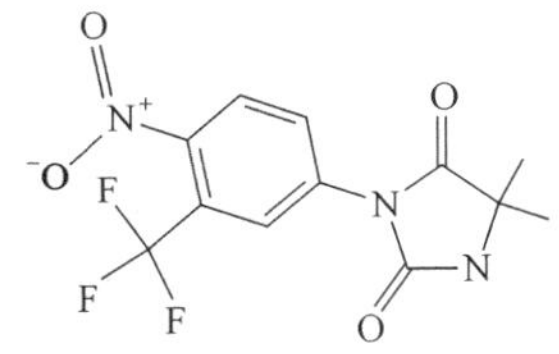

图 56-61　尼鲁米特的化学结构式

尼鲁米特也是第一代口服苯胺类非甾体抗雄激素药物,结构与氟他胺相似。尼鲁米特可阻断内源性雄激素与细胞内雄激素受体的结合,从而阻断雄激素的作用。尼鲁米特与睾丸切除术联用,或与其他抗雄激素药物如促黄体生成素释放激素(LHRH)激动剂联用时,可有效减轻转移性前列腺癌的疼痛和病情进展。推荐剂量为 300 mg/d,在睾丸切除术后立即使用,1 个月后减量为 150 mg/d。尼鲁米特未被批准或推荐用于多毛症或痤疮等高雄激素状态。常见副作用包括头晕、视力受损、疲劳、恶心、厌食和体重减轻。约 2% 的应用尼鲁米特治疗的患者可发生间质性肺炎,严重时可进展至呼吸衰竭和死亡[180]。

2. 肝脏毒性　尼鲁米特在 LiverTox 数据库的肝毒性评级为 C 级。在尼鲁米特的大型注册临床试验中,血清 ALT 升高可见于约 8%(2%～33%)的患者。血清 ALT 升高通常是短暂的、轻度的、无症状的和自限性的,仅 1% 的患者需要中止使用尼鲁米特。少数病例可出现临床明显的急性肝损伤,总体上肝毒性低于氟他胺。也有尼鲁米特导致致命性肝损伤的个

案报告,从用药到肝损伤发病的时间平均为 2～4 个月。主要表现为肝细胞损伤型 DILI,与氟他胺导致的肝损伤模式很相似。过敏反应和自身免疫特征不常见[180]。

肝损伤的发病机制:尼鲁米特导致肝损伤的机制尚不十分清楚,其毒性代谢产物可诱导氧化应激和干扰线粒体功能。对于发生尼鲁米特肝损伤的患者,应避免再次应用尼鲁米特,可能也不应接受氟他胺治疗,但必要时可谨慎尝试改用比卡鲁胺[180]。

(五)比卡鲁胺

1. 背景知识　比卡鲁胺(bicalutamide)的分子式为 $C_{18}H_{14}F_4N_2O_4S$(图 56-62)。

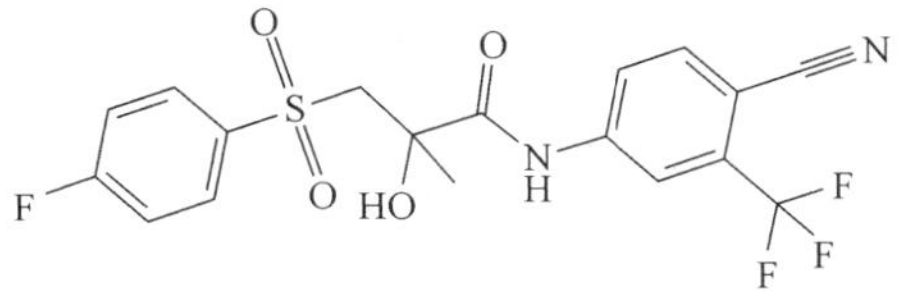

图 56-62　比卡鲁胺的化学结构式

比卡鲁胺是第二代口服非甾体类抗雄激素药物,在结构和功能上与氟他胺和尼鲁米特相似,能与细胞内的雄激素受体结合,竞争性抑制内源性雄激素对敏感组织(睾丸、前列腺、乳腺、皮肤、下丘脑)的作用。比卡鲁胺主要与黄体生成素释放激素(LHRH)类似物(如亮丙瑞林或戈舍瑞林)联合应用于治疗晚期转移性前列腺癌疗。推荐剂量为 50 mg/d。常见副作用包括疲劳、嗜睡、焦虑、男性乳房发育和性欲减退。罕见但潜在严重的不良反应包括急性肝损伤、Stevens-Johnson 综合征(SJS)、华法林抗凝时的严重出血等[181]。

2. 肝脏毒性　比卡鲁胺在 LiverTox 数据库中的肝毒性评级为 B 级。约 6% 的应用比卡鲁胺的患者可出现轻度的、无症状性的、短暂性的血清氨基转移酶升高。血清 ALT 升高的频度和幅度低于氟他胺。但比卡鲁胺也有引起临床明显肝损伤的罕见病例报告,尽管不如氟他胺那么常见。在西班牙的药物警戒研究中,至少有 11 例肝损伤是由比卡鲁胺引起,但均非致命性。另一方面,比卡鲁胺的产品标签中指出有少数服用比卡鲁胺的患者出现了致命性肝衰竭[181]。

比卡鲁胺肝损伤的模式与氟他胺相似,潜伏期通常为 2～3 个月,偶尔可达 4～6 个月,但比卡鲁胺再用药引起的肝损伤潜伏期缩短。通常为肝细胞损伤型 DILI,也有引起严重或暴发性肝损伤病例的报道。皮疹、发热、嗜酸性粒细胞增多不常见,也没有自身抗体形成的报道[181]。

肝损伤发病机制：比卡鲁胺确切的肝毒性机制尚不清楚。比卡鲁胺在肝脏通过 CYP 酶系代谢，主要是经由 CYP 3A4 代谢，并能抑制 CYP 3A4 活性和导致药物-药物间相互作用。因此，比卡鲁胺肝损伤可能是由该药的毒性或免疫原性代谢产物所致[176,181]。比卡鲁胺引起肝损伤的频度和程度之所以低于氟他胺，可能是因为比卡鲁胺的剂量和在肝脏的代谢率均低于氟他胺。

(六) 阿帕他胺

1. 背景知识 阿帕他胺(apalutamide)的分子式为 $C_{21}H_{15}F_4N_5O_2S$ (图 56-63)。

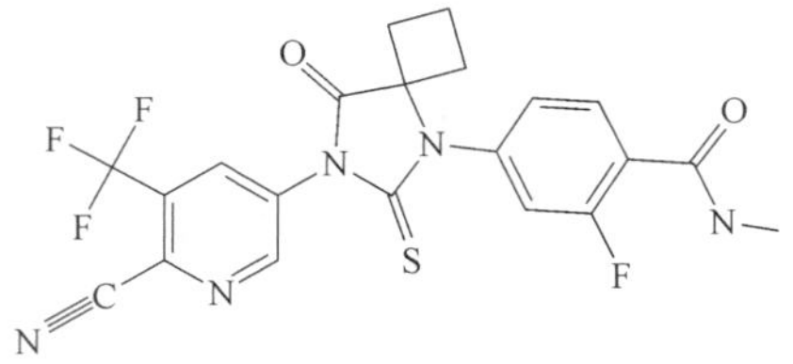

图 56-63 阿帕他胺的化学结构式

阿帕他胺是第三代口服非甾体高选择性雄激素受体小分子拮抗剂，能与细胞内的雄激素受体结合，阻止其转位至细胞核和其后与 DNA 的结合，较第一代和第二代雄激素受体拮抗剂具有更强的雄激素阻断作用。主要用于治疗转移性和非转移性、去势抵抗性前列腺癌。常用初始剂量为 240 mg/d，后续不能耐受时可减少剂量。阿帕他胺需与促性腺激素释放激素(GnRH)类似物联合使用，或在双侧睾丸切除术后使用，以确保最佳的雄激素抑制效果。常见副作用主要是雄激素缺乏的症状，包括疲劳、腹泻、恶心、厌食、体重减轻、便秘、关节和肌肉疼痛、潮热、头痛、头晕和水肿等。长期治疗相关的罕见但潜在的严重副作用包括癫痫发作、骨质疏松、跌倒、骨折、严重皮肤反应、胚胎-胎儿毒性和心血管事件等[182]。

2. 肝脏毒性 阿帕他胺在 LiverTox 数据库中的肝毒性评级为 E 级。在阿帕他胺的注册前对照试验中，血清 ALT 和 AST 的升高并不常见，且通常是短暂的、轻度的，无须调整剂量；未见临床显著的肝损伤，也未在药物标签中对可能引起临床明显的肝损伤提出警示。2018 年批准上市使用以来，亦未见阿帕他胺引起黄疸等肝损伤表现的报道。雄激素受体拮抗剂第一代(氟他胺和尼鲁米特)和第二代(比卡鲁胺)均被发现可引起黄疸肝炎样肝损伤，病情严重甚至致命；但第三代(阿帕他胺、恩杂鲁胺)雄激素受体拮抗剂尚未见可引起此类严重的肝损伤。因此，阿帕他胺

即使有可能引起临床明显的肝损伤，那也将使极其罕见的不良事件[182]。

肝损伤发病机制：阿帕他胺引起血清肝酶升高的原因尚不清楚。阿帕他胺在肝脏广泛代谢，且主要经 CYP2C8 和 CYP3A 代谢，并且是 CYP3A4 诱导剂。若与 CYP3A4 的底物联用，或与 CYP3A4 和 CYP2C8 的调节剂联用，可导致药物-药物间相互作用，但这种效应相对温和。未发现阿帕他胺与其他抗雄激素药物如氟他胺、比卡鲁胺或阿比特龙之间有关于肝损伤的交叉敏感性[182]。

(七) 恩杂鲁胺

1. 背景知识 恩杂鲁胺(enzalutamide)的分子式为 $C_{21}H_{16}F_4N_4O_2$ (图 56-64)。

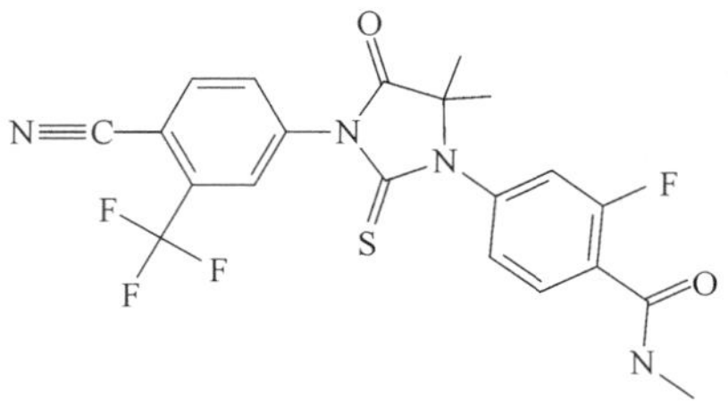

图 56-64 恩扎鲁胺的化学结构式

恩杂鲁胺与阿帕他胺同属第三代口服非甾体抗雄激素小分子拮抗剂，作用机制与阿帕他胺等其他非甾体雄激素受体拮抗剂相似。用于治疗转移性、去势抵抗性前列腺癌，以及高风险的去势敏感性前列腺癌。在未行双侧睾丸切除的患者，恩杂鲁胺应当与促性腺激素释放激素(GnRH)类似物联用，以确保更好的雄激素抑制效果。推荐剂量为 160 mg/d。常见的副作用与阿帕他胺相似。罕见但潜在的严重不良反应包括癫痫发作和后部可逆性脑病等[183]。

2. 肝脏毒性 恩杂鲁胺在 LiverTox 数据库中的肝毒性评级为 E 级。在恩杂鲁胺注册前对照试验中，血清 ALT 的升高率在恩杂鲁胺治疗组达 10%，在安慰剂对照组约 9%，两组之间无明显差异。肝脏生化指标的异常通常是轻度的、短暂的，不伴症状和黄疸。恩杂鲁胺治疗组 ALT 超过 5×ULN 的概率极低（仅约0.2%），同样不高于安慰剂对照组。此外，上市应用后，伴有黄疸的临床明显的肝损伤也未见报道或在药物标签中给予警示。因此，恩杂鲁胺即使有可能引起临床明显的肝损伤，那也将是非常罕见的事件[183]。

肝损伤发病机制：恩杂鲁胺治疗期间出现血清肝酶升高的机制尚不清楚。恩杂鲁胺在肝脏广泛代谢，且主要经 CYP3A4 和 CYP2D6 代谢，并且是

CYP3A4 的强诱导剂和 CYP2D6 的温和诱导剂。恩杂鲁胺对这两种微粒体酶的抑制剂、诱导剂或底物的药物-药物间相互作用敏感。未发现恩杂鲁胺与氟他胺、比卡鲁胺佛阿比特龙之间存在对肝损伤的交叉敏感性[183]。

二、抗雌激素药物（antiestrogens）

抗雌激素药物包括：① 选择性雌激素受体调节剂（selective estrogen receptor modulators，SERM）[184]，包括他莫昔芬（tamoxifen）、雷洛昔芬（raloxifene）、托瑞米芬（toremifene）；巴多昔芬（bazedoxifene）、奥培米芬（ospemifene）；② 芳香化酶抑制剂（aromatase inhibitors）[185]，包括阿那曲唑（anastrozole）、来曲唑（letrozole）、依西美坦（exemestane）；③ 氟维司群（fulvestrant）[186]；④ 甲地孕酮（megestrol）。

（一）选择性雌激素受体调节剂

选择性雌激素受体调节剂（SERM）是一组非甾体化合物，在某些组织器官（乳腺、子宫）具有拮抗雌激素的作用，却没有雌激素的诸多不良反应；对另一些组织器官（骨骼、心血管、皮肤、阴道上皮）具有雌激素样激动作用[184,187]。故而，SERM 可使骨骼矿物质密度增加，防止绝经后骨质丧失，但不会刺激乳腺和子宫内膜，不增加乳腺癌和子宫内膜癌的危险。此外，SERM 可降低总胆固醇、低密度脂蛋白胆固醇（LDL-C）、纤维蛋白原和脂蛋白 A 水平，但不影响甘油三酯、高密度脂蛋白胆固醇（HDL-C）水平。根据组织特异性，以及既作为拮抗剂又作为激动剂之间的活性平衡，SERM 具有不同的临床效果、适应证和不良反应[184]。典型适应证包括：① 治疗或预防乳腺癌，如他莫昔芬（tamoxifen）、雷洛昔芬（raloxifene）、托瑞米芬（toremifene）；② 治疗或预防绝经后骨质疏松症，如雷洛昔芬、巴多昔芬（bazedoxifene）；③ 改善更年期症状（潮热、性交困难等），如奥培米芬（ospemifene）。巴多昔芬和奥培米芬并不用来抗癌，但为了对 SERM 的肝毒性进行整体描述和比较，此处一并叙述[184]。

1. 他莫昔芬

（1）背景知识：他莫昔芬（tamoxifen）的分子式为 $C_{26}H_{29}NO$（图 56-65）。

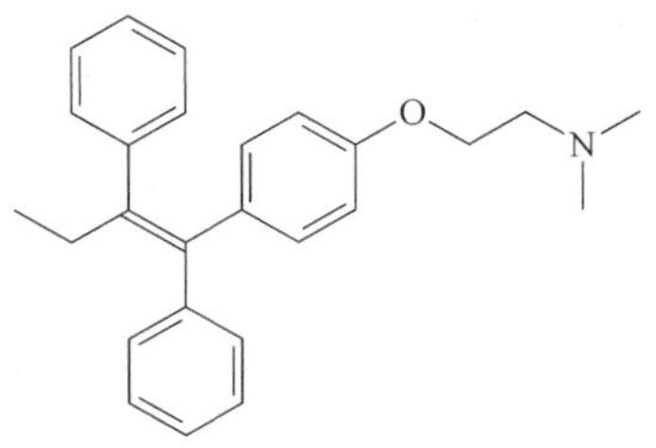

他莫昔芬是一种非甾体类抗雌激素药物，是第一代选择性雌激素受体调节剂（SERM），其结构式与雌激素相似，能在靶器官内与雌二醇竞争性结合雌激素受体（ER），影响相关基因的转录，从而抑制肿瘤细胞生长[187,188]。主要用来治疗和预防乳腺癌，既能降低

图 56-65　他莫昔芬的化学结构式

新发生乳腺癌的风险，也能减小高风险乳腺癌复发的风险，延长生存期。1977 年即已进入临床使用，且至今仍在广泛应用。常用剂量为 20～40 mg/d，连服 5 年。常见副作用包括潮热、恶心、腹泻、闭经、月经改变、体重变化和体液潴留等。罕见但可能严重的不良反应包括中风、肺栓塞和静脉血栓形成、子宫癌和其他恶性肿瘤[187]。2017 年 10 月 27 日，世界卫生组织国际癌症研究机构公布的致癌物清单将他莫昔芬列为 1 类致癌物。

（2）肝脏毒性：他莫昔芬可引起多种模式的肝损伤，其在 LiverTox 数据库中的肝毒性评级为 B 级。

首先，他莫昔芬在极少数病例可引起特异质性、临床明显的急性肝损伤，通常发生在应用他莫昔芬的最初 6 个月内，血清肝酶升高模式可表现为胆汁淤积型、混合型或肝细胞损伤型。发热、皮疹和嗜酸性粒细胞增多等免疫过敏反应的特征以及自身抗体均不常见。绝大多数此类病例的肝损伤具有自限性，但某些病例的肝损伤较重甚至发生肝衰竭[187]。

其次，长期服用他莫昔芬更为常见的肝损伤模式是引起脂肪肝和脂肪性肝炎，称为化疗药物相关的脂肪性肝病（CASH），约可见于 40% 的长期服用他莫昔芬的患者，潜伏期中位时间约为 22 个月[188]。有前瞻性研究通过腹部 CT 等检查显示，高达 1/3 服用他莫昔芬的妇女可在服药第 1～3 年内发生脂肪肝。脂肪肝通常在开始应用他莫昔芬后的 1～2 年被发现，一般无明显症状，但近半数的患者可出现轻度的血清 ALT 升高。肝活检可见脂肪性肝炎，部分病例伴有肝纤维化，少部分患者在应用他莫昔芬 3～5 年内可发生肝硬化。停用他莫昔芬后，肝脏脂肪变性和血清 ALT 的升高常可得到改善，但这种改善的过程可能较慢，少数病例持续存在门静脉高压的症状和体征[187]。存在代谢综合征和糖尿病是他莫昔芬引起肝脂肪变性的易感因素[188]。女性患者的体重和 BMI 越高，他莫昔芬治疗发生肝脏脂肪变性的风险和频度也越高[187]。有研究对他莫昔芬治疗的 266 例乳腺癌患者进行了分析，其中 123 例（占 46.2%）有 NAFLD，143

例（占 53.8%）无 NAFLD 证据，BMI 分别为（25.0±4.2）和（23.4±3.8）（$P<0.001$），认为初始 BMI≥22 是他莫昔芬相关脂肪性肝病的潜在风险因素[189]。另有研究对 646 例早期浸润性乳腺癌根治性切除后应用他莫昔芬治疗的乳腺癌患者进行分析，其中 NAFLD 患者 221 例（占 34.2%），无 NAFLD 患者 425 例（占 65.8%），BMI 在 NAFLD 组高于非 NAFLD 组（$P<0.001$），NAFLD 组的无病生存率低于非 NAFLD 组（$P<0.05$），但总体生存者率在两组之间无显著性差异[190]。

再次，有资料提示他莫昔芬长期治疗在个别患者还可能引起肝紫癜病（peliosis hepatis）、肝囊肿、肝细胞癌（HCC）。然而，大型回顾性分析显示，服用他莫昔芬 5 年的妇女 HCC 发生率没有增加，尽管这些研究确实显示子宫内膜癌发生率增加。此外，他莫昔芬也与静脉血栓形成风险增加有关，并有门静脉血栓形成合并门静脉高压和食管静脉曲张出血的报道[187]。

最后，他莫昔芬的使用与症状性迟发性皮肤卟啉症（PCT）的发展有关，在使用 1~4 年后出现皮肤脆弱、多毛和尿偏红，并伴有尿卟啉升高和轻度血清 ALT 升高。这些病例通常没有 PCT 的其他危险因素，如铁超载、酗酒或丙型肝炎病毒感染等。停用他莫昔芬后，这些症状逐渐得到改善，卟啉排泄减少，血清 ALT 水平改善[187]。

肝损伤发病机制：他莫昔芬所致的急性肝损伤很可能是由于他莫昔芬代谢产物引起的特异质性反应，而非其雌激素效应。相反，脂肪性肝病和迟发性皮肤卟啉症则可能是在具有这些疾病的遗传易感性的基础上，他莫昔芬对肝脏的雌激素效应[187]。

他莫昔芬肝损伤的处置策略：在他莫昔芬治疗过程中应注意监测肝脏生化指标，以及利用 CT 和 MRI 等影像检查对潜在的脂肪性肝病进行评估。但影像学检查有时可能难以鉴别乳腺癌肝转移和肝脏假结节性脂肪变性，因此必要时需借助肝活检病理学检查进行鉴别[189]。对于服用他莫昔芬期间血清 ALT 持续升高的患者，应权衡继续应用他莫昔芬的收益和风险。他莫昔芬相关的 CASH 一般并不影响继续应用他莫昔芬至疗程结束，但对于极少数 CASH 比较严重的患者可能需要调整他莫昔芬剂量、疗程或换用其他药物治疗[189]。必要时可考虑改用芳香化酶抑制剂，如阿那曲唑、来曲唑或依西美坦来替代他莫昔芬治疗；这些芳香化酶抑制剂虽然也能导致或加重脂肪性肝病，但其风险远低于他莫昔芬[189]。其他防治他莫昔芬肝损伤的方法包括戒酒、合理营养、减肥、锻炼[187,189]，例如每周坚持锻炼≥150 min 有助于减少他莫昔芬相关脂肪性肝病的风险[189]。可试用治疗非酒精性脂肪性肝炎（NASH）的药物进行保肝治疗，但目前尚未能证明这些药物对他莫昔芬诱导的脂肪性肝病有肯定疗效[187]。

2. 雷洛昔芬

（1）背景知识：雷洛昔芬（raloxifene）的分子为 $C_{28}H_{27}NO_4S$（图 56-66）。

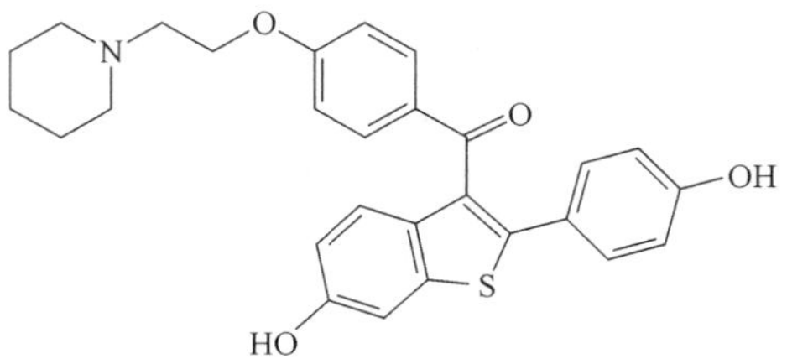

图 56-66 雷洛昔芬的化学结构式

雷洛昔芬是一种苯噻吩类的新概念抗骨吸收的非甾体抗雌激素药物，为第二代选择性雌激素受体调节剂（SERM）。雷洛昔芬最初被用来治疗和预防女性绝经后骨质疏松症，后来其适应证被扩展至降低绝经后骨质疏松症妇女和乳腺癌高风险妇女发生乳腺癌的风险。推荐剂量为 60 mg/d。副作用包括潮热、腿部痉挛、周围水肿、关节痛和出汗等，但不常见；罕见但潜在的严重不良反应包括深静脉血栓形成、肺栓塞、缺血性中风等，这与雌激素的副作用相似[184]。

（2）肝脏毒性：雷洛昔芬在 LiverTox 数据中的肝毒性评级为 C 级。在大样本注册前临床研究中，雷洛昔芬治疗期间的血清肝酶升高率很低（不足 1%，且不具有剂量依赖性），并不高于安慰剂组或对照药物组，也未见雷洛昔芬引起肝炎发作或临床明显肝损伤的报道。批准上市应用近 20 年来，有一些个案报道提示雷洛昔芬可能引起肝损伤。其中一例在应用雷洛昔芬 1 个月后发生胆汁淤积性肝炎，停药后肝损伤缓解，但完全康复是延迟的；患者伴有轻度的免疫过敏反应特征，但未检测到自身抗体。另一例患者则是在长期应用雷洛昔芬期间，在急性胆汁淤积性黄疸出现前曾加用非诺贝特 2 周，并进展为慢性胆汁淤积；分析该病例的胆汁淤积型肝损伤可能是雷洛昔芬/非诺贝特两种药物联用以及潜在的药物-药物间相互作用所致[191]。最后，还有多个病例报告提示在雷洛昔芬治疗期间 NASH 加重[192]，而 NASH 是他莫昔芬治疗时一个较为常见的肝损伤模式。因此，综合来看，雷洛昔芬可能是肝损伤的罕见病因，但这种因果关系尚未达到很好的确认[184]。

肝损伤发病机制：个案报道提示，雷洛昔芬的肝损伤机制可能是由于特异质性过敏反应所致。雷洛昔芬对 CYP 的影响很小，在肝脏主要通过葡萄糖醛酸化代谢[184]，理论上有引起胆汁淤积的潜在风险，并可能与经过相同路径代谢的药物之间存在药物-药物间相互作用。例如非诺贝特也经肝肾的葡萄糖醛酸途径代谢，雷洛昔芬与非诺贝特合用，有可能增加潜在的药物-药物间相互作用并引起中毒性胆汁淤积[191]；个案肝活检病理组织学检查可见血管内皮生长因子（VEGF）的过度表达，提示血管生成可能在中毒性胆汁淤积的持续过程中起作用[191]。由于疑似雷洛昔芬可引起免疫特异质介导的肝损伤，因此如果雷洛昔芬首次治疗期间发生临床明显的肝损伤，一般不推荐在今后再次应用雷洛昔芬。雷洛昔芬与其他 SERM 药物之间是否存在对肝损伤的交叉敏感性尚不清楚[184]。

3. 托瑞米芬

（1）背景知识：托瑞米芬（toremifene）的分子式为 $C_{26}H_{28}ClNO$（图 56-67）。

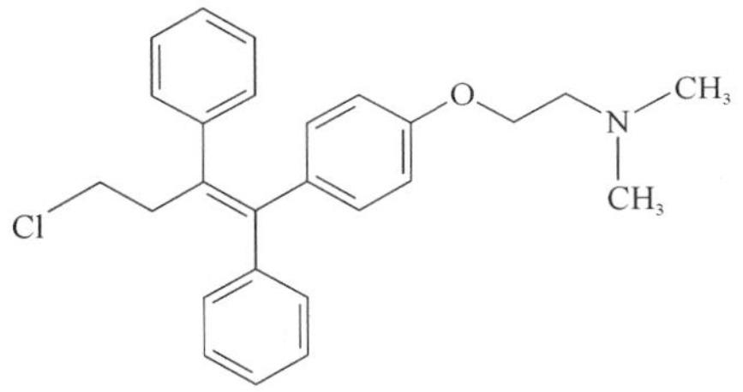

图 56-67　托瑞米芬的化学结构式

托瑞米芬是一种非甾体类抗雌激素药物，是选择性雌激素受体调节剂（SERM）之一，临床用于绝经后雌激素受体阳性的乳腺癌患者的治疗，特别适于晚期复发性、转移性、不能或不宜手术的乳腺癌的治疗。与他莫昔芬不同的是，托瑞米芬尚未获准用于高风险患者新发乳腺癌的预防，或乳腺癌复发的预防。托瑞米芬剂量为 60 mg/d。常见副作用包括潮热、出汗、恶心、头晕、周围水肿和阴道分泌物。罕见但潜在严重的不良反应包括肿瘤发作（开始治疗后不久短暂恶化）、QTc 间隔延长、静脉血栓形成、肺栓塞、子宫内膜癌等[193]。

（2）肝脏毒性：托瑞米芬在 LiverTox 数据库中的肝毒性评级为 D 级。长期托瑞米芬治疗与脂肪肝、脂肪性肝炎、肝硬化的发生相关，极少数病例可出现临床明显的急性肝损伤[193]。

5%～19% 服用托瑞米芬的患者可出现轻到中度血清 ALT 或 AST 升高，但通常是短暂的，不伴症状或黄疸。血清 ALT 或 AST 超过 5×ULN 的患者不足 1%，但有时可导致治疗中断。在大样本注册临床试验中，未发现托瑞米芬可引起临床明显的肝损伤。自 1997 年进入临床广泛应用以来，已发现托瑞米芬可引起 NAFLD，伴血清肝酶升高，某些病例表现为脂肪性肝炎。停用托瑞米芬后，不论是脂肪肝还是血清肝酶水平，均可出现缓解。尚无文献报告托瑞米芬可引起肝硬化、终末期肝病和死亡。但鉴于在接受他莫昔芬治疗多年的妇女中，脂肪性肝炎、肝硬化、终末期肝病和 HCC 屡有报道，因此使用托瑞米芬也可能发生类似情况；尽管同是作为 SERM，托瑞米芬对肝脏的不良影响似乎小于他莫昔芬[193]。

肝损伤发病机制：托瑞米芬引起肝酶升高的机制尚不十分清楚，但原因之一可能与托瑞米芬通过调节雌激素受体引起的脂肪性肝病相关。托瑞米芬经肝脏 CYP3A4 代谢，容易与诱导或抑制 CYP3A4 活性的诱导剂、抑制剂额底物发生药物-药物间相互作用[193]。

4. 巴多昔芬

（1）背景知识：巴多昔芬（bazedoxifene）的分子式为 $C_6H_{13}NO_5$（图 56-68）。

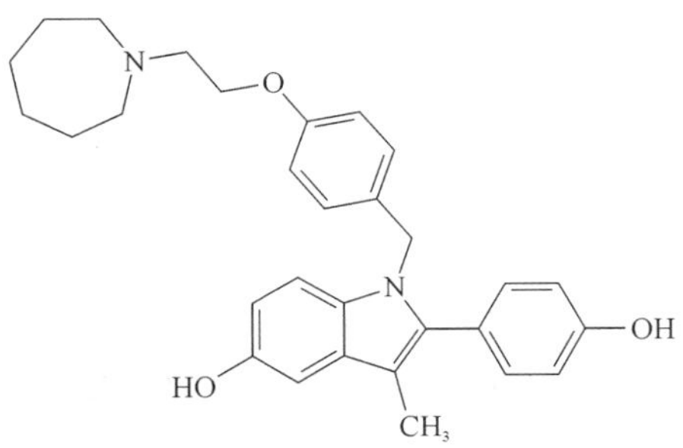

图 56-68　巴多昔芬的化学结构式

巴多昔芬是一种选择性雌激素受体调节剂（SERM），用于预防更年期妇女骨质疏松症，以及治疗与更年期相关的中至重度血管舒缩性症状（潮热、出汗）。巴多昔芬对骨骼和心血管系统有雌激素样作用（激动作用），但对乳房和子宫组织有抗雌激素活性（拮抗作用）。这种差异活性是实现雌激素对骨骼的有益作用的关键，即减少骨吸收和转换，从而预防骨质疏松症，同时避免雌激素刺激乳房和子宫组织的潜在有害影响。巴多昔芬在许多国家上市使用，但在美国只允许巴多昔芬与低剂量雌激素组合使用。固定搭配为巴多昔芬 20 mg/雌激素 0.45 mg，常见副作用包括肌肉痉挛、恶心、腹泻、消化不良、头晕，以及腹部、喉咙和颈部疼痛。潜在的长期严重不良反应包括深静脉血栓形成、肺栓塞和缺血性卒中,以及雌激素可能产生的长期影响,如乳腺癌、子宫内膜癌、卵巢癌和胆囊疾病的风险增加[184]。

(2)肝脏毒性:巴多昔芬在LiverTox数据库中的肝毒性评级为E*。在大样本注册前临床试验中,巴多昔芬/雌激素治疗期间,血清肝酶升高的概率并不高于安慰剂组和对照药物组,也未见肝炎发作或临床显著的肝损伤。获准上市广泛应用以来,尚未见正式发表的可引起临床显著肝损伤的报道[184]。

肝损伤发病机制:之所以怀疑巴多昔芬可能会引起肝损伤,是由于其化学结构与可引起特异质型肝损伤的其他SERM没有明显不同。虽然雌激素治疗可能会引起胆汁淤积性肝损伤,但巴多昔芬与雌激素联用尚未见引起胆汁淤积性肝损伤的报道,这可能是因为使用的雌激素剂量较低[184]。巴多昔芬与其他SERM之间是否存在对肝损伤的交叉敏感性,尚待观察。

5. 奥培米芬

(1)背景知识:奥培米芬(ospemifene)的分子式为 $C_{24}H_{23}ClO_2$(图56-69)。

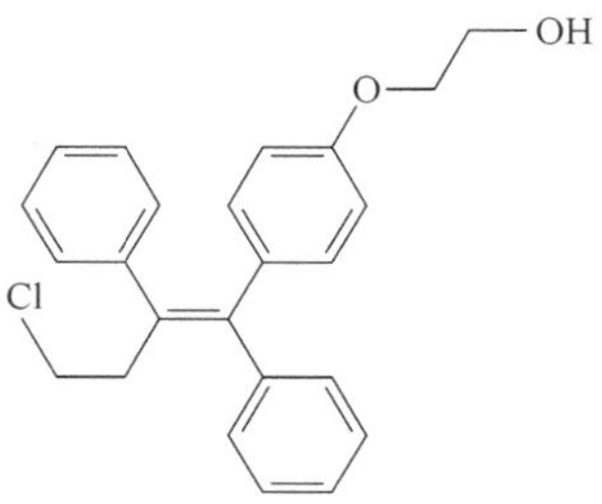

![图56-69 奥培米芬的化学结构式]

图56-69　奥培米芬的化学结构式

奥培米芬也是一种选择性雌激素受体调节剂(SERM),用于治疗中重度更年期性交困难症状,如阴道萎缩、干燥、瘙痒、刺激以及性交疼痛等。奥培米芬对阴道上皮有雌激素样作用(激动作用),但对乳腺组织有抗雌激素活性(拮抗作用)。这种对不同组织的活性差异是实现雌激素对阴道分泌物和上皮完整性有益作用的关键,同时避免了雌激素对乳腺组织的潜在不良刺激。奥培米芬未获准用于治疗或预防骨质疏松。常用剂量为60 mg/d,不推荐长期应用。副作用包括潮热、肌肉痉挛、阴道分泌物和出汗,但并不常见。罕见但潜在严重的长期不良反应包括深静脉血栓形成、肺栓塞和缺血性中风[184]。

(2)肝脏毒性:奥培米芬在LiverTox数据库中的肝毒性评级为E级。在大样本注册前临床试验中,奥培米芬治疗期间血清肝酶升高的概率并不高于安慰

剂组或对照治疗组,也未发现有肝炎发作或临床明显的肝损伤发生。可能由于奥培米芬临床应用范围窄,迄今尚未见公开发表的文献提及奥培米芬可引起肝损伤,或像他莫昔芬和雷洛昔芬等其他SERM那样引起胆汁淤积性肝炎[184]。

(二)芳香化酶抑制剂(AI)

芳香化酶(aromatase)能够将睾酮转化为雌酮(E1),将雄烯二酮转化为雌二醇(E2)。卵巢和胎盘中的芳香化酶水平最高,是绝经前妇女芳香化酶的主要来源。肝脏、肾脏、肾上腺、大脑、肌肉和皮下脂肪等周围组织中也存在少量芳香化酶,并能催化产生低水平雌激素,这些周围组织是更年期或卵巢切除术后的妇女体内雌激素的主要来源。

AI可有效阻断绝经期妇女周围组织(特别是肾上腺)中雄激素向雌激素的转变,降低体内的雌二醇水平,减少雌二醇对乳腺组织的刺激作用,同时对肾上腺糖皮质激素或盐皮质激素的合成几乎没有影响。临床用于治疗绝经后雌激素受体阳性乳腺癌妇女的治疗,或雌激素受体情况不明的乳腺癌的治疗;通常是乳腺癌切除术后的一线治疗药物,也可在他莫昔芬(雌激素受体拮抗剂)治疗失败时使用,或他莫昔芬辅助治疗2~3年后的接续治疗[185,194-196]。

目前AI已发展到第三代,包括阿那曲唑(anastrozole)、来曲唑(letrozole)和依西美坦(exemestane)。阿那曲唑和来曲唑是非甾体类的AI,依西美坦是甾体类的AI。均是每日服药一次,持续5年。服药期间均可出现较低概率的血清肝酶升高;在极少数病例可出现临床明显的急性肝损伤,伴或不伴黄疸,以阿那曲唑和依西美坦引起者更为常见。这三种药物之间可能并不存在对肝损伤的交叉敏感性,因为其化学结构存在明显的差异[185,194,195]。

1. 阿那曲唑

(1)背景知识:阿那曲唑(anastrozole)是一种特异性第三代非甾体类芳香化酶抑制剂(AI),其分子式为 $C_{17}H_{19}N_5$(图56-70)。剂量通常为1 mg/d,口服,连续5年。常见副作用包括潮热、盗汗、疲劳、头晕、

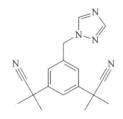

图56-70　阿那曲唑的化学结构式

头痛、嗜睡、腹部不适、恶心、关节痛、体重增加、皮疹。不常见但潜在严重的副作用包括骨密度降低、血清胆固醇升高和心血管事件发生率增加。

（2）肝脏毒性：阿那曲唑在 LiverTox 数据库中的肝毒性评级为 C 级。阿那曲唑治疗期间可出现较低概率（2%~4%）的血清肝酶升高，通常是短暂的、无症状的、自限性的，很少需要剂量调整。在极少数病例可引起临床明显的肝损伤（较为严重的肝炎），通常在阿那曲唑开始治疗后 1~4 个月内发生；临床表现各异，但肝酶升高的模式通常表现为肝细胞损伤型或混合型；未见报道发热、皮疹、嗜酸性粒细胞增多等免疫过敏表现，但偶可在某些患者检测到自身抗体。一旦停用阿那曲唑，肝损伤常常很快恢复。未见有引起急性肝衰竭、慢性肝炎、VBDS 的报道。与他莫昔芬不同的是，未见阿那曲唑可引起脂肪性肝病，尽管在某些急性肝损伤病例的肝活检病理报告中可以见到某种程度的肝脂肪变性和脂肪性肝炎。在药物标签中指出，阿那曲唑可能在某些病例引发过敏反应、Stevens-Johnson 综合征和黄疸型肝炎[195]。

肝损伤发病机制：阿那曲唑相关的肝损伤可能是由于毒性或免疫过敏性中间代谢产物所致。阿那曲唑在肝脏经 CYP 系统代谢，是 CYP2A6 的强抑制剂和 CYP2C19 相对温和的抑制剂，因此与相关药物之间可能存在药物-药物间相互作用。没有证据表明阿那曲唑和其他 AI 之间，以及阿那曲唑和他莫昔芬（一种 SERM）之间，存在对肝损伤的交叉敏感性[195]。

2. 来曲唑

（1）背景知识：来曲唑（letrozole）是一种高特异性第三代非甾体类 AI，其分子式为 $C_{17}H_{11}N_5$（图 56-71）[196]。剂量通常为 2.5 mg/d，口服，连续 5 年。不良反应与阿那曲唑相似。

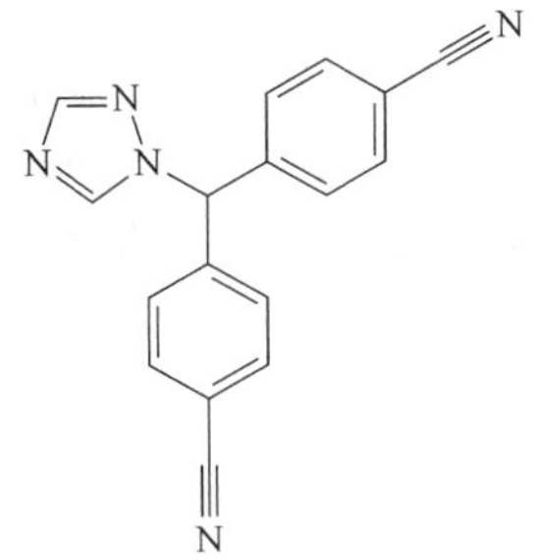

图 56-71 来曲唑的化学结构式

（2）肝脏毒性：来曲唑在 LiverTox 数据库中的肝毒性评级为 D 级。据报道，来曲唑治疗期间约有 1% 的患者可出现血清肝酶升高，通常是轻度的、无症状

的和自限性的，不需要进行剂量调整。长期应用来曲唑有引起临床明显肝损伤的报道。但在 AI 药物中，更常见的是阿那曲唑和依西美坦引起胆汁淤积型和肝细胞损伤型肝损伤的报道，通常在治疗 1~4 个月后出现，可出现黄疸。虽然肝损伤病情可能较为严重，但一旦停止使用相关药物，肝损伤通常很快就会恢复。尚未发现来曲唑引起重度黄疸、急性肝衰竭、慢性肝炎或 VBDS 的病例报告。此外，与他莫昔芬不同，来曲唑与脂肪肝、脂肪性肝炎或肝硬化的发生无关[196]。来曲唑说明书指出，来曲唑禁用于重度肝功能不全患者，但在轻至中度肝功能受损（Child A 和 B 级）患者无须调整剂量。

肝损伤发病机制：来曲唑相关的肝损伤可能是其毒性或免疫原性代谢产物作用的结果。来曲唑在肝脏广泛经 CYP 酶系代谢，是 CYP2A6 的强抑制剂和 CYP2C9 相对温和的抑制剂，但尚未发现来曲唑与相关药物之间存在有临床意义的药物-药物间相互作用[196]。

3. 依西美坦

（1）背景知识：依西美坦（exemestane）是一种特异性甾体类 AI，在结构上与雄烯二酮十分相似。其分子式为 $C_{20}H_{24}O_2$（图 56-72）。

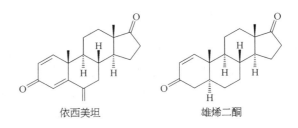

图 56-72 依西美坦和雄烯二酮的化学结构式比较

依西美坦能够不可逆地与芳香化酶的活性位点结合，使其失活，从而有效阻断绝经后妇女体内雌激素的合成。临床用于绝经后雌激素受体阳性乳腺癌妇女的治疗，通常在乳腺癌切除术后应用，以及在他莫昔芬治疗失败或不能耐受时应用。不宜用于绝经期妇女。常用剂量为 25 mg/d，口服，连续 5 年。常见副作用包括潮热、盗汗、关节痛、疲劳、头晕、头痛、失眠、紧张、恶心、体重增加。不常见但可能严重的不良反应包括体内矿物质密度降低和胚胎毒性[197,198]。

（2）肝脏毒性：依美西坦在 LiverTox 数据库的肝毒性评级为 C 级。依美西坦治疗期间可出现较低概率（4%~11%）的血清肝酶升高，通常呈轻度、无症状性、自限性升高，很少需要进行剂量调整。但在极少数病例，依美西坦可引起临床明显的肝损伤，通常在开始治疗的1~4个月内出现,多表现为胆汁淤积型肝酶升高。发热、皮疹、嗜酸性粒细胞增多等免疫过敏特征以及自身抗体的形成并不常见。虽然大多数肝损伤是自限性,但有些病例的肝损伤较为严重,甚至出现ALF。与他莫昔芬不同,依西美坦与脂肪肝、脂肪性肝炎或肝硬化的发生无关[197]。有原发性胆汁性胆管炎(PBC)等基础肝病的患者,应用依美西坦治疗时发生临床明显肝损伤的风险增大;发生依美西坦肝损伤后,可以考虑改用阿那曲唑等其他AIs继续治疗[198]。中至重度肝肾功能不全者,单次口服依美西坦后的曲线下面积(AUC)较健康志愿者高3倍,故而此类患者应慎用(减量使用)依美西坦。

肝损伤发病机制:依美西坦相关的急性肝损伤可能是由于对药物代谢产物的特异质性反应,而不是其抗雌激素作用所致。依西美坦在肝脏通过CPY酶系统(主要通过CYP3A4)代谢。依西美坦与CYP3A4诱导剂合用可发生药物-药物间相互作用[197]。

(三)氟维司群

(1)背景知识:氟维司群(fulvestrant)的分子式为$C_{32}H_{47}F_5O_3S$,雌二醇(estradiol)的分子式为$C_{18}H_{24}O_2$(图56-73)。

氟维司群是一类新的合成的雌二醇衍生物,属于甾体类抗雌激素药物,是直接且强大的雌激素受体拮抗剂和"下调剂"(down regulator),其与雌激素受体的结合效力是他莫昔芬的100倍。氟维司群不仅能阻断雌激素的作用,而且能改变雌激素受体的结构,进一步降低雌激素在细胞内的作用。与他莫昔芬不同,氟维司群是一种纯抗雌激素,没有雌激素受体激动剂活性[196]。

氟维司群用于绝经后雌激素受体阳性的转移性乳腺癌、且经其他抗雌激素治疗后病情仍有进展的妇女的治疗。作为治疗转移性乳腺癌的一线药物,氟维司群与他莫昔芬一样有效;并且在进展性乳腺癌妇女中,尽管有他莫昔芬治疗,氟维司群也能达到与AI相似的疗效。通常剂量是500 mg,在第1、第15、第29 d分2次通过臀部肌内注射,注射是需缓慢(需超过1~

2 min),之后每月注射一次。常见副作用包括注射部位疼痛和反应、恶心、厌食、疲劳、头痛、背痛、肌肉痛、潮热、咳嗽、呼吸困难和便秘;罕见但潜在严重的副作用包括过敏反应等[196]。

(2)肝脏毒性:氟维司群在LiverTox数据库中的肝毒性评级为E*。约15%服用氟维司群的妇女可出现血清肝酶升高,通常呈无症状性、暂时性轻度升高,很少需要进行剂量调整或中断治疗。血清ALT超过5×ULN的概率为1%~2%。不论是临床前注册研究,还是上市后应用,目前均未见氟维司群与临床明显的急性肝损伤病例相关联的报道。但在氟维司群的产品标签提及"肝炎和肝功能衰竭的报道很少(<1%)"。与他莫昔芬不同,氟维司群与肝脏脂肪变性或非酒精性脂肪肝并无关联,也未发现氟维司群可导致温和的胆汁淤积,而口服避孕药或高剂量雌激素治疗可能会出现这种情况[196]。

肝损伤发病机制:氟维司群主要在肝脏通过CYP 3A4代谢,但尚未发现与其他药物存在药物-药物间相互作用。但目前认为氟维司群的肝毒性仍可能是由其毒性或免疫原性代谢产物所引起。目前无证据显示氟维司群与SERM(如他莫昔芬)和AI等其他抗雌激素药物之间存在对肝损伤的交叉敏感性[196]。

(四)甲地孕酮

甲地孕酮(megestrol)分子式为$C_{22}H_{30}O_3$,是17α-羟孕酮($C_{21}H_{30}O_3$)的衍生物。无雌激素或雄激素活性,但有明显的抗雌激素作用。可抑制下丘脑促性腺激素释放激素(GnRH)的释放,并降低腺垂体对GnRH的敏感性,从而阻断垂体促性腺激素(FSH)的释放,产生显著抑排卵作用,与炔雌醇合用为短效避孕药。甲地孕酮可用于治疗晚期乳腺癌和子宫内膜腺癌,其机制可能是阻断FSH分泌,从而减少雌激素的产生;还可干扰雌激素受体与雌激素的结合,抑制肿瘤细胞生长。在PubMed等数据库及药物说明书中均未发现甲地孕酮与肝损伤的关联信息;但在药物禁忌证中指出,严重肝功能不全者、肾功能不全者、乳房肿块者、孕妇禁用甲地孕酮。

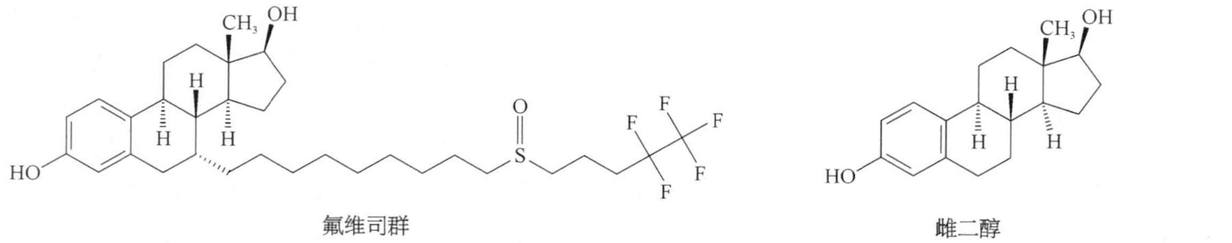

氟维司群   雌二醇

图56-73   氟维司群和雌二醇的化学结构式比较

三、促性腺激素释放激素类似物

促性腺激素释放激素（GnRH）类似物分为 GnRH 激动剂和 GnRH 拮抗剂，均可引起雌激素和雄激素合成的深度抑制。GnRH 激动剂主要有亮丙瑞林（leuprorelin，leuprolide，1985）、戈舍瑞林（goserelin，1989）、组氨瑞林（histrelin，1991）和曲普瑞林（triptorelin，2000），GnRH 拮抗剂主要有地加瑞克（degarelix，2008）和瑞卢戈利（relugolix，2021）（括号内数字为在美国批准上市的年份）[199]。除了瑞卢戈利是小分子化合物外，其余 GnRH 类似物均为人工合成的短肽。从对女性卵巢功能影响的角度看，这类药物也被称为卵巢功能抑制剂（OFS）。

GnRH 是下丘脑分泌的一种十肽，可作用于腺垂体促性腺激素细胞表面的 GnRH 受体，刺激黄体生成素（LH）和促卵泡素（FSH）的释放。LH 和 FSH 进而刺激男性睾丸产生和释放睾丸激素，刺激女性卵巢和胎盘产生和释放雌激素。输注 GnRH 激动剂在初期会使性激素水平短暂升高，但随着持续的非脉动性刺激，LH 和 FSH 合成被抑制，雌激素和睾酮水平下降。而 GnRH 拮抗剂的作用机制则不同，是腺垂体细胞表面的 GnRH 受体拮抗剂，能直接抑制 LH 和 FSH 的合成和释放，因而没有 GnRH 激动剂典型的初始激增效应。可见，GnRH 激动剂和拮抗剂的最终功效是相似的，不同之处在于，纯拮抗剂发挥效应更快，且没有性激素释放的初始激增效应[199]。

GnRH 类似物在市场上多以常用剂型提供。某些 GnRH 类似物还有长效形式提供。GnRH 类似物均需通过肠外途径（皮下或肌内注射）给药。主要用于晚期前列腺癌的雄激素剥夺治疗（deprivation therapy）。其中一些药物也用来治疗子宫内膜异位症、子宫肌瘤、性早熟、性别焦虑综合征和不孕症等[199]。

GnRH 类似物的常见副作用包括性腺功能减退症状，如潮热、男性乳房发育、疲劳、体重增加、液体潴留、勃起功能障碍和性欲下降。长期治疗可导致代谢异常、体重增加、糖尿病、骨质疏松症恶化。罕见但潜在严重的不良反应包括初始注射 GnRH 激动剂时睾酮激增，导致前列腺癌短暂恶化和垂体腺瘤患者的垂体卒中[199]。GnRH 类似物均有引起过敏反应的风险。

有资料显示，几种 GnRH 类似物治疗期间可出现短暂的血清肝酶升高，但尚无令人信服的证据显示这些药物与临床明显的肝损伤伴黄疸有关。戈舍瑞林和组氨瑞林有引起临床明显肝损伤的个案报告，但因果相关性并不十分令人信服。尽管各种 GnRH 类似物的结构相似，但没有证据表明它们对肝损伤有交叉敏感性[199]。

（一）亮丙瑞林

1. 背景知识　亮丙瑞林（leuprorelin，leuprolide）化学式为 $C_{59}H_{84}N_{16}O_{12}$（图 56-74）。亮丙瑞林是人工合成的一种 GnRH 九肽类似物，对腺垂体的 GnRH 受体有部分激动作用。临床主要用于治疗晚期前列腺癌的治疗，以及一些性激素敏感性良性疾病的治疗[200]。一般用法是 1 mg/d，皮下注射；或长效形式，7.5 mg/月，22.5 mg/3 个月，30 mg/4 个月，或45 mg/6 个月，肌内注射。

2. 肝脏毒性　亮丙瑞林在 LiverTox 数据库中的肝毒性评级为 E 级。亮丙瑞林治疗期间可出现较低概率（3%～5%）的血清肝酶升高，超过 3×ULN 的情况比较罕见（不足 1%），通常为短暂的无症状性升高，在继续用药的情况下仍可得到缓解，很少需要调整剂量或中止治疗。临床应用几十年来，尚无令人信服的证据显示亮丙瑞林可引起临床明显的急性肝损伤，因此并不推荐亮丙瑞林治疗期间对肝脏生化指标进行日常监测。需注意亮丙瑞林长期应用导致的雄激素剥夺状态可能会导致体重增加和肝脏脂肪变性[200]。

亮丙瑞林治疗期间血清肝酶升高的原因尚不清

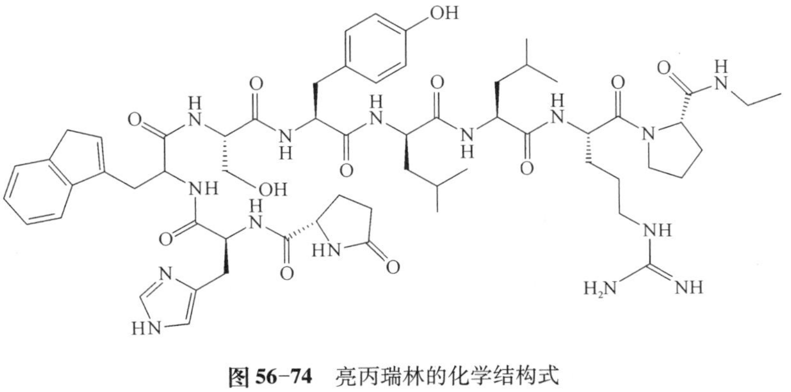

图 56-74　亮丙瑞林的化学结构式

楚。亮丙瑞林是一种短肽,在局部组织中代谢,不经肝脏 CYP 系统代谢,不存在明显的药物-药物间相互作用。一些患者的血清肝酶升高可能与亮丙瑞林治疗引起的雄激素剥夺状态相关的体重增加或代谢异常所致的 NAFLD 有关[200]。

(二)戈舍瑞林

1. 背景知识 戈舍瑞林(goserelin)的分子式为 $C_{59}H_{84}N_{18}O_{14}$(图 56-75)。戈舍瑞林是人工合成的一种 GnRH 十肽类似物,对腺垂体的 GnRH 受体有部分激动作用,临床主要用于晚期前列腺癌的治疗;也可用于晚期乳腺癌的治疗,以及子宫内膜异位症等多种性激素敏感性良性疾病的治疗。一般用法是3.6 mg/4周或 10.8 mg/12 周,皮下植入给药[201]。

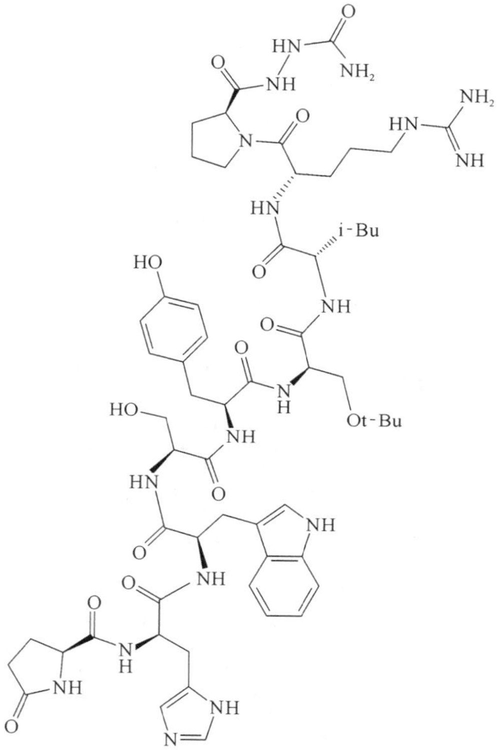

图 56-75 戈舍瑞林的化学结构式

2. 肝脏毒性 戈舍瑞林在 LiverTox 数据库中的肝毒性评级为 D 级。戈舍瑞林治疗期间可出现较低概率(3%~5%)的血清肝酶升高,超过 3×ULN 的情况比较罕见(不足 1%),通常为短暂的无症状性升高,在继续用药的情况下也可得到缓解,罕见需要调整剂量或中止治疗。临床应用几十年来,仅有 1 例报道提示戈舍瑞林引起了临床明显的急性肝损伤,但证据并不完全令人信服。不太推荐戈舍瑞林治疗期间对肝脏生化指标进行日常监测。需注意戈舍瑞林长期应用导致的雄激素剥夺状态可能会导致体重增加和肝脏脂肪变性[201]。

戈舍瑞林治疗期间血清肝酶升高的原因尚不清楚。戈舍瑞林是一种短肽,在许多局部组织中代谢,不经肝脏 CYP 系统代谢,也不存在明显的药物-药物间相互作用。一些患者的血清肝酶升高可能与戈舍瑞林治疗引起的雄激素剥夺状态相关的体重增加或代谢异常所致的 NAFLD 有关[201]。

(三)组氨瑞林

1. 背景知识 组氨瑞林(histrelin)的分子式为 $C_{66}H_{86}N_{18}O_{12}$(图 56-76)。组氨瑞林是人工合成的一种 GnRH 九肽类似物,对腺垂体的 GnRH 受体有激动作用。临床主要用于治疗晚期前列腺癌,以及性早熟等性激素敏感性良性病变[202]。1991 年进入临床使用,2004 年上市一种一年只需植入一次的剂型。

2. 肝脏毒性 组氨瑞林在 LiverTox 数据库中的肝毒性评级为 E* 级。组氨瑞林治疗期间可出现较低概率(与其他 GnRH 相近)的、短暂的血清肝酶升高,通常是轻度的无症状性升高,甚至可在不需剂量调整或中止治疗的情况下自行恢复至正常水平。血清 ALT 超过 3×ULN 的概率不足 1%。仅有 1 例报道提示组氨瑞林可能引起急性肝损伤,但并不能完全排除该患者的黄疸和相关症状是由其他原因所致[202]。

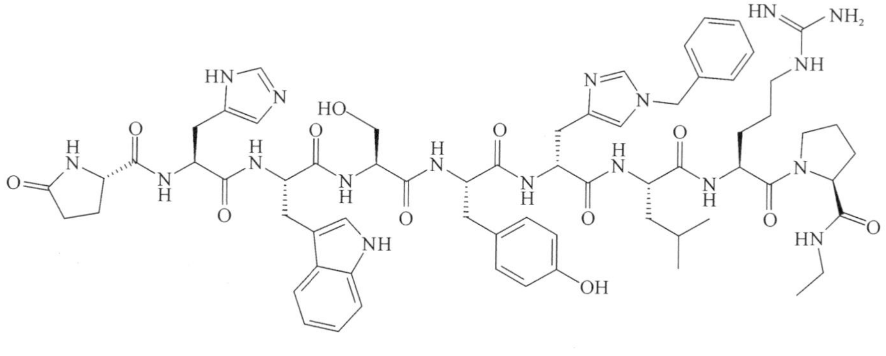

图 56-76 组氨瑞林的化学结构式

组氨瑞林治疗期间血清肝酶升高的原因尚不清楚。组氨瑞林是一种短肽,在局部组织中代谢,不经肝脏 CYP 系统代谢,也不存在明显的药物-药物间相互作用。一些患者的血清肝酶升高可能与组氨瑞林治疗引起的雄激素剥夺状态相关的体重增加或代谢异常所致的 NAFLD 有关[202]。

(四)曲普瑞林

1. 背景知识 曲普瑞林(triptorelin)的分子式为 $C_{64}H_{82}N_{18}O_{13}$(图 56-77)。曲普瑞林是人工合成的一种 GnRH 十肽类似物,对腺垂体 GnRH 受体有激动作用。曲普瑞林是治疗晚期前列腺癌的一线方案,疗效与外科去势手术相当;也可超适应证用于治疗其他性激素敏感性良性病变。一般用法是 3.75 mg/4 周,11.25 mg/12 周,或 22.5 mg/24 周,肌内贮存给药[203]。

2. 肝脏毒性 曲普瑞林在 LiverTox 数据库的肝毒性评级为 E 级。长期应用曲普瑞林的患者 2%~5%可出现血清肝酶升高,但升高超过 3×ULN 的概率不足 1%。血清肝酶的升高通常是轻度的、无症状的,并可能在无须调整剂量或中止治疗的情况下恢复正常。尚未发现曲普瑞林可引起临床明显的急性肝损伤伴黄疸[203]。

曲普瑞林治疗期间血清肝酶升高的原因尚不清楚。曲普瑞林是一种短肽,在局部组织中代谢,不经肝脏 CYP 系统代谢,也不存在明显的药物-药物间相互作用。一些患者的血清肝酶升高可能与曲普瑞林治疗引起的雄激素剥夺状态相关的体重增加或代谢异常所致的 NAFLD 有关[203]。

(五)地加瑞克

1. 背景知识 地加瑞克(degarelix, digarek)的分子式为 $C_{82}H_{103}ClN_{18}O_{16}$(图 56-78)。地加瑞克是一种人工合成的十肽,是 GnRH 的拮抗剂,因此不像 GnRH 激动剂那样在治疗初期会引起睾酮的合成增加。临床主要用于治疗晚期前列腺癌,疗效与 GnRH 激动剂相当。常用初始剂量为 240 mg/次,维持剂量为 80 mg/次,每 28 d 用药一次[204]。

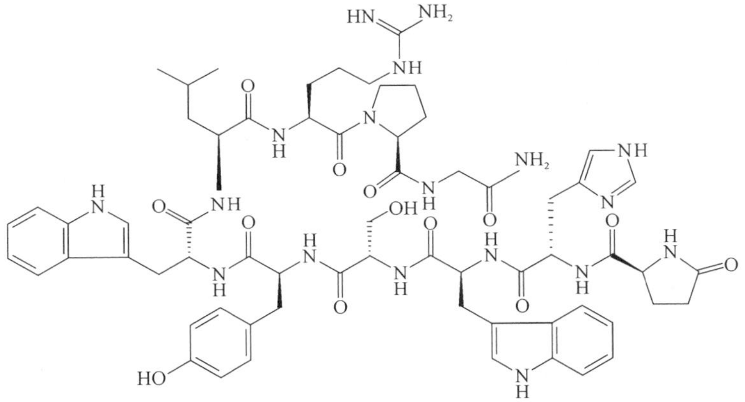

图 56-77 曲普瑞林的化学结构式

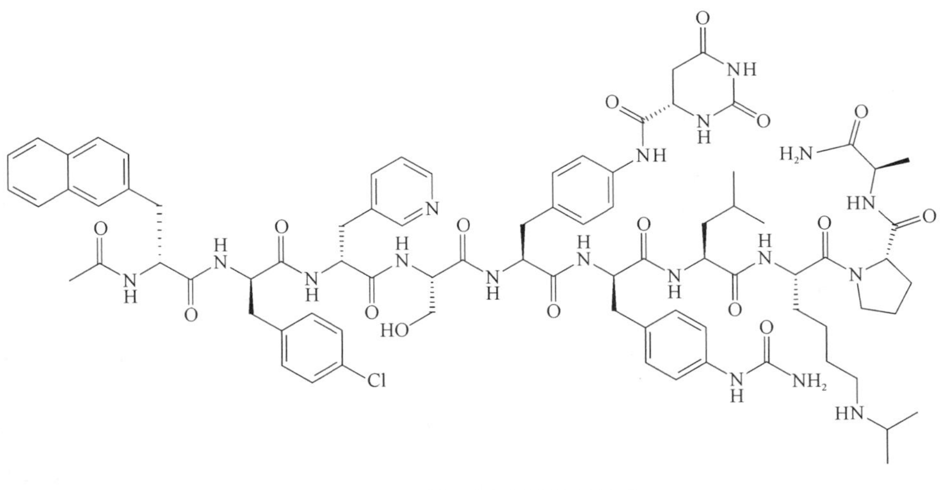

图 56-78 地加瑞克的化学结构式

2. 肝脏毒性 地加瑞克在 LiverTox 数据库中的肝毒性评级为 E 级。地加瑞克治疗期间,约 1/3 的患者可出现血清肝酶升高,通常是轻度的自限性升高,可在不进行剂量调整的情况下自行缓解。血清 ALT 超过 3×ULN 的情况不足 1%。偶有因肝酶水平明显升高而需要停药的情况,但并未见到伴有黄疸的临床明显的急性肝损伤病例。除非患者原有基础肝病,一般并不推荐地加瑞克治疗期间日常进行肝脏生化指标的监测[204]。

地加瑞克治疗期间血清肝酶升高的原因尚不清楚。地加瑞克是一种十肽,可被许多组织代谢为单个的氨基酸。地加瑞克对肝脏 CYP 系统无影响,未发现明确的药物-药物间相互作用[204]。

(六)瑞卢戈利

1. 背景知识 瑞卢戈利(relugolix)的分子式为 $C_{29}H_{27}F_2N_7O_5S$(图 56-79)[205]。瑞卢戈利是一种小分子非肽类 GnRH 拮抗剂,可结合并阻断垂体前叶 GnRH 受体,减少促 LH 和 FSH 的释放,从而抑制女性卵巢生成雌激素和男性产生睾丸激素。由于瑞卢戈利是 GnRH 的拮抗剂,因此能比 GnRH 激动剂更快地发挥作用,且不像 GnRH 激动剂那样在治疗初期会引起睾酮和雌激素的合成增加。2020 年上市以来,主要用于治疗晚期前列腺癌,其疗效与肽类 GnRH 激动剂(如亮丙瑞林)和肽类拮抗剂(如地加瑞克)相当;也可超适应证用于性早熟、不孕症等的治疗。起始负荷剂量为 360 mg,维持剂量为 120 mg/d。常见副作用包括性腺功能减退,如潮热、性欲下降、头发稀疏或脱发、勃起功能障碍、恶心、腹泻、体重增加和液体潴留;罕见但可能严重的不良反应包括 QT/QTc 延长、超敏反应(包括血管性水肿)和胚胎-胎儿毒性[205]。

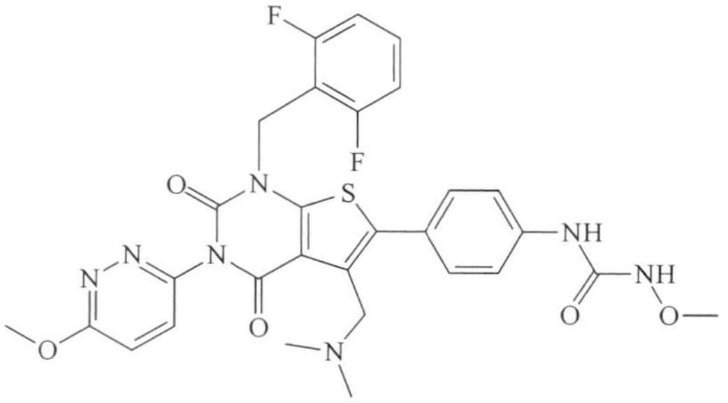

图 56-79 瑞卢戈利的化学结构式

2. 肝脏毒性 瑞卢戈利在 LiverTox 数据库中的肝毒性评级为 E 级。瑞卢戈利治疗期间,1%~3% 的患者可出现血清 ALT 高于 3×ULN,这一概率与对照治疗组(亮丙瑞林或地加瑞克)相近。血清 ALT 的升高通常是轻度的和自限性的,可在不进行剂量的情况下自行缓解。血清 ALT 超过 5×ULN 的概率不足 1%,未发现 ALT 升高伴黄疸或相关症状的情况。一般不推荐在瑞卢戈利治疗期间日常监测肝脏生化指标[205]。

瑞卢戈利引起血清 ALT 升高的原因尚未明了。瑞卢戈利是一种人工合成的小分子化合物,主要经肝脏 CYP 3A4 代谢,并且是 P-糖蛋白的底物。CYP 和 P-糖蛋白的强抑制剂可增加瑞卢戈利的血清浓度和肝中毒的风险[205]。

四、生长抑素类似物

生长抑素类似物(somatostatin analogues)包括兰瑞肽(lanreotide)、帕瑞肽(pasireotide)和奥曲肽(octreotide),主要用于治疗相关的神经内分泌肿瘤[206-208]。这三种药物均可通过其对多种神经内分泌激素水平的影响而引起胆囊结石等胆道疾病。兰瑞肽很少引起血清肝酶水平升高,帕瑞肽出现血清肝酶升高的概率高于兰瑞肽,奥曲肽引起临床明显肝损伤的风险显著高于兰瑞肽和帕瑞肽。

(一)兰瑞肽

1. 背景知识 兰瑞肽(lanreotide)的分子式为 $C_{54}H_{69}N_{11}O_{10}S_2$(图 56-80)[206]。

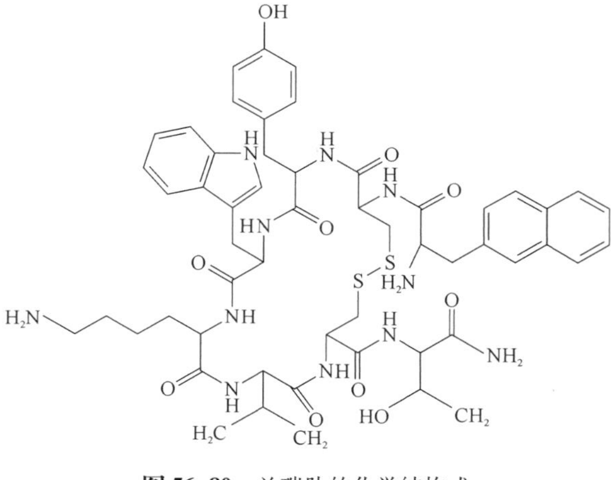

图 56-80 兰瑞肽的化学结构式

兰瑞肽是一种人工合成的八肽,是生长抑素(somatostatin)的类似物,与天然激素相似,能够抑制生长激素、胰岛素、胰高血糖素和许多其他胃肠道肽的水平及活性。兰瑞肽的半衰期明显长于天然生长抑素。2007 年进入临床使用,主要适应证是生长激素分泌过量的神经内分泌瘤(肢端肥大症),或其他活性激素和神经肽分泌过量的神经内分泌瘤,例如不可切除、局部进展或转移的胃肠胰神经内分泌肿瘤。剂量通常为每次 60~120 mg,深部皮下注射,每 4 周一次。兰瑞肽副作用多,单次注射的不良反应包括疲劳、头痛、恶心、呕吐等流感样症状,以及局部注射反应。维持治疗时常见的不良反应包括腹泻、腹痛、背痛、头痛、头晕、甲减、低血糖和高血糖、心律失常、胆石症、胰腺炎,以及伴随的肝损伤[206]。

2. 肝脏毒性　兰瑞肽在 LiverTox 数据库中的肝毒性评级为 E* 级。在注册前试验中,兰瑞肽未见引起血清肝酶水平明显改变,也未见报告可引起临床明显的肝损伤。与其他生长抑素类似物一样,兰瑞肽长期用与胆道淤泥和胆石症的高发率相关,可能是由于胆囊收缩性抑制和胆汁分泌减少所致。在长期研究中,20%~33%使用者发生胆石症。大多数兰瑞肽相关的胆结石是无症状的,但在某些情况下可出现症状性胆囊炎,伴轻至中度血清肝酶和胆红素升高。

肝损伤发病机制:兰瑞肽与生长抑素一样,可减少胆囊收缩素的分泌,降低胆囊收缩力和胆汁分泌,这可能是长期使用兰瑞肽导致胆囊淤泥和结石发生率高的原因。在不影响胆汁流动和胆囊功能的情况下,兰瑞肽如何引起急性肝损伤尚不清楚。兰瑞肽作为一种多肽,理论上不会产生直接甚至间接的肝毒性。但另一方面,兰瑞肽对胃肠道有多重影响,包括对胃肠道激素水平、胃肠动力、运输时间、菌群和胆汁酸浓度的影响,这些因素都可能对肝脏产生间接影响[206]。

(二)帕瑞肽

1. 背景知识　帕瑞肽(pasireotide)的分子式为 $C_{58}H_{66}N_{10}O_9$(图 56-81)[207]。

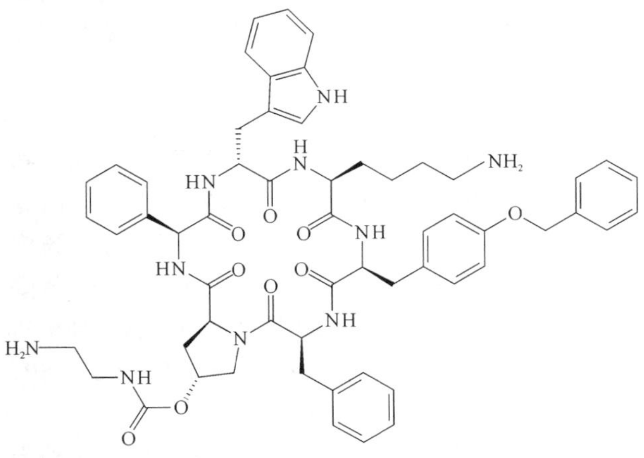

图 56-81　帕瑞肽的化学结构式

帕瑞肽是一种人工合成八肽,是生长抑素的一种类似物,其半衰期和对多种神经内分泌激素的因素类

似于兰瑞肽。2012 年起,帕瑞肽在临床上用于治疗因分泌过量促肾上腺皮质激素(ACTH)导致库欣综合征的神经内分泌垂体肿瘤,剂量一般为 0.3~0.9 mg,每日 2 次。2014 年起,长效形式的帕瑞肽于被用于治疗因分泌过量生长激素而导致肢端肥大症的神经内分泌垂体肿瘤,剂量一般为40 mg,肌内注射,每 4 周 1 次,其后根据疗效和耐受性适量使用。帕瑞肽副作用较多,常见不良反应与兰瑞肽相似,特别是抑制胆囊收缩和胆汁生成,维持治疗可引起胆石症,伴血清肝酶及胆红素升高等[207]。

2. 肝脏毒性　帕瑞肽在 LiverTox 数据库中的肝毒性评级为 E* 级。在接受长效释放(LAR)帕瑞肽治疗的患者中,高达 29% 的患者可出现血清 ALT 水平轻微、短暂、无症状性升高,但高于 5×ULN 的情况是罕见的(<1%)。在帕瑞肽治疗肢端肥大症的注册前试验中,没有报告临床明显的肝损伤伴黄疸病例。在某些情况下,血清肝酶升高似乎反映了胆石症和胆囊炎的存在,而不是肝损伤;并且在所有病例,在不需要调整剂量或停药的情况下,肝脏生化指标的异常即可自行消退。在奥曲肽 LAR 治疗过程中,可以见到相似或更高的肝脏生化指标异常率。帕瑞肽的产品标签提及在治疗过程中可能出现血清肝酶升高,并建议"在治疗前和治疗期间"进行监测[207]。

帕瑞肽引起胆囊收缩抑制和胆汁分泌减少,长期治疗与高概率的胆固醇胆结石形成相关。在前瞻性研究中,20%~30%的肢端肥大症患者在接受帕瑞肽维持治疗1~2年后,通过超声检查可发现胆结石,其中一部分患者可出现症状性胆结石,需要住院治疗和进行胆囊切除术。即使在胆囊切除术后,在生长抑素类似物治疗期间,胆总管和肝内管也可能形成胆固醇结石,并引起不适和肝脏生化指标的异常。熊脱氧胆酸(UDCA)治疗似不能预防与生长抑素类似物相关的胆结石形成,尽管它可能有所帮助[207]。

帕瑞肽引起肝脏生化指标异常的机制与兰瑞肽基本相似。其对肝脏生化指标的影响,与对胆囊影响的机制相似,可能都是源于其生物学效应,而不是因为其化学结构和化学性质直接引发的病变[207]。

(三)奥曲肽

1. 背景知识　奥曲肽(octreotide)的分子式为 $C_{49}H_{66}N_{10}O_{10}S_2$(图 56-82)。

奥曲肽是一种人工合成的环八肽,是生长抑素的类似物,其对多种神经内分泌激素的影响与兰瑞肽和帕瑞肽相近。奥曲肽于 1988 进入临床应用以来,适应证主要是肢端肥大症,肠血管活性肽(VIP)肿瘤引

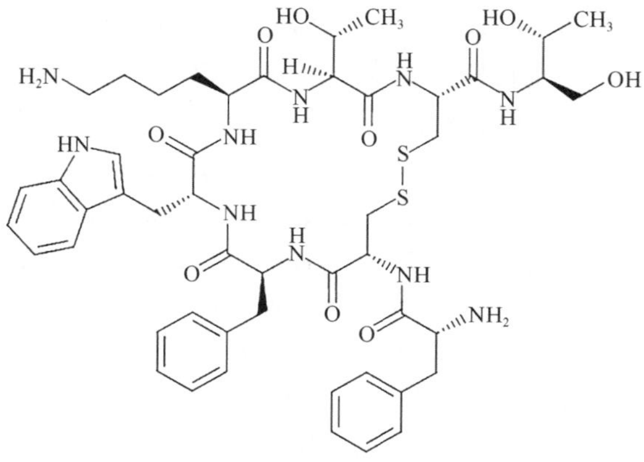

图 56-82   奥曲肽的化学结构式

起的水样腹泻,以及转移性类癌肿瘤引起的腹泻和潮红。奥曲肽在临床上还被用于降低门静脉高压,以控制食管-胃底静脉曲张出血,并可用来缓解倾倒综合征和其他胃肠运动障碍。奥曲肽的成人典型剂量为 100 μg,注射给药,每日 3 次,为期 2 周;然后长期维持治疗,每日注射 2~4 次,或使用长效制剂以减少注射次数。奥曲肽的一般常见不良反应与兰瑞肽和帕瑞肽相似,但其肝损伤风险明显高于兰瑞肽和帕瑞肽[208]。

2. 肝脏毒性   奥曲肽在 LiverTox 数据库中的肝毒性等级为 C 级。一小部分接受奥曲肽治疗的患者血清 ALT 水平出现轻微、短暂、无症状性升高;在某些患者,这种升高是持续的,随着时间的推移可恶化,可能需要停药。此外,已有多例报道显示奥曲肽可引起临床明显的急性肝损伤,通常在开始奥曲肽治疗后 1~6 个月内发病,随着剂量的增加,损伤可能更频繁地出现。大多数与奥曲肽相关的肝损伤病例无症状和无黄疸,其特点是血清 ALT 和 AST 显著升高,血清 ALP、GGT 和胆红素正常或接近正常;但在某些患者可出现黄疸,特别是在重新应用奥曲肽时。尚无奥曲肽引起急性肝衰竭或 VBDS 的报道。停用奥曲肽后肝损伤往往迅速改善。在连续输注大剂量奥曲肽治疗的新生儿和先天性高胰岛素血症婴儿中,有多例出现血清 ALT 和 AST 显著升高的报道,停药后也能迅速改善[208]。

奥曲肽可抑制胆囊收缩和减少胆汁分泌,长期治疗可引起高概率的胆固醇胆结石形成。在前瞻性研究中,25%~65% 接受奥曲肽维持治疗的肢端肥大症患者在超声检查时可发现胆结石,一部分患者可出现症状性胆石症,需要住院治疗和实施胆囊切除术。即使在胆囊切除术后,也可能发生胆总管和肝内管的胆固醇结石,引起不适、脓毒症发作和需要进行肝部分

切除术。UDCA 似不能预防奥曲肽相关胆结石的形成,尽管也许有所帮助。奥曲肽还与急性胰腺炎相关,这可能是其抑制胃肠道激素释放的不良反应,尽管某些病例可能是继发于胆囊结石和胰管阻塞[208]。

肝损伤发病机制:奥曲肽引起胆囊结石等胆道疾病的机制,与兰瑞肽和帕瑞肽相似。奥曲肽是一种八肽,理论上不会因其化学结构和化学性质而具有直接或间接的肝毒性。因此,奥曲肽相关的肝损伤,就如同其对胆囊的影响一样,可能是由奥曲肽的生物学作用所致。奥曲肽对胃肠运动有多重影响,可改变肠内瞬时细菌组成和胆汁酸水平。此外,胰岛素和胰高血糖素变化引起的糖原症也可能是高剂量奥曲肽引起血清 ALT 和 AST 升高的原因,并可解释停药后血清 ALT 和 AST 水平迅速改善的原因[208]。

(于乐成)

第 8 节   其他肿瘤化疗药物与肝损伤

除了本章第 2 节至第 7 节阐述的化疗药物外,还有很多不同作用机制的其他化疗药物,包括门冬酰胺酶(asparaginase)、贝组替凡(belzutifan)、贝沙罗汀(bexarotene)、艾日布林(eribulin)、依维莫司(everolimus)、替西罗莫司(temsirolimus)、伊沙匹隆(ixabepilone)、米托坦(mitotane)、奥马西汀(omacetaxine)、来那度胺(lenalidomide)、沙利度胺(thalidomide)、泊马度胺(pomalidomide)、塞利尼索(selinexor)、他泽司他(tazemetostat)、特罗司他乙酯(telotristat)、维奈托克(venetoclax)、砷剂、重组融合蛋白 Tagraxofusp 和 Tebentafusp 等[209]。这些化疗药物的肝毒性机制、肝损伤概率和肝损伤模式各有特点。

一、门冬酰胺酶

1. 背景知识   门冬酰胺酶类(ASP)抗肿瘤药物包括左旋门冬酰胺酶(L-ASP)和聚乙二醇化门冬酰胺酶。后者主要是指聚乙二醇(PEG)与大肠埃希菌来源的 ASP 的共价结合物,称为培门冬酶(PEG-ASP)。2018 年美国还批准上市了另一种聚乙二醇化门冬酰胺酶 Calaspargase。L-ASP、PEG-ASP、Calaspargase 均属于大蛋白分子[210]。

L-ASP 是从大肠埃希菌培养液中提取的一种蛋白类酶,能够水解和消耗细胞(包括肿瘤细胞)内的门冬酰胺,减少组织中门冬酰胺的储存,而门冬酰胺是一种次级氨基酸,对白血病细胞等肿瘤细胞的生长

很重要,但不能由白血病细胞等肿瘤细胞内源性合成。目前 L-ASP 主要被用来治疗急性淋巴细胞白血病(ALL)。

PEG-ASP 又名培加帕酶、培加帕加司,抗肿瘤作用机制与 L-ASP 相同。PEG-ASP 可进入肿瘤细胞,将 L-门冬酰胺水解,使肿瘤细胞得不到 L-门冬酰胺,影响其蛋白质合成,使肿瘤细胞增殖受抑。正常组织细胞自身能够合成 L-门冬酰胺,因而不受 PEG-ASP 治疗的影响。临床上主要用于 ALL。Calaspargase 被美国批准用于治疗儿童和成人 ALL(1 个月至 21 岁)。PEG-ASP 每 2 周用药 1 次,Calaspargase 每 3 周用药 1 次,已逐渐替代 L-ASP 的应用[210]。

标准 L-ASP 可通过肌内注射,但更常用的是静脉注射,剂量为 25 000 U/m²,每周 3 次,14 d 为 1 个周期。PEG-ASP 也可以肌内注射或静脉注射,通常每 2~3 周剂量为 2 500 U/m²。不论是那种剂型的 ASP,通常都与其他抗肿瘤药物(如长春新碱、巯基嘌呤、甲氨蝶呤、柔红霉素和泼尼松)联合使用。ASP 有多种剂量相关的毒性反应,包括恶心、发热、过敏反应(荨麻疹、喘息)、凝血异常、骨髓抑制、胰腺炎、肝毒性和中枢神经系统毒性等[210,211]。

2. 肝脏毒性　ASP 在 LiverTox 网站的肝毒性评级为 A 级。ASP 肝损伤的主要特征是抑制肝脏蛋白质合成、显著的胆汁淤积和引起肝脂肪变性[210,212-215]。这些肝损伤一般情况下是可逆的,但也可能是严重的,罕见情况下甚至可导致肝衰竭而致死[210]。

几乎所有接受 L-ASP 或 PEG-ASP 治疗的患者都会出现不同程度肝脏生化指标的异常。典型的是肝脏蛋白质合成受到抑制,导致血清清蛋白、凝血因子(Ⅱ、Ⅴ、Ⅶ、Ⅷ、Ⅸ)、凝血酶原、纤维蛋白原减少。凝血因子和溶栓活性的抑制很少导致过量出血,而且矛盾的是,反而可能导致过度凝血和高凝状态。可能出现疲劳和厌食等症状[210]。多数患者血清 ALP 水平升高,少部分患者血清 ALT、AST 和 TBil 水平升高。血清 ALT 和 AST 一般为轻至中度升高[(2~10)× ULN],并具有自限性。这些异常通常在 ASP 治疗 2~3 周后出现,并在停药 2~4 周内消退[210]。

L-ASP 或 PEG-ASP 还可导致更严重和更持久的肝损伤,表现为在开始输注后 2~3 周及在疗程之间出现疲劳、尿色变深和黄疸。肝功能障碍伴有严重的肝脂肪变性,出现肝衰竭迹象(嗜睡、昏迷、腹水)。影像学检查显示肝大,明显的脂肪堆积,多出现在开始使用药的几周内,有时在单次剂量后即可出现。自身免疫和免疫过敏反应不常见。病情进展过程各不相同。恢复较为缓慢,黄疸在停药 2~8 周内消退,此后血清肝酶恢复。有引起死亡的报道,但很少见。经 ASP 治疗后出现这种临床明显肝损伤的概率,在成人患者中估计为 15%~20%,但在儿童患者中不到 5%。40%~87% 的患者在 L-ASP 末次注射后 9 个月内发生的肝脂肪变性与 L-ASP 的肝毒性相关。不过,近年来 ASP 引起的严重肝损伤发生率已经降低,这可能是由于更安全的给药方案、更纯化的细菌酶制剂、更好的监测和基于更好的药代动力学剂量调整的结果[210]。

标准 L-ASP 和 PEG-ASP 诱发肝毒性的频率似乎相近。临床明显肝损伤的危险因素包括高剂量、老年,以及既往存在肥胖、高脂血症及糖尿病。通常推荐使用左旋肉碱(每日 50 mg/kg,连续 5~8 d 或直至肝损伤恢复)和维生素 B 治疗 ASP 相关的肝损伤,尽管其疗效并未得到确证[210,211,213]。动物试验显示静脉应用精氨酸也有助于 ASP 相关肝损伤的恢复[210]。

有意思的是,有例证显示,当 PEG-ASP 相关的急性肝损伤恢复后,如果再次应用 PEG-ASP,则再次出现的肝损伤程度较轻或不明显,表现出对 PEG-ASP 肝毒性某种程度的耐受性;这种现象与免疫过敏形式的特异质型 DILI 的再刺激结果明显不同。将大肠埃希菌(E. coli)衍生的 ASP 转换为菊欧文菌(Erwinia chrysanthemi)衍生的 ASP,引起肝损伤复发的可能性更小。如果有必要再次应用 ASP 治疗原发疾病,应当等待肝损伤完全恢复后再减量给药[210]。

ASP 引起的肝损伤的临床特征可能被其他全身性毒性所掩盖,包括严重的恶心、呕吐、虚弱、水肿、胰腺炎和脑病等。虽然 ASP 引起的超敏反应较为常见(ASP 是来源于细菌而不是人类的酶),但这些过敏反应通常发生在肝损伤出现之前的早期,肝损伤发生时很少伴有发热、嗜酸性粒细胞增多或自身抗体的形成[210]。

肝损伤发生机制:ASP 对肝细胞有直接毒性,导致蛋白质合成受抑,脂蛋白和脂质输出受抑,引起脂肪变性和肝功能障碍。与其他形式的直接肝毒性一样,ASP 引起的肝损伤发生迅速,与剂量相关,很少伴有免疫反应的特征,能在动物模型中被复制。直接损伤的机制尚不清楚,但可能与天冬酰胺、可能还有精氨酸作为底物被消耗有关(细菌酶制剂也具有精氨酸酶活性)。菊欧文菌来源的 ASP 所致肝损伤似不如大肠杆菌来源的 ASP 所致肝损伤常见,但缺乏头对头的比较[210]。

二、沙利度胺、来那度胺、泊马度胺

沙利度胺(thalidomide)的分子式为 $C_{13}H_{10}N_2O_4$[216],其衍生类似物来那度胺(lenalidomide)的分子式为 $C_{13}H_{13}N_3O_3$[217],泊马度胺(pomalidomide)的分子式为 $C_{13}H_{11}N_3O_4$[218]。三者的化学结构式见图 56-83)。这三种药物属于一类免疫调节剂,主要用来治疗多发性骨髓瘤(multiple myeloma),来那度胺和泊马度胺的疗效强于沙利度胺[216]。这三种药物均可引起一定概率的血清肝酶水平升高,偶可引起较为严重的肝损伤[216-218]。

(一)沙利度胺

1. 背景知识   沙利度胺(thalidomide)是一种谷氨酸衍生物。1950 年代在欧洲首先被用作一种镇静剂,后来发现孕妇服用后可引起严重的胎儿短肢畸形(海豹肢症),因此于 1961 年退市。几十年后,沙利度胺被发现对麻风结节性红斑有强大活性,随后的研究发现它对多种自身免疫性疾病和癌症的治疗有益。沙利度胺具有免疫调节、抗炎、抗血管生成和抗癌活性,这是其治疗炎性疾病和恶性疾病的作用基础。沙利度胺于 1998 年在美国被批准用于治疗麻风性结节性红斑(ENL),2006 年被批准用于治疗多发性骨髓瘤(与地塞米松联合)。沙利度胺也被实验性用于治疗移植物抗宿主病(GVHD)、卡波西肉瘤(Kaposi sarcoma)、艾滋病相关消瘦综合征和多种自身免疫性疾病[216]。

沙利度胺的副作用很常见,包括镇静、头晕、直立性低血压、中性粒细胞减少、血小板减少、周围神经病变、静脉和动脉血栓栓塞(通常与抗凝药物一起使用)。罕见但可能严重的不良反应包括严重的皮肤反应、癫痫发作、肿瘤溶解综合征和过敏反应。由于沙利度胺的致畸性,因此只能作为严格的"风险评估和缓解策略"(Risk Evaluation and Mitigation Strategy, REMS)的一部分提供临床使用,这需要对医生进行专门培训,让患者完全知情同意,采取严格的节育措施,并给予密切的监测和报告[216]。

2. 肝脏毒性   沙利度胺在 LiverTox 网站的肝毒性评级为 B 级。

服用沙利度胺的患者血清肝酶升高率为 8% ~ 15%,随剂量增加而更常见。血清肝酶水平升高通常是轻微的和自限性的,很少需要停药。此外,沙利度胺及其衍生物来那度胺和泊马度胺,都可能引起罕见的临床明显的急性肝损伤,严重时可能导致急性肝衰竭和死亡。肝损伤通常在开始治疗后 1 ~ 8 周内发生。肝损伤发病时血清肝酶升高可为肝细胞损伤型或胆汁淤积型,但倾向于为胆汁淤积型,且病程较长。免疫过敏和自身免疫特征不常见。急性肝损伤期间进行肝活检可见肝细胞坏死和炎性细胞浸润,符合急性 DILI 改变。某些病例可出现进行性胆汁淤积型肝损伤,提示发生胆管消失综合征(vanishing bile duct syndrome, VBDS)。沙利度胺及其衍生物也与自体或异体 HSCT 后的 GVHD 风险增加有关。发生严重肝损伤后,通常需要停药,应用高剂量糖皮质激素和他克莫司(tacrolimus)或西罗莫司(sirolimus)治疗。沙利度胺再用药的考量仅限于原为轻度肝损伤且沙利度胺被认为对治疗原发病是非常必要的情况,并应在密切的监测下谨慎再用药;有例证显示这种情况下再用药并未引起肝损伤的再发作[216]。

在接受沙利度胺、来那度胺和泊马度胺治疗的患者中有乙型肝炎再激活的报道,但通常仅发生在 HSCT 之后。在大量使用这些药物治疗多发性骨髓瘤的患者中,乙型肝炎再激活的主要危险因素是 HSCT,而不是正在使用的特定抗肿瘤药物[216]。

肝损伤发生机制:沙利度胺的肝毒性机制尚不清楚,但可能与其能减少 TNF-α 的产生有关,TNF-α 是一种强大的炎性细胞因子,可激活 T 细胞并促进炎症反应,但也是正常肝脏再生所必需的细胞因子。一些病例原已存在慢性肝病(如慢性乙型肝炎、慢性丙型肝炎、非酒精性脂肪性肝病等),应注意与沙利度胺引起的肝损伤相鉴别。还有一种推测是沙利度胺可能使基础肝病恶化。沙利度胺与来那度胺和泊马度胺之间存在交叉肝毒性[216]。

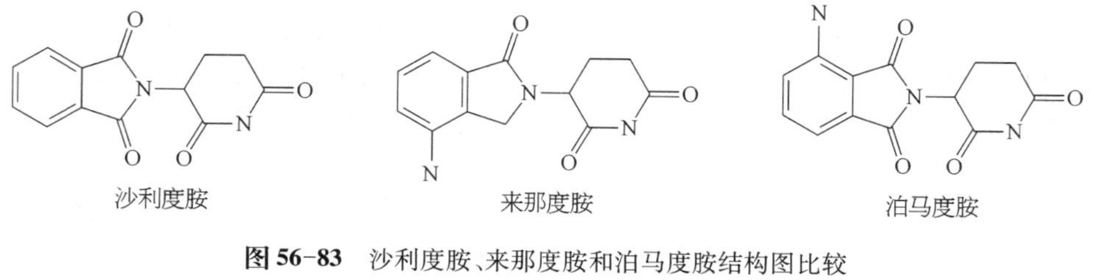

| 沙利度胺 | 来那度胺 | 泊马度胺 |

图 56-83   沙利度胺、来那度胺和泊马度胺结构图比较

（二）来那度胺

1. 背景知识　来那度胺（lenalidomide）是一种沙利度胺衍生物，具有免疫调节和抗肿瘤作用，其抗瘤作用与沙利度胺相似但强于沙利度胺。2005 年被批准用于治疗多发性骨髓瘤（multiple myeloma），继而又被批准用于治疗骨髓增生异常综合征（MDS）和套细胞淋巴瘤（mantle cell lymphoma）。在细胞培养体系中，来那度胺、泊马度胺等沙利度胺的衍生物对骨髓瘤细胞具有直接的细胞毒作用和强大的抗血管生成作用[217]。

来那度胺的肝外不良反应较常见，包括镇静、头晕、直立性低血压、中性粒细胞减少、淋巴细胞减少、周围神经病变、动脉和静脉血栓形成（因此常与抗凝药物一起使用）等。罕见但严重的不良反应包括严重皮肤反应、癫痫发作、肿瘤溶解综合征和过敏反应。与沙利度胺相似，来那度胺也是一种致畸剂，可能导致严重的出生缺陷，因而只能作为严格的风险评估和缓解策略（REMS）的一部分提供，这需要医师培训、书面患者知情同意、严格的节育措施及定期的监测和报告[217]。

2. 肝脏毒性　来那度胺可引起一定概率的血清肝酶升高，罕见情况下可引起临床显著而严重的肝损伤，因此其在 LiverTox 数据库中的肝毒性"可能性评分"为 C 级[217]。

来那度胺最常见的肝损伤模式为血清肝酶异常，8%~15% 的使用者可出现血清肝酶升高，剂量越大，血清肝酶水平升高的发生率也越高。血清肝酶水平通常是短暂的轻度升高，可自愈，因此很少需要中断治疗。但极少数病例可出现严重的急性肝损伤，甚至可能引起 ALF 而死亡。肝损伤通常在开始应用来那度胺后的第 1~8 周内发生，就诊时的肝损伤模式可能是肝细胞损伤型或胆汁淤积型，但倾向于胆汁淤积型肝损伤，持续时间可能较长。免疫过敏和自身免疫特征不常见。在肝损伤急性期进行肝活检，可见肝细胞坏死和炎性细胞浸润，符合急性 DILI 的病理改变。肝损伤通常在停药 1 周内开始消退，但某些病例可出现长期黄疸伴胆管损伤甚至缺失，导致进展性胆汁淤积性肝病，提示发生胆管消失综合征（VBDS）。在 Gilbert 综合征患者，来那度胺还可能引起良性的间接胆红素轻度升高，在停药后可迅速下降[217]。此外，文献报道多例来那度胺相关的肝损伤发生在有其他明确肝损伤病因的患者，或预先存在慢性乙型肝炎或慢性丙型肝炎。

在自体或异体 HSCT、肝移植、肾移植和心脏移植等情况下，来那度胺、沙利度胺、泊马度胺等药物可能导致 GVHD。来那度胺、沙利度胺和泊马度胺对这种并发症可能存在交叉反应。这种情况下 GVHD 的治疗通常需要停用抗肿瘤药物，并给予高剂量皮质类固醇和他克莫司或西罗莫司。而且，GVHD 偶尔可以表现为急性肝炎，类似于药物引起的肝细胞损伤型 DILI，易引起误诊，应注意鉴别[217]。

在接受沙利度胺、来那度胺和泊马度胺治疗的患者中，有乙型肝炎再激活的报道，但通常仅发生在 HSCT 治疗后，且这些药物在引起乙肝再激活中的作用并不总是清楚。对接受多发性骨髓瘤治疗的大量患者的研究表明，乙肝再激活的主要危险因素是 HSCT 而不是正在使用的特定抗肿瘤药物。实际上，来那度胺治疗与 HSCT 患者乙肝再激活风险的降低相关（尽管地塞米松、沙利度胺和硼替佐米没有这种情况），这可能是因为来那度胺通常会引起免疫增强[217]。

在首次发生来那度胺相关的肝损伤后，若来那度胺对原发疾病的治疗非常必要，且首次发生的 DILI 较轻，则可以考虑再次应用来那度胺。但再用药时必须非常谨慎，需在仔细监测的情况下进行。有例证显示，某些重新开始来那度胺治疗的患者并未出现肝损伤复发[217]。

肝损伤发生机制：来那度胺引起肝损伤的机制尚不十分清楚，可能与沙利度胺相似，能减少 TNF-α 的产生。TNF-α 是强大的炎性细胞因子，可激活 T 细胞并促进炎症反应，但也是肝脏再生所必需的刺激因子。有病例报道显示，来那度胺的肝毒性发生在有慢性肝病（慢性乙型肝炎、慢性丙型肝炎或非酒精性脂肪性肝病）基础的患者中，因此还有一种可能性是来那度胺使先前存在的肝脏疾病恶化[217]。

（三）泊马度胺

1. 背景知识　泊马度胺（pomalidomide）是沙利度胺的一种 3-氨基衍生物，具有强大的免疫调节功能，以及抑制肿瘤细胞增殖、诱导肿瘤细胞凋亡、拮抗肿瘤血管生成等作用。与第一代免疫调节剂相比，泊马多胺具有更强的抗肿瘤活性。2015 年被美国批准用于治疗难治性多发性骨髓瘤（与地塞米松联用），随后又被批准用于治疗卡波西肉瘤，并被用于实验性治疗骨髓纤维化和其他骨髓增生性疾病。其治疗多发性骨髓瘤的机制尚未充分阐明，可能与抑制 TNF-α 的产生，从而抑制 T 细胞和 NK 细胞等的活化相关。相较于沙利度胺和来那度胺，泊马度胺被认为具有更强的抗肿瘤活性和更少的毒副作用，但尚缺乏直接的比较数据[218]。

泊马度胺治疗多发性骨髓瘤的推荐剂量为 4 mg/d,连续 21 d,每 28 d 为 1 个治疗周期,无限循环,或直到疾病进展或患者不能耐受。治疗卡波西肉瘤的剂量为 5 mg/d,连续 21 d,每 28 d 为一个治疗周期。副作用与沙利度胺和来那度胺相似,包括镇静、头晕、直立性低血压、中性粒细胞减少、血小板减少、贫血、周围神经病变、动脉和静脉血栓栓塞(因此通常与抗血小板药物如阿司匹林或抗凝剂同用)。罕见但潜在严重的不良事件包括严重皮肤反应、严重神经病变、继发性恶性肿瘤、肿瘤溶解综合征和过敏反应。由于泊马度胺具有致畸性,因此必须严格遵守风险评估和缓解策略(REMS)及控制生育的相关规定(不论男女)[218]。

2. 肝脏毒性 泊马度胺在 LiverTox 数据库中的肝毒性评级为 D 级。能引起一定概率的血清氨基转移酶水平升高,罕见情况下可引起临床严重的肝损伤[218]。

应用泊马度胺治疗的患者 1%~2% 可出现血清肝酶升高,剂量越高,这一概率也越高。血清肝酶升高通常是轻度的、短暂的、无症状性的、自限性的,很少需要中断治疗。另一方面,罕见情况下,泊马度胺可引起临床严重的急性肝损伤,甚至导致急性肝衰竭和死亡。泊马度胺相关肝损伤的临床特点多变,可以是肝细胞损伤型,也可以是胆汁淤积型,可能会引起 VBDS,并出现快速进展的胆汁淤积和肝衰竭。与沙利度胺和来那度胺相似,泊马度胺也可能引起突出的免疫超敏反应,引发 Stevens-Johnson 综合征或中毒性表皮坏死松解症,伴或不伴肝损伤。在大多数病例,这些损伤在停用泊马度胺、来那度胺或沙利度胺后迅速缓解。推荐在此类药物用药期间,每月监测肝功能指标,发现相关毒副作用的苗头时及早停药,对预防严重和致命性不良反应具有重要意义[218]。

泊马度胺和沙利度胺及来那度胺相似的另一个方面是,也可能导致自体或异体 HSCT 后、肝移植术后、肾移植术后、心脏移植术后发生移植物抗宿主病(GVHD)的风险增加,并且三者之间存在交叉反应性。一旦发生 GVHD,通常需要及时停用泊马度胺等抗肿瘤药物,并给予高剂量的糖皮质激素和他克莫司或西罗莫司治疗。特别需要注意的是,肝脏 GVHD 在临床上可能类似肝细胞损伤性 DILI 所致的急性肝炎,应注意鉴别和正确处理[218]。

有报道应用泊马度胺、来那度胺或沙利度胺的患者可能会出现乙型肝炎再激活,但这种情况通常仅出现在 HSCT 之后,与这三种药物的关系并不总是很清楚。对大样本多发性骨髓瘤患者进行治疗的研究显示,乙型肝炎再激活的主要危险因素其实是 HSCT,而不是正在使用的特定的抗肿瘤药物。有可能与来那度胺相似的是,由于泊马度胺具有免疫增强作用,因此不仅不是导致 HSCT 患者乙肝再激活的因素,反而可能是降低 HSCT 治疗后乙型肝炎再激活风险的因素[217,218]。

肝损伤发生机制:泊马度胺引发肝损伤的机制尚不十分清楚,可能与沙利度胺和来那度胺相似,能减少 TNF-α 的产生。TNF-α 不仅是强大的炎性细胞因子,可激活 T 细胞并促进炎症反应,同时也是肝脏再生所必需的刺激因子。抑或,肝损伤可能是由泊马度胺经肝脏微粒体酶 CYP1A2 和 CYP3A4 介导产生的中间代谢产物所触发。泊马度胺与来那度胺和沙利度胺之间可能存在临床明显肝损伤的交叉敏感性[219]。

三、高三尖杉酯碱(奥马西汀)

1. 背景知识 高三尖杉酯碱(奥马西汀,omacetaxine mepesuccinate)的分子式是 $C_{29}H_{39}NO_9$(图 56-84)。高三尖杉酯碱(奥马西汀)是一种半合成三尖杉碱(cephalotaxine),以往称为同杉碱(homoharringtonine),是三尖杉属(*Cephalotaxus harringionia*)或称粗榧(plum yew)的叶子和树皮提取物的衍生物。奥马西汀是一种蛋白质翻译抑制剂,能与核糖体结合,阻断 mRNA 合成蛋白质的初始延伸步骤。属细胞周期特异性药物,对 G1 和 G2 期细胞杀伤作用最强,而对 S 期细胞作用较小。在酪氨酸激酶抑制剂伊马替尼(imatinib)进入临床应用之前,奥马西汀曾是慢性髓性白血病(CML)的一线治疗药物。后来发现奥马西汀可以改善难治性 CML 的治疗效果,提高对多种酪氨酸激酶抑制剂产生耐药(抗性)的患者的生存率[219]。

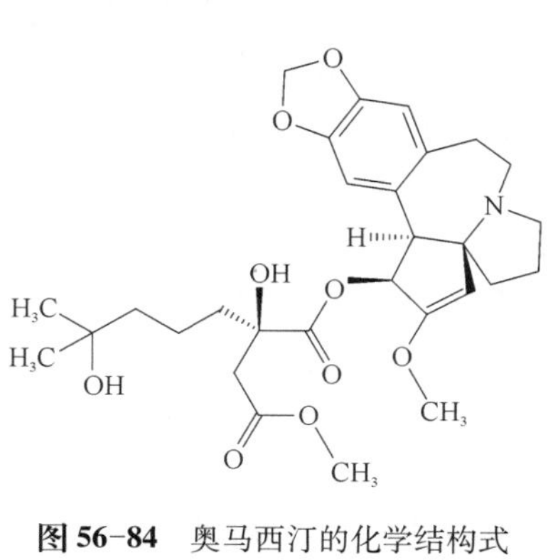

图 56-84 奥马西汀的化学结构式

奥马西汀经非肠道途径给药。推荐剂量为 1.25 mg/m²，皮下注射，每天 2 次，连续 14 d，每 28 d 为 1 个治疗周期。一旦达到病情缓解，随后调整为每天 2 次，连续 7 d，每 28 d 为 1 个治疗周期。常见副作用包括严重的骨髓抑制、注射部位反应、腹泻、疲劳、虚弱、恶心、头痛、发热和感染。不常见但可能严重的不良事件包括中性粒细胞减少性发热、脓毒症、脑出血和高血糖等[219]。

2. 肝脏毒性　奥马西汀在 LiverTox 数据库中的肝毒性评级为 E 级。奥马西汀治疗期间可出现较低概率的血清肝酶升高，但尚未发现其与临床明显的肝损伤伴黄疸相关[219]。

在对照试验中，2%~6% 接受奥马西汀治疗的患者可出现血清 ALT 和 AST 升高，但大多数升高是轻微的和短暂的，仅极少数患者需要调整剂量或因肝功能试验异常而停药。在奥马西汀的注册前试验报告和产品说明书中均未提及可引起临床明显的肝损伤伴黄疸。自从奥马西汀获批和更广泛使用以来，尚无文献报道其与伴有黄疸的肝毒性相关[219]。

肝损伤发生机制：在奥马西汀治疗期间，血清肝酶升高的原因尚不清楚，但可能与药物治疗无关。奥马西汀主要通过循环血浆酯酶代谢，很少经肝脏代谢。尚未发现与其他药物之间存在相互作用[219]。

四、贝沙罗汀(蓓萨罗丁)

1. 背景知识　贝沙罗汀(蓓萨罗丁，bexarotene)分子式为 $C_{24}H_{28}O_2$，维生素 A(视黄醇，Vitamin A)分子式为 $C_{20}H_{30}O$，两者的化学结构式见图 56-85[220]。

贝沙罗汀(蓓萨罗丁，bexarotene)是一种选择性类视黄醇 X 受体 α(RXRα)激动剂，被认为是第三代类维甲酸，能通过激动 RXR 而导致恶性细胞发生凋亡，对多种肿瘤细胞系具有强大的抑制活性，主要用于治疗顽固性和非顽固性皮肤 T 细胞淋巴瘤(CTCL)；对于标准方案难治性 CTCL，贝沙罗汀可诱导多达一半的此类患者发生部分或完全缓解。于 2000 年被批准用于治疗 CTCL，是 CTCL 的二线治疗药物。对肺癌和乳腺癌也有一定的抑制作用[220]。

贝沙罗汀的推荐剂量是每日 300 mg/m²。常见副作用包括高脂血症、头痛、虚弱、白细胞减少、贫血、感染、皮肤干燥、皮疹和光敏性。罕见但严重的不良事件包括白内障、中性粒细胞减少症、甲状腺功能减退症、胰腺炎和肝炎。此外，贝沙罗汀和其他类维生素 A 一样，具有致畸性，禁用于妊娠期和不能采取适当避孕措施的妇女[220]。

2. 肝脏毒性　贝沙罗汀在 LiverTox 数据库中的肝毒性评级为 D 级。贝沙罗汀治疗期间可出现较高概率的血清肝酶升高，极少数病例可出现临床明显的急性肝损伤[220]。约 5% 接受贝沙罗汀治疗的患者可出现血清氨基转移酶升高，通常是轻度的、短暂的升高，不伴症状和黄疸。然而，也有报道显示贝沙罗汀治疗后可出现临床上明显的肝损伤伴黄疸，其中一些病例病情严重，出现急性肝衰竭甚至致命。剂量越大，肝毒性也约常见。但未见贝沙罗汀可引起慢性肝炎和 VBDS 的报道。药物说明书上给出了警惕贝沙罗汀肝毒性的提示，并建议常规前瞻性监测肝脏生化指标[220]。

肝损伤发生机制：贝沙罗汀和其他类维甲酸药物引起肝损伤的机制因尚不十分清楚，可能与它们诱导细胞凋亡的作用有关。据认为贝沙罗汀相关的临床明显的肝损伤具有过敏反应的特征。贝沙罗汀在肝脏被 CYP3A4 广泛代谢，易受多种药物-药物间相互作用的影响。CYP3A4 抑制剂如酮康唑和克拉霉素可引起贝沙罗汀血浆水平升高，增加其毒性作用，因此应避免贝沙罗汀与这些药物联合使用。贝沙罗汀有可能与其他类维甲酸药物之间存在某种程度的肝毒性交叉易感性，但尚缺乏确切证据[220]。

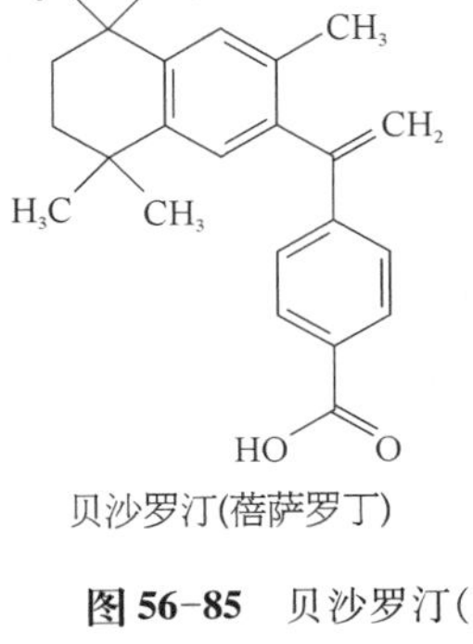

贝沙罗汀(蓓萨罗丁) 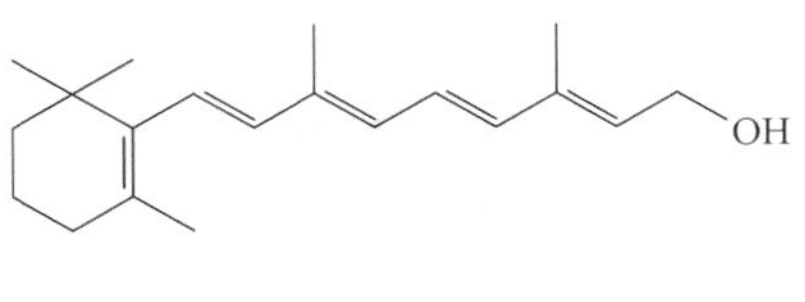　　　　　维生素A(视黄醇)

图 56-85　贝沙罗汀(蓓萨罗丁)和维生素 A(视黄醇)的化学结构式比较

五、艾日布林

1. 背景知识　艾日布林（eribulin）的分子式为 $C_{40}H_{59}NO_{11}$（图 56-86）[221]。

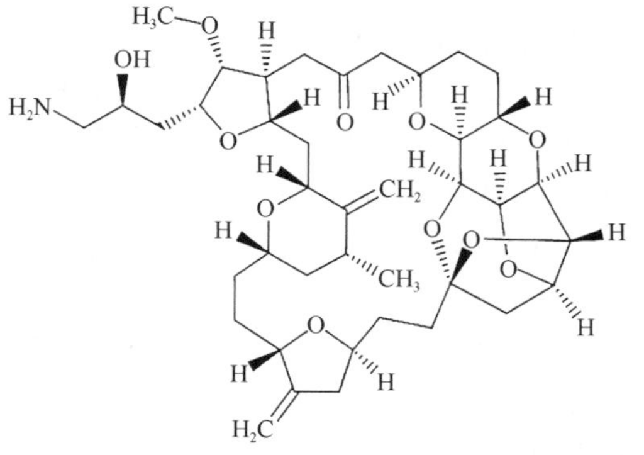

图 56-86　艾日布林的化学结构式

艾日布林是软海绵素 B（halichondrin B）的合成大环类似物，而软海绵素 B 是在海洋软海绵（*Halichondria okadai*）中发现的一种天然的有丝分裂抑制剂。艾日布林可结合到微管的生长端，从而阻止细胞分裂（阻滞有丝分裂），导致微管蛋白聚集和凋亡性细胞死亡。2010 年批准临床应用，目前的主要适应证是用于治疗蒽环类和紫杉烷类药物化疗失败后的转移性乳腺癌；也可用于治疗转移性顽固性脂肪肉瘤。

艾日布林静脉给药，每天 1.4 mg/m²，每 21 d 疗程中的第 1~8 d 给药。副作用很常见，包括恶心、呕吐、疲劳、头痛、头晕、周围神经病变、声音嘶哑、共济失调、吞咽困难、尿潴留、便秘、腹泻、骨髓抑制、脱发、输注部位静脉炎等。罕见但潜在的严重不良反应包括严重的中性粒细胞减少症、周围神经病变、QTc 间隔延长、胚胎-胎儿毒性等[221]。

2. 肝脏毒性　艾日布林在 LiverTox 数据库中的肝毒性评级为 E*。尽管艾日布林对癌细胞具有细胞毒性，但很少与临床明显的急性肝损伤相关[221]。

艾日布林是一种细胞毒性化疗药物，血清 ALT、AST 和 ALP 升高在乳腺癌和脂肪肉瘤的周期治疗中很常见。报告的 ALT 升高率为 8%~83%，但很少需要进行剂量调整。高于 5×ULN 的概率为 2%~5%，可能需要暂停治疗或减量使用。若血清 ALT 或 AST 高于 10×ULN 时，或伴有肝病相关症状或黄疸时，应中止艾日布林治疗，但同时也要积极寻找其他导致肝损伤的病因。在有关艾日布林临床试验的报告中，专门提到了"中毒性肝炎"，但没有提供有关发病、临床

特征和病程的细节，而且艾日布林在其中的作用也不确定。然而，尽管艾日布在治疗期间血清肝酶异常的概率很高，但临床明显的肝损伤病例尚未得到详细报道，如果有也必定是罕见病例[221]。

肝损伤发生机制：艾日布林阻止快速分裂细胞的有丝分裂，并可能在一些肝细胞中引起类似的变化，这可能是治疗期间经常出现轻度血清氨基转移酶升高的原因。艾日布林的肝脏代谢极少，大部分以原形排出体外。艾日布林对其他药物代谢的影响很小或无，药物-药物之间的相互作用也很小[221]。

六、依维莫司、替西罗莫司、西罗莫司

依维莫司（everolimus）[222]、替西罗莫司（temsirolimus）[223]、西罗莫司（sirolimus）[224] 均为"雷帕霉素的哺乳动物靶点"（mammalian target of rapamycin, mTOR）抑制剂，均具有强大的免疫抑制作用，均可用于控制器官移植后的排异反应，其中依维莫司和替西罗莫司还可用于晚期和转移性肾细胞癌等恶性肿瘤的治疗。西罗莫司虽未用于治疗肿瘤，但因其酯化物替西罗莫司被用于晚期和转移性肾细胞癌的治疗，为便于比较和理解，对西罗莫司的肝毒性在此一并简述。

（一）依维莫司

1. 背景知识　依维莫司（everolimus）的分子式为 $C_{53}H_{83}NO_{14}$（图 56-87）[222]。

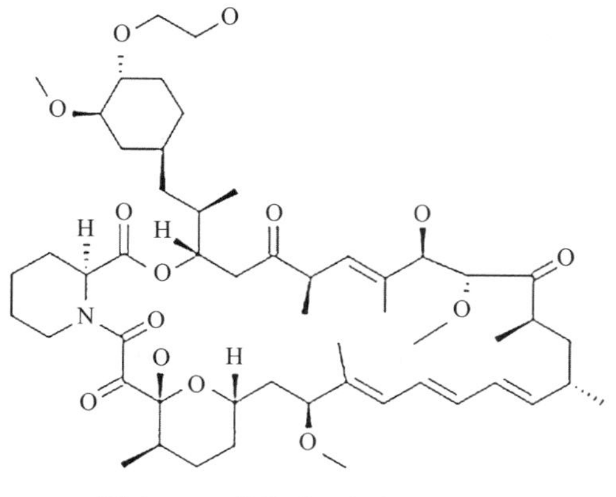

图 56-87　依维莫司的化学结构式

依维莫司是一种细胞增殖抑制剂和免疫抑制剂，可单独使用，或与钙调神经磷酸酶（calcineurin）抑制剂联合使用，以预防器官移植后的细胞排斥反应；也可与其他抗癌药物合用，治疗晚期肾细胞癌和其他恶性肿瘤[222]。

依维莫司与他克莫司（tacrolimus）[225] 和环孢素（ciclosporin）[226] 结合相同的细胞内受体，但不抑制钙

调磷酸酶。相反,它阻断了"雷帕霉素的哺乳动物靶点"(mTOR),亦即是一种 mTOR 抑制剂。mTOR 是一种丝氨酸/苏氨酸激酶,在参与肿瘤发生和发展的多种细胞因子和生长因子的信号通路中起重要作用。抑制 mTOR 可以阻断包括 IL-2 在内的多种细胞因子和生长因子的信号通路,导致蛋白质合成减少和细胞周期停滞[227]。依维莫司可改善实体器官移植后的移植物存活率,改善多种恶性肿瘤的进展时间。2009 年在美国被批准使用,最初是作为肾脏和肝移植后预防排斥反应的药物;后来发现在更高剂量下对晚期肾细胞癌、乳腺癌和胰腺神经内分泌癌有治疗作用,可单独或与其他抗肿瘤药物联合使用。依维莫司还被批准用于治疗与结节性硬化症相关的肾血管平滑肌脂肪瘤和室管膜下巨细胞星状细胞瘤,这些疾病存在 mTOR 信号的失调。依维莫司和西罗莫司一样,还可用于药物洗脱动脉支架,以防止支架狭窄。

　　依维莫司用于器官移植的典型剂量为 1.0 ~ 1.5 mg/d,每天分 2 次服用,但建议监测给药时的药物浓度。依维莫司用于癌症化疗时,通常从 10 mg/d、每天 1 次开始,剂量根据适应证而略有不同。依维莫司的肾毒性比钙调磷酸酶抑制剂小,但存在较多的剂量依赖性副作用,包括口腔溃疡、口炎、腹泻、恶心、食欲不振、疲劳、周围水肿、皮疹、贫血、伤口愈合受损和肾功能障碍等。不常见但可能严重的不良反应包括间质性肺炎、肾衰竭、过敏反应和胚胎-胎儿毒性等[222]。

　　2. 肝脏毒性　依维莫司在 LiverTox 数据库中的肝毒性评级为 E*。

　　依维莫司治疗与轻度血清肝酶升高相关,但尚未发现其与临床明显的肝损伤伴黄疸病例相关联。在服用依维莫司的患者中,高达 1/4 的患者可出现血清肝酶升高,但通常是轻微的、无症状的和自限性的,很少需要调整剂量或停药。只有 1% ~ 2% 接受依维莫司治疗的患者可出现血清 ALT 高于 5×ULN。相比之下,尽管依维莫司广泛用于多种恶性肿瘤和非恶性综合征的治疗,但尚未发现其可引起特异质性、临床明显的急性肝损伤。在依维莫司的产品标签中,血清肝酶升高、胆红素水平升高和肝炎被列为潜在不良事件。综上所述,依维莫司引起临床明显的急性肝损伤伴黄疸可能是非常罕见的,但仍应给予适当的警惕[222]。

　　值得重视的是,依维莫司具有免疫抑制作用,用于抗癌治疗时可能会引发乙型肝炎的再激活,严重时甚至可致命。原先 HBsAg 阴性、抗 HBs 和(或)抗 HBc 阳性的患者,可能会出现 HBsAg 阳性,这种情况称为逆向血清学转换。因此,依维莫司用于治疗有 HBV 感染史的患者时,应注意密切监测 HBsAg、HBV DNA 和血清 ALT 等指标,评估乙型肝炎再激活的风险,及时给予丙酚替诺福韦、艾米替诺福韦、替诺福韦酯或恩替卡韦等药物进行乙型肝炎再激活的预防和治疗[222]。

　　肝损伤发病机制:依维莫司在肝脏广泛代谢,主要通过 CYP3A4 和 P-糖蛋白代谢。肝损伤可能是由于依维莫司或其毒性中间代谢产物的直接毒性作用所致。依维莫司用于治疗有 HBV 感染的肿瘤患者时,应注意引发乙型再激活的风险。依维莫司如果与 CYP 抑制剂或诱导剂一起使用,可能易发生药物-药物间相互作用。依维莫司是一种大环内酯类化合物,在结构和功能上与西罗莫司(sirolimus)和西罗莫司脂化物(temsirolimus)相似,但这些药物之间并不总是存在对不良反应的交叉敏感性[222]。

(二)替西罗莫司

　　1. 背景知识　替西罗莫司(temsirolimus)是西罗莫司(sirolimus)的一种酯化物,而西罗莫司是一种具有强大免疫抑制活性的大环类抗生素。替西罗莫司的分子式为 $C_{56}H_{87}NO_{16}$,西罗莫司的分子式为 $C_{51}H_{79}NO_{13}$(图 56-88)[223,224]。

　　替西罗莫司和西罗莫司与他克莫司和环孢素结合相同的细胞内受体,但替西罗莫司和西罗莫司阻断的是"雷帕霉素的哺乳动物靶点"(mammalian target of rapamycin, mTOR),而他克莫司[225]和环孢素[226]阻断的是钙调神经磷酸酶(calcineurin)。替西罗莫司已被证明可以抑制晚期和转移性肾细胞癌的进展,延长患者的生存期。推荐剂量为 25 mg,静脉注射,每周 1 次,直到疾病进展或出现不可接受的毒性反应。替西罗莫司有许多剂量依赖性副作用,包括过敏反应、口腔溃疡、腹泻、恶心、食欲不振、疲劳、周围水肿、皮疹和贫血等。不常见但可能严重的不良反应有高血糖、血小板减少、低磷血症、高脂血症、间质性肺炎、严重的超敏反应(SJS 和血管性水肿)[223]。

　　2. 肝脏毒性　替西罗莫司在 LiverTox 数据库中的肝毒性评级为 E*。替西罗莫司治疗常可引起轻度血清肝酶升高,血清 ALT 的升高率达 30% ~ 40%,血清 ALP 的升高率达 60% ~ 70%,通常是轻度的、无症状性、自限性升高,很少需要进行剂量调整或中止治疗。血肝酶升高超过 5×ULN 的概率为 1% ~ 3%。迄今但尚未发现替西罗莫司与临床明显的肝损伤伴黄疸病例相关联。替西罗莫司和西罗莫司一样具有免疫抑制作用,在有 HBV 感染史的肿瘤患者可能存在乙型肝炎再激活的风险,因此在使用过程中应注意监测,必要时给予 TAF、TMF、TDF 或 ETV 进行预防性治疗。总的来看,替西罗莫司引起急性肝损伤伴黄疸的可能性很小。静脉应用替西罗莫司发生过敏反应的情况并不罕见,Stevens - Johnson 综合征病例也有报道,因此建议用药前预先服用抗组胺药[223]。

肝损伤发病机制:替西罗莫司在肝脏广泛代谢,主要通过 CYP3A4 进行代谢。肝损伤可能是由于替西罗莫司或它的中间代谢产物的直接毒性所致。当与能够抑制或诱导 CYP3A4 的其他药物联用时,替西罗莫司对药物-药物间的相互作用较为易感[223]。替西罗莫司和西罗莫司之间可能存在对肝毒性等不良反应的交叉敏感性,但与依维莫司等其他 mTOR 抑制剂及他克莫司和环孢素等钙调神经磷酸酶抑制剂之间是否存在毒性反应的交叉敏感性尚不清楚。

(三)西罗莫司

1. 背景知识 西罗莫司(sirolimus)的分子式为 $C_{51}H_{79}NO_{13}$(图 56-88)[223,224]。西罗莫司是一种大环类抗生素,能抑制 mTOR,具有强大的免疫抑制活性,特别是灭活 T 细胞活性和细胞免疫应答,其作用机制与替西罗莫司和依维莫司相似。可单独使用,也可与钙调神经磷酸酶抑制剂及皮质类固醇联合使用,以防止肾移植后的细胞排斥反应;或超说明书用于他克莫司等药物控制不佳或失败的肝移植或肺移植排斥反应;也可用于治疗淋巴管平滑肌瘤病(lymphangioleiomyomatosis)。常见不良反应有焦虑、抑郁、虚弱、头晕、头痛、肠胃不适、口腔溃疡、水肿、骨髓抑制、皮疹等。不常见但可能严重的不良事件包括高脂血症、肾功能不全(这种风险低于钙调神经磷酸酶抑制剂)、严重和机会性感染、胚胎-胎儿毒性、不孕症和过敏反应等[224]。

2. 肝脏毒性 西罗莫司在 LiverTox 数据库的肝毒性评级为 C 级。西罗莫司可引起轻度的、无症状的和自限性的血清肝酶升高,很少需要进行剂量调整或中止治疗。据报道在极少数病例,西罗莫司可能与临床显著的胆汁淤积型肝损伤相关,但未见引起胆管缺失综合征(VBDS)和急性肝衰竭的报道。文献报告的许多病例,往往是西罗莫司与其他具有潜在肝毒性的药物联用,或存在脓毒症、恶性肿瘤或胃肠外营养等其他可能引起肝损伤的因素。另据报道,肝移植后应用西罗莫司治疗更常见肝动脉血栓形成,但这种关联仍存在争议[224]。

西罗莫司肝毒性机制可能与替西罗莫司大致相似,包括经肝脏 CYP3A4 广泛代谢、直接肝毒性、药物-药物间相互作用等。西罗莫司可影响创伤愈合,这是使用西罗莫司导致肝动脉血栓形成率增加的常见原因[224]。

七、伊沙匹隆

1. 背景知识 伊沙匹隆(ixabepilone)的分子式为 $C_{27}H_{42}N_2O_5S$(图 56-89)。

伊沙匹隆是一种半合成埃博霉素(epothilone B)内酰胺类似物,是全球第一个埃博霉素类抗肿瘤药物。而埃博霉素是一种具有细胞毒性的大环内酯类药物,通过与微管结合、稳定微管而阻止有丝分裂,导致细胞生长停滞。伊沙匹隆与紫杉烷类药物的作用机制相似,但由于结构不一样,因此抗癌效果不受紫

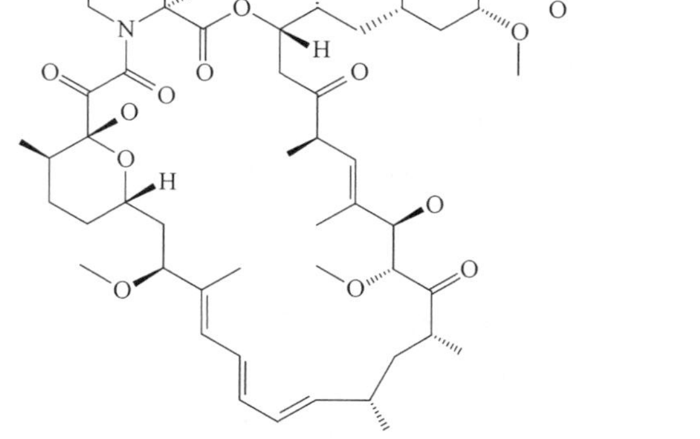

替西罗莫司

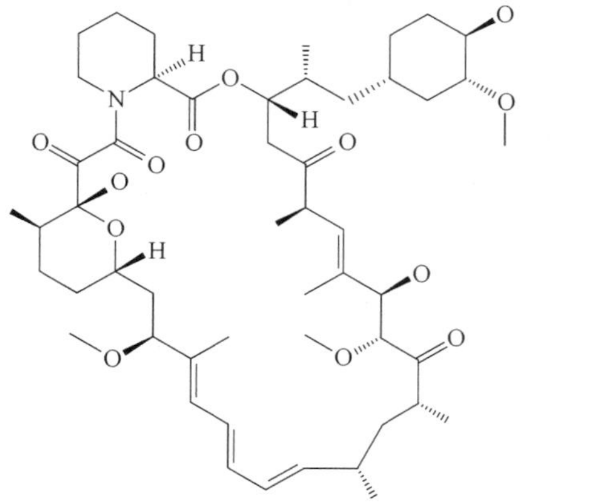

西罗莫司

图 56-88 替西罗莫司和西罗莫司的化学结构式

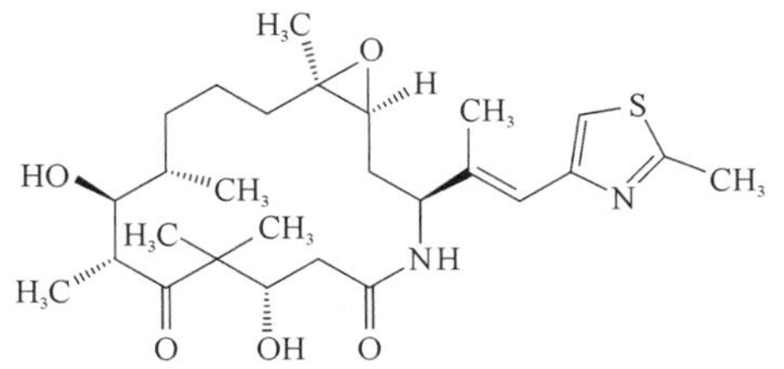

图 56-89　伊沙匹隆的化学结构式

杉烷类药物耐药的影响。临床主要用于紫杉烷类、卡培他滨和蒽环类药物治疗效果不佳的晚期和转移酶乳腺癌的治疗,可单用或与卡培他滨等药物联用。推荐起始剂量为 40 mg/m²,静脉注射(不低于 3 h),每 3 周一次。常见副作用包括周围神经病变、疲劳、肌肉和关节疼痛、口炎、腹泻、厌食、体重减轻、便秘、脱发、手足综合征和骨髓抑制。罕见但潜在严重的副作用包括严重的周围神经病变、中性粒细胞减少、过敏反应和胎儿毒性。对既往存在肝脏生化指标异常的患者,伊沙匹隆的毒性更大,单药使用时应采用较低剂量,并应避免与卡培他滨联合使用[228]。

2. 肝脏毒性　伊沙匹隆在 LiverTox 数据库的肝毒性评级为 E*。伊沙匹隆可引起较低概率的血清肝酶升高,但尚未发现与临床明显的肝损伤相关[228]。

在开始伊沙匹隆治疗时,已经有很高比例的患者有轻至中度血清肝酶升高,可能是因为肝转移和使用其他抗肿瘤药物所致。在伊沙匹隆治疗期间,高达 15% 的患者出现血清肝酶进一步升高,但血清 ALT 超过 5×ULN 的情况很少见,并且未见有严重肝脏不良事件的报道,也未见因肝酶升高或临床明显的肝病而停药的报道。然而,产品标签中指出,在伊沙匹隆临床试验中曾发生黄疸、ALF,以及血清 ALT、AST、ALP 和 TBil 升高等情况。自从伊沙匹隆被批准和更广泛使用以来,尚未见报道具体描述伊沙匹隆所致的伴有黄疸的肝毒性的临床特征。因此,临床明显的肝损伤可能发生在一小部分接受伊沙匹隆治疗的患者中,但明显的肝损伤与伊沙匹隆的关系尚待进一步评估[228]。

肝损伤发病机制:伊沙匹隆治疗期间肝酶升高的机制尚不清楚,可能与伊沙匹隆和(或)其代谢产物的直接毒性相关。伊沙匹隆在肝脏被广泛代谢,尤其是经由 CYP3A4 和 CYP2D6 代谢,并且是 CYP3A4 的强诱导剂和 CYP2D6 的中等诱导剂。伊沙匹隆对这些 CYP 的抑制剂、诱导剂或底物的药物-药物间相互作用较为敏感[228]。

八、塞利尼索

1. 背景知识　塞利尼索(selinexor)的分子式为 $C_{17}H_{11}F_6N_7O$(图 56-90)[229]。

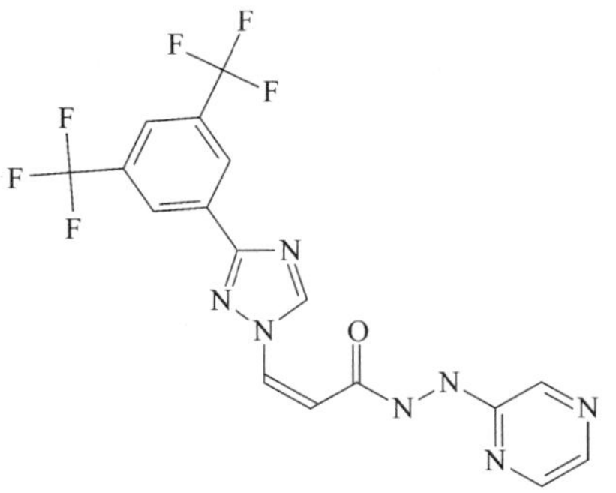

图 56-90　塞利尼索的化学结构式

塞利尼索(selinexor)是一种核输出白质(XPO1)的小分子抑制剂,能阻断肿瘤抑制蛋白、癌蛋白和细胞生长调节分子(如 c-myc 和细胞周期蛋白 D1)从细胞核向细胞质的转运。这将导致癌细胞的细胞周期阻滞和细胞凋亡,而非癌细胞则不受明显影响。临床主要与地塞米松联合用于治疗成人复发或难治性多发性骨髓瘤,2019 年在美国被批准应用。推荐的初始剂量为 80 mg,每周第 1 d 和第 3 d 服用,以后根据耐受性调整剂量。常见副作用包括中性粒细胞减少、血小板减少、贫血、恶心、呕吐、厌食症、体重减轻、虚弱、疲劳、低钠血症、头痛、头晕和精神错乱。罕见的严重副作用包括严重的血液毒性、严重感染、急性神经毒性和胚胎-胎儿毒性等[229]。

2. 肝脏毒性　塞利尼索在 LiverTox 数据库的肝毒性评级为 E* 级。塞利尼索治疗期间可出现较低概率的、短暂的、无症状的血清酶升高,无须调整剂量,因而也不推荐使用期间对肝脏生化指标进行常规监测。在 202 例晚期、难治性或复发性多发性骨髓瘤患者的许可前开放标记试验中,8.4% 的受试者血清 ALT 升高,2.5% 的受试者血清 ALT 高于 5×ULN。患者没有明显症状,也不伴有黄疸。上市以来尚未见报道可引起临床明显的肝损伤[229]。

肝损伤发病机制:塞利尼索引起肝损伤的机制尚不十分清楚。塞利尼索在肝脏广泛代谢,尤其是经 CYP3A4 代谢,但对 CYP3A4 没有抑制作用。与 CYP3A4 强诱导剂合用可能会导致塞利尼索血药浓度和疗效降低,而与 CYP3A4 强抑制剂合用则可导致血药浓度升高和增加不良反应[229]。

九、贝组替凡

1. 背景知识　贝组替凡(belzutifan)的分子式为 $C_{17}H_{12}F_3NO_4S$(图 56-91)[230]。

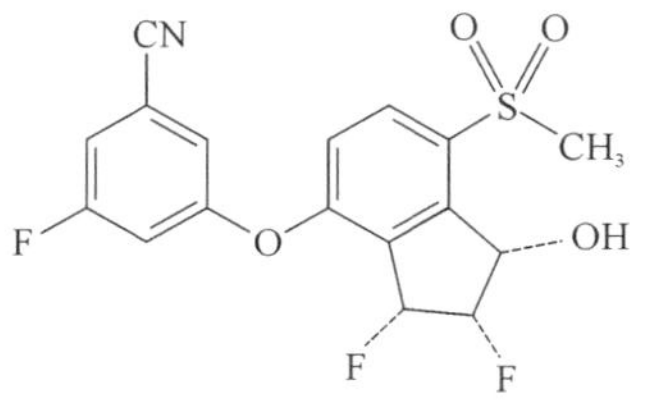

图 56-91 贝组替凡的化学结构式

贝组替凡是一种口服低氧诱导因子-2α（HIF-2α）的小分子抑制剂，HIF-2α 在冯·希佩尔·林道病（VHL）患者的肿瘤组织中明显升高。HIF 是一种氧稳态调节剂，由氧敏感亚基（2α）和组成表达亚基（1β）组成。在正常氧浓度时，HIF-2α 被羟化，结合至 VHL 肿瘤抑制蛋白，促进其泛素靶向蛋白酶体降解。在低氧水平下，HIF-2α 与 HIF-1β 结合，产生转录复合物，刺激缺氧诱导基因转录，这些基因包括能促进红细胞生成、血管生成和细胞增殖的基因，能够刺激癌细胞生长。VHL 患者有一种缺陷蛋白，不能结合 HIF-2α，使得 HIF-2α 能自由结合 HIF-1β，从而增加血管生成和肿瘤细胞生长基因的转录。因此，VHL 患者发生透明细胞肾细胞癌、中枢神经系统和视网膜血管母细胞瘤、囊腺瘤和胰腺神经内分泌肿瘤等的风险很高。贝组替凡于 2021 年进入临床使用，可使很高比例的、暂不需要手术治疗的 VHL 患者的相关肿瘤变小或生长迟缓。推荐剂量为 120 mg/d，直至疾病进展或出现不可接受的毒性。副作用很常见，但通常不需要调整剂量。常见不良反应包括贫血、疲劳、头痛、头晕、恶心、呼吸困难、关节痛、肌痛以及肌酐和葡萄糖水平升高。罕见但严重的不良事件包括危及生命的贫血、严重缺氧和胚胎毒性[230]。

2. 肝脏毒性 贝组替凡目前在 LiverTox 数据库的肝毒性评级为 E 级。在贝组替凡的注册前试验中，高达 20% 的患者出现血清 ALT 和 AST 升高，但均是短暂的和轻微的（<3×ULN），不伴症状或黄疸，无须调整剂量或中止治疗。贝组替凡 2021 年被批准进入临床应用后，尚无引起临床明显肝损伤的报道。但由于贝组替凡进入临床应用时间尚短，并不能除外今后会有引起临床明显肝损伤的情况发生。如果在使用期间出现血清 ALT 或 AST 高于 5×ULN，建议暂停用药；如果>20×ULN 或出现黄疸或有肝损伤相关临床症状，则应中止治疗[230]。

肝损伤发病机制：贝组替凡引起血清肝酶升高的原因尚不清楚。贝组替凡在肝脏主要经 CYP 2C19 代谢，也有少部分可经 CYP3A4 代谢。肝损伤可能是由于贝组替凡的毒性或免疫原性中间代谢产物的作用。贝组替凡与 CYP3A4 的底物或 CYP 2C19 抑制剂之间存在潜在的药物-药物间相互作用[230]。

十、米托坦（密妥坦）

1. 背景知识 米托坦（密妥坦，mitotane）是二氯二苯三氯乙烷（DDT，滴滴涕）的一种异构体。米托坦的分子式为 $C_{14}H_{10}Cl_4$，而 DDT 的分子式为 $C_{14}H_9Cl_5$（图 56-92）[231]。

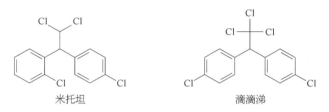

图 56-92 米托坦和滴滴涕的化学结构式比较

米托坦是一种独特的抗肿瘤药物，仅用于治疗转移性、不可切除的肾上腺皮质癌。米托坦通过抑制甾醇-O-酰基转移酶（SOAT）的活性来阻止胆固醇的酯化作用。胆固醇酯化障碍可导致游离胆固醇和其他脂肪酸过量，过量脂肪酸对产生激素的肾上腺细胞具有直接的细胞毒作用。定期使用米托坦治疗可导致皮质类固醇合成减少，并可导致肾上腺功能不全和急性肾上腺皮质危象。常见不良反应包括厌食、恶心、呕吐、腹泻、抑郁、头晕、记忆力和注意力下降、皮疹、男性乳房发育不良、关节痛和白细胞减少等[231]。

2. 肝脏毒性 米托坦在 LiverTox 数据库中的肝毒性评级为 E*。高达 50% 的患者在米托坦治疗期间可出现血清 ALT 升高，但超过 5×ULN 的患者不足 1%。尚未发现米托坦与临床明显的急性肝损伤病例之间存在关联，但米托坦临床应用有限（因为肾上腺皮质癌罕见）可能是尚未观察到这种关联的原因之一。

肝损伤发病机制：米托坦的肝毒性可能是由于直接肝毒性所致。米托坦在肝脏通过微粒体酶系统（特别是 CYP2C9）广泛代谢，可能会产生毒性或免疫原性代谢产物并触发肝损伤[231]。

十一、他泽司他

1. 背景知识 他泽司他（tazemetostat）的分子式为 $C_{34}H_{44}N_4O_4$（图 56-93）[232]。

他泽司他（tazemetostat）是一种组蛋白甲基转移酶（HMT）Zest 同源物 2 增强子（EZH2）抑制剂。EZH2 在某些恶性肿瘤中由于基因突变而过度表达，

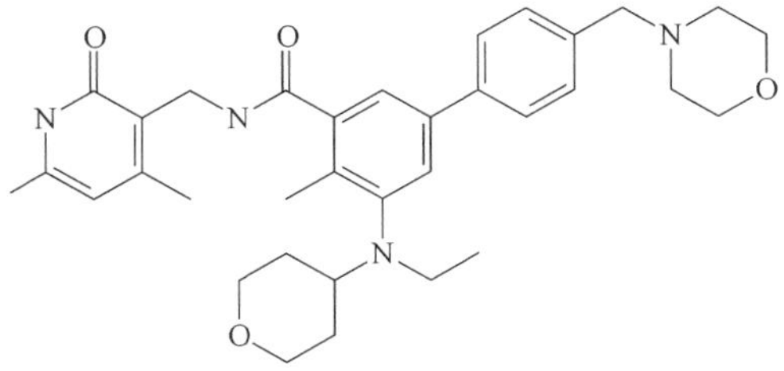

图 56-93　他泽司他的化学结构式

抑制 EZH2 活性则有助于控制这类肿瘤细胞的增殖。他泽司他在 2020 年被美国批准用于治疗成人和儿童（16 岁或以上）转移性或晚期不可切除的上皮样肉瘤。推荐剂量为 800 mg,每日 2 次,28 d 为 1 个周期,直至出现不可接受的毒性或疾病进展。不良事件很常见,包括疼痛、疲劳、恶心、呕吐、便秘、腹泻、食欲减退、体重减轻、贫血、淋巴细胞减少、脱发、咳嗽、呼吸困难和头痛等。罕见但潜在严重的不良事件包括继发性恶性肿瘤如淋巴瘤、白血病和骨髓增生异常综合征等,以及胚胎-胎儿毒性[232]。

2. 肝脏毒性　他泽司他在 LiverTox 数据库中的肝毒性评级为 E*。在他泽司他的临床试验中,血清 ALT 和 AST 升高分别见于 14% 和 18% 的患者,多为轻至中度升高,超过 5×ULN 的患者可达 3.5%,但未见伴有症状或黄疸的临床明显肝损伤病例,很少需要中断治疗。在真实世界临床中,仍需警惕他泽司他潜在的肝毒性反应。如果血清 ALT 或 AST 超过 5×ULN,应注意寻找其他肝损伤病因;如果确认与他泽司他相关,应减量或暂时停用,直至肝脏生化指标正常或接近正常[232]。

肝损伤发病机制:他泽司他主要在肝脏经 CYP3A4 代谢,如果与中等或强力的 CYP3A4 诱导剂或抑制剂合用,可能对药物-药物间反应较为敏感。他泽司他引起 ALT 或 AST 升高的确切原因尚不清楚,可能与抑制 EZH2 甲基转移酶有关,也可能与毒性或免疫原性的代谢产物有关[232]。

十二、特罗司他乙酯

1. 背景知识　特罗司他乙酯（telotristat）的分子式为 $C_{25}H_{22}ClF_3N_6O_3$（图 56-94）[233]。

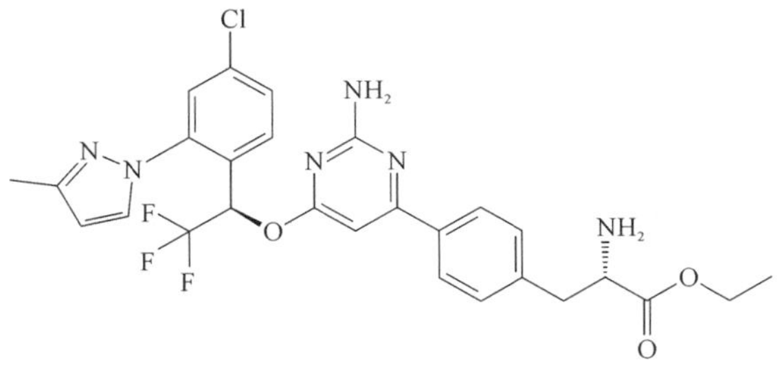

特罗司他乙酯是一种口服色氨酸羟化酶（tryptophan hydroxylase）小分子抑制剂。色氨酸羟化酶是合成 5-羟色胺的限速酶。某些神经内分泌肿瘤产生过量的 5-羟色胺,导致类癌综合征（Carcinoid syndrome）,出现潮红、腹泻、腹痛及心脏瓣膜并发症等表现。类癌综合征通常采用生长抑素类似物（奥

图 56-94　特罗司他乙酯的特罗司他乙酯

曲肽、兰瑞肽和帕瑞肽）治疗,但并不总能有效控制腹泻和腹部不适等症状。特罗司他乙酯不能降低神经内分泌瘤的大小或控制其生长,但能降低周围 5-羟色胺的合成,从而降低其血浆水平,改善腹泻等症状。2017 年在美国被批准上市应用,推荐剂量为 250 mg,每日 3 次。常见不良反应有恶心、便秘、胀气、厌食、腹痛等。罕见且严重的不良反应包括严重便秘和抑郁[233]。

2. 肝脏毒性　特罗司他乙酯在 LiverTox 数据库的肝毒性评级为 E 级。在生长抑素类似物剂量保持稳定、应用特罗司他乙酯治疗神经内分泌肿瘤和症状性腹泻患者的小型临床试验中,有 4%～5% 的治疗对象出现短暂的、无症状的轻至中度血清 ALT 升高,6%～9% 的治疗对象出现 GGT 升高。在注册前临床试验的有限数量的病例中,以及在上市后的有限临床经验中,均未发现特罗司他乙酯与伴有黄疸的临床明显的肝损伤相关。但对特罗司他乙酯在真实世界临床中的肝毒性反应仍应保持适度的警惕,一旦发现 ALT 或 AST 超过 5×ULN 应暂停使用特罗司他乙酯,并积极寻找潜在的其他肝损伤病因[233]。

肝损伤发病机制:特罗司他乙酯导致血清肝酶升高的机制尚不清楚,可能是因为特罗司他乙酯抑制色氨酸羟化酶或其他相关酶的活性,从而产生对肝细胞的直接毒性作用。特罗司他乙酯对肝脏 CYP 系统的作用很小,因而几乎不受药物-药物间相互作用的影响[233]。

十三、维奈托克

1. 背景知识　维奈托克（venetoclax）的分子式为 $C_{45}H_{50}ClN_7O_7S$（图 56-95）[234]。

维奈托克（venetoclax）是一种选择性 BCL-2 抑制剂。BCL-2 是一种能够抑制细胞凋亡的细胞内蛋白,在肿瘤细胞过量表达,尤其是在 CLL 细胞过量表达,从而增加肿瘤细胞的生存能力和提高对化疗的耐药性。维奈托克直接与 BCL-2 结合,阻断其抗凋亡活

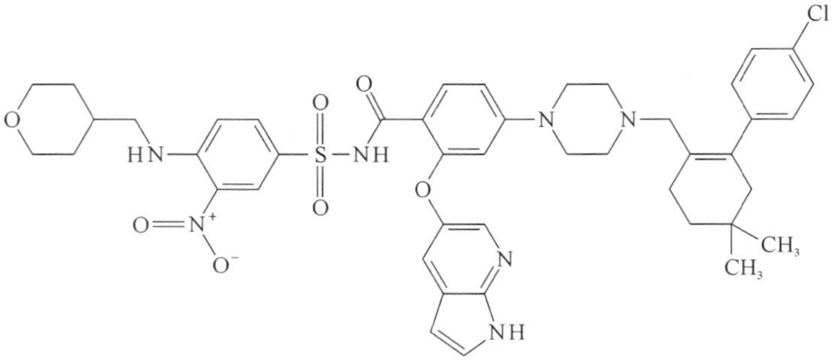

图 56-95 维奈托克的化学结构式

性,使得恶性 B 细胞发生程序性细胞死亡(PCD)。维奈托克目前主要用于治疗 CLL 伴 17p 染色体缺失的、对标准治疗耐药且预后不佳的患者。成人患者典型初始剂量为 20 mg,每日 1 次,持续 1 周,逐渐增加至 400 mg/d。副作用很常见,包括骨髓抑制、中性粒细胞减少、感染、发热、腹泻、恶心、呕吐、厌食、腹部不适和疲劳。严重副作用包括肺炎、中性粒细胞减少性发热、脓毒症、自身免疫性溶血性贫血、胚胎-胎儿毒性、肿瘤溶解综合征[234]。

2. 肝脏毒性 维奈托克在 LiverTox 数据库的肝毒性评级为 E 级。在 240 例 CLL 患者的临床试验中,20% 接受维奈托克治疗的患者血清 ALT 和(或)AST 升高,通常是短暂的、轻微的,与黄疸或临床症状无关,仅极少数患者需要中止治疗直至肝脏生化指标恢复正常。批注上市应用后,可能由于应用范围有限,尚未发现其与临床明显的肝损伤相关。对于有 HBV 感染史的患者,需警惕维奈托克可能会引起乙型肝炎再激活,尽管目前尚未有此类病例报告发表[234]。

肝损伤发病机制:维奈托克不太可能具有直接肝毒性效应,因为剂量爬坡研究未发现剂量依赖性肝脏生化指标异常。另一方面,维奈托克的免疫抑制效应可能导致肝脏相关的改变,包括病毒感染和自身免疫反应。维奈托克经肝脏代谢,且主要经 CYP3A4 代谢,当与 CYP3A 的诱导剂或抑制剂合用,或与 P-糖蛋白的抑制剂或底物合用时,维奈托克对药物-药物间相互作用较为敏感[234]。

十四、砷剂

1. 背景知识 砷剂主要是指三氧化二砷(arsenic trioxide),是亚砷酸(arsenious acid)的酸酐,俗称砒霜,是一种无机化合物。三氧化二砷和亚砷酸的分子式分别为 As_2O_3 和 H_3AsO_3(图 56-96)。

砷剂是一种细胞原浆毒,主要表现为氧化性损伤,能与酶分子的巯基作用,严重破坏酶的结构、代谢

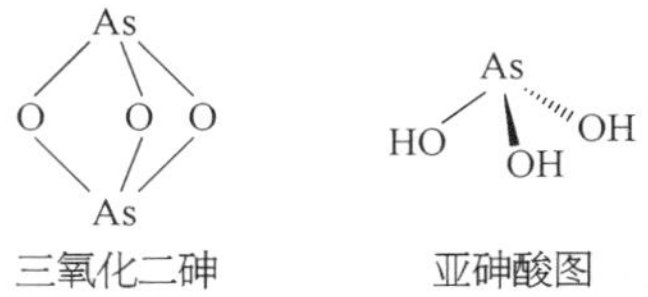

图 56-96 三氧化二砷和亚砷酸的化学结构式

与生理功能,抑制酶的活性,继而引起一系列生物学效应。受影响的重要酶系包括丙酮酸脱氢酶(三羧酸循环的重要酶类)、细胞色素氧化酶、脱氧核糖核酸聚合酶、GST 等[235]。临床主要用于治疗急性早幼粒细胞白血病(APL)。急性口服中毒的反应主要有恶心、呕吐、胃部烧灼感,腹痛、腹泻,全身毛细血管扩张,易引起身体脱水、电解质失调甚至休克,可损伤多个器官系统。2017 年 10 月 27 日,WHO 国际癌症研究机构公布的致癌物清单将砷和无机砷化合物列为 1 类致癌物。

2. 肝脏毒性 砷剂主要通过氧化应激等机制导致肝脏损伤,主要表现为血清肝酶水平升高,发生率为 10%~32%。使用过程中如出现肝、肾功能损伤应即停药,并对症治疗,待恢复后再考虑是否继续使用。出现肝功能异常,应注意与白血病细胞浸润所致的肝损伤进行区分。有肝、肾功能损伤者应慎用亚砷酸。GSH 通过与砷结合,在一定程度上抑制了砷的细胞毒性;而 GSH 的缺乏将大大增强砷剂的毒性[235]。有研究显示熊脱氧胆酸(UDCA)等多种化学物质能通过活化 Nrf2 信号通路而发挥抗氧化作用,可用于减轻砷剂的肝毒性[236]。

十五、Tagraxofusp(SL401)和 Tebentafusp

(一) Tagraxofusp

1. 背景知识 Tagraxofusp(SL401)是一种融合蛋白,是 IL-3 结合位点结构域与白喉毒素催化结构域的重组融合蛋白。IL-3 的结合位点结构域靶向于具有 IL-3 受体(CD122)的细胞,而 CD122 在母浆细胞样树突状细胞肿瘤(BPDCN)高度表达。BPDCN 是

一种罕见的侵袭性髓系恶性肿瘤,若不治疗,通常是致命性的,总生存期为 7~12 个月。Tagraxofusp 治疗 BPDCN 的应答率高达 50%,高于常规化疗,因此 2018 年被美国加速批准上市。一般用法为 12 μg/kg,静脉输注,每天 1 次,连续 5 d,每 21 d 为 1 个治疗周期。常见副作用包括毛细血管渗漏综合征(>50%)、疲劳、恶心、发热、周围水肿、贫血、血小板减少、低钙血症、低钠血症和低血糖。严重不良反应包括超敏反应和严重甚至危及生命的毛细血管渗漏综合征[237]。

2. 肝脏毒性　Tagraxofusp 目前在 LiverTox 数据库的肝毒性评级为 E* 级。在获得上市许可前的临床试验中,88% 的应用 Tagraxofusp 的患者可出现血清肝酶升高,40% 的患者血清 ALT 或 AST 高于 5×ULN。血清 ALP 升高(达 26%)和胆红素升高(14%)也不少见,但通常是轻度和自限性的,即使继续治疗也能迅速消退。肝脏生化指标异常通常出现在化疗周期第 7~14 d,最高水平出现在前几次给药。至少有 19% 的使用 Tagraxofusp 的患者因肝损伤而暂时停药。总体上,Tagraxofusp 的临床使用经验有限,尚未发现其与伴有症状或黄疸的临床明显的 ALI 有关[237],但仍应对其引起临床明显肝损伤的潜在可能性保持适度警惕。

肝损伤发病机制:Tagraxofusp 是一种重组蛋白,可被许多细胞代谢,但主要被表达 CD122 的细胞摄取和代谢。白喉毒素是一种直接的细胞质毒素,融合蛋白中的白喉毒素可损伤任何表达 CD122 受体的细胞。肝细胞和血管内皮细胞能够表达低水平的 CD122,这可能解释了 Tagraxofusp 的肝毒性机制。此外,作为百白破疫苗接种的结果,白喉毒素抗体在一般人群中很常见,而注射 Tagraxofusp 可能导致免疫复合物的形成,该复合物可能被肝细胞或巨噬细胞吸收[237],并可能引发免疫毒性反应。

(二) Tebentafusp

1. 背景知识　Tebentafus 是一种重组双特异性融合蛋白,可结合黑色素瘤细胞 HLA-A*02:01 中表达的 gp100 肽和 CD3 T 细胞接合器。HLA-A*02:01 是人类最常见的 HLA 复合体,因此,在黑色素瘤表达 gp100 肽的情况下,Tebentafusp 可激活细胞毒性 CD3 T 细胞,导致黑色素瘤细胞的免疫裂解。Tebentafusp 在 2022 年在美国批准用于治疗 HLA-A*02:01 成人患者的转移性或不可切除的葡萄膜黑色素瘤。推荐用法为 20 μg,第 1 d;30 μg,第 8 d;68 μg,第 15 d,此后每周 1 次,静脉输注。不良反应很常见,包括发热、寒战、疲劳、皮疹、瘙痒、皮肤干燥、腹痛、恶心、呕吐、头痛、低血压、水肿、呼吸困难,以及淋巴细胞减少、贫血、血糖和肌酐升高、肝脏生化指标异常等,并有可能诱发严重的细胞因子释放综合征和胚胎-胎儿毒性[238]。

2. 肝脏毒性　Tebentafus 目前在 LiverTox 数据库的肝毒性评级为 E* 级。在上市前的对照试验中,65% 的应用 Tebentafus 治疗的患者可出现与细胞因子释放综合征有关的血清 ALT 或 AST 升高,通常发生在治疗初期几个月;多为轻至中度升高,尽管继续治疗,也能很快消退。在接受 Tebentafusp 治疗的患者中,有 52% 的患者血清 ALT 升高,9% 的患者血清 ALT 升高超过 5×ULN;而接受黑色素瘤标准治疗的对照组中,有 29% 的患者血清 ALT 升高,2% 的患者血清 ALT 升高超过 5×ULN。Tebentafus 治疗组胆红素升高的频率也高于标准治疗对照组(27% vs. 14%)。血清 ALT 或 AST 升高导致 5% 的患者暂时中断治疗,仅有 0.4% 的患者永久停止治疗。大多数肝酶和胆红素升高发生在细胞因子释放综合征的背景下。在注册前的临床试验和随后更广泛的使用中,尚未发现 Tebentafusp 能引起独立于细胞因子释放综合征之外的临床明显的肝损伤[238]。

肝损伤发病机制:Tebentafus 是一种融合蛋白,不太可能具有固有性(直接性)的肝毒性。Tebentafus 能强力诱导对肿瘤抗原的 CD3 T 细胞应答,导致大量的致炎细胞因子释放,可引起短暂性的肝损伤。可见,Tebentafus 是一种能"间接"引起短暂性肝损伤的药物。此外,由于黑色素瘤也经常侵犯肝脏,肝脏黑色素瘤细胞的溶解和炎性细胞因子的局部释放尤其可能引起肝脏损伤和功能障碍[238]。

(于乐成)

参考文献

请扫描二维码
阅读本章参考文献

第57章

肿瘤免疫治疗药物相关的肝损伤

第1节 肿瘤免疫治疗相关的肝损伤概论

肿瘤免疫治疗兴起于20世纪80年代,代表药物有肿瘤坏死因子(TNF)、干扰素(INF)、白细胞介素-2(IL-2)等,这类药物因缺乏明确的靶点且毒副作用较大,临床应用受限。近年来,随着新型药物免疫检查点抑制剂(ICI)、抗体偶联药物(ADC)、嵌合抗原受体T细胞疗法(CAR-T)等相关临床研究取得巨大成功,30余种新型免疫药物先后获批上市,适应证逐渐扩大,将肿瘤免疫治疗推向高峰。这类药物作用机制独特、效果显著且疗效持久,临床应用日益增多,同时药物相关毒性,尤其是肝脏毒性也受到广泛关注。

一、肿瘤免疫治疗的分类

1. **ICI** ICI可以通过抑制免疫系统中的抑制性免疫检查点,使机体增强对肿瘤的免疫应答,促进机体免疫力杀死肿瘤细胞,进而达到抗癌作用。代表药物有程序性细胞死亡受体1(PD-1)抑制剂、程序性细胞死亡受体-配体1(PD-L1)抑制剂、细胞毒性T淋巴细胞相关抗原4(CTLA-4)抑制剂等,详见本章第二节。此外,多种新型免疫检查点相关抑制剂的临床研究正在进行中,这些新型免疫检查点包括淋巴细胞活化基因3(LAG-3)蛋白、含免疫球蛋白和免疫受体酪氨酸抑制性基序(ITIM)结构域的T细胞免疫受体(TIGIT)、含T细胞免疫球蛋白和黏蛋白结构域的蛋白3(TIM-3)、OX40(即CD134或肿瘤坏死因子超家族成员4,TNFRSF4)等。

2. **治疗性抗体** 此类药物可以通过不同途径杀伤肿瘤细胞,包括抗体依赖性细胞介导的细胞毒作用(ADCC)、补体依赖的细胞毒作用(CDC)和抗体直接诱导细胞凋亡,代表药物有抗CD20的嵌合抗体利妥昔单抗(rituximab)、人源化抗HER-2单抗曲妥珠单抗(trastuzumab),抗表皮生长因子的人源抗体帕尼单抗(panitumumab)。

新一代ADC药物包括恩美曲妥珠单抗(trastuzumab emtansine)、维泊妥珠单抗(polatuzumab vedotin)、维布妥昔单抗(brentuximab vedotin)、维迪西妥单抗(disitamab vedotin)、奥加伊妥珠单抗(inotuzumab ozogamicin)、贝兰妥单抗(belantamab)、戈沙妥珠单抗(sacituzumab govitecan)、德曲妥珠单抗(trastuzumab deruxtecan)等已陆续在我国上市,给肿瘤治疗带来新的手段。

3. **癌症疫苗** 此类药物将肿瘤抗原以多种形式,如肿瘤细胞、肿瘤相关蛋白或多肽、表达肿瘤抗原的基因等,导入患者体内,克服肿瘤引起的免疫抑制状态,激活患者自身的免疫系统,从而达到控制或清除肿瘤之目的。可分为预防性疫苗和治疗性疫苗。预防性疫苗针对所有人群,用于预防患者发生某种特定类型的癌症,目前已上市的产品有两类,分别是人乳头瘤病毒(HPV)和乙型肝炎病毒(HBV)疫苗。治疗性疫苗主要针对肿瘤患者,用于增强患者自身免疫系统反应,促使免疫细胞高特异性地攻击肿瘤细胞。目前美国FDA批准的癌症治疗疫苗包括膀胱内BCG活疫苗、Sipuleucel-T疫苗(治疗前列腺癌)和T-VEC疫苗(治疗黑色素瘤)。

4. **小分子抑制剂** 肿瘤微环境中有许多免疫抑制分子存在,通过调节这些抑制分子的功能进而改善肿瘤免疫微环境的免疫治疗策略也受到了重视。在肿瘤中表达的吲哚胺-(2,3)-双加氧酶(IDO)介导了肿瘤的免疫逃逸。IDO 抑制剂能调节肿瘤微环境的色氨酸含量,避免肿瘤微环境中 T 细胞增殖受抑制,成为潜在的免疫治疗靶点。目前 IDO 抑制剂单药、IDO 抑制剂与 PD-1/PD-L1 抑制剂联合治疗的相关临床研究正在如火如荼地进行中。

5. 免疫系统调节剂　是最早用于肿瘤免疫治疗的一类药物,通常被称为主动非特异性免疫治疗。免疫系统调节剂包括随后发展的细胞因子治疗如 TNF、白细胞介素-2(IL-2)、干扰素(INF),多种合成的分子,免疫佐剂(卡介苗)及短肽(胸腺法新)等。

6. 细胞治疗　又称为细胞过继免疫治疗(ACT),是通过外界修饰,让普通 T 细胞成为能够识别肿瘤细胞的 T 细胞,从而引发对肿瘤细胞的免疫作用。过继性细胞免疫治疗根据其发展历程依次为:肿瘤浸润性淋巴细胞(TIL)、自然杀伤细胞(NK)、细胞因子诱导的杀伤细胞(CIK)、细胞毒性 T 细胞(CTL)、经基因修饰改造的嵌合抗原 T 细胞受体(CAR-T)、T 细胞受体-T 细胞(TCR-T)。其中针对特定靶点 CAR-T 细胞疗法因其疗效显著、作用持久引起人们的高度关注。2017 年至今,全球有 8 款 CAR-T 药物陆续获批上市,均针对血液系统肿瘤,目前在实体瘤中也开展了多项临床研究。

二、肿瘤免疫治疗相关的肝损伤

(一) ICI 相关的肝损伤

1. ICI 相关肝损伤概况　ICI 是一类新型抗肿瘤药物,自 2018 年以来,迄今已有 17 种 ICI,包括PD-1/PD-L1 抑制剂、CTLA-4 抑制剂、CTLA-4/PD-1 双抗在中国获批上市,临床应用日益广泛。然而,此类药物可能引起多系统的免疫相关不良反应(irAE),甚至少数患者因不良反应而死亡[1]。ICI 相关肝脏毒性主要表现为 ICI 诱导的免疫介导的肝炎(IMH),这是一种较为常见的 irAE,主要表现为丙氨酸氨基转移酶(ALT)和(或)门冬氨酸氨基转移酶(AST)升高,伴或不伴胆红素升高。参照 DILI 分类,IMH 主要分为肝细胞损伤型、胆汁淤积型和混合型三种类型[2]。临床多表现为肝细胞损伤型,对糖皮质激素治疗敏感,预后较好;胆汁淤积型临床罕见,目前仅有少数个案报道[3-5],其鉴别诊断较为困难,对糖皮质激素治疗欠敏感,预后较差;混合型对糖皮质激素治疗中度敏感,预后介于肝细胞损伤型和胆汁淤积型之间。

IMH 可发生于 ICI 用药后的任意时间,最常发生于 ICI 首次用药后 8~12 周。CTLA-4 抑制剂相关 IMH 出现的时间通常早于 PD-1/PD-L1 抑制剂。在应用 ICI 治疗的患者中,发生任何级别的 IMH 的概率为 0.7%~16%,其中 PD-1 抑制剂单药最低,PD-L1 抑制剂和标准剂量 CTLA-4 抑制剂居中,CTLA-4/PD-1 抑制剂联合治疗和高剂量 CTLA-4 抑制剂最高。在发生 ICI 相关 IMH 的患者中,3/4 级 IMH 的总发生率为 0.6%~11%[6]。肝癌相比其他瘤种,更易发生肝损伤[7]。一项来自美国 7 家中心的回顾性研究显示,应用 PD-1/PD-L1 抑制剂因不良反应致死的患者中,IMH 致死人数占因不良反应死亡总数的 22%(74/333),仅次于肺炎;CTLA-4 抑制剂引起的 IMH 的死亡人数占总数的 16%(31/193),仅次于肠炎[1]。

IMH 的具体发生机制尚不清楚。推测 ICI 与其受体结合后,激活的 T 细胞可以增强其抗肿瘤功能,参与调节体液免疫功能,产生一系列炎症因子,最终可能造成包括肝脏在内的多系统损伤[8]。除 T 淋巴细胞外,其他免疫细胞如 B 细胞、DC 细胞、库普弗细胞、巨噬细胞、NK/T 细胞等也可能在 ICI 诱导的肝损伤中发挥作用[9-11]。

IMH 患者发病时大多无症状,有少数患者可能出现一些非特异性症状如疲乏、食欲下降、早饱等。胆汁淤积型 IMH 往往表现为尿色加深、皮肤、巩膜黄染。胆汁淤积型 IMH 多以胆红素升高为主,伴轻至中度 ALT、AST 升高,GGT、ALP 升高相对明显有助于诊断。目前尚未发现可诊断 IMH 的特异性自身抗体。血清免疫标记物抗核抗体(ANA)、抗线粒体抗体(AMA)、抗平滑肌抗体(SMA)和免疫球蛋白 G4(IgG4)水平大多正常或降低[4]。IMH 的影像学表现取决于肝脏毒性的严重程度,大多无明显异常。在严重肝损伤的患者中,CT 检查显示类似于其他常见病因引起的急性肝炎表现,即轻度肝大、肝实质减弱、门静脉周围水肿和门静脉周围淋巴结病等。肝脏超声可见门静脉周围回声,伴或不伴有胆囊壁水肿[12,13]。胆汁淤积型 IMH 的 CT 和 MRI 检查往往正常或有局限性肝内胆管扩张,而非肿瘤压迫或梗阻造成的胆管明显扩张。肝脏穿刺活检不仅有助于鉴别诊断,也可以评估肝组织损伤的严重程度[14]。肝细胞损伤型 IMH 病理学常见活动性小叶性肝炎和不同部位的静脉周围炎症浸润,肉芽肿性肝炎更常见于 CTLA-4 抑制剂治疗后[15,16]。而胆汁淤积型 IMH 肝脏穿刺活检病理主要显示不同程度的胆管损伤和胆管缺失,毛细胆管淤胆,也可以胆管周围纤维化、肝脂肪变性等[17],亦有报道胆管有 $CD8^+T$ 细胞浸润[4]。

2. ICI 相关肝损伤的临床管理　中国临床肿瘤学会(CSCO)、欧洲临床肿瘤学会(ESMO)及美国临床肿瘤学会（ASCO）联合美国国家综合癌症网络（NCCN）先后发布了 ICI 相关的毒性管理指南[2,18-20]，均主张根据 IMH 的分级标准采取相应处理措施。治疗原则大体一致：G1 级患者可继续免疫治疗，定期监测肝功能；G2 级患者应暂停 ICI 治疗，增加肝功能监测频率，若肝功能恶化，考虑糖皮质激素（相当于泼尼松 0.5～1.0 mg/kg）治疗；G 3/4 级患者停用 ICI，并使用糖皮质激素（相当于泼尼松 1.0～2.0 mg/kg）治疗。

IMH 大多预后较好。一项回顾性研究显示，16 例 IMH 患者全部治愈，其中 6 例患者停用 ICI 后自行缓解，7 例口服皮质类固醇 0.5～1 mg/(kg·d)，2 例口服皮质类固醇 0.2 mg/(kg·d)，1 例患者静脉使用皮质类固醇 2.5 mg/(kg·d)，并加用了第二种免疫抑制药[21]。胆汁淤积型 IMH 由于不同表现的胆管损伤，甚至胆管缺失，对类固醇及免疫抑制剂治疗多不敏感，预后较差[3,4]。NCCN 指南对于 3～4 级胆红素升高的 IMH，建议在常规保肝治疗 3 d 后无效可加用吗替麦考酚酯[18]。因存在潜在的肝脏毒性，不推荐使用英夫利昔单抗。

IMH 恢复正常后是否重启 ICI 治疗目前还存在争议。CSCO 指南建议，3 级及以上肝损伤患者，再次启用 ICI 治疗发生严重肝脏损伤的概率增加，需由多学科联合诊疗（MDT）团队讨论后决定；4 级 IMH 则永久停用 ICI 治疗[2]。而 NCCN 指南建议，患者若出现 3～4 级胆红素升高，需要永久停用 ICI[18]。

合并慢性病毒性肝炎的肿瘤患者使用 ICI，总体上是安全的。对乙型肝炎表面抗原（HBsAg）阳性和（或）HBcAb 阳性者，尚未明确是否存在 HBV 激活风险，目前建议首次使用 ICI 前应给予抗病毒治疗。HCV RNA 阳性者，条件允许时应尽量在使用 ICI 前完成抗病毒治疗。

在 IMH 临床治疗过程中仍存在以下问题：① 各指南均推荐糖皮质激素作为 IMH 的主要治疗药物，但激素的使用依然存在一定争议。有研究表明，部分 3～4 级 IMH 患者未使用激素治疗肝功能亦可自发缓解[22]。另有研究表明，对于 3～4 级 IMH 患者，在激素减量过程中 1/3 患者可出现肝炎反复，提示激素减量需缓慢，疗程可适当延长（6～8 周）[23]。因此，激素使用的最佳时机、如何减量和最佳疗程仍待进一步确定。② 胆汁淤积型 IMH 仍是治疗难点，征得患者同意，应尽可能通过肝组织病理学评估有无合并肝小叶或汇管区炎症，若无明显肝组织炎症表现，大多对激素和（或）免疫抑制剂应答较差，可给予熊脱氧胆酸

治疗，此类患者疗程较长，恢复较缓慢，在肝功能指标恢复正常后 1～2 个月仍需定期监测肝功能，警惕肝功能指标再次升高。③ 警惕免疫重建炎症综合征[24]，部分患者本身免疫力低下，在使用糖皮质激素过程中易并发感染，需要密切监测感染指标，酌情给予抗感染治疗。④ 积极探索 IMH 特异性预测和预后指标，针对重症或难治性 IMH，探索其他治疗方法如血浆置换[25]、非激素免疫抑制剂如他克莫司、抗胸腺细胞免疫球蛋白等的临床应用价值。

（二）抗体偶联药物（ADC）

1. ADC 药物相关肝损伤概况　近年来，ADC 药物在乳腺癌、胃癌、尿路上皮癌、肺癌及血液肿瘤等展示了突出的临床疗效，迄今全球已有 16 款 ADC 药物获批上市，主要靶点包括人类表皮再生因子受体 2（HER2）、微管蛋白（TUB）、滋养细胞表面抗原 2（TROP2）、紧密连接蛋白 18.2、拓扑异构酶（TOP）等。我国目前上市的有恩美曲妥珠单抗、维泊妥珠单抗、贝兰妥单抗、维布妥昔单抗、奥加伊妥珠单抗、维迪西妥单抗、戈沙妥珠单抗和德曲妥珠单抗等 8 种。ADC 药物进入体内后，抗体部分与肿瘤细胞表面的靶向抗原结合，以便肿瘤细胞将 ADC 分子内吞。其中一部分 ADC 分子能够与抗体可结晶片段的受体（FcR）结合，使得 ADC 被转运到细胞表面，并通过新生儿 Fc 受体（FcRn）介导的转胞吞作用释放到胞外；而其他 ADC-抗原复合物则进入溶酶体，溶酶体中的酶或者酸性环境可降解 ADC，从而释放出有细胞毒性的化学药物，破坏 DNA 或阻止肿瘤细胞分裂，起到杀死肿瘤细胞的作用。

ADC 药物可能产生肝毒性，引起人们的关注。其肝毒性通常无特异性临床表现。部分患者可有乏力、食欲减退、厌油、肝区胀痛及上腹不适等消化道症状。淤胆明显者可有全身皮肤黄染、大便颜色变浅和瘙痒等。少数患者可有发热、皮疹、嗜酸性粒细胞增多甚至关节酸痛等过敏表现，还可能伴有其他肝外器官损伤的表现[26]。血清 ALT、AST、ALP、GGT、TBil 等肝脏生化指标升高[27]。1 级肝损伤是指血清 ALT 和（或）ALP 呈可恢复性升高，TBil<2.5×ULN，且 INR<1.5。2 级肝损伤是指血清 ALT 和（或）ALP 升高，TBil≥2.5×ULN，或虽无 TBil 升高但 INR≥1.5。3 级肝损伤是指血清 ALT 和（或）ALP 升高，TBil≥5×ULN，伴或不伴 INR≥1.5。4 级肝损伤是指血清 ALT 和（或）ALP 升高，TBil≥10×ULN，INR≥2.0。5 级肝损伤是指因严重肝损伤致死，或需接受肝移植才能存活。目前治疗乳腺癌的 5 种 ADC 药物（恩美曲妥珠

单抗、维布妥昔单抗、维迪西妥单抗、奥加伊妥珠单抗和戈沙妥珠单抗）肝损伤的总发生率为 5%~55.3%，≥3 级的肝损伤发生率为 0.4%~26.3%[28]。

ADC 药物不良反应的发生机制一般认为与"非肿瘤细胞的靶抗原特异性摄入（靶向相关性）""非肿瘤细胞的脱靶作用（脱靶相关性）""非肿瘤细胞的非靶抗原摄入"三方面有关[29]。首先，ADC 药物靶向抗原的选择一般为在肿瘤细胞表面有特异性表达的蛋白质，但是某些抗原在人体的非肿瘤组织中也有表达，这会导致细胞毒药物被错误性递送到非肿瘤细胞中，引起靶向相关性的不良反应。其次，由于连接子的不稳定性或者某些特殊因素，有效载荷（细胞毒药物）尚未到达特定靶细胞时提前在体液循环、非肿瘤组织或者肿瘤微环境中释放，便会引起脱靶相关性的不良反应。这也往往被认为是 ADC 药物产生不良反应的主要原因[30]。再次，非肿瘤细胞的抗原非依赖性摄取也是一个重要因素。某些非肿瘤细胞表面存在与 ADC 药物 IgG 的 Fc 段结合的受体（即 FcR），可介导非肿瘤细胞摄取 ADC 药物。最后，非特异性内吞机制（例如巨胞饮作用和微胞饮作用），能内化整个 ADC 药物或游离载荷进入正常细胞，进而产生毒性。

2. ADC 药物相关肝损伤的临床管理　ADC 药物引起的肝损伤是一种排他性诊断，需要排除肝炎病毒感染、自身免疫性肝炎、肝脏肿瘤或肿瘤压迫胆管等相关问题。建议在 ADC 药物治疗开始前，进行全面的肝功能检查，以及腹部超声、CT 或 MRI 检查。使用 ADC 药物期间，应在治疗开始前和治疗期间每 4~6 周监测评估肝功能指标（包括 ALT、AST、ALP、TBil等），一旦发生严重肝功能异常，应及时给予对症及保肝治疗，并对 ADC 用药方案及剂量进行调整。

总的管理原则是包括以下几个方面：① 首要治疗措施是及时停用药物。当出现下列情况之一，可考虑停药：ALT 或 AST>8×ULN；ALT 或 AST>5×ULN，持续 2 周；ALT 或 AST>3×ULN，且 TBil>2×ULN 或 INR>1.5；ALT 或 AST>3×ULN，伴疲劳及消化道症状等逐渐加重和（或）嗜酸性粒细胞增多（>5%）。② 对成人药物性急性肝衰竭（ALF）和亚急性肝衰竭（ACLF）早期，建议选用 N-乙酰半胱氨酸（NAC）治疗。③ 异甘草酸镁可用于治疗 ALT 明显升高的急性肝细胞损伤型或混合型肝损伤。④ 轻中度肝细胞损伤型和混合型肝损伤，炎症较重者可试用双环醇和甘草酸制剂；炎症较轻者，可试用水飞蓟素。⑤ 对药物性 ALF/ACLF 和失代偿性肝硬化等重症患者，结合肿瘤进展状态，考虑是否有必要试用造血干细胞移植

（HSCT）或肝移植治疗。

（三）癌症疫苗

治疗性疫苗主要针对肿瘤患者，用于增强患者自身免疫系统反应，促使免疫细胞高特异性攻击肿瘤细胞。目前有 3 种 FDA 批准的癌症治疗疫苗，包括膀胱内卡介苗（BCG）活疫苗、Sipuleucel-T 疫苗（治疗前列腺癌）和 T-VEC 疫苗（治疗黑色素瘤）。

膀胱内 BCG 活疫苗需要接触膀胱癌细胞以激活免疫系统。卡介苗治疗是一种针对非肌肉浸润性膀胱癌的免疫疗法，它通过导管进入膀胱，激活人体免疫系统攻击癌细胞。主要副作用包括淋巴结肿胀、流感样症状、膀胱灼热、尿痛、尿频、小便困难、胃部不适和呕吐等。肝毒性未见文献报道[31]。

Sipuleucel-T 疫苗的副作用相对较轻，主要包括输液反应、发热、寒战、头痛、恶心、关节痛、背部痛等，通常在输液后 24 h 内消失。肝毒性在文献中未见报道[32]。

T-VEC 疫苗的常见不良反应包括寒战、发热、注射点疼痛、恶心、流感样症状和疲劳。最常见的严重副作用有疾病进展、蜂窝组织炎和发热，任何一种副作用的发生率均未超过 2%[33]。未见严重肝毒性报道。

（四）IDO 抑制剂

吲哚胺-(2,3)-双加氧酶（IDO）抑制剂能调节肿瘤微环境的色氨酸含量，避免肿瘤微环境中 T 细胞增殖受抑制，成为潜在的免疫治疗靶点。日本一项开放标签、I 期 KEYNOTE-434 研究中，3 例患者接受 IDO 抑制剂 Epacadostat 单药 100 mg 治疗，其中 1 例出现 3 级药物相关性肝功能损伤[34]。

IDO 抑制剂在晚期黑色素瘤的早期的临床研究中取得较好效果，但在一项 III 期研究中，与 PD-1 抑制剂帕博利珠单抗单一疗法相比，IDO 抑制剂 Epacadostat 与帕博利珠单抗联合没有显示出临床益处[35]。但是，IDO 抑制剂仍受到研究者的青睐，目前多个 IDO 抑制剂治疗不同瘤种的相关临床研究仍在进行中。

（五）肿瘤坏死因子（TNF）

1975 年 E.A. Carswell 等发现接种卡介苗的小鼠注射细菌脂多糖（LPS）后，血清中出现一种能使多种肿瘤发生出血性坏死的物质，将其命名为 TNF。TNF 主要由活化的巨噬细胞、NK 细胞及 T 淋巴细胞产生。1985 年 Shalaby 把巨噬细胞产生的 TNF 命名为 TNF-α，把 T 淋巴细胞产生的淋巴毒素（LT）命名为 TNF-β。TNF-α 的生物学活性占 TNF 总活性的 70%~

95%，因此常说的 TNF 多指 TNF-α。1984 年，TNF 基因的克隆开辟了临床试验的时代，是第一个用于肿瘤生物疗法的细胞因子，但因其缺少靶向性且有严重的副作用，限制了其作为全身用药在抗肿瘤治疗中的应用。TNF-α 主要应用于软组织肉瘤的隔离肢端灌流[36]和恶性胸腹腔积液的治疗[37,38]。

TNF 是介导急性重型肝炎的重要因素，TNF-α 作用于肝细胞的机制包括：激活 Casepse-3 蛋白酶，诱导肝细胞凋亡[39]；上调中性粒细胞表面黏附因子 CD11b/CD18 的表达，使中性粒细胞或库普弗细胞释放炎性介质如氧自由基而损伤肝细胞；激活肝细胞转录因子 TNF-β，使炎性基因表达增加[40]，产生对肝细胞的损害等。

重组改构人 TNF（rmhTNF-NC）是我国学者自主研发的一种生物新药，敲除了天然 TNF-α 的 N 端的第 1~7 位氨基酸，并将第 8 位脯氨酸置换为精氨酸、第 9 位丝氨酸置换为赖氨酸、第 10 位门冬氨酸置换为精氨酸、第 157 位亮氨酸置换为谷氨酰胺，从而增加了 N 端的碱性氨基酸，大大增强其形成活性三聚体的能力，显著提高了 TNF-α 的抗肿瘤活性。同时降低其 C 端氨基酸的亲水性，降低了天然 TNF-α 的毒性。国家药品监督管理局（NMPA）批准 rmhTNF-NC 可以联合化疗药物治疗非霍奇金淋巴瘤和非小细胞肺癌。

rmhTNF 局部治疗的不良反应较普通 TNF 制剂明显下降。在一项注射用 rmhTNF 治疗中国人恶性胸腹腔积液的前瞻性多中心临床研究中，共 985 例接受治疗，主要不良事件为发热与寒战，分别为 138 例（14.01%）和 99 例（10.05%），1 例为 3 级发热，仅 5 例患者（0.51%）出现 1 级 ALT 升高[38]。

在另一项多中心临床研究中，529 名 ⅢB/Ⅳ 期非小细胞肺癌（NSCLC）患者随机分配至化疗（多西他赛+卡铂或顺铂）和 rmhTNF 联合治疗组（$n=265$）及单独化疗组（$n=264$）。经过 4 个周期的治疗，化疗+rmhTNF 组的中位总生存期为 13.7 个月，而单独化疗组为 10.3 个月（$HR=0.75$，$P=0.001$）。化疗+rmhTNF 组和单独化疗组的中位无进展生存期分别为 8.6 和 4.5 个月（$HR=0.76$，$P=0.001$，相应的有效率分别为 38.5% 和 27.7%（$P=0.008$）。高热和肺出血的增加与 rmhTNF 有关，但耐受性良好；与化疗组相比，化疗+rmh TNF 组未见肝损伤增加[41]。

2022 年 10 月，*Nature Communications* 杂志发表了纪念斯隆凯特琳癌症中心（MSK）领导的 Ⅰ 期临床试验，18 例 Ⅳ 期肺腺癌患者接受 TNF-α 抑制剂赛妥珠单抗（certolizumab）联合化疗治疗，56% 接受治疗的患者获得部分缓解，较既往文献报道单纯化疗的有效率明显提高。在该项研究中，赛妥珠单抗联合化疗未观察到严重肝毒性[42]。目前正在开展 Ⅱ 期临床研究。

（六）嵌合抗原受体 T 细胞疗法（CAR-T）

CAR-T 是一种新的治疗型 T 细胞，通过基因工程在 T 细胞表面表达可识别特定肿瘤抗原的嵌合受体，能特异性杀伤肿瘤细胞。2017 年至今，全球有 8 款 CAR-T 药物陆续获批上市，均针对血液系统肿瘤，目前在实体瘤中也开展了多项临床研究。

由于免疫激活作用，患者在接受 CAR-T 治疗时常伴随出现多种毒性，两种最主要的急性毒性是细胞因子释放综合征（CRS）和神经毒性。CRS 是由 CAR-T 细胞和其他免疫细胞释放大量炎性细胞因子而继发的全身炎症反应。这些炎性细胞因子最初不是由 CAR-T 而是由宿主免疫细胞释放的。减少和清除巨噬细胞和单核细胞的粒细胞-巨噬细胞集落刺激因子（GM-CSF）信号可以降低 CRS 的严重程度[43]。该综合征的临床表现包括高热、畏寒、恶心、疲劳、肌肉疼痛、毛细血管渗漏、全身水肿、潮红、低血压、少尿、心动过速、心功能不全、呼吸困难、呼吸衰竭、肝功能衰竭、肾功能损害等。

接受 CAR-T 细胞治疗的血液系统恶性肿瘤患者 CRS 的发生率约为 55.3%[44]，严重细胞因子释放综合征（sCRS）的发生率约为 18.5%[45]。最常用的治疗 CRS 的免疫抑制剂包括托珠单抗（tocilizumab）和糖皮质激素。经过积极治疗，大多数 CRS 都可以得到纠正，但有少数患者发生了致命的不良反应。

除了 CRS 可能引起肝脏损伤，药物的脱靶效应也可能影响肝脏功能。脱靶效应是指 CAR-T 细胞在攻击肿瘤细胞时，误伤了同样表达靶点抗原的正常组织细胞，从而引起正常组织损伤或免疫缺陷，严重时会造成患者死亡。

（王　锋　于乐成）

第 2 节　免疫检查点抑制剂相关的肝损伤

恶性肿瘤是严重威胁人类健康的重大疾病之一。对于不能通过手术或微创治疗进行根治的患者，长期以来放疗和化疗是临床常用的恶性肿瘤治疗策略，但对于多数肿瘤而言，传统放疗和化疗的效果通常不够持久。调节人体免疫反应的免疫检查点的发现为现代医学攻克恶性肿瘤提供了崭新思路,ICI 由此应运而生,为更多晚期恶性肿瘤患者提供了长期临床缓解甚至治愈的可能。ICI 作为一类新型抗肿瘤药物,对各种组织器官的肿瘤均有明显而持久的应答率,极大提高了肿瘤患者的整体生存率,已经成为某些恶性肿瘤的标准治疗方案[46]。目前已批准 50 多个相关药物用于人类癌症治疗,应用前景十分广泛。然而,尽管 ICI 的临床获益很大,但其可引起诸多免疫相关不良事件(irAE),肝损伤便是其中之一[47,48]。ICI 激活自身反应性淋巴细胞,进而通过尚未充分阐明的机制攻击肝脏,导致肝损伤,称为免疫相关肝毒性或免疫介导的肝炎(IMH),其严重程度可从轻微到致死性事件不等[49]。随着 ICI 临床应用越来越广泛,未来 irAE 事件将会越来越多,而早期识别和及时合理的处置有助于改善患者的预后。

一、概述

免疫细胞表面的免疫检查点在调节 T 细胞对于抗原提呈细胞表面抗原-MHC 复合体的应答过程中发挥重要作用,同时可辅助分子信号转导。某些检查点分子可抑制 T 淋巴细胞活化进而减弱 T 淋巴细胞的抗肿瘤活性,当前认识最深的是程序性细胞死亡受体 1(PD-1)/程序性细胞死亡受体-配体 1(PD-L1)、细胞毒性 T 淋巴细胞相关抗原 4(CTLA-4,即 CD152)(图 57-1),而另一些检查点分子则可促进 T 淋巴细胞介导的肿瘤细胞监视及破坏功能。在肿瘤形成过程中,免疫系统对肿瘤细胞的自然耐受主要通过免疫检查点下调免疫系统功能实现,从而导致肿瘤细胞可逃避免疫系统的攻击[50]。

ICI 可以是针对 T 淋巴细胞表面检查点分子的抑制剂,也可以是针对检查点分子配体的抑制剂,这些配体通常位于抗原提呈细胞和肿瘤细胞等的表面。目前已上市的 ICI 主要是针对 PD-1、PD-L1 和 CTLA-4 的单克隆抗体(简称单抗)[51]。PD-1 单抗主要有纳武利尤单抗(nivolumab)、帕博利珠单抗(pembrolizumab)、特瑞普利单抗(toripalimab)、信迪利单抗(sintilimab)、卡瑞利珠单抗(camrelizumab)、西米普利单抗(cemiplimab)、多塔利单抗(dostarlimab)、匹地利珠单抗(pidilizumab)等。PD-L1 单抗主要有阿替利珠单抗(atezolizumab)、阿维单抗(avelumab)、度伐利尤单抗(durvalumab)等。CTLA-4 单抗主要有伊匹木单抗(ipilimumab)、曲美木单抗(tremelimumab)等。多种 PD-1 单抗和 PD-L1 单抗已被批准用于治疗黑色素瘤、肾癌、尿路上皮癌、非小细胞肺癌、头颈部肿瘤、淋巴瘤、子宫内膜癌、肝细胞癌等,而 CTLA-4 单抗主要用于治疗晚期黑色素瘤。

由于检查点分子也表达于特异性针对自身抗原的 T 淋巴细胞表面,治疗过程中会发生针对自身正常抗原的免疫应答反应,因此 ICI 治疗过程中会发生一系列 irAE,可累及包括肝脏在内的全身各组织器官。尽管肝损伤不如其他器官功能损伤常见,但可能发生致命性肝损伤,因此早期识别和及时干预非常重要[52]。

二、发病机制

(一)CTLA-4 和 PD-1/PD-L1 信号途径在调节 T 淋巴细胞活性中的作用

1. CTLA-4　CTLA-4 是 T 淋巴细胞表面的一种

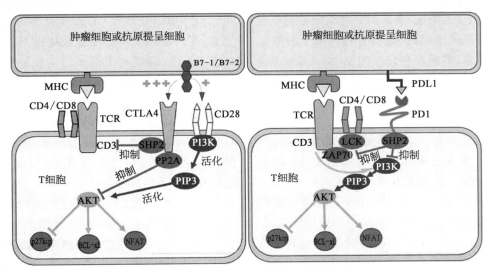

扫描二维码
查看彩图

图 57-1 免疫检查点 PD-1/PD-L1(右)和 CTLA-4(左)信号通路示意图

膜蛋白,通过与 CD28 竞争性结合树突状细胞(DC)等抗原提呈细胞(APC)表面的 B7-1(即 CD80)或 B7-2(即 CD86)分子,从而抑制 T 淋巴细胞反应。通常 CTLA-4 与 B7 分子的结合力显著强于 CD28,因而可减弱 CD28 与 B7 分子的结合力,抑制 CD28 介导的 T 淋巴细胞活化信号的转导(图 57-1 左),同时与结合 MHC-抗原复合物的 T 淋巴细胞受体(TCR)结合[53]。

调节性 T 淋巴细胞作为一种免疫负向调控因子,广泛存在于肿瘤微环境中,通过持续高表达 CTLA-4 以及抑制 DC 细胞分泌 TNF-α 和 IL-12 而减少 T 淋巴细胞的激活。很多自体反应性 T 淋巴细胞的活化和功能也被调节性 T 淋巴细胞所抑制,而应用 CTLA-4 单抗治疗后,外周血 CD4⁺CD8⁺T 淋巴细胞计数增多是一个常见现象。实际上,胸腺中的自体反应性 T 淋巴细胞可能会被当作自身抗原特异性调节性 T 淋巴细胞储存起来,而不是被清除,进而在外周抑制针对自身抗原的自身免疫反应。应用 CTLA-4 单抗时,自身反应性 T 淋巴细胞可不断增殖及活化,其一是因为 CTLA-4 单抗阻断了组成性表达 CTLA-4 的 FoxP3⁺调节性 T 淋巴细胞的活化,其二是阻断表达于自身免疫性 T 淋巴细胞表面的 CTLA-4 可以促进其活化与发挥功能。CTLA-4 单抗的这种双重作用,不仅增强了初期及效应阶段对表达肿瘤相关抗原肿瘤细胞的免疫应答,而且也增强了对于表达自身抗原的一系列正常细胞的免疫应答[54]。

2. PD-1/PD-L1 与 CTLA-4 效应不同,PD-1/PD-L1 信号途径不是调节幼稚 T 淋巴细胞启动,而是减少成熟 T 淋巴细胞的活化,进而抑制下游的 TCR 信号转导。因此,淋巴细胞表面 PD-1 持续表达上调,促进形成一种“耗竭”状态,导致广泛抗原暴露后 T 淋巴细胞免疫功能减弱,进而抑制对组织的免疫破坏过程。这些 T 淋巴细胞(包括直接作用于肿瘤细胞的 T 淋巴细胞)的活性在慢性抗原(如肿瘤抗原)刺激下已经减弱。PD-1 单抗和 PD-L1 单抗可阻断 PD-1/PD-L1 抑制性信号通路,恢复这些“功能耗竭”的 T 淋巴细胞的活性。

PD-L1 组成性表达于一系列造血细胞表面,包括 T 淋巴细胞、B 淋巴细胞、树突状细胞及巨噬细胞等,还表达于许多上皮细胞及内皮细胞如肝细胞、肝窦内皮细胞等,在 TNF-α 及 Ⅰ 和 Ⅱ 型干扰素诱发的炎症刺激下可表达上调。很多肿瘤高表达 PD-L1,大多数是由于 γ 干扰素(IFN-γ)的作用,可以减弱表达 PD-1 的 T 淋巴细胞发生有效免疫应答。PD-L2 仅表达于免疫细胞表面。PD-L1 单抗不会影响 PD-1 和

PD-L2 间的相互作用,保留了它们对单克隆药物激活 T 淋巴细胞的调节功能[55]。

免疫检查点 PD-1 存在于多种免疫细胞,PD-L1 和 PD-L2 在肿瘤细胞中高表达,同时也存在于淋巴细胞。在生理状态下,PD-1 与 PD-L1 和 PD-L2 结合后,一方面可诱导 PD-1 免疫受体酪氨酸抑制基序(ITIM)和免疫受体酪氨酸转换基序(ITSM)发生磷酸化,募集 Scr 同源区 2 蛋白酪氨酸磷酸酶(SHP2),抑制 T 淋巴细胞活化所需组分的转录和翻译(图 57-1 右)。另一方面,PD-1 还通过上调属于“碱性亮氨酸拉链转录因子(bZIP)”的转录激活因子(ATF)样蛋白的表达,竞争性结合并抑制 T 淋巴细胞增殖和细胞因子分泌,导致 T 淋巴细胞耗竭,进而发挥负向调控作用,抑制自身免疫反应,使自身正常组织和细胞产生免疫耐受。当淋巴细胞及肿瘤细胞中分别高表达 PD-1 与 PD-L1 和 PD-L2 时,T 淋巴细胞的活化和增殖降低,导致肿瘤细胞免疫逃逸。

(二)ICI 相关肝损伤的发病机制

有学者认为,ICI 相关肝损伤的发生机制之一是抗体类药物通过激活补体直接导致肝损伤。支持证据是这类药物的靶点如 PD-1 和 PD-L1 在正常肝组织也有表达。但另一方面,PD-1 和 PD-L1 在体内各组织器官分布广泛,难以解释为何在部分患者会特异性针对肝脏。其他机制包括抗原决定簇扩展后 ICI 调动免疫系统发生无差别免疫应答[56]、调节性 T 细胞介导的外周免疫耐受的丢失[57]、TNF-α 介导的肝毒性[58]。

有学者提出了一种 ICI 相关肝损伤的发病机制假说(图 57-2)[59],该假说分为以下 3 个步骤。① 第一步,活化的 T 细胞在肝窦中的黏附(图 57-2a)。ICI 通过阻断 PD-1 和 CTLA-4 介导的免疫抑制信号通路,促进循环 T 淋巴细胞的增殖与活化。活化的 CD8⁺T 淋巴细胞通过其表面的 α₄β₁整合素(integrin)和淋巴细胞功能相关抗原 1(LFA-1),与肝窦内的库普弗细胞和肝窦内皮细胞(LSEC)表达的黏附分子如血管细胞黏附分子-1(VCAM-1)及细胞间黏附分子-1(ICAM-1)相结合,从而被肝脏捕获。活化的 CD4⁺T 细胞也通过 α₄β₁整合素与 VCAM-1 之间、唾液酸结合性免疫球蛋白样凝集素-10(Siglec-10)与血管黏附蛋白 1(VAP-1)之间的相互作用而被肝脏捕获。② 第二步,活化 T 细胞的凋亡(图 57-2b)。被捕获的 T 细胞通过 Fas 死亡受体与库普弗细胞及内皮细胞表达的 Fas 配体(FasL)相结合,Fas 和 FasL 之间的相互作用再加上活化 CD8⁺T 细胞分泌的 IFN-γ 的作

用,共同诱导库普弗细胞分泌 TNF-α。Fas/FasL 的相互作用,以及 TNF-α 与 TNF 受体 1(TNFR1)的结合,引起活化 T 细胞的凋亡。③ 第三步,肝细胞的凋亡(图 57-2c)。活化的 T 淋巴细胞通过 Fas/FasL 信号通路和 IFN-γ 的共同作用,导致库普弗细胞活化并分泌大量的具有细胞毒作用的 TNF-α。这将敏化肝细胞,使之对浸润的活化 T 细胞通过 Fas 诱导和 IFN-γ 介导的凋亡敏感。

ICI 导致肝损伤的具体分子机制目前仍不十分明确。考虑到引起的肝损伤主要表现为血清氨基转移酶(ALT 和 AST)升高,少数严重病例会出现胆红素升高,因此推测此类肝损伤可能主要为肝细胞受损和坏死。肝细胞损伤的分子机制可能涉及细胞毒性 T 淋巴细胞的直接杀伤作用,辅助 T 淋巴细胞及调节性 T 淋巴细胞的间接作用,抑或各种炎症介质的作用,还可能有固有免疫应答的激活参与或自身抗体的参与,确切分子机制尚需进一步探究。

三、危险因素

(一)药物剂量

研究发现,irAE 的发生率及严重性可能与暴露剂量相关。伊匹木单抗(ipilimumab)的 II 期临床研究中,0.3 mg/kg、3 mg/kg、10 mg/kg 剂量方案的 3~4 级 irAE 发生率分别为 0%、7%、25%[50]。因此,对于针对同一检查点的不同药物,比较它们的肝损伤风险大小时应当将用药剂量考虑在内。但另一项应用纳武利尤单抗(nivolumab)治疗肝细胞癌(HCC)的研究显示,irAE 的发生率与剂量无关[55],因此 ICI 剂量是否为危险因素,可能要视具体情况而定。

(二)联合用药方案

两种 ICI 合用,或一种 ICI 合用另一种抗肿瘤药物时,肝损伤发生率及严重程度均会增加[60],因此应当避免某些增加肝损伤风险的合用方案。由于目前药物种类较多,筛选出疗效好且肝损伤风险小的合用方案具有较大挑战性。

(三)自身免疫性疾病病史

有关该类患者应用 ICI 的安全性和有效性数据有限。由于这部分患者应用 ICI 治疗时有潜在自身免疫性疾病恶化或 irAE 恶化的风险,因此通常会被列入临床试验的排除标准中。一项前瞻性队列研究发现,ICI 治疗前自身免疫性肝病的存在并不增加 irAE 的发生[61]。REISAMIC 系统登记数据表明,既往存在自身免疫性疾病的患者 irAE 的发生率明显高于无自身免疫性疾病的患者,但通常可控,并不需要停止 ICI 治疗[62]。一项系统综述表明,对于存在自身免疫性疾病的肿瘤患者,ICI 治疗导致了 50% 的患者自身免疫性疾病发生了恶化,约 1/3 患者出现了新的 irAE[63]。因此,对于具有潜在自身免疫性疾病或存在高滴度自身抗体的患者,需要做到谨慎评估、严密监测、及时处理,从而避免出现临床不可控的严重 irAE,包括严重肝损伤。

(四)慢性肝病史

ICI 在慢性肝病患者中的应用安全尚不清楚,代谢相关脂肪性肝病可能是免疫检查点相关肝损伤的危险因素。Sawada 等回顾性分析 135 例使用 PD-1 抑制剂的患者,8 例发生肝损伤的患者中有 2 例合并代谢相关脂肪性肝病,提示代谢相关脂肪性肝病与 ICI 相关肝损伤具有显著相关性(风险比率 = 29.34,

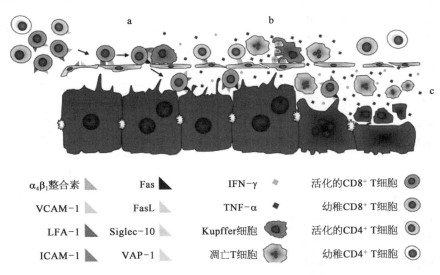

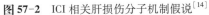

α₄β₁整合素	Fas	IFN-γ	活化的CD8⁺ T细胞
VCAM-1	FasL	TNF-α	幼稚CD8⁺ T细胞
LFA-1	Siglec-10	Kupffer细胞	活化的CD4⁺ T细胞
ICAM-1	VAP-1	凋亡T细胞	幼稚CD4⁺ T细胞

图 57-2　ICI 相关肝损伤分子机制假说[14]

扫描二维码
查看彩图

$P = 0.003$)[64]。研究表明,虽然在代谢相关脂肪性肝病患者肝门区和小叶区的库普弗细胞、肝窦上皮细胞或肝内淋巴细胞未见 PD-1 过度表达,但 PD-L1 在上述区域的表达显著增加,这可能是造成 NAFLD 患者使用 PD-1 抑制剂后肝损伤发生率升高的原因之一。但是没有足够证据表明慢性乙型肝炎、慢性丙型肝炎或慢性酒精性肝病(ALD)患者发生 ICI 治疗相关肝损伤时,与长期不良预后相关[65]。

需要注意的是,包括自身免疫性肝炎(AIH)在内的慢性肝病患者通过肝细胞高表达 PD-L1 和 PD-L2,进而下调自身反应性 T 淋巴细胞的活化[66]。ICI 会阻断此效应,进而引起 AIH 等慢性肝病恶化,因此许多临床试验的排除标准禁止纳入慢性肝病患者。但随着纳入标准的拓展,将有助于对这部分患者应用免疫治疗的安全性进行分析。

(五)肝转移瘤

ICI 治疗引起的急性严重肝细胞损伤可见于临床无症状的肝转移瘤患者,如黑色素瘤肝转移[67]。尚待回答的重要问题是浸润的肿瘤细胞是否在一定环境下与 ICI 激活 T 淋巴细胞具有协同作用,促进肝脏自身抗原和促坏死细胞因子的表达,或促进炎症信号通路的活化。

(六)年龄

65 岁及以上的老年人应用 ICI 的疗效和毒副作用与年轻的肿瘤患者相似,irAE 的发生率无明显增加,可见高龄不是 ICI 的用药禁忌。

(七)遗传易感性

近期一项研究纳入 131 例应用 ICI 治疗的肿瘤患者,其中 11 例发生肝损伤。该研究找到两个 ICI 相关肝损伤的可能易感基因:DRB1*04:01、DRB1*15:01-DQB1*06:02,由于样本量较少,尚需要进一步探究,未来可以用来筛选肝损伤高危人群[61]。

四、流行病学

总体来说,应用 CTLA-4 单抗患者比应用 PD-1 单抗和 PD-L1 单抗患者的肝损伤发病率更高,病情更重;两者联用发生肝损伤的概率明显增高,且病情更重,持续时间更长[68]。

(一)单一 ICI 方案

单种 ICI 治疗相关肿瘤的肝损伤发生率见表 57-1。总体来说,ICI 相关肝损伤的发生率为 0%~30%,3~4 级肝损伤的发生率为 0%~20%,暴发性肝衰竭和死亡病例最高达 0.4%,CTLA-4 单抗引起肝损伤更常见,尤其是重型肝损伤[69]。接受 PD-1 单抗治

疗的患者中,血清氨基转移酶升高发生率为 1.8%~6.2%,3~4 级血清氨基转移酶升高的发生率为 1.1%~1.8%,且常发生于与达卡巴嗪、维莫非尼或血管内皮生长因子受体酪氨酸激酶抑制剂联合应用时。PD-1/PD-L1 单抗治疗过程中,1%~2% 的患者可发生致死性 irAE。一项纳入 46 项关于 PD-1 单抗/PD-L1 单抗临床研究的 Meta 分析显示,氨基转移酶异常的发生率为 2%~5%,严重不良事件的发生率为 1%~4%,胆红素异常的发生率为 1%~2%,胆红素明显升高发生率约为 1%。而应用抗 CTLA-4 单抗的患者,血清氨基转移酶升高发生率 1.2%~14.6%,3/4 级血清氨基转移酶升高发生率 0.4%~5.7%[70]。伊匹木单抗的Ⅲ期临床试验显示,在晚期黑色素瘤患者中应用 3 mg/kg 剂量时,肝损伤发生率仅为 1%~2%,且未发生 3~4 级肝损伤不良事件。另一项随机、双盲研究具有 HLA-A*0201 遗传背景的转移性黑色素瘤患者,131 例单用伊匹木单抗治疗,132 例单用 gp100 肽治疗,380 例接受两药联合治疗。结果显示,G3/4 级 irAE 的总发生率在三组分别为 61.1%/12.2%、3.0%/0.0%、58.2%/9.7%;G3 级血清 ALT 升高的发生率分别为 1.5%、2.3% 和 0.8%,G3 级血清 AST 升高的发生率分别为 0.8%、1.5% 和 1.1%,G3 级肝炎的发生率分别为 0.8%、0.0% 和 0.5%,未见 G4 级肝损伤;共有 7 例患者因严重的 irAE 而死亡,其中 1 例因肝衰竭而

表 57-1　ICI 相关肝损伤发生率[80]			
药物及剂量	**肿瘤类型**	**患者数**	**肝损伤发生率(%)**
			总体 / **2级以上**
PD-1 单抗				
帕博利珠单抗 10 mg/kg	黑色素瘤	277	1.8 / 1.8
纳武利尤单抗 3 mg/kg	黑色素瘤	313	3.8 / 1.3
纳武利尤单抗 3 mg/kg	黑色素瘤	313	4 / 1
纳武利尤单抗 3 mg/kg	黑色素瘤	452	6.2 / 1.1
纳武利尤单抗 0.1~10 mg/kg	肝细胞癌	48	15 / 6
帕博利珠单抗 200 mg	肝细胞癌	104	9 / 4
CTLA-4 单抗				
伊匹木单抗 3 mg/kg	黑色素瘤	256	1.2 / 0.4
伊匹木单抗 3 mg/kg	黑色素瘤	311	3.9 / 1.6
伊匹木单抗 3 mg/kg	黑色素瘤	311	4 / 2
伊匹木单抗 10 mg/kg	黑色素瘤	453	14.6 / 5.7
曲美木单抗 15 mg/kg	肝细胞癌	20	55 / 25
纳武利尤单抗 0.3~3 mg/kg+伊匹木单抗 1~3 mg/kg	黑色素瘤	53	21 / 11
纳武利尤单抗 1 mg/kg+伊匹木单抗 3 mg/kg	黑色素瘤	313	17.6 / 8.3
纳武利尤单抗 1 mg/kg+伊匹木单抗 3 mg/kg	黑色素瘤	313	19 / 9

死亡(来自单用伊匹木单抗组)[71]。基于汇总的临床数据,伊匹木单抗相关免疫性肝损伤发生率为 3%~9%,仅次于肠道和皮肤。

(二) 两种 ICI 联用

鉴于单一 ICI 治疗的持续应答率较低,2 种免疫治疗药物联用成为研究热点。一项晚期黑色素瘤的随机试验显示,抑制 PD-1 的纳武利尤单抗(nivolumab)(1 mg/kg,每 3 周一次,用 4 次后每 2 周一次)联合抑制 CTLA-4 的伊匹木单抗(3 mg/kg,每 3 周一次,共 4 次),可提高肿瘤无进展生存率。更长时间随访显示,3 年总体生存率在联合用药组为 58%,在单用纳武利尤单抗组为 52%,在单用伊匹木单抗组为 34%。联合用药组的副作用明显增多,大约 20% 患者可发生 3 级不良事件,而纳武利尤单抗 3 mg/kg 联合伊匹木单抗 1 mg/kg 方案时,仅不到 5% 患者发生 3 级不良事件[72]。

一项纳入 448 例晚期黑色素瘤患者的研究显示,接受纳武利尤单抗和伊匹木单抗联合治疗的 3~4 级不良事件的发生率为 55%,肝损伤发生率为 17%,肝损伤是最常见的 3~4 级 irAE。发生肝脏相关不良事件的平均时间为 8.4 周,最晚发生于开始治疗后的 1 年,最常发生于 3 个月左右,6 个月后发病率下降。所有 3~4 级肝损伤患者均给予激素或免疫抑制剂治疗,缓解率 97%。1 例患者发生了肝衰竭,停药后 7 d 去世[73]。另一项黑色素瘤研究数据显示 PD-1 单抗联合 CTLA-4 单抗时发生严重肝损伤的概率增加,总体肝损伤发病率 17.6%~21.0%,3/4 级肝损伤发生率 8.3%~11.0%。

纳武利尤单抗联合伊匹木单抗的方案已经在各种类型的肿瘤治疗中进行了评估,包括小细胞肺癌[74]、非小细胞肺癌[75]及肾细胞癌[76]。纳武利尤单抗 1 mg/kg 联合伊匹木单抗 3 mg/kg(N1I3 组合)、纳武利尤单抗 3 mg/kg 联合伊匹木单抗 1 mg/kg(N3I1 组合)、纳武利尤单抗 3 mg/kg 联合伊匹木单抗 3 mg/kg(N3I3 组合)的不同剂量组合研究表明,不同剂量方案的副作用发生率不同,伊匹木单抗剂量更高的方案副作用最大。肾细胞癌患者应用纳武利尤单抗联合伊匹木单抗的方案是不能耐受的,因为 83% 患者可能会出现 3~4 级不良事件。由于剂量依赖性毒性,N3I3 组(n=6)的所有患者在分析时被剔除。N1I3 组(n=47)大约 62% 患者发生了 3~4 级不良事件,其中 21% 患者以 ALT 升高为主。N3I1 组(n=47)大约 38% 患者发生了 3~4 级不良事件,其中 4% 患者 ALT 升高为主。另有研究显示,非小细胞肺癌复发患者,

N1I3 组 30% 患者发生了 3~4 级不良事件,N3I1 组 19% 患者发生了 3~4 级不良事件。

(三) 免疫抑制剂联合小分子酪氨酸激酶抑制剂

此类联合方案亦可增加肝损伤概率,例如伊匹木单抗与达卡巴嗪联合应用时 20% 的患者发生了 3~4 级血清氨基转移酶升高,均高于单用任何一种药物的方案。一项伊匹木单抗联合维莫非尼治疗 BRAF 突变、已发生转移的黑色素瘤研究表明,维莫非尼治疗组 3% 的患者血清氨基转移酶超过了 5×ULN,伊匹木单抗治疗组 3.8% 的患者发生了免疫介导的不良事件,大多数患者在用药 2~5 周内出现了血清氨基转移酶水平升高。值得注意的是,联合治疗组 10 例患者中有 2 例患者血清氨基转移酶水平升高超过 3×ULN,同时胆红素水平超过 2×ULN,这 2 例患者的生化特征与海氏法则一致[77]。同样,PD-1 抑制剂纳武利尤单抗和帕博利珠单抗引起 3 级及以上 ALT 升高不良事件的发生率小于 5%,但是与酪氨酸激酶抑制剂舒尼替尼(sunitinib)或帕唑帕尼(pazopanib)合用于治疗晚期肾癌时 3 级及以上 ALT 升高不良事件的发生率增高,甚至是致死性事件。相反,合用选择性血管内皮生长因子受体抑制剂阿昔替尼(axitinib)时严重肝损害的发生率则稍低。

尽管含 ICI 的联合方案进一步促进肝损伤的机制并不十分清楚,但治疗相关的免疫耐受降低可能在促进严重肝损伤中发挥重要作用。为了模拟该机制,有研究应用一种可引起肝损伤的抗疟药物阿莫地喹(amodiaquine)治疗 PD-1 缺乏的小鼠,与正常 PD-1 小鼠相比发生了更多的血清氨基转移酶异常及肝脏单核细胞浸润。加用 CTLA-4 单抗后肝损伤风险更大,且不易缓解[78]。其余具有肝毒性的小分子药物(如格列酮、异烟肼、托卡朋、奈韦拉平)也有类似促进肝损伤的作用。因此,ICI 与小分子化合物联用时会受免疫检查点抑制程度及小分子化合物潜在肝毒性的影响。

(四) 原发性肝癌

ICI 在 HCC 患者的治疗中亦有应用,且肝损伤副作用更常见。应用 PD-1 单抗治疗 HCC 时 9%~15% 的患者出现血清氨基转移酶异常,4%~6% 的患者出现 3~4 级血清氨基转移酶异常。应用 CTLA-4 单抗曲美木单抗(tremelimumab)治疗 HCC 时,55% 的患者可出现肝损伤,25% 的患者出现 3~4 级肝损伤。因此,应用 ICI 治疗 HCC 时要更加严密监测肝功能。

Celsa 等[79]比较了 HCC 和其他实体肿瘤患者接

受 ICI 治疗后 irAE 的发病率、临床特征和结局,该项研究纳入两个独立队列,一组包括了 375 例晚期/不可切除 HCC 患者,接受阿替利珠单抗联合贝伐利珠单抗治疗,另一组包括了 459 例其他实体瘤患者,接受一线 ICI 治疗。结果显示,在 HCC 患者中,4.4 个月的中位治疗期间所有级别 irAE 的发生率为 11.4%,非 HCC 患者 12.4 个月中位治疗期间的 irAE 发生率为 2.6%;发生 irAE 的中位时间分别为 1.4 个月和 4.7 个月;其中 16.3% 的 HCC 患者和 75.0% 的非 HCC 患者接受了激素治疗,分别有 72.1% 和 58.3% 的患者 irAE 缓解。该研究表明,与其他实体肿瘤相比,HCC 患者 irAE 的发病率更高,发病时间更早,其特点是缓解率高、激素治疗剂量低、肝功能失代偿的风险低,但并未影响 HCC 患者的整体预后。

五、临床表现和肝损伤模式

ICI 引起的肝损伤可发生在治疗过程中的任何时间,但大多数患者发生在启动 ICI 治疗后的 1~3 个月。一些免疫介导的肝损伤可能发生于更长时间的免疫抑制剂治疗后,而另一些患者则在停药后才出现肝损伤。一项纳入 432 例接受 ICI 治疗的患者、持续 10 年的真实世界回顾性研究发现,用药 4.5 个月后发生肝损伤的风险明显下降[81]。临床表现可从无症状到 ALF,大多数病例无明显症状,有症状者以消化道症状为主,可有乏力、眼黄、尿黄及皮肤瘙痒,有时可有发热,应用 CTLA-4 单抗者更常见。近一半患者出现肝外 irAE 表现,常见的有胰腺炎、甲状腺功能异常、垂体炎、肺炎等。肝损伤模式包括肝细胞损伤型、胆汁淤积型、混合型,目前研究报道的有些以肝细胞损伤型为主,有些以胆汁淤积型为主,分析肝损伤模式的不同可能与种族、年龄、疗程、合并用药等因素有关。

六、辅助检查

ICI 相关肝损伤的实验室检查主要表现为肝脏生化指标的异常,包括但不限于血清氨基转移酶(ALT 和 AST)、胆红素、胆道酶(ALP 和 GGT)升高,以及凝血功能指标(INR 等)的异常,这些指标无明显的药物相关特异性。影像学通常无异常表现,肝损伤严重者可有肝大、门静脉周围水肿、门静脉周围淋巴结肿大、门静脉周围 MRI T2 高信号影和肝实质信号减弱等表现,但缺乏特异性。有研究报道肝外胆管受累者影像学可表现为胆管壁增厚,肝外胆管扩张,实际并无梗阻[82]。

七、病理改变

ICI 相关肝损伤患者并无特异性肝组织病理学表现,可见严重小叶性肝炎、3 区肝炎,可见明显静脉血管内皮炎,也有报道增生小胆管周围可见轻度单核细胞浸润[83]。一项关于伊匹木单抗致肝损伤的研究共纳入 5 例患者,临床表现均较重,肝组织活检主要病理表现为门静脉及门静脉周围炎症,肝细胞坏死伴淋巴细胞、浆细胞及嗜酸性粒细胞浸润[84]。Martin 等[85] 对 16 例 PD-1/PD-L1 单抗、CTLA-4 单抗相关肝损伤患者进行肝组织病理学研究(表 57-2),发现所有患者肝组织炎症浸润细胞主要为淋巴细胞和组织细胞,浆细胞很少;一半以上患者有胆管损伤,包括淋巴细胞胆管炎、胆管萎缩;8 例存在轻度汇管纤维化。这表明 ICI 相关肝损伤可能由急性转为慢性。应用 CTLA-4 单抗的患者($n=7$)主要表现为肉芽肿性肝炎,有纤维环状肉芽肿形成及中央静脉血管内皮炎,可有严重小叶坏死及炎症,点状或融合坏死主要位于小叶中央区域,7 例患者均存在中央静脉血管内皮炎,汇管区、小叶内炎症浸润细胞主要为 CD8+T 细胞。而应用 PD-1 单抗/PD-L1 单抗患者($n=9$)主要表现为类型不一的小叶性肝炎,只有 2 例存在无纤维蛋白沉积的小肉芽肿,另有 2 例存在中央静脉内皮炎,汇管区炎症浸润细胞 CD4+T 细胞和 CD8+T 细胞比例均等,小叶内炎症浸润细胞 CD8+T 细胞稍多。另一项研究[86] 对接受 ICI 治疗的肿瘤患者进行肝活检:36 例为肝炎样组织学特征,包括 16 例存在肉芽肿、14 例存在内皮炎;16 例为胆管受累,同时伴有门静脉区炎症;4 例均有类似脂肪肝的组织学表现。该项研究中,最常见的两种组织学类型与肝功能异常表现是符合的。胆管受累者各级胆管均可受累,累及小胆管者病理上可表现为轻度至明显的胆管损伤,并常伴有门管区水肿,受损胆管周围常有明显中性粒细胞浸润[86]。Kondo 等[87] 的一项单中心回顾性研究纳入 252 例接受纳武利尤单抗或帕博利珠单抗治疗的非小细胞肺癌患者,发现 ICI 相关肝损伤患者一些可能的特异性病理学表现,例如肉芽肿形成要显著多于其他药物所致的肝损伤或 AIH 患者,而淋巴细胞浸润几乎都是 CD8+T 细胞和 CD3+T 细胞,而 CD4+T 细胞和 CD138+T 细胞很少。因此他们认为,对于应用 PD-1 单抗治疗的非小细胞肺癌患者,既往 ANA 阳性、肉芽肿性肝炎、CD8+T 细胞浸润为主的肝组织学特征可能是诊断 ICI 相关肝损伤的有力证据。

表 57-2　文献报道的 16 例 ICI 相关肝损伤患者的肝组织学特征（基于治疗方案）[85]

病例编号	治疗方案	汇管区纤维化 F0-4	汇管区炎症活动 (0~3)	汇管周围炎症活动 (0~3)	胆管损伤 (0~1)	小叶炎症活动 (0~3)	浆细胞	中央静脉内皮炎 (0~2)	肉芽肿形成	肝损伤类型
1	PD-1单抗+CTLA-4单抗	F0	1	1	1	3	0	1	+,中央纤维蛋白沉积	肉芽肿性小叶性炎症
2	PD-1单抗+CTLA-4单抗	F0	1	1	0	3	0	2	+,中央纤维蛋白沉积	肉芽肿性小叶性炎症+纤维蛋白沉积
3	PD-1单抗+CTLA-4单抗	F0	2	2	0	2	0	1	0	亚急性肝炎+局部融合坏死
4	PD-1单抗+CTLA-4单抗	F1	3	3	1	2	0	1	0	亚急性肝炎+汇管区周围及小叶炎症
5	CTLA-4单抗	F0	1	1	0	3	0	2	+,纤维环	肝炎+小叶中央坏死+纤维环肉芽肿
5*		F1	3	3	1	2	0	0	0	慢性肝炎A3F1
6	CTLA-4单抗	F1	1	1	0	2	0	2	+,纤维蛋白沉积	肉芽肿性小叶性炎症
7	CTLA-4单抗	F1	2	2	1	3	1	1	+,纤维环汇管周围>小叶	肉芽肿性肝炎+小叶及汇管周围坏死
8	PD-L1单抗+奥拉帕尼	F1	2	1	0	1	1	0	0	急性肝炎+慢性肝炎小叶中央坏死
9	PD-1单抗	F0-F1	2	2	1	2	0	0	0	慢性肝炎A2F1
10	PD-1单抗	F0	1	1	1	2	1	1	+,无纤维蛋白小肉芽肿罕见	小叶性肝炎
11	PD-1单抗	F3	2	2	1	1	1	0	0	急性肝炎+纤维化肝脏亚大块坏死
12	PD-1单抗	F0	1	1	0	1	0	0	0	小叶性肝炎+增生性结节
13	PD-1单抗	F2	1	2	0	2	0	0	0	慢性肝炎A2F3+小叶坏死
14	PD-1单抗	F0	1	0	0	1	0	0	0	轻微小叶性肝炎
15	PD-1单抗	F0	1	1	1	3	0	1	0	急性肝炎+融合桥接坏死
16	PD-1单抗	F1	1	1	1	1	0	0	+,无纤维蛋白小肉芽肿	小叶性肝炎+小肉芽肿

注：* 第 5 例患者的第 2 次用药。

八、诊断和鉴别诊断

无论是文献报道，还是美国 FDA 批准的 ICI 药物说明书，目前 ICI 导致的肝损伤均无明确诊断标准。首先需评估常见引起肝损伤的其他病因，包括病毒性肝炎、AIH、代谢相关脂肪性肝病、ALD、胆道疾病、其他药物所致肝损伤等病因是否存在。在这些病因中，尤其与 ICI 以外的其他药物所致肝损伤的鉴别有较大难度，即使肝活检病理组织学检查也未必能可靠地进行鉴别。因此，注意辨别 ICI 所致肝损伤的相对特异性表现对于诊断很有必要。此外还需注意，ICI 相关的肝损伤应当与肿瘤肝浸润导致的肝损伤进行鉴别。糖皮质激素治疗有效有助于鉴别诊断。尽管肝活检病理组织学检查有助于鉴别诊断及评估肝脏炎症程度，但通常认为在 ICI 相关肝损伤的诊疗过程中，肝活检并非总是必需。应用 RUCAM 量表来诊断 ICI 的主要问题是在没有再次用药的情况下很难得到"极可能"或"很可能"的分值，大多数患者会被判定为"可能"。未来尚需进一步探索 ICI 相关肝损伤的特异性诊断标志物。

鉴别诊断中尤其需要注意的是与 AIH 的鉴别。理论上，ICI 引起的肝损伤可能与 AIH 具有某些相同的发病机制，但实际上一些研究报道两者之间是不同的（表 57-3）。与 AIH 不同，ICI 相关肝损伤女性发病率不高，免疫球蛋白水平不高，抗核抗体、抗平滑肌抗体、抗肝肾微粒体抗体、抗可溶性肝抗原抗体不常见，大多数 ICI 引起的免疫介导的肝损伤患者并未检测到这些自身抗体。ICI 相关肝损伤的病理组织学改变，主要浸润细胞为巨噬细胞和组织细胞，而不是浆细胞，罕见严重界面性肝炎及玫瑰花环样结构，常见肉芽肿性小叶性肝炎、纤维环肉芽肿、内皮炎及胆管损伤[88]。临床上两者的另一重

表 57-3　ICI 相关肝损伤与 AIH 的临床特征比较[80]

	AIH	ICI 相关肝损伤		
		PD-1 单抗	CTLA-4 单抗	PD-1 单抗+CTLA-4 单抗
临床表现				
性别	女性常见	无性别区别		
病史	自身免疫性疾病,病毒感染等	ICI 应用史		
症状	乏力不适,黄疸	发热(37.5%)、散在斑丘疹(31.2%)		
血清学标志物				
ANA、SMA	阳性	阴性或低滴度		
免疫球蛋白	升高	正常		
组织学特征				
肝炎	界面性肝炎 纤维化 肝硬化	小叶性肝炎伴轻度门脉浸润 门静脉纤维化(44%)	小叶周围炎 小叶中央炎 肉芽肿性炎症	肉芽肿性炎症伴严重小叶中央坏死
细胞浸润	浆细胞为主	组织细胞为主	组织细胞为主	
淋巴细胞	CD4+、CD8+	CD4+、CD8+	CD8+为主	
中性粒细胞	罕见		散在	
其他	玫瑰花环	局灶坏死、嗜酸小体形成(无纤维的小肉芽肿)	巨噬细胞形成的小肉芽肿伴纤维沉积	纤维环样肉芽肿
	可重叠 PBC	胆管损伤(≥50%)		
	无其余非特征性改变		内皮炎	
		脂肪变性或脂肪性肝炎		

要不同点是,ICI 引起的免疫介导的肝损伤在停药后,以及经过激素或免疫抑制剂治疗后,急性肝损伤通常不会复发。

九、irAE 的严重程度分级

我国《药物性肝损伤诊治指南》(2015 版)根据肝功能和凝血功能将 DILI 严重程度分为 0~5 级。大多数肿瘤领域临床试验对于治疗过程中出现的相关药物不良反应常采用美国国家癌症研究所制定的常见不良事件通用术语标准(CTCAE),而国外药物性肝损伤领域常采用美国 DILIN 的严重程度分级标准。需要指出的是,我国不少临床肝病专家认为,美国 DILIN 严重程度分级标准与真实临床存在脱节,中国《药物性肝损伤诊治指南》(2015 版)对 DILI 严重程度的分级标准充分考虑到了肝细胞性黄疸水平与肝损伤严重程度的相关性,并与我国的《肝衰竭防治指南》保持了适度的一致性,因而更为合理和更贴近真实临床,有关内容详见本书第 70 章。值得注意的是,无论 CTCAE 分级还是 DILIN 分级,均不是 ICI 相关肝损伤的特异性分级标准,对于这类特殊抗肿瘤药物的肝损伤严重程度的分级,亟须进一步深入探讨。

十、治疗

不同药品说明书均推荐对于 G2 及以上级别的肝损伤患者暂停使用 ICI,并应用糖皮质激素(以下简称"激素")治疗,疗程至少 4 周。有研究表明 G1 患者停用 ICI 后肝功能可自行恢复正常。若发生 G3 或 G4 不良事件(严重或危及生命),应立即停药并终生不能再应用 ICI,及时予以高剂量糖皮质激素治疗[甲泼尼龙 1~2 mg/(kg·d)或等量其他糖皮质激素类药物],降至 G1 时糖皮质激素可逐渐快速减量(如每 3~5 d 减 10%),总疗程至少 1 个月[89]。应当注意,激素剂量推荐并不是来自比较研究,而是来自其他 irAE 治疗经验或自身免疫性肝病的治疗实践。若应用激素时间较长,应注意激素不良反应的监测和防治。

对于应用激素治疗效果不佳的患者(激素应用 3 d 肝功能无改善),还可加用免疫抑制剂[90],首选吗替麦考酚酯(MMF)500~1 000 mg,每 12 h 一次,副作用主要是胃肠道反应及骨髓抑制。少数研究报道治疗效果仍不佳者可换用环孢素、他克莫司或抗胸腺细胞免疫球蛋白等不同作用机制的药物,但缺乏大规模标准化研究证据的支持。有研究报道,对于激素治疗无效的病例,环孢素或他克莫司联合抗胸腺细胞免疫球蛋白[91]、托珠单抗[92]、血浆置换[93]或英夫利昔单抗[94]治疗有效,但大多数指南并不推荐应用英夫利昔单抗,因为可导致自身免疫性肝炎样 DILI(AL-DILI)[95]。在应用这些三线免疫抑制剂之前,推荐进行肝活检。由于硫唑嘌呤需要几个月才能达到最高血药浓度,且其代谢产物有一定肝毒性,因此不推荐应用。

恶性肿瘤肝转移患者,本身血清氨基转移酶水平可能已经存在异常,肝损伤严重程度≤G2 时可应用 ICI。若血清 ALT/AST 升高超过基线的 50%并持续 1 周以上,则需永久停药[91]。

免疫介导的胆管损伤患者,炎症主要集中在胆管周围,以 $CD8^+T$ 细胞浸润为主,一般对激素治疗效果不佳,加用 UDCA 治疗可能有效。有报道 1 例患者应用帕博利珠单抗过程中发生免疫相关肝损伤,给予泼尼松 80 mg qd[1 mg/(kg·d)]治疗后,血清 ALP 和 GGT 无明显改善,肝活检显示胆汁淤积型肝损伤和小叶间胆管破坏;加用熊脱氧胆酸900 mg/d 后,血清 ALP 和 GGT 水平逐渐下降,泼尼松逐渐减量[96]。另有报道 3 例 ICI 相关肝损伤患者,组织病理学均表现为胆管损伤,其中 1 例表现为胆道缺失综合征(VBDS),2 例因为长疗程、大剂量应用免疫抑制剂而出现了严重副作用。试用泼尼松[1 mg/(kg·d)]治疗 2 周,而后进行肝活检,若无显著淋巴细胞或中性粒细胞浸润则每周减量 5 mg,若有大量淋巴细胞或中性粒细胞浸润则加量至 2 mg/(kg·d)泼尼松。经过长程免疫抑制治疗联合 UDCA 治疗,2 例患者肝功能最终恢复正常,1 例患者死亡[97]。

由于 ICI 相关肝损伤是近年出现的一个临床新情况,因此目前尚无大规模前瞻性随机对照试验来评估其治疗策略的有效性,推荐的治疗方案均是基于低证据等级的病例报告及专家意见。表 57-4 列出了部分机构对于 ICI 相关肝损伤的推荐治疗意见。

首次 ICI 治疗后出现明显 irAE 的一些患者,再次给予 ICI 治疗可能是安全的,但是否可以 ICI 再治疗取决于多种因素,包括 irAE 的严重程度、系统性免疫抑制治疗后的应答程度等,需要多学科讨论后制定个体化方案。大多数指南推荐 3~4 级肝损伤患者不应该再应用 ICI 治疗,发生过具有致死性风险的 irAE 的患者更不应当再次接受 ICI 治疗。也有一些病例报道,在首次出现 3~4 级肝损伤的情况下成功进行了 ICI 再治疗,且抗肿瘤效果很好[102]。还有一些其他策略,如 ICI 再治疗时联用首过效应较高的布地奈德,ICI 联合用药方案改为单用 PD-1 单抗治疗等,这些策略的疗效及安全性尚需大样本研究论证。

对于首次出现 irAE 的患者,免疫再治疗的获益

数据有限,尤其是对于首次抗癌方案已经获得完全或持续应答、不需要进一步干预的患者。临床上对于可以再次应用 ICI 治疗的患者应注意权衡利弊,最佳再治疗方案因人而异。研究表明[103],ICI 再治疗时 irAE 的复发率为 18%~42%,其中肝炎的 irAE 复发率较高,且应用 CTLA-4 单抗的患者 irAE 复发率高于 PD-1 单抗/PD-L1 单抗,但大多数复发的 irAE 为轻度,且免疫抑制剂治疗十分有效。

第 57 届欧洲肝脏研究学会年会(EASL2022)暨 2022 年国际肝脏大会™(ILC 2022)召开期间,法国一项观察性研究[104]报道了 2018 年 12 月至 2021 年 12 月期间 389 例接受 ICI 治疗的肿瘤患者肝损伤的发生和处置情况,共有 57 例(14.7%)出现了 ICI 相关的肝损伤或肝炎,其中 52 例被纳入分析。76.9%(40/52)的患者接受了糖皮质激素治疗,32.7%(17/52)的患者接受了 UDCA 治疗。在肝损伤病情缓解后,46.2%(24/52)的患者再次接受了 ICI 治疗,其中70.8%的患者(17/24)接受了同样的 ICI 治疗,95.8%(23/24)的患者接受了单一的 ICI 治疗。接受 ICI 再治疗的患者中,37.5%(9/24)的患者再次出现了肝损伤或肝炎,其中肝细胞损伤型患者出现二次肝损伤或肝炎的比例相对较低,为 16.7%(1/6)。该队列有 10 例(19.2%)死亡,但被判定为与 ICI 无关。该研究提示对 ICI 所致的肝损伤或肝炎,除了及时、合理地给予糖皮质激素治疗外,也应根据肝损伤或肝炎的模式而给予针对性治疗,特别是胆汁淤积型肝损伤应及时给予 UDCA。在 ICI 所致的 G3 或 G2 肝损伤患者,在病情缓解(肝毒性≤G1)后再次启用 ICI 治疗,再次出现肝损伤的概率约为 37.5%,肝细胞损伤型患者再次发生肝损伤的概率最低(为 16.7%),提示 ICI 所致的 G3 肝损伤或肝炎患者,是否可以继续接受 ICI 应根据肝损伤模式和严重程度等因素进一步深入探讨。

十一、预后

发生 ICI 相关肝损伤的患者大多数预后良好,肝功能可于 5~9 周内恢复。近期有研究表明,治疗前高水平 C 反应蛋白(CRP)或低水平中性粒细胞/淋巴细胞计数比值是 irAE 发生及结局欠佳的预测因素[105,106],但尚需要多中心前瞻性研究进一步验证。

有研究显示,发生 irAE 预示着更高的抗肿瘤治疗应答率与生存率,而另一些研究则表明两者之间并无明确相关性,还有研究表明 irAE 肝损伤可能预

表57-4　基于CTCAE分级的ICI相关肝损伤的治疗推荐意见[68]

分级	癌症免疫治疗学会[98]	美国临床肿瘤学会[99]	欧洲肿瘤内科学会[100]	澳大利亚(eVIQ)[101]	欧洲肝脏研究学会[89]
G1	①严密监测;②继续ICI治疗;③鉴别其他肝损伤病因	①严密监测;②继续ICI治疗;③每周监测2次肝功能;④鉴别其他肝损伤病因	①严密监测;②继续ICI治疗;③每周监测肝功能;④鉴别其他肝损伤病因	①继续ICI治疗;②严密监测;③鉴别其他肝损伤病因	若排除irAE(不可能或不相关),可在严密监测下继续应用ICI;对症治疗
G2	①停用ICI;②鉴别其他肝损伤病因;③口服泼尼松0.5~1 mg/(kg·d),4周可减停;④每周监测2次肝功能;⑤选择性肝活检;⑥激素减量至10 mg/d且肝功能恢复至G1时,可考虑再用ICI	①停用ICI;②鉴别其他肝损伤病因;③每3日监测1次肝功能,若无改善开始口服泼尼松0.5~1 mg/(kg·d);④激素减量至10 mg/d(总疗程至少1个月)且肝功能恢复至G1时,可考虑再用ICI	①停用ICI;②鉴别其他肝损伤病因;③每3 d监测肝功能及INR;④若停药后肝功能上升趋势,开始口服泼尼松1 mg/(kg·d);⑤激素减量至10 mg/d且肝功能恢复至G1时可考虑再用ICI	①停用ICI;②鉴别其他肝损伤病因;③每3 d监测肝功能;④有症状或肝功能恶化者可考虑激素治疗;⑤激素治疗完成后(总疗程至少4周)可考虑再用ICI	①暂停ICI,每周监测2次肝功能、INR及清蛋白;②对症治疗;③如果肝功能异常超过2周则给予免疫抑制治疗并停用ICI;④肝功能好转、激素减停后可再用ICI
G3	①永久停用ICI;②每1~2 d监测各项指标;③口服泼尼松1~2 mg/(kg·d);④若激素疗效欠佳,可考虑加用吗替麦考酚酯(MMF),4周后肝功能好转可减停激素;⑤考虑肝活检	①永久停用ICI;②考虑住院,静滴甲泼尼龙1~2 mg/(kg·d);③若激素应用3 d无效,可考虑加用第2种药物;④每天或隔天监测肝功能;⑤肝功能好转考虑减停激素,总疗程4~6周;⑥禁用英夫利昔单抗	①停用ICI;②鉴别其他肝损伤病因;③每日监测肝功能及INR;④住院;⑤若ALT或AST<400 U/L且胆红素、清蛋白、INR水平正常,则口服泼尼松1 mg/(kg·d);若ALT或AST>400 U/L或胆红素升高、清蛋白降低、INR升高,则静滴甲泼尼龙2 mg/(kg·d);⑥肝功能改善至G2可改为口服激素,4周减停;⑦谨慎评估后可再用ICI;⑧激素无效可考虑加用麦考酚酯或他克莫司;⑨禁用英夫利昔单抗	①永久停用ICI;②鉴别其他肝损伤病因;③考虑肝活检;④若无好转则住院;⑤立即静滴甲泼尼龙1~2 mg/(kg·d),共3 d,后序贯口服大剂量泼尼松;⑥若激素无效,需立即转至消化肝病专科采用激素以外的其他治疗	①考虑永久停用ICI,监测肝功能;②根据严重程度给予甲泼尼龙1~2 mg/(kg·d);②2~3 d内激素无效应加用MMF 1 000 mg,每天2次;④进一步免疫抑制治疗:MMF、环孢素、他克莫司、抗胸腺细胞抗体;⑤禁用英夫利昔单抗
G4	同G3的处置	①永久停用ICI;②住院,静滴甲泼尼龙2 mg/(kg·d);③若激素应用3 d无效可加用MMF;④仍无效需转诊至三级中心肝病科;⑤禁用英夫利昔单抗;⑥肝功能好转考虑减停激素,总疗程4~6周	①永久停用ICI;②考虑住院,静滴甲泼尼龙2 mg/(kg·d);③肝病专家会诊;④考虑肝活检;⑤若激素无效可考虑加用MMF或他克莫司;⑥禁用英夫利昔单抗;⑦肝功能恢复至G2可考虑改为口服激素,总疗程至少4周	同G3的处置	

示着不良预后,因此irAE发生率与ICI抗肿瘤疗效是否有关目前仍存在争议,需要更多研究进一步探索。

大剂量激素治疗是否影响肿瘤治疗应答仍不清楚。一项研究显示,应用大剂量激素治疗irAE不影响肿瘤治疗应答持续时间。另一项研究再次证实,与未应用激素的患者相比,应用激素治疗伊匹木单抗相关irAE的黑色素瘤患者,其抗肿瘤治疗的失败率与生存率并未更差[107]。有一项多中心研究纳入576例晚期黑色素瘤患者,给予PD-L1单抗治疗,其中24%的患者因为irAE而接受了免疫抑制剂治疗。结果显示,免疫抑制剂治疗组与非免疫抑制剂治疗组的抗肿瘤应答率并无显著差异(29.8% vs. 31.8%),虽然前者的抗肿瘤平均应答持续时间低于后者的22个月,但是无进展生存期两者并无差别[108]。

十二、预防

应用ICI治疗前均需检测肝功能,若有异常应注意积极寻找病因。常规临床和实验室评估对于早期发现并及时处理ICI引起的肝损伤十分重要。美国FDA批准的ICI说明书通常推荐监测症状、体征,并在每次用药前及停药后定期监测肝功能。用药前严格评估适应证、禁忌证及肝功能指标,用药过程中及用药后严密监测,做到早发现、早诊断、早干预。

十三、总结和展望

综上所述,ICI可增强机体的免疫功能,进而增强机体对肿瘤细胞的杀伤作用,能显著改善恶性肿瘤患者的预后,但同时会导致irAE,可累及包括肝脏在内的多个器官的损伤。作为治疗晚期恶性肿瘤的明星药物,越来越多的ICI正在研发并有望陆续上市,ICI

相关肝损伤病例也将越来越多。虽然大多数患者预后良好,但仍有一定比例的患者死亡。因此,在 ICI 应用前、应用过程中及停药后均应密切监测肝脏生化指标,以便及时发现肝损伤并积极处理。目前尚无可靠的 ICI 相关肝损伤预测标志物可供诊断和鉴别诊断,有一定价值的潜在生物标志物包括 IL-17、嗜酸性粒细胞计数、基于免疫预测细胞因子基因表型的联合毒性评分等。发生 ICI 相关肝损伤的确切危险因素、具体临床诊断标准、与 AIH 等其他肝损伤病因的鉴别诊断、肝组织病理学诊断标准、更合理的严重程度分级、严重肝损伤预测因素、预后影响因素、最佳管理策略等,尚待大样本、多中心临床和基础研究进行深入探索。

（王玉洁　谢　雯　王　锋　于乐成）

参考文献

请扫描二维码
阅读本章参考文献

第58章

肿瘤分子靶向治疗药物相关的肝损伤

抗肿瘤分子靶向药物作为新型的抗肿瘤药物,近10年来随着药物研发技术的进步和临床研究的推动,分子靶向药物的种类越来越多,研究也越来越深入。近年来我国也自主研发并上市了多个新型抗肿瘤分子靶向药物,如安罗替尼等。随着国家谈判集中采购工作的逐步推进,多种抗肿瘤分子靶向药物陆续进入医保集采目录,药物的价格明显降低,极大地减轻了患者的经济负担,促使分子靶向药物在临床得到更为广泛的应用。同时,抗肿瘤分子靶向药物引起的不良反应,包括药物性肝损伤(DILI),也越来越得到临床的高度重视。

许多抗肿瘤分子靶向药物经过肝脏代谢,其本身或者代谢产物均可能导致肝损伤。分子靶向药物引起DILI的发病机制复杂,目前尚未完全阐明,通常认为与细胞色素P450代谢激活、干扰肝细胞多种代谢通路、细胞内钙稳态破坏、线粒体损伤、细胞凋亡、自身免疫激活、胆汁淤积和胆小管损伤等机制有关。例如尼洛替尼可降低尿苷二磷酸葡糖醛酸转移酶的活性,从而导致高胆红素血症的发生[1]。

抗肿瘤分子靶向药物目前主要分为单克隆抗体和单或多个靶点小分子抑制剂。因肿瘤的发生发展机制复杂,涉及基因调控的因子及通路众多,且相互之间多有关联,因而开发的抗肿瘤分子靶向药物种类繁多,某些药物的生物学作用之间存在不同程度的相互交叉。现根据上市的抗肿瘤分子靶向药物的作用靶点(表58-1),综述其与DILI之间的关系。

一、可抑制蛋白酪氨酸激酶的药物

1. 小分子酪氨酸激酶抑制剂(TKI) TKI类药物作用靶点多样化,分子结构多样化,代谢产物及途径多样化,与DILI之间的关系也很复杂。有研究者

认为TKI药物的肝毒性与其活性代谢产物有关,这些活性代谢产物可干扰细胞分子从而影响细胞的功能和死亡。自身免疫激活也是TKI引起肝毒性的一种机制。

(1)吉非替尼(gefitinib)、厄洛替尼(erlotinib)、埃克替尼(icotinib):作为第一代表皮生长因子受体(EGFR)的酪氨酸激酶抑制剂(EGFR-TKI),这三种药物主要用于非小细胞肺癌患者的治疗。体外CYP分析表明,吉非替尼主要通过肝内CYP3A4代谢,并

表58-1 常见蛋白酪氨酸激酶(PTK)抑制剂类药物与其作用的靶点[2,3]

药　物	靶　点
吉非替尼,厄洛替尼,埃克替尼	EGFR(HER1/ERBB1)
奥希替尼,阿美替尼,达克替尼	
利昔妥珠单抗	
阿法替尼	EGFR(HER1/ERBB1)、HER2
帕妥珠单抗,曲妥珠单抗	HER2(EFBB2/neu)
拉帕替尼	EGFR(HER1/ERBB1)、HER2(EFBB2/neu)
西妥昔单抗,帕尼单抗	EGFR(HER1/ERBB1)
雷莫芦单抗,贝伐珠单抗	VEGFR2
仑伐替尼,阿帕替尼	
阿柏西普	VEGFA/B、PIGF
瑞格非尼	VEGFR1/2/3、KIT、PDGFRβ、RAF、RET
普纳替尼	VEGFR2、ABL、FGFR1~3、FLT3
索拉非尼	KIT、PDGFR、RAF、VEGFR
舒尼替尼	PDGFRα/β、VEGFR1/2/3、KIT、FLT3、FGFRl
阿昔替尼	KIT、PDGFRβ、VEGFR1/2/3
卡博替尼	FLT3、KIT、MET、RET、VEGFR2
帕唑帕尼	VEGFR、PDGFR、KIT
伊马替尼	KIT、PDGFR
安罗替尼	VEGFR、PDGFR、FGFR、c.KIT等

通过胆汁排泄。有学者认为吉非替尼诱导肝损伤可能与 CYP 酶系活性降低有关[4]。Takimoto 等[5] 认为 CYP2D6 活性下降或 CYP2D6 多态性可能在吉非替尼所致的肝功能损伤中起一定的作用。吉非替尼可能有限抑制 CYP2D6,从而导致吉非替尼体内清除率降低,发生体内蓄积(尤其是肝细胞内蓄积),增加肝细胞毒性;而 CYP2D6 可催化吉非替尼代谢为 O-去甲基吉非替尼(吉非替尼在人体中观察到的最主要代谢产物)。Takeda M 等[6] 通过对 1 例吉非替尼导致肝损伤患者进行药物淋巴细胞刺激试验(DLST)发现该患者为吉非替尼所致过敏性肝炎,提示部分对吉非替尼产生过敏性反应的患者可能出现肝功能损伤。一项最新研究表明,CYP2D6 或 CYP3A5 的单核苷酸多态性(SNP)表型与严重肝毒性相关,此可用于预测吉非替尼治疗时所诱导的肝毒性。

厄洛替尼主要在肝脏代谢,约 80% 经 CYP3A4 代谢,少部分经 CYP1A2 及肝外同工酶 CYP1A1 代谢。少量厄洛替尼还通过 CYP1A2 和肝外同工酶 CYP1A1 代谢,肝外代谢则包括小肠内 CYP3A4 代谢、肺内 CYP1A1 代谢以及肿瘤组织内 CYP1B1 代谢,可能对厄洛替尼的代谢清除有一定作用。CALGB60101 研究显示,轻中度肾功能异常者使用厄洛替尼不需要调整剂量,而对于肝功能异常者使用厄洛替尼则需要减量[7]。

埃克替尼经 CYP2C19、CYP3A4、CYP2E1 微粒酶代谢[8],主要活性代谢产物为 M20、M23、M24、M25、M26;其中,CYP2C19 可影响埃克替尼在体内的暴露量,引发药物不良反应;M20、M23 在体内暴露量的增加可能是导致肝细胞损伤的主要原因。由此分析,埃克替尼的肝毒性与其活性产物的代谢有关。

研究表明,吉非替尼和厄洛替尼致肝损伤的发生率为 4%~10.5%,少数可发生肝炎。而埃克替尼致肝损伤的发生率为 2.8%,与吉非替尼和厄洛替尼相比较低[9,10]。一项吉非替尼和厄洛替尼头对头对比的 Ⅲ 期临床研究发现,吉非替尼所致的肝损伤发生率显著高于厄洛替尼[11]。这一结果表明不同 TKI 由于化学结构不同或代谢路径的差异可能会导致肝损伤发生率存在差异。

对吉非替尼、厄洛替尼和埃克替尼的 Ⅲ/Ⅳ 期临床研究进行分析,可以发现 EGFR-TKI 组的肝毒性发生率明显高于化疗对照组(表 58-2~表 58-4)。从表中可见,这三种靶向药物中,吉非替尼在各项研究中肝毒性发生率似乎更高些,尤其是 3 级及以上肝毒性发生率为 1%~27.6%,明显高于化疗对照组。厄洛替

尼 3 级以上肝损伤发生率≤8%,虽然较吉非替尼低,但仍然明显高于化疗对照组。

Zhou 等[12] 回顾性评估非小细胞肺癌患者接受厄洛替尼治疗导致的肝损伤,结果表明,有患者使用厄洛替尼发生肝损伤,停药待肝功能恢复后,再次给予低剂量厄洛替尼,又发生了 4 级肝损伤。有文献报道口服厄洛替尼可引起急性肝炎,甚至导致急性肝衰竭(ALF)而致患者死亡[13,14]。厄洛替尼引起肝损伤的主要表现为可逆性氨基转移酶升高、可逆性急性肝炎、高胆红素血症,少数发生 ALF 或肝肾综合征而死亡等。Jing Chen 等[15] 报道吉非替尼引起肝损伤很常见,大部分为轻至中度的肝损伤。Young Hak Kim 等[16] 报道吉非替尼治疗 2 例伴有肝硬化的 EGFR 突变阳性肺腺癌患者,1 例因肝功能急剧恶化而死亡。

表 58-2　吉非替尼相关肝毒性及其发生率(%)的主要临床研究[51-53]

Ⅲ/Ⅳ期临床试验	具体不良事件	吉非替尼		化疗药物	
		任何级别	≥3级	任何级别	≥3级
NEJ 002	氨基转移酶升高	55.3	26.3	32.7	0.9
WJTOG 3405	ALT 升高	70.1	27.6	37.8	2.3
	AST 升高	70.1	16.1	19.3	1.1
INFORM	ALT 升高	21	2	8	0
	AST 升高	14	2	4	0
	氨基转移酶升高	5	1	1	0
V-15-32	肝功能异常	24.2	11.1	5.4	0.8

表 58-3　厄洛替尼相关肝毒性及其发生率(%)的主要临床研究[54-58]

Ⅲ/Ⅳ期临床试验	具体不良事件	厄洛替尼		化疗药物	
		任何级别	≥3级	任何级别	≥3级
OPTIMAL	ALT 升高	37	4	33	1
J022903(Ⅱ期)	ALT 升高	33	8		
	AST 升高	26	3		
TRUST(全球)	ALT 升高	<1	<1		
	AST 升高	<1	<1		
	胆红素升高	<1	<1		
CTONG 0803	ALT 升高	8.3			
FASTACT	ALT 升高	4	0	9	3
EURTAC	氨基转移酶升高	6	2	6	0

表 58-4　埃克替尼相关肝毒性及其发生率(%)的主要临床研究[59]

Ⅲ期临床试验	具体不良事件	埃克替尼		化疗药物	
		任何级别	≥3级	任何级别	≥3级
ICOGEN	氨基转移酶升高	11	1	—	—

有报道[17]显示服用吉非替尼后可出现不同程度的肝损伤。一项 Meta 分析纳入 12 个 RCT 研究,对 6280 例非小细胞肺癌的患者进行分析,发现吉非替尼和厄洛替尼与安慰剂组、达克替尼及阿法替尼比较,有着显著的肝毒性,并且吉非替尼较厄洛替尼更容易导致 ALT 和 AST 的升高[18]。不管是个案报道,还是大样本的 RCT 研究,都提示吉非替尼具有肝毒性,在应用吉非替尼时要谨慎,服药期间需密切监测肝功能状况。

有报道称吉非替尼导致的肝毒性一般发生在应用吉非替尼后 7 d~6 个月的时间,停药或减量后 1~6 周内肝酶会逐渐恢复正常。由于 TKI 主要通过 CYP3A4 酶代谢,因此当 EGFR-TKI 与 CYP3A4 酶抑制剂或诱导剂联合应用时需注意剂量调整。厄洛替尼或吉非替尼与 CYP3A4 酶抑制剂联用可能减少厄洛替尼或吉非替尼的代谢,导致吉非替尼和厄洛替尼血药浓度增加,如酮康唑、伊曲康唑、红霉素、维拉帕米等,此时需减少 EGFR-TKI 的剂量以防止发生严重不良反应。而与 CYP3A4 酶诱导剂联用可能增加 EGFR-TKI 的代谢,导致吉非替尼和厄洛替尼血药浓度降低,如地塞米松、苯巴比妥、苯妥英、卡马西平、利福平、异烟肼等,此时可适当增加 EGFR-TKI 的剂量。

血清氨基转移酶轻至中度升高的患者应慎用吉非替尼,如果氨基转移酶升高加重,应考虑停药。厄洛替尼应同样慎用于肝功能受损的患者,TBiL>3× ULN 的患者应慎用厄洛替尼。治疗前肝功能检查异常者,若肝功能出现严重变化,例如总胆红素翻倍和(或)氨基转移酶升高 3 倍,则应中断或停止使用厄洛替尼;肝功能异常持续加重时,应在达到重度异常前就考虑中断和(或)降低剂量,并同时增加肝功能监测的频率。治疗前肝功能检查正常者,如果 TBiL>3×ULN 和(或)氨基转移酶>5×ULN,则应中断或停止使用厄洛替尼。对氨基转移酶轻度升高(ALT 及 AST 低于 100 U/L)的患者,可继续服用埃克替尼,但应密切监测。对于氨基转移酶升高比较明显(ALT 及 AST 高于 100 U/L 以上)的患者,可暂停埃克替尼,并密切监测氨基转移酶水平,当氨基转移酶水平恢复(ALT 及 AST 均低于 100 U/L,或正常)后可恢复埃克替尼治疗。对于有慢性乙型肝炎病史的患者,治疗前应检测血清 HBV DNA,阳性者需加用抗 HBV 药物治疗。

(2) 阿法替尼(afatinib):作为第二代 EGFR-TKI,主要用于非小细胞肺癌和乳腺癌患者的治疗。阿法替尼和吉非替尼都可以导致斑马鱼幼体的肝毒性,并呈剂量依赖性,而两者相比吉非替尼有着更严重的肝毒性,两者引起 DILI 的机制可能与诱发内质网应激途径和凋亡相关基因的异常表达有关[19]。阿法替尼 2017 年在中国获批准上市。付子仪等检索各数据库(建库开始至 2022 年 6 月),获得阿法替尼致 ADR 的文献报道 32 篇,但未发现有导致肝损伤的病例[20]。在 LUX-Lung 1、2、4 研究中,未见因使用阿法替尼而产生氨基转移酶增高的报道[21-23]。在 1 例吉非替尼和厄洛替尼治疗时均出现肝损伤的患者中,换用阿法替尼治疗观察至 44 周,未出现肝损伤[24]。可见,阿法替尼肝损伤发生率较低。

(3) 普纳替尼(ponatinib):作为第三代 TKI,属于 Src 激酶抑制剂,被批准用于治疗阳性慢性髓细胞白血病和阳性费城染色体阳性急性淋巴细胞白血病患者。2012 年在美国获批,目前尚未在国内获批上市。PACE 研究中发现普纳替尼有较高的心脑血管事件风险,并出现过肝损伤、肝衰竭乃至死亡事件,建议在治疗前和治疗期间应密切监测肝功能情况,必要时应中断用药、减少剂量或停止用药。NCCN 指南(CML.2020ver3)也建议发生肝损伤时需及时停药处理。

(4) 舒尼替尼(sunitinib):这是一种多靶点酪氨酸激酶抑制剂,临床用于胃肠道间质瘤、晚期肾细胞癌和神经内分泌瘤患者的治疗。美国食品药品监督管理局(FDA)2006 年批准其上市,我国亦于 2007 年 10 月批准其进口。在 III 期临床试验中 1%~3% 服用舒尼替尼的患者发生 3/4 级氨基转移酶或胆红素升高,0.3% 患者发生肝衰竭,2010 年美国 FDA 要求辉瑞公司在其说明书上增加肝毒性的黑框警告,警告使用舒尼替尼的患者可能会发生严重、致死性肝损伤。舒尼替尼引起肝损伤的原因目前并不清楚,但在早期动物实验中发现,在给予实验动物舒尼替尼之后会出现肝酶异常(AST、ALT、GGT、总胆红素)伴胆管炎症、胆管增生和细胞凋亡等组织学改变[25]。

目前在药品说明书中将肝毒性作为黑框警示的 TKI 类药物还有拉帕替尼、培唑帕尼,这些药物可能会发生重度或者致死性肝毒性。

(5) 多纳非尼(donafenib):这是一种口服的小分子多靶点、多激酶抑制剂,是索拉非尼的更新换代产品,在我国已被批准用于既往未接受过全身系统性抗肿瘤治疗的不可切除肝癌患者,常见的不良反应中有 AST 和 TBiL 升高[26,27]。健康志愿者单次口服甲苯磺酸多纳非尼每人 300 mg/120 μCi 后,除了原型药外,共鉴定出 8 个代谢产物,其中 6 个可在血浆中检出,主要包括吡啶 N-氧化产物和葡糖醛酸结合产物。

由[¹⁴C]甲苯磺酸多纳非尼代谢产物鉴定的结果推测，多纳非尼在健康志愿者体内主要的代谢途径为与葡萄糖醛酸结合形成代谢产物，然后由肾脏和粪便排出；次要代谢途径是氧化形成吡啶 N-氧化物[28-30]。

多纳非尼引起肝损伤的机制目前不是非常清楚。在 SHARP 研究中发现，索拉非尼治疗的第 2 个周期的总胆红素水平会短暂性升高，主要为结合胆红素水平的短暂性升高[28]。推测可能的机制是：间接胆红素代谢过程中，在肝脏是通过尿苷二磷酸葡糖醛酸转移酶(UGT)1A1 作用转化为直接胆红素，经胆汁分泌至肠道排出体外，而索拉非尼是 UGT1A1 强抑制剂，由于肝硬化患者自身的 UGT1A1 平较低，故服用索拉非尼可能有增加总胆红素升高的风险。而多纳非尼是索拉非尼的氘修饰化合物，具有类似的作用机制，故推测与之相关的血清胆红素增高的发生机制也可能与其抑制了 UGT1A1 有关[27]。

在我国，原发性肝癌的患者往往伴有慢性肝炎、肝硬化等基础病变。《多纳非尼治疗肝细胞癌临床应用专家共识》中指出，在轻度或中度肝功能损害(Child-Pugh A 级或 Child-Pugh B 级)的患者中，应用多纳非尼时不需要调整剂量；目前尚缺乏重度肝功能损害(Child-Pugh C 级)患者使用多纳非尼的研究数据。为了慎重起见，对于可能有重度肝损伤风险因素的患者，宜慎用多纳非尼；若需要服用时，必须严密监测肝功能，并且根据患者的不良反应等情况，及时调整给药的剂量强度和密度。如果出现严重的肝功能损伤，无论是否与多纳非尼相关，应先考虑暂时停药，并加用保肝、抗病毒、利胆等治疗，待肝功能恢复后再考虑是否重新用药。当肝功能指标异常达到 2 级时，建议酌情降低多纳非尼剂量；达到 3 级时，应暂停多纳非尼用药；而发生 4 级肝功能异常时，必须永久停用多纳非尼治疗。

同样，作为原发性肝癌的一线治疗靶向药物的索拉非尼(sorafenib)、仑伐替尼(lenvatinib)在用药过程中也应密切监测肝功能，对 HBV DNA 阳性的患者需要联合抗病毒治疗[29]。

(6) 阿帕替尼(apatinib)：这是作用于血管内皮生长因子受体 2(VEGFR2)的高选择性分子靶向药物，主要用于晚期胃癌和胃食管结合部腺癌三线及以上的患者和治疗晚期原发性肝癌患者二线靶向药物。阿帕替尼主要经过肝脏代谢。它的肝脏毒性包括用药后氨基转移酶、胆红素、碱性磷酸酶、γ-谷氨酰胺转肽酶、乳酸脱氢酶升高等，多在用药后 2 周开始发生。在阿帕替尼治疗晚期实体瘤的 II/III 期临床研究[30-32]、晚期胃癌的 III 临床研究[33]、晚期三阴性乳腺癌的 II 临床研究[30]中，血清氨基转移酶升高的患者比例分别为 27.84%、18.4%、62.9%；胆红素升高的患者比例分别为 24.43%、18.40、62.9%。但是，阿帕替尼治疗晚期骨肉瘤的研究表明，阿帕替尼所致氨基转移酶升高比例仅为 2.7%[35]。因而，在使用阿帕替尼治疗时，在基线和治疗过程中均需要监测肝功能。

(7) 伊马替尼(imatinib)和尼洛替尼(nilotinib)：这两种药物主要用于慢性髓性白血病，伊马替尼还用于恶性胃肠道间质瘤患者的治疗。伊马替尼通过 CYP 代谢，通常在治疗第 1 年内有 1%~5% 的患者出现 ALT 和 AST 升高，既往有严重肝脏不良反应报道。病理上，伊马替尼所致肝损伤在镜下表现为肿瘤患者肝细胞局灶性坏死和炎症细胞浸润。Deininger 等[36]报道了对乙酰氨基酚与伊马替尼联用时出现致命性肝衰竭。Osman Bhatty[37]等报道一例 71 岁女性慢性白血病患者在使用伊马替尼出现急性肝损伤，最后因现肝衰竭而死亡。Tonyali 等[34]报道胃肠道间质瘤患者接受伊马替尼治疗 10 周后出现肝毒性，停用伊马替尼后病情仍继续加重，出现肝性脑病、黄疸和凝血功能障碍，及时给予糖皮质激素治疗后肝功能逐渐恢复正常，说明必要时给予糖皮质激素能保护肝细胞，促使肝功能恢复，但对于致命性肝衰竭，可能需要肝移植才能挽救生命。

尼洛替尼与伊马替尼具有相似结构。作为第二代 TKI，尼洛替尼引起的胆红素升高相对多见。南京医科大学一项研究入组 69 例(62.73%)患者，服用尼洛替尼后出现总胆红素升高，7 例为 3 级升高，未出现 4 级升高。其中，UGT1A1*6 突变的患者与 UGT1A1*6 野生型患者总胆红素升高的比例分别为 82.35% 和 53.95%，可见，UGT1A1*6 突变明显增加尼洛替尼总胆红素升高的风险[38]。但有研究显示，尼洛替尼可降低尿苷二磷酸葡糖醛酸转移酶(广泛分布于机体各种组织，以肝脏中活性最高)的活性，从而导致高胆红素血症的发生，其治疗时引起的胆红素水平升高并不是由于肝损伤所致[39]。

(8) 阿昔替尼(axitinib)：这是一种小分子酪氨酸激酶受体抑制剂，选择性作用于 VEGFR1、VEGFR2、VEGFR3 等多个靶点，2012 年 1 月经美国 FDA 批准上市，2015 年 4 月经国家药品监督管理局批准上市，主要用于进展期肾细胞癌的成人患者的治疗。代爽等[40]收集公开发表的阿昔替尼自上市以来至 2020 年 5 月出现的 ADR 的病例，未发现有导致肝损伤的报道，可见阿昔洛韦的肝毒性较低。

（9）克唑替尼（crizotinib）：这是一种口服的具有选择性的腺苷三磷酸竞争性小分子间变性淋巴瘤激酶抑制剂，也是 c-Met/肝细胞生长因子受体抑制剂及 c-ros 肉瘤致癌因子-受体酪氨酸激酶抑制剂[41]。有一项研究评估有机阴离子转运多肽（OATP）对克唑替尼和吉非替尼肝脏摄取的贡献，结果表明克唑替尼通过 OATP 摄取到肝内环境中可能诱发药物相互作用（DDI）和肝损伤[42]。在另一项研究中，31 例非小细胞肺癌患者接受克唑替尼治疗，不良反应主要为血清氨基转移酶升高（64.5%）、恶心呕吐（33.3%）、腹泻（13.3%）、视觉改变（16.7%）、白细胞降低（16.1%）、便秘（10%）、皮疹（12.9%）；3~4 级的不良反应主要包括氨基转移酶升高（16.1%）、恶心呕吐（3.2%）、便秘（3.2%）、白细胞降低（3.2%）和口腔黏膜炎（3.2%）；克唑替尼的毒性可被绝大部分患者耐受，但也有少数患者在治疗过程中因不能耐受药物毒性而停止服药[43]。也有研究显示，应用克唑替尼治疗引起的致死性肝毒性的发生率为 0.2%[44]。

（10）帕唑帕尼（pazopanib）与舒尼替尼（sunitinib）：这两种药物都用于治疗肾细胞癌患者，两者都有肝毒性。一项关于帕唑帕尼与舒尼替尼的醛衍生物（P-CHO，S-CHO）对肝微粒体影响的研究发现 S-CHO 影响 HepG2 的线粒体呼吸能力，P-CHO 减少了 HepG2 的活性以及 ATP，而在接受帕唑帕尼治疗的患者血浆中检测到 P-CHO，推测帕唑帕尼引起的 DILI 与其代谢产物有关，主要是破坏肝细胞的完整性[45]。氨基转移酶升高在帕唑帕尼的临床研究中常见且发生率更高，其治疗恶性孤立性纤维瘤的 II 期研究显示丙氨酸氨基转移酶（ALT）升高比例为 56%、谷草氨基转移酶（AST）升高比例为 47%[46]，EORTC 62043 研究也有类似结论，帕唑帕尼组 ALT、AST 升高比例分别为 50% 和 46.4%[47]。帕唑帕尼也可引起胆汁淤积型肝炎，Jin-Wook Choi 等[48]报道了一例使用帕唑帕尼 7 周出现胆红素明显升高，肝脏病理检查显示急性胆汁淤积型肝炎，伴有小叶中心区坏死和汇管区炎症，经激素治疗后恢复正常。

（11）博舒替尼（bosutinib）：主要用于慢性粒细胞性白血病患者的治疗。2012 年在美国获批，目前尚未在国内获批上市。研究发现，博舒替尼导致的 ALT 和 AST 升高较伊马替尼更常见，而且是最常见导致停药的不良反应[49]。博舒替尼引起的肝损伤通常在用药后的 1~2 周，在伴有嗜酸性粒细胞升高的患者中可出现迟发性的肝损伤，发生在 4~7 周，伴有肝酶的明显升高[50]。

2. 单克隆抗体类的酪氨酸激酶抑制剂

（1）西妥昔单抗：属于重组嵌合型免疫球蛋白 IgG1 单克隆抗体和 EGFR 抑制剂，主要用于治疗表达 EGFR、RAS 基因野生型的转移性结直肠癌（mCRC）。刘红等[60]收集了北京地区 2016 年 1 月 1 日至 2020 年 12 月 31 日间关于西妥昔单抗的 485 例 ADR 中，肝损伤 2 例，黄疸 2 例，占比非常低。

（2）帕妥珠单抗（pertuzumab）和曲妥珠单抗（trastuzumab）：HER2 又称 ErbB2，是人类表皮生长因子受体家族的成员之一，具有重要的信号转导作用。帕妥珠单抗和曲妥珠单抗都是一种人源化抗 HER-2 单克隆抗体。不同点在于分别与 HER2 受体的不同位点结合，共同发挥抗肿瘤作用。帕妥珠单抗于 2012 年在美国上市，2018 年在国内上市，目前与曲妥珠单抗联合使用成为 HER2 阳性乳腺癌的一线用药。Hiren Mandaliya 等[61]报道了 1 例罕见的紫杉醇联合曲妥珠单抗治疗的患者出现急性重型肝炎，目前导致 DILI 的机制不是很明确，建议使用时监测肝功能。

（3）贝伐珠单抗（bevacizumab）：是一种针对 VEGF 的人源化 IgG 单克隆抗体。多项研究显示贝伐珠单抗可以减轻奥沙利铂对肝窦的损害[62,63]。在小鼠实验中发现贝伐珠单抗能抑制肝脏星状细胞，减轻肝脏纤维化[64]。贝伐珠单抗的肝脏保护作用有待进一步研究。

二、周期蛋白依赖激酶抑制剂

周期蛋白依赖激酶（CDK）参与细胞周期的调节。CDK 抑制剂种类较多（表 58-5），其中多种已被批准用于临床抗肿瘤治疗。例如，利妥昔单抗作为 CD20 抑制剂用于淋巴瘤的治疗；阿贝西利作为 CDK4、CDK6 抑制剂已被批准用于激素受体阳性、人 EGFR-2 阴性的晚期乳腺癌的一线临床药物治疗。但 CDK 抑制剂类药物引起 DILI 的风险也值得重视。

表 58-5　常见 CDK 抑制剂及其作用靶点

CDK	作用靶点
帕博西林，瑞博西利，阿贝西利达尔西利，帕比司他	CDK4，CDK6
奥法木单抗，利妥昔单抗替伊莫单抗，托西莫单抗	CD20
阿仑单抗	CD52
本妥昔单抗	CD30
达雷妥尤单抗	CD38

1. 利妥昔单抗(rituximab) 利妥昔单抗是一种人/鼠嵌合性单克隆抗体,能特异性地与跨膜抗原CD20结合引起B细胞溶解的免疫反应。江苏省药品不良反应监测中心在2003年12月至2011年6月共收集5例利妥昔单抗引起肝功能损害的ADR报告,均为使用R-CHOP联合化疗方案后出现肝功能损伤,经停药、给予积极保护肝功能等治疗后好转[65]。祁健等[66]报道一例已行恩替卡韦抗病毒治疗的慢性乙型肝炎(CHB)合并淋巴瘤的患者,既往使用CHOP未出现肝损伤,在使用利妥昔单抗联合CHOP方案时出现肝损伤。有报道在使用利妥昔单抗治疗的恶性淋巴瘤患者中,易发生包括急性重型肝炎在内的乙型肝炎病毒(HBV)再激活相关的肝功能衰竭和死亡[67]。有研究显示,在没有预防性给予抗病毒治疗的淋巴瘤患者中,有58.3%的患者发生了HBV再激活,其中80%患者的肝功能损害与HBV激活有关。而化疗前预防性给予抗病毒治疗的患者中有16%出现肝功能损伤,但都与HBV无关[68]。利妥昔单抗导致DILI的机制可能与细胞炎症反应、CHB患者肝脏代偿能力下降及化疗后免疫抑制引发HBV再激活等多种因素有关。建议在使用利妥昔单抗治疗前对所有HBsAg阳性的患者均进行预防性抗病毒治疗[69]。

其他的抗CD20的单克隆抗体,比如奥法木单抗也具有导致HBV再激活的问题,同时有学者提出HBV再激活的问题可能远远超出了使用上述两种抗CD20药物本身直接引起DILI的情况[70]。

对于伴有HCV感染的恶性肿瘤患者,在接受利妥昔单抗联合其他化疗药物治疗时,HCV的活跃再复制也是导致肝功能急剧恶化的危险因素之一[71]。

2. 达雷妥尤单抗(daratumumab,Dara) 达雷妥尤单抗是一种人源化、抗CD38 IgG1κ单克隆抗体,主要用于治疗多发性骨髓瘤。其通过Fc介导的交叉接合诱导细胞凋亡、补体依赖的细胞毒作用等多种途径发挥抗肿瘤功效。目前说明书中的Dara相关肝脏不良反应为HBV再激活。Lee等[72]随访了93例使用Dara的患者,6例出现HBV再激活,其中2人伴有氨基转移酶升高。Yamazaki等[73]报道了1例老年患者在DVD方案化疗后出现氨基转移酶升高,但考虑与慢性丙型肝炎急性加重有关。达雷妥尤单抗致HBV或HCV再激活可能与抑制细胞免疫反应有关。达雷妥尤单抗的肝毒性在绝大多数患者是轻微的,直接肝脏毒性较小[74]。赵思邈等[75]报道了一例Dara引起的肝损伤,仅见氨基转移酶轻度升高,给予异甘草酸镁治疗后肝功恢复正常。建议临床应用Dara时注意以下两点:① 评估HBV或HCV再激活的风险,HBV DNA阳性时加用抗HBV药物,HCV RNA阳性时及时应用直接抗病毒药物(DAA)控制HCV活动性感染,同时在用药前后监测肝功能动态变化。② 治疗时预防性应用保肝药物,可能对减少Dara所致肝损伤有益,但并不推荐常规应用预防性抗炎保肝类药物。

3. 阿伦单抗(alemtuzumab) 阿伦单抗是一种人源化的鼠抗CD52单克隆抗体,其与CD52表面抗原相结合可触发细胞的抗体依赖性裂解,从而导致T细胞、B细胞、单核-巨噬细胞和NK细胞的耗竭。2001年,阿伦单抗被美国FDA批准用于慢性淋巴细胞白血病的治疗。阿伦单抗引起肝损伤少见,机制不明确。William Beattie等[76]曾报道1名49岁的女性患者在初次和再次接受阿伦单抗治疗的2 d均出现了肝损伤,并证实引发DILI的药物为阿伦单抗。

4. 哌柏西利(帕博西尼,palbociclib) 哌柏西利是一种供口服的CDK4和CDK6抑制剂。在美国的获批适应证为治疗雌激素受体(ER)阳性、人表皮生长因子受体2(HER2)阴性的局部晚期或转移性乳腺癌。2018年,中国成为第87个批准哌柏西利上市的国家。哌柏西利最常见的不良反应是中性粒细胞减少(发生率约为75.7%),其他常见不良反应依次为感染(36.7%)、疲劳(32.2%)、恶心(28.1%)和口腔炎(23.2%)[77]。

少数患者可能出现血清ALT明显升高[78-83]。哌柏西利相关肝损伤的机制因尚不清楚,其主要通过肝脏CYP3A4途径代谢,推测肝损伤可能是由毒性或免疫原性中间代谢产物的产生引起。在一项对难治性、转移性乳腺癌患者的研究中,服用哌柏西利和氟维斯群(fulvestrant)的患者,血清ALT升高率为6%,超过5×ULN的概率为2%;而单用氟维斯群的患者血清ALT升高率为3%,未见超过5×ULN的患者[84]。有多个案例显示,服用哌柏西利2或3个周期后,血清ALT显著升高,停药后有所改善,重启后迅速复发;血清胆红素和ALP水平正常,未提及会出现症状[85-89]。

此外,个别报道显示,难治性转移性乳腺癌患者在开始服用哌柏西利后2~3个月内出现"假性肝硬化",临床表现为疲劳、黄疸和腹水,血清氨基转移酶和ALP水平略有升高,影像学显示肝脏严重结节,但肝组织学检查显示坏死转移瘤区域有结缔组织增生性改变,并无肝硬化,但肝脏血管有变化,提示存在窦性梗阻综合征[90]。认为哌柏西利导致的"假性肝硬化"是由于肝转移瘤的坏死和退化导致肝组织结构和血管改变,从而导致肝功能障碍。

另据报道,一例61岁转移性乳腺癌女性患者在接受了哌柏西利和芳香化酶抑制剂(来曲唑)治疗后,出现了罕见的严重急性药物性肝炎,但在停用哌柏西利并接受N-乙酰半胱氨酸(NAC)治疗后,病情显著好转[91]。

治疗方面,若发现哌柏西利治疗期间血清氨基转移酶升高超5×ULN,或出现任黄疸等表现,都应减少剂量或暂停用药。

三、组蛋白去乙酰化酶抑制剂

1. 伏立诺他(vorinostat) 伏立诺他是最早的组蛋白去乙酰化酶(HDAC)制剂,由默克公司研发,2006年FDA批准用于皮肤T细胞淋巴瘤(CTCL)的治疗。伏立诺他主要经Ⅱ相代谢包括葡萄苷酸化和β氧化的水解作用。其两种代谢产物葡糖苷酸和4-苯胺-4-氧代丁酸无药理活性。伏立诺他在治疗剂量时一般不抑制CYP的活性,但当血药浓度高于10 mol/L时可能抑制CYP2C9和CYP3A4。伏立诺他影响其他药物代谢的可能性较小[92]。伏立诺他禁用于严重肝功能损伤患者。

2. 西达本胺(chidamide)、贝利司他(belinostat)和罗米地辛(romidepsin) 西达本胺是由我国自主研发的一种HDAC抑制剂,2014年批准上市用于复发或难治的外周T细胞淋巴瘤和局部晚期或转移性乳腺癌患者。贝利司他(belinostat)和罗米地辛(romidepsin)也是HDCA抑制剂。这三种药物的肝毒性目前未见文献报道。

四、泛素-蛋白酶体系统抑制剂

泛素-蛋白酶体系统(UPS)抑制剂主要包括:硼替佐米(bortezomib)和伊沙佐米(ixazomib)和卡非佐米(carfilzomib)。

1. 硼替佐米(bortezomib)和伊沙佐米(ixazomib) 硼替佐米是一种靶向于泛素调节蛋白降解机制的双肽基硼酸盐类似物,是一种可逆性蛋白酶体抑制剂,临床主要用于治疗多发性骨髓瘤(MM)和淋巴瘤患者。蛋白酶体途径是细胞内各种调节蛋白降解的最主要方式,是抗癌治疗的重要靶点。细胞内的26S蛋白酶体的主要功能是降解与泛素结合的蛋白质,从而影响细胞内的多级信号串联。硼替佐米通过选择性地与蛋白酶体活性位点的苏氨酸结合,特异性抑制肿瘤细胞中蛋白酶体糜蛋白酶/胰蛋白酶26S亚基的活性,减少核因子κB(NF-κB)抑制因子

的降解,从而抑制与细胞增殖相关基因的表达,减少IL-6等骨髓瘤细胞生长因子的分泌和黏附因子的表达,最终导致肿瘤细胞凋亡。

硼替佐米在体内主要通过CYP3A4、CYP2C19和CYP1A2氧化代谢,少量经过CYP2D6和CYP2C9代谢,主要代谢途径是去硼酸化。在美国FDA批文中的安全性说明中指出,在接受多种联合药物治疗或患者存在严重基础疾病时,使用硼替佐米有导致ALF的病例报道。Rosinol等[93]早在2005年即报道1例复发性MM患者接受硼替佐米治疗发生严重肝损伤,因此建议在发生肝脏严重不良反应时应考虑中断硼替佐米治疗。Kim等[94]在2012年也报道1例初发MM患者在接受硼替佐米治疗后发生严重肝损伤,肝活检可见肝脏病理改变主要发生在肝小叶区,门静脉损伤及纤维化少见。Cornelis等[95]报道血透患者使用硼替佐米治疗骨髓瘤可引起致死性肝损伤,是报道的第1例混合型胆汁淤积和实质性致死性肝炎病例。国内也有关于硼替佐米引起DILI的报道。来自杨宁等[96]的单中心回顾性研究显示,硼替佐米联合多柔比星、地塞米松组的肝损伤发生率较高,为12.90%(4/31)。多认为肝损伤的发生及其程度与硼替佐米的用药时间和累积剂量并无直接关系,与患者的病程、既往化疗药物也无明显关系,肝损伤不仅表现为血清氨基转移酶升高,也可表现为总胆红素升高[97,98]。硼替佐米引起肝损伤可能与药物从肝脏代谢,肝脏负担增加,个体敏感性差异以及肝脏储备功能减弱等有关。建议在使用硼替佐米前应评估患者肝功能,对于老年骨髓瘤患者或者有基础肝病的患者使用硼替佐米治疗时,应适当减量,以免发生严重不良反应。

伊沙佐米与硼替佐米同为硼酸盐类结构,在结构上为封闭的二肽硼酸盐类化合物,主要用来治疗淋巴瘤和多发性骨髓瘤。在使用时应注意监测肝功能。

2. 卡非佐米(carfilzomib) 卡非佐米作为新一代蛋白酶抑制剂(PIs),有着独特的四肽环氧酮结构,其在体内的组织分布很广泛,可被快速代谢,产生21种代谢产物,其中肽片段和卡非佐米的二元醇是主要代谢产物,表明肽酶分解和环氧化物水解是其代谢的主要途径。CYP代谢途径在卡非佐米的整个代谢过程中作用较小,而其血浆清除率大于肝血流量率,提示存在肝外代谢途径[99]。2020年3月,加拿大卫生部发布信息,在应用卡非佐米治疗的患者中有HBV感染复发的报道。并因此对卡非佐米产品说明书的安全性信息进行了更新,增加了有关HBV感染复发

的警示,要求在开始卡非佐米治疗前,应检测患者的HBV 感染状态。对于携带 HBV 的患者,在用药前、用药期间、用药结束后 6 个月内,应考虑给予抗病毒药进行预防。对于需使用卡非佐米的 HBV 携带者,用药期间和用药结束后应密切监测活动性 HBV 感染的症状和体征(黄疸、腹痛、关节痛、疲乏、恶心、呕吐等)。HBV 感染复发得到充分控制后,恢复卡非佐米治疗的安全性尚不明确[100]。

五、聚腺苷酸二磷酸核糖聚合酶抑制剂

聚腺苷酸二磷酸核糖聚合酶(PARP)依赖的修复机制可以修复化疗药物或电离辐射诱发的癌细胞 DNA 单链断裂,从而使肿瘤细胞存活。而 PARP抑制剂作为一种针对 PARP 的分子靶向药物,其联合放疗和化疗有望阻止细胞 DNA 修复,进而导致细胞死亡。2014 年全球第一个 PARP 抑制剂奥拉帕尼(olaparib)获得 FDA 批准用于治疗卵巢癌。随后在 2016 年和 2017 年,PARP 抑制剂鲁卡帕尼(rucaparib)和尼拉帕尼(niraparib)先后出现,2018 年他拉唑帕尼(talazoparib)也被批准上市。随着这些药物的临床应用,相关肝毒性也越来越受到重视。

1. 奥拉帕尼(olaparib) 奥拉帕尼是一种小分子 PARP 抑制剂,主要用于靶向性治疗难治性和晚期卵巢癌。奥拉帕尼导致血清肝酶升高的损伤机制尚不清楚,其主要通过 CYP3A4 途径在肝脏代谢,因此肝损伤可能与其毒性中间体的产生有关。在奥拉帕尼的临床试验研究中,肝功能异常并不常见,约 4% 的患者出现血清氨基转移酶升高,约 1% 或更少的患者血清氨基转移酶水平高于 5×ULN[101-104]。在奥拉帕尼治疗各种晚期实体瘤患者的试验中,没有发现肝炎伴黄疸或肝衰竭的病例[101-103]。目前仅有极少数关于奥拉帕尼 DILI 的报道。2018 年 Manuel Tufoni 等报道奥拉帕尼致肝损伤 1 例[105];2022 年 Mohammad Alshelleh 等[106]报道美国首例奥拉帕尼引起急性严重肝损伤伴黄疸和肝合成功能障碍的病例,肝损伤在停药和泼尼松治疗后得以恢复。在奥拉帕尼治疗期间,如果确认血清氨基转移酶升高超过 5×ULN,应及时减量或暂停治疗。奥拉帕尼与其他 PARP 抑制剂(如鲁卡帕尼)在肝损伤风险方面似无交叉反应。

2. 尼拉帕尼(niraparib) 尼拉帕尼主要用于治疗难治性和晚期卵巢癌患者。尼拉帕尼在体内通过羧酸酯酶代谢为非活性产物,其治疗期间发生血清氨基转移酶升高的损伤机制目前尚不清[107]。到目前为止的临床试验数据显示,尼拉帕尼治疗期间较常发生轻度的血清氨基转移酶升高,但尚无发生黄疸型肝炎或肝衰竭的报道[108]。在尼拉帕尼获批上市并得到更广泛的使用后,迄今亦无引起临床明显肝损伤的报告,不排除这可能与使用范围尚不广泛、使用时间尚属有限等因素有关,因此后续临床使用仍需加强观察。如果发现在尼拉帕尼治疗期间血清氨基转移酶升高超过 5×ULN,应减少剂量或暂停治疗。

3. 他拉唑帕尼(talazoparib) 他拉唑帕尼是一种 PARP 抑制剂,是主要用于治疗乳腺癌的一种分子靶向药物。他拉唑帕尼几乎不经肝脏代谢,不抑制任何一种主要的 CYP 代谢酶,其引起肝损害的机制目前不清楚。他拉唑帕尼治疗期间可能发生中度血清氨基转移酶升高,疑似可导致临床罕见的明显急性肝损伤[109]。一项研究纳入 431 名存在乳腺癌易感基因(BRCA)突变的晚期乳腺癌患者,287 例使用他拉唑帕尼治疗,144 例使用单药标准治疗(卡培他滨、伊瑞布林、吉西他滨或长春瑞滨连续 21d 的周期)。结果显示,血液学 3~4 级不良事件(主要是贫血)在两组分别为 55% 和 38%,非血液学 3 级不良事件发生率分别为 32% 和 38%。肝毒性发生率分别为 9% 和 20%,亦即他拉唑帕尼治疗组的肝损伤发生率明显低于标准单药治疗组[110];但 1 名应用他拉唑帕尼治疗的患者疑似死于肝窦阻塞综合征[111]。若血清氨基转移酶升高超过 5×ULN,应暂时停用他拉唑帕尼;若实验室检查结果没有显著改善,没能在几周内缓解,或出现症状或黄疸,则应永久停药[109]。

4. 鲁卡帕尼(rucaparib) 鲁卡帕尼主要用于治疗难治性和晚期卵巢癌患者。鲁卡帕尼主要通过肝脏 CYP2D6 代谢,其次可通过 CYP1A2 和 CYP3A4 代谢。在鲁卡帕尼临床试验中,治疗期间出现血清氨基转移酶升高较为常见,但未出现黄疸型肝炎或肝衰竭病例[112]。有一项研究纳入 204 例复发性、铂敏感卵巢癌患者,给予鲁卡帕尼 600 mg,每日 2 次,43% 的患者出现血清 ALT 或 AST 升高(12% 的患者 5×ULN),但没有出现与治疗相关的死亡病例[113]。在其获得批准进入临床应用后,到目前为止尚未发现引起临床显著肝损伤的报道。这提示鲁卡帕尼是引起血清氨基转移酶升高的常见原因,但一般不会导致显著的肝毒性。

六、其他的分子靶向药物

维奈克拉(venclexta)是美国艾伯维公司和瑞士罗氏公司联合开发的一款首创新型口服选择性BCL-2 抑制剂,用于治疗难治性慢性淋巴细胞白血病(CLL),2016 年美国 FDA 批准维奈克拉用于治疗复

发难治性慢性淋巴细胞白血病,2020年1月在我国申请上市[114]。维奈克拉最常见的不良反应(≥20%)为中性粒细胞减少、腹泻、恶心、贫血、上呼吸道感染、血小板减少和疲乏等,肝毒性的发生率较少[114,115]。在一项研究中,116名接受不同剂量维奈克拉治疗的CLL患者中,不良事件发生率高达99%,且83%的患者情况严重,包括肿瘤溶解综合征(1例死亡)、腹泻、恶心、中性粒细胞减少、疲劳和发热等,但未提及ALT升高或肝毒性[115]。维奈克拉治疗期间可出现短暂的血清氨基转移酶升高,但发生率较低,且未见临床明显的急性肝损伤伴黄疸病例[116]。需要注意的是,维奈克拉具有较强的免疫抑制活性,可能会导致乙型肝炎复发[116]。对HBsAg阳性或HBV DNA阳性的患者,应用维奈克拉治疗前应考虑加用核苷(酸)类抗病毒药物治疗。

七、小结和展望

综上所述,抗肿瘤分子靶向药物引起的DILI发生机制复杂,目前仍不非常明确。常见的抗肿瘤分子靶向药物的肝脏毒性主要表现为氨基转移酶升高、胆红素升高等,严重时可出现肝衰竭甚至致命。因此,在积极治疗恶性肿瘤的同时,要做好分子靶向药物所致DILI的防治。临床医生应在实施抗肿瘤分子靶向药物治疗前,全面而深入地了解患者是否有病毒性肝炎等基础肝病史,对患者的肝功能进行全面的检查评估,以便指导临床正确选择药物,预防和避免治疗期间或治疗后出现肝损伤。在治疗过程中,需要密切监测患者的肝功能情况,根据病情合理给予抗炎利胆保肝药物辅助治疗。恶性肿瘤合并慢性病毒性肝炎病史,或肿瘤侵犯肝脏时,DILI发生的概率升高,因此对HBV DNA阳性的肿瘤患者,建议采用丙酚替诺福韦(TAF)、艾米替诺福韦(TMF)、替诺福韦酯(TDF)或恩替卡韦(ETV)等药物进行预防性抗病毒治疗。同时,鉴于肝脏基础疾病可以增加DILI的发病风险,因此要积极治疗基础肝病等。

(徐　静　王寿明　于乐成)

参考文献

请扫描二维码
阅读本章参考文献

第59章

中草药相关的肝损伤

中草药和一些其他非药用植物食物在我国有着非常悠久的应用历史,对我国民众防病治病和身体健康起到了非常积极的作用。近年来,随着制药技术的发展,一些中草药或者植物中的有效成分逐渐被采用现代制药技术分离纯化,取得了非常好的临床疗效。

国外也有很多植物资源的药物相关研究,如日本对人参、三七、杜仲等一批常用中药成分进行了较为深入的研究,并编著了《药用天然物质》等书籍;美国在寻找抗癌抗艾滋病新药方面,对植物的筛选数量达到世界其他国家的筛选总和;印度、巴基斯坦等国家也在植物中筛选抗癌活性成分,开展了大量研究工作。

随着中医药在全球范围的广泛使用,以及民众对药物安全意识的普遍提高,近年来以药源性肝损伤或肾损伤为主的中药不良反应或事件频发。关于中草药相关肝损伤(HILI)的报道呈升高趋势,给中药新药研发、中医药的应用发展带来重大挑战。因此,需要积极重视HILI,提高安全用药水平,促进中医药的健康发展。

一、HILI 的定义及流行病学

在 DILI 的起因上,国际上通常把非化学药物归于草药和膳食补充剂(HDS)。HDS 分为三类:① 天然草本或植物类补充剂及其制剂(我国的中草药包含在其中);② 维生素、矿物质、氨基酸和蛋白质等食品补充剂;③ 含有蛋白同化甾类、能增强体能和健美效果的补充剂。由于 FDA 禁止宣传疗效,但未禁止有益身心、保健、性享受及减重等非特异功能,不需按正规药品要求研发、药效学和毒理学评估,不需处方即能获得,使得 HDS 可有效规避正规药品调控和限制,又可对人群产生明显心理暗示而广泛应用。近年,HDS 相关 DILI,包括 HDS 相关的急性肝衰竭(ALF)的发病数明显上升。由于 HDS 含义过于广泛,为避免不必要争议,对 HDS 的概念进行分解,中草药不应与膳食补充剂和蛋白同化甾类制品引起的药物性肝损伤混为一谈。

HILI 应是传统中药(TCM),包括我国传统医药学理论指导下生产和使用的各种草药和非草药类的中药材、饮片和复方中成药应用过程中产生的肝损伤。

HILI 的发病率尚不清楚,原因不仅在于缺乏基于人口学的调查,也在于了解服用人群及其药物等方法学存在困难。根据国外发表的流行病学数据,药物性肝损伤(DILI)在普通人群中的发生率在 1/10 万 ~ 20/10 万[1],我国估算的 DILI 年发生率稍高,为 23.8/10 万[2]。目前,中药药源性肝损伤的确切发生率尚不清楚,现有数据主要通过统计分析中药药源性肝损伤在全部药源性肝损伤中的构成比,以判断 HILI 的形式与趋势。不同国家与地区的 HILI 构成比报道差异很大,低的仅仅为0.12%,高者可达36%。

我国较大样本的单中心和多中心回顾性资料表明,HILI 在所有药物导致肝损伤中的构成比多为18%~32%[3,4],其中超过一半为肝细胞损伤型。常见中药包括雷公藤、何首乌、淫羊藿、补骨脂、黄药子、千里光等中草药及其复方或成分制剂[5]。HILI 在中国的发病率估计为 6.38/10 万[2]。在美国,根据特拉华州进行的一项小型前瞻性研究,HILI 的估计发病率为 1.16/10 万[6]。冰岛的一项基于人口的前瞻性研究,HILI 的发病率为 3/10 万[7]。美国 DILI 网络报告的 HILI 病例已从 2005 年所有药物性肝损伤病例的7%增加到 2014 年的 20%,呈现快速上升势头。HDS是继抗生素之后导致肝损伤的第二大类化合物[8]。

目前文献报道的 HILI 占所有药物致 DILI 的构成比数据差异很大,可受调查样本的地区、医院、科室等的影响,且占构成比的中西药物分类法不一致,因此不能单以构成比来衡量中草药肝损伤发生的严重程度。尚需要多中心、大样本的前瞻性药物流行病学调查资料。

评估 HILI 的真实发病率的一个持续的困难的问题，草药处方通常含有多种成分，并且经常同时中西药混合使用。因此，很难要确定哪种特定的草药成分可能导致肝毒性。由于民众普遍认为草药没有毒副作用，无意识披露用药史以及非专科医生缺乏相关意识，进一步使 HILI 的诊断复杂化。然而，临床医生保持对 HILI 的认识，仔细询问用药史，显得至关重要，因为 HILI 可能比 DILI 更容易导致 ALF[9]。需要强调的是，由于药物的提纯、农药的残留、有害金属的含量超标、加工技术不规范、临床使用不规范统一以及市场上伪劣产品现象，加剧了 HILI 诊断的难度。

美国 FDA 根据 1994 年的《膳食补充剂健康与教育法案》，要求自 1994 年 10 月 15 日起，生产商应在新品上市前提交此类产品新组分的安全信息，但并不需要提供这类产品的有效性文件。草药和维生素补充剂长期以来一直被归类为食品补充剂，进入市场的门槛较低，消费者可得到的保护仍然比较欠缺，相关产业投入和消费人群均在不断攀升，如 2019 年，美国人仅在草药和膳食补充剂上就花费了 96 亿美元（不包括维生素和其他补充和替代疗法，比去年的增长了 8.6%[10]）。以上情况的存在，可能加剧了 HILI 的发生。

二、HILI 的肝毒性发生机制

中草药肝毒性发生机制复杂，主要原因在于中草药是一个复杂的化学成分体系，入药后不仅存在原有毒性成分，部分成分炮制时因相互作用而产生毒性物质，进入体内因代谢形成新的毒性成分。某些特定中草药所致肝损伤，并非单一的毒性成分所致，还与其他的非毒性成分的相互作用有关。此外，中草药可能与其他西药发生药物相互作用，导致药物体内过程改变，使原来安全剂量无毒的成分因体内暴露增加产生毒性。因此，中草药因为毒性物质复杂、相互作用转化与毒理重叠等使得肝毒性具有复杂性。HILI 发生机制与 DILI 基本相似，亦可分为直接型（也称固有型）、特异质型和间接型等三种肝毒性机制类型[11]。但是许多中草药致毒机制尚不十分清楚，且毒性机制并不局限于某一类型。

固有型肝毒性是指药物及其代谢物对肝脏的固有毒性作用，如中药马兜铃中马兜铃酸，雷公藤中雷公藤甲素、千里光中吡咯里西啶生物碱等。这一类型肝毒性具有剂量依赖性、可重复性及可预测性等特点。其机制在于这些中草药毒性物质及代谢物引起细胞核 DNA 损伤，线粒体与内质网氧化应激、胆汁酸外排转运蛋白抑制引起胆汁淤积等，导致肝细胞凋亡或坏死。马兜铃酸 I 和 II，是基因毒性突变剂，主要通过硝基还原代谢活化为内酰胺之后形成 DNA 附加物后产生的毒性。雷公藤甲素可引起内质网或线粒体应激，导致体内活性氧、超氧阴离子、羟自由基等的堆积及超氧化物歧化酶、谷胱甘肽等抗氧化物活性的降低，当过量使用时，超过机体的清除能力，就会引起肝细胞发生凋亡及坏死。HILI 中以肝窦血管内皮细胞为靶细胞的特殊类型肝损伤也属于固有型肝毒性机制。如含吡咯烷生物碱（PA）的菊三七等而导致肝窦阻塞综合征（HSOS），其主要机制在于水溶性的 PA 经吸收进入肝脏，在细胞色素 P450 酶的作用下，转化为脱氢吡咯生物碱和脱氢倒千里光裂碱，其中部分与血液中各类蛋白结合形成吡咯-蛋白质加合物（PPA）。PPA 可以与肝窦内皮细胞中的 F-肌动蛋白共价结合而使其发生解聚，引起肝窦内皮细胞的坏死、脱落，阻塞肝窦，形成 HSOS。

特异质型肝毒性是指由于个体差异而产生特异的药物代谢物或免疫反应而引起的肝损伤。此类药物无明显的固有毒性或只有极小的固有毒性，这一类肝毒性具有不可预测性、不呈剂量依赖性、在动物模型中不可复制等特点。其机制在于药物代谢酶、肝胆膜转运蛋白和 HLA 等基因多态性而致。例如何首乌诱发特异质型肝损伤与易感基因 HLA-B*35：01 相关[12]。

间接型肝毒性已成为越来越常见的一种形式，但在 HILI 中尚不够明确。中草药在体内代谢后，可能作为半抗原诱导机体免疫，或通过影响肝脏的其他代谢调节功能，尤其在机体特殊背景的基础上导致肝毒性。如淫羊藿可通过炎症小体 NLRP3 的异常激活间接引起肝损伤；补骨脂可通过升高去甲肾上腺素水平，从而导致脂肪酸代谢紊乱，进一步引起肝损伤的发生。

三、HILI 发生的主要风险因素

中草药肝损伤既有药物自身相关的固有风险，也包括环境污染等非药源性因素，以及不合理使用等人为因素。

（一）药物因素

1. 药源性因素 中草药本身含有肝毒性物质，如雷公藤（雷公藤甲素）、菊三七（吡咯烷生物碱）、黄药子（薯蓣皂苷及毒皂苷、呋喃去甲基二萜类化合物）、千里光（吡咯里西啶生物碱）等。

产地不同，可致同一中草药出现成分差异，也可导致肝毒性,如何首乌以四川产地的毒性最大。炮制等处理过程不当,如生首乌未经炮制往往毒性较大,易引起药物不良反应。制何首乌传统方法需"九蒸九晒"与水提为主的工艺,二苯乙烯苷含量较低,较少引起肝损伤。若减少工序,改用醇提则易导致二苯乙烯苷含量增加,从而导致肝损伤。

2. 非药源性因素　质量缺陷,包括同名异物、药品伪品误用混用或掺假等可导致 HILI 的发生。如将有肝毒性的菊三七误用为三七,易发生肝损伤;环境污染,如农药残留、土壤和水源的重金属与化肥等的污染。这些误混、掺假、污染等虽然不是中草药本身药源性因素,但同样可引起不良反应,需予以重视。

（二）组方配伍及其药物相互作用

中药多为复方制剂,根据"君臣佐使"等原则合理配伍,可以"减毒存效",而不合适的组合则可增加毒性,中药处方需注意"相恶""相反"的方剂配伍禁忌,尤其是"十八反""十九畏"等配伍禁忌。

在我国与世界许多地方中草药常常与西药联合使用,部分中草药药食两用,与保健品、膳食补充剂等配合使用。这些中药-西药之间、中药-保健品之间的相互作用非常复杂,可能通过改变药用成分的吸收、分布、代谢和排泄引起全身药代动力学变化,导致包括肝肾毒性等不良反应[13]。

（三）不合理用药

不合理用药包括适应证问题、超剂量、重复用药、超疗程等。

中草药的适应证主要是中医证候,或疾病的特定亚型。辨证论治是中医治疗疾病的基本原则,需针对疾病的患者个体及所处阶段辨析主要证候,而后采用相应治法的中药或复方,即所谓"方证相对"。反之,若方不对证,则可能影响疗效或引起不良反应,如 20世纪 70 年代日本小柴胡汤事件,即不论出现何种原因的肝病皆以小柴胡汤治疗,辨病不辨证,出现药物性肝炎等严重及死亡报道。

中成药则包括中药注射剂等,多有疾病或疾病兼证候的适应证,超出特定疾病适应证或超适用人群用药是目前国家药品监督管理局通报的不良反应中的常见原因,此外,静脉用药浓度过高、滴速过快等也是 HILI 发生的重要原因。

中成药与中草药饮片、中成药与中成药间重复用药可导致单味药剂量增加,从而增大 HILI 发生的风险。如补骨脂及其口服制剂造成肝损伤的因素包括日服剂量大、服用生补骨脂、补骨脂原粉入药等。在不良反应风险信号评估中,日服补骨脂量>4 g 和>2~4 g 致肝损伤不良反应的构成比分别为<2 g 制剂的 4.74 倍和 2.61 倍[14]。此外,长期连续服用个别品种中草药,如何首乌及其成方制剂亦可增加 HILI 的发生率。《黄帝内经·素问》认为"久而增气,物化之由;气增而久,夭之由也",即说明长期服用某一类或一种中药,易造成机体损害。

（四）机体因素

机体免疫状态异常等是特异质型肝损伤的重要风险因素,存在明显的个体差异。

1. 特殊人群　老年人、儿童、妊娠期、哺乳期等因处于特殊病理生理状态,有增加肝损伤的风险。如仙灵骨葆肝损伤结果显示随着年龄增大,胆管上皮细胞等的修复及再生能力下降,40 岁以上患者易发生 DILI,不仅与药物使用频率密切相关,而且与细胞色素 P450 酶随年龄变化有关。基础疾病与药物联用也会影响药物代谢。儿童用中药注射剂的不良反应明显高于口服药。尽管尚无中药在妊娠期及哺乳期中的肝损伤风险数据,但仍需充分考虑其应用中药的安全性风险。

2. 有基础肝病的人群　美国 DILIN 研究表明,10%的 DILI 患者预先存在基础肝病。酒精与非酒精性脂肪肝、慢性 HBV 感染、慢性 HCV 感染及肝硬化,可能增加 DILI 发生的风险。而中草药可能通过影响肝脏和肠道中的抗逆转录病毒药物代谢来增强抗病毒药物的毒性。

四、ILI 的临床诊断与评估

（一）临床诊断

与 DILI 的诊断一样,HILI 的诊断仍属排他性诊断。首先要确认存在肝损伤,其次排除其他肝病,再次确定有中草药的用药史,再通过因果关系评估来确定肝损伤与可疑药物的相关程度。

1. 诊断评估方法　临床医生在诊断 HILI 时,必须有缜密清晰的思维方式,无论怀疑药是西药、草药或者膳食补充剂,其评估步骤是类似的。第一,必须排除其他原因引起的肝损伤,包括病毒、自身免疫性、血流动力学异常/血管性、代谢和遗传性疾病等。第二,确定肝损伤时,重要的是获得完整的病史,必须包括使用过的所有药物及中草药。因患者常常不愿透露中草药的使用,主动询问中草药的使用情况显得尤为重要。第三,一定是在损伤之前开始用药,一般用药开始时间不超过 1 年。第四,若停止某药后肝损伤有所改善,有利于将肝损伤归因于某个特定药品。但在少数病例中会出现停药后肝损伤仍持续存在。最后,如果患者偶然或者自行重新服用可疑药品而导致再次损伤，即可确诊，称为"再激发（rechallenge）"，此时临床表现通常更为突出，且结果更为严重。因有可能导致更严重的肝损伤，一般不提倡故意使用"再激发"。

明确诊断中草药引起的肝毒性有赖于临床医师的诊断敏锐力和患者病史提供的具体情况。确定一种药物、草药或膳食补充剂是否与肝损伤相关的合理可能性，最常使用的评价工具仍然为 Roussel Uclaf 因果关系评估法（RUCAM）。事实上，Teschke 等[15]发现了最近文献中报道的 12 068 例 HILI 病例，其中使用 RUCAM 作为疾病诊断的基础。在另一项回顾性研究中，Teschke 等[16]分析了 1964—2019 年收集的 11 160 例来自亚洲国家——中国大陆、香港和台湾地区，以及韩国、新加坡和日本的 HILI 案例。他们认为，中国和韩国在使用 RUCAM 评估 HILI 病例方面堪称典范。他们认为，在评估 COVID-19 大流行期间发生的肝损伤的因果关系时，RUCAM 将是一个特别有价值的工具，考虑到与感染相关的肝脏检测异常的高发生率，这可能会混淆研究结果。陈军等[17]描述了 COVID-19 对肝脏的影响，结论是它既具有直接的病毒导致的缺血、缺氧和炎症反应机制，也通过药物诱导导致肝损伤的发生。

相对于常规药物引起的 DILI，更有助于提示 HILI 的一个特点在于肝损伤模式（肝细胞损伤型、胆汁淤积型或混合型）、持续时间或所观察到的肝损伤严重程度。如已报道健美塑身补品通常引起胆汁淤积型肝损伤，表现为长期黄疸，肝活检提示有明显的胆汁淤积而不伴有炎症为特点。鉴于这一广泛的临床经验，在识别和判断健美塑身补品引起的胆汁淤积型肝病的过程中，此临床表现可作为高可信度的依据。

2. 评估方法的局限性 尽管有几种方法已用于评估常规疗法相关肝损伤的因果关系，但目前关于中草药肝损伤因果关系的评估尚未研发出确切的方法。

中草药相关因果关系评估过程所面临的一个具有挑战性的问题是，应考虑不同批次、季节和地理位置等因素的变化对产品成分构成的影响；另外，即使因果关系评估结果指向某种特定的产品，也可能因有害成分或其组合不再继续存在而导致对因果关系的误判。

明确药物开始应用的时间和用药周期也是确定因果关系重要因素之一。如果从开始用药到第一次肝损伤发生的潜伏期过长，现有因果关系评估法将赋予其较低的分值。但由于在开始治疗之后，各批次产品的成分可能存在变化或加入了新的、作用更强的物质，故不能总依赖于潜伏期的长短进行因果关系判断。

许多中草药似乎含有多种成分的复方，几乎不可能确定哪个特定成分引起肝损伤。有报道将产品中被认为是有害的成分剔除后，服用该产品仍能引起肝损伤的案例。如快速纤脂丸中的麻黄被认为是有毒成分，2003 年美国 FDA 要求在其配方中去掉该成分，但仍出现肝损伤病例[18]，2009 年该产品被从市场全面召回。显然，通过提高检测水平来确认草药组方中导致肝损伤的有毒成分是非常必要的。

RUCAM 量表在评价 DILI 中有固有局限性：如不适用于评估固有型反应（InDILI）和血管损伤型 DILI，其在 HILI 诊断中尚有特殊困难性。因此，在评估时应注意以下问题。一是对潜在肝毒性中草药的认识局限，中草药的成分复杂，且受产地、生产过程的影响变化较大，中药-中药配伍也可产生药物成分与效用变化，中草药不良反应的研究与报道尚少，对哪些中草药或成分有毒，哪些中草药配伍后毒性增强等认识不足。二是对中药-西药联合用药的病因判断困难。有研究发现：是否排除联合用药中的可疑西药，HILI 在所有 DILI 诱因中的占比相差 1 倍之多。然而，中西药物联合应用不仅仅是明确肝损西药的排除问题，药物之间的相互作用是否诱导或促进肝损伤更是复杂的问题。三是可疑中草药信息资料缺失或不全，溯源困难。有的患者认为中草药尤其是保健品等不是药物，无意隐瞒了用药史；有的虽然反映用过中草药，但是无法提供处方信息，或具体服用药物。四是尽管药物再激发事件是评价 HILI 因果关联性的重要证据，其诊断效能较高，是可靠的药源性肝损伤因果关系评价依据，但再激发反应阴性不能作为排除药源性肝损伤的证据。

证据整合链方法强调了排除导致肝损伤西药的联合应用、可疑中草药的溯源，将 HILI 因果关系评估包括三个层级：肝损伤与药物的关系；肝损伤与中草药的关系；肝损伤与某种中草药的关系。将 HILI 因果关系评估分为排除、可疑、可能、很可能、肯定等五级，并确立了中草药药源性肝损伤因果关系评估流程。对于因果关系判断与 HILI 诊断较为理想，但是中药溯源困难，基源鉴定、排除伪品、检测中药特征代谢物或特异生物标志物等均十分困难，难以做出"肯定"的确切诊断。

诊断生物标志物简便易行，目前尚缺乏证据。现有研究表明，吡咯里西啶生物碱的代谢物——PPA 可用于菊三七等 HILI 的诊断[19]。

（二）鉴别诊断

药物性肝损伤缺少特异性诊断指标，需通过细致的病史了解、体格检查、病原学检查、生化与影像检查等,以与其他肝病进行鉴别诊断。肝脏病理组织学检查与特异性生物标志物检测具有重要意义。

　　HILI 的诊断主要与病毒性肝炎、自身免疫性肝病、酒精性肝病、非酒精性脂肪性肝病、胆道疾病、遗传代谢性肝病等鉴别。此外,尚需通过调查个人史及体内铅、汞等毒物含量检测,排除工业、生活环境毒物或食物中毒。

五、与肝损伤相关的中草药

　　常见的导致肝损伤的中草药较多,见表 59-1。常见的导致肝损伤中草药的毒性成分和毒理机制见表 59-2。

表 59-1　常见的导致肝损伤的中草药

中药学功效	中草药
发散风寒	麻黄、苍耳子、细辛、紫菀
清热泻火	天花粉
清热燥湿	黄芩、白鲜皮、苦参
清热解毒	千里光、青黛、金果榄、山豆根、土茯苓、贯众、鸦胆子、板蓝根、白花蛇舌草、穿心莲、相思子、大白顶草、望江南子
清热凉血	牡丹皮、紫草
祛风寒湿	川乌、昆明山海棠、丁公藤、草乌
祛风湿热	雷公藤、防己、黑骨藤
补血	何首乌
活血止痛	延胡索、乳香、没药
清热化痰	黄药子
化湿	苍术、佩兰
补阳	补骨脂、淫羊藿
止咳平喘	白屈菜、款冬花
温化寒痰	八角莲、半夏
温里	吴茱萸
峻下逐水	京大戟、芫花、商陆
利尿通淋	木通
凉血止血	羊蹄、地榆
收敛止血	白及
温经止血	艾叶
活血调经	番红花、益母草、泽兰
活血疗伤	马钱子、及己
破血消癥	莪术、水蛭、斑蝥、喜树
理气	川楝子、香附、乌药
开窍	石菖蒲
平抑肝阳	刺蒺藜
息风止痉	全蝎、蜈蚣、牛黄
重镇安神	朱砂
养心安神	缬草、合欢皮
敛肺涩肠	五味子、五倍子、罂粟壳、石榴皮
驱虫	苦楝皮
涌吐	常山、石蒜
攻毒杀虫止痒	雄黄、蟾酥、木鳖子、土荆皮、大风子
拔毒化腐生肌	黄丹、钩吻
其他	土三七

表 59-2　常见的导致肝损伤中草药的毒性成分和毒理机制

药物	毒性成分	毒理机制
雷公藤	雷公藤甲素	① 脂质过氧化反应;② 免疫性损伤;③ 细胞色素 P450 酶系代谢异常
黄药子	薯蓣皂苷及毒皂苷、呋喃去甲基二萜类化合物	① 肝细胞的直接毒性;② 与胆汁淤积、胆盐刺激有关
菊三七(土三七)	吡咯烷生物碱	代谢形成吡咯,与组织中的亲核性的 DNA、RNA、蛋白质、酶等结合,还可与还原型谷胱甘肽等形成加合物
何首乌	蒽醌类	① 药物本身及代谢产物对肝细胞的直接毒性;② 免疫性损伤
千里光	吡咯里西啶生物碱	代谢形成吡咯,与组织中的亲核性的 DNA、RNA、蛋白质、酶等结合,还可与还原型谷胱甘肽等形成加合物
苍耳子	苍术苷、毒蛋白	脂质过氧化反应
薄荷	长叶薄荷酮、薄荷呋喃、异薄荷酮	炎症反应
苍术	苍术苷、羧基或去磺基苍术苷	脂质过氧化反应、影响肝细胞能量代谢
柴胡	柴胡总皂苷、柴胡皂苷 D	氧化损伤

　　1. 雷公藤　雷公藤是国内临床常用的免疫抑制剂之一,用于治疗类风湿关节炎、红斑狼疮、银屑病等疾病。雷公藤为卫矛科植物雷公藤 *Tripterygium wilfordiiHook.f* 的干燥根或根的木质部,味苦、辛,性凉,大毒,含有雷公藤碱、雷公藤红素、雷公藤甲素、雷公藤乙素、雷公藤酮、雷公藤内酯等 200 多种化学成分,具有祛风除湿、活血通络、消肿止痛、杀虫解毒的功效,常用于类风湿关节炎、肾小球肾炎、红斑狼疮、口眼干燥综合征、银屑病等疾病的治疗。现有雷公藤多苷片、雷公藤片、昆仙胶囊、昆明山海棠片、雷公藤内酯软膏等 10 余种雷公藤制剂等。雷公藤可造成多器官损伤,其中以肝毒性的发生率最高,可达 40%。毒性机制主要为雷公藤甲素等导致的固有型肝损伤,包括氧化应激、细胞凋亡。雷公藤成分复杂,其效应成分与毒性成分可交叉重叠。

　　2012 年,在国家食品药品监督管理总局药品评价中心发布的一期关于雷公藤制剂用药安全问题的通报中,雷公藤制剂引起的药物性肝炎被列为典型病例。初步总结雷公藤毒理机制认为,雷公藤甲素单次急性或多次慢性给药,均可导致小鼠肝损伤,但急性损伤肝组织病变明显,慢性给药似乎出现适应性恢复。肝损伤模型小鼠具有胆汁酸代谢等特征。雷公藤甲素可诱导体外肝细胞凋亡的机制与影响线粒体结构功能、促进释放细胞色素 C 有关[20,21]。

　　2. 含吡咯里西啶生物碱的草药　第一批被发现

可引起严重肝损伤的草药是含吡咯里西啶生物碱（PyA）的草药，这种生物碱在全球 6 000 多种植物中被发现，主要物种有：土三七、蓝蓟啶（echimidine）、野百合碱（monocrotaline）、倒千里光裂碱（retronecine）、千里光菲啉（seneciphylline）和西门肺草（symphytum）等。猪屎豆属（Crotalaria，Heliotropium）、天芥菜属（Heliotropium）、千里光属（Senecio）和西门肺草属（属于紫草科，Comfrey）提取物均有明确的肝毒性，并存在明显的剂量依赖性。外用紫草科植物西门肺草属成药（symphytum officinale）酊剂和膏剂可治疗瘀伤和关节损伤，但其口服制剂在欧洲和北美禁用。PyA主要通过被污染的食物，如沙拉、谷物和蜂蜜等引起暴露人群的肝损伤。临床上甚至可表现有腹水和肝大，最终发展为肝硬化，世界各地均有类似报道[22]。

PyA引起的肝损伤是肝窦阻塞综合征（HSOS），曾称肝小静脉闭塞病（HVOD），肝血窦和肝静脉小叶中心的终端内腔形成非血栓性闭塞，使静脉血流出受阻，引起肝脏充血和肝实质坏死，导致 ALF 或肝纤维化及肝硬化。损伤的机制包括与 PyA 相关的直接毒性，它在微粒体细胞色素 P450（CYP）酶诱导下转化为吡咯衍生物，并形成具有基因毒性的蛋白质加合物。值得注意的是，因为苯巴比妥是 CYP3A4、CYP2B6 和几个 2C 家族同工酶的强诱导剂，因此它可增加 PyA 的毒性。急性毒性没有种属特异性，以野百合碱引起的 HSOS 动物模型为典型。大量实验数据提示，紫草科植物和其他含 PyA 的草药具有潜在致癌性。对这些肝损伤病例主要是对症治疗，去除 PyA 刺激后可能自然痊愈，但对于发展为急性或慢性肝衰竭者应考虑肝移植[23]。

3. 何首乌　何首乌为蓼科植物何首乌 Polygonum multiforum Thunb. 的块根，主要成分有二苯乙烯类、蒽醌类、黄酮类、磷脂类，可食药两用。药用有生首乌、制首乌两种，其藤茎亦入药，名为夜交藤。生首乌味苦、甘、涩，微温，具有解毒、消痈、截疟、润肠通便的功效，用于疮痈、瘰疬，风疹瘙痒，久疟体虚，肠燥便秘；制首乌味苦、甘、涩，微温，具有补肝肾、益精血、乌须发、强筋骨、化浊降脂的功效，用于血虚萎黄、眩晕耳鸣、须发早白、腰膝酸软、肢体麻木、崩漏带下、高脂血症。近年来，何首乌及其制剂导致肝损伤屡有报道，其主要因 T 淋巴细胞激活等免疫异常导致特异质型 HILI，除了易感背景的特异质性肝毒性，尚有直接肝毒性与间接肝毒性，何首乌的蒽醌类、鞣质类、二苯乙烯苷类等成分可与肝细胞作用，导致肝脏胆汁代谢异常、线粒体损伤、UGT 代谢酶缺陷等。

何首乌的毒性可能源自何首乌的蒽醌类成分。蒽醌类化合物由结肠细菌代谢为高活性的蒽酮，在吸收和运输至肝脏后，可能导致肝损伤。我国学者湘雅药理欧阳东升团队和 302 医院肖小河团队通过大样本检测确定了 HLA-B*35:01 等位基因表达与何首乌肝毒性相关[12]。陈军等也对深圳三院近期收治的疑为 PM-DILI 的 7 例患者进行了临床特征分析和 HLA-B*35:01 等位基因检测，结果提示 6 例患者均为 HLA-B*35:01 等位基因携带者，1 例阴性。追问病史，该例阴性患者长期服用何首乌，其间肝功能正常，近期服用决明子，考虑为决明子导致 HILI[24]。有报道其可能的毒性成分为脂溶性蒽醌类、特征性二苯乙烯苷类、鞣质类和二蒽酮类化合物，推测上述物质对机体的单独或协同作用可能与肝毒性发生有关[25]。

4. 淫羊藿　淫羊藿叶在世界范围内被广泛用作草药补充剂，淫羊藿为小檗科植物淫羊藿 Epimedium brevicornu Maxim. 等的干燥叶，含有淫羊藿总黄酮、淫羊藿多糖、淫羊藿苷等成分。性味辛、甘、温，具有补肾阳、强筋骨、祛风湿的功效，用于肾阳虚衰、阳痿遗精、筋骨痿软、风湿痹痛、麻木拘挛，具有增强免疫力、抗骨质疏松、抗心律失常、抗肿瘤等作用。淫羊藿及其制剂（如仙灵骨葆胶囊、壮骨关节丸）不良反应报告近年逐渐增多，淫羊藿中淫羊藿次苷Ⅰ、淫羊藿次苷Ⅱ和朝藿定 B 可通过增强 ATP 和 Nigericin 介导的 NLRP3 炎症小体激活而导致肝损伤。

在《中华人民共和国药典（2020 年版）》规定的几种淫羊藿中，朝鲜淫羊藿具有更严重的肝毒性倾向。体内实验结果表明，在暴露于朝鲜淫羊藿乙醇提取物（EEE）28 d 后，EEE 组大鼠的肝脏质量，以及血清中 AST、ALP、TBil 等水平显著增加，肝组织出现严重的胞浆空泡，这表明 EEE 具有显著的肝毒性。随后，代谢组学的结果揭示了 EEE 暴露后大鼠肝脏和血清中代谢谱的显著变化，通过对肝脏中与铁死亡行了检测表明，丙二醛含量显著增加，超氧化物歧化酶活性显著降低，铁死亡抑制蛋白 GPX4 和 System xc 在肝脏中表达，并且促铁蛋白 ACSL4 显著上调。根据这些结果得出结论，朝鲜淫羊藿的肝毒性机制可能与诱导肝细胞铁死亡有关[26]。

5. 大、小柴胡汤　大柴胡汤在传统上被应用于免疫调节的中药方剂，小柴胡汤用于治疗慢性肝炎的退黄治疗，两者均具有导致 HILI 的风险。大柴胡汤可诱导自身免疫性肝炎的发生，小柴胡汤有可能导致急性或慢性 HILI，具体机制尚待进一步研究[27]。

6. 补骨脂　补骨脂（FP）被中医用于治疗绝经后

骨质疏松症、白癜风和银屑病。在一些国家,它以中成药的形式被单独使用,或与其他草药结合使用。它被认为是肝毒素之一,近年来有较多的肝损伤案例报道[28]。研究表明,其具体机制与 FP 诱导的炎症反应相关,尤其是研究了八种参与 FP 诱导的炎症小体活化的生物活性化合物。结果表明,补骨脂次素激活炎症小体,随后以剂量依赖的方式分泌 Caspase-1 和 IL-1β。重要的是,体内数据显示,在脂多糖(LPS)介导的 iDILI 易感小鼠模型中,补骨脂次素诱导肝脏炎症,增加氨基转移酶活性,增加 IL-1β 和肿瘤坏死因子-α(TNF-α)的产生[29]。

7. 石炭酸灌木(三齿叶灌木) 石炭酸灌木(chaparral;Larrea tridentata)通常指的是木馏油灌木(creosote bush)或黑肉叶刺茎藜(greasewood),生长在沙漠中,是印第安人常用的治疗普通感冒、骨骼和肌肉疼痛及蛇咬的传统草药。含石炭酸灌木的商业产品用于减肥以及所谓的抗炎、抗氧化和血液净化。此外,石炭酸灌木已成为 HIV 感染患者自我药疗的一部分。20 世纪 90 年代,美国 FDA 记录了一系列石炭酸灌木肝毒性病例,肝毒性的表现包括轻微的血清肝酶浓度升高和重型肝炎,其中 2 例因肝衰竭而接受肝移植[25]。尽管病例中胆汁淤积型肝炎占大多数,但也有肝硬化病例。所有制剂均含有石炭酸灌木,并排除了生化和微生物污染的可能。因果关系假设基于服用石炭酸灌木和肝损伤的时间相关性,肝损伤表现一致,观察药品再暴露或增加剂量导致肝损伤症状复发或加重。石炭酸灌木的毒性被认为是由去甲二氢愈创木酸(nordihydroguaiaretic acid)抑制前列腺素 G/H 合成酶(环氧化酶)和 CYP 所致[30]。

8. 薄荷类植物 薄荷类植物(pennyroyal)草药又指薄荷油(squawmint oil),是一种含有欧亚薄荷(Mentha pulegium)或穗花薄荷(Hedeoma pulegioides)叶类的草药,很早就被确认可导致严重的急性肝损伤。其传统应用是作为天然堕胎药和跳蚤抑制剂。已有多例报道与薄荷油相关的暴发性肝坏死死亡病例。薄荷油的主要成分是长叶薄荷酮(pulegone)和薄荷类植物尤其是薄荷油中特有的各种单萜类物质。肝毒性可能是由于薄荷酮耗竭谷胱甘肽(GSH),随后增强氧化应激;薄荷酮的初级代谢产物薄荷呋喃通过 CYP 转化为肝毒素。

9. 石蚕属植物(立浪草类植物) 含石蚕属(germander;Teucrium chamaedrys)植物的胶囊和茶叶袋在法国被批准为减肥产品,但其活性成分和确切作用机制仍然未知。广泛使用后,1992 年法国药物警戒当局收到了几例与石蚕香科相关的急性、慢性甚至急性重型肝炎病例报告。通常在用药 2 个月后发生肝损伤,表现为急性肝酶变化、组织学出现急性溶细胞性肝炎。一些慢性肝病患者的肝组织学出现慢性肝炎、肝纤维化甚至肝硬化。石蚕属与肝损伤的因果关系是在一次意外再暴露导致肝损伤立即复发而被证实的。然而,除了已发生肝硬化的患者,所有其他患者在停药后均恢复正常。经系统分析石蚕属制剂,其成分包括类黄酮类、苷、皂苷和几种含呋喃的新克罗烷二萜[26]。关于后者,已有动物实验证明这些二萜类物质可形成有毒的高活性环氧化合物,这些有毒物质是肝细胞凋亡的强诱导剂[31]。减肥或经常饮酒可诱导 CYP3A 和耗竭 GSH,从而增强环氧化合物形成。

随后,有报道在服用石蚕属进行抗炎、抗菌和治疗瘢痕时引起暴发性肝衰竭。还有报道使用含石蚕属的中药制剂治疗背痛而出现急性肝炎、黄疸,停药后症状消失。

10. 其他草药 各种其他草药与中毒性肝损伤也有相关性,如狭叶番泻(senna;Cassia angustifolia)用作泻药,女性服用大约 10 倍的推荐剂量被确认可引起相对良性的肝炎,因果关系被再激发试验所证实。

Nadir 等描述一例患者短期使用波希鼠李(Cascara sagrad)上市产品引起胆汁淤积型肝炎与门静脉高压、凝血酶原时间延长和腹水。波希鼠李含有蒽醌苷,并被认为是一种有效的泻药;可排除其他常见的病因,但患者同时服用了推荐剂量的阿米替林、巴氯芬和西咪替丁等也可能引起肝损伤的药物。进一步实验室检测显示,抗核抗体(ANA)、抗平滑肌抗体(ASMA)滴度分别升高到 1:640 和 1:40,肝活检显示嗜酸性细胞浸润,提示为药物引起的自身免疫反应。

有一种称为 Prostata 的草药复方,患者在应用其治疗良性前列腺增生时怀疑引起胆汁淤积型肝炎。推测其活性成分可能是具有雌激素样作用和抗雄激素样效果的锯叶棕(Serenoa serrulata),这两种激素在某些特定的情况下均可导致肝损伤。

在阿育吠陀药物(Ayurvedic medicine)中,积雪草(Centella asiatica)被用于精神物理再生剂(psychophysical regenerator)和血液净化剂,并用于治疗痴呆、糖尿病微血管病、皮肤缺损和肥胖。有女性患者为减肥服用这种草药 1~6 个月而发生严重肝损伤,包括肉芽肿性肝炎和肝硬化。这种草药提取物含有五环三萜类皂苷,包括积雪草皂苷、羟基积雪草苷和其他皂苷,其肝损伤机制尚不明确。另一名为 Liv.52 的阿育吠陀草药制剂,在北美和欧洲可通过互联网和健康食品商店随意购买,用于强肝和影响慢性肝病的自然进程。Liv.52 含有欧蓍草(Achillea millefolium;yarrow)、刺山柑(Capparis spinosa;capers)、野菊苣(Cichorium intybus;wild chicory)、黑龙葵(Solanum nigrum;black nightshade)、三木果(Terminalia arjuna;arjuna)和其他成分。实验数据表明,Liv.52 可能通过减少乙醛的生成而对酒精肝硬化有治疗作用[32]。但欧洲对 188 例酒精性肝硬化患者开展的随机对照临床试验提示,对于 Child-Pugh 分级为 A 和 B 的肝硬化患者,该药对生存和肝损伤的替代指标并无改善效果,而且因为引起 Child-Pugh 分级为 C 的患者肝脏相关病死率增加,其研究提前终止[33]。

新近一项包括 7 例患者的系列病例报告提示,诺丽果汁(Noni juice;Morinda citrifolia)可能具有肝毒性,甚至会导致肝衰竭。排除了其他可能引起急性肝炎的病因,在停用诺丽果汁后肝脏检查指标迅速恢复正常。从诺丽果汁中提取的活性成分包括黄酮类、苷类、多不饱和脂肪酸、维生素和蒽醌类,后者可以通过肠道细菌转化为大黄酸引起线粒体损伤。然而,体内和离体的动物实验研究并未复制出诺丽果汁的肝毒性[34]。

《中华人民共和国药典(2020 年版)》将 83 种具有潜在毒性的中草药进行了分级,分为三级:"有大毒""有毒"和"有小毒"。这种表述沿用了历代本草的记载,此项内容作为临床用药的警示性参考。其中低毒性药物占据 31 类,中毒性有 42 类,剧毒药物 10 类[35]。在这 83 个品种中,病例报道最为常见的包括何首乌,大黄、补骨脂、雷公藤等。在中医体系中,出现 HILI 相关报道较多的则为骨伤科的活血化瘀剂(主要成分含朱砂、大黄)、安神剂(含何首乌、五味子、半夏、大黄)解表剂(含朱砂、柴胡、薄荷)。这些药物多含有生物碱、糖苷类、萜类内酯、蒽醌类和重金属等活性成分,也是引起药物性肝损的最主要原因。

六、HILI 的临床管理

(一)风险评估与防范

规范中药材、饮片及辅料的来源和质量,对中药药源性肝损伤相关风险物质进行含量限定是风险防范的首要措施。不违反"十八反""十九畏"等中药配伍禁忌,避免超适应证(包括方不对证)、超剂量、超疗程等不合理使用中草药、尽量减少不必要的联合用药(包括保健品与膳食补充剂),以上是避免中草药毒副作用的重要防范措施。在服用潜在肝损伤风险药物时,要考察机体免疫、遗传、基础疾病和特殊人群(如高龄、儿童、妊娠妇女)等因素对 HILI 的影响。

(二)治疗与随访

与 DILI 治疗原则一样,及时停用可疑中草药或草药和膳食补充剂是 HILI 治疗的首要原则。同 DILI,可根据 HILI 病情程度与临床分型进行治疗。对于肝细胞损伤型 HILI,可选用 N-乙酰半胱氨酸(NAC)[36]、甘草酸制剂[37]、双环醇、水飞蓟素、多烯磷脂酰胆碱等抗炎保肝药治疗[38];对于胆汁淤积型 HILI,可选用熊脱氧胆酸、S-腺苷甲硫氨酸治疗。对于含吡咯烷生物碱等中药引起的 HSOS/VOD,在排除禁忌证后,尽早使用低分子肝素等抗凝药物有一定疗效。对于超敏或自身免疫征象明显,且停用肝损伤药物后生化指标改善不明显甚或继续恶化的患者,在充分权衡治疗收益和可能的不良反应后,可予以糖皮质激素治疗[39]。对出现肝性脑病和严重凝血功能障碍的 ALF/SALF,以及失代偿性肝硬化,可考虑肝移植治疗。

对于长期服用中药的患者,需要至少每 3 个月检测血清肝生化指标。一旦出现药源性肝损伤相关风险信号(出现乏力、消化道症状、皮肤瘙痒等临床表现),应立即检查肝功能并进行严密观察,检查应包括 ALT、AST、ALP、GGT、TBil、PTA 和(或)INR 等。根据药源性肝损伤的严重程度,确定好监测指标和监测频次(每周、每半月、每月等)以持续监测肝脏生化指标变化,监测指标如无变化或停药后症状消失,监测频次可酌情减少。建议随访至全部异常指标恢复正常或达到基线水平后半年[5,40]。

(三)药监管理及健康教育

针对中药及膳食补充剂上市前和上市后的特点及要求,分别制订其风险控制措施,包括密切观察、调整治疗方案或停药、临床试验中止、修改说明书、限制流通和使用、药品撤市等,以实现中药安全性风险全生命周期监测与管控。另外,还需加强安全用药的公众健康教育,客观认识中药及膳食补充剂的肝毒性及不良反应:中草药包括保健品与膳食补充剂有肝毒性;有毒性的中药如果有效管控使用,也减毒或无毒;无毒的中药如果不合理使用,也可能导致治疗无效或肝毒性风险。

七、典型案例

(一)米酵菌酸致肝功能衰竭

1. 病例介绍 患者女,41 岁,因"腹泻、恶心、呕吐 2 d"入院,起病初进食浸泡多日黑木耳,入院查体生命征平稳。神志尚清,精神差,皮肤、巩膜轻度黄染,无明显肝病体征。腹软,脐周轻压痛,无反跳痛,肝脾肋下未及,墨菲征阴性,肝区叩痛阴性,移动性浊音阴性,双下肢无浮肿,扑翼样震颤阳性。入院后急查: PTA 21%,INR 3.73,FIB 0.74 g/L,D-二聚体(D-D) > 20 μg/mL; TB 64.4 μmol/L,ALT 8 188.3 U/L,AST>7 500.0 U/L,CK 185.5 U/L,肌酐 204.4 μmol/L,UA 426.8 μmol/L,GLU 11.52 mmol/L,淀粉酶 545.5 U/L,脂肪酶 1 872.2 U/L;血氨 195 μmol/L;血常规:白细胞计数 18.71×10⁹/L,中性粒细胞百分比 95.90%,中性粒细胞绝对值 17.93×10⁹/L,红细胞计数 3.43×10¹²/L,血红蛋白浓度 101 g/L,血小板计数 73×10⁹/L,乳酸 8.6 mmol/L。入院后予血液透析、血浆置换、灌肠、降血氨、护肝、解毒、降低颅内压等综合治疗。但患者神志不清加重,入院 1 d 后进入Ⅲ°肝昏迷,并出现多器官衰竭(肝、肾、心脏、胰腺、血液系统),CDC 检测患者食木耳中米酵菌酸毒素含量为 0.15 mg/kg。入院第 3 d 行肝移植治疗(肝脏病理图详见图 59-1)。

2. 诊断 ① ALF;② 肝性脑病Ⅲ°;③ 米酵菌酸中毒伴多器官损害(肝、肾、心、血液、胰腺);④ 呼吸性碱中毒;⑤ 高乳酸血症。

3. 治疗方法 护肝,补充血浆及蛋白、人免疫球蛋白输注,人工肝支持、肝移植术等。

4. 预后与随访 患者术后神志转清,但反复出现全身多部位出血,最终死于脑出血。考虑米酵菌酸损伤呼吸链,导致全身血管损伤出血所致。

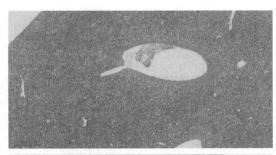
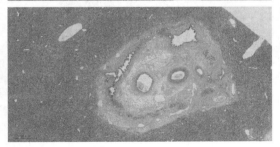

图 59-1 米酵菌酸中毒性肝衰竭病理表现
(10×HE、100×HE)

二维码
彩图

(二)土三七导致肝损伤

1. 病例介绍 自 2008 年 1 月 1 日至 2018 年 5 月 31 日,从湖南省和湖北省的 8 家三级医院收集了 76 名住院患者的出院时诊断为 VOD 或 HSOS 临床数据。诊断被定义为有明确的服用土三七的病史,符合以下三个标准: ① 腹胀和(或)肝区疼痛、肝大和腹水;② 血清总胆红素升高或其他肝功能异常;③ 典型的图像表现,或经病理证实,并排除其他已知的肝损伤原因。其中,64 名患者符合入组。通过详细记录症状和体征,包括发生时间、缓解时间和出院症状;以及血清生化指标,包括 ALT、AST、TBil、DBil、清蛋白、球蛋白、ALP、Cr 和血常规检查结果;凝血功能,包括 PT、INR、APTT、纤维蛋白原(FIB)、D-二聚体、FDP;并排除其他肝损伤的原因,所有入组病例中有 7 例患者进行了经皮肝活检。

患者平均年龄(58.07±11.44)岁,HSOS 患者以男性为主(64.1%),中位潜伏期为 75 d(首次使用相关药物与肝脏生化指标异常的第一个时间点的时间)。入院时血清 ALT、AST、ALP、GGT、TBil、DBil、ALB、GLO 和 TBA 水平中位数分别为 47.35 U/L、75 U/L、145.1 U/L、123.5 U/L、47.21 μmol/L(62.5%的患者超过 34.2 μmol/L)、25.74 μmol/L、29.25 g/L、25.81 g/L 和 45.5 μmol/L。除 ALT 外,与出院前最后一次检测结果相比,无显著性差异(P>0.05)。入院时血清 PT、INR、D-D、FDP、FIB 和 APTT 水平的中位数分别为 16.60 s、1.82 s、2.56 μg/mL(所有患者均超过正常值 0.55 μg/mL)、20.71 μg/mL、2.5 s 和 44.4 s。与出院前的最后一次检测结果相比,D-D 值显著降低(P = 0.02),而其他指标无显著差异(P>0.05)。8 家医院的平均就诊次数为 1.28 次(1~4 次),确诊病例数为 5 例(7.81%),误诊 59 例(92.19%)。平均住院时间为 20.36(4~51) d。

在所有 64 名患者中,35 名(54.7%)患者出现明显黄疸,8 名(12.5%)患者出现右上象限疼痛,只有一名患者出现急性发作(1.6%)。57 例(89.1%)、49 例(76.6%)、52 例(81.3%)、28 例(43.8%)和 6 例(9.4%)患者出现肝大、脾大、腹水、下肢水肿和上消化道出血。

彩超表现为肝实质回声增厚,密度不均,肝静脉狭窄、闭塞,血流速度减慢(图 59-1)。超声造影显示动脉期呈"斑点状"不均匀强化,门静脉充盈缓慢,肝动脉到肝静脉的转运时间延长。

CT 和 MRI 表现:肝实质密度降低,静脉期肝实质呈"地图状"和"斑点状"强化,肝静脉狭窄或不清,下腔静脉肝段受压（图 59-2）。

肝活检：所有行肝活检的患者病理均显示肝窦明显扩张和充血；5 例活检显示肝细胞病变，包括肝细胞混浊、增大、不规则变性和坏死；3 例活检显示门静脉区淋巴细胞浸润，Masson 染色显示活检显示纤维组织增生，如图 59-3 所示。

2. 诊断　药物性肝损伤（土三七）。

3. 治疗方法　包括基础治疗、抗凝剂及利尿等治疗。其中 52 例（81.25%）患者接受谷胱甘肽治疗，12 例（18.75%）患者接受异甘草酸镁治疗，48 例（75%）患者接受 S-腺苷甲硫氨酸治疗，49 例（76.5%）患者接受前列地尔治疗，32 例（50%）患者接受多烯磷脂酰胆碱治疗。所有患者均接受 2~3 种治疗组合。静脉滴注低分子肝素 5 例（7.81%），华法林 2 例（3.1%），糖皮质激素 4 例（6.25%），50 例（78.43%）患者接受了利尿治疗。所有患者均没有进行 TIPS 或肝移植。

4. 预后与随访　除 15 例资料缺失外，出院后 6 个月总死亡率为 77.55%（38/49）。主要死因为上消化道出血（16/38，42.11%），次要死因为肝衰竭合并继发感染（14/38，36.84%），第三死因为肝肾综合征（8/38，21.05%）。在住院期间死亡的 6 名患者中，2 人死于门静脉高压症伴上消化道出血，4 人死于肝衰竭伴继发感染或肝肾综合征。1 例患者出现肝肾综合征和继发感染。

（三）何首乌导致肝损伤

1. 病例介绍　患者男，26 岁，主因"食欲减退、皮肤黄染 1 周"入院。患者于入院前 1 周大量饮酒后出现食欲减退，皮肤巩膜黄染，在外院就诊，查肝功能明显异常，遂收入院。起病前 1 个月曾间断服用"首乌丸"20 余 d，起病后停用。既往偶有饮酒。入院查体见皮肤、巩膜中重度黄染，未见慢性肝病体征。心肺腹无明显阳性体征。外院查血生化：ALT 2 696 U/L，AST

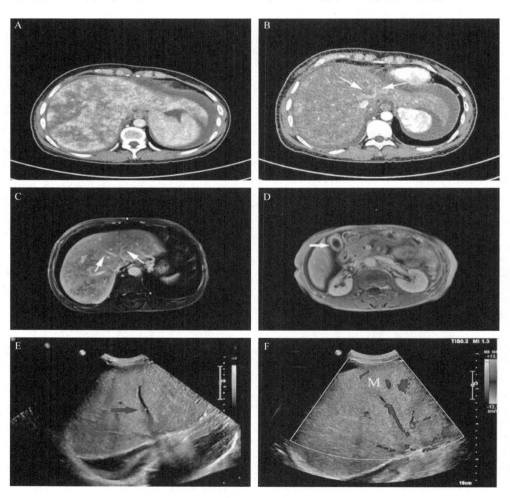

图 59-2　HSOS 的成像特征

A. 肝脾大，门静脉期密度不均匀，呈斑片状强化，肝脏和脾脏周围可见腹水（CT）。B. 肝大和脾大，肝脏密度不均匀，有斑片状强化灶，未发现肝静脉，下腔静脉狭窄（箭头）（MRI）。C. 肝实质信号不均匀，肝静脉小（箭头指向左肝静脉和肝中静脉）。D 胆囊壁增厚和水肿（箭头）。E. 肝中静脉（箭头）狭窄。F. 肝中静脉（M）、左右肝静脉狭窄和闭塞，血流减少

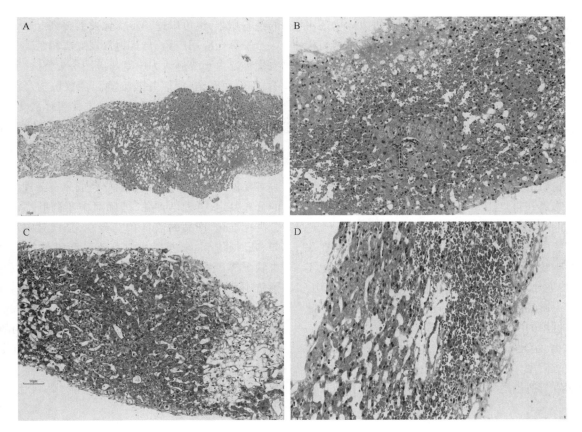

扫描二维码
查看彩图

图 59-3 特征性病理变化

A. 肝窦扩张,窦间有大量红细胞。观察到大面积缺血性坏死和凝固性坏死。B. 观察到肝中央静脉阻塞和充血,肝板排列紊乱,肝窦扩张,大量红细胞和肝细胞凝固性坏死。C. Masson 染色显示肝静脉和肝窦内皮纤维化,无假小叶。肝静脉狭窄和肝细胞大量缺血性坏死。D. Masson染色显示肝静脉和肝窦内皮纤维化,肝窦扩张,肝窦之间存在大量红细胞

853 U/L,GGT 203 U/L,TB 161 μmo/L,DB 139 μmol/L。血常规:WBC $3.76×10^9$/L,N 53%,RBC $5.08×10^{12}$/L,HGB 159 g/L,PLT $173×10^9$/L。乙肝五项:HBsAb 阳性。PTA 85%。胸部 CT 平扫+上腹部增强 CT 未见明显异常。

2. 诊断 药物性肝损伤(何首乌可能性大)。

3. 治疗方法 予以复方甘草酸苷、谷胱甘肽、N-乙酰半胱氨酸护肝、降酶等对症治疗。

4. 预后与随访 患者治疗约 2 周出院,出院时无不适,查体皮肤巩膜无明显黄染。血生化 TB 27.6 μmol/L,ALT 238 U/L,AST 56 U/L,GGT 94 U/L,PTA 116%。

八、问题与展望

近年来,HILI 受到广泛关注,相关临床与基础研究也取得了显著进展,但临床研究较为困难,也还存一些问题与需要关注的难点[41]。

(一)临床流行病学调查困难,认知混乱,争论多研究少

一方面流行病学调查困难,较难基于人口学弄清楚服用中草药的人群,并获得基于人口学的 HILI 发病率数据。目前报道的多为"占比",即中草药占所有药物致药物性肝损伤的比例,即或如此,这种占比数据的差异也是很大。另一方面是部分媒体、自媒体对一些研究报告的过度解读。因此,既不要一味认为中草药"天然、无毒副作用",缺乏安全防控意识,也不要臆断与夸大其毒副作用,而是应该正确认识到中草药具有有效性与有害性的双重性,积极开展包括肝损伤的中草药安全性临床研究,包括个案观察,尤其是长期队列随访研究。

(二)诊断困难

中草药由于成分复杂、联合用药及药物毒性资料缺乏等因素,使比西药肝损伤诊断更为困难。因此,临床上需要积极收集全面的临床信息、可疑药物信息或使用药物样品、生物样本等资料,建立完整证据链,提高诊断的可靠性。

(三)毒性成分和机制复杂

中草药是一个复杂的化学成分体系,入药后不仅原有毒性成分会起作用,且部分成分在炮制过程中还

可能发生相互作用从而产生毒性物质,进入体内还可能形成原药物中没有的毒性成分。此外,中草药可能与其他中草药或西药存在药物相互作用,导致药物体内过程改变,使原来安全剂量无毒的成分产生毒性。许多中草药致毒机制也尚不清楚,除了中草药存在的天然毒性物质可呈剂量依赖性、可重复性及可预测性的直接肝毒性以外,还存在更多与基因、免疫背景等有关的特异性肝毒性和间接肝毒性机制。因此,中草药毒性物质、体内过程和毒性机制等是中草药肝毒性研究的难点和重点。

(四)预测预警困难,预防缺乏共识

传统中草药"无毒、无副作用"的思维观念在民众中影响较大,医务人员对 HILI 的预测预防意识不足,这均是导致 HILI 发生的危险因素。尽管在 HILI 的风险与影响因素方面近年有较大进展,但目前尚缺乏有效可用的 HILI 预测预防模型,还需积累大量的 HILI 数据,组建中草药肝毒性大数据平台,以此构建预测预防模型,并在实践中不断验证优化。此外,在合理配伍与适当运用解毒中草药方面,中医具有长期的经验积累,也可以进一步优化发展提高。

中草药应用广泛,与其他常规疗法相媲美甚至常占优势。由于普遍认为中草药应用历史悠久,且纯天然、有效而安全,但以并非准确。多数植物产品的有效性未经科学证实,而且的确不比常规疗法更安全,有时还缺乏安全性。应通过加强生产、销售等环节的监管,确保中草药中不含有潜在或危险的成分,有望提高其安全性。

要做的工作非常多,如中草药成分及药理活性物的分离鉴定,毒理学评估,国际对中草药肝损命名和分类标准化,产品的监督和安全性,公众对中草药认知和肝损防范,改进有关中草药不良事件的自发报告状况等。我们应该深入研究 HILI 发生机制,寻找预防中草药引起严重 DILI 发生原因,更好更科学地去应用中草药,才是真正地爱护中草药。让我们摈弃中、西药孰是孰非的无谓争论,努力发掘祖国医学伟大宝库,科学地研究,为人类健康做出更大贡献。

(刘成海　陈　军　陈成伟)

参考文献

请扫描二维码
阅读本章参考文献

第60章

诊断与其他用药相关的肝损伤

众多的临床干预因素可造成肝脏损伤,并已逐渐引起临床医师的重视。这些因素涵盖了很大范围的临床诊治措施,涉及了多种类型的化合物,并可产生各种类型的肝脏损伤。本章重点介绍以上章节未涉及的其他药物和诊断用药引起的肝脏损伤。

一、非甾体抗炎药

(一)非麻醉性止痛药

非甾体抗炎药(NSAID)主要有如下两类(表60-1)。

1. **对乙酰氨基酚(APAP)** 是目前最常用的解热镇痛药物之一,用于治疗轻度或中度疼痛。在临床应用广泛,但此药却存在多方面具临床意义的肝细胞毒性作用。APAP 具有有效止痛、解热和较弱的抗炎活性。但服用过量时,它也可能是肝细胞毒性物。肝

氧化酶过剩者,如酗酒或服用巴比妥类药物及营养不良者可能对 APAP 毒性更敏感。若过量服药,可在 10~12 h 内静脉给予 N-乙酰半胱氨酸或口服蛋氨酸。有研究认为,自噬的药理激活作用可以防止 APAP 引起的肝损伤。越来越多的证据还表明,非酒精性脂肪性肝病(NAFLD)会损害肝自噬,并且 NAFLD 患者更容易受到 APAP 诱导的肝损伤的影响[1]。

2. **氨基比林(aminopyrine,aminophenazone)** 是临床常用退热药物,其致皮疹曾有报道,但致重症皮疹和重型肝炎少见。在实验动物大剂量给药时和伴严重血液学反应的患者中,常发生伴有黄疸的氨基转移酶水平升高。

3. **非那西汀(phenacetin)** 由乙酰氨基苯酚与乙醇钠作用而得,在肝内主要代谢为 APAP。长期或过量应用可发生溶血性贫血、高铁血红蛋白血症。非那西汀的总体毒性大约为 APAP 的 1/3;即使在致死病例中也可无或仅有轻微肝脏损伤。在动物实验中,仅在较少的范围内,非那西汀被转化为肝毒性代谢产物,大剂量时则可导致肝损伤。

(二)麻醉性止痛药

1. **丙氧芬(右旋丙氧芬)(propoxyphene,detropropoxyphene)** 其作用与美沙酮相似,镇痛作用较弱,仅用于缓解轻度到中度疼痛。几乎无镇咳作用。此药曾经在临床广泛应用,但已有多例肝损伤的报道。尽管有少量肝细胞损伤的报道,其损伤主要表现为胆汁淤积。

2. **吗啡、海洛因、美沙酮和可待因** 在人体,对吗啡(morphine)、海洛因(heroin)和美沙酮(methadone)作用的研究中,仅获得很少的肝脏损伤证据,长效美沙酮无导致肝脏损伤的证据。在不同剂

表 60-1 非甾体抗炎药			
药 物	损伤情况*	损伤类型	意 义
非麻醉性止痛药			
对乙酰氨基酚	+	肝细胞损伤型	明确的肝细胞毒性
氨基比林	±	肝细胞损伤型	大剂量时引起损伤
非那西丁	±	肝细胞损伤型	在实验动物中大剂量时引起损伤
麻醉性止痛药			
海洛因、吗啡、可待因、美沙酮	±	ALT 升高	在小鼠可引起肝脂肪变性,在体外可引起肝细胞损伤
纳曲酮	±	ALT 升高	
喷他佐辛	±	胆汁淤积型	
苯哌利定	±	胆汁淤积型	
丙氧芬	+	胆汁淤积型	
大麻	±	肝细胞损伤型	可疑

注:+确定的肝细胞毒性;±不确定。

量下,吗啡、哌替啶、可待因(codeine)和喷他佐辛等药也可因 Oddi 括约肌的痉挛导致转氨酶的升高。此外,在小鼠胃肠道外给药时,吗啡、双氢吗啡或美沙酮可导致快速的肝脂肪变性和血清氨基转移酶升高;已经证实,在体外吗啡和可待因能导致肝细胞损伤。喷他佐辛和苯哌利定有时或可引起胆汁淤积性黄疸。

3. 纳曲酮 盐酸纳曲酮(naltrexone)可阻断外源性阿片类物质的药理作用,作为阿片类依赖者脱毒后预防复吸的辅助药物。盐酸纳曲酮口服后主要被肝脏代谢。该药有肝脏毒性,可引起氨基转移酶升高。引起肝毒性的剂量只有临床常用量的 5 倍,故肝功能轻度障碍者应慎用。在使用该药强迫性药瘾、贪食、肥胖症或阿尔茨海默病的过程中,发现有超过 30% 的用药者发生氨基转移酶升高,大剂量时其水平甚至可超过 10×ULN。

4. 大麻 最早来源于大麻植物的提取物并因此得名大麻(marijuana),成分复杂,主要包括类脂物、黄酮类化合物、萜烯、碳氢化合物、非环形大苯酚、生物碱,柠檬酸银和环形大麻酚等。有报道认为,每日吸食大麻是慢性丙型肝炎患者肝纤维化进展的危险因素。此外,在一些病例中发现,静脉使用大麻制品可导致轻微的肝脏损伤和黄疸。一项对常规大麻使用者的研究显示,其肝损伤发生率为 67%;但是其中可能有如病毒性肝炎等其他原因的影响。有研究认为,富含大麻二酚的大麻提取物在小鼠模型中存在肝毒性[2]。

二、精神兴奋药

1. 苯丙胺(amphetamines) 是一系列对中枢神经系统具有显著兴奋作用的合成药物(统称苯丙胺类)。常用于抑制食欲和肥胖症的治疗,但易于成瘾和致幻。据报道,此类病例与其他肝损伤明显不同的是 AST 和 ALT 水平的超乎寻常的升高(可大于16 000 U)。一项苯丙胺对大鼠肝脏毒性损害的实验研究中发现,其对肝脏有明显的毒性作用,主要表现为肝细胞的脂肪变性和细胞水肿。也有急性肝损伤的个案报道[3]。

2. 甲撑二氧苯丙胺(MDMA) 俗称"摇头丸",有强烈的兴奋和致幻作用,长期服用可造成行为失控、精神病和暴力倾向,过量服用则可造成猝死。已证实,此药可致急性肝损伤,甚至导致暴发性肝坏死。另有表现为慢性肝炎组织学特征并伴自身免疫反应血清特征的病例报道。此外,还有导致高热并造成与中暑肝损伤类似的报道。

3. 苯环利定(phencyclidine) 是一种对中枢神经系统有抑制、兴奋、镇痛和致幻作用的精神活性药物。常导致定向障碍、激越和谵妄构成的急性综合征,因具致幻性而常被滥用。其毒性作用包括高热、横纹肌溶解和肾功能衰竭,并可能有严重的区域性肝坏死。因其损伤类似于中暑,故推测其肝损伤原因可能为体温过高。

4. 匹莫林(pemoline,苯异妥英) 为肾上腺素能药物,中枢兴奋作用温和,并有弱拟交感作用,已有为数众多的肝损伤的报道。损伤为肝细胞型,并有导致患者死亡和因肝衰竭而行肝移植的报道。明显肝损伤的起病可从治疗开始后几天至 1 年。亦有伴自身免疫性血清学特征的慢性肝炎的报道,此药现已在临床停止使用。

5. 哌醋甲酯(methylphenidate,利他灵) 为精神兴奋药,能提高精神活动,可对抗抑郁症。主要用于轻微脑功能失调和儿童注意力不集中及成人发作性睡眠等。静脉治疗和滥用均可导致肝细胞性黄疸。并有曾经发生肝损伤的病例。一项研究显示,β_2 肾上腺素能激动剂能够通过增加肝内哌甲酯浓度来增强哌醋甲酯对小鼠的肝毒性[4]。

6. 可卡因(cocaine) 又称古柯碱,化学名称为苯甲基芽子碱,被用作局部麻醉药或血管收缩剂,其麻醉效果好。因毒性强,用于表面麻醉,不宜注射。作为一种剂量依赖性肝毒素,可卡因可导致肝细胞大量坏死,表现为血清中 ALT、AST、胆红素的升高,病理变化包括局部坏死、炎性浸润、脂肪变性等,国内也有动物研究证实,该药对肝肾功能存在损伤的证据[5-6]。

肝脏的组织学改变是全身性毒性作用的一部分,而并非可卡因选择性的肝脏毒性。在所有实验研究中可卡因均可致微泡性脂肪变性,且与临床观察一致。可卡因的肝脏毒性作用依赖于它的毒性代谢产物的转变。通过 CYP 的诱导可增强其毒性作用,CYP 抑制则可减低其毒性。推测其毒性作用依赖于活性代谢产物与肝细胞蛋白的共价结合或依赖于膜的过氧化损伤。反应性的代谢产物可能会启动这一改变,谷胱甘肽在可卡因肝脏毒性时所起的保护作用可能参与前述机制(表 60-2)。

三、认知增强剂

1. 他克林(tacrine,四氢氨基吖啶) 属于胆碱能增强药。所致不良反应有两个方面特点:首先,此药导致 ALT 升高的水平极高,但严重肝损伤病例却

表 60-2　精神兴奋药和认知增强药的肝损伤		
药　物	损伤情况	损伤类型
苯丙胺	±	肝细胞损伤型
可卡因	+	坏死 微囊状脂肪变性
依昔苯酮	+	坏死
非哌西特	+	坏死
MDMA	+	坏死 慢性肝炎*
哌醋甲酯(利他灵)	±	肝细胞损伤型 慢性肝炎*
匹莫林(苯异妥英)	+	坏死
苯环利定	±	肝细胞损伤型
四氢氨基丫啶(他克林)	+	肝细胞损伤型

注:+为肝脏毒性可能;±为不明确;*为类似自身免疫肝炎。

极少见;其次,在难治阿尔茨海默病患者的治疗中不可或缺,但考虑到其肝毒性,治疗中不得不进行全面控制。

他克林可引起约50%患者氨基转移酶水平升高,其中一半氨基转移酶超过 $3 \times ULN$,1%~2%甚至超过20倍。一般给药后至 ALT 水平升高的平均时间为50 d;90%的患者在 12 周内出现。停药后 ALT 可恢复正常。有阿尔茨海默病患者服用他克林引起大范围肝细胞坏死的报道。因此,为避免引起明显的临床损害,建议服药者至少每月 1 次常规监测 ALT 水平。

他克林所致肝损伤机制仍不清楚,可能包括两种因素,即药物内在毒性和个体敏感性。由于临床存在罕见的明显肝损伤病例,提示个体敏感性可能在其发病中也发挥重要的作用。

2. **依昔苯酮(exifone)**　依昔苯酮被用于治疗老年人记忆障碍。其损伤为肝细胞损伤型或混合型,一些病例亦可见胆管炎以及类似于慢性肝炎的门静脉和门静脉周围炎。因缺少超敏反应常见的区域性坏死,提示代谢因素导致了肝脏的损伤而非免疫特质性,由于多例肝损伤的发生,现已被弃用。

3. **非哌西特(fipexide)**　已用于临床近 30 年。罕有肝损伤报道,但均为严重的肝细胞损伤。

四、用作安胎(子胎松弛)的肾上腺素能药物

1. **特布他林(terbutaline,博利康尼)**　β_2受体兴奋剂,有支气管扩张作用。常用来阻止早产。口服受肝脏首过效应的影响,生物利用度较低,可发生明显的肝细胞损伤。肝损伤的生化证据一般出现在服药后 30~60 d 内,ALT 峰值可达 900~2 000 U。停药后迅速恢复正常。

2. **利托君(ritodrine)**　为 β_2 受体激动药,具有直接的拟交感作用。除了与明显溶血反应有关的氨基转移酶水平升高外,少有其他肝损伤的证据。一项在孕妇进行的评估其肝损伤危险的前瞻性研究证明,服药者有 2%~10% 可发生氨基转移酶水平升高。

五、抗帕金森病药物

(一)抗胆碱能药

常用者有阿托品、山莨菪碱、东莨菪碱、颠茄、丁溴东莨菪碱、溴丙胺太林等。在用于治疗帕金森病的抗胆碱能药物中,仅发现苯海索(trihexyphenidyl)可引起肝损伤,并有少量致命性肝坏死报道。

(二)多巴胺能药

1. **左旋多巴(levodopa)**　通过血脑屏障进入中枢,经多巴脱羧酶作用转化成 DA 而发挥药理作用。用于治疗帕金森病已有 30 年的历史,很少发现肝损伤。在一项纳入 32 项研究,总共对 4 780 例接受托卡朋治疗的患者的研究中发现,有 0.9% 的患者肝酶升高 $>2 \times ULN$[7]。

2. **甲磺酸麦角腈(lergotrile mesylate)**　研究表明,超过 60% 的服药者发生氨基转移酶水平升高,证明甲磺酸麦角腈具有肝脏毒性作用。

3. **培高利特(pergolide)**　为新的多巴胺能激动药,其作用更强,且长效。很少有肝脏损伤的证据。在结构上,它与甲磺酸麦角腈非常接近,偶然的肝脏毒性可能因为其缺少麦角腈所包含的氰化物基团。然而,研究发现,此药即使在确定停药的情况下,仍有约 2% 的服药者发生氨基转移酶水平升高。

4. **溴隐亭(bromocriptine)**　在肝功能损害的患者中,其清除可能会减慢,血药浓度可能会升高,必要时需调整剂量。

六、其他用于神经系统疾病的药物

1. **伊沙索宁(isaxonine)**　曾用于治疗外周神经疾病,可导致肝细胞损伤,该药可通过 CYP 转化而成的活性代谢产物与肝细胞蛋白共价结合,借此与胞浆膜发生作用,从而引发肝损伤。

2. **利鲁唑(riluzole)**　为谷酰胺传导调节剂,用于减少肌萎缩侧索硬化的临床恶化,约 6% 的服药者可发生 ALT 和 AST 水平的升高。

七、支持呼吸药

1. **吗啉吡咯酮(多沙普仑,doxapram)**　为呼吸兴奋剂,少有肝损伤的文献报道,但可引起大鼠肝脏

脂肪变性。

2. 茶碱（theophylline）　为呼吸兴奋剂，可使平滑肌张力降低，呼吸道扩张；可促进内源性肾上腺素、去甲肾上腺素的释放，但少有肝损伤报道。

3. 色甘酸（chromoglycic acid）　曾报道一例患者服用发生伴有以血管炎和嗜酸性粒细胞增多为特征的全身性反应，其表现在临床、生化、血清和组织学特征等方面类似于原发性胆汁性胆管炎（PBC）。停药后 6 个月，PBC 的组织学特征仍存在。

4. 氨丁三醇氨基甲烷　研究发现，以氨丁三醇治疗新生儿透明膜疾病，可导致较高的 1 区出血性坏死发生率。此损伤发生在静脉给药时，肝坏死为药物诱导的血管改变所致。

八、H₁ 受体拮抗剂

可致肝损伤的抗组胺类药物见表 60-3。

九、H₂ 受体拮抗剂

该类药物大部分经肝脏代谢。已有多种 H_2 受体阻滞剂用于临床或在人体试验阶段，以治疗消化性溃疡（表 60-4）。奥美替丁（oxmetidine）和唑替丁（zaltidine）因导致广泛的人体损伤而在进入临床使用前被淘汰。西咪替丁（cimetidine）和雷尼替丁（ranitidine）在临床均被广泛应用，但在应用过程中已有一定数量的肝损伤病例的报道。亦有使用法莫替丁（famotidine）造成急性肝炎的报道，并证明可能与西咪替丁存在交叉反应。西咪替丁和雷尼替丁在产生肝脏损伤的可能性上差别很小，氨基转移酶升高发生率也大致相同，一般约 8% 的用药者其 ALT 水平超过 $2×ULN$。研究证实，服用西咪替丁者发生黄疸的相对危险为对照组的 5.5 倍，而雷尼替丁为 1.7 倍。

表 60-3　H₁ 受体拮抗剂导致的肝损伤	
药　物	肝损伤类型
西替利嗪	AST 水平升高
氯苯那敏	胆汁淤积型*
赛克力嗪	胆汁淤积型
赛庚啶	黄疸
氯雷他定	胆汁淤积型**、肝细胞损伤型
苯噻啶	胆汁淤积型
特非那定	胆汁淤积型、肝细胞损伤型
曲美苄胺	胆汁淤积型
曲吡那敏	胆汁淤积型

注：*亦有 1 区的微泡性脂肪变性；**有延迟胆汁淤积的病例。

表 60-4　H₂ 受体拮抗剂相关肝损伤		
	肝细胞损伤型	胆汁淤积型	混合型
西咪替丁	+	+	+
法莫替丁	+	-	-
尼扎替丁	+	-	-
奥美替丁*	+	-	-
雷尼替丁	+	+	+
罗沙替丁	±	-	-
唑替丁*	+	-	-

注：*研究中，临床未使用。

1. 西咪替丁　已在临床使用 30 余年。有很多肝细胞损伤型、胆汁淤积型和混合型肝损伤的报道，也有少数患者发生胆汁酸水平的升高。明显的肝损伤发作最早见于开始治疗后 2 d，最晚见于开始治疗后 7 个月。母亲在孕期服用西咪替丁可能引起新生儿黄疸。

2. 雷尼替丁　有肝损相关报道，雷尼替丁可引起胆红素及氨基转移酶同时升高。大部分患者肝功能在 1 个月内恢复。

3. H₂ 受体拮抗剂在药物代谢中的作用　西咪替丁对 CYP 的作用，与其他 H_2 受体拮抗剂不同。通过与 CYP 的铁结合，西咪替丁起到抑制 CYP 活性的作用，并因此在不同程度上抑制大量的化合物的代谢。在动物，西咪替丁通过抑制双向转化，抑制 APAP 和其他肝毒性因子的毒力。

十、质子泵抑制药

1. 奥美拉唑（omeprazole）　引起明显肝损伤病例极少见。有报道，与伏立康唑联用可能引起肝功能恶化。另有罕见报道该药可继发免疫介导的药物性肝损伤[8]。

2. 其他质子泵抑制剂　兰索拉唑（lansoprazole）和泮托拉唑（pantoprazole）在临床使用时间较短，尚未见导致肝损伤的报道。对 CYP 的作用兰索拉唑强于奥美拉唑，而泮托拉唑弱于奥美拉唑。

十一、止吐和胃肠动力药

1. 昂丹司琼（ondansetron）　为选择性 5-HT-3 拮抗剂，主要用于接受化疗的癌症患者的止吐治疗。偶有肝细胞性黄疸的报道。有 1%～8% 的用药者发生血清氨基转移酶水平升高，但机制尚不清楚[9]。

2. 格拉司琼（granisetron）　有 3% 的患者在应用过程中发生氨基转移酶水平升高。尚无临床服用此止吐剂引起过度肝损伤的报道。

3. 甲氧氯普胺(metoclopramide)　未发现甲氧氯普胺本身可造成肝损伤。然而,当它与可能有毒性激活治疗药物同用时,可能与可逆性的黄疸发生有关。

4. 西沙比利(cisapride)　为 5-HT-4 受体拮抗剂,可增强胃和小肠的运动。偶有肝细胞损伤的报道。

十二、胆汁酸衍生物

1. 鹅脱氧胆酸(CDCA)　主治胆固醇性胆结石症,对胆色素性结石和混合性结石有一定疗效。溶石过程中 30%~50% 的患者氨基转移酶水平升高,并有发生严重肝损伤的报道。肝毒性作用可能依赖于由小肠细菌所致的一种形成胆石酸的转化。目前此药在临床鲜有使用,已被 UDCA 取代。

2. 熊脱氧胆酸(UDCA)　是 CDCA 的异构体,很少有明确的造成肝损伤的证据。在一些病例,仅见轻微的氨基转移酶水平升高。然而,实验研究发现,对恒河猴和家兔,UDCA 和 CDCA 均有肝脏毒性。

十三、胆囊造影药

丁碘桂酸(bunamiodyl)、碘番酸(iopanoic acid)和胆影酸(iodipamide)均可导致肝功能异常,并可见磺溴肽钠(BSP)排泄障碍和持续的高间接胆红素血症(持续约 24 h)。

输注胆影酸、碘甘卡酸(ioglycamic acid)等药物之后,可见氨基转移酶水平升高,也有伴超敏反应的胆汁性黄疸报道。尚有学者报道静脉内注射胆影酸后氨基转移酶快速升高并伴有腹痛和发热的病例。以上反应均少见。

十四、轻泻剂

1. 酚丁(oxyphenisatin)　常用于治疗便秘,遇碱性肠液,运行分解为酚汀及醋酸,酚汀能肠壁引起蠕动,而发挥导泻作用。既往报道了多例肝损伤的病例,在很多国家已被禁用,即使如此,仍有散发病例报道。

(1)临床特征:2/3 的酚丁肝损伤综合征类似于慢性肝炎,可演变为肝硬化。少部分表现为急性肝炎。大多数患者为女性,可能为女性使用轻泻剂较多,或对此药较敏感的缘故。急性肝炎患者常表现为厌食、乏力和黄疸。但有些看起来像急性疾病的患者组织学表现却显示为慢性。急性肝损伤患者的 ALT 和 AST 水平一般为 500~3 000 U。ALP 水平仅轻度或中度升高。凝血酶原时间常延长。大多数患者预后良好,停药通常可使病情改善。慢性病例通常在停药后 1 个月内组织学显示有改善。但肝硬化一旦形成,则难以逆转。

(2)机制:因酚丁诱导肝损伤的血清学特征与自身免疫性肝炎相似,提示其机制可能为机体对药物的自身免疫学反应。酚丁诱导肝损伤常被认为是类似于自身免疫性肝炎的慢性药物性肝炎的代表。

2. 其他轻泻剂(other laxatives)丹蒽醌(dantron)　为含有十六烷磺基丁二酸钙(dioctyl calcium sulfosuccinate)的复合物,亦有致慢性肝炎的报道。单独给予单一组分,并不产生肝损伤,但予以复合物给药则发生肝损伤,长期服用过量番泻叶(senna)亦可导致肝细胞损伤。

十五、用于炎症性肠病的药物

1. 水杨酸偶氮磺胺吡啶(sulfasalazine salicylsulfapyridine)　在胃肠道内吸收差,但可被肠道细菌分解为磺胺吡胺和 5-氨基水杨酸盐。一般认为是磺胺吡啶造成了肝脏的损伤,理由为水杨酸偶氮磺胺吡啶的肝损伤与磺胺药所致相似。已证明,5-氨基水杨酸盐或其衍生物可造成复发性的肝损伤,亦有由美沙拉嗪(mesalazine,5-氨基水杨酸)和奥沙拉嗪(olsalasine)引起的肝损伤的报道。该药诱发肝损伤的毒理学机制仍不清楚。但近期转录组学的结果证实,可能与多种生物学过程和途径有关,EGFR 和 CYP2c55 基因可能在肝损伤中起重要作用[10]。

2. 5-氨基水杨酸制剂　美沙拉嗪(mesalazine)有导致肝细胞损伤型和胆汁淤积型黄疸的个案报道。也有报道,既往水杨酸偶氮磺胺吡啶致肝损伤史的患者,当给予美沙拉嗪或奥沙拉嗪时可再发生黄疸或氨基转移酶水平升高。

十六、用于戒断治疗的药物

1. 双硫仑(disulfiram)　为醛脱氢酶抑制剂,用于酒精成瘾中毒戒断治疗。有多例肝损伤的报道,损伤为肝细胞损伤型,并有致死病例。此药的肝毒性反应无明显的特征。年龄大多数在 30~60 岁,性别未见明显差异。肝活检病理显示为肝脏点状坏死、凋亡甚至融合坏死。致死病例表现为肝脏大片状坏死[11]。

损伤的主要因素可能是特发性的免疫学或代谢性反应,也可能存在毒性反应和免疫学特应性的相互作用。约 80% 的肝损伤病例发生在服药 8 周内或更短时间。大多数病例超敏反应的特征不明显。少于

25%的病例存在皮疹和（或）发热，大约40%的病例存在嗜酸性粒细胞增多。厌食、恶心和不适，同时或先于黄疸出现。除此之外，无症状性黄疸也可能是其主要特征之一。氨基转移酶水平可升高至500~4 000 U/L。ALP水平升高，但一般低于3×ULN。

双硫仑肝损伤不同于前面所述及的药物诱导的肝细胞损伤，其预后应予以警惕。出现黄疸后继续服药可能导致致命的结果。通常停药后黄疸可消失，恢复一般需1~2个月。

2. 氨腈（cyanamide）　为醛脱氢酶抑制剂，也用于酒精中毒的戒断治疗。它可导致3种类型的肝脏损伤：① 急性胆汁淤积；② 特异的包涵体，类似Lafora小体；③ 纤维化和肝硬化。

（1）急性胆汁淤积：氨腈所致急性胆汁淤积与其他药物诱导性胆汁淤积相似，但可伴超敏反应表现。一般在暴露于药物后4周内即可出现。

（2）包涵体：出现类似于Lafora病的包涵体为氨腈特有的肝损伤类型。最初认为此种损伤源于双硫仑。但是，进一步研究证明，此损害并非双硫仑所致，而是同时服用的氨腈造成的。给大鼠服用氨腈可重复此种损伤。服用此药2个月至3年的患者中，均可见到此特异的包涵体病变，而且至少在停止服药后2年仍可存在。临床上，患者可表现为无力、厌食和体重下降。有轻微的氨基转移酶水平升高。ALT值范围从正常至5×ULN，AST水平升高与ALT一致，低于ALT。

（3）肝硬化：超过30%的病例，在含有特异包涵体的肝脏显示有肝硬化。肝硬化是因酒精所致并因此而接受治疗，或因氨腈所致，还是兼而有之，仍不清楚。然而，肝硬化对氨腈存在的相关性和服药期间肝硬化的程度，均支持此药对肝硬化形成有作用。此外，也有学者注意到，此类病例纤维化和肝硬化具有独特的类似于慢性胆汁淤积和血色病的特征。

十七、放射性物质

动物实验显示，放射性物质（镭、放射金、镎、钍等）可产生肝损伤。而在人体，这些物质中仅钍可导致损伤。肝损伤可能是这些物质在肝脏网状内皮细胞沉积、离子射线阶段性发射以及可能的局部不良反应的结果。

1. 放射性肝炎　持续发射的离子射线对肝脏作用的研究较少。一般认为，肝实质有抵抗来自X线辐射损伤的能力。众多研究证明，当肝脏区域遭受离子辐射照射后，可发生肝实质损伤和腺泡Ⅲ区充血以

及输出静脉区的改变。在人体，当上腹部接受30~60 G（3 000~6 000 rad）剂量的照射导致的肝损伤及由此表现的综合征，被称为"放射性肝炎"。其临床特征包括腹水、肝大、脾大和轻度黄疸等。这些表现在完成放射治疗过程2~8周内出现。损伤的组织学特征为出血（特别是小叶中央区）、中央区肝细胞坏死或"萎缩"和输出小静脉纤维阻塞。最终的损伤类似于双苄基异喹啉类生物碱产生的静脉阻塞性疾病（VOD），从而导致临床类似HSOS和布-加综合征的表现。

2. 胶质二氧化钍（thorotrast）　被广泛用于血管造影术、支气管造影术、逆行肾盂造影术、胃肠道X线成像和脓肿、肿瘤的X线成像及肝脏其他病灶成像等。此后，因其破坏性的后遗症越来越明显而被弃用。胶质二氧化钍明确的肝脏损害为诱发肝脏恶性肿瘤，少数病例也可观察到其他器官的新生物、淋巴和骨髓增生综合征等。在接受胶质二氧化钍的患者，肝硬化形成似乎也有所增加。

胶质二氧化钍导致肝实质损伤较少。在很多发生肿瘤的肝脏可发现肝纤维化和肝硬化。纤维组织主要在小叶中央静脉和门静脉周围区，特征性的改变是肝包膜明显的不规则增厚，类似于氯乙烯肝损伤，可有血管损害。晚期病变包括：单独发生的HSOS、肝紫癜，或同时伴有肿瘤。也可发生局灶和广泛性的肝坏死。此改变在实验动物中可复制。

尽管胶质二氧化钍已被临床弃用，但是，估计仍有很多个体体内带有此药，他们可能随时会发生严重的肝脏疾病。此外，由氯乙烯、无机砷产生的肝损伤与其十分相似，使得胶质二氧化钍相关肝损伤作为此类损伤的代表，具有很大的理论和实践意义。

十八、维生素A

1. 维生素A（vitamin A，retinol，视黄醇）过多症　为食物或药物中毒的一种类型。急性中毒可源自摄入熊和鱼的肝脏，常发生在因纽特人和极地探险者；慢性中毒却常由使用维生素A作为所谓的治疗和保健引起[12]。酒精可增强维生素A的实验毒性。一般推荐成人每天摄入维生素A量不超过5 000 U。

（1）临床表现：维生素A中毒的全身表现包括厌食、体重减轻、疲劳、轻度发热、盗汗和苍白。亦有瘙痒、皮肤干燥、指甲变脆、齿龈炎、唇炎、体毛和头发脱落以及骨骼和肌肉疼痛等。大约1/2的病例有肝脾大，并可发生轻度黄疸。患者常有肝硬化伴腹水、在大约60%的病例存在食管静脉曲张（表60-5）。

表 60-5　维生素 A 中毒的临床表现	
分　类	临　床　表　现
全身表现	发热(轻度)、盗汗、乏力、体重减轻、嗜睡、失眠、淋巴结病、骨和肌肉疼痛
肝病表现	肝大、脾大、腹水、门静脉高压(非硬化性的或伴有肝硬化)、肝硬化
皮肤病学表现	皮肤干燥、紫癜、脱发、指甲变脆、唇炎
血液学	贫血、嗜中性粒细胞减少、血小板减少、出血
生化检查	AST：增高，<3×ULN；ALP：增高，<2×ULN；Alb：正常或轻度下降
胃肠道表现	舌炎、厌食、恶心、腹痛

（2）实验室检查：超过 70% 的患者 AST 升高，一般不超过 3×ULN，50% 病例 ALP 轻度升高。可伴低白蛋白血症，血小板减少见于 50% 的患者。严重中毒者可表现为明显的血浆维生素 D 水平降低。

（3）组织学改变：光镜下可无异常或仅有明显的星状细胞和（或）非特异性的肝细胞变性，肝纤维化或肝硬化。通常可见星状细胞空泡化，在冰冻切片上显示为"维生素 A 样荧光"增加。亦可表现为类似于门脉性肝硬化的特征，即门静脉和窦周纤维化，局灶性窦状隙扩大，以及中央静脉硬化及腺泡 Ⅲ 区细胞萎缩。

（4）预后：停止摄入维生素 A，肝大和肝功能损害可逐渐恢复。一旦门静脉高压和腹水出现，即使相关药物被终止，仍可能持续，已有死亡病例报道。

（5）损伤机制：损伤可能是由于维生素 A 的内在毒性，并有剂量和用药时间的依赖性。肝脏损伤源于视黄醇和它的代谢产物（如视黄醇酸），并由星状细胞或肝细胞和库普弗细胞内视黄醇水平升高所激发。星状细胞增殖，体积增大，失去它们含有的视黄醇，并转化为肌成纤维细胞，肌成纤维细胞产生组成细胞外间质的胶原蛋白。肌成纤维细胞的转化是由自分泌的细胞因子激发，这些细胞因子可能来自库普弗细胞、肝细胞，甚至淋巴细胞。细胞周围及窦周纤维组织的沉积可形成非硬化性门静脉高压，随着纤维化的进展可导致肝硬化。

2. 维生素 A 与其他肝毒性物的相互作用　维生素 A 可增强乙醇的肝脏毒性作用，反之，乙醇也可增强维生素 A 的毒性。酒精成瘾者通常对维生素 A 的肝毒性作用易感。在实验动物中，乙醇可调控维生素 A 的毒性，视黄醇可增强丙烯醇、APAP 和半乳糖胺等毒性。

十九、皮肤病用药

1. 维生素 A 酸类（retinoids）　为维生素 A 衍生物，用于治疗鳞癣和痤疮，可造成严重肝损伤。多为急性肝细胞损伤型。也有类似慢性肝炎和胆汁淤积型肝损伤的报道。

（1）阿维 A 酯肝损伤的机制尚不清楚，可能与特质性反应有关。阿维 A（acitretin）为阿维 A 酯的代谢物，可导致超过 15% 的用药者发生氨基转移酶水平升高，并可导致急性肝损伤和急性重型肝炎。

（2）异维 A 酸（isotretinoin）可导致用药者氨基转移酶水平升高，尚无严重肝损伤的报道。

2. 甲氧沙林（methoxsalen）　以甲氧沙林及紫外线治疗银屑病或白斑的疗法被称为 PUVA。此疗法很少发生明显的肝损伤。偶有胆汁淤积型黄疸和无黄疸型肝细胞损伤的报道。

3. 对氨基苯甲酸（paraaminobenzoic acid）　少数病例可发生肝细胞损伤，ALT 水平可达 4 000 U。

4. 聚烯吡酮碘和碘化物（povidine-iodine and iodies）　在大面积烧伤患者接受聚烯吡酮碘治疗时，可发生血清 AST 水平明显升高。与之对应的是高水平的血清碘，提示肝毒性似乎是碘离子造成的，烧伤面积愈大，游离碘的吸收愈多，肝损伤可能愈严重。

5. 其他皮肤病用药　硼酸（boric acid）用于广泛烧伤部位的皮肤或伤口或体腔的冲洗，可导致中毒。硼酸盐中毒可导致肝脏脂肪变性。二硫化硒（selenium sulfide）用于皮肤病治疗未见明显肝损伤，但摄入时可导致肝脏脂肪变性。应用凯林（khellin，呋喃并色酮）治疗白斑可导致氨基转移酶水平升高。

二十、抗毒剂

1. 青霉胺（penicillamine）　青霉胺主要用于 Wilson 病的治疗，亦用于治疗类风湿关节炎和胱氨酸尿症。可引起胆汁淤积型黄疸。此外，有研究认为，青霉胺会引起肝脏的组织学改变，但不会引起氨基转移酶的升高，在小鼠实验中，该药可诱导的小鼠肉芽肿性肝炎的发生[13]。

2. 硫普罗宁（tiopronin）　可用于治疗重金属中毒，也用于治疗肝脏疾病。但有报道硫普罗宁可致肝损伤。损伤主要表现为胆汁淤积型，也有急性肝细胞损伤型。

3. 脱铁氨（desferrioxamine）　用于治疗铁负荷过量疾病，可导致急性肝细胞损伤型。

4. 乙酰半胱氨酸（acetylcysteine）　用于治疗慢性肺病，也用于治疗 APAP 中毒。有少量导致急性肝细胞损伤型的报道。

5. 半胱胺（cysteamine）　亦用于治疗 APAP 中

毒。有报道其可引起 VOD。

二十一、其他可导致肝损伤的药物

1. 甲基丙烯酸酯单体（methacrylate monomer） 甲基丙烯酸酯单体用作矫形外科假体安装或牙基固定剂时，可能被吸收。将其注入小鼠食管，可导致小鼠剂量依赖型的肝脂肪变性发生。

2. 苯偶氮吡啶（phenazopyridine） 一般认为，极少造成肝损伤。但是，在动物实验中，大剂量苯偶氮吡啶可产生肝脂肪变性，提示其可能存在潜在的肝毒性。

3. 吡啶（pyridine） 一般用作溶剂和有机试剂，在临床偶尔用于治疗哮喘和抗惊厥。在大鼠，可产生脂肪变性和坏死，甚至导致肝硬化。在人体也可产生肝损伤。

4. 糖精（磷磺酰苯甲酰亚胺 saccharin） 摄入含糖精的药物可导致患者血清 ALT 和 AST 水平升高，常超过 8×ULN，停药后好转。

5. 苄达酸（bendazac） 仅用于白内障的治疗，可造成肝细胞损伤。

6. 传统疗法中的堕胎药（purported abortifacients）

（1）Margosa 油（印度楝树油，neemoil）：为 Neem 树产品，可导致临床上和组织学上均类似于 Reye 病的综合征。

（2）薄荷油（pennyroyaloil, *Squawmint*）：薄荷油含有肝毒素，在人体和实验动物均可导致肝坏死。已有大量病例报道，一些甚至是致死性的。其毒素可分为 *R*-(+)甜薄荷萜和它的代谢产物薄荷呋喃。

（3）芹菜脑（apiol）：为油性物质，来自荷兰芹的成熟干果，也是所谓的传统的调经剂和堕胎药。据报道它可致患者肝坏死和实验动物肝脂肪变性。

（4）肉豆蔻（nutmeg）：为植物提取物，含有肉豆蔻油醚，可产生类似芹菜脑的肝损伤。

7. 动物成分制剂

（1）鲤鱼胆汁（carp bile）：传统疗法认为，生吃草鲤鱼和银鲤鱼的胆汁可帮助视力、治疗高血压等。但其组分中含毒性成分，可导致肾脏和肝脏损伤及溶血。有报道证实，在摄入生胆汁 12~24 h 内可发生急性肝细胞损伤型和肾功能衰竭。

（2）绿唇贻贝（green-lipped mussel）：有人以其提取物治疗关节炎，但可能导致肉芽肿性肝炎。

（3）鲨鱼软骨（shark cartilage）：常用来治疗关节炎和癌症。但有报道表明，鲨鱼软骨可诱导肝细胞损伤。

8. 金属类制剂

（1）锗（germanium）：锗复合物曾被用来"抗肿瘤"和调节免疫。肝损伤少有报道。然而，在大鼠，二氧化锗可导致肝损伤，锗化合物导致肝脏脂肪变性并伴有 ALT 水平明显升高，甚至高于 10×ULN。

（2）铬（chromium）：在传统疗法中，常以铬化合物治疗糖尿病和增加肌力，尚无肝损伤的病例报道。然而，以重铬酸盐作为泻剂，却可导致严重的急性肝损伤和急性肾损伤。

9. 樟脑（camphor） 为高毒性的复合物，低于 1 g 的剂量即可导致儿童致命。口服其溶液、蒸气吸入、皮肤吸收或鼻腔摄入，均可导致肝微囊状和大囊状脂肪变性。

10. 鞣酸（tannic acid） 20 世纪初期，因鞣酸的收敛特性，将其用于烧伤治疗。鞣酸引起的肝损伤在实验动物中亦得到证实，并因此停止了鞣酸在烧伤治疗中的应用。但鞣酸仍被用来增进结肠 X 线照影的诊断质量。尽管仅占硫酸钡介质组成的 2%，但仍发现其可导致肝坏死。灌肠时，其肝毒性作用与剂量相关；儿童似乎对其肝毒性作用特别敏感。

本章主要讨论了不同药物产生的各种类型的急慢性肝损伤。这些药物涉及了药物多种不同的化学类别、临床用途和损伤机制，及产生的多种不同不良反应。所述及的肝损伤均是日常临床实践中常见的。因此，临床医师应对其引起足够的重视，以减少各种类型肝脏损伤的发生。

（范文瀚 李成忠 刘鸿凌）

参考文献

请扫描二维码
阅读本章参考文献

第 **8** 篇

生活、职业及环境
相关的药物与
毒物性肝病

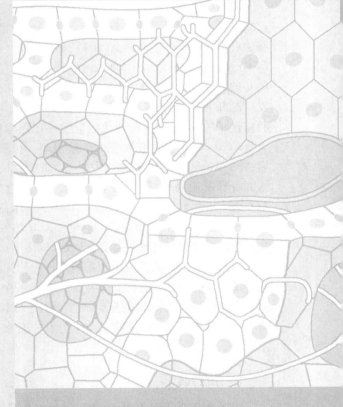

第61章

酒精的肝毒性和酒精性肝病

酒精性肝病(ALD)是由过度饮酒,特别是长期过度饮酒引起的肝脏损害。临床病理学可分为酒精性脂肪肝(AFL)、酒精性肝炎(AH)、酒精性肝纤维化(AF)及酒精性肝硬化(ALC)。部分患者可在ALC的基础上演变为肝细胞癌(HCC)。严重酗酒时可诱发广泛肝细胞坏死,甚至引起肝功能衰竭。长期摄入酒精量>30 g/d者发生肝硬化的危险成比例增加,摄入量>120 g/d者发生肝硬化的危险最高。虽然戒酒后AFL可减轻甚至消失,但肝细胞脂肪变性使继续饮酒者易发展为肝纤维化和肝硬化。如继续酗酒,ALC患者5年病死率高达50%。ALD是全球备受关注的一大公共卫生问题,我国近年来ALD的发病及病死率情况也呈迅速增长趋势,已成为仅次于病毒性肝病的第二大肝病病种。由于我国人种遗传背景、饮食习惯、生活方式、职业特点等与西方国家有所不同,加之合并肝炎病毒感染的机会较多,因此ALD的发病率、临床表现及病理特征均与西方国家有所差异[1]。

一、流行病学

2018年世界卫生组织(WHO)统计报告显示,全球酒精消费整体呈上升趋势,如2005年全球15岁及以上人群人均纯酒精消费量为5.5 L,2016年为6.4 L,预计到2030年增至7.6 L[2,3]。同样,过去30年,我国快速的经济发展带动了酒精消费增长。从2005—2016年,我国15岁及以上人群人均纯酒精消费量增长76%,该值在2022年WHO统计报告上显示为6.0 L,高于全球平均水平的5.8 L[2,4]。酒精使用及滥用最严重的形式是酒精使用障碍(AUD),据估计2016年我国有8.4%的男性和0.2%的女性存在AUD[2]。

ALD是与长期酒精滥用和AUD相关的常见并发症,其疾病谱按病理类型可分为AFL、AH、AF/ALC和HCC(图61-1)。AFL见于90%~95%的长期大量饮酒者。脂肪变性引起的肝脏炎症,称为脂肪性肝炎,其中20%~40%的患者可进展为AF,而8%~20%的AF患者可继续进展为ALC。在肝硬化背景下,HCC发生率为3%~10%。AH是一种独特的临床综合征,可发生于ALD的任何阶段。

我国持续增长的酒精消费量势必推动ALD患病率增长,虽然目前尚缺乏全国性ALD流行病学调查,但一项整合亚洲地区2000—2020年ALD流行病学研究的荟萃分析显示,亚洲地区ALD患病率为4.81%,我国为5.15%[6]。同样,临床上ALD占同期住院患者的比例不断升高,中国人民解放军总医院第五医学中心2002—2013年ALD住院率从1.7%增至4.6%,ALD住院人数从110名增至1 700名[7]。

ALD相关死亡主要发生在肝硬化和肝癌阶段。2019年,全球25%的肝硬化相关死亡与饮酒有关,欧洲地区占比最高,达42%,东地中海地区占比最低,达8%[8],而全球ALC的年龄标准化死亡率(ASDR)约为4.5/10万,按国家/地区估算的ASDR的范围为0.5/10万(新加坡)~29.3/10万(蒙古),我国为(0.0~2.4)/10万[9]。全球19%的肝癌相关死亡与饮酒有关,欧洲和东地中海仍然是占比最高和最低的地区,分别为35%和10%[8],而全球酒精性肝癌的ASDR约为1.1/10万,按国家/地区估算的ASDR的范围为0.1/10万(尼日尔)~34.2/10万(蒙古),我国为(0.0~0.9)/10万[9]。考虑到饮酒者通常低报饮酒量、ALD发病隐匿且尚无特异性生物标志物,我国ALD患病率、死亡率可能比上述估计值更高。

总之,ALD已成为我国最主要的慢性肝病之一[10]。

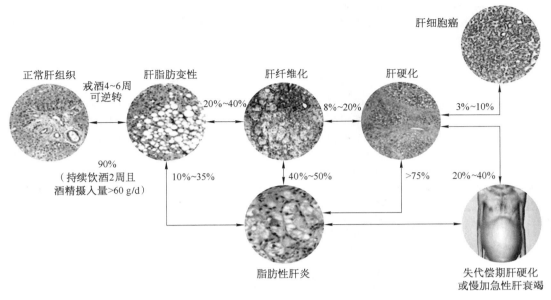

图 61-1　酒精性肝病自然史[5]

二、危险因素

长期大量饮酒者未必均发生 ALD,某些饮酒量并不大的患者也可发生 ALD,ALD 患者肝损害的类型及严重程度也并不一致,提示 ALD 的发生发展受基因与环境因素的影响。目前发现至少有以下几种因素可影响机体对 ALD 的易感性或其自然病程[9]:

1. 饮酒方式和程度　乙醇(酒精)所造成的肝损伤具有阈值效应,即达到一定饮酒量或饮酒年限,就会大大增加肝损伤风险[11]。乙醇(酒精)饮料品种较多,不同乙醇(酒精)饮料对肝脏所造成的损伤也有差别[12-14]。空腹饮酒较伴有进餐的饮酒方式更易造成肝损伤,这可能是因为进餐时饮酒导致胃排空延迟,肠道吸收速度减慢,血液中酒精浓度降低;相比偶尔饮酒和酗酒,每日饮酒更易引起严重的酒精性肝损伤[14]。

2. 性别　女性对乙醇的易感性较男性高 2 ~ 4 倍,确切机制尚未明晰,可能原因有:

(1) 女性体内乙醇脱氢酶(ADH)水平和某些抗氧化酶水平较低,致使乙醇及其毒性代谢物易于蓄积。

(2) 雌激素可增加肝脏对内毒素损伤的敏感性。与男性相比,女性对乙醇(酒精)介导的肝毒性更敏感,表现为更小剂量和更短的饮酒期限就可能出现更重的 ALD,也更易发生严重的 AH 和肝硬化[15,16]。饮用同等量的乙醇(酒精)饮料,男女血液中乙醇(酒精)水平有明显差异[17]。通常男性常年饮酒折合乙醇量平均 40 g/d 才造成肝脏损害,而女性一般只需

20 g/d就可发展为肝硬化。

《中国居民膳食指南(2022)》建议,无论男女,成年人每日乙醇摄入量不超过 15 g。然而,有研究认为饮酒量无安全上限,最安全的饮酒方式是不饮酒[18]。

3. 遗传易感性　乙醇体内代谢主要经肝细胞质中的 ADH 和肝微粒体中的细胞色素 P450 家族成员 2E1(CYP2E1)等酶系被氧化为乙醛,最后由乙醛脱氢酶(ALDH)代谢为乙酸。乙醇代谢中间产物乙醛对肝组织具有明显的毒性作用,基因表型凡有利乙醛形成或减慢乙醛分解,尤其是两者同时存在时,对 ALD 的形成有重要影响。此外,在乙醇及其代谢产物介导肝损伤的信号通路中,参与其中的信号分子的遗传多态性同样与疾病发生发展及严重程度有关,如肿瘤坏死因子-α(TNF-α)、炎症抑制因子白细胞介素-10(IL-10)、内毒素受体人白细胞分化抗原 14(CD14)、超氧化物歧化酶 2(SOD2)Patatin 样磷脂酶结构域 3(PNPLA3)等[19](表 61-1)。然而,目前绝大多数基因多态性与 ALD 发生发展的研究停留在相关性阶段,且结果因地域而异,潜在的致病机制也尚不明晰。

4. 营养状况　乙醇可少量供热,致使长期饮酒者多不能保持正常饮食结构,因此常有蛋白质、维生素及其他多种营养物质的缺乏,进而导致肝细胞耐受乙醇毒性的阈值下降,易出现肝损伤[35]。营养正常的饮酒者可不发生肝损伤或仅有轻微肝损伤,而严重蛋白质与热量摄入不足的患者则易发生严重肝损伤。营养不良时谷胱甘肽(GSH)和维生素 E 等抗氧化剂的缺乏会促进 ALD 的发生。

表 61-1　基因多态性与 ALD 遗传易感性的相关性分析结果

基 因 名 称	与 ALD 易感性相关联的 SNP 位点及其效应	参考文献
乙醛脱氢酶2	rs671(G>A) 的 GA 基因型携带者与 GG 基因型携带者相比，AC 发生 HCC 风险提高 4.09 倍	[20]
人白细胞分化抗原14	rs2569190(C>T) 的 CT/TT 基因型携带者与 CC 基因型携带者相比，发生 AH 与 AC 风险分别提高 2.48倍、3.45 倍 rs2569190(C>T) 的 TT 基因型携带者与 CT/CC 基因型携带者相比，发生 ALD 风险提高 2.19 倍	[21,22]
白细胞介素-10	rs1800872(C>A) 的 AA/AC 基因型携带者与 CC 基因型携带者相比，发生晚期 ALD 风险更高	[23]
白细胞介素-1β	rs16944(C>T) 的 TT/CT 基因型携带者与 CC 基因型携带者相比，发生 ALD 风险更高	[24]
白细胞介素-2	rs2069762(T>G) 的 TT/GT 基因型携带者与 GG 基因型携带者相比，发生 AC 风险更高	[25]
锰超氧化物歧化酶2	rs4880(A>G) 的 GG 基因型携带者与 GA/AA 基因型携带者相比，AC 发生 HCC 风险提高 4.7 倍	[26]
Patatin 样磷脂酶结构域3	rs738409(C>G) 的 CG/GG 基因型携带者与 CC 基因型携带者相比，发生 AC 风险提高 2.19 倍，AC 发生 HCC 风险提高 1.84 倍	[27,28]
跨膜6超家族成员2	rs10401969(T>C) 的 TC/CC 基因型携带者与 TT 基因型携带者相比，发生 AC 风险提高 1.72 倍 rs58542926(C>T) 的 TT/CT 基因型携带者与 CC 基因型携带者相比，AC 发生 HCC 风险提高 1.66 倍	[27]
17β-羟基类固醇脱氢酶13	rs72613567(T>TA) 的 TA/TA 或 T/TA 基因型携带者与 T/T 基因型携带者相比，发生 ALD 风险降低 19% rs6834314(A>G) 的 AG/GG 基因型携带者与 AA 基因型携带者相比，发生 ALD 风险降低 19% rs4607179(A>C) 的 AC/CC 基因型携带者与 AA 基因型携带者相比，发生 AC 风险降低 43%	[29,30]
肿瘤坏死因子-α	rs361525(G>A) 的 GA/AA 基因型携带者与 GG 基因型携带者相比，发生 AC 风险提高 1.47 倍	[31]
膜结合 O-酰基转移酶7	rs626283(G>C) 的 CC/GC 基因型携带者与 GG 基因型携带者相比，发生 AC 风险提高 1.35 倍	[32]
Fas 相关因子2	rs374702773[del(T)] 的该位点缺失基因型携带者与未缺失基因型携带者相比，发生 AC 风险降低 39%	[33]
WNT3A-WNT9A	rs708113[T] 的 TT 基因型携带者与 TA/AA 基因型携带者相比，发生 HCC 风险降低 27%	[34]

注：SNP，单核苷酸多态性；ALD，酒精性肝病；AH，酒精性肝炎；ALC，酒精性肝硬化；HCC，肝细胞癌。

富含多不饱和脂肪酸的饮食可促进 ALD 的进展，而饱和脂肪酸对 ALD 起到保护作用[36]。一项针对苏格兰男性的前瞻性研究发现，在每周至少摄入 120 g 酒精的男性中，肥胖会增加肝脏疾病患者死亡的风险[37]。身体质量指数是肝纤维化的独立危险因素。肥胖通过增强酒精的毒性作用，进而加快肝硬化的进展。另一方面，肥胖是肝癌发生发展的独立危险因素，且酒精和肥胖之间存在乘法交互作用[38,39]。

5. 病毒因素　嗜酒者对乙型肝炎病毒（HBV）、丙型肝炎病毒（HCV）感染的易感性增加，这可能是因为酒精中毒使机体免疫功能下降而导致其对病毒易感。同时，乙醇又可促进 HBV、HCV 在体内的复制。因此，当 ALD 患者合并 HBV 或 HCV 感染时，肝损伤常较严重，进展较快，预后较差；这种情形在我国非常普遍。流行病学研究提示，HCV 感染率随乙醇消耗量增加而相应增加。对于 ALC 患者，抗-HCV 阳性率为 40%~50%，明显高于一般人群；HCC 的 10 年累计发病率在抗-HCV 阳性者高达 81%，而在抗-HCV 阴性者仅为 19%。

6. 糖尿病　考虑到葡萄糖对肝星状细胞（HSC）的促纤维化作用和随后的慢性炎症诱导，2 型糖尿病是肝硬化发展的一个危险因素[40]。一方面，空腹血糖水平与肝纤维化评分正相关[41]，另一方面，2 型糖尿病也是肝癌发展的独立预测因素，2 型糖尿病使 ALC 患者发生肝癌的风险增加约 50%[42]。

7. 吸烟　吸烟可增加晚期肝纤维化和肝硬化发生风险，可能与烟碱型乙酰胆碱受体激活 HSC 有关[43]。此外，吸烟导致 4-氨基联苯-DNA 加合物的形成，促进肝癌发生发展[44]。纳入 81 项研究的系统评价显示，当前吸烟者较从不吸烟者发生 HCC 的合并比值比（OR）为 1.55[45]。

三、乙醇代谢

乙醇在体内的代谢过程及其产物是 ALD 发病机制的重要基础（图 61-2）。虽然某些人群可能存在胃对乙醇的第一相代谢（首过效应），但代谢比例至多为 10%~30%，且在亚洲人种中尚未观察到此现象，在正常饮食和生活状态下可能很少发生，在胃损伤时则可能下降。由呼吸（1%~3%）和尿液（<1%）排泄的乙醇仅占极少部分。肝脏是乙醇代谢的主要场所，摄入体内的乙醇 75%~90% 以上在肝脏被代谢为乙醛，进而氧化为乙酸；乙酸大多进入血液，在周围器官中进入三羧酸循环，参与能量和物质代谢，最终生成水和二氧化碳。

肝细胞中主要有 3 种酶系催化乙醇向乙醛的代谢，而乙醛的代谢主要由 ALDH2 催化。

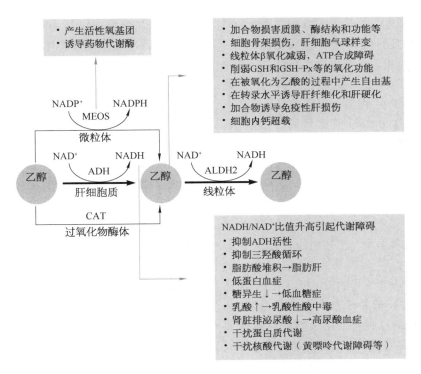

图61-2 乙醇在肝细胞的代谢与肝损伤

ADH,乙醇脱氢酶;ALDH2,乙醛脱氢酶2;MEOS,微粒体乙醇氧化系统;CAT,过氧化氢酶;NAD$^+$,去氢型烟酰胺腺嘌呤二核苷酸(氧化型辅酶Ⅰ);NADH,加氢型烟酰胺腺嘌呤二核苷酸(还原型辅酶Ⅰ);NADP$^+$,去氢型烟酰胺腺嘌呤二核苷酸磷酸(氧化型辅酶Ⅱ);NADPH,加氢型烟酰胺腺嘌呤二核苷酸磷酸(还原型辅酶Ⅱ)

1. 乙醇脱氢酶(ADH) 70%~80%的ADH存在于肝脏,其余分布在胃、小肠、肺、肾脏和皮肤。胃肠道中的ADH同工酶是某些人群存在胃对乙醇第一相代谢(首过效应)的物质基础,在少量饮酒时(0.15 g/kg)能发挥一定代谢作用,但大量饮酒时其作用可忽略不计;女性胃ADH活性比男性低,幽门螺杆菌感染、嗜酒、服用阿司匹林或H$_2$受体阻滞剂等可使胃ADH活性下降[46]。

ADH主要存在于肝细胞质,在体内乙醇浓度较低时起主要代谢作用,能将乙醇分子中的1个氢原子传递给去氢型烟酰胺腺嘌呤二核苷酸(NAD$^+$,氧化型辅酶Ⅰ),使成为加氢型烟酰胺腺嘌呤二核苷酸(NADH,还原型辅酶Ⅰ),致NADH/NAD$^+$比值升高,引起一系列代谢紊乱(图61-2)。

已知ADH有6种同工酶,在肝脏有α、β、γ、χ和π等5种,以α(ADH1)、β(ADH2)和γ(ADH3)与乙醇代谢的关系最密切,可代谢80%以上的乙醇。

ADH的遗传多态性可部分解释不同种族人群何以对乙醇的清除率存在差异。

2. 微粒体乙醇氧化系统(MEOS) 存在于滑面内质网上,主要功能成分是CYP2E1。当血液中乙醇浓度较高(超过10 mmol/L)时,MEOS即参与乙醇代谢。长期持续饮酒可使CYP2E1表达增加,从而使MEOS的活性提高5~10倍,是慢性ALD患者乙醇清除速率较快的机制之一。

CYP2E1可在烟酰胺腺嘌呤二核苷酸磷酸(NADP$^+$,辅酶Ⅱ)和氧原子的参与下,降解不能由ADH系统处理的过剩乙醇。

CYP2E1的遗传多态性可能也是部分饮酒者易发生肝损伤的一个重要遗传因素。

3. 过氧化物酶体(peroxisome)和线粒体内的过氧化氢酶(CAT) 过氧化物酶体含有丰富的CAT、过氧化物酶和氧化酶,参与脂肪酸β氧化,并能将醇、醛等有害物质氧化而具有解毒作用,代谢过程中有自由基产生。一般认为过氧化物酶体中的CAT对乙醇的代谢作用相对次要,但也有文献报道摄入的乙醇有1/4在过氧化物酶体中被氧化为乙醛。

4. 乙醛脱氢酶(ALDH) 乙醛作为乙醇的中间代谢产物,在ALD发生中起重要作用。乙醛由ALDH2催化代谢为乙酸。

ALDH家族成员众多,且与多种肝脏疾病有关,但ALDH2是机体代谢乙醛的关键酶,且存在遗传多态性[47]。ALDH2基因突变的全球流行率为8%,在亚洲地区为30%~45%[48]。野生型ALDH2*1具有很强的乙醛代谢功能,该基因型携带人群在少量饮酒时不易发生肝损伤。而变异型 ALDH2*2 则几乎失去乙醛代谢活性,该基因型携带人群少量饮酒血中乙醛浓度就可增高,导致颜面潮红,心跳加快和头痛。虽然乙醛可能是肝损伤的潜在加速剂,但因潮红反应而拒绝摄入更多酒精通常可以抵消此风险。然而,若 ALDH2*2 等位基因携带者仍坚持饮酒,则 ALD 发生发展较野生型携带者更快,这可能与 DNA 损伤、免疫抑制和致癌通路激活有关[49-51]。

四、发病机制

ALD 的发生和发展至少与下述机制有关。

(一)氧化应激

氧化应激是 ALD 发生发展的关键机制之一[52-54]。

1. 氧化应激的主要来源 ① 肝细胞内 ADH 和 MEOS 等对乙醇的代谢过程可产生大量活性氧基团(ROS),包括超氧阴离子($O_2^-\cdot$)、羟自由基($OH\cdot$)等氧自由基,以及过氧化氢(H_2O_2)等。② 库普弗细胞来源的 NADPH 氧化酶可能是 ALD 早期肝内 ROS 的主要来源之一。③ 核酸代谢过程中的黄嘌呤氧化酶途径也可生成大量 $O_2^-\cdot$ 和 H_2O_2 等。④ 脂质过氧化(lipid peroxidation)产生过羟乙基自由基、烷自由基($L\cdot$)、烷氧基($LO\cdot$)及烷过氧基($LOO\cdot$)等脂性自由基[55]。⑤ 内毒素通过氧依赖性氧合酶途径诱生大量 ROS。⑥ 缺氧及过量自由基可使 Fe^{3+} 从蛋白质脱位,进而通过 Fenton 反应生成 $OH\cdot$。

2. 氧化应激的主要毒性 ① 引发脂质过氧化,损伤质膜、膜蛋白(受体、酶、离子通道)和核酸等。中间产物丙二醛(MDA)可使膜成分发生交联、聚合,膜流动性下降,信号传导及生化代谢功能下降,还可导致 DNA 断裂、染色体畸变、癌基因激活,影响复制、转录和翻译过程。② 干扰脂质代谢,引起肝细胞脂肪变性。③ 损伤线粒体结构和功能,干扰线粒体脂肪酸 β 氧化、氧化磷酸化和电子传递,抑制 ATP 产生;约 25% 的 ALD 患者可见肝细胞线粒体肿大或巨大线粒体。④ 大量消耗体内 GSH、谷胱甘肽过氧化物酶(GSH-Px)、超氧化物歧化酶(SOD)、CAT、维生素 E 等抗氧化物质,使肝脏对氧化损伤和其他外源性毒素损伤的敏感性增加。⑤ 诱生 TNF-α 等炎性细胞因子。⑥ 激活内质网依赖性细胞凋亡。

(二)乙醛的毒性作用

乙醛是乙醇代谢的中间产物,酗酒者代谢速度减慢使乙醛堆积增加。慢性酒精中毒时,乙醛是造成慢性进行性肝损害的主要因素之一。

乙醛的毒性:① 与生物大分子作用,产生稳定的加合物,损害质膜和线粒体等细胞器,损害酶结构与功能。② 与细胞骨架蛋白结合形成加合物,损伤微管,致高尔基体对蛋白质合成后的修饰、转运和分泌障碍,肝细胞内蛋白质堆积,与细胞内脂肪贮积、水潴留共同构成细胞肿胀(气球样变)和肝大的 3 个直接原因。③ 抑制过氧化物酶体增殖物激活受体 α(PPARα),削弱脂肪酸 β 氧化,抑制 ATP 合成。④ 抑制 GSH 生物合成,削弱 GSH、GSH-Px 及 SOD 的抗氧化功能。⑤ 作为乙醛氧化酶和黄嘌呤氧化酶的底物,在氧化过程中产生自由基。⑥ 在基因转录水平刺激肝脏成纤维细胞合成大量胶原,致肝纤维化、肝硬化。⑦ 导致细胞内钙超载。⑧ 乙醛-蛋白质加合物可刺激机体免疫系统,诱发免疫性肝损伤[56]。

(三)内毒素、库普弗细胞和细胞因子等的作用

酗酒者肠道内毒素产生增加,肠壁对内毒素通透性也增加,加之肝脏库普弗细胞对内毒素清除不足,因此可形成所谓肠源性内毒素血症。而内毒素血症可通过多种机制引起和加重肝脏炎性损伤。ALD 患者肠道通透性和循环内毒素水平均升高[57];用抗生素预处理肠道菌群,或让乳酸杆菌再次入住肠道,可消除灌注乙醇和脂肪后引起的内毒素增加,并有可能减轻酒精性肝损伤。当内毒素进入门静脉系统后,即与血液循环中的脂多糖结合蛋白(LBP)结合,形成 LPS-LBP 复合物,然后与库普弗细胞膜上的 CD14 受体相结合,继之通过激活 TLR4 等一系列信号转导过程,诱导库普弗细胞产生 TNF-α 等炎性细胞因子,这可能在 AH 的发生中起重要作用。TNF-α 可通过 TNF-α 受体 1 介导产生肝细胞毒性(包括诱导肝细胞凋亡);线粒体可能是 TNF-α 作用的重要靶点之一。在部分 ALD 患者,尤其是酒精性脂肪性肝炎(ASH)患者,中性粒细胞或淋巴细胞直接介导的免疫损伤也参与 ALD 病理改变的形成。

(四)环氧合酶-2(COX-2)的作用

COX-2 催化花生四烯酸代谢为前列腺素及血栓素等物质。肝脏库普弗细胞中的 COX-2 在受到内毒素、乙醇、乙醛、氧自由基及脂质过氧化产物等各种刺激时,其表达可迅速被诱导上调。COX-2 在 ALD 发病的多个环节中起重要作用,包括干扰脂肪、糖类及蛋白质的代谢,促进脂肪肝的形成,引起前列腺素 E2(PGE2)及血栓素 B2(TXB2)等炎症介质产生增多,促进肝组织炎症和纤维化的形成等。

(五)HSC 活化与肝纤维化进展

乙醛、乙醇、高浓度乳酸、多种炎性细胞因子、

ROS 及脂质过氧化物、花生四烯酸及 COX-2 催化产生的 PGE2 和 TXB2 等代谢产物,均可通过不同方式活化肝星状细胞(HSC),增加 HSC 胶原基因的转录等。在酒精性肝损伤动物模型中,以乙醛刺激培养的 HSC,能促进胶原合成;乙醇氧化过程也可激活 HSC。在这些大鼠的 HSC 中有 CYP2E1 过度表达,自由基产生也增多,Ⅰ型胶原 α2 基因转录亢进,而这些现象可被自由基清除剂所抑制,提示 HSC 的激活在 ALD 肝纤维化的形成中起重要作用。

(六)乙醇的其他毒性

在乙醇氧化为乙醛、乙醛氧化为乙酸的过程中,必将消耗大量 NAD^+ 和氧,使 $NADH/NAD^+$ 比值升高,从而引起一系列生化代谢紊乱,包括:① 抑制 ADH 活性,妨碍乙醇进一步代谢;② 抑制三羧酸循环,引起能量代谢异常,使 ATP 产生不足,细胞膜离子泵功能失常,直接或间接引起诸多生化代谢异常;③ 促使丙酮酸很快转变为乳酸,从而减弱糖异生,诱发低血糖症;④ 引起乳酸性酸中毒,并因此抑制肾脏排泌尿酸而引起高尿酸血症,刺激肝内胶原蛋白合成而诱生肝纤维化;⑤ 引起脂肪酸堆积致脂肪肝;⑥ 干扰蛋白质和核酸代谢。此外,高浓度乙醇本身也可直接影响肝细胞膜的稳定性,损伤酶和受体等膜蛋白的结构和功能;长期摄入乙醇还可直接或间接引起营养摄入减少,营养失调,维生素 A、C 等营养素缺乏,视黄醛代谢异常,磷脂酶 C 激活,癌基因激活等。

(七)微小 RNA(miRNA)

miRNA 是多种临床情况下的疾病调节因子。AH 患者肝脏和血清中 miR-182 和 miR-155 表达水平最为显著,前者与疾病严重程度、短期病死率和胆管反应有关[58],后者可促进肝细胞脂肪变性和巨噬细胞 TNF-α 生成增加[59]。

(八)再生功能受损

长期饮酒者持续存在肝脏损伤和炎症导致肝再生能力下降。肝细胞核因子 4-α(HNF4-α)是介导肝再生的关键转录因子。一项检测 ALD 不同阶段肝脏转录谱差异的研究发现,AH 患者肝脏 HNF4-α 活性下调,而包括 HNF4-α 在内的转录谱广泛改变与重度 ALD 患者肝功能恶化有关[60]。该发现对一项早期研究做了很好的补充,该研究显示强制表达 HNF4-α 可挽救有重度纤维化和不可逆性肝衰竭的大鼠[61]。此外,AH 患者存在 Hippo/Yes 相关蛋白(YAP)生长调节通路激活,这可导致肝细胞向胆管细胞转化增加,以及肝细胞特异性丢失,进而可能损害肝脏再生[62]。

(九)肠道菌群

肠道与肝脏间的解剖基础如门静脉和胆道,决定了肠道微生态在肝脏疾病发生发展中具有重要作用。在 ALD 不同阶段,肠道微生物组的结构和功能是动态变化的,且早于 ALD 发病[63]。整体上,随着 ALD 疾病进展,肠道致病微生物丰度升高,共生微生物丰度下降。除肠道细菌失衡外,ALD 患者也存在肠道真菌失衡如白色念珠菌过度生长,及肠道病毒显著增加如细小病毒科和疱疹病毒科。肠道微生物组结构的变化决定了其功能也发生相应变化,例如由肠道微生物组参与合成的短链脂肪酸、乙酸盐、丁酸盐等这些有益于机体维持生理功能的代谢物减少,而 LPS 等毒素增多。上述变化与 ALD 疾病进展、肝功能严重程度及预后密切相关[64-66],其潜在机制包括介导肠道屏障功能障碍、胆汁酸代谢失衡、免疫功能紊乱等[67]。

综上所述,过度饮酒引起 ALD 是多种机制序贯或叠加作用的结果,这些机制互为因果、相互诱导、相互促进,形成恶性循环。

五、病理改变

ALD 的病理改变以肝腺泡 3 带(中央静脉周围区)为中心发展,此部位 ADH 和 CYP2E1 等与乙醇代谢相关的酶较为集中,提示乙醇代谢过程及其产物与肝损伤之间存在密切的因果关系。肝腺泡 3 带是脂肪、药物及毒物代谢的主要部位,但 3 带肝细胞获得的血供、氧和营养成分相对较少,再生能力较低,因此毒物所致中毒性变化往往首先出现于该带区域。

ALD 的病理改变随肝损伤程度和病变阶段而有不同,基本组织学类型一般分为如下 4 种,可单独或同时存在于同一患者[68]。

(一)酒精性脂肪肝(AFL)

见于 60%~95% 的 ALD 患者,是最早、最常见的表现,在形态上不易与其他原因引起的脂肪肝相区别。多数患者表现为大泡性脂肪变性(macrovesicular steatosis),胞核被挤向胞浆一侧。大泡性脂肪颗粒可胀破肝细胞,形成脂肪肉芽肿(lipogranuloma),在病理上表现为肝小叶内的小积聚,主要由巨噬细胞和淋巴细胞包绕脂质空泡而成,中性粒细胞、上皮样细胞及多核细胞少见。此阶段肝组织的坏死性炎症轻微,但可存在与脂肪肉芽肿相关的轻度"肝细胞周围纤维化"。

不足 5% 的慢性酗酒者可表现为微泡性脂肪变性(microvesicular steatosis),又称酒精性泡沫样变性

（alcoholic foamy degeneration）。微脂肪颗粒位于胞核周围，胞核则位于胞浆中央，使肿胀的肝细胞在光镜下呈泡沫样改变。肝小叶结构基本正常。微泡性脂肪变性主要见于末梢肝静脉（中央静脉）周围，可与不同程度的大泡性脂肪变性混合存在。肝组织常缺乏炎症浸润和 Mallory 小体，但可有巨大线粒体和轻微"窦周纤维化"。

早期的脂肪肝是可逆的，摄入酒精后 2 d 内就可出现肝脂肪变性，在禁酒 2~4 周后脂肪变性就可消退。每日饮酒折合乙醇超过 60 g 者，几乎均可罹患脂肪肝。早期和轻度的脂肪变性最常见于小叶中央静脉周围，但严重者也可见于整个小叶带和弥散分布。若脂肪浸润严重，尤其是大泡和小泡混合型、伴有巨大线粒体或"中央静脉周围纤维化"，更易向进展性肝纤维化和肝硬化演变。

（二）酒精性肝炎（AH）

可见于 50%~85% 的 ALD 患者，为 ALD 住院患者的 10%~35%。其基本组织学特点为：① 肝细胞明显肿胀，呈气球样变，尤多见于小叶中央，即肝腺泡3 带的肝细胞；② 气球样变性的肝细胞内有时可见巨大线粒体，光镜下呈圆形包涵体；③ 肝细胞质有凝聚倾向，常见 Mallory-Denk 小体（旧称 Mallory 小体或Mallory 透明变）；Mallory-Denk 小体为细丝凝结后产生的新月形嗜伊红透明结构，包绕肝细胞核，在饥饿、非酒精性脂肪性肝炎（NASH）、原发性胆汁性肝硬化、Wilson 病、因肥胖行空回肠旁路术后或服用灰黄霉素、胺碘酮、哌克昔林的患者中也可发现；④ 汇管区和小叶内有明显中性粒细胞浸润，有聚集于坏死的肝细胞和 Mallory 小体周围的倾向。

AH 可以伴或不伴脂肪肝基础，但大多在脂肪肝基础上发生肝炎，这种情况称为"ASH"。AH 使患者发生肝纤维化和肝硬化的风险增加，常与肝纤维化甚或肝硬化同时存在。

AH 在临床上可无症状，也可表现为假胆管炎（pseudoangiocholitis）等，甚至发生肝功能衰竭。肝脏的组织学损伤未必与临床表现一致。

（三）酒精性肝纤维化（AF）

表现为肝细胞外基质（Ⅰ、Ⅲ、Ⅳ型胶原和层粘连蛋白等）在肝窦周围区域积聚，包绕单个肝细胞或肝细胞群，形成网络样"肝细胞周围纤维化（pericellular fibrosis）"，有学者称之为"窦周纤维化（perisinusoidal fibrosis）"；尤多见于肝小叶中央静脉周围区域，这种情况又称"中央静脉周围纤维化"。

肝小叶中央的肝细胞周围纤维化常与中央静脉的纤维性增厚（fibrous thickening）相关，是 AH 的一个早期特征；一般认为这是由肝细胞坏死和肝组织炎症引起的结果，但亦可见于缺乏坏死性炎症的患者，提示酒精和（或）其代谢产物可直接激活 HSC，使之成为可分泌胶原的肌成纤维细胞（myofibroblast）。

肝纤维化的发展速度与酒精摄入量存在相关性。摄入乙醇量 40~80 g/d 并持续 25 年的患者中，40%~80% 有中央静脉周围纤维化。随着病情进展，初期的轻至中度纤维沉积继续扩展，形成细长纤维向周围延伸，呈现所谓"星芒状纤维化"。

（四）酒精性肝硬化（ALC）

可见于 50%~75% 的 ALD 患者，假小叶纤维隔一般细窄，为小结节性肝硬化。在少数患者以小结节为主，混有大结节。部分患者仍可存在 AH 表现，肝小叶界限不清。

应注意在 ALD 尤其是 ALC 患者肝细胞和库普弗细胞中常见有可染色铁沉积，即铁超载（iron overload）现象。铁超载曾被归因于酒精性饮料中铁含量过高、肠道铁吸收增加、肝细胞坏死、溶血或门腔静脉分流等因素。铁超载常为轻到中度，在肝小叶内随机分布，可能与酒精诱导的肝细胞转铁蛋白受体表达上调有关。若铁超载显著和优先出现于门静脉周围的肝细胞，应考虑遗传性血色病的可能。重度酒精摄入强化了血色病的临床表现；而铁超载又可能加重酒精诱导的肝损伤。铁和酒精有可能协同增加氧化压力、HSC 的激活和促进肝纤维。

六、临床表现

（一）ALD 的表现

ALD 的临床表现缺乏特异性，随病情轻重和个体耐受性而有差异。患者就诊时的典型年龄为 40~60 岁。由于男性过度饮酒更常见，因此 ALD 患者男性多于女性。

多数患者无明显症状。有些患者停止饮酒数周后才出现症状。有症状的患者可表现为营养不良、乏力、食欲减退、厌油、恶心、呕吐、腹胀、肝区隐痛不适、体重减轻等。部分患者可有发热，常为低热，但无明确感染证据，可能与乙醇和（或）肠源性内毒素血症诱生某些细胞因子有关。

肝大可见于 75% 以上的 ALD 患者，常伴有肝区压痛，是最常见的体征，但与疾病严重程度常无明确相关性。脾脏也可肿大。病情严重者可出现皮肤、巩膜黄染，黄疸发生率随疾病进展而增加；AH（大部分为 ASH）时可迅速出现黄疸，部分患者可发展为肝衰竭,尤其是大量饮酒(平均乙醇摄入量约为 100 g/d)数十年以上的患者;这一临床特点与 NASH 不同,后者较少出现黄疸。

　　ALC 患者可有蜘蛛痣、肝掌、睾丸萎缩、男性乳房发育、激素失调引起的男性阴毛呈女性分布等体征。失代偿性肝硬化或肝衰竭患者,可出现腹水、自发性腹膜炎、肝性脑病、脑水肿、消化道出血、肝肾综合征等表现。许多患者是因 ALC 或门静脉高压并发症就诊而被发现 ALD。尸体解剖资料显示约 40% 的 ALC 患者生前始终无症状,约 20% 的患者则是在体格检查或因其他疾病接受检查时偶被发现。

　　值得一提的是,有资料指出,肝性脑病也可发生于轻度 ALD 患者,有报道组织学检查仅表现为脂肪肝的患者中有 19% 发生肝性脑病。这一现象尚需要进一步考证,特别是需与酒精直接引起的神经精神系统的改变相鉴别。

(二) ALD 患者的肝外表现

　　长期过度饮酒不仅可引起 ALD,还可引起神经系统、心血管系统、胃肠道和胰腺、肌肉骨骼、造血系统等肝外组织器官的损伤,出现诸多肝外表现(表 61-2)。及时诊治某些肝外表现如震颤性谵妄、韦尼克脑病,可实现完全康复;相反,因漏诊而导致的延误治疗则增加患者病死率。此外,某些肝外表现的出现如酒精性心肌病和恶性肿瘤等,提示患者预后不良。因此,清楚地了解和认识 ALD 的肝外表现对疾病管理至关重要。

七、辅助检查

(一) 生化学检查

　　ALD 时血清丙氨酸氨基转移酶(ALT)和门冬氨酸氨基转移酶(AST)一般仅轻度升高,以 AST 水平升高更明显。AST/ALT 多为 2~5。AST/ALT>2.56 对诊断 ALD 的特异度为 51.8%,灵敏度为 52.4%。

　　血清 γ-谷氨酰转移酶(GGT)诊断 ALD 的敏感性较高,但特异性不高。慢性酒精中毒患者 69% 有 GGT 水平升高,且增高程度较 AST 显著,禁酒后 GGT 水平可很快下降甚至恢复正常,此与非酒精性肝损伤引起 GGT 水平升高不同,可资鉴别。

　　血清谷氨酸脱氢酶(GDH)是一种仅存在于线粒体内的酶,其在体内各器官的含量多少依次为肝脏>心肌/肾脏>脑/骨骼/白细胞。肝脏的 GDH 主要分布于肝小叶中央区(肝腺泡 3 带)肝细胞的线粒体中,因此其活性增高可敏感地反映肝小叶中央区肝细胞线粒体的损伤[2]。酒精中毒伴肝细胞坏死时,GDH

的增高比其他指标敏感;但应注意区分其他原因引起的慢性肝炎、肝硬化,这些情况下 GDH 也可明显升高。

表 61-2　ALD 患者的肝外表现[69,70]	
肝外器官或系统	临床特征
神经系统(注意与肝性脑病相鉴别)	
酒精戒断综合征	焦虑、激越、躁动、颤抖、幻觉、癫痫发作或震颤性谵妄
科尔萨科夫综合征	退行性/顺行性健忘症
韦尼克脑病	意识模糊、共济失调、眼肌麻痹
周围神经病变	疼痛、痉挛、敏感性下降
酒精中毒性痴呆	大脑功能的进行性丧失
酒精性小脑变性	下肢无力、不稳或不协调
出血性卒中	头痛、恶心、呕吐、意识障碍、肢体瘫痪
心血管系统	
心律失常(心房颤动)	心悸
高血压	头晕、头痛等非特异症状(可与酒精戒断综合征共存)
酒精性心肌病	呼吸困难、端坐呼吸及夜间阵发性呼吸困难
胃肠道	
胃食管反流病	反酸、胃灼热
消化性溃疡	多数无症状、少数有上腹痛或不适
急性和慢性胃炎	上腹不适、呕血
上消化道出血	呕血
口腔癌	
喉癌	
食管癌	
胃癌	
结直肠癌	
胰腺	
急性和慢性胰腺炎	腹痛、慢性腹泻
糖尿病	多食、多尿、多饮、体重减轻
胰腺癌	腹痛、消瘦、黄疸
肌肉骨骼病变及营养	
酒精性脂营养不良	异常脂肪再分布
酒精性肌病	肌肉压痛、消瘦(萎缩)
无菌性髋关节坏死	局部疼痛、行走障碍
骨量减少或骨质疏松	
掌筋膜挛缩	
蛋白质能量营养不良症	
微量营养素缺乏症	
造血系统	
血小板减少症	出血素质(酒精的骨髓毒性可致暂时性出血素质)
巨幼红细胞性贫血	
缺铁性贫血	
中性粒细胞减少症	
内分泌系统	
性腺功能减退	精力和性欲下降及情绪低落
生殖障碍	
甲状腺功能异常	
血脂异常	

严重 ALD 患者可有血清胆红素水平升高、清蛋白水平下降、清蛋白/球蛋白下降甚至倒置、胆碱酯酶水平下降等。此外，可有高血糖、高血脂、高尿酸、电解质紊乱（低钾、低镁、低磷）等非特异性生化代谢异常。

（二）血液学检查

患者可有轻度贫血，常见为巨幼红细胞性贫血，这是由于乙醇的长期直接作用和叶酸缺乏，使红细胞平均体积升高。巨幼红细胞血症对 ALD 的特异度为92.9%，但灵敏度仅为 47.6%。血小板可正常或显著下降。白细胞计数可升高，甚至出现与 AH 相关的类白血病反应。

（三）蛋白乙醛加合物（PAA）

PAA 可作为长期饮酒和 ALD 的诊断指标。乙醛可与血浆脂蛋白、清蛋白、血红蛋白、肝微粒体蛋白和肝胶原蛋白等形成 PPA。PPA 检测的敏感度为71%。PPA 尚可诱生特异性抗体，有报道 PPA 抗体水平与肝病严重程度相关。

（四）糖基化缺陷的转铁蛋白（CDT）

CDT 诊断酗酒的灵敏和特异度分别达 60%~90%和 90%以上。CDT 在血清中的半衰期为 16 d，无肝病的嗜酒者禁酒后 2~3 周血清 CDT 即降至正常水平，可用于戒酒者的随访。

（五）免疫学检查

IgG 和 IgA 可非特异性升高，与 PPA 诱生的多种自身抗体有关。

（六）影像学检查

肝尾状叶和右后叶增大是提示 ALD 的相对特征性表现。B 超、CT 和 MRI 检查对 ALD 的诊断并不具有特异性。影像检查可显示肝脾大小及形态改变、门静脉和脾静脉直径的变化。瞬时弹性成像（TE）技术有助于确定肝硬化的可能性，但需要根据肝脏炎症及水肿情况校正结果[71]。放射性核素检查可见肝脏摄取核素减少，而脾脏核素浓集。食管和胃肠钡剂造影检查可能见到静脉曲张部位的充盈缺损。

（七）内镜检查

内镜检查可明确有无食管和胃底静脉曲张及程度，还可发现食管、胃和十二指肠黏膜病变，有助于上消化道出血的鉴别诊断。腹腔镜检查对诊断和鉴别诊断有一定价值，但仅在其他检查方法不能确诊时才考虑使用。

（八）组织病理学

必要时行肝活组织病理学检查以排除其他病因和明确诊断。

八、诊断

扫描二维码查看
附录61-1~附录61-5

对患者应仔细询问饮酒量、饮酒时间和饮酒习惯，最好能结合患者的自述和家属亲朋的描述进行综合分析。必要时可借助 CAGE 调查问卷（附录61-1），该问卷由 WHO 制定，避免了种族和文化偏向，已被建议广泛使用。此外密西根乙醇（酒精）依赖筛查量表（MAST，附录61-2）、酒精饮用不当确认问卷（AUDIT 附录61-3）及 AUD DSM-V 标准也经常使用。有资料显示，CAGE 和 MAST 对酗酒及酒精依赖的判断准确率分别达 80%和 90%以上；AUDIT 对社会问题的预测被认为优于实验室指标，对酒精相关疾病的预测效能则与实验室检查相仿。

血清 GGT 常被作为诊断和评价 ALD 的实验室指标，但其灵敏度和特异度较差。虽然约70%的 ALD 患者 AST/ALT>2，但是仅凭单一指标诊断和评估 ALD 是远远不够的。腮腺增大和腱膜挛缩等体征少见。影像学检查的主要价值在于排除其他病因。肝活检则有助于明确诊断和管理。

我国于 2018 年修订的 ALD 诊断标准如下[1]。

（一）临床诊断标准

（1）有长期饮酒史，一般超过 5 年，折合乙醇量男性≥40 g/d，女性≥20 g/d；或 2 周内有大量饮酒史，折合乙醇量>80 g/d。但应注意性别、遗传易感性等因素的影响。乙醇量（g）换算公式=饮酒量（mL）×乙醇含量（%）×0.8。AUDIT、MAST、CAGE 问卷等量表可以用来筛选乙醇（酒精）滥用和乙醇（酒精）依赖。

（2）临床症状为非特异性，可无症状，或有右上腹胀痛、食欲不振、乏力、体重减轻、黄疸等；随着病情加重，可有神经精神症状、蜘蛛痣、肝掌等表现。

（3）血清 AST、ALT、GGT、TBil、PT、平均红细胞容积（MCV）和 CDT 等指标升高。其中 AST/ALT>2、GGT 水平升高、MCV 水平升高为 ALD 的特点，而CDT 测定虽然较特异但临床未常规开展。禁酒后上述指标可明显下降，通常 4 周内基本恢复正常（但 GGT 恢复至正常较慢），有助于诊断。

（4）肝脏 B 型超声、CT、MRI 或 TE 检查有典型表现。

（5）排除嗜肝病毒现症感染、药物和中毒性肝损伤、自身免疫性肝病等。

符合第 1 项者，排除其他原因的肝病，同时具有第 3、4 项者，可诊断为 ALD；符合第 1、3、4 项，同时有病毒性肝炎现症感染证据者，可诊断为 ALD 伴病毒性肝炎。

符合 ALD 临床诊断标准者,其临床分型诊断如下。

(1)轻症 ALD:肝脏生物化学指标、影像学和组织病理学检查结果基本正常或轻微异常。

(2)AFL:影像学诊断符合脂肪肝标准,血清 ALT、AST 或 GGT 可轻微异常。

(3)AH:是短期内肝细胞大量坏死引起的一组临床病理综合征,可发生于有或无肝硬化的基础上,主要表现为血清 ALT、AST 或 GGT 水平升高,可有血清 TBil 水平增高,可伴有发热、外周血中性粒细胞升高。重症酒精性肝炎(SAH)是指 AH 患者出现肝功能衰竭的表现,如黄疸、凝血机制障碍、肝性脑病、急性肾衰竭、上消化道出血等,常伴有内毒素血症。

(4)AF:临床症状、体征、常规超声显像和 CT 检查常无特征性改变。未做肝活组织检查时,应结合饮酒史、TE 或 MRI、血清纤维化标志物(透明质酸、Ⅲ型胶原、Ⅳ型胶原、层粘连蛋白)、GGT、AST/ALT、AST/血小板、胆固醇、载脂蛋白-A1、TBil、α_2 巨球蛋白、铁蛋白、稳态模式胰岛素抵抗等改变综合评估,从而做出诊断。

(5)ALC:有肝硬化的临床表现和血清生物化学指标、TE 及影像学的改变。

(二)影像学诊断

1. 超声显像诊断 具备以下 3 项腹部超声表现中的 2 项者为弥漫性脂肪肝:① 肝脏近场回声弥漫性增强,回声强于肾脏;② 肝脏远场回声逐渐衰减;③ 肝内管道结构显示不清。超声显像诊断不能区分单纯性脂肪肝与脂肪性肝炎,且难以检出<30%的肝细胞脂肪变性,且易受设备和操作者水平的影响。

2. TE 诊断 能通过 1 次检测同时得到肝脏硬度和肝脏脂肪变性程度 2 个指标。受控衰减参数(CAP)测定系统诊断肝脏脂肪变性的灵敏度很高,可检出仅有 5%的肝脏脂肪变性,特异性高、稳定性好,且 CAP 诊断不同程度肝脏脂肪变性的阈值不受慢性肝病病因的影响。TE 用于 ALD 进展期肝纤维化及肝硬化,肝脏弹性值(LSM)临界值分别为 12.96 kPa 及 22.7 kPa。定期 TE 监测,有利于患者预后评估。

3. CT 诊断 弥漫性肝脏密度降低,肝脏与脾脏的 CT 值之比≤1,0.7<比值≤1.0 为轻度;0.5<比值≤0.7 为中度;比值≤0.5 为重度。

4. MRI 诊断 磁共振波谱分析、双回波同相位和反相位肝脏 MRI 可以定量评估 ALD 肝脏脂肪变性程度。磁共振弹性成像(MRE)用来诊断肝纤维化的界值为 2.93 kPa,预测的灵敏度为 98%、特异度为

99%。MRE 可完整评估肝脏实质的病变,且不受肥胖、腹水的影响。MRE 对纤维化分期(F2~4)的受试者工作特征曲线下面积接近 1。缺点:其他原因如炎症、脂肪变性、血管充血、胆汁淤积、门静脉高压等亦可导致肝脏弹性增加,从而使 MRE 评估肝纤维化受到干扰。此外,检查费用昂贵、设备要求高等,使 MRE 的普及程度不及 TE 检查。

(三)组织病理学

ALD 病理学改变主要为大泡性或大泡性为主伴小泡性的混合性肝细胞脂肪变性。依据病变肝组织是否伴有炎症反应和纤维化,可分为单纯性脂肪肝、AH、肝纤维化和肝硬化。ALD 的病理学诊断报告应包括肝脂肪变性程度(F0~3)、炎症程度(G0~4)、肝纤维化分级(S0~4)。

1. 单纯性脂肪肝 依据肝细胞脂肪变性占据所获取肝组织标本量的范围,分为 3 度(F0~3):F0,<5%肝细胞脂肪变性;F1,≥5%~<33%肝细胞脂肪变性;F2,≥33%~<66%肝细胞脂肪变性;F3,≥66%肝细胞脂肪变性。

2. AH 和 AF AH 时肝脏脂肪变性程度与单纯性脂肪肝一致,分为 3 度(F0~3),依据炎症程度分为 4 级(G0~4):G0,无炎症;G1,腺泡 3 带呈现少数气球样肝细胞,腺泡内散在个别点灶状坏死和中央静脉周围炎;G2,腺泡 3 带明显气球样肝细胞,腺泡内点灶状坏死增多,出现 Mallory 小体,门管区轻至中度炎症;G3,腺泡 3 带广泛的气球样肝细胞,腺泡内点灶状坏死明显,出现 Mallory 小体和凋亡小体,门管区中度炎症伴和(或)门管区周围炎症;G4,融合性坏死和(或)桥接坏死。

依据纤维化的范围和形态,肝纤维化分为 4 期(S0~4):S0,无纤维化;S1,腺泡 3 带局灶性或广泛的窦周/细胞周围纤维化和中央静脉周围纤维化;S2,纤维化扩展到门管区,中央静脉周围硬化性玻璃样坏死,局灶性或广泛的门管区星芒状纤维化;S3,腺泡内广泛纤维化,局灶性或广泛的桥接纤维化;S4,肝硬化。

3. ALC 肝小叶结构完全毁损,代之以假小叶形成和广泛纤维化,为小结节性肝硬化。根据纤维间隔有无界面性肝炎,分为活动性和静止性肝硬化。

九、鉴别诊断

1. 非酒精性脂肪性肝病(NAFLD) 在病理上与酒精性脂肪性肝病(AFLD)常难以鉴别,两者更多是通过临床和生化检查进行鉴别。NAFLD 患者不饮酒或仅少量饮酒,女性多见,与肥胖、糖尿病和高甘油三

酯血症有关。AFLD 患者病情常较重,血清胆红素水平、AST/ALT 常更高,肝组织的炎症活动度和纤维化常更严重,可见许多 Mallory 小体,肝硬化发生率更高。

2. 病毒性肝炎 通过检测肝炎病毒标志物和询问饮酒史,较易鉴别病毒性肝炎和 ALD。但当酗酒与 HCV 或 HBV 感染同时存在时,常很难鉴别肝损伤究竟以何种因素为主。特别是慢性丙型肝炎的主要病理特征也包括肝脂肪变性和纤维化。HCV 基因型 3 的直接致细胞病变效应可能是引起慢性丙型肝炎肝细胞脂肪变性的主要因素;而在非基因型 3 毒株感染,肝损害多与代谢因素有关。酒精和 HCV 在致肝损伤方面存在协同作用;即使是适量酒精摄入,也可能加重慢性丙型肝炎的肝组织炎性坏死和纤维化。

3. 其他肝病 应注意与非酒精性代谢性肝病、自身免疫性肝病、药物性肝病、血吸虫性肝病等相鉴别。

十、治疗

(一)评估方法

ALD 特别是 AH 的治疗策略很大程度上取决于对患者病情严重性和预后的评估,这将有助于制定治疗方案和预测近期存活率。有多种方法用于评价 ALD 严重程度及近期生存率,主要包括 Child-Pugh 分级、PT-胆红素判别函数(Maddrey 判别函数)、终末期肝病模型(MELD)评分、Glasgow AH 评分(GAHS)、年龄-胆红素-国际标准化比值-肌酐(ABIC)评分、Lillie 评分、TE 等(表 61-3)。MELD 评分>18 分、GAHS>8 分、ABIC 评分>9 分提示预后不良。

(二)治疗

ALD 的治疗原则是:戒酒和营养支持,减轻 ALD 的严重程度,改善已存在的继发性营养不良和对症治疗 ALC 及其并发症[1]。

1. 戒酒 戒酒是 ALD 的首要治疗措施,可明显改善患者的预后。对尚无纤维化的轻型 ALD 患者,戒酒后临床和病理改变可在数周至数月内明显改善。对 AFL,戒酒是唯一肯定有效的治疗方法。停止饮酒后数周内,黄疸和发热有可能消退,但腹水和肝性脑病有可能持续数月至数年。持续性黄疸或出现肾衰提示预后不良。对肝纤维化和肝硬化患者,戒酒可明显延长生存时间;组织学证实为肝硬化而无黄疸、腹水和呕血者,戒酒后 5 年存活率为 88.9%,仍继续饮酒者的 5 年存活率降至 62.8%。有研究显示,对嗜酒的 ALC 患者给予 γ-氨基丁酸 β-受体激动剂巴氯芬可促进短期戒酒。

评分系统	指标							
	胆红素	凝血酶原时间或 INR	肌酐	尿素氮	年龄	清蛋白	白细胞计数	0~7 d 胆红素变化
Maddrey①	+	+	−	−	−	−	−	−
MELD②	+	+	+	−	−	−	−	−
ABIC③	+	+	+	−	+	−	−	−
GAHS④	+	+	−	+	+	−	+	−
Lille⑤	+	+	−	−	+	+	−	+

表 61-3 AH 预后评分系统及其要素[5]

注:① Maddrey 评分=4.6×[患者凝血酶原时间(s)-对照凝血酶原时间(s)]+血清胆红素(mg/dL);>32 为 SAH,是糖皮质激素治疗的参考阈值。
② MELD 评分=9.57×log 肌酐(mg/dL)+3.78×log 胆红素(mg/dL)+11.20×logINR+6.43。评分越高,预后越差。
③ ABIC 评分=[年龄(岁)×0.1]+[血清胆红素(mg/dL)×0.08]+[血肌酐(mg/dL)×0.3]+(INR×0.8)。评分越高,预后越差。
④ GAHS 评分范围为 5~12 分。年龄<50 岁为 1 分,≥50 岁为 2 分;白细胞计数<15×10⁹/L 为 1 分,≥15×10⁹/L 为 2 分;尿素氮<5 mmol/L(14 mg/dL)为 1 分,≥5 mmol/L(14 mg/dL)为 2 分。凝血酶原时间/对照凝血酶原时间<1.5 为 1 分,1.5~2.0 为 2 分,>2.0 为 3 分;胆红素<125 μmol/L(7.3 mg/dL)为 1 分,125~250 μmol/L(7.3~14.6 mg/dL)为 2 分,>250 μmol/L 为 3 分。评分越高,预后越差。
⑤ Lille 评分=3.19-0.101×年龄(岁)+0.147×基线清蛋白(g/L)+0.016 5×治疗 7 d 胆红素(μmol/L)-0.206×肾功能不全(若无没有为 0,如果有为 1)-0.006 5×基线胆红素(μmol/L)-0.009 6×凝血酶原时间(s)。采用输注清蛋白前最后 1 次人血清清蛋白测定值。公式 Exp(-R)[1+Exp(-R)]计算 Lille 评分范围为 0~1。Lille 评分>0.45 提示对糖皮质激素缺乏疗效。

戒酒过程中应警惕戒断综合征,包括四肢抖动、出汗、戒酒性抽搐或癫痫样痉挛发作等。对于震颤性谵妄和急性酒精戒断综合征,应使用短效的苯二氮䓬类药治疗,尽管它们有促发脑病的可能性。

对某些严重酒精依赖的患者,还可能需要借助多次心理治疗(治疗次数难以确定)以帮助和维持戒酒,但尚无明确证据表明证明心理治疗对 SAH 患者有利,除非患者真正做到了长期戒酒。

2. 营养支持 ALD 患者营养不良的发生率为 12%~100%,肝病死亡风险与营养不良的程度密切相关[72]。一项多中心 RCT 研究显示,尽管与单用激素相比,肠内营养与激素联合应用未能显著提高 ALD 患者的生存率,但如果每日摄入的热量<21.5 kcal/kg,1 个月和 6 个月的病死率和感染发生率都明显提高[73]。

积极纠正营养不良是 ALD 的基础性治疗措施,使用中应注意掌握以下几点:① 对 ALD 患者营养状态的评估应随时进行。ALD 患者对营养的需求见表 61-4,治疗中每日营养的实用指导见表 61-5。② 在戒酒的基础上提供高蛋白质、低脂饮食,适当补充维生素 B、C、K,以及叶酸等营养物质。提倡早餐和夜宵多次进食。③ 尽可能选择经肠道营养,即使存在某

表 61-4　ALD 的营养需求[74]

ALD 类型	蛋白 g/ (kg·d)	能量 kcal/ (kg·d)	能量构成	
			碳水化合物/%	脂肪/%
AH	1.0~1.5	30~40	67~80	20~33
肝硬化(单纯)	1.0~1.5	30~40	67~80	20~33
肝硬化(营养不良)	1.0~1.8	40~50	72	28
肝硬化(胆汁淤积)	1.0~1.5	30~40	73~80	20~27
肝硬化(肝性脑病≤2级)	0.5~1.2	25~40	75	25
肝硬化(肝性脑病3或4级)	0.5	25~40	75	25
肝移植围手术期	1.2~1.75	30~50	70~80	20~30
肝移植后期	1.0	30~35	>70	≤30

表 61-5　ALD 患者的每日饮食指导[75]

尽可能自行口服
肠内营养强于肠外营养
仅在绝对必要的情况下使用饲管
缺乏支持使用肠外营养的证据
每日蛋白质摄入量为 1.5 g/kg
每日总热量至少为 30 kcal/kg
　50%~55% 的复合碳水化合物
　25%~30% 的脂肪,避免多不饱和脂肪
　20% 为蛋白质
每日增加 500~700 kcal 的夜宵以避免肝糖原耗损
每日补充 B 族维生素
每日补充维生素 B_1 100 mg
若患者无肾功能不全,每日补锌 220 mg/kg
纠正镁缺乏症
纠正低钾血症
谨慎纠正低钠血症
尚不明确益生菌的疗效,但若患者使用广谱抗生素,则可使用

种程度的脑病也鼓励经口摄入适量蛋白质,除非蛋白质饮食使脑病加重,方考虑应用富含支链氨基酸(BCAA)的特殊配方。④ 对 SAH 患者,联合应用全肠道营养(2 000 kcal/d)和糖皮质激素,可有潜在协同疗效。

3. 药物治疗　尚无特效治疗药物。下述药物可能有一定疗效,但均必须在戒酒和营养支持的基础上实施;且药物的选用不宜过于复杂,以免加重肝脏负担。

(1) 糖皮质激素:Maddrey、Clasgow、MELD 及 Lillie 等评分系统不仅有助于评估 AH 的程度,而且有助于帮助临床医师决定是否启用糖皮质激素治疗(表 61-3)。糖皮质激素的适应证为 SAH,即存在肝性脑病或 Maddrey 评分≥32 分或 MELD 评分≥21 分的患者,其中 Maddrey 评分>32 分是最常用的启动糖皮质激素治疗的阈值。不宜对 Maddrey 评分<32 分或 MELD 评分<21 分的患者进行糖皮质激素治疗,因为糖皮质激素引发全身性感染等并发症的危险超出了可能

的治疗收益;也不宜对存在细菌或真菌感染、肾功能不全及出血等并发症的患者给予糖皮质激素治疗。

最常应用泼尼松龙 40 mg/d 或甲泼尼松龙 32 mg/d,口服或静脉应用均可,其疗效优于泼尼松。疗程可根据 Lille 评分进行调节。Lille 评分考虑到了治疗前的状况及糖皮质激素治疗 7 d 的血清胆红素水平反应,因而有助于确定是否因缺乏疗效而停用糖皮质激素[76]。Lille 评分≤0.45 分提示泼尼松龙治疗有效,可连续应用至多 28 d;在疗程结束时,可一次全部停用泼尼松龙,或在 2~4 周(一般 3 周)内逐渐减量至停药。Lille 评分>0.45 分表明患者对糖皮质激素治疗缺乏反应,并预示 6 个月生存率<25%,可考虑提前结束糖皮质激素治疗。

糖皮质激素可改善 SAH 患者 28 d 的生存率,但对 90 d 及半年生存率改善效果不明显[77]。在给予糖皮质激素治疗前,最好能取得肝组织学诊断;若肝活检发现中性粒细胞浸润,提示早期或远期预后不良,但对糖皮质激素治疗反应较佳。

(2) N-乙酰半胱氨酸(NAC):是一种强大的抗氧化剂,可重建 GSH 储备以降低 AH 患者的氧化应激。法国一项 RCT 显示,与单用泼尼松龙相比,泼尼松龙联合 NAC 可降低 SAH 患者感染、肝肾综合征的发生率,提高 1 个月生存率,但对 3 个月和 6 个月生存率改善不明显[78]。纳入 22 项 RCT 的 Meta 分析同样证实,相比单用糖皮质激素,NAC 联合糖皮质激素可增加 SAH 患者的生存获益[79]。上述研究结论仍需进一步验证。

(3) 粒细胞集落刺激因子(G-CSF):可促进肝再生[80]。纳入 7 项 RCT 的 Meta 分析显示,G-CSF 可改善 SAH 患者预后,然而,这种疗效仅在亚洲患者中得到验证,在欧洲患者中尚不明确,因而 G-CSF 的疗效仍需进一步在其他种族中验证[81]。

(4) 美他多辛:即吡哆醛-L-2-吡咯烷酮-5-羧酸酯,是吡哆醇和吡咯烷酮羧酸酯的结合物。纳入 136 例 AFL 患者的 RCT 显示,美他多辛 500 mg,每日 3 次,血生化和 B 型超声波检查均显示脂肪肝有显著改善。此外,美他多辛还能改善酒精戒断综合征,从而提高生存率[82,83]。

(5) 己酮可可碱:是一种具有抗 TNF-α 活性的磷酸二酯酶抑制剂,多用于治疗脑缺血、血栓栓塞性脉管炎、内耳循环障碍、糖尿病性视网膜动脉栓塞等各类循环障碍性疾病。己酮可可碱治疗 AH 的早期研究显示,其可降低肝肾综合征发生率、提高生存率。然而,近期研究发现,无论是与皮质类固醇联合治疗 SAH,还

是对激素无应答的 SAH 患者改用己酮可可碱治疗,均未发现己酮可可碱对 SAH 患者预后具有益处。总之,高质量的临床研究及荟萃分析均未能证实己酮可可碱对 AH 患者预后具有益处[79]。

(6)抗 TNF-α 疗法:相关药物有英夫利西单抗和依那西普等,其最有效的剂量尚未确定,且有限的治疗研究不仅未能证明其确切疗效,反而显示有增加感染和死亡的风险。因此,目前并不推荐在临床试验以外的诊疗活动中使用抗 TNF-α 制剂。

(7)多烯磷脂酰胆碱:有膜稳定作用,可纠正乙醇导致的肝细胞磷脂(包括线粒体磷脂)的缺失,恢复磷脂酰胆碱甲基转移酶的活性,抑制 HSC 的活化,促进胶原的降解,改善肝纤维化,并能拮抗 CYP2E1 的活性。研究显示本品有某种程度的防止 ALD 组织学恶化的作用。

(8)S-腺苷甲硫蛋氨酸(SAMe):口服 SAMe 可绕过从蛋氨酸合成 SAMe 的缺陷,有资料显示可改善 ALD 患者的生化异常。但来自 8 项 RCT、包含 330 例处于不同阶段 ALD 患者的循证医学资料未能证实 SAMe 对 ALD 患者的并发症及病死率有明显影响[84]。

(9)熊脱氧胆酸(UDCA):能促进内源性胆汁酸的排泌并抑制其重吸收,促使疏水性胆酸等由胆汁排出,拮抗疏水性胆酸的细胞毒作用,清除自由基,保护肝细胞膜和线粒体膜,免疫调节,抑制细胞凋亡和炎症反应等。对伴有黄疸特别是胆汁淤积的 ALD 患者可以选用。

(10)肠道微生态制剂:目前已有诸多临床试验探索肠道微生态制剂如益生菌、益生元、不可吸收肠道抗生素、粪菌移植等对 ALD 患者的疗效及安全性,其中部分研究结果令人惊喜。服用利福昔明治疗 4 周的 SAH 患者较使用前可明显改善肠菌失衡及肝功能[85]。一项开放标签的临床试验显示,粪菌移植可改善酒精相关慢加急性肝衰竭患者 28～90 d 生存率[86],但仍需开展大样本、多中心临床试验进一步探索靶向肠道微生态治疗 ALD 的疗效及安全性。

(11)其他药物疗法:ALD 的发生与氧化应激增强相关,水飞蓟素、维生素 E、GSH 等具有抗氧化活性的制剂可能对改善肝功能有一定作用,但并未显示可明显改善 AH 或 ALC 患者的生存率。口服丙硫氧嘧啶、秋水仙碱,或静脉滴注胰岛素-胰高血糖素,均未见对 AH 有确切疗效。

4. 特殊情况下的药物治疗 对于 ALD 合并 HCV 或 HBV 等肝炎病毒感染者,有学者建议戒酒至少 6 个月以上再启动抗病毒治疗。这是因为饮酒可妨碍对病毒性肝炎病情的观察,并使病毒性肝炎病情趋于恶化,使抗病毒治疗的效果下降。

在应用糖皮质激素治疗 SAH 合并 HBV 或 HCV 等肝炎病毒感染的患者时,应权衡 ALD 病死率与病毒复制增加之间的风险,慎用或不用。但有研究认为糖皮质激素常规剂量、疗程 4 周以内并不引起肝炎病毒复制的显著反弹。

5. 肝移植 由于 ALD 患者戒酒困难且目前尚无特效治疗药物,对于 ALD 相关终末期肝病即 SAH 及 ALD 相关肝癌患者而言,肝移植是重要的治疗手段之一[5]。

除肝病严重程度外,饮酒状态是影响 ALD 患者能否行肝移植的特殊适应证。既往要求 ALD 患者在移植前戒酒至少 6 个月方可行肝移植,一方面是因为戒酒一段时间后许多 AH 患者可趋于康复,另一方面是因为移植前彻底戒酒可降低移植后复饮风险,因此早期研究认为 AH 是肝移植禁忌证。然而,多数 ALD 终末期肝病患者的生存期少于 6 个月,可能在等待移植期间死亡,而早期肝移植患者 6 个月生存率显著优于未行肝移植患者,因此对于 SAH、ALD 相关终末期肝病患者,欧美指南均废除了必须戒酒 6 个月才能行肝移植的建议[5,87,88]。然而,具体应在戒酒后多久行肝移植尚无定论,建议多学科协作评估 ALD 患者是否适合行肝移植[5]。

移植后的存活状况与其他原因引起的终末期肝病相似或略优。ALD 患者肝移植后的 1 至 10 年生存率从 84% 到 58%[89]。移植术后是否戒酒为 ALD 复发的重要预测指标,纳入 7 项 AC 肝移植长期随访研究的荟萃分析显示,相较于术后未饮酒者,术后饮酒者发生肝脂肪变性、脂肪性肝炎、AH、晚期肝纤维化/肝硬化风险显著升高,分别为 4.1、4.5、9.3 和 8.4 倍,而 10 年病死率提高 3 倍[90]。

(高沿航)

参考文献

请扫描二维码
阅读本章参考文献

第**62**章

生活相关的中毒性肝病

------------------- **第 1 节 概 述** -------------------

生活环境中存在多种对人体有害的化学毒物,肝脏对化学毒物的代谢、解毒和排出过程起关键作用,同时也是许多化学毒物攻击的靶器官。毒物或中毒性肝损伤是指暴露于化学毒物后出现的肝损伤。狭义的中毒性肝损伤通常是指药物和酒精以外的化学物质所致的急性、亚急性或慢性肝损伤。一般说来,一次相对重度的接触可以导致急性肝损伤,而长期的少量接触可导致慢性肝损伤;中等程度而较长时间接触时,可以导致以缓慢发病或延迟发病为特征的亚急性肝病。慢性中毒性肝病可以是临床上亚急性疾病发展演变的结果,也可以是慢性或间断接触有关毒物经过一个较长的潜伏期后表现出来的疾病。对于急性或亚急性肝损伤,病史和接触史一般容易获得,也比较可靠。但对于和生活相关的慢性肝损伤,信息来源往往不是很完全,且获得的证据往往不足以令人信服。随着社会经济和科学技术的不断发展,各种新合成的化合物不断产生,新的肝毒性物质也不断出现,生活环境污染(如房屋装修材料中的甲醛和苯酚类物质)、生活用品污染和食品污染等导致的肝损伤也越来越受到人们重视[1]。

生活生产过程中,人们接触肝毒性物质的场所包括家居、职场以及外部周围环境。某些毒物的接触主要发生在工业场所,称为职业性接触,如工业粉尘、二甲基甲酰胺(详见第 63 章);有些主要发生在家庭中,如毒蘑菇[2]、甲醛、染发剂、食品添加剂、防腐剂、人工色素、农产品中残留的农药和杀虫剂等;还有一些毒物,既用于家庭,又用于工农业生产,如杀虫剂、四氯化碳等。本章重点介绍家庭等生活环境污染相关的中毒性肝损伤。

一、家庭生活相关的中毒性肝损伤

从与家庭生活相关的人工制造和天然物品中的化学成分来看,可以说人类肝脏遭受损伤的可能性几乎无处不在。很多家用物品具有一定的毒性,特别是肝脏毒性。在家庭生活中,人们还可能暴露在杀虫剂、污染饮用水的卤化烷烃、食品添加剂、保健品及其他可能损伤肝脏的化学物品中。

准确评估家庭生活相关的中毒性肝损伤风险非常困难,应结合毒物的暴露方式进行判断。四氯化碳(CCL$_4$)是优良的溶剂、干洗剂、灭火剂、制冷剂、香料浸出剂、农药成分,同时也是典型的肝毒性物质,是家庭环境中引起肝损伤最常见的化学毒物之一[3]。白磷、毒品、毒蕈、含苏铁素的坚果、分枝杆菌毒素或真菌毒素污染的食品和饮用水等有毒家用品中毒也经常发生。家用消毒剂以酚类为主,氯化汞是常见的防腐剂,黄磷是首选的灭鼠药,氟化剂用于捕鼠和杀灭蟑螂,铊常用来消灭蚂蚁[4]。这些毒物有的可能通过误食、误吸或皮肤黏膜接触等途径导致人体意外中毒,有的可能被故意服用而成为自杀的工具。尽管如此,在家庭中意外暴露于肝毒性物质之下的危险仍然存在,包括意外中毒,通过任何途径无意过量使用治疗药物,以及被毒蛇或昆虫咬伤[5]。在美国,中毒是最常见的儿科急症,儿童死于中毒的人数超过了感染性疾病导致的死亡数。肝脏中毒可单独发生,也可能与其他脏器中毒同时或先后发生[6]。

很多化学物质以家用产品或杀虫剂的形式出现在家庭生活中,这些产品中往往加入了工业试剂和溶剂,其中有些按照法律是不允许作为家用物品的。这些本该用于实验室或工业中的化学物质使用于家庭中就可能造成危害,如铊[7]、铍、砷[8]、铜盐等。另有许多物质在大量使用时可视为毒物,其中部分物质的毒性包括肝脏毒性,如铁剂在过量服用时有可能引起严重的肝脏毒性。表 62-1 及表 62-2 分别列出了一些含有肝脏毒性物质的家用产品及经人体摄入后可产生肝脏毒性的杀虫剂。

表 62-1　可能有肝脏毒性的家用产品

家庭用品	化学成分	家庭用品	化学成分
抗冻剂	乙酰甘油	颜料	三价砷
汽化器清洁剂	氯化苯	松香及漆的塑形剂	与种类及其品牌有关
圣诞树装饰灯	亚甲基氯	颜料清除剂	氯化脂烃化合物、二甲基甲酰胺
干洗剂	氯化脂烃化合物	杀虫剂	氨基三唑、砷、铜盐等
家具抛光剂和家具蜡	三价锑,硝基苯	加油器修补液	双氯乙烯
胶水	钡、铍、镉等	塑型剂	邻苯二甲酸酯
樟脑球	氯化苯类	皮鞋清洗剂	苯胺、硝基苯
颜料产品	甲酚	喷雾器喷头	氯乙烯
		印泥	苯酚
		抽水马桶塞	邻二氯苯

表 62-2　摄入后可产生肝脏毒性的杀虫剂

化学物	熏剂	杀真菌剂	除草剂	杀昆虫剂	杀鼠剂
氨基三唑	−	−	+	−	−
砷	−	+	−	+	+
铜盐	−	+	−	+	−
二硝基酚	−	−	+	−	−
卤代化合物					
溴化脂烃	+	+	−	−	−
氯化脂烃	+	−	−	+	−
氯化芳香族化合物					
氯甲桥萘	−	−	−	+	−
六氯苯	−	−	−	+	−
氯丹	−	−	−	+	−
十氯酮	−	−	−	+	−
2,4-D、2,4,5-T	−	−	+	−	−
DDT	−	−	−	+	−
二氯甲苯	+	−	−	+	−
氧桥氯甲桥萘	−	−	−	+	−
二噁英	−	−	+	−	−
异氧桥氯甲桥萘	−	−	−	+	−
七氯	−	−	−	+	−
甲氧氯	−	−	−	+	−
五氯苯酚	−	+	−	−	−
八氯莰烯	−	−	−	+	−
顺丁烯二酰肼	−	−	+	+	+
百草枯	−	−	+	−	+
磷	−	−	−	−	+
邻苯二甲酸酯	+	−	−	−	−
铊	−	−	−	−	+
华法林	−	−	−	−	+

由于地域、气候、生态环境、工业环境的不同,不同地区引起家庭急性、亚急性和慢性肝损伤的毒性物质也有不同,以急性中毒性肝损伤较为多见。广泛的环境污染对人类健康的打击也包括肝损伤。绝大多数食品添加剂的肝毒性及其对人类健康的危害仍有待于证实,但防腐剂尤其是硝酸盐,是食物或人类胃肠道硝胺的一种可能的来源。

二、环境污染所致的中毒性肝损伤

人类通过各种途径接触到外界的化学污染物,如吸入污染的空气,摄入被污染的食物或饮用水,或在受污染水中游泳等,其中摄入受污染的食物引起肝脏中毒性损伤是最直接和最常见的。食物除了可能因接触化学污染物而受污染外,动植物性食材还可能从含有相对低浓度毒性物质的水、土壤或肥料中摄取少量这些化学物质,并将其储存在机体组织中,随着食物链级别的增加,食物中环境污染物的浓度也不断增加。值得一提的是,服用杀虫剂百草枯自杀的事件屡有报道,百草枯毒性很强,且缺乏特效解毒药,急性百草枯中毒可导致包括肝脏在内的多器官功能障碍综合征,这是导致患者死亡的重要原因[9,10]。

环境中存在多种人为的损肝毒物。我国为确保大众食品特别是蔬菜的安全,专门制定了关于蔬菜的有害金属及农药残留标准和硝酸盐含量标准。

（陈公英　刘鸿凌　张雨婷）

第 2 节　毒蕈中毒相关的肝损伤

毒蕈又称为毒蘑菇、毒菌,属大型真菌类。毒蘑菇主要分布在北半球温带和热带地区,很多有毒蘑菇与无毒蘑菇在形态上相似度极高,难以识别,因而每年都会出现因误采、误食毒蘑菇而引起的不同程度的急性中毒事件,尤以夏秋季节为多,常有家庭聚集和群体性发病的特点。部分品种的毒蕈中毒病死率高,其中具有肝毒性的鹅膏菌属品种中毒病死率高达80%。毒蕈中毒的临床表现复杂多样,多数患者以恶心、呕吐、腹痛、腹泻等胃肠道症状为中毒始发表现,随后可因摄入毒蘑菇所含毒素不同,产生不同的靶器官损害,甚至导致器官衰竭而死亡。

一、流行病学

迄今,全球有大型真菌约 14 万种,每年有（5～10)/10 万人因毒蘑菇中毒而死亡,主要集中在欧洲、美国、日本、中国、伊朗等。常见毒蘑菇种类多分布在鹅膏菌属、环柄菇属、盔孢伞属、牛肝菌科、红菇属、青褶伞属、类脐菇属、粉褶菌属、裸盖菇属、鹿花菌属等。目前,我国已知约有毒蘑菇 480 种,分布广泛,引发的中毒事件呈现季节性和地域性分布特点。据国家疾病预防控制中心(CDC)统计,2010—2020 年期间,国家食源性疾病监测系统共收到了 10 036 个蘑菇中毒事件报告,其中患病人数 38 676 人,住院治疗人数 21 967 人,死亡人数 788 人。毒蕈中毒患者数量每年都在增加,从 2010 年的 37 例增至 2020 年的 2 705 例,平均住院治疗率和病死率分别为 56.8% 和 2.0%。除西藏自治区外,其他 30 个省级行政区都有毒蕈中毒事件报告。其中,中国西南地区是数量最多的地区,2010—2020 年期间,全国总体报告率为 0.3 次/百万人口。前 5 个省份分别为云南、湖南、贵州、四川和江西,其中云南报告最多(占 40.0%)。

二、毒素种类和致病机制

(一)毒素种类及致病机制

毒蘑菇种类繁多,所含毒素复杂。一种毒蘑菇常含有多种毒素,同一种毒素也可出现在不同种、属的蘑菇中。目前已知的毒素种类较为有限。根据毒素作用的主要靶器官,主要可分为胃肠毒素、神经精神毒素、血液毒素、原浆毒素等,其中原浆毒素主要对应于下述的环肽类毒素。根据毒素的结构,可分为环肽类、奥来毒素、鬼伞素、裸盖菇素、鹿花菌素、毒蕈碱类、异噁衍生物等多种类别。其中,环肽类毒素主要是指鹅膏多肽毒素,是由 7~8 个氨基酸组成的环肽(cyclopeptides),主要包括鹅膏毒肽(amatoxin,迟发毒性)、鬼笔毒肽(phallotixin,速发毒性)和毒伞肽(virotixin,可能与鬼笔毒肽致病机制相似)[1],但尚缺乏对人体有害的证据,常存在于鹅膏属(Amanita)、环柄菇属(Lepiota)、盔孢伞属(Galerina)、锥盖伞属(Conocybe)等品种中,为最常见的致死性毒素。

1. 鹅膏毒肽　鹅膏毒肽为双环 8 肽结构,根据侧链取代基团的不同,分为 α-鹅膏毒肽(α-amanitin)、β-鹅膏毒肽(β-amanitin)、γ-鹅膏毒肽(γ-amanitin)、ε-鹅膏毒肽(ε-amanitin)、鹅膏酸(amanin)、鹅膏酰胺(amaninamide)、鹅膏蕈(amanullin)、鹅膏草酸(amanullinic acid)和普罗马琳(proamanullin)等 9 种,研究较为集中的是 α-鹅膏毒肽、β-鹅膏毒肽和 γ-鹅膏毒肽。

鹅膏毒肽化学性质稳定,易溶于水、甲醇、乙醇、液氨、吡啶等,耐日晒、高温、低温、耐酸碱,进食后不被胃酸和酶降解,含鹅膏毒肽的蘑菇经冷冻、干制以及煎炒煮炖等加工都不能消除其毒性。可经胃肠道快速吸收,2 h 血浓度即可达峰值,48 h 内经转运蛋白多肽快速分布到肝脏,造成肝损伤。毒素经过肾脏排泄,肝肾为主要靶器官,鹅膏毒肽主要通过抑制 RNA 聚合酶 Ⅱ 活性,阻止 mRNA 转录和蛋白质合成,造成细胞损伤;也可通过氧化应激,产生内源性炎症因子,造成细胞凋亡。

2. 鬼笔毒肽　为速效毒素,动物腹腔注射 2~5 h 可致死,主要致病机制为干扰丝状肌动蛋白与球状肌动蛋白转化平衡,阻止细胞骨架形成。

3. 奥来毒素　该毒素是一种作用缓慢但具有致死性的毒素,存在于有丝膜菌属。奥来毒素能抑制 DNA、RNA、蛋白质等大分子的合成,造成细胞氧化应激性损伤。肾脏为主要靶器官,急性肾衰竭可出现在摄入后 3~14 d,病死率达 11%。

4. 鹿花菌素　其水解产物甲基肼可抑制谷氨酸脱羧酶的辅助因子吡哆醛,减少 γ-氨基丁酸合成而产生毒性,同时诱导溶血。中毒表现为呕吐、腹泻、眩晕、谵妄、共济失调、眼球震颤、抽搐、溶血、肾功能衰竭,严重时可导致患者死亡等。

5. 毒蕈碱类　具有胆碱能促进作用,不能通过血脑屏障,中毒后可表现为副交感神经兴奋症状。

6. 裸盖菇素　为一类色胺衍生物,激动 5-羟色胺受体,可产生精神错乱、幻视、烦躁、意识障碍等中毒症状。

7. 异恶唑衍生物　见于鹅膏属鹅膏组的一些种类和毒蝇口蘑,可刺激 N-甲基-D-门冬氨酸受体(NMDAR)和 γ-氨基丁酸,产生神经精神症状。

8. 鬼伞素　见于墨汁鬼伞,可诱发机体的双硫仑样反应。

三、毒蕈中毒的临床类型

毒蕈中毒的类型可分为急性肝细胞损伤型(中毒性肝炎型)、急性肾衰竭型、胃肠炎型、神经精神型、溶血型、横纹肌溶解型、光过敏皮炎型、其他损伤型,以急性肝细胞损伤型病情最为凶险[1]。平菇、毒沟褶菌等有报道具有心脏毒性,可致猝死。部分马勃菌可致过敏性肺炎。杯伞菌中毒可引起红斑性肢痛。

1. 急性肝细胞损伤型(中毒性肝炎型)　部分种类的毒蕈易引起肝脏损伤,具有病情重、病死率高的特点。根据蘑菇中毒初次评估的 HOPE6 评分表,出现肝、肾、凝血功能等器官损害的一种或多种,是判断致死性蘑菇中毒的重要指标,其中急性肝细胞损伤型最为严重,重症者短期内暴发急性广泛性肝细胞坏死,快速进展为肝衰竭、肝性脑病,病死率高,占全部毒蕈中毒死亡比例的 80% 以上。

引起急性肝损伤的主要是原浆毒素(环肽类毒素),它能使人和动物体内大部分器官发生细胞变性。毒伞、白毒伞、鳞柄白毒伞以及褐鳞小伞引起的肝损伤最常见,病死率高。大多数死亡病例归因于鹅膏菌,通常被称为"致命白毒伞"。在鹅膏毒素中,α-鹅膏毒肽是主要成分,与 β-鹅膏毒肽一起可能导致毒性作用。它们不会被烹饪破坏,经过长时间的冷藏后仍然可以存在于蘑菇中。致死剂量很低,0.1 mg/kg 体重对成年人来说就可能是致命的,即使摄入一个蘑菇,也可能达到这个毒性剂量。

鹅膏菌素通过肠上皮被吸附,与血清蛋白结合较弱。肝脏是受影响的主要器官,因为它是胃肠道吸收后遇到的第一个器官。鹅膏菌素进入肝脏后,通过非特异性转运系统转运到肝细胞中,产生广泛的小叶中心坏死。约 60% 的吸收的 α-鹅膏毒肽被排泄到胆汁中,并通过肠肝循环返回肝脏。鹅膏菌素直接与真核细胞中的 RNA 聚合酶 II 相互作用并抑制转录,导致 mRNA 逐渐减少、蛋白质合成不足和细胞死亡。因此,依赖高蛋白合成率的代谢活性组织,如胃肠道细胞、肝细胞和肾脏近曲小管,受影响尤为严重。在其他潜在的毒性机制中,有人提出 α-鹅膏毒肽与内源性细胞因子(如肿瘤坏死因子)协同作用,可能通过诱导细胞凋亡引起细胞损伤。

2. 急性肾衰竭型 见于鹅膏菌属、丝膜菌属等误食后引起的中毒,致病毒素最重要的是毒伞肽,可直接造成肾脏损害。毒蕈中毒还可引起循环衰竭及水、电解质、酸碱平衡紊乱,间接造成肾脏损伤。肾脏毒性作用主要表现为急性肾小管坏死,临床表现可有少尿型和非少尿型。

3. 神经致幻型(神经精神型) 神经致幻毒素能引起神经精神症状,相关致病毒素包括有毒蝇碱、异恶唑衍生物、色胺类化合物等,如蟾蜍素、裸盖伞素及赛洛西。引起神经致幻的毒蘑菇有毒蝇伞、毒红菇、黄锈伞、红网牛肝菌、花褶伞等。

4. 溶血型 已知的能引起溶血症状的毒蕈毒素并不多。苄基毒肽是原浆毒素中的一种溶血毒素。鹿花菌素或马鞍菌酸是甲基联胺化合物,也是一种原浆毒素。产生这种症状的毒蘑菇以鹿花菌、梭柄马鞍菌为主。

5. 胃肠中毒型(胃肠炎型) 毒蕈的胃肠毒素目前了解尚少,可能是类树脂物质、石炭酸、甲酚类蘑菇酸等。

6. 横纹肌溶解型 常见于亚稀褶红菇、油黄口蘑等引起的中毒,表现为乏力、四肢酸痛、恶心呕吐、深色尿、胸闷等,进一步可致急性肾衰竭,因呼吸循环衰竭而死亡。

7. 光过敏性皮炎型 常见于污胶鼓菌、叶状耳盘菌等引起的中毒,表现为日晒后在颜面、四肢出现突发皮疹,自觉瘙痒。预后基本良好。

四、毒蕈中毒相关肝损伤的临床表现

鹅膏菌中毒的临床表现可以从轻微的亚临床表现到致命的暴发型。因此,并非所有的鹅膏菌中毒患者都会出现急性肝衰竭(ALF)并引起致命性后果。中毒的总体严重程度取决于摄入的毒素种类、毒素量以及从摄入到开始治疗之间的时间。鹅膏中毒的临床表现通常分为以下 4 个连续阶段。

1. 潜伏阶段 由于毒素本身通常没有刺激性,初始阶段的特征是没有任何迹象或症状。潜伏时间为 6~40 h(平均约 10 h)。对于早期诊断来说,从蘑菇摄入到症状出现之间的潜伏期来看,相对潜伏时间较长更容易怀疑到鹅膏菌中毒,因为其他不引起肝脏受累的毒蕈中毒通常会更早(如在摄入毒蕈 1~2 h 后)引起胃肠道症状。

2. 胃肠道反应阶段 这一阶段的特点是恶心、呕吐、腹部痉挛、严重的分泌性腹泻。腹泻和呕吐可能非常血腥,并可能导致严重的酸碱紊乱、电解质异常、低血糖、脱水和低血压。该阶段可持续 12~24 h,如果脱水得到纠正,临床症似可有所改善。此时,肝脏和肾脏功能测试通常是正常的。如果未及时联想到消化道症状与毒蕈的摄入相关,这些患者可能被错误诊断为普通的急性胃肠炎,从而错过采取排毒等有效措施的最佳时机。

3. 肝损伤初始阶段 摄入毒蕈 36~48 h 后,患者出现肝脏受累迹象。此阶段尽管胃肠道症状明显改善,但毒素其实正在损害肝脏和肾脏,导致肝脏酶学指标逐渐恶化,血清氨基转移酶(ALT 和 AST)及乳酸脱氢酶(LDH)水平增高。随后,随着黄疸的出现,病情进一步加重。

4. 急性肝衰竭 此阶段血清氨基转移酶(ALT 和 AST)水平急剧升高,肝肾功能迅速恶化,导致高胆红素血症、凝血功能障碍、低血糖、酸中毒、肝性脑病和肝肾综合征等表现。摄入后 1~3 周内可能出现多器官衰竭、弥散性血管内凝血(DIC)、肠系膜血栓形成、抽搐和死亡。相反,在那些预后良好的患者中,肝脏生化指标可迅速改善,直至完全恢复。

五、毒蕈中毒相关肝损伤的诊断

毒蕈中毒及相关肝损伤的诊断,需要根据流行病学史(食用蘑菇史)、临床症状和表现、相关实验室检查等进行综合判断。及早获得诊断的关键要素是能够将临床表现与蘑菇的摄入联系起来,由于症状发作和蘑菇餐之间可能相隔较长的时间,亦即潜伏期可能较长,这可能会掩盖食用蘑菇与中毒表现之间的关联。在询问疑似蘑菇中毒的患者或其亲属时,医生应尽可能获得有关摄入蘑菇的详细情况,包括从摄入蘑菇到出现症状之间的时长,摄入蘑菇的种类和数量,收获蘑菇的环境,食用前蘑菇的储存方法,摄入前对蘑菇的预处理情况,以及同食的人群是否出现的类似症状。需要特别注意的是,鹅膏菌素具有耐低温和耐热性,在长时间储存和高温烹饪后仍具有毒性活性。因此,高温烹饪有助于排除其他毒素或细菌污染等原因引起的食物中毒,但不能排除由鹅膏菌引起的食物中毒。如有可能,应及时请相关专家对剩余蘑菇进行鉴定,这对明确诊断也是至关重要的。

六、治疗

对毒蕈中毒及相关肝损伤应采取积极的综合救治措施,在适当补液和纠正酸碱及电解质失衡等对症支持治疗的基础上,积极给予排毒、解毒、必要时紧急肝移植等治疗。

(一)基础支持和对症治疗

密切监测患者生命体征,及时了解患者脱水、能量需求、酸碱平衡状态、电解质紊乱等情况,积极建立输液通道,给予充分补充血容量和能量、纠正酸碱和电解质失衡等基础支持治疗。出现肝衰竭相关凝血功能明显下降或 DIC 等凝血功能异常时,应能及时给予准确判断,根据情况适时选择必要的抗凝、补充凝血因子和血小板等治疗。神志不清者要预防误吸。应积极给予护肝、护肾、护胃等相应的器官支持治疗。

(二)排毒治疗

1. 催吐和洗胃　对于同时摄入多种毒蕈毒素而导致呕吐和腹泻等胃肠道症状出现较早(6 h 内)的患者,往往能够做到及早催吐和洗胃,这对于防治具有迟发毒性特征的鹅膏毒肽等所致的肝损伤也具有积极意义。但如果患者摄入的毒蕈毒素以迟发性毒素为主,潜伏期长,在发现明显的中毒表现时往往已经错过最佳的催吐和洗胃时机,催吐和洗胃的治疗意义下降。但尽管如此,仍应根据潜伏期的长短给予适当的催吐和洗胃措施,尤其是摄食蘑菇在 24 h 内的患者。

2. 增加肠道排泄和减少肠道吸收　由于催吐和洗胃不足以进行全胃肠道清洗,不能清除已经进入肠道的毒素,因此在催吐和洗胃的同时,应积极减少毒素的肠道吸收和增加毒素经肠道的排出。尽管尚无充分的证据表明使用活性炭可以改善临床效果,但反复服用活性炭可能有助于减少或避免潜在的毒素经肠肝循环的重吸收。经鼻胃导管进行胃十二指肠抽吸是推荐的有效排毒方法,可与服用活性炭相结合来吸附胆汁和中断肠肝循环。活性炭用法:首剂成人 50 g、儿童 1.0 g/kg,后续成年人和儿童均按 0.25 g/kg,每次 4 h,持续应用至进食后第 4 d。用活性炭粉加水配成 15% 混悬液,口服或通过胃管灌服。对于无腹泻的患者,可与缓泻药物合并使用。使用时应观察胃肠动力情况,肠鸣音明显减弱者应停止使用。如果腹泻已经停止,可使用泻药促进毒素的排泄,但应在充分保证血容量充足的情况下进行。

3. 增加经尿液排毒　保持尿量为 100~200 mL/h,持续 4~5 d,这足以增加肾脏对毒素的清除。如果尿量减少明显,合并肾功能严重受损时,建议使用连续肾替代治疗(CRRT)。

4. 通过血液净化治疗排毒　分子吸附再循环系统(MARS)可能是治疗严重鹅膏菌素中毒患者的潜在有效措施。MARS 是一种改良的血液透析方法,将血流中与蛋白结合的或水溶性的有毒代谢物通过特殊的膜系统转移到透析液中,从而模拟肝细胞膜的生物学特征,有效改善肝功能。在我国,通常使用血浆置换和双重血浆分子吸附系统(DPMAS)联合治疗,可达到稀释和清除毒素的效果,并能减轻炎症反应。由于鹅膏毒肽在血液中的半衰期很短,进食后 48 h 就很难在血液中检测到,因此血液净化治疗必须尽早进行。

(三)解毒治疗

鹅膏毒肽可增强脂质过氧化反应,触发膜不稳定和细胞死亡。N-乙酰半胱氨酸(NAC)、水飞蓟素或水飞蓟宾、维生素 C、西咪替丁等药物具有抗氧化作用,可用于鹅膏毒肽中毒的治疗。另外,研究表明水飞蓟宾和青霉素 G 可能为潜在的鹅膏菌素摄取抑制剂,能减少动物和人类的肝细胞摄取鹅膏菌素。

NAC 被推荐用来治疗对乙酰氨基酚(APAP)引起的肝损伤,以及非 APAP 药物或毒物引起的 ALF。有数据提示 NAC 对治疗鹅膏菌素中毒也有一定效果[5,15,17]。Patrick oucheret 等研究表明,无论是单用还是与水飞蓟宾联用,NAC 均可降低含鹅膏毒肽蘑菇中毒的病死率。系统回顾 2 100 例含鹅膏毒肽的蘑菇中毒患者的治疗,其中 192 例接受 NAC 治疗,病死率为 6.8%,显著低于所有患者的平均病死率为 11.6%。

NAC 产品说明书推荐用于治疗早期肝衰竭成人患者的一般用法是:8 g(40 mL)用 10% 葡萄糖注射液 250 mL 稀释,缓慢静脉滴注,每天 1 次,疗程 45 d。鉴于本品存在过敏等不良反应风险,在真实临床实践中,应根据患者体质状况和病情轻重等因素,在 50~150 mg/(kg·d) 剂量范围内适当灵活应用,切记不宜输注过快以防引起不适反应。《中国含鹅膏毒肽蘑菇中毒临床诊断治疗专家共识》(2020 版)推荐的 NAC 用法是:初始负荷剂量 150 mg/kg(计算剂量的最大体质量为 100 kg),静脉输注 60 min,不超过 10 g;继以 12.5 mg/(kg·h) 的速率静脉输注 4 h,最后以 6.25 g/(kg·h) 的速率静脉输注 16 h。如果存在严重肝功能障碍,可重复给予上述 16 h 剂量。对于儿童(<40 kg),应根据体质量酌减。

(四)紧急肝移植

毒蕈中毒引起 ALF,经积极内科治疗无效,病情仍继续进展者,应考虑紧急肝移植。但对于肝移植的时机和移植条件的选择,尚未达成一致意见。如何避免过早或过晚肝移植,是一个极具挑战性的问题。英国国王学院医院(King's College Hospital)O'Grady 等提出的肝移植标准,Ganzert 等提出的肝移植标准[19],以及国内具有肝移植资质的医疗中心所掌握的紧急肝移植标准,均可作为紧急肝移植的参考。

七、案例分析

患者,女性,34 岁。4 月 28 日,在踏青爬山途中采摘"野生蘑菇",傍晚 19 点煮成鲜美的"野蘑菇汤"食用。6 h 后(次日凌晨 3 点)开始出现呕吐、上腹痛、腹泻、水样便(每小时 10 余次)。至当地医院检查提示肝功能及凝血功能明显异常,ALT 742 U/L,AST 896 U/L,TBil 37.2 μmol/L,PTA 25.3%。早上 6 点逐渐出现神志不清,呼之不应,考虑 ALF,11 点转入深圳市第三人民医院肝病科。考虑患者进食野蘑菇突发消化道症状并多器官损伤,发病急剧,病情危重,需排除急性中毒可能,经深圳市疾病预防控制中心及相关专家对剩余蘑菇辨认,明确患者进食的"野蘑菇"为"致命白毒伞",复查提示患者血清 ALT 和 AST 持续上升,诊断为"急性毒蕈中毒"。4 月 29 日至 5 月 1 日,连续 3 d 给予血浆置换(PE)联合 CRRT 治疗,每次治疗后患者指标均有所改善,但次日复查立即反弹。5 月 2 日检验提示:PTA 12%,血浆凝血酶原时间 55.3 s,INR 6.50,活化部分凝血活酶时间 112.8 s,D-二聚体>20 μg/mL;清蛋白 27.2 g/L,TBil 84.2 μmol/L,DBil 31.6 μmol/L,ALT 3 263.9 U/L,AST 1 374.8 U/L。患者神志进一步恶化,进入深昏迷状态,深静脉置管伤口渗血,出现血便。鉴于患者病情危重,继续 PE 联合 CRRT。5 月 3 日出现高热和球结膜水肿,给予甘露醇脱水及丙种球蛋白调整免疫力等治疗,并继续 PE 联合 CRRT。5 月 6 日患者开始对疼痛刺激有反应,5 月 7 日患者可以自行睁眼,部分对答,肝功能、凝血功能改善,暂停人工肝+血液滤过治疗。5 月 22 日患者痊愈出院。

经验总结:"致命白毒伞"毒性极强,急性中毒后导致的 ALF 发病迅猛,死亡风险极高,救治必须争分夺秒。该患者食用"致命白毒伞"导致急性中毒,迅速出现深度肝昏迷、高热及球结膜水肿等病情严重的表现,但由于发现及时,救治措施得当,在发病极早期即开始给予人工肝(共 10 次)联合 CRRT,同时接受青霉素、NAC 等解毒药物治疗,所幸救治成功。其同伴进食后次日也出现类似发病,但在入院后第 3 d 因病情急剧恶化,家属要求返回当地治疗,离院后第 2 d 遗憾去世。

(黄德良 陈 军 于乐成)

第 3 节 鱼胆中毒相关的肝损伤

中国古代经典书籍《本草纲目》记载了有关青鱼胆、鲤鱼胆和鲫鱼胆的药用价值。其味苦、性寒、无毒,具有清热明目、散翳消肿之功效,主要用于治疗目赤肿痛、咽痛喉痹等疾病。普通民众盲目认为鱼胆具有治病和保健等多种功效而大剂量进食鱼胆,导致鱼胆中毒的报道屡见不鲜,甚至可引起多脏器功能障碍,严重时可导致多器官功能衰竭和死亡。

一、流行病学

国内外数据库中有关鱼胆中毒事件主要以病例报道为主,病例报道显示鱼胆中毒主要分布在中国、印度、韩国、日本、越南等国家,尤其以农村地区较为多见。东南亚地区常见的胆毒鱼类主要包括鲫鱼、青鱼、鲢鱼、草鱼和鲤鱼等,印度以罗非鱼较为多见,越南以草鱼和小黑鲨鱼多见。我国一项回顾性研究显示,1973—2018 年共纳入 376 例鱼胆中毒的病例,平均年龄（40±18）岁，男女比例约为 1∶1，主要用于治疗眼科疾病和呼吸系统疾病。印度甘地肾脏科研究所中心回顾性研究显示，1997—2016 年共有 32 例鱼胆中毒住院患者，平均年龄（44.34±13.33）岁，男女比例 3∶1，进食鱼胆主要用于壮阳、关节痛、哮喘和不孕不育等。越南大水镶医院一项大型病例系列研究显示，1995—2000 年 17 名鱼胆中毒患者平均年龄（40.5±14.8）岁，进食鱼胆主要用于治疗关节炎、荨麻疹，增强性活力和改善视力等。由此可见，鱼胆中毒发病群体以中年群体为主，男女均可发病，进食鱼胆主要目的为治疗疾病和保健功效。

二、发病机制

鱼胆中毒的发病机制尚不明确。从目前研究来看，鱼胆毒性主要与胆汁中的多种毒性成分有关，其中，5α-鲤醇硫酸酯钠是鱼类胆汁中毒的主要致病毒素，具有直接细胞毒作用。它既不溶解于乙醚也不沉淀于乙醇，甚至具有热稳定性。因此，生吃、煮熟或酒泡鱼胆均可引起中毒现象。将注射过 5α-鲤醇硫酸酯钠的小鼠进行肝、肾活检可见肝细胞坏死以及中性粒细胞浸润、肾脏弥漫性萎缩性变化和肾小管坏死。鱼胆汁中胆酸、氢氰酸和组胺等毒性成分导致肝脏等组织器官损伤的机理为：各种胆酸可以与钠离子、钾离子结合形成胆盐从而破坏细胞膜；氢氰酸可以抑制细胞色素氧化酶致细胞呼吸障碍，引起细胞氧化性损伤；组胺类物质可增加毛细血管通透性，导致机体出现过敏样反应。

鱼胆毒性强弱还与不同鱼种、鱼胆大小、所服用的剂量和患者个体差异等有关。一项鲤科鱼类的动物实验研究显示，并非所有鱼类的胆汁均有毒，例如石斑鱼、黄鳝等。但有 11 种胆毒鱼类可致小鼠死亡，根据小鼠死亡时间判断胆毒鱼类毒性强弱次序依次为：鲫鱼、团头鲂、青鱼、鲮鱼、鲢鱼、鳙鱼、翘嘴鲌、鲤鱼、草鱼、似刺鳊鮈、赤眼鳟。目前还没有关于鱼胆中毒的确切剂量数据，鱼胆重量约为鱼重量的 2.5%，因此，记录鱼的重量可以帮助估算鱼胆剂量。一般吞食鱼重约 500 g 的鱼胆 4～5 枚或鱼重约 2 000 g 的鱼胆 1 枚可引起中毒；吞食鱼重约 2 500 g 鱼胆 2 枚或鱼重 5 000 g 的鱼胆 1 枚可引起死亡。

三、临床表现

鱼胆中毒潜伏期多为进食鱼胆后 0.5～12 h，平均潜伏期约为 6 h。鱼胆可导致多个系统受累，特别是消化和泌尿系统，其次是心血管系统、神经系统、皮肤和黏膜以及呼吸系统。进食鱼胆后首先往往出现恶心、呕吐、食欲缺乏、腹痛、腹胀、腹泻和便血等消化道症状，查体可发现剑突下压痛，伴有腹泻表现者可伴有脐周压痛。随后可出现乏力、黄疸、肝大、肝区疼痛和腹水等肝损伤症状，严重者甚至发生肝昏迷。查体可见皮肤、巩膜黄染，肝大，肝区叩痛，移动性浊音阳性等体征。其次，鱼胆中毒患者可出现血尿、少尿、无尿、水肿和腰痛等肾损伤症状，查体可见颜面部浮肿、双下肢凹陷性水肿、肾区叩击痛等。另外，有些患者可出现心悸、胸闷、血压升高、心率增快、心律失常、心力衰竭甚至心搏骤停等心肌损伤症状，查体可有奔马律、左心衰等体征。少数患者表现为头痛、嗜睡、四肢麻木、抽搐乃至昏迷等神经系统症状，印度报道鱼胆中毒后癫痫发作 4 例[3]。极少数患者出现咳嗽、咳痰、呼吸困难甚至窒息等呼吸系统症状。鱼胆中毒所致皮肤病变更为罕见，主要表现为皮肤瘙痒、荨麻疹等。

四、辅助检查

鱼胆中毒尚缺乏特定的生物学标志物，鱼胆毒素可引起一个或多个靶器官损伤，临床相关检验或检查可评估相应靶器官功能是否受损及损伤程度，对明确诊断、指导治疗和判断病情预后具有非常重要意义。例如：① 胃肠道功能损伤：粪便隐血试验可呈阳性，严重者可出现血红蛋白下降。胃镜显示弥漫性胃黏膜出血。② 肝功能损伤：TBiL、DBiL、ALT、AST 升高，尤其是 ALT 和 AST 严重升高，报道的 ALT 和 AST 最高值分别为 9 826 U/L 和 12 329 U/L，病情严重者可伴随 PT 延长、PTA 下降。腹部超声检查显示肝大。肝脏病理显示肝细胞坏死、间质水肿和肝小叶破坏等。③ 肾功能损伤：BUN、SCr 升高，尿常规中尿蛋白、尿红细胞和管型阳性。腹部超声显示肾脏肿大。肾脏病理显示急性肾小管坏死，尤其是近曲小管上皮细胞肿胀、空泡变性和局灶性坏死。④ 心肌损伤：LDH、CK、肌钙蛋白（cTnT）及脑钠肽（BNP）升高，其中 cTnT 是心肌损伤的敏感指标。心电图可显示ST-T改变、窦性心动过速、窦性心动过缓、房室传导阻滞或房颤等。心脏彩超可有左心室舒张压增大和（或）左心室射血分数降低表现。严重心电图和心脏彩超异常往往提示预后不良。⑤ 其他：凝血时间延长、血小板下降、血气分析提示代谢性酸中毒、电解质紊乱、脑电图出现慢波等。黄循斌等研究发现TNF-α水平可用于评估鱼胆中毒后器官损伤发生、发展和中毒程度。

五、诊断

进食鱼胆病史是诊断鱼胆中毒的必备条件,对于否认进食鱼胆病史者应该反复追问病史,防止误诊、漏诊。在服用鱼胆后,出现上述消化道症状或其他全身临床表现,同时伴随相应辅助检查异常时,需充分考虑是否鱼胆中毒。鱼胆中毒多为急性起病,主要侵犯肝脏和肾脏,根据靶器官受损情况常见的诊断包括:① 鱼胆中毒致肝损伤/肝衰竭:进食鱼胆后常有消化道症状,实验室检查 TBil、DBil、ALT、AST 等指标异常升高。若 TBil ≥ 10×ULN(10 mg/dL 或 171 μmol/L)或每日上升 ≥ 1.0 mg/dL(17.1 μmol/L),INR ≥ 2.0 或 PTA<40%,可同时出现腹水或肝性脑病时,则诊断为鱼胆中毒致 ALF。② 鱼胆中毒致急性肾损伤/肾衰竭:进食鱼胆后,48 h 内 SCr 升高 ≥ 26.5 μmol/L(0.3 mg/dL),或 7 d 内 SCr 升高超过基础值 1.5 倍及以上,或尿量减少<0.5 mL/(kg·h)且持续时间 6 h 以上[14]。③ 鱼胆中毒致多脏器功能障碍综合征(MODS)/多脏器功能衰竭(MOF):按照各器官功能障碍或衰竭的诊断标准判断,进食鱼胆后出现两个或两个以上器官功能障碍/衰竭,即为 MODS/MOF。这类患者发生死亡的风险相对较高,但远低于感染或创伤引起的 MOF。

六、治疗

鱼胆中毒没有特效的解毒药物,其主要治疗原则包括:及时清除体内鱼胆毒素、保护脏器功能、对症和支持处理。在发病 72 h 内,及时通过催吐、洗胃、导泻等方法促进鱼胆毒素排出,同时可应用质子泵抑制剂、胃黏膜保护剂等延缓胃肠道对鱼胆汁的继续吸收。然后选择血液透析(HD)、血液灌流(HP)、CRRT、PE 或其中两种抑或多种联合血液净化方式阻止鱼胆毒素对其他组织器官的毒性作用。由于CRRT 可以持续清除毒素,因此建议首选 CRRT 治疗或联合 CRRT 治疗。其次针对靶器官损伤可应用保护靶器官药物,如还原性谷胱甘肽、乙酰半胱氨酸。通过维持水、电解质及酸碱平衡,改善微循环等对症和支持处理为组织器官功能恢复提供条件,而对于鱼胆中毒引起的 MODS 或 MOF 可早期短程应用糖皮质激素。另外,有动物研究显示丹参、黄芪等中药对鱼胆毒素致急性肾损伤具有治疗作用,但临床尚未应用。最后,减少鱼胆中毒发病率的最有效办法是防止鱼胆摄入,因此,需提高公众对鱼胆毒性的正确认识,尤其是儿童、中老年亚健康人群,避免随意服用鱼胆;一旦误服或服用鱼胆,应及时就医。

七、预后

多数鱼胆中毒患者预后良好,少数患者可能死亡。一项国内回顾性研究显示鱼胆中毒患者平均住院日为(22±15)d,病死率约为 5.32%。可能影响鱼胆中毒预后情况的因素主要包括:① 中毒持续时间:即摄入鱼胆汁至入院时间,有研究显示平均中毒持续时间为(3.5±3.1)d,与住院时间具有相关性,而死亡患者的平均中毒持续时间约为 5 d,这表明中毒持续时间越长,出现不良预后的风险越高。② 年龄:从鱼胆中毒群体的年龄分析发现,60 岁以上老年人发生器官衰竭的风险更高,恢复时间也更长。这可能与免疫系统功能低下、组织细胞修复能力下降和更多基础疾病有关。③ 基础疾病:患有基础疾病的患者更难治疗,不仅病情复杂,病势较重,治疗期间可能会产生更多的矛盾,这种基础疾病可能会提高鱼胆中毒的病死率。④ 器官衰竭:鱼胆中毒致急性肾衰竭发生率为 55%~100%,占鱼胆中毒死因的 91.7%。当发生 MOF 时,器官衰竭数量越多,病死率越高。在 156 例鱼胆中毒住院患者中,4 例死亡患者均患有基础疾病,如 HBsAg 阳性、高血压、糖尿病等,且先后发生 4 个以上器官衰竭。⑤ 治疗方式:鱼胆中毒潜伏期较短,多在数小时内发病,数小时内及时清除体内毒性物质有助于降低发病率和病死率。若采用 CRRT 或 CRRT 联合 HD、HP 和 PE,可能会提高鱼胆中毒的抢救成功率并缩短住院时间。⑥ 其他预后影响因素的研究:陈瑛等研究发现合并心肌损伤的鱼胆中毒患者恢复时间较长;夏成云等研究发现动态监测血浆内皮素水平可以判断鱼胆中毒严重程度和预后。

八、案例分析

患者,男性,22 岁。因"进食鱼胆 1 枚后反复恶心、呕吐伴腹泻 10 h"入院。患者为求保健而生吞 1 枚新鲜草鱼(重约 1.5 kg)的鱼胆,5 min 后感恶心、呕吐胃内容物并伴有少量墨绿色胆汁,随后 10 h 内间断呕吐胃内容物并解黄色稀水样便 4~5 次。其间间断上腹部绞痛持续约 3 h,在服用胃黏膜保护剂铝碳酸镁片后腹痛有所缓解。既往体健,无慢性病史,无手术史,无药物过敏史,无家族遗传性疾病史。查体:体温 36.7℃,脉搏 60 次/分,呼吸 18 次/分,血压 147/88 mmHg。心肺检查无异常,腹平软,全腹无压痛及反跳痛,肝脾肋下未及,移动性浊音阴性,双下肢无水肿,神经系统检查无异常。辅助检查:急诊实验室检查 ALT、AST、LDH 明显升高,凝血功能受损(第 1 d 和第 2 d),遂至我科住院诊治。入院后血常规、尿常规基本正常,肝炎病毒血清学指标均阴性,淀粉酶和脂肪酶升高,但心电图和腹部 CT 无异常。住院第 7 d 患者因黑便查粪便隐血试验阳性,胃镜示疣状胃炎伴糜烂。住院期间生化值和凝血功能数值见表 62-3。

该患者诊断为鱼胆中毒致急性肝损伤、急性肾损伤和胃黏膜损伤。在急诊室即开始予以洗胃治疗,每 2 d 进行一次血液滤过(HF),共行 2 次 HF 以清除体内的毒素,同时先后予以静脉输注乙酰半胱氨酸、异甘草酸镁、S-腺苷甲硫氨酸、泮托拉唑、生长抑素、血浆等治疗。综合治疗 23 d 后,肝功能、肾功能和凝血功能明显好转后出院。

(范　晔　王寿明　于乐成)

表 62-3　鱼胆中毒患者住院期间异常生化指标和凝血功能数值										
生化指标 (正常参考范围)	住院时间(d)									
	1	2	3	4	6	8	10	12	16	23
TBiL(0~20.5 μmol/L)	27	19.8	77.3	62.1	40.4	26.6	24.3	18.7	19.3	10.5
DBiL(≤6.8 μmol/L)	16.4	16.8	35.6	36.1	22.9	16	13.9	11.9	11	6.3
ALT(10~49 U/L)	9 826	4 443	2 722	1 650	806	462	285	187	88	41
AST(0~45 U/L)	12 329	4 603	1 251	369	53	27	22	17	19	19
ALP(45~129 U/L)	107	75	89	78	74	70	68	60	59	68
GGT(0~73 U/L)	118	125	141	132	94	78	69	66	66	64
AMS(30~118 U/L)			103	95	151	196	219	415	307	244
LPS(0~60 U/L)			48	55	106	134	151	355	237	164
LDH(120~246 U/L)	43 000	17 731	676	226	189	198	204	196	229	212
BUN(3.2~8.2 mmol/L)	7.8	4.6	5.9	5.9	3.7	3.9	4.1	2.2	4.6	8.3
SCr(44~97 μmol/L)	95.8	83.5	128	122	102	107	94	116	106	101
PT(10~14 s)	15.6	49.1	17.9	14.7	13	12.9	13.7	13.2	13.1	11.7
PTA(70%~140%)			42.2	63.3	81.5	82.9	73.2	79	80.3	101.3
INR(0.7~1.3)	1.37	4.46	1.53	1.24	1.09	1.08	1.15	1.11	1.1	0.97

注:ALP,碱性磷酸酶。ALT,丙氨酸氨基转移酶。AMS,血清淀粉酶。AST,门冬氨酸氨基转移酶。BUN,尿素氮。DBil,直接胆红素。GGT,γ-谷氨酰转移酶。INR,国际标准化比值。LDH,乳酸脱氢酶。LPS,血清脂肪酶。PT,凝血酶原时间。PTA,凝血酶原活动度。SCr,血清肌酐。TBiL,总胆红素。

参考文献

请扫描二维码
阅读本章参考文献

第 63 章

职业相关的中毒性肝病

工业和研究机构生产及使用的化学物有数千种之多,其中许多是有毒的,但对肝脏的毒性存在很大差异。美国职业安全卫生研究院公布的危险化学物指导手册中总共列出 677 个潜在有毒化学物,通过动物实验或临床观察确定其中 33% 具有肝毒性。这些有毒化学物质大多是环境和工作场所连续接触的已知肝毒物(如氯乙烯)。某些化学物(如四氯化碳)主要引起严重的肝损伤,并常伴随其他器官不同程度的损坏。另一些化学物(如二氯乙烷)仅产生较轻微的肝损伤,或主要引起肝外损伤。相当一部分化学物在平常的职业接触过程中并不引起肝损伤,只是在偶然意外大量摄入或其他非常情况暴露时才可能引起肝损伤。许多工业毒物对皮肤、肺、肾或骨髓有毒性,但不损伤肝脏。一部分商用保鲜剂等化学物也可能是肝毒物和造成职业性中毒。职业接触所致的中毒性肝损伤,不仅取决于毒物本身,还取决于接触条件和影响因素。对于职业性肝损伤的检测和防治,不仅需要依靠临床和流行病学调查资料,还须依靠大量的毒理学研究资料和建立相应的数据库。本章介绍职业相关中毒性肝损伤最主要的形式,最可能产生损伤的毒物,以及与这些毒物接触的职业。

一、职业相关肝毒性物质数据库

职业相关肝毒性物质数据库来源于过去的事故报告、实验研究和流行病学调查的数据(表 63-1)。三硝基甲苯(TNT)、二甲基亚硝胺(DMN)、四氯乙烷(TCE)以及多氯联苯-氯化萘类等化学物已经导致了严重的工业性肝脏毒害。对于导致急性或亚急性损伤的毒物,可以通过仔细的临床观察,较快加以认识。但对于引起慢性损伤的毒物接触,则有一个缓慢的认识过程。

表 63-1　职业性肝脏毒性数据库的资料来源	
方　式	示　例
急性中毒的个体病例,随后有实验研究证实	四氯化碳、二甲基甲酰胺(DMF)、二甲基亚硝胺(DMN)、2-硝基丙烷
个体病例,具有同期的流行病学研究证实	四氯乙烷:肝坏死;三硝基甲苯:肝坏死;氯乙烯
有计划的流行病学研究	二噁英和多溴联苯的研究
对使用中的化学物进行肝毒性的实验研究	三氟亚硝基甲烷

对化学物毒性效应的认识是逐渐获得的。例如,开蓬(十氯酮)的毒性直到投入使用 20 多年后,方才通过几个动物实验研究揭示其对肝脏等器官具有毒性效应,真实世界中其引起的肝损伤并不严重,所致神经性疾病更使人担忧。二甲基亚硝胺早在 1937 年就提出可引起肝损伤,10 年以后才作为一个工业性肝损毒物被提出来。接触氯乙烯引起的严重肝损伤和血管肉瘤,是在该毒物使用了 40 年以后才被认识的。国内外对职业性肝病的患病率及发病率迄今仍不明确。积累的临床和实验证据可帮助人们区分哪些是对实验动物和人类不产生或仅轻微产生损伤的毒物,哪些是重要的肝损毒物(表 63-2)。当对一种工业化学物进行的肝毒性实验不能为职业接触引起的肝损伤提供必要信息的时候,有足够的理由认为,应对该实验的设计进行调整以适应这种接触条件。然而,作为一个稳定的数据库,为了能全面反映工业性肝损毒物的情况,要求对接触结果、相关影响因素和确定肝毒性实验观察指标进行系统的临床和流行病学研究。因为必要的流行病学信息获得、毒物肝毒性效应的实验数据和对工业性接触的了解,是建立稳定数据库的三要素。

表 63-2　职业活动中可能遇到的部分化学毒物及其肝损伤类型

毒　物	实验动物	人	肝损伤类型[a]
非卤代有机化合物			
醇类和二醇类			
烯丙醇	+	?	Ⅰ区带坏死
二噁烷	+	+	Ⅲ区带坏死
乙醇	+	+	见第十五章
乙二醇	±	±	
甲醇	±	±	
异丙醇	0	0	
醛类,缩醛类,醋酸酯类,酯类	0	0	
脂肪胺类			
乙醇胺	+	?	退行性变
乙二胺	±	?	
芳香胺类			
甲撑二苯胺	+	+	胆汁淤滞
4-二甲基氨基苯	+	?	退行性变,CA
氰化物和腈类			
乙腈	±	?	
丙烯腈	±	?	
氰化氢	0	0	
脂肪烃类			
脂环烃	±	0	
环丙烷	±	0	
环己烷	±	0	
汽油	±	0	
正戊烷	±	0	
己烷	±	0	
松节油	±	0	
芳香烃类			
苯	±	±	轻微脂肪变性
苯醚	+	+	坏死
萘	0	0	
对叔丁基甲苯	±	0	
苯乙烯	+	0	退变,脂肪变性
1,2,3,4-四氢化萘	+	0	脂肪变性,坏死
甲苯	±	±	轻微脂肪变性
二甲苯	±	±	轻微脂肪变性,1例摄入中毒见坏死
硝基脂肪族			
硝基乙烷	+	+	坏死
硝基甲烷	+	+	坏死
2-硝基丙烷	+	+	坏死
1-硝基丙烷	+	+	脂肪变性,坏死
硝基芳香族			
二硝基苯	+	+	坏死
二硝基苯酚	±	±	?脂肪变性
2,6-二硝基甲苯	+	+	坏死,CA

毒　物	实验动物	人	肝损伤类型[a]
硝基苯	+	±	退变
硝基联苯	±	±	
苦味酸	+	+	坏死
2,4,6-三硝基苯甲硝胺	+	+	坏死
三硝基甲苯(TNT)	+	+	坏死
卤代有机化合物			
卤代脂肪族			
三溴甲烷(溴仿)	+	+	Ⅲ区带坏死
溴乙烯	+	?	退变,CA
四氯化碳	+	+	Ⅲ区带坏死,脂肪肝,CA
四溴化碳	+	+	Ⅲ区带坏死
三氯甲烷(氯仿)	+	+	Ⅲ区带坏死,脂肪肝
氯乙烯	+	+	退变,CA,血管肉瘤,肝门硬化症
氯丁二烯	±	?	退变
1,2-二溴乙烷	+	+	Ⅲ区带坏死,CA
1,2-二氯乙烷	+	+	坏死,CA
氟乙烷	?	?	
氟烷[b]	+	+	Ⅲ区带坏死
氯甲烷	±	±	
二氯甲烷	±	±	
丙烯氯	+	+	坏死
四氯乙烷	+	+	坏死
四氯乙烯	+	±	脂肪变性,退变,坏死(仅重度接触)
1,1,2-三氯乙烷	+	+	坏死,脂肪变性
1,1,1-三氯乙烷	+	±	脂肪变性,退变,坏死(仅重度接触)
卤代芳香族化合物			
氯苯	±	±	
溴代联苯	+	±	脂肪变性,坏死
溴代苯类	+	+	Ⅲ区带坏死
开蓬	+	±	脂肪变性,CA
氯代联苯类	+	±	脂肪变性,动物有坏死
3,3-二氯联苯胺	+	?	退变,CA
2-氯苯胺	+	?	坏死,CA
邻二氯苯	+	?	Ⅲ区带坏死
对二氯苯	+	?	退变,CA
氯代苯类	+	+	Ⅲ区带坏死
氯代萘类	+	+	坏死
五氯苯酚	+	±	退变,CA
硝基氯代脂肪族化合物	+	+	坏死
硝基氯代芳香族化合物	+	+	坏死,CA
其他有机化合物			
β-丙醇酸内酯	+	?	坏死
二硫化碳[c]	±	?	脂肪变性
十氢化萘	+	0	脂肪变性,坏死

续 表

毒 物	实验动物	人	肝损伤类型[a]
硫酸二甲酯	0	0	
二甲基乙酰胺	+	+	坏死
二甲基甲酰胺	+	+	脂肪变性,坏死
苯醚	+	+	坏死
丫丙啶	+	?	CA
呋喃类	±	±	
肼	+	+	脂肪变性,坏死
硫醇类	0	0	
二甲基亚硝胺	+	+	坏死,CA
吡啶	+	+	坏死
联吡啶类			
百草枯	+	+	早期坏死,后来胆管损伤和胆汁淤积
敌草快	+	+	坏死
无机物			
砷	+	+	脂肪变性,坏死,血管肉瘤,CA,肝门硬化症
砷化氢	?	?	
铍	+	+	肉芽肿(人)
硼烷类	+	+	动物Ⅱ区带坏死,肉芽肿
波尔多混合液(铜盐与石灰水)	?	+	脂肪变性,肝门硬化症,肝硬化,血管肉瘤
镉	+	?	坏死,肝硬化
铬	+	±	退变

注:a. 肝损伤主要指通过摄入或注射途径引起损伤的能力,非指通常的职业接触。b. 氟烷的肝损伤由于特异质反应。c. 二硫化碳引起脂肪变性仅当苯巴比妥在之前处理时。0:没有损伤。±:轻微损伤,即较轻的退行性变化或脂肪变性。+:明确的肝损伤。CA:对实验动物的致肝癌性。

二、化学毒物职业接触的类型

职业性肝损毒物大部分是直接肝损毒物,毒物的理化性质和职业接触状况决定了其是否会导致职业性肝病。毒性化学物侵入人体途径可通过呼吸道吸入、消化道摄入或经皮肤吸收进入(表63-3)。

表63-3　职业接触引起肝损伤的途径

方　式	介　绍
经呼吸道吸入	主要为易挥发性毒物。当对眼睛、皮肤和黏膜的损伤很轻或缺乏时,患者因缺乏警觉而允许足够的接触,从而导致肝损伤。对于工业性肝损毒物,这是最重要的途径
经消化道摄入	相对不重要。大量口服,除了纪律很差和粗心情况下,很少发生;在工业环境中造成食物污染,能导致累积毒性效应
经皮肤黏膜	对于大多数毒物而言相对不重要;可能在吸入或摄入的基础上增加毒性;各种毒物经皮吸收能力不同(表63-4)

(一)经呼吸道吸入

通过呼吸道吸入是工业毒物进入体内最重要的途径。吸入中毒涉及2个不同的屏障,即肺泡细胞屏障和上皮细胞屏障。肺泡细胞屏障可被毒物迅速通过,毒物进入全身循环,继而到达肝脏并形成较高的浓度。上皮细胞屏障使吸入毒物缓慢进入全身循环,在支气管上皮局部浓集,偏向于主要影响肺部。

国际上对挥发性工业化学物规定了不能超过的空气浓度标准,即职业接触限值(OEL)。所谓OEL是指在职业活动中,劳动者长期反复接触某种化学毒物,对绝大多数接触者的健康不引起有害作用的容许接触水平,是职业性有害因素的接触限制量值。OEL可以分为最高容许浓度(MAC)、时间加权平均容许浓度(PC-TWA)和短时间接触容许浓度(PC-STEL)。MAC是在一个工作日内、任何时间和任何工作地点有毒化学物质均不应超过的浓度。PC-TWA是以时间为权数规定的8 h工作日、40 h工作周的平均容许接触浓度。PC-STEL是在PC-TWA前提下,容许短时间(15 min)接触的浓度。OEL是以毒性大小为基础,并依赖于对皮肤、肺、中枢神经、肾或肝的毒性效应而制订。因此,OEL仅对不同毒物的相对肝毒性提供有限信息。

(二)经消化道摄入

经口摄入毒物并不常见。经口摄入的毒物在消化道吸收后能直接进入肝脏和代谢,因而相对其他途径能较快、较多地接触肝脏。由粗心、违规操作等差错而大量摄入毒物在职业中毒的实例中已很罕见,造成中毒的主要原因是职业岗位上的松懈与缺乏纪律,如在工作场所进食、饮水、吸烟等,并可能导致一段时间的累积中毒效应,或者能给其他中毒途径增加毒性效应。随着工业卫生条件和工厂纪律的改进,这一接触模式已不再具有重要性。

(三)经皮肤黏膜

通过皮肤黏膜吸收是大多数肝损毒物进入体内的相对次要的途径。对于不通过空气传播的工业毒物,很难区分是通过摄入污染的物品,还是通过皮肤和(或)黏膜的吸收。TNT是经皮进入体内的肝损毒物一个经典例子。四氯化碳和四氯乙烷是通过经皮吸收产生肝脏毒性效应的另外两个经典毒物。由甲撑二苯胺引起的工业性肝脏中毒也被归因于毒物的经皮吸收。有些毒物如二甲基甲酰胺、二甲基乙酰胺等可经呼吸道和皮肤两种途径吸收,导致肝损伤。Dossing和Shinhoj列出了很多能通过皮肤吸收的肝毒物（表 63-4）。总的来说，脂溶性毒物可能经皮肤黏膜吸收。

表 63-4　能经皮肤和（或）黏膜吸收的职业相关常见化学物

类　型	化 合 物
农药	艾氏剂[b]
农药	α-苯氢氯化物[b]
芳香胺	联苯胺
溶剂	二硫化碳[c]
溶剂，试剂	四氯化碳[a]
农药	开蓬[c]
农药	双对氯苯基三氯乙烷[b]
除草剂	2,4-二氯苯氧乙酸[d]
农药	狄氏剂[a]
溶剂	二甲基乙酰胺[a]
溶剂	二甲基甲酰胺[a]
农药	林丹[b]
塑料硬化剂	甲撑二苯胺[a]
除草剂	百草枯[a]
溶剂	苯酚类[a]
试剂	多氯联苯类[b]
溶剂	四氯乙烷[a]
溶剂	三氯乙烷[a]
试剂	三硝基甲苯[a]

注：a. 经皮接触能产生肝毒性。b. 经皮或吸入接触没有肝毒性，但经口摄入能导致肝损伤。c. 经皮接触能导致轻微肝损伤。d. 经皮接触没有肝毒性，但经口摄入能导致轻微肝损伤。

三、肝损伤的类型

　　职业性接触毒物能导致急性、亚急性和慢性肝脏疾病，肝损伤类型涵盖整个肝脏疾病谱。这种肝损伤可以具有典型临床症状；也可没有症状，仅在常规体检时发现。职业性慢性肝病仍然是一个潜在问题，因为这种损伤与职业的关系极其微妙，以至于回顾性调查时才被发现并获得承认。对于化学毒物的潜在致癌性，包括致肝癌性的担心，由于氯乙烯的经验而变得更加突出，已取代急性和亚急性肝损伤成为当前职业性肝脏毒理学最主要的议题。

　　国内外很多著作将急性和亚急性肝损伤统称为急性中毒性肝病。本节将除了急性和亚急性以外的肝损伤均列入慢性肝病。Keith G. Tolman 和 Robert W. Sirrine 在所著"职业性肝中毒"（1998）中将肝损伤的临床类型直接划分为五种：急性中毒性肝炎、慢性中毒性肝炎、肝脂肪变性、肝门硬化症（HPS）、肝脏肿瘤（表 63-5）。化学品相关肝损伤的病理学改变及对应毒物见表 63-6。

表 63-5　化学品相关肝损伤的临床类型及代表性毒物

肝损伤类型	毒 物 举 例
急性中毒性肝炎	四氯化碳、四氯乙烷、二甲基乙酰胺
慢性中毒性肝炎	三硝基甲苯、四氯乙烷、多氯联苯
肝脂肪变性	三硝基甲苯、四氯乙烷、多氯联苯
肝门硬化症	氯乙烯、砷
肝肿瘤	氯乙烯、砷

表 63-6　化学品相关肝损伤的病理学改变及对应毒物

分 类	举 例
脂肪性肝炎	氯乙烯、黄曲霉毒素、三氯乙烯、四氯乙烯、三氯乙烷、四氯化碳、石化混合物、阿特拉津、百草枯、十氯酮、多氯联苯、硝基苯、一硝基甲苯、砷、甲基汞、铊、黄磷、二噁英、铅、2-硝基丙烷、N，N-二甲基甲酰胺、氯仿
坏死	四氯化碳等卤代脂肪烃、卤代芳香族化合物、硝基芳香族化合物、砷、黄磷、对乙酰氨基酚
胆汁淤积	铍、铜、邻苯二甲酸二（2-乙基己基）、亚甲基二苯胺、百草枯、有毒菜籽油
肝硬化	砷、四氯化碳、多氯联苯、三氯乙烷、三氯乙烯、三硝基甲苯、氯乙烯
紫癜性肝炎	二氧化钍、聚氨酯、氯乙烯
自身免疫性肝炎	三氯乙烯、三硝基甲苯
肉芽肿	铍、铜
色素沉着	无烟煤、二氧化钍、钛
胆管癌	二氧化钍、多氯联苯
肝细胞癌	砷、四氯化碳、多氯联苯、四氯乙烯、钍、三氯乙烯、三硝基甲苯、氯乙烯
血管肉瘤	氯乙烯、丁氧乙醇、氯硝基苯、氨基甲酸酯类、四氟乙烯、二氧化钍、聚六亚甲基双胍盐酸盐

（一）急性和亚急性肝损伤

　　20 世纪前 50 年，工业毒物引起的急性和亚急性肝损伤是严重职业性肝病的一个原因。随着减少使用有毒化学物，采取较好的工业卫生措施，急性肝病已逐渐趋于消失。职业性接触获得的急性肝损伤，往往是因为挥发性毒物的单次高浓度接触造成的。四氯化碳中毒是以前职业性急性肝损伤的主要病因，如今职业性接触四氯化碳达到肝脏中毒浓度的情况很少发生，通常发生的情况为清洗曾盛放四氯化碳的大桶时，用四氯化碳清洗锅炉时，或在狭小空间里发生四氯化碳管道破裂使毒物溢出时。当前使用四氯化碳的地方几乎只限于氯氟甲烷冷冻剂的合成，以及作为喷雾推进的分散剂。在有限的情况，也作为一种溶剂、杀虫剂和谷物熏蒸剂使用，有时也作为一种减少可燃性的混合溶剂的成分。近年来急性中毒通常是意外事故摄入或吸入四氯化碳的结果。氯苯类、氯萘类、硝基脂肪族化合物和其他职业接触能引起急性肝损伤的毒物总结于表 63-2。

亚急性肝病比急性损伤多见,也是最近几十年工业中毒的一种特征形式。亚急性肝损伤一般出现在一个较长时间的无症状或少症状的潜伏期之后。四氯乙烷(TCE)是一种很强的肝损毒物,是引起急性和亚急性肝损伤的突出原因,现已放弃或者非常小心地使用。其他可能引起亚急性肝病的卤代烃类化合物,其职业接触也受到严谨规则的限制和小心管理。

伴有不同程度肝硬化的肝坏死,是 TNT、TCE、氯代联苯-氯萘混合物引起的肝脏损伤的特征。二甲基亚硝胺(DMN)能引起亚急性重型肝炎,也是致癌物,长期以来其工业使用受到限制,目前仅限于实验室研究。

职业性肝损伤可以有多种组织学损伤表现,急性肝损伤表现如下:① 肝细胞坏死。几乎所有形式的环境性急性肝损伤均累及肝实质并产生肝细胞性黄疸。这是由于化学物的作用,使肝细胞或者肝脏的一部分发生病理性死亡,其发病机制尚未完全阐明。② 急性胆汁淤积/混合型肝损伤,肝细胞坏死主要是由亚甲基二苯胺和有毒除草剂百草枯引起。③ 小泡性脂肪变性。由于化学物的作用,使肝细胞代谢发生障碍,在细胞内、间质中出现异常物质;或正常物质发生质和量的改变,其特征是肝细胞胞质泡沫化,由微小的脂肪滴和位于中心的细胞核组成,伴有细胞功能改变。二甲基甲酰胺中毒在临床上产生的急性、亚急性或慢性损伤,以微泡性脂肪变性为特征。

(二)慢性肝病

职业接触化学物引起的慢性肝病包括肝硬化、肝门硬化症、肝脂肪变性、肝卟啉症和肿瘤性疾病。但在职业卫生实践中遇到的慢性肝病并不都是那么典型,往往有一些工人在长期接触可能损伤肝脏的化学物之后出现肝功能轻微异常,可有少许或没有明显症状。

1. 肝硬化 肝硬化可能是亚急性重型肝炎幸存者的一个特征,或者可能是职业接触毒物若干年的延迟效应,推测是由毒物长期的或多次重复的损伤引起的,是文献记录最多的职业性慢性肝病形式。这种肝脏病理损伤模式是由 TNT、TCE 或多氯联苯-氯萘混合物产生的损伤的特征。印刷工人、干洗店工人以及去除油污作业的工人等,由于必须接触氯代脂肪烃化合物,已有肝硬化病例报道。职业性接触引起的肝硬化还见于葡萄酒厂工人(接触无机砷杀虫剂)以及铜冶炼厂工人(暴露于砷化物)。门静脉周围性纤维化与长期接触氯乙烯单体相关,因可能进展至肝硬化而备受关注。

2. 肝门硬化症(HPS) HPS 已成为职业性肝病的一种重要损伤形式,由肝门纤维变性、门静脉分支的纤维性闭塞和在狄氏间隙中胶原沉淀三方面的改变组成。临床上 HPS 是造成非肝硬化性门静脉高压(NCPH)的一个原因。可由接触氯乙烯、砷或含硫酸铜和石灰的水雾(波尔多混合液)引起。HPS 似与肝血管肉瘤有奇特联系,Popper 等认为可能是肝血管肉瘤的前驱损伤。

3. 尿粪卟啉症 尿粪卟啉症是散发性卟啉症,也可称为迟发性皮肤卟啉症。临床特点是慢性皮肤损伤和肝大,并以尿中排出过多尿卟啉和粪卟啉为特征。因职业性损伤引起的尿粪卟啉症十分罕见。

4. 肝脏恶性肿瘤 肝癌是长期接触某些工业用化学物的可能后果。很多职业性接触的化学毒物被怀疑或已知能产生除肝以外的器官肿瘤,且某些毒物能在实验动物中诱发肝细胞癌。不过,除氯乙烯之外没有一个化学毒物被确定与人类肝脏肿瘤有因果关系。已知存在相关性的是氯乙烯单体与肝血管肉瘤,已被明确为接触氯乙烯工人的法定职业病。

5. 不典型慢性肝病 在职业接触已知或怀疑具有肝毒性的化学物的个体中,经常遇见不能明确定义的肝脏异常。油漆工人、化工厂工人以及其他接触这类化学毒物的个体都可以发现有氨基转移酶异常。这可能是一个真正的慢性疾病过程,也可能是多次轻度亚急性疾病过程的集合。这种情况要求将细微的职业性肝损伤与慢性病毒性肝炎、酒精性肝病(ALD)、药物诱导性肝病或其他疾病区分开来。其中流行病学的和其他相关性调查资料可以为损伤的职业性来源提供支持。当不伴流行病学证据时候,鉴别非常困难。确定一个职业性异常通常是基于当个体接触某职业因素时其肝功能异常,且再次接触会再次异常。

1996—1997 年连续报道了巴西某石油化工厂的工业毒物污染造成工人肝病以及附近居民患者的随访,主要呈非酒精性脂肪性肝炎(NASH)表现,确认与职业接触或环境毒物暴露有关,故称为毒物相关性脂肪性肝炎(TASH)。TASH 在高度接触氯乙烯单体的工人中已有报道,其病理特征为肝脂肪变性、炎性浸润、气球样变,部分病例甚至发生肝纤维化和肝硬化。据报道,在氯乙烯单体高暴露、患 TASH 的工人中,55%发生肝纤维化,而其中大多数血清 ALT 处于正常范围。

(三)慢性低剂量接触与酶诱导作用

与急性中毒的研究方法学和最大容许暴露水平相比,在工作场所更有代表性的慢性低剂量接触的研究方法学还非常缺乏。预测慢性低剂量接触化学物引起的肝毒性,并监测其痕迹损伤,是很难做到的。

慢性低剂量接触氯乙烯引发肝脏恶性血管内皮细胞瘤直到患者发病才被认识,就是一个深刻的教训。

酶诱导是长期职业性接触各种化学物引起的一种潜在性肝毒性后果。杀虫剂工厂的工人有各种毒物过度的体内贮存,有细胞色素 P450 被诱导的显著证据。这些酶的诱导或抑制在肝中毒的调节过程中具有重要作用,测量酶的活性水平可以反映接触引起的特征性变化。有学者使用同位素^{15}N 甲氧基乙酰苯胺(methacetin)肝功能试验测试工业污染区的儿童,该试验可估测细胞色素 450 的氧化过程扰乱,从而能够反映多组分接触的特定改变。

(四)中毒性多脏器功能障碍综合征

职业中毒时(主要指急性),肝损伤与其他器官损伤之间可以相互影响,出现多器官功能障碍综合征(MODS)。少数情况下,一个毒物可同时作用于多个靶器官,直接引起 MODS。

多系统损伤型致病毒物常见有砷化氢、三氧化二砷、苯的氨基和硝基化合物、四氯化碳、三氯乙烯、铅等。肝损伤与其他系统损伤的临床表现并存,可同时发生,也可先后出现。临床表现较为复杂,多数出现黄疸,少数为无黄疸型;多有肝大、肝区叩痛。肝外脏器损伤以神经系统和肾损伤多见,心脏、呼吸系统次之。肝酶升高,病程多较长。预后主要取决于主要脏器损伤的程度、有无特效解毒剂及个体差异等。严重者可发生多脏器功能衰竭,预后差。

化学毒物引起的 MODS 可以是毒物直接作用于靶器官,引起相应脏器功能障碍;也可以是继发于其他脏器的功能障碍,或继发于全身性氧化应激或炎性反应。国内有研究分析了 117 例急性化学物中毒相关 MODS 的临床特征,发生衰竭的器官是肺、心和脑,肝脏受累占 4.87%,但没有发生肝衰竭。引起肝脏受累的刺激性毒物、溶血性毒物、麻醉性毒物分别占 3.05%、13.21% 和 5.88%。

四、职业中毒性肝病的发病机制、临床表现、诊断和治疗要点

(一)职业性中毒性肝病的发病机制

职业性中毒性肝病的发病机制尚未完全明确。肝脏损伤的发病可能有以下几种情况:① 大剂量肝脏毒物引起的中毒反应;② 某些肝脏毒物的特异性反应;③ 隐匿发展的慢性肝损伤;④ 涉及肝实质细胞或胆汁分泌功能的肝损伤。

肝损伤的具体分子机制可能为:① 脂质过氧化:肝毒物代谢后产生自由基,导致过氧化损伤(如某些

卤代烃类);② 毒性作用:代谢产物与肝细胞的大分子如 DNA、蛋白质、多糖等共价结合,产生毒性;③ 脂肪代谢障碍:肝脏毒物可直接引起肝细胞脂肪变性;④ 钙离子泵失活:肝毒物产生的亲电子基、自由基或氧基的破坏膜的 Ca^{2+}-ATP 酶,干扰细胞内的 Ca^{2+} 稳态,造成肝细胞损伤。⑤ 胆汁排泄障碍:肝脏毒物损伤胆管树状结构(包括毛细胆管、小叶间胆管、基侧小管膜、细胞紧密连接或肝细胞小管周围网状结构、ATP 酶肝细胞基侧转运子和小管膜等)。从而干扰胆汁酸向肝细胞转运或从肝细胞进入胆管,一些肝毒性物质还可通过改变胆汁分子团结构导致胆汁淤积。

(二)临床表现

1. 急性和亚急性职业中毒性肝病 短时间内接触较大量肝毒物后可发生急性(或亚急性)中毒性肝病。潜伏期通常为 1~15 d 不等,个别长达 2 个月。潜伏期内可无明显表现,也可有乏力、食欲不振、上腹饱胀、黄疸等消化系统症状。有些毒物还引起其他系统损伤,如四氯化碳中毒时可致肾损伤和神经系统损伤;铊中毒可伴周围神经炎和脱发等。有些毒物中毒(如苯胺、硝基苯、黄磷和二甲基甲酰胺等)往往在其他系统损伤的临床表现消退后才出现肝损伤的临床表现。临床上将急性(或亚急性)中毒性肝病分为黄疸型、无黄疸型、重症型。

(1)无黄疸型:起病较隐匿,临床表现较轻,病程较短,无黄疸出现。

(2)黄疸型:起病较急,乏力、食欲减退、恶心、呕吐、腹胀等不适,继而出现巩膜和皮肤黄染,肝大,肝区痛,红茶样尿,可伴轻度皮肤瘙痒。血清 ALT、AST、GGT 和胆红素均见增高,尿胆原和尿胆素阳性。经治疗约 30 d 逐渐恢复,预后良好。少数患者症状迁延,可演变为慢性肝病。

(3)重症型:临床表现和病程符合暴发性肝衰竭。全身及消化系统症状严重,常出现腹水、肝性脑病、肝肾综合征,可伴有明显出血倾向。深度黄疸,血清 TBiL>171 μmol/L,凝血酶原时间延长。预后差,病死率超过 50%。

依据国家职业病诊断标准《职业性中毒性肝病诊断标准》(GBZ 59-2024),急性中毒性肝病可分为轻度、中度、重度三级,其诊断标准分别如下。

(1)轻度:短期接触较高浓度肝毒物,出现 ALT 超过正常值,可伴血清 TBiL(1~3)×ULN,并具有下列表现之一:① 出现乏力、食欲不振、恶心、肝区疼痛等症状;② 检查肝区压痛或叩击痛,超声发现肝大。

(2)中度:病情加重,并具有下列表现之一:

① 血清 TBiL（3~5）×ULN；② 超声可见脾大。

（3）重度：病情进一步加重，具有下列表现之一：① 肝性脑病；② 重度黄疸，血清 TBiL≥5×ULN；③ 腹水；④ 肝肾综合征；⑤ 凝血酶原时间延长 ≥1×ULN 或 INR≥1.5。

2. 慢性职业中毒性肝病　长期或反复接触较低浓度肝毒物可致慢性中毒性肝病。潜伏期较长，起病隐匿，症状由轻渐重，且缺乏特异性。少数由急性中毒性肝病迁延或继续发展而成。早期症状有头晕、头痛、乏力、失眠等，以后出现食欲减退、腹胀、肝区疼痛等，少数有恶心、呕吐等症状。体征可见肝大或伴有触痛。患者还可伴有毒物引起的其他系统损伤表现。如三硝基甲苯所致白内障；氯丁二烯引起脱发和指甲变色；三氧化二砷引起皮肤病变等。

国家职业病诊断标准《职业性中毒性肝病诊断标准》（GBZ 59-2024）将慢性中毒性肝病划分为轻度、中度、重度 3 级，其诊断标准分别如下。

（1）轻度：3 个月以上肝毒物密切接触史，且病程超过 3 个月，肝功能指标至少 1 项轻度异常，具有下列表现之一者：① 乏力、食欲减退、恶心、上腹饱胀或肝区疼痛等症状；② 临床检查肝柔韧、肝区压痛或叩击痛。

（2）中度：临床病情加重，肝功能试验中一或多项中度异常，具有下列表现之一者：① 临床检查肝脏质地变硬，伴有肝区明显压痛，超声诊断为早期肝硬化表现；② 超声诊断有脾大。

（3）重度：在中度基础上出现下列表现之一：① 人血清清蛋白、胆红素、凝血酶原活动度（PTA）、胆碱酯酶中，至少有一项达到重度异常或 INR≥1.5；② 肝硬化失代偿期；③ 肝性脑病；④ 肝肾综合征；⑤ 严重上消化道出血或脑出血。肝毒物作业者定期检查时，可以 ALT 和血清胆汁酸测定为初筛指标；亦可根据具体毒物的特点选择。复筛肝功能试验可包括血清蛋白电泳、总蛋白及清蛋白、AST、GGT、转铁蛋白、三酸甘油酯或单胺氧化酶（MAO）测定等。静脉色氨酸耐量试验（ITTT）和吲哚氰绿滞留试验（ICG）是敏感性和特异性都较好的肝功能试验，有条件可作为复筛指标。吲哚氰绿排泄试验是较为灵敏的肝脏损伤检测试验。

（三）职业性中毒性肝病的诊断和鉴别诊断

我国对职业性中毒性肝病的诊断，目前依据《职业性中毒性肝病诊断标准》（GBZ 59-2024）。欧洲肝病学会（2019 年）对职业性肝病的定义是：由于接触职业性化学品和药物诱发的肝损伤，临床及病理学特征与 DILI 类似，故其生化定义和分级采用与 DILI 一致的标准进行评估。与急性和亚急性职业中毒性肝病相比，慢性职业中毒性肝病的诊断要困难得多。目前临床上确定肝损伤并不困难，但探究职业性病因并建立患者作业环境条件与慢性肝损伤之间的因果联系则很不容易。需要认真调查研究，探查病因、排除病毒性、酒精性和药物性等。南通市 CDC 职业病诊断小组 2007 年确诊 1 例多种毒物所致职业性中毒性肝病。患者在化工厂从事包装和化验工作，先后接触四氯化碳、氯仿、苯胺、苯肼、二甲基甲酰胺、有机磷农药等约 19 年。报告认为虽然接触毒物量不大，肝外临床表现不显著（接触苯胺未引起贫血，接触有机磷农药未引起胆碱酯酶改变），但由于毒物联合作用，对患者产生肝损伤。

在诊断过程中寻找化学品暴露的明确证据仍是暴露评估的一项难题。工作场所化学品浓度的监测是推断暴露数据的一种方法，生物监测数据也可能有用并优于从工作场所监控系统获得的数据。暴露人员的尿液和血液是生物监测最常用的生物标本，但其有毒物质或其代谢产物的检测窗口期都非常有限。对于更大范围的检测窗口期，可以使用毛发分析或者监测血液中与大分子（如 DNA 和蛋白质）形成的加合物。职业病史、工作场所监测和生物样本监测的结果，对于形成诊断至关重要。

中毒性肝损伤需与病毒性肝炎、药物性肝病、ALD、自身免疫性肝病、其他原因引起的非酒精性肝病、肝硬化、代谢性肝病、胆道疾病及溶血性黄疸等鉴别，包括以下几种方法。

（1）实验室检查：全面的肝病相关实验室检查，如病毒血清学指标、肝自身抗体、血清免疫球蛋白、铁蛋白、转铁蛋白饱和度、α_1-抗胰蛋白酶水平、铜蓝蛋白等。

（2）影像学检查：患者常需进行腹部超声检查，更详细地了解病变特点及胆道系统情况可进行 CT 或 MRI 检查。

（3）非侵入性诊断：瞬时弹性成像、FIB-4 和清蛋白与血小板比值指数等非侵入性指标已被用于多种病因肝病的诊断和分期。

（4）肝组织活检：肝组织活检是肝脏异常最有效的诊断方法。当通过肝组织活检诊断肝脏肿块时，建议对非肿瘤肝组织进行取样以评估背景肝的状况。

关于化学性肝损伤严重程度的评估，由于缺乏可靠证据，全面系统的严重程度分级尚有困难。欧洲肝病学会（2019 年）建议采用调整后的 DILI 严重指数量表对化学性肝损伤的严重程度进行评估。

（四）职业中毒性肝病的治疗和预防要点

患者管理取决于肝损伤的性质和严重程度。对于急性损伤，优先考虑的是将患者从暴露环境中脱离，同时确定肝功能不全的程度。急性重度中毒性肝病预后险恶，需早期诊断、早期治疗。治疗原则是清除体内的致病毒物及其代谢产物，拮抗其毒作用，防止肝细胞进一步受损伤；采取综合治疗，以改善全身状况；恢复机体内环境平衡，促进肝细胞再生，预防并发症。针对病因毒物，使用有效的螯合剂、特效解毒剂或血液净化疗法，以尽快清除体内的毒物，制止病情进展。对于砷中毒，早期应给予螯合剂二巯丁二钠或二巯丙醇进行解毒治疗。多数化合物缺乏有效解毒剂，必要时应及时进行血液净化治疗。有些毒物引起的肝损伤常合并其他系统损伤，且来势比肝损伤更急，如氨基苯和硝基苯所致高铁血红蛋白血症，应积极给予相应解毒剂治疗。急性重症中毒性肝病病死率高，重点针对肝损伤进行治疗，防治并发症，阻断肝细胞坏死，促进肝细胞再生；可应用肾上腺糖皮质激素，并根据病情及时调整剂量及疗程，严密观察，预防上消化道出血等。有条件可考虑人工肝支持或肝移植，帮助患者度过危险期。

职业中毒性肝硬化、肝脏肿瘤的治疗与其他病因所致肝硬化、肝脏肿瘤治疗类似。

职业中毒性肝病应重在预防。预防可分为 2 级：一级预防包括通过对工作环境的干预措施以避免或控制暴露，包括以无毒、低毒代替有毒化学物，采取有效的工程防护等；二级预防重在确定工人的过度职业暴露和早期临床效应。监测工作场所空气中有害化学物的水平，并将其控制在容许接触浓度之内。

应注意中毒性肝损伤的宿主风险因素。许多工业化学品均属于"固有的"肝毒性物质，其肝毒性具有可预测性和剂量依赖性，可直接（或激活为有毒代谢物）导致肝损伤。而部分化学物如氯烷、三氯乙烯等是否导致肝损伤，个体易感性则至关重要。因此，应实行就业前体检，有就业禁忌证者不宜从事接触肝损毒物的作业。

五、接触肝毒性化学物的职业

接触肝毒性化学物的行业种类很多，包括在军火、橡胶、火箭燃料、化妆品和香水、罐头食品、油漆、杀虫剂、除草剂、药品配剂及化工产品的制造中涉及的职业（表 63-7）。职业、毒物与肝损伤的关联举例见表 63-8。

六、无机元素及其化合物的肝毒性

许多无机化学物对人或实验动物并不产生可感知的肝损伤。即使在能导致实验动物肝损伤那些毒物中，也仅有少数对人产生损伤，且罕见作为职业接触的结果（表 63-9）。在表中列出的 27 种金属或非金属中，只有锑、砷、铍、铜、铁、磷和铊已被确定对人致病。铬和镉具有在异常暴露的人群中产生肝损伤的潜力。

表 63-7　接触肝损化学毒物的职业举例	
内容	举例
相关操作工	化学师、化学工业工人、皮鞋匠、鞋厂工人、皮革工、脱脂工、干洗工、染料染色工、电镀工、漂洗工（纺织品）、胶合工、冰箱工、石蜡工人、车库工人、园丁（杀虫剂）、飞行员（杀虫剂）、橡胶工人、橡胶厂压延工、瓷器上釉工、漆匠、碾磨工
相关职业	黏合剂制造、人工珍珠制造、飞机涂料制造、氯化橡胶制造、防水材料上胶、颜料制造、染料制造、电气变压器和冷凝器制造、瓷釉制造、油脂抽提、灭火器制造、瓦斯气照亮、安全玻璃制造、墨水制造、杀虫剂制造、电线绝缘、油漆制造、油毡制造、去漆剂制造和使用、香水制造、石油精炼、蜡制造、药剂材料、摄影材料、抛光剂（金属）制造和使用、树脂（合成制造）、金属除锈、肥皂制造、草帽制造、温度计制造

表 63-8　引起职业性肝损伤的毒物和职业举例		
职业相关毒物	相关职业接触	肝损伤类型
砷	杀虫剂生产和使用	肝硬化、肝细胞癌、血管肉瘤
铍	陶瓷工	肉芽肿
四氯化碳	干洗工	急性肝实质细胞损伤、肝硬化
二甲基甲酰胺	溶剂、化工	肝坏死、脂肪变性
二甲基亚硝胺	火箭制造	肝细胞癌
二噁烷	杀虫剂生产和使用	迟发性皮肤卟啉症
卤代烷	麻醉操作	急性肝实质细胞损伤
肼	火箭制造	脂肪变性
甲撑二苯胺（MDA）	MDA 制造工	胆汁淤积
2-硝基丙烷	油漆工	急性肝实质细胞损伤
黄磷	军火工	急性肝实质细胞损伤
多氯联苯	生产电器工	亚急性肝损伤
四氯乙烷	飞机制造	急性或亚急性肝细胞损伤
三氯乙烯	洗涤用溶剂	急性肝实质细胞损伤
三硝基甲苯	军火工	急性或亚急性肝细胞损伤
氯乙烯	橡胶工	肝血管肉瘤

表 63-9　具有肝损作用的常见无机元素和化合物	
肝损伤被证实的情况	具体元素和化合物
能产物实验动物肝损伤	钡、铍、镉、锗、铪、铁、稀土元素、铅、锰、钼、镍、铌、碲、锡
已发现对人产生肝损伤	锑、砷、铋、硼烷、铬、铜、磷、硒、铊、卤化物*、肼、汞

注：*碘化物危害最大。

（一）黄磷

黄磷是元素磷的黄白色同质异晶,他是一种强毒性肝损伤物质,中毒途径主要是经口摄入,引起人类肝病的原因主要是意外事故或自杀性摄入,而职业性接触引起肝脏中毒罕见。Hayes 等 1982 年报道职业接触黄磷可引起轻度肝、肾损伤,并认为是因为吸入了磷污染的职业环境空气所致。

接触黄磷的工业主要有:从磷酸钙制造黄磷,由黄磷制造红磷、三氯化磷、五氧化二磷和磷酸等。在军火、焰火、爆竹和人造磷肥生产中也接触黄磷。生产场所工人接触黄磷烟雾是磷蒸气和其他有害气体的混合物。急性毒作用主要表现为不同程度的肝脏损伤,肝大伴压痛、乏力、厌食,出现黄疸及肝功能异常。严重时可同时出现肾脏损伤。皮肤接触黄磷可致灼伤和中毒。一般认为,黄磷灼伤面积大于 7% 即可引起溶血和肝、肾功能衰竭。《职业性磷中毒诊断标准》认为短期内接触大剂量的黄磷或黄磷灼伤引起以肝、肾损伤为主要表现者的急性磷中毒;而长期接触引起以牙齿及下颌骨损伤为主要表现的慢性磷中毒,可伴有肝、肾损伤。慢性毒作用可因长期吸入低浓度磷及其无机化合物,出现咽炎、支气管炎、牙龈肿痛、牙齿松动脱落,严重时下颌骨骨质疏松和坏死,消化系统损伤表现为厌食、肝大、肝功能异常。

（二）砷

砷是一个古老的毒物。急性砷中毒可引起严重的全身中毒和急性肝损伤。砷中毒以前被认为是葡萄园工人发生慢性肝病的一个重要原因,并已经认定其与肝硬化和肝门硬化症有因果关系。虽然葡萄园工人中的慢性肝病似乎与接触砷有关,但毒性接触的方式不够清楚。另据报道,砷接触也导致矿工中的肝硬化,暴露于砷杀虫剂的农民可发生血管肉瘤。刘永泉等报道,某厂钴冶炼车间存在工业性砷污染,砷暴露工人中存在砷吸收(尿砷和发砷增高)、砷性肝大和砷性皮炎。杨晓光等通过对 486 名职业接触砷工人的尿砷、肝功酶谱测定,发现砷接触工人尿砷和血清 ALT、AST、GGT、ALP 显著升高,当尿砷高于0.1 mg/L 时肝脏损伤加重。认为肝功能可以作为职业接触砷工人肝脏损伤的早期联合监测指标。文卫华等认为职业性砷暴露可导致染色体和 DNA 损伤。

在动物实验中可产生伴坏死的急性脂肪变性,人类意外摄入、自杀或他杀性摄入也能发生这种改变。但砷引起的职业性肝损伤通常是慢性。《职业性慢性砷中毒诊断标准》认为职业性慢性砷中毒是指在职业活动中较长时期接触砷化物(不适用于砷化

氢),出现以皮肤、肝脏和神经系统损伤为主要表现的全身性疾病。砷化物具有肝脏毒性,严重可导致肝硬化。由砷中毒引起的慢性肝病包括脂肪变性、肝硬化、非肝硬化性门静脉高压(肝门硬化症)以及类似在氯乙烯工人中观察到的血管肉瘤,或许还有肝细胞癌。

砷是国际癌症研究机构(IARC)第 1 组致癌物。在人类中,长期暴露可导致皮肤癌、肺癌、膀胱癌、肝癌、肾癌和前列腺癌。最可能发生职业接触的砷化合物是亚砷酸铅盐和亚砷酸钙盐,被作为杀虫剂使用。另外,胂(即砷化氢)为气态毒物,含三价砷,毒性大,容易吸入中毒。能引起强力溶血等改变,通过直接和(或)间接毒性作用,对肝、肾造成损伤。在中度、重度砷化氢中毒时都可出现肝损伤。

（三）铍

铍作为一个实验性肝损毒物,能引起 Ⅱ 区带坏死。一般而言,可溶性铍毒性大,而难溶性铍毒性小;呼吸道吸入毒性大,而消化道摄入毒性小。人类接触铍及其化合物可引起铍病。急性铍病为非特异性呼吸道化学性炎症及全身中毒(包括肝损伤)。慢性铍病导致肺和肝的肉芽肿样损伤,并可有皮肤病变。我国《职业性铍病的诊断》认为铍病是接触铍及其化合物所致的以呼吸系统损伤为主的全身性疾病。急性铍病以呼吸道化学性炎症为主,慢性铍病以肺部肉芽肿和肺间质纤维化为主。在过去,铍中毒是因为吸入接触场所高浓度的铍氧化物或铍盐所致。随着工厂工业卫生条件的改进,现在急性铍病已得到控制,但慢性铍病以及相联系的肉芽肿仍然时有发生,应给予重视。

（四）铜

铜的盐类(尤其是醋酸和硫酸盐)比金属铜的毒性大。铜中毒可以导致严重肝坏死,通常是自杀或意外性摄入铜盐的结果。因此,铜更多属于家庭性而不是职业性危害物。然而,来自葡萄园喷雾工的职业中毒报告可能提示铜盐的职业危害。工人接触含有铜盐和石灰混合物的一种杀菌剂(称为 bordeaux 混合液)的喷雾,导致肺和肝脏的肉芽肿以及肝门硬化症。部分个体发生肝硬化,且有一人发生肝血管肉瘤。

造成肝损伤的铜中毒,通常是摄入铜盐或通过破损伤口吸收引起的。王道春等(2011 年)报道 9 例在转运氯化铜作业时导致皮肤接触及呼吸道吸入导致急性铜中毒病例,初期以急性呼吸系统损伤为主,伴皮肤黏膜发绀,病程中出现 ALT、TBiL 及 LDH 等升

高,并均于约 10 d 达峰值,各项指标中以 TBiL 异常升高最为明显,且以间接胆红素升高为主,未发现血红蛋白的下降及酱油尿等溶血现象。经抗氧化、保肝、糖皮质激素,二巯丙磺钠等治疗逐渐下降,均痊愈出院。

(五)镉

镉(Cd)为银白色金属或灰白色粉末,由于它能产生明亮的黄色、橙色和红色,而被用作颜料。它后来成为制造可充电镍镉电池的重要材料,并作为钢铁的防腐蚀涂层。工作场所接触镉和镉化合物主要涉及接触空气中的灰尘和烟雾。目前 Cd 的工业用途包括电池、合金、涂层(电镀)、太阳能电池、塑料稳定剂和颜料。镉也用于核反应堆作为中子吸收剂。参与堆填区作业、回收电子部件或塑料的工人可能会接触到镉。堆肥工人和废物收集者也可能接触到可能含有镉的灰尘,城市垃圾的焚烧是进一步接触镉的来源。此外,镉也存在香烟和烟草中。一支香烟含有约 2.0 μg Cd,其中 10.2% 会转移到烟雾中。吸烟者血液和身体中镉通常是非吸烟者的两倍。食物和香烟中的镉会在肝脏、肾脏和胰腺中积累。肝脏浓度随年龄增加而增加,在 40~60 岁时达到峰值。

在工作场所,慢性吸入和口腔接触会导致肺损伤,镉暴露可引起肝细胞损伤、炎症浸润、血清 ALT、AST 和 IL-1β、IL-6、TNF-α 表达上调,活化 NLRP3 炎症小体,发生肝脏炎性损伤和肝功能减退。长期暴露于镉会增加人类患肿瘤的风险。对镉暴露工人的生物监测包括测定血液或尿液中的镉水平。

(六)硒

硒(selenium)缺乏和硒过量都能导致疾病。硒是必要的微量元素,且是谷胱甘肽过氧化物酶(glutathione peroxidase)的成分之一,后者是一种能对氧化起保护作用的硒代酶(selenoenzyme)。在实验动物中,硒缺乏可导致包括肝坏死在内的多脏器损伤。但过量摄入硒引起中毒,也能导致肝坏死、肝硬化甚至肝细胞癌。我国湖北某高硒摄入地区,居民患地方性硒中毒,表现脱发、脱甲,常伴有肝肾损伤。

职业性接触发生在硒化合物制造、半导体研究以及光电导体、光电电池和整流器等的制造过程中,职业性中毒的报告不多见。意外吸入性接触可产生严重的黏膜刺激症状,患者有肺部刺激性损伤的主诉,呼气有大蒜气味。如果由于皮肤浸透和吸入含硒酸混合物的气体可迅速发生致命性虚脱。致死病例可发生迅速死亡(<2 h),以至于来不及产生通常硒中毒见到的肝脏脂肪变性。

(七)铅

铅是一种古老的有毒重金属元素。由于铅具有易冶炼、可塑性好且耐腐蚀的化学特性,铅及其化合物长期以来被广泛应用于油漆制造、汽油防爆、化妆品生产、电瓶制造等多个行业。人们通过接触铅烟、铅尘、铅化合物和使用含铅的物品可导致铅吸收,进而产生危害。铅主要通过呼吸道、消化道进入机体,进入机体的铅是以铅盐和与血红蛋白结合的形式最初分布全身各个组织,数周后有 95% 铅以不溶的磷酸铅沉积在骨骼系统和毛发中,5% 存留在肝肾心脑脾和血液中,并进入细胞内。铅在人体内没有任何生理功能,人体中铅可以通过血铅和尿铅含量加以测定。20 世纪 90 年代,国际通用铅中毒诊断标准为血铅大于或等于 10 mg/dL。随着人类认识的进一步提高,铅中毒的诊断标准日趋严格,目前日本、加拿大等国已将 6 mg/dL 作为儿童铅中毒的诊断标准。

铅对中枢和外围神经系统中的特定神经结构有直接的毒害作用,表现为头痛、头昏、乏力、多梦和健忘等神经症及多发性神经炎和脑病。铅对血液系统,一是抑制血红蛋白的合成,二是缩短循环中的红细胞寿命。骨骼是铅毒性的重要靶器官,铅一方面通过损伤内分泌器官而间接影响骨功能和骨矿物代谢的调节能力,另一方面通过毒化细胞、干扰基本细胞过程和酶功能、改变成骨细胞-破骨细胞耦联关系并影响钙使系统,从而干扰骨细胞的功能。铅对骨骼系统的危害尤其体现在对儿童发育的影响。

急性铅中毒时大剂量铅可直接损伤肝细胞,并可使肝内小血管痉挛引起局部缺血,导致肝脏损伤。口服铅化合物引起的急性、亚急性铅中毒常并发肝脏的损伤,这是由于口服铅化合物量较大,约 10% 在胃肠吸收后经门静脉直接达肝脏,易引起肝脏的损伤。已经报道病例多为口服含铅中药偏方引起铅中毒,往往伴中毒性肝病。职业性铅中毒,过去认为主要表现为慢性铅吸收中毒。因此,除慢性铅中毒急性发作外,职业性铅中毒一般不引起肝脏损伤。但近年来在劳动保护条件较差的个体企业和作坊中,铅作业人群的急性、亚急性铅中毒时有发生,这部分中毒患者可并发肝脏损伤。

(八)汞

汞主要以有机汞、无机汞和元素汞 3 种形式存在。肝脏传统上并不认为是汞毒性靶器官,然而,在国家健康和营养检查调查(NHANES)研究的参与者中,汞和铅暴露与疑似非酒精性脂肪肝存在剂量依赖性。Al-Sinani 等报道了儿童涉及汞暴露后发生暴发性肝衰竭或肝炎的案例。

（九）重金属联合暴露的肝毒性

重金属在环境污染和职业接触中常以两种或者两种以上组合的方式出现，尤以铅、镉、汞、砷接触常见，其间相互作用复杂。有研究表明重金属种类不同，联合产生的肝毒性效应也不同，存在协同、相加及拮抗等形式。同时，联合暴露产生的肝毒性效应还与受试对象、染毒剂量、染毒方式以及评估标准等多种因素相关。电子垃圾污染暴露人群中，铅、镉通过食物和饮水暴露联合作用，诱导肝细胞凋亡，影响人体肝功能及相关血液指标。

（十）肼与肼类

肼由两个氨分子连接构成，故又名联氨。主要用作化工原料，易燃易爆，与水的结合物称为水合肼。属中等毒类，可通过吸入、摄入和皮肤吸收进入人体。必须指出，肼在这里作为无机化合物，但肼的衍生物大多数是有机化合物。肼及其衍生物已知是实验性肝损毒物和致癌物。第二次世界大战时期，肼的衍生物被用于制造火箭和喷气发动机的燃料，肼的毒性问题才受到人们的关注。肼也被用于人造橡胶的合成，也被用于皮革软化剂。

虽然未见有人类受到严重临床损伤的描述，但暴露于含肼类的液体火箭燃料的人员，被发现有 ALT 异常和肝脂肪变性。国家《职业性急性偏二甲基肼中毒诊断标准》认为，职业性急性偏二甲基肼中毒是在职业活动中短期内接触较大量的偏二甲基肼引起的以中枢神经系统损伤为主的疾病，常伴有肝脏损伤。偏二甲基肼进入人体后，与维生素 B_6 及 5-磷酸吡哆醛结合生成腙。而维生素 B_6 和 5-磷酸吡哆醛是谷氨酸脱羧酶和 γ-氨基丁酸氨基转移酶的辅酶。偏二甲基肼中毒常用特效解毒剂维生素 B_6 进行治疗。可根据病情轻重静脉注射维生素 B_6，一般用量 10 g/d，最高可至 35 g/d。肼和甲基肼中毒痉挛发作时也可使用维生素 B_6 治疗。

肼接触也能导致病灶性肝坏死。几种酰肼类（hydrazides）还具有明显的致肝癌性。另外，由肼制造的治疗药物（如盐酸苯肼）也具有肝脏毒性。1,2-二苯肼常用于制造联苯胺，生产染料中间体，合成抗关节炎药物保泰松等，美国 NCI 对 1,2-二苯肼的非肿瘤病变的发病率的评估结果显示，在高剂量暴露雄性大鼠组，脂肪肝的发病率在统计学意义上增加。

（十一）氨

氨是具有较强碱性的刺激性气体，由于很强的刺激性臭味作警示，人们往往远离避之，不会引起吸入中毒。加压储存的液氨一旦泄漏，具有极大危害，往往造成周围人员严重中毒事故。氨有良好水溶性，由呼吸道吸入后，主要对呼吸道黏膜产生强烈的刺激作用，量较大时可出现支气管痉挛窒息、喉头水肿、化学性支气管炎和肺炎、化学性肺水肿等损伤。虽然由两个氨分子连接构成的肼具有明显肝毒性，但氨肝毒性很小，以致通常不把氨看作损肝毒物。邓健等对长期接触低浓度氨的工人进行血氨和血清 ALT 测定，结果表明长期低浓度氨接触可使肝功能出现轻微异常，但脱离氨作业环境后肝功能可逐步恢复正常。

七、非卤代有机化合物

非卤代有机化合物是包括很多类有机化合物的总称。之所以这样划分是因为卤族元素取代通常对有机化合物的毒性产生很大影响。

脂肪烃类和环烷烃类都不产生（或仅轻微产生）动物或人的肝损伤。芳香族烃类（主要包括苯系和萘系）大多数似乎也无明显肝脏毒性。只有少数几种化合物能产生适度的肝损伤。

醛类、酮类、酯类、乙酸酯类、醚类、环氧烷类、有机硅化合物和一些二元醇，在实验动物中不产生或产生较轻微的肝损伤，且对人也不引起或很少引起肝脏疾病。两种相关的化合物，苯基醚和二噁烷，能在实验动物和职业接触的个体中产生肝损坏。

（一）苯系芳香烃类

苯是重要的工业原料，也是重要的工业毒物。苯具有骨髓毒性，并能引起人类白血病。虽然有少数报告认为苯在实验动物中可能产生轻微的肝损伤，但苯不是肝损毒物。

Park 等观察到在苯暴露时肝氨基转移酶显著升高。Svensson 等一项研究观察了 47 名职业暴露于甲苯的照相凹版工人，结果显示肝酶升高和化学性肝炎。在文献中已经观察到暴露于二甲苯和甲苯的个体出现肝毒性。

在甲苯暴露的修鞋工人中，肝酶升高发生率为 45.55%。同样地，所有 8 位暴露于甲苯的印刷工，持续轻度肝酶升高，都有肝脏脂肪变性。此外，在接触甲苯和二甲苯的工人中，血清胆汁酸浓度升高。乙苯工业上用作溶剂和合成苯乙烯的原料。可经呼吸道、消化道和皮肤吸收。急性中毒主要产生刺激作用和中枢神经系统抑制作用，可有中毒性肝损伤。

二甲苯主要用作油漆、橡胶等的溶剂和稀释剂。可经呼吸道、消化道和皮肤吸收。急性中毒可引起对中枢神经系统的麻醉作用。然而，Morley 等报道 1 例致命的二甲苯中毒病例显示肝坏死和脂肪变性。慢性中毒可导致肝大和氨基转移酶活力轻度升高。Porru 等对意大利北部工人进行的一项研究，发现接触甲苯和二甲苯的工人患肝癌的风险略有增加。结果表明，职业暴露对肝癌的发生作用有限，长时间暴露于甲苯、二甲苯等氧化应激可增加肝癌的发生风险。苯乙烯（又名乙烯基苯）据报道不引起明显的异常，或者仅仅在长期接触以后使氨基转移酶水平升高。也有报道在处理污水管道时接触苯乙烯的工人，血清胆汁酸浓度升高。

Elotsson 等报道称，接触由石油溶剂、二甲苯、甲苯、苯乙烯等组成的混合溶剂能导致氨基转移酶升高。Cave 等研究表明，在经常接触到挥发性有机化合物（VOC）混合物的石化工人、油漆工和印刷工中，VOC 暴露与毒性相关脂肪性肝炎（TASH）发生具有相关性。

（二）萘系芳香烃类

萘常温下为结晶体，但挥发性大。用作有机合成的原料，也被广泛用于毛织物、皮革和木材的防蛀剂，是卫生球的主要成分。属低毒类。吸入高浓度可引起呼吸道刺激症状，可有视神经炎和视网膜炎，严重者造成肝肾损伤。摄入中毒主要产生溶血性贫血及肝肾损伤。

1,2,3,4-四氢化萘（又名萘满）是一种芳香族化合物，与十氢化萘（又名萘烷，decalin，属于饱和芳烃）同属于低毒类，都能在动物中产生脂肪变性和肝坏死，但是，未见报道这些毒物能产生人的肝损伤。

（三）联苯

联苯常温下为鳞片状结晶，略带甜臭味，较高温度时可形成蒸气吸入。主要用作载热体，用于有机合成和合成纤维生产。属低毒类，可通过呼吸道、消化道或皮肤等途径吸收。动物实验可引起肝肾细胞变性。急性中毒主要表现为神经系统和消化系统症状，如头晕、头痛、嗜睡、恶心、呕吐等，有时出现肝功能障碍。长期接触联苯（浓度为 $4.4 \sim 28\ mg/m^3$）的工人可见 ALT 和 AST 升高，对 8 名工人进行肝活检，2 例肝脂肪变性，1 例早期肝硬化。

（四）苯基醚

苯基醚，是低挥发性液体。主要用作载热体，也用于制造表面活性剂、高温润滑剂和农药等生产。本品属低毒类，可经呼吸道、消化道和皮肤吸收。体内的苯基醚可经羟基化迅速代谢排出，无明显蓄积。据报告，苯基醚能在实验动物和职业接触的个体中产生

肝损伤。但在室温下吸入高浓度苯基醚的可能性很小。

（五）环氧乙烷

环氧乙烷常温下为气体，易压缩保存。化学性质活泼，用作化工原料、工业溶剂，也常用作为熏蒸杀虫剂、杀菌剂和医学消毒剂。环氧乙烷对实验动物具有广泛的毒作用。因环氧乙烷具有烷化作用，对实验动物可产生致癌、致畸、致突变和生殖毒作用。人的急性环氧乙烷中毒产生神经和呼吸系统症状，并发现肝大和肝功能异常。长期接触环氧乙烷的工人可见肝大和神经病变。目前尚不能肯定环氧乙烷对人类的致癌性。

（六）二噁烷

二噁烷是易挥发液体，属微毒类，主要用作溶剂，在纺织印染、印刷和制备组织学切片时用作湿润剂和弥散剂。本品在实验动物中产生Ⅲ区带肝损伤。有报道，合成纤维工厂工人因过量吸入二噁烷中毒致死，尸检发现肝和肾显著损伤。

八、卤代脂肪烃类

职业性肝损毒物中了解最多的一组化合物是氯代脂肪烃类。这组毒物中使用最普遍的化合物见表 63-5。三氯甲烷（氯仿）的肝脏毒性已经了解，并被研究了一个多世纪。四氯化碳的肝脏毒性则是 20 世纪研究和知道得最多的。四氯化碳已在人类中造成许多职业性肝损伤的实际病例，他也是一个极好的实验研究用肝损毒物，常用于制造动物肝病模型。

氯仿、四氯化碳和其他氯代烃类被广泛地用于化学工业、各种生产过程和研究实验室中，以及不同的家庭目的使用。用途非常大，可作为许多工业应用的溶剂，作为许多化合物卤代反应的试剂。由于其几乎普遍应用于工业，加上不易燃烧的性质和价格便宜，使其成为广泛流行的毒物。

由卤代烷烃类产生的急性肝损伤由坏死和脂肪变性组成，坏死通常发生在Ⅲ区带。毒性较大的卤代烷烃（如四氯化碳）主要产生肝坏死，而毒性较小的卤代烷烃（如 1,1,1-三氯乙烷）很可能仅仅产生轻度脂肪变性。

（一）四氯乙烷

在职业中毒领域里，四氯乙烷通常指他的 1,1,2,2-异构体（图 63-1）。这是很强的肝损毒物，并且也是非常有用的溶剂。四氯乙烷作为醋酸纤维素的溶剂存在于一种称作"dope"的黏稠物中，后者被用作织物的涂料应用于早期飞机的覆盖物。在第一次世界

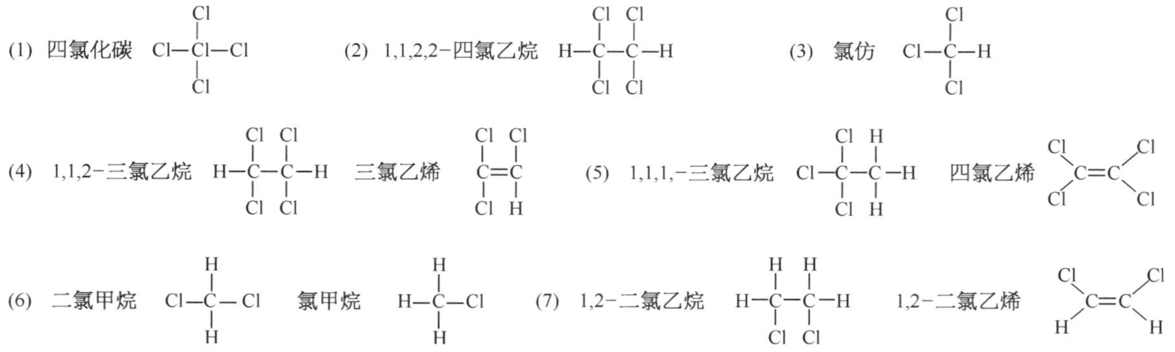

(1) 四氯化碳 Cl—Cl—Cl

(2) 1,1,2,2-四氯乙烷 H—C—C—H

(3) 氯仿 Cl—C—H

(4) 1,1,2-三氯乙烷 H—C—C—H 三氯乙烯 C=C

(5) 1,1,1-三氯乙烷 Cl—C—C—H 四氯乙烯 C=C

(6) 二氯甲烷 Cl—C—Cl 氯甲烷 H—C—Cl

(7) 1,2-二氯乙烷 H—C—C—H 1,2-二氯乙烯 C=C

图 63-1 氯代脂肪烃类根据毒性潜力排序

从（1）至（7）毒性由大到小

大战期间,导致了很多致命性肝损伤的病例,以至于不得不放弃或削减其使用。在第二次世界大战期间,因恢复使用四氯乙烷再一次发现导致肝病,但发病率较低,且病例死亡率也非常低。

四氯乙烷引起的肝损伤像四氯化碳那样,由肝坏死和脂肪变性组成。急性坏死被描述为大块坏死或区带坏死,而隐伏性损伤导致亚急性坏死。四氯乙烷产生的临床综合征不同于四氯化碳中毒。与四氯化碳中毒的急性肝衰竭相比,接触四氯乙烷工人中的肝病通常是亚急性而不是急性。通常在胃肠道症状和神经系统主诉几周以后发生肝大和黄疸,有时出现腹水。四氯乙烷职业中毒个体在出现严重的肝病之前,如果能及时脱离接触,常常能够恢复;但继续接触的中毒个体往往产生致命性结果。

（二）四氯化碳

四氯化碳是一个经典的肝损毒物,也是一个麻醉性毒物。工业上吸入大量极高浓度四氯化碳时,可因中枢神经系统抑制造成昏迷或迅速死亡。长期接触四氯化碳可引起慢性中毒,表现为进行性神经衰弱综合征、胃肠功能紊乱和肝肾功能损伤,严重者发展到肝硬化。四氯化碳曾被医学研究广泛用于产生急性和慢性肝病的实验模型。现在四氯化碳的职业性使用已受到很大限制。《职业性急性四氯化碳中毒诊断标准》认为轻度中毒即可有肝脏增大、压痛和轻度肝功能异常,重度中毒伴重度中毒性肝病和肾病。规定目前国内仍以肝功能中 ALT 等作为急性四氯化碳肝损伤的主要诊断指标。

（三）三氯甲烷

三氯甲烷是一个重要的实验性肝损毒物,引起的损伤类似于四氯化碳。是一种典型的肝脏毒物,可引起脂肪变性,伴中区(2 区)或小叶中心(3 区)坏死。氯仿作为麻醉药的临床使用已被放弃,他的职业性使用主要限制于化学和药物实验室的范围。

（四）低毒性的卤代烷烃类

较少肝毒性的氯代脂肪烃化合物包括三氯乙烯、1,1,1-三氯乙烷、四氯乙烯、亚乙基二氯、二氯乙烯和一氯甲烷,毒性基本按以上顺序递减,但必须指出,不同异构体的毒性可有很大差异。由 1,1-二氯乙烷、1,2-二氯乙烯和一氯甲烷引起的职业性肝损伤,事实上难以碰到。二氯甲烷能导致较轻的肝损伤。这些毒物对黏膜具有麻醉和刺激作用,通常能阻止其足够地接触产生肝损伤。但是,这些化合物在工业上使用没有受到限制,具有引起肝损伤的某种潜在能力。

（五）氯乙烯

氯乙烯是一种脂肪族碳氢化合物它的聚合产生一种合成树脂,不溶于水。氯乙烯是合成聚氯乙烯(PVC)的原料,后者被广泛地用于制造很多产品。在PVC 被使用的 50 多年期间,虽然有职业接触个体发生肝损伤的提示,以及动物实验研究表明氯乙烯是肝毒性物质,然而,职业性接触氯乙烯的工人基本上没有见到产生显著中毒。在 1974 年发现的氯乙烯工厂工人中的肝血管肉瘤病例,导致了人们对氯乙烯潜在毒性的极大关心。氯乙烯的其他损伤包括非肝硬化性门静脉高压(肝门硬化症)和肝细胞癌。氯乙烯的致肝癌性能力已在动物实验中证明。因接触氯乙烯引起的上皮样血管内皮瘤的病例已得到确认。此外,氯乙烯可引起急性肝损伤,尚可导致肝隔膜或包膜下纤维化,肝硬化和肝紫斑病。据报道各种肝损约占接触个体的 15%～18%,纤维变性的一个特征是腹腔镜下可见肝包膜增厚现象。

虽然聚氯乙烯(PVC)本身看起来是无毒的,但人们还是要担心微量氯乙烯可能作为残留的杂质存在于 PVC 产品中。氯乙烯的致癌性质已经引导人们注意到若干个具有相关结构的毒物可能也有致癌效应。亚乙烯基二氯和氯丁二烯就是这样的毒物,确实表现出潜在的致癌性。而且,亚乙烯基二氯被用于氯乙烯的合成,比氯乙烯具有更多的肝脏毒性。

(六) 卤代烷烃混合物

有报道吸入性接触氯代烷烃的混合物似乎能增强毒性损伤,导致了氯代烷烃类联合接触毒性的实验研究。研究发现,由四氯化碳、三氯乙烯、1,1,1-三氯乙烷和四氯乙烯组成的混合物,或其他各种卤代烷烃的混合物,能导致比单个卤代烷烃更大的肝细胞损伤。这些观察对职业性接触卤代烷烃混合物具有重要意义。

(七) 溴代烷烃和碘代烷烃

溴代烷烃类和碘代烷烃类也具有肝脏毒性。在理论上和根据实验研究推测,这些卤代烷烃对人应该具有比氯代烷烃更大的毒性。但是,报道由溴代烷烃和碘代烷烃引起人类肝脏损伤的实际病例非常稀少。溴代烷烃类被用于粮食等物品的熏蒸消毒或者消灭昆虫,也作为汽车和飞机燃料的成分,或者作为化学试剂,以及其他各种应用,但是应用远少于氯代烷烃。溴甲烷急性中毒是以神经系统、呼吸系统损伤为主要表现的全身性疾病。临床以神经系统、呼吸系统两个主要靶器官的表现最为突出,除神经、呼吸系统的临床表现外,肾脏损伤较常见,肝脏损伤亦较常见。有报道描述了一个化学师的四溴化碳中毒事件。由四溴化碳引起的肝坏死和四氯化碳中毒的肝坏死非常相似。

1,2-二溴乙烷(EDB)被广泛用作存储谷物、水果和蔬菜时的熏蒸剂,也作为粪便处理的杀线虫剂,还是汽油的抗爆混合物的成分。该毒物是在实验动物中确认的肝损毒物,中毒动物产生Ⅲ区带坏死。实验显示EDB的毒性能被二硫龙所增强,这提示人们有理由特别注意在治病服药期间避免接触EDB。EDB对实验动物有致肿瘤作用,对职业性接触人群有可疑致癌作用。与通常的结合反应不同,EDB与体内谷胱甘肽等巯基物质的结合反应可产生半硫芥子气类似衍生物,后者能显著提高毒物的诱变性。因此,近年来EDB被怀疑是引起人类恶性肿瘤的可能原因。为此已建议要求工人事实上不要接触EDB,否则接触浓度必须低于 $1.1 \ mg/m^3$。

溴三氯甲烷为无色澄清液体,主要用于有机合成,属高毒类。高浓度有麻醉作用,对肝毒性强。呼吸道吸入可引起呼吸道刺激,重者可致肝脏、心脏损伤及迟发性肺水肿。

(八) 氟代卤烷类

氟代卤烷类指分子中有氟取代同时还有其他卤素(氯、溴、碘)的烷类,其中氟氯烷类构成氟利昂的商品系列。少数品种具有肝脏毒性,氟代卤烷类的肝损作用可能有变态反应因素参与。其中,氟烷因用作吸入麻醉剂,其对肝的损伤效应较早被人们认识。

1. 氟烷　氟烷是一种吸入全身麻醉剂,使用氟烷诱导麻醉时可能引起肝损伤,但在通常的意义上这不是一种职业性肝损毒物。和大多数职业性肝损毒物不同,氟烷是一种宿主特异体质依赖性肝损毒物。肝损伤多见于重复使用氟烷的人,这种现象提示氟烷的肝损伤作用主要与免疫反应有关。职业性接触氟烷引起的肝损伤罕见,这使他的发生成为引人注意的临床奇特事件。然而,据多篇报告,发生在一些麻醉师、相关工厂、实验室的技术员以及手术室的护士的肝损伤病例都被归因于氟烷。其机制好像类似于氟烷麻醉发生肝损伤的机制,即高敏感性,也许还有毒性代谢物的作用。

2. 二氯三氟乙烷　1,1-二氯-2,2,2-三氟乙烷(F123)在日本作为氟素的替代品用于清洗剂的主要成分。其毒性推测与氟烷类似,可引起肝损伤。测定尿中的代谢产物三氟乙酸可以作为接触指标。有报告某作业所使用这种清洗剂,1个月后3人因头痛、微热、皮疹和肝功能异常住院,ALT 1 465~2 086 U/L,AST 676~871 U/L。肝组织活检发现小叶中心带和中间带肝细胞坏死,门管区变化较轻。

3. 其他氟代卤烃　其他氟利昂品种(如F11、F22)虽有一些毒性,但未见对肝脏的毒性效应。主要的氟塑料单体四氟乙烯和六氟丙烯也无肝损伤。甚至有机氟化合物中毒性最大的八氟异丁烯也没有显示肝损效应。新型有机氟合成用单体二碘四氟乙烷在急性及亚急性毒性实验研究中引起肺、心和肾的损伤,而未见肝脏损伤。但是,国内报道认为有机氟聚合物单体和热裂解物的某些品种在急性中毒时可能引起肝脏损伤。作者认为,这种肝损伤可能与宿主特异体质依赖性有关。

九、卤代芳香族化合物

(一) 多氯联苯类

多氯联苯类(PCB)和氯萘类被工业和医药界所认识已超过半个世纪。这些物质通常一起被使用,并采用Halowax(中文名为卤蜡)和Seekay这样的名称。这些氯代芳香族化合物的化学稳定性、绝缘性和对水和火的抵抗特性,在工业上广泛应用。

在这些氯代芳香化合物进入工业生产的早期几十年里,发生了很多因职业性接触引起的肝损伤病例。有报道描述了 Halowax 引起的肝病的第一批病例。英国和美国报道了约 40 个病例,50% 以上死于急性或亚急性重型肝炎,或者死于坏死后肝硬化。在这种混合物中包含的化合物很多,主要是联苯、三联苯和萘类化合物的四氯、五氯和六氯衍生物以及氯酚类。其中,多氯衍生物比少氯衍生物对实验动物明显地具有更大化学物的肝脏毒性。

通过改进工业卫生和努力限制这些物质的使用,看来已使得职业接触多氯联苯不再引起明显的肝毒性效应。确实,当人们参阅在工业中毒方面现代专著中有关氯代联苯和氯代萘的资料时可以发现,作者或是将主要注意力放在氯痤疮而不是肝病的危害,或是没有将多氯联苯包括在工业危害之中。不过,由工业性接触这些卤代芳香化合物的混合物所引起的肝病在过去确实观察到,并且这些毒物对肝脏的其他效应也应给予注意。这些氯代芳香烃类,特别是氯萘类,对实验动物和人都具有肝脏毒性,并且可能对几种动物具有致肝癌性。在过去,摄入这些毒物或吸入其有毒烟雾导致严重的肝病,特别在酒精中毒或其他因素增强易感性时更容易发生肝损伤。

多氯联苯类对健康的影响难以彻底弄清,是因为所有的商业制品都是若干种多氯联苯化合物的混合物,这一事实妨碍了对多氯联苯化合物的深入研究。到目前为止已合成了大量的多氯联苯化合物。

该类化合物的急性和慢性肝毒性似乎与分子中氯的数目有关。分子中氯原子数为 3 个或少于 3 个的多氯联苯其毒性很小;而分子中氯原子数为 5 个或多于 5 个时的多氯联苯才具有明显肝脏毒性。致肝癌性潜力似乎也随多氯联苯分子中氯原子数的增加而增加,如在六氯联苯、七氯联苯、八氯联苯的混合物中随着氯原子数增加致癌性也增强。

由这些氯代芳香化合物引起的临床综合征常常包括氯痤疮和肝病。若存在皮肤损伤,痤疮通常先于肝病出现。但两者的致病过程是相互独立的,通常痤疮的发生概率更高,有些肝病病例也可能不合并痤疮。由工业性接触多氯联苯-氯萘混合物引起的肝病一般是亚急性或慢性的。他可以早到开始接触后的 7 周或经过更长的间隔之后才出现肝病。起始的症状通常有厌食和恶心,有时伴有脸部和手部的水肿。这些症状之后接着会出现黄疸,某些病例还伴随腹痛。病程往往随黄疸出现而恶化,急性病例可在 2 周内暴发死亡,亚急性病例可在 1~3 个月死亡。临床上恢复大约占确诊病例的 50%。没有资料表明是否可能遗留慢性疾病。

病理组织学改变为大块性坏死(急性黄色肝萎缩)。可能是严重的 Ⅲ 区带坏死,在小叶外围(Ⅰ 区带)有残留细胞围成边缘。在一些研究中,见到实验动物发生 Ⅲ 区带坏死,但大多数报道描述的是退行性改变和小滴形成。存活数月的患者,其肝脏显示为亚急性坏死或伴有新坏死区域的坏死后肝硬化(大结节性肝硬化)。

尽管接触多氯联苯-氯萘混合物能产生严重的肝损伤,但职业接触多氯联苯对肝脏产生毒性的证据仍不足以令人信服。目前还没有单独接触多氯联苯产生同样损伤的平行报道。慢性职业性接触的效应已被研究,但是程度有限,且大多数报道都是关于氯痤疮和皮肤色素沉着。然而,Maroni 等研究了 80 名(男女分别为 40 名)接触含 42% 氯的多氯联苯混合物的工人。结果发现 16 名男性工人(占 40%)显示肝脏异常,包括肝大、消化系统主诉和(或)血清 GGT、ALT、AST 或鸟氨酸氨基甲酰转移酶的水平升高,但女性没有异常。在多氯联苯血浓度和肝脏异常之间存在关联。这项研究结果提示,在接触工人中有慢性肝损效应发生,但这种肝损效应似乎很轻微,而且多氯联苯的肝毒性威胁,特别是关于职业性肝损伤仍然没有最后确定。

(二)多溴联苯类

这类化合物与多氯联苯类密切相关,并具有类似的毒害威胁,在实验动物中表现出比多氯联苯类稍大的毒性和更强的诱导作用。多溴联苯可通过皮肤接触、吸入和摄入吸收。多溴联苯具有化学稳定性,因此具有持久性环境污染物。然而,多溴联苯类(PBB)也是性质不一致的一组化合物。有些品种具有很强的诱导作用,而有的则没有诱导作用。根据动物实验研究中获得的数据,多溴联苯被认为是潜在的人类致癌物,可导致血液、消化系统和肝脏恶性肿瘤,其致病机制与多氯联苯相似,也被定义为可能致癌(2A 组)的化学物。

(三)四氯二苯二噁英和四氯氧芴类

四氯代二苯-对-二噁英类、四氯氧芴类和相关的化合物在过去的二十几年里一直引起人们热切关心并受到科学审查。其中,二噁英(TCDD)的毒性潜力特别受到人们关注,但二噁英类引起的肝脏毒性作用仍然还不清楚。

多氯二苯并对二噁英(PCDD),是一种持久性环境污染物,是焚烧、金属加工和农药生产等工业过程中产生的有害副产品。1997 年,国际癌症研究机构将 TCDD 归类为第一组致癌物(IARC 1997)。二噁英存在于空气、沉积物和土壤中。大多数人类接触二噁英的方式是通过食物。

国际癌症研究机构最近将 2,3,4,7,8-五氯二苯并呋喃(PeCDF)分类为对人类的致癌物质(第 1 组)。PeCDF 的主要来源是水泥窑危险废物燃烧、金属制造、化学加工(如氯酚、多氯联苯和氯乙烯的生产)和纸浆漂白。吸入和皮肤接触是职业接触的主要途径。在体内研究中,口服 PeCDF 诱导胆管癌和肝细胞腺瘤。

(四)卤代苯类

氯代和溴代苯类已知对实验动物具有肝脏毒性,特别是当这些毒物的生物转化受到诱导酶的化合物的预处理而增强的时候,其肝脏毒性更加明显。氯代苯对人的资料已经报告,摄入用杀真菌剂六氯苯处理的小麦可引起中毒性卟啉症和肝病的流行。尚无职业性接触卤代苯类引起肝脏中毒的报道,但是暴露于这类化合物的工人被认为存在危险。实验研究提示,六氯苯、1,2,4-三氯苯和一氯苯是肝损毒物,而二氯苯的毒性取决于 2 个氯原子的位置。邻位化合物是有毒的,间位化合物是低毒的,而对位化合物毒性更低,但有致癌性。刘军等报道,1,2,4-三氯苯是毒性很高的化合物,实验动物短期或长期接触均可引起肝和肾的中毒性损伤。自杀性摄入一氯苯可致肝坏死。接触溴代苯的职业主要是燃料添加剂的生产和高级汽缸部件的制造。

(五)氯代苯酚类

氯代苯酚有 19 种结构不同的异构体,都有商业应用,其中 5 种异构体用于合成除草剂使用的氯苯氧酸。因此,在除草剂制造过程可能发生接触。其他的接触发生在与使用五氯苯酚有关的工作。

五氯苯酚是一种很好的抗菌防腐剂,被广泛用于木材、农业种子、绳索、皮革、油漆、涂料、电缆覆盖物和渔网等的防霉防腐处理,也被用于钻井和石油生产中。实验动物中五氯苯酚能产生肝脂肪变性和肝细胞退行性变化。我国《职业性急性五氯酚中毒诊断标准》说明"重度中毒常有明显的心、肝、肾、脑损伤,主要表现为心肌明显受损,肝功能明显改变",认为重度五氯酚中毒可出现肝肾损伤。

十、硝基脂肪烃化合物

硝基脂肪烃化合物主要用作溶剂和有机合成的中间体,都具有麻醉和刺激作用,其毒性似乎随着化学结构中硝基或碳的数目增加而增加。动物实验中,经口、非肠道途径或通过吸入方式给予时,具有中等肝损毒性。在实验动物中,硝基甲烷和硝基乙烷导致肝脏较轻的Ⅲ区带坏死和脂肪变性;1-硝基丙烷产生严重的脂肪肝改变;而 2-硝基丙烷导致肝的脂肪变性、退行性改变和坏死。根据 2-硝基丙烷的可疑致癌性和其他硝基衍生物具有明显致癌性,以及 TNT 和二硝基苯的肝脏毒性,可以认为硝基脂肪烃化合物和硝基芳香化合物是潜在的肝损毒物和致肝癌剂。

(一)硝基甲烷

硝基甲烷(nitromethane)常温下为易挥发液体。属低毒类。用于涂料和石油工业的溶剂,火箭燃料中间体和燃料添加剂。有报道,吸入高浓度硝基甲烷蒸气后可在数分钟至半小时内出现头晕、四肢无力、发绀、呼吸困难和癫痫样抽搐等症状,并见肝、肾损伤和高铁血红蛋白血症。

(二)硝基丙烷

硝基丙烷(nitropropane)有两种异构体,1-硝基丙烷和 2-硝基丙烷。后者比前者具有对称的化学结构,也具有较大的毒性和良好的溶剂性质。1-硝基丙烷主要产生麻醉刺激作用,可引起实验动物的肝脂肪变性,但未见人接触本品引起职业中毒和肝损伤的报道。2-硝基丙烷则已导致很多次人类的严重肝损伤事件。

2-硝基丙烷自从 1940 年投入商业使用以来,因为他具有良好的溶剂性质而被应用于防水涂层、上光蜡、染料、打印墨水和黏合剂之中。此外,发现他还被用于燃料添加剂、火箭推进剂和油漆剥离剂中。2-硝基丙烷是硝基脂肪类化合物中毒性最大的一种,可导致人类严重的肝损伤,包括脂肪改变、小叶中心(3 区)坏死、胆管增生并伴有胆汁淤积、暴发性肝功能衰竭和死亡。Harrison 等(1987 年)的报道 9 例因职业性接触 2-硝基丙烷而引起的致命性肝病的病例,所有病例都是在通气不好的区域使用含 2-硝基丙烷的油漆涂料而中毒。患者的损伤被描述为大块肝坏死。在实验动物中,肝毒性效应取决于动物种类,通常包括脂肪变性、坏死和肝肿瘤 2-硝基丙烷对大鼠有致癌作用。有证据表明 2-硝基丙烷是潜在的人类致癌物。其机制包括氧化应激和过氧化氢酶抑制脂质过氧化和线粒体功能障碍。但 1979 年对一家化学公司接触 2-硝基丙烷工人的流行病学调查,未见肿瘤发病异常增高。

十一、硝基和氨基芳香化合物

（一）硝基苯类

硝基苯对于实验动物是肝损毒物,导致区带性坏死。他引起人类肝损伤的病例很少,且都是因为吸入硝基苯烟雾所致。二硝基苯是很强的肝损毒物。他也是引起高铁血红蛋白血症的病因。虽然高铁血红蛋白血症本身也是一种可能产生严重后果的中毒,但由于他先于肝损伤出现,能对过度接触起到警告作用从而使严重肝脏中毒的可能性大大减小。由硝基苯类引起的职业性肝损伤的病例主要发生在第一次世界大战期间。

（二）二硝基苯酚

二硝基苯酚常温下为结晶体,用于有机合成,也用作显影剂、除莠剂和木材防腐剂。可经呼吸道吸入、口服和皮肤吸收,但工业中毒以皮肤吸收多见。二硝基苯酚是具有显著的氧化磷酸化解偶联作用的毒物。有报道提示,摄入二硝基苯酚可引起包括坏死在内的肝脏损伤,但难以证实。林观炎等报道了某化工厂违规擅自将 2,4-二硝基苯酚的废弃塑料包装袋约 12 吨,分批交给废品收购点处理,导致废品收购者和搬运人员在装卸转运过程中接触而发生中毒,中毒人数包括间接接触的家属等 21 人,其中 3 人死亡。主要表现为皮肤潮红、口渴、大汗、烦躁不安、全身无力、胸闷、心率和呼吸加快、发热（可达 40℃ 以上）、抽搐、肌肉强直,以致昏迷。伴有 ALT、AST 增高,凝血酶原时间延长等肝脏损伤和尿少、肌酐、尿素氮升高等肾功能损伤。

（三）三硝基甲苯

三硝基甲苯（TNT）自第一次世界大战以来就已知具有肝脏毒性。那时在英国、德国和美国的军火工厂工人中观察到许多严重的肝病病例。在英国有超过 475 个病例,25% 以上死亡。

TNT 中毒综合征在发生前有一个特征性的潜伏期或称“沉默期”,他通常是在开始接触 TNT 后 2~4 个月的时间。确实,有一些患者是在脱离接触以后很长时间（数周至数月）发生临床症状的。早期症状有厌食、恶心和疲劳,随后出现黄疸。此后,某些患者迅速发展为肝功能衰竭,并在几天内死亡。这些患者的肝脏显示为大块肝坏死。其他患者的病程可以拖延几个月,并发生腹水和明显的门静脉高压症。组织学特征表现为急性或亚急性重型肝炎,或者伴有坏死的大结节性肝硬化等多种改变。该综合征与氯代联苯-氯萘制剂和四氯乙烷引起的职业性损伤相似。

TNT 的全身效应主要归因于经皮吸收。在皮肤上涂抹油脂被认为能增加吸收。吸入有毒的烟雾、摄入污染的食物,或者通过黏膜吸收 TNT 也可能对某些患者的损伤起作用。《职业性慢性三硝基甲苯中毒的诊断》认为,职业性慢性三硝基甲苯中毒是由于工作中长期接触三硝基甲苯所致的以肝脏损伤为主,可伴有血液系统、神经功能损伤,兼有晶体混浊为特点的全身性疾病。分为轻度、中度、重度中毒,有不同程度的肝损伤表现。

（四）硝基氯苯

硝基氯苯的毒性类似硝基苯,毒作用较硝基苯更持久。有 3 种异构体,邻位体的毒性大于对位体。硝基氯苯可以通过吸入粉尘或蒸气,或者烧伤皮肤吸收引起中毒,在体内可以被还原为氯苯胺。中毒表现高铁血红蛋白血症,并可损伤肝脏。国内报道（1998 年）某化工厂因事故致 120℃ 对硝基氯苯液喷出,2 名工人全身多处烧伤（分别为 20% 和 18%）,并伴有中毒。化验见高铁血红蛋白分别为 50% 和 8.5%,肝功能异常（ALT 180 U/L, AST 67 U/L）,并见尿血红蛋白。1 个月后肝功能正常。

（五）苯胺和硝基苯胺类

苯胺即氨基苯。硝基苯胺类是同时有氨基和硝基取代的苯类化合物。它们可经皮肤或吸入引起中毒。因为都是高铁血红蛋白形成剂,容易造成溶血和黄疸,继而产生肝损伤。

十二、卤代硝基烷烃

氯代硝基烷烃是在硝基烷烃分子中引入氯原子的化合物,主要用于有机合成及消毒杀虫剂。它们的刺激性和经口毒性大于硝基烷烃,但毒作用相似,能产生实验动物的肝损伤,推测对人也能产生肝损伤。氯代硝基烷烃常温下呈液态,不易挥发,具有较低的蒸气压,因此不容易形成较高的空气浓度。所以,吸入中毒的可能性很小,通常是因为摄入或者通过皮肤吸收而引起中毒。中毒动物的肝损伤可以表现为从脂肪变性到Ⅲ区带出血性坏死等改变。氟代硝基烷烃也有类似的肝损伤作用,并能损伤其他脏器。氯代硝基烷烃中使用最广、接触最多的是三氯硝基甲烷,俗名氯化苦。其不同于其他氯代硝基烷烃,急性毒性和刺激性较大,常温下易挥发,多用作熏蒸剂而引致吸入中毒。对呼吸道的损伤介于氯气和光气之间,主要导致中毒性肺炎和肺水肿,个别中毒者伴有可逆性肝大。

1-氯-1-硝基乙烷的兔经口致死剂量 100~

150 mg/kg,能引起实验动物的肝脏脂肪变性。1-氯-1-硝基丙烷的兔经口致死剂量 50～100 mg/kg,能引起实验动物的肝脏脂肪变性。2-氯-2-硝基丙烷的毒性低于 1-氯-1-硝基丙烷,其兔经口致死剂量为 500～750 mg/kg,未见肝损报告。1,1-二氯-1-硝基乙烷的兔经口致死剂量 150～200 mg/kg,可引起实验动物的肝脏 Ⅲ 区带出血性坏死。三氟亚硝基甲烷沸点-85℃,高毒性气体,是合成氟橡胶的原料。动物急性吸入毒性实验,主要损伤肺,肝和肾也有明显损伤。

十三、其他化合物

(一)二甲基甲酰胺

二甲基甲酰胺(DMF)是被广泛使用并具有优良性能的溶剂,他能产生实验动物和人肝脏损伤。暴露于二甲基甲酰胺的大鼠、小鼠、兔、豚鼠和猫等各种动物,在高剂量时导致肝坏死,而在较低的剂量时引起较少的异常。吸入、注射、摄入或经皮吸收都能导致损伤。有人认为,吸入浓度超过 140 mg/m³ 或皮肤污染剂量大于 0.1 mL/kg 即可引起肝脏损伤。《职业性急性二甲基甲酰胺中毒的诊断》将中毒性肝病列为职业性 DMF 中毒的主要表现。认为临床上,职业性二甲基甲酰胺中毒以亚急性发病较为常见,起病隐匿,多在接触二甲基甲酰胺 14～60 d 出现乏力、食欲减退、肝功能异常等为主的临床表现,呈亚急性发病。接触 DMF 可经呼吸道及皮肤吸收引起中毒,由于毒物侵入途径与接触量不同,可有一定时间的潜伏期,故短期内接触较大剂量出现接触反应表现者,应观察 48 h。职业性二甲基甲酰胺中毒的临床特点,以消化系统尤其是肝损伤为主,可有出血性胃肠炎,皮肤黏膜刺激症状,直接接触可出现皮炎或皮肤灼伤。

由职业性接触造成人类肝损伤的病例在国内外都有发生。Redlich 等报道一组发生肝损伤的工人,引起了人们的兴趣。他们工作在一个织物涂层工厂里,在急性接触后发生异常的氨基转移酶升高,并且在定期接触较长时期后发生微泡性脂肪变性,在脱离接触后病情改善。Zimmerman 也见到 1 例发生肝坏死的中毒,他使用 DMF 作为墙面油漆剥离剂,后来出现了致命性的 Ⅲ 区带坏死。1996 年,国内报道 1 例经皮急性中毒,是人造革厂的配料工人,因盛料桶打翻而致 DMF 污染双下肢皮肤。当晚发病,肝大,轻度黄疸,实验室检查 ALT 496 U/L、GGT 49 U/L、ALP 72 U/L。秦宏等报道了职业性急性 DMF 中毒致亚急性重型肝炎和 DMF 中毒死亡病例调查。相关的化合物,一甲基甲酰胺当被用于进行肿瘤治疗学效应研究时,也导致肝脏损伤。

(二)二甲基乙酰胺

二甲基乙酰胺(DMA)是具有氨样气味的无色液体,是被广泛使用的优良溶剂。容易经皮肤吸收。有报道,1 工人在狭小空间吸入(并有皮肤接触)DMA 和乙撑二胺(ethylenediamine)90 min 后发生中毒性肝炎。另 1 名丙烯酸纤维厂的工人在大量皮肤接触 DMA 后也发生中毒性肝炎。有人推荐,尿中 DMA 的代谢产物一甲基乙酰胺可用于接触工人的生物学监测。职业性接触二甲基乙酰胺所引起的急性中毒的诊断可以参照《职业性急性二甲基甲酰胺中毒的诊断》。

(三)甲撑二苯胺(4,4'-二氨基二苯基甲烷)

甲撑二苯胺(MDA),主要用作环氧树脂的硬化剂,还具有多种其他的工业应用。职业性接触甲撑二苯胺的工人可产生急性胆汁淤积型损伤。因食物受到甲撑二苯胺的污染而引起 MDA 中毒的个体中,该毒物也导致类似二甲基甲酰胺的损伤。

(四)二甲基氨基甲酰氯

二甲基氨基甲酰氯(DMCC)用作农药和医药工业的中间体。DMCC 是实验动物致癌剂。美国 ACGIH 两次将其列为人的可疑致癌物。职业接触引起中毒的报告很少。1 例发生眼刺激,另 1 例发生肝脏病变。

(五)对氨基苯腈

对氨基苯腈(p-aminobenzonitrile)属低毒类,大鼠经口半数致死剂量为 283 mg/kg。主要对眼、呼吸道和皮肤有刺激作用,并可形成高铁血红蛋白。国内报道某乡镇化工厂试生产时在无任何防护情况下徒手包装作业,致 4 名工人吸入和皮肤接触对氨基苯腈引起中毒。表现皮肤和黏膜不同程度青紫,肝区压痛。肝功能检查发现 ALT 220 U/L、AST 210 U/L。1 个月后恢复正常。

(六)苯胺基乙腈

苯胺基乙腈(N-phenylglycinenitrile)为土黄色或黄褐色固体,无特殊气味,是生产染料靛蓝的中间体。小鼠皮下的最小致死剂量为 55 mg/kg。苯胺基乙腈在我国作为化工新产品投产时间较短,故有关中毒报道少见。黄简抒报道 3 例急性苯胺基乙腈中毒致溶血和肝脏损伤。周梅嵘介绍 2 例急性苯胺基乙腈中毒的临床资料,并对中毒所致的肝脏损伤及对血液、神经系统的影响进行了探讨。

(七)N-亚硝胺

N-亚硝胺是一类以 N—N＝O 结构为主要特征

的化合物,包括 N-甲基-N'-硝基-N-亚硝基胍、N-亚硝基二正丁胺、N-亚硝基二甲胺、N-丙基胺、N-亚硝基聚乙烯胺、N-亚硝基吗啡啉、N-亚硝基或烟碱、N-亚硝基哌替啶、N-亚硝基吡咯烷、N-亚硝基肌氨酸等。

人类接触亚硝胺的途径可能是食物在储存、制备、烹饪或在体内(通常在胃中)形成 N-亚硝基化合物。在生产过程中,它们被添加到食物中作为防腐剂,某些亚硝胺还被用于包括抗菌药物(N-亚硝基吗啡啉)或化疗药物(N-亚硝基二甲胺和 N-亚硝基甲基脲)与其他药物联合使用,除草剂(N-亚硝基二甲胺和 N-亚硝基二丙胺)、可溶性和合成金属加工液添加剂(N-亚硝基二乙醇胺)、溶剂或汽油和润滑剂添加剂(N-亚硝基二乙胺)、抗氧化剂、塑料中的稳定剂、工业溶剂和共聚物软化剂等。职业接触可能通过吸入或皮肤接触发生。

亚硝胺也在研究实验室、橡胶和轮胎制造过程中产生,可能在最终的橡胶产品中被发现为污染物。国际癌症研究机构最近将橡胶制造业中的职业暴露归类为对人类致癌的物质(第 1 类)。根据暴露评估研究这些工人可能暴露于不同致癌和(或)基因毒性化学物质,包括某些芳香胺、多环芳烃和亚硝胺,尽管当前数据不支持因果关联的特定物质/类的化学物质或职业与癌症基因毒性的风险。

1981—1991 年,美国国家毒理学规划局进行了一些调查,以确定和评估 N-亚硝胺在实验动物(大鼠和小鼠)中的毒理学潜力和致癌活性。实验结果表明,基于从动物研究中获得的大量致癌证据,所有 N-亚硝胺都有可能成为人类的致癌物。观察到肿瘤可能发生在肝脏、肾脏、呼吸和上消化道。几乎所有 N-亚硝胺化合物可引起肝癌,但将数据扩展到其他物种和人类的定量风险分析需要更广泛深入的研究。在对橡胶工业工人的一项研究中检测到暴露工人尿中有高水平的 N-亚硝胺。最近研究报告了 N-亚硝胺暴露与橡胶工业工人端粒缩短之间的强烈相关性,而端粒是维持染色体完整性的关键,端粒长度异常与癌变有关。职业性接触在过去已导致亚急性和急性的化学性肝损伤。这种明显的职业性肝病的形式现在已基本消失。现在人们主要担心的职业危害是因工业接触化学物引起的慢性肝病危害,包括肝脏恶性肿瘤。对于这种危害的充分评价尚需要很长时间,而且仍需要进一步开发更严谨的预防措施。经过多年的努力,现在,明显的急性中毒危害已经大大减少,但低水平接触的长期效应引起慢性肝病和肝癌的问题仍然令人忧虑。从接触到慢性肝病和肿瘤发生的潜伏期缓慢达若干年,而对于接触场所的监测往往仅限于短期和急性接触,尤其对于已离开潜在毒性环境的人们却没有连续监测。这些都有待改进。

(张雪涛　马洪年　刘鸿凌)

参考文献

请扫描二维码
阅读本章参考文献

第64章

环境污染相关的中毒性肝病

一、环境污染概述

环境污染是当今社会的一个严重问题。多年来,环境污染对人类健康的危害性日益受到人们的关注。然而,污染物潜在的和实际的负面效应,与由其带来的社会学、经济学和医药学利益以及为减少污染危害所付出的努力之间是一对矛盾;而为解决这对矛盾所需付出代价是十分沉重的。由于全世界人们的广泛关注和参与,某些严重的环境污染已逐步得到治理。在我国,环境污染的治理得到政府和群众的高度重视,但各地发展很不平衡,一部分大城市环境治理得到改善,但乡镇工业的发展和西部开发过程中出现了新的环境污染问题。

造成环境污染的化学物所具有的危险性不仅取决于该化学物本身的毒性和中毒方式,还取决于他们在环境中存在的持久性。持久性有机污染物(POP)是环境化学污染的头号问题[1]。国际上公认 POP 具有以下四个重要特性:① 能在环境中持久存在。这是因为 POP 对生物降解、光解、化学分解作用有较高的抵抗力,被排放到环境中后难以被分解。② 能蓄积在食物链中,污染有较高营养等级的生物。这是因为 POP 具有低水溶性、高脂溶性的特点,能够从周围媒介中富集到生物体内,通过食物链的生物放大作用而达到中毒浓度。③ 能经过长距离迁移到达偏远的极低地区。这是因为 POP 具有半挥发性,能以蒸气形式存在或吸附于大气颗粒,在大气环境中进行远距离迁移,而这一适度的挥发性又使得 POP 不会永久停留在大气中,能够重新沉降到地表。④ 在一定浓度下会对接触该物质的生物造成有害或有毒影响,特别是"三致(致癌、致畸、致突变)"效应。与上述 4 个特性相对应,化学品协会国际理事会(ICCA)推荐的

POP 判断基准包括:① 持久性基准:在水体中的半衰期($t_{1/2}$)达 180 d,在底泥和土壤中的 $t_{1/2}$ 360 d;② 生物蓄积性基准:生物富集系数(BCF)>5 000;③ 能远距离迁移并返回地球的基准:在空气中的 $t_{1/2}$ 2 d,蒸汽压在 0.01~1 kPa;④ 在偏远的极低地区一种物质是否存在的基准:相关物质在水体中的质量浓度大于 10 ng/L。

为加速有机氯农药和其他有害 POP 的消除进程,在联合国环境规划署(UNEP)的主持下,包括中国在内的 90 个国家于 2001 年 5 月 23 日在瑞典斯德哥尔摩共同签署了《关于 POP 的斯德哥尔摩公约》。根据这项公约,各国将采取一致行动,控制 POP 的生产和消除其危害。首批列入的 12 种对人类健康和自然环境特别有害的 POP 被合称为"肮脏的一打(dirty dozen)",包括艾氏剂(aldrin)、狄氏剂(dieldrin)、异狄氏剂(endrin)、氯丹(chlordan)、七氯(heptachlor)、灭蚁灵(mirex)、毒杀芬(toxaphene)、二氯二苯三氯乙烷(滴滴涕,DDT)等 8 种有机氯杀虫剂(OCP),六氯苯(hexachlorobenzene)、多氯联苯(PCB)等 2 种工业化学品,二噁英(dioxins)、呋喃(多氯代二苯并呋喃,PCDF)等 2 种工业生产或燃烧过程的副产品。后来又经过多批次增补,目前该条约已收录 34 种不同类别的毒性化合物,包括阻燃剂多溴联苯醚(polybrominated diphenyl ethers)和全氟化合物(perfluorinated compounds)等[2]。全氟化合物的主要代表是全氟辛烷磺化物(PFOS)和全氟辛酸(PFOA),两者自 20 世纪发明以来得到广泛使用,其分子结构中所含的高能碳氟键使其能够抵抗水解、光解、微生物降解和脊椎动物代谢,因而 PFOS 和 PFOA 具有环境持久性和生物富集性,造成全球生态系统的严重污染。PFOS 和 PFOA 在许多国家已被禁止生

产,但其带来的持久环境污染问题却并未随之消除,依然受到高度关注[3]。

除了有毒废水排放以外,低毒性的生产和生活污水排放还造成另一类环境问题——水体富营养化。据联合国环境规划署(UNEP)的一项调查,在全球范围内30%~40%的湖泊和水库遭受了不同程度富营养化的影响。随着生产和生活污水排放量的不断增加,环境水体的富营养化进程加快,引起了淡水水体中蓝藻过度生长而发生蓝藻水华(CBB),亦即蓝藻大量繁殖,在水面形成一层蓝绿色而有恶臭味的浮沫。其中微囊藻CBB产生的微囊藻毒素(MC)是一类具有肝毒性的生物活性物质,毒性危害大,往往引起家禽、家畜及野生动物死亡,并危害人类。研究发现,饮用水中低剂量MC就能够引起人的肝脏损伤和促进肝癌发生,因此MC污染水体成为严重的公共卫生问题。中国、美国、澳大利亚、德国、日本等20多个国家和地区都曾对其境内的淡水湖泊、水库等饮水水源中的CBB现象进行了报道,分离并检测出了主要毒素——微囊藻毒素LR,还先后报道了多起因MC污染导致人群、家畜和鱼类患病甚至死亡的事件[1]。

21世纪以来,通过水力压裂(或称水力破裂)开采页岩油带来的环境污染问题逐渐引起关注。该技术通过钻井到储层岩石中,注入高压液体,从而促使岩石压裂以释放地下石油、天然气或煤层气。高压液体不仅包括水,还包括具有较高毒性的润滑剂、表面活性剂、乳化剂和溶剂,这些有毒化学制品可导致地面和地下水的污染。大约750种化学物作为添加剂用于水力压裂法生产,这些化学物多数是已知的毒物和致癌物。美国多地已出现明显的地面水污染,甚至还有空气污染,包括苯、二硫化物、萘和二甲苯。一些国家已暂停或禁止水力压裂作业[1]。

环境污染是一个非常广泛的概念。除了通常意义上的外环境污染,工厂车间的内环境污染(即职业性环境接触)和家庭的内环境污染引起的毒害也属于环境污染危害。另外,毒物污染食品的事件,例如1976年英国Epping地区发生的"甲撑二苯胺"污染面粉导致的"Epping黄疸"事件,1981年春季西班牙发生的"油酰苯胺"污染食用菜籽油引起的"毒油综合征",也可列入广义的环境污染事件。本章主要讨论通常意义上的外环境化学污染,即化学毒物对大气、地面水和地下水的污染,并进而污染农作物,以及通过食物链将污染传递到人类并引起肝脏等器官损伤的相关内容。

二、我国环境污染现况

有毒化学品的环境污染是一个全球性重大问题,我国也不例外。我国开展一系列根本性、开创性、长远性的工作,加快推进生态文明顶层设计和制度体系建设,加强法治建设,建立并实施中央环境保护督察制度,大力推动绿色发展,深入实施大气、水、土壤污染防治三大行动计划,率先发布《中国落实2030年可持续发展议程国别方案》,实施《国家应对气候变化规划(2014—2020年)》,推动生态环境保护发生历史性、转折性、全局性变化。2018年习近平出席全国生态环境保护大会时指出,我国生态环境质量总体上持续好转,但成效并不稳固;绿色发展是构建高质量现代化经济体系的必然要求,是解决污染问题的根本之策。

为了对付日益严重的环境污染问题,我国已开始实行环境污染事故报告制度。环境污染事故可分为:水污染事故、大气污染事故、噪声与振动污染事故、固体废物污染事故、农药与有毒化学品污染事故、放射性污染事故等类型。其中多数类型都与有毒化学品的污染有关。就大环境而言,化学性污染的主要来源是使用化学农药和工业的化学性"三废"(废水、废气、废渣)排放。城市垃圾焚烧和其他生活性原因也能造成化学性污染,近几年主要城市逐步推开的有害垃圾分类处理正是为了减少生活性环境污染。

(一)化学农药污染

化学农药是指用于预防、消灭或者控制危害农业、林业的病、虫、草和其他有害生物以及有目的地调节植物、昆虫生长的合成化学品及其制剂。包括杀虫剂、杀螨剂、杀菌剂、杀鼠剂、除草剂和植物生长调节剂等各类农药。1979—1982年全国年销售农药达到150万吨。1983年后随着停产部分有机氯农药并增加高效农药比重,使农药的产量和用量有所减少。到1997年农药总产量为35.7万吨。2000年以后农药大发展,2016年已达原药年产量377.8万吨。但产品结构尚不够合理,施药效率较低。由于长期大量施用化学农药,缺乏科学的监督管理,给我国生态环境造成了严重污染。虽然自1983年有机氯农药禁用以来,我国农药的开发、应用已向高效、低毒、低残留方向发展,但总的看来,我国农药目前的生产使用和欧美等发达国家相比还存在很大差距[1]。

1. 与农药生产有关的污染危害 我国于1983年起停止了六六六、滴滴涕等有机氯农药的生产,在以后十多年时间内扩大了有机磷、氨基甲酸酯和菊酯类等低残留杀虫剂的生产量,并试验、投产了一批高效的除草剂和杀菌剂。农药生产品种从 1986 年的 70 多个发展到 2000 年的 240 多个,但我国农药产品结构上仍存在农药比例不合理、品种老化等问题。我国农药产量居前是杀虫剂,主要是有机磷杀虫剂。在 1998 年由联合国环境署(UNEP)和联合国粮农组织(FAO)正式制定与实施的《关于在国际贸易中对某些危险化学品和农药采用事先知情同意程序的鹿特丹公约》(简称 PIC 公约)中,列入禁用的 20 多种农药就包括了甲胺磷、久效磷、对硫磷、甲基对硫磷等毒性大的有机磷农药。此外,乳油剂型占总产量近半。一些国外并非乳油剂型的农药产品如灭多威、哒螨灵等在我国也被加工成乳油,耗费大量溶剂而又污染环境[1]。

化肥和农药过量和不当使用,以及化肥、农药本身产品结构造成的污染,正成为农业环境污染中的一个突出问题,而由此引起的食品安全和潜在的长期环境污染更是令人不安。我国农药生产厂规模小、数量多,技术力量薄弱,资金不足,致使"三废"不达标现象一直很严重,污染事故时有发生。据报道,1997 年吉林省四平市某生产除草剂阿特拉津(atrazine)的工厂污水排入河道后流入辽宁省境内,农民用被污染的河水灌溉稻田后,造成大面积水稻受害的特大污染事故。阿特拉津又名莠去津,属于均三氮苯类除草剂,低毒类。动物慢性毒性试验可见大鼠生长抑制、白细胞减少和硫胺代谢障碍,对孕鼠有胚胎毒性。生产过程中使用的化学品和产生的"三废"可能具有更大毒性。类似事故还有不少,近年来造成污染事故的品种以一些高效的除草剂为主。据对 23 个省(区、市)的不完全统计,2000 年我国共发生农业环境污染事故 891 起,污染农田 400 km²,造成农畜产品损失近 2.5 万吨,直接经济损失达 2.2 亿元。另外,我国一半以上的耕地微量元素缺乏,但土壤中有害重金属严重超标。2000 年对 30 万公顷基本农田保护区土壤抽样监测发现,其中 3.6 万公顷土壤重金属超标,超标率达 12.1%[1]。

2. 为消除农药污染危害所做的努力 为了加强对农药生产、经营和使用的监督管理,保证农药质量,保护农业、林业生产和生态环境,维护人畜安全,1997 年 5 月 8 日国务院令第 216 号发布了《中华人民共和国农药管理条例》,2001 年 11 月 29 日修订。条例规定,国家实行农药登记制度和农药生产许可制度。生产(包括原药生产、制剂加工和分装)农药和进口农药,必须进行登记。由农药登记评审委员会对农药的产品化学、毒理学、药效、残留、环境影响等做出评价。经登记的农药,在登记有效期内发现对农业、林业、人畜安全、生态环境有严重危害的,经农药登记评审委员会审议,由国务院农业行政主管部门宣布限制使用或者撤销登记。任何单位和个人不得生产、经营和使用国家明令禁止生产或者撤销登记的农药。并禁止销售农药残留量超过标准的农副产品。

通过多年努力,我国已经在控制农药残留量方面取得可喜的进步。如为解决茶叶农药残留量问题,从 20 世纪 70 年代开始严禁在茶园中使用六六六、DDT。其后又规定,严禁在茶园中使用甲胺磷、三氯杀螨醇、氰戊菊酯等高残留农药,大力推广优化防治和综合防治技术,重视安全合理用药,取得显著成效。据调查,2000 年后茶园年用药次数由原来的 7~8 次减为 3~4 次。随着生态农业的兴起,引导有条件的茶园不使用化学合成农药和化肥,逐渐向有机茶方向过渡。据农业部茶叶质量监督检验测试中心连续多年对浙江省茶样的抽检结果,按照国家茶叶卫生标准(GB9679)要求,六六六超标率为零,DDT 超标率低于 1%,其他农药残留指标也得到有效控制。

食用农产品安全生产问题得到我国政府高度重视。2001 年 4 月农业部正式启动了全国无公害食品行动计划,并将北京市等列为首批试点城市。天津市、深圳市制定了无公害蔬菜标准。北京市制定了食用农产品安全生产操作标准,并在生产环境质量、生产投入品、产品品质、农药和兽药残留等方面提出了综合配套标准。上海市将标准归纳为品质、专用、安全三大类三层次。在制定标准的同时,各地都创办了一批无公害生产基地、标准化示范园区。上海市参考发达国家的做法,于 2001 年 8 月出台《安全卫生优质蔬菜标准》。该标准列出了常用农药的剂型、施药剂量和方法,要求全面禁止使用对人体健康有严重危害的高毒性和高残留的 DDT、六六六、甲胺磷等 7 类 18 种化学农药,并严禁在蔬菜生长期使用化学除草剂。试点推动了全国的无公害食品生产[1]。

我国一直在努力解决食用农产品(特别是蔬菜)的安全问题。表 64-1 和表 64-2 分别列出了关于蔬菜的有害金属及农药残留标准和硝酸盐含量标准。

(二)工业的化学性污染

随着我国经济的逐步市场化,由工矿企业不负责任而造成的环境污染事件近年来时有发生。其中不乏由化学毒物污染造成人群健康损害,包括肝损害的事例。

表 64-1 蔬菜产品的有害金属及农药残留标准

项 目	最高含量标准（mg/kg）	标准依据
汞（Hg）	≤0.01	GB 2762-94
氟（F）	≤1.0	GB 4809-94
砷（As）	≤0.5	GB 4810-94
镉（Cd）	≤0.5	GB 15201-94
锌（Zn）	≤0.5	GB 13106-91
铅（Pb）	≤0.5	GB 14935-94
铬（Cr）	≤0.5	GB 14961-94
铜（Cu）	≤10	GB 15199-94
666（BHC）	≤0.2	GB 2763-81
滴滴涕	≤0.1	GB 2763-81
敌敌畏	≤0.2	GB 5127-85
乐果	≤1.0	GB 5127-85
马拉硫磷	不得检出	GB 5127-85
对硫磷	不得检出	GB 51271-85
呋喃丹	不得检出	GB 14928.7-94
甲拌磷	不得检出	GB 4788-94
氧化乐果	不得检出	农药使用准则
久效磷	不得检出	农药使用准则
甲基对硫磷	不得检出	农药使用准则
三氯杀螨醇	不得检出	农药使用准则
杀螟硫磷	≤0.4	GB 4788-94
倍硫磷	≤0.05	GB 4788-94
敌百虫	≤0.2	GB 16319-1996
杀灭菊酯	≤1.0	
代森锰锌	叶类菜≤1.0，瓜豆类≤1.0	
亚胺硫磷	≤0.5	GB 16319-1996
辛硫磷	≤0.05	GB 14868.1-94
百菌清	≤1.0	GB 14869-94
多菌清	≤0.5	GB 14870-94
抗蚜威	≤1.0	GB 14928.2-94
氯氰菊酯	叶类菜≤1.0，番茄≤0.5	农药使用准则
溴氰菊酯	叶类菜≤0.5，果菜类≤0.2	GB 14928.4-94
氰戊菊酯	叶类菜≤0.5，果菜类≤0.2	GB 14928.5-94
二氯苯醚菊酯	≤1.0	GB 14871-94
乙酰甲胺磷	≤0.2	GB 14872-94
地亚农	≤0.5	GB 14928.1-94
喹硫磷	≤0.2	GB 14928.10-94
西维因	≤2.0	GB 14971-94
粉锈宁	≤0.2	GB 14972-94
敌菌灵	≤10.0	GB 14974-94
双甲脒	≤0.5（瓜豆类）	GB 16333-1996

表 64-2 蔬菜产品的硝酸盐含量标准

蔬 菜 品 种	最高含量（mg/kg）
小油菜、小白菜、菠菜、生菜、水萝卜	3 000
芹菜、茼蒿、芫荽、茴香、莴笋	2 000
伏白菜、大白菜、甘蓝	1 500
西葫芦、冬瓜、苦瓜、丝瓜、白萝卜、青蒜	1 000
芸豆、豆角、豇豆	500
韭菜、大葱、生姜、蒜薹	500
茄子、辣椒、青椒、番茄、黄瓜	300

1. 矿业排污产生重金属和类金属污染　由于矿业排污产生重金属和类金属污染的问题在多地均有存在。例如广东某矿业公司，因矿种分离不全，选矿、洗矿产生的含有硫、镉、锰、铅等数种严重超标的重金属污水自排污口排入河流，沿河村民受害。污染最严重时，境内有 83 个自然村、近 600 hm² 农田受影响。下游上坝村 1.6 km² 农田中 1.0 km² 良田直接受废水污染，350 多亩（1 亩 ≈ 666.7 m²）鱼塘全部失收。农田土地普查数据表明，污染区农田含铅量达 225 ppm，超过国家标准 44 倍，含镉量达 6.25 ppm，超标 12 倍，有毒污染水给村民健康带来严重损害。又如在湘粤交界处某工区，选锡洗砂过程产生砷及铅、铜、镉等重金属，排放的废水废渣已严重污染了沿河 20 多万人的饮用水源。有的水田受害，无法耕种，农田荒芜。个别地方农田耕作层砷含量达 500 ppm，比背景值超出 40 多倍。环保专家预言，污染残留期将达 50 年[1]。

2. 化工生产泄漏造成毒物污染　多年来化工生产过程及事故造成的污染在各地均有发生。例如湖南某生产砷和砒霜（三氧化二砷）的工厂，1999 年因用于沉淀废气的循环水发生泄漏，污染了地下水，导致附近 180 多村民急性、亚急性砷中毒事件。井水中砷含量超过国家标准几十倍。某乡办化工厂在没有防污设备的情况下，生产运作了 10 年，使周围 1 000 多户村民深受其害：约 10 km 的水域变成"无鱼区"，严重影响当地居民的身体健康。2001 年浙江省某塑料化工厂发生苯乙烯泄漏，造成离工厂几十米的小学 800 名学生吸入性中毒。事后发现，该企业在无污染防治设施的情况下，直接排放生产废水已达 6 年之久[1]。

3. 我国为消除工业污染的努力　中国政府历来重视环境保护。国家生态环境部先后制定了《全国生态环境保护纲要》《环境管理体系认证管理规定》《危险废物转移联单管理办法》和《污染源监测管理办法》等一系列法规。发布了《生活垃圾焚烧污染控制标准》《造纸工业水污染物排放标准》《印染行业废水污染防治技术政策》，并修订了《环境空气质量标准》《中国禁止或严格限制的有毒化学品目录》和发布了《多氯代二苯并二噁英和多氯代二苯并呋喃的测定同位素稀释高分辨毛细管气相色谱/高分辨质谱法》等十多项有关监测的国家环境保护行业标准。国家推进 ISO14000 系列环境管理体系标准的贯彻，已有上海宝钢等大批企业通过认证。在政府发挥主导作用的前提下，走污染治理产业化、市场化、社会化、专业化的路子，将环保产业办成"朝阳产业"。

我国积极推进汽油的低烯烃含量和无铅化。1996实现无铅汽油产业化,1999年完成低烯烃含量的工业试验,2000年上海实施清洁汽油新标准。环境监测数据显示,上海等大城市空气环境污染物(二氧化硫、氮氧化物和总悬浮颗粒物浓度)逐年有明显下降。

各地贯彻生态环境保护与建设并举的方针,强化开发建设活动的环境管理,认真贯彻执行《全国生态环境保护纲要》和《建设项目环境保护管理条例》。建设项目严格执行国家淘汰落后工艺和设备目录的规定,污染物排放总量符合当地环境承载能力。实行建设项目环境保护设施竣工验收监测管理。对于土法造纸工艺的小造纸厂实施取缔、关闭。对于国家重点企业工业污染源严格实行分类管理、达标排放。

上海市仅1977年关停并转污染企业140个,完成治理项目244项,并对800个重点工业污染企业(废水废气污染分别占全市工业污染负荷的85%和90%)完成总量核定。2000年上海市实施环境保护新三年行动计划,环保投资占GDP比例连续保持3%。水环境由"治标"向"治本"推进,截污纳管工程每天截流污水45万吨。已完成全部重污染工业区环境综合整治,清洁能源替代燃煤,每年减少二氧化硫排放1990吨。

(三)水体富营养化与水华污染

在富营养化的淡水水体中,当有适宜的化学物理条件时,水体中的藻类短时间内大量繁殖并聚集的生态异常现象称为"水华"(也称"湖靛")。它是淡水水体富营养化危害最大的一个表征,通常出现在每年晚春和夏秋季节,致使水质恶化。当水华出现时,水面被厚厚的蓝绿色湖靛所覆盖,在藻体大量死亡分解的过程中,散发恶臭,同时大量消耗水中的溶解氧,使鱼类窒息死亡;尤其是藻类释放的生物毒素,严重危害人和其他生物的安全。淡水中的蓝绿藻属(cyanobacteria, blue-green algae)分泌产生的蓝藻毒素是目前发现的污染范围最广、研究最多的一类藻毒素。其中的微囊藻毒素(MC)是目前已知毒性最强、急性危害最大的一种蓝藻毒素。它能够抑制蛋白磷酸酶1和蛋白磷酸酶2A的活性,使细胞内的蛋白磷酸化和去磷酸化失衡,进而对个体产生一系列危害,如肝毒性、肾毒性、肠毒性和促癌作用等,主要靶器官是肝脏。

20世纪80年代以来,我国湖泊、水库和江河水体富营养化发展速度相当快。富营养化湖泊数量占调查湖泊的比例由80年代的41%发展到90年代后

期的77%,在26个国控重点湖泊中,水质一般较差,低于地面水环境质量V类标准,氮、磷污染较高,相当一部分湖泊还发生了水华灾害。90年代以来,全国淡水水体富营养状态日益严重,范围不断扩大,在对长江、黄河、松花江等主要河流以及鄱阳湖、太湖、巢湖、武汉东湖、昆明滇池、上海淀山湖等几大淡水湖泊的调查中发现有大量藻类繁殖,产生的毒素主要是MC。对我国南北几个省市的各种水样的监测显示,水体都有不同程度的MC污染,其中以沟塘水、河水和水库水最为严重。2005年对北京市饮用水水源官厅水库、密云水库和怀柔水库水源水样进行藻毒素调查发现,在藻类高发季节,3个水库水体中均检出MC,其中官厅水库7月份MC最高值达到20 μg/L。2006年对三峡库区水环境调查发现,库区局部水域中能够检出MC,但污染程度较低,尚未超出WHO推荐的饮用水MC-LR安全限值[4]。

20世纪90年代以来,我国每年都有自来水厂因蓝藻水华造成水源污染而被迫减产甚至停产,对市民饮用水安全构成严重威胁。1989—1992年合肥市多次发生因自来水腥臭而短期停止供水的现象。1992年以来,以黄河水为水源的郑州市水厂的蓄水池内经常出现因藻类大量生长而导致自来水出现明显鱼腥的现象,调蓄池水中MC含量达0.264 μg/L。20世纪90年代以来太湖经常出现蓝藻暴发,卫星图片发现,2006年盛夏期间,太湖发生全湖性蓝藻水华,严重影响无锡市和昆山市自来水厂的正常运行。黄河三门峡段也曾藻类污染,水厂的调蓄池水和出厂水均检测出MC,浓度最高达0.9579 μg/L。2005年有调查显示,上海市供水系统水源受到以MC-LR为代表的蓝藻毒素污染,最高值达到2.38 μg/L,并证实城市常规水处理工艺无法去除水中的游离藻毒素[5]。

MC不但污染水体,而且可以污染水生生物[6,7]。国外报道称长期暴露于MC的鱼类、虾蟹体内出现了MC的生物富集。Valeria和Magalhaes等在鱼肝脏及肌肉中检出MC,证明尽管水体MC的浓度很低,但鱼与甲壳类动物能出现MC的蓄积。徐海滨等对我国淡水湖泊MC污染水平和其在鱼体内的动态变化进行了研究,用ELISA方法对鄱阳湖的水样及鱼样中MC浓度进行测定,结果显示各采样点鱼肌肉和肝脏中都检测出MC,进一步提示藻毒素可在生物链中富集[7]。

近几年来,我国在环境保护工作中大力治理水体污染,不断提高生活饮用水水源质量,人们的生活饮用水质量已经有了明显改善。但由于我国不同地域

的环境和水体情况不尽相同,环境治理和社会发展水平很不平衡,很多地方特别是一些淡水湖泊的状况还存在很大差距,有待进一步努力。

三、环境化学毒物的种类和危害性、主要来源和接触途径

(一)环境化学毒物的种类和肝脏危害

环境化学毒物的种类很多。有资料显示,饮用水中存在近1 000种化学物质,另有多种尚未确定的物质。其中一些污染物质当剂量足够大时可导致肝损害,但低浓度化学毒物导致慢性肝损害的可能性仍有待评估。城市饮用水经氯消毒后,在水中可测到低浓度氯代烃类化合物(如四氯化碳、氯仿)和其他卤代烷烃。饮用这种水源的人的血液中,以及水源周围大气中,均可测到一定量的氯代烃化合物。尽管动物实验提示小剂量氯代烃化合物可引起肝硬化和肝癌,但水源或大气中的低浓度污染物是否会导致慢性肝病仍不很确定。含四氯化碳污染物的致癌概率约为5×10^{-7}。在环境中发现的亚硝胺类、多氯联苯类(PCB)化合物及一些杀虫剂和工业废物,均对肝脏有毒性作用,并可导致实验动物肝癌的发生,但流行病学统计尚未证实这种危险。

关于POP的斯德哥尔摩公约目前已列入34种环境污染化学毒物。杀虫剂、除草药、氯代联苯、酚类、多环烃类的广泛使用对环境的污染已日益引起人们高度关注。尤其是二噁英(dioxin)类化学毒物,包括2,3,7,8-四氯二苯基-对-二噁英(TCDD)、多氯代二苯并二噁英(PCDD)等,是一类广泛存在的化学污染物。其次是卤代烷烃、亚硝胺类、重金属类污染物。氯乙烯是职业危害的主要关注对象,但作为环境污染物受到的关注较少。工业废物是以上这些化学污染及其他化学污染的主要来源。被证实具有肝毒性或疑似具有潜在肝毒性的化学毒物见表64-3[1]。

环境化学污染物的危害性取决于其在环境中存在的时长(表64-4)、进入人体的方式和频度,以及各种化合物的肝毒性潜力。不同的农药在不同的条件下可能具有不同的肝毒性风险(表64-5),有机氯化物和阳离子剂构成的威胁最大,其在环境中存在最持久,且已被证实摄入或注射均可产生对实验动物和人的肝脏产生毒性。然而,尚无证据表明这些化学品的环境污染可引起人类肝脏损害。其他的农药很少或不引起实验动物或人的肝脏损害,在环境中存在时间也不长。

农药有许多种类,与化学污染造成肝损害有关的

农药主要是杀虫剂和除草剂。人们对许多种类农药都已有所认识(表64-5)。其中有机氯化合物是最广泛使用的一类农药,可对实验动物造成明显的肝脏损害,在环境中存在的时间也最长。当误服或有自杀倾向者服用大剂量有机氯化合物后,可导致肝损害。某些氯代烃类化合物已在实验动物中显示有致癌作用。联吡啶阳离子类除草剂、百草枯和杀草快也可在环境中存在较长时间,大剂量摄入可导致肝毒性。有机磷

表64-3 可造成环境污染并具有肝毒性或疑似具有潜在肝毒性的化学物质

化学毒物	污染危害
无机物	
砷	可污染井水或地面水,是引起肝硬化或非肝硬化性门静脉高压症的原因
镉	动物实验可导致肝损害,但环境中存在的镉浓度可导致人肝损害的证据不足
磷	并非导致肝病的重要污染源,但受磷污染的水可导致水生动物的肝损害
有机物	
卤代脂肪族化合物	
二氯溴甲烷、氯仿、二溴氯甲烷、溴仿、四氯化碳	经氯消毒的饮用水或游泳池水可检测到,由氯气与有机物反应产生,或受到某种物质污染。在城市大气中也可检测到。目前尚无明确证据表明这种环境污染可导致人类肝损害
1,2-二氯乙烷、氯乙烯	用作喷雾推进剂可污染家庭环境。最大的危害是用于大规模生产聚氯乙烯时可导致工人或周围受染人群中的血管肉瘤及肝纤维化
卤代芳香族化合物	
农药、多氯联苯、多溴联苯、氯酚、二噁英	可污染环境及饮用水,并可进入食物链,但尚无证据证实这种污染可导致肝病
亚硝胺类	可污染大气、地面水和食物,但无证据证实可导致人类肝损害
酞酸酯类	是一种增塑剂。广泛用于建筑、汽车、家庭日用品、衣服、玩具及医疗产品中,散布于环境各处。可导致实验动物肝脏肿瘤

表64-4 污染化学品在环境中存在的持久性

类别	持久存在	比较持久	不持久	不定
农药	有机氯杀虫剂:DDT、DDD、DDE、艾氏剂、狄氏剂	三嗪酮除草剂苯基脲衍生物	苯氧羧酸除草剂苯基氨基甲酸酯类	其他
	其他:甲氧滴滴涕(对对氧苯基三氯乙烷)、异狄氏剂、七氯、氯丹、灭蚁灵、十氯酮、林丹、毒杀芬、阳离子除草剂、百草枯、杀草快	二硝基苯胺衍生物	(双-二硫代氨基甲酸)乙二酯类杀菌剂,合成拟除虫菊酯杀虫剂,有机磷酸酯类,氨基甲酸酯类,二嗪农	
非农药有机化合物	多氯联苯类、多溴联苯类、二噁英类、其他芳香烃类	全氟辛烷磺化物和全氟辛酸,邻苯二甲酸二乙己酯	甲基叔丁基醚	

表 64-5　不同农药的肝脏危害性

农药	肝损害	农药	肝损害
胺和联吡啶化合物	±	有机磷衍生物	0
氨基甲酸酯类	±	有机锡化合物	0
二硫代氨基甲酸酯类	0 或 ±	除虫菊酯类	±
阳离子类	+	杀虫脒、乙氧基喹	±
氯代苯氧基乙酸衍生物*	±	氨基三唑	0
联苯类	0 或 ±	百菌清	±
氯代烃类和相关化合物	+	抑菌丹、硫丹	0
氯代硝基苯衍生物	+	增效醚	0
二硝基苯酚类	±	噻菌灵（涕必灵）	+

注：+，大剂量摄入产生肝损害；±，轻微或可疑的肝损害；0，大剂量摄入不产生肝损害；* 可以被二噁英类污染，后者对某些种属具有肝毒性。

衍生物和其他广泛应用的各类农药中的大多数品种，并不产生或很少产生对肝脏的毒作用。有人认为有机磷农药中毒可导致肝损害，但也有学者认为这属于重症中毒的继发性多脏器功能障碍综合征的表现，而环境污染引起的有机磷农药危害不会造成这样的肝损害。杀鼠灵（warfarin）和铊化合物对肝脏的毒作用，以及杀螨特（aramite）、灭菌丹（cap-tan）等农药的可能致癌性，已在本书相关章节述及，由这些农药污染环境导致肝损害的情况未见报道。然而，有些农药是细胞色素 P450 的强诱导剂或抑制剂，有些则具有重要的肝外毒性作用。

非农药类的污染物包括卤代脂肪族化合物、卤代芳香族化合物、硝基卤代脂烃类、硝基芳香族化合物、邻苯二羧酸酯类增塑剂以及一些金属、类金属和无机负离子等。卤代脂肪烃中某些品种具有较强的肝毒性，但环境污染物的接触是否会导致人类肝脏损害尚无肯定结论。卤代芳香族化合物包括 PCB、多溴联苯类（PBB）、氯代苯酚类和二噁英类（dioxins）等很多结构比较复杂的化合物，有的是人工合成产品，也有的（如二噁英）是在工业或其他过程中难以避免的杂质。这些物质对人类健康的影响受广泛关注。

环境污染物进入人体或动物体内后，可能造成混合功能氧化酶的改变，这种改变称为"酶的诱导作用"，有可能导致人类或动物对其他化学品产生的生物学反应发生改变。有学者认为，化学污染物的诱导作用可增强药物和其他化学物质的生物转化，从而增强其对肝脏的毒性作用和诱发肝癌作用。最常见的有机污染物（如杀虫剂、多氯联苯、二噁英和多环烃类）都是细胞色素 P450（CYP）的强诱导剂。化学毒物也可能改变机体对病毒性肝炎的反应性，并加重肝脏损害或导致肝脏癌变。用 PCB 预处理鸭子，其病毒性肝炎的严重程度增加。化学致癌物还可能提高

病毒的致肿瘤性。然而，尽管有很多药物相互作用的例子，但除了四氯化碳之外，在职业和环境接触中的药物相互作用尚不十分清楚。美国已发现一些河流受到二噁英的污染，二噁英是 CYP1A2 的强诱导剂，可能增加环境中 CYP1A2 代谢药物（如雌二醇、氟哌啶醇、萘普生、华法灵等）的毒性，从而导致环境中药物的相互作用。环境污染导致的肝脏及其他疾病是多种因素协同作用的结果[1]。

（二）环境化学毒物的主要来源

工业生产和农药的广泛应用是环境化学毒物污染的主要来源。汽车及喷气式飞机排放的废气，工厂排放的废气、废水，水中污染物汽化进入空气，气雾剂的广泛使用，污染的土壤产生的飘尘，均可造成大气污染。水源和土壤的污染主要来源于工厂的排放、废品的处理、塑料和其他工业品的残骸、农业排放水，以及工厂爆炸和船只泄油等意外事件的污染。农药的广泛使用，在提高农业产量的同时也造成大面积的污染，甚至导致生态破坏。

（三）环境化学毒物的接触途径

人类通过各种途径接触到外界的化学污染物。如饮用受污染的水，吸入受污染的空气，摄入受污染的食物，或在受污染的水中游泳等。其中摄入受污染的食物对肝脏造成的损伤是最直接的。食物除了可能因接触化学污染而受污染外，作为食物的动植物可从相对浓度较低的水或营养物质中摄取这些少量的化学物质并将其贮存在机体组织中，随着食物链级别的增加，食物中环境污染物的浓度也在不断增加。目前普遍认为，人类受环境污染的影响主要是通过摄取受污染的食物，特别是那些经过食物链富集污染的食物。尽管水源也可受多种化学因素污染，且其中许多因素对肝脏有毒性作用，但只有当污染水源中损肝毒物的浓度较高时才导致人的肝损害，事实证明通常意义上的污染水源很少导致人类肝损害。例如汞是重要的环境污染重金属。汞排放到水体中被鱼吸收后进入食物链并生物浓缩，最终通过食品进入人体产生危害。它可能是环境肝毒性的原因之一，但缺乏证据。虽然有经口急性或亚急性汞中毒引起肝脏损害的多起报告，但环境中的少量汞不能造成急性或亚急性汞中毒。

四、杀虫剂污染

杀虫剂是最早和使用最广泛的农药，也用于农业以外的卫生杀虫。现在杀虫剂已经发展成包括有机氯化合物、有机磷化合物、氨基甲酸酯类、拟除虫菊酯

类、沙蚕毒素类、甲脒类化合物、有机锡化合物、砷化合物、其他化合物和植物性杀虫剂等许多品种。其中与肝毒性有关的杀虫剂主要是有机氯化合物和砷化合物。砷化合物将在无机环境污染物一节讨论。有机磷杀虫剂虽然没有划为肝损毒物，但很多品种具有较高毒性，急性中毒（尤其经口）往往引起全身性脏器功能衰竭，包括肝损害。低毒替代产品杀铃脲、毒死蜱、溴虫腈等新型杀虫剂在实验动物中可引起不严重的肝损害。它们大量使用后造成环境污染的浓度估计有限，进而损害肝脏的可能性不大。

长期以来，有机氯杀虫剂的肝毒性问题一直受到关注。多数有机氯杀虫剂属于卤代烃类，被认为对肝脏有潜在损害作用，而且在动物实验中发现大剂量有机氯杀虫剂可损害肝脏。早期研究显示，它们能溶解在人体脂肪中，并可长期在那里贮存。有机氯杀虫剂在制造、包装、使用和运输过程中，均能经皮肤吸收、经口摄入或经呼吸道吸入而进入体内。

（一）对对氯苯基三氯乙烷（DDT）

对对氯苯基三氯乙烷（DDT）又名二二三、滴滴涕，其最持久的代谢产物为二氯二苯基二氯乙烯（DDE）。DDT 是第一个大规模使用的杀虫剂，在第二次世界大战期间投入应用。在以后的数十年中，其用途日益广泛。DDT 能有效杀灭蚊子，在世界许多地区对消灭疟疾和减少其他虫媒传播疾病的发病率起着主要作用。DDT 可消灭破坏农作物的害虫，从而提高农作物产量，因此 DDT 曾经为人类带来巨大利益。

DDT 的特性使之成为非常强大而有效的杀虫剂，也正是这些特性产生了重要的生物学危害。DDT 的性质非常稳定，不具挥发性，且生物降解缓慢，使得 DDT 能长期存在于环境中。在美国缅因州丛林地区的研究显示，单次应用 DDT 后长达十年仍能在生态环境中检测到残留的 DDT，并且还可能由风将 DDT 带到远离最初撒播的地方。

DTT 进入人体的途径是多样的，在生产或使用 DDT 等职业性接触的过程中主要是通过吸入和皮肤接触而进入体内，长期食用含有 DDT 的粮食或动物制品也可导致 DDT 在体内蓄积，少数情况下可因误服或自杀而一次性喝入大量 DDT。DDT 可在动物体内蓄积，通过食物链在更高一级的动物体内蓄积和浓缩，因此在较大动物的脂肪组织中可检测到相当量的 DDT，很多报道显示 DDT 可人体内蓄积。

鉴于 DDT 的 POP 特性和对人体的潜在危害性，故被列入国际公约需要消除的对人类健康和自然环境特别有害的第一批 POP 名单。此外，基于动物研究结果，DDT 和 DDE 在 1970 年代就被国际癌症研究机构（IARC）列为可能对人类致癌的化学品 2B 组。许多发达国家已禁用 DDT，中国在 1983 年宣布禁用 DDT，但还有一些发展中国家仍在继续使用 DDT。

1. DDT 在人体组织中的含量　DDT 主要储存在脂肪组织中，血液中大多数 DDT 相关化合物都与蛋白质结合；肝脏中也有较少 DDT 的贮存。自加拿大、美国、南美洲、比利时、捷克斯洛伐克、丹麦、英国、法国、德国、匈牙利、意大利、荷兰、波兰、罗马尼亚、西班牙、亚洲、印度、以色列、非洲、澳大利亚和新西兰等地的尸检报告显示，在人类脂肪组织中检出 DDT 成分。最高值来自印度样本，提示气温较高地区的人体组织中 DDT 水平也较高，这可能是由于高温地区虫类多，DDT 用量也大，直接应用 DDT 贮藏食品的机会增加，家用杀虫剂增多。西方发达国家对人群脂肪组织中 DDT 贮量的研究，使得 20 世纪 70 年代取消了该杀虫剂的使用。机体组织中的 DDT 水平在 20 世纪 60 年代约为 15 ppm，到 20 世纪 90 年代已降至小于 2 ppm。

2. DDT 的肝毒性和致肝癌风险

（1）DDT 的肝毒性：DDT 和 DDE 对人类健康可产生广泛的不良影响，包括胃肠道反应、潜在肝脏毒性、致癌性、神经毒性、生殖毒性和发育障碍等。DDT 毒性反应的机制可能是多方面的。① DDT 对生态效应的不良影响可能与其具有弱雌激素作用有关。例如 DDT 可改变鸟类的性激素代谢，使鸟类产蛋易破碎，或产出不成活鸟蛋，从而使某些种系近乎灭绝。② DDT 对机体的药物代谢酶系统有诱导作用，能诱导细胞色素 P450，增强机体对环境中其他化学物质或药物的生物转化作用，产生肝毒性和致肝癌性代谢物。例如在被污染的水中，氯代烃类的浓度远较可导致肝毒性的浓度要低，但经 DDT 诱导作用后，氯代烃类在体内的代谢增强，从而具有潜在的肝毒性和致肝癌性。

实验研究显示，DDT 可导致小鼠、大鼠、豚鼠、兔和犬等动物的肝脏发生脂肪变性和小叶中央坏死，也可导致灵长类动物的肝坏死。但 DDT 导致动物肝坏死所需的剂量很大，对人类而言，通常只有当意外误服或自杀性摄入时才能达到这样大的剂量。在真实世界，尽管已有数百万吨 DDT 被制造出来和广泛应用，但一般认为只有因职业性长期接触使得 DDT 在体内蓄积至足够的浓度时才可能产生肝损害，迄今鲜有报道因职业接触有机氯杀虫剂引起肝损伤的证据。普通环境接触 DDT 并未发现导致明显的肝损害，也没有其他迹象显示DDT可导致人类发生慢性肝病。

（2）DDT与肝癌发生风险的关系：DDT的致癌风险长期以来为人们所关注，但关于DDT与HCC风险之间的关系，各种研究方法的局限性导致了研究结论存在明显差异，相关实验研究和临床观察结果也存在很大争论。

实验研究方面，长期使用杀虫剂可导致小鼠肝癌，但实验使用的种系动物很少对肝脏肿瘤的诱导因素敏感。长期给予DDT的大鼠可出现肝脏肿瘤，但多认为肿瘤仅是良性的或为可疑恶性，仅少数报道为恶性癌肿。使用半个多世纪之后，由于DDT对啮齿类动物和除人以外的灵长类动物的实验性致癌失败，也缺乏对人致癌的足够证据，因而人们几乎要放弃DDT可导致人类肝脏肿瘤的说法。

临床观察方面，早在1972年就有报道，肝硬化、肝癌或其他多种疾病的患者体内DDT含量是对照组的2倍多，尽管并无确凿证据显示低浓度DDT会导致肝硬化或肝癌，但是否意味着较高的组织DDT含量是导致肝硬化的原因尚待确认。我国也曾有研究提示，脂肪组织中DDE的含量与HCC死亡率有显著的相关性，DDT水平较高的中国男性人群患肝癌风险较高，这似乎间接佐证了上述推测。

致癌机制方面，有认为DDT和HCC之间的关联也可能与DDT的干扰内分泌特性有关，因为DDT具有雌激素样作用和抗雄激素作用。一项对雄性小鼠内分泌干扰物的研究显示DDT对许多基因有上调作用，包括CYP3A11（参与肝脏炎症反应的CYP家族成员之一）。此外，DDT还可能促进黄曲霉毒素B1（AFB1）诱导的大鼠肝癌发生[8]。AFB1与DDT的联合使用已被报道对HCC发生发展有协同作用[9]。HBV感染与DDT之间也可能存在协同作用，促进HCC的发展[9]。

总之，由于对DDT实验致癌性的报道是有争议的，虽然无确凿证据表明DDT对人类具有致癌风险，但长期的怀疑仍将继续，特别是DDT的剂量以及DDT与AFB1和HBV等其他肝损伤因素之间的潜在协同关系。

（二）开蓬（十氯酮）

开蓬（kepone）又名十氯酮（chlordecone），化学名十氯代八氢亚甲基环丁异戊搭烯-2-酮，是一种有机氯杀虫剂，呈黄褐色或白色晶体，干粉状，可通过呼吸道吸收。主要用于防治白蚁等害虫。

职业性和环境性化学品暴露引起的脂肪肝被称为"毒物相关性脂肪性肝炎"（TASH）[10]。1980年美国弗吉尼亚州某厂32名工人发生十氯酮中毒，不少

病例有肝大，其中12名工人的肝活检显示轻度脂肪变性、门静脉炎症、纤维化、糖原核和脂褐素积累，但氨基转移酶可正常，这是TASH的常见特征。长期暴露于一定浓度的十氯酮，可出现神经系统及全身异常。与十氯酮污染源相连接的河流，即使远离污染源，也可在水体中测到十氯酮；关闭污染源一年以上，仍可在被污染的水体和相关食物链中检测到十氯酮。詹姆斯河的十氯酮污染造成了美国从里士满到切萨皮克湾的禁渔令。1975年美国禁止生产十氯酮。2009年十氯酮被列入关于POP的斯德哥尔摩公约，在全世界范围禁止生产。

十氯酮大鼠经口半数致死量为95 mg/kg，是相对缓和的肝毒物，其对肝脏的不良影响小于对神经系统的影响。对小鼠、大鼠及鸟类经胃肠道或静脉给予十氯酮后可表现出肝毒性，产生肝脂肪变性和不同程度的肝坏死，在小鼠和大鼠实验中可引起肝癌。人类由于职业原因而长期暴露于十氯酮时，在血液、肝脏及脂肪组织中可发现高浓度的十氯酮，但个体仅表现轻微的肝脏生化及组织学异常，至今没有证据表明它能导致人类肝癌。甚至有研究显示，在十氯酮污染的地表20年后，检查暴露于该污染地区的高危人群，并未发现有明显的肝脏疾病。不过，由于十氯酮在体内大量蓄积和对小鼠及大鼠的致肝癌性，依然引起人们对其长期安全性和延迟效应（如潜在致癌作用）的严重关注。

十氯酮是细胞色素P450系统的潜在诱导剂，能够增强四氯化碳和氯仿的毒性，从而提高其他损肝毒物的毒性作用。十氯酮能抑制肝损伤后的再生反应，这对于增加肝毒性损伤的严重程度是一个重要因素。另一方面，Guzelian等证明，使用考来烯胺（cholestyramine）可增加十氯酮的排泄。

（三）其他含氯杀虫剂

从某种程度上讲，其他卤代物杀虫剂（主要是有机氯杀虫剂）与DDT有相似的特性。狄氏剂对实验动物表现更多的肝毒性。艾氏剂（aldrin）毒性与狄氏剂大致相同，其在代谢过程中第一步先转换成狄氏剂。表64-5列举了部分有机氯农药的相对毒性作用。相对毒性是基于世界卫生组织（WHO）提出的每日摄入最大耐受量而判定的。因为这些化合物主要是对神经系统的毒性作用，对肝脏的毒性作用较弱，故所列相对毒性潜力几乎不引起肝毒性。目前对农药潜在肝毒性的评估资料，都是以动物实验研究为基础，其毒性等级资料不能直接用于人体肝毒性评估。表64-6中的致癌能力分类是建立在Tomatis（1976

表64-6　有机氯农药的相对毒性

农药品种	CA	ADI(mg/kg 体重)	相对毒性
艾氏剂或狄氏剂	±	0.000 1	1 000
异狄氏剂	?	0.000 2	500
七氯	±	0.000 5	200
六氯苯	+	0.000 6	160
氯丹	±	0.001	100
DDT	+	0.005	20
γ-六氯环己烷	+	0.01	10
2,6-二氯-4-硝基苯胺	?	0.03	4
甲氧滴滴涕	0	0.01	1

注：CA，实验致癌性。±，仅小鼠；+，小鼠和大鼠；?，不确定；0，无致癌证据。ADI：最大可接受的每天摄入量（根据世界卫生组织和联合国粮农组织提供的数据）。相对毒性：基于 ADI，1 000 为最大毒性，其他数字按照 ADI 计算。毒性反映总的实验损害，不专门对肝脏，但在大剂量时对肝脏也产生一些损害。

年）基础上的，并与 Williams、Weisberger（1991 年）、Murphy（1996 年）、Hayes（1982 年）以及 Woo 和 Arcos（1981 年）等分析相一致。

（四）其他杀虫剂

杀铃脲（triflumuron）别名杀虫脲、氟幼灵，化学名 1-2-(-氯苯甲酰基)-3-(4-三氟甲氧基苯基)脲。本品是苯甲基脲类杀虫剂，有高效、低毒、广谱等特点，无致畸、致癌、致突变作用。狗模型急性经口半数致死剂量>1 000 mg/kg。大鼠模型急性经口或经皮半数致死剂量均为>5 000 mg/kg，急性吸入半数致死浓度>0.12 mg/L。大鼠经口染毒 90 d 结果表明，3 200 mg/kg 剂量组体重增长，ALT、AST、ALP 酶活性均受明显影响，并见肝脏组织病理学改变[11]。

毒死蜱（chlorpyrifos）别名氯蜱硫磷，化学名 O,O-二乙基-O-(3,5,6-三氯-2-吡啶基)硫代磷酸酯，属于有机磷类杀虫杀螨剂，属低毒农药，作为有机磷类替代高毒农药的首选产品。其杀虫谱广，在叶片上残留期不长，但在土壤中残留期较长。毒死蜱为胆碱酯酶抑制剂，在动物体内能很快解毒（但对鱼和水生动物毒性较高）。对眼睛有轻度刺激，对皮肤有明显刺激，长时间接触会产生灼伤。在试验剂量下未见致畸、致癌、致突变作用。毒死蜱能诱导大鼠肝组织热休克蛋白 70（HSP70）基因表达的变化，HSP70 基因被认为是毒死蜱所致环境污染的敏感基因，可作为毒死蜱污染早期监控的生物标志物[12]。

溴虫腈（chlorfenapyr）别名除尽、虫螨腈，化学名 4-溴基-2-(4-氯苯基)-1-(乙氧基甲基)-5-(三氟甲基)吡咯-3-腈，是新型杂环类杀虫、杀螨、杀线虫剂。溴虫腈是被推荐作为无公害农产品病虫防治的

低毒高效农药品种，随着国家高毒农药替代政策的出台，应用越来越广泛。全国很多大城市已将溴虫腈选定为无公害蔬菜的首选农药，在未来可能造成越来越广泛的环境接触。溴虫腈的大鼠急性经口半数致死剂量 441~1 152 mg/kg。兔急性经皮半数致死剂量≥2 000 mg/kg，兔眼刺激轻微。日本鲤鱼半数致死浓度 0.5 ppm。Ames 试验及中国仓鼠卵巢试验无致突变性。大鼠亚慢性毒性研究显示，125 mg/kg 剂量组大鼠出现明显中毒症状，血 ALT 及白细胞总数升高，肝脏有明显组织学改变，提示溴虫腈可引起大鼠肝损伤，大鼠经口亚慢性最大无作用剂量为 25 mg/(kg・d)[13]。

以上三个都是目前推广的新型高效低毒农药，动物实验都显示出一定的肝脏毒性，但缺乏有关人肝毒性的资料。这些新农药将来可能造成环境污染的程度尚不清楚，需要加以持续关注。

五、除草剂污染

除草剂是现代农业使用越来越多的一大类农药，在发达国家除草剂的使用已占全部农药的第一位。目前世界范围使用的除草剂超过 100 种，且还在继续增加，主要包括苯氧羧酸类、联吡啶类、醚类、酰胺类、均三氮苯类（S-三嗪类）、氨基甲酸酯、硫代氨基甲酸酯类、取代脲类和其他化合物。其中毒性较大并与肝毒性有关的除草剂有苯氧羧酸类和联吡啶类除草剂的部分品种，主要是 2,4-滴（2,4-二氯苯氧基乙酸，2,4-D）和百草枯。在已使用的除草剂中，仅确定联吡啶化合物在大剂量摄入时可导致人类肝损害。职业性接触联吡啶可以导致工人明显的肝损害，但环境接触是否导致肝损害尚不确定。其他除草剂中有些能对实验动物产生肝脏损害，其中氯代苯氧羧酸化合物最引人注意。另外，二苯醚类除草剂乙羧氟草醚也有肝毒性可能。目前在使用中的大多数除草剂对肝脏的主要作用是诱导细胞色素 P450。

（一）氯代苯氧羧酸化合物

2,4-滴（2,4-D）和 2,4,5-涕（2,4,5-三氯苯氧基乙酸，2,4,5-T）是两个代表性的氯代苯氧化合物（图 64-1）。2,4-D 是落叶剂（橙色剂）的主要成分。2,4-D 和 2,4,5-T 严重中毒多因经口摄入所致，也可在生产和使用过程中通过呼吸道吸收而中毒，而经皮吸收发生中毒的风险很低。

经口摄入氯代苯氧化合物可致严重急性中毒，产生明显的消化道刺激和神经系统症状，伴肝、肾损害。而接触外环境中污染的 2,4-D 或 2,4,5-T 而导致肝损害的证据很少。据报道，职业性接触氯代苯氧化合

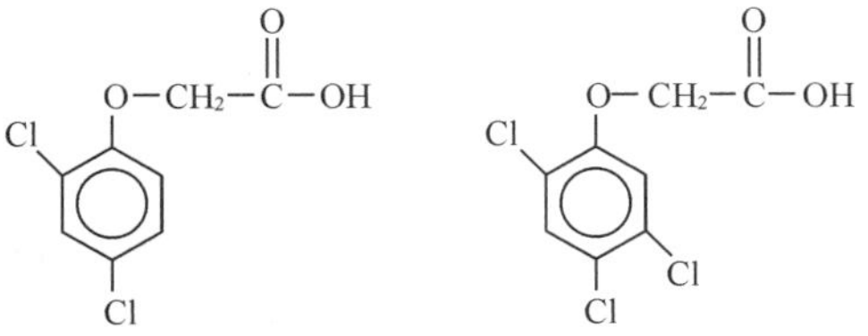

2,4-二氯苯氧基乙酸　　　2,4,5-三氯苯氧基乙酸

图 64-1　氯代苯氧乙酸类除草剂

物可引起罕见的尿粪卟啉症（porphyria cutanea tarda，也称为迟发性皮肤卟啉症），临床表现为皮肤损害和肝大，尿中尿卟啉和粪卟啉增加。

需要指出的是，在越战时美军使用含有 2,4-D 和 2,4,5-T 的橙色剂（agent orange）作为落叶剂，对当地居民产生了毒性影响，后来被认为是二噁英（TCDD）的危害（有关二噁英的详细阐述请参见本章第七节第三部分"二噁英"的内容）。TCDD 是 2,4,5-T 的一种常见污染物，具有肯定的肝毒性，并能导致一些种系动物的肝肿瘤。但越战中重度接触橙色剂的军人检查结果并未发现相关肝损害，亦无确凿证据证实越战中接触该剂的军人肝细胞癌发病率增加是由于使用了这种除草剂。意大利塞维索（Seveso）地区一家制造氯代苯氧羧酸类除草剂的工厂爆炸后，污染区的居民出现了氯痤疮，当时并未发现明显肝损害，但在随访研究中（Higuchi 1976）发现一些致肝癌的迹象。

（二）其他除草剂（百草枯、杀草快、乙羧氟草醚）

联吡啶类除草剂是一种联吡啶阳离子盐，一般为二氯化盐、二溴化盐或二硫酸甲酯，代表品种是百草枯和杀草快。均三氮苯类（S-三嗪类）除草剂有扑草净（prometryn）和阿特拉津（atrazine，又名莠去津）等。其所引起的严重中毒病例可伴有肝肾损害。其他除草剂通常不导致肝损害。

百草枯（paraquat）是一种广泛使用的联吡啶类除草剂，学名为 1,1'-二甲基-4,4'-联吡啶二氯化盐（或二硫酸甲酯），别名对草快（paraquation）。百草枯进入人体的途径主要是因自杀或偶然事故而经口摄入，经皮肤大面积吸收或经呼吸道吸入也能导致中毒，而一般环境污染中的百草枯浓度达不到可引起器官损害的程度。百草枯中毒后可出现腹痛、腹泻、口咽区刺激症状和严重呕吐。其致人死亡的主要原因是导致肺纤维化或伴有多脏器功能障碍的急性呼吸窘迫综合征（ARDS）。百草枯虽可引起明显肝损伤，但一般并非致命的原因。早期中毒可引起肝坏死，延迟

效应则产生胆汁淤积。中毒后第 2~3 d 可出现黄疸等肝损表现。组织学改变包括肝细胞坏死、严重的胆管炎。生物化学改变与混合型肝损伤相一致。治疗可采用积极利尿和活性炭灌胃，也有病例报告将疾病康复归功于地塞米松和环磷酰胺。

杀草快（diquat）学名 1,1'-乙撑-2,2'-联吡啶二溴盐，又名敌草快、双快、催熟利，是除草剂和催枯落叶剂，但不如百草枯使用广泛。美国 1982 年规定的车间卫生标准为 0.5 mg/m³。急性毒性试验显示，大鼠经口半数致死剂量为 231 mg/kg，小鼠经口半数致死剂量为 125 mg/kg，兔经皮致死剂量为 7 400 mg/kg，对人的致死量为 6~12 g。误服中毒者可发生皮炎、鼻黏膜出血、指甲改变、伤口延迟愈合，但以胃肠功能紊乱最为明显，也可导致肝坏死。

乙羧氟草醚（fluoroglycofen-ethyl）别名阔锄，化学名 O-[5-(2-氯-a,a,a-三氟-对-甲苯氧基)-2-硝基苯甲酰基]羟基乙酸乙酯。本品属二苯醚类除草剂，是原卟啉氧化酶抑制剂。该化合物与分子氯反应，生成对植物细胞具有毒性的化合物四吡咯而发生作用。实验大鼠急性经口半数致死剂量 1 500 mg/kg。兔急性经皮半数致死剂量 5 000 mg/kg，对皮肤和眼睛有轻微刺激作用。大鼠 4 h 急性吸入的半数致死浓度 7.5 mg/L。Ames 试验无致突变作用。有研究以乙羧氟草醚 5 000 mg/kg 饲料饲喂大鼠 13 周，体重增长明显抑制，血清 ALT、AST 及 ALP 明显升高，解剖见肝脏系数（肝重/体重）增大并出现组织病理学改变[1]。

六、卤代脂肪族化合物的污染

卤代脂肪族化合物分子较小，当摄入、吸入足够数量或经皮肤大量接触时，都可能引起某种程度的肝脏损害。其中某些卤代脂烃是较强的损肝毒物。但是至今并无证据表明，环境性接触任何一种卤代脂肪烃化合物会导致人类肝损害。用几种卤代脂肪烃严重污染的水给予小鼠摄入，可导致较轻的肝损害。被污染的水源经氯化作用可形成氯仿、溴仿（三溴甲烷）、一溴二氯甲烷和二溴一氯甲烷等化合物，但通常在水中发现的卤代脂肪族化合物大部分是直接污染的结果。卤代脂肪族化合物的这类环境性暴露，理论上具有致癌危险。

（一）氯代烷烃

既往有报道，水体及城市社区大气中存在卤代烷烃（haloalkanes）。水经氯气消毒，氯与水中的有机污染物发生反应，形成氯代烷烃。氯也可与溢出的油类或工业排放等有机污染物反应，形成氯代烷烃。氯化

作用能在室内游泳池中形成氯仿。实验研究表明，氯仿和四氯化碳可引起啮齿类动物的肝脏肿瘤，但并无证据显示水中已知的氯代烷烃污染浓度可导致人类肝损伤。若水中同时含有狄氏剂及 PCB 等强诱导剂，可增加氯代烷烃的肝毒性，所以这类污染在肝硬化发病机制中的作用不能排除。这种增强作用也可在酗酒者身上表现出来，这些人对氯代烷烃诱导的肝毒性具有易感性。

据研究，城市上空四氯化碳浓度可达百亿分之十六（1.6 ppb）。与受氯代烷烃污染的水源一样，对于大气中四氯化碳与人类肝脏疾病之间关系的探讨仍不充分。要证明大气中的四氯化碳可导致肝毒性，除非流行病学研究能提示城市环境污染与肝硬化之间的关系，但目前的研究没有做到。

（二）二溴乙烷

1,2-二溴乙烷（ethylene dibromide，又名亚乙基二溴）是一种农药，作为抗真菌剂。他还作为杀线虫剂和汽油抗爆混合物的成分。1,2-二溴乙烷是确认的损肝毒物，动物实验引起肝脏 III 区带坏死，对实验动物有致瘤作用，对人有可疑致癌作用。重度职业性暴露可导致严重肝损害。但并无证据表明接触外部环境中的二溴乙烷可导致肝损害。尽管如此，二溴乙烷的强致癌作用使之作为抗真菌剂广泛用于贮存谷物所可能产生的危害仍受到极大关注。二溴乙烷已被禁止作为土壤熏蒸消毒剂使用。

（三）氯乙烯

已确认职业性接触氯乙烯（vinyl chloride）可致癌和中毒，但接触外环境中的氯乙烯是否也有这种危害尚未确定。有人认为由聚氯乙烯塑料制成的食品容器可能含有残留的单体氯乙烯，从而可能会污染食品。由于氯乙烯的广泛使用，其造成环境污染是完全有可能的。

从氯乙烯制造聚氯乙烯的过程允许部分氯乙烯单体逃逸，这些氯乙烯会排放到大气中，或者排入废水或废渣中。氯乙烯和聚氯乙烯可能会导致血管肉瘤的发生[14,15]。

氯乙烯还是许多不同类型喷雾剂的成分（喷雾推进剂），被用于喷雾发胶、除臭剂、杀虫剂、房间消毒剂、家具光亮剂及玻璃清洁剂中。氯乙烯的这种使用会对环境造成潜在的危害，应该加以避免。

七、卤代芳香族化合物的污染

在受污染的土壤和水中已发现多氯联苯类（PCB）、多溴联苯类（PBB）、氯代苯酚类、二噁英类（dioxins）和氧芴类（dibenzofurans，二苯并呋喃）等化合物。这些物质对人类的影响受到广泛关注。

（一）多氯联苯类

多氯联苯类（PCB）由于具有明显的毒性和对生态环境的影响，美国等发达国家早已停止生产，但因 PCB 具有良好的性能和使用价值，一些发展中国家仍在生产和使用，其危害令人担忧。第二次世界大战前及二战中，PCB 被广泛用于制造变压器和电容器等高压电气设备。PCB 绝佳的绝缘性和不燃性也应用于其他工业设备中。二战期间，使用含有 PCB 和氯萘类混合物的制品导致多例严重的肝脏疾病，尤其是那些因职业原因而长期接触卤代芳香族化合物（如卤蜡，halowaxes）的工人易患肝脏疾病，尽管仅发生于少数个体，但病情严重，病死率很高。尽管对 PCB 的生产和使用进行了多年干预，但 PCB 仍以各种不同的形式被广泛应用。

六氯苯（hexachlorobenzene，HCB）是高度脂溶性有机化合物，广泛存在于环境中，并在生物系统内蓄积，影响卟啉代谢。有研究显示，过去 20 多年来，北海鳕鱼体内的 HCB 含量升高[16]。

1. **在环境中存在时间** 与 DDT 一样，PCB 具有化学稳定性、不易被水解、不易酸化或碱化、不易被腐蚀、不易挥发和耐高温等特性，故被大量应用于工业设备，但同时也对生态环境造成了威胁。PCB 不溶于水，可长期存在于水底淤泥中。氯化程度越高的多氯联苯化合物，其生物降解性降低，在环境中的持久性越长，环境性危害也越大。PCB 对生态系统的负效应与 DDT 及其他杀虫剂相似，但降解速度更慢，对生态系统的负效应几乎是不可逆的（生态系统畸变）。世界各地均有 PCB 残留物，尤其是那些被工业"三废"污染的地区。在淤泥中、动物体内、植物中、来自江河湖海的水样中，均发现了 PCB。尽管 PCB 已被停止生产，但由于环境中 PCB 难以降解消除，故其导致的环境污染仍很严重。PCB 在食物链中具有生物累积作用，且在实验动物中难以代谢和难以排泄。

PCB 与 DDT 的散布方式可能是相似的，但观察研究发现远离城市的动物体内 DDT/PCB 的比值较城市中的动物要高，这可能提示 PCB 不像 DDT 那样完全依靠空气流动传播，或由于农村污染物中 DDT 含量更多的缘故。

2. **高危人群** 人类的脂肪组织被发现含有 PCB 成分。来自美国、斯堪的纳维亚、日本及德国的人体组织样本中检测出 PCB 残留物。通常在来自工业化国家的脂肪样本中发现 PCB 成分，而在不发达国家的样本中未发现。在美国有30%~50%的样本中检测到含量大于百万分之一(1 ppm)的PCB成分。目前，污染工业已转移到第三世界，并造成了那里的污染。

PCB是细胞色素P450的强诱导剂，且对实验动物及人类有肝毒性作用。多氯联苯化合物2,2′,5,5′-四氯联苯(tetrachlorobiphenyl)能影响肝线粒体的氧化磷酸化，引起解偶联。人类由于职业原因长期接触PCB物质可导致肝脏损害。在日本(Yusho)曾发生误服受污染的食用油而导致肝脏受损的病例。我国台湾地区也曾发生因使用被PCB污染的米糠油而中毒病例，但未提及肝损害。通过论证由PCB污染水平推算的暴露程度，或者从人体组织内贮存的PCB水平判断，都不至于对人产生肝损害效应。作为环境污染(而不是职业性接触)的PCB，尚无可导致肝损害的直接证据。

3. PCB的效应　就毒性效应而言，环境污染中的PCB在人体所产生的酶诱导作用，较之PCB的潜在直接中毒作用更为重要。PCB对细胞色素P450的效应似能够解释其对生态系统的影响，尤其是对于鸟类的影响。PCB可能具有致癌作用。接触PCB可导致啮齿类动物肝脏肿瘤的发生，因而被列为人类的环境性致癌剂。PCB可诱导细胞色素P450的异构体，后者也可被具有致癌作用的烃类化合物诱导。

PCB还可诱导δ-氨基乙酰丙酸合成酶(ALAS)，这是亚铁血红素合成途径的启动酶。这种诱导效应可能促进职业性接触个体的皮肤损害性卟啉症(尿粪卟啉症)和无症状卟啉尿的发生，但尚不清楚普通的环境接触能否达到产生这种效应的浓度。

给实验动物喂饲PCB，可产生免疫抑制作用，导致胸腺萎缩、脾脏及淋巴结内淋巴液丧失、降低细胞免疫力等改变。尚不清楚这些免疫抑制作用是由PCB引起的，还是由于实验用多氯联苯制剂中污染四氯二苯二噁英(TCDD)引起的。PCB与病毒性疾病之间可能存在相互作用。

(二)多溴联苯类

多溴联苯类(PBB)与PCB是同类化合物，具有与PCB相似的化学特性及毒理学特性。虽然接触氯代化合物主要是环境问题，但PBB的接触可以来自摄入被PBB污染的奶和肉。

(三)二噁英

1. 二噁英的种类　二噁英是英文dioxin的半意半音翻译，表示分子中有两个氧构成杂环己烷(图64-2)。广义上二噁英指所有的多氯代二苯并-对-二噁英类(PCDD)，还包括多氯代氧芴类(PCDF)。

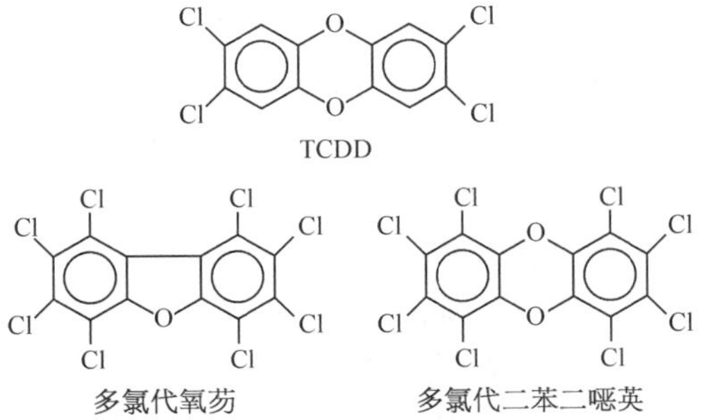

图64-2　二噁英类的分子结构

PCDF是氧芴类(dibenzofurans)的氯化物，而氧芴又可称为二苯并呋喃，他与二苯并二噁英的区别是杂环结构的中间少一个氧。因此，多氯代氧芴类又称为多氯二苯并呋喃类。它们都是氯代三环芳香族有机化合物。二噁英类物质由于含氯数目和位置的不同，可形成多种异构体，其毒性存在明显差异。PCDD有75种异构体，毒性明显的异构体有6种；而PCDF有135种异构体，毒性强的有11种。因此，二噁英类物质共有210种不同的化合物，其中17种毒性较大。但这17种二噁英彼此之间的毒性强度也相差近千倍，以2,3,7,8-四氯二苯并二-对-噁英(TCDD)毒性最强。国际纯化学与应用化学联合会规定的二噁英国际毒性当量系数(TEF)中，把TCDD的TEF定义为1.0，其他16种二噁英的TEF分别为0.001~0.5。由于二噁英类的毒性极大，故一般以pg(10^{-12} g)或ng(10^{-9} g)作为单位来计量。狭义上二噁英特指2,3,7,8-四氯二苯并二噁英(TCDD)(图64-2)。另一种较少的说法认为TCDD指全部四氯二苯并二噁英化合物，包括22种异构体。此外，二噁英类的蒸气压较低，一般随取代氯原子数目的增加而降低，在大气环境中超过80%的二噁英分布在大气颗粒物中。

2. 二噁英的来源　最早发现二噁英类危害是在1957年。当时美国东部和中西部地区发生了大批雏鸡死亡事件，从饲料的油脂中检测出了二噁英类物质。1961—1972年美国在越南战争中使用大量的脱叶剂(橙色剂)，其主要成分是除草剂2,4,5-三氯苯氧基乙酸(2,4,5-T)，而在生产2,4,5-T的过程中可产生副产物二噁英，导致工人肝癌、孕妇流产、新生儿畸形。二噁英类并非商品，而是合成2,4,5-三氯苯酚时的副产品和杂质。后者用于制造除草剂2,4,5-T和抗菌剂六氯双酚，从而使这两种商品含有微量二噁英类，特别是TCDD的毒性潜力尤其受到关注。发达国家虽然已停产多年，但其污染影响仍然存在。据日本资料，二噁英的来源中，占第一位的是城市垃圾(含氯碳氢化合物)焚烧，其次是与氯有关工业的化学品副产物和有害废物排放,第三位则是钢铁行业的炼焦烟气和熄焦。其中工业污染主要包括相关的农药(除草剂和五氯酚)生产、氯代芳烃和聚氯乙烯生产、氯漂白制浆造纸等工业。发达国家是二噁英污染的主要来源。据联合国环境计划组织(UNEP)报道,每年的二噁英排出量,日本(1994年)为3 981 g,是15个发达国家中最高的,主要是来自废弃物的焚烧产生;美国位居第二,为2 744 g。欧洲国家中,二噁英排出量最高者为法国,每年为873 g;瑞典是二噁英控制最成功国家,每年排出量仅22 g。

从20世纪70年代越南化学战争和意大利Seveso化工厂爆炸造成二噁英污染事件,到1999年比利时鸡饲料二噁英污染,再到2001年香港迪斯尼乐园工地土壤二噁英污染,2006年荷兰、比利时和德国的猪肉二噁英含量超标,2008年葡萄牙从爱尔兰进口猪肉被二噁英污染等一系列事件,让人们逐渐认识了二噁英的巨大危害。污染事件不仅造成本国市场混乱,且殃及周边国家,使成千上万吨已经生产的禽、蛋和猪牛肉被收回或销毁。包括中国在内的世界各国纷纷禁止销售来自污染国的畜产品。欧洲舆论界称"污染鸡"事件是继英国"疯牛病"之后,发生在欧洲的又一起对人类健康造成威胁的恶性事件。事件起因于比利时一些养鸡场出现鸡不生蛋、肉鸡生长异常等现象,调查发现这是由于比利时9家饲料公司生产的饲料中含有致癌物质二噁英所致。受污染鸡中二噁英的含量为每克脂肪中700~800 pg,而国际一般标准为每克动物脂肪中不得超过5 pg。比利时福格拉公司的废油是二噁英污染的根源。该公司以收集家畜肥油和废植物油为主,油脂加工后再出售给饲料公司生产禽畜饲料。公司未对装载废油的油罐进行检查,以致让某些油罐里注入了废机油,从而造成二噁英污染。这次二噁英事件造成的直接损失达3.55亿欧元,加上与此关联的食品工业,损失超过10亿欧元。

我国学者2020完成的一项对华南地区某城市固体废物焚烧炉(MSWI)工厂的调查显示,PCDD/PCDF主要通过飞灰和烟气进入工人体内,其总含量在工人血清和头发中的中位国际毒性当量(I-TEQ)分别为28.0 pg TEQ/g(脂质重)和0.30 pg TEQ/g(干重)。头发和血清中TEQ水平的PCDD/PCDF指标同源物为2,3,4,7,8-五氯二苯并呋喃(PeCDF)。1,2,3,6,7,8-六氯二苯并-对二噁英(HxCDD)和八氯二苯并-对二噁英(OCDD)的水平在头发和血清样本中呈显著正相关[17]。

3. 二噁英的毒性与作用机制 二噁英可经口摄入、皮肤接触以及呼吸道吸入,主要靶器官有脂肪组织、免疫系统、肝脏以及胚胎。大部分二噁英在生物体内不易被代谢,具有生物蓄积与生物放大作用[18,19]。

二噁英能引起皮肤病(主要为氯痤疮),并对免疫、内分泌和生殖系统产生毒性。二噁英对细胞免疫和体液免疫均有抑制作用,使传染病易感性和发病率增加。二噁英是一种环境激素,能扰乱内分泌系统,改变甲状腺激素和胰岛素的代谢,降低胰岛素水平或使胰岛素受体下调,引起糖代谢紊乱。实验研究发现环境污染物TCDD和HxCDD通过减少胰岛素样生长因子-I(IGF-I)的信号传递,干扰糖生成而影响体重。生殖毒性主要通过对生物个体的性激素影响实现。二噁英对发育中的个体尤其是胚胎期的影响较大,一些对母体来说不产生毒性作用的剂量常常会导致胚胎和胎儿的生物效应。二噁英具有较强的致畸致癌性(但对于人类来说致畸较难确认)。在对大鼠、小鼠、仓鼠和鱼进行的多次染毒实验中发现其致癌性都呈阳性。对啮齿动物进行TCDD染毒,表现为诱发多部位肿瘤,小鼠的最低致肝癌剂量仅为10 ng/kg。流行病学研究表明,人群接触二噁英与癌症的总体危险性增加有关,包括乳腺癌、肝癌等[20-22]。但致癌机制尚不完全清楚,有人认为其致癌机制是间接的,主要表现为促癌作用。世界卫生组织于1997年将其列为一级致癌物。

二噁英的毒性作用机制尚未完全清楚。先前有研究提示PCDD/PCDF能诱导CYP1A1,后来有研究提示接触环境PCDD/PCDF与肝CYP1A1之间存在交互影响。大量资料表明芳香烃受体(AHR)在这个过程中起着很重要的介导作用。AHR是存在于胞浆中的信使蛋白质,与固醇类激素受体相似,是一种内源性转录因子。当PCDD/PCDF进入胞浆之后,会作为配体与AHR结合,形成配体-受体复合物。它会与细胞质中的AHR核转位蛋白(AHRNT)结合,形成异源性蛋白质二聚体,再将这一复合体转运至细胞核中,并与细胞核中的DNA特殊序列二噁英响应因子(DRE)结合,改变DNA的构象,并使与DRE相连的特定基因组发生转录,促使细胞的增殖与分化发生改变,导致相应的毒性效应及致癌性。某些特定的基因组就是AHR的靶位基因,目前已发现这些靶基因主要编码CYP1A1、CYP1A2、CYP1B1、谷胱甘肽S-转移酶、UDP葡萄糖苷酸转移酶、醛脱羟酶等。其他类型基因的表达也可能直接或间接地受AHR的调节。个别研究提示,维生素A可抑制TCDD诱导的CYP1A1

活性及其表达[23,24]。

4. 二噁英污染与肝脏损害　二噁英是一种可导致肝脏损害的全身性毒物[22,23]。雌性大鼠慢性接触TCDD可导致肝毒性和肝癌。有研究显示,TCDD腹腔染毒24 h大鼠肝脏损害广泛,肝细胞和库普弗细胞超微结构发生明显改变。应注意在肝脏损害易感性上存在种属差异。二噁英可导致兔子和大鼠严重肝坏死,但对小鼠仅造成较轻的损伤,而对豚鼠及猴子几乎没有肝损害作用。来自不同地区的虹鳟鱼对二噁英诱导的肝损害的易感性也大不相同。这些观察研究显示,遗传因素在易感性中发挥重要作用。易感性的不同看来是由于能与二噁英及其他卤代芳香烃化合物相结合的受体AHR的结合力不同所致。TCDD毒性极大,但对实验动物的经口致死剂量变化范围较大,如豚鼠为0.5 μg/kg,而仓鼠大于1 000 μg/kg。主要是引起皮肤和肝脏损害。PCB、除草剂、氯代苯酚类和六氯苯的毒性效应评价,受到在这些混合物中时常存在的多卤代二苯并二噁英(特别是TCDD)和氧芴类的干扰。二噁英和氧芴类是在化学制品制作过程中作为污染物而形成的,或也可在这些制剂的燃烧氧化过程中形成。早先人们认为肝脏疾病是由于PCB引起的,后来发现是由于所沾染的氧芴类或氧化产生的TCDD所致。

确信可归因于二噁英的人类显著肝脏损害病例非常少见,这可能是由于缺乏对肝损害的易感性,或缺乏足量的二噁英接触。后者似是不太可能,因为大多数病例的外环境接触已很充分,以至足以激发出临床接触标志——氯痤疮。这些毒物可在人体组织内存留多年,当年在越南战场接触过橙色剂的老兵,多年后仍可在他们的血液及组织中检测到该种毒物。

目前尚难断言二噁英污染肯定会引起人类急性或慢性肝损害。尽管意大利的塞维索、美国纽约的"爱渠"和密苏里州的"时代岸滩"及其他地区都有大量污染物,但并未发现纯粹因二噁英或PCB作用而引起人类肝脏明显病变的典型病例。美国对接触过橙色剂的越战军人广泛调查发现,暴露于污染物中的军队与非污染区的军队相比较,其血清肝酶水平并无明显差异,前者也无明显肝损害,由此推断毒物需经消化道摄入才会产生毒性作用。

长期暴露于严重污染的环境中可导致实验动物患病。美国密苏里州为了控制沙尘暴,向沙尘地区喷撒油泥,结果导致马、狗、猪、啮齿类动物及鸟类罹患严重疾病,人类出现氯痤疮。在油泥中发现有二噁英成分,可导致实验兔出现严重肝脏疾病。

国内曾报道,湖北某地湖底的淤泥中检测出17种二噁英物质,湖中发现大量畸形鱼类,沿湖居民中肝病发病率高。调查发现当地一家化工厂在生产五氯苯酚和五氯苯酚钠时造成污染。对我国北方以稻草、麦草和苇草为原料的造纸厂氯漂白工段的纸浆进行检测后发现,其中二噁英的含量非常高。废水排入河道,造成污染。最近几年虽然关停了一些制浆造纸厂,但二噁英类积存于底泥中,并在水生生物体内富集,其危害将非常久远。

世界各地生产的食物中几乎都不同程度含有二噁英类物质,导致哺乳期妇女乳汁中也有很高含量。因此,WHO和一些发达国家已先后规定常人摄入二噁英的"一日摄取耐受量"(tolerable daily intake,TDI)。1998年世界卫生组织(WHO)-欧洲环境与健康中心(ECEH)和国际化学品安全方案(IPCS)重新审议了TCDD的TDI,提议二噁英的TDI设定为1~4 pg TEQ/kg。美国EPA对TCDD设定的TDI值为0.006 pg TEQ/kg,荷兰、德国设定的TDI值为1 pg TEQ/kg,日本的TDI值为4 pg TEQ/kg,加拿大的TDI值为10 pg TEQ/kg。制定我国的TDI值,要求测定全国各地不同地区主要食物的二噁英含量,这是一项艰巨的基础工作[1]。

(四)对二氯苯

对二氯苯(PDCB)是20世纪初首次合成的卤代芳烃化合物。除了少数用作化工中间体之外,大量用作居室衣物、图书标本的防虫蛀剂以及卫生间的除臭剂与清新剂。因此,在人类生存环境中(居室、卫生间、图书馆)因为使用PDCB可造成普遍接触。但PDCB是挥发性不很大的固体,一般情况下不会造成很高的中毒性污染浓度。国外毒性研究发现,PDCB除引起肝肾毒性外还有致癌作用。对二氯苯具有高度脂溶性和一定的水溶性,可穿过胎盘屏障、血脑屏障等生物屏障。现有资料表明PDCB经消化道和呼吸道吸收后,主要分布到脂肪组织和肝肾组织。对二氯苯在体内主要被氧化成2,5-二氯酚,并与葡糖醛酸和硫酸根结合,从尿中排出。

美国国家职业安全卫生研究所(NIOSH)发布了化学危害物手册,指出PDCB是动物致癌物(肝癌和肾癌)和可疑人类致癌物。PDCB引发动物肝癌可能具有阈值。日本职业卫生学会推荐的职业限值中,PDCB的致癌性属2B组,即对人类为可疑致癌物。国际癌症研究机构(IARC)将PDCB确定为肯定的实验动物致癌剂和可能的人类致癌物。我国环保局1999年发布《安全型防虫蛀剂》产品技术要求,规定安全型防虫蛀剂中不得含有对二氯苯。因此,不宜再将对二氯苯用作防蛀剂、除臭剂和清新剂。

八、全氟化合物、甲基叔丁基醚、邻苯二甲酸二乙基己酯

(一)全氟辛烷磺化物和全氟辛酸

全氟辛烷磺化物(PFOS)和全氟辛酸(PFOA)是人工合成全氟化合物的典型代表。作为 20 世纪最重要的化工发明,被广泛用作灭火剂、杀虫剂、表面活性剂,以及作为防油剂、防水剂用于纺织品、服饰、地毯、包装快餐食品的纸涂料等。以 PFOS 为原料生产的相关物质在环境中都能降解生成 PFOS 和 PFOA,并能在环境中和人体内蓄积[3]。近年来大量的环境调查数据表明,它们普遍存在于多种环境介质、生物体甚至人体中,呈现全球分布的态势,具有环境持久性和生物富集性,对人体健康具有潜在危害性,已成为一类新型的持久性有机环境污染物。

目前,PFOS、PFOA 及其盐类所造成的全球性生态系统污染已成事实,并成为环境科学研究的新热点。每个人的血液中都能发现这些化合物。全球范围人类血清中 PFOS 和 PFOA 浓度从 70 至 90 年代之间呈上升趋势(但是非职业暴露人群的暴露途径和暴露水平仍不十分清楚)。研究发现,我国的水体和人体中均存在着大范围的以 PFOS 为主的全氟化合物污染。2007 年有调查显示,松花江水体普遍存在 PFOS 和 PFOA 污染,分别为 0.06~8.04 ng/L 和0.02~2.68 ng/L。上游江段 PFOS 和 PFOA 的浓度明显低于下游,流经哈尔滨市区时江水中 PFOS 和 PFOA 浓度逐渐升高。

动物实验表明,PFOS 和 PFOA 具有肝脏毒性,并能引起生殖、发育、遗传和免疫等毒性损害,降低动物出生体重和导致死亡。人类暴露于这些化合物可能也与低出生体重有关,但人体中以 PFOS 为主的全氟化合物对肝脏的确切影响仍待研究。美国环保局科学顾问委员会有关报告将 PFOA 确定为可能致癌物,环保部门要求生产企业主动削减 PFOA 在产品中的含量,以削减 PFOA 及其母体物质在环境中的排放。全球正在推进 PFOA 及相关物质的风险评价研究,积极寻求较为安全的替代产品。

(二)甲基叔丁基醚

甲基叔丁基醚(MTBE)是一种性能优良的新型汽油防爆剂,已成为四乙铅替代品被国内外推广使用[25,26]。目前研究表明 MTBE 及其代谢产物可引起小鼠肝细胞 DNA 含量减少,降低肝组织 GSH-Px 活

性,并诱导肝细胞色素 P450 活性升高,具有潜在的遗传毒性和轻微生殖毒性。但不同个体之间对 MTBE 的感受性可能存在差异,不同学者对于长期低浓度接触的影响存在争论。

(三)邻苯二甲酸二乙基己酯

邻苯二甲酸二乙基己酯(DEHP)又名邻苯二甲酸二(2-乙基己基)酯、邻苯二酸二异辛酯,是一种聚氯乙烯及其共聚物的主要增塑剂,可增塑硝基纤维、聚苯乙烯、丁苯橡胶、树脂等[27]。用于与食物接触的包装材料时易被脂肪抽出产生毒性。环境中的邻苯二甲酸酯类迁移缓慢,水解半衰期从邻苯二甲酸二乙基酯的 3.2 年到 DEHP 的 2000 年不等。由于其较低的蒸气压,挥发损失很小或几乎没有。根据其在紫外和可见光范围没有光谱吸收这一现象推断,很难进行光化学反应。因此环境中的 DEHP 也是一种 POP。实验发现水生生物体内有明显的该类化合物的残留物,表明生物对邻苯二甲酸酯类有富集作用。小鼠急性毒性试验,经口半数致死量 6 513 mg/kg,腹腔半数致死量 65 g/kg,吸入半数致死浓度 5 mg/m^3。蒸气或烟雾对眼睛和上呼吸道有刺激作用。DEHP 可引起多种器官细胞 DNA 损伤。有研究显示 DEHP 可造成小鼠肝细胞 DNA 的断裂和交联,降低 Leydig 细胞的活性并促进其死亡,有明显细胞毒性[1]。DEHP 暴露后对人体肝脏影响的报道较少。2015 年中国一项研究显示,职业性暴露于 DEHP 可引起血清肝酶升高。有明确证据表明啮齿类动物暴露于 DEHP 后,出现与过氧化物酶体增殖和氨基转移酶诱导相关的肝大(肝脏重量增加,肝细胞肥大),这很可能是由过氧化物酶体增殖物激活受体-α(PPARα)介导的。在一些啮齿类动物研究中还观察到其他肝脏效应,如小叶中心坏死和炎症、肝细胞质嗜酸性变、胆管病变、窦状或空泡变性等[27]。

九、亚硝胺类污染

亚硝胺化合物(nitrosamines)是具有遗传毒性和致癌性的烷基化剂,并且也具有很强的肝毒性,长期来一直受到科学家和公众的极大关注。亚硝胺广泛存在于食品、饮用水、化妆品、烟草烟雾、社区污水处理废料、工业废水、城市空气、土壤中,新近在各种药物的杂质中也检测到亚硝胺;此外,亚硝胺也可由人或动物的机体内源性产生[28-31]。

亚硝胺化合物的来源随处可见。亚硝胺可以由氨形成,而氨的来源十分广泛。蛋白质分解产生氨,氨也是动物和人类排泄物的成分;农药和杀虫剂、药

物和食品中存在氨;部分化肥中存在大量氨;氨还被用于化学工业的原料和制冷剂。普通的污染物一氧化氮(NO)和二氧化氮(NO$_2$)与水结合能形成亚硝酸,亚硝酸与氨反应生成亚硝胺。另外,硝酸盐和亚硝酸盐用作鱼类、肉类的防腐剂和增色剂,它们也可生成亚硝酸,并进而与鱼、肉组织释放的氨反应生成亚硝胺。

对于环境中的亚硝胺类化合物,其与肝损害的相关性尚未得到流行病学调查数据的证实,环境中亚硝酸胺类化合物的浓度和存在时长可能与肝毒性风险及其他脏器的毒副反应相关。

十、无机物与环境污染

金属或类金属对环境造成的污染越来越得到关注,包括我国在内的许多国家和地区均存在程度不等的重金属污染[32-34]。汞、铅、镉、铍、铬、镍、铜、砷等物质都能严重污染环境[34-36]。日本沿海海域和海产品受到当地工业的污染,导致多起汞中毒流行事件,患者表现为严重的神经系统疾病(即所谓"水俣病")。由镉造成的日本地区人群中食品污染可导致严重的骨软化症(所谓"骨痛病")。铅中毒最常见是由职业原因引起的,或者也可因儿童吞食玩具上的含铅油漆而发生。尽管在通常的污染情况下以上这些金属都不具有肝毒性,但在实验动物中这些金属均可产生肝脏损害。

(一) 汞、铅和镉

汞(mercury)和铅(lead)都是古老而重要的毒物,可以产生神经系统严重病变,但对肝脏的毒性作用很小。镉(cadmium)则是真正的实验性损肝毒物,也是引起肝毒性损害的重要的环境污染问题。镉能在实验动物中导致肝脏退行性变、肝坏死及肝硬化。在镉引起大鼠肝脏急性毒性的进程中,细胞凋亡起主要作用。内源性吗啡肽1(EM1)是一种内生性 Mu 阿片受体收缩剂,在体内具有抗氧化能力,能有效保护小鼠免受氯化镉引起的肝损害。铅和镉还可增强内毒素对实验动物肝脏的损害作用。线粒体是汞、镉、铜等重金属的重要毒作用靶位。波兰某炼钢厂和锌熔炼厂周围地区的小鼠受到铅、镉等重金属污染,导致肝肾损害。尚无证据表明接触外环境中这些金属可导致人类肝脏损害,但日本人体内这种金属蓄积增加可能说明有导致继发性肝脏疾病的风险[1]。

(二) 砷

砷(arsenic)污染造成人类肝脏损害的报道较多。砷遍布于环境中,在大多数土壤、空气、天然水甚至在食物中均发现少量自然存在的砷元素。在使用含砷杀虫剂的农业废水流经地区,采矿业、熔炼业和排放工业废物造成的地区污染,以及使用家用含砷清洁剂的地区,均可发现较高浓度的砷污染。现已逐渐减少含砷杀虫剂的使用,但局部地区高砷含量的土壤和水源仍是留待处理的问题。尤其是井水或其他可能会被人类摄取的水源。在地面、水面及井水中发现的大部分砷是三价无机砷,是砷元素毒性较大的形式。在印度、智利、美国、阿根廷、日本、墨西哥、我国及其他地区的研究发现,井水和公众水源中高砷含量具有慢性毒性作用。

无机砷可导致非肝硬化性门静脉高压和肝硬化,甚至肝脏肿瘤及血管肉瘤。服用含砷药物,饮用含砷的水,均有引起非肝硬化性门静脉高压的报道。服用含砷药物,或饮用含无机砷的酒类(例如法国 Moselle 葡萄酒厂工人、瑞士的矿工酗酒成性并长期接触砷),或职业性长期接触砷(例如与含砷杀虫剂接触的工人),均可引起肝硬化。

有报道在患肝硬化的印度儿童的肝脏内发现高含量砷和铜,患有其他类型肝硬化的患者肝脏中也有高含量砷发现。这些发现均提示环境污染在肝硬化中起着病因学作用。但也有学者认为,肝硬化患者肝脏中的高含量砷可能是由于肝脏对摄入的砷分解代谢及排出减少所致,并不表明砷的病因学作用。

摄入或接触无机砷导致肝肿瘤的说法尚不肯定。但已发现血管肉瘤与接触砷存在有意义的联系。这些血管肉瘤病例或曾服用过含无机砷的药物,或饮用过被砷污染的水,或曾有其他砷接触史[1]。

(三) 磷

元素磷(phosphorus,主要指黄磷)具有较强的全身毒性,包括肝毒性,但磷的化合物大多数不具有肝毒性。黄磷在空气中迅速氧化,但能在水中保存。环境中的元素磷可以存在水体中,并可以被鱼、虾等水生动物吸收或摄入。研究发现,磷可在龙虾的胰肝或鱼的肝脏中浓缩并产生损害。如果食用了这种含浓缩磷的动物肝脏,可能会导致某种程度的磷中毒。几十年来含磷洗衣粉的广泛使用,造成环境水体严重的磷污染,但这种磷污染是以磷酸盐的形式,并不具有肝脏毒性作用。

十一、水华污染与微囊藻毒素

随着全球不少地区水体富营养化程度加剧,水系的蓝藻水华经常持续和大面积发生。此外,炼油厂废水、制革厂垃圾场土壤、洗车废水、盐田、温泉中均可有蓝藻生长[37]。微囊藻毒素(MC)是在蓝藻水华污染中出现频率最高、产量最大、危害最严重的一类藻毒素,具有强促癌性和肝毒性,其分子结构复杂、种类繁多,以痕量形式稳定地存在于各类富营养化淡水水体中[38-40]。1878年在南澳大利亚 Alexadrina 湖首次发现饮水受到藻毒素污染并导致家畜中毒。MC 对动物的毒害程度主要与水华密度、水体毒素含量有关,也与动物种类和大小有关。动物通过直接接触或饮用含有 MC 的水而中毒,中毒症状主要有昏迷、肌肉痉挛、呼吸急促、腹泻,严重中毒个体在数小时至数天内死亡[5-7]。

(一)MC 的结构和性质

MC 是一种环状七肽,一般结构为:环(D-丙氨酸-L-X-赤-β-甲基-D-异天冬氨酸-L-Z-Adda-D-异谷氨酸-N-甲基脱氢丙氨酸)。其中,Adda 的结构为(2s,3s,8s,9s)-3-氨基-9-甲氧基-2,6,8-三甲基-10-苯基-4,6-二烯酸,它是 MC 活性的必需基团,如果 Adda 环结构改变则 MC 的毒性丧失。N-甲基脱氢丙氨酸为一种特殊氨基酸,含有 α、β 不饱和双键。X、Z 是两种分别在 2、4 位上的可变左旋氨基酸。X 位氨基酸通常为亮氧酸(L)、精氨酸(R)、酪氨酸(Y)和苯丙氨酸(F),Z 位氨基酸通常为精氨酸(R)、丙氨酸(A)和蛋氨酸(M)。由于左旋氨基酸的种类和氨基酸甲基化和去甲基化的不同,已经发现了 70 多种 MC 异构体,其中最普遍、毒性较大的是 MC-LR、MC-RR 和 MC-YR。在肝毒性方面,最受关注的是 MC-LR[27,37]。MC-RR 被报道与新生儿胆道闭锁的发生有关[40]。

MC 具有热稳定性,加热煮沸不易丧失毒性。纯化 MC 在阳光照射下依然稳定。MC 能溶于水,在水体中的稳定时间与水体的特征有关。在去离子水中超过 27 d 依然稳定;在消毒水库中可达 12 d,在自然水库中由于生物降解而不够稳定,即通过修饰 Adda 旁链而灭活。不同异构体的稳定性不同,毒性大小差异也很大,如 MC-LR 的毒性大大高于 MC-RR。在自然条件下,温度和光照对构型的变化似乎起着很重要的作用,如从不同季节、不同水域甚至同一水域采集到同种微囊藻毒株的毒性有很大差异。

MC 是细胞内毒素,是在细胞内合成的生物活性小肽,在藻类的对数生长期内明显增加,停止生长后随藻细胞死亡解体,胞内的水溶性 MC 释放进入水体而表现毒性。

(二)微囊藻毒素的毒理

人们在日常生活中接触微囊藻的主要途径是经口摄入和皮肤接触。经口摄入后大部分通过小肠吸收。经血液到肝、肺和全身,70% 以上的 MC 在体内分布于肝脏和肾脏,摄入的毒素需 2 周左右可通过小肠和大肠的杯状细胞分泌,以原形经粪便排泄体外。

MC 的主要靶器官是肝脏,肾脏是除肝脏以外 MC 最重要的靶器官[41]。无论经口,经腹腔注射.均可引起肝脏病变。通过对小鼠或鱼进行腹腔注射 MC 或经口给药。均可引起受试动物急性中毒,3 h 内死亡,死亡前动物出现苍白、虚脱、抽搐,解剖发现肝脏充血、肿胀、肝重增加。病理学可见肝细胞肿胀、浓缩和肝小叶中心性坏死等改变,肝脏大面积出血,相应部位的肝血窦破坏。细胞学研究表明,毒素引起线粒体肿胀,窦状隙结构丧失,桥粒张力丝丧失,细胞间接触降低,微丝网重组,肝细胞变形。

用 MC 素处理原代培养肝细胞,培养液中乳酸脱氢酶(LDH)、门冬氨酸氨基转移酶(AST)水平增加,伴凋亡或坏死;扫描电镜显示染毒后的肝细胞变得不规则,呈空洞样变化并有特征性的胞膜疱出现。横断面调查发现.长期饮用 MC 污染的水,可引起血清中丙氨酸氨基转移酶(ALT)、γ-谷氨酰转移酶(γ-GGT)、碱性磷酸酶(ALP)水平发生显著改变,提示微囊藻对人肝脏具有损伤作用[38,39]。

(三)微囊藻毒素对人的危害

饮水是人类 MC 暴露的最主要途径,直接饮用含有 MC 的沟塘水危害最大。2001 年在中国海门市的流行病学调查发现,饮用含有 MC 沟塘水的人群,其肝炎和肝癌发病率明显高于饮用无毒素的深井水人群。2002 年有研究表明,太湖地区饮用水 MC 污染与小学生肝功能损害之间有相关关系。2004 年有研究发现,饮用水 MC 污染与渔民血清肝酶增高存在一定联系。值得注意的是,如果饮用水源取自发生甲藻水华的水库、湖泊和河流,即使粗水通过自来水公司处理,仍有一定含量 MC 残留在饮用水中,且普通加热煮沸不能有效去除。1996 年巴西的卡鲁阿鲁市一家医院在肾透析治疗中由于误用 MC 污染水源作为透析用水,导致接受透析治疗的 116 人全部急性中毒,造成急性肝衰竭,52 人死亡,引起国际极大震惊。

蓝藻水华多发生晚春、夏、早秋,此时在水华水体中活动可直接接触一定浓度的 MC,引起皮肤、眼睛过敏和急性肠胃炎,并可有发热、疲劳等症状。肾脏是微囊藻毒素除肝之外的另一个重要靶器官,MC 会在肾中蓄积并产生肾毒性。MC 还可引起胃肠道功能紊乱,在巴西一次水源性胃肠炎爆发流行中,2 000 例患者有 88 人死亡。MC 能在大部分水生生物(藻类、水草、浮游动物、甲壳动物、贝类和鱼类）中蓄积，并通过水体食物链富集，人类可由食用相关水生食物而间接中毒。生产保健品和食物添加剂的藻类易受微囊藻或 MC 污染，使得部分商品中 MC 含量可能超过 WHO 规定的限量标准（每日 0.04 μg/kg 体重）。流行病学资料还显示，以 MC 为代表的藻类毒素不仅是促肝癌剂[38]，还与大肠癌、胃癌及其他肿瘤的发生有关。因此，长期接触微量 MC 对人类的危害越来越受到重视。

（四）毒作用机制

MC 在体内主要依靠胆酸盐转运系统经血液循环进入细胞内，应用胆酸盐转运抑制剂能够减轻 MC 对肝脏的损伤作用。而胆酸盐受体主要分布在肝细胞表面，这可能就是 MC 主要损伤肝脏的原因。MC 进入细胞后，与蛋白磷酸酶 1 和 2A 结合并抑制其活性，使胞浆和核内的蛋白酶磷酸化和去磷酸化失衡，被细胞内信号传递系统放大，从而改变多种酶的活性，造成细胞内一系列生理、生化反应紊乱。细胞骨架损伤、氧化损伤、坏死和凋亡可能是造成细胞损伤的主要原因。在肝、肾和肠细胞中都观察到这种细胞变形、坏死、凋亡和氧化损伤的发生[41]。而 MC 引起的细胞过度增殖、DNA 损伤和免疫功能损伤被认为是 MC 促癌作用的基础。

MC 进入细胞后，使得细胞骨架中的角蛋白 K8 和 K18 过磷酸化。并可能直接和微管蛋白的半胱氨酸残基结合，使微管蛋白 mRNA 稳定性降低，细胞骨架功能遭到破坏，引起细胞变形。

用 MC 处理原代培养肝细胞能够使肝实质细胞内的活性氧基（ROS）显著增加，谷胱甘肽（GSH）显著损耗，发生脂质过氧化，引起肝实质细胞的氧化损伤，造成细胞膜脂质破坏，膜功能丧失，最终导致细胞崩解死亡。同时，ROS 的增加可能引起线粒体损伤，使线粒体膜电位降低（MPT），膜通透性增加，线粒体内容物细胞色素 C 和内质网中的钙离子释放到细胞质中。而细胞质中钙离子浓度的增加引起的一系列生化反应可能是诱导细胞凋亡的主要原因。

近年来研究发现，低剂量 MC 主要引起细胞增殖，而高剂量 MC 主要引起细胞死亡。这可能是因为蛋白磷酸酶 2A 调节着促分裂原活化蛋白激酶（MAPK）级联系统的磷酸化水平。蛋白磷酸酶的活性被 MC 抑制后，这些激酶将会发生持续的磷酸化。而活化的 MAPK 被转移到细胞核内后就激活转录因子，促进细胞生长和分化。

MC 具有遗传毒性，彗星试验显示 MC 能够引起细胞的 DNA 断裂，微核试验显示 MC 能够引起染色体损伤。Ames 试验发现 MC 粗提取物能够诱导细菌的回复突变，但是用纯 MC 进行 Ames 试验时却呈阴性结果，提示大多数细胞（包括细菌）不能主动摄取 MC，而粗提物中存在着协助 MC 进入细胞内的物质。有人 TK 基因突变试验结果发现，MC 能够显著增加突变率，引起 DNA 缺失、重排等大的结构改变。也有研究表明 MC 能够抑制细胞对 DNA 损伤的修复。

（五）安全标准

1998 年 WHO 推荐饮用水中 MC-LR 含量的允许标准为 1 μg/L。我国新版《生活饮用水卫生标准》GB5749-2006 已在水质毒理指标中增加非常规指标 MC-LR，限值为 0.001 mg/L。

（六）解毒和药物

对于 MC 中毒缺少有效的解毒方法和药物。近年研究发现，利福平、维生素 E、环孢素 A 和 MC 抗体在一定程度上可解除 MC 的生物毒性，可适用于 MC 中毒的救治[1]。另外，有研究显示，在 MC-LR 浓度为 1 μg/L、10 μg/L 和 100 μg/L 的条件下，节杆菌 B105、Junii 节杆菌、植物杆菌 PDD-56b-14、不动杆菌 DUT-2、盐弧菌 YH4、芽孢杆菌、苏云金芽孢杆菌、耐硼赖氨酸芽孢杆菌等均能生长，提示这些细菌能够代谢并降解 MC-LR，对蓝藻水华及 MC 污染的生态治理和修复具有潜在价值[42]。

（马洪年　于乐成）

参考文献

请扫描二维码
阅读本章参考文献

第 **9** 篇

特殊人群的药物
与毒物性肝病

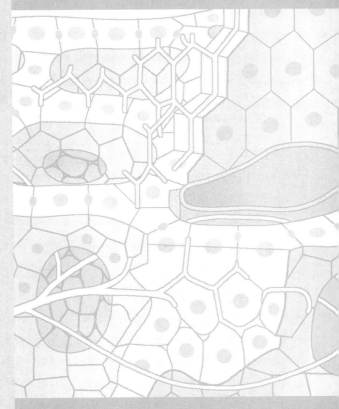

第65章

老年人与药物和毒物性肝病

老年人因基础疾病较多,通常需要长期或者联合用药,且老年人对于药物的代谢清除能力往往较中青年群体低下,因此理论上来说老年人更容易发生药物性肝损伤(DILI)[1]。曾有报道表明,我国老年人群中DILI占肝病比例高达20%,因急性肝病住院的老年患者中,40%为DILI,国外报道DILI患者中高达45%为老年患者。但依然没有足够的证据证明年龄是发生DILI的绝对危险因素,只是对于某些特定药物来说年龄确实可能是发生DILI的危险因素,其中抗感染药物、心血管疾病用药、中草药及保健品、镇痛药及抗肿瘤药相关DILI在老年人中的发病率最高[2]。

一、老年人DILI流行病学

冰岛一项持续2年的研究显示,居民整体每年DILI发生率大概为0.19‰,15~29岁群体为0.09‰,而≥80岁老年群体大概为0.41‰,且老年人DILI发生率的增加与用药种类平行,因此认为年龄可能是DILI发生的危险因素。但其他研究均不支持该结论,这项研究队列规模较小,42%居民≥60岁,且肝损伤定义为氨基转移酶异常而不是超过3倍正常值上限,因此尚需要更大规模、科学的研究证实[3]。

总之,目前关于DILI发病率的研究偏少,且大多数都是来自前瞻性或回顾性队列研究,DILI定义标准及样本数都不统一,整体人群中关于老年人比例的特殊信息也很少有描述。综合目前几大队列研究(表65-1和表65-2),≥65岁患者发生DILI比例为17%~35%,≥60岁患者发生DILI比例为15%~59%。最大比例的两项研究均来自日本,群体中老年人比例为30%以上。对WHO Vigi Base安全数据库进行分析得出了相似的结果,62%肝损伤病例来自18~64岁群体,32%来自≥65岁群体,儿童仅占6%[2]。

目前流行病学数据并未显示≥65岁老年人比中青年更容易发生DILI。但是,对于某些特定药物进行年龄分层分析时却得出了相反结论。英国一项队列研究表明,70岁以上人群连续应用氟氯西林发生DILI的风险明显高于年轻人,60岁以上人群应用抗结核药物发生DILI风险明显高于60岁以下人群[4]。美国一项回顾性研究纳入3 377名应用异烟肼治疗的患者,结果表明,35~49岁患者群DILI发生率是25~34岁患者群的2倍,≥50岁患者群DILI发生率是25~34岁患者群的5倍。异烟肼相关DILI病死率随年龄增加而增加。而老年人应用丙戊酸、米诺环素、水杨酸制剂发生DILI的风险则低于年轻人[5]。

西班牙[6]及美国的DILI注册试验[7]均显示抗生素是引起老年人肝损伤的主要药物,而我国、日本等亚洲国家的研究显示引起老年人DILI的主要药物是中草药及膳食补充剂。

二、老年人药代动力学特征

随着年龄增长,老年人对药物的吸收、分布、代谢和排泄(ADME)功能均有所下降,最终影响药物应答及药物毒副作用。老年人身体含水量下降,脂肪组织增多,亲脂性化合物分布容积变大,半衰期延长。老年人应用脂溶性药物日剂量较高时比年轻人更有可能发生DILI,表明老年人肝脏药物暴露量更大[5]。

药物的生物转化主要发生在肝脏,因此某些药物的毒副作用有器官特异性,如嗜酸性粒细胞增多及全身症状的药物反应常累及皮肤及肝脏,对乙酰氨基酚(APAP)毒副作用常累及肝脏及肾脏。随年龄增长,虽然药物代谢酶细胞色素P450及参与解毒功能的葡糖醛酸化作用仍相对稳定,但肝脏体积逐渐变小,肝

表 65-1　前瞻性 DILI 注册研究汇总						
	西班牙 DILI 注册研究	急性肝衰竭研究组	美国 DILI		日本注册研究	拉丁美洲 DILI	欧洲 DILI
基本特征						
研究规模	国家	国家	国家		国家	国际	国际
受试者	843	1 198 (133 DILI)	899		308	359	92
地点	西班牙	美国	美国		日本	拉丁美洲	欧洲
时间段	1994	1998—2007	2003		2010—2018	2011	2014
人口统计学						
纳入标准	CIOMS 共识标准(1994—2010)；新共识标准(2011 年及以后)；无对乙酰氨基酚超量	ALF：肝性脑病, INR≥1.5, 急性病程<26 周	2 岁及以上, 且连续 2 次检测 ALT/AST> 5×ULN 或 ALP > 2×ULN；或 TBil≥2.5 mg/dL 且 ALT/AST/ALP 升高；或 INR>1.5 且 ALT/AST/ALP 升高		ALT≥150 U/L 或 ALP≥2×ULN	新共识标准；无对乙酰氨基酚超量	新共识标准；无乙酰氨基酚肝毒性
性别						
男性	439(52%)	39(29%)	369(41%)		125(41%)	140(39%)	53(58%)
女性	403(48%)	94(71%)	530(59%)		182(59%)	219(61%)	39(42%)
DILI 发病年龄(岁)						
平均值(SD)	54(18)	44(14)	49(17)		59(16)	49(18)	55(19)
范围	11~89	17~73	NA		17~86	14~89	19~90
≥60 岁	378(45%)	20(15%)	NA		172(56%)	118(33%)	38(41%)
男性	206(55%)	NA	NA		84(49%)	53(45%)	18(47%)
女性	172(45%)	NA	NA		88(51%)	65(55%)	20(53%)
≥65 岁	278(33%)	8(6%)	149(17%)		NA	80(22%)	32(35%)
男性	156(56%)	NA	60(40%)		NA	35(44%)	17(53%)
女性	122(44%)	NA	89(60%)		NA	45(56%)	15(47%)
致病药物						
西药	792(94%)	118(89%)	754(84%)		246(80%)	318(88%)	85(92%)
中草药及膳食补充剂	51(6%)	15(11%)	145(16%)		61(20%)	43(12%)	7(8%)

表 65-2　大型 DILI 流行病学研究汇总					
	冰 岛	韩 国	土耳其	印 度	中 国	日 本
基本特征					
类型	前瞻性	前瞻性	回顾性	回顾性	回顾性	回顾性
中心数	多中心	多中心	单中心	单中心	多中心	单中心
DILI 患者数	96	371	170	313	25 927	142
时间段	2010—2012	2005—2007	2001—2007	1997—2008	2014—2021	1997—2002
人口统计学					
纳入标准	15 岁以上；ALT>3×ULN 或 ALP>2×ULN；无对乙酰氨基酚毒性	住院成年患者；ALT>3×ULN 或 TBil>2×ULN	15 岁以上；酒精摄入<15 g/d (女) 或 20 g/d (男)；CIOMS 共识标准；无中草药及膳食补充剂毒性	TBil > 2 mg/dL；AST/ALT>3×ULN 或 ALP>2×ULN	无肝功能化验纳入标准；包括轻度肝损伤患者	无基于肝功能实验室检查的标准
性别					
男性	42(44%)	136(37%)	75(44%)	183(58%)	12 930(51%)	59(42%)
女性	54(56%)	235(63%)	95(56%)	130(42%)	12 507(49%)	83(58%)
DILI 发病年龄(岁)					
平均(SD)或中位数(IQR)	55(38~69)	49(16~79)	43(14)	39(16)	NA	60(18)
范围	16~91	16~79	15~77	12~84	40~59	NA
≥60 岁	40(42%)	92(255)	NA	NA	5 694(22%)	84(59%)
致病药物					
西药	81(84%)	100(27%)	170(100%)	310(99%)	18 927(73%)	119(84%)
中草药及膳食补充剂	15(16%)	271(73%)	NA	3(1%)	7 000(27%)	23(16%)

脏血流逐渐变少,胆汁流速减慢,胆酸分泌减少,这使得药物清除能力下降,药物暴露增加[2]。

肾脏清除能力下降是老年人最重要的药代动力学变化。肾功能随年龄增长逐渐下降,包括肾血流减少、肾小球滤过率下降、肾小管分泌功能下降。主要通过肾脏排泄的药物随肾脏肌酐清除率降低而下降。老年人常见的糖尿病及高血压等慢性病可进一步加重肾损伤[2]。

三、合并症、合并用药及药物相互作用的影响

老年人常合并多种疾病,需要同时应用多种药物,是药物不良反应发生率较高的原因之一。英国数据库的病例对照研究表明,同时应用 2 种或以上肝毒性药物时发生急性 DILI 的风险增加 6 倍[8]。对于应用他汀类药物出现肝损伤的患者同时给予其他药物并不增加 DILI 发生风险。但对于慢性酒精摄入患者及应用异烟肼患者同时给予治疗剂量 APAP 则出现了非常严重的急性肝损伤,可能是由于药物代谢酶 CYP2E1 诱导产生了大量毒性代谢产物,同时肝脏谷胱甘肽耗竭、营养不良及肝糖原减少亦发挥了作用。无基础疾病可延缓 DILI 的发生[9]。这些发现表明,药物特性与宿主因素间的复杂相互作用在 DILI 发生过程中具有重要作用,未来很有必要更深入研究老年人的药代动力学及药效动力学,尤其是有基础疾病患者及联合用药患者。

长期以来很有争议的一个问题是潜在肝病患者是否更容易发生 DILI,一些证据表明慢性乙型、丙型肝炎,尤其是艾滋病患者,应用抗结核药物、抗逆转录病毒药物发生 DILI 的风险是增加的[10]。一项应用药物流行病学数据库的研究表明,代谢相关脂肪性肝病患者在应用某些药物时 DILI 发生风险增加,但不包括他汀类药物[11]。无论如何,有基础肝病的患者发生 DILI 后病情一般较重。

四、老年人 DILI 发生机制的变化

线粒体损伤是 DILI 发生的机制之一,线粒体与细菌具有很多相似的基因和结构组分,因此,抗生素会更容易损伤线粒体进而更容易发生 DILI。老年人线粒体数量减少,质量也下降,随年龄增长线粒体 DNA 拷贝数减少,异质性逐渐累积。因此,老年人暴露于可直接损伤线粒体的药物时 DILI 发生风险增加[12]。

线粒体功能障碍可扰乱电子传递链进而导致活化氧自由基产生增多,药物代谢过程也可促进活化氧

自由基产生及氧化应激过程,进而导致细胞损伤。细胞应激激活了适应性信号转导通路,例如上调转录因子核因子红细胞 2-相关因子 2,会导致抗氧化基因的表达增加,包括编码谷胱甘肽 S-转移酶的基因。因此,细胞内谷胱甘肽水平对于维持氧化还原稳态十分重要。有报道老年人红细胞及淋巴细胞中谷胱甘肽浓度下降,推测肝细胞中谷胱甘肽水平很有可能也是下降的,这就使得老年人更容易出现过多氧化应激进而用药时更容易启动 DILI 发生。当细胞应激达到肝细胞损伤阈值时可促发细胞死亡信号转导通路,最终引起细胞凋亡及坏死。从开始应用药物到检测到 DILI 发生可能需要数周或数月,便是肝细胞损伤逐渐积累的过程[13]。

免疫系统在 DILI 发生过程中亦发挥重要作用,老年人免疫系统功能下降(免疫衰老),尚不明确这些改变对于 DILI 易感性是否有临床意义。免疫衰老的特征之一是持续性低水平炎症(炎症性衰老),促炎症介质分泌增加,包括细胞因子、化学因子、生长因子和激酶。炎症性衰老参与了老年人一系列疾病的病理生理过程,包括骨质疏松、2 型糖尿病、类风湿关节炎等[14]。共存的炎症疾病由于提高了免疫状态,可能与 DILI 发生风险增加有关。炎症刺激也可能来自肠道微生物,老年人肠道微生态组分与年轻人不同,但是这种改变是随年龄增长逐渐发生的,并且受饮食、生活方式及并发症影响很大[15]。随年龄增长肠道上皮细胞屏障逐渐受损,因此老年人肠道通透性增加,这使得促炎症细菌产物可以入血,引起慢性免疫应答。在肠道通透性增加之前可能会先发生肠道菌群失调,具有较大的临床意义。非甾体消炎药通常会和质子泵抑制剂一起使用,胃酸分泌减少会导致肠道菌群改变[16]。我们推测老年人经常应用抗生素时会导致肠道菌群失调进而导致肠道通透性增加,最终增加了 DILI 的发生风险。DILI 预后主要取决于肝细胞再生能力,往往需要特异性细胞周期及促有丝分裂基因的激活,众所周知老年人肝脏再生能力减弱,可影响 DILI 预后但不增加易感性。因此,老年人 DILI 整体预后比年轻人差。

五、老年人 DILI 临床特征

大多数患者在开始治疗 3 个月内发生 DILI,而老年人发病时间是否更长尚无定论。一项关于阿莫西林克拉维酸肝损伤的大型研究表明,55 岁以上患者比年轻患者发生 DILI 的潜伏期更长。好几个队列研究均表明,老年人 DILI 更容易表现为胆汁淤积型(表

65-3），说明老年人发生 DILI 的病情可能更重。因此老年人发生胆汁淤积时除了需除外胆道梗阻的各种良性、恶性疾病外还需要考虑有无药物性肝损伤可能。日本一项纳入 142 名住院患者的研究显示，65 岁及以上老年 DILI 患者胆汁淤积型占 46%，而年轻人为 31.6%，老年 DILI 患者 48% 发生嗜酸性粒细胞增多，而年轻人为 34%，说明老年人对药物更敏感。此外，老年 DILI 患者自身抗体阳性率更高（54.5% vs. 34%）[17]。老年人常见引起 DILI 的药物有阿莫西林克拉维酸等抗感染药物、抗结核药物（异烟肼、利福平、吡嗪酰胺）、他汀类药物、非甾体消炎药等。

六、诊断

对于老年人群体，DILI 的诊断仍推荐 RUCAM 因果关系评价，其中有一条 55 岁及以上可以加 1 分，该加分项并无充足理论依据。目前并无研究对该评价系统在老年人中的应用进行系统性评估，美国的一项研究表明应用该系统评价时老年人与年轻人得分并无显著差异。

对于疑诊 DILI 的老年人，辅助检查应根据临床表型及并发症情况量身定制。老年人是心血管疾病的危险因素之一，对于肝功能异常的老年人应当注意鉴别缺血性肝损伤，既往曾患心衰、冠心病或中风的患者均是发生缺血性肝损伤的高危人群。曾有晕厥病史或低血压病史的患者亦有可能发生缺血性肝损伤。对于容易发生胆汁淤积型 DILI 的老年人来说，除了完善腹部彩超外，完善磁共振胆胰管成像（MRCP）或腹部计算机断层扫描（CT）非常重要[2]。

七、治疗

同年轻人一致，老年人怀疑 DILI 时最重要的是立即停用可疑药物。尽管大多数 DILI 患者会完全康复，但还是会有小部分患者在 DILI 发生的最初几个月内会进展至肝衰竭甚至死亡。发生 DILI 后继续使用肝毒性药物会导致临床预后恶化，发生肝衰竭或死亡的风险增加。美国的一项大型队列研究纳入了 APAP 相关或不相关急性肝衰竭（ALF）患者，其中 127 名为特异质型 DILI，结果表明一旦 ALF 发生后，老年人对自然生存率并无影响[18]。另一项前瞻性的随访研究则发现，老年人是特异质型 DILI 慢性化的危险因素之一[19]。相比自然康复的患者，持续的肝生化指标异常更常见于老年患者及胆汁淤积型 DILI 患者。

表 65-3　≥65 岁老年人药物性肝损伤临床表型特征								
	西班牙 DILI 注册研究（n=63）				美国 DILIN（n=899）		日本单中心研究	
	<60 岁		≥60 岁		<65 岁 (n=750)	≥65 岁 (n=149)	<65 岁 (n=76)	≥65 岁 (n=66)
	男性 (n=152)	女性 (n=175)	男性 (n=158)	女性 (n=118)				
人口学特征								
性别								
男	152(49%)	—	158(51%)	—	307(41%)	60(40%)	32(42%)	27(41%)
女	—	175(60%)	—	118(40%)	443(59%)	89(60%)	44(58%)	39(59%)
年龄,岁（SD）	39(NA)	43(NA)	71(NA)	70(NA)	44(14)	73(6)	NA	NA
BMI/（kg/m²）	25(3.3)	25(4.6)	26(2.8)	28(4.4)	28(6.8)	27(5.0)	NA	NA
DILI 特征								
黄疸	100(66%)	100(57%)	124(78%)	90(76%)	533(71%)	100(67%)	NA	NA
住院	80(53%)	80(46%)	97(61%)	70(59%)	221(29.5%)	43(29%)	76(100%)	66(100%)
嗜酸性粒细胞增多	38(25%)	43(25%)	31(20%)	30(25%)	83(11%)	16(11%)	26(34%)	32(48%)
临床分型								
肝细胞损伤型	93(61%)	114(65%)	68(43%)	54(46%)	428(57%)	58(39%)	62(82%)	48(73%)
胆汁淤积型或混合型	59(39%)	61(35%)	90(57%)	64(54%)	323(43%)	91(61%)	14(18%)	18(27%)
诊断时肝功能								
TBil/（mg/dL）	13×ULN	6×ULN	13×ULN	9×ULN	6.6(6.6)	7(6.7)	3.5(4.6)	5.8(7.9)
ALT/（U/L）	22×ULN	22×ULN	22×ULN	14×ULN	86(1144)	620(861)	560(449)	648(567)
ALP/（U/L）	1.9×ULN	3.2×ULN	1.9×ULN	3.2×ULN	264(220)	410(361)	4 429 396	783(842)
暴发性肝衰竭或肝移植	2(1%)	11(6%)	2(1%)	8(7%)	33(4%)	3(2%) 肝移植	0	3(5%)

长久以来的观念认为,胆汁淤积型 DILI 比肝细胞损伤型 DILI 预后要好。苯噁洛芬则比较特殊,由于在老年女性应用时可引发严重皮肤光过敏及致命性胆汁淤积性黄疸在 1982 年撤出市场,其典型特征是大多数有相关肾衰竭的患者及时停药后仍然由胆汁淤积快速进展为肝衰竭。首个 DILI 前瞻性研究报道胆汁淤积性黄疸患者病死率为 14%,肝细胞损伤型患者病死率 7.5%,但两者之间的差异无显著统计学意义,更高死亡率的原因并不清楚,但是相当比例患者可能是死于非肝病并发症[20]。事实上,后续 DILI 队列亚组分析显示伴有严重并发症的患者 6 个月死亡率更高,且均为老年人,主要为胆汁淤积型 DILI。DILI 队列分析还显示,女性是 ALF 的一个危险因素,无论年龄大小。老年人出现药物诱发的胆汁淤积且长期存在时病情要比年轻人更重,因为老年人往往存在肾功能不全及营养不良。梗阻性黄疸患者总胆红素明显升高,容易出现氨基糖苷类药物相关肾毒性。非法应用合成雄激素类化合物导致的胆汁淤积型 DILI 肾毒性风险亦增加,明显升高的胆红素是急性肾损伤的一个明显诱发因素。

目前尚无专门针对老年人 DILI 的诊疗指南,临床医生应当注意密切关注老年人的合并疾病情况,如慢性肾衰竭,注意在中毒性急性肝损伤时这些合并疾病是否加重。实际上 DILI 的处理主要是及时停药并予以支持性治疗,并无特异性治疗方案。胆汁淤积型 DILI 可以应用熊脱氧胆酸。

综上所述,目前研究表明,对于应用某些特定种类的药物来说,老年人发生 DILI 风险会更高,存在并发症者预后会更差。虽然理论上来讲老年群体应该有更高的 DILI 发生风险,但实际老年人总体 DILI 发病率是否更高尚需要进一步探索。为提高临床医生对 DILI 的认知及诊疗水平,我国和国际医学组织不断更新 DILI 的诊治指南与建议,然而这些指南主要关注成人 DILI 的诊断与治疗,而对情况特殊且 DILI 发生率较高的老年人并未给予针对性的推荐意见。未来 30 年,全球人口老龄化会越来越严重,但目前大多数 DLII 研究中 65 岁及以上老年人占比明显不足,全球性人口老龄化趋势意味着我们需要更好的证据来帮助临床医生在药物治疗方面做出重要决定,并且让更多老年人参与到临床药物研发中。这样我们才能更好了解老年人 DILI 的特征,制定出更适合老年人的特异性 DILI 临床分型及病情严重程度分级等。此外,年龄确实是胆汁淤积型 DILI 的危险因素之一,因此对于老年人来讲,探索胆汁淤积及胆管损伤的特征性标志物具有非常重要的意义。

（王玉洁　谢　雯）

参考文献

请扫描二维码
阅读本章参考文献

第66章

儿童与药物和毒物性肝病

一、儿童的药物代谢特点

药物的代谢或生物转化是肝脏的重要生理功能之一,药物在肝脏代谢、转化分为三相反应。I相反应包括氧化反应、还原反应及水解反应,II相反应为结合反应,III相反应为肝细胞内药物代谢产物经肝细胞胆管面的转运蛋白转运进入胆汁排泄的过程,经过I相和II相反应,药物转化为低毒性产物随尿或胆汁排出体外。I相反应中的氧化反应是最多见的生化转化反应,由肝细胞中的多种氧化酶系所催化,其中最重要的是微粒体内依赖细胞色素P450(CYP)的单加氧酶系,氧化反应是肝脏进行药物代谢的主要途径,通过增加药物的水溶性起解毒作用,并有利于排泄。II相反应是将I相反应的产物与葡萄糖醛酸、硫酸等结合,以增加水溶性,易于排出体外。II相反应中由UDP-葡萄糖醛酸转移酶催化形成葡萄糖苷酸最为重要。I相反应和II相反应由不同的酶系参与,两相反应之间的平衡至关重要。影响平衡的因素包括年龄、营养状况(主要是禁食或营养不良,还包括肥胖导致的肝脂肪变性)、联合用药及由病毒感染引起的免疫调节剂,I相及II相反应各种酶的遗传多态性也影响这种平衡。

发育中的儿童会经历各种生理变化,这些变化会影响药物的吸收、分布、代谢和排泄,进而导致对DILI的敏感性不同。大多数药物的吸收在新生儿和婴儿中较慢,并随年龄增长而增加。由于儿童器官及生理功能发育不完全,肝脏代谢能力较成人差,更易受药物或毒物影响而发生肝功能损害,肝脏药物代谢随着生长发育表现出复杂的变化。CYP在出生后的表达和活性水平随着生长发育而变化,导致了不同发育阶段对药物的敏感性不同。例如,CYP3A4参与多种药物的代谢,在成人肝脏内含量较高,但在新生儿尤其

是早产儿肝脏内含量较少,生后第一年可逐渐达到成人水平的50%并随着年龄逐渐升高,而新生儿肝脏内以CYP3A7为主。虽然许多药物既可以被CYP3A4代谢,也可以被CYP3A7代谢,但对某些特定的药物,由于存在代谢方面的差异,因而导致发生DILI的敏感性不同。一般来说,CYP的发育表达有三种模式:① 在胎儿肝脏中表达并随年龄逐渐下降(如CYP3A7);② 在生后数小时内开始表达(如CYP2D6和CYP2E1);③ 在新生儿发育后期开始表达(如CYP1A2和CYP3A4)。虽然,I相反应被认为是一种解毒反应,但许多药物被代谢为可导致肝损伤的活性中间体。对乙酰氨基酚(APAP)通过CYP1A2、CYP2E1和CYP3A4被代谢为引起肝损伤的反应性亲电子氧化剂:N-乙酰-对苯醌亚胺(NAPQI)即为一个典型的例子。因此,根据I相反应在激活或解毒药物中起的作用,胎儿或儿童可能对特定的药物更敏感。大多数II相反应通过向药物或代谢产物添加亲水性辅助因子来加快药物通过肾脏或肝脏的排泄。II相反应中的辅助因子随着年龄的变化而变化。这些变化可能会影响药物在儿童时期的代谢途径。对于儿童,II相反应中的葡糖醛酸化水平较低,而硫酸化水平与成人相似。葡糖醛酸化水平较低,使儿童对部分药物的敏感性增高,比较典型的例子是20世纪50年代发现在婴儿中使用氯霉素而出现的灰婴综合征以及80年代发现在婴儿中静脉使用苯甲醇而出现的喘息综合征。由于这两种药物在儿童体内代谢不良均产生了明显的毒性反应。

在生后第一年,药物的整体清除率较低,2~10岁药物的代谢清除率达到最大值,随后随年龄增加而下降。药物的清除率受多种因素的影响,如肝脏代谢、胆汁排泄和肾脏清除。体重、器官体积等生理因素也会对药物清除率产生显著影响。与成人相比,儿童身

体含水量和体表面积质量指数更高,而体内脂肪和血浆蛋白的药物结合能力较低,这些因素可能对许多药物的药代动力学产生明显影响。儿童肝脏的高清除率也与儿童肝脏/体重比更大有关。由于儿童药物的清除率较高,因此用药时需要使用相对较高的基于体重的剂量。另一个决定儿童对 DILI 敏感性的因素是药效学,虽然药效学在不同年龄阶段有所不同,但关于药效学随年龄变化的数据很少。

二、儿童的疾病谱特点

(一)流行病学

目前儿童 DILI 的发病率尚不清楚,在西方国家,DILI 在人群中的年发病率为 1/100 000～20/100 000,国内一项多中心回顾性研究发现,DILI 在人群中的年发病率为 23.80/100 000,国内 DILI 的年发病率高于西方国家。在 25 927 例 DILI 中,小于 18 岁的儿童 DILI 有 1 105 例(占 4.29%),相对成人较少见。国内外多家研究中心的数据显示,儿童 DILI 约占所有 DILI 的 10%以下,一项多中心的研究显示,儿童 DILI 占儿童急性肝衰竭病因的 20%。不考虑年龄因素,DILI 占所有急性肝衰竭(ALF)的 52%。儿童 DILI 发病率低的原因可能有以下几个方面:① 儿童 DILI 未能得到诊断并上报;② 儿童服用会引起肝损伤的药物(如心血管系统用药、降血压药、抗抑郁药)相对较少;③ 体重相对瘦小并且伴随疾病较少;④ 缺乏其他常见的易感因素,如酗酒和吸烟等。然而,一项研究发现,儿童使用抗结核药物异烟肼和利福平,比成人更易出现 DILI(儿童 6.9%,成人 2.7%)。国内解放军第五医学中心青少年肝病科,回顾性分析了 2011 年 1 月至 2017 年 12 月住院诊治的 0～16 岁儿童非病毒性肝病患者的数据,发现病种以 DILI 最多(287/925,31.0%),不同年龄段均以 DILI 为最多,而 2001—2010 年收治的 703 例非病毒性肝病中 DILI 占 10.53%。研究显示儿童 DILI 占比明显上升,应引起家庭、社会及临床医生的重视。

(二)导致儿童 DILI 的药物

目前已发现超过 1 000 种药物、中草药、膳食补充剂与 DILI 有关。在美国,最常见的引起急性 DILI 的药物是 APAP,抗生素和抗癫痫药物占成人特异性 DILI 的 60%以上。我国中草药、膳食补充剂(占 26.81%)和抗结核药(占 21.99%)是引起 DILI 的前两位病因。儿童 DILI 的数据大多数来自病例报告和小型的病例系列研究。西方国家,儿童 DILI 的 14%由 APAP 引起,抗菌药物及精神类药物也是引起儿童 DILI 的主要药物,中草药引起的 DILI 也有日益增多

的趋势。在 DILIN 一项前瞻性研究中,抗生素和中枢神经系统用药分别占儿童 DILI 的 50%和 40%。世界卫生组织 Vigibase 数据库数据显示,抗生素(苯唑西林和米诺环素),中枢神经系统用药(匹莫林和丙戊酸钠),抗代谢药(甲氨蝶呤和巯嘌呤),抗逆转录病毒药物在儿童 DILI 中的报告频率明显高于成人。国内一项回顾性研究发现,中草药和联合用药(包括中草药)各占儿童 DILI 病因的 21.7%,西药占 56%,其中抗生素导致的 DILI 最多(占 26.1%),抗生素中以头孢菌素类最多见。常见的导致儿童 DILI 的药物见表 66-1。

(三)环境因素

儿童药物毒性中一个经常被忽视的因素是伴随的环境暴露,成长中的儿童开始探索他们周围的环境,但是并不知道周围环境中存在的潜在风险,因此容易受到环境暴露的影响。一个典型的例子是儿童的手-口活动,儿童可能会从地板上捡起一个最近用杀虫剂处理过的玩具,随后再经手转移到其口腔。假如摄入了足够数量的杀虫剂或其他化学物质,可能与同时服用的药物相互作用而导致 DILI。一个更麻烦的时期是青春期,年轻人可能会接触到酒精和非法药物,这些可直接或通过与同时服用的药物相互作用而导致 DILI。例如,饮酒会增加 APAP 的肝毒性。

三、儿童 DILI 的临床表现和分型

(一)儿童 DILI 的临床表现

儿童 DILI 的临床表现多变,缺乏特异性,从无症状的氨基转移酶升高到 ALF,以及肝纤维化、肝硬化等慢性肝病表现均可出现。根据肝功能损害持续时间,一般可分为急性和慢性,急性 DILI 是指第一次发病,肝功能异常持续半年以内的肝损伤;发病 2 次以上或肝功能异常持续半年以上则为慢性 DILI。初发症状常表现为急性肝损伤的症状,如黄疸、乏力、恶心、呕吐、腹痛、腹胀、皮肤瘙痒等。血清胆红素升高和凝血酶时间延长与肝损伤的严重程度密切相关。部分患儿有发热、皮疹、嗜酸性粒细胞增多及淋巴结增大等过敏表现,与药物引起的变应反应有关。

(二)儿童 DILI 的分型

根据受损靶细胞的类型,DILI 分为肝细胞损伤型、胆汁淤积型、混合型肝损伤和血管型肝损伤。肝细胞损伤型通常涉及肝细胞的直接损伤,肝细胞坏死后引起 ALT 和 AST 升高;胆汁淤积型主要涉及胆汁排泄过程的损伤,导致胆汁排泄障碍引起 GGT、ALP 及胆红素升高;混合型肝损伤由于肝细胞和胆管上皮细胞的损伤,或肝细胞胆管侧膜的损伤,兼有前两者

药物	流行病学	肝损伤类型	潜伏期*	致病机制	临床表现	病理特点	预后
对乙酰氨基酚	30 000 例/年	直接肝毒性	短	毒性 NAPQI 积聚导致谷胱甘肽耗竭,自由基损伤肝细胞	厌食、恶心、呕吐,严重者可有低血糖和乳酸中毒,右上腹痛、黄疸和肝性脑病发生较晚	中央静脉周围坏死(3 区)	摄入 >150 mg/kg 更有可能导致 ALF 90% 的患者通过支持治疗可恢复 5% 需要原位肝移植,但存活率为 50%
阿莫西林/克拉维酸	全世界最常见引起 DILI 的抗生素,1.7/10 000 处方	特异性肝毒性,胆汁淤积型,但也可以是混合型或肝细胞损伤型(尤其是年轻患者)	短至中等	未知,可能是免疫过敏,可能与特定的 HLA 单倍型有关	疲劳、低热、恶心、呕吐、腹痛、嗜睡 儿童黄疸和瘙痒的发生率较低	嗜酸性粒细胞增多 胆管减少/胆管消失综合征 罕见急性肉芽肿性肝炎	通常是自限的,但也可以持续存在
丙戊酸钠	2 岁以下最易受到损害:1/(550~8 000);3~10 岁:1/(6 000~12 000);多种抗癫痫药增加风险	四种亚型:暂时氨基转移酶升高;高氨血中毒性肝炎;Reyes 样综合征;肝细胞损伤型或混合型	中等至长	线粒体毒性,可能抑制β氧化,肉碱缺乏,有毒代谢产物,线粒体通透性增加	恶心、呕吐、不适、嗜睡、凝血障碍、黄疸;单独血氨升高和肝性脑病;Reyes 样综合征(发热、嗜睡、意识改变)	肝细胞坏死,微泡性脂肪变性伴中央小叶坏死 轻度至中度炎症 胆汁淤积	易变,可表现为轻度,重度进展型常常是致病的 早期静脉使用左旋肉碱有效
米诺环素	1.04/10 000	特异性肝毒性 肝细胞损伤型:急性超敏性肝炎或慢性存在 AIH 特征	中等至长	未知的,可能是代谢产物或"新抗原"的自身免疫反应	发热、皮疹、嗜酸性粒细胞增多 疲劳,关节痛,黄疸出现较晚	类似 AIH:界面性肝炎,门静脉周围淋巴细胞和浆细胞浸润,斑点状嗜酸性坏死 如果是慢性可能出现纤维化	自限性,在停药 1~2 个月内完全缓解
异烟肼	亚临床氨基转移酶升高发生率 10%~20% 症状性肝毒性发生率 0.1%~8% 小于 5 岁儿童更易出现严重不良反应	特异性肝毒性 肝细胞损伤型	中等至长	未知,可能与有毒代谢产物乙酰肼有关 部分可能是免疫介导	无症状伴暂时性氨基转移酶升高 疲劳,厌食、恶心、不适,黄疸出现较晚	肝细胞坏死,气球样变性,炎症细胞伴较多嗜酸性粒细胞浸润 类似于病毒性肝炎	停药后逐渐缓解 治疗时间 >2 个月预后较差 罕见的情况:如果持续使用异烟肼,可能进展为重症肝炎,或需要原位肝移植的 ALF 甚至死亡
甲氨蝶呤	缺少数据 10% 使用甲氨蝶呤的炎症性肠病患儿	特异性肝毒性 肝细胞损伤型	长	直接毒性作用	无症状 肝硬化(腹水、肝脾大、静脉曲张破裂出血)	慢性:脂肪变性、纤维化、肝硬化	纤维化和肝硬化与长期治疗,高剂量及日常方案有关

注:*短,3~30 d;中等,30~90 d;长,大于 90 d。AIH,自身免疫性肝炎;ALF,急性肝衰竭。

的特点。临床上根据实验室检查的结果可以预测这三种肝损伤类型,并有助于鉴别诊断及进一步评估。儿童 DILI 以肝细胞损伤型为主。这三种 DILI 的判断标准由国际医学组织理事会初步确定并加以修订。① 肝细胞损伤型:ALT ≥3× 正常值上限(ULN)且 R≥5;② 胆汁淤积型:ALP≥2×ULN 且 R≤2;③ 肝细胞-胆汁淤积混合型:ALT ≥3×ULN,ALP ≥2×ULN 且 2<R<5。其中 R =(ALT$_{实测值}$/ALT$_{ULN}$)/(ALP$_{实测值}$/ALP$_{ULN}$)。如果 ALT 和 ALP 达不到上述标准,则称为"肝脏生化学检查异常"。由于儿童处于骨骼生长发育旺盛期,ALP 受生长发育影响其正常值呈年龄依赖性。因此 R 值在儿童中的相关性尚未确立。

血管型肝损伤相对较少见,具体发病机制尚不明确,损伤的靶细胞有肝窦内皮细胞、肝小静脉、肝静脉和门静脉,临床类型包括肝窦阻塞综合征(HSOS)/肝小静脉闭塞症(VOD)、肝紫癜病、布-加综合征、特发性门静脉高压和肝脏结节性再生性增生(NRH)。导致血管型肝损伤的药物包括作用于血管内皮细胞的含有吡咯里西啶生物碱的草药、某些化疗药物、合成代谢激素避孕药、免疫抑制剂、抗逆转录病毒药物。例如,临床上 HSOS/VOD 主要由大剂量放化疗和含有吡咯里西啶生物碱的草药,如土三七引起。

四、儿童 DILI 的诊断

DILI 的诊断属排他性诊断,需要根据详细的病史(包括用药史),临床表现,实验室检查以及药物与肝损伤的因果关系来做出诊断。目前儿童 DILI 尚缺乏统一的诊断标准,临床多沿用成人 RUCAM 量化评分系统,该评分系统是目前诊断 DILI 最合理、最全面、最方便的诊断标准。由于 DILI 临床表现多变以及缺乏准确的诊断方法,使得DILI不能早期被识别、诊断和治疗。RUCAM并不完全适用于儿童DILI的诊断,例如危险因素当中,儿童很少涉及饮酒和妊娠。另外,儿童疾病谱与成人有很大的差别,非嗜肝病毒感染、遗传代谢性肝病和胆道疾病是儿童肝病的常见原因。药物再次应用存在潜在的风险,并不适用于儿童。

儿童DILI的诊断需注意以下5点。

(1)除外其他儿童常见的肝病,如感染性疾病、胰胆疾病、非酒精性脂肪性肝炎、肝豆状核变性、AIH、Alagille综合征、原发性硬化性胆管炎、移植物抗宿主病、代谢性疾病及线粒体病等,还应注意评估是否存在心力衰竭、低血压、脓毒血症、静脉营养和肿瘤等情况。

(2)用药与肝损伤的时间关系,潜伏期是从使用可疑药物第1d开始至出现肝功能检查异常或出现临床症状的时间。由于各种因素,儿童的潜伏期很难确定,如儿童可能使用多种药物,每种药物从不同的时间开始使用;根据实验室检查的频率不同,实验室检查结果可能不能及时发现DILI;儿童早期的症状可能会被忽略。此外,有些药物有可能在停药数周以后才出现肝功能损害,给临床诊断带来一定的困难,但是,潜伏期对DILI的诊断及明确引起肝损伤的药物依然至关重要。

(3)临床症状:DILI可仅表现为肝功能检查结果的异常而无临床症状的亚临床表现,当DILI出现临床症状时,临床症状可以反映肝细胞损伤的类型。肝细胞损伤时儿童常出现恶心、呕吐、厌食和氨基转移酶升高,胆管细胞损伤时黄疸和瘙痒症状更明显,血管内皮细胞损伤时可导致血管闭塞,临床上表现为腹水、肝大和胆红素升高,当代谢产物激发免疫过敏反应时,可出现发热、皮疹、关节痛和面部浮肿等。临床上DILI常导致多种肝脏细胞损伤,引起多种临床表现,如果得不到及时处理,DILI可能会导致肝纤维化、肝硬化、肝衰竭甚至死亡。

(4)实验室检查:可根据实验室检查的结果预测DILI损伤肝脏细胞的类型,肝细胞损伤型表现为ALT、AST不同程度的升高,胆汁淤积型主要表现为ALP、直接胆红素和GGT升高,混合型同时存在氨基转移酶及GGT等指标的升高。

(5)肝脏病理:肝脏病理是确定DILI损伤细胞类型的金标准,另外,肝脏病理还有助于排除其他疾病,如AIH。需注意的是,肝组织活检并非总是必需的,肝脏病理结果也与组织取材的部位及时机有关。

近年发现多种新的与DILI相关的血清学、生化学和组织学生物标志物,如与细胞凋亡相关的细胞角蛋白18片段(CK-18Fr),与细胞坏死相关的如全长CK-18(CK-18FL),高迁移率族B1蛋白(HMGB1),反映对DILI易感性的生物学标志物如HLA、药物代谢酶和药物转运蛋白等的基因多态性。这些标志物对DILI的诊断均缺乏特异性,目前发现吡咯-蛋白加合物是诊断土三七引起HSOS/VOD的重要生物标志物,APAP有毒代谢产物NAPQI和APAP-蛋白加合物是诊断APAP-DILI的特异性生物标志物。

五、儿童DILI的治疗

儿童DILI的治疗首要原则是停用可能导致肝损伤的药物,并给予支持治疗。少数情况下可选择特殊的解毒剂。如N-乙酰半胱氨酸(NAC)是APAP中毒特异性解毒剂。研究表明,对于APAP造成的肝损害,NAC的治疗时间的紧密性与预后密切相关,在过量摄入APAP的8h内及时应用NAC,或能获得有效的解毒,而24h内未能获得治疗的患者,病死率/肝移植率明显升高。对HSOS/VOD早期应用低分子肝素等抗凝治疗有效。胆汁淤积型DILI可选用熊脱氧胆酸治疗。考来烯胺、抗组胺药以及利福平可减轻瘙痒症状。

糖皮质激素对于大多数形式的DILI的疗效和安全性尚未得到证实并且缺少对照试验。糖皮质激素在肝损害的临床使用主要依赖于其免疫抑制和非特异性抗炎作用。对于免疫机制介导的DILI,伴有自身免疫特征的自身免疫性肝炎样DILI(AL-DILI)可选择使用糖皮质激素。

重症患者出现肝衰竭时,除积极监测生命体征和纠正并发症外,建议采用人工肝支持系统。对于肝性脑病,严重凝血功能障碍的肝衰竭,以及失代偿期肝硬化,可考虑肝移植。

(李玉川　王建设)

参考文献

请扫描二维码
阅读本章参考文献

第67章

妊娠与药物和毒物性肝病

研究发现,女性较男性更易发生药物性肝损害,而女性妊娠期又较其他时期更易发生药物性肝损害[1]。肝脏是机体的主要代谢器官,妊娠过程中由于激素水平变化等原因可直接加重肝脏负担并影响肝脏的生理机能,而肝脏疾病可对妊娠结局产生不利影响。在发达国家,大约3%的孕妇在怀孕期间患有某种形式的肝脏疾病,其中一些情况对母亲和胎儿都是致命的[2]。近些年来,随着医药产业的发展及生活水平提高,由药物引起的肝损害日渐增多。另一病死率较高的还有中毒性肝损害,因此,应提高妊娠期药物性及中毒性肝损伤的关注。

孕妇的药物摄入很常见,包括处方药和非处方药,以及草药和补充剂。药物性肝损伤(DILI)已成为西方国家急性肝衰竭(ALF)的主要原因,妊娠被认为是其中一个危险因素,但关于孕妇的病例报道相对较少[3,4]。这些药物包括抗高血压、抗甲状腺、抗逆转录病毒、抗结核药物及抗生素等。由于这些药物因其胎儿安全性通常在妊娠前或妊娠早期服用,因此通常在妊娠的前20周出现,随后潜伏期为数周。肝毒性通常是特异性的,尽管偶尔有肝移植和母亲死亡的报道,但大多数会自发缓解。在大多数情况下由于可自发缓解,病例报告例数少可能与报告不足和漏诊有关。

一项在加拿大魁北克省进行的研究发现,孕妇服用的处方药从怀孕前一年的74.6%下降到怀孕期间的59.0%,怀孕后则反弹到79.6%[5]。抗生素是最常见的处方药(26.1%),接触率从最初的16.3%下降到妊娠中期和晚期分别为11.4%和11.6%。其次是止吐药,占13.7%。另一项招募西欧、北欧和东欧、北美和南美以及澳大利亚孕妇的研究发现,止痛药以56%的比例高居榜首,而全身性抗生素则以14%的比例排

在第四位,为8.9%,甲状腺治疗以4.2%排在第十一位[6]。药物清单涵盖了许多不同的类别,其中一些是无意中接触的。怀孕期间使用草药也较多见,在23个国家进行的一项研究发现,在9 559名孕妇队列中,28.9%的孕妇使用过草药,其中俄罗斯(69%)、东欧(51.8%)和澳大利亚(43.8%)的比例最高,4/5的女性主动使用草药[7]。由于DILI目前已成为20个国家ALF的主要原因,占病例的一半[8,9],因此孕妇服用DILI的报告应根据孕妇的高用药频率进行预测。妊娠期的DILI与不良围产儿结局相关,并且发生了死亡病例。妊娠期毒物相关肝损伤病例报道更为罕见,但往往预后不佳。因此,更好地了解DILI及毒物相关肝损害将有助于预防未来不良的孕产妇和围产儿结局。

一、妊娠期药物及中毒性肝损害的诊断

妊娠期药物性肝损害的诊断首先建立在妊娠的基础上,为妊娠期妇女这一特定人群发生的药物性肝损害。

DILI的阶段可能包括潜伏期、去激发、再激发、可能性和表型,以及通常只有排除肝损害的其他原因才能做出诊断。检查包括肝脏的影像学研究、肝活检、自身抗体的特异性检测以及各种传染性肝炎的筛查,基本上都是为了排除这些其他原因。因此,在环境因素、非处方药和草药制剂导致DILI发生率较高,但迄今未知或未报告的国家,怀孕期间的DILI可能被低估或完全遗漏,尤其是上存在于较轻度、短暂的形式时,在停止使用后会自动消退,因此这些案例可能未报告。

DILI的一个重要鉴别诊断是特发性自身免疫性肝炎(AIH),可能需要肝活检才能做出最终诊断。在

一项研究中,65%的病例的组织学诊断与临床诊断一致,但参与该研究的四位病理学家对最终诊断的完全一致性仅为46%[7]。在所有病例中,均存在界面性肝炎、局灶性坏死和门静脉炎症,但在AIH中更为严重,而门静脉和腺泡内浆细胞浸润、玫瑰花环形成更有利于AIH。通过受试者操作特征(ROC)曲线分析,发现门静脉炎症、纤维化、门静脉中性粒细胞和浆细胞以及细胞内胆汁淤积的组合在预测DILI与AIH对胆汁淤积/混合损伤的预测中产生了0.91的曲线下面积(AUC)。门静脉炎症、门静脉浆细胞、腺泡内淋巴细胞和嗜酸性粒细胞、花环形成和小管胆汁淤积综合预测DILI与AIH对肝细胞损伤的AUC为0.90。

妊娠期中毒性肝损害结合妊娠状态及参考以下几点。① 毒物接触史:这是诊断中毒性肝病最重要的条件。需要详细询问患者及家属,掌握其接触毒物的种类、时间、摄入量(或者所在环境的毒物浓度),以此判断致病原因和估计吸入量。根据毒物接触时间诊断急、慢性中毒性肝病,如果有明确3个月以上的毒物接触史,并且病程时间超过3个月,可诊断为慢性中毒性肝病。② 临床表现:主要表现为乏力、食欲缺乏、恶心、腹胀、巩膜黄染、肝区疼痛,严重者可以出现肝硬化失代偿期相关并发症,甚至出现肝功能衰竭。毒物引起的肝损伤常伴有全身性损害的出现,也可作为诊断的依据。③ 毒物测定:血液、尿液、头发、指甲等组织中毒物的测定对明确诊断有十分重要的参考意义。④ 辅助检查:血清氨基转移酶异常是判断肝损伤的最直接手段,血清总胆红素升高是判断病情严重程度的最重要指标(轻:$17.1 \sim 51.3 \mu mol/L$,中:$51.3 \sim 85.5 \mu mol/L$,重:$>85.5 \mu mol/L$)。影像学可明确有无肝大、肝硬化、腹水、脾大、肝癌等。胃镜检查可以判断有无食管胃底静脉曲张。⑤ 跟踪随访:部分患者脱离毒物后肝损伤恢复正常,或再次接触毒物后复发,对明确疾病诊断有一定的参考价值。

二、妊娠期药物性及中毒性肝损害的发病机制

肝脏是药物代谢的主要器官。根据发病机制不同,分为固有型和特异质型,间接性损伤是第三种类型[10,32]。

(1)固有型肝损伤是由对肝脏有本质毒性的药物引起的。这种损伤在动物模型中是常见的、可预测的、剂量依赖性的和可重复的。潜伏期通常很短,通常在高治疗剂量或超治疗剂量后$1 \sim 5$ d内发病,如故意或意外过量用药。直接损害的药物主要通过肝脏细胞色素P450酶系代谢产生的毒性产物,其对肝细胞及细胞器无选择性。具有较少的剂量依赖性和可变特征。在大多数西方国家和美国已成为ALF的主要原因。

(2)间接性肝损伤药物作用的结果主要通过药物对肝细胞正常代谢的干扰,继之发生结构的改变。间接损伤可以代表新的肝脏状态的诱导或先前存在的病症的恶化,例如诱导免疫性肝炎或加重乙型和丙型肝炎或脂肪疾病。

(3)特异性肝毒性是由很少或没有内在毒性的药物引起的,仅在罕见的情况下引起肝损伤,通常发生率$1/100 000 \sim 1/2 000$。损伤是不可预测的,而且不是剂量依赖性的,在动物模型中是不可复制的。特异性肝损伤根据 R 值分为肝细胞损伤型、胆汁淤积型或两者(混合型)。R 值>5、$2 \sim 5$ 和<2 表示肝细胞损伤、混合损伤和胆汁淤积。预后与"海氏定律"有关,即当血清 ALT 或 AST 水平$>3 \times ULN$,血清总胆红素$>2 \times ULN$,没有胆汁淤积的早期发现,并且没有其他原因可以解释 ALT 和胆红素升高,那么可能有 10% 的病死率。

中毒性肝病的发病机制十分复杂,毒物及其代谢产物通过自身毒性直接作用于肝脏后,是否造成肝细胞损伤或死亡主要取决于化合物的毒性和肝脏的解毒功能,并且其导致的肝损伤往往呈现出一定的剂量依赖性。毒物在肝内经过细胞色素 P450 的作用,代谢转化为一些毒性产物,如亲电子基、自由基和氧基,与大分子物质(如蛋白质、核酸共价结合)或造成细胞质膜的脂质过氧化,最终导致肝细胞坏死。其可能机制包括:① 脂质过氧化。毒物经代谢后产生自由基,导致过氧化损伤,如四氯化碳在细胞色素 P450 的作用下可形成氯离子和三氯甲烷自由基,后者有很强的氧化作用,可通过形成新的氧自由基导致肝损伤。② 毒性代谢产物与肝细胞的大分子结合。多数肝毒性物质的活性代谢物能与体内大分子如 DNA、蛋白质、多糖等发生共价结合,产生毒性作用。③ 脂肪代谢障碍。毒物可直接引起肝细胞脂肪变性,目前认为至少涉及甘油三酯载脂蛋白复合体装配损害、胞膜转运功能损害、贮脂增加和线粒体氧化功能受损等环节。④ 钙离子泵失活。毒物产生的亲电子基、自由基或氧基的毒性作用可以破坏膜的 $Ca^{2+}-ATP$ 酶系,干扰细胞内 Ca^{2+} 稳态,造成肝细胞损伤。⑤ 胆汁排泄障碍。毒物可直接损伤胆管树状结构包括毛细胆管、小叶间胆管、基侧小管膜、细胞紧密连接或肝细胞小管周围网状结构、ATP 酶、肝细胞基侧转运子和小管膜等,从而干扰胆汁酸向肝细胞转运或从肝细胞进

入胆管,一些肝毒性物质还可通过改变胆汁分子团结构导致胆汁淤积。

三、妊娠期肝损害特点

药物性肝损害的发病机制尚未明确,已知与药物种类、基因、年龄、性别、基础疾病以及环境因素等相关。相对于男性而言,女性的药物性肝损害的发病率及严重程度更甚。有报道称人体的免疫系统状态可以被性激素,如雌二醇、黄体酮以及睾酮等调节。雌二醇可使母体外周血巨噬细胞以及单核细胞产生促炎症因子,而孕酮可以促进这一作用。妊娠作为一个同种异体移植过程,孕妇体内的激素合成以及免疫系统会发生相应的适应性变化。因此,在这一阶段发生的药物性肝损害有其独特的特点。妊娠加重了肝脏的负担,在妊娠期使用某些药物可诱发肝脏脂肪变性。随着妊娠的发展,女性体内各系统也在持续变化,胎盘合成激素给肝脏带来更多的代谢负担。妊娠期由于体内雌激素—醛固酮增加,水分比妊娠前增加 $30\% \sim 70\%$,心输出量增加 $30\% \sim 50\%$。肝血流量占心输出血量由妊娠前的 35% 降至妊娠期的 28%。妊娠期热能需要量比孕前增加 20%,如营养不良、蛋白质摄入不足,易使肝脏受到损害,胎儿生长发育不完善。代谢、解毒和排泄均会增加母体肝脏负担,并且,妊娠后孕妇体内酶系统有一定的改变,使某些药物的代谢受到影响而不易解毒或清除,药物作用的时间延长,可能产生蓄积性中毒。妊娠期体内孕激素水平增高,可抑制某些药物与葡糖醛酸的结合,尤其在妊娠早期有妊娠剧吐而营养缺乏,妊娠中晚期有其他合并症及并发症时更为明显,都有导致药物蓄积和中毒的危险。此外,分娩时精神紧张、疲劳、出血、手术与麻醉药物应用均可加重肝脏损伤。如孕妇患有妊娠期高血压疾病,全身小血管痉挛,可导致肝脏发生缺血性损害。因此,对妊娠期这一阶段的肝损害要给予特别的重视。

四、导致孕妇出现DILI的重要药物组

(一)抗高血压药

在与 DILI 相关的抗高血压药物中,只有拉贝洛尔和 α-甲基多巴。有报道称,这会导致孕妇肝损害。在未怀孕的受试者中,拉贝洛尔与肝细胞损伤和坏死有关,在一些患者中有致命后果。然而,在英国文献中仅发现一例涉及孕妇的病例报告[11]。这名妇女因高血压病史同时服用拉贝洛尔(从怀孕 12 周开始)和 α-甲基多巴(在怀孕 16 周时添加),并在怀孕 20

周时出现肝炎症状,进展为暴发性肝衰竭,最终被列入肝移植的等待名单。她的双胞胎妊娠是通过体外授精受孕的,在经颈静脉肝活检证实诊断时流产。由于肝损害出现在添加 α-甲基多巴后,并且没有其他关于拉贝洛尔引起孕妇 DILI 的报告,因此拉贝洛尔在本例中的实际作用仍不确定。

妊娠期 α-甲基多巴肝毒性更常被报道,可能是因为由于其对胎儿的安全性,其使用频率更高[12]。α-甲基多巴的活性代谢物 α-甲基去甲肾上腺素通过刺激中枢抑制性 α-肾上腺素能受体降低血压。据认为,细胞色素 P450 的异常转化和对产生的代谢物的免疫反应是其肝毒性的原因。在病例报告中,α-甲基多巴治疗在怀孕前和怀孕后均已开始治疗慢性高血压,用于在妊娠早期替代其他药物以确保胎儿安全,或在妊娠前 20 周首次开药治疗新发高血压。规定剂量不过量,每天 $500 \sim 1\,500$ mg。症状出现在 $2 \sim 12$ 周后。肝脏超声显示与肝炎相关的变化[13]。诊断方法是排除感染和自身免疫原因,必要时进行肝活检。虽然停药后会自发恢复,但短期强的尼松治疗可加速恢复,但使用类固醇可诱发糖尿病。

(二)抗甲状腺药物(ATD)

用于治疗 Graves 病(GD)的 ATD 包括甲巯咪唑(MMI)、卡比咪唑(CMZ)和丙硫氧嘧啶(PTU)。在一项日本研究中,91 例未经治疗的 GD 孕妇分别接受了 40 例和 51 例患者的 MMI 和 PTU 治疗[14]。在两名肝毒性患者中,PTU 均在发病 4 周开始,其中 1 例患者在 9 周后氨基转移酶升高至 ULN 的 2 倍,而另 1 例患者在 2 周后氨基转移酶升高至 $3 \times$ULN 和 $5 \times$ULN。治疗用碘化钾替代,在停止 PTU 后立即恢复,两次妊娠均以足月健康婴儿结束。还有 1 例报告称,1 例多产妇女因 GD 接受 PTU 治疗,在妊娠 17 周时出现暴发性肝衰竭,最终通过肝移植和甲状腺切除术进行治疗[15]。婴儿因胎儿生长受限于 37 周时通过选择性剖宫产分娩,尽管 Apgar 评分正常,但婴儿出现小头畸形,归因于产前缺血性脑病,出现癫痫发作[16]。在另一个病例报告中,1 例孕妇在妊娠 4 周时出现,最初服用 PTU 的剂量为 300 mg,到第 14 周时降至 100 mg,但在第 20 周时出现肝炎,因此 PTU 被支持性护理取代,甲状腺功能亢进在 2 周后复发,最终需要从第 $23 \sim 32$ 周开始使用 CMZ 进行控制,妊娠结局正常[17]。根据文献经验,建议在妊娠早期用 PTU 治疗甲亢孕妇,然后停止 PTU,稍后改用 MMI[18,19]。若妊娠期使用 ATD 的剂量较小(每天甲巯咪唑 15 mg 以下或丙硫氧嘧啶150 mg 以下),引起

胎儿死亡、甲状腺肿和甲状腺功能减退的风险并不高,因此对患甲亢的孕妇宜权衡后采用最小有效剂量的 ATD。

(三)治疗人类免疫缺陷病毒(HIV)感染的抗逆转录病毒药物

怀孕感染 HIV 的妇女,NVP 治疗是联合抗逆转录病毒治疗(ART)的一部分。有文献研究,9.4%(8/85)经肝毒性分析的受治疗妇女出现了显著的肝毒性,其中 2 人死于重型肝炎,只有 65.8% 的人没有肝毒性。具有更严重肝毒性的患者表现更高的 CD4 计数,作者建议,对于出于自身健康不需要 ART 的女性,应谨慎使用 NVP 治疗[20]。在 439 名妊娠晚期(中位妊娠期:34 周)开始接受三重抗逆转录病毒治疗的孕妇队列中,发现 3.2%(14 名妇女)存在严重的肝毒性[29]。与奈非那韦相比,使用 NVP 与更高的严重肝毒性(5% 对 1%)和皮疹相关肝毒性(4% 对 0)相关,当基线 CD4 计数为 250 个细胞/mm³ 时,在使用 NVP 的妇女中,这些并发症的发生率没有显著差异[21]。关于妊娠期与非妊娠期 HIV 感染妇女相比,是否存在与 ART 相关的 DILI 增加的风险,包括 CD4 计数的影响,文献仍然存在争议,然而,HIV 感染妇女中存在 HCV 合并感染似乎增加了 NVP 治疗仅对孕妇产生肝毒性的风险,因此在妊娠期 ART 治疗之前筛查 HCV 合并感染是很重要的。

(四)抗结核药物

目前,关于孕妇服用抗结核药物导致 DILI 的报告较少见[22]。在新加坡对 48 名妇女进行的一系列研究中,一名妇女在妊娠晚期发现肝功能异常,她正在服用异烟肼和利福平治疗肺结核,但没有进一步的详细资料。另有一例 26 岁孕妇因抗结核药物引起的暴发性肝衰竭(FHF)接受原位肝移植,其结核性胸膜炎用利福平、异烟肼和吡嗪酰胺治疗。人工肝支持系统(ALSS)作为肝移植的桥梁,无法逆转肝损伤。在妊娠 17⁺³ 周时进行了成功的肝移植手术。如今,随着移民和全球旅行的增加,即使在发达国家,孕妇患结核病以及已经接受抗结核治疗的妇女的机会也会大大增加,因此,孕妇抗结核药物相关肝毒性的可能性不应被立即排除[23]。

(五)抗生素类药物

由于妊娠期妇女易合并有消化道、泌尿道、呼吸道等处感染,常使用抗生素进行抗感染治疗。妊娠期可以选用的抗生素有青霉素类、头孢菌素类、大环内酯类,慎用的抗生素有氯霉素类、喹诺酮类、磺胺类药,禁用的抗菌药有氨基糖苷类、四环素、红霉素类。

其中,青霉素、头孢类抗生素引起的药物性肝损害报道较少;磺胺类药物都可以引起急性肝炎型过敏反应,可能引起胆汁淤积和肝细胞性黄疸,严重时可致急性重型肝炎;四环素与土霉素长期口服或大量静脉注射(214~410 g/g)可发生严重的肝损害,但由于孕期禁用报道较少。国外文献中除硝基呋喃妥因外[24],未发现因抗生素引起的孕妇感染 DILI 的报道,尽管这组药物在治疗妊娠期感染,特别是泌尿系感染,以及在剖宫产、早产胎膜早破和孕妇 B 组链球菌携带者分娩中广泛使用。这可能与大多数情况下相对较短的疗程有关,也可能与分娩后,当母亲带着婴儿回家时才出现 DILI 有关。在大多数产后妇女中,抗生素治疗要么已经停止,要么将很快停止,因此会出现自发恢复,要么由于相对短暂的干扰而错过诊断。

五、导致孕妇出现肝损伤的毒物

目前,关于孕妇因毒物导致肝损伤的病例较罕见。在国内一项文献病例报道,1 例 34 岁孕妇因进食野生蘑菇引起 ALF,患者经抗感染、脱水、改善脑水肿、动态输血、血液净化和营养支持等治疗。入院初患者意识清醒,持续发热至 38.8℃,随后流产,产科相应处理。感染指数改善,肝功能稳定,凝血功能也改善。感染被确定为碳青霉烯类耐药的鲍曼不动杆菌,并调整抗生素的使用。2 个月后患者昏迷,发展为大量出血性脑梗死和疝气。用甘露醇降低颅内压,行右额颞骨瓣减压术。然而,手术后患者仍处于昏迷状态[25]。患者家属最终要求出院。黄曲霉毒素(AFB1)是由曲霉菌产生的有毒化合物,主要在热带国家污染食物。在这些国家,毒性最强的 AFB1 是肝细胞癌(HCC)的主要病因。有研究以妊娠大鼠在受孕前、整个妊娠期间和断奶期间暴露于两种剂量的 AFB1(低 0.5 mg/kg,高 5 mg/kg),并与未暴露组进行比较。每组的后代随访到 3 周或 3 个月,并收集它们的血液和肝脏样本。与对照组相比,低剂量和高剂量暴露大鼠的 Tp53 DNA 甲基化在肝脏样本中显著降低,在血液中显著增加。低暴露和高暴露大鼠肝脏 H19 甲基化较高,高暴露组 3 个月血液样本 H19 甲基化降低[26]。研究显示,仍需要进一步的研究来确定 AFB1 早期暴露引起的表观遗传改变是否在早发性 HCC 的发展中起用。另有研究发现,通过给 Wistar 雌性大鼠从妊娠第 14 d 到分娩后第 14 d 饲喂含氯化钴饮用水,使给予大鼠在妊娠晚期和出生后早期暴露于氯化钴,结果发现氯化钴会影响母鼠及其后代肝脏抗氧化酶活性和脂质过氧化,引起肝损伤[27]。

六、妊娠期药物及中毒肝损害的治疗

原则为妊娠期的妇女一旦诊断为妊娠期药物或中毒肝损害,立即停止使用有潜在肝脏损害的药物或中毒物质并对症治疗,可以采取保肝、降酶、退黄或解毒为主的治疗措施[28]。具体措施如下。

(1)立即停用有关药物和可疑药物或毒物。

(2)患者应卧床休息,给予足够的热量与蛋白质、维生素类等全身支持疗法。可给予高能饮食,每天热量约 12 600 J,蛋白质 70~100 g,碳水化合物 400~500 g[18]。

(3)对于变态反应性肝损害的患者,症状重者可使用糖皮质激素。糖皮质激素的作用机制主要有非特异性抗炎作用,能促进汇管区和胆小管炎症水肿消退,增加胆汁排泄;改善与胆汁生成有关的肝细胞内亚微结构的功能,增加胆汁流的生成;抗过敏和免疫抑制反应,减轻药物及其代谢产物对肝脏的免疫损害。而黄疸症状严重的患者可用熊脱氧胆酸,松弛胆总管括约肌,促进肝脏糖原蓄积,保肝解毒[29]。

(4)对于代谢特异性药物性肝损害患者,可选用抗氧化剂。还原型谷胱甘肽是一种三肽化合物,能与某些药物的肝毒性中间代谢产物结合使其失去活性,并在结合后迅速排出体外,保护肝细胞。对于中毒性肝损害患者,可针对性选用解毒剂,鉴于妊娠之一特殊时期,解毒剂使用前提是结合患者生育意愿,权衡利弊。螯合剂是金属中毒的解毒药,可通过在体内与金属形成螯合物而达到解毒的目的。常用的螯合剂有巯基络合剂和氨羟络合剂。该类解毒剂有二硫丙醇、青霉胺、二巯丙磺钠、二巯丁二酸等。氰化物中毒解毒剂可选用亚硝酸盐-硫代硫酸钠疗法。高铁血红蛋白血症解毒剂,常见的有亚甲蓝和硫堇。有机磷农药中毒解毒剂可选用乙酰胆碱 M 受体阻断剂,如阿托品、山莨菪碱;也可使用胆碱酯酶复能剂解磷定。

(5)妊娠期孕妇由于妊娠期甾体类激素的水平升高,发生的药物性肝损害常为胆汁淤积型,可选用 S-腺苷甲硫氨酸来促进肝脏内激素代谢。

(6)若出现嗜睡和精神紊乱等症状,预示肝功能衰竭,治疗时要严加注意。此时应严格限制或暂停蛋白质摄入,补充维生素并加服乳、果糖等进行降低血氨处理。

(7)肝昏迷患者的治疗包括静脉注射葡萄糖以维持能量和防止低血糖、严密监护体液和酸碱平衡、降血氨处理、给予大剂量糖皮质激素。对药物引起的急性重型肝炎,尚无特效疗法,重点在于清除药物造成的内在毒性,迅速促进药物排泄和代谢,保护肝机能。

七、结论

药物及中毒性肝损害具有较高的发生率及病死率,妊娠期肝损害因这一时期的特殊性,应给予特别重视。由于关于孕妇的 DILI 的病例报告较少,服用甲基多巴和 PTU 等最常见相关药物的孕妇中 DILI 比例仍然未知。鉴于怀孕期间服用药物和草药、补充剂的频率很高,在孕妇中报告的 DILI 较难以预料。除了认识到已知具有直接肝毒性的药物很少用于孕妇之外,成功妊娠的免疫调节也可能改变或降低母体对外来抗原的免疫反应,从而使 DILI 的特异性类型变得罕见。尽管如此,妊娠期 DILI 发生的可能性永远不应被轻易忽视,因为许多药物都与 DILI 有关,包括 APAP、α-甲基多巴、抗菌药物、PTU、NVP、HAART、孕激素和雌激素、第一代和第二代抗精神病药物以及质子泵抑制剂,常常在育龄妇女和怀孕妇女中使用[30,31]。若在孕妇中发现不明病因的肝损害,谨慎的做法是排除有详细药物史的 DILI。在实践中,如果在上述药物清单上的肝功能异常孕妇中发现已知的危险因素,如遗传因素、HIV、乙型肝炎病毒(HBV)和丙型肝炎病毒(HCV)的共同感染,也应怀疑 DILI。如果确定某药物引起肝脏轻度损害,且停用该药将会带来严重后果时,可调整药物剂量或者改变给药途径;但如果药物的使用导致严重肝功能损害,则应该对使用该药的风险及受益进行评估,考虑是否停药。而中毒性肝损害更应及早结合毒物接触史及毒物鉴定进一步明确。这种认识可通过做出恰当的诊断和提供最佳的管理,最大限度地减少对母亲的任何潜在伤害,提高妊娠结局。

(陈公英　马晓洁)

参考文献

请扫描二维码
阅读本章参考文献

第68章

慢性肝病基础上的药物性肝损伤

药物性肝损伤(DILI)是由各种处方或非处方药、传统中草药或膳食补充剂以及生物制剂等引起的肝损伤,其发生机制尚未明确,目前认为是由宿主、药物代谢及环境因素等单一或共同作用的结果[1]。由于缺乏高特异性的生物标志物,目前 DILI 仍为排他性诊断。在确立 DILI 诊断前,需排除其他各种如病毒性肝炎、酒精性肝病(ALD)、非酒精性脂肪性肝病(NAFLD)、自身免疫性肝病(AILD)等原因所致肝损伤。

慢性肝病主要包括病毒性肝炎、ALD、NAFLD、AILD、肝硬化和肝癌等。当既往存在慢性肝病的患者在治疗用药过程中出现肝损伤或肝损伤较前进展,明确眼前的肝损伤原因,对临床医生来说是一种挑战,想要达到"拨云见日",需要临床医生基于既往慢性肝病史,结合患者的用药史及各项临床资料,包括实验室生化学指标、影像学检查,甚至组织学结果,综合分析,抽丝剥茧。

一、潜在慢性肝病的常见类型

美国 DILIN 的一项前瞻性研究显示,在既往有慢性肝病的 DILI 患者中,最常见的慢性肝病为丙型病毒性肝炎,其次是 NAFLD[2]。

在中国,由于慢性肝病谱与国外存在差异,因此我国合并慢性肝病的 DILI 患者中慢性肝病的常见类型也与国外不同。我国肝病专科中心数据表明,ALD 是 DILI 中最主要的潜在肝病类型,其次是 NAFLD、病毒性肝炎和 AILD[3]。

二、慢性肝病对 DILI 易感性的影响

越来越多的研究表明,NAFLD 会增加一些药物的肝毒性风险,例如挥发性卤化麻醉剂氟烷、对乙酰氨基酚(APAP)、氯沙坦、噻氯匹定和奥美拉唑等[4-9]。由于 NAFLD 的发生与肥胖密切相关,肥胖者通常需要比非肥胖者服用更大剂量的药物,过量服药会增加药物肝毒性风险[10,11]。此外,研究者发现,NAFLD 患者肝脏中 CYP2E1 出现高表达,且具有高活性。CYP2E1 主要位于肝脏线粒体内,较高水平的 CYP2E1 对线粒体功能可产生不利影响,CYP2E1 活性升高也可促进由其介导的有害反应性代谢物产生,增加患者对不同外源物质肝毒性的易感性[12]。

除了 NAFLD 外,ALD 也会增加 DILI 的易感性。酒精可以引起线粒体功能障碍与氧化应激,进而促进肝损伤发生[13]。该过程主要通过以下三种机制来实现。① 提高 CYP2E1 活性:以 APAP 为例,CYP2E1 的诱导促进了 APAP 向 NAPQI 的生物转化。NAPQI 是 APAP 极其活跃的有害反应性代谢物,大量 NAPQI 与谷胱甘肽共价结合会导致谷胱甘肽在细胞内的水平大幅降低,随后引起氧化应激,加重线粒体功能障碍[14-17]。② 减少谷胱甘肽储备:谷胱甘肽作为体内重要的抗氧化剂和自由基清除剂,在肝脏药物代谢中起到重要作用。酒精可以降低肝脏谷胱甘肽水平,从而降低对 NAPQI 的解毒能力[18]。当肝脏中谷胱甘肽浓度降至正常水平的 70% 以下时,NAPQI 与肝细胞蛋白不可逆结合,导致肝损伤发生[19]。③ 线粒体呼吸链(MRC)复合物损伤和线粒体 DNA(mtDNA)耗竭:长期饮酒增加了肝脏线粒体活性氧的形成,导致 MRC 复合物氧化损伤和 mtDNA 耗尽,使得脂肪酸 β 氧化减少,加重肝细胞微泡性或大泡性脂肪变性[20-22]。

在病毒性肝炎中,丙肝是 DILI 的独立危险因素。既往研究表明,慢性丙肝患者 DILI 发生率高于

慢性乙肝患者[23]。研究表明,HCV 感染也会导致线粒体功能障碍和氧化应激[13]。肝脏蛋白质组学研究显示,在 HCV 感染过程中,蛋白质丰度会发生改变,常伴随线粒体 β 氧化相关蛋白功能下调,增加肝细胞脂质含量,从而加重肝细胞脂肪变性,同时抗氧化蛋白的减少会削弱机体对抗活性氧升高的能力,进而导致炎症免疫反应相关的肝损伤[24-27]。Wedemeyer 等做了一项研究,发现 HCV 核心蛋白改变了脂质代谢过程,其导致的肝脏脂肪变性可上调肝细胞 CD95/Fas 表达,从而促进肝细胞凋亡,以及肝脏炎症和纤维化发生[28]。这些研究结果可能是慢性丙肝患者发生 DILI 的风险高于慢性乙肝患者的具体机制。对于既往存在 AILD 的患者,其对 DILI 发病风险的潜在影响,目前尚无相关研究阐述两者之间的关系。

三、评估肝脏安全性的工具——海氏法则

海氏法则(Hy's law)是药物临床试验和上市后药物监管中用于评估药物引起严重肝毒性风险的重要工具[29]。海氏法则的提出始于海曼·齐默曼的临床观察,他发现由药物引起的肝细胞损伤伴黄疸的患者(且没有明显的胆道梗阻证据),往往预后不良,死亡率或肝移植率高达 10%~50%[30]。齐默曼认为,肝脏有强大的胆红素代谢能力,若一种药物对肝细胞的损伤导致肝脏转运胆红素的能力受损,引起黄疸(血清总胆红素>2 mg/dL),则表明肝细胞损伤的程度极其之大,一些患者的肝功能甚至无法恢复至正常水平,因此,肝细胞损伤导致黄疸的出现是不良的预兆[31]。

海氏法则的定义包括以下三部分[29]:① 有药物引起肝细胞损伤的证据,表现为 ALT 或 AST>3×ULN;② TBil>2×ULN,且无胆汁淤积的证据(血清ALP≤2×ULN);③ 综合分析后,排除其他引起氨基转移酶和胆红素升高的原因,如病毒性肝炎、慢性或急性肝病或其他可能导致肝损伤的药物。根据目前的定义,由于慢性肝病患者存在除药物因素外其他原因导致的氨基转移酶和(或)TBil 升高,将海氏法则用于评估 ALT、AST 和(或)TBil 升高的既往慢性肝病患者发生严重 DILI 的风险,并不合适。因为这类患者在治疗过程中出现的肝生化指标异常可能与慢性肝病相关,而不是由 DILI 引起,不符合当前海氏法则的定义,且海氏法则也不具有严重 DILI 的预测价值。

海氏法则是否适用于慢性肝病患者,仍是一个持续争论的问题[29]。由于在不同肝病患者群体中,肝生化指标异常的分布和临床意义有所不同,而现有的海氏法则没有考虑到这些差异,并没有针对这些特定群体进行优化,因此最近有学者提出需对海氏法则的定义进行修正并进一步评估和验证[32]。

四、慢性肝病基础上 DILI 的诊断

在患者有明确药物暴露史和肝脏生化学异常的基础上,当出现以下情况之一并排除其他原因引起的肝损伤后方可诊断为 DILI[33,34]:① ALT 水平≥5×ULN;② ALP 水平≥2×ULN,特别是伴有 GGT 升高,且排除骨病导致的 ALP 升高;③ ALT 水平≥3×ULN,同时 TBil≥2×ULN。受损靶细胞类型根据 R 值来确定。R≥5 为肝细胞损伤型,R≤2 为胆汁淤积型,2<R<5 为混合型[35]。

在药物临床试验中,由于慢性肝病本身常导致 ALT 以及其他与肝脏相关血液检测指标升高,因此慢性肝病人群通常被排除在药物临床试验之外[36]。

但临床中慢性肝病合并 DILI 难以避免。慢性肝病患者合并 DILI,其基线肝功能水平往往高于正常上限,有的基线 ALT 水平甚至超过(3~5)×ULN,随着时间的推移经常出现肝酶的自发波动。因此在慢性肝病患者中,如果使用与基线肝功能正常的无慢性肝病患者相同的生化检测标准来诊断 DILI,可能会因生化诊断阈值降低而导致停药过早[29,36]。美国 FDA 建议,在诊断 DILI 时,对于基线肝功能异常患者,以肝功能基线值(BLV)作为参考值更为合适[29]。

(一)RUCAM 量表在慢性肝病合并 DILI 中的应用

最新的 RUCAM 量表没有对既往存在肝病或基线肝酶水平升高患者的 R 值计算进行重新定义,因此,在应用于慢性肝病合并 DILI 患者前,应对原有的 RUCAM 量表稍做改进。对于慢性肝病患者,建议使用基线 ALT 或 ALP 水平来取代 ULN 计算 R 值[37]。由于慢性肝病患者用药前的 ALT 或 ALP 水平可能会高出正常值上限,在这种情况下,应以用药过程中 ALT 或 ALP 峰值与基线水平的差值代替原 RUCAM 量表中 ALT 或 ALP 峰值与正常值上限的差值。此外,若 ALP 升高是由于其他原因导致(如妊娠、生长或骨病),此时应使用 TBil 或 GGT 来代替 ALP[37]。

(二)慢性肝病患者基线肝功能水平的确定

由于 DILI 与慢性肝病均会导致肝功能异常,为了方便评估治疗过程中肝功能变化趋势,迫切需要确

定慢性肝病患者的肝功能 BLV 作为参考。

基线肝功能的常规检测项目包括血清学指标丙氨酸氨基转移酶（ALT）、门冬氨酸氨基转移酶（AST）、碱性磷酸酶（ALP）和总胆红素（TBil）。对于肝硬化患者，还应检测其他反映肝功能的指标，如直接胆红素（DBil）、国际标准化比值（INR）和清蛋白等[36]。

在同一个体中，考虑到肝酶水平会随时间的推移而波动，单次测定结果往往不能准确反映慢性肝病患者用药前的肝功能水平。因此建议在首剂药物给药前，至少进行两次肝功能测定，时间间隔为首剂药物给药前2周到2个月之内，第2次测定在首剂药物给药前24 h内，并取两次结果的平均值作为 BLV，以此作为肝功能变化的评估，如第2次数值比第一次高出50%以上，则判定为两次结果存在显著差异，应进行第3次测定，以便更好地评估肝功能变化的幅度和趋势，帮助判断潜在的慢性肝病是否进展[38]。

（三）慢性肝病药物临床试验的肝功能监测

1. 抗丙肝病毒药物临床试验的肝功能监测[36]　临床试验中判断肝损伤来源于药物因素还是潜在的慢性丙型肝炎尤为重要。抗丙肝病毒药物（DAA）临床试验中标准的肝功能监测频率为治疗期间第1周、第2周、第4周、第6周、第8周、第10周，以及治疗结束后4周，肝功能监测项目主要包括 ALT、AST、ALP 和 TBil。为了判断肝损伤是否由丙肝复发引起，还应在治疗第1周、第2周、第4周、第8周、第12周和治疗结束时测定 HCV RNA，观察其趋势变化。

2. 继发于 HBV、HCV 或 NAFLD 的肝硬化临床试验中的肝功能监测[36]　肝功能监测项目同基线一致。在肝硬化的 I 期和 II 期临床试验中，建议每周或每2周监测1次肝功能，评估药物的肝脏安全性；在 III 期临床试验期间，建议第一个月内每周监测一次肝功能，之后2个月每2周监测一次，此后至少每月监测一次，6个月后可减为每2个月监测一次。无论是 TBil、DBil 或 INR 的升高，还是 ALT、AST 和 ALP 较 BLV 翻倍，即使氨基转移酶较前一次升高不显著或是没有充分的胆道梗阻证据，也应警惕 DILI 发生，应加强对肝功能的监测。在丙肝或 NAFLD 所致肝硬化的临床试验中，当 ALT 与 AST 不成比例的升高导致 AST/ALT 比值降低时，此时肝功能异常通常不是由潜在肝硬化进展引起，很可能预示 DILI 的发生。

（四）临床用药期间的密切观察与肝功能监测

用药期间肝功能监测项目与基线一致，包括四项常规血清学指标（ALT、AST、ALP、TBil），当发现血清氨基转移酶升高>3×BLV 时，应立即在48～72 h内对上述指标进行复查，以确定氨基转移酶是否为一过性升高。若复查结果仍显示氨基转移酶升高>3×BLV，则需密切观察，确定肝功能异常的转归。密切观察的主要措施包括：每周重复进行肝功能检查2～3次，如果肝功能异常情况稳定或可疑药物已停用且患者无症状，则复查频率可降至一周一次，甚至更低[34]。由于 ALT 或 AST 一过性升高在慢性肝病患者中是常见的，但很少进展为严重 DILI 或急性肝衰竭（ALF），密切观察的目的一方面是尽快确定检测到的异常结果是一过性的，还是进展性的，另一方面是提高临床医生的警惕以防止严重 DILI 或 ALF 的发生。

（五）合并慢性肝病的 DILI 停药标准

及时停用可疑肝损伤药物是目前治疗 DILI 或疑似 DILI 最有效的方法，尽管在停药后临床症状和肝生化异常结果可能会持续数天到数周，有时甚至出现一过性进展，但通常在停止服用可疑药物后肝损伤可自发改善，肝功能往往能自行恢复[2,34]。因此患者在停药后应尽量避免再次服用可疑药物或同类药物。

2021年发布的《成人慢性肝病临床试验期间急性药物性肝损伤共识指南》仅对药物临床试验期间的 DILI 停药标准给出建议，并未对上市后已用于临床的药物诱发 DILI 的停药标准和停药时机给予决策性指导[36]。停药时机的选择取决于临床医生对病情的主观判断，选择不恰当存在两个风险：停药过早可能导致药物治疗远达不到预期效果，或停药过晚可能会导致肝损伤进行性加重，甚至出现 ALF，增加患者死亡风险[39]。

在慢性肝病药物临床试验中，DILI 停药标准主要取决于肝功能 BLV。例如在慢性丙肝病毒感染临床试验中[36]，对于基线 ALT 正常的受试者，出现以下情况之一应停用研究药物：① ALT ≥ 10×ULN，无论 TBil 是否正常；② ALT ≥ 3×ULN，伴 TBil ≥ 2×ULN。对于基线 ALT 异常的受试者，出现以下情况之一需停药：① ALT ≥ 5×BLV 或 ALT ≥ 500 U/L，无论 TBil 是否正常；② ALT > 3×BLV，且 TBil > 2×ULN，除外 Gilbert 综合征；③ ALT ≥ 2×BLV 或 ALT ≥ 300 U/L，同时伴有 TBil ≥ 2×ULN。如患者出现提示肝损伤的临床症状，如虚弱、乏力、恶心、呕吐、黄疸等，或这些症状加重,同时出现氨基转移酶异常(即 ALT≥3×ULN 或 2×BLV)或胆红素异常,也应停用研究药物。

继发于慢性乙型肝炎、慢性丙型肝炎或非酒精性脂肪性肝炎(NASH)的肝硬化药物临床试验中,停药标准又有所调整[36]。

(1) 对于基线 ALT、AST、ALP 或 TBil 正常的代偿性肝硬化患者,出现以下情况之一建议停用研究药物:① ALT、AST 或 ALP>2×BLV 或 3×ULN,同时 TBil>2×ULN 或 INR>1.5(如果基线 INR 正常),或基线 INR≥1.5 者 INR 升高 0.2×BLV;② ALT 或 AST>5×ULN;③ 进展为失代偿性肝硬化;④ ALP>3×ULN,DBil 较基线值升高>1 mg/dL,并除外其他原因。

(2) 对于基线 ALT、AST、ALP 或 TBil 异常的代偿性肝硬化患者,符合以下标准中任何一项都应停用研究药物:① ALT、AST 或 ALP>2×BLV 或 5×ULN,同时 TBil>2×ULN 或 INR>1.5,或基线 INR≥1.5 者 INR 较基线升高 0.2 及以上;② ALT 或 AST>3×BLV 或 8×ULN;③ 进展为失代偿性肝硬化,出现曲张静脉破裂出血、腹水、肝性脑病等;④ ALP>2×BLV,DBil 较基线值升高>1 mg/dL,除外其他原因引起的 ALP 和 DBil 升高。

(3) 对于失代偿性肝硬化患者,出现以下任何一项需停用研究药物:① ALT 或 AST>2×BLV;② TBil>1.5×BLV,且 DBil≥50% TBil 或 DBil 较基线增加 1 mg/dL 以上;③ 基线 INR 正常者,INR 升高至 1.5 以上。基线 INR≥1.5 者,INR 较基线升高 0.2 及以上;④ 肝硬化失代偿情况加重。

(4) 对于终末期肝病患者,出现以下任何一项建议暂时或永久停用研究药物:① 在基线 ALT 升高的受试者中,出现 ALT>2×BLV 或>200 U/L;② 在基线 AST 升高的受试者中,出现 AST>3×BLV 或>300 U/L;③ TBil>1.5×BLV,且 DBil≥50% TBil 或 DBil 较基线增加 1 mg/dL 以上;④ ALP 和胆红素升高,排除胆道梗阻原因,无论氨基转移酶是否正常;⑤ 基线 INR 正常者,INR 升高至 1.5 以上。基线 INR≥1.5 者,INR 较基线升高 0.2 及以上;⑥ 基线终末期肝病模型(MELD)评分≤12 分者,MELD 评分较基线增加 5 分及以上。基线 MELD 评分>12 分者,MELD 评分较基线增加 3 分及以上。

2019 年在《成人慢性胆汁淤积性肝病临床试验期间并发 DILI 的共识指南》中,对原发性胆汁性胆管炎(PBC)、原发性硬化性胆管炎(PSC)临床试验中出现 DILI 的停药标准作了相关阐述[40]。

在 PBC 临床试验中,出现以下一项应停用研究药物:① 当 TBil 正常时,ALT≥8×ULN;② 当 TBil≥2×BLV 或基线 DBil>0.5 mg/dL 者 DBil>2×BLV 时,ALT≥3×ULN;③ 出现肝脏相关症状(如明显乏力、恶心、皮肤瘙痒、右上腹疼痛)或免疫反应(如皮疹、嗜酸性粒细胞增多,即占白细胞总数的 5% 以上),伴 ALT≥5×ULN;④ ALP>2×BLV,TBil>2×BLV,或 DBil>2×BLV(基线 DBil>0.5 mg/dL),或出现肝脏相关症状(包括新发或加重的皮肤瘙痒)或免疫反应(如嗜酸性粒细胞增多)。

在 PSC 临床试验中,当 ALP>3×BLV,并除外其他导致 ALP 升高的原因(如急性胆管炎),应当停用研究药物。当 ALP>2×BLV,并出现以下情况之一也应停用研究药物:① TBil>2×BLV;② 基线 DBil>0.5 mg/dL 时,DBil>2×BLV;③ 新出现的肝脏相关症状,如乏力、恶心、皮肤瘙痒、右上腹疼痛;④ 出现免疫反应,如皮疹、嗜酸性粒细胞增多。停药前,应在首次出现 ALP 升高后 2~5 d 内复查 ALP,以确定 ALP 升高是否为一过性的。对于基线 ALT 正常者,出现以下情况之一应停用研究药物:① TBil 正常时,ALT≥8×ULN;② TBil≥2×BLV 或 DBil>2×BLV(当基线 DBil>0.5 mg/dL)时,ALT≥3×ULN;③ ALT≥5×ULN,并出现肝脏相关症状或免疫反应。

(六)慢性肝病对 DILI 预后的影响

根据 DILIN 公布的数据,在 DILI 发病 6 个月后,既往有慢性肝病的患者病死率高于无慢性肝病的患者[41]。国外一项始于 2004 年的 DILI 前瞻性研究纳入了大批符合条件的受试者[42],其结果显示:在肝损伤严重程度上,既往有慢性肝病患者发生 DILI 的严重程度比无慢性肝病患者更高,但差异没有统计学意义;在死亡率方面,既往有慢性肝病患者发生 DILI 的死亡率显著高于无肝病患者,且差异具有统计学意义。然而,由于慢性肝病谱和药物谱与国外不同,我国慢性肝病患者发生 DILI 的结局与国外可能不同[33]。因此未来我国需要更多的研究来揭示慢性肝病对 DILI 预后的影响。

综上所述,存在基础慢性肝病如 NAFLD、ALD、慢性丙型病毒性肝炎,会增加 DILI 的发病风险。当慢性肝病患者在用药过程中出现肝功能相关指标的升高时,在确立 DILI 诊断前,首先应排除其基础肝病所致的肝功能变化;由于慢性肝病患者基线肝功能水平的特殊性,此类患者出现 DILI 的诊断标准不能同无慢性肝病患者相提并论,FDA 建议,在以往 DILI 诊断标准的基础上,对于慢性肝病患者应以其肝功能基线值作为参考,避免过早停药;慢性肝病患者肝功能水平的易波动性也使得临床医生在用药期间对其肝功能的监测应更为频繁,有助于发现并及时停用可疑药物,减少严重不良事件甚至死亡的发生。与无慢性肝病患者相比,慢性肝病患者发生 DILI 的死亡风险显著升高。

(陈公英　于乐成　李欣予)

参考文献

请扫描二维码
阅读本章参考文献

第 10 篇

药物与毒物性
肝病的管理

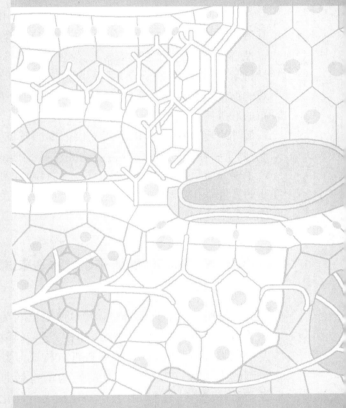

第69章

肝脏疾病的药物临床试验

作为循证医学最高级别的随机对照试验（RCT），其研究结果不仅可提示某种治疗措施的有效性和安全性，提供最佳治疗策略依据，更为重要的是，通过设计科学、严格质控的研究，可提供强有力、有价值、客观的循证医学证据指导临床实践[1-3]。目前国内外发布的肝脏病领域不同疾病的诊疗指南或指导原则无一例外均建立在大量 RCT 所提供依据的基础上，因此，其重要性可见一斑，日益受到关注是必然的。本章主要介绍目前肝病领域最为热点的针对非酒精性脂肪性肝炎（NASH）和原发性肝癌的新药研发及其经典的临床试验。

第 1 节　NASH 的新药研发和临床试验

非酒精性脂肪性肝病（NAFLD），现更名为代谢相关脂肪性肝病（MASLD），是一种与遗传、环境、代谢应急相关的肝脏疾病，胰岛素抵抗构成了其发病机制的第一次打击。NAFLD 的疾病谱包括非酒精性脂肪肝（NAFL）、NASH 及 NASH 相关肝硬化和肝细胞癌。NAFLD 在普通成人的发病率约为 25%，在肥胖、糖尿病人群中其发病率更高[4]，作为全球最为普遍的肝脏疾病，带来了极其巨大的社会和经济负担。

一、NASH 新药研发的整体概况

现有证据表明，NAFLD 疾病谱中的 NASH 肝脏病变进展的风险更大，而且，如果患者伴随进展期肝纤维化，全因死亡和肝脏相关死亡的风险更大。因此，目前在研的一系列新药均针对 NASH 或伴随进展期肝纤维化的 NASH 人群，以阻止肝脏病变的进展并进一步降低全因和肝脏相关死亡风险。这些在研的新药，针对了目前已知的 NASH 发病机制的不同靶向[5]，主要包括：

1. 靶向代谢通路　这类药物减少肝脏脂肪堆积，包括过氧化物酶体增殖物激活受体（PPAR）激动剂（吡格列酮、elafibranor、saroglitazar）；针对胆汁酸代谢的法尼酯 X 受体（FXR）（奥贝胆酸）、脂肪从头合成抑制剂［aramchol、乙酰辅酶 A 羧化酶（ACC）抑制剂 GS-0976］、肠降血糖素（利拉鲁肽）和纤维母细胞生长因子（FGF）（FGF-21、FGF-19 类似物）等。

2. 靶向炎症通路　这类药物主要包括靶向氧化应激或 NASH 炎症和损伤的药物，如：抗氧化剂（维生素 E）、凋亡和肿瘤坏死因子-α（TNF-α）通路靶向药物（如恩利卡生、己酮可可碱），以及免疫调节剂（如氨来占诺）等。

3. 靶向肝纤维化通路　这类药物以阻止肝纤维化进展为目标，如半乳凝素-3（Gal-3）抑制剂 GR-MD-02等。

4. 靶向肠道通路　这类药物通过调节肠肝循环来治疗 NAFLD，包括减肥制剂（奥利司他）和肠道菌群调节剂（IMM-124e，粪菌移植、索利霉素）。目前这一通路尚无药物进入 IIb 或 III 期临床试验。

由于 NASH 发病机制、临床表型的复杂性，目前，除了围绕单一靶点展开的研究，尚有一些研究针对 NASH 发病进程中不同靶点的多药物联合治疗，以兼顾药物对脂肪变性、炎症损伤、纤维化治疗的整体获益，联合治疗可能是未来的研究方向。部分已开展的 IIb/III 期 NASH 新药临床试验见表 69-1。目前针对不同靶向处于不同研发阶段的在研 NASH 新药如图 69-1 所示。

药 物	公司	作用机制	临床阶段	研究人群	研究周期	首要研究终点
OCA（REGENERATE）	Intercept	FXR 激动剂	Ⅲ	高风险 NASH（NAS≥4,F2-3,或 F1 伴危险因素）	72 周~7 年	① 纤维化至少改善 1 级且 NASH 无恶化,或 NASH 缓解且纤维化无恶化 ② 对全因死亡率和肝脏相关临床结局的影响
OCA（REVERSE）	Intercept	FXR 激动剂	Ⅲ	NASH 肝硬化（F4）	48 周	纤维化至少改善 1 级且 NASH 无恶化
Elafibranor	Genfit	PPAR α/δ 双重激动剂	Ⅲ	高风险 NASH（NAS≥4,F1-3）	72 周~4 年	① NASH 缓解且纤维化无恶化 ② 对全因死亡、肝硬化、肝脏相关临床结局的影响
Aramchol	Galmed	抑制脂肪从头合成	Ⅱb	NASH（NAS≥4）合并 2 型 DM		NMRS 测定肝甘油三酯含量
IVA337	Inventiva Pharma	pan-PPAR 激动剂	Ⅱb	NASH［SAF 3 或 4 分（>2）;SAF 脂肪变性≥1;SAF 纤维化分值<4］		SAF 下降至少 2 分（炎症和气球样变改善而纤维化无恶化）
Emricasan（ENCORE-NF）	Conatus	casepase 抑制剂	Ⅱb	NASH（NAS≥4 且每个组分至少 1 分）;F2-3 或 F1 伴危险因素）	72 周	纤维化改善至少 1 级且脂肪性肝炎无恶化
Emricasan（ENCORE-PH）	Conatus	casepase 抑制剂	Ⅱb	代偿期或失代偿期 NASH 肝硬化伴门静脉高压（HVPG≥12 mmHg）	24 周	HVPG 改善
Emricasan（ENCORE-LF）	Conatus	casepase 抑制剂	Ⅱb	失代偿期 NASH 肝硬化（MELD 12~20 分）	≥48~120 周	无事件生存率的改善
Cenicriviroc	Tobira	CCR2/CCR5 双重拮抗剂	Ⅲ	NASH（F2-3）	48 周~5 年	① 纤维化至少改善 1 级且脂肪性肝炎无恶化 ② 对全因死亡率和肝脏相关临床结局的影响
Selonsertib（STELLAR 3）	Gilead	ASK1 抑制剂	Ⅲ	NASH（F3）	48 周~5 年	① 纤维化改善至少 1 级且 NASH 无恶化 ② 无事件生存率
Selonsertib（STELLAR 4）	Gilead	ASK1 抑制剂	Ⅲ	代偿期 NASH 肝硬化	48 周~5 年	① 纤维化改善至少 1 级且 NASH 无恶化 ② 无事件生存率
GR-MD-02	Galectin	Gal-3 抑制剂	Ⅱb	NASH 肝硬化	48 周	HVPG 改善
Selonsertib+GS-0976+GS-9674	Gilead	ASK1 抑制剂 + ACC 抑制剂 + FXR 激动剂	Ⅱb	肝活检确诊 NASH（F3 或 F4）（CRN 标准）;或肝硬度≥14.0 kPa 并且 ELF™值≥9.8	48~52 周	① 48 周时纤维化改善至少 1 级且 NASH 无恶化（CRN 分级） ② 52 周内 AE 发生率 ③ 52 周内生化指标异常发生率

表 69-1　部分已开展的Ⅱb 期/Ⅲ期 NASH 新药临床试验

二、NASH 新药临床试验指导原则

目前,有一系列的 NASH 新药在开展不同阶段的临床试验。关于如何考虑整体设计、应采用什么样的终点来评价新药的有效性等,美国、欧盟和我国的药物监管部门都各自展开相应的讨论,并分别颁布了相应指导原则[6-8]。下面将介绍我国食品药品监督管理局颁布的 NASH 新药临床试验指导原则的部分内容。

（一）关于临床试验设计

药物研发临床试验的设计基于临床试验目的而定。根据治疗 NASH 药物靶点不同,制订临床试验方案。

1. 受试者　尽管肝组织学检查存在有创性、取样和评价误差等局限性,但仍是目前 NASH 诊断的"金标准"。在 NASH 药物研发中,肝组织病理学是确证性临床试验中受试者诊断及主要终点的评价指标[9]。NAFLD/NASH 的组织学评价系统包括 Brunt

系统、美国 NASH 临床研究网络评分系统（NASH-CRN）、欧洲脂肪肝进展阻断组织学评分系统（FLIP-SAF）等。

鼓励探索无创标志物作为早期初步筛选 NASH 受试者的方法,其中包括 ALT 等血清生化指标和腹部超声、核磁共振成像等影像学指标。

2. 终点指标评价　有效性评价终点包括临床结局终点和肝组织学替代终点,以及血清生化检查、影像学检查等其他探索性终点。

（1）临床结局评价:对于 NASH 无肝硬化的患者,临床终点包括进展至肝硬化、出现失代偿事件（腹水、食管胃底静脉曲张出血或肝性脑病等）、肝移植、肝细胞癌或肝病相关死亡/全因死亡等事件。对于 NASH 肝硬化代偿期的患者,临床终点包括出现失代偿事件、肝移植、肝细胞癌或肝病相关死亡/全因死亡等事件。

（2）肝组织病理学评价:肝组织病理学评价指

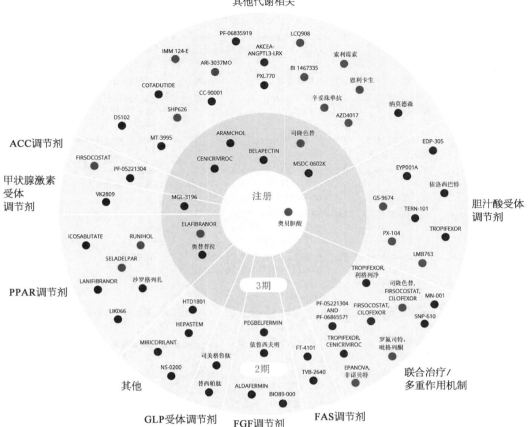

图69-1　针对不同靶向处于不同研发阶段的在研 NASH 新药

标包括脂肪性肝炎、纤维化的改善[10]。组织病理学评价质量受多种因素影响,包括活检方式、活检类型(粗针穿刺/楔形活检)、穿刺部位、穿刺针规格以及病理学专家评估等。为保证组织学样本的处理质量,要求严格遵循病理样本 SOP。为减少组织病理学评价的差异,病理读片应采用中心阅片,建议由两名及以上肝脏病理专家进行双盲读片。

(3)影像学评价:磁共振质子密度脂肪分数(MRI-PDFF)可定量评价肝脏脂肪含量。在培训和良好质控的前提下,可以用 MRI-PDFF 改变的绝对值或者相对百分比评价以肝脂肪变性为治疗靶点的药物。磁共振弹性成像(MRE)和瞬时弹性成像(TE)等无创技术可用于评价肝纤维化改变。其中 TE 同时联合检测控制衰减参数可以协助评价肝脂肪变性。但是由于受到肝脏炎症、胆汁淤积、操作规范等因素影响,在诊断 NASH 纤维化程度和判断治疗前后疗效方面,仍不能替代组织病理学评价。

(4)血清学评价:无创指标中,与评价糖脂代谢相关的有体重、体重指数(BMI)、腰臀比、空腹血糖、

糖化血红蛋白、胰岛素抵抗(如 HOMA-IR)、血脂等。与肝脏炎症/损伤相关的有 ALT、AST、CK18 片段等。与评价肝纤维化相关的有 Fibro Test、ELF、NAFLD 纤维化评分(NFS)、Pro-C3、FIB-4、AST 与 PLT 比值指数(APRI)等。

(5)其他:用于评价肝硬化临床结局的指标包括肝静脉压力梯度(HVPG)和肝功能 Child-Pugh 评分、终末期肝病模型(MELD)评分的变化。

3. 方法学考虑　既接受传统的临床研发设计,也接受新颖设计,如适应性设计等,但应在方案中事先说明。如采用新颖设计,建议与药品监督管理部门事先沟通。随机分组时可以考虑采用分层随机化的方法,如考虑糖尿病等并存疾病因素。应该提供明确证据证明患者在随机入组前 6~8 周体重和代谢参数保持稳定。稳定的体重定义为变化不超过 5%。建议避免使用可能影响疗效评价的合并用药,如果使用,建议至少有 3 个月的稳定剂量。如研究中涉及多个药物多靶点联合治疗或固定剂量复方制剂,需要提供联合用药的充分依据。如研究中涉及合并用药,包括

中药等,需要在研究方案中明确规定,并详细记录相关信息。在国际多中心临床试验中,因 NASH 与饮食等生活方式及遗传代谢因素相关,应关注种族差异(包括临床药理学和临床实践方面的差异)。建议在早期阶段加入全球研发,以保证受试者能够充分代表中国人群。

(二)不同研发阶段具体考虑

1. 探索性临床试验

(1)早期概念验证:NASH 药物的早期概念验证应符合该期的一般原则。提供初步的证据支持后续的临床试验,包括入组标准、临床试验的周期以及终点的设置。受试者的入选可采用血清生化检查或影像学方法。主要疗效指标可采用无创性标志物,包括 MRI-PDFF、MRE 等影像学改变,以及肝脏疾病特异性的血清生化指标的变化等,也可结合组织病理学、影像学和血清生化检查等无创标志物的变化共同评价肝脏脂肪含量、炎症和纤维化。给药剂量和治疗持续时间要根据作用机制及对于所选疗效指标的预期作用来设计,应有足够长的终点观察时间。建议该阶段探索多个剂量作为后续设计的选择。

(2)后期探索。设计:安慰剂对照、随机、双盲设计。受试者入选需考虑年龄、性别、诊断标准、疾病严重程度、合并疾病等。建议纳入经肝组织病理学确诊的 NASH 患者,肝组织活检至入组的时间窗一般不超过 6 个月,在该时间窗内需注意患者是否接受可能影响肝组织学变化的干预。对于 NASH 无肝硬化的患者,目前建议的主要入组标准:NAS 评分≥4 分,其中炎症和气球样变各至少 1 分;同时,F2≤CRN 纤维化<F4。对于 NASH 肝硬化代偿期的患者,在肝组织病理学确诊 NASH 的基础上,还应有肝硬化的组织病理学证据。主要排除标准:ALT 和 AST 升高超过正常上限值(ULN)的 5 倍,胆红素升高超过 1.5×ULN,MELD 评分>12 分,CTP 评分>6 分,合并其他肝脏疾病的 NASH。

以组织学改善为主要疗效指标时,推荐:① NASH改善,同时纤维化无恶化;② 肝组织纤维化改善 1 分及以上,同时 NASH 无恶化;③ NASH 改善同时肝组织纤维化改善 1 分及以上。NASH 改善定义为 NAS 评分至少降低 2 分,其中气球样变至少降低 1 分,脂肪变性评分不增加。NASH 无恶化定义为在 NAS 评分中的炎症、气球样变和脂肪变性评分均不增加。对于 NASH 肝硬化代偿期的患者,也可以选择临床结局终点作为主要疗效指标。给药剂量和治疗持续时间:可设置多个剂量组,评价药物的量效关

系。应保证足够长的研究时间以观察组织学改善,至少要达到 12~18 个月。

2. 确证性临床试验

设计:安慰剂对照、随机、双盲设计。受试者、给药剂量和治疗持续时间同后期探索性临床试验。

对于 NASH 无肝硬化的患者,目前可接受的肝组织病理学替代终点包括脂肪性肝炎和(或)纤维化的改善。对于 NASH 肝硬化代偿期的患者,如果选择肝组织病理学作为替代终点,应有充分的科学依据,并事先与药品监督管理部门进行沟通。以组织学改善为主要疗效指标时,推荐:① NASH 缓解,同时纤维化无恶化;② 肝组织纤维化改善 1 分及以上,同时 NASH 无恶化;③ NASH 缓解同时肝组织纤维化改善 1 分及以上。NASH 缓解定义为 NAS 评分中炎症评分为 0~1 分,气球样变评分为 0 分,脂肪变性评分不增加。NASH 无恶化定义为在 NAS 评分中的炎症、气球样变和脂肪变性评分均不增加。由于 NASH 的治疗可能需要长期服药,应考虑停药后随访。在确证性临床试验同时可进行群体药代动力学研究、药物基因组学研究等。

3. 确证临床获益的试验

鉴于组织学改善的替代终点与临床结局的相关性尚未确立,应进行临床试验确证临床结局的获益。推荐以下复合终点:出现失代偿事件(腹水、食管胃底静脉曲张出血或肝性脑病)、肝移植、MELD 评分≥15、肝细胞癌、全因死亡。对于 NASH 无肝硬化的患者,还包括进展至肝硬化。

(三)安全性评价

由于 NASH 需要长时间的连续服药,因此需要有足够的暴露量和暴露时间进行安全性观察。建议在长期试验中设立独立的科学委员会。NASH 临床试验中应特别关注以下可能的不良事件。① 肝脏不良事件:由于 NASH 患者对药物所致的肝损伤敏感性增加,有时药物可能诱发肝损伤加重,设计临床试验时应将这一可能性考虑在内。应尽量确定肝损伤加重的原因,还应特别关注停药后反跳性肝功能异常。对于有潜在肝脏毒性的药物,应在临床试验中设立监测计划。② 肾脏不良事件:由于 NASH 本身会增加慢性肾脏疾病的风险,在试验前和试验过程中要全面评估和监测受试者的肾脏功能。③ 心血管不良事件:心血管事件是 NASH 患者的主要死因,应根据药物的特点监测药物对心血管系统的影响。④ 代谢和内分泌不良事件:NASH 常合并代谢综合征,应根据药物的特点,监测对体重、血糖等代谢指标的影响。

第2节 原发性肝癌的新药研发和临床试验

原发性肝癌(HCC)是各种慢性肝病的终末期事件,肝硬化的人群发生风险更高。我国是HCC的高发国家,在全球每年新增的HCC患者中,我国新增的病例数居前列,多数与慢性乙型病毒性肝炎的感染有关。而且,多数患者在发现时往往已是较晚期的肿瘤,需要接受全身的系统治疗。本节主要介绍目前HCC系统治疗的新药及经典的临床试验。

一、HCC系统治疗的新药

目前,HCC系统治疗的新药主要包括靶向药物和免疫检查点抑制剂。在近年的研发中,一些新药在历经了严格的临床试验后已证明了有效性和安全性,并已成功上市,用于HCC的一线或二线治疗。目前已上市并被指南推荐的治疗药物见表69-2。

二、经典的新药临床试验

1. 索拉非尼 索拉非尼(sorafenib)经典的临床试验包括两项大型、随机对照的国际多中心临床试验SHARP研究和Oriental研究[11,12]。SHARP研究入组了602例未接受过系统治疗的晚期HCC患者,随机接受索拉非尼400 mg bid或安慰剂治疗,结果显示:索拉非尼组和安慰剂组的中位生存期(mOS)分别为10.7个月 vs. 7.9个月(P<0.001);中位的至疾病进展时间(mTTP)分别为5.5个月 vs. 2.8个月(P<0.001)。Oriental研究入组226例未接受过系统治疗的晚期HCC患者,以2:1比例随机接受索拉非尼或安慰剂治疗,两组mOS分别为6.5个月 vs. 4.2个月(P<0.001);mTTP分别为2.8个月 vs. 1.4个月(P<0.001)。这两项研究均证明索拉非尼能够延缓晚期HCC肿瘤进展,延长患者的生存期。尽管在两项研

究中都提示,索拉非尼组高血压、腹泻、消瘦、手足皮肤反应以及低磷酸盐血症等均高于安慰剂组,但是患者的整体耐受性尚好。因此,索拉非尼已获得包括我国在内的全球180多个国家/地区的药监部门批准,用于一线治疗无法手术或远处转移的HCC患者,并在多国的肝癌临床实践指南和专家共识中被推荐。

2. 仑伐替尼 仑伐替尼(lenvatinib)经典的临床试验称为REFLECT研究。该研究为仑伐替尼与索拉非尼头对头比较的随机对照、全球多中心、非劣效的Ⅲ期临床研究,全球入组954例晚期HCC患者[13]。结果显示,在主要终点方面,仑伐替尼组的mOS非劣效于索拉非尼组,并有延长趋势(13.6个月 vs. 12.3个月,P>0.001)。在次要终点方面,仑伐替尼组较索拉非尼组的mPFS(7.4个月 vs. 3.7个月)、mTTP(8.9个月 vs. 3.7个月)和ORR(24% vs. 9%)均显著改善。安全性方面,仑伐替尼与索拉非尼无明显差异,分别有13%和9%的患者因不良事件而停药。值得一提的是,该研究中入组了288例中国患者,相较于全球人群,在中国HCC人群中,仑伐替尼组相比索拉非尼组在mOS(15.0个月 vs. 10.2个月)、mPFS(9.2个月 vs. 3.6个月)以及mTTP(11.0个月 vs. 3.7个月)上均有更明显获益(P<0.051)。2018年,欧洲EMEA、美国FDA和中国NMPA已相继批准了仑伐替尼一线治疗不可切除HCC的适应证。

3. 阿替利珠单抗联合贝伐珠单抗 PD-L1抑制剂阿替利珠单抗(atezolizumzb)联合贝伐珠单抗的经典临床试验称为IMbrave150研究[14]。这是一项开放标签、随机、平行对照的国际多中心Ⅲ期临床研究,共纳入501例既往未接受过系统性治疗的不可切除的HCC患者,按照2:1的比例随机接受阿替利珠单抗联合贝伐珠单抗治疗,或者索拉非尼单药治疗。该研究的共同主要终点为独立审查机构(IRF)根据RECIST 1.1版评估的PFS和OS,次要终点包括ORR、TTP、缓解持续时间(DOR)、患者报告结局(PRO)和安全性。最新更新的数据显示,联合治疗组的mOS

表69-2 用于HCC一线或二线治疗新药的部分有效性数据

研究名称	IMbrave150	Sharp	Reflect	Resorce	Celestial	Reach-2
研究期别	Ⅲ	Ⅲ	Ⅲ	Ⅲ	Ⅲ	Ⅲ
	一线治疗新药			二线治疗新药		
药物/对照	阿替利珠单抗+贝伐珠单抗/索拉非尼	索拉非尼/安慰剂	仑伐替尼/索拉非尼	瑞戈非尼/安慰剂	卡博替尼/安慰剂	雷莫芦单抗/安慰剂
mOS(月)*	19.2	10.7	13.6	10.6	10.2	8.5
PFS(月)*	6.9	5.5	7.3	3.1	5.2	2.8

注:*指中位数时间。

和 PFS 分别为 19.2 个月和 6.9 个月,显著高于索拉非尼的 13.4 个月和 4.3 个月。在安全性方面,联合治疗普遍耐受性良好且毒性可管理,除了阿替利珠单抗和贝伐珠单抗的单药已知的安全性事件外,未发现新的安全性问题。

4. 瑞戈非尼　RESORCE 研究是瑞戈非尼作为二线治疗晚期 HCC 的随机、双盲、安慰剂对照、全球多中心临床研究[15]。共入组 573 例索拉非尼一线治疗失败的 HCC 患者,按照 2∶1 的比例随机进入瑞戈非尼组与安慰剂组,结果显示:瑞戈非尼组较安慰剂组的 mOS(10.6 个月 *vs.* 7.8 个月)、mPFS(3.1 个月 *vs.* 1.5 个月)均显著延长($P<0.05$)。瑞戈非尼组的不良事件与索拉非尼组类似,包括高血压、手足皮肤反应、疲劳以及腹泻等。因此,2017 年,瑞戈非尼分别被 FDA 和 NMPA 批准用于索拉非尼治疗失败的晚期 HCC 二线治疗。

5. 卡博替尼　卡博替尼(cabozantinib)经典的临床试验称为 CELESTIAL 研究,是一项随机、安慰剂对照的全球多中心 Ⅲ 期临床研究,纳入既往曾接受过索拉非尼治疗后进展的 HCC 患者[16]。707 例患者以 2∶1 的比例随机分配接受卡博替尼(60 mg,QD)或安慰剂治疗。主要终点是 OS,次要终点是 PFS 和 ORR;研究达到了主要终点,卡博替尼组的 OS 显著更长(10.2 个月 *vs.* 8.0 个月,$P=0.005$)。卡博替尼组和安慰剂组的 mPFS 分别为 5.2 个月 *vs.* 1.9 个月($P<0.001$);ORR 分别为 4% 和 <1%($P=0.009$)。2019 年,该药获得美国 FDA 批准用于二线治疗晚期 HCC。

6. 雷莫芦单抗　REACH-2 研究是一项雷莫芦单抗(ramucirumab)对比安慰剂二线治疗索拉非尼一线失败后 AFP 升高的晚期 HCC 患者的随机、双盲、安慰剂对照、全球 Ⅲ 期临床研究[17],纳入索拉非尼治疗失败和基线 AFP≥400 ng/mL 的 HCC 患者 292 例,按照 2∶1 的比例随机接受雷莫芦单抗(8 mg/kg)或安慰剂治疗。结果表明,与安慰剂相比,雷莫芦单抗显著改善了患者的 mOS(8.5 个月 *vs.* 7.3 个月,$P=0.019\,9$)和 mPFS(2.8 个月 *vs.* 1.6 个月,$P<0.001$)。该项研究是肝癌领域第一个基于生物标记物选择患者人群的阳性临床研究,为基线 AFP≥400 ng/mL 的 HCC 患者带来显著的 OS 获益,并且安全性良好。2019 年,FDA 批准雷莫芦单抗用于二线治疗 AFP 水平高(>400 ng/mL)的晚期 HCC 患者。

7. 纳武利尤单抗　纳武利尤单抗经典的临床试验为 CheckMate-040 研究,是一项多中心、开放标签、剂量递增(ESC)及扩展(EXP)研究[18]。其中,PD-1 单抗的单药研究共纳入 262 例伴或未伴 HCV 或 HBV 感染的晚期 HCC 患者,剂量递增阶段接受纳武利尤单抗 0.1~3.0 mg/kg 治疗,Q2W(ESC,$n=48$),主要终点为安全性和耐受性;扩展阶段接受纳武利尤单抗 3 mg/kg 治疗,Q2W(EXP,$n=214$);主要终点是 RR(根据 RECIST 1.1 标准评估)。该项 1/2 期研究的 ORR 为 15%~20%,DCR 达 58%~64%。进一步随访表明:未接受索拉非尼治疗的晚期 HCC 患者,采用纳武利尤单抗单药治疗,其 mOS 可达28.6个月;而接受过索拉非尼治疗的 HCC 患者,二线治疗的 mOS 也达到 15.6 个月。基于此项研究,纳武利尤单抗于 2017 年获得 FDA 有条件批准,用于 HCC 患者的二线治疗。然而,在全球同步开展的纳武利尤单抗对比索拉非尼一线治疗晚期 HCC 的随机、多中心确证性Ⅲ期临床研究(CheckMate-459 研究)中,OS 却未能达到预定义的统计阈值(预定 HR = 0.84,$P=0.05$);mPFS 也与索拉非尼无显著统计学差异。

8. 帕博利珠单抗　帕博利珠单抗经典的临床试验为 KEYNOTE-224,该研究一项是二线治疗晚期 HCC 单臂、开放标签的国际多中心 Ⅱ 期临床研究,入组了 104 例索拉非尼治疗进展或毒性无法耐受、ECOG 评分 0~1 分、脏器功能正常、Child-Pugh 分级为 A 级的晚期 HCC 患者[19]。结果显示,帕博利珠单抗治疗的 ORR 为 17%,有 1 例患者获得完全缓解(CR),17 例患者部分缓解(PR),46 例患者病情稳定(SD);mPFS 为 4.9 个月,mOS 为 12.9 个月,治疗 1 年后的 PFS 和 OS 率分别为 28% 和 54%。基于此项研究,美国 FDA 于 2018 有条件批准了帕博利珠单抗用于晚期 HCC 的二线治疗。然而,在帕博利珠单抗二线治疗 HCC 的随机、国际多中心的确证性Ⅲ期临床研究中,却未能达到预设的终点。在这项Ⅲ期研究中,共入组了 413 例经索拉非尼治疗进展或不能耐受的 HCC 患者,以 2∶1 比例随机接受帕博利珠单抗或安慰剂治疗,尽管研究的整体人群中未达到预设的终点,但亚组分析显示,亚洲人群接受帕博利珠单抗治疗的 OS 获益更多,HR 达到了 0.548(95% CI 0.374~0.804,$P=0.000\,9$),生存获益优于欧美 HCC 患者。

9. 卡瑞利珠单抗　卡瑞利珠单抗二线治疗中国晚期 HCC 患者的前瞻性、随机、平行对照、全国多中心的 Ⅱ 期临床研究的成果发表于 *Lancet Oncology* 杂志[20]。220 例既往系统性治疗失败或不耐受的晚期 HCC 患者按照 1∶1 的比例,随机给予卡瑞利珠单抗 3 mg/kg,IV,Q2W 或 Q3W 治疗。结果显示,6 个月的生存率为74.4%,mOS 为 13.8 个月,ORR 为14.7%,DCR 为

44.2%,整体疗效与其他 PD-1 单抗类似。2020 年,卡瑞利珠单抗获我国 CDE 批准用于 HCC 二线治疗。

10. 阿帕替尼 甲磺酸阿帕替尼片二线治疗晚期 HCC 患者的随机双盲、平行对照、多中心Ⅲ期临床研究[21],入选了 393 例既往接受过至少一线系统治疗后失败或不可耐受的晚期 HCC 患者,按 2∶1 的比例随机分配至阿帕替尼组(750 mg,QD)或安慰剂组治疗。结果显示,与安慰剂组相比,阿帕替尼显著延长 mOS、mPFS。

因此,已有多种靶向药物和免疫检查点抑制剂被批准用于一线或二线的晚期 HCC 治疗。尽管如此,仍有大量的临床试验正在开展,以探讨新的靶向药物或免疫检查点抑制单药、靶向药物和免疫检查点抑制不同联合治疗策略对晚期 HCC 患者更有效的一线或二线治疗方案,以及针对早中期 HCC 患者的靶向药物、免疫检查点抑制剂和介入治疗等联合的治疗策略,建立循证医学证据。

第 3 节　肝脏疾病药物临床试验方案设计

RCT 提供证据的大小取决于研究设计、样本量、研究人群的代表性、研究终点的选择、研究过程的质量控制、研究结果的可重复性等[1,2],否则研究结论可出现偏倚,不能正确反映客观情况,甚至出现假阳性或假阴性。因此,尽管都是 RCT,对其设计和过程的科学、客观评价至关重要,但是,这取决于我们对此的认识和具备的相应的设计或解读技术能力。

一、方案设计的关注点

1. 试验目的 试验目的在药物临床试验中起重要作用,作为研究者应该很清楚地知道研究所需要回答的临床问题。比如,核苷类药物治疗改善组织学炎症是否可阻止纤维化的进展、二甲双胍是否可延缓 NAFLD 患者糖尿病的发生、干扰素治疗对 HBV 和 HCV 合并感染者的疗效到底如何、利尿剂治疗是否可预防肝硬化腹水的再发生、PPI 治疗是否可预防肝硬化食管胃底静脉曲张破裂的再出血等。通常,探索性研究的目的是初步探索研究药物的剂量和疗程。确证性研究的目的是在前期初步临床研究的基础上,进一步证实研究药物的安全性和有效性。需提醒的是,在设定试验目的时,应注意与立题依据、新药临床定位联系,反映药物特点。

2. 受试者的选择 方案设计时应规定合适的入选、排除、剔除标准。目标受试人群选择的考虑通常包括:入选标准是否符合所研究适应证诊断的患者群体;这些诊断标准是否为临床公认的标准;根据公认标准诊断的人群是否需要治疗,即需符合临床治疗学的原则;排除标准是否具有特异性及合理性等。对研究者而言,入排标准的设定尚需考虑临床的实际情况及可操作性。

3. 样本量 临床试验的本质是一种统计学假设,需足够的样本量来证明某药"治疗有效"的假设是存在的。临床试验中所需病例数必须足够大,确保对所提出的问题给予一个可靠的回答。

主要研究终点可以决定临床试验的样本量,设计时应考虑试验设计是优效性还是非劣效性,并应根据疗效作用大小、把握度等计算并确定试验的样本量。

4. 对照组 临床试验中设立对照组的目的是判断受试者治疗前后的变化是由试验药物引起的,还是由其他原因引起。同一个临床试验可以采用一个或多个类型的对照组形式,需视具体情况或试验目的而定。临床试验中较常用的主要为安慰剂对照和阳性药物对照。安慰剂对照可以检测受试药的"绝对"有效性和安全性,以确定受试药本身是否有肯定的治疗作用;常用于轻症/功能性疾病、无已知有效药物可以治疗,如 NAFLD 的药物临床研究中,因目前尚无明确的治疗药物,应考虑用安慰剂作为对照。阳性对照药物必须是在国内上市的,而且,应是治疗领域中学术界公认的、对所研究的适应证疗效最为肯定并且是最安全的药物。

5. 研究终点 研究终点的选择是临床试验最关键的因素。对多数肝脏疾病的临床研究而言,理想的主要研究终点应是能反映阻止肝脏疾病进展,改善肝病临床结局,进而降低肝脏疾病的死亡率或提高生存率,提高生活质量,因此,主要终点的重要组成部分应包括死亡率、并发症、生活质量以及费用。对于肝硬化患者而言,死亡是最重要的终点事件,而实验室检查中的微小变化则是最弱的终点(表 69-3)。在一些小型研究中,往往使用复合终点以减少样本量,使用复合终点固然能使事件发生率增加,但这需要对试验结果有完整的合理解释。对于其他的慢性肝病如病毒性肝炎、脂肪性肝病等,现实中往往用替代终点来进行评估。需要提醒的是,替代终点不应被列为首要的终点,除非这些替代终点已被完全证实与那些理想的主要研究终点有明确的关联,否则,这些替代终点的临床意义或价值可能有限。

并发症	终点强度分类				
	I 级：死亡	II 级：关键终点	III 级：主要终点	IV 级：中等强度终点	V 级：轻度强度终点
静脉曲张	死亡率	减少出血的发生	减少资源（血液制品，内窥镜）生活质量费用	HVPG	内镜征象
腹水	死亡率	减少对穿刺的需求	费用及生活质量	肾功能	肾素活性
肝性脑病	死亡率	减少住院治疗肝性脑病的需要	费用及生活质量	心理测试,扑翼样震颤	心输出量血氨EGG

表 69-3　肝硬化患者临床研究中研究终点的强度：临床医生和患者的角度

注：EGG，脑电图；HVPG，肝静脉压力梯度。

6. 安全性评价　药物的安全性是临床试验中另一重要的考核指标。通常，试验期间定期监测不良事件和常规实验室指标是方案设计中安全性评价的基本要求。此外，尚须结合药物的临床前药理毒理试验结果及国外临床试验结果，注重观察动物实验提示的毒性作用及特殊靶器官，同时对同类药物出现毒性的靶器官也应重视。

7. 混杂因素的考虑　临床试验中往往有很多的混杂因素干扰试验的结果，严重的可导致临床试验的失败，因此，在方案设计时应充分考虑到这些混杂因素的影响并努力控制。例如，有的试验中因合并用药而影响了新药的疗效和安全性评价，尤其在抗纤维化药和保肝药的临床研究中，由于病因治疗是整体治疗的重要组成部分，一旦研究发现有明显的治疗效应，那么这些治疗效应是联合治疗的结果还是单药治疗的结果就很难鉴别。有时，这些混杂因素与疾病本身有关，对慢性病毒性肝炎而言，基线时的病毒载量、ALT 水平、既往抗病毒治疗史、基因型、病毒变异状况等都可能影响最后新药的疗效结果；是否戒酒是 ALD 药物临床研究的重要影响因素；NAFLD 的临床研究可能更为复杂，伴随的 MS 状况、针对 MS 的治疗状况、饮酒与否、基础治疗、生活方式的不同改变状况等均可能导致研究结果的严重偏倚。

8. 统计学要求　统计学概念对方案设计至关重要，试验设计应遵循随机、对照、重复基本原则，随机化和盲法是临床试验中避免偏倚的两个重要的设计技巧。平行、交叉、成组序贯等试验设计类型应明确。选择合适对照后，应界定优效、等效、非劣效性试验设计。研究者在确定与肝病进展或转归相关的主要疗效终点后，应报告样本大小的计算方法。

9. 伦理学要求　每一个临床试验均应仔细考虑其伦理学可接受的程度。在临床试验的每一步均应考虑到伦理学。尽量避免患者不必要的痛苦、不方便或影响自由。基本原则应是：预期的获益超过或等于潜在的危险，受试者的权益、安全和健康总是第一位的。所有试验必须遵守《赫尔辛基宣言》（*Helsinki Declaration*）所制定的原则和 ICH-GCP 指南。

10. 综合考虑　临床研究方案设计时应综合考虑新药的药学、药理毒理特点，这对设计出反映新药特点的方案尤其重要。如剂量设定时，初试剂量应由有经验的临床药理研究人员和临床医生，根据动物药效学试验的结果、动物毒性试验的结果或同类产品应用的剂量来确定。另外，某些新药的独特作用特点及剂型不同等导致的临床不同治疗效果，也应在方案设计中体现。

临床方案的设计不是孤立的，是要综合药学、药理毒理研究结果及临床治疗学而全面考虑。合理的试验方案设计并严格执行可以得到真实、客观、科学的结论，是整个临床试验成败的关键。

二、存在问题和发展方向

目前肝脏疾病领域的药物临床试验虽已取得较大进展并越来越受到关注，但普遍存在下述问题。

1. 关于样本量　总体而言，肝脏病药物临床试验规模都较小，与心血管等领域的许多大型研究相比，样本量的差距显而易见。目前国内外公开发表的研究中很少提及临床试验中的样本量是如何估算的，那么，"治疗有效"的假设是否成立就会受到质疑，因为这些样本量可能根本无法支持这一统计学假设，影响了对药物有效性的客观评价。由于临床试验中样本量有限，暴露不足，一些罕见的、重要的不良反应很难在试验阶段被发现，因此也影响了对药物安全性的评价。应该认识到，小型研究提供的证据是有限的。

2. 关于研究终点　由于现实的困难，临床试验中很难去观察理想的终点事件，出于经济和研发时间上的考虑，绝大多数肝脏病药物临床试验均采用生化学、病毒学、血清学、组织学等替代终点。但问题是，这些替代终点与不同肝脏疾病自然史和疾病进展的关联如何,替代终点的短时间改善是否能真正反映肝病临床结局的改善。应该看到,目前所用的替代终点与疾病进展、临床结局改善关系的证据尚不充分,其价值还有待进一步阐明。对研究终点问题的高度认识,有助于我们正确解读新药的临床试验结果和真正了解其治疗价值。

3. 关于研究疗程　目前报道的肝脏病药物临床试验研究疗程普遍较短,少数的研究有较长的疗程。由于研究中表现出的短暂受益,许多随机对照试验提前终止,而这些试验大多由企业资助。由于"事件"的数量很小,试验就容易体现显著的疗效,但有时事实却往往大相径庭。这些研究带来的问题是短期的获益是否能预示长期治疗也同样获益,长期用药的安全性状况如何。

4. 关于混杂因素　临床试验中的混杂因素有时虽很难避免,但对其严格控制却是至关重要,否则可能影响到试验的结论,甚至导致试验的成败。遗憾的是,目前肝病药物临床试验中对这方面的关注远远还不够。

今后,对于肝脏病的药物临床试验,研究者应报告样本大小的计算方法、探讨有价值的替代终点、确定与肝病进展或转归相关的主要终点、加强对混杂因素的控制,这样,研究的成果最终可转变为对患者更好的治疗效果。同时,我们应根据不同肝病,制订合适的技术方案以指导临床试验的开展。重视对肝脏病药物临床试验的认识,提高我国肝脏病学家的药物临床试验的设计和解读能力,规范临床试验过程,是现阶段国内肝脏病临床研究的当务之急。

(李晓芸　李　静　茅益民)

参考文献

请扫描二维码
阅读本章参考文献

第70章

临床试验中的药物性肝损伤

药物性肝损伤（DILI）是各期临床试验均需重点关注的药物不良反应（ADR）之一[1-4]。但临床研究中所观察到的 DILI 发生情况与临床前动物实验的药物肝毒性研究结果往往一致性较低，其原因是多样的，除了动物模型与人体在遗传、代谢和免疫等方面的差异外，特别值得重视的是单种药物的特异质肝毒性作为一类稀有事件，往往在临床研究的后期、患者达到相当数量时才能被发现，或者在上市后通过患者的自发报告才能被发现[5]。

药物临床试验是指在患者或健康志愿者中进行的对药物的系统性研究，以阐明药物的吸收、分布、代谢和排泄过程，证实或发现受试药物的药效学及不良反应等，从而确定受试药物的有效性和安全性。药物临床试验一般包括Ⅰ期、Ⅱ期、Ⅲ期、Ⅳ期，以及药物的生物等效性试验和人体生物利用度等[6]。由于研究目的、对象、人群数量、剂量和疗程等存在显著差异，各期 DILI 的发生风险和发生率都可能有所不同。稀有的 DILI 事件往往不易在Ⅰ期、Ⅱ期甚至Ⅲ期的单个临床试验中被发现，而一旦发现往往提示受试药物的 DILI 风险不容忽视。Ⅳ期是药物上市后的临床研究，受试人群大幅增加，在Ⅰ~Ⅲ期临床试验中未被发现的 DILI 风险可能在Ⅳ期被发现。在临床试验中注重研究 DILI 何以在特定的个体中发生，探索 DILI 相关生物学新标志物，实际上就是研究人体对 DILI 的易感性和发病风险因素，这无论是对于药物的顺利研发和安全利用，还是对于 DILI 特别是药物性急性肝衰竭（DIALF）的预测和预防，均具有十分重要的意义。

一、药物临床试验分期与 DILI 发生率的关系

（一）Ⅰ期临床试验

Ⅰ期临床试验即早期临床试验，是为了进行初步的临床药理学评价和人体安全性评价，一般在健康受试者中进行。Ⅰ期临床试验有两大目的：首先是进行临床耐受性试验（CTT），是在经过详细的动物实验研究的基础上，观察人体对新药的耐受程度，找出人体对新药的最大耐受剂量及相关不良反应，实际上是人体的安全性试验，从而为确定Ⅱ期临床试验的用药剂量提供科学依据。其次是进行人体药代动力学研究，即研究药物在人体的吸收、分布、代谢和排泄过程的规律，从而为Ⅱ期临床试验的给药方案提供科学依据。CPK 的基本假设是药物的药效和毒性与其在体内所能达到的浓度（如血药浓度）相关。

Ⅰ期临床试验是在严格控制的条件下，对少数（一般是 10~100 例）经过审慎筛选出来的健康志愿者（肿瘤药物试验则通常选择肿瘤患者），一般先从单剂量开始给药，然后严密监测血药浓度、排泄特点和任何有益作用或不良反应，从而评价药代动力学和人体耐受性。研究期间，通常要求患者住院，以便于每日 24 h 监护。在确认安全性的情况下，单次给药剂量可逐渐提高，也可多剂量给药。

Ⅰ期临床试验受试对象较少，对于小概率的 DILI 事件，很可能不易被发现[2]。但另一方面，由于进行药物剂量的爬坡试验，且要求住院每日严密监测，如果发生 DILI，则可以了解 DILI 与药物剂量的关系，甚至还可以通过全基因组关联分析（GWAS）了解 DILI 与患者药物代谢遗传学和免疫遗传学的相关性。

（二）Ⅱ期临床试验

Ⅱ期临床试验是在目标适应证人群中对药物疗效和安全性进行初步评价的阶段，从而为Ⅲ期临床试验的研究设计、给药剂量、给药次数、给药间隔、给药途径等提供重要依据。此阶段的研究设计可根据目的之不同，采用包括随机对照试验（RCT）在内的多种

形式的设计。

与Ⅰ期临床试验相比,Ⅱ期临床试验的受试者例数增多,不仅有试验药物组,而且设有安慰剂对照组和(或)非劣效药物对照组,有助于发现基于Ⅰ期临床试验建立的"安全剂量"范围内的DILI发生情况。

(三)Ⅲ期临床试验

Ⅲ期临床试验是在目标适应证人群中对药物治疗作用进行确证的阶段,同时也将进一步评价药物的安全性,以及评价治疗收益与风险的关系,最终为药物注册申请的审查提供充分依据。Ⅲ期临床试验通常要求远多于Ⅱ期和Ⅰ期临床试验的足够的样本量,受试者用药时间也可能增加,并应采取严格的随机对照试验,以期获取更为丰富的药物疗效和安全性方面的数据。

由于Ⅲ期临床试验的样本量显著增加,用药时间也可能增加,受试者病情和体质的异质性也增加,因此捕获药物相关DILI信息的可能性也将高于Ⅱ期和Ⅰ期临床试验。但需注意,相对于上市后的Ⅳ期临床试验,Ⅲ期临床试验的样本量依然是较小的,而且一般是经过严格条件控制和筛选的特定人群,远不能覆盖真实世界中的各类人群,因此Ⅲ期临床试验发现DILI的概率通常也是比较低的。

(四)Ⅳ期临床试验

Ⅳ期临床试验也称上市后研究,是指药物获准上市后,在适应证目标人群广泛使用的情况下,考察药物的疗效、不良反应和患者的耐受性,以及进一步拓展药品的适应证范围。此阶段的特点是:药物进入真实世界使用,用药人数增加无上限,人群异质性明显增多,各类特殊人群用药也增多,发生DILI等各种不良反应的概率也大大增加,因此上市后研究也是十分重要的。

有研究显示,上市前新药临床试验的样本量和审查时间窗口,与药物上市后被添加黑框警告、撤销或限制适应证并无明显关联。有黑框警告或被优先审评批准的药物,更有可能在上市后出现严重的安全事件。这些上市后的不良事件在上市前的审查期间常常无法识别,因此上市后的监测十分重要[7]。

需要指出的是,规范的Ⅳ期临床试验应当是药品监管部门所要求的,其研究结果必须向药品监管部门报告。单纯由制药企业发起和组织的、以市场拓展和增加销售为目的之"上市后研究",往往在试验方案的设计、实施,以及研究结果的评价和报道方面不够规范,因而在部分国家是不被允许的。

二、DILIrank数据库和DILIst数据库

DILIrank数据库是美国FDA国家毒理学研究中心生物信息学和生物统计学部与阿肯色大学医学部在2016年联合推出的一个数据库[8,9],其将每种药物按US-FDA药物肝毒性警示标签的级别(主要反映DILI的严重程度)和因果关联证据的强度进行注释和分类管理。DILIst数据库是美国FDA国家毒理学研究中心生物信息学和生物统计学部、ApconiX有限公司及英国伯明翰大学在2020年推出的一个数据库[10],可以看作是对DILIrank数据库的一种扩充和更新。这些数据库不仅有助于研发DILI计算机预测模型和DILI相关体外生物标志物,也可能有其他多种潜在用途。在药物临床试验中,可对标DILIrank数据库和DILIst数据库对试验药物的肝毒性进行归类分析和管理。

(一)DILIrank数据库

DILIrank数据库在2020年之前是国际上公开可用的、最大的、带有注释的DILI数据库,收录了2010年1月1日之前被美国FDA批准临床应用的、含单一活性成分的1 036种药物,分为4个类别,包括3个肝毒性得到明确肯定或否定的数据组和1个肝毒性未得到因果关系评估证实的附加数据组[8,9]。每个类别的注释依据是经FDA批准的药物标签文件中关于药物肝毒性的描述,再加上药物与肝损伤之间存在的因果关联证据。了解和熟悉DILIrank数据库对药物肝毒性的分类,有助于药物研发和临床研究过程中对DILI风险的识别和预测,也有助于进行DILI的临床流行病学研究和对疑似DILI病例肝损伤病因的评估[8]。DILIrank数据库对肝毒性药物的分类情况如下。

(1)需密切关注严重DILI风险的药物(verified most-DILI-concern, ▽Most-DILI-concern),包括双氯芬酸等192种药物,占18.5%。药物因DILI而被撤市,或标注有严重DILI相关的黑框警告和注意事项。药物导致的严重肝损伤得到因果关系评估证据的证实。

(2)需关注轻度DILI风险的药物(verified less-DILI-concern, ▽Less-DILI-concern),包括肝素等278种药物,占26.8%。这类药物的标签含有DILI相关警告或注意事项,可引起轻度DILI或相关不良反应,罕见引起DILI相关严重后果。药物导致的轻度肝损伤得到因果关系评估证据的证实。

(3)无须关注DILI风险的药物(verified no-DILI-concern, ▽No-DILI-concern),包括酚苄明等312种药物,占30.1%。药物标签无引起DILI的警示,药物引起肝损伤的风险极低,或根本不引起肝损伤。因果关系评估未发现药物有引起肝损伤的证据。

（4）不确定具有 DILI 风险的药物（ambiguous-DILI-concern），含 254 种药物，占 24.5%。药物作为严重肝损伤或轻度肝损伤的病因并未得到证实，现有因果关系评估的证据不能肯定或否定药物的肝毒性。

需要注意的是，药物肝毒性分类在不同研究和不同数据库中并不完全一致[5]。例如，美国国立卫生研究院糖尿病、消化病和肾脏病研究所（NIDDK）的 LiverTox 网站，根据药物肝毒性被知晓的程度，例如是否有特别的警示标签、文献报道的例数等信息，将药物肝毒性分为 A、B、C、D、E、E*、X 共 7 个等级（表29-4）。亮丙瑞林在 DILIrank 数据库中归类为"需关注轻度 DILI 风险的药物"；而在 LiverTox 网站中归类为"E"（不太可能引起临床明显的肝损伤），相关描述为"尽管使用了几十年，但亮丙瑞林并未与令人信服的临床明显的肝损伤病例联系起来，因此不建议对亮丙瑞林应用者进行肝脏生化指标常规监测"。又如吗啡和可待因在 DILIrank 中归类为"无须关注 DILI 风险的药物"，但中国一项研究将这两种药物标记为"有肝毒性"[11]。再如，中国这项研究将拉米夫定和二甲双胍分类为"具有肝脏保护作用"[11]，但 DILIrank 将这两种药物归类为"需关注轻度肝毒性"[5,9]。

（二）DILIst 数据库

由于 DILIrank 数据库仅依据美国 FDA 的 DILI 警示标签信息对药物进行注释和分类，因此可能漏掉三方面的重要数据。其一是美国之外其他国家获准上市的药物信息；其二是从世界市场撤下的许多药物在当前标签制度下未必可及；其三是美国 FDA 警示标签并不能覆盖所有药物的肝毒性信息。例如 DILIrank 有 254 种不确定肝毒性的药物，其中部分药物的肝毒性在文献中实际上已得到广泛报道。

基于上述原因，DILIst 数据库在 DILIrank 数据的基础上，补充了来自以下 4 个数据库的药物肝毒性信息：基于临床证据的 LiverTox 网站数据库，基于文献报告的 Greene 数据库，基于病例注册登记的 Suzuki 数据库，以及基于美国 FDA 不良反应报告系统（FAERS）审编数据的 Zhu 数据库。与 DILIrank 将药物分为 4 类所不同的是，DILIst 仅将药物分为 DILI 阳性和 DILI 阴性。在 DILIst 数据库 1 279 种药物中，768 种为 DILI 阳性（与 DILIrank 相比提高了近 65%），511 种药物为 DILI 阴性（与 DILIrank 相比也提高了近 65%），成为当前最大的带有 DILI 信息的药物清单[10]。但 DILIst 数据库也有明显不足：其一，仅对药物进行 DILI 阳性和阴性的二分类，虽然有利于构建 DILI 预测模型和在药物研发过程中对高通量技术

进行评估，但在真实世界临床，这种"非此即彼、非白即黑"的判断方法显得过于简单。其二，数据扩充有利于相关人工智能的研发，但由于不同数据库判断 DILI 的标准不同，如何控制不同数据库之间的"噪声"是一个棘手的问题。其三，来自文献报告的数据库，随着时间的延长，对有些药物是否可引起 DILI 的判断可能发生改变，而这难以及时在 DILIst 数据库中得到更新。因此，对 DILIst 数据库需要最新证据及时进行更新。

三、药物临床试验中肝损伤的因果关系评估

药物与肝损伤因果关系的评估策略在本书第 29 章已有详细描述。从药物临床试验的角度看，目前对 DILI 因果关系的评估策略主要有专家观点法和标准化评分量表法（RUCAM 量表）[12,13]。这两种方法在药物临床试验的各期均可应用，在药物上市后的临床场景中应用更为广泛。专家观点法特别是美国 DILIN-PS 研究采用的结构化专家观点程序（SEOP），能够适用于所有类型、所有阶段、所有场景下的 DILI 因果关系判断，因而有专家认为其在临床试验中对 DILI 的评估效能被认为总体上优于 RUCAM 量表。当然，两种方法各有优缺点，究竟孰优孰劣，目前尚存在较大争论。有研究认为 SEOP 较 RUCAM 倾向于得出更为肯定的因果关系，但这并不能等同于真正的更为肯定的因果关系。更合理的做法可能是两种方法共同应用，扬长避短，优势互补，从而对试验药物和肝损伤之间的因果关系进行更严谨的量化判断。RCUAM 量表自 1993 年发布后，在 2016 年又进行了修订，累计在临床应用已经 30 年，总体上受到好评；但随着对 DILI 研究的推进和认识的加深，越来越多的研究和专家认为需要对 RUCAM 量表进行系统性改良以提升其应用价值。2022 年推出的 RECAM 量表就是一种对 RUCAM 量表的尝试，但目前对 RECAM 量表的争议较大，因此如何对 RUCAM 量表进行改良仍需继续研究。

四、关于血清 ALT 的正常上限值和基线值

关于药物临床试验中肝脏安全问题的评价，首先要弄清肝脏生化指标，特别是血清丙氨酸氨基转移酶（ALT）等肝酶水平的正常上限值（ULN）和基线值（BLV）意义的差别。

肝脏生化指标的 ULN，就临床检验而言，单个实验室往往参照当地"貌似健康"人群的标本建立正常参考值范围，而这些人群中很可能包括不同数量的未

被识别的脂肪肝、轻度慢性丙型肝炎或其他疾病患者。同一份标本在不同实验室检测可能有不同结果[14,15]。Prati 等报道,对多数实验室而言,可能由于在参照人群中纳入了隐匿性肝病、大多数脂肪性肝病及轻度慢性丙型肝炎患者,因此其所规定的 ALT_{ULN} 可能明显偏高。随着多种类型的血清参数自动分析仪越来越标准化,"正常"对照人群自身的变异性较生化指标检测方法本身的变异性对 ALT_{ULN} 的影响显得更为重要[14]。

血清 ALT 活性是药物临床试验中监测肝细胞损伤最常用的标志物,在某种程度上较门冬氨酸氨基转移酶(AST)更具有肝脏特异性。在药物临床试验中,如果 ALT 水平始终保持正常,基本可以确信药物的肝脏安全性良好。如果血清 ALT 升高发生率高,增幅大,则应高度关注该药的肝毒性[16]。1978 年一项专家共识将药物临床试验中出现血清 ALT>3×ULN 为"显著异常"和建议停止用药及受试者退出研究的参考标准。现在看来,ALT 的这一判断标准过低,且仅仅依靠 ALT 一个标准远不足以判断患者是否应该停药。

应注意血清 ALT 水平的变化并不总是能准确反映 DILI 的存在和严重程度[16,17]。原因如下:第一,ALT 和 AST 在其他组织中也广泛存在,而且还发现存在 ALT 异构体。因此,血清 ALT 水平的升高需要识别和确认是由肝细胞损伤引起,还是其他组织器官的损伤引起。第二,血清 ALT 水平并不稳定,通常数小时或数日内可发生波动。因此,单次测量不能建立 ALT 峰值,需要通过动态的监测加以分析。第三,即使血清 ALT 水平显著升高,也未必预示存在严重 DILI。换言之,血清 ALT 水平未必能准确反映受试者的肝损伤风险程度。他克林和曲格列酮的临床试验很好地说明了这一点。他克林是治疗阿尔茨海默病的一种药物,服用者约 50% 可出现血清 ALT 水平升高,约 25% 的患者 ALT>3×ULN,约 2% 的患者 ALT>20×ULN。然而,在美国进行的他克林临床试验中,无一例出现症状性肝损伤和黄疸,也未因肝损伤而推迟批准上市。与此相反,曲格列酮治疗 2 型糖尿病的临床试验中,仅有不足 2% 的患者出现 ALT>3×ULN,仅有 0.2% 的患者 ALT>20×ULN。但在 2 502 例曲格列酮受试者中,有 2 例出现黄疸性肝细胞损伤,提示曲格列酮可导致严重肝损伤。上市后临床应用中,曲格列酮引起了 89 例急性肝衰竭(ALF),其中 65 例死亡,8 例进行了肝移植,这导致了曲格列酮退出市场。显然,尽管他克林临床试验中血清 ALT 升高发生率和幅度均显著高于曲格列酮,但他克林引起严重 DILI

的潜在危险似乎可以忽略不计[14]。

有学者提出以每位患者多个时间点的 BLV 来评估 ALT 水平是否升高,但可靠的 BLV 需要进行多次治疗前测量才能得出,因而在临床上缺乏可行性。尽管这样可以提高发现早期肝损伤的敏感性,但并不能提高对严重 DILI 的准确预测率和识别率[14]。不过,在某些情况下评价 ALT 相对于 BLV 的倍数变化有其必要性。例如,在非酒精性脂肪性肝病/代谢相关脂肪性肝病(NAFLD/MAFLD)等慢性肝病患者中进行的相关药物临床试验。又如,在真实临床中,由于各医院的 ALT_{ULN} 并不完全一致,因此多中心临床研究采用相对于 ALT_{BLV} 的倍数变化有助于不同医院之间的数据进行比较。再如,在采用 RUCAM 量表的标准评估 DILI 相关药物再刺激反应时,也需要考察再刺激后 ALT 相对于 BLV 的变化情况。

五、个体对药物肝毒性的耐受性、适应性和易感性

由于宿主和药物等因素的影响,个体对药物肝毒性可能表现为耐受(tolerance)、适应(adaptability)或易感(susceptibility)[14]。相应的患者分别称为耐受者(tolerant individuals)、适应者(adaptive individuals)和易感者(susceptible individuals)。药物临床试验中受试对象的用药条件(药物种类、剂量、疗程、途径)是严格控制的,因此对 DILI 易感性的差异往往主要与宿主的遗传和非遗传因素相关。

肝脏对药物的"耐受"表现为用药后不出现任何与药物相关的肝脏生化异常及相关临床症状。"适应"表现为用药后出现短暂的肝脏生化指标异常(多为轻度异常),伴或不伴轻度的临床症状,若继续用药则肝脏生化指标可自行恢复正常。最常见的肝脏生化指标异常是血清 ALT 水平短暂升高(多为轻度升高),但在继续用药时可自行恢复正常。因此,单一的血清 ALT 升高对临床上严重 DILI 的预测价值是十分有限的,需密切结合 TBil、凝血酶原活动度(PTA)或国际标准化比值(INR)以及临床症状等动态判断。"易感"则是临床上真正需要关注的 DILI 患者,用药后出现肝脏生化指标明显异常,停药后不能及时恢复正常,甚至还可能继续加重[3,4]。

对药物肝毒性"适应"现象的认识,文献最早可以追溯到 1975 年 Mitchell 等对异烟肼肝毒性的临床研究。该研究在某精神病医院住院患者中进行抗结核药物相关肝损伤的前瞻性盲法观察,其中 201 例结核菌素试验阳性的男性患者预防性服用异烟肼。每

月收集这些患者以及107例皮试阴性且未服用异烟肼的患者的血清标本,连续一年。血清样本先冻存,待所有患者预防性治疗结束后统一检测。治疗期间,许多患者的血清ALT甚至TBil出现升高,其中有3例患者血清ALT水平达(15~30)×ULN,伴血清TBil>3 mg/dL。接受异烟肼治疗并出现肝脏生化指标异常的患者,包括这3例ALT和TBil均明显升高的患者,在异烟肼继续治疗期间异常的肝脏生化指标均完全恢复到基线水平,提示这些患者对异烟肼的肝毒性产生了适应性。在这些患者的血清中未检测到抗异烟肼抗体,也未发现血清中的抗核抗体(ANA)、异烟肼浓度的升高与肝损伤的发生之间存在相关性,这提示肝损伤的发生机制主要源于异烟肼的肝毒性代谢产物[18]。据推测,进展为临床DILI的患者,其肝脏未能产生足够的适应性修复机制以应对异烟肼肝毒性代谢产物的刺激。潜在的适应机制包括肝脏代谢酶的表达和转运蛋白的改变,以及可能的免疫机制[14]。

目前认为,对于绝大多数甚至所有能够导致肝细胞损伤并进展为肝衰竭的药物而言,上述三种类型的患者均可能存在。例如,在曲格列酮临床试验中,绝大多数患者并未发生任何水平的ALT升高,因此属于"耐受者";一部分患者属于适应者,血清ALT升高超过10×ULN,但在继续用药过程中恢复正常;少部分属于"易感者",包括在临床试验中出现显著肝损伤(血清ALT和TBil升高)的患者和药物投放市场后出现的肝衰竭患者。而对他克林和肝素等药物而言,绝大多数服用者属于"耐受者"和"适应者",几乎没有真正意义上的"易感者"。

六、DILI 严重程度的划分

在药物临床试验过程中,如果发生DILI,则需要根据DILI的严重程度和进展趋势决定是继续用药还是及时终止试验,从而确保受试者的安全和最大获益。对DILI严重程度的划分,应根据肝酶、TBil、凝血功能、血常规、相关临床表现等指标进行综合判断,不能仅依靠血清肝酶活性升高的程度来确定[19],因为即使血清ALT水平显著升高达10~30 ULN也并不表示一定存在严重肝损伤,部分此类患者在继续用药的情况下仍可产生适应或完全恢复[14]。肝病专业和肿瘤专业各自推出了对DILI严重程度的划分标准,相互之间存在较大差异。各专业内部对DILI的严重程度也存在多种划分标准,相互之间亦有一定的差异。现将DILI严重程度划分的各种标准总结和简要评论如下。

(一)肝病专业对DILI严重程度的划分

2008年,来自美国学术界、制药企业和US-FDA的专家举行的一次研讨会将DILI的严重程度分为5个等级(图70-1)。同时指出,一般情况下药物在大多数患者并不引起肝损伤;在发生肝损伤的事件中,以轻到中度肝损伤最为常见,在临床试验中也较易被发现;严重DILI的分布情况可随试验药物的种类及受试人群的差异而有不同[14]。

2009年,美国DILIN前瞻性研究(DILIN-PS)阐述了该项研究对DILI严重性指数的定义,将DILI分为轻度(1级)、中度(2级)、中至重度(3级)、重度(4级)、致命(5级)(表70-1)[20,21],这实际上是对2008年研讨会DILI严重程度分级方案的具体细化。在这一分级体系中,中度及中度以上DILI的血清胆红素标准均为TBil≥2.5 mg/dL,未能体现不同严重程度DILI胆红素水平的差异。

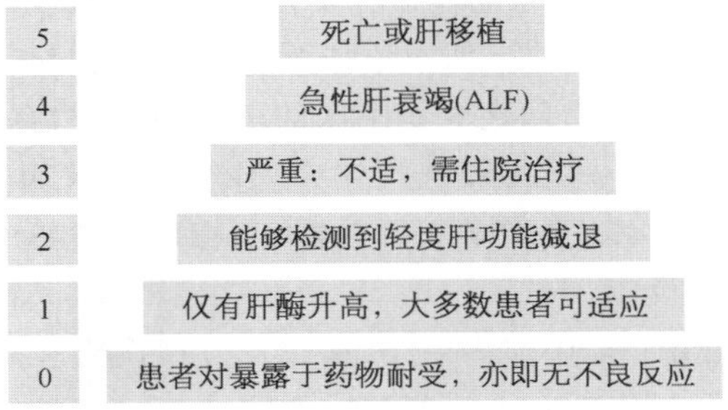

5	死亡或肝移植
4	急性肝衰竭(ALF)
3	严重:不适,需住院治疗
2	能够检测到轻度肝功能减退
1	仅有肝酶升高,大多数患者可适应
0	患者对暴露于药物耐受,亦即无不良反应

图70-1 美国学术界、制药企业和FDA联合会议(2008年)提出的DILI严重程度划分建议

1~2级根据血清肝酶活性及胆红素水平进行定义。3~5级根据患者的临床状态进行评估。低级别肝损伤的发生率相对较高,但这种"金字塔"形的DILI严重程度概率可能随药物种类及受试样本的不同而有差异

表70-1	美国DILIN-PS定义的DILI严重性指数(2009年)	
计分	级别	定义
5	致命	患者因DILI死亡或需要进行肝移植
4	重度	患者血清ALT和(或)ALP水平升高,TBil≥2.5 mg/dL,且至少出现下述情况之一:① 肝功能失代偿(INR≥1.5,腹水或肝性脑病);② 出现认为与DILI事件相关的其他器官功能衰竭
3	中至重度	患者血清ALT、ALP、TBil和(或)INR升高,且因DILI而需要住院治疗,或住院时间延长
2	中度	患者血清ALT和(或)ALP水平升高,且TBil≥2.5 mg/dL或INR≥1.5
1	轻度	患者血清ALT和(或)ALP水平升高,但TBil<2.5 mg/dL,且INR<1.5

注:DILIN-PS还根据患者无症状(asymptomatic,A)和有症状(symptomatic,S)进行分类。症状包括:调查者认为与DILI相关的疲乏、恶心、呕吐、右上腹痛、瘙痒、皮疹、黄疸、虚弱、食欲减退或体重减轻等。ALP,碱性磷酸酶;ALT,丙氨酸氨基转移酶;INR,国际标准化比值;TBil,总胆红素。

2011 年，主要由欧美部分学者组成的国际 DILI 工作小组将 DILI 的严重程度分为 4 个等级，即轻度（1 级）、中度（2 级）、重度（3 级）、致命（4 级）（表 70-2）[17]。该分级方法被国际医学科学理事会（CIOMS）关于药物研发和上市后的 DILI 共识[19] 及《中国药物性肝损伤诊治指南（2023 版）》所采用[22]。这一分级方法主要为了适应将诊断肝细胞损伤型 DILI 的血清 ALT 标准提高到 ALT≥5×ULN。但这样做的结果之一是该标准只能用于 ALT≥5×ULN 或 ALP≥2×ULN 的情况，而在真实临床中，许多 TBil 显著升高、凝血功能明显下降的患者，其 ALT 或 ALP 是达不到这一标准的，甚至呈现"疸酶分离"现象。此外，对中度和中度以上 DILI，该方案只是规定 TBil≥2×ULN，未能充分体现不同程度 DILI 之间 TBil 水平的差异。还有，在重度（3 级）肝损伤中，特意排除"肝硬化"似无必要，一方面因为慢性 DILI 本身可以引起肝硬化，另一方面因为 DILI 也可在肝硬化基础上发生。最后，在重度（3 级）肝损伤中还强调"DILI 导致的其他器官功能衰竭"，而在真实临床的药物中毒时，有时很难区分肝外器官功能衰竭究竟是继发于严重 DILI，还是药物及其代谢产物对肝外器官（特别是肾脏）的直接毒性反应。

2015 年，中国第一部《药物性肝损伤诊治指南》编写组反复讨论认为，DILIN-PS 和国际 DILI 工作小组对 DILI 严重程度的划分均未充分考虑 TBil 水平随肝细胞损伤加重而逐渐或迅速升高的特点，也没有充分考虑凝血功能随肝细胞损伤加剧而逐渐或迅速下降的特点。因此，结合中国《肝衰竭诊治指南（2012年版）》，充分考虑了 DILI 各级严重程度之间 TBil 和 INR（或 PTA）水平及临床表现轻重的差异，对 DILI 严重程度进行了更合理的划分，对各级肝损伤的评估进行了更明确的定义（表 70-3）[3,4]。

（二）肿瘤相关专业对抗癌药物 DILI 严重程度的划分

世界卫生组织（WHO）1979 年发布的《癌症治疗结果报告手册》对抗癌药物相关肝损伤指标异常程度的划分，迄今仍被肿瘤相关专业在评估抗癌治疗不良反应时参考引用（表 70-4）[23,24]。该方案的分级，只是针对各个指标的分级；每个指标同一层次的分级，其实并不代表同等程度的肝损伤，这一点常常被非肝病专业人士所误解。另外，该方案对 TBil、AST、ALT 和 ALP 等各个指标均采用相同的 ULN 倍数进行各自的严重程度分级，虽然便于记忆，但不尽合理。

表 70-2　国际 DILI 工作小组对 DILI 严重程度的划分（2011 年）

分级	严重程度	定义
4 级	致命	因 DILI 死亡或需接受肝移植
3 级	重度	ALT≥5×ULN 或 ALP≥2×ULN 且 TBil≥2×ULN，或有症状性肝炎，并达到下述任何一项： — INR≥1.5 — 腹水和或肝性脑病，病程<26 周，且无肝硬化 — DILI 导致的其他器官功能衰竭
2 级	中度	ALT≥5×ULN 或 ALP≥2×ULN 且 TBil≥2×ULN，或有症状性肝炎
1 级	轻度	ALT≥5×ULN 或 ALP≥2×ULN 且 TBil<2×ULN

表 70-3　中国《药物性肝损伤诊治指南》（2015 版）对 DILI 严重程度的划分

分级	严重程度	定义
5 级	致命	因 DILI 死亡，或需接受肝移植才能存活
4 级	急性肝衰竭	血清 ALT 和（或）ALP 水平升高，TBil≥10×ULN（10 mg/dL 或 171 μmol/L）或每日上升≥1.0 mg/dL（17.1 μmol/L），INR≥2.0 或 PTA<40%，可同时出现① 腹水或肝性脑病；或② 与 DILI 相关的其他器官功能衰竭
3 级	重度肝损伤	血清 ALT 和（或）ALP 升高，TBil≥5×ULN（5 mg/dL 或 85.5 μmol/L），伴或不伴 INR≥1.5。患者症状进一步加重，需要住院治疗，或住院时间延长
2 级	中度肝损伤	血清 ALT 和（或）ALP 升高，TBil≥2.5×ULN，或虽无 TBil 升高但 INR≥1.5。相关症状可有加重
1 级	轻度肝损伤	血清 ALT 和（或）ALP 呈可恢复性升高，TBil<2.5×ULN（2.5 mg/dL 或 42.75 μmol/L），且 INR<1.5。多数患者可适应。可有或无乏力、虚弱、恶心、厌食、右上腹痛、黄疸、瘙痒、皮疹或体质量减轻等症状
0 级	无肝损伤	患者对暴露药物可耐受，无肝毒性反应

表 70-4　WHO《癌症治疗结果报告手册》对抗癌药物所致肝损伤指标严重度的分级

指标	分级				
	0 级	1 级	2 级	3 级	4 级
TBil	≤1.25×ULN	(1.26~2.5)×ULN	(2.6~5)×ULN	(5.1~10)×ULN	>10×ULN
AST 或 ALT*	≤1.25×ULN	(1.26~2.5)×ULN	(2.6~5)×ULN	(5.1~10)×ULN	>10×ULN
ALP	≤1.25×ULN	(1.26~2.5)×ULN	(2.6~5)×ULN	(5.1~10)×ULN	>10×ULN

注：*门冬氨酸氨基转移酶（AST）和丙氨酸氨基转移酶（ALT）在原手册中分别简写为 SGOT 和 SGPT。TBil，总胆红素。ALP，碱性磷酸酶。ULN，正常上限值。

美国 NIH 国家癌症研究所 2009 年发布并在 2010 年更新的《常见不良事件通用术语标准 4.03》（CTCAE4.03），也对抗癌药物相关肝损伤指标的异常程度进行了分级（表 70-5）[25,26]。与 WHO 方案相似的是，CTCAE4.03 方案也只是针对各个指标的上升程度进行分级,每个指标同一层次的分级并不能代表同等程度的肝损伤。但 CTCAE4.03 方案对 TBil、ALT(和 AST)及 ALP 等指标采用了差异性 ULN 倍数分别进行各自的严重程度分级,尤其是控制了 TBil 的进阶倍数,这有助于对 DILI 的严重程度进行相对合理的临床判断。

中国临床肿瘤学会(CSCO)2023 年更新的《免疫检查点抑制剂相关的毒性管理指南》(以下简称 CSCO-ICI 指南),对免疫检查点抑制剂(ICI)相关肝毒性专门进行了分级推荐(表 70-6)[27]。ICI 相关肝毒性主要表现为血清 ALT 和(或)AST 升高,伴或不伴 TBil 升高,但某些患者也可能发生胆汁淤积性病变;一般无特征性临床表现,有时伴有发热、疲乏、食欲下降、早饱等非特异症状,这些症状也可能来自同时发生的 ICI 相关其他脏器毒性,如结肠炎、甲状腺炎或肺炎等。CSCO-ICI 指南编写组认为 CTCAE4.03 方案对药物肝毒性的分级具有局限性,其有时会高估或低估药物肝毒性出现的概率和严重程度,因此尝试在 CTCAE4.03 的基础上对 ICI 相关肝毒性的分级进行改良。主要的改良有两点:其一是将 AST(或 ALT)与 TBil 整合在一起进行肝毒性分级判断,其二是去除了 CTCAE4.03 方案对 ALP 的考量。

总体来看,CSCO-ICI 肝毒性分级方案及其处置推荐意见为临床处置 ICI 相关肝毒性提供了重要指导[27],但存在多个方面的问题。其一,每个级别的 AST(或 ALT)与 TBil 升高的倍数是否要同时满足?如果是,则因为 AST(或 ALT)与 TBil 升高的倍数常常不同步,严重时甚至出现"疸酶分离"现象,使得不

少患者很难归入 G1~G4 任何级别。例如 AST(或 ALT)<3×ULN 但 TBil>3×ULN 时,或 AST(或 ALT)>5×ULN 但 TBil<1.5×ULN 时。其二,每个分级的 AST(或 ALT)与 TBil 是否按其中上升倍数最高的指标计算?如果是,则可能把肝损伤程度实际相差很大的患者误判在同一个级别,或者把并不严重的可复性肝损伤误判为严重的肝损伤。这是因为 AST(或 ALT)升高与 TBil 升高的病理生理学含义是显著不同的。例如,若第一位患者 AST(或 ALT)=8×ULN 但 TBil=2×ULN,第二位患者 TBil=8×ULN 但 AST(或 ALT)=2×ULN,两者均可能被判断为 G3,但实际上在除外单纯胆汁淤积或单纯胆红素代谢异常的情况下,第二位患者的肝损伤严重程度要远超第一位患者,第一位患者的肝损伤病情被相对重判,而第二位患者的肝损伤病情又被相对轻判。其三,没有考虑血清 ALP 的情况,难以根据这个分级系统对无黄疸或黄疸不明显、但

表 70-5　美国 NIH《常见不良反应术语评定标准-CTCAE4.03》对抗癌药物肝毒性的分级

指标	分级			
	1 级	2 级	3 级	4 级
TBil	>(1~1.5)×ULN	>(1.5~3.0)×ULN	>(3.0~10.0)×ULN	>10.0×ULN
ALT	>(1~3.0)×ULN	>(3.0~5.0)×ULN	>(5.0~20.0)×ULN	>20.0×ULN
AST	>(1~3.0)×ULN	>(3.0~5.0)×ULN	>(5.0~20.0)×ULN	>20.0×ULN
ALP	>(1~2.5)×ULN	>(2.5~5.0)×ULN	>(5.0~20.0)×ULN	>20.0×ULN

注:ALT,丙氨酸氨基转移酶;ALP,碱性磷酸酶;AST,门冬氨酸氨基转移酶;TBil,总胆红素;ULN,正常上限值。

表 70-6　中国临床肿瘤学会对免疫检查点抑制剂肝毒性严重程度的划分及处置推荐(2023 版)

分级	描述	Ⅰ级推荐	Ⅱ级推荐	Ⅲ级推荐
G1	AST 或 ALT<3×ULN TBil<1.5×ULN	继续免疫检查点抑制剂(ICI)治疗	每周监测 1 次肝功能 如肝功能稳定,适当减少监测频率	
G2	AST 或 ALT(3~5)×ULN TBil 达(1.5~3)×ULN	暂停 ICI 治疗 泼尼松 0.5~1 mg/(kg·d)口服,若肝功能好转,缓慢减量,总疗程至少 4 周 泼尼松减量至 ≤10 mg/d,且肝脏毒性 ≤G1,可重新 ICI 治疗	每 3 d 检测 1 次肝功能	可选择进行肝活检
G3	AST 或 ALT(5~20)×ULN TBil 达(3~10)×ULN	G4 建议永久停用 ICI 治疗 静脉使用甲基泼尼松龙 1~2 mg/(kg·d),待肝脏毒性降至 G2 后,可等效改为口服的泼尼松,并缓慢减量,总疗程至少 4 周	G3:建议停用 ICI,泼尼松减量至 ≤10 mg/d,且肝脏毒性≤G1,可考虑重新 ICI 治疗 每 1~2 d 检测肝功能,若麦考酚酯效果仍不	
G4	AST 或 ALT>20×ULN TBil>10×ULN	3 d 后如肝功能无好转,考虑加用麦考酚酯 500~1 000 mg,2 次/d 不推荐使用英夫利西单抗 考虑住院治疗	佳,应考虑联合免疫抑制治疗,如托珠单抗、他克莫司、硫唑嘌呤、环孢素或抗胸腺细胞球蛋白(ATG)等 请肝病专家会诊 进行肝脏 CT、MRCP 或超声检查 考虑肝脏活检	

注:G1,轻度毒性;G2,中度毒性;G3,重度毒性;G4,危及生命的毒性;G5,与毒性相关的死亡(在本表中未列出)。G1、G2 均无须住院。G1 不推荐糖皮质激素和其他免疫抑制剂治疗。G2 不推荐其他免疫抑制剂治疗。

ALP 显著升高（往往伴有 GGT 的显著升高）的患者进行 ICI 相关胆汁淤积型肝损伤严重程度的分级。其四，没有考虑肝脏相关凝血功能异常的情况。凝血功能是否显著下降，这是临床辅助判断重度黄疸原因的重要参考指标。重度黄疸伴凝血功能显著下降，往往提示肝细胞严重损伤；重度黄疸而凝血功能无明显下降，往往提示胆汁淤积。可见，CSCO-ICI 肝毒性分级方案依然存在突出的不合理性，需要参考肝病专业的 DILI 严重程度分级进一步优化改进。

（三）对 DILI 严重程度的划分亟须达成统一的标准和共识

综上所述，不同专业、机构或团体对 DILI 严重程度的分级并不一致，肝病和肿瘤专业之间对 DILI 严重程度分级标准的差异还较大，这给临床试验和真实世界临床中 DILI 严重程度的划分及不同研究的数据可比性带来较大困惑。因此，学科和团体之间尚需加强交流和研讨，就制定统一标准的 DILI 严重度分级方案达成广泛共识，以便更好地进行 DILI 相关大数据研究和不同研究之间数据的对比。

肝病专业对 DILI 严重程度的划分，面向所有药物（合成药和草药等）的肝毒性，考虑的评估指标较为全面。肿瘤专业对 DILI 严重程度的划分，主要面向各类抗肿瘤药物的肝毒性，考虑的评估指标不够全面。不论是哪种情况，对每项肝脏生化指标水平升高的幅度进行分级，均有助于提醒临床医师注意单项指标的动态变化。但需注意，仅凭单项指标升高的程度并不能充分或准确反映 DILI 真正的严重程度。因此，需要综合胆红素、肝酶、凝血功能及临床表现等多种指标的异常情况，才能较准确地判断 DILI 真正的严重程度。

中国《药物性肝损伤诊治指南》（2015 版）对 DILI 严重程度的分级[3,4]，吸取了 DILIN - PS[20]、WHO[23,24] 和 CTCAE4.03 方案[25,26] 的优点，参考了中国《肝衰竭诊治指南（2012 年版）》，充分考虑了 DILI 发生发展的病理生理过程中主要关键指标（胆红素、肝酶、凝血功能、临床表现）的演变趋势，更符合临床实际，便于更精准地对 DILI 严重程度进行评估，也便于临床医师更好地理解和把握。

七、DILI 严重程度的预测模型

（一）海氏法则、eDISH、mDISH

DILI 研究领域的泰斗 Hyman Joseph Zimmerman 教授于 20 世纪 60 年代晚期认识到，因药物性肝细胞损伤而出现黄疸的患者，约 10% 可因肝衰竭而死亡

（肝移植前）[14]。在排除溶血、胆红素结合酶活性下降（Gilbert 综合征）或转运蛋白活性下降，或显著胆汁淤积因素等其他病因所致黄疸的前提下，TBil 水平上升反映了有功能肝细胞丧失增加，从而提示严重肝损伤风险显著增加，药物的肝毒性问题值得高度重视。他于 1978 年提出著名的海氏法则[28]：若一种药物在临床Ⅲ期试验中有患者出现肝细胞性黄疸，则每 10 例这类患者中约有 1 例可发展为 ALF。此后，"海氏法则"作为药物性 ALF 发生风险的重要预测指标，在药物临床试验中逐渐得到广泛应用。

后来，美国 FDA 药品评价与研究中心（CDER）医疗政策时任主任 Robert Temple 医生将海氏法则细化为满足以下 3 个条件：① 血清 ALT 或 AST ≥ 3×ULN；② 肝细胞损伤相关的血清 TBil ≥ 2×ULN，不伴早期胆汁淤积性指标（血清 ALP）的明显升高；③ 排除肝炎病毒感染或其他预先存在的急性肝病引起的 ALT、AST 和 TBil 升高。符合这 3 个条件的患者称为"海氏法则病例"（Hy's Law cases）[29-31]。

药物诱导性严重肝毒性评估法（eDISH）是基于海氏法则经验性血清 ALT 和 TBil 双参数 ULN 倍增值构建的一种二维分布图，形象地展示了"海氏法则病例"与其他病例的区别与联系（图 70-2）[32]。需要指出的是，符合海氏法则定义的 DILI 群体，其异质性也很大，既包含了毒性反应仅相当于肝病专业严重程度 2 级水平的 DILI 病例，也包含了那些严重程度级别更高的病例。海氏法则无论是在药物临床试验，还是在真实世界临床中，其对严重 DILI 特别是药物性急性肝衰竭（DIALF）的预测价值均得到了充分肯定，具有较高的预测特异度，但预测敏感度总体上欠佳[32]。

改良药物诱导性严重肝毒性评估法（mDISH）实际上就是基于计算 x 轴变量截断值（ALT 截断值）和 y 轴变量截断值（TBil 截断值）构建的稳健多变量离群点检测算法图（TRMOD）。因 TRMOD 算法图（图 70-4 中/右）与 eDISH 分布图（图 70-4 左）的设计理念、二维分布和临床意义非常接近，故而将 TRMOD 算法图称为改良 eDISH 分布图（mDISH 分布图）。eDISH 和 mDISH 的主要差别在于 ALT 和 TBil 参数界值的确定方法不同，eDISH 的参数界值取自海氏法则的经验性界值，而 mDISH 的参数界值是根据药物临床试验的数据计算出来的。对来自葛兰素史克公司（GSK）的 28 项Ⅱ～Ⅳ期药物临床试验中平均年龄 44 岁、以女性为主的 18 672 例受试对象，采用基于均值和协方差的稳健估计（robust estimate）所获得的稳健

距离（robust distance）来检测多元离群点，计算马哈拉诺比斯距离（Mahalanobis distance），绘制 TRMOD 算法图（mDISH 分布图）。其判断 DILI 的截取界值为 ALT≥3.4×ULN（x 轴）、TBil≥2.1×ULN（y 轴）（图 70-3 中），或 ALT≥3.8×BLV（x 轴）、TBil≥4.8×BLV（y 轴）（图 70-3 右）[33]。

（二）坦普尔推定

Robert Temple 医生在提出海氏法则具体标准之后，还发现海氏法则病例一般发生在那些更常导致轻度肝细胞损伤（1 级肝细胞损伤）但不能自适应的亚组 DILI 群体。这类病例表现为应用相关药物后，虽然一般情况下不出现明显的 TBil 升高，但与对照组

相比，更常出现 ALT≥3×ULN，继续用药 ALT 也不能自行恢复至正常或基线水平。这种情况被 Senior JR 称为对海氏法则含义的"坦普尔推定"（Temple Corollary），相关病例称为"坦普尔推定病例"（Temple Corollary case）（图 70-3）[32]。

需要注意的是，"坦普尔推定"的判断标准并不适合那些后来才被证明具有肝毒性的药物，因为在有些临床试验方案中，受试对象只是很短期的应用试验药物（例如许多抗生素验证方案，或短期应用溴芬酸等），血清 ALT 的异常未必能及时发现。此外，如果在临床试验中对受试对象缺乏系统的血清 ALT 监测，或两次检测之间相隔时间过长，那么肝损伤事件

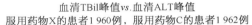
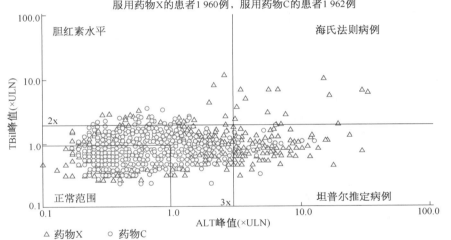

图 70-2 药物诱导性严重肝毒性评估法应用展示[14,28,34]

某临床试验中受试者血清丙氨酸氨基转移酶（ALT）峰值和总胆红素（TBil）峰值分布的 eDISH 图。右上象限为"海氏法则病例"范畴。右下象限为"坦普尔（Temple）推定病例"范畴，亦即服用每种药物导致 ALT≥3×ULN 但 TBil<2×ULN 的病例。一个符号代表一位患者，每位患者在治疗期间的全部信息可通过点击 eDISH 分布图相应的符号而获得

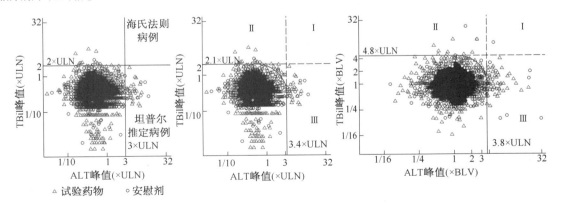

图 70-3 eDISH 图和 mDISH 图（TRMOD 算法图）的对比展示[33]

eDISH，药物诱导性严重肝毒性评估法。mDISH，改良的 eDISH。BLV，基线值。ULN，正常上限值。TRMOD，基于 ALT 和 TBil 截断值的稳健多变量离群点检测算法图

左：基于海氏法则经验性界值（ALT 或 AST≥3×ULN，TBil≥2×ULN）构建的 eDISH 分布图；中：基于药物临床试验数据截取值（ALT 或 AST≥3.4×ULN，TBil≥2.1×ULN）构建的 mDISH 分布图（TRMOD 算法图）；右：基于药物临床试验数据截取值（ALT 或 AST≥3.8×BLV，TBil≥4.8×BLV）构建的 mDISH 分布图（TRMOD 算法图）

将难以被可靠地发现[14]。

另一方面,在上述 Mitchell 等关于异烟肼肝毒性的研究中,所有 3 例使用异烟肼并出现肝细胞损伤而导致血清 TBil 升高的患者均未表现出进展性肝损伤,而且在继续使用异烟肼的情况下均表现出对肝损伤的适应性[18]。这提示在某些个体即使药物性肝细胞损伤进展至出现黄疸,患者仍可出现对肝损伤的适应性,肝损伤未必持续进展[14]。

(三) 改良海氏法则

改良海氏法则的概念约在 2014 年首先由西班牙 DILI 注册研究提出,实际上就是基于新 R 值(new R, nR)的海氏法则。判断标准为同时满足以下条件:血清 TBil>2×ULN, ALT>3×ULN, nR≥5[34]。

西班牙 DILI 注册研究从 1994 年 4 月到 2012 年 8 月共入组 771 例 DILI 患者,合计 805 次 DILI 发作事件,有 32 例最终发生 DIALF,独立危险因素包括肝细胞损伤、TBil 明显升高、血清 AST/ALT 升高、女性等。

采用三种标准分别预测 DIALF 的发生情况,这些标准均包含血清 TBil>2×ULN,均不把 ALP>2×ULN 作为排斥 DIALF 发生风险的标准。① 标准 I(原文称 ALT 标准)是基本标准,满足血清 TBil>2×ULN 且 ALT>3×ULN。② 标准 II(原文称 R 标准)是经典海氏法则标准,满足血清 TBil>2×ULN、ALT>3×ULN 且 R≥5。其中 R≥5 是从生化学特点上确认属于肝细胞损伤型 DILI。③ 标准 III(原文称 nR 标准)是改良海氏法则标准,满足 TBil>2×ULN、ALT>3×ULN 且 nR≥5。

结果显示,对 DIALF 患者的识别率或预测特异度,标准 I、II、III 分别为 44%、67%、63%。对 DIALF 患者的预测敏感度,标准 I 和 III 均为 90%,而标准 II 为 83%。在发生和未发生 ALF 的患者中,不论是在初诊时,还是在血清 ALT 或 TBil 达峰值时,血清 ALP>2×ULN 的概率均无显著性差异。约 1/4 发生 DIALF 患者同时伴有 ALP>2×ULN,但罕见 ALP≥4×ULN 的情况。这提示 ALP>2×ULN 既不是阻止 DIALF 发生的保护性因素,也不能作为否定"海氏法则病例"的证据[34]。

(四) Robles-Diaz 预测模型

上述西班牙 DILI 注册研究结果还提示,虽然"海氏法则"和"改良海氏法则"在识别和预测 DIALF 方面有重要价值,但满足标准 I、II 或 III 的 DILI 患者绝大部分最终并未发生 ALF。为了提高对 DIALF 预判的特异性,该课题组基于西班牙 DILI 注册研究中这些患者的数据,计算出一种有别于"海氏法则"的

DIALF 风险预测算法,以期帮助临床医师能够在患者初诊时即能识别致命性 DIALF 的风险。课题组并未对这种预测算法进行特定命名,文献多以第一作者姓名将其称为 Robles-Diaz 预测模型[34]。该模型对 DIALF 风险预测的特异度为 82%,敏感度为 80%。其算法内容包括:① 血清 AST>17.3×ULN 的患者与 AST≤17.3×ULN 的患者相比,前者发生 ALF 和需要肝移植(OLT)的风险明显高于后者。② 血清 AST>17.3×ULN 的患者中,TBil>6.6×ULN 的患者出现 ALF 和需要 OLT 的风险显著高于 TBil≤6.6×ULN 的患者(P=0.009)。③ 血清 AST≤17.3×ULN 的患者中,如果 AST/ALT>1.5,则发生 ALF 和需要 OLT 的风险(概率为 9%)明显高于 AST/ALT≤1.5 的患者(概率为 0.6%)(P<0.001)。AST/ALT 对 DIALF 的预测价值独立于 AST 和 TBil 的绝对值水平。

标准 I、标准 II、标准 III 和 Robles-Diaz 模型预测 DIALF 的操作者曲线下面积(AUROC)分别为 0.67、0.74、0.77、0.8。这提示初诊时对 DIALF 发生风险的预测效能大小依次为 Robles-Diaz 预测模型、基于 nR 的改良海氏法则标准、基于 R 的经典海氏法则标准、基本标准[34]。

(五) 药物肝毒性急性肝衰竭评分预测模型

2015 年宾夕法尼亚大学某研究小组报道一种药物肝毒性 ALF 评分(DrILTox ALF)预测模型[31]。该研究回顾性分析了 2004—2010 年间北加州凯萨医疗集团(KPNC)共 15 353 例诊断为 DILI 的患者,共筛选出 30 例 DIALF 患者。根据初诊时的肝脏生化检查结果,通过逻辑回归分析得出 DrILTox ALF 评分预测模型。再以 2008—2014 年间宾夕法尼亚大学(简称宾大)76 例 DILI 患者(其中 9 例发展为 DIALF)进行外部验证。

DrILTox ALF 评分预测模型以血小板计数和血清 TBil 水平为基础。计算公式如下: DrILTox ALF 评分 = -0.006 912 92×血小板计数(每 10^9/L)+0.190 915 00× TBil(每 1.0 mg/dL)。基于 KPNC 队列确定该模型预测 DIALF 发生风险的界值为"-1.081 41"。在 KPNC 队列内部,DrILTox ALF 评分预测模型对 DIALF 具有很高的预测敏感性,识别 DIALF 的敏感度为 0.91,特异度为 0.76,阴性预测值 0.99,阳性预测值 0.01。在宾大外部验证队列中,DrILTox ALF 评分预测模型识别 DIALF 高风险患者的敏感度为 0.89[31]。

(六) Ghabril 预测模型

合并症是影响 DILI 预后的重要因素。为了阐明非肝脏合并症对 DILI 预后的可能影响,Marwan

Ghabril 等对合并症负担与 DILI 结局之间的关系进行了探讨,并研发出一种多元回归分析模型(为便于叙述,此处称之为 Ghabril 预测模型)来对此类患者 DILI 发病后 6 个月内的病死率进行预测(图 70-4)[35]。该课题以美国 DILIN 前瞻性研究(DILIN-PS)印第安纳大学 306 例疑似 DILI 患者作为"发现队列"(discovery cohort),以自北卡罗来纳大学 247 例疑似 DILI 患者作为"验证队列"(validation cohort)。采用查尔森合并症指数(CCI)推算合并症负担,CCI>2 被认为存在重大合并症。结果显示,6 个月病死率在发现队列和验证队列分别为 8.5% 和 4.5%。在发现队列,重大合并症(优势比为 5.4)、终末期肝病模型评分(MELD,优势比为 1.1)、入院时的人血清清蛋白水平(优势比为 0.39)是 6 个月病死率的独立相关因素。基于这三个因素建立 Ghabril 预测模型,其预测疑似 DILI 患者 6 个月病死率的统计值,在发现队列和验证队列分别为 0.89 和 0.91。Ghabril 预测模型还研发了网络版,以方便临床上对疑似 DILI 患者的 6 个月病死率进行预测。

在另一项研究中,Ghabril 等以 DILIN-PS 两个医学中心 2003—2017 年间入组的 551 例患者为研究对象,评估入院时 CCI 的高低与 RUCAM 分值的关系,以及与专家观点判定为高置信度 DILI(high-confidence

DILI)病例的关系,其中高置信度包括明确(definite)、极可能(highly likely)和很可能(probable)。无合并症的患者(CCI=0)占 54%,轻合并症患者(CCI=1 或 2)占 29%,重大合并症患者(CCI>2)占 17%。RUCAM 评分的平均值,随合并症的增加而下降,在无合并症组、轻合并症组和重大合并症组分别为(6.6±2)、(6±2.4)和(5.6±2.7)(P<0.001)。根据专家观点判断为高置信度 DILI 的可能性,在重大合并症组、轻度合并症组和无合并症组分别为 67%、76% 和 87%(P<0.001)。多元回归分析显示,重大合并症的存在与 DILI 的肯定性诊断呈负相关(OR=0.37,P=0.001)。这提示,较高的合并症负担指数可降低对疑似 DILI 患者因果关系的判断[36]。因此,未来有必要进一步评估合并症负担作为一种变量对 DILI 因果关系判断工具效能的影响。

(七)复旦 DIALF 风险预测模型

2023 年上海复旦大学某研究团队对 2011—2020 年期间 514 例住院 DILI 病例(其中 26 例发展为 DIALF)的回顾性分析,通过逻辑回归分析推导出一种 DIALF 预测模型(为方便叙述,此处称之为复旦 DIALF 预测模型)。其中 TBil 计量单位为 μmol/L,清蛋白(Alb)计量单位为 g/L,INR 为国家标准化比值。在预测界值为 0.047 78 的条件下,该模型预测 DIALF

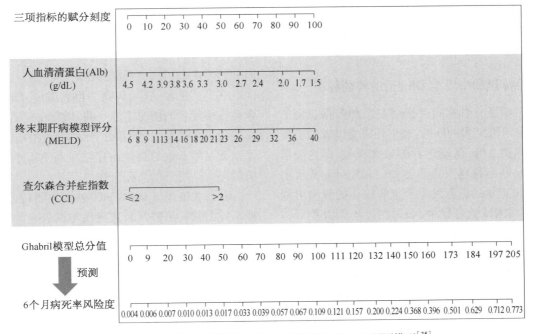

图 70-4 疑似药物性肝损伤患者 6 个病死率的 Ghabril 预测模型[35]

该模型整合了查尔森合并症指数(CCI)、终末期肝病模型评分(MELD)和人血清清蛋白(Alb)三项指标。使用图顶部的线性积分量表为 CCI、MELD 和 Alb 三项指标赋分。6 个月病死率风险与总分的关系在图底部的两个线性刻度上。例一:患者 CCI=0,赋予 0 分;Alb 3 g/dL,赋予 41 分;MELD=10,赋予 12 分;总分 53,对应的 6 个月病死率为 25%。例二:患者 CCI=5,赋予 50 分;Alb 2.9 g/dL,赋予 44 分;MELD=23,赋予 50 分;总分 143,对应的 6 个月病死率为 36%

的敏感度为 88.5%,特异度为 73.1%。在外部验证队列中,预测 DIALF 的敏感度为 94.4%,特异度为 66.8%[37]。

(八) 不同的 DIALF 风险预测模型的效能比较

除了基于 DILI 队列、专门针对 DILI 而设计的 ALF 预测模型外,其他一些针对肝脏但不针对特定病因的 ALF 风险预测模型,如终末期肝病评分模型 (MELD)[38,39]、英国皇家学院标准 (KCC)[38,40]、美国 ALF 研究小组指数 (ALFSG-PI)[38,41,42] 等,有时也被用来对 DIALF 的发生风险和需要进行肝移植的可能性进行预测。

2023 年,北京友谊医院和解放军总医院第五医学中心联合进行的一项回顾性研究对当前多种关于 DIALF 风险预测的模型进行了比较研究。1 314 例 DILI 患者中,有 83 例因 DIALF 死亡或在发生 DILI 后 2 个月内进行了肝移植。R-海氏法则、nR-改良海氏法则和 Robles-Diaz 模型预测 12 个月病死率。DrILTox ALF 评分、终末期肝病评分模型 (MELD)、Ghabril 模型对多个时间点病死率的预测均优于前三个模型,28 d AUROC 分别为 0.896、0.934、0.935,90 d AUROC 分别为 0.883、0.951、0.952,6 个月 AUROC 分别为 0.820、0.905、0.908,12 个月 AUROC 分别为 0.801、0.882、0.885。结论认为 MELD 评分和 Ghabril 模型对预测 DILI 发病后 12 个月内的病死率表现最佳[43]。上述有关复旦 DIALF 预测模型的研究结论认为,该模型对 DIALF 风险的预测效能总体上优于海氏法则、DrILTox ALF 评分及 Robles-Diaz 模型[37]。

八、临床试验中发生 DILI 后的停药标准

临床试验研究者在确保研究方案和数据收集能够提供可靠研究结果的同时,有责任将受试者的不良反应风险降到最低,保证患者的最大获益,而这需根据具体情况做出科学决策。例如,虽然 ALT 低水平升高较 ALT 正常的患者发生严重肝损伤的风险可能增高,但在临床试验过程中,如果在发生低级别肝损伤时就匆忙停止临床试验,会导致难以断定试验药物是否可引起严重的肝毒性,或患者是否能够对试验药物产生适应性。可行的做法是,如果是无症状性血清 ALT 升高,则不要急于停药,而是加以密切监测,只要不出现肝损伤加重 [TBil 升高和 (或) 凝血酶原时间延长],即可继续用药。

提示需要中止药物试验的最高 ALT 值尚存争议,有建议 ALT ≥ 10×ULN 时应考虑停药,但以 ALT ≥ 8×ULN 作为停药标准更被认可。目前很少有资料可

为无症状性血清肝酶升高的患者制定普遍性停药准则,但对于确认无疑且快速升高的 ALT 水平,尤其是伴有肝功能减退的临床表现或证据时,就必须考虑及时停药的必要性[14]。

2009 年美国健康与人类服务部、美国 FDA、药物评价研究中心 (CDER) 和生物制剂评价与研究中心 (CBER) 发布《制药工业药物性肝损伤指导意见:上市前临床评估》,提出了药物临床试验中因严重肝损伤而停药的具体标准[44]。该停药标准也被中国国家药品监督管理局 (NMPA) 药品审评中心 (CDE) 发布的《临床试验中的药物性肝损伤识别、处理及评价指导原则》所采纳并推荐,并推荐对于暂停用药且没有必要尝试再次用药的受试者,以及再次用药后仍出现肝损伤的受试者,应永久停药[1]。停药标准如下:① 血清 ALT 或 AST>8×ULN;② 血清 ALT 或 AST>5×ULN,持续 2 周;③ 血清 ALT 或 AST>3×ULN,且血清 TBil>2×ULN 或 INR>1.5;④ 血清 ALT 或 AST>3×ULN,伴逐渐加重的疲劳、恶心、呕吐、右上腹痛或压痛、发热、皮疹和 (或) 嗜酸性粒细胞增多>5%。

九、临床试验中是否可以实施"药物再刺激"

药物再刺激试验 (DRT) 阳性是诊断 DILI 的临床金标准。那些在初期不良反应中出现 ALT 升高但并未达到海氏规则病例定义的患者,DRT 也有引起严重 DILI 的风险。但另一方面,DRT 阴性并不能作为排除 DILI 诊断的可靠依据,例如有报道表明他克林及异烟肼等药物引起的肝损伤,但在再次应用该药物时并不一定会再次出现肝损伤[14]。

在真实世界临床,药物的再刺激 (rechallenge) 通常是在不经意的情况下进行的,只有在抗结核和抗肿瘤等极少数情况下,可能由于原发疾病的治疗需要但又缺乏足够有效的替代治疗手段而不得不有意但谨慎的再次试用可疑伤肝药物。

在药物临床试验中,DRT 一般不得随意使用,亦即不应当常规用来判断肝损伤与试验药物的因果关系,尤其是对治疗收益尚不清楚的试验药物。不过,如果药物对于原发疾病的疗效具有潜在的无可替代性,则在充分征得患方和伦理同意的情况下,亦可非常谨慎地再次试用可疑伤肝药物[2,21,45]。DRT 通常是在已中断治疗且前一次肝损伤已经恢复的情况下进行 DRT。其目的包括:确认可疑药物是否是导致 DILI 的真正病因;甄别患者是否已对药物产生适应或耐受;若经评估认为治疗收益超过治疗风险,判断是否可以重新开始或继续应用该药物进行治疗。在

再次用药的过程中,尤其应当注意辨识有免疫特异质的患者,如果重新暴露于可疑药物,要高度警惕可能迅速引发或加剧肝毒性反应[21,45]。

关于哪些情况下可以实施 DRT、实施的前提条件和程序、DRT 实施的方法和结果判定标准等详见第 29 章。

十、药物临床试验与新的 DILI 生物学标志物的研发

血清 ALT、AST、ALP、TBil 和 INR 等肝脏相关生物标志物虽然是诊断 DILI 和判断其严重程度的重要标志物,但对诊断 DILI 缺乏特异性。寻找 DILI 相关新的生物标志物,是 DILI 相关研究的重要任务之一,也是药物临床研究的任务之一。新的 DILI 生物标志物的临床意义应当是:① 能够协助确诊 DILI,而不是作为一种排除性诊断;② 有助于预测某种药物是否可引起 DILI,并预测 DILI 的严重程度;③ 有助于识别对某种药物所致 DILI 的易感者、适应者和耐受者,从而有助于剔除不应当暴露于特定药物的 DILI 易感者[14]。理想状态下,良好的 DILI 相关生物标志物可在样本相对较小、时间相对较短的临床试验中鉴别出可引起肝损伤的药物。

由于不同药物可通过不同机制引起肝细胞等靶细胞的损伤,因此个体化的 DILI 易感生物标志物很可能只对特定的肝毒性药物和特定的人群具有特异性,很难找到一种对各种药物所致 DILI 的诊断和预测具有普适性的 DILI 特异性生物标志物。例如,全基因组关联分析(GWAS)有助于从宿主遗传学角度寻找与 DILI 相关的遗传学标志物,已发现阿莫西林-克拉维酸等多种药物所致 DILI 与各自特定的 HLA 基因型相关,但任何一种 HLA 基因型都不可能成为所有药物的共同易感基因。迄今仅发现蛋白酪氨酸磷酸酶非受体型 22(PTPN22)这一等位基因变异体是与多种药物所致 DILI 都可能存在关联的一种免疫遗传学 DILI 易感标志物[46]。

大型临床试验可能出现不同程度的 DILI 患者,对受试者的基因组(genome)、转录组(transcriptome)、蛋白组(proteome)和代谢组(metabolome)等数据的无偏倚分析,有助于 DILI 相关生物标志物的发现。新的 DILI 相关生物标志物必须在大样本的具有良好表型的个体中证明其有效性,包括健康人群、患病人群以及应用多种不同药物治疗的人群。美国 DILIN-PS 等研究正在构建具有良好注解的生物标本库,可提供来自发生过 DILI 的患者的血清、淋巴细胞、基因组

DNA、肝活检标本等。严重不良反应协会(SAEC)也在对 DILI 的患者的基因数据库进行遗传学分析[14]。

为使研发的 DILI 相关生物标志具有最大限度的应用价值,应当在药物治疗前、治疗中,以及 DILI 发生前等多个时间点进行生物样本的采集。临床试验是这类研究的最佳可行场景。而对于药物上市后发生 DILI 的病例,则很难做到这一点。最具成本效益的途径是一旦发现潜在的肝损伤信号(例如发现 ALT 升高),则立即开始这些观察方案。eDISH(图 70-3)作为一种处理肝脏安全性数据库的重要分析法,可使这种早期识别更为有效。通过点击 eDISH 软件中对应于某位热点患者的符号,可直接访问该患者的所有相关临床及实验室资料以便更详细地进行评估,并能直接链接和定位到生物标本库,允许对感兴趣的对象进一步研究鉴别[14]。

另一种鉴别 DILI 相关生物标志物的方法是以目前广泛应用的、在某些人群中既有临床应用价值又能够导致严重 DILI 的某种药物进行临床试验。例如应用异烟肼预防潜伏性肺结核。鉴于每年有足够多的患者接受异烟肼治疗,这使得从开始服用异烟肼时即按设计要求进行观察和收集相关生物学标本成为可能。

总之,DILI 相关易感性生物标志物可以从大量的临床试验中,通过前瞻性收集临床资料和生物标本而探寻蛛丝马迹。在对照临床试验中设置更多的评估节点,进行更长期的观察,对生物标本和相关数据进行标准化收集和检测分析,可以提升对 DILI 的理解,并为新的 DILI 相关生物标志物的探索提供良好的信息源[14]。

十一、药物临床试验过程中 DILI 相关的肝活检问题

在药物临床试验过程中如果发生疑似 DILI,必要时应进行肝活检以帮助判断病情和制定下一步处置方案。国内外多部 DILI 相关指南或共识对疑似 DILI 患者肝活检的推荐指征可供临床试验中出现类似情况时参考。这些肝活检指征可归纳为[3,4,45,47-50]:① 疑似 DILI 但需要排除其他肝损伤病因,特别是需要区分特发性自身免疫性肝炎(AIH)和药物诱导的自身免疫性肝炎(DIAIH)时。② 疑似免疫活化机制介导的 DILI,考虑采用免疫制治疗时。③ 通过审慎思考需要持续应用或再次应用可疑伤肝药物时。④ 停用可疑伤肝药物后肝脏生化指标仍不断上升,或有证据表明肝功能持续恶化,需要明确肝损伤的类

型、严重程度、胆管反应等肝再生情况和预测临床后果时。⑤ 肝细胞损伤型 DILI 停用可疑伤肝药物 30~60 d 后血清 ALT 自峰值的下降未达到>50%,或胆汁淤积型 DILI 停用可疑伤肝药物 180 d 后血清 ALP 自峰值的下降未达到>50% 时。⑥ 肝脏生化指标异常持续 180 d 以上,特别是伴有相关症状或体征(如瘙痒、黄疸、肝大),或长期使用某些可能导致肝纤维化的药物(如甲氨蝶呤等),以评估是否存在慢性肝病和慢性 DILI 时。

十二、肝病患者与药物临床试验中的肝脏安全问题

从是否涉及肝脏本身和肝病治疗的角度看,药物临床试验有以下 3 种场景。

1. 场景 I 在非肝病人群进行的治疗非肝脏疾病的药物临床试验。肝脏在多数药物的代谢和清除过程中发挥着中心作用。对于多数的非肝病治疗药物临床试验,特别是早期临床试验而言,支持或不支持在临床试验中常规排除有基础肝病的患者一直存在很大争论。有人认为,具有基础肝病的患者,其肝脏储备功能可能趋于减少,发生严重 DILI 的风险增高,而康复的可能性减小,因此在临床试验中吸纳有慢性肝病的患者是不符合伦理的。尤其是在难以判断基础肝病是否有导致发生 DILI 的更高风险,或基础肝病的"背景噪声"导致难以判断究竟是基础肝病活动还是药物引起的肝损伤时,药物临床试验的发起者更担忧纳入这些患者可能会导致难以解释和处置的结果,使得药物的安全性问题更加突出而导致药物研发过程出现更大变数。故而,在大多数非肝病治疗药物的临床试验中,排除有基础肝病的患者几乎是一条潜规则[14]。这类患者的 DILI 主要通过血清 ALT、AST、ALP 及 TBil 等肝脏生化指标升高的 ULN 倍数,必要时结合 INR 和 PTA 等凝血功能指标的异常程度及临床表现进行评估[1]。

2. 场景 II 在肝病人群进行的治疗非肝脏疾病的药物临床试验。少数非肝病治疗药物的临床研究允许肝病处于相对稳定状态的患者参试,例如肝脏生化指标正常或基本正常、无肝硬化的慢性乙型肝炎病毒(HBV)感染者或轻度脂肪肝患者等。但由于社会上肝病流行甚广,在扩大受试人群的晚期临床研究中,必然会面临更多的有基础肝病的患者是否入组的问题。特别是在药物被批准上市后,患者本人或处方医师往往在并不知晓患者罹患肝病的情况下给予相关药物。目前越来越多地形成一种共识,即后期临床试验的参试人群应能普遍反映真实世界中各类确需接受治疗的人群,这些人群必然包括广大慢性肝病患者。在这种情况下,在招募受试者参与对照临床试验前,弄清基线肝病的病因和严重程度是十分重要的,必要时可以专门针对各类肝病人群进行非肝病治疗药物的专项临床试验[14]。这类患者 DILI 的评估,不仅要观察血清 ALT、AST、ALP 及 TBil 升高的 ULN 倍数,也要观察这些指标相对于 BLV 升高的倍数;当然必要时也需评估 INR 和 PTA 等凝血功能指标的异常程度及临床表现[51-53]。还应做好在药物临床试验过程中出现乙型肝炎和丙型肝炎等基础肝病活动的应对处置措施[54]。

另一方面,以往普遍认为急性 DILI 在慢性肝病患者中并不常见,但这种看法已经受到多项研究的质疑。例如,抗结核药物可引起慢性乙型肝炎患者 DILI 发病率升高,也可引起慢性丙型肝炎合并人类免疫病毒(HIV)感染者 DILI 发病率增高,并且已发现高效抗逆转录病毒治疗(HAART)在 HCV/HIV 同时感染的患者可导致 DILI 风险增加。也已认识到一些药物可加重特定的基础肝病,例如慢性乙型肝炎患者应用细胞毒性化疗、免疫抑制剂或糖皮质激素治疗,AIH 患者应用干扰素治疗,脂肪肝患者应用他莫昔芬和甲氨蝶呤治疗等。虽然这些研究的规模相对较小,且未能明确地将 DILI 和基础肝病的复发相鉴别,但确实提示了这样一种可能性,亦即在某些情况下,有基础慢性肝病的患者其 DILI 的发生率可能有一定程度的增高,至少在应用某些药物时如此。这就提示在临床试验中如果纳入有基础肝病的患者,应进行更加密切的肝脏生化指标和临床表现的监测,制定好应对预案[14,54]。

3. 场景 III 在肝病人群进行的治疗肝脏疾病的药物临床试验。针对慢性乙型肝炎、慢性丙型肝炎、自身免疫性肝病、药物性肝病自身、非酒精性脂肪性肝病(代谢相关性脂肪性肝病)、酒精性肝病、肝硬化及肝癌等肝脏疾病进行的抗病毒、抗肝纤维化、抗肿瘤、肝细胞减脂、免疫干预(免疫调节、免疫抑制或免疫增强)、抗炎、保肝利胆等药物的临床试验,以直接或间接保护肝脏为最终目的,但对这些药物引起 DILI 的潜在风险依然需要给予充分重视[51-53]。例如非阿尿苷(fialuridine)是测试的第一种抗 HBV 药物,但后来发现其能引起肝细胞线粒体损伤甚至肝衰竭,有多位受试者因此而死亡[13,54]。又如,在肝细胞癌(HCC)的免疫治疗、分子靶向治疗和化疗过程中,均需警惕肝癌治疗药物引起肝损伤的风险[27]。

在肝病患者中进行的治疗肝病药物的临床试验，其肝毒性的评估还有一大特殊性，那就是在用药过程中如果出现肝脏生化指标的升高，则难以判断是原发肝脏疾病的活动还是"肝病治疗药物"的潜在肝毒性所致。而肝脏生化指标的改善，尤其是小幅改善，不能排除是基础肝病病情波动的一种自然病程表现，因而也不能充分肯定是源于"肝病治疗药物"的疗效。例如，在应用免疫检查点抑制剂（ICIs）治疗 AIH 伴肝细胞癌（HCC）的患者时，如果出现血清 ALT 和（或）AST 甚至 TBil 的升高，可能一时难以判断是 AIH 活动还是 ICIs 引起的免疫介导的肝炎（IMH）[13,54]。又如，糖皮质激素是临床治疗重度药物性胆汁淤积的手段之一，对部分胆汁淤积的患者有较好疗效；但也有很多患者对糖皮质激素应答不佳，甚至在治疗过程中出现肝酶水平反弹。此时就需要鉴别究竟是胆汁淤积病情进展，还是糖皮质激素引起或加重了肝损伤，因为糖皮质激素在少数患者确实可以引起肝损伤[55,56]。

为此，除了要充分考察肝脏相关生化指标相对于 BLV 和 ULN 的变化倍数，肝活检病理检查在这类特殊情况下可能有助于正确判断肝脏生化指标升高或改善的真正原因。

十三、总结

药物临床试验中涉及肝脏安全的相关问题包括多个层面和方面，包括但不限于：① 药物临床试验过程中，哪些预警信号提示可能发生 DILI。应当注意，仅仅考察 ALT（或 AST）、ALP 和 TBil 相对于 ULN 或 BLV 的变化倍数是不够的，还要同时考察凝血功能指标（PTA 和 INR）及相关临床表现，必要时还需进行肝组织活检病理学评估。② 如何精准判断和区分患者对药物肝毒性的耐受性、适应性和易感性。③ DILI 的严重程度如何判断？DILI 严重程度的划分有待统一标准，紧密结合临床实际和肝衰竭诊治指南的 DILI 严重程度分级标准，更为合乎 DILI 的病理生理过程，易于掌握且不易出现理解歧义。④ 究竟哪种模型能够更精准地预测药物性急性肝衰竭（DIALF）的发生风险和需要肝移植的概率。⑤ 哪些肝损伤信号提示参试者必须终止服药。⑥ 如果有必要进行审慎的药物再刺激试验（DRT），应当满足哪些条件才能进行。⑦ 具有稳定基础肝病的患者是否可以常规纳入非肝病治疗药物的各期临床研究。⑧ 肝病治疗药物的临床试验过程中，如何合理判断肝脏生化指标等的进展或改善是肝病病程的自然变化还是源于肝病治疗药物的潜在毒性或疗效。⑨ 如何应用临床试验来发现 DILI 相关新的生物学标志物，以便反过来推动 DILI 诊治策略的改进。对这些问题的深入研究必将有利于更合理、更安全地进行药物临床试验，并促使临床试验与未来的真实世界临床在适应证人群和药物安全性方面有更好的衔接。

（于乐成　陈成伟）

参考文献

请扫描二维码
阅读本章参考文献

第71章

药物性肝损伤网络介绍

药物性肝损伤（DILI）是临床上不明原因肝损伤和不明原因肝病的主要原因[1,2]。在欧美国家，约50%急性肝衰竭（ALF）是由药物引起，尤其是过量使用对乙酰氨基酚（APAP）[3]。目前报道可导致肝损伤的包括草药和膳食补充剂（herbal and dietary supplement，HDS）在内的药物达 1 000 种以上。不同药物可导致相同的肝损伤类型，同一种药物在不同人群中也可导致不同的肝损伤类型。因此，繁多的可导致肝损伤的药物，更为复杂的人群异质性，决定了针对特定药物引起肝损伤的机制和风险因素的探索面临极大的挑战。首先，作为药物不良反应（ADR）的重要组成部分，特定药物引起临床明显肝损伤的发生率通常较低，一般 10 000～1 000 000 个暴露者中可能不会出现 1 例。因此，在单中心开展的研究往往无法获得特定药物导致 DILI 的足够样本量。其次，普通人群中 DILI 的发生率很低，仅小于1%的急性肝损伤可被临床医生发现。第三，由于缺乏特异性的诊断生物标记物和客观、可验证的诊断方法，建立 DILI 诊断通常非常困难，通常需要通过大量不同的检查排除其他相关病因，甚至需要长期随访来确定药物和肝损伤的因果关系。

本章主要介绍目前的 DILI 相关协作网络和专业网络平台，为 DILI 发病机制和预后的研究等提供方便。

一、DILI 相关协作网络

为克服 DILI 研究中的挑战，各国家或地区的 DILI 相关协作网络在全球范围内逐步建立，开展前瞻性 DILI 病例登记研究，建立 DILI 数据库和样本库，为进一步开展 DILI 的临床和转化研究打下了扎实的基础。迄今，全球主要的 DILI 病例登记研究见表 71-

1。目前 DILI 领域的一些重要进展均来自各 DILI 相关协作网络的各自或合作开展的大量研究。

（一）西班牙 DILI 协作网络

1994 年，全球首个 DILI 协作网络创建于西班牙。来自马拉加大学的 Raul Andrade 和 Maribel Lucena 教授组织了西班牙马拉加地区 32 家医疗中心，成立了西班牙 DILI 协作网络。在早年报道的 460 例经 RUCAM 因果关系评估为典型 DILI 患者中，49%为女性患者，71%患者伴有黄疸，51%患者因 DILI 住院[3]。

西班牙 DILI 协作网络一直在探索不同 SNPs 对 DILI 易感性和预后的影响。在 27 例阿莫西林-克拉维酸肝毒性患者中，与对照相比，HLA 等位基因 DRB1*15:01 和 DQB1*06 表达明显增加。此结论得到西班牙协作网络、DILIN 以及国际严重不良事件联盟（iSAEC）共同合作对 201 例阿莫西林-克拉维酸 DILI 患者的研究证实。此外，这个小组还报道了有关 SOD（编码超氧化物歧化酶）和 GPX（谷胱甘肽编码过氧化物酶）基因的 SNP 在 DILI 发病机制中的作用。

西班牙 DILI 协作网络为全球各国家和地区的 DILI 协作网络建立起到了积极的推动作用。先后牵头建立了西班牙-拉丁美洲 DILI 协作网络和欧洲 DILI 协作网络，参与了多个与药物不良反应或 DILI 相关的国际协作网络。牵头欧洲 DILI 前瞻队列，牵头或合作开展了系列 DILI 临床和转化研究，重要成果包括发现与多个特定药物肝损伤相关的 HLA 易感基因、慢性 DILI 的界定、重新修订 DILI 诊断的因果关系评估量表并共同提出新的 RECAM 量表等。这些工作和取得的成果，对临床上更好认知、防范和管理 DILI 具有极其重要的价值。以此为基础，西班牙 DILI 协作网络牵头撰写了欧洲 DILI 诊疗指南（2019

名　称	西班牙 DILI 登记研究	ALFSG	DILIN	日本 DILI 登记研究	LATINDILIN	Pro-EuroDILI 研究	DILI-P
类型	国家性	国家性	国家性	国家性	国际性	国际性	国家性
国家	西班牙	美国	美国	日本			中国
起始时间	1994	1998	2003	2010	2011	2014	2016
入选标准	(a) 1994—2010 (b) 2011—至今	(c)	>2 岁,(d)	ALT≥150 U/L 或 ALP≥2×ULN	(b)	>18 岁,(b)	(e) 2016—2018 (b) 2019—至今
排除标准	APAP 过量		APAP 过量		APAP 过量	APAP 过量	
因果关系评估工具	RUCAM	无	DILIN 专家意见,RUCAM	RUCAM 及 DDW-J 2004 评分标准	RUCAM	RUCAM	RUCAM,专家意见
病例数①	946*(915‡)	2 626*(251‡)	1 257*(899‡)	307‡	280*(200‡)	44*	6 663*
造成 DILI 的首要原因②(根据参考的研究)	抗感染药物(37%),神经系统药物(14%),骨骼肌肉系统药物(11%)	抗菌及抗病毒药物(41%),草药(10%),神经性药物(8%)	抗菌药物(45%),HDS(16%),心血管药物(10%)	抗炎药物(11%),抗菌药物(11%),抗肿瘤药物(10%)	抗感染药物(24%),骨骼肌肉系统药物(11%),HDS(10%)	暂不可用	暂不可用
是否收集生物样本	是	是	是	是	是	是	是

表 71-1　全球目前正在开展的 DILI 登记研究

注:①*未发表的数据,‡参考的研究中所含的病例数。② 在日本 DILI 登记研究的 307 个病例中发现了 546 个可疑药物。该百分比是基于药物的总数量计算的。

入选标准:(a) CIOMS 共识标准:ALT 或 CBL>2×ULN;AST,ALP 或 TBL 同时上升,且有一项>2×ULN。

(b) 新共识标准:ALT≥5×ULN;ALP≥2×ULN;ALT≥3×ULN 且 TBL>2×ULN。

(c) ALF:肝性脑病,INR≥1.5,且急性发病时间<26 周。

急性肝损伤:急性病程小于 2 周(APAP),INR≥2,ALT≥10×ULN 或急性病程小于 26 周(非 APAP),INR≥2,ALT≥10×ULN 且 TBL≥3 mg/dL。

(d) 连续两次 ALT 或 AST>5×ULN 或 ALP>2×ULN;TBiL>2.5 mg/dL 且 AST,ALT 或 ALP 升高;INR>1.5 且 AST,ALT 或 ALP 升高。

(e) ALT 或 AST>2×ULN 或 ALP>2×ULN。

版)、国际医学科学组织理事会(CIOMS)DILI 指南(2020 版)。

(二)美国 DILIN

美国国立卫生院(NIH)于 2003 年建立了药物性肝损伤协作网络(DILIN),以改善对 DILI 病因、自然史以及表型/定义的理解。DILIN 由美国 8 家临床中心和杜克大学临床研究所的数据协调中心组成。DILIN 采用标准化的诊断和病例评估方法,采集药物或膳食补充剂引起的肝损伤的儿童和成年患者的临床信息,获得生物样本,以开展与 DILI 宿主和环境因素相关的研究。

DILIN 开展的前瞻性研究制定了严格的纳入和排除标准。纳入研究后,收集患者的潜在疾病、病史、以及合并用药等信息。入组后的前 6 个月持续收集实验室、临床中的影像学或组织学的肝损伤证据,其他数据和样本分别在 12 个月和 24 个月收集。在 6 个月的随访后,根据患者的临床病史以及综合参考患者的血清检查、影像学以及肝脏病理报告等证据,DILIN 完成因果关系评估。因果关系评估采用结构性专家意见,由三名成员分别独立做出评分,范围从 1 分(确定,>95%可能性)到 5 分(不太可能,<25%可能性)。对每个病例都会记录,通过一致的专家意见

形成最后因果关系评分和 DILIN 严重程度评分,从 1 分(无症状)到 5 分(死亡/肝移植)。对每个病例,同时进行 Roussel-Uclaf 因果关系评估法(RUCAM)评分,用于不同评分方法间的比较。

在 DILIN 注册的前 300 例患者中,平均年龄为 48 岁,60%的患者为女性,平均潜伏期为 43 d,54%的病例为住院患者。73%的患者与单个处方药有关,而 9%的病例与 HDS 有关,另外 18%的患者使用的药物不止一种。引起 DILI 最常见的药物是抗微生物药(45%)、神经精神药物(15%)和免疫调节剂(5.5%)。

DILIN 成立 20 年来,开展了系列的开创性工作和研究:制定了标准的 DILI 定义、术语以及分型方法,以利于目前正在美国和国际进行的各项研究;提出了 DILI 表型以及提交病例报告的最低要求;建立 LiverTox 网站等。DILIN 牵头或参与合作系列的临床和转化研究,如发病机制研究、药物基因组学、重新修订 DILI 诊断的因果关系评估量表并共同提出新的 RECAM 量表、系统评估 DILI 患者的肝脏组织学、预后预测模型建立等[4,5]。与西班牙 DILI 协作网络一起,DILIN 极大地引领并推动了全球 DILI 领域的相关研究,并取得重要成果。2014 年,DILIN 发布了全球

范围内首部药物性肝损伤诊疗指南,该指南已于去年更新。

(三)西班牙-拉丁美洲 DILI 协作网络

成立于 2011 年,是一个由西班牙牵头包括拉丁美洲多个国家参与的国际性 DILI 协作网络。该协作网络与西班牙 DILI 协作网络合作已开展了多项研究[6]。

(四)欧洲 DILI 协作网络

始于 2009 年在欧洲启动的生物标记物协作研究网络。2010—2011 年,为适应药物性肝损伤和药物性肾损伤的相关生物标记物研究,增加了包括西班牙马拉加大学等在内的多家中心,以此为基础,欧洲 DILI 前瞻协作网络在 2014 年正式启动,并开展了欧洲 DILI 的前瞻队列研究。目前,欧洲 DILI 前瞻协作网络由欧洲 16 个国家的 51 个中心,以及 5 个国际合作国家(美国、中国、智利、印度和乌拉圭)组成。

(五)日本药物性肝损伤协作网络

日本学者多年来也一直在研究 DILI 的机制和预后。早期工作集中在药物诱导淋巴细胞刺激试验的研发并将其纳入 RUCAM 因果关系评估项目中。日本 DILI 协作网络曾报道了利用 10 年时间收集的 1 676 例 DILI 患者的临床特征和病因[7,8]。患者的平均年龄为 55 岁,57% 为女性。导致 DILI 最常见的单药是抗生素(14.3%)、神经精神药(10.1%)和膳食补充剂(10%)。

(六)中国药物性肝损伤协作网络

2014 年,中国药物性肝损伤专业网络平台"HepaTox"正式上线后,基于该平台的中国 DILI 协作网络逐步形成,开展的回顾性和前瞻性队列研究由中国大陆的数百家医院参与。2019 年发表的回顾性研究中,报道了中国大陆 DILI 的流行病学、病因学和临床特征的整体概况,研究显示,我国普通人群中每年 DILI 的发生率至少为23.80/10万人,高于西方国家报道,引起肝损伤的最主要药物为传统中药和各类保健品(占26.81%)、抗结核药(占21.99%)、抗肿瘤药或免疫调整剂(占8.34%)[9]。目前,中国 DILI 协作网络正在开展包括前瞻性队列研究、生物标记物研究、针对 DILI 的干预性研究等,并加入了欧洲前瞻协作网络,与国际上的 DILI 协作网络展开更紧密的合作和研究。近年来,来自中国的多项研究成果也被 CIOMS 的 DILI 指南(2020 版)和亚太肝病学会(APASL)DILI 指南(2021 版)等国际指南引用。

(七)药物性肝损伤遗传协作网络

药物性肝损伤遗传协作网络(DILIGEN)的总部设在英国纽卡斯尔大学,由 Ann Daly 和 Christopher Day 领导。DILIGEN 重点研究抗菌药物导致的 DILI,收集患者的生物样本。2009 年发表了具有里程碑意义的研究,DILIGEN 指出 HLA-B*57:01 等位基因在氟氯西林性胆汁淤积中的重要性,而此基因位点同时也与阿巴卡韦超敏反应有关。DILIGEN 还对 NR1I2/PXR 的多态性在氟氯西林性 DILI 中的作用进行了长期随访。近年,DILIGEN 与欧美的 DILI 协作网络合作,发现 PTPN22 基因多态性可能与多种药物导致的 DILI 风险增加相关。此外,DILIGEN 是 iSAEC 中对阿莫新林-克拉维酸药物基因组学研究贡献最大的成员,在药物基因组学未来研究中的 DILI 标准术语和表型的制定中也做出了较大的贡献。

(八)美国急性肝衰竭协作网络

1998 年,在美国国立卫生研究院资助下,美国急性肝衰竭协作网络(ALFSG)成立。该协作网络由美国的 13 个临床中心组成,研究 ALF 的病因和预后,同时也开展发病机制和临床试验的研究。

鉴于美国 50% 以上的 ALF 是由药物导致,尤其是过量使用 APAP,已成为肝移植的首要病因[10]。因此,尽管致力于不同病因的 ALF 研究,ALFSG 还提供了对于药物引起 ALF 的详细信息[11,12]。在最初入组的 308 例患者中,特异质型 DILI 占 13%。后续的研究发现 1 033 例连续的 ALF 病例中有 119 例(11.5%)与各种药物有关。这些患者的平均年龄为 43 岁,67% 为女性,如果不接受肝脏移植治疗,存活率仅为 26%。最常涉及药物是抗结核药(20%)、磺胺类化合物(12%)、苯妥英(10%)以及各种草药产品(10%)。ALFSG 对入选患者进行长期的随访,同时采集了患者的 DNA 样本,以及每日的血清、尿液和血浆样品,用于生物标记物的研究。

(九)Eudragene 协作网络

Eudragene 协作网络由欧洲的 12 个中心组成,收集各种不良反应患者的 DNA 样本,也包括各种药物引起肝损伤的 DNA 样本,并开展 GWAS 研究。研究中纳入的 DILI 患者需符合预先定义的血清 ALT、ALP、和(或)胆红素升高的最低水平,因果关系评估采用的是 RUCAM。

(十)iSAEC 和国际药物性肝损伤联盟

iSAEC 成立于 2007 年,是由制药企业主导的生物医学研究联盟,目的是研究与各种 ADR 相关的基因变异,包括 DILI、严重的皮肤反应和急性超敏反应。

为进一步研究 DILI 的发病机制,iSAEC 与 DILIGEN 形成国际药物性肝损伤联盟,收集来自各地区由抗生素、抗惊厥药、抗结核药、免疫抑制剂和非甾体类抗炎药等引起 DILI 患者的生物样本。

二、DILI 专业网络平台

(一) LiverTox 网站

LiverTox 是一个免费的网站,于 2012 年正式发布,由美国国家医学图书馆(NLM)与美国国立卫生研究院糖尿病、消化病和肾脏病研究所(NIDDK)共同创建[13]。其目的是为临床医生和卫生保健专业人员对 DILI 的诊断和管理提供指导,有助于标准化的命名、分级和评分系统以评估药物和 HDS 的肝毒性[14]。

LiverTox 主要由三部分组成:① 介绍部分。描述 DILI,包括病程、诊断、损伤的临床表型、免疫学特点、不良预后、因果关系和严重程度的评分系统、以及管理;② 药物信息。描述目前报道的可导致肝损伤的药物和 HDS 信息,现已记录了超过 1 000 种的药物或 HDS。③ 互动版块。可通过此板块将 DILI 的案例提交给美国 FDA 和 LiverTox 数据库。

1. 介绍部分版块 DILI 为排除性诊断,需要详细的用药史及具体的临床和实验室检查结果做出综合判断。网站提供了关于 DILI 临床病程和诊断的概述,以及关于其临床特征的专门和详细讨论。

(1) 诊断:DILI 诊断的因果关系评估通常应用 RUCAM 量表,该量表包括七个方面:发病时间、恢复时间、临床类型、危险因素、排除其他原因、药物或 HDS 的潜在肝毒性和再次暴露的反应。LiverTox 描述了该量表,提供了如何计算因果关系评分的程序手册。此外,LiverTox 还描述了 DILIN 所采用的结构性专家意见评估方法和其他的用于评估药物不良反应因果关系的方法。

(2) 潜伏期和肝损伤恢复:开始服药和发病时间的关系和一旦停药的恢复时间都是诊断 DILI 的重要元素。然而,发病的潜伏期长短不同,短则 1~4 d,长至 1 年及以上。多数 DILI 病例发生在开始治疗的前 3 个月内。恢复时间也有很大的差异。停止服药后可能会立刻开始恢复,但最常见的情况是肝损伤可能会加重几天,在停药 5~10 d 后开始恢复。肝损伤延迟恢复见于重度胆汁淤积型肝损伤或药物诱导的自身免疫样损伤。LiverTox 介绍了关于潜伏期和肝损伤恢复的相关知识。

(3) 风险因素:风险因素通常认为对 DILI 的诊断有帮助,LiverTox 介绍了目前已知的风险因素。

(4) 再激发:再暴露于某特定药物后,肝损伤再

次发生是评估因果关系最有力的证据。然而,再次暴露可能导致更严重的肝损伤。LiverTox 提供了关于再激发的相关信息。

(5) DILI 临床类型:对有关特定药物导致的肝损伤的临床类型的了解特别有助于 DILI 的诊断。然而,在综述文章和大案例系列中往往并没有很好地总结这些信息。目前常用的以计算 R 值来定义 DILI 的临床类型,分为肝细胞损伤型、胆汁淤积型和混合型。LiverTox 提供了关于 R 值计算的相关注意点,并指出目前用于定义肝损伤类型的 R 值,还没有得到验证,有可能是不准确的。

(6) 临床表型:在 LiverTox 网站上详细描述了 DILI 的 12 种临床表型(表 71-2),并附有代表性的案例报告,而且在适当的位置选用了已注释的引用。如果与发表在文献中相关药物损伤的表型相符,这样的表型将有助于诊断。临床表型也有助于依据引起相似症状的肝脏疾病知识来进行的鉴别诊断。

(7) 免疫特征:部分 DILI 的临床案例具有过敏或自身免疫性损伤的临床特征。过敏反应的症状包括发热、皮疹、红斑、淋巴结肿大、面部水肿或非典型性淋巴细胞和嗜酸性粒细胞增多,这些特征一般提示免疫过敏。极端情况下,DILI 可伴有嗜酸性细胞增多症和全身症状的药物反应(DRESS)。临床表现可以皮疹为主,可表现出 Stevens-Johnson 综合征、中毒性表皮坏死松解症或多形性红斑。

DILI 伴随的自身免疫性损伤的特征可包括关节痛、皮疹和慢性疲劳,通常出现在长期治疗中伴肝细胞损伤和自身抗体形成(通常是 ANA 和抗平滑肌抗体)。自身免疫的表现可能是轻微短暂的,也

表 71-2　DILI 的临床表型	
表　型	举　例
不伴有黄疸的血清酶升高	多种药物
急性肝炎	异烟肼、双氯芬酸、双硫仑、绿茶
胆汁淤积型肝炎	吩噻嗪、甲巯咪唑、磺脲类药物
混合型肝炎	芳香族抗惊厥药、磺胺类药物
急性重型肝炎	对乙酰氨基酚、阿司匹林、烟酸、可卡因
轻微胆汁淤积	雌激素、类固醇、硫嘌呤
慢性肝炎	呋喃妥因、米诺环素、甲基多巴、肼屈嗪
非酒精性脂肪肝	他莫昔芬、甲氨蝶呤、胺碘酮
伴有乳酸酸中毒的急性脂肪肝	司他夫定、去羟肌苷、齐多夫定、利奈唑酮
肝窦阻塞综合征	白消安和烷基化剂、吡咯里西啶生物碱
结节再生性增生	硫嘌呤类药物、维生素 A、异丙铂
肝肿瘤	雌激素、类固醇、二氧化钍

可很严重且提示存在自发的特发性 AIH,伴有显著的氨基转移酶升高、高水平的抗体和血清免疫球蛋白以及肝活检证实的慢性肝炎。

(8) DILI 的转归:多数 DILI 患者在停止治疗后 1~3 个月内完全恢复。一定比例的患者停止治疗后 6~12 个月仍有持续性肝损伤的证据,但其中多数代表缓慢恢复而不是慢性持续性损伤。DILI 的三个严重后果是 ALF、肝硬化和胆管消失综合征(VBDS)。

总之,DILI 的临床病程、表型、免疫学特征与可能的结局等在 LiverTox 网站都有详细的介绍和讨论。

2. 药物信息版块 药物信息版块是 LiverTox 的主要版块。描述目前报道的在美国使用的可导致肝损伤的药物和 HDS 信息。每种药物记录包括药物背景、作用机制、目前的指征和用途、在美国正式批准的日期、使用频率、药物的包装和大小、标准的剂量和常见的副作用。其次,还对药物的肝毒性进行专门讨论,重点关注临床症状的不同表型、血清酶的升高模式、出现的免疫特征、典型的病程和预后。关于损伤机制的小版块后是一个关于预后和管理的板块。特别强调是否存在关于这一类药物的疗效和相关药物安全性的信息。

在介绍药物肝毒性的情况后,是具有代表性的典型案例报道,包括实验室数据、结局和重要评论。案例报告是从已发表的文献中或从 DILI 数据库中摘录出来的。LiverTox 还提供了药物的化学结构和目前产品信息在 DailyMed 网站的链接。最后,是药物毒性和安全性的参考文献,附有简短的注释的评论和 PubMed 链接。

LiverTox 网站正式发布于 2012 年 9 月,目前已有超过 1 000 条药物记录,并在不断更新中。通过几种搜索方法可以确定某一具体的药物,包括按字母顺序排列的列表和按药物类别划分的药物分组。网站对引起肝毒性的药物以及没有显示出肝损伤的药物进行了讨论。网站不包括已被撤销的药物和还未在美国取得许可的药物,除了少数例外。讨论也仅限于全身吸收的药物。外用制剂、鼻和咽喉喷雾剂和口服但不吸收的药物(例如纤维、单糖、胰腺酶和木炭)、应用非常局限和特异的药物通常也不进行讨论。

3. 互动版块 LiverTox 的最后一个板块是一个名为"提交一个案例"的互动板块。解释了报告肝脏不良事件的重要性,并提供了 FDA 的 MedWatch 网站的直接链接,来鼓励提交这样的报告。LiverTox 提供了应包括在报告内的重要部分的概述,附带了详细的条目,在发表案例时将会有帮助。

此外,LiverTox 还提供了一种直接向网站提交报告案例的手段,在这里案例将会保存在登记表中,之后将被用于研究该种药物损伤的临床特征和预后当中。

总之,LiverTox 是利用互联网和电子数据库的优势和潜力构建的可随时访问的 DILI 网络资源。自 20 世纪中期以来,DILI 的病例都是从数百种不同类别不同语言的期刊上找到的,它们代表了一个个体患病少见但群体常见的多样性群体,因此 DILI 这一疾病特别适合利用在线资源。此外,LiverTox 也为积极推动和参与 DILI 未来的研究提供了一个机会,这是一种常见的重要的但仍然知之甚少的肝脏疾病。

(二)HepaTox 网站

中国 DILI 的专业网络平台 HepaTox 网站(www.hepatox.org)依托上海交通大学医学院附属仁济医院承担的国家科技部"十二五"重大专项课题构建,它已于 2014 年 6 月 14 日在上海正式发布运行,并免费对临床医生、研究人员和公众开放。"HepaTox"包括最新资讯、医学知识、药物信息、专业术语、行业资源和在线应用等六大版块[15]。

与美国的"LiverTox"相比,"HepaTox"涵盖了其几乎所有的信息和功能,而且,在有的方面增加了"LiverTox"未包含的信息和功能——如"药物信息"版块中增加了致 DILI 的中草药信息;"在线应用"版块中增加了病例管理与随访系统、临床研究电子数据采集和管理(EDC)系统等——可为国内的专业和非专业人士提供疾病知识传播和普及的平台。

(支 阳 茅益民)

参考文献

请扫描二维码
阅读本章参考文献

第72章

药物上市后肝毒性的监管

一、概述

新药上市前一般需经过系统的非临床及临床研究,基本确认其有效性及安全性。依据上市前完成的数百例随机对照临床试验的结果,一般可以观察到较常见(1%~10%)的不良反应;即便是完成了较大样本量的IV期临床研究(一般约2 000例),也仅能观察到偶见(0.1%~1%)的不良反应[1]。由于药物性肝损伤(DILI)的发生率多属于罕见(0.01%~0.1%)或十分罕见(<0.01%)的范畴,上市前临床试验的受试人群及样本量、联合用药及用药周期、观察指标及随访周期等均有限,一般在药品获得批准上市,并在广泛大量人群使用后,才逐渐被观察到。

世界卫生组织乌普萨拉中心(WHO-UMC)依据不良反应发生的特征,将其分为A(Augmented)、B(Bizarre)、C(Chronic)、D(Delayed)、E(End of use)、F(Failure)六类(表72-1)[2]。国际医学科学组织理事会(CIOMS)将药物性肝损伤分为"固有型""特异质型"或"间接型"。"固有型"DILI可由对肝、胆道、肝窦内皮细胞和星状细胞有直接和可预测毒性的药品或化学物质引起,其毒性与剂量呈正相关。"特异质型"DILI缺乏剂量依赖性,上市广泛使用后个别患者出现罕见的、非预期的肝损伤,主要与患者自身的遗传、代谢及免疫特征有关。"间接型"DILI主要表现为药品已知作用相关的非预期肝损伤,包括既有的慢性肝病加重,或肝脏炎性疾病恶化,以及与某些免疫治疗相关的肝损伤,或暴露于某些免疫调节剂或免疫抑制剂引发的嗜肝病毒感染再激活等[3]。

由于"特异质型"或"间接型"DILI仍有可能进展为重度肝损伤,极个别患者甚至因此死亡,严重影响药品效益风险平衡,是已上市药品撤市或限制使用的

表72-1　WHO-UMC 药品不良反应分类			
类型	**特 征**	**防 控**	**示 例**
A型 与剂量相关	常见;与药理作用有关,是药理作用增强所致;可预测;死亡率低	减量或停药;考虑合并用药的因素	三环类抗抑郁药引起的口干;阿片类药物引起的呼吸抑制;华法林导致的出血;地高辛的毒性等
B型 与剂量无关	罕见;与药物的药理作用无关;不可预测;死亡率高	停药,避免再次使用	免疫反应:特异质的青霉素过敏反应;全身麻醉时的恶性高热
C型 与剂量、疗程相关	罕见;与药物蓄积有关	减量或停药;延长用药间隔	皮质类固醇对下丘脑-垂体-肾上腺轴的抑制作用;双磷酸盐类致颌骨坏死
D型 与疗程相关	罕见;常与剂量有关;在用药后的某个时间段发生或加重	难以处置	致癌;迟发性运动障碍;致畸;洛莫司汀致白细胞减少症
E型 与停药相关	罕见;停药后出现	重新用药或缓慢撤药	阿片类或苯二氮䓬类戒断综合征(如失眠、焦虑)
F型 非预期的治疗失败	常见;与剂量有关;常因药物相互作用引起	增加剂量;考虑合并用药因素	在使用酶诱导剂时口服避孕药无效;抗菌药物耐药性

主要原因,故国内外药品监管部门均将安全性评价作为药品上市后研究的首要内容,DILI作为需重点关注的不良反应。要求新药上市后继续研究其在广泛人群的安全性,以尽早发现并控制其严重不良反应风险。

二、不良反应监测与药物警戒体系

目前"被动监测"是各国药品监管部门收集药品不良反应报告的主要模式,即通过监测系统接收医疗机构、企业等"自发报告"的药品不良反应数据。"被动监测"有一定优势:可以覆盖广泛区域,累积大量历史数据,是评估全球、国家或区域药品不良反应流

行情况的主要数据来源(图72-1)。"被动监测"也存在局限性,未统计用药人数,存在漏报现象,故无法计算发生率;缺乏随访信息,部分报告信息不全,不能判断用药与不良反应的因果关系等。采用数据挖掘(data mining)的方法,在自发报告数据数据库中可以检测出药品风险信号,是各国药品监管部门发现DILI等安全性问题的主要途径[4]。近年来,美国、日本、欧盟也逐步利用"主动监测"模式,对上市药品的安全性开展研究[5]。

(一)不良反应监测体系

20世纪60年代,"反应停"事件导致近2万名婴儿"海豹肢"畸形或死亡。为避免此类药害事件的再次发生,各国逐渐建立药品不良反应监测体系。

1. 美国 美国食品药品管理局(FDA)药品评价研究中心(CDER)的监测与流行病学办公室(OSE)主要负责在美国上市后药品不良事件的收集、分析、管理。FDA发布了如《上市后研究和临床试验指南》《药物警戒规范与药物流行病学评估指南》《药品安全信息-FDA与公众的沟通》等一系列指南文件,用以指导相关工作的开展。

FDA的不良反应报告的收集主要通过MedWatch报告系统(FAERS)。FAERS接受来自医疗从业人员、消费者、研发机构等的自发报告,主要涉及与FDA监管产品(药品、生物制品、医疗器械、膳食补充剂或化妆品)相关的不良事件/反应、产品质量问题及可疑的假冒产品、不同企业的产品不等效、产品使用/用药错误、治疗失败等问题。

美国的联邦法律规定FDA监管产品的生产商、包装商、分销商必须定期向FDA报告相关产品的不良反应,用以发现上市前未知的、罕见的产品风险。报告类型包括:严重药品不良反应/事件报告、定期报告(periodic reports)、随访报告(followup reports)及

分销报告(distribution reports)。其中,严重药品不良反应/事件报告:现版说明书及标签未收载的,应在15个工作日内报告;定期报告:上市后前3年每季度提交,3年后每年度提交。

2. 日本 日本制药与医疗器械管理局(PMDA)负责药品和医疗器械上市后安全性的监测,PMDA下属的安全处具体承担包括药品不良反应在内的安全性监测工作。日本的上市药品的监管主要由三项制度组成:① 不良反应收集和报告制度;② 再审查制度;③ 再评价制度。

2001年10月,为加强新药上市初期的安全管理,保证临床合理使用,快速识别药品严重不良反应,日本实施了上市后早期阶段警戒(EPPV)制度。承诺实施EPPV是药品在日本上市的必要条件,在药品开始销售的6个月内,上市许可持有人(MAH)通过访视、信函、传真、电子邮件等途径向医疗从业人员提供安全性信息,主动收集并鼓励报告不良事件/反应。EPPV是促进卫生专业人员上报不良反应(自发报告)的措施,不属于临床研究范畴。

医疗保健专业人员(HCP)报告系统主要接收来自医疗机构、药店的医生、牙医和药剂师的报告。药品不良反应报告系统主要收集来自MAH的药品不良反应报告、感染报告、研究报告、国外采取的安全性措施的报告。患者/消费者不良反应报告系统主要收集来自患者或其家属的不良反应报告。

3. 欧盟 欧盟的上市药品监管分别由欧洲药品管理局(EMA)及各成员国主管机构负责。EMA下设的药物警戒风险评估委员会(PRAC)、人用药品委员会(CHMP)及人用药品相互认可和分散评审程序协调小组(CMDh)参与相关工作。

欧盟2001/83/EC指令第9章规定了药物警戒和监测的有关内容。欧盟药品法规中第9卷为药物警戒质量管理规范(GVP),对EMA、成员国药品监管机构及MAH在药物警戒工作的职责,药品警戒体系、质量保证、检查,药品风险及信号管理,不良反应监测及上市后研究,风险最小化措施等做出了详细的规定。欧盟的药品不良反应报告系统EudraVigilance数据库,收集欧洲经济区(EEA)药品上市后或药物临床试验期间发生的疑似药品不良反应报告。

4. 国际药物监测合作计划 为了避免类似"反应停"事件悲剧的再次发生,根据世界卫生大会关于建立药品不良反应监测国际系统的议案(1963年),世界卫生组织(WHO)启动国际药物监测合作计划(PIDM),并在美国开展了试点研究(1968年)。1977

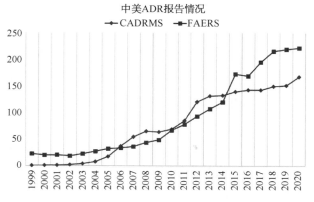

中美ADR报告情况

图 72-1 中美药品不良反应报告情况

年,WHO-UMC 在瑞典乌普萨拉成立,负责 PIDM 数据库(VigiBase)的管理。迄今已有 150 余个国家或地区参与 PIDM,定期向 PIDM 数据库提交药品不良反应报告。WHO-UMC 利用各成员国提供的报告数据,检测识别与药品有关的重要安全信号,并与成员国分享研究结果与结论。

5. 中国 中国对药品安全的记载最早可追溯到数千年前的《黄帝内经》。20 世纪 50 年代,原卫生部组织开展了青霉素不良反应报告的收集,并于 1988 年组织北京、上海等地的 10 家医院试点开展药品不良反应监察工作。1999 年,国家药品不良反应监测中心成立。2001 年的《中华人民共和国药品管理法(修订)》规定国家实行药品不良反应报告制度。中国药品不良反应监测的法律体系及全国性的监测网络逐步建立(表 72-2)[6]。

中国的药品不良反应监测机构分为四级,包括国家药品不良反应监测中心(CDR),34 个省级药品不良反应监测中心及市、县级药品不良反应监测机构。CDR 承担全国药品不良反应、医疗器械不良事件、化妆品不良反应监测及其上市后安全性评价工作,负责组织制定修订相关技术标准和规范,负责相关监测与上市后安全性评价的方法研究、技术咨询和国际(地区)交流合作,负责指导地方相关监测与上市后安全性评价工作,以及药物滥用监测等工作。

中国建立了基于互联网的国家药品不良反应监测信息系统(CADRMS)。CADRMS 主要包括药品上市许可持有人药品不良反应直接报告系统、医疗机构/经营企业的药品不良反应报告系统、医疗器械不良事件监测系统、化妆品不良反应监测系统、药物滥用报告系统。此外,CADRMS 建有数据分析、信号检测、预警管理、定期安全性更新报告管理等功能模块。近年来,CDR 利用医疗机构的电子诊疗数据(EMR),探索建设了药品安全性主动监测系统。

(二)药物警戒的起源与发展

药品固有的毒性、质量缺陷和用药错误、药物过量、药物滥用等都可能导致药品风险的发生,药品的有害反应虽然表现在"使用"环节,但问题的根源可能在研制、生产、经营、使用各环节。需要对"使用"环节的有害反应进行监测、识别、评估和控制,找出导致这些问题的根源,制定并采取有效措施避免或缓解这些有害反应,从源头上保证使用者的用药安全。随着社会对药品风险发生规律认识的深入,药物警戒的理念也逐渐确立并应用于药品全生命周期的监管。

表 72-2 中国药品安全监管的发展	
时 间	事 件 及 记 载
约战国时期	《黄帝内经》大毒治病,十去其六(病去十分之六即停药);常毒治病,十去其七(病去十分之七即停药);小毒治病,十去其八(病去十分之八就停药);无毒治病,十去其九(病去十分之九才停药)
约秦汉时期	《神农本草经》根据药物的性能和使用目的的不同分为上、中、下三品。上品"无毒,可以久服",中品"无毒或有毒",下品"有毒者多,不可久服"
20 世纪 50 年代	原卫生部组织开展青霉素不良反应报告的收集
1983 年	原卫生部组织起草《药品毒副反应报告制度》
1988 年 1 月	原卫生部组织北京、上海等地的 10 家医院试点开展药品不良反应监察工作
1989 年 11 月	原卫生部药品不良反应监察中心成立
1994 年	26 个省的 66 家医院成为第一批药品不良反应重点监察医院
1998 年	北京、上海、湖北、湖南、浙江、天津、辽宁、河北、福建、甘肃等省市及解放军成立药品不良反应监察中心;中国加入世界卫生组织国际药物监测合作计划
1999 年	原国家药品监督管理局颁布了《药品不良反应监测管理办法(试行)》;国家药品不良反应监测中心成立
2001 年 2 月	《中华人民共和国药品管理法》(2001 年修订)第 71 条规定:"国家实行药品不良反应报告制度。"
2018 年 6 月	国家药品监督管理局发布《中药药源性肝损伤临床评价技术指导原则》
2018 年 9 月	原国家食品药品监督管理总局发布《关于药品上市许可持有人直接报告不良反应事宜的公告》(2018 年第 66 号),要求药品上市许可持有人(MAH)按照可疑即报原则,直接通过国家药品不良反应监测系统报告发现或获知的药品不良反应。报告范围包括患者使用药品出现的与用药目的无关且无法排除与药品存在相关性的所有有害反应,其中包括因药品质量问题引起的或者可能与超适应证用药、超剂量用药等相关的有害反应
2019 年 8 月	新修订的《中华人民共和国药品管理法》经十三届全国人大常委会第十二次会议表决通过,于 2019 年 12 月 1 日起施行。第十二条:"国家建立药物警戒制度,对药品不良反应及其他与用药有关的有害反应进行监测、识别、评估和控制。"
2020 年 6 月	中国专家参与起草的《药物性肝损伤(DILI)国际共识》发布
2021 年 5 月	国家药品监督管理局发布《药物警戒质量管理规范》。该规范用于规范药品全生命周期药物警戒活动,适用于药品上市许可持有人(持有人)和获准开展药物临床试验的药品注册申请人(申办者)开展的药物警戒活动

"药物警戒"(pharmacovigilance)一词首先由法国科学家(1974 年)提出。2002 年,WHO 将药物警戒定义为"发现、评估、认识、预防药品的不良反应和其他相关问题的科学与活动。"药物警戒的目的是增强患者对药品(风险)的警惕性,提高患者用药的安全性,为公共卫生计划提供可靠、平衡的信息,以有效评价药品的风险-获益特征[7]。自 20 世纪 90 年代以来,国际药物警戒研究的重点已从利用自发报告数据和上市后临床试验数据,采用信号检测的方法,发现新

的严重不良反应风险信号,拓展到药品研究、使用、生产、销售及监管各环节中,可能影响药品安全的风险因素、不良事件及其防控措施的研究。药物警戒涵盖一系列的工作机制和控制措施,用以规划和保证药品在其全生命周期,从试管到临床使用的安全性。药物警戒已经发展成一项国际性的行动和科学实践,首要目标为优化全球合理治疗实践,改善患者临床安全。欧盟等发达国家已逐步建立了较为健全的药物警戒体系[8]。

2019 年修订的《药品管理法》规定"国家建立药物警戒制度,对药品不良反应及其他与用药有关的有害反应进行监测、识别、评估和控制。"药物警戒制度的法律地位在中国确立。2021 年 5 月,国家药品监督管理局发布《药物警戒质量管理规范》,用于规范药品上市后及上市前临床试验期间全生命周期的药物警戒活动。中国的药品不良反应监测机构的职能正逐步向药物警戒转变,内蒙古、山西、河北等省区及深圳市、临沂市等城市先后在原药品不良反应监测机构基础上组建了药物警戒中心。

三、个例报告与评价

个例药品不良反应报告也称个例安全性报告(ICSR),ICSR 属于自发报告,数据信息要素相对不全面,缺乏随访信息,多采用 WHO 的药品不良反应关联性评价标准(表72-3)。文献报道、主动监测、临床研究等获取的 DILI 病例信息相对完善,可适用 Roussel Uclaf 因果关系评估量表(RUCAM)等临床评价标准。

药品不良反应/事件关联性评价主要遵循以下 5 条原则:① 用药与不良反应/事件的出现有无合理的时间关系?② 反应是否符合该药已知的不良反应类型?③ 停药或减量后,反应是否消失或减轻?④ 再次使用可疑药品是否再次出现同样反应/事件?⑤ 反应/事件是否可用并用药的作用、患者病情的进展、其他治疗的影响来解释?

依据不良反应/事件分析的五条原则,将关联性评价分为肯定、很可能、可能、可能无关、待评价、无法评价 6 级。① 肯定:用药及反应发生时间顺序合理;停药以后反应停止,或迅速减轻或好转(根据机体免疫状态某些 ADR 反应可出现在停药数天以后);再次使用,反应再现,并可能明显加重(即再激发试验阳性);同时有文献资料佐证;并已排除原患疾病等其他混杂因素影响。② 很可能:无重复用药史,余同"肯定",或虽然有合并用药,但基本可排除合并用药导致反应发生的可能性。③ 可能:用药与反应发生时间关系密切,同时有文献资料佐证;但引发 ADR 的药品不止一种,或原患疾病病情进展因素不能除外。④ 可能无关:ADR 与用药时间相关性不密切,反应表现与已知该药 ADR 不相吻合,原患疾病发展同样可能有类似的临床表现。⑤ 待评价:报表内容填写不齐全,等待补充后再评价,或因果关系难以定论,缺乏文献资料佐证。⑥ 无法评价:报表缺项太多,因果关系难以定论,资料又无法补充。

(一) 个例报告

包括 DILI 在内的 ICSR 的收集和报告是药品不良反应监测工作的基础。有效的 ICSR 应符合"四要素",即可识别的患者、可识别的报告人、怀疑药品、不良事件。ICSR 的收集途径主要有医疗机构、药品经营企业、电话及投诉、学术文献、互联网、上市后研究数据及国内外监管部门反馈或发布的信息等。

1. 报告范围 患者使用药品发生与用药目的无关的有害反应,当无法排除反应与药品存在的相关性,均应按照"可疑即报"的原则报告。报告范围包括药品在正常用法用量下出现的不良反应,也包括在超说明书用药情况下发生的有害反应,如超适应证用药、超剂量用药、禁忌证用药等,以及怀疑因药品质量问题引起的有害反应等。

属于 ICSR 报告范围的有:来自上市后研究或有组织的数据收集项目中的不良反应(经判断与药品存在可能的因果关系的);出口至境外的药品(含港、澳、台)以及进口药品在境外发生的严重不良反应;文献报告的不良反应,可疑药品确定涉及 MAH 产品的(无论是否认为存在因果关系);监管部门反馈及其他来源的不良反应(无论是否认为存在因果关系)等。

2. 报告途径 医疗机构及个人可以通过国家药品不良反应监测系统报告,也可向 MAH 直接报告。药品经营企业直接向 MAH 报告。MAH 应当对 CADRMS 反馈的药品不良反应信息进行分析评价,并按个例不良反应的报告范围和时限上报。

表 72-3　药品不良反应关联性评价标准				
	1	2	3	4	5
肯定	+	+	+	+	−
很可能	+	+	+	?	−
可能	+	±	±?	?	±?
可能无关	−	−	±?	?	±?
待评价	需要补充材料才能评价				
无法评价	无法获得评价所需的资料				

注:+表示肯定;−表示否定;±表示难以肯定或否定;? 表示不明。

3. 报告时限　药品经营企业和医疗机构发现或者获知新的、严重的药品不良反应应当在 15 d 内报告,其中死亡病例须立即报告;其他药品不良反应应当在 30 日内报告。有随访信息的,应当及时报告。

MAH 应按以下时限报告:境内发生的严重不良反应应当自严重不良反应发现或获知之日起 15 d 内报告,死亡病例及药品群体不良事件应当立即报告,其他不良反应应当在 30 d 内报告。应当对严重不良反应报告中缺失的信息进行随访,对死亡病例开展调查并按要求提交调查报告。境外发生的严重不良反应应当自 MAH 发现或获知严重不良反应之日起 15 日内报告,其他不良反应纳入药品定期安全性更新报告中。

(二) DILI 评价

1. 关联性评价　DILI 相关 ICSR 多采用 WHO 的药品不良反应关联性评价标准,分为肯定、很可能、可能、可能无关、待评价、无法评价 6 级[9]。根据严重不良反应判定标准,可将 DILI 相关 ICSR 分为一般不良反应或严重不良反应。严重药品不良反应是指因使用药品引起以下损害情形之一的反应:① 导致死亡;② 危及生命;③ 致癌、致畸、致出生缺陷;④ 导致显著的或者永久的人体伤残或者器官功能的损伤;⑤ 导致住院或者住院时间延长;⑥ 导致其他重要医学事件,如不进行治疗可能出现上述所列情况的。

2. 临床评价　文献报道、主动监测、临床研究等获取的 DILI 病例信息较为完善,可参照中华医学会《药物性肝损伤诊治指南》、中华中医药学会《中草药相关肝损伤临床诊疗指南》等临床指南进行评价。DILI 的严重程度根据临床指南可分为 4 ~ 5 级。Bethesda 认为 DILI 评价所需的信息要素主要有[10]:① 药名/剂量/方案;用药开始/停止时间(或持续时间);发病时间/症状/并发症/干预措施和检验(包括 ALT、AST、ALP、TBil、Alb、PT);去激发。② 用于排除病毒性肝炎/自身免疫性肝炎/脂肪肝/胆道梗阻的证据。③ 其他急性肝损伤的风险因素,如病毒性肝炎接触史、饮酒、体重增加,以及最近发生的急性心力衰竭、低氧血症或严重低血压。④ 既往肝病史;发病前 2 个月内服用的其他药物。⑤ 其他有用信息:用药史、药肝和药物过敏史;用药前肝脏相关检查结果;肝组织活检;再激发等。

四、信号检测

CIOMS 将信号定义为:一个或多个(包括观察和实验)来源的信息,表明干预(如用药)与一个或一组相关事件(有利的或不利的)之间存在潜在的、新的因果关联,或已知关联的新认识,值得进一步采取验证行动。WHO 将药物警戒相关的信号定义为“关于不良事件和药物之间可能存在因果关联的报告信息,此前这种关联是未知或记录不完整的。”WHO 认为信号的产生通常需要多份报告,也取决于报告涉及的不良事件的严重性和报告信息的质量[11]。中国药品不良反应监测网络收到的自发报告数量逐年增长。2020 年收到《药品不良反应/事件报告表》167.6 万份,1999—2021 年累计收到 1 687 万份(图 72-1)。CDR 研究建立了信号检测系统,探索开展创新药、中成药等产品的信号检测。

(一) 信号的特征

药品风险信号主要来源于常规药物警戒中的 ICSR 报告、不良反应报告数据库的数据挖掘、医学文献报道或文献研究、药品上市前/上市后安全性研究、国外监管部门的风险警示等。

DILI 相关的风险信号一般有以下几个特征:① 自发报告数据、文献报道或其他研究中,可能与目标药品有关的 DILI 病例(可能存在因果关系);② 未知或以前缺乏完整记录;③ 达到一定频次或数量快速增长;④ 已引起或可能导致严重后果;⑤ 可能影响其临床应用范围或上市地位(效益风险比失衡)等。

(二) 信号检测

信号检测旨在识别和描述因使用药品而对患者造成的可疑伤害。信号检测按原理分为逐例分析法、不对称分析法,按实施方式分为人工检测方法、计算机辅助检测方法。此外,海氏法则已被公认为评估急性肝细胞损伤型 DILI 风险的有效模型。

信号检测频率应当根据药品上市时间、药品特点、风险特征等相关因素合理确定。对于新上市的创新药、改良型新药、监管部门或监测机构要求关注的品种等,应当增加信号检测频率。

1. 逐例分析法　研究者依据个人知识及临床经验,对涉及同一不良事件的多例 ICSR 进行审阅,综合考虑 ICSR 内容的完整性和质量,不良事件与用药的关联性,可能影响不良事件发生的其他因素,以及结合临床报道、基础研究等信息,评判是否存在风险信号。ICSR 的质量对研究者的评判有较大影响。

2. 不对称分析法　依据非均衡性测量理论,通过构建四格表分析药物-事件组合频数的非均衡性,发现值得关注的药物-事件组合,分析可疑药物与某一不良事件可能存在的关联性(表 72-4)。不对称分析不涉及 ICSR 质量因素,所有 ICSR 在信号生成中权重相同。

表72-4　四格表			
项目	目标不良反应（如DILI）	其他不良反应	合计
目标药品	A	B	A+B
其他药品	C	D	C+D
合计	A+C	B+D	A+B+C+D

3. 海氏法则　海氏法则用于粗略评估药物上市后发生的药源性急性肝衰竭病例（导致肝移植或死亡的病例）的风险，其发生率约为临床试验中符合海氏法则病例的发生率的1/10。美国FDA将海氏法则转化如下标准[12]：① ALT或AST≥3×ULN和TBL>2×ULN；② 无胆汁淤积初期表现（血清ALP升高≥2×ULN）；③ 经过仔细评估，无其他原因（如病毒性肝炎，酒精摄入，充血性心力衰竭）可以解释ALT或AST和TBL的联合升高。

根据美国FDA经验，在药物临床试验中出现1例海氏法则病例，则需高度警惕其发生致死性肝损伤的风险；如出现2例海氏法则病例，则强烈提示该药在扩大人群使用时，极有可能将发生致死性肝损伤。美国FDA推荐使用eDISH辅助判断符合海氏法则的病例。

（三）常用信号检测方法

常用的不对称分析方法有频数法，如报告比例比（PRR）、报告比值比（ROR）等；贝叶斯法，如信息成分法（IC）、多项伽马泊松分布缩减法（MGPS）等。其他分析方法还有Logistic回归分析、聚类分析、链接分析、偏差检测和神经网络技术等。

1. PRR　PRR算法的计算公式详见式72-1~式72-3。

$$PRR = \frac{A/(A+B)}{C/(C+D)} \qquad （式72-1）$$

$$SE(\ln PRR) = \sqrt{\left(\frac{1}{A} - \frac{1}{A+B} + \frac{1}{C} - \frac{1}{C+D}\right)} \qquad （式72-2）$$

$$95\%CI = e^{\ln(PRR)\pm 1.96SE(\ln PRR)}$$
$$= e^{\ln(PRR)\pm 1.96\sqrt{(\frac{1}{A}-\frac{1}{A+B}+\frac{1}{C}-\frac{1}{C+D})}} \qquad （式72-3）$$

PRR算法判断信号的标准是：95% $CI>1$。

2. ROR　ROR算法的计算公式详见式72-4~式72-6。

$$ROR = \frac{A/C}{B/D} = \frac{AD}{BC} \qquad （式72-4）$$

$$SE(\ln ROR) = \sqrt{\left(\frac{1}{A} + \frac{1}{B} + \frac{1}{C} + \frac{1}{D}\right)} \qquad （式72-5）$$

$$95\%CI = e^{\ln(ROR)\pm 1.96SE(\ln ROR)}$$
$$= e^{\ln(ROR)\pm 1.96\sqrt{(\frac{1}{A}+\frac{1}{B}+\frac{1}{C}+\frac{1}{D})}} \qquad （式72-6）$$

ROR算法判断信号的标准是95% $CI>1$。

3. BCPNN　BCPNN法采用了信息理论的相关理念，按照信息理论的定义，该BCPNN算法的计算公式详见式72-7~式72-10。

$$\gamma_{ij}=1,\ \alpha_i=\beta_j=1,\ \alpha=\beta=2,\ c_{ij}=A,$$
$$c_i=A+B,\ c_j=A+C,\ N=A+B+C+D \qquad （式72-7）$$

$$\gamma = \gamma_{ij}\frac{(N+\alpha)(N+\beta)}{(c_i+\alpha_i)(c_j+\beta_j)} \qquad （式72-8）$$

$$E(IC_{ij}) = \log_2 \frac{\frac{(c_{ij}+\gamma_{ij})(N+\alpha)(N+\beta)}{(N+\gamma)(c_i+\alpha_i)(c_j+\beta_j)}}{} = \log_2 \frac{(c_{ij}+\gamma_{ij})\gamma}{(N+\gamma)} \qquad （式72-9）$$

$$V(IC_{ij}) = \frac{\frac{N-c_{ij}+\gamma-\gamma_{ij}}{(c_{ij}+\gamma_{ij})(1+N+\gamma)} + \frac{N-c_i+\alpha-\alpha_i}{(c_i+\alpha_i)(1+N+\alpha)} + \frac{N-c_j+\beta-\beta_i}{(c_j+\beta_j)(1+N+\beta)}}{(\log 2)^2} \qquad （式72-10）$$

BCPNN算法判断信号的标准是：IC-2SD>0，其中，IC=$E(IC_{ij})$，SD=$\sqrt{V(IC_{ij})}$。

4. 综合标准法（MHRA）　MHRA的计算公式详见式72-11和式72-12。

$$PRR = \frac{A/(A+B)}{C/(C+D)} \qquad （式72-11）$$

$$x^2 = \frac{(|AD-BC|-n/2)^2 n}{(A+B)(A+C)(C+D)(B+D)} \qquad （式72-12）$$

综合标准法算法判断信号的标准是同时满足：PRR>2，$x^2>4$，A>3。

（四）信号检测的优势及局限性

基于海量的自发报告数据开展信号检测，已成为各国发现药品风险信号的有效方法，可以检出其他研究方法难以发现的，罕见的、非预期严重不良反应信号。对于上市销售 5 年以内的新药,信号检测的效率往往较高。信号检测也存在局限性,如相关不良反应的潜伏期较长(迟发型的毒性反应),或背景发生率较高,或与疾病的进展、转归等有关,则有可能检出较多假阳性结果。

五、信号评价

信号检测得到的信号,仅说明用药与不良事件之间的因果关系具有潜在的可能性,尚不能明确风险真实存在。需结合信号的合理性、报告的可信度、不良事件的严重程度及临床预后等进行综合评估,必要时应进一步收集数据及资料,包括相关文献、上市后临床和(或)基础研究、主动监测等研究资料,进一步验证信号。

(一) 需考虑评价的 DILI 信号

(1) DILI 在药品说明书中未记载的,属于新的、严重不良事件的。

(2) 药品说明书中已记载 DILI,严重程度明显增加的。

(3) 新观察到的与其他药品、膳食补充剂、食品或医疗器械之间相互作用有关的 DILI。

(4) 新观察到的 DILI 易感人群,如特定遗传、种族倾向或共存医疗条件的人群。

(5) 由于药品名称、标签、包装或使用印刷或描述不清晰,导致药品被误用的。可能增加 DILI 风险的。

(6) 药品不合理使用导致的 DILI 相关信号(如超过规定剂量使用或在规定人群之外的患者中观察到的不良事件)。

(7) 已知 DILI 风险的管理未达到目标的。

此外,药品上市前观察到的以下 DILI 相关信息,也应纳入信号检测需考虑的范畴:① 与目标药品结构相同或组分类似的产品已知有肝毒性;② 靶器官为肝脏或主要通过肝脏代谢;③ 与已知肝毒性药品存在相互作用,可能引起/增加其肝毒性;④ 上市前动物试验观察到肝生化指标异常或病理改变;⑤ 上市前临床研究观察到肝损伤不良事件或 DILI 疑似病例等。

(二) 需考虑优先评价的信号

可能会影响产品的效益风险平衡的信号应予以优先评价。信号优先级判定可考虑以下因素:

(1) 药品不良反应的严重性、严重程度、转归、可逆性及可预防性。

(2) 患者暴露情况及药品不良反应的预期发生频率。

(3) 高风险人群及不同用药模式人群中的患者暴露情况。

(4) 中断治疗对患者的影响,以及其他治疗方案的可及性。

(5) 预期可能采取的风险控制措施。

(6) 适用于其他同类药品的信号。

六、上市后安全性研究方法

药品上市后开展的以识别、定性或定量描述药品安全风险,研究药品安全性特征,以及评估风险控制措施实施效果为目的的研究均属于药品上市后安全性研究,一般采用非干预性研究,必要时也开展干预性研究或临床试验。药品上市后安全性研究的主要目的有:① 量化并分析潜在的或已识别的风险及其影响因素(如描述发生率、严重程度、风险因素等);② 某些人群用药的安全性尚未确立,评估药品在该类人群中使用的安全性(如孕妇、特定年龄段、肾功能不全、肝功能不全等人群);③ 评估长期用药的安全性;④ 评估风险控制措施的有效性;⑤ 提供药品不存在相关风险的证据;⑥ 评估与药品超适应证使用、超剂量使用、合并用药或用药错误等相关的风险;⑦ 评估可能与药品使用有关的其他安全性问题。

对于新发现的风险信号,美国 FDA 认为可按如下步骤开展评价[13]:首先,通过自发报告系统及新型药物警戒系统研究;其次,采用文献研究、体外研究及动物毒性实验、观察性研究等方法;以上不能满足要求时,开展临床试验。

(一) 文献研究

由于文献研究经费、时间耗费相对较少,一般首先采用文献研究的方法对信号进行验证及评估。常用的研究方法包括文献综述、系统评价和荟萃分析等。

药品安全相关的文献研究应注重文献收集的全面性,包括以目标药品为试验药或对照药的临床试验、临床研究、不良反应相关文献报道,以及药学、药理毒理、药代动力学等非临床研究文献。既要收集正式发表的论文、专利等,也需收集未公开发表的学位论文、会议文献、科技报告、技术档案等“灰色文献”。

(二) 主动监测

主动监测是采用持续有组织的方式主动收集数据,评价上市药品安全性的过程。与自发报告系统(SRS)相比,主动监测获取的数据信息相对全面,能够较为准确地了解特定人群的不良反应/事件发生情况,得到的结果更为可靠。主动监测一般不干预诊疗活动,所获取的数据多属于真实世界数据(RWD)范畴。常用的主动监测方法包括:处方事件监测、集中监测、登记等[5]。

(三)观察性研究

观察性研究是药品风险信号评估的常用流行病学方法,主要包括横断面研究,病例对照研究和队列研究,观察性研究一般不影响患者正常的诊疗过程,只是观察性地收集记录患者的数据,可以使用新收集的数据,也可以利用已有数据重新分析,属于非干预性研究。

(四)临床试验

临床试验,指以人体(患者或健康受试者)为对象的试验,意在发现或验证某种试验药物的临床医学、药理学以及其他药效学作用、不良反应,或者试验药物的吸收、分布、代谢和排泄,以确定药物的疗效与安全性的系统性试验。当监测数据分析、文献研究、基础研究、观察性研究等不能满足要求时,也可根据需要开展临床试验研究。

七、风险沟通与风险管理

药品风险管理(效益风险管理)是一系列的预警和干预活动,用于识别、确认和预防或最小化药品的相关风险,包括风险沟通和风险最小化干预活动及其有效性的评估。药品风险管理包括上市药品的风险评估、在保持获益基础上的风险防控、对风险防控措施定期进行后效评估、基于后效评估结果进一步优化防控措施,各环节循环演进,达到风险最小化的目标。

(一)风险沟通

风险沟通是 MAH、监管部门、医务人员、患者、公众传递药品安全性信息,沟通药品风险的过程。MAH 是药品安全的责任主体,需根据不同的沟通目的,可采用不同的风险沟通方式和渠道,制定有针对性的沟通内容,确保沟通及时、准确、有效。

MAH 的风险沟通形式包括发送致医务人员的函、患者安全用药提示以及发布公告、召开发布会等。致医务人员的函可通过正式信函发送至医务人员,或可通过相关医疗机构、药品生产企业、药品经营企业或行业协会发送,必要时可同时通过医药学专业期刊或报纸、具有互联网医药服务资质的网站等专业媒体发布。患者安全用药提示可随药品发送至患者,或通过大众媒体进行发布,应考虑信息患者的可接受性,内容应当简洁、清晰、通俗易懂。

(二)风险管理

对于已识别的安全风险,需综合考虑药品风险特征、药品的可替代性、社会经济因素等,采取适宜的风险管理措施。常规的风险管理措施包括:① 修订药品说明书、标签、包装相关安全性信息;② 限制适用人群和(或)适应证;③ 发布药品不良反应信息通报;④ 面向医务人员和患者开展风险沟通和合理用药宣教;⑤ 开展上市后研究,进一步了解风险的发生特征、严重程度、发生率等,以及风险的防控方法;⑥ 暂停药品生产、销售或召回产品;⑦ 药品风险大于获益的,且风险无法控制的,撤出市场。

八、问题与挑战

肝脏参与了大多数药物的代谢过程,DILI 的发生和进展涉及药物及其代谢产物、伴随用药及合并用药、患者遗传特征及病理生理状态、饮食及环境等多种因素,一种药品引起的 DILI 可能涉及多种发病机制和病理特征。DILI 的临床表现可能涉及目前已知的所有急性、亚急性和慢性肝损伤类型。DILI 的诊断策略主要为排除性诊断,缺乏特异性诊断生物标记物[3]。上市后药品 DILI 风险评价及风险管理面临诸多挑战。

(一)药品 DILI 风险的分级[14]

基于药品的 DILI 风险程度,对药品进行分级,有助于提高风险管理措施的针对性,避免或缓解因实施风险管理措施对疾病治疗的可能干扰[14]。美国 LiverTox 网站基于药品的肝毒性及 DILI 确诊病例等情况将药品分为如下几类[15]。A:已知并有详细报道可导致 DILI,特征性改变,确诊病例超过 50 例。B:已知或极有可能引起特异性肝损伤,特征性改变,确诊病例 12~50 例。C:可能与特异性肝损伤有关,报道不多,无特征性改变,确诊数少于 12 例。D:涉及 DILI 个案,文献报道少于 3 例,未见特征性改变,不能确诊。可能存在肝毒性,可能是肝损伤的罕见病因。E:尽管广泛使用,缺乏肝损伤证据,仅有不能确诊的 DILI 个案。一般不被认为或不太可能导致肝损伤。E*:被怀疑能够引起肝损伤或特异性急性肝损伤,尚无令人信服的病例,怀疑会造成肝损伤。X:新上市药物,可能没有足够信息用于分类,肝毒性"未知"。HD:仅在药物过量时有肝毒性。

美国 LiverTox 网站的分类将 DILI 确诊例数作为重要指标,药品的 DILI 风险与其 DILI 的发生率、严重程度及持续时间有关,确诊例数尚不能代表药品的 DILI 风险[16]。故有必要进一步研究建立科学的药品

DILI 风险分级标准,以指导药品 DILI 风险的科学管理。

药品 DILI 风险分级可考虑如下因素:① 证据来源及等级,单一来源还是多来源,基础(体外、体内)还是临床(病例系列、病例对照、随机对照研究等),证据等级;② 发生频次/发生率,从未发现到常见;③ 严重程度及预后,5 级(药物性肝损伤诊治指南、中草药相关肝损伤临床诊疗指南);④ 治疗及控制手段,是否有有效的解毒/治疗药物,是否可逆;⑤ 特殊人群用药,老年、儿童、孕妇、哺乳期妇女,以及重要脏器功能异常患者用药是否导致更高风险。

(二)药品 DILI 风险的研究

DILI 发生率低,临床评价需要较完善的信息。基于自发报告数据的药品 DILI 风险研究,存在无法计算发生率、信息缺失等不足。而传统的临床研究样本量往往较小,难以观察到罕见的不良反应。改进药品 DILI 风险的研究能力一是需要汇聚大样本高质量的数据,二是需要加强新技术的研究与应用。

1. 获取大样本、高质量的数据 更多高质量的数据可以更加全面科学的评估风险,为药品监管决策提供可靠的科学证据[6]。

(1)改善自发报告系统:2020 年中国的药品不良反应自发报告数量为 167.6 万份,低于美国同期的 221.8 万份。与中国大陆 14.12 亿的人口数量,以及每年 78.2 亿人次的诊疗数据相比,在获取更多自发报告方面,中国还有很大的提升空间。

国家药品不良反应监测中心(CDR)在 2017 年启动了国家药品不良反应监测哨点医院建设计划,开发了中国医院药物警戒系统(CHPS)。该系统可以从医院的 HIS 系统中自动抓取药品不良反应报告表所需的大部分信息,从而节约不良反应填报时间,减少重要信息的遗漏。截至 2020 年底,CDR 已经完成了 366 家国家药品不良反应监测哨点医院的建设。

(2)药品安全性主动监测:随着信息技术的发展,近年来各国探索利用电子健康记录开展主动监测研究,如美国的哨点计划、日本的基于医疗信息的风险评估计划(MIHARI)和欧盟的地平线 2020 计划(Horizon 2020)等。中国《"十三"国家药品安全规划》及《"十四五"国家药品安全及促进高质量发展规划》均将主动监测作为不良反应监测能力建设的重要内容,电子诊疗数据(EMR)作为主动监测的主要数据来源。

国家药品监督管理局药品评价中心先后组织 40 家医疗机构、医学类高校等单位,开展了基于 EMR 的药品安全性主动监测研究,建立了药物性肝损伤、药物性肾损伤大数据分析平台,先后对药物性肝损伤、药物性肾损伤、严重过敏反应、粒细胞减少等严重不良反应的主动监测方法进行了研究,利用 EMR 对他汀类药物、非甾体类药物等药品致肝损伤、过敏反应或粒细胞减少的风险进行了评估。

(3)建立患者报告渠道:患者是药品的直接暴露者,对药品不良反应伤害的描述一般不够专业,但会从患者的视角提供有关药品不良反应发生情况及其对生活质量影响的第一手信息。患者报告是自发报告系统的有益补充,可弥补 ICSR 缺乏随访信息或处方药不良反应难以监测等短板。当患者报告与专业人员报告的药品不良反应数据合并分析时,有利于及早发现药品风险信号。许多国家建设了专门的患者报告系统(如 FDA 的 MedWatch、MHRA 的 Yellow Card Scheme 等),中国的监测机构、MAH 也在探索利用手机 APP 及微信小程序等社交媒体工具收集患者报告。

2. 应用先进信息技术 根据 3S 原则(rule-of-three),如果某不良反应发生率为千分之一,则需要开展样本量为 3 000 例,设计科学、指标合理、记录及随访充分的高质量临床研究,才有 95% 的可能性观察到 1 例该不良反应。所以罕见或发生率更低的严重不良反应往往需要汇集数万例甚至更多的患者数据,需要应用先进信息技术以提升数据分析的效率及准确性。

(1)"数据融合"技术:2020 年,中国医疗机构的总诊疗人次达到 78.2 亿人次,出院人数达到 2.3 亿人,由此产生了大量电子诊疗数据。此类数据具有多源异构的特点,需要通过清洗加工,使其标准化、结构化,具备"互操作性(interoperability)",并在数据、信息及知识片段间构建多维度、多粒度的关联。

(2)"自然文本"识别技术:临床诊疗产生了大量非结构化的"自然文本",如病程记录、手术记录、检查记录等。这些记录包含药品风险评价所需的关键信息,需要结合临床实践,研究"自然文本"识别技术,使之成为适于分析的格式。

(3)"人工智能"技术:深度学习、神经网络等人工智能技术可以提高数据分析效率及准确性,有助于从大量数据中挖掘 DILI 病例和有价值的重要信息。

3. 计算毒理学 计算毒理学通过整合高通量检测、化学结构解析及其他生物研究领域等多来源的研究数据,建立数学和计算机模型,并应用于化合物的毒性及作用机制、靶器官等的预测。

美国 FDA 的关键路径计划和欧盟的第七研究框架计划支持利用计算毒理学技术对新化合物进行全程评估,以早期发现化合物可能"潜在"的毒性。

4. 开发新的生物标记物　DILI 的生物标记物可用于 DILI 的诊断、监测,或用于预测药物治疗的风险和(或)预后等。现有的血清 ALT、AST、ALP、TBL 和 GGT 等临床常用 DILI 生物标记物在诊断和评估 DILI 风险方面存在局限性,相当比例的指标异常患者不涉及 DILI 的发生。如使用肝素和他克林等药品后,患者血清 ALT 大幅度升高,但不能代表发生了严重的 DILI。

故有必要开发敏感性高、特异性强的生物标志物,特别是用于检测 DILI 易感患者的生物标记物。此类生物标记物有助于避免 DILI 易感患者用药,也可以作为诊断 DILI 的指标。如 HLA-B*5701 等位基因携带者使用氟氯西林后发生 DILI 的风险较其他患者高 36 倍,研制 HLA-B*5701 等位基因的检测试剂盒将有助于防控氟氯西林相关的 DILI 风险,提升药品临床应用价值[3]。

（宋海波）

参考文献

请扫描二维码
阅读本章参考文献

第73章

药物性肝损伤与药物撤市和黑框警示

药物性肝损伤(DILI)是重要的药源性疾病,作为药物安全性问题的重要组成部分,药物的肝脏毒性是新药上市前研发失败、上市后增加警示以及撤市的最主要原因[1]。近年来,人们越来越关注药品安全、治疗获益/风险的平衡,因此药物安全性问题已日益受到医学界、社会公众和药监部门的关注和重视。

一、FDA 关注药物性肝损伤

药物的肝脏毒性已成为一个日益严重的问题。在老龄化社会中,人们需服用更多的处方和非处方药,此外,还可能接触到环境中的各种化学物质和自行购买的可能具有功效的所谓营养保健品等。从 FDA 的层面考虑,药物还可引起其他器官和组织(如脑、心脏、肾、肌肉、皮肤等)的损伤,控制和防范包括 DILI 在内的药源性疾病的风险,依赖于大量科学研究提供的证据和对疾病的认知,以便采取恰当的审批和监管措施。

FDA 关注药物性肝损伤,其原因是药物不仅是肝脏代谢的底物,在体内产生的活性代谢产物也可能对肝细胞造成进一步损伤。早在 1999 年 4 月,FDA 的新药审评与研究中心(CDER)开展了一次主题为"药物与肝脏:它们之间的相互作用"的培训课程,数百位来自不同学科(医学、化学、毒理学、药理学和统计学)的专家参会。社会公众和 FDA 逐步关注 DILI 的风险评估、信息交流和管理。CDER 课程和 FDA 对 DILI 风险评估的关注,引起其他各界的参与,包括以美国药品研究与制造商协会为代表的制药工业界和以美国肝病学会为代表的学术界。2001 年 2 月,主题为"药物性肝损伤:一个全球性问题"的全国性会议召开,来自各界对此感兴趣的人士自发组成了肝脏毒性管理委员会。2003 年,NIH 提供资金组成美国 DILIN。

二、新药研发和 FDA 的审评

(一)药物开发的关键路径

2004 年 3 月,FDA 提出了一项让学术界广大科研工作者共同参与的工作流程——关键路径计划[2]。药物开发的关键路径从选择候选分子用于临床前试验和临床对照试验开始,然后逐渐进行更加严格的评价过程,最终目的是被 FDA 批准上市后应用于临床(图 73-1)。

FDA 的其中一项职责就是保证患者使用的药物是安全有效的,以促进和保护公众的健康。在药物开发的关键路径中,FDA 列出了 76 项关键路径,其目的是希望能够引起重视,提高经费促进对这些问题的研究,其中有几项与药物性肝损伤相关,如:生物标志物判定、预测毒性的新方法、更好的动物疾病和组织损伤模型、识别和判定安全的生物标志物、开发数据标准、药物代谢和治疗反应等。

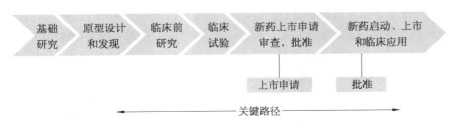

图 73-1　医药产品开发的关键路径

1. 新药的临床前和非临床研发 临床前和非临床的新药研发包括化合物筛选、药效学研究、毒理学研究以及在动物中开展的药代动力学研究等系列的工作,以确认新药在动物模型中具备某些药理学特性且毒性较低,可以进一步开展人体上的临床试验。然而,在新药的早期研发中,所筛选的大部分化合物最终都终止研发,因为这些化合物不是在动物实验中的药效不强就是毒性太大,根本无法进行人体临床试验。只有符合规定的条件,一些有希望的候选药物才会被考虑用于临床试验[3,4]。

2. 新药的临床研发 新药在通过了临床前和非临床研发后,有希望的候选药物可进行在人体上的临床试验,但所有的新药临床试验必须遵守相应的法规。上市前新药的人体临床试验通常需经过以下 3 个阶段:① I 期临床试验,在适当数量的健康志愿者或稳定的患者中进行剂量范围的耐受性和药代动力学试验;② II 期临床试验,在具有目标疾病的患者中进行初步的治疗试验获得安全有效的最佳剂量;③ III 期临床试验,大规模的确证性临床试验,用新药被 FDA 批准上市后拟临床使用的剂型和服用方法在特定需要治疗的患者中进行试验,以确认新药的有效性和安全性。

(1)新药"首次应用于人"的 I 期临床试验通常是在数量较少的健康志愿者中进行,有时是在病情稳定的患者中进行,逐步增加剂量,以了解新药的安全剂量范围和耐受性。I 期临床试验尚包括通过新药吸收、分布、代谢和排泄的研究得出药代动力学参数,测定其代谢物,鉴定催化代谢产物产生的细胞色素 P450 或其他酶,同时也可了解与其他药物同服时的药物相互作用,药物对诱导或抑制各种酶系统的影响。

(2) II 期临床对照试验规模较大,通常在需治疗的患者中进行,其目的是探索安全、有效剂量和用药方式。研究中,根据入选和排除标准,选择合适的目标患者,并随机分为几组,给予不同剂量的药物、安慰剂或者阳性对照药物,以观察和比较各组的安全性和有效性。为减少偏倚,这种前瞻、随机、双盲、多臂的试验设计逐渐成为临床对照试验的"金标准"。为得到有统计学意义的结果,各组样本量需根据偏差估计和假设而确定。通常,在 II 期临床试验中,由于样本量较小而很难发现比较罕见的药物不良反应。

(3)参与 III 期临床试验的患者数量通常最多,一般使用最终确定的剂型、剂量和用法。III 期临床试验也同样需采用随机、前瞻、盲法、安慰剂或阳性药物对照设计。为招募足够的目标患者,III 期临床试验通常按统一的试验方案在地理位置不同的多个中心同时

进行,可能会纳入成百上千的患者加入研究。尽管如此,需要观察的样本量至少是实际出现 1 例不良反应发生所需人数的 3 倍,这样才能保证有 95% 的机会发现至少一例出现罕见不良反应的患者。如果不良反应的真实发生率是 1/500 并且所有的不良反应都检测到了,根据所谓的"三分律",每组研究大概需要 1 500 名患者。因此,由于患者样本仍然有限,罕见但是严重的不良反应有可能发现不了。

由于在上市前临床试验中新药暴露的总体样本量有限,因此,FDA 有时会要求新药被批准上市后开展 IV 期临床试验,以观察新药上市后在扩大人群应用后的不良反应情况。FDA 目前已为制药工业的新药临床对照试验起草了一份关于药物性肝损伤的上市前评价指导原则[5]。

(二)FDA 对新药上市申请的审批

药品评价与研究中心(CDER)由临床医学专业主导的 17 个部门组成,评审的专家涵盖与评价药品质量、安全性和有效性相关的不同专业,如化学、药理毒理学、微生物学、临床药理学、统计学和医学等方面的专家。由这些专家组成的团队将对申办者或研究者提交的新药上市申请材料进行仔细的审查,以评估新药是否质量可控、安全而且有效。通常,在审评的多学科会议上,各学科专家相互讨论已经完成的审查结果,有时候还将医学审查和统计学审查结合起来。每个审查结果通常以以下的一种建议结束:① 批准;② 补充资料后考虑批准;③ 不批准,并附上理由。这些建议虽不是最后决定,但在做出最后决定中占有相当的分量。

新药被批准前,FDA 和申请人之间可以讨论新药标签的相关内容,包括药物的适用人群、服用剂量和服用方法、服用时间、可能发生的不良反应警告以及药理学和临床信息摘要。最后批准的标签将成为制药公司广告和宣传的依据,并可以指导医生如何使用这种新药。此外,还需有专门提供给患者的用药指导。药品标签上的每一个字都必须是商议决定、有数据支持、经 FDA 证实并同意。

新药只有在被 FDA 批准后,制药公司才可以将之推向市场。按 1997 年法规,药物和生物制剂的生产商必须每年向 FDA 报告上市后新药的研究进展,尤其是上市后的安全性问题,FDA 将在联邦公报上对上市后研究的结果做出公告。2005 年的报告表明,大约有 67% 的新药取消或推迟了上市后研究,54% 的生物制剂存在同样的情况。

(三)新药批准上市后的监管

FDA 对新药上市后的不良反应监管主要是通过不

良反应的自发报告系统[6]。医生、其他医护人员、患者、患者家属和药剂师可通过网上、电话、传真或邮件报告这些不良事件。90%以上通过不良事件报告系统的报告是由制药公司提交的。然而,自发报告系统存在一定的缺陷——严重的药物诱导的不良事件的数量被大大低估,有多少不良事件没有上报却很难测定。另外,报告中的信息质量差异很大,经常不足以判断不良反应是否确实由药物引起,如确实是由药物引起,到底是由哪种药物引起? 如果患者还使用了其他药物,该不良反应也有可能是由多种药物引起的。针对自发报告系统的缺陷,FDA采取其他的一些方法来克服[7,8]。

三、临床试验中药物性肝损伤的信号和管理

由于暴露于新药的整体样本量有限,在新药临床试验中通常很难检测到包括肝损伤在内的发生频率较低的严重不良反应。然而,与新药上市后的复杂临床应用场景相比,新药被批准之前的随机对照临床试验期间却是发现药物性肝损伤最好的时机,因为这些试验严格按方案进行,并遵守相应法规,受试者可得到很好的观察。

(一)临床试验中DILI的信号

在随机对照的临床试验中,试验组和安慰剂组(或阳性对照组)之间肝酶升高的不平衡,或试验组中出现伴有肝病相关症状、胆红素升高、黄疸和(或)凝血功能障碍为特征的严重DILI案例,是试验药物具有潜在肝毒性的两个主要信号。

(二)信号的检测

1. 海氏法则　符合海氏法则的案例被定义为由药物引起的肝细胞损伤型DILI,其血清ALT或AST≥3×ULN,同时血清总胆红素升高≥2×ULN;起病时无胆汁淤积表现(ALP≥2×ULN);排除ALT或AST和TBil同时升高的其他原因(如病毒性肝炎、大量酒精摄入等)。

在临床试验中发现符合海氏法则的案例对药物相关肝毒性风险既有预测价值,也有预后价值。10%的海氏法则案例可进展为急性肝衰竭(ALF)导致死亡或需接受肝移植治疗,这已得到至少两个大型队列的验证[9,10]。FDA使用海氏法则来严格评估潜在的严重肝毒性药物。重要的是,在临床试验中出现一到两例这样的案例,意味着在同等条件下上市后扩大人群使用相同药物,发生ALF的风险增加。目前,海氏法则已被普遍接受在临床试验中用于评估急性肝细胞损伤型DILI导致严重临床结局的风险。

2. 非海氏法则信号　为了在新药研发中尽早发现DILI的风险,不仅要确保正确识别出符合海氏法则的案例,还要在整个临床研发过程中密切关注肝损伤的其他潜在信号。

在临床试验中,如果受试者既往无肝病史,基线时肝脏生化学指标正常,用药后ALT和(或)AST超过3×ULN(肝细胞损伤型)或ALP>1.5×ULN,应怀疑DILI的可能性。如果受试者既往有肝病史,基线时肝脏生化学指标已出现异常,用药后超过基线值1倍可被视为需要密切观察的阈值。由于慢性肝病基础上发生的DILI,其肝损伤通常更为严重,因此,对于已知很可能导致DILI的药物,应在这类人群中使用更保守的阈值。

(三)信号的评估

在临床试验的数据库中,试验组中出现海氏法则的病例,或试验组相较于对照组(或安慰剂组)ALT或AST超过3倍或更高倍数ULN的发生率更高,通常提示试验药可能具有肝毒性。下列标准可协助评估试验药是否可能会造成潜在的严重DILI:① 与对照组相比,试验组ALT升高到≥3×ULN的患者比例更高;② 与对照组相比,试验组中部分受试者的ALT显著升高到5×ULN、10×ULN或20×ULN;③ 在排除其他肝损伤原因后,试验组出现一个或多个血清总胆红素最近升高超过2×ULN的肝细胞损伤型患者。

对于疑似造成胆汁淤积型肝损伤的药物,应比较临床试验中各组别ALP>1.5×ULN,>2×ULN和>3×ULN的发生率,以判断试验药是否具有肝毒性。

对于临床试验进程中出现DILI信号的新药,研发企业应仔细分析相应数据,客观评估相应信号,做出理性的研发决策。同时,应提供专门关于DILI的完整数据至国家食品药品监督管理总局的相应部门,作为新药注册时的肝脏安全性风险的评估依据。

(四)信号的随访

在临床试验的安全性监测中,一旦发现ALT,AST和(或)ALP升高超过上述阈值,应在48~72 h内重复检查肝脏生化指标加以确认。如果确认肝损伤存在,需对受试者进行密切观察和随访,并甄别肝损伤的病因。

随访的频率应根据肝损伤的严重程度和变化而制定。无论最终肝损伤的病因是否由药物引起,对受试者出现的肝脏不良事件的随访应坚持到肝损伤恢复或达到相应的临床结局事件(如发生ALF、接受肝移植、死亡等)。

(五)停药的决策

停止研究药物的最终决定取决于研究者对患者

肝损伤严重程度的判断,以及全面的获益/风险评估。FDA指导原则建议的临床试验(非上市后)中终止治疗的阈值[5]为:① 血清 ALT 或 AST>8×ULN;② ALT 或 AST>5×ULN,持续 2 周;③ ALT 或 AST>3×ULN,且 TBil>2×ULN 或 INR>1.5×ULN;④ ALT 或 AST>3×ULN,伴逐渐加重的疲劳、恶心、呕吐、右上腹疼痛或压痛、发热、皮疹和(或)嗜酸性粒细胞增多(>5%)。

上述停药的阈值可能须适应特定的研究适应证和临床试验方案。需注意的是,即使停用了可疑药物,肝损伤也可能并不会马上恢复,研究者应继续密切随访并收集患者的相关信息。一旦停药,患者不应再次暴露于该药物。

四、药物性肝损伤的报告和研究

(一)药物性肝损伤的报告

新药批准上市后,监测和管理其药物性肝损伤问题比在临床对照试验过程中更加困难。此时,社会公众多认为批准的新药对每个人都是安全有效的,其实并非如此,尽管多数人群对其耐受,但对某些人群可能十分危险。

1. 少见不良事件的发现　如前所述,在临床对照试验期间,少见或罕见的药物不良反应可能难以发现,样本量以及合适的给药时间和剂量会限制这些不良反应的发现。然而,新药上市后,使用人群更加广泛,患者类型的复杂程度远超过在临床对照试验中的患者。此外,患者有可能服用超过推荐剂量的药物或者延长用药时间。因此,新药上市用于临床后,检测新发现罕见的严重不良反应只能依靠自觉的观察和自愿的报告来发现。据估计,只有小部分实际发生的不良反应报告给了药品监督管理部门,并且报告的质量通常不足以判断是否存在药物性肝损伤。

2. 报告的问题　导致不良事件少报现象的原因有很多,如:对患者的随访或监测不够(发现不了问题);患者或患者家属没有认识到或没有将不良事件报告给医生;并不认为该不良事件十分严重,"不值得报告";有负罪感,认为处方这种药物对患者造成了伤害;错误地认为该不良事件是其他原因引起的,而不是该药物引起;报告这些不良事件没有补偿,浪费时间和精力;认为其他人已经报告了这些不良事件;不相信新药会引起不良反应;打算将这些发现发表,因此对其保密等。

3. 报告率对实际发病率:风险比　"报告率"并不是真实的发病率,报告率有可能与实际情况相差很远。从不良事件报告系统数据库分析得出报告的病

例数通常远远小于实际发病的病例数,造成这种情况出现有很多原因。如缺乏处方资料,要确切知道有多少人服用了多少药物并持续多长时间是十分困难的事情。但实际发生率对风险管理评价计划十分重要,能够帮助我们判断该计划能否有效减少药物性肝损伤的发生率。只有进行前瞻性药物安全性研究,把通过适当方法检查出来的 DILI 患者数作为分子,已知有多少人、服用什么药物、持续多长时间,把所有人作为分母,才能算出实际发生率。

通常,药物性肝损伤发生的风险比不可能是一常数,它有可能会随着药物上市时间或服药人群的变化而不同,取决于药物诱导的损伤和应答反应的发生机制。随着上市时间的延长,风险比会有所增加,因为有新的患者被检测出可以发生 DILI。另一方面,如果某些继发疾病或其他药物没有触发延迟反应,风险比也有可能减小,因为很多药物长时间服用后也未必有不良反应发生。联合用药、药物-食物、药物-疾病和药物-其他化学物质是否协同引发药物性肝损伤,对此也知之甚少。

4. 对于肝脏不良事件的警示　基于动物实验毒理数据、流行病学研究、临床试验、药品上市后报告等证据,上市后药品说明书中需要对涉及安全性问题的药物不良反应、注意事项等进行详细说明,以指导医师和患者安全、合理使用药品。其中,黑框警示置于说明书最前端,以醒目的黑体字注明,并用加黑框的方式标记,提醒医师和患者该药具有可能发生严重或威胁生命的不良反应风险,或其他潜在的安全性问题。警示的内容主要包括不良反应的警示、严格限定适应证、滥用药物的提醒这三个方面。

根据 FDA 的要求,当药物可能导致严重不良反应(尤其是永久性功能丧失或致命的反应),需仔细斟酌药物风险与获益,则应考虑使用黑框警示;对于有潜在严重不良反应的药品,为了预防药品使用过程中严重不良反应发生或减轻其严重程度,也应考虑使用黑框警示;其他还包括特殊生理状况用药人群的用药选择、用药中有特殊注意事项(如用药中的监测与检测:肝肾功能监测、血药浓度检测等),以及允许限制使用的某些药物等。例如,由于肝脏不良事件方面的临床证据,FDA 对多西他赛增加了黑框警告,建议对于胆红素高于正常值上限,或氨基转移酶>1.5×ULN 并且伴随碱性磷酸酶>2.5×ULN 的患者停用多西他赛[11,12]。2015 年,FDA 发出安全警告抗 HCV 药物 Viekira Pak 和 Technivie 会造成严重肝损伤[13]。基于中度至重度原发性胆汁性胆管炎(PBC)患者

Ocaliva(奥贝胆酸)用药频次超说明书而导致肝功能失代偿、肝衰竭甚至死亡,FDA 发布黑框警告,要求突出奥贝胆酸正确用量。

而对于有证据充分证明风险大于获益的药品,或风险-效益平衡发生改变,暂时没有具体的措施降低风险,制药企业可主动将产品撤市或由管理部门强制其撤市,如 2018 年欧洲药品管理局(EMA)药物警戒风险评估委员会(PRAC)建议撤销镇痛药氟吡汀的市场授权。因严重肝损害问题,EMA 在 2013 年对氟吡汀采取限制使用措施,然而再次评估后,这些措施并未有效应用于临床实践中,严重肝损伤的病例依然存在,其中包括肝衰竭的病例,PRAC 考虑到患者的严重风险超出了药品本身的获益,且市场上有可选择的替代药品,因此提出撤市建议。

(二)药物性肝损伤的研究

1. 易感性及机制的相关研究　有些人对某种特定药物会产生不良反应而多数人却不会,是什么原因导致,有何区别?这是个很关键的问题。这是否说明他们对该药的易感性存在差异呢?另一种常见的临床现象,在发生药物性肝损伤的人群中,肝脏中一部分肝细胞坏死并向血液释放酶,为什么多数人可以通过机体适应性保护机制修复而肝损伤最终恢复,但却有一小部分人无法恢复呢?通常,在标准的药物研发过程中,关注的焦点是这种药物及给药剂量所造成的差别,而不是该药的使用人群的差别。这种差异有可能是先天的,同样也有可能是后天获得的。动物模型似乎不能解决这个问题,利用包括基因组学、蛋白质组学和代谢组学等新技术来确定对药物有风险的人群,可能是今后的方向。正在发生不良反应的时候是进行观察最好的时机,因为时间是一个关键变量。对于极其罕见的被确诊为肝损伤(可能是药物诱导性)的患者,其组织液样品,如尿液和血液可以在临床对照试验期间获得,也可以冻存起来以后进行分析。此外,一些暴露于相同药物却未发生肝损伤的配对对照受试者(年龄、性别、剂量和给药的持续时间都相同),同样也应纳入研究。

在溴芬酸、左氧氟沙星、非阿尿苷和希美加群试验中发现给药的持续时间也可能是一个关键变量。

受试者可能对药物耐受几天或几周,但是长期服用药物后可能出现严重的药物性肝损伤。在此期间,我们不知道代谢过程和免疫过程发生了什么变化。肝损伤不断演变的过程中,可以研究上述问题和其他机制问题以及肝脏的反应。

2. 生物标记物研究　根据不同的临床适用目的,DILI 的生物标记物可分为不同类别,如反映肝损伤机制、预测风险因素、诊断、预测预后等。理想的 DILI 生物标志物应考虑其敏感性、特异性、阳性预测值、阴性预测值等以保证总体的准确性。

已报道多个 DILI 的潜在生物标记物,如细胞角蛋白 18(CK-18)、高迁移率族蛋白 B1(HMGB1)、微小核糖核酸 122(miR-122)、谷氨酸脱氢酶(GLDH)、巨噬细胞集落刺激因子受体 1(MCSFR1)和骨桥蛋白等[14-19]。由于生物标记物分析方法的验证及其临床验证是监管机构对生物标记物进行鉴定的必要步骤,因此,目前报道的生物标记物尚需经过严格的临床验证才能在临床推广使用。

3. 药物流行病学研究　FDA 的任务是保证公众能够使用安全有效的药物,因此需从使用药物人群的效益和风险出发,考虑在个别人中出现的罕见但严重的药物性肝损伤问题。这是一个十分困难的决策,药物流行病学研究可提供相关证据,如监测处方药-事件,对相应数据库进行数据挖掘,以检测市场上潜在肝毒性药物的信号和产品信息。根据不同的研究目的,可采用不同的研究设计,如横断面研究、病例对照研究、队列研究、随机试验等,设计时需根据研究假设进行样本量估算。

4. 登记研究　对于高 DILI 风险的上市药品,应开展针对性的研究,如 DILI 登记研究。DILI 登记研究是用观察性的方法收集与 DILI 相关的人口学资料、药物暴露、临床、诊断和实验室数据,并建立数据库。因其可提供特定药物引起肝损伤相对发生率的重要信息,可适用于上市后环境中对 DILI 信号进行特征分析和检测,而且,收集的样本可用于开发新的 DILI 诊断和预后生物标志物。目前,美国、西班牙、日本、欧洲、拉丁美洲和中国均正在开展相应的 DILI 登记研究[20-24]。

(唐洁婷　茅益民)

参考文献

请扫描二维码
阅读本章参考文献

第74章

药物安全与法规

一、概述

效益大于风险是药物上市或可在临床继续使用的前提。药物的风险涉及上市前研究、产品注册到上市后的生产、使用及监管等各个阶段与环节，既可能是药品固有的风险，也可能与人为因素有关，如产品质量缺陷、处方错误、不合理使用等。药物性肝损伤（Drug Induced Liver Injury，DILI）是最值得关注的药物风险，重者可致急性肝衰竭（ALF）甚至死亡，可能导致药物效益风险比失衡，是药物无法获批上市或已上市药物撤市的最主要原因之一[1]。

风险管理涵盖药物的全生命周期，为了避免或缓解包括 DILI 在内的各类不良反应对患者健康带来的危害，药物上市前需要完成系统的安全性评价，包括非临床安全性评价和临床试验阶段的安全性评价。药物上市后也需要持续开展不良反应监测及安全性研究。开展药物安全性评价的目的是评估药物可能的毒性及其表现、性质、靶器官及是否可逆等，以及预防和控制包括 DILI 在内的各类风险的措施等[2]。

近年来，中国药品监管部门持续完善药物安全相关的法律法规及技术文件，以保证药物风险评价及风险管理科学规范开展。2017 年，国家药品监督管理局正式成为国际人用药品注册技术协调会（ICH）成员，并于 2018 年 6 月当选为 ICH 管理委员会成员，药物安全相关的 ICH 指导原则及药物警戒制度已逐步在中国实施，中国的药品监管正逐步与国际接轨[3]。

本章节简要介绍了中国现行药物安全相关法律法规、质量管理规范、指导原则等内容。

二、法律法规

中国药物安全相关法律法规体系分为法律、行政法规及部门规章 3 个层级[4]。法律由全国人民代表大会或其常务委员会立法通过，国家主席签署主席令予以公布，如《中华人民共和国药品管理法》《中华人民共和国疫苗管理法》等。行政法规由国务院制定，由国务院总理签署国务院令公布，如《中华人民共和国药品管理法实施条例》等。部门规章由国家药品监管部门、卫生主管部门制定，以部门令的形式公布，如《药品注册管理办法》《药品不良反应报告和监测管理办法》等。

（一）法律

《中华人民共和国药品管理法》1984 年 9 月经第六届全国人民代表大会常务委员会第七次会议通过，先后经两次修订（2001 年、2019 年）、两次修正（2013 年、2015 年），现行版本为 2019 年 8 月 26 日第十三届全国人民代表大会常务委员会第十二次会议通过的第二次修订版。

2019 年修订版重新定义了药品的概念："本法所称药品，是指用于预防、治疗、诊断人的疾病，有目的地调节人的生理机能并规定有适应证或者功能主治、用法和用量的物质，包括中药、化学药和生物制品等"，提出"药品管理应当以人民健康为中心，坚持风险管理、全程管控、社会共治的原则，建立科学、严格的监督管理制度，全面提升药品质量，保障药品的安全、有效、可及"，首次规定"国家建立药物警戒制度，对药品不良反应及其他与用药有关的有害反应进行监测、识别、评估和控制"。

2019 年修订版明确药品上市许可持有人（MAH）对药品研制、生产、经营、使用全过程中药品的安全性、有效性和质量可控性负责。MAH、药品生产企业、药品经营企业和医疗机构发现疑似不良反应的，应当及时向药品监督管理部门和卫生健康主管部门报告,未按要求报告不良反应且逾期不改的,将给予相应的处罚。MAH 应当开展药品上市后不良反应监测,主动收集、跟踪分析疑似药品不良反应信息,对已识别风险的药品及时采取风险控制措施,并应当对已上市药品的安全性、有效性和质量可控性定期开展上市后评价。

（二）行政法规

《中华人民共和国药品管理法实施条例》是根据《中华人民共和国药品管理法》制定,2002 年 8 月 4 日颁布,2016 年 2 月 6 日、2019 年 3 月 2 日两次修订。条例第四十条规定:国务院药品监督管理部门对已批准生产、销售的药品进行再评价,根据药品再评价结果,可以采取责令修改药品说明书,暂停生产、销售和使用的措施;对不良反应大或者其他原因危害人体健康的药品,应当撤销该药品批准证明文件。

（三）部门规章

1. 药品注册管理办法　现版的《药品注册管理办法》于 2020 年 1 月由国家市场监督管理总局发布（国家市场监督管理总局令第 27 号）。该办法要求药品注册申请人（以下简称申请人）在申请药品上市注册前,应当完成药学、药理毒理学和药物临床试验等相关研究工作。药物非临床安全性评价研究应当在经过药物非临床研究质量管理规范认证的机构开展,并遵守药物非临床研究质量管理规范[1]。

该办法将药物临床试验分为 I 期、II 期、III 期、IV 期临床试验以及生物等效性试验,研究内容包括临床药理学研究、探索性临床试验、确证性临床试验和上市后研究。对于药物临床试验期间出现的可疑且非预期严重不良反应和其他潜在的严重安全性风险信息,申办者应当按照相关要求及时向药品审评中心报告。根据安全性风险严重程度,可以要求申办者采取调整药物临床试验方案、知情同意书、研究者手册等加强风险控制的措施,必要时可以要求申办者暂停或者终止药物临床试验。

药物临床试验中出现大范围、非预期的严重不良反应,或者有证据证明临床试验用药品存在严重质量问题时,申办者和药物临床试验机构应当立即停止药物临床试验。药品监督管理部门依职责可以责令调整临床试验方案、暂停或者终止药物临床试验。

2. 药品不良反应报告和监测管理办法　现行的《药品不良反应报告和监测管理办法》于 2011 年由原卫生部颁布（卫生部令第 81 号）,用于指导中国境内开展药品不良反应报告、监测以及监督管理。

国家药品不良反应监测中心负责全国药品不良反应报告和监测的技术工作,承担国家药品不良反应报告和监测资料的收集、评价、反馈和上报,以及全国药品不良反应监测信息网络的建设和维护;制定药品不良反应报告和监测的技术标准和规范,对地方各级药品不良反应监测机构进行技术指导;组织开展严重药品不良反应的调查和评价,协助有关部门开展药品群体不良事件的调查;发布药品不良反应警示信息;承担药品不良反应报告和监测的宣传、培训、研究和国际交流工作。

药品生产、经营企业和医疗机构获知或者发现可能与用药有关的不良反应,应当通过国家药品不良反应监测信息网络报告;不具备在线报告条件的,应当通过纸质报表报所在地药品不良反应监测机构,由所在地药品不良反应监测机构代为在线报告。报告内容应当真实、完整、准确。药品生产、经营企业和医疗机构应当配合药品监督管理部门、卫生行政部门和药品不良反应监测机构对药品不良反应或者群体不良事件的调查,并提供调查所需的资料。药品生产、经营企业和医疗机构应当建立并保存药品不良反应报告和监测档案。

此外,该办法规定"在药品不良反应报告和监测过程中获取的商业秘密、个人隐私、患者和报告者信息应当予以保密""鼓励医疗机构、药品生产企业、药品经营企业之间共享药品不良反应信息"。

三、规范性文件

规范性文件一般是指法律范畴以外的,由行政机关或者经法律、法规授权的具有管理公共事务职能的组织依照法定权限、程序制定并公开发布的具有约束力的非立法性文件,一般作为法律法规的配套文件制定并发布[5],如《药物非临床研究质量管理规范》《药物临床试验质量管理规范》《药物警戒质量管理规范》等。

（一）药物非临床研究质量管理规范

现版的《药物非临床研究质量管理规范》（GLP）于 2017 年 8 月由原国家食品药品监督管理总局发布（国家食品药品监督管理总局令第 34 号）。该规范明确了有关非临床安全性评价研究机构运行管理和非临床安全性评价研究项目试验方案设计、组织实施、执行、检查、记录、存档和报告等全过程的质量管理要求。

该规范中的非临床安全性评价研究,指为评价药物安全性,在实验室条件下用实验系统进行的试验,包括安全药理学试验、单次给药毒性试验、重复给药毒性试验、生殖毒性试验、遗传毒性试验、致癌性试验、局部毒性试验、免疫原性试验、依赖性试验、毒代动力学试验以及与评价药物安全性有关的其他试验。

该规范规定以药品上市为目的开展药品非临床研究,应当执行该规范及国家其他有关规定,有与研究项目相适应的人员、场地、设备、仪器和管理制度,保证有关数据、资料和样品的真实性。符合动物实验的一般基本原则,即随机、对照和重复。实验动物应符合国家对相应等级动物的质量规定要求,并具有实验动物质量合格证明等。

（二）药物临床试验质量管理规范

现版的《药物临床试验质量管理规范》（GCP）于2020年4月由国家药品监督管理局、国家卫生健康委员会以公告的形式发布（2020年第57号）。该规范明确了药物临床试验全过程的质量标准,包括方案设计、组织实施、监察、稽查、记录、分析、总结和报告。

该规范包括伦理委员会、研究者、申办者、试验方案、研究者手册、必备文件管理等章节,适用于为申请药品注册而进行的药物临床试验。药物临床试验的相关活动应当遵守本规范。

该规范要求药物临床试验应当符合《世界医学大会赫尔辛基宣言》原则及相关伦理要求,受试者的权益和安全是考虑的首要因素,优先于对科学和社会的获益,伦理审查与知情同意是保障受试者权益的重要措施。伦理委员会的职责是保护受试者的权益和安全,应当特别关注弱势受试者。临床试验需经受试者知情同意,即受试者被告知可影响其做出参加临床试验决定的各方面情况后,确认同意自愿参加临床试验。知情同意应当形成书面的、签署姓名和日期的知情同意书作为文件证明。

1. 临床试验中的安全性评价　该规范要求药物临床试验应当有充分的科学依据。临床试验应当权衡受试者和社会的预期风险和获益,只有当预期的获益大于风险时,方可实施或者继续临床试验。药物临床试验中的安全性评价通常包括：① 详细描述临床试验的安全性指标。② 详细描述安全性指标的评价、记录、分析方法和时间点。③ 不良事件和伴随疾病的记录和报告程序。④ 不良事件的随访方式与期限。

2. 临床试验期间不良反应/事件报告　该规范明确了研究者及申办者的不良反应/事件报告责任。

（1）研究者：除试验方案或者其他文件（如研究者手册）中规定不需立即报告的严重不良事件外,研究者应当立即向申办者书面报告所有严重不良事件,

随后应当及时提供详尽、书面的随访报告。试验方案中规定的、对安全性评价重要的不良事件和实验室异常值,应当按照试验方案的要求和时限向申办者报告。涉及死亡事件的报告,研究者应当向申办者和伦理委员会提供其他所需要的资料,如尸检报告和最终医学报告。

（2）申办者：申办者应当按照要求和时限报告药物不良反应。收到任何来源的安全性相关信息后,均应当立即分析评估,包括严重性、与试验药物的相关性以及是否为预期事件等。申办者应当将可疑且非预期严重不良反应快速报告给所有参加临床试验的研究者及临床试验机构、伦理委员会；申办者应当向药品监督管理部门和卫生健康主管部门报告可疑且非预期严重不良反应。

（三）药物警戒质量管理规范

《药物警戒质量管理规范》（GVP）于2021年5月由国家药品监督管理局以公告的形式发布（2021年第65号）。该规范用于规范药品全生命周期药物警戒活动,适用于MAH和获准开展药物临床试验的药品注册申请人（申办者）开展的药物警戒活动。

中国的GVP充分采纳了ICH指导原则的要求,包括不良反应的报告范围、报告时限、信息收集途径等,在技术要求和标准上也与之基本保持了一致。同时,也借鉴了国际组织和其他国家的成熟经验,如国际医学科学组织理事会（CIOMS）的信号检测技术要求,欧盟的药物警戒体系和主文件等要求,日本和欧盟的关于加强自发报告的要求等。

该规范中既包括了对MAH开展上市后药物警戒的要求,也涵盖了申办者临床试验期间开展药物警戒的要求。MAH和申办者应当建立药物警戒体系,通过体系的有效运行和维护,监测、识别、评估和控制药品不良反应及其他与用药有关的有害反应,应当基于药品安全性特征开展药物警戒活动,最大限度地降低药品安全风险,保护和促进公众健康。此外,该规范要求MAH和申办者应当与医疗机构、药品生产企业、药品经营企业、药物临床试验机构等协同开展药物警戒活动。鼓励MAH和申办者与科研院所、行业协会等相关方合作,推动药物警戒活动深入开展。

四、非临床研究相关指导原则

药物（受试物）在动物和人体内毒性反应之间可能存在差异；在毒性试验中通常采用较高的给药剂量,受试物在动物体内可能呈非线性动力学代谢过程；毒性试验难以预测一些在人体中发生率较低的毒

性反应或仅在小部分人群中出现的特异质反应;有些毒性反应目前在动物中难以观察,如头痛、头昏、头晕、皮肤瘙痒、视物模糊等。鉴于以上原因,基于实验动物的毒性研究结果往往不能简单外推至人体,动物实验观察到的肝脏相关毒性反应多属于直接毒性,通常不能识别出药物相关的特异性 DILI,进一步开展深入的作用机制研究将有助于判断动物和人体毒性反应的相关性。

本节主要介绍药物非临床研究相关指导原则,这些指导原则作为相关研究、评价等具体工作的参考,一般不具备强制性。

(一)单次给药毒性研究

单次给药毒性试验(single dose toxicity study)对初步阐明药物的毒性作用和了解其毒性靶器官具有重要意义。单次给药毒性试验的结果可作为后续毒理试验剂量选择的参考,可提示一些后续毒性试验需要重点观察的指标,也为某些药物临床试验起始剂量的选择提供重要参考,并能提供一些与人类药物过量所致急性中毒相关的信息。

单次给药毒性试验的重点在于观察动物出现的毒性反应。观察指标包括临床症状(如动物外观、行为、饮食、对刺激的反应、分泌物、排泄物等)、死亡情况(死亡时间、濒死前反应等)、体重变化(给药前、观察期结束时各称重一次,观察期间可多次称重,动物死亡或濒死时应称重)等。记录所有的死亡情况,出现的症状以及症状的起始时间、严重程度、持续时间,体重变化等。所有的试验动物应进行大体解剖,当组织器官出现体积、颜色、质地等改变时,应进行组织病理学检查。

(二)重复给药毒性研究

重复给药毒性试验是描述动物重复接受受试物后的毒性特征,它是非临床安全性评价的重要内容。重复给药毒性试验可以:① 预测受试物可能引起的临床不良反应,包括不良反应的性质、程度、量效和时效关系及可逆性等;② 判断受试物重复给药的毒性靶器官或靶组织;③ 如果可能,确定未观察到临床不良反应的剂量水平(NOAEL);④ 推测第一次临床试验(FIH)的起始剂量,为后续临床试验提供安全剂量范围;⑤ 为临床不良反应监测及防治提供参考。

重复给药毒性试验通常采用两种实验动物,一种为啮齿类,另一种为非啮齿类。检测指标应结合受试物的特点及其他试验中已观察到的改变或背景信息(表74-3),根据试验期限的长短和受试物的特点确定检测时间和检测次数。给药结束,根据需要对相关

动物进行系统的大体解剖,称重主要脏器并计算脏器系数;进行组织病理学检查。

(三)生殖毒性研究

生殖毒性研究(reproductive toxicity study)是药物非临床安全性评价的重要内容,目的是通过动物试验反映受试物对哺乳动物生殖功能和发育过程的影响,预测其可能产生的对生殖细胞、受孕、妊娠、分娩、哺乳等亲代生殖机能的不良影响,以及对子代胚胎-胎儿发育、出生后发育的不良影响。

通常情况下,应对受试物在动物中表现出来的生殖和发育两方面的毒性进行分析评价。如果出现阳性的生殖毒性或发育毒性结果,应评估人体中出现生殖毒性和发育毒性风险的可能性,并结合受试物的药学特点,药效学、药代动力学和其他毒理学研究的结果,特别是长期毒性试验和遗传毒性试验结果,以及临床研究受试者人群特征以及已取得的临床研究的结果等进行综合分析。

(四)遗传毒性研究

遗传毒性研究(genotoxicity study)可定义为用于检测通过不同机制诱导遗传性损伤的化合物的体外和体内试验。以基因突变、较大范围染色体损伤或重组形式出现的 DNA 损伤的固定,通常被认为是可遗传效应的基础,并且是恶性肿瘤多阶段发展过程的环节之一。故遗传毒性试验主要用于致癌性预测,其结果可能对致癌性试验的结果分析有重要作用。

遗传毒性试验方法有多种,根据试验检测的遗传终点,可将检测方法分为三大类,即基因突变、染色体畸变、DNA 损伤;根据试验系统,可分为体内试验和体外试验。由于没有任何单一试验方法能检测出所有的与肿瘤发生相关的遗传毒性机制,因此,通常采用体外和体内试验组合的方法,以全面评估受试物的遗传毒性风险。这些试验相互补充,对结果进行判断时应综合考虑。

(五)药物毒代动力学研究

毒代动力学研究目的是获知受试物在毒性试验中不同剂量水平下的全身暴露程度和持续时间,预测受试物在人体暴露时的潜在风险。毒代动力学研究在安全性评价中的主要价值体现在:

(1)阐述毒性试验中受试物和(或)其代谢物的全身暴露及其与毒性反应的剂量和时间关系;评价受试物和(或)其代谢物在不同动物种属、性别、年龄、机体状态(如妊娠状态)的毒性反应;评价非临床毒性研究的动物种属选择和用药方案的合理性。

(2)提高动物毒性试验结果对临床安全性评价

的预测价值。依据暴露量来评价受试物蓄积引起的靶部位毒性(如肝脏或肾脏毒性),有助于为后续安全性评价提供量化的安全性信息。

(3)综合药效及其暴露量和毒性及其暴露信息来指导人体试验设计,如起始剂量、安全范围评价等,并根据暴露程度来指导临床安全监测。

(六)药物安全药理学研究

安全药理学(safety pharmacology)主要是研究药物在治疗范围内或治疗范围以上的剂量时,药物对生理功能的潜在的、非预期的不良影响。研究目的包括以下几个方面:确定药物可能关系到人安全性的非期望药理作用;评价药物在毒理学和(或)临床研究中所观察到的药物不良反应和(或)病理生理作用;研究所观察到的和(或)推测的药物不良反应机制。

(七)药物非临床药代动力学研究

非临床药代动力学研究是通过体外和动物体内的研究方法,揭示药物在体内的动态变化规律,获得药物的基本药代动力学参数,阐明药物的吸收、分布、代谢和排泄(ADME)的过程和特征。药代动力学特征可进一步深入阐明药物作用机制,同时也是药效和毒理研究动物选择的依据之一;药物或活性代谢产物浓度数据及其相关药代动力学参数是产生、决定或阐明药效或毒性大小的基础,可提供药物对靶器官效应(药效或毒性)的依据。在临床试验中,非临床药代动力学研究结果能为设计和优化临床试验给药方案提供有关参考信息。

1. 吸收 对于经口给药的新药,进行整体动物试验时应尽可能同时进行血管内给药的试验,提供绝对生物利用度。如有必要,可进行体外细胞试验、在体或离体肠道吸收试验等以阐述药物的吸收特性。

2. 分布 一般选用大鼠或小鼠进行组织分布试验,但必要时也可在非啮齿类动物(如犬)中进行。需测定药物及主要代谢产物在心、肝、脾、肺等组织的浓度,了解药物体内主要分布组织和器官。

3. 排泄 一般研究啮齿类和非啮齿类动物的排泄数据,包括尿和粪的药物排泄、胆汁排泄,观察药物及主要代谢产物自粪、尿、胆汁排出的速度及总排出量(占总给药量的百分比),提供物质平衡的数据。

4. 与血浆蛋白的结合 动物与人血浆蛋白结合率比较试验,可用以预测和解释动物与人在药效和毒性反应方面的相关性。对血浆蛋白结合率高,且安全范围窄的药物,建议开展体外药物竞争结合试验,即选择临床上有可能合并使用的高蛋白结合率药物,考

察对所研究药物蛋白结合率的影响。

5. 生物转化 对于创新性的药物,尚需了解在体内的生物转化情况,包括转化类型、主要转化途径及其可能涉及的代谢酶表型。体内药物生物转化可考虑与血药浓度-时间曲线和排泄试验同时进行,应用这些试验采集的样品进行代谢产物的鉴定及浓度测定。

6. 药物代谢酶及转运体研究 药物的有效性及毒性与血药浓度或靶器官浓度密切相关。非临床ADME研究应主要采用人源化材料(如人肝微粒体、肝 S9、原代肝细胞及细胞色素 P450 重组酶等),鉴定药物是否是代谢酶的底物或抑制剂。药物对细胞色素 P450 酶的诱导重点评估对人 CYP3A4 及 CYP1A2、CYP2B6 的作用。

五、临床试验相关指导原则

临床试验是指在人体进行的研究,用于回答与研究药物预防、治疗或诊断疾病相关的特定问题。药物性肝损伤的发生率多属于罕见(0.01%~0.1%)或十分罕见(<0.01%)的范畴,上市前开展的临床试验样本量较少、安全性指标有限、随访周期较短,一般很难观察到此类不良反应。此外,药品上市后可能涉及多疗程、联合用药,用于不同病理生理状态的患者及特殊人群,需要继续开展大样本的上市后临床研究及不良反应监测,通过科学规范的上市后评价,尽早发现并控制其风险。本节主要介绍临床试验指导原则中安全性相关内容。

(一)临床试验分类

按研发阶段分类,临床试验可分为Ⅰ期、Ⅱ期、Ⅲ期和Ⅳ期临床试验。按研究目的分类,临床试验可分为临床药理学研究、探索性临床试验、确证性临床试验、上市后研究。

(1)临床药理学研究的目的是评价耐受性,明确并描述药代动力学及药效学特征,探索药物代谢和药物相互作用,以及评估药物活性。

(2)探索性临床试验的研究目的是探索目标适应证后续研究的给药方案,为有效性和安全性确证的研究设计、研究终点、方法学等提供基础。

(3)确证性临床试验的研究目的是确证有效性和安全性,为支持注册提供获益/风险评价基础,同时确定剂量与效应的关系。

(4)上市后研究的目的是改进对药物在普通人群、特殊人群和(或)环境中的获益/风险的认识,发现罕见不良反应,并为完善给药方案提供临床依据。

（二）样本量

通常对于长期用药的非危重患者，暴露常见不良事件所需总样本量约为1 500例。临床试验中样本量估算一般基于有效性考虑，作为安全性评价的样本量相对不足。特殊情况下，需要根据实际情况扩大（减少）样本量或延长观察周期。

（三）临床试验数据管理

1. 不良事件数据　临床不良事件经常含有临床研究中最重要的安全性信息，临床试验安全性数据的管理和报告可以参考ICH的指导原则，如E1A、E2A、E2B、E2C、E3、E5、E6和E9等。临床试验中的不良事件应尽量按照标准字典或术语集进行归类并编码，编码后的数据需要进行质量控制检查。

2. 实验室数据　实验室数据首选正常值范围，无法获取正常值的也可使用参考值范围。为了方便地对研究之间的数据进行连接，实验室数据的标准化一般包括当数值为正常时，将数据转化为无单位的数值"0"和"1"，当数值低于正常范围的下限时，将数值转化为小于"0"，当数值高于正常范围上限时，将数值转化为大于"1"。如心电图，脑电图等专项检测数据需考虑其格式、精度和特殊属性。

（四）安全性数据统计分析

不良事件按发生的频数、频次和发生率描述性分析，必要时进行组间发生率的比较。需要分类汇总各种不良事件/反应，包括一般的和严重不良事件/反应、重要不良事件、导致脱落的不良事件/反应的发生率、严重程度及可能进行的组间比较。并列表描述每位受试者每项不良事件/不良反应发生的详细情况，包括不良事件/反应的类型、严重程度、发生和持续时间、结局以及与试验药物及药物剂量的关系等。

对实验室指标的比较和评价，主要关注治疗前正常而治疗后异常的发生情况，以及治疗前异常但在治疗后加重的受试者，需列表描述上述两种情况。生命体征、心电图、体格检查以及其他安全性相关指标的分析与实验室检查指标的分析类似。必要时，进行实验室指标前后变化及组间比较。

（五）临床药代动力学研究

药代动力学的研究在评价药物的系统暴露、分布、清除率、预测原型药物或其代谢物可能的蓄积及潜在的药物间相互作用等方面尤为重要。单次给药的药代动力学研究旨在了解药物在人体的吸收速度和程度、给药剂量与药物浓度的关系、药物的半衰期等特点。在获得药物单次药代动力学研究结果后再进行多次给药的药代动力学研究，以了解重复给药后

药物的吸收程度、药物达到稳态浓度的时间、药物在体内的蓄积程度等。

此外，也需要考虑食物的影响及特殊人群的药代动力学信息（脏器功能障碍患者、老年人、儿童、妊娠期及哺乳期妇女及人种亚组等）。

（六）肝功能损害患者的药代动力学研究

与普通人群比较，特殊人群的效益风险比可能有所不同，或者预计需要调整给药剂量或给药时间。如果肝脏代谢和（或）排泄的量占原型药物或活性代谢产物清除量的相当大部分（大于所吸收药物的20%），则推荐在肝功能损害患者中进行PK研究。如果药品说明书或文献资料提示该药为一种治疗范围窄的药物时，即便该药物和（或）活性代谢产物经肝脏消除的量较少（<20%），也应建议进行肝脏损害患者的PK研究。

肝功能损害患者的药代动力学研究的首要目的是建立推荐给药剂量，作为肝脏疾病患者调整给药剂量和给药间隔的参考。如果肝损害对药物PK的影响非常明显（如AUC增加2倍或更多），应在产品说明书中推荐进行剂量调整。在肝损害患者使用主要通过肝脏代谢后发挥活性的前药，一般应增加给药剂量，或者缩短给药间隔。《肝功能损害患者的药代动力学研究技术指导原则》推荐采用Child-Pugh分级方法对患者的肝损害程度进行分类。研究设计一般包括对照受试者和Child-Pugh分级为中度的患者，研究结果也适用于Child-Pugh分级为轻度的患者。

（七）药物相互作用研究

药物相互作用（DID）的发生可能改变药品的安全特征。DID除了发生在代谢过程中外，也可能发生在吸收、分布、代谢和排泄过程，还可能改变药代动力学/药效动力学（PK/PD）的相互关系。CYP2B6介导的DID是重要的相互作用，其他CYP酶（包括CYP2A6和CYP2E1）被认为较少参与具有临床重要性的DID。

六、中药药源性肝损伤临床评价指导原则

该指导原则由国家药品监督管理局于2018年6月以通告（2018年第41号）的形式发布。由于中药物质基础和作用机制的复杂性、非临床安全性研究薄弱、临床不合理用药和药源性肝损伤的特异性诊断指标缺乏等因素导致中药药源性肝损伤具有较大的隐匿性，误诊率较高，中药药源性肝损伤的预测和防控面临极大难题。为此，国家药品监督管理局组织相关领域的专家编制了该指导原则。

该指导原则主要用于指导和帮助中药研发、审

评、监管、使用相关人员,有效捕捉和识别中药药源性肝损伤风险信号,科学厘定患者肝损伤与中药之间的因果关系,系统评价相关中药的安全性及风险获益比,有针对性制定中药药源性肝损伤的风险控制措施,提高中药新药研发的成功率,实现中药产品全生命周期安全性风险管控,促进我国中医药产业健康持续发展。

该指导原则建议中药药源性肝损伤的诊断可参照中华医学会《药物性肝损伤诊治指南》和中华中医药学会《中草药相关肝损伤临床诊疗指南》,对于疑似诊断为中药药源性肝损伤的病例,建议由肝病和临床药学专家共同会诊。因果关系评估是中药药源性肝损伤临床评价的关键,也是中药药源性肝损伤风险防控的基础。该指导原则将中药药源性肝损伤因果关系评估分为 3 个层级:① 肝损伤与药物的关系;② 肝损伤与中药的关系;③ 肝损伤与某种中药的关系。

该指导原则建议从药物和机体及其相互作用等方面分析中药药源性肝损伤的风险因素,特别是特异质型肝损伤应考虑免疫、代谢、遗传等机体因素的影响,以便更有针对性地获取肝损伤风险因素信息。中药药源性肝损伤评价时应排除药品质量不合格和用药差错等干扰因素。对有肝损伤风险的中药,根据其临床治疗价值以及肝损伤发生率或报告例次、损伤程度、临床分型、预后情况等,结合患者体质、治疗目的、可替代药物情况等,开展临床和实验室再评价,进一步确证肝损伤风险信号和肝损伤类型,阐明易感人群、风险物质、损伤机制及影响因素,系统考察中药风险与获益情况。针对中药上市前和上市后的特点及要求,分别制定其风险控制措施,包括密切观察、调整治疗方案或停药、临床试验中止、修改说明书、限制流通和使用、药品撤市等,以实现中药安全性风险全生命周期监测与管控。

（宋海波）

参考文献

请扫描二维码
阅读本章参考文献

第75章

药物与毒物性肝病的健康宣教

药物性肝损伤(DILI)在临床上越来越多见,已成为临床急性肝损伤和急性/亚急性肝衰竭最常见的病因之一。工农业生产和生活环境污染或食品中毒相关的毒物性肝损伤(TILI)也不少见。对于 DILI 而言,其致病药物不仅包括各类化学药物和生物制剂,还有被广大民众习惯认为安全无害的传统中药(TCM)、天然药(NM)、保健品(HP)及膳食补充剂(DS),甚至某些药物制剂或制品的代谢产物及辅料也可能诱发肝损伤[1-3]。健康教育是通过有计划、有系统、有组织的教育活动,促使人们自愿采纳有利于健康的生活行为方式,减少或消除影响健康的相关危险因素,预防疾病,增进健康,提高生活质量。对于 DILI 和 TILI 而言,不论是预防还是发病后的诊治,健康宣教都是重要的措施和内容之一,对社会和个人均具有重要的现实意义。

一、药物与毒物性肝损伤相关健康教育的必要性及重要性

系统的健康教育宣传对于提高患者、社会大众乃至医护人员本身对药物与毒物肝损伤的认知和管理能力是极其必要的,其重要性和意义体现在以下多个方面。

第一,就全社会而言,积极的 DILI 宣教有助于帮助社会大众认识到药物除了用来"治病",也可能"致病",即引起肝毒性等不良反应,从而对可能导致肝损伤的药物保持警惕,避免随意用药。这里所指的药物,不仅包括各种处方和非处方的现代药(化学合成药和生物医药),也包括 TCM、NM、HP 和 DS,TCM-NM-HP-DS 相当于国际上的草药和膳食补充剂(HDS)概念[1-3]。尤其需要强调的是,许多民众误认为中草药 TCM-NM-HP-DS(HDS)安全无毒,大多数中草药制剂往往未在说明书标注肝毒性等不良反应信息或语焉不详。实际上,中草药引起的肝损伤

(HILI)在临床上十分常见,有报道在我国 HILI 约占所有 DILI 病因的23%[4],这是一个值得人们高度重视的数据,大众应当破除中草药安全无毒的惯性思维。

第二,对于接触有毒化学品、应用非环保材料装修房舍或采撷特殊食材等情况的社会大众,有关毒物性肝损伤的健康宣教有助于帮助其认识到某些环境毒物或食材具有肝毒性,从而减少或避免与环境毒物(例如甲醛及其他多种化工毒物)的接触,避免摄入有肝毒性的食材(例如毒蕈、鱼胆等)[5,6]。

第三,对于具有特异质性体质(例如药物过敏或药物代谢异常)和(或)基础疾病(特别是基础肝病)的患者,有关 DILI 的健康宣教有助于提醒患者在日常生活中有意识地主动避免或减少应用具有潜在 DILI 风险的药物,降低 DILI 的发生风险。

第四,对于正在应用具有潜在肝毒性的药物、尚未发生 DILI 的患者,有关 DILI 的健康宣教可以帮助患者了解 DILI 的主要症状、体征和肝脏生化指标等实验室检查异常的特点,在用药过程中提高对潜在 DILI 风险的重视、感知和监测,及时发现 DILI 和采取适当的治疗措施,避免 DILI 相关严重后果的发生。

第五,对于已经发生 DILI 的患者,健康宣教可以帮助患者了解 DILI 的自然过程、临床转归和治疗原则,保持对病情变化趋势的理性认识,减轻恐慌、忧虑等心理负担,增加治疗依从性,促进病情康复。

第六,通过对 DILI/HILI 和 TILI 实例进行全程健康教育,可起到良好的"社会示范效应",亦即不仅可提高患者本人及其家属对 DILI/HILI 和 TILI 的发生风险及预防措施的认识,还可通过患者及其家属对周围人群进行亲历宣传,让更多的人了解和加深对 DILI/HILI 及 TILI 的认识,提高防范意识。

第七,系统的 DILI 健康宣教有助于帮助患者及

家属正确认识和理性对待 DILI/HILI 的发生原因,构建和谐的医患关系和护患关系,减少医疗纠纷。长期以来,许多民众对药物/草药引起肝损伤的风险认知不足,少数患者和家属或是认识不到患者自身特异体质和基础疾病大大增加了罹患 DILI/HILI 的风险,一旦患者发生 DILI/HILI,就将其归因于医生用药不当,从而引发医疗纠纷。这种现象的存在,一方面使得很多医生在制定用药方案时左右为难,担心由于导致 DILI/HILI 引发医疗纠纷。另一方面,部分医生面对已经发生的 DILI/HILI 不敢给出明确的临床诊断,而这可能导致对肝损伤病因的误判而影响对疾病的处置。因此,关于 DILI 的全程健康教育,有助于更好地实现医患和护患沟通,提升患者及家属对医护工作的理解度和满意度,降低或避免医患纠纷风险。

二、药物与毒物肝损伤健康教育的相关内容

DILI/HILI 和 TILI 健康教育的内容主要包括以下几个方面。

(一)常见可引起肝损伤的药物和毒物

引起 DILI 的药物很多,目前至少有 1 200 种上市药物可引起 DILI。在对具体的 DILI 患者进行健康教育时,不宜泛泛而谈,而应针对患者的体质状况(例如有无过敏体质)、生活习惯偏好(如是否喜好应用保健品)、基础疾病及其用药情况等,有的放矢,强调对相关具体药物所致 DILI 的预防。

据统计,抗结核药物、中草药、抗感染药物、解热镇痛药物(特别是对乙酰氨基酚,APAP)、肿瘤化疗药物及靶向药物等引起的 DILI 较为常见。此外,中枢神经系统用药、口服避孕药、降糖药、抗甲状腺药、消化系统用药、降脂药以及心血管用药等引起的肝损伤也不少见。中草药在我国乃至世界范围内应用广泛,但公众常认为其乃"纯天然"而忽视其潜在的肝毒性,这是必须加以纠正的错误观点[7,8]。临床上有使用单味中草药导致肝损伤的情况,但更多的是使用中草药复方制剂。《中华人民共和国药典(2020 年版)》将 83 种具有潜在毒性的中草药进行了分级,其中低毒性药物有 31 类,中毒性有 42 类,剧毒药物 10 类。文献报道的可导致肝损伤的常见单味中药材包括何首乌、土三七(菊三七)、补骨脂、大黄、雷公藤、淫羊藿等;中草药制剂有痔血胶囊、白癜风胶囊、白癜风 1 号、白蚀丸、白复康冲剂、养血生发胶囊、复方青黛丸、消银片、克银丸、抗骨质增生片、壮骨关节丸、仙灵骨葆胶囊、伸筋丹胶囊、骨康胶囊、强骨片、逍遥丸、消核片、苦参片、牛黄解毒丸、灵芝益寿胶囊、脂必妥等。

可引起肝损伤的毒物种类很多,可通过皮肤黏膜接触、呼吸道吸入或消化道摄入等途径进入人体引起中毒。甲醛、烷类、苯类等化工品中毒事件多见于化工企业的一线工作人员、接触有毒试剂的实验室研究人员以及长期居住于劣质材料装修且通风不足的房舍的人员。常见的可引起肝损伤的食材来源的毒素有毒蕈(毒蘑菇)、生鱼胆、霉变的食材等。

(二)药物引起肝损伤的机制

有必要向患者简明介绍药物引起肝损伤的机理。药物的肝毒性可分为三类[9]。这些肝毒性机制可各自独立存在,也可能多种机制同时存在,在临床上常常难以区分,需要咨询有丰富临床经验的肝病专科医师。

其一是药物的直接肝毒性(又称固有肝毒性),其发生风险与药物自身的物理化学特性及剂量大小密切相关。随着摄入剂量增大,肝损伤的风险也随之增大,这种量效关系可发生于任何服用该药物的个体,因而直接肝毒性往往具有可预测性。具有此类肝毒性的代表性药物有 APAP、阿司匹林、甲氨蝶呤、某些肿瘤化疗药物、胺碘酮、可卡因、丁酸等。

其二是特异质肝毒性,亦即肝损伤的发生与患者自身的特异质体质密切相关,仅发生于少数具有免疫特异质和(或)药物代谢特异质体质的患者。具有特异质肝毒性的药物在达到一定的阈剂量(比如每日摄入 50~100 mg)后即可发生,但其剂量与肝损伤是否发生以及严重程度如何,这种相关性远不如直接肝毒性那么明显,因而特异质肝毒性往往很难被预测。需要指出的是,虽然就单品种药物而言,发生特异质肝毒性的概率很低,但对于所有药物作为一个总体而言,特异性肝损伤在临床上颇为常见,甚至可能是目前临床上最常见的肝毒性机制。具有特异质性肝毒性的代表性药物有米诺环素、呋喃妥因、阿莫西林-克拉维酸、头孢类抗生素、异烟肼、大环内酯类、喹诺酮类等。

其三是间接肝毒性,是指继发于药物生物学活性的肝毒性,完全不同于直接肝毒性和特异质肝毒性。间接肝毒性主要有三类情况:首先是新型抗肿瘤药物免疫检查点抑制剂(ICI)等引起的免疫介导的肝炎(IMH),这是目前最常见的间接肝毒性类型,及时停用 ICIs 和给予糖皮质激素等免疫抑制剂治疗常可获得缓解。其次是长期或大量使用糖皮质激素或其他免疫抑制剂引起的病毒性肝炎再激活,严重时可引起免疫诱导的暴发性肝衰竭,主要见于有乙型肝炎病毒(HBV)或丙型肝炎病毒(HCV)感染的患者。再次是长期应用可影响物质和能量代谢的药物,例如糖皮质激素和避孕药物,可能会引起脂肪性肝病、肝腺瘤等肝脏疾病。

（三）药物性肝损伤的发病风险因素

患者及社会大众应当对导致 DILI 的风险因素有所了解，这有助于促使他们谨慎用药，以及如果发生 DILI 则有理性认知，从而理解和配合医护人员的指导，构建和谐的医-患、护-患关系，促进自身康复。年龄、性别、妊娠、特异体质（免疫特异质和遗传代谢特异质）、基础肝病、肝外或全身性基础疾病，药物因素（包括亲脂性、剂量、代谢产物等），以及环境因素（如饮酒、吸烟、环境毒素接触情况）等，都是大众比较关心的、与 DILI 易感性和发生风险具有潜在相关性的因素[1,2,9]。

大多数药物所致肝损伤的风险，在总体上与年龄、性别和妊娠的相关性并不明确；但需注意，某些药物所致的 DILI 确实与这三个因素有一定的相关性。例如，婴幼儿和儿童对丙戊酸钠、阿司匹林、丙硫氧嘧啶、米诺环素等所致的 DILI 比较敏感，而异烟肼、阿莫西林-克拉维酸盐和呋喃妥因所致的 DILI 的风险多随年龄增高而增大；女性对米诺环素和呋喃妥因的肝毒性相对敏感；妊娠期对甲基多巴、四环素、丙硫氧嘧啶、抗逆转录病毒药物等所致的 DILI 敏感性增加。

有过敏体质，特别是对特定药物过敏的患者，罹患 DILI 的风险可能加大。既往曾有某种或某类药物引起肝损伤病史的患者，再次应用同种或同类药物有更快、更重诱发 DILI 的风险。若患者药物代谢酶对药物的代谢能力减弱，或药物转运体对药物及其代谢产物的转运减弱，则发生代谢特异质型 DILI 的风险往往增高。有慢性乙型肝炎、慢性丙型肝炎、脂肪性肝病、肝硬化等基础疾病的患者，罹患 DILI 的风险增加。有严重心功能不全、肾功能不全、肺功能不全，或有控制不良的系统红斑狼疮（SLE）、严重的全身炎症反应综合征（SIRS）特别是脓毒症等疾病的患者，也可能增加 DILI 的发生风险，但尚需进一步调查论证。药物相互作用（DDI），可能会通过抑制或促进彼此的代谢而影响 DILI 的发生风险。饮酒对 DILI 风险的影响个体差异较大，一般认为长期较大剂量的饮酒可增加 DILI 的发生风险。吸烟、接触或吸入一些环境毒素，也可能导致对 DILI 的易感性增高。通常认为，药物的亲脂性越高，日剂量越大，代谢产物越活泼，则导致 DILI 的风险也越大。

（四）药物与毒物肝损伤的临床表现

告知患者若在服药过程中或停用某种药物后 90 d 内，特别是 15 d 内（肝细胞损伤型 DILI）或 30 d 内（胆汁淤积型和混合型 DILI），出现乏力、食欲减退、腹胀、尿黄加深、眼黄、肤黄等表现，提示可能发生 DILI，应及时到医院检查血清丙氨酸氨基转移酶（ALT）、碱性磷酸酶（ALP）、胆红素、国际标准化比值（INR）或凝血酶原活动度（PTA）等肝脏生化指标，并排查病毒感染、自身免疫、饮酒、胆道梗阻等其他原因引起的肝损伤。

（五）药物与毒物肝损伤的自我判断

患者在应用某药的过程中或停药不久后出现肝脏生化指标异常和（或）肝脏相关临床表现，即应考虑到发生 DILI 的可能性。对于原有基础肝病的患者，不能主观简单地认为是原先肝病的复发或加重，而应注意分析是否由于因药物的肝毒性引起，以便及时给予正确处置。疑似发生 DILI 者，应及时到正规医院进一步明确诊断。

（六）药物与毒物性肝损伤的治疗原则

如果引起 DILI 的药物对原发疾病的治疗不是非常必要或唯一选项，原则上应当及时停用伤肝药物。如果伤肝药物对治疗原发疾病有效且不可替代，则在肝损伤并非十分严重的情况下，可以继续谨慎应用该药治疗原发疾病；但一旦发现该药对患者的伤害超过原发疾病进展的风险时，即应果断停用伤肝药物。停药后 DILI 大多能够顺利痊愈，适当加用抗炎、保肝、利胆、退黄药物，有助于促进肝损伤的恢复。若发生急性肝衰竭，经积极保守治疗（包括人工肝治疗）而病情无明显逆转甚至继续恶化，应考虑紧急肝移植。

心理指导也是 DILI 医疗和护理的重要内容。许多 DILI 患者会产生焦虑不安和情绪低落等不良心理状态，医护人员应及时掌握其心理动态，给予相应的心理护理。对于文化程度较高、心理素质较好、接受能力较强、依从性较好的患者，宜据实告知病情，用相对专业的理论知识回答患者的疑问，使其认识肝损伤的状态和综合治疗的必要性，从而积极配合治疗。对于文化程度较低、心理素质较差、认知能力较弱的患者，应循序渐进，深入浅出，用通俗易懂的语言释疑解惑，使其正确认识病情和配合治疗。

合理饮食调理有助于 DILI 病情的恢复。DILI 急性期常有食欲不振、恶心、厌油等症状，应告知患者此时以清淡易消化的流质或半流质饮食为主，适量进食水果、蔬菜等富含维生素的物质，少量补充蛋白质，必要时可酌情给予静脉营养，以免加重肝脏和胃肠负担。对于重症患者伴有肝性脑病时，则应限制蛋白质摄入。在肝功能好转、食欲改善后，应逐渐改进饮食结构和增加饮食量，适度增加蛋白质饮食。

对于严重肝损伤患者，应告知急性期卧床休息的必要性。站位时，肝脏血流约比卧位时减少 40%。可见，卧床休息可使肝脏的血流量较站立时明显增加，有助于改善肝组织的血液循环和供氧，为肝细胞修复创造条件。随着病情好转，患者可逐渐适度增加活动时间和范围。

（七）药物与毒物性肝损伤的预后

应让患者知晓，绝大多数急性 DILI 预后良好，均能顺利康复，不必过于焦虑。虽然胆汁淤积型 DILI 的恢复相对较慢，但一般也能顺利康复。需要特别注意的是，药物性急性肝衰竭或原有较重基础肝病的 DILI 或年老体弱者，病程往往较长，预后不良的风险增大，故在心理上更应有所准备，不可过于急躁而妨碍病情恢复。

（八）药物与毒物肝损伤的预防

系统的健康宣教有助于帮助患者和社会大众从以下多个方面做好 DILI 的预防：① 无病不能乱用药，不能以保健养生为由随意服用包括中草药在内的各种保健品；② 病情不严重的疾病，如轻症上呼吸道感染时，不要滥用抗生素和解热镇痛药物；③ 确需应用药物治疗原发疾病时，应优先考虑疗效可靠、无肝毒性或肝毒性风险小的药物；④ 规范治疗，不要超剂量、超疗程用药；⑤ 留意个人体质状况，有特异体质或基础疾病者，尤其要注意避免接触相关药物或化学物质；⑥ 戒除烟酒等不良嗜好；⑦ 保持良好生活习惯，均衡饮食，科学锻炼，增强体质。

三、药物与毒物肝损伤健康教育的策略和注意事项

首先，健康宣教的内容应在注重共性的基础上针对不同群体有的放矢。对于社会大众，系统而简明地科普介绍引起药物与毒物性肝损伤的常见药物和毒物是必要的，同时也要针对社会各类群体进行有针对性的宣教。例如，针对不同年龄段（特别是年幼和老年）、不同性别（特别是女性妊娠）、不同生活习性（例如饮酒习惯、采食蘑菇等）、不同职业（特别是有否接触环境毒素）或不同疾病（特别是有无基础肝病、肿瘤、结核病、自身免疫性疾病、血液病等）的群体，有关 DILI 的健康宣教应当根据这些不同群体的心理特点、体质状况、治疗和保健需求等进行有侧重点的宣教，避免缺乏重点、笼统抽象、千篇一律的空乏说教。对于迷信中草药安全无毒的群体，更要加强宣传教育，做到安全合理用药。

其次，健康宣教的策略和方法可以多样化。可通过线上和线下科普讲座、发放宣传手册、网络图文和动画制作、热线咨询等多种方法和途径对 DILI/HILI 和 TILI 的防治进行宣传教育。结合具体实例进行科普介绍，可以使得宣教活动更加具体化、形象化、生动化，从而提高社会宣教效果。对于文化基础较好的患者，还可建议其登录 HepTox 网站和 LiverTox 网站等专业网站进一步获取有关知识。

再次，对于发生过 DILI/HILI 或 TILI 的患者，要特别注重告知贸然再用药可能引发的严重后果。由于再次用药有可能更快引发更严重的肝损伤，因此通常应避免再次应用曾经引发 DILI 的药物。但若某种药物确实是治疗原发病所不可或缺的，则需充分权衡停药导致原发病进展的风险和再用药导致严重 DILI 的风险，在专科医师的指导下，在与患者及家属充分沟通并征得书面同意的前提下，必要时还需上报伦理委员会审核同意，然后从小剂量开始再次试用，逐渐增加到一个相对安全的剂量，达到脱敏的效果[10]。

最后，应重视健康宣教的全程管理。对于 DILI/HILI 或 TILI 患者，健康宣教应涵盖入院时、住院期间、出院时及出院后随访等各个时段，了解患者对 DILI/HILI 或 TILI 防治认知度的提高情况。对患者仍然不够重视的薄弱点，要及时强化提醒。

四、结语

积极开展有关药物与毒物性肝损伤的健康宣教，可以达到"知→信→行"的连锁效应，对社会及患者个人均具有十分重要的意义。在社会层面，积极做好有关 DILI 和 TILI 的健康宣教有助于提高全民对药物与毒物性肝损伤的认知程度，培养全民自觉预防药物与毒物性肝损伤的意识及行为，提高全民健康水准，有助于从群体层面降低 DILI 和 TILI 的发病率，减少社会医疗卫生成本。在患者个人层面，通过"医-患"和"护-患"充分交流沟通，使患者能够充分了解自身疾病的来龙去脉和前因后果，有助于缓解和或消除患者的恐惧、忧虑和烦躁等心理状态，提高对 DILI 或 TILI 的正确认识，增加治疗的依从性，达到促进病情恢复、增强预防意识和避免再次发生 DILI 或 TILI 之目的。因此，健康宣教对普通人群、高危人群和已经发生药物性肝损伤或毒物性肝损伤的患者均可发挥积极的预防甚至治疗作用，是贯穿疾病三级预防全过程的"预防为主，防治结合"策略的重要措施。

（汪文洋　王　芳）

参考文献

请扫描二维码
阅读本章参考文献

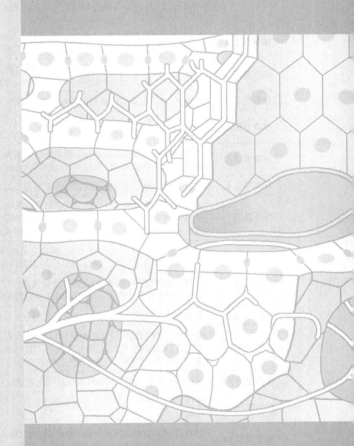

附录

附录1 国内外药物性肝损伤诊治指南或共识推荐意见摘录

一、《药物性肝损伤诊治指南》(2015版)推荐意见

引自： [1] 中华医学会肝病学分会药物性肝病学组.药物性肝损伤诊治指南[J].中华肝脏病杂志,2015,23(11)：810-827.

[2] 中华医学会肝病学分会药物性肝病学组.药物性肝损伤诊治指南[J].肝脏,2015,20(10)：750-767.

[3] 中华医学会肝病学分会药物性肝病学组.药物性肝损伤诊治指南[J].临床肝胆病杂志,2015,31(11)：1752-1769.

[4] Yu YC, Mao YM, Chen CW, et al. Drug-induced Liver Injury (DILI) Study Group. Chinese Society of Hepatology (CSH). Chinese Medical Association (CMA). CSH Guideline for the Diagnosis and Treatment of Drug-induced Liver Injury[J]. Hepatol Int, 2017, 11(3): 221-241.

推荐意见 1	DILI 临床诊断目前仍为排他性诊断,应结合用药史、临床特征和肝脏生化学指标动态改变的特点、药物再刺激反应、其他肝损伤病因的排除等进行综合分析。肝活检组织学检查有助于诊断和鉴别诊断(1B)
推荐意见 2	推荐 RUCAM 因果关系评分量表作为临床实践中 DILI 临床诊断的应用量表。>8 分为极可能(highly probable),6~8 分为很可能(probable),3~5 分为可能(possible),1~2 分为不太可能(unlikely),≤0 分为可排除(excluded)(1B)
推荐意见 3	完整的 DILI 临床诊断应包括诊断命名、临床类型、病程、RUCAM 评分结果、严重程度分级(1B)
推荐意见 4	在自身免疫性肝炎(AIH)基础上发生的 DILI、药物诱导的 AIH 和伴有自身免疫特征的 AL-DILI 常难以鉴别。应详细采集用药史和分析自身免疫指标,动态观察临床治疗应答及免疫抑制剂停药后的反应,必要时行肝组织学检查加以鉴别(2C)
推荐意见 5	有基础肝病背景或存在多种肝损伤病因的患者,应用具有潜在肝毒性的药物时应注意更密切的监测。诊断 DILI 时应十分慎重,需排除原有肝病的发作和加重,仔细甄别肝损伤的最可能原因,以便正确治疗(1B)
推荐意见 6	DILI 的首要治疗措施是及时停用导致肝损伤的可疑药物,对固有型 DILI 可停药或减少剂量(1A)
推荐意见 7	为避免贸然停药可能导致原发疾病加重的风险,FDA 药物临床试验中的停药标准可供参考(出现下列情况之一)：① 血清 ALT 或 AST>8×ULN;② ALT 或 AST>5×ULN,持续 2 周;③ ALT 或 AST>3×ULN,且 TBil>2×ULN 或 INR>1.5;④ ALT 或 AST>3ULN,伴疲劳及消化道症状等逐渐加重和(或)嗜酸性粒细胞增多(>5%)(1B)
推荐意见 8	对成人药物性 ALF 和 SALF 早期,建议尽早选用 N-乙酰半胱氨酸(NAC)。视病情可按 50~150 mg/(kg·d)给药,疗程至少 3 d(1A)。对于儿童药物性 ALF/SALF,暂不推荐应用 NAC(2B)
推荐意见 9	糖皮质激素应用于 DILI 的治疗应十分谨慎,需严格掌握适应证,充分权衡治疗获益和可能的风险。宜用于治疗免疫机制介导的 DILI。伴有自身免疫特征的 AL-DILI 多对糖皮质激素治疗应答良好,且在停用糖皮质激素后不易复发(1B)
推荐意见 10	异甘草酸镁可用于治疗 ALT 明显升高的急性肝细胞损伤型或混合型 DILI(1A)
推荐意见 11	轻-中度肝细胞损伤型和混合型 DILI,炎症较重者可试用双环醇和甘草酸制剂(甘草酸二铵肠溶胶囊或复方甘草酸苷等);炎症较轻者,可试用水飞蓟素;胆汁淤积型 DILI 可选用熊脱氧胆酸(UDCA)或腺苷蛋氨酸(SAMe),但均有待高级别的循证医学证据支持。不推荐 2 种以上保肝抗炎药物联合应用,也不推荐预防性用药来减少 DILI 的发生(2B)
推荐意见 12	对药物性 ALF/SALF 和失代偿性肝硬化等重症患者,可考虑肝移植治疗(1B)
推荐意见 13	海氏法则对判断 DILI 预后有重要参考价值。若在临床试验数据库中发现符合海氏法则的案例,应高度重视相关药物的肝毒性问题(1B)
推荐意见 14	据 DILI 风险管理的不同目标,采取不同的策略和方法,包括识别高风险患者、停药、减少剂量、监测基线和后续肝脏生化指标的改变,以及权衡整体获益和风险(1B)
推荐意见 15	临床医师应严格按照病情需要和药品说明书处方用药,充分注意药物配伍原则和配伍禁忌。加强针对公众的健康教育和风险管理,警惕 TCM-NM-HP-DS 的潜在不良反应,促使改变其安全无毒的错误观念,警惕民间偏方、验方及有毒植物等的肝毒性(1B)
推荐意见 16	HepaTox 网站和 LiverTox 网站等网络互动平台的建立、发展、完善和应用有助于医药专业人员和公众对 DILI 的认知,在临床实践和科研中可充分加以运用(1B)

二、《中草药相关肝损伤临床诊疗指南》(2016年)推荐意见

引自： [1] 中华中医药学会肝胆病分会,中华中医药学会中成药分会.中草药相关肝损伤临床诊疗指南[J].临床肝胆病杂志,32(5)：835-843.

[2] Wang JB, Zhu Y, Bai ZF, et al. Branch Committee of Hepatobiliary Diseases and Branch Committee of Chinese Patent Medicines, China Association of Chinese Medicine. Guidelines for the Diagnosis and Management of Herb-Induced Liver Injury[J]. Chin J Integr Med, 2018, 24(9): 696-706.

推荐意见1	建议对导致肝损伤的药物进行科学合理的分类比较:一级分类将导致肝损伤药物分为中草药、化学药和生物制剂;二级分类将中草药、化学药分别按功效进行分类比较;三级分类将中草药和化学药的某一具体品种进行对比(1A)
推荐意见2	HILI临床分型根据肝毒性机制分为固有型、特异质型(1A);根据病程长短分为急性、慢性(1A);根据损伤靶位分为肝细胞损伤型、胆汁淤积型、混合型和肝血管损伤型(1A);中医证型常见肝郁脾虚、湿热黄疸、气滞血瘀、寒湿瘀阻、肝肾阴虚等证型(2C)
推荐意见3	HILI严重程度分级分为0~5级:无、轻度、中度、重度、肝衰竭、致死性(1A)
推荐意见4	通过详细询问病史、体格检查、实验室检查及影像学检查等,将HILI与病毒、免疫、酒精、遗传代谢、胆管、血管等因素及全身性疾病导致的肝损伤相鉴别(1B),必要时行肝活组织病理检查(2C)
推荐意见5	HILI临床诊断在DILI诊断流程的基础上,加强中草药应用史的详细调查,将中西药联合应用情况甄别、可疑导致肝损伤中草药溯源鉴定和质量检测、有害物质污染检测、中草药体内代谢物和生物标志物分析等纳入HIL诊断中,形成HIL客观诊断证据链,诊断的可靠性取决于证据的客观性及证据链的完整性(1A)
推荐意见6	在用药史调查方面,推荐使用《药物性肝损伤用药调查表》方式进行客观的病史采集,获取并核实导致肝损伤中草药及其相关制剂的批准文号、处方组成、购买来源、炮制方法、用法用量及余留药材等信息(1B)
推荐意见7	对于能收集到的导致肝损伤中草药及其相关制剂,排除中草药混伪品以及有害物质污染。可收集患者血尿等临床标本,到有实验室条件的单位,筛选和检测导致肝损伤中草药体内特征代谢物及特异性生物标志物(1A)
推荐意见8	中草药及其相关制剂再激发事件有助于HILI确定诊断(1A)
推荐意见9	治疗HILI包括停药(1A)、保肝药物治疗(1B),进展至肝衰竭或肝功能失代偿可考虑人工肝支持(1B),必要时肝移植(1B)

三、《吡咯生物碱相关肝窦阻塞综合征诊断和治疗专家共识意见(2017,南京)》推荐意见

引自:[1] 中华医学会消化病学分会肝胆疾病协作组.吡咯生物碱相关肝窦阻塞综合征诊断和治疗专家共识意见(2017年,南京)[J].临床肝胆病杂志,2017,33(9):1627-1637.

[2] Zhuge YZ, Liu YL, Xie WF, et al. Chinese Society of Gastroenterology Committee of Hepatobiliary Disease Expert consensus on the clinical management of pyrrolizidine alkaloid-induced hepatic sinusoidal obstruction syndrome [J]. J Gastroenterol Hepatol, 2019, 34(4): 634-642.

推荐意见1	我国肝窦阻塞综合征(HSOS)以吡咯生物碱(PA)相关肝窦阻塞综合征(PA-HSOS)为主,PA-HSOS病因以服用土三七最常见(A1)
推荐意见2	肝脏是PA损伤的主要靶器官,此外,部分种类PA还会导致肺动脉高压(A1)
推荐意见3	肝腺泡Ⅲ区肝窦内皮细胞肿胀、损伤、脱落,肝窦显著扩张、充血,是急性PA-HSOS的典型病理改变(A1)
推荐意见4	PA-HSOS的主要临床表现为腹胀、肝区疼痛、腹水、黄疸、肝大(A1)
推荐意见5	超声仅作为初筛检查,腹部增强CT和(或)MRI检查的典型表现对PA-HSOS的诊断和鉴别诊断具有重要价值(B1)
推荐意见6	对含PA植物服用史不明确的患者,血清吡咯-蛋白加合物(PPA)浓度测定对临床怀疑PA-HSOS的患者具有溯源性诊断价值(B1)
推荐意见7	PA-HSOS的诊断推荐"南京标准":有明确服用含PA植物史,且符合以下3项[腹胀和(或)肝区疼痛、肝大和腹水;血清总胆红素升高或其他肝功能异常;典型的增强CT或MRI表现],或通过病理确诊,同时排除其他已知病因所致肝损伤。通过病理确诊需要有典型病理表现:肝腺泡Ⅲ区肝窦内皮细胞肿胀、损伤、脱落,肝窦显著扩张、充血(B1)
推荐意见8	对于实验室及影像学检查不典型的疑诊患者,建议行肝穿刺活组织检查,存在大量腹水者,为降低操作相关风险,可采用经颈静脉肝活组织检查术(TJLB),并可行肝静脉压力梯度(HVPG)测定评估门静脉压力(B1)
推荐意见9	PA-HSOS需注意与布加综合征(BCS)、失代偿期肝硬化、急性重型肝炎等疾病鉴别(A1)
推荐意见10	对症支持是PA-HSOS的基础治疗(B1)
推荐意见11	急性期/亚急性期PA-HSOS患者排除禁忌证后应尽早给予抗凝治疗,可选择单用低分子肝素或酌情联用华法林,亦可序贯口服华法林(B1)
推荐意见12	糖皮质激素、前列腺素E1等治疗PA-HSOS疗效尚不确定(D1)
推荐意见13	对于内科治疗效果不佳者,在充分评估获益及风险后,可考虑行经颈静脉肝内门体分流术(TIPS)控制顽固性腹水和门静脉高压(B1)
推荐意见14	对于合并肝衰竭内科治疗无效的患者,可考虑行肝移植术(C1)
推荐意见15	加强宣教,引导人们在医师或药师指导下正规使用含PA植物(A1)

四、《抗结核药物性肝损伤诊治指南(2019年版)》推荐意见

引自:中华医学会结核病分会.抗结核药物性肝损伤诊治指南(2019年版)[J].中华结核和呼吸杂志,2019,42(5):343-356.

推荐意见1	ATB-DILI临床诊断应结合用药史、临床特征、肝脏生物化学指标动态改变的特点、药物再刺激反应、其他肝损伤病因的排除等进行综合分析。肝脏活检组织学检查有助于诊断和鉴别诊断(1B)

推荐意见 2	根据肝损伤的发生时间、临床过程、再次用药反应以及有无其他原因等确定诊断。推荐 RUCAM 因果关系评分量表作为 ATB-DILI 临床诊断的应用量表(1B)
推荐意见 3	完整的 ATB-DILI 临床诊断应包括诊断命名、临床类型、病程、RUCAM 评分结果及严重程度分级(1B)
推荐意见 4	有基础肝病背景或存在多种肝损伤病因的患者,在诊断 ATB-DILI 时应慎重,需排除原有肝病的发作和加重,仔细甄别肝损伤的最可能原因,以便正确治疗(1B)
推荐意见 5	有高危因素的患者,需慎重选择抗结核药物,尽量少用或慎用肝损伤发生频率较高的抗结核药物(1B)
推荐意见 6	建议对有高危因素的患者给予预防性保肝治疗,但对无高危因素的患者常规给予预防性治疗是否能减少 ATB-DILI 的发生尚缺乏证据(2B)
推荐意见 7	DILI 的首要治疗措施是及时停用导致肝损伤的可疑药物,对固有型 DILI 可减少药物剂量(1A)
推荐意见 8	对抗结核药物所致 DILI,专家推荐:① 仅 ALT<3×ULN,无明显症状,密切观察下保肝治疗,酌情停用肝损伤发生频率较高的抗结核药物;② ALT≥3×ULN,或总胆红素≥2×ULN,停用有关抗结核药物,密切观察下保肝治疗;③ ALT≥5×ULN 或 ALT≥3×ULN 伴有黄疸、恶心、呕吐、乏力等症状,或总胆红素≥3×ULN,立即停用所有抗结核药物,积极保肝治疗(2B)
推荐意见 9	目前保肝药物主要有甘草酸制剂、还原型谷胱甘肽、双环醇、水飞蓟素、硫普罗宁;降低胆红素的药物主要有熊脱氧胆酸、腺苷蛋氨酸、茴三硫;降酶的药物主要有联苯双酯(2B)
推荐意见 10	糖皮质激素宜用于治疗免疫机制介导的 DILI,但需严格掌握适应证,充分权衡治疗效益和可能的风险,避免结核病病情加重(1B)
推荐意见 11	重度肝损伤及肝衰竭在上述治疗的基础,可选用 NAG 及促肝细胞生长素,必要时可用人工肝、人工肾支持疗法及肝移植(1A)
推荐意见 12	在肝功能恢复中(后)应根据患者的肝损伤程度、有无肝损伤相关危险因素和结核病严重程度等进行综合判断,合理添加抗结核药物(2B)

五、《〈2019 年欧洲肝病学会临床实践指南:药物性肝损伤〉精粹及评析》推荐意见和声明

引自:[1] European Association for the Study of the Liver. EASL Clinical Practice Guidelines:Drug-induced liver injury[J]. J Hepatol, 2019, 70(6):1222-1261.

[2] 于乐成,赖荣陶,陈成伟.《2019 年欧洲肝病学会临床实践指南:药物性肝损伤》精粹及评析[J].临床肝胆病杂志, 2019,35(6):1242-1250.

推荐意见 1	临床医师应考虑到草药和膳食补充剂是潜在的肝损伤致病因素(推荐等级 C;证据水平 4:病例系列)
推荐意见 2	应根据可获得的与临床事件相关的首次实验室检查的肝酶升高模式,将 DILI 分为肝细胞损伤型、胆汁淤积型或混合型(推荐等级 B;证据水平 2:前瞻性队列研究)
推荐意见 3	对于疑似药物诱导的 AIH 应进行详细评估,包括因果关系评估、血清学评估、基因检测以及尽可能进行肝脏活组织检查(推荐等级 B;证据水平 2:验证队列研究)
推荐意见 4	应用皮质类固醇治疗的疑似药物诱导的 AIH 患者,一旦肝损伤消退后撤除激素治疗,应继续注意密切监测(推荐等级 B;证据水平 2a:同质性回顾性队列研究)
推荐意见 5	对于 ICI 相关的免疫介导的肝炎,如果经临床和组织学评估显示 DILI 非常严重,建议由包括肝病学家在内的多学科团队商定皮质类固醇治疗方案(推荐等级 C;证据水平 2:单项队列研究)
推荐意见 6	对于表现为胆汁淤积型 DILI、肝损伤恢复缓慢,且 MRCP 和 ERCP 显示胆道系统有相关特征性改变的患者,可考虑诊断药物诱导的继发性硬化性胆管炎(推荐等级 C;证据水平 2:回顾性队列研究)
推荐意见 7	对于药物相关肉芽肿性肝炎的诊断,建议包含对肝组织学改变的专家评估,且需排除已明确认识到可作为肝脏肉芽肿病因的特殊感染、炎症和免疫学情况等(推荐等级 D;证据水平 5:专家观点)
推荐意见 8	患者暴露于已知可干扰线粒体功能的药物,且出现独特的(肝脏)临床病理学特征,可作为识别急性药物性脂肪肝的依据(推荐等级 C;证据水平 2:回顾性队列研究)
推荐意见 9	特定药物如胺碘酮、甲氨蝶呤、他莫昔芬以及 5-氟尿嘧啶和伊立替康等化疗药物,应视为脂肪性肝病的危险因素。应根据其治疗获益相对于肝损伤的进展风险来决定继续应用还是停用这些药物(推荐等级 B;证据水平 1:随机对照试验和初始队列研究)
推荐意见 10	某些药物应被视为结节性再生性增生的风险因素,如有可能,建议停用相关药物(推荐等级 D;证据水平 4:非确定性病例系列)
推荐意见 11	如有可能,建议停用(雄激素和雌激素类固醇)药物,继续监测,直至腺瘤消退或接受根治性治疗(推荐等级 D;非一致性证据水平 4:病例系列)
推荐意见 12	ALT、ALP 和 TBil 是定义 DILI 时肝损伤和肝生化指标异常的标准检测项目。若在判别 DILI 时不能获得 ALT,可用 AST 可靠地替代 ALT 来计算肝损伤模式;而 GGT 并不能可靠地替代 ALP(推荐等级 C;证据水平 2b:有良好参考标准的探索性队列研究)
推荐意见 13	在 DILI 发病后第 2 个月仍有 ALT 和 ALP 持续升高,可认为是提示慢性 DILI 的标志(推荐等级 B;证据水平 1b:单项初始队列研究)
推荐意见 14	对疑似 DILI 的患者,尤其是那些病情不太符合可疑致病药物的特征和(或)氨基酸转移酶水平明显升高的患者,建议检测 HCV RNA 和抗-HEV-IgM(或 HEV RNA)以除外急性丙型肝炎和(或)戊型肝炎(推荐等级 C;证据水平 2:回顾性队列研究)
推荐意见 15	对所有有疑似 DILI 患者均应进行腹部超声检查。是否需要其他影像检查应根据临床情况而定(推荐等级 B;证据水平 2a:同质性回顾性队列研究)

推荐意见 16	对特定的疑似 DILI 的患者可考虑肝活组织检查,因为肝组织学检查可为 DILI 的诊断或其他病因的确认提供支持信息(推荐等级 D;证据水平 5:专家观点)
推荐意见 17	对疑似 DILI 的患者,若血清学检查提示 AIH 的可能性增加,可进行肝活组织检查(推荐等级 C;证据水平 4:非独立性参考标准的病例对照研究)
推荐意见 18	对疑似 DILI 的患者,若撤除可疑致病药物后肝损伤病情进展或不能缓解,可考虑进行肝活组织检查,因为肝组织学可提供预后信息,帮助临床进行处理(推荐等级 C;证据水平 4:病例系列)
推荐意见 19	RUCAM 量表可用来进行因果关系评估,指导对疑似 DILI 的患者进行全面和客观的评估(推荐等级 C;证据水平 2b:具有良好参考标准的探索性队列研究)
推荐意见 20	除非临床实情需要再次应用某种(具有肝毒性的)药物,否则不提倡在临床实践中进行该药物的故意再刺激,因为这可能会导致更严重的肝毒性(推荐等级 C;证据水平 4:病例系列)
推荐意见 21	考虑到抗肿瘤和抗结核治疗的实际需要,在一次肝损伤事件发生后,进行受控的药物再刺激被认为是合理的,因为在这类情况下一般不会导致肝毒性的严重再发(推荐等级 B;证据水平 1b:有良好参考标准的验证性队列研究)
推荐意见 22	在基因检测有助于特定临床情况下患者的诊断和治疗时,应进行 HLA 基因型分析(推荐等级 B;证据水平 1:有良好参考标准的验证性队列研究)
推荐意见 23	HLA 基因型分析可用来支持特定药物所致 DILI 的诊断或帮助 DILI 与 AIH 的鉴别诊断。在推荐基因检测可用于临床常规检测前,尚需进一步证实基因检测的有效性(推荐等级 D;证据水平 5:基于基本原则的专家观点)
推荐意见 24	对于来氟米特和特比萘芬等非常特定的药物所致的 DILI,可短期应用考来烯胺散(消胆胺)以缩短其肝毒性过程(推荐等级 C;证据水平 4:病例系列,个案报告)
推荐意见 25	肉毒碱可用来改善丙戊酸钠的肝毒性过程(推荐等级 C;证据水平 4:病例系列,个案报告)
推荐意见 26	对于 APAP 以外的药物所致的肝损伤,NAC 减轻肝损伤严重程度的功效尚未得到充分证实(推荐等级 D;非结论性证据水平 4:病例系列,个案报告)
推荐意见 27	熊脱氧胆酸减轻肝损伤严重程度的功效尚未得到充分证实(推荐等级 D;非结论性证据水平 4:病例系列,个案报告)
推荐意见 28	如若发生药物性 ALF,应考虑将肝移植作为治疗选项(推荐等级 B;一致性证据水平 2:良好随访的队列研究)
推荐意见 29	特异质性药物性 ALF 成人患者,在病程早期(昏迷 I～II 级)应接受 NAC 治疗(推荐等级 B;证据水平 1b:单项随机对照研究)
推荐意见 30	常规应用皮质类固醇治疗特异质型 DILI 的效果尚未得到充分证实(推荐等级 C;证据水平 4:病例系列,参考标准较差的病例对照研究)
推荐意见 31	在药物临床研发过程中,对于已知有引起 DILI 倾向的药物,有必要系统性监测(受试者的)肝脏生化试验。在药物上市后,对于有 DILI 相关风险的药物可给予肝毒性框式警告,要求对用药者的肝功能加强监测(推荐等级 D;非结论性证据水平 2b:单项队列对照研究或随访率不足 80% 的随机对照研究)
推荐意见 32	在药物临床试验背景下,应考虑使用海氏法则对有进展为严重 DILI 风险的患者加以识别。FDA 所推荐的中断或停止试验药物治疗的阈值可作为药物研发的指南,并可根据个体的风险-收益评估结果加以调整(推荐等级 B;一致性证据水平 2b:参考标准良好的探索性队列研究)
声明 1	年龄可能是决定特定药物所致 DILI 易感性的促进因素,并可影响 DILI 的表型(证据水平 2、4:前瞻性队列研究和病例系列)
声明 2	女性可能是某些特殊药物相关 DILI 的危险因素(证据水平 4:病例系列)
声明 3	女性可能与更高的药物性 ALF 发生风险相关(证据水平 2b:回顾性队列研究)
声明 4	种族应被视为 DILI 的风险因素之一(证据水平 1:初始队列)
声明 5	经常饮酒是与异烟肼、甲氨蝶呤和氟烷等特定药物相关 DILI 的促进因素(证据水平 4:病例系列)
声明 6	合并代谢综合征应被认为是他莫昔芬和甲氨蝶呤所致药物相关性脂肪性肝病发生和严重程度的风险因素(证据水平 1b、2b:随机对照研究和单项队列研究)
声明 7	慢性乙型肝炎和慢性丙型肝炎应被认为是抗 HIV 和抗结核治疗所致 DILI 的风险因素(证据水平 2a:队列研究的系统评估)
声明 8	日剂量>100mg(不论何种药物),主要经肝脏 CYP 代谢,能形成活性代谢物,能双重抑制线粒体和胆盐外排泵的功能,这些均是具有诱发 DILI 风险的药物特性。在药物研发过程中,建议使用预测算法和挑选临床前期试验来识别这些倾向性(证据水平 2c:结局研究和机制研究)
声明 9	ICI 在很大一部分患者可诱导免疫相关的肝毒性,其中 CTLA-4 抑制剂(伊匹单抗,ipilimumab)的肝毒性强于 PD-L1 制剂(纳武单抗,nivolumab),而两者联合应用时的肝毒性更强(证据水平 1a:同质性系统回顾)
声明 10	口服避孕药应被视为肝腺瘤发生的风险因素(一致性证据水平 2:回顾性队列研究)
声明 11	雄激素和雌激素类固醇,尤其是在用于治疗骨髓衰竭时,应视为发生肝肿瘤的风险因素(证据水平 5:非确定性病例系列)
声明 12	在临床实践中,与初次 DILI 发作相比,药物非故意再刺激引起的肝损伤导致死亡和需要肝移植的风险可能更大(证据水平 2b:具有良好参考标准的探索性队列研究)
声明 13	需进一步研发和求证新的生物标志物,以便对特异质型 DILI 进行早期检测和预后评估(证据水平 2c:机制研究和结局研究)
声明 14	在很少部分的患者中,应考虑到慢性肝病是特异质型 DILI 的潜在后果(一致性证据水平 2:队列研究和结局研究)

六、《俄罗斯联邦药物性肝损伤临床指南介绍》（2019 年）推荐意见

引自：［1］Ivashkin VT, Baranovsky AY, Raikhelson KL, et al. Drug-induced liver injuries（Clinical Guidelines for Physicians）［J］. Russian Journal of Gastroenterology, Hepatology, Coloproctology, 2019, 29（1）: 101-131.

［2］孙小溪, 吴姗姗, 梁文丽, 于乐成. 俄罗斯联邦药物性肝损伤临床指南介绍［J］. 肝脏, 2019, 24（9）: 991-996.

推荐意见 1	DILI 可由一般意义上的药物引起, 也可由具有生物学活性的添加剂和传统医药(相当于 HDS)引起
推荐意见 2	对于原因不明的急性或慢性肝病患者, 应始终考虑有 DILI 的可能性
推荐意见 3	DILI 可分为直接肝毒性和特异质性反应
推荐意见 4	DILI 可以是无症状的, 也可以具有严重且多样的临床症状
推荐意见 5	在没有组织学证据的情况下, 药物暴露时的肝损伤可诊断为: ① ALT 或 AST≥5×ULN, 无症状; ② ALP≥2×ULN; ③ TBil>2× ULN, 同时有其他肝脏生化指标增高; ④ AST 或 ALT<5×ULN, 同时有症状。此外, 对于实验室指标升高不足 2×ULN 的情况, 应称之为"肝脏生化试验改变"。孤立性 ALT(AST) 活性升高达(2~5)×ULN, 可考虑为肝损伤
推荐意见 6	对于每项升高的指标, 应计算其超过正常上限值(ULN)的倍数应计算 R 值, 在监测过程中也应计算 R 值
推荐意见 7	根据临床和实验室数据, 应区分以下类型的肝损伤: ① 肝细胞损伤型, ALT>2×ULN 或 R≥5; ② 胆汁淤积型, ALP>2×ULN 或 R≤2; ③ 混合型, ALT>2×ULN, ALP>2×ULN, 2<R<5
推荐意见 8	DILI 发生 6 个月内, 若肝酶或胆红素没有恢复到发病前的基线水平和(或)持续存在肝病的其他体征或症状, 则应考虑慢性 DILI
推荐意见 9	可以使用 2011 年 GP Aithal 等创建的系统, 或其他任何经过广泛测试的 DILI 相关系统对 DILI 的严重程度进行判断
推荐意见 10	药物高剂量被确认为 DILI 发展的危险因素。而其他常见因素目前尚未被确认为 DILI 发展的危险因素。风险评估应当因人而异。年龄、合并症、慢性酒精滥用, 携带某些特定的等位基因, 都可能增加单用特定药物时 DILI 的发生风险。女性是暴发性肝衰竭的独立危险因素
推荐意见 11	不同 DILI 表型具有不同的临床表现、病理形态学特征和致病药物。DILI 治疗方案的制定应基于对 DILI 表型的评估
推荐意见 12	为确定药物和肝损伤之间的因果关系, 建议使用 RUCAM 量表进行评估。如可能不止一种药物是肝损伤病因, 则应分别对每种药物使用 RUCAM 量表进行评估。对于复杂病例, 分析药物与肝损之间的因果关系时, 需比较肝损伤的表型和已发表的肝损伤数据
推荐意见 13	DILI 的诊断应基于对如下信息的评估: 用药与肝损发生之间的时间关系; 临床、实验室以及必要时的影像和肝组织学检查; 风险评估; 其他肝损原因的排除; 有关药物肝毒性的现有文献数据分析
推荐意见 14	DILI 的诊断是一种排除法, 通常需要对患者进行全面检查以排除其他病因。应根据具体情况和相关肝病的临床诊治指南, 对可能的肝病逐一进行排查
推荐意见 15	应避免再次使用导致 DILI 的可疑药物, 除非是危及生命的情况且无其他替代治疗可供选择。在某些情况下, 若初始肝损伤较轻, 可尝试再次使用该药并评估肝脏反应, 以作为一种辅助诊断策略
推荐意见 16	可应用海氏法则识别严重的潜在致命性 DILI 的风险。海氏法则风险是指发生药物相关的肝细胞损伤和黄疸(TBil>2×ULN), 并能除外其他原因所致的 TBil 升高
推荐意见 17	若疑似发生 DILI, 但继续治疗的益处高于风险, 则建议停用所有疑似肝损伤药物。然而, 即使需要继续用药, 但在下列情况下仍应停止使用疑似肝损伤药物: ① ALT 或 AST>8×ULN; ② ALT 或 AST>5×ULN 超过 2 周; ③ ALT 或 AST>3×ULN, 伴 TBil>2×ULN (或 INR>1.5); ④ ALT 或 AST>3×ULN, 伴乏力、恶心、呕吐、发热、皮疹和(或)嗜酸性粒细胞增多(>5%)。但若原发疾病危及生命, 且除了该药以外并无其他可用的替代治疗, 则出于健康目的, 仍可谨慎使用该药继续治疗
推荐意见 18	轻到中度 DILI 患者可在门诊治疗。符合海氏法则的严重 DILI 患者(有肝细胞损伤的征象, 有严重的临床表现以及潜在的预后不良)需要住院治疗
推荐意见 19	如确诊 DILI, 医生必须向患者转交相关的医疗文件, 在文件中注明引起 DILI 的可疑药物或已得到确认的药物。建议患者妥善保存相关医疗文件, 并在以后就医时呈现。患者应避免在没有医生处方的情况下自行应用可疑肝损伤药物和具有相似药理学特点的其他药
推荐意见 20	目前尚无非专利药物可被推荐用于治疗 DILI
推荐意见 21	随着急性严重 DILI 向急性肝衰竭进展, 应及时与肝移植中心讨论患者的救治策略
推荐意见 22	护肝治疗应基于 DILI 的严重程度、表型以及致病药物的药代动力学和药效学特征来选择。根据 DILI 类型的不同来选择不同的保肝药物进行治疗是可能的
推荐意见 23	DILI 患者应当接收医生的监管, 直至临床和实验室指标完全恢复正常。急性胆汁淤积型 DILI 慢性化风险较高, 患者需要更为细致和长期的随访。类似自身免疫性肝炎的 DILI 患者也应延长观察治疗, 以防真正的自身免疫性肝炎复发
推荐意见 24	当应用具有肝毒性高风险的药物时, 可以考虑预防性应用护肝药物

七、《恶性血液病患者药物性肝损伤的预防和规范化治疗中国专家共识（2021 年版）》

引自：中国临床肿瘤学会, 中华医学会血液学分会, 中国抗淋巴瘤联盟. 恶性血液病患者药物性肝损伤的预防和规范化治疗专家共识(2021 版)［J］. 中华血液学杂志, 2021, 42(3): 185-192.

  该共识在引述 DILI 基本的流行病学、临床分型、临床表型、诊断策略、治疗原则,以及监测、预防和管理要点的基础上,主要对血液病治疗药物发生 DILI 的风险因素、导致 DILI 的常见血液病治疗药物等行了综述,没有专门凝炼具体的推荐意见。

八、《2021 版〈ACG 临床指南:特异质性药物性肝损伤的诊断和处理〉精粹介绍及相关思考》

引自:[1] Chalasani NP, Maddur H, Russo MW, et al. ACG Clinical Guideline: diagnosis and management of idiosyncratic drug-induced liver injury[J]. Am J Gastroenterol, 2021, 116(5): 878-898.

   [2] 于乐成,刘鸿凌,赵新颜,马世武,陈成伟.2021 版《ACG 临床指南:特异质性药物性肝损伤的诊断和处理》精粹介绍及相关思考[J].肝脏,2021,26(5):465-476.

推荐意见 1	疑似肝细胞损伤型或混合型 DILI: (1) 应通过标准的血清学检查和 HCV RNA 检测方法排除急性病毒性肝炎(甲、乙、丙型)及自身免疫性肝炎(AIH)(强推荐,极低质量证据) (2) 对临床上怀疑戊型肝炎病毒(HEV)感染风险较高的患者(如近期去过 HEV 流行地区,DILI 表型不典型,或没有可识别的致肝损伤药物),应考虑检测抗 HEV-IgM。但应注意,目前可用的抗 HEV-IgM 商业检测试剂盒的可靠性尚不确定(有条件推荐,极低质量证据) (3) 当排除典型的病毒性肝炎,或患者有非典型性淋巴细胞增多症和淋巴结病等临床特征时,建议进行急性巨细胞毒症(CMV)、EB 病毒(EBV)或单纯疱疹病毒(HSV)感染的相关检查(强推荐,极低质量证据) (4) 若临床认为有必要,建议对患者进行肝豆状核变性(Wilson 病)和布加综合征(BCS)评估(强推荐,低质量证据)
推荐意见 2	疑似胆汁淤积型 DILI: (1) 对所有此类患者进行腹部影像学检查(超声、CT 和 MRI),以排除胆道梗阻性疾病和浸润性疾病(强推荐,低质量证据) (2) 对腹部影像检查无胆道梗阻证据的患者进行原发性胆汁性胆管炎(PBC)的血清学检查(强推荐,低质量证据) (3) 对 MRI 或内镜下超声等常规影像检查仍不能除外胆总管嵌顿性结石、原发性硬化性胆管炎(PSC)或胰腺恶性肿瘤的患者,有限进行内镜下逆行胆道造影(有条件推荐,极低质量证据)
推荐意见 3	何时考虑肝活检? (1) 对不能除外 AIH 和考虑采用免疫机制治疗的患者进行肝活检(强推荐,低质量证据) (2) 推荐对停用可疑伤肝药物后肝脏生化指标仍不断上升或有证据表明肝功能持续恶化的患者进行肝活检(有条件推荐,极低质量证据) (3) 对肝细胞损伤型 DILI 起病后停用可疑伤肝药物 30~60 d 后血清 ALT 自峰值的下降未达到>50%,或胆汁淤积型 DILI 起病后停用可疑伤肝药物 180 d 后血清碱性磷酸酶(ALP)自峰值的下降未达到>50%的患者,进行肝活检(有条件推荐,极低质量证据) (4) 对通过审慎思考需要持续应用或再次应用疑似伤肝药物的 DILI 患者进行肝活检(有条件推荐,极低质量证据) (5) 对肝生化指标异常持续 180 d 以上,特别是伴有相关症状(如瘙痒)或体征(如黄疸和肝大)的患者考虑肝活检,以评估是否存在慢性肝病(CLD)和慢性 DILI(有条件推荐,极低质量证据)
推荐意见 4	建议在临床实践中采用由终末期肝病模型(MELD)、查尔森合并症指数和血清清蛋白水平等指标组成的预后模型,对疑似 DILI 患者的 6 个月病死率进行预测。可使用基于网站的 DILI 病死率计算器(有条件推荐,低质量证据)
推荐意见 5	强烈推荐不要再次应用有可能导致肝毒性的药物,尤其是对于初次肝损伤伴有氨基转移酶显著升高(如 ≥5×ULN,符合海氏法则,或出现黄疸)的患者。但若该药物对于威胁生命的原发疾病而言是无可替代的治疗措施,则属于例外(强推荐,低质量证据)
推荐意见 6	推荐对疑似 DILI 患者立即停用疑似导致肝损伤的药物,尤其是在肝脏生化指标迅速升高或存在其他肝功能异常的证据时(强推荐,低质量证据)
推荐意见 7	建议对早期急性肝衰竭(ALF)成人患者给予 N-乙酰半胱氨酸(NAC)治疗(有条件推荐,低质量证据)。虽然对伴/不伴 ALF 的特异质型 DILI 尚无明确有效的疗法,但鉴于 NAC 良好的安全性,且有一些数据显示 NAC 对早期肝昏迷患者有效,故建议对早期 ALF 成人患者给予 NAC 治疗
推荐意见 8	对严重 DILI 导致 ALF 的儿童患者,不建议使用 NAC(有条件推荐,低质量证据)
推荐意见 9	目前尚无高质量研究来支持或反对应用糖皮质激素治疗 DILI 患者。但对那些具有 AIH 样表现的 DILI 患者,可考虑使用(有条件推荐,低质量证据)
推荐意见 10	鼓励患者向医务人员告知草药和膳食补充剂(HDS)的使用情况,并提醒患者膳食补充剂与处方药不同,其安全性和有效性并未经过与处方药一样的严格测试程序(强推荐,低质量证据)
推荐意见 11	对于疑似 HDS 肝毒性的病例,建议采用与 DILI 相同的诊断方法,亦即通过仔细询问病史、适当的实验室和肝胆影像学检查,排除引起肝损伤的其他病因。在排除其他原因肝损伤的基础上,结合近期有使用 HDS 的病史,能可靠地诊断 HDS 肝毒性(强推荐,低质量证据)
推荐意见 12	推荐疑似 HDS-DILI 的患者停用所有 HDS,并持续监测肝损伤的恢复情况(强推荐,低质量证据)
推荐意见 13	推荐对发展为 ALF 和严重胆汁淤积型肝损伤的 HDS-DILI 患者进行肝移植评估(强推荐,低质量证据)
推荐意见 14	由于慢性肝病(CLD)患者 DILI 的诊断更为令人疑惑,因此推荐排查其他更为常见的急性肝损伤病因,包括潜在肝病的急性发作(强推荐,低质量证据)
推荐意见 15	若需对 CLD 患者使用具有潜在肝毒性的治疗药物,则应根据具体情况评估预定治疗方案的收益和风险(有条件推荐,低质量证据)

推荐意见 16	对于已知患有 CLD 的患者,若需处方具有潜在肝毒性的药物,目前并无资料可供推荐具体的肝脏生化指标监测方案。通常,药品说明书中所含的信息并不完整甚或无帮助。建议患者及时报告任何新发症状,如巩膜黄染、腹痛或腹部不适、恶心呕吐、瘙痒、尿色加深等。此外,也应每隔 4~6 周监测血清肝脏生化指标,特别是应用具有潜在肝毒性的药物进行治疗的最初 6 个月(有条件推荐,极低质量证据)

九、《2021 年亚太肝病学会药物性肝损伤指南》推荐意见

引自:Devarbhavi H, Aithal G, Treeprasertsuk S, et al. Druginduced liver injury: Asia Pacifc Association of Study of Liver consensus guidelines[J]. Hepatol Int, 2021, 15(2): 258-282.

推荐意见 1	对怀疑药物性肝损伤(DILI)患者应进行全面评估,包括全面了解用药史、根据血清生化学指标评估肝损伤类型、排除其他原因导致的肝损伤。对药物潜在肝脏相关不良反应的了解和对 DILI 的高度警觉性将提高病史采集的准确性(A,强推荐)
推荐意见 2	基于首次可获得的血清丙氨酸氨基转移酶(ALT)和碱性磷酸酶(ALP)正常上限值的相关比值(即 R 值),有助于将 DILI 分为肝细胞损伤型、胆汁淤积型或混合型。R 值是一个关联 DILI 生化和病理损伤的标准而可靠的工具(B,强推荐)
推荐意见 3	药物引起的自身免疫性肝炎(AIH)并不少见,需要采用包括 AIH 简化评分、血清学检测、肝活检在内的完整的检查进行评估(A,强推荐)
推荐意见 4	药物相关脂肪肝并不常见,可能是由激素等特定的药物引起。服用这些药物应被视为脂肪肝的高危因素;需要排除其他可能引起肝损伤的原因(B,强推荐)
推荐意见 5	对于 DILI 患者的监测,评估肝损伤程度的标准指标包括血清 ALT、清蛋白、国际标准化比值(INR)、胆红素等一系列指标(C,强推荐)
推荐意见 6	对所有怀疑 DILI 诊断的患者,均应进行抗 HAV-IgM、HBsAg、抗 HBc、抗 HCV、抗 HEV-IgM、抗核抗体(ANA)、抗平滑肌抗体(ASMA)、血清 IgG 水平等检测,尤其是肝细胞损伤型或混合型肝损伤时(B,强推荐)
推荐意见 7	所有疑似 DILI 的患者都应常规进行腹部超声检查。如果临床需要,可以考虑 CT、MRI、MRCP 和 PET-CT 扫描(B,强推荐)
推荐意见 8	只有在需要排除其他诊断时,才考虑肝活检(C,弱推荐);当患者停用可疑的西药或中药后,治疗无效时,可考虑肝活检(C,弱推荐)
推荐意见 9	对于疑似 DILI 的患者,RUCAM/CIOMS 量表是系统而客观地评估药物与肝损伤之间因果关系的首选方法(C)
推荐意见 10	当基因检测有助于患者的准确诊断和管理时,建议筛查人类白细胞抗原(HLA)基因分型(A,弱推荐)
推荐意见 11	建议验证新的生物标记物,以期更早地探索和评估特异性 DILI 的预后(C,强推荐)
推荐意见 12	DILI 的早期诊断、及时停药和避免药物再次使用是重要的;推荐对左氟米特诱导的 DILI 患者使用消胆胺,以加速其消除(B2);左旋肉碱是丙戊酸诱导的肝毒性和(或)丙戊酸诱导的高氨血症的解毒药(B2);N-乙酰半胱氨酸(NAC)是对乙酰氨基酚诱导的肝毒性的解毒剂(A1),与泼尼松龙合用,NAC 可以改善福吡汀诱导的 DILI 的肝脏生化指标和功能(B1);UDCA 可改善伴有胆汁淤积的 DILI 患者的肝酶,但是否有助于肝损伤恢复尚不确定(C2);没有足够的证据推荐消胆胺、左旋肉碱、NAC 和 UDCA 用于上述之外的 DILI(C2);DILI-ALF 急需考虑肝移植(B2);成人 DILI-ALF 患者建议静脉注射 NAC(A1);大量血浆置换可能是 DILI-ALF 的一种选择,特别是当肝移植不可行或不可及时(C2)
推荐意见 13	诊断 TCM/HDS 相关 DILI 时,收集详细的病史和获取 TCM/HDS 的使用信息非常重要(1C);TCM/HDS 相关 DILI 的诊断与其他药物引起的肝损伤相同(1C),均需排除其他可能引起肝损伤的病因;TCM/HDS 相关 DILI 患者应立即停用可疑药物,一直需监测肝功能至肝损伤恢复(1C);异甘草酸镁是 CFDA 批准的用于治疗急性肝细胞损伤型 DILI 的药物(1A)
推荐意见 14	草药使用的普遍程度和其相关 DILI 在大众中的发生率和患者人数仍然未知(B);RUCAM 可用于评估怀疑草药相关肝损伤的患者的因果关系(B2);草药相关的 DILI 表现出不同的症状和体征,患者可能无症状,或表现为急性和慢性肝炎、自身免疫性肝炎、胆汁淤积性肝炎、肉芽肿性肝炎、肝窦阻塞综合征或慢性肝病(B);草药相关的 DILI 是一种排除性诊断,时间关联和因果关系有助于诊断,尽管肝损伤的实际药物或成分或它们的相互作用可能很难验证,特别是联合使用多种草药或复方制剂(B2);草药相关的 DILI 诊断不需要肝活检,但建议在可能的情况下,提取和分析草药成分,以排除其他原因,确定潜在的慢性因素并进行预测。草药成分的提取和分析是最理想的手段(B2);草药相关 DILI 的管理包括停用相关药物、提供支持性和针对性的对症治疗、筛查预后不良的临床因素,更重要的是早期识别需要肝移植的 ALF 或 ACLF 患者(C1)
推荐意见 15	在开始抗结核治疗之前,应对所有患者进行基线乙型肝炎表面抗原、CV 抗体、肝脏生化检查以及腹部超声检查(B1);除非出现临床症状,对于无高危因素患者在抗结核治疗过程中无须常规进行肝脏生化学监测(A1);若有高危因素,强调前 8 周内每 2 周进行一次肝生化检查,此后可以每月进行一次肝脏生化检测,直到治疗结束(B2)

十、《2022 年美国肝病学会(AASLD)关于药物及草药和膳食补充剂(HDS)所致肝损伤的实践指导》声明

引自:[1] Fontana RJ, Liou I, Reuben A, et al. AASLD Practice Guidance on Drug, Herbal and dietary supplement induced liver injury[J]. Hepatology, 2023, 77(3): 1036-1065.

[2] 赖荣陶,刘鸿凌,陈成伟,于乐成.2022 年美国肝病学会(AASLD)关于药物及草药和膳食补充剂(HDS)所致肝损伤的实践指导[J].肝脏,2022,27(08):835-840.

共有 64 条指导声明,分为 10 个部分:药物性肝损(DILI)的分类(第 1~5 条),特异质型 DILI 的流行病学和风险因素(第 6~12 条),DILI 的诊断和鉴别诊断(第 13~18 条),DILI 患者肝活检的时机和价值(第 19~23 条),DILI 的因果关系评估(第 24~29 条),

HDS 的肝毒性、易感因素和临床结局(第 30~33 条)，特异质型 DILI 的自然史、治疗和预后(第 34~44 条)，对乙酰氨基酚(APAP)的肝毒性(第 45~50 条)，临床实践中 DILI 的早期发现(第 51~60 条)，DILI 的未来研究方向(第 61~64 条)。

指导声明 1	临床医生在评估疑似 DILI 的患者时，应熟悉药物肝毒性的三种主要类型(译者注：固有或直接肝毒性、特异质性肝毒性和间接肝毒性)
指导声明 2	对乙酰氨基酚(APAP)等具有直接肝毒性的药物，如果单次过量使用或长时间使用，几乎可在所有暴露个体引起肝损伤
指导声明 3	特异质型 DILI 在很大程度上与药物剂量和用药时长无关，且具有发生率低(译者注：对单个药物而言)、潜伏期及临床和组织学特征变化多样等特点
指导声明 4	特异质型 DILI 被认为是由宿主对药物和(或)其代谢产物异常的适应性免疫反应所致
指导声明 5	间接肝毒性通常与药物剂量无关，其潜伏期和临床表现多样，与药物对肝脏和(或)宿主免疫系统的生物学作用有关
指导声明 6	特异质型 DILI 在一般人群的估算年发病率较低，为(14~19)/10 万。但在应用电子病历数据记载的、基于药物暴露的研究中，这一发病率较高，达(33~40)/10 万
指导声明 7	抗微生物药物(抗感染药物)、中枢神经系统药物和消炎类药是全球范围内与系列 DILI 最常相关的药物。但在某些亚洲国家，草药和膳食补充剂(HDS)最常与 DILI 相关，且 HDS 相关的 DILI 在西方国家也越来越多见
指导声明 8	相较而言，药物日剂量、亲脂性及其在肝脏的代谢程度影响 DILI 的风险大小
指导声明 9	尚无充分证据显示宿主年龄、性别、种族和民族是 DILI 的易感因素。但某些药物更易引起老年人 DILI(如阿莫西林-克拉维酸和异烟肼)，而另一些药物更易引起儿童 DILI(如丙戊酸盐和米诺环素)
指导声明 10	肥胖和糖尿病等合并症与特定药物所致 DILI 的发病率和严重程度增加是相关的。但饮酒、吸烟和饮食对 DILI 易感性的影响尚未确定
指导声明 11	原有肝病基础的患者，在应用某些药物(如甲氨蝶呤和抗结核药物)时，发生 DILI 的风险增加。因此，原有肝病基础的患者，在 DILI 事件发作后出现不良后果的风险也增加
指导声明 12	蛋白质酪氨酸磷酸酶非受体型 22(PTPN22，一种 T 细胞受体信号关键调节因子)的基因多态性是涉及多种药物和主要族群的 DILI 遗传性风险因素。多种人类白细胞抗原(HLA)等位基因亦与宿主对特定药物所致 DILI 的易感性增加相关，但临床检测 HLA 作为 DILI 诊断手段的价值尚待确定
指导声明 13	临床显著的 DILI 通常定义为符合以下情况之一：① 血清 AST 或 ALT>5×ULN，或 ALP>2×ULN(或用药前已经升高的异常基线值的倍数)；② TBil>2.5 mg/dL(相当于 42.75 μmol/L)，伴 AST、ALT 或 ALP 水平升高；③ INR>1.5，伴 AST、ALT 或 ALP 水平升高
指导声明 14	大多数肝毒性药物在用药初的 6 个月内导致肝损伤，但偶有较长的潜伏期，或在停用药物后仍可能存在肝毒性(如阿莫西林-克拉维酸)。因此，对疑似 DILI 患者的评估应包括肝损伤发生前 180 d 内详细的药物和 HDS 应用史
指导声明 15	对特异质型 DILI 病例应按就诊时的 R 值分为肝细胞损伤型(R≥5)、混合型(2<R<5)和胆汁淤积型(R≤2)，这种分型有助于指导对其他病因肝损伤的评估
指导声明 16	对所有 DILI 病例均需排除其他病因引起的肝损伤。需排除的疾病包括病毒性肝炎、代谢性肝病、自身免疫性肝炎(AIH)和胆胰疾病等
指导声明 17	某些药物与特定的实验室和组织学表型相关，这可能有利于进行因果关系评估
指导声明 18	推荐访问 LiverTox 网站，以获取文献发表的关于 1 000 余种处方药和 60 余种 HDS 导致肝损伤的概况信息
指导声明 19	特异质型 DILI 的诊断不需要依赖肝活检，但肝活检对于病情严重或病程迁延而诊断不太确定的 DILI 病例可能有用。然而，对于轻度或自限性肝损伤病例，通常不需要进行肝活检
指导声明 20	肝活检所见特定组织学模式有助于识别某些肝毒性药物，并有助于排除并发的肝病
指导声明 21	DILI 具有广谱的肝组织学改变模式，一种药物可能与多种组织学模式相关
指导声明 22	肝活检发现疑似 DILI 的患者存在肝脏嗜酸性粒细胞浸润和肉芽肿，这与较好的临床结局相关。而发生肝细胞坏死或肝纤维化的患者，其临床结局较差
指导声明 23	肝活检可能有助于明确 DILI 的发病机制，例如线粒体毒素非阿尿苷所致的微泡性脂肪变性和肝细胞坏死
指导声明 24	目前有三种通用的 DILI 因果关系评估方法(译者注：RUCAM 量表、RECAM 量表、结构化专家观点)，各有优势和局限性
指导声明 25	结构化因果关系评估工具(如 RUCAM)整合了用药剂量、用药时长，以及可疑药物和伴随用药或 HDS 的使用时机，就诊时对实验室、影像学和组织学指标特点的评估，并排除其他原因所致的肝损伤
指导声明 26	DILIN 开发的因果关系半定量专家观点评估法在临床实践和前瞻性研究中均可使用，但需要专门的专业知识，这限制了它的普及性
指导声明 27	与初版 RUCAM 量表相比，新版 RUCAM 量表改善了用户操作指导，诊断评估更为全面，但仍保留了价值尚不明确的年龄、饮酒和妊娠三个所谓危险因素
指导声明 28	RECAM 是一种新开发的计算机化因果关系评估工具，可能比 RUCAM 量表更具可重复性和可靠性，但尚需进一步验证
指导声明 29	刻意的可疑药物再激发在临床实践中很少采用；但如果有这方面的数据，则有利于因果关系评估
指导声明 30	HDS 在全球广泛应用，美国和其他国家对 HDS 的安全标准过于宽松，导致 HDS 产品的分类标签不准确，成分掺假和污染成为可能
指导声明 31	膳食补充剂可导致严重肝毒性，其临床、实验室和组织学表型多样

指导声明 32	患者的 HLA 遗传多态性和服用 HDS 时的状态,可导致 HDS 肝中毒的发生
指导声明 33	HLA-B35∶01 与绿茶提取物(GTE)所致的白种人群肝毒性和何首乌所致的亚洲人群肝毒性相关
指导声明 34	绝大多数成人和儿童患者特异质型 DILI 的表型为急性肝损伤,症状可有可无,通常在发病后 6 个月内好转,80%的患者无长期后遗症
指导声明 35	在注册研究中,约 10%的特异质型 DILI 患者有发生不良肝脏结局的风险,包括 ALF、肝移植和发病后 6 个月内死亡
指导声明 36	由于特异质型 DILI 相关 ALF 患者的自然存活率较低,仅约 25%,因此推荐及早将此类患者转至肝移植中心
指导声明 37	10%~20%的 DILI 患者可发生慢性肝损伤,病程持续超过 6~12 个月。这种情况更常见于胆汁淤积型 DILI 患者
指导声明 38	下列 DILI 患者发生不良结局的风险增高:① 就诊时胆红素和国际标准化比值(INR)较高;② 血清清蛋白较低;③ 肝活检显示有严重的肝组织坏死和纤维化;④ 存在合并症和原有基础肝病的患者
指导声明 39	特异质型 DILI 的主要治疗措施包括:停用可疑药物,给予止吐、止痒、补液等对症支持治疗
指导声明 40	对于住院治疗的 DILI 相关 ALF 成人患者,短程静脉注射 N-乙酰半胱氨酸(NAC)治疗可能有效;但不建议 NAC 用于儿童患者
指导声明 41	具有下列情况的特异质型 DILI 患者接受糖皮质激素治疗 1~3 个月可能有效:有严重超敏反应特征,伴嗜酸性粒细胞增多症和全身症状的药物反应(DRESS),以及肝活检显示有自身免疫特征的患者。然而,由于缺乏对照临床研究,糖皮质激素的最佳剂量和疗程尚不明确
指导声明 42	熊脱氧胆酸(UDCA)并非 DILI 患者确定的治疗选择,但 UDCA 治疗估计是安全的
指导声明 43	去纤苷是一种促纤溶剂,被批准用于治疗成人和儿童造血细胞移植所致的中至重度肝窦阻塞综合征(SOS)
指导声明 44	通常应当避免可疑药物再激发,除非可疑药物对于严重或威胁生命的原发疾病而言,预期治疗收益高于继续用药的风险
指导声明 45	APAP 是一种剂量依赖性肝毒素,若在 24 h 内摄入剂量>4 g,或数日内持续过量服用,可致急性中央静脉周围肝损伤
指导声明 46	APAP 过量是美国成人 ALF 的主要原因
指导声明 47	APAP 肝中毒的诊断基于 APAP 过量服用史,单个时间点服用后血清 APAP 水平升高,并排除引起急性肝细胞损伤的其他原因
指导声明 48	对单个时间点 4 h 内过量摄入 APAP 的患者,均应给予洗胃和口服活性炭治疗
指导声明 49	在服用过量 APAP 后的 12 h 内,静脉应用或口服 NAC 几乎可完全阻止肝损伤的发生;但如果服用 APAP 后超过 12 h 就诊,仍建议予 NAC 治疗
指导声明 50	APAP 相关 ALF 的预后与肝性脑病、凝血功能障碍和酸中毒的程度相关
指导声明 51	早期发现 DILI 的最佳方法是对患者进行健康宣教,让患者及时向医师报告相关症状,同时对应用免疫检查点抑制剂(ICI)、异烟肼和甲氨蝶呤等高风险药物的患者进行前瞻性临床和实验室监测
指导声明 52	鼓励所有医务人员通过 MedWatch 系统自愿向美国 FDA 报告疑似 DILI 案例
指导声明 53	应用异烟肼等药物可观察到血清肝酶的短暂性升高,继续用药肝酶升高可呈自限性,这可能是由于产生了代谢和免疫适应性
指导声明 54	US-FDA 和 LiverTox 网站上有关于肝毒性药物信息的丰富资源,并为药物肝毒性的监测提供了详实的相关文件和建议,包括药物标签和包装说明,这些信息可通过网络获取
指导声明 55	根据现有的背景信息,对不同药物肝毒性监测的指导声明在细节上各有不同。通常,应具备监测药物肝毒性的常识和(或)咨询肝病专家
指导声明 56	异烟肼肝毒性监测的指导声明包括教育患者及时(向医护人员)报告新出现的肝炎相关症状。每月一次的实验室监测未见减少临床上显著肝损伤的发生,反而可能导致部分患者过早中断结核治疗。但许多专业协会建议对高风险人群进行基线和治疗中的生化指标监测
指导声明 57	推荐每年采用无创性肝脏弹性成像测定对某些药物所致的肝毒性进行监测,这种方法适合对甲氨蝶呤等易致隐匿性肝纤维化的药物肝毒性进行监测,但不太适用于绝大多数其他药物所致 DILI 的监测
指导声明 58	推荐对所有应用他汀类药物的患者在治疗前进行肝脏生化指标监测。但由于这类药物的肝毒性风险较小(包括原有基础肝病的患者),因此不推荐在他汀类药物的治疗过程中对其肝毒性进行日常监测
指导声明 59	已知存在代偿期慢性肝病和肝硬化的患者,如有使用他汀类药物的临床指征,则可以而且应当接受他汀类药物治疗。但失代偿期肝硬化患者应在权衡风险与收益的前提下进行个性化决策
指导声明 60	肿瘤患者接受免疫检查点抑制剂(ICI)治疗的标准管理过程包括在给药前和疗程中进行相关实验室指标的监测,并根据肝损伤的严重程度采取一系列步骤来控制或停止 ICI 的使用、加强实验室监测和给予糖皮质激素等治疗
指导声明 61	目前所用的血清 AST、ALT 和 ALP 等指标对早期诊断 DILI 既不敏感也不足够特异。由于缺乏客观和可靠的实验室指标来确认某种药物就是导致肝损伤的可疑药物,阻碍了 DILI 的深入研究
指导声明 62	关于 DILI 生物标志物的研发方向,目前主要是致力于开发能够改善 DILI 的诊断和预后,以及能够提供对 DILI 发病机制认识的生物标志物
指导声明 63	全球 DILI 注册研究应当采用标准的方法和流程进行临床和生物样本的收集及因果关系的评估,以便进行有关 DILI 流行病学、临床结局和治疗策略的相关研究
指导声明 64	全球 DILI 注册研究应当采用标准的方法和流程进行临床和生物样本的收集及因果关系的评估,以便进行有关 DILI 流行病学、临床结局和治疗策略的相关研究

十一、《中国药物性肝损伤诊治指南(2023 版)》推荐意见

引自：中华医学会肝病学分会药物性肝病学组.中国药物性肝损伤诊治指南(2023 年版)[J].中华肝脏病杂志,2023,31(4)：355-384.

推荐意见 1	以疑似 DILI 事件的首次异常肝脏生化检查结果计算 R 值。ALT 缺失时,可用 AST 取代进行计算(2C)
推荐意见 2	在基线和服药期间的常规监测中,应开展完整的肝脏生化检查,至少包括：ALT、AST、ALP、GGT、TBIL、DBIL、清蛋白,必要时应加测凝血酶原时间或 INR(3B)
推荐意见 3	诊断急性 DILI 时,肝脏生化阈值需达到下列 3 个标准之一：① ALT≥5×ULN;② ALP≥2×ULN(尤其是伴随 GGT 升高且排除骨骼疾病引起的 ALP 水平升高);③ ALT≥3×ULN 同时 TBIL≥2×ULN(3B)
推荐意见 4	疑似 DILI 患者应常规行腹部超声进行初步排查。其他影像学手段 CT/MRI、MRCP/ERCP 视患者的具体情况而定(3B)
推荐意见 5	下述情况应怀疑 DILI 的可能：用药后出现 ALT/AST、ALP、TBIL 显著升高;基线肝酶异常者,用药后出现肝酶较可获得的基线平均水平升高超过一倍而无法用基础肝病解释者;用药后出现明显非特异性肝病相关症状者;不明原因肝损伤或肝病,尤其是已排除了其他常见病因者。药物暴露史不明确者应详细追问并明确是否存在可疑药或化学毒物暴露史(5B)
推荐意见 6	疑似 DILI 患者,建立诊断或进行因果关系评估至少需采集的病史信息包括：① 可疑药物信息及开始和停止用药时间;② 可疑药物和或同类药物的既往暴露史及反应;③ 其他合用药信息及反应;④ 疑似 DILI 事件的起病时间、预后、去激发的反应等;⑤ 伴随疾病和基础肝病或既往肝损伤史;⑥ 排除肝损伤其他病因(4B)
推荐意见 7	疑似肝细胞损伤型或混合型者,可首先排查 ALT 显著升高的常见病因：① 急性甲型、乙型、丙型、戊型等各种病毒性肝炎需常规排除;② AIH 需常规排除;③ 非嗜肝病毒感染(CMV、EBV 等)、缺血性肝损伤、急性 Budd-Chiari 综合征和 Wilson 病等少见病因,视患者具体情况选择排查(4B)
推荐意见 8	疑似胆汁淤积型者,可首先排查 ALP/GGT 显著升高的常见病因：① 排除胆道疾病或病变,可选择常规影像学检查;② 排除 PBC;③ 排除胆总管结石、PSC 或胰胆管恶性肿瘤等,可行 ERCP 或 MRCP,视患者具体情况选择(4B)
推荐意见 9	下述情况建议肝活检：① 其他竞争性病因无法排除,尤其是 AIH 仍无法排除;② 停用可疑药物后,肝酶仍持续升高者;或肝细胞损伤型患者的 ALT 峰值在发病后的 30~60 d,胆汁淤积型患者的 ALP 峰值在 180 d 内,未下降>50% 者;③ 持续肝酶升高超过 180 d,怀疑存在慢性肝病和慢性 DILI 者;④ 疑似慢性肝病基础上的 DILI,病因无法甄别者;⑤ 肝移植、骨髓移植等器官移植后出现的肝损伤(4B)
推荐意见 10	推荐 RUCAM 量表作为因果关系评估的主要方法。在疑似两种或多种可疑药物导致的肝损伤、疑似 TCM/HDS-DILI、疑似慢性肝病基础上的 DILI、新药临床试验中肝毒性评价等场景中,建议结合专家意见进行因果关系评估(3B)
推荐意见 11	强烈建议临床医生提醒患者避免再次暴露于相同可疑药物,尤其初次暴露导致了较为严重的肝损伤(4A)
推荐意见 12	海氏法则可用于临床试验中评估新药潜在的严重肝毒性,有助于临床医生及早识别具有 ALF 发生风险的 DILI 患者(3B)
推荐意见 13	对所有急性 DILI 患者,应坚持随访到肝损伤恢复正常或达到相应的临床结局事件,如慢性化、急性肝衰竭、接受肝移植、死亡等(4C)
推荐意见 14	急性 DILI 后的 6 个月肝损伤仍未恢复,提示损伤延迟恢复或慢性化的风险增加。慢性化应被视为急性 DILI 的临床结局之一。胆汁淤积型患者的慢性化或延迟恢复的风险更高(3B)
推荐意见 15	慢性 DILI,以药物导致的存在慢性肝脏炎症、肝纤维化、肝硬化或门静脉高压等的实验室、影像学和组织学证据,作为临床诊断依据,包括急性 DILI 后的慢性化和某些特殊表型(4B)
推荐意见 16	肝脏瞬时弹性成像等无创诊断技术可作为辅助手段定期评估慢性 DILI 患者的肝纤维化进展(4C)
推荐意见 17	伴随自身免疫特征的 DILI 患者,建议肝活检并需长期随访(2B)撤用糖皮质激素后应密切监测,如无复发,可增加 DI-AIH 诊断权重(3B)
推荐意见 18	PA-HSOS 的诊断可采用"南京标准",抗凝-TIPS 阶梯治疗是目前推荐的有效治疗策略(2B)
推荐意见 19	骨髓造血干细胞移植前大剂量化疗药物预处理、实体瘤化疗、器官移植术后应用免疫抑制剂等导致的 HSOS,可参照 Baltimore 或改良 Seattle 标准诊断,有条件时,可选择去纤肽治疗(4C)
推荐意见 20	伴随基础慢性肝病,尤其是肝脏功能严重受损的患者,在处方潜在肝毒性药物前,应进行获益/风险评估,治疗中应根据风险大小制定并调整监测策略(5,C)建立诊断应时应排除其他病因和基础肝病的复发或活动(4B)
推荐意见 21	在开始免疫抑制治疗前或接受导致乙肝再激活有风险的药物前,应常规筛查 HBsAg 和抗-HBc,若为阳性,进一步检测 HBV DNA(1A)
推荐意见 22	乙肝再激活中-高风险者应予预防性抗病毒治疗。低风险者无须常规预防性抗病毒治疗,但治疗期间应严密监测。若无法密切监测,应预防性抗病毒治疗(2A)
推荐意见 23	乙肝抗病毒治疗首选强效高耐药屏障的核苷(酸)类似物：恩替卡韦、替诺福韦、丙酚替诺福韦和艾米替诺福韦(1A)
推荐意见 24	在化学和免疫抑制剂治疗结束后,应继续抗病毒治疗 6~12 个月。应用 B 细胞单克隆抗体或造血干细胞移植患者,在免疫抑制治疗结束后应继续抗病毒治疗至少 18 个月。停用抗病毒药应在肝病专科医生指导下进行,停药后应随访 12 个月,其间每 1~3 个月监测 HBV DNA 和肝脏生化(4C)

推荐意见 25	应避免药不对证(症)、超常规剂量或疗程、药物配伍不当、不必要的联合/重复使用而导致具有潜在肝毒性单味药剂量增加等可能增加 HILI 风险的不合理用药。加强科学宣教,避免民众自行采集、购买、服用中草药,尤其是非食药同源的中草药(4C)
推荐意见 26	疑似 HILI/HDS-DILI 患者,应加强中草药应用史的详细调查,医生应主动询问或鼓励患者告知相关中草药或 HDS 产品的暴露史(4B)
推荐意见 27	确需使用含已知肝毒性成分中草药制剂的患者,或既往有 HILI 史的患者,应在治疗前评估获益与风险,并在治疗中严密监测(5C)
推荐意见 28	疑似 HILI 或 HDS-DILI 患者,建议采用 RUCAM 量表结合专家意见进行因果关系评估(4B)
推荐意见 29	联合使用其他中草药、HDS 产品和化学药的疑似 HILI 或 HDS-DILI 患者,在甄别病因时,如再激发阳性、出现与特定中草药已知的肝损伤典型特征或表型、去激发后肝损伤显著改善等,可增加特定中草药肝损伤诊断时的权重(5B)
推荐意见 30	所有患者在开始抗结核治疗前都应进行基线 HBsAg、抗 HCV 和完整的肝脏生化检查,以及腹部超声检查(1A)
推荐意见 31	应常规监测非特异性肝病相关症状,以早期发现或识别潜在的 DILI 患者(3B)
推荐意见 32	无风险因素者,建议每月监测一次肝脏生化,出现症状或发生肝损伤后应增加监测频率(4C)有风险因素者,在抗结核治疗的前 2 个月,每 2 周监测 1 次肝脏生化;之后,每月监测 1 次,直到治疗结束(2B)
推荐意见 33	如抗结核治疗后发生伴有黄疸的严重肝损伤或急性肝衰竭,应避免再次使用疑似的可疑药物(4B)如暴露后仅出现无症状的轻度肝酶异常,再次用药前,应评估再暴露可能的获益和风险,并在治疗中增加监测频率(2B)
推荐意见 34	抗肿瘤药物治疗前至少应完成的评估包括: ① 完整的肝脏生化检查;② 有肿瘤肝脏转移风险或肝脏/胆管肿瘤的患者,应行腹部增强 MRI 或 CT 检查;③ 是否伴随基础肝病和其他全身性疾病;④ 既往抗肿瘤药物治疗方案及肝毒性情况(4B)
推荐意见 35	抗肿瘤药物治疗中和治疗后的监测可根据药物的肝毒性风险高低、患者是否存在已知的风险因素、肝损伤的严重程度和演变等进行调整(3B)
推荐意见 36	疑似抗肿瘤药 DILI 的诊断,应注意排除围手术期肝损伤、肿瘤肝脏/胆管转移、浸润,以及合并应用的抗感染、中草药、营养支持、姑息辅助治疗等导致的肝损伤(4C)
推荐意见 37	存在 ICI 肝毒性可能的风险因素者,如器官移植术后、伴随自身免疫性疾病、曾发生过 irAE 等,在制定含 ICI 抗肿瘤药物方案时应谨慎选择,并在治疗中严密监测(4B)
推荐意见 38	根据 ICI 肝毒性严重程度,做出继续、暂停或永久停止 ICI 的决策,以及是否启动糖皮质激素治疗。不推荐英夫利昔单抗作为激素治疗失败后的挽救治疗。疑难、重症患者的诊断和管理,建议由包括肝病专业医生的多学科团队讨论决策(2C)
推荐意见 39	靶向联合免疫治疗中,ICI 肝毒性尚无法确诊或排除,或存在包括 DILI 在内的肝损伤其他病因,鉴别诊断困难者,建议肝穿(4B)出现其他脏器的 irAE,可能会增加 ICI 肝毒性的诊断权重(4C)
推荐意见 40	如抗肿瘤药物治疗后发生 3 级以上或伴有黄疸的严重肝损伤或急性肝衰竭,应避免再次使用疑似的可疑药物。(4B)如暴露后仅出现无症状的轻度肝酶异常,再次用药前,应评估再暴露可能的获益和风险,并在治疗中增加监测频率(2B)
推荐意见 41	一旦发生 DILI,应及时停用可疑药物。FDA 药物临床试验中的停药标准在实践中可供参考(4A)
推荐意见 42	对药物导致的 ALF 和 SALF 成人患者,建议尽早给予静脉注射 N-乙酰半胱氨酸(NAC)治疗。儿童患者,暂不推荐(2B)
推荐意见 43	无高质量证据推荐或反对糖皮质激素用于 DILI 的常规治疗(4C)其在 DILI 领域中的应用应谨慎,可用于由免疫介导的伴有超敏和自身免疫特征的 DILI,以及 ICI 肝炎的治疗(3B)
推荐意见 44	异甘草酸镁和双环醇可用于治疗 ALT 明显升高的急性肝细胞损伤型或混合型 DILI
推荐意见 45	以 ALT/AST 升高的轻中症肝细胞损伤型 DILI,应合理选择甘草酸二铵、复方甘草酸苷等其他甘草酸类、水飞蓟素类、多烯磷脂酰胆碱、谷胱甘肽、护肝片等药物(4C)以 ALP 升高的胆汁淤积型 DILI,可选择熊脱氧胆酸或 S-腺苷蛋氨酸(4C)不推荐 2 种或以上都以降低 ALT 为主的药物联合应用(4B)
推荐意见 46	在抗肿瘤药和抗结核药等高风险药物治疗中,不建议常规对每个患者预防性使用肝损伤治疗药物(2B)但对于有药物和宿主等高风险因素的人群,如首次暴露后曾导致了肝损伤、伴有基础肝病或存在其他高风险因素等,可考虑预防性使用(4C)
推荐意见 47	对药物性 ALF/SALF 和 ACLF 等重症患者,应考虑肝移植治疗(2B)。人工肝(高容量血浆置换、双重血浆分子吸附系统等)可作为一种选择(4C)门冬氨酸鸟氨酸可能有助于降低重症或肝衰竭患者的血氨水平(4C)
推荐意见 48	临床医生在处方时应评估或识别 DILI 的潜在风险因素或 DILI 高风险患者,权衡获益/风险,尽可能避免处方肝毒性药物,治疗中应定期监测,及时识别疑似 DILI(4B)
推荐意见 49	临床药师应加入治疗决策团队,通过审核药物配伍、提醒潜在的药物相互作用,以及必要时的血药浓度监测等,降低 DILI 风险。加强针对公众的健康和合理用药教育,指导患者按药品说明书用药,纠正错误的服药习惯(4B)
推荐意见 50	医药专业人员和公众可利用 LiverTox 和 HepaTox 网络平台,了解肝毒性药物的信息并增加对 DILI 的认知(4B)

(收集整理:郝坤艳　于乐成)

附录 2　专业术语缩写词英汉对照

缩写词	英文全称	中文全称
2,4,5-T	2,4,5-trichlorophenoxyacetic acid	2,4,5-三氯苯氧基乙酸
2,4-D	2,4-dichlorophenoxyacetic acid	2,4-二氯苯氧基乙酸
3-MC	3-methylcholanthrene	3-甲基胆蒽
4-PBA	4-phenylbutyric acid	4-苯基丁酸
5-FU	5-fluorouracil	氟尿嘧啶,5-氟尿嘧啶
6-MMP	6-methylmercaptopurine	6-甲巯基嘌呤
6-MP	6-mercaptopurine	6-巯嘌呤
6-TGN	6-thioguanine	6-硫鸟嘌呤
α-KG	α-ketoglutarate	α 酮戊二酸
AAF	2-acetylaminofluorene	2-乙酰氨基芴
AAP	atypical antipsychotics	非典型抗精神病药
AAS	anabolic androgenic steroids	同化激素
ABIC	age-bilirubin-INR-creatinine	年龄-胆红素-国际标准化比值-肌酐
AC	alcohol-associated liver cirrhosis	酒精性肝硬化
ACD	accidental cell death	意外细胞死亡
ACG	American College of Gastroenterology	美国胃肠病学会
ACLF	acute-on-chronic liver failure	慢加急性肝衰竭
ACR CEUS LI-RADS	American College of Radiology contrast-enhanced ultrasound liver imaging reporting and data system	美国放射学会超声造影肝脏影像报告和数据系统
ACSL4	acyl-CoA synthetase long-chain family member 4	酰基辅酶 A 合成酶长链家族成员 4
ACT	adoptive cell transfer therapy	细胞过继免疫治疗
ACT-D	actinomycin D,dactinomycin	放线菌素 D
ADAM17	disintegrin and metalloprotease 17	解聚素和金属蛋白酶 17
ADC	antibody-drug conjugate	抗体偶联药物
ADC	apparent diffusion coefficient	表观扩散系数
ADCC	antibody dependent cell mediated cytotoxicity	抗体依赖性细胞介导的细胞毒作用
ADH	alcohol dehydrogenase	乙醇脱氢酶
ADME	absorption, distribution, metabolism and excretion	吸收、分布、代谢和排泄
ADR	adverse drug reactions	药物不良反应
AF	alcoholic liver fibrosis	酒精性肝纤维化
AFB1	aflatoxin B1	黄曲霉毒素 B1
AFL	alcoholic fatty liver	酒精性脂肪肝
AFLD	alcohol fatty liver disease	酒精性脂肪性肝病
AG	acyl glucuronides	酰基葡萄糖醛酸苷
AGER	advanced glycosylation end-product specific receptor	晚期糖基化终产物特异性受体
AH	alcoholic hepatitis	酒精性肝炎
AHR	aryl hydrocarbon receptor	芳香烃受体
AHRNT	AHR nuclear translocator	芳香烃受体核转位蛋白
AI	aromatase inhibitors	芳香化酶抑制剂
AIF	apoptosis-inducing factor	凋亡诱导因子
AIFM1	apoptosis-inducing factor mitochondria-associated 1	线粒体相关凋亡诱导因子 1
AIH	autoimmune hepatitis	自身免疫性肝炎
AILD	autoimmune liver disease	自身免疫性肝病
AILI	acetaminophen-induced liver injury	对乙酰氨基酚诱导的肝损伤
AIM2	absent in melanoma-2	2 型黑色素瘤缺乏的蛋白
AKI	acute kidney injury	急性肾损伤
ALAS	aminolevulinic acid synthetase	氨基乙酰丙酸合成酶
Alb	albumin	清蛋白
ALC	alcohol-associated liver cirrhosis	酒精性肝硬化
ALD	alcoholic liver disease	酒精性肝病
ALDH	aldehyde dehydrogenase	乙醛脱氢酶
AL-DILI	autoimmune hepatitis (AIH)-like DILI	自身免疫性肝炎样药物性肝损伤
ALF	acute liver failure	急性肝衰竭
ALFSG	acute liver failure Study Group	急性肝衰竭研究小组
ALG	anti-lymphocyte globulin	抗淋巴细胞免疫球蛋白

缩写词	英文全称	中文全称
ALI	acute liver injury	急性肝损伤
ALL	acute lymphoblastic leukemia	急性淋巴细胞白血病
ALOX	arachidonate lipoxygenase	花生四烯酸脂氧合酶
ALP	alkaline phosphatase	碱性磷酸酶
ALT	alanine aminotransferase	丙氨酸氨基转移酶
AMA	antimitochondrial antibodies	抗线粒体抗体
ANA	antinuclear	抗核抗体
ANIT	alpha-naphthylisothiocyanate	α-萘基异硫氰酸盐
anti-LC1	autoantibodies against liver cytosolic protein type 1	抗肝细胞溶质抗原Ⅰ型抗体,抗-LC1
anti-LKM1	antibodies to liver kidney microtome type1	抗肝肾微粒体抗体Ⅰ型,抗-LKM1
anti-SLA/LP	anti-soluble liver antigens /anti-liver pancreas antibodies	抗可溶性肝抗原/肝胰抗原抗体,抗-SLA/LP
APAF1	apoptotic protease-activating factor 1	凋亡蛋白酶激活因子1
APAP	acetaminophen	对乙酰氨基酚
APC	antigen-presenting cell	抗原提呈细胞
APL	acute promyelocytic leukemia	急性早幼粒细胞白血病
APRI	AST/PLT Ratio Index	AST 与 PLT 比值指数
AQP-8	aquaporin-8	水通道蛋白8
AR	adhesive receptor	黏附受体
ara-AMP	adenine arabinoside monophosphate	阿糖腺苷单磷酸
ARDS	acute respiratory distress syndrome	急性呼吸窘迫综合征
ARFI	acoustic radiation force impulse	声脉冲辐射弹性成像
ASC	apoptosis-associated speck-like protein containing CARD	含 CARD 的凋亡相关斑点样蛋白
ASCO	American Society of Clinical Oncology	美国临床肿瘤学会
ASCT2	alanine-serine-cysteine transporter type-2	丙氨酸-丝氨酸-半胱氨酸转运蛋白2型
ASDR	age-standardized death rate	年龄标准化死亡率
ASH	alcoholic steatohepatitis	酒精性脂肪性肝炎
ASK1	apoptosis signal-regulating kinase 1	凋亡信号调节激酶1
ASL	angiosarcoma of the liver	肝血管肉瘤
ASMA	anti-smooth muscle antibody	抗平滑肌抗体
ASP	asparaginase	门冬酰胺酶类
AST	aspartate aminotransferase	门冬氨酸氨基转移酶
ASV	asunaprevir	阿那匹韦
ATD	antithyroid drugs	抗甲状腺药物
ATF	activating transcription factors	转录激活因子
ATG	anti-thymocyte globulin	抗胸腺细胞球蛋白
ATG	autophagy-related genes	自噬相关基因
ATLI	anti-tuberculosis drug-induced liver injury	抗结核药物引起的肝损伤
ATT	anti-tuberculosis therapy	抗结核治疗
AUD	alcohol use disorder	酒精使用障碍
AUDIT	alcohol use disorders identification test	酒精饮用不当确认问卷
AZA	azathioprine	硫唑嘌呤
BA	bongkrekic acid	米酵菌酸
BAL	bioartificial liver	生物人工肝
BCF	biological concentration factor	生物富集系数
BCL2L1	B-cell lymphoma-2 like 1	B 细胞淋巴瘤-2 样因子1
BCRP	breast cancer resistance protein	乳腺癌耐药蛋白
BCS	Budd-Chiari syndrome	布-加综合征
BEC	biliary epithelial-cell	胆管上皮细胞
BI-1	Bax inhibitor-1	Bax 抑制剂1
BiP	immunoglobulin heavy chain binding protein	免疫球蛋白重链结合蛋白
BLV	baseline value	基线值
BP	bacillary peliosis	杆菌性紫癜
BPDCN	blastic plasmacytoid dendritic cell neoplasm	母浆细胞样树突状细胞肿瘤
BRIC	benign recurrent intrahepatic cholestasis	良性复发性肝内胆汁淤积
BSEP	bile salt export pump	胆盐输出泵
BSO	buthionine sulfoximine	丁硫氨酸亚砜胺
BSP	bromsulphalein,bromsulfalein,sulfobromophthalein	磺溴酞钠
BTK	Bruton tyrosine kinase	布鲁顿酪氨酸激酶
BZD	benodiazepine	苯二氮䓬类药物
bZIP	basic region/leucine zipper transcription factors	碱性亮氨酸拉链转录因子
C/EBP	CCAAT/enhancer binding protein	CCAAT/增强子结合蛋白
CA	cholic acid	胆酸
CA9	carbonic anhydrase 9	碳酸酐酶9

缩写词	英文全称	中文全称
CAD	carboxyl acid-containing drug	含羧酸基团的药物
CAR	chimeric antigen receptor	嵌合抗原受体
CAR-T	chimeric antigen receptor-T cells	嵌合抗原受体 T 细胞疗法
CASH	chemotherapy-induced acute steatohepatitis	化疗诱导的急性脂肪性肝炎
CASP	caspase	半胱天冬酶
CAT	catalase	过氧化氢酶
CBB	cyanobacterial bloom	蓝藻水华
CBZ	carbimazole	卡比马唑
cc-CK18	caspase-3 cleaved 30 kDa fragment	半胱天冬酶切割产生的片段
CCI	Charlson comorbidity index	查尔森合并症指数
CCl$_4$	carbon tetrachloride	四氯化碳
CCL5	C-C chemokine ligand 5	C-C 趋化因子配体
CCNSA	cell cycle non-specific agents	细胞周期非特异性药物
CCR2	C-C chemokine receptor type 2	C-C 趋化因子受体 2
CCSA	cell cycle specific agents	细胞周期特异性药物
CD14	cluster of differentiation antigen 14	白细胞分化抗原 14
CD36	cluster of differentiation antigen 36	白细胞分化抗原 36
CDC	complement-dependent cytotoxicity	补体依赖的细胞毒作用
CDC42	cell division cycle 42	细胞分裂周期 42
CDCA	chenodeoxycholic acid	鹅脱氧胆酸
CDK	cyclin-dependent kinases	周期蛋白依赖性激酶
CDKN1A	cyclin dependent kinase inhibitor1A	周期蛋白依赖激酶抑制因子 1A
CDT	carbohydrate-deficient transferrin	糖基化缺陷的转铁蛋白
CES	carboxylesterases	羧酸酯酶
CF3COC1	trifluoroacetyl chloride	三氟醚乙酰氯化物
CHC	chronic hepatitis C	慢性丙型肝炎
CHCl$_3$	chloroform	氯仿
CHOP	C/EBP homologous protein	C/EBP 同源蛋白
CHPS	China Hospital Pharmacovigilance System	中国医院药物警戒系统
CI	confidence interval	置信区间
cIAP1	cellular inhibitor of apoptosis protein-1	细胞凋亡蛋白抑制物 1
CIK	cytokine-induced killer cells	细胞因子诱导的杀伤细胞
CILI	chemotherapy-induced liver injury	化疗药物肝损伤
CIOMS	Council for International Organizations of Medical Sciences	国际医学科学组织理事会
CK18	cytokeratin-18	细胞角蛋白 18
CLL	chronic lymphocytic leukemia	慢性淋巴细胞白血病
COMT	catechol-o-methyltransferases	邻苯二酚-O-甲基转移酶
COX-2	cyclooxygenase 2	环氧合酶-2
CREB3L3	cAMP responsive element binding protein 3 like 3	cAMP 反应元件结合蛋白 3 样 3
CRE	cAMP response element	环腺苷酸应答元件
CRM	chemically reactive metabolites	化学反应性代谢产物
CRRT	continuous renal replacement therapy	连续肾替代治疗
CRS	cytokine release syndrome	细胞因子释放综合征
CS	cholestatic	胆汁淤积
CsA	cyclosporine A	环孢素
CSCO	Chinese Society of Clinical Oncology	中国临床肿瘤学会
CSI	chemical shift imaging	化学位移成像
CT	computed tomography	计算机断层扫描
CTCAE	common terminology criteria for adverse events	常见不良事件通用术语标准
CTCL	cutaneous T cell lymphoma	皮肤 T 细胞淋巴瘤
CTL	cytotoxic T cell	细胞毒性 T 细胞
CTLA-4	cytotoxic T lymphocyte-associated antigen 4	细胞毒性 T 淋巴细胞相关抗原 4
CTSB	cathepsin B	组织蛋白酶 B
CTT	clinical tolerance test	临床耐受性试验
CTX	cyclophosphamide	环磷酰胺
CXCL	CXC chemokine ligand	CXC 趋化因子配体
CYC	cytochrome C	细胞色素 C
CYP	cytochrome P450	细胞色素 P450
CypD	cyclophilin D	蛋白亲环素 D
DAMP	damage-associated molecular patterns	损伤相关分子模式
DBM	dibromomannitol	二溴甘露醇
DCA	deoxycholic acid	脱氧胆酸
DCC	DCC netrin 1 receptor	DCC 网络蛋白 1 受体

缩写词	英 文 全 称	中 文 全 称
DCV	daclatasvir	达卡他韦
DDE	dichloro-diphenyl-dichloro-ethylene	二氯二苯基二氯乙烯
DDI	drug-drug interaction	药物相互作用
DDIT3	DNA damage inducible transcript 3	DNA 毁损诱导转录因子 3
DDM,FC-12	dichlorodifluoromethane	二氟二氯甲烷
DDT	dichloro-diphenyl-trichloro-ethane	双对氯苯基三氯乙烷
DEHP	di-(2-ethylhexyl) phthalate	邻苯二甲酸二乙基己酯
DGAT1	diacylglycerol acyltransferase 1	二酰甘油酰基转移酶 1
DHFA	dihydrofolic acid	二氢叶酸
DHFR	dihydrofolate reductase	二氢叶酸还原酶
DIABLO	direct inhibitor of apoptosis protein-binding protein with low pI	低 pI 值的凋亡蛋白抑制因子直接结合蛋白
DIAIH	drug-induced autoimmune hepatitis	药物诱导的自身免疫性肝炎
DIALF	drug-induced acute liver failure	药物性急性肝衰竭
DIALH	drug-induced autoimmune-like hepatitis	药物诱导的自身免疫样肝炎
DIC	disseminated intravascular coagulation	弥漫性血管内凝血
DIDMOHS	drug-induced delayed multiorgan hypersensitivity syndrome	药物性迟发性多器官超敏综合征
DIHS	drug-induced hypersensitivity syndrome	药物超敏综合征
DILI	drug-induced liver injury	药物诱导性肝损伤,药物性肝损伤
DILIN	drug-induced liver injury network	药物性肝损伤网络
DILIN-PS	DILIIN prospective study	DILIN 前瞻性研究
DILIsym	systems model of drug-induced liver injury	DILI 系统评估模型
DLAT	dihydrolipoamide S-acetyltransferase	氢硫辛酰胺 S-乙酰转移酶
DLST	drug lymphocyte stimulation test	药物淋巴细胞刺激试验
DMA	N,N-dimethylacetamide	二甲基乙酰胺
DMARD	disease modifying antirheumatic drug	改善病情的抗风湿药
DMCC	dimethylcarbamoyl chloride	二甲基氨基甲酰氯
DMET	drug-metabolizing enzymes and transporter	药物代谢酶和转运蛋白
DMF	dimethylformamide	二甲基甲酰胺
DMN	dimethylnitrosamine	二甲基亚硝胺
DMSO	dimethyl sulfoxide	二甲基亚砜
DNA	deoxyribonucleic acid	脱氧核糖核酸
DPA	drug-protein adducts	药物-蛋白质加合物
DPD	dihydropyrimidine dehydrogenase	二氢嘧啶脱氢酶
DPMAS	aual plasma molecular adsorption system	双重血浆分子吸附系统
DPP-4,CD26	dipeptidyl peptidase 4	二肽基肽酶-4
DR	death receptor	死亡受体
DRE	dioxin response elements	二噁英响应因子
DRESS	drug rash with eosinophilia and systemic symptoms	伴嗜酸粒细胞增多和系统症状的药疹
DRP1	dynamin-related protein-1	动力蛋白相关蛋白 1
DRT	drug rechallenge test	药物再刺激试验
DSV	dasabuvir	达塞布韦
DWI	diffusion-weighted imaging	弥散加权成像
EBR	elbasvir	艾尔巴韦
ECEH	European Centre for Environment and Health	欧洲环境与健康中心
ECM	extracellular matrix	细胞外基质
EDC	electronic data capture	临床研究电子数据采集和管理
eDISH	evaluation of drug-induced serious hepatotoxicity	药物诱导性严重肝毒性评估法
EEA	European Economic Area	欧洲经济区
EFPIA	European Federation of Pharmaceutical Industries and Associations	欧洲制药工业和协会联合体
EGCG	epigallocatechin gallate	茶素没食子酸酯
EGFR	epidermal growth factor receptor	表皮生长因子受体
EHADR	extrahepatic adverse drug reaction	肝外药物不良反应
EHE	epithelioid haemangioen-dothelioma	上皮样血管内皮瘤
EHPVO	extra-hepatic portal venous obstruction	肝外门静脉梗阻
eIF2α	eukaryotic translation initiation factor-2α	真核翻译启动因子 2α
EMA	European Medicines Agency	欧洲药品管理局
EMB	ethambutol	乙胺丁醇
ENL	erythema nodosum leprosum	麻风性结节性红斑
ENT	equilibrative nucleoside transporter	平衡型核苷载体
EOA	ethionamide	乙硫异烟胺
EPA	Environmental Protection Agency	美国环境保护局
EPPV	early post-marketing surveillance	上市后早期阶段警戒
EPS	effects of extrapyra-midalsystem	锥体外系反应

缩写词	英文全称	中文全称
ERCP	endoscopic retrograde cholangiopancreatography	内镜逆行胰胆管造影
ER	endoplasmic reticulum	内质网
ERS	endoplasmic reticulum stress	内质网应激
ESMO	European Society for Medical Oncology	欧洲临床肿瘤学会
ETC	electron transport chain	电子传递链
ET	endothelins	内皮素
EV	extracellular vesicles	细胞外囊泡
EZH2	enhancer of zest homolog 2	Zest 同源物 2 增强子
FABP	fatty-acid-binding proteins	脂肪酸结合蛋白
FADD	Fas-associated via death domain	Fas 相关死亡区
FAERS	FDA Adversc Event Reparing System	美国 FDA 不良事件报告系统
FAF2	FAS-associated factor 2	Fas 相关因子 2
FAO	fatty acid oxidation	脂肪酸氧化
F-ara-AMP	2-fluoro-ara-AMP	2-氟阿糖腺苷单磷酸
FasL	Fas ligand	Fas 配体
FCH	fibrocholestatic hepatitis	纤维淤胆型肝炎
FCIH	focal chemotherapy-induced hepatopathy	局灶性化疗诱导性肝病
FcR	fragment crystallizable receptor	可结晶片段的 Fc 受体
FcRn	neonatal Fc receptor	新生儿 Fc 受体
FDA	Food and Drug Administration	美国食品药品管理局
FDX1	ferredoxin-1	铁氧化还原蛋白-1
Fer-1	ferrostatin-1	铁蛋白-1
Fe-S cluster	iron-sulfur cluster	铁-硫簇蛋白
FFA	free fatty acid	游离脂肪酸
FF	fat fraction	脂肪含量
FGF	fibroblast growth factor	纤维母细胞生长因子
FHF	fulminant hepatic failure	暴发性肝衰竭
FLIP-SAF	Fatty Liver Inhibition of Progression	欧洲脂肪肝进展阻断组织学评分系统
FMO	flavin-containing monooxygenases	黄素单氧化酶
FNH	focal nodular hyperplasia	局灶性结节性增生
FPGS	folylpolyglutamate synthase	叶酰聚谷氨酸合酶
FSH	follicular stimulating hormone	卵泡刺激素
FT	tegafur	呋喃氟尿嘧啶
FUDR	fluorodeoxyuridine	氟脱氧尿苷
GABA	gamma-aminobutyric acid	γ-氨基丁酸
GADD34	growth arrest and DNA damage-inducible protein 34	DNA 毁损诱导性蛋白 34
GAHS	glasgow alcoholic hepatitis score	Glasgow 酒精性肝炎评分
GARFT	glycinamide ribonucleotide formyl transferase	甘氨酸酰胺核糖核苷酸甲酰转移酶
GBM	glioblastoma multiforme	胶质母细胞瘤
GCDCA	glycochenodeoxycholic acid	甘氨鹅脱氧胆酸
GCL	glutamate-cysteine ligase	谷氨酸-半胱氨酸连接酶
G-CSF	granulocyte-colony stimulating factor	粒细胞集落刺激因子
GDH	glutamate dehydrogenase	谷氨酸脱氢酶
GGT, γ-GT	gamma-glutamyl transpeptidase	γ-谷氨酰转肽酶
GLDH	glutamate dehydrogenase	谷氨酸脱氢酶
GLP-1	glucagon-like peptide-1	胰高血糖素样肽-1
GLUT2	glucose trasporter 2	葡萄糖转运蛋白
GnRH	gonadotropin releasing hormone	促性腺激素释放激素
GPRD	General Practice Research Database	综合医疗数据库
GPX	glutathione peroxidase	谷胱甘肽过氧化物酶
GR	glucocorticoid receptor	糖皮质激素受体
GRP78	glucose-regulated protein 78	葡萄糖调节蛋白
GS	glutamine synthetase	谷胺酰胺合成酶
GSD	glycogen storage disorders	糖原累积症
GSDMD	gasdermin-D	焦孔素 D 蛋白
GSH	glutathione	谷胱甘肽
GSH-Px	glutathione peroxidase	谷胱甘肽过氧化物酶
GSS	glutathione synthetase	谷胱甘肽合成酶
GST	glutathione S-transferases	谷胱甘肽 S-转移酶
GTE	green tea extract	绿茶提取物
GVHD	graft-vers us-host disease	移植物抗宿主病
GVP	Good Pharmacovigilance Practices	药物警戒质量管理规范

缩写词	英 文 全 称	中 文 全 称
GVP-PEA	Good Pharmacovigilance Practices and Pharmacoepidemiologic Assessment	药物警戒质量管理规范与药物流行病学评估指南
GWAS	genome-wide association studies	全基因组关联研究
GZR	grazoprevir	格佐匹韦
H_2O_2	hydrogen peroxide	过氧化氢
HAAT	hepatic artery arrival time	肝动脉到达时间
HA-HVTT	hepatic artery to hepatic vein transit time	动静脉渡越时间
HAIC	hepatic arterial infusion chemotherapy	肝动脉灌注化疗
HAVTT	hepatic arteriovenous transit time	肝动静脉渡越时间
HBV	hepatitis B virus	乙型肝炎病毒
HCC	hepatocellular carcinoma	肝细胞癌
HCP	human cell paradigm	人类细胞模型
HCQ	hydroxychloroquine	羟氯喹
HCS	high content screening	高内涵筛选
HCT	hematopoietic cell transplantation	造血细胞移植
HCV	hepatitis C virus	丙型肝炎病毒
HD	hemodialysis	血液透析
HDAC	histone deacetylase	组蛋白去乙酰化酶
HDS	herbal and dietary supplements	草药和膳食补充剂
HE	hepatic encephalopathy	肝性脑病
HepLPC	hepatocyte-derived liver progenitor-like cells	肝细胞来源的肝前体样细胞
HER2	human epidermal growth factor receptor 2	人类表皮再生因子受体2
het-EM	heterozygote-extensive metabolizer	杂合子快代谢型
HF	hydraulic fracturing	水力压裂
HFIP	hexafluoro-isopropanol	六氟异丙醇
HGF	hepatocyte growth factor	肝细胞生长因子
HIF	hypoxiainducible transcriptiong factor	低氧诱导转录因子
HIF-2α	hypoxia-inducible factor 2 alpha	低氧诱导因子2α
HiHep	human induced hepatocytes	人诱导肝样细胞
HILI	herb-induced liver injury	中草药相关肝损伤
HLA	human leukocyte antigen	人类白细胞抗原
HLC	hepatocyte-like cells	肝细胞样细胞
HMGB-1	high-mobility group box 1	高迁移率族蛋白B1
HMT	histone methyltransferase	组蛋白甲基转移酶
HNF4-α	hepatocyte nuclear factor 4 alpha	肝细胞核因子4-α
hom-EM	homozygote-extensive metabolizer	纯合子快代谢型
HP	hemoperfusion	血液灌流
HPS	hepatoportal sclerosis	肝门硬化症
HPV	human papilloma virus	人乳头瘤病毒
HSC	hepatic stellate cells	肝星状细胞
HSCT	hematopoietic stem cell transplantation	造血干细胞移植
HSD17B13	hydroxysteroid 17-betadehydrogenase 13	17β-羟基类固醇脱氢酶13
HSOS	hepatic sinusoidal obstructive syndrome	肝窦阻塞综合征
HSP	heat shock protein	热休克蛋白
HSTCL	hepatosplenic T cell lymphoma	肝脾T细胞淋巴瘤
HTRA2	high temperature requirement A2	高温需求蛋白A2
HTS	hepatopathy thrombocytopenia syndrome	肝病相关血小板减少综合征
HV	hepatic vein	肝静脉
HVAT	hepatic vein arrival time	肝静脉到达时间
HVOD	hepatic venoocclusive disease	肝小静脉闭塞病
HVPG	hepatic venous pressure gradient	肝静脉压力梯度
IARC	International Agency for Research on Cancer	国际癌症研究机构
IBA	ibalizumab	伊巴利珠单抗
IBD	inflammatory bowel disease	炎症性肠病
IC	information component	信息成分法
ICAM-1	intercellular adhesion molecule 1	细胞间黏附分子1
ICCA	International Council of Chemical Associations	化学品协会国际理事会
ICD	immunogenic cell death	免疫原性细胞死亡
ICG	indocyanine green	吲哚菁绿
ICI	immune checkpoint inhibitors	免疫检查点抑制剂
ICP	intrahepatic cholestasis of pregnancy	妊娠期肝内胆汁淤积
ICSR	Individual Case Safety Report	个例安全性报告
iDILI	idiosyncratic DILI	特异质型药物性肝损伤

缩写词	英 文 全 称	中 文 全 称
IDILIC	International Drug Induced Liver Injury Consortium	国际药物性肝损伤联盟
IETM	intestinal endotoxemia	肠源性内毒素血症
IFN	interferons	干扰素
IFO	ifosfamide	异环磷酰胺
IGF-I	insulin-like growth factor	胰岛素样生长因子-I
IGU	Iguratimod	艾拉莫德
iHepLPCs	immortalized HepLPC cell lines	永生化 HepLPC 细胞系
IL	interleukin	白细胞介素
ILICI	Immune-mediated liver injury caused by ICIs	免疫检查点抑制剂引起的药物性肝损伤
IMH	immune-mediated hepatitis	免疫介导的肝炎
INCPH	idiopathic non-cirrhotic portal hypertension	特发性非硬化性门静脉高压
iNOS	inducible nitric oxide synthase	诱导型一氧化氮合酶
INR	international normalized ratio	国际标准化比值
IP6	inositol hexaphosphate	六磷酸肌醇
IPCS	International Programme on Chemical Safety	国际化学品安全方案
IPH	idiopathic portal hypertension	特发性门静脉高压
iPSC	induced pluripotent stem cells	多能干细胞
irAE	immune-related adverse reactions	免疫相关不良事件
IRE1α	inositol-requiring enzyme-1 alpha	肌醇需求酶 1α
IRF3	interferon regulatory factor 3	干扰素调节因子 3
iSAEC	International Serious Adverse Event Consortium	国际严重不良事件联盟
I-TEQ	international toxic equivalents	中位国际毒性当量
ITSM	immunoreceptor tyrosine based switch motif	免疫受体酪氨酸转换基序
IVC	inferiorvenacava	下腔静脉
JNK	c-Jun N-terminal kinase	c-Jun N-末端激酶
KBKB	inhibitor of nuclear factor kappa B kinase subunit beta	核因子 κB 激酶亚单位 β 抑制因子
KCC	King's College Hospital selection criteria	英国皇家学院标准
KC	Kupffer cells	库普弗细胞
KEAP1	kelch-like ECH-associated protein 1	kelch 样 ECH 相关蛋白 1
KPNC	Kaiser Permanente Northern California	北加州凯萨医疗集团
LAG-3	lymphocyte-activation gene 3	淋巴细胞活化基因 3
LAMP2	lysosomal associated membrane protein 2	溶酶体相关膜蛋白 2
LAP	LC3-associated phagocytosis	LC3 相关的吞噬作用
LAR	long acting release	长效释放
L-ASP	L-asparaginase	左旋门冬酰胺酶
LBP	LPS binding protein	脂多糖结合蛋白
LCA	lithocholic acid	石胆酸
LCD	lysosome-dependent cell death	溶酶体依赖性细胞死亡
LD50	lethal dose of 50%	半数致死量
LDV	ledipasvir	雷迪帕韦
LEF	leflunomide	来氟米特
LFA-1	lymphocyte function-associated antigen-1	淋巴细胞功能相关抗原 1
LH	luteinizing hormone	黄体生成素
LHB	large surface protein	大表面抗原蛋白
LHRH	luteinizing hormone releasing hormone	促黄体生成素释放激素
LIAS	lipoic acid synthetase	硫辛酸合成酶
LMP	lysosomal membrane permeabilization	溶酶体膜透化
LPCAT3	lysophosphatidylcholine acyltransferase 3	溶血磷脂酰胆碱酰基转移酶 3
LPS	lipopolysaccharide	脂多糖
LSEC	liver sinusoidal endothelial cells	肝窦内皮细胞
LT	lymphotoxin	淋巴毒素
LTT	lymphocyte transformation test	淋巴细胞转化试验
LXR	liver X receptor	肝 X 受体
MAC	maximum allowable concentration	最高容许浓度
MAC-1	macrophage-1 antigen	巨细胞 1 抗原
MAFLD	metabolic associated fatty liver disease	代谢相关脂肪性肝病
MAPK	mitogen-activated protein kinases	丝裂原活化的蛋白激酶
MARS	molecular adsorbent recirculating system	分子吸附再循环系统
MAST	Michigan Alcoholism Screening Test	密歇根酒精中毒筛查问卷
MATE1	multidrug and toxin extrusion protein 1	多药和毒素外排蛋白 1
MBMA	model-based meta-analysis	基于模型的 Meta 分析
MBOAT7	membrane-bound O-acyltransferase domain-containing protein 7	膜结合 O-酰基转移酶 7
MC	microcystin	微囊藻毒素

缩写词	英文全称	中文全称
MCFR1	macrophage colony-stimulating factor receptor	巨噬细胞集落刺激因子受体1
mCRC	metastatic colorectal cancer	转移性结直肠癌
MCT	monocrotaline	野百合碱
MDA	malondialdehyde	丙二醛
mDISH	modified evaluation of drug-induced serious hepatotoxicity	改良药物诱导性严重肝毒性评估法
MDMA	3,4-methylenedioxyamphetamine	甲撑二氧苯丙胺
MDR	multidrug resistance protein	多药耐药蛋白
MDS	myelodysplastic syndromes	骨髓增生异常综合征
MDSC	myeloid-derived suppressor cells	髓源性抑制细胞
mEH	microsomal epoxide hydrases	微粒体环氧化物水解酶
MELD	model for end-stage liver disease	终末期肝病模型
MEOS	microsomal ethanol oxidizing systems	微粒体乙醇氧化系统
MGPS	multi-item gamma poisson shrinker	多项伽马泊松分布缩减法
MHBs'	truncated middle surface protein	截短的表面抗原中蛋白
MHC	major histocompatibility complex	主要组织相容性复合体
MIF	macrophage migration inhibitory factor	巨噬细胞迁移抑制因子
miRNA	microRNA	微小RNA
mitoUPR	mitochondrial unfolded protein response	线粒体未折叠蛋白反应
MKK4	mitogen-activated protein kinase kinase 4	丝裂原活化的蛋白激酶激酶4
MLCK	myosin light chain kinase	肌球蛋白轻链激酶
MLD	metabolic liver disease	代谢性肝病
MLK3	mixed lineage kinase protein 3	混合谱系激酶蛋白3
MLKL	mixed lineage kinase domain-like pseudokinase	混合系列蛋白激酶结构域样假激酶
MMI	methimazole	甲巯咪唑
MMP	mitochondrial membrane potential	线粒体膜电位
MnSOD	manganese superoxide dismutase	锰超氧化物歧化酶
MODS	multiple organ dysfunction syndrome	多器官功能障碍综合征
MOMP	mitochondrial outer membrane permeabilization	线粒体外膜通透性
MPCC	micropatterned cocultures	微图案化共培养
MPO	myeloperoxidase	髓过氧化物酶
MPS	microphysiological systems	微生理系统
MPT	mitochondrial permeability transition	线粒体通透性转换
MRC	mitochondrial respiratory chain	线粒体呼吸链
MRCP	magnetic resonance cholangiopancreatography	磁共振胰胆管造影
MRE	magnetic resonance elastography	磁共振弹性成像
MRI-PDFF	magnetic resonance imaging-derived proton density fat fraction	磁共振质子密度脂肪分数
MRP	multidrug resistance-associated protein	多药耐药相关蛋白
MSK	Memorial Sloan Kettering Cancer Center	纪念斯隆凯特琳癌症中心
MSWI	municipal solid waste incinerator	城市固体废物焚烧炉
MT	metallothioneins	金属硫蛋白
MTB	mycobacterium tuberculosis	结核分枝杆菌
MTBE	methyl tert-butyl ether	甲基叔丁基醚
MTHFR	methylenetetrahydrofolate reductase	亚甲基四氢叶酸还原酶
mTOR	mammalian target of rapamycin	雷帕霉素的哺乳动物靶点
MTX	methotrexate	甲氨蝶呤
NAC	N-acetylcysteine	N-乙酰半胱氨酸
NADPH	nicotinamide adenine dinucleotide phosphate	烟酰胺腺嘌呤二核苷酸磷酸
NAFLD	nonalcoholic fatty liver disease	非酒精性脂肪性肝病
NAPQI	N-acetyl-p-benzoquinoneimine	N-乙酰-对-苯醌亚胺
NASH	non-alcoholic steatohepatitis	非酒精性脂肪性肝炎
NAT	N-acetyltransferase	N-乙酰转移酶
NCCD	Nomenclature Committee on Cell Death	细胞死亡命名委员会
NCCN	National Comprehensive Cancer Network	联合美国国家综合癌症网络
NCE	new chemical entities	新的化学药物
NCPH	non-cirrhotic portal hypertension	非肝硬化性门脉高压
Nec-1	necrostatin-1	坏死性凋亡抑制剂
NF-κB	nuclear factor kappa B	核因子κB
NFE2L2	nuclear factor erythroid 2 like 2	核因子红细胞2样2转录因子
NFS	NAFLD Fibrosis Score	NAFLD纤维化评分
NIDDK	National Institute of Diabetes and Digestive and KidneyDiseases	美国国立卫生研究院糖尿病、消化病和肾脏病研究所
NIOSH	National Institute for Occupational Safety and Health	美国国家职业安全卫生研究所
NK	natural killer	自然杀伤
NKT	natural killer T	自然杀伤T

缩写词	英文全称	中文全称
NLM	the National Library of Medicine	美国国家医学图书馆
NLRP3	NOD-like receptor family pyrin domain containing 3	NOD 样受体家族含热蛋白结构域 3
NM	nitrogen mustard	氮芥
NMDAR	N-methyl-D-aspartic acid receptor	N-甲基-D-天冬氨酸受体
NNMT	nicotinamide N-methyltransferase	烟酰胺-N-甲基转移酶
nNOS	neuronal NOS	神经型一氧化氮合酶
NOAEL	no observed adverse effect level	未观察到临床不良反应的剂量水平
NOS	nitric oxide synthase	一氧化氮合酶
NPC	non-parenchymal cells	非实质细胞
NPGN	N-Phenylglycinenitrile	苯胺基乙腈
Nrf2	nuclear factor-erythroid 2-related factor 2	核因子红系 2 相关因子 2
NRH	nodular regenerative hyperplasia	结节性再生性增生
NSAID	non-steroid anti-inflammatory drugs	非甾体抗炎药
NTCP	Na$^+$/taurocholate cotransporting polypeptide	Na$^+$/牛磺胆酸协同转运多肽
OAT	organic anion transporter	有机阴离子转运蛋白
OATP	organic anion transporters polypeptide	有机阴离子转运多肽
OBV	ombitasvir	奥比他韦
OCDD	octachlorodibenzo-p-dioxin	八氯二苯并-对二噁英
OCP	organochlorine pesticides	有机氯杀虫剂
OCT	organic cation transporter	有机阳离子转运蛋白
OEL	occupational Exposure Limit	职业接触限值
OFS	ovarian function suppression	卵巢功能抑制剂
OPN	osteopontin	骨桥蛋白
OPV	obliterative portal venopathy	闭塞性门静脉病
OR	odds ratio	比值比
OS	oxidative stress	氧化应激
Oxo	oteracil potassium	奥替拉西钾
PA	pyrrolidine alkaloids;pyrrolizidine alkaloids	吡咯双烷生物碱;吡咯里西啶生物碱
PAA	protein-aldehyde adducts	蛋白乙醛加合物
PABN	p-aminobenzonitrile	对氨基苯腈
PAH	para-aminohippuric acid	对氨基马尿酸
PALF	pediatric acute liver failure	儿童急性肝衰竭
PAMP	pathogen-associated molecular patterns	病原体相关分子模式
PANA	platinum antineoplastic agent	铂类抗肿瘤药物
PARP1	poly(ADP-ribose) polymerase 1	聚(腺苷二磷酸-核糖)聚合酶 1
PBB	polybrominated biphenyls	多溴联苯类
PBC	primary biliary cholangitis,primary biliary cirrhosis	原发性胆汁性胆管炎,原发性胆汁性肝硬化
PBPK	physiologically based pharmacokinetic	生理药代动力学
PCB	polychlorinated biphenyls	多氯联苯
PCD	programmed cell death	程序性细胞死亡
PCDD	polychlorinated dibenzo-p-dioxins	多氯二苯并对二噁英
PCDF	polychlorinated-dibenzofuran	多氯代二苯并呋喃
PCH	polycyclic aromatic hydrocarbons	多环芳烃化合物
PCP	pentachlorophenol	五氯苯酚
PC-STEL	permissible concentration-short term exposure limit	短时间接触容许浓度
PCT	porphyria cutanea tarda	迟发性皮肤卟啉症
PC-TWA	permissible concentration-time weighted verage	时间加权平均容许浓度
PD-1	PCD receptor 1,PCD protein 1	程序性细胞死亡受体-1,程序性细胞死亡蛋白-1
PDCB	p-dichlorobenzene	对二氯苯
PDF	plasma diafiltration	血浆透析滤过
PDFF	proton-density fat fraction	质子密度脂肪分数
PDGF-bb	platelet-derived growth factor bb	血小板源性生长因子 bb
PDH	pyruvate dehydrogenase	丙酮酸脱氢酶
PD-L1	PCD receptor-ligand 1,PCD ligand 1	程序性细胞死亡受体-配体-1,程序性细胞死亡配体-1
PDS	pharmaceutical discovery strategy	药物筛选策略
PeCDF	2,3,4,7,8-pentachlorodibenzofuran	2,3,4,7,8-五氯二苯并呋喃
PERK	protein kinase R-like ER kinase	蛋白激酶 R 样内质网激酶
PFIC-2	progressive familial intrahepatic cholestasis type 2	进行性家族性肝内胆汁淤积症 2 型
PFOA	perfluorooctanoic acid	全氟辛酸
PFOS	perfluorooctane sulfonate	全氟辛烷磺化物,全氟辛烷磺酸
PG	prostaglandins	前列腺素
PGAM5	phosphoglycerate mutase family member 5	磷酸甘油酸变位酶家族成员 5
PGI2	prostacyclin	前列环素

缩写词	英文全称	中文全称
Pgp	P-glycoprotein	P-糖蛋白
PH	peliosishepatis	紫癜性肝病
PHC	primary hepatocytes	原代肝细胞
PHH	primary human hepatocytes	原代人肝细胞
PICD	PBPK-based in vivo contextualization of in vitro toxicity data	基于 PBPK 模型的体外毒性数据体内转化法
PIDM	The WHO Programme for International Drug Monitoring	国际药物监测合作计划
PK	pharmacokinetics	药代动力学
PMDA	Pharmaceuticals and Medical Devices Agency	(日本)制药与医疗器械管理局
PMN	polymorphonuclear neutrophils	多形核中性粒细胞
PNPLA3	patatin-like phospholipase domain-containing 3	Patatin 样磷脂酶结构域 3
POCS	polycystic ovary syndrome	多囊卵巢综合征
POP	persistent organic pollutants	持久性有机污染物
PPA	pyrrole protein adducts	吡咯-蛋白质加合物
PPARα	peroxisome proliferator-activated receptor α	过氧化物酶体增殖物激活受体 α
PPI	profon pump inhibitor	质子泵抑制剂
PRKAA2	protein kinase AMP-activated catalytic subunit α2	蛋白激酶 AMP 活化的催化亚单位 α2
PRR	proportional ADR reporting ratio	报告 ADR 比例比
Prx	peroxiredoxin	过氧化还原蛋白
PSVD	porto-sinusoidal vascular disorder	门-窦血管病
PT	prothrombin time	凝血酶原时间
PTK	protein tyrosine kinases	蛋白酪氨酸激酶
PTNA	protionamide	丙硫异烟胺,2-丙基硫代异烟酰胺
PTPN13	protein tyrosine phosphatase non-receptor type 13	蛋白酪氨酸磷酸酶非受体型 13
PTPN22	protein tyrosine phosphatase non-receptor type 22	蛋白酪氨酸磷酸酶非受体型 22
PTU	propylthiouracil	丙硫氧嘧啶
PTV	paritaprevir	帕利瑞韦
PUFA	polyunsaturated fatty acids	多不饱和脂肪酸
PV-RUCAM	pharmacovigilance RUCAM	药物警戒 RUCAM
PVC	polyvinyl chloride	聚氯乙烯
PXR	pregnane X receptor	孕烷 X 受体
QSAR	quantitative structure-activity relationship	定量构效关系
RACK1	receptor for activated C kinase 1	活化的激酶 C 受体 1
RANTES(CCL5)	regulated upon activation normal T cell expressed and presumably secreted factor	调节激活 T 细胞表达和分泌因子
RBV	ribavirin	利巴韦林
RCD	regulated cell death	调节性细胞死亡
RCT	random control trial	随机对照试验
RECAM	revised electronic causality assessment method	改良电子化因果关系评估量表
REMS	risk evaluation and mitigation strategy	风险评估和缓解策略
RFP	rifampicin	利福平
RHIM	receptor-interacting protein homotypic interaction motif	受体相互作用蛋白同型相互作用基序
RHOA	Ras homolog family member A	Ras 同系家族成员 A
RIDD	regulated IRE1α dependent decay	调控的 IRE1α 依赖性衰减
RIPK	receptor interacting protein kinase	受体相互作用蛋白激酶
RM	reactive metabolites	活性代谢产物
RNR	ribonucleotide reductase	核糖核苷酸还原酶
RNS	reactive nitrogen species	活性氮基团
RO2	rule of two factors	两因素法则
ROCK	Rho-associated coiled-coil containing proteinkinase	Rho 相关的含有卷曲螺旋的蛋白激酶
ROR	reporting odds ratio	报告比值比
ROS	reactive oxygen species	活性氧基团
RRT	renal replacement therapy	肾脏替代疗法
RSTI	repeated supratherapeutic ingestion	反复超治疗剂量摄入
RTE	real-time tissue elastography	实时组织弹性成像
RTV	ritonavir	利托那韦
RTX	raltitrexed	雷替曲塞
RUCAM	Roussel Uclaf causality assessment method	Roussel Uclaf 因果关系评估量表
SAARD	slow acting anti-rheumatic drugs	慢作用抗风湿药
SADRAC	Swedish Adverse Drug Reactions Advisory Committee	瑞典一项基于药物不良反应咨询委员会数据库
SAEC	Severe Adverse Event Consortium	严重不良反应协会
SAH	severe alcoholic hepatitis	重症酒精性肝炎
SALF	subacute liver failure	亚急性肝衰竭
SAMe	S-adenosylmethionine	S-腺苷甲硫氨酸

缩写词	英 文 全 称	中 文 全 称
SAPK	stress-activated protein kinase	应激活化蛋白激酶
SASP	senescence-associated secretory phenotype	衰老相关分泌表型
SCLS	sclerosing cholangitis-like syndrome	硬化性胆管炎样综合征
sCRS	severe cytokine release syndrome	严重细胞因子释放综合征
SDTS	single dose toxicity study	单次给药毒性试验
SEOP	structured expert opinion process	结构化专家观点程序
SERM	selective estrogen receptor modulators	选择性雌激素受体调节剂
SGLT-2	sodium-dependent glucose transporters 2	钠-葡萄糖协同转运蛋白-2
SHP	Src homology 2 domain-containing protein tyrosine phosphatase	Scr 同源区 2 蛋白酪氨酸磷酸酶
Siglec-10	sialic-acid-binding Ig-like lectin 10	唾液酸结合性免疫球蛋白样凝集素 10
SJS	Stevens-Johnson syndrome	Stevens-Johnson 综合征
SK3β	glycogen synthase kinase 3 beta	糖原合成酶激酶 3
SLC	solute carrier	溶质转运体
SLC7A11	solute carrier 7A11	溶质载体 7A11
SLCO1B1	solute carrier organic anion transporter family member 1B1	溶质载体有机阴离子转运蛋白家族成员 1B1
SMAC	second mitochondria-derived activator of caspase	第二种线粒体来源的半胱天冬酶激活因子
SMA	smooth muscle antibodies	抗平滑肌抗体
SMV	simeprevir	西米瑞韦
SN-38	7-ethyl-10-hydroxycamptothecin	7-乙基-10-羟基喜树碱
SNRIss	selective serotonin-norepinephrine reuptake inhibitors	选择性 5-羟色胺-去甲肾上腺再摄取抑制剂
SOAT	sterol-O-acyl-transferase	甾醇-O-酰基转移酶
SOD	superoxide disrnutase	超氧化物歧化酶
SOD2	superoxide dismutase 2	超氧化物歧化酶 2
SOF	sofosbuvir	索非布韦
SOS	sinusoidal obstructive syndrome	肝窦阻塞综合征
SRS	spontaneous reporting system	自发报告系统
SRXN1	sulfiredoxin 1	磺基氧化还原素 1
SSC	secondary sclerosing cholangitis	继发性硬化性胆管炎
SSRI	selective serotonin reuptake inhibitors	选择性再摄取抑制剂
STING1	stimulator of interferon genes 1	干扰素基因刺激因子 1
SULT	sulfotransferase	磺基转移酶；硫酸基转移酶
SVM	support vector machine	支持向量机
SWE	shear wave elastography	实时剪切波弹性成像
sXBP-1	shorter X-box binding protein l	较短的 X 盒结合蛋白-1
TAC	tricarboxylic acid cycle	三羧酸循环
TACE	transarterial chemoembolization	经肝动脉化疗栓塞
TAFLD	toxicant-associated fatty liver disease	毒物相关肝脂肪变
TASH	toxicant-associated steatohepatitis	毒物相关性脂肪性肝炎
TB	Tuberculosis	结核病
tBID	truncated BID	截短的 BID 分子
TBil	total bilirubin	总胆红素
TCD	tolerogenic cell death	免疫耐受性细胞死亡
TCDD	tetrachlorodibenzo-p-dioxin	二噁英
TCE	tetrachlorethane	四氯乙烷
TCM	traditional Chinese medicine	传统中药
TCM-NM-HP-DS	traditional Chinese medicine, natural medicine, heath products and dietary supplements	传统中药-自然药-保健品-膳食补充剂
TCR	T Cell receptor	T 细胞受体
TCR-T	T cell receptor-T cells	T 细胞受体-T 细胞
TDI	tolerable daily intake	一日摄取耐受量
TdT	terminal deoxynucleotidyl transferase	末端脱氧核苷酸转移酶
TE	transient elastography	瞬时弹性成像
TEN	toxic epidermal necrolysis	中毒性表皮坏死松解症
TFAM	mitochondrial transcription factor A	线粒体转录因子 A
TGF-α	transforming growth factor-α	转化生长因子-α
TGF-β	transforming growth factor beta	转化生长因子-β
TG-GATE	Toxicogenomics Project-Genomics Assisted Toxicity Evaluation System	毒理基因组学数据库
TGO	tegafur gimeracil oteracil potassium	复方制剂替吉奥
THFA	tetrahydrofolic acid	四氢叶酸
TICAM1	Toll/IL-1R-containing adaptor molecule 1	含 Toll/白细胞介素-1 受体的适配分子
TIGIT	T cell immunoreceptor with immunoglobulin and ITIM domain	结构域的 T 细胞免疫受体

缩写词	英文全称	中文全称
TIL	tumor-infiltrating lymphocyte	肿瘤浸润性淋巴细胞
TIM-3	T cell immunoglobin and mucin domain-containing protein 3	T 细胞免疫球蛋白和粘蛋白结构域的蛋白 3
TKI	tyrosine kinase inhibitors	酪氨酸激酶抑制剂
TLI	toxic liver injury	中毒性肝损伤
TLR	Toll-like receptor	Toll 样受体
TM6SF2	transmembrane 6 superfamily member 2	跨膜 6 超家族成员-2
TMZ	temozolomide	替莫唑胺
TNF	tumor necrosis factor	肿瘤坏死因子
TNFRSF	tumor necrosis factor receptor superfamily member	肿瘤坏死因子受体超家族成员
TNFSF	tumor necrosis factor superfamily member	肿瘤坏死因子超家族成员
TNT	trinitrotoluene	三硝基甲苯
TOP	topoisomeras	拓扑异构酶
TPMT	thiopurine methyltransferase	硫嘌呤甲基转移酶
TPPU	1-trifluoromethoxyphenyl-3-(1-propionylpiperidin-4-yl) urea	1-三氟甲氧基苯基-3-(1-丙酰基哌啶-4-基)尿素
TRAF2	tumor necrosis factor receptor-associated factor 2	肿瘤坏死因子受体相关因子 2
TRIF	Toll/IL-1R-domain-containing adapter-inducing interferon-beta	含 Toll/IL-1R 结构域的适配分子诱导的干扰素 β
TRMOD	truncated robust multivariate outlier detection	稳健多变量离群点检测算法图
TROP2	trophoblast cell surface antigen 2	滋养细胞表面抗原 2
TTM	tetrathiomolybdate	四硫钼酸盐
TTP	time-to-peak	达峰时间
TUB	tubulin	微管蛋白
TUNEL	TdT dUTP Nick-End Labeling	dUTP 缺口末端标记法
TX1	thioredoxin 1	硫氧还蛋白 1
TXR1	thioredoxin reductase 1	硫氧还蛋白还原酶 1
TYMS	thymidylate synthase	腺苷酸合酶
UDCA	ursodeoxycholic acid	熊脱氧胆酸
UDPGA	uridine 5'-diphosphate-glucuronic acid	尿苷二磷酸葡萄糖醛酸
UGT	UDP-glucuronyl transferases	葡萄糖醛酸基转移酶
ULN	upper limit of normal	正常值上限
UNC5B	Unc-5 netrin receptor B	Unc-5 网络蛋白受体 B
UNEP	United Nations Environment Programme	联合国环境规划署
UPR	unfolded protein response	未折叠蛋白反应
UPS	ubiquiti-proteasome system	泛素-蛋白酶体系统
UTC	ultrasond tissue characterization	超声组织定征
VAP-1	vascular adhesion protein-1	血管黏附蛋白 1
VBDS	vanishing bile duct syndrome	胆管消失综合征
VCAM-1	vascular cell adhesion molecule 1	血管细胞黏附分子-1
VCM	vinyl chloride monomer	氯乙烯单体
VDAC	voltage-dependent anion channel	电压依赖性阴离子通道
VDR	Vitamin D receptor	维生素 D 受体
VEGF	vascular endothelial growth factor	血管内皮生长因子
VEGFR2	vascular endothelial growth factor receptor 2	血管内皮生长因子受体-2
VIP	vasoactive intestinal polypeptide	肠血管活性肽
VLDL	very low density lipoprotein	极低密度脂蛋白
vNo-DILI-concern	verified no-DILI-concern	无须关注 DILI 风险的药物
VPA	valproic acid	丙戊酸
WHO	Word Health Organization	世界卫生组织
XBP-1	X-box binding protein-1	X-盒结合蛋白-1
XPO1	nuclear exportin-1	核输出白质
YAP	Yes-associated protein	Yes 相关蛋白
ZBP1	Z-DNA binding protein 1	Z-DNA 结合蛋白 1
ZNF263	zinc finger protein 263	锌指蛋白 263